美国骨矿研究学会骨质疏松与代谢性骨病学

ASBMR Primer on the Metabolic Bone Diseases and Disorders of Mineral Metabolism

(第9版)

An official Chinese translation of the American Society for Bone and Mineral Research's Publication.

注　意

虽然出版商和著者已尽最大努力准备此作品，但他们不对此作品内容的准确性和完整性做出任何陈述或保证，并特别声明放弃所有保证，包括但不限于任何明示的适销性或特定用途的保证。销售代表、书面销售材料或促销声明不得为本作品创建或扩展任何保证。本作品中提及的组织、网站或产品作为引用和（或）进一步信息的潜在来源，并不意味着出版商和著者认可这些组织、网站或产品提供的信息或服务，或推荐的服务。本作品的销售基于以下理解：出版商并未提供专业服务。本作品所提供的建议和策略可能不适合您的具体情况。如有必要，您应咨询专业人士。此外，您应知悉，本作品中列出的网站在本作品撰写与阅读期间可能已经发生变更或消失。出版商和著者不对因利润损失或其他任何商业损失（包括但不限于特殊、附带、后果或其他损失）而产生的任何索赔或责任承担责任。

中华医学会骨科学分会骨质疏松学组
中国医师协会骨科医师分会骨质疏松学组　推荐读物
广东省医学会骨质疏松学分会

美国骨矿研究学会
骨质疏松与代谢性骨病学

ASBMR Primer on the Metabolic Bone Diseases
and Disorders of Mineral Metabolism

（第 9 版）

原　著　John P. Bilezikian

主　译　陈柏龄　刘　丰　邓伟民　林　华

副主译　魏秋实　何敏聪

主　审　翁习生　刘　强　何　伟

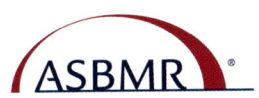

北京大学医学出版社
Peking University Medical Press

MEIGUO GUKUANG YANJIU XUEHUI GUZHISHUSONG YU
DAIXIEXING GUBINGXUE（DI 9 BAN）

图书在版编目（CIP）数据

美国骨矿研究学会骨质疏松与代谢性骨病学：第9版／（美）约翰·P. 毕莱兹基安（John P. Bilezikian）原著；陈柏龄等主译. -- 北京：北京大学医学出版社，2025.5.
 ISBN 978-7-5659-3292-2
Ⅰ．R681
中国国家版本馆CIP数据核字第2025QQ0894号

北京市版权局著作权合同登记号：图字：01-2021-5626

ASBMR Primer on the Metabolic Bone Diseases and Disorders of Mineral Metabolism, ninth edition
John P. Bilezikian, et al.
ISBN: 978-1-1192-6656-3
This edition first published 2019 © 2019 by American Society for Bone and Mineral Research

All rights reserved. This translation published under license with the original publisher
John Wiley & Sons, Inc.

Simplified Chinese translation copyright © 2025 by Peking University Medical Press.
All rights reserved.

美国骨矿研究学会骨质疏松与代谢性骨病学（第9版）

主　　译：	陈柏龄　刘　丰　邓伟民　林　华
出版发行：	北京大学医学出版社
地　　址：	（100191）北京市海淀区学院路38号 北京大学医学部院内
电　　话：	发行部 010-82802230；图书邮购 010-82802495
网　　址：	http://www.pumpress.com.cn
E - mail：	booksale@bjmu.edu.cn
印　　刷：	北京信彩瑞禾印刷厂
经　　销：	新华书店
责任编辑：	陈　奋　马联华　　责任校对：靳新强　　责任印制：李　啸
开　　本：	889 mm×1194 mm　1/16　印张：56　字数：1813千字
版　　次：	2025年5月第1版　2025年5月第1次印刷
书　　号：	ISBN 978-7-5659-3292-2
定　　价：	380.00元

版权所有，违者必究

（凡属质量问题请与本社发行部联系退换）

译校者名单

主　译　陈柏龄（中山大学附属第一医院）
　　　　刘　丰（广州市第一人民医院）
　　　　邓伟民（前海人寿广州总医院）
　　　　林　华（南京大学医学院附属鼓楼医院）

副主译　魏秋实（广州中医药大学第三附属医院）
　　　　何敏聪（广州中医药大学第三附属医院）

主　审　翁习生（中国医学科学院北京协和医院）
　　　　刘　强（山西白求恩医院 / 山西医学科学院）
　　　　何　伟（广东省中医骨伤研究院）

译校者（按姓名笔画排序）

于　博（锦州医科大学）
于　鹏（海南医学院第一附属医院）
万　雷（广州中医药大学第三附属医院）
马　乐（广州中医药大学第三附属医院）
马　韬（沈阳市骨科医院）
王壮壮（广州中医药大学第一附属医院深汕医院）
王俊玲（广东省中医院）
车伟伟（清远市中医院）
仇　蕾（中南大学湘雅二医院）
方汉军（广州中医药大学第一附属医院）
方　琨（青岛大学附属医院）
孔　娟（中国医科大学附属盛京医院）
邓　攀（宝鸡市骨科医院）
卢文曦（广州中医药大学第三附属医院）
田天照（广州医科大学附属中医医院）
付　昆（海南医科大学第一附属医院）
吕　雪（青岛大学附属医院）
朱志刚（广州市第一人民医院）
庄至坤（泉州市正骨医院）
刘文刚（广东省第二中医院）
刘石勇（广州中医药大学第三附属医院）

刘宏建（郑州大学第一附属医院）
刘金山（内蒙古民族大学附属医院）
刘振峰（无锡市骨科医院）
刘　晔（江苏省省级机关医院）
刘　峰（广州中医药大学第三附属医院）
孙伟珊（广东药科大学附属第一医院）
孙若曼（中南大学湘雅二医院）
孙　凯（陕西蒲城县中医医院）
苏海容（茂名市人民医院）
李子祺（广州中医药大学第三附属医院）
李延平（潍坊市人民医院）
李泰贤（北京中医药大学第三附属医院）
李娟娟（青岛大学附属医院）
李　博（陕西渭南市骨科医院）
李　颖（广州中医药大学第三附属医院）
杨乃龙（青岛大学附属医院）
杨冬梅（深圳平乐骨伤科医院）
杨　贞（揭阳市人民医院）
杨　帆（广州中医药大学第三附属医院）
杨　彬（日照市中医医院）
肖　欢（毕节市中医医院）

吴志文（广东省医疗行业协会骨质疏松管理分会）
邱世明（广州中医药大学第一附属医院深汕医院）
何帮剑（浙江中医药大学附属第一医院）
何　畏（江苏省人民医院）
何晓铭（广州中医药大学第三附属医院）
何维新（三亚市中医院）
沈耿杨（广州医科大学附属第二医院）
宋立稳（潍坊市人民医院）
宋雨珂（广州中医药大学第三附属医院）
宋振杰（广州中医药大学第三附属医院）
张大光（吉林大学第一医院）
张志海（广州中医药大学第三附属医院）
张晓娜（潍坊市人民医院）
张　程（中国中医科学院望京医院）
张　鹏（深圳理工大学）
张　颖（河南省洛阳正骨医院/河南省骨科医院）
张　旗（合江县中医医院）
陈　凡（中山大学附属第一医院）
陈志鹏（中山大学附属第一医院）
陈艳婷（广东药科大学附属第一医院）
陈桐莹（广州中医药大学第三附属医院）
陈镇秋（广州中医药大学第一附属医院）
范　帅（广州中医药大学第三附属医院）
林天烨（广州中医药大学第三附属医院）
林　玮（中山大学附属第一医院）
林燕平（广州中医药大学第三附属医院）
欧阳晓俊（江苏省省级机关医院）
欧阳菁（广州医科大学）
易春智（广东省第二人民医院）
罗　骏（福建省立医院）
罗智鸿（东莞市人民医院）
周　驰（广州中医药大学第一附属医院）
周明旺（甘肃省中医院）
赵胜利（中山大学附属第一医院）
郝文卿（青岛大学附属医院）
胡流超（广州中医药大学第三附属医院）
柳　林（潍坊市人民医院）
钟贤兴（广州中医药大学第三附属医院）

侯文渊（广州中医药大学）
洪志楠（广州中医药大学第三附属医院）
姚放鸣（广州中医药大学第三附属医院）
袁伟权（中山大学附属第一医院）
袁嘉尧（广州中医药大学第三附属医院）
耿　燕（西安交通大学第二附属医院）
莫小毅（中山大学附属第一医院）
贾丙申（海南医科大学第一附属医院）
贾承明（陕西省中医医院）
夏天卫（江苏省中医院）
夏雪迪（中南大学湘雅二医院）
翁　泇（南方医科大学）
凌雅莉（中南大学湘雅二医院）
郭月森（泉州市正骨医院）
郭志程（广东省医疗行业协会骨质疏松管理分会）
郭海威（广州中医药大学第三附属医院）
黄宏兴（广州中医药大学第三附属医院）
黄佳纯（广州中医药大学第三附属医院）
黄思敏（高州中医院）
黄　莉（前海人寿广州总医院）
崔红旺（海南医学院第一附属医院）
梁　江（贵州中医药大学第一附属医院）
彭　鹏[1]（珠海市中西医结合医院）
彭　鹏[2]（广东省第二中医院）
董路珏（重庆市中医院）
蒋凌云（广西壮族自治区人民医院）
鲁　超（西安市红会医院）
曾玉红（西安市红会医院）
曾　平（广西中医药大学第一附属医院）
雷　晨（宁夏医科大学总医院）
窦建新（潍坊市人民医院）
谭　新（中国人民解放军南部战区总医院）
熊　安（宁波大学附属第一医院）
颜晓东（广西壮族自治区人民医院）
霍少川（广州中医药大学深圳医院）
戴　杰（中国人民解放军南部战区总医院）
戴德兴（中南大学湘雅二医院）

策划　黄大海

主译简介

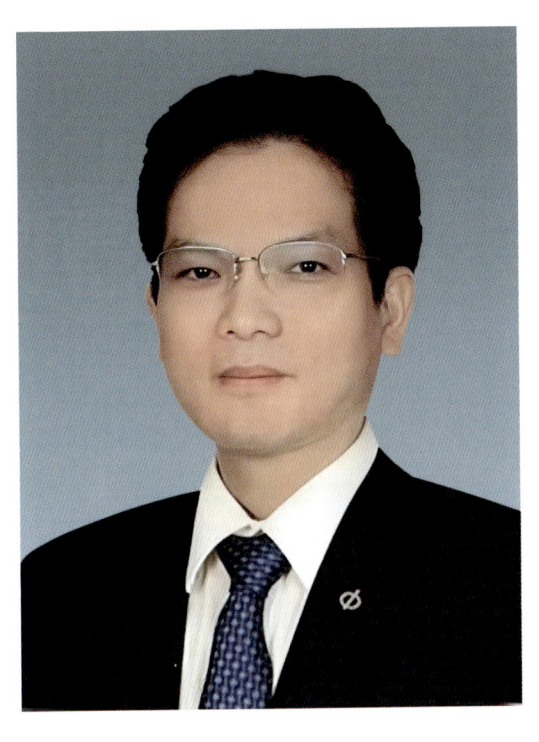

陈柏龄

教授，主任医师，博士生导师，博士后合作导师。中山大学附属第一医院骨科研究所副所长，脊柱外科副主任，骨科显微外科医学部党总支书记，广东省骨科重点实验室副主任。曾挂职海南省三亚市人民医院副院长1年。中国医师协会骨科医师分会骨质疏松脊柱骨折防治学组副组长，中国康复医学会颈椎病专业委员会委员，广东省医学会骨质疏松学分会主任委员，广东省医疗行业协会脊柱外科管理分会主任委员，粤港澳大湾区骨质疏松椎体骨折联盟理事长。

1992年毕业于中山医科大学6年制医学专业，2001年获得博士学位。2007—2008年在日本留学，在弘前纪念病院、北海道大学及名古屋名城医院学习脊柱外科（师从 Kazumasa Ueyama、Abumi Kuniyoshi 和 Noriaki Kawakami）。2010年在德国慕尼黑 Schoen Klinik Munchen Harlaching 医院（师从 Michael H. Mayer）以及2014年在美国丹佛 Spine Education & Research Institute（师从 Michael E. Janssen）专修脊柱外科。

从事骨科脊柱外科临床工作和基础研究30余年。擅长脊柱外科疾病的诊治，包括颈椎病、腰椎间盘突出症、腰椎滑脱症、椎管狭窄症、脊柱畸形（脊柱侧弯及驼背）、老年脊柱骨质疏松性骨折、脊柱结核、骨肿瘤等。了解国内外脊柱外科学科发展动态，对骨质疏松症及骨质疏松性骨折有深入的研究。在脊柱外科疑难病的诊治及高难度手术方面积累了丰富的经验。熟练掌握内镜下椎间盘摘除术及椎体成形术等微创手术技术，是国内较早开展脊柱微创手术专家之一。

主持国家自然科学基金项目、教育部归国留学人员项目、广州市科技计划项目产学研协同创新重大专项项目等多项科研项目。发表学术论文50余篇，其中被SCI收录30余篇。获得国家发明专利2项，实用新型专利4项。参与了多个临床专家共识文件的讨论和制定。担任《中国矫形外科杂志》颈椎外科专业主编。获得广东省科技进步奖二等奖、三等奖各1项，获得精准医学科学技术奖自然科学奖1项。获得第九届"羊城好医生"称号，入选2017、2018年"胡润·平安好医生榜"。

主 译 简 介

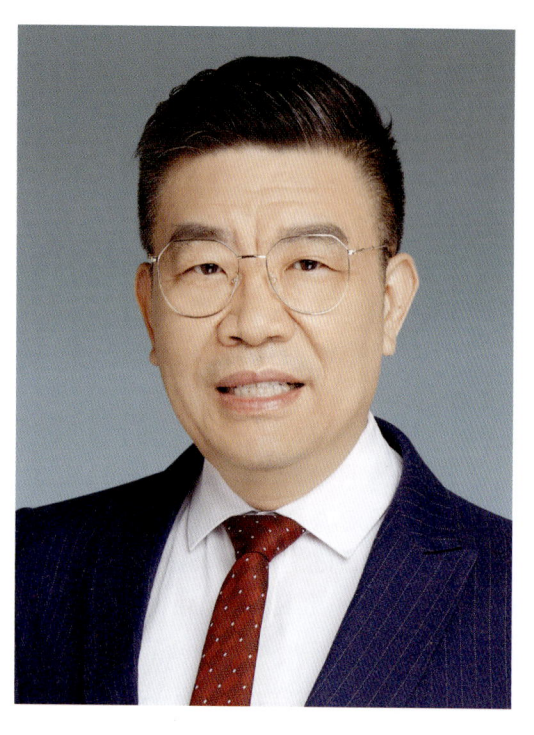

刘 丰

教授，主任医师，博士生导师。广州市第一人民医院老年病科主任。国家重点学科老年病学学科带头人。中华医学会骨质疏松和骨矿盐疾病分会委员，中华医学会老年医学分会委员，中国老年保健医学研究会老年骨质疏松分会常委，广东省医学会骨质疏松学分会第四届主任委员，广东省医师协会老年医学科医师分会主任委员，中国南方骨质疏松联盟主席，中国南方老年医学联盟常委。

在 30 多年的临床和科研工作中，一贯秉持认真、细心、严谨和扎实的工作作风。临床工作能力强，尤其对老年骨质疏松、男性骨质疏松等有深入的研究。在负责危重病房患者的临床抢救工作中，每年抢救各种患者几十例。完成了 20 余名博士研究生、硕士研究生的指导工作。

主持国家科学技术部、广东省、广州市等多层次研究项目多项。参与国内高血压、高血脂、骨质疏松等多个指南及专家共识的讨论和制定。出版专著 2 部。在 Nature 等国内外杂志上发表学术论文 80 余篇。担任《中华骨质疏松和骨矿盐疾病杂志》《中华老年医学杂志》《广东医学》杂志编委，担任美国 Aging Pathobiology and Therapeutics 杂志副主编。获得首届"羊城好医生"称号。

主 译 简 介

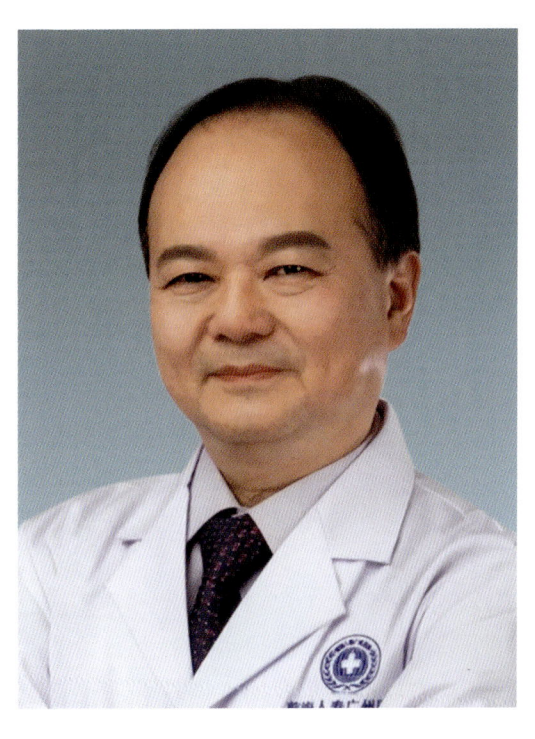

邓伟民

主任医师，博士生导师。曾任中国人民解放军南部战区总医院中医院副院长兼康复科（内六科）主任，前海人寿广州总医院康复医学科主任。广东省医学会第十八、十九届常务理事，广东省医学会骨质疏松学分会名誉主任委员，第二、三届主任委员；广东省医疗行业协会骨质疏松管理分会主任委员；曾任中国老年保健医学研究会老年骨质疏松分会副主任委员，中国老年学和老年医学学会骨质疏松分会副主任委员，中国医疗保健国际交流促进会骨质疏松分会副主任委员。

从事中西医结合临床工作40年。擅长骨科术后、颈肩腰腿痛、各种运动损伤及脑卒中后遗症的康复治疗；擅长绝经后骨质疏松症、更年期综合征、不孕症、月经不调、慢性盆腔炎、慢性胃炎、慢性结肠炎等妇科及消化系统疾病的治疗；擅长肿瘤放化疗后的中医调理。

参加多项中西医结合临床和基础研究科研项目，参加国家自然科学基金项目、广东省科技计划项目等共29项科研项目。担任国家自然科学基金项目评委及国家和广东省科技进步奖评委。主编专著7部，参编专著3部，主译《美国骨矿研究学会骨矿盐疾病与代谢性骨病学（第8版）》。发表临床和基础研究方面的相关论文近200篇。担任《中国骨质疏松杂志》编辑部副主编，《实用医学杂志》编辑部常务编委，《中华骨质疏松和骨矿盐疾病杂志》编辑部编委。获得省部级科技进步奖二等奖6项（均为第一研究者）。

主译简介

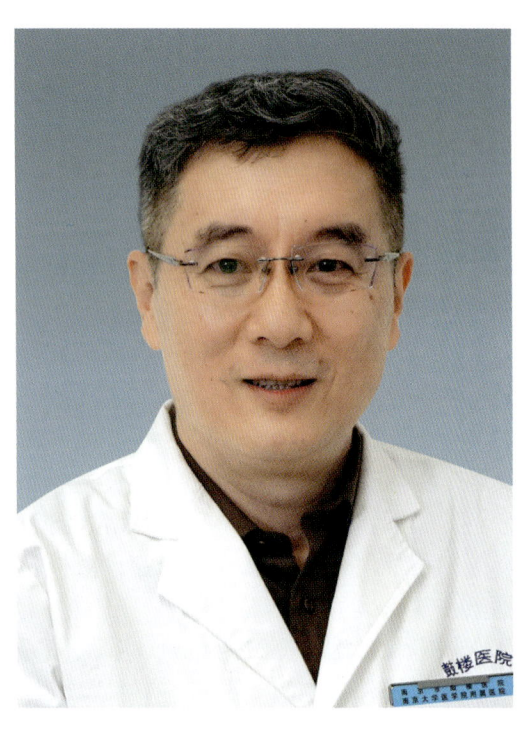

林 华

二级教授，主任医师，南京大学医学院附属鼓楼医院骨科专家。先后担任国际骨质疏松基金会科学委员会（IOF-CSA）科学委员，中华医学会骨质疏松和骨矿盐疾病分会第三、四、五届委员会副主任委员，中华医学会骨质疏松和骨矿盐疾病分会骨与关节学组组长，中华医学会骨科学分会骨质疏松专业学组副组长，原国家食品药品监督管理总局（CFDA）新药评审专家委员会委员。

1985年毕业于南京医科大学医学系，1990年获得澳大利亚皇家墨尔本大学研究生院硕士学位，1991年取得英联邦执业医师资格。先后就职于澳大利亚皇家墨尔本医院骨科、美国加州大学旧金山分校医学院附属医院骨科和日本岛根大学医学院附属医院骨科。

擅长各种骨与关节疾病的非手术（保守）治疗，尤其是骨质疏松，骨关节炎，股骨头骨坏死，不明原因的骨骼、关节疼痛，频发性骨折，颈肩痛，腰背痛，腰腿痛，以及青少年骨骼发育障碍的临床诊治。在临床工作中一贯秉持"看病准、用费省、疗效佳"的原则，并不断强化防治结合的骨关节病全程干预理念。从业40年来诊疗患者数十万人次，无医患纠纷和医疗差错。

主持和参与了17个国内外行业标准和诊疗指南的讨论和制定。获得"中国著名骨关节病专家"、第五届"国之名医·卓越建树"称号。

副主译简介

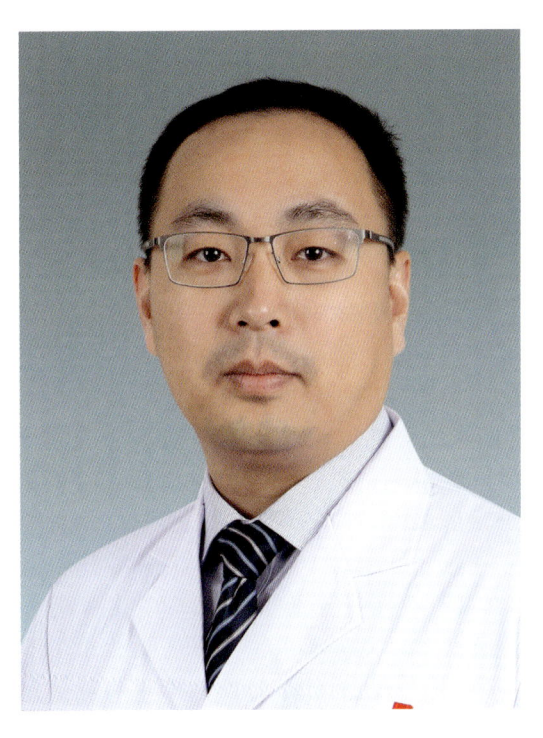

魏秋实

医学博士，中医、中西医结合骨科双博士后。主任医师，博士生导师，博士后合作导师。广州中医药大学第三附属医院骨一科关节中心关节科副主任，广东省中医骨伤研究院办公室主任。中医证候全国重点实验室固定成员，国家重点学科广州中医药大学中医骨伤科学科青年带头人，广州中医药大学双一流与高水平大学学科后备人才。全国股骨头坏死保髋联盟联络人，国际骨循环研究协会（ARCO）委员，中国中西医结合学会骨伤科专业委员会骨坏死专家委员会委员兼秘书，中华医学会骨质疏松和骨矿盐疾病分会青年委员会委员，中国康复医学会修复重建外科专业委员会骨坏死骨缺损学组副组长，广东省医学会骨质疏松学分会委员，广东省基层医药学会骨科修复重建专业委员会副主任委员，广东省生物医学工程学会骨科材料与器械临床转化青年分会副主任委员，中国中医药研究促进会中医骨伤临床循证医学分会常务委员，中国医疗器械行业协会增材制造医疗器械专业委员会医学专家。

已完成了博士生1人、硕士生6人的指导工作；目前有在站博士后2人，在读博士研究生9人，在读硕士研究生7人。

主持国家自然科学基金项目2项，广东省教育厅重点项目、广东省自然科学基金项目、广东省科技计划项目、广州市科技计划重点项目等10余项科研项目。作为第一作者或通讯作者发表学术论文120余篇，其中被SCI收录36篇，累计影响因子大于150分。作为第一发明人获得国家发明专利4项，实用新型专利5项（已转让2项）。获得计算机软件著作权4项。担任《股骨头坏死保髋治疗100问》主编，《中医学与周易》副主编，参译《成人髋关节外科学之保髋手术学》《髋关节外科学》《美国骨矿研究学会骨矿盐疾病与代谢性骨病学（第8版）》《儿童与青少年髋关节学》。担任《中华骨质疏松和骨矿盐疾病杂志》《中国骨质疏松杂志》《中国修复重建外科杂志》《中华中医药杂志》《中医正骨》杂志青年编委。获得科技奖5项：2024年"围塌陷期股骨头坏死保髋关键技术体系创建及临床应用推广"获得中华中医药学会科学技术奖三等奖（为第二完成人），2023年"中西医结合保髋治疗围塌陷期股骨头坏死的关键技术创新及应用推广"获得广西科学技术进步奖二等奖（为第二完成人），2022年"围塌陷期股骨头坏死证候循证与非手术保髋技术推广"获得中国中医药研究促进会科学技术进步奖二等奖（为第三完成人），2021年"髋痹病的临床治疗关键技术问题"获得中华中医药学会科学技术奖三等奖（为第三完成人），2018年"股骨颈骨折手法复位经皮内固定的数字化实验与临床研究"获得河南省中医药科学技术成果奖一等奖（为第三完成人）。获得"广东省杰出青年医学人才"称号。

副主译简介

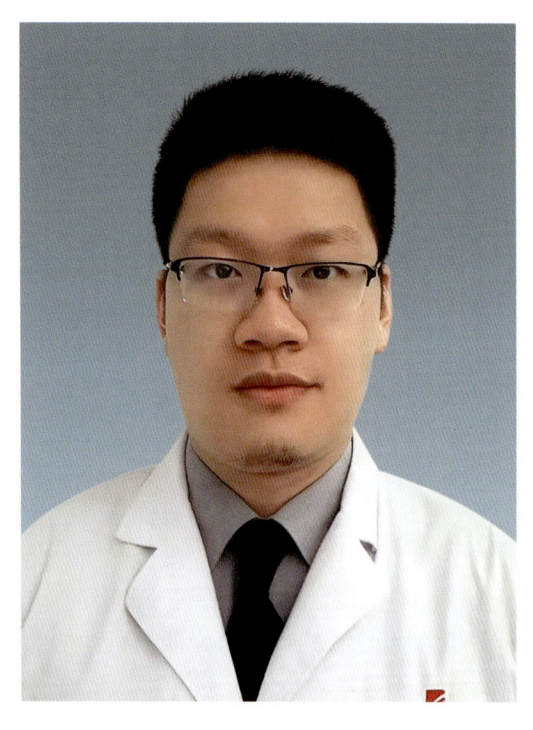

何敏聪

医学博士，在职中西医结合博士后。主治医师，硕士研究生导师。中国中西医结合学会骨伤科专业委员会骨坏死专家委员会委员，广东省医学会骨质疏松学分会青年委员会委员。

师从我国著名保髋专家何伟教授。博士在读期间获得中国留学基金委员会联合培养博士项目资助，在美国纽约州立大学石溪分校生物工程学院留学，师从钦逸仙教授，研究方向为股骨头坏死的基础与临床研究，以及骨质疏松和骨肿瘤的中西医结合临床诊治。拥有较扎实的基础研究能力，能独立开展股骨头坏死及骨质疏松的中西医结合基础和临床研究。

主持国家级科研项目2项，完成省部级科研项目2项，参加国家级和省部级科研项目10余项。分别于2017年在德国柏林、2021年在韩国首尔（线上）、2024年在日本大阪举办的国际骨循环研究协会（ARCO）年会上做演讲，分享了重要研究成果。作为第一作者或通讯作者发表学术论文，其中被SCI收录10余篇，累计影响因子大于40分。在股骨头坏死的研究方面，参与了国家自然科学基金面上项目，探索了股骨头坏死的生物标志物的应用，发表SCI论文2篇，并协助该项目顺利完成。在股骨头坏死的临床研究方面，发表临床研究类SCI论文1篇，科技核心论文1篇。担任 Frontiers in Pharmacology, International Journal of Surgery 和《中国组织工程研究》杂志的审稿人。参译《成人保髋治疗100问》《髋关节外科学》《美国骨矿研究学会骨矿盐疾病与代谢性骨病学（第8版）》《儿童与青少年髋关节学》。

主审简介

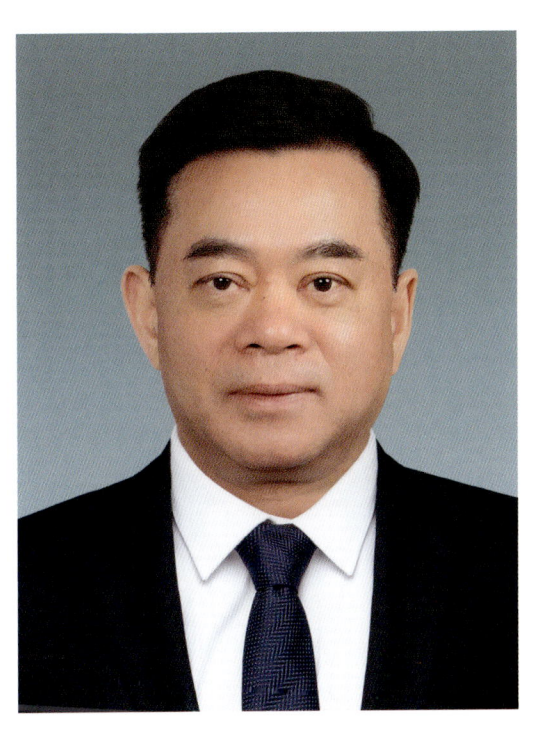

翁习生

中国医学科学院北京协和医学院长聘教授，骨科博士生导师。北京协和医院外科学系主任。中华医学会骨科学分会副主任委员，骨质疏松学组组长；中国医师协会骨科医师分会副会长；北京医学会骨科专业委员会副主任委员。

在国内率先开展并成功完成了全国首例血友病患者双侧髋关节一期置换，以及全国首例骨小梁金属AVN重建棒系统治疗早期股骨头坏死。对骨关节炎、类风湿关节炎、强直性脊柱炎以及系统性红斑狼疮等自身免疫性疾病所致关节疾患的外科治疗，激素、酒精相关性股骨头坏死，以及骨肿瘤瘤段骨切除后的关节重建等有广泛研究。

先后参与国内首个骨科大手术血栓防治指南、首个骨关节炎防治指南、首个骨质疏松骨折防治指南以及首个强直性脊柱炎外科治疗专家共识的起草、讨论与制定。主持国内首个全膝关节置换术后疼痛管理指南、首个血友病性骨关节病外科治疗围术期管理指南等的讨论和制定。

主持国家863计划重大专项、国家自然科学基金重点项目等多项科研项目。主编学术专著8部，发表学术论文270余篇。获得国家科技进步奖二等奖1项，省部级科技进步奖一等奖2项，省部级科技进步奖二等奖3项。获得国家发明专利50余项。2019年和2020年分别获得人民日报和人民网给予的"国家名医"和"人民好医生"称号。获得"国家有突出贡献中青年专家"称号。入选国家"百千万人才工程"。

主 审 简 介

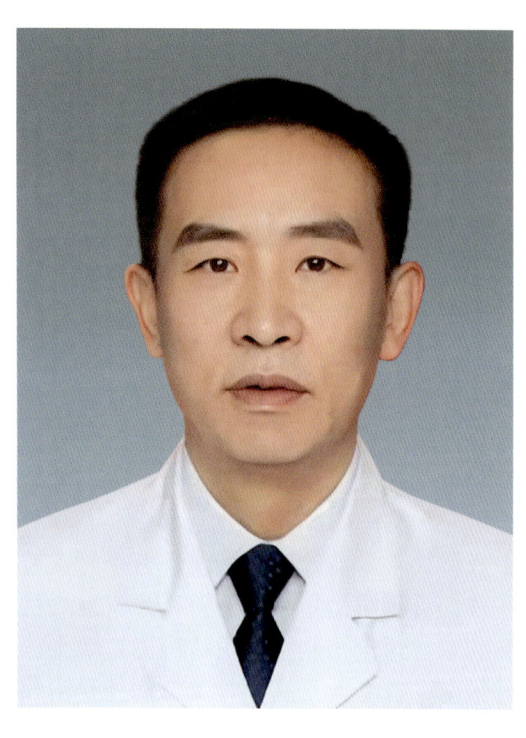

刘 强

医学博士。二级教授，主任医师，博士生导师。山西白求恩医院/山西医学科学院院长。享受国务院政府特殊津贴专家，山西省医学学科带头人。中华医学会创伤学分会副主任委员，中国医师协会骨科医师分会副会长，中国医师协会骨科医师分会骨质疏松专业委员会主任委员，山西省医学会副会长，山西省创伤学会主任委员。

参加国家863计划重大项目子课题1项，科技部合作项目1项，主持省部级科研项目9项。在国内外学术期刊上发表学术论文140余篇。出版专著17部，其中参编国家级规划教材3部。荣获"全国劳动模范""全国抗震救灾英模""山西省特级劳动模范""山西省抗击非典功臣""山西省青年科学家"表彰。获得山西省"五一劳动奖章"3次。获得"山西省社会主义劳动竞赛委员会"特等功1次。多次被山西省卫生厅、山西医科大学评为优秀共产党员、优秀教师。获得中国医师奖。获得山西省科技进步奖一等奖2项，二等奖4项。获得"全国百名优秀医生""国家有突出贡献中青年专家""山西名医"称号。入选国家"百千万人才工程"。

主 审 简 介

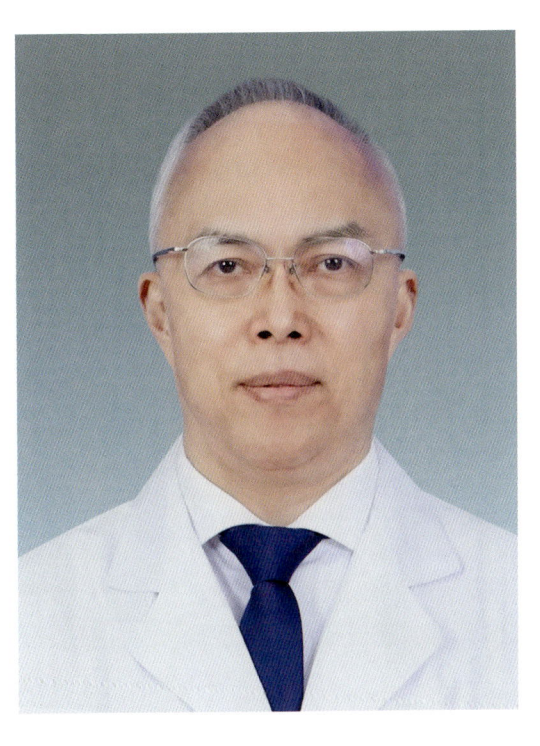

何 伟

医学博士。主任中医师，二级教授，博士生导师，博士后合作导师。广东省中医骨伤研究院首席教授，广州中医药大学髋关节研究中心主任。国家重点学科广州中医药大学（中医骨伤科）学科带头人。享受国务院政府特殊津贴专家。第十、十一届广东省政协委员。中国中西医结合学会骨伤科专业委员会骨坏死专家委员会主任委员，国际骨循环研究协会（ARCO）中国区副主席，中国中医药研究促进会骨伤科分会／专业委员会副主任委员，中国医师协会骨科医师分会保髋工作组副组长，中国医师协会骨科医师分会骨循环与骨坏死专业委员会副主任委员，广东省中西医结合学会关节病专业委员会主任委员。

从事骨伤科临床、科研和教学工作37年。自1985年起师从著名骨科专家袁浩教授（我国最早的系统研究骨伤科疑难病股骨头坏死的专家之一，其带领的团队在该领域进行了一系列卓有成效的开拓性工作，从股骨头坏死的早期诊断，到以中医药为主的非手术保髋与手术保髋，到康复等方面，提出了一系列新理论、新观点与新方法）。之后何伟教授及其团队首先提出了股骨头坏死"围塌陷期"的概念与临床、影像和病理特征以及诊断标准等，大大提高了相关诊断和保髋适应证选择的精准性，得到了业内的普遍认可；并且针对"围塌陷期"股骨头坏死，改良或独创了一系列保髋治疗方法并对它们进行了不断改进。当前何伟教授及其团队的保髋治疗疗效一直处于国际先进和国内领先水平。37年来，何伟教授先后诊治股骨头坏死等髋关节疾病8万多例，主刀股骨头坏死保髋为主的各种髋关节手术1万多例，到20多个省市的200多家省市级医院进行了会诊和手术，并指导开展新技术。近5年共合作指导博士后4人，全日制博士研究生10人，硕士研究生15人；与丹麦奥尔堡大学、日本横滨市立大学、澳大利亚西澳大学联合指导博士研究生6人，硕士研究生5人。多次应邀在国内、国际学术会议上做"股骨头坏死"相关专题演讲。

主持包括国家自然科学基金项目以及省部级科研项目在内的科研项目9项。获得省部级及以上科技进步奖9项，其中1998年"中西医结合治疗股骨头坏死及相关疾病临床研究"获得国家中医药管理局科技进步二等奖；2000年"中西医结合治疗股骨头坏死临床研究"获得国家科技进步奖二等奖；2004年完成的治疗股骨头坏死中药新药"通络生骨胶囊"的研究、开发和成功上市取得了良好的社会效益和经济效益，获得2005年中华中医药科技进步奖三等奖；2022年"围塌陷期股骨头坏死证候循证与非手术保髋技术推广"获得中国中医药研究促进会科技进步奖二等奖。主编专著、教材6部，主译骨外科经典名著《髋关节外科学》。发表学术论文200余篇，其中被SCI收录20余篇。获得"广东省名中医"称号。

中文版序言一

代谢性骨病现今已成为一系列涉及多系统的疾病，涵盖常见的骨质疏松症、原发性甲状旁腺功能亢进症、佝偻病/骨软化症，以及较为罕见的畸形性骨炎、骨纤维结构不良、成骨不全等。代谢性骨病关乎个体骨骼健康，影响生活质量，尤其是骨质疏松症，随着人口老龄化加剧，对社会医疗资源构成了重大挑战。

中山大学附属第一医院脊柱外科陈柏龄教授是著名的骨科专家，在骨质疏松症和骨科疾病的诊疗及临床研究方面有深厚经验，在教育和科普领域也有突出贡献。我认真阅读了《美国骨矿研究学会骨质疏松与代谢性骨病学（第9版）》一书。这部专著从骨结构、骨生理入手，介绍了如何研究和诊治代谢性骨病，内容丰富、全面，是一部高质量的专著。我相信这部由陈柏龄等多位资深专家共同翻译的专著定会为骨科学领域的同仁提供极具价值的临床指导。

热烈祝贺这部专著出版发行！

章振林
上海交通大学医学院附属第六人民医院骨质疏松和骨病专科
中华医学会骨质疏松和骨矿盐疾病分会主任委员
2025年4月于上海

中文版序言二

骨骼是人体的重要支撑与保护结构，其健康状况直接影响个体的生活质量和生命安全。陈柏龄教授主译的《美国骨矿研究学会骨质疏松与代谢性骨病学（第9版）》一书系统梳理了与骨骼相关的知识，内容丰富，结构严谨且完整，既适合作为专业人士深入研究的重要参考，也是普通读者了解骨骼健康知识的权威资源。

本书细致入微地探究了骨骼发育的分子和细胞决定因素，从胚胎发育的早期阶段，骨骼形态的初现雏形，到软骨内骨化过程的精妙转换，再到骨祖细胞特性的精准把握，为理解骨骼的正常形成机制夯实了基础。

本书还关注了人类骨骼生长的规律，探讨了胎儿与新生儿的骨骼发育特点、性别差异的决定因素以及钙和维生素D在骨骼生长中的关键作用。此外，本书分析了机械载荷、妊娠哺乳、绝经和年龄等因素对骨骼的影响，以帮助读者全面把握骨骼的生理特性。

鉴于矿物质稳态对维持骨骼健康至关重要，本书深入探讨了钙镁调节机制，以及性激素和甲状旁腺激素在其中的重要作用，为代谢性骨病的预防和治疗提供了科学依据。书中还深入论述了骨质疏松症、甲状旁腺疾病、佝偻病和骨软化症等疾病的病因、病理生理、诊断及治疗方法，强调了早期预防和综合管理的重要性。

最后，本书对癌症与骨骼的复杂关系、口腔颌面骨的相关知识以及骨骼在全身系统中的复杂功能和重要作用进行了论述。本人阅读本书后受益颇多，愿推荐给广大同行阅读参考。

翁习生
北京协和医院外科学系主任
中华医学会骨科学分会副主任委员
2025年4月于北京

中文版序言三

随着人口老龄化加速及生活方式的改变，代谢性骨病的发病率逐年上升，严重影响着患者的生活质量，并给整个社会的医疗资源带来了巨大压力。这类疾病不仅涉及骨骼系统的结构和功能改变，还与全身的代谢平衡、内分泌调节以及多组织和器官密切相关。因此，骨质疏松与代谢性骨病已成为现代医学面临的重要挑战之一，吸引着众多的临床医生、研究人员、医学教育者以及关注健康人群的目光。

美国骨矿研究学会（ASBMR）作为这一领域的权威学术组织，汇聚了全球顶尖的科学家、临床医生和研究人员，一直致力于推动骨质疏松与代谢性骨病学的研究与发展。自 1990 年出版并不断更新的 *ASBMR Primer on the Metabolic Bone Diseases and Disorders of Mineral Metabolism* 承载了 ASBMR 多年的研究成果，凝聚了众多专家学者的智慧，具有极高的学术价值和临床指导意义。

这部专著内容丰富，涵盖了骨质疏松与代谢性骨病的各个方面，对基础骨生理学、骨结构和功能的分子和细胞决定因素，骨代谢分子机制，各种常见的和罕见的骨质疏松与代谢性骨病的病理特征、临床表现、诊断方法和治疗策略，都进行了详细的论述，为读者呈现了一套完整的知识体系。书中还配有丰富的图表，直观地展示了骨骼的结构、骨代谢过程以及各种疾病的病理变化，便于读者更直观地理解和掌握相关知识。无论是研究人员、临床医生、医学生，还是普通读者，都能通过阅读本书获得很大收益。

这部专著的最新第 9 版在论述风格上秉持一贯的简洁明了、通俗易懂的风格，而其中文版则秉持"信达雅"的翻译原则。我相信，《美国骨矿研究学会骨质疏松与代谢性骨病学（第 9 版）》中文版的出版将成为我们攀登骨质疏松与代谢性骨病学这座医学高峰的重要指引，能帮助我们系统地学习和掌握这一领域的知识，使我们能更全面地诊治骨质疏松与代谢性骨病，在推动医学进步、保障人类健康方面发挥重要作用。

徐家科
中国科学院深圳先进技术研究院计算机辅助药物设计研究中心
深圳理工大学药学院再生医学实验室主任
2025 年 4 月于广州

Elizabeth W. Bradley, PhD
Department of Orthopedic Surgery, Mayo Clinic, Rochester, Minnesota, USA

Nathalie Bravenboer, PhD
Department of Clinical Chemistry, VU University Medical Center, MOVE Research Institute, Amsterdam, The Netherlands

Marco Brotto, BSN, MS, PhD
Bone-Muscle Collaborative Sciences, College of Nursing and Health Innovation, University of Texas at Arlington, Arlington, Texas, USA

Janet Brown, BMedSci, MBBS, MSc, MD, FRCP
Academic Unit of Clinical Oncology, University of Sheffield, Weston Park Hospital, Sheffield, UK

Todd T. Brown, MD, PhD
Division of Endocrinology, Diabetes, and Metabolism, Johns Hopkins University, Baltimore, Maryland, USA

Øyvind S. Bruland, MD, PhD
Department of Oncology, The Norwegian Radium Hospital, University of Oslo, Oslo, Norway

Whitney A. Bullock, BS
Department of Anatomy and Cell Biology, Indiana University School of Medicine, Indianapolis, Indiana, USA

Erin Ealba Bumann, DDS, PhD, MS
Department of Oral and Craniofacial Sciences, University of Missouri-Kansas City School of Dentistry, Kansas City, Missouri, USA

David B. Burr, PhD
Department of Anatomy and Cell Biology, School of Medicine, Indiana University; and Department of Biomedical Engineering, Purdue School of Engineering and Technology, IUPUI, Indianapolis, Indiana, USA

David A. Bushinsky, MD
Department of Medicine, University of Rochester Medical Center, Rochester, New York, USA

Laura M. Calvi, MD
University of Rochester Multidisciplinary Neuroendocrinology Clinic, Rochester, New York, USA

Christopher Cardozo, MD
Department of Veterans Affairs Rehabilitation Research and Development Service, National Center for the Medical Consequences of Spinal Cord Injury, James J. Peters Veterans Affairs Medical Center, Bronx, New York; Departments of Medicine and Rehabilitation Medicine, Icahn School of Medicine at Mount Sinai, New York; Department of Pharmacological Sciences, Icahn School of Medicine at Mount Sinai, New York, New York, USA

Thomas O. Carpenter, MD
Yale University School of Medicine, New Haven, Connecticut, USA

Jacqueline R. Center, MBBS, MS, PhD
Division of Bone Biology, Garvan Institute of Medical Research; and St Vincent's Hospital Clinical School, UNSW Sydney, Sydney, New South Wales, Australia

Julia F. Charles, MD, PhD
Brigham and Women's Hospital, Boston, Massachusetts, USA

Edward Chow, MBBS, MSc, PhD, FRCPC
Department of Radiation Oncology, Odette Cancer Centre, Sunnybrook Health Sciences Centre, University of Toronto, Toronto, Ontario, Canada

Sylvia Christakos, PhD
Department of Microbiology, Biochemistry and Molecular Genetics, Rutgers, New Jersey Medical School, Newark, New Jersey, USA

Yong-Hee Patricia Chun, DDS, MS, PhD
Department of Periodontics; and Department of Cell Systems and Anatomy, University of Texas Health Science Center at San Antonio, San Antonio, Texas, USA

Roberto Civitelli, MD
Division of Bone and Mineral Diseases, Department of Internal Medicine, Washington University in St Louis, Missouri, USA

Thomas Clemens, PhD
Department of Orthopedic Surgery, Johns Hopkins School of Medicine, Baltimore, Maryland, USA

Denis Clohisy, MD
Orthopaedic Surgery, University of Minnesota, Minneapolis, Minnesota, USA

Adi Cohen, MD
Division of Endocrinology, Department of Medicine, College of Physicians and Surgeons, Columbia University, New York, New York, USA

Michael T. Collins, MD
Section of Skeletal Diseases and Mineral Homeostasis, National Institute of Dental and Craniofacial Research, National Institutes of Health, Department of Health and Human Services, Bethesda, Maryland, USA

Juliet Compston, OBE, MD, FRCP, FRCPE, FRCPath, FMedSci
Department of Medicine, Cambridge Biomedical Campus, University of Cambridge, Cambridge, UK

Cyrus Cooper, OBE, DL, FMedSci
MRC Lifecourse Epidemiology Unit, University of Southampton, Southampton General Hospital, Southampton, UK

Felicia Cosman, MD
Columbia College of Physicians and Surgeons, Columbia University; and Clinical Research Center, Helen Hayes Hospital, West Haverstraw, New York, New York, USA

Nicola J. Crabtree, PhD
Department of Endocrinology, Birmingham Women's and Children's Hospital, Birmingham, UK

Clarissa S. Craft, PhD
Division of Bone and Mineral Diseases, Department of Internal Medicine, Washington University, St Louis, Missouri, USA

Fabiana Csukasi, PhD
Orthopaedic Surgery, University of California at Los Angeles, California, USA

Elizabeth M. Curtis, MA, MB, BChir, MRCP
The MRC Lifecourse Epidemiology Unit, University of Southampton, Southampton General Hospital, Southampton, UK

Natalie E. Cusano, MD
Department of Medicine, Lenox Hill Hospital, New York, New York, USA

Stella D'Oronzo, MD
Academic Unit of Clinical Oncology, University of Sheffield, Weston Park Hospital, Sheffield, UK

Enrico Dall'Ara, PhD
Department of Oncology and Metabolism and INSIGNEO Institute for In Silico Medicine, University of Sheffield, Sheffield, UK

Robin M. Daly, PhD, FSMA
Institute for Physical Activity and Nutrition, School of Exercise and Nutrition Sciences, Deakin University, Geelong, Victoria, Australia

Terry F. Davies, MBBS, MD, FRCP, FACE
The Mount Sinai Bone Program, Department of Medicine, Icahn School of Medicine at Mount Sinai, New York, USA

Bess Dawson-Hughes, MD
USDA Nutrition Research Center at Tufts University, Boston, Massachusetts, USA

David J.J. de Gorter, PhD
Institute of Musculoskeletal Medicine, University Hospital Münster, Münster, Germany

Tobias J. de Villiers, MD, FRCOG
Department of Gynecology, Stellenbosch University, Mediclinic Panorama, Cape Town, South Africa

Elaine M. Dennison, MA, MB, BChir, MSc, PhD
The MRC Lifecourse Epidemiology Unit, University of Southampton, Southampton General Hospital, Southampton, UK

Adolfo Diez-Perez, MD, PhD
Hospital del Mar Institute of Medical Investigation and Department of Internal Medicine, Autonomous University of Barcelona, Barcelona, Spain

Linda A. DiMeglio, MD
Department of Pediatrics, Indiana University School of Medicine Indianapolis, Indiana, USA

Naomi Dirckx, PhD
Laboratory of Skeletal Cell Biology and Physiology (SCEBP), Skeletal Biology and Engineering Research Center (SBE), Department of Development and Regeneration, KU Leuven, Leuven, Belgium

Matthew T. Drake, MD, PhD
Department of Internal Medicine, Division of Endocrinology, Diabetes, and Metabolism, College of Medicine, Mayo Clinic, Rochester, Minnesota, USA

Patricia F. Ducy, PhD
Department of Pathology & Cell Biology, College of Physicians and Surgeons, Columbia University, New York, New York, USA

Amel Dudakovic, PhD
Department of Orthopedic Surgery, Mayo Clinic, Rochester, Minnesota, USA

Emma L. Duncan, MBBS, FRCP, FRACP, PhD
Royal Brisbane and Women's Hospital; Queensland University of Technology; and University of Queensland, Brisbane, Queensland, Australia

Gustavo Duque, MD, PhD, FRACP, FGSA
Australian Institute for Musculoskeletal Science (AIMSS), The University of Melbourne and Western Health; and Department of Medicine-Western Health, Melbourne Medical School, The University of Melbourne, St Albans, Victoria, Australia

Richard Eastell, MD, FRCP, FRCPath, FMedSci
Department of Oncology and Metabolism, University of Sheffield, Sheffield, UK

Peter R. Ebeling, AO, MBBS, MD, FRACP
Department of Medicine, School of Clinical Sciences, Monash University, Clayton, Victoria, Australia

Michael J. Econs, MD
Division of Endocrinology and Metabolism, Indiana University School of Medicine, Indianapolis, Indiana, USA Department of Medicine, Indiana University School of Medicine, Indianapolis, IN, USA

Claire M. Edwards, PhD
Nuffield Department of Surgical Sciences; and Nuffield Department of Orthopaedics, Rheumatology and Musculoskeletal Sciences, Botnar Research Centre, University of Oxford, Oxford, UK

Paul C. Edwards, DDS, MSc, FRCD(C)
Department of Oral Pathology, Medicine and Radiology, Indiana University School of Dentistry, Indianapolis, Indiana, USA

Thomas A. Einhorn, MD
Department of Orthopaedic Surgery, NYU Langone Medical Center, New York University, New York, New York, USA

John A. Eisman, AO, MBBS, PhD, FRACP
Garvan Institute of Medical Research; Endocrinology, St Vincent's Hospital; School of Medicine Sydney, University of Notre Dame Australia; and UNSW Australia, Sydney, Australia

Klaus Engelke, PhD
Institute of Medical Physics, Friedrich-Alexander-Universität Erlangen-Nürnberg, Erlangen, Germany

Paola A. Erba, MD, PhD
Department of Translational Research and New Technology in Medicine, University of Pisa, Pisa, Italy

Nicole J. Ethen, PhD
Center for Cancer and Cell Biology and Program for Skeletal Disease and Tumor Microenvironment, Van Andel Research Institute, Grand Rapids, Michigan, USA

Joshua N. Farr, PhD
Division of Endocrinology and Kogod Center on Aging, Mayo Clinic College of Medicine, Rochester, Minnesota, USA

Murray J. Favus, MD
Department of Medicine, The University of Chicago, Chicago, Illinois, USA

Serge Ferrari, MD
Faculty of Medicine-Medicine Specialties, Geneva University Hospitals, Geneva, Switzerland

Mark R. Forwood, PhD
School of Medical Science and Menzies Health Institute Queensland, Griffith University, Gold Coast, Queensland, Australia

Benjamin L. Franc, MD
Department of Radiology and Biomedical Imaging, Nuclear Medicine Section, University of California, San Francisco, California, USA

Benjamin J. Frisch, PhD
University of Rochester, Rochester, New York, USA

Marta Galan-Diez, PhD
Columbia University, New York, New York, USA

Thomas J. Gardella, PhD
Endocrine Unit, Department of Medicine, Harvard Medical School, Massachusetts General Hospital, Boston, Massachusetts, USA

Harry K. Genant, MD
Departments of Radiology, Orthopedic Surgery, Medicine, and Epidemiology, University of California at San Francisco, San Francisco, California, USA

Piet Geusens, MD, PhD
Department of Rheumatology, Maastricht University Medical Center, The Netherlands; and University Hasselt, Belgium

Lora Giangregorio, PhD
Schlegel-University of Waterloo Research Institute for Aging; and Department of Kinesiology, University of Waterloo, Waterloo, Ontario, Canada

Andrea Giusti, MD
Rheumatology Unit, Department of Locomotor System, La Colletta Hospital, Arenzano, Italy

Francis H. Glorieux, OC, MD, PhD
Shriners Hospital for Children-Canada and McGill University, Montréal, Québec, Canada

Deborah T. Gold, PhD
Departments of Psychiatry and Behavioral Sciences, Sociology, and Psychology and Neuroscience, Center for the Study of Aging and Human Development, Duke University Medical Center, Durham, North Carolina, USA

Steven R. Goldring, MD
Hospital for Special Surgery, Weill Medical College of Cornell University, New York, New York, USA

David Goltzman, MD
Department of Medicine, McGill University and McGill University Health Centre, Montréal, Québec, Canada

Gary S. Gottesman, MD, FAAP, FACMG
Center for Metabolic Bone Disease and Molecular Research, Shriners Hospitals for Children–St Louis, St Louis, Missouri, USA

Aline Granja Costa
Department of Medicine, Division of Endocrinology, Metabolic Bone Diseases Unit, College of Physicians and Surgeons, Columbia University, New York, New York, USA

Ellen M. Gravallese, MD
Division of Rheumatology; Departments of Medicine and Translational Research, Musculoskeletal Center of Excellence, University of Massachusetts Medical School, Worcester, Massachusetts, USA

Susan L. Greenspan, MD
Divisions of Geriatrics, Endocrinology and Metabolism, University of Pittsburgh; and Osteoporosis Prevention and Treatment Center, University of Pittsburgh Medical Center, Pittsburgh, Pennsylvania, USA

James F. Griffith, MB.BCh, BAO, MD, MRCP, FRCR, FHKCR, FHKAM
Department of Imaging and Interventional Radiology, The Chinese University of Hong Kong, Hong Kong

Monica Grover, MBBS
Stanford School of Medicine/Stanford Children's Hospital, Stanford, California, USA

Theresa Guise, MD
Department of Oncology, Medicine, and Pharmacology, Division of Endocrinology, Indiana University School of Medicine, Indianapolis, Indiana, USA

Neveen A.T. Hamdy, MD, MRCP
Department of Internal Medicine, Division of Endocrinology and Centre for Bone Quality, Leiden University Medical Center, The Netherlands

Catherine Handforth, MBChB
Academic Unit of Clinical Oncology, University of Sheffield, Weston Park Hospital, Sheffield, UK

Mark R. Hanudel, MD, MS
Department of Pediatrics, Division of Nephrology, David Geffen School of Medicine at UCLA, Los Angeles, California, USA

Nicholas C. Harvey, MA, MB, BChir, PhD, FRCP
MRC Lifecourse Epidemiology Unit, University of Southampton, Southampton General Hospital, Southampton, UK

Robert P. Heaney, MD*
Department of Medicine, Creighton University School of Medicine, Omaha, Nebraska, USA

Geoffrey N. Hendy, PhD*
Departments of Medicine, Physiology, and Human Genetics, McGill University, Montréal, Québec, Canada

Charles Hildebolt, PhD
Mallinckrodt Institute of Radiology, Washington University in St Louis, Missouri, USA

Matthew J. Hilton, PhD
Department of Orthopaedic Surgery, Duke Orthopaedic Cellular, Developmental, and Genome Laboratories, Duke University School of Medicine; and Department of Cell Biology, Duke University, Durham, North Carolina, USA

Ingrid A. Holm, MD, MPH
Divisions of Genetics and Genomics, Boston Children's Hospital; and Department of Pediatrics, Harvard Medical School, Boston, Massachusetts, USA

Mara J. Horwitz, MD
Division of Endocrinology and Metabolism, The University of Pittsburgh School of Medicine, Pittsburgh, Pennsylvania, USA

Amira I. Hussein, PhD
Department of Orthopaedic Surgery, Boston University Medical Center, Boston, Massachusetts, USA

Carlos M. Isales, MD, FACP
Department of Medicine, Augusta University, Augusta, Georgia, USA

Christina Jacobsen, MD, PhD
Divisions of Endocrinology, Genetics, and Genomics, Boston Children's Hospital; and Department of Pediatrics, Harvard Medical School, Boston, Massachusetts, USA

Suzanne M. Jan de Beur, MD
Division of Endocrinology and Metabolism, Department of Medicine, The Johns Hopkins School of Medicine, Baltimore, Maryland, USA

Kyu Sang Joeng, PhD
McKay Orthopaedic Research Laboratory, Department of Orthopaedic Surgery, Perelman School of Medicine, University of Pennsylvania, Philadelphia, Pennsylvania, USA

Rachelle W. Johnson, PhD
Center for Bone Biology, Department of Medicine, Division of Clinical Pharmacology, Vanderbilt University Medical Center; and Department of Cancer Biology, Vanderbilt University, Nashville, Tennessee, USA

Graeme Jones, MD, PhD
Menzies Institute for Medical Research, University of Tasmania, Hobart, Tasmania, Australia

Harald Jüppner, MD
Endocrine Unit and Pediatric Nephrology Unit, Departments of Medicine and Pediatrics, Harvard Medical School, Massachusetts General Hospital, Boston, Massachusetts, USA

Vesa Kaartinen, PhD
Department of Biologic and Materials Sciences, University of Michigan School of Dentistry, Ann Arbor, Michigan, USA

John A. Kanis, MD
Centre for Metabolic Bone Diseases, University of Sheffield Medical School, Sheffield, UK; and Mary McKillop Health Institute, Australian Catholic University, Melbourne, Victoria, Australia

Frederick S. Kaplan, MD
Center for Research in FOP and Related Disorders, Department of Orthopaedic Surgery, The University of Pennsylvania School of Medicine, Philadelphia, Pennsylvania, USA

Courtney M. Karner, PhD
Department of Orthopaedic Surgery, Duke Orthopaedic Cellular, Developmental, and Genome Laboratories, Duke University School of Medicine; and Department of Cell Biology, Duke University, Durham, North Carolina, USA

Gerard Karsenty, MD, PhD
Department of Genetics & Development, College of Physicians and Surgeons, Columbia University, New York, New York, USA

Aliya Aziz Khan, MD, FRCPC, FACP, FACE
Department of Medicine, Divisions of Endocrinology and Metabolism and Geriatric Medicine, McMaster University, Hamilton, Ontario, Canada

Sundeep Khosla, MD
Department of Internal Medicine, Division of Endocrinology, Diabetes, and Metabolism, College of Medicine, Mayo Clinic, Rochester, Minnesota, USA

Douglas P. Kiel, MD, MPH
Musculoskeletal Research Center, Institute for Aging Research, Hebrew SeniorLife; Department of Medicine, Beth Israel Deaconess Medical Center and Harvard Medical School; and Broad Institute of MIT and Harvard, Boston, Massachusetts, USA

Keith L. Kirkwood, DDS, PhD
Department of Oral Biology, University at Buffalo, The State University of New York, Buffalo, New York, USA

Gordon L. Klein, MD, MPH
Department of Orthopaedic Surgery, University of Texas Medical Branch, Galveston, Texas, USA

Anne Klibanski, MD
Neuroendocrine Unit, Massachusetts General Hospital and Harvard Medical School, Boston, Massachusetts, USA

Scott L. Kominsky, PhD
Departments of Orthopaedic Surgery and Oncology, Johns Hopkins University, Baltimore, Maryland, USA

Stavroula Kousteri, PhD
Columbia University, New York, New York, USA

Christopher S. Kovacs, MD
Faculty of Medicine—Endocrinology, Health Sciences Centre, Memorial University of Newfoundland, St. John's, Newfoundland, Canada

Deborah Krakow, MD
Orthopaedic Surgery and Human Genetics, University of California at Los Angeles, California, USA

Paul H. Krebsbach, DDS, PhD
UCLA School of Dentistry, Los Angeles, California, USA

Henry M. Kronenberg, MD
Endocrine Unit, Massachusetts General Hospital and Harvard Medical School, Boston, Massachusetts, USA

Marie Hélène Lafage-Proust, PU-PH
SAINBIOSE Inserm, Université de Lyon, Saint-Étienne, France

Michaël R. Laurent, MD, PhD
Centre for Metabolic Bone Diseases, University Hospitals Leuven, Leuven, Belgium; and Gerontology and Geriatrics, Department of Clinical and Experimental Medicine, KU Leuven, Leuven, Belgium

Benjamin Z. Leder, MD
Massachusetts General Hospital; and Harvard Medical School, Boston, Massachusetts, USA

Brendan Lee, MD, MPH
Department of Molecular and Human Genetics, Baylor College of Medicine, Texas Children's Hospital, Houston, Texas, USA

Wen-Chih Lee, PhD
Department of Orthopedic Surgery, Washington University School of Medicine, St Louis, Missouri, USA

Siyang Leng, MD
Division of Hematology and Oncology, Columbia University Medical Center, New York, New York, USA

Suzanne Lentzsch, MD, PhD
Division of Hematology and Oncology, Columbia University Medical Center, New York, New York, USA

William D. Leslie, MD, MSc
Department of Medicine, University of Manitoba, Winnipeg, Manitoba, Canada

Michael A. Levine, MD, MACE, FAAP, FACP
Division of Endocrinology and Diabetes, The Children's Hospital of Philadelphia; and Department of Pediatrics, University of Pennsylvania Perelman School of Medicine, Philadelphia, Pennsylvania, USA

E. Michael Lewiecki, MD
New Mexico Clinical Research & Osteoporosis Center, Albuquerque, New Mexico, USA

Agnès Linglart, MD, PhD
APHP, Hôpital Bicêtre Paris Sud, Service d'endocrinologie et diabétologie pour enfants, Centre de référence des Maladies Rares du métabolisme du calcium et du phosphate, Plateforme d'Expertise Paris Sud des maladies rares, filière OSCAR, Le Kremlin Bicêtre, France

Paul Lips, MD
Department of Internal Medicine, Endocrine Section, VU University Medical Center, Amsterdam, The Netherlands

David G. Little, PhD, FRACS (Orth)
Paediatrics and Child Health, University of Sydney, Sydney; and Orthopaedic Research and Biotechnology, The Children's Hospital at Westmead, Westmead, New South Wales, Australia

Jianmin Liu, MD, PhD
Department of Endocrine and Metabolic Diseases, Rui-jin Hospital, Shanghai Jiao-tong University School of Medicine, Shanghai, China

Peng Liu, MD, PhD
The Mount Sinai Bone Program, Department of Medicine, Icahn School of Medicine at Mount Sinai, New York, New York, USA

Alayna E. Loiselle, PhD
The Center for Musculoskeletal Research and The Department of Orthopaedics, The University of Rochester Medical Center, Rochester, New York, USA

Fanxin Long, PhD
Departments of Orthopedic Surgery, Medicine, and Developmental Biology, Washington University School of Medicine, St Louis, Missouri, USA

Gabriela G. Loots, PhD
Physical and Life Sciences, Lawrence Livermore National Laboratory, Livermore, California, USA

Linchao Lu
Department of Pediatrics, Section of Hematology/Oncology, Baylor College of Medicine, Texas Children's Hospital, Houston, Texas, USA

Karen Lyons, PhD
Department of Orthopaedic Surgery/Orthopaedic Hospital, University of California, Los Angeles, California, USA

Nina S. Ma, MD
Boston Children's Hospital/Harvard Medical School, Boston, Massachusetts, USA

Lauren M. MacCormick, MD
Orthopaedic Surgery, University of Minnesota, Minneapolis, Minnesota, USA

Christa Maes, PhD
Laboratory of Skeletal Cell Biology and Physiology (SCEBP), Skeletal Biology and Engineering Research Center (SBE), Department of Development and Regeneration, KU Leuven, Leuven, Belgium

Sharmila Majumdar, PhD
Department of Radiology and Biomedical Imaging; Department of Orthopedic Surgery; and Department of Bioengineering and Therapeutics Sciences, UCSF, San Francisco, California, USA

Michael Mannstadt, MD
Endocrine Unit, Massachusetts General Hospital and Harvard Medical School, Boston, Massachusetts, USA

Stavros C. Manolagas, MD, PhD
University of Arkansas for Medical Sciences and the Central Arkansas Veterans Healthcare System, Little Rock, Arkansas, USA

Manasa Mantravadi, MD, MS
Department of Pediatrics, Indiana University School of Medicine, Indianapolis, Indiana, USA

Claudio Marcocci, MD,
Department of Clinical and Experimental Medicine, University of Pisa, Pisa, Italy

Joan C. Marini, MD, PhD
The Eunice Kennedy Shriver National Institute of Child Health and Human Development, Section on Heritable Disorders of Bone and Extracellular Matrix, National Institutes of Health, Bethesda, Maryland, USA

T. John Martin, MD, DSc
St Vincent's Institute of Medical Research, Department of Medicine, University of Melbourne, Melbourne, Australia

Takashi Matsuura, DDS, PhD
Department of Oral Rehabilitation, Fukuoka Dental College, Fukuoka, Japan

Laurie McCauley, DDS, MS, PhD
Periodontics and Oral Medicine, University of Michigan School of Dentistry, Ann Arbor, Michigan, USA

Eugene V. McCloskey, MD, FRCPI
Centre for Metabolic Bone Diseases, University of Sheffield Medical School, Sheffield, UK

Michael R. McClung, MD, FACP, FACE
Institute of Health and Ageing, Australian Catholic University, Melbourne, Victoria, Australia; and Oregon Osteoporosis Center, Portland, Oregon, USA

Lisa K. Micklesfield, PhD
MRC Developmental Pathways for Health Research Unit, Department of Pediatrics, Faculty of Health Sciences, University of the Witwatersrand, Johannesburg, South Africa

Paul D. Miller, MD, FACP
Colorado Center for Bone Research at Panorama Orthopedics and Spine Center, Golden, Colorado, USA

Yuji Mishina, PhD
Department of Biologic and Materials Sciences, School of Dentistry, University of Michigan, Ann Arbor, Michigan, USA

Madhusmita Misra, MD, MPH
Department of Pediatrics, Harvard Medical School; and Pediatric Endocrinology, Massachusetts General Hospital for Children and Harvard Medical School, Boston, Massachusetts, USA

Thimios Mitsiadis, DDS, PhD
Institute of Oral Biology, Medical Faculty of the University of Zurich, Zurich, Switzerland

Sharon M. Moe, MD
Department of Medicine, Division of Nephrology, Indiana University School

of Medicine, Indianapolis, Indiana, USA

Carolina Aguiar Moreira, MD, MACP, FACE
Department of Medicine & Section of Endocrinology (SEMPR), Federal University of Parana, Laboratory PRO, Fundacao Pro Renal, Curitiba, Paraná, Brazil

Elise F. Morgan, PhD
Department of Mechanical Engineering, Boston University; and Department of Orthopaedic Surgery, Boston University Medical Center, Boston, Massachusetts, USA

Katherine J. Motyl, PhD
Maine Medical Center Research Institute, Maine Medical Center, Scarborough, Maine, USA

Craig Munns, MBBS, PhD, FRACP
Sydney Medical School, University of Sydney, and the Institute of Endocrinology and Diabetes, The Children's Hospital at Westmead, Westmead, NSW, Australia

Nicola Napoli, MD, PhD
Campus Bio-Medico, University of Rome, Rome, Italy

Lorenzo Nardo, MD, PhD
Department of Radiology, University of California Davis, Sacramento, California, USA

Maria I. New, MD
The Mount Sinai Bone Program, Department of Medicine, Icahn School of Medicine at Mount Sinai, New York, New York, USA

Paul J. Newey, MBCHB, DPHIL
Division of Molecular and Clinical Medicine, University of Dundee, Dundee, UK

Tuan V. Nguyen, DSc, PhD
Division of Bone Biology, Garvan Institute of Medical Research; St Vincent's Hospital Clinical School, UNSW Australia; Centre for Health Technologies, School of Biomedical Engineering, University of Technology; and School of Medicine Sydney, University of Notre Dame Australia, Sydney, New South Wales, Australia

Kyle K. Nishiyama, PhD
Department of Medicine—Endocrinology, Columbia University Medical Center, New York, New York, USA

Robert A. Nissenson, PhD
Endocrine Research Unit, VA Medical Center, Departments of Medicine and Physiology, University of California, San Francisco, California, USA

Shane A. Norris, PhD
MRC Developmental Pathways for Health Research Unit, Department of Pediatrics, Faculty of Health Sciences, University of the Witwatersrand, Johannesburg, South Africa

Chad M. Novince, DDS, MSD, PhD
Department of Oral Health Sciences and the Center for Oral Health Research, Medical University of South Carolina, Charleston, South Carolina, USA

Jeffry S. Nyman, PhD
Department of Orthopaedic Surgery and Rehabilitation, Vanderbilt University Medical Center, Nashville, Tennessee, USA

Hiroki Ochi
Department of Physiology and Cell Biology, Tokyo Medical and Dental University, Tokyo, Japan

Eric S. Orwoll, MD
Division of Endocrinology, Diabetes, and Clinical Nutrition, Oregon Health and Science University, School of Medicine, Portland, Oregon, USA

Roberto Pacifici, MD
Division of Endocrinology, Metabolism and Lipids, Department of Medicine, and Immunology and Molecular Pathogenesis Program, Emory University, Atlanta, Georgia, USA

Petros Papagerakis, DDS, MSc, PhD
College of Dentistry; College of Medicine (Anatomy and Cell Biology); College of Pharmacy and Nutrition, Toxicology and Biomedical Engineering Graduate Programs, University of Saskatchewan, Saskatoon, SK, Canada; and School of Dentistry, Department of Orthodonics and Pediatric Dentistry, Center for Computational Medicine, University of Michigan, Ann Arbor, Michigan, USA

Socrates E. Papapoulos, MD, PhD
Center for Bone Quality, Department of Endocrinology and Metabolic Diseases, Leiden University Medical Center, Leiden, The Netherlands

Fredrick M. Pavalko, PhD
Department of Cellular and Integrative Physiology, Indiana University School of Medicine, Indianapolis, Indiana, USA

John M. Pettifor, MB BCh, PhDMed
MRC Developmental Pathways for Health Research Unit, Department of Pediatrics, Faculty of Health Sciences, University of the Witwatersrand, Johannesburg, South Africa

Robert J. Pignolo, MD, PhD
Division of Geriatric Medicine and Gerontology; and Division of Endocrinology, Diabetes, Metabolism, Nutrition, Department of Internal Medicine, Mayo Clinic College of Medicine, Rochester, Minnesota, USA

Lilian I. Plotkin, PhD
Department of Anatomy and Cell Biology, Indiana University School of Medicine, and Indiana Center for Musculoskeletal Health (ICMH), Indianapolis, Indiana, USA

Daniel Prieto-Alhambra, MD, MSc(Oxf), PhD
Pharmaco- and Device Epidemiology, Oxford NIHR Biomedical Research Centre, Nuffield Department of Orthopaedics, Rheumatology, and Musculoskeletal Sciences (NDORMS), University of Oxford, Oxford, UK; and GREMPAL Research Group – Idiap Jordi Gol and CIBERFes, Universitat Autònoma de Barcelona and Instituto Carlos III (FEDER Research Funds), Barcelona, Spain

Manoj Ramachandran, BSc(Hons) MBBS(Hons) MRCS(Eng) FRCS(Tr&Orth)
Royal London Hospital, Barts Health NHS Trust, London, UK

Srinivas Raman, MD
Department of Radiation Oncology, Odette Cancer Centre, Sunnybrook Health Sciences Centre, University of Toronto, Toronto, Ontario, Canada

Robert R. Recker, MD, MACP, FACE
Division of Endocrinology, Osteoporosis Research Center, Creighton University School of Medicine, Omaha, Nebraska, USA

Mara Riminucci, PhD
Dipartimento di Medicina Molecolare, Sapienza Università, Rome, Italy

Fernando Rivadeneira, MD, PhD
Departments of Internal Medicine, Erasmus University Medical Center, Rotterdam, The Netherlands

Rene Rizzoli, MD
University Hospitals of Geneva, and Head of the Service of Bone Diseases, Geneva, Switzerland

Pamela G. Robey, PhD
Skeletal Biology Section, National Institute of Dental and Craniofacial Research, National Institutes of Health, Department of Health and Human Services, Bethesda, Maryland, USA

Alexander G. Robling, PhD
Department of Anatomy and Cell Biology, Indiana University School of Medicine, Indianapolis, Indiana, USA

Bernard Roche, PhD
SAINBIOSE Inserm, Université de Lyon, Saint-Étienne, France

G. David Roodman, MD, PhD
Division of Hematology and Oncology, Indiana University School of Medicine, Indianapolis, Indiana, USA

Clifford J. Rosen, MD
Maine Medical Center, Scarborough, Maine, USA

Mishaela R. Rubin, MD
Metabolic Bone Diseases Unit, Division of Endocrinology, Department of Medicine, College of Physicians and Surgeons, Columbia University, New York, New York, USA

Mary D. Ruppe, MD*
Division of Endocrinology, Department of Medicine, Houston Methodist Hospital, Houston, Texas, USA

Kenneth Saag, MD, MSc
Center for Outcomes and Effectiveness Research and Education (COERE); and Division of Clinical Immunology and Rheumatology, University of Alabama at Birmingham (UAB) School of Medicine, Birmingham, Alabama, USA

Isidro B. Salusky, MD
Department of Pediatrics, Division of Nephrology, David Geffen School of Medicine at UCLA, Los Angeles, California, USA

Gonzalo Sánchez-Duffhues, PhD
Department of Molecular Cell Biology and Oncode Institute, Leiden University Medical Center, Leiden, The Netherlands

Oliver Sartor, MD
Departments of Medicine and Urology, Tulane Medical School, New Orleans, Louisiana, USA

Asiya Sbayi, MPH Candidate
The George Washington University, Milken Institute School of Public Health, Washington DC, USA

Anne L. Schafer, MD
University of California San Francisco and San Francisco Department of Veterans Affairs Medical Center, San Francisco, California, USA

Erica L. Scheller, DDS, PhD
Division of Bone and Mineral Diseases, Department of Internal Medicine, Washington University, St Louis, Missouri, USA

Karl Peter Schlingmann, MD
Department of General Pediatrics, University Children`s Hospital, Münster, Germany

Maria Schuller Almeida, PhD
Center for Osteoporosis and Metabolic Bone Diseases, Department of Internal Medicine, Department of Orthopedic Surgery, University of Arkansas for Medical Sciences, Little Rock, Arkansas, USA

Ann Schwartz, PhD, MPH
Department of Epidemiology and Biostatistics, University of California, San Francisco, California, USA

Aimy Sebastian, PhD
Physical and Life Sciences, Lawrence Livermore National Laboratory, Livermore, California, USA

Ego Seeman, BSc, MBBS, FRACP, MD, AM
Departments of Endocrinology and Medicine, Austin Health, University of Melbourne; and the Mary MacKillop Institute for Health Research, Australian Catholic University, Melbourne, Victoria, Australia

Elizabeth Shane, MD
Division of Endocrinology, Department of Medicine, College of Physicians and Surgeons, Columbia University, New York, New York, USA

Nicholas J. Shaw, MB ChB, FRCPCH
Department of Endocrinology and Diabetes, Birmingham Children's Hospital, Birmingham, UK

Yiping Shen, PhD
Divisions of Genetics and Genomics, Boston Children's Hospital; and Department of Pediatrics, Harvard Medical School, Boston, Massachusetts, USA

Ce Shi, PhD, DDS
Department of Oral Pathology, School and Hospital of Stomatology, Jilin University, Changchun, Jilin, China; and Department of Biologic and Materials Sciences, School of Dentistry, University of Michigan, Ann Arbor, Michigan, USA

Dolores M. Shoback, MD
University of California San Francisco and San Francisco Department of Veterans Affairs Medical Center, San Francisco, California, USA

Eileen M. Shore, PhD
Center for Research in FOP and Related Disorders, Department of Orthopaedic Surgery, The University of Pennsylvania School of Medicine, Philadelphia, Pennsylvania, USA

Rebecca Silbermann, MD, MMS
Department of Medicine, Division of Hematology-Oncology, Indiana University School of Medicine, Indianapolis, Indiana, USA

Barbara C. Silva, MD, PhD
Division of Endocrinology, Felicio Rocho Hospital; and Santa Casa of Belo Horizonte Department of Medicine, UNI-BH, Belo Horizonte, Brazil

Shonni J. Silverberg, MD
Department of Medicine, Columbia University College of Physicians and Surgeons, New York, New York, USA

Stuart L. Silverman, MD, FACP, FACR
Department of Medicine, Division of Rheumatology, Cedars-Sinai Medical Center, UCLA David Geffen School of Medicine; and the OMC Clinical Research Center, Los Angeles, California, USA

James P. Simmer, DDS, PhD
Department of Biological and Materials Sciences, University of Michigan Dental Research Laboratory, Ann Arbor, Michigan, USA

Andrea Singer, MD
Departments of Obstetrics and Gynecology and Medicine, MedStar Georgetown University Hospital and Georgetown University Medical Center, Washington, DC, USA

Ethel S. Siris, MD
Department of Medicine, Columbia University, New York, New York, USA

Julie A. Sterling, PhD
Department of Veterans Affairs, Tennessee Valley Healthcare System; Center for Bone Biology, Department of Medicine, Division of Clinical Pharmacology, Vanderbilt University Medical Center; and Departments of Cancer Biology and Biomedical Engineering, Vanderbilt University, Nashville, Tennessee, USA

Li Sun, MD, PhD
The Mount Sinai Bone Program, Department of Medicine, Icahn School of Medicine at Mount Sinai, New York, New York, USA

Pawel Szulc, MD, PhD
INSERM UMR 1033, University of Lyon, Hospices Civils de Lyon, Lyon, France

Hiroshi Takayanagi, MD, PhD
Department of Immunology, Graduate School of Medicine and Faculty of Medicine, The University of Tokyo, Tokyo, Japan

Shu Takeda, MD, PhD
Division of Endocrinology, Toranomon Hospital, Tokyo, Japan

Pamela Taxel, MD
Department of Medicine, University of Connecticut Health Center, Farmington, Connecticut, USA

Peter ten Dijke, PhD
Department of Molecular Cell Biology and Oncode Institute, Leiden University Medical Center, Leiden, The Netherlands

Sotirios Tetradis, DDS, PhD
Division of Diagnostic and Surgical Sciences, UCLA School of Dentistry, Los Angeles, California, USA

Rajesh V. Thakker, MD, ScD, FRCP, FRCPath, FMedSci, FRS
University of Oxford, Nuffield Department of Clinical Medicine, OCDEM Churchill Hospital, Oxford, UK

Anna N.A. Tosteson, ScD
Multidisciplinary Clinical Research Center in Musculoskeletal Diseases, The Dartmouth Institute for Health Policy and Clinical Practice; and Department of Medicine, Geisel School of Medicine, Dartmouth College, Lebanon, New Hampshire, USA

Bich Tran, PhD
Centre for Big Data Research in Health, UNSW Sydney, Sydney, New South Wales, Australia

Joy N. Tsai, MD
Massachusetts General Hospital; and Harvard Medical School, Boston, Massachusetts, USA

Joop van den Bergh, MD, PhD
Department of Internal Medicine, VieCuri Medical Center for North Limburg, Venlo; and Department of Internal Medicine, NUTRIM School of Nutrition and Translational Research in Metabolism, Maastricht UMC, Maastricht, The Netherlands; Biomedical Research Center,University of Hasselt, Hasselt, Belgium

Catherine Van Poznak, MD
Department of Internal Medicine–Hematology/Oncology, University of Michigan, Ann Arbor, Michigan, USA

Natasja M. Van Schoor, PhD
Amsterdam Public Health Research Institute, Department of Epidemiology and Biostatistics, VU University Medical Center, Amsterdam, The Netherlands

Andre J. van Wijnen, PhD
Department of Orthopedic Surgery, Mayo Clinic, Rochester, Minnesota, USA

Deepak Vashishth, PhD
Department of Biomedical Engineering, Rensselaer Polytechnic Institute, Troy, New York, USA

Line Vautour, MD, FRCP(C)
Division of Endocrinology and Metabolism, McGill University Health Centre, Montréal, Québec, Canada

Tamara Vokes, MD
Department of Medicine, University of Chicago, Chicago, Illinois, USA

Marcella D. Walker, MD
Division of Endocrinology, Department of Medicine, Columbia University, College of Physicians and Surgeons, New York, New York, USA

Lisa L. Wang, MD
Department of Pediatrics, Section of Hematology/Oncology, Baylor College of Medicine, Texas Children's Hospital, Houston, Texas, USA

Kate Ward, PhD
MRC Lifecourse Epidemiology, University of Southampton, Southampton, UK

Leanne M. Ward, MD, FRCPC
Department of Pediatrics, Faculty of Medicine, University of Ottawa, Ottawa, Ontario, Canada

Stuart J. Warden, PT, PhD, FACSM
Department of Physical Therapy, School of Health and Human Sciences, Indiana University, Indianapolis, Indiana, USA

Nelson B. Watts, MD
Mercy Health, Osteoporosis and Bone Health Services, Cincinnati, Ohio, USA

Connie M. Weaver, PhD
Nutrition Science, Purdue University, West Lafayette, Indiana, USA

Kristy Weber, MD
Department of Orthopaedic Surgery, University of Pennsylvania, Philadelphia, Pennsylvania, USA

Natalie K. Wee, PhD
Division of Bone and Mineral Diseases, Department of Internal Medicine, Washington University, St Louis, Missouri, USA

M. Neale Weitzmann, PhD
Division of Endocrinology, Metabolism and Lipids, Department of Medicine, Emory University, Atlanta; Atlanta Department of Veterans Affairs Medical Center, Decatur, Georgia, USA

Jennifer J. Westendorf, PhD
Department of Orthopedic Surgery, Mayo Clinic, Rochester, Minnesota, USA

Kenneth E. White, PhD
Division of Endocrinology and Metabolism, Indiana University School of Medicine, Indianapolis, Indiana, USA

Michael P. Whyte, MD
Center for Metabolic Bone Disease and Molecular Research, Shriners Hospital for Children; and Division of Bone and Mineral Diseases, Department of Internal Medicine, Washington University School of Medicine at Barnes-Jewish Hospital, St Louis, Missouri, USA

Bart O. Williams, PhD
Center for Cancer and Cell Biology and Program for Skeletal Disease and Tumor Microenvironment, Van Andel Research Institute, Grand Rapids, Michigan, USA

Graham R. Williams, PhD
Molecular Endocrinology Laboratory, Department of Medicine, Imperial College London, London, UK

Karen K. Winer, MD
NICHD, National Institutes of Health, Bethesda, Maryland, USA

Tania Winzenberg, PhD
Menzies Institute for Medical Research, University of Tasmania; and Faculty of Health, University of Tasmania, Hobart, Tasmania, Australia

Laura E. Wright, PhD
Department of Medicine, Division of Endocrinology, Indiana University, Indianapolis, Indiana, USA

John J. Wysolmerski, MD
Section of Endocrinology and Metabolism, Department of Medicine, Yale School of Medicine, New Haven, Connecticut, USA

Junro Yamashita, DDS, MS, PhD
Department of Oral Rehabilitation, Fukuoka Dental College, Fukuoka, Japan

Tao Yang, PhD
Van Andel Research Institute, Grand Rapids, Michigan, USA

Yingzi Yang, PhD
Harvard School of Dental Medicine, Harvard Stem Cell Institute, Boston, Massachusetts, USA

Michael T. Yin, MD, MS
Division of Infectious Diseases, Columbia University Medical Center, New York, New York, USA

Tony Yuen, PhD
The Mount Sinai Bone Program, Department of Medicine, Icahn School of Medicine at Mount Sinai, New York, New York, USA

Mone Zaidi, MD, PhD, FRCP
The Mount Sinai Bone Program, Department of Medicine, Icahn School of Medicine at Mount Sinai, New York, New York, USA

Alberta Zallone, PhD
Department of Histology, University of Bari, Bari, Italy

Huan-Chang Zeng, PhD
Department of Molecular and Human Genetics, Baylor College of Medicine, Texas Children's Hospital, Houston, Texas, USA

K. Liang Zeng, MD
Department of Radiation Oncology, Odette Cancer Centre, Sunnybrook Health Sciences Centre, University of Toronto, Toronto, Ontario, Canada

Zhendong A. Zhong, PhD
Center for Cancer and Cell Biology and Program for Skeletal Disease and Tumor Microenvironment, Van Andel Research Institute, Grand Rapids, Michigan, USA

Michael J. Zuscik, PhD
The Center for Musculoskeletal Research and The Department of Orthopaedics, The University of Rochester Medical Center, Rochester, New York, USA

(*Deceased)

目　　录

第一篇　骨结构和功能的分子和细胞决定因素 1

　　第 1 章　胚胎发育中的早期骨骼形态发生 3
　　第 2 章　软骨内骨化 10
　　第 3 章　局部组织与循环中的骨祖细胞及其细胞系 16
　　第 4 章　成骨细胞：功能、发育和调控 24
　　第 5 章　骨细胞 29
　　第 6 章　破骨细胞生物学与骨吸收 35
　　第 7 章　控制成骨细胞分化的信号转导级联 ... 42
　　第 8 章　TGF-β 超家族在骨形成和骨维持中的作用 47
　　第 9 章　Wnt 信号通路在骨骼发育和疾病中的作用的研究进展 53
　　第 10 章　机械转导在骨形成和骨维持中的作用 58
　　第 11 章　骨的组成 65
　　第 12 章　啮齿类动物的骨量、结构和质量的评估 73
　　第 13 章　骨骼愈合：细胞和分子决定因素 80
　　第 14 章　骨折愈合的生物力学 85

第二篇　骨骼的生理学 91

　　第 15 章　人类胎儿和新生儿的骨骼发育 93
　　第 16 章　骨骼生长：男女骨骼结构差异的主要决定因素 97
　　第 17 章　骨强度获得和年龄相关的降低的种族差异 103

　　第 18 章　生长过程中的钙、维生素 D 和其他营养素 106
　　第 19 章　机械载荷和骨骼发育 110
　　第 20 章　妊娠期和哺乳期 114
　　第 21 章　与绝经和年龄相关的骨丢失 120

第三篇　矿物质稳态 125

　　第 22 章　钙稳态的调节 127
　　第 23 章　镁稳态 133
　　第 24 章　胎儿的钙代谢 137
　　第 25 章　FGF23 和磷代谢的调节 143
　　第 26 章　性激素 149
　　第 27 章　甲状旁腺激素 157
　　第 28 章　甲状旁腺激素相关蛋白 161
　　第 29 章　钙敏感受体 167
　　第 30 章　维生素 D：生成、代谢、作用机制和临床应用 174

第四篇　代谢性骨病研究 183

　　第 31 章　儿童存在骨质疏松危险因素时的骨量测量技术 185
　　第 32 章　成人骨量测量标准技术 192
　　第 33 章　检测成人骨量和骨强度的新技术 198
　　第 34 章　骨的磁共振成像检查 207
　　第 35 章　小梁骨分数 211
　　第 36 章　参考点压痕 219

- 第 37 章 骨质疏松症中骨转换生化标志物 223
- 第 38 章 闪烁显像和正电子发射体层成像（PET）在代谢性骨病中的应用 229
- 第 39 章 骨组织形态计量学的临床应用 236
- 第 40 章 椎体骨折的诊断和分型 243
- 第 41 章 骨折风险评估工具：骨折风险评估 254

第五篇 骨的遗传学 261

- 第 42 章 遗传特征概述 263
- 第 43 章 动物模型：基因操作 270
- 第 44 章 动物模型：骨密度的等位基因决定因素 277
- 第 45 章 基因转录谱的遗传学分析 283
- 第 46 章 基因检测方法 288
- 第 47 章 人类全基因组关联研究 293
- 第 48 章 骨质疏松症的转化遗传学：从群体联系到个体化评估 299

第六篇 骨质疏松症 305

- 第 49 章 骨质疏松症概述 307
- 第 50 章 骨质疏松性骨折的流行病学 309
- 第 51 章 骨折联络服务 315
- 第 52 章 性类固醇和骨质疏松症的发病机制 321
- 第 53 章 青少年骨质疏松症 326
- 第 54 章 移植后骨质疏松症 330
- 第 55 章 绝经前女性骨质疏松症 339
- 第 56 章 男性骨质疏松症 344
- 第 57 章 骨应力性损伤 349
- 第 58 章 风湿性疾病中炎症诱发的骨丢失 356
- 第 59 章 糖皮质激素诱发的骨质疏松症 360
- 第 60 章 人类免疫缺陷病毒与骨 365
- 第 61 章 用于非骨骼疾病治疗的药物对骨骼的影响 370
- 第 62 章 糖尿病与骨折风险 373
- 第 63 章 肥胖与骨骼健康 376
- 第 64 章 肌少症与骨质疏松症 380
- 第 65 章 慢性肾脏疾病患者的骨质疏松症的管理 385
- 第 66 章 骨质疏松症的其他继发性原因 389
- 第 67 章 运动与骨质疏松性骨折的预防和管理 393
- 第 68 章 跌倒的预防 399
- 第 69 章 骨质疏松症的营养支持 405
- 第 70 章 雌激素、选择性雌激素受体调节剂和组织选择性雌激素复合物 410
- 第 71 章 双膦酸盐治疗绝经后骨质疏松症 413
- 第 72 章 地诺单抗 419
- 第 73 章 甲状旁腺激素和阿巴洛肽联合使用治疗骨质疏松症 423
- 第 74 章 促骨生成疗法和抗骨吸收疗法联合治疗骨质疏松症 429
- 第 75 章 雷奈酸锶和降钙素 434
- 第 76 章 骨质疏松症治疗药物的不良反应 439
- 第 77 章 骨折的骨科治疗原则 446
- 第 78 章 骨质疏松症治疗的依从性 450
- 第 79 章 骨质疏松症治疗的成本效益 453
- 第 80 章 骨质疏松症的未来治疗 457

第七篇 代谢性骨病 463

- 第 81 章 甲状旁腺疾病的治疗 465
- 第 82 章 原发性甲状旁腺功能亢进症 469
- 第 83 章 家族性原发性甲状旁腺功能亢进症 477
- 第 84 章 非甲状旁腺性高钙血症 486
- 第 85 章 低钙血症：定义、病因、发病机制、诊断和治疗 492
- 第 86 章 甲状旁腺功能减退症 499
- 第 87 章 假性甲状旁腺功能减退症 504
- 第 88 章 磷酸盐稳态失调 513
- 第 89 章 佝偻病和骨软化症 521

第 90 章	慢性肾脏疾病——矿物质和骨代谢异常的病理生理和治疗	530
第 91 章	儿童的矿物质代谢障碍	538
第 92 章	骨 Paget 病	544
第 93 章	肾结石的流行病学、诊断、评估和治疗	550
第 94 章	制动和烧伤：与骨质疏松症相关的其他疾病	557

第八篇　癌症和骨骼　563

第 95 章	溶骨性和成骨性骨骼病变的机制	565
第 96 章	骨转移性疾病的临床和临床前影像学	568
第 97 章	转移性骨肿瘤	575
第 98 章	骨髓瘤与其他血液系统恶性肿瘤	580
第 99 章	成骨性骨肉瘤	586
第 100 章	乳腺癌和前列腺癌治疗后的骨骼并发症	591
第 101 章	骨癌和疼痛	596
第 102 章	放疗诱发的骨质疏松症	601
第 103 章	儿童癌症的骨骼并发症	604
第 104 章	骨转移瘤的药物预防和治疗	608
第 105 章	骨转移瘤的放疗	616
第 106 章	转移性骨疾病的概念和外科治疗	620

第九篇　硬化性和发育不良性骨疾病　625

第 107 章	硬化性骨疾病	627
第 108 章	纤维结构不良	638
第 109 章	骨软骨发育不良	644
第 110 章	缺血性和浸润性骨病	648
第 111 章	肿瘤样钙质沉着症——皮肌炎	654
第 112 章	异位骨化相关遗传性疾病：进行性骨化性纤维发育不良和进行性骨发育异常	657
第 113 章	成骨不全症	661
第 114 章	纤维蛋白病：马方综合征和马方综合征相关疾病的骨骼表现	667
第 115 章	低磷酸酯酶症和其他影响骨骼的酶缺乏症	674

第十篇　口腔颌面生物学和病理学　679

第 116 章	颅面的形态发生	681
第 117 章	牙齿与牙周组织的发育和结构	687
第 118 章	影响牙列的遗传性颅面疾病	695
第 119 章	颌骨硬组织病理学	700
第 120 章	颌骨坏死	707
第 121 章	健康与疾病的牙槽骨稳态	711
第 122 章	代谢性骨病的口腔表现	717
第 123 章	口腔中牙种植体与骨愈合	722

第十一篇　骨骼的综合生理学　727

第 124 章	骨骼的综合生理学概述	729
第 125 章	造血生态位与骨骼	734
第 126 章	脂肪细胞与骨骼	739
第 127 章	血管系统与骨骼	746
第 128 章	免疫生物学与骨骼	753
第 129 章	骨的细胞生物能量学	762
第 130 章	骨的内分泌生物能量学	768
第 131 章	中枢神经对骨重塑的调控	774
第 132 章	周围神经对骨重塑的调控	779
第 133 章	垂体 - 骨骼轴在健康和疾病中的变化	786
第 134 章	神经精神疾病与骨骼系统	793
第 135 章	肌肉和骨骼的相互作用	798

彩图　805

第一篇

骨结构和功能的分子和细胞决定因素

第一篇主编：Karen Lyons

第 1 章　胚胎发育中的早期骨骼形态发生　3
Yingzi Yang

第 2 章　软骨内骨化　10
Courtney M. Karner 和 Matthew J. Hilton

第 3 章　局部组织与循环中的骨祖细胞及其细胞系　16
Naomi Dirckx 和 Christa Maes

第 4 章　成骨细胞：功能、发育和调控　24
Elizabeth W. Bradley、Jennifer J. Westendorf、Andre J. van Wijnen 和 Amel Dudakovic

第 5 章　骨细胞　29
Lynda F. Bonewald

第 6 章　破骨细胞生物学与骨吸收　35
Hiroshi Takayanagi

第 7 章　控制成骨细胞分化的信号转导级联　42
David J.J. de Gorter、Gonzalo Sánchez-Duffhues 和 Peter ten Dijke

第 8 章　TGF-β 超家族在骨形成和骨维持中的作用　47
Ce Shi 和 Yuji Mishina

第 9 章　Wnt 信号通路在骨骼发育和疾病中的作用的研究进展　53
Zhendong A. Zhong、Nicole J. Ethen 和 Bart O. Williams

第 10 章　机械转导在骨形成和骨维持中的作用　58
Whitney A. Bullock、Lilian I. Plotkin、Alexander G. Robling 和 Fredrick M. Pavalko

第 11 章　骨的组成　65
Adele L. Boskey 和 Pamela G. Robey

第 12 章　啮齿类动物的骨量、结构和质量的评估　73
Jeffry S. Nyman 和 Deepak Vashishth

第 13 章　骨骼愈合：细胞和分子决定因素　80
Alayna E. Loiselle 和 Michael J. Zuscik

第 14 章　骨折愈合的生物力学　85
Elise F. Morgan、Amira I. Hussein 和 Thomas A. Einhorn

第1章
胚胎发育中的早期骨骼形态发生

Yingzi Yang

何 畏　何敏聪　陈柏龄　译

引言

骨骼系统的形成是区分脊椎动物和无脊椎动物的标志之一。高等脊椎动物（例如鸟类和哺乳类动物）的骨骼系统主要包括软骨和骨——它们是中胚层来源的组织，在胚胎发育中分别由软骨细胞和成骨细胞形成。一种共同的间充质祖细胞，也称为骨软骨祖细胞，可产生软骨细胞和成骨细胞。骨骼发育开始于间充质细胞凝聚，在此过程中，间充质祖细胞聚集在未来骨骼形成的位置。由于胚胎中不同部位的间充质细胞来源于不同的细胞谱系，初始骨骼形成位置决定了3种间充质细胞谱系中的哪一种对未来的骨骼形成有贡献。来自鳃弓的神经嵴细胞形成颅面骨，体节的生骨节形成大多数中轴骨，外侧板中胚层形成肢体间充质，肢体骨骼由此衍生（图1.1）。骨化是骨骼发育中的关键过程之一，这一过程受两种主要机制控制：膜内骨化和软骨内骨化。在膜内骨化过程中，骨软骨祖细胞分化为成骨细胞，形成膜性骨；在软骨内骨化过程中，骨软骨祖细胞分化为软骨细胞，形成未来的骨的软骨模板。每个骨骼元素的位置决定了它们的骨化机制和解剖特征，例如形状和大小。重要的是，这种位置特征是在胚胎发育的早期甚至在间充质细胞凝聚之前通过一个被称为模式形成的过程获得的。

细胞间通信可以协调细胞的增殖、分化和极性，在骨骼形成模式中起着非常重要的作用。早期骨骼系统的形成模式是由几种主要信号通路控制的，这些信号通路也调节其他模式形成过程。这些信号通路是由形态发生素介导的，包括Wnt、Hedgehog（Hh）、骨形态生成蛋白（bone morphogenetic protein，BMP）、成纤维细胞生长因子（fibroblast growth factor，FGF）和Notch/Delta。近年来，在时间上和空间上决定着骨骼形成模式的图灵模型（Turing model）已引起了越来越多的关注[1]。图灵模型是图灵在一篇研讨会论文中提出的一个独创性假设[1]，即我们在胚胎发育过程中观察到的骨骼形成模式是对形态发生因子中的一个空间预模式做出的反应。之后，细胞会以一种阈值依赖的方式进行分化而对这种预模式做出反应。因此，图灵提出了这个假设：我们看到的骨骼形成模式（例如骨骼结构）本质上是由相互作用的形态发生素的自组织网络控制的。图灵模型已通过计算建模和实验相结合的方法在肢体骨骼形成模式中成功得到了验证[2-5]。

早期骨骼形成模式

在颅面骨区域，神经嵴细胞是形成颅面骨的主要

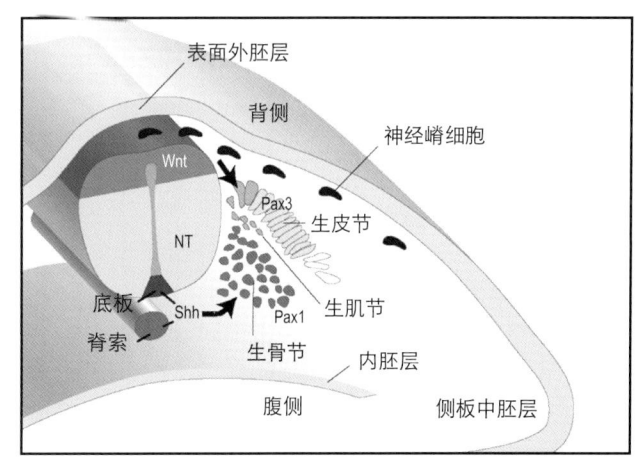

图1.1　软骨细胞和成骨细胞的细胞谱系贡献。神经嵴细胞产生于背神经管和表面外胚层的交界处。在颅面，鳃弓的神经嵴细胞分化为软骨细胞和成骨细胞。在躯干，中轴骨的骨细胞来自腹侧体节的后部，即生骨节。Shh分泌于神经管的脊索和底板，诱导表达Pax1的生骨节的形成。背神经管中产生的Wnt可抑制生骨节形成并诱导表达Pax3的真皮组织形成。来自外侧板中胚层的细胞将形成肢体间充质，肢体骨骼由此衍生（Source:[16,17]. Reproduced with permission of Elsevier.）

细胞来源[6]。正是神经嵴细胞和上皮细胞（表面外胚层、神经外胚层或内胚层细胞）之间和之中时间和空间依赖的信号相互转导，最终建立了由神经嵴细胞形成的颅面骨骼形成模式[7]。

最具特征的中轴骨形成模式的一个例子是脊柱沿前后（anterior-posterior, A-P）轴形成的周期性组织脊柱。这种骨骼形成模式是由体节（位于神经管和脊索两侧的分节的中胚层结构）从胚胎的前体节中胚层（presomitic mesoderm, PSM）的前尖端以一种特定的方式出芽形成的[8]。这些体节形成中轴骨、横纹肌和背侧真皮层[9]。中轴骨的重复和左右对称模式是由作用于PSM的分子振荡器或分割时钟控制的（图1.2A）。分割时钟是由沿胚胎A-P轴的基因表达行波（或循环基因表达）操纵的，后者由Notch、Wnt/β-连环蛋白和FGF信号通路的一个相互作用的分子网络产生（图1.2B）。对脊椎动物的分节的分子控制原理的认识可为阐释人类脊柱疾病（例如先天性脊柱侧凸）提供一个概念性框架[10]。

Notch信号通路介导接触细胞之间的短程通信[11]。大多数循环基因是Notch信号通路的下游靶点，编码Hes（Hairy/Enhancer of split）家族成员、Lfng（Lunatic fringe）基因和Notch配体Delta。Wnt/β-连环蛋白和FGF信号通路介导跨多个细胞直径的远程信号转导。β-连环蛋白激活后是稳定的并移位到细胞核中，在细胞核中，β-连环蛋白与Lef/Tcf因子结合并激活下游基因的表达。Axin2、Dkk1、Dac1和Nkd1是Wnt激活的负调控因子，在PSM中节律性表达。FGF信号通路在PSM后部也被周期性激活，这点可以通过小鼠PSM中ERK的动态磷酸化来表明。FGF的负反馈抑制因子，诸如Sprouty同源物2（Sprouty homolog 2, Spry2）、Spry4、双特异性磷酸酶4（dual specificity phosphatase 4, Dusp4）和Dusp6，是循环表达的。这些主要的振荡信号通路中存在着广泛的交叉信号。然而，目前的研究表明，这3条信号通路中没有一种单独起全局起搏器作用。如果没有未识别的主起搏器，则这3条通路中的每一条都可能有能力产生自己的振荡，而它们之间的相互作用可以产生有效的耦合和互相作用。

维甲酸（retinoic acid, RA）信号通路是通过拮抗FGF信号调节PSM细胞的分割能力，从而控制体节生成（图1.2A）[12]。RA信号通路可缓冲建立机体左右轴的不对称信号（特别是Fgf8），因而在维持体节

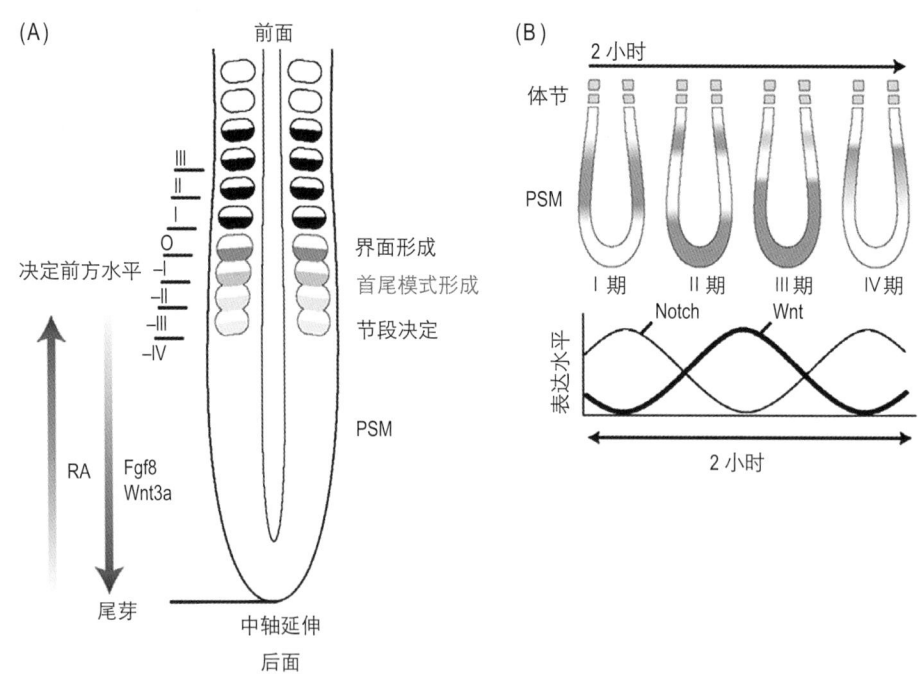

图1.2 周期性和左右对称的体节的形成是由信号梯度和振荡控制的。（A）体节形成于神经管两侧的前体节中胚层（PSM），呈一个A-P波。体节的每一个节段都以沿着A-P轴的模式形成。维甲酸（RA）信号转导控制神经管左右两侧体节形成的同步性。最近可见的体节标记为"0"，而PSM前已经确定形成体节的区域由Fgf8和Wnt3a梯度确定的确定前沿标记。FGF信号梯度与维甲酸的相对梯度相拮抗。（B）周期性体节的形成（1对体节/2小时）由分割时钟控制，其分子性质是Notch和Wnt信号通路成分的振荡表达。Notch通路的信号振荡与Wnt通路的信号振荡是不同步的

左右两侧对称方面具有额外的作用[13]。

分割时钟在人类骨骼发育中的功能作用可以通过先天性中轴骨疾病予以阐明。人体椎体分割异常（abnormal vertebral segmentation, AVS）是一种较为常见的畸形。例如，Notch 信号元件突变至少可导致两种人类疾病：脊椎肋骨发育不全（spondylocostal dysostosis, SCD，#277300、#608681 和 #609813）和 Alagille 综合征（Alagille syndrome, AGS, OMIM #118450 和 #610205）——这两种疾病都表现为脊柱缺陷。然而，已确认的突变只能解释一小部分先天性脊柱侧凸病例。因此，需要做更多的工作来阐明人类先天性和特发性脊柱侧凸的病理机制。

已形成的体节也沿着背侧-腹侧（dorsal-ventral, D-V）轴模式形成骨骼，是通过表皮外胚层、神经管和脊索表面的细胞信号调控的（图 1.1）。来自脊索和腹侧神经管的腹侧信号，诸如 Sonic hedgehog（Shh），是诱导腹侧生骨节形成的必要条件[14-15]，而来源于表面外胚层和背侧神经管的 Wnt 信号则是诱导体节的背侧生皮肌节形成的必要条件（图 1.1）[16-17]。生骨节可产生中轴骨和肋骨。在缺乏 Shh 功能的突变小鼠，脊柱和后肋骨无法形成。配对结构域转录因子 Pax1 在生骨节中表达且其表达由 Shh 调控[18-19]。然而，Pax1 突变小鼠的中轴骨表型远不如 Shh 突变小鼠的严重[20]。

四肢骨骼沿着近端-远端（proximal-distal, P-D，肩至趾尖）轴、前后（anterior-posterior, A-P，拇指至小指）轴和 D-V（手背至手掌）轴排列（图 1.3）[21-22]。沿着 P-D 轴，四肢骨骼形成 3 个主要节段：近端为肱骨或股骨，中间为桡骨和尺骨或胫骨和腓骨，远端为腕/跗骨、掌骨/跖骨和指/趾骨。沿着 A-P 轴，桡骨和尺骨有明显的形态特征，就像 5 个指（趾）骨中的每一个一样。沿着 D-V 肢体轴的骨骼形成模式也会产生特征性的骨骼形状和结构。例如，籽骨突位于腹侧，而髌骨则形成于膝关节的背侧。三维肢体的形成模式是在间充质细胞凝聚之前由早期肢体原基（即肢芽）的 3 个信号中心调节的。

顶外胚层嵴（apical ectoderm ridge, AER）是在肢芽远端形成的增厚的上皮结构，是引导 P-D 轴肢体生长的信号中心（图 1.3）。由 Wnt3 激活的经典 Wnt 信号可诱导 AER 形成，而 BMP 信号可导致 AER 消退。FGF 家族成员 Fgf4、Fgf8、Fgf9 和 Fgf17 在 AER 中特异性表达，但 Fgf8 单独就足以介导 AER 的功能。对于肢体的萌生，在推断的肢体中胚层中，Fgf10 的表达是必需的，它还通过维持 AER 中 Fgf8 的表达来控制肢体的生长。有趣的是，暴露于早期肢芽或培养中的远端信号（Wnt3a 和 Fgf8）和近端信号（RA）的联合作用可保持形成近端和远端结构的潜能。随着肢芽的生长，近端细胞可脱离远端信号（Wnt3a 和 Fgf8）的范围，而远端信号在一定程度上可起到保持细胞不分化的作用。因此，靠近侧腹的细胞在近端信号（例如 RA）的影响下可分化并形成近端结构。随着时间的推移，远端间充质细胞的生长潜能会受到

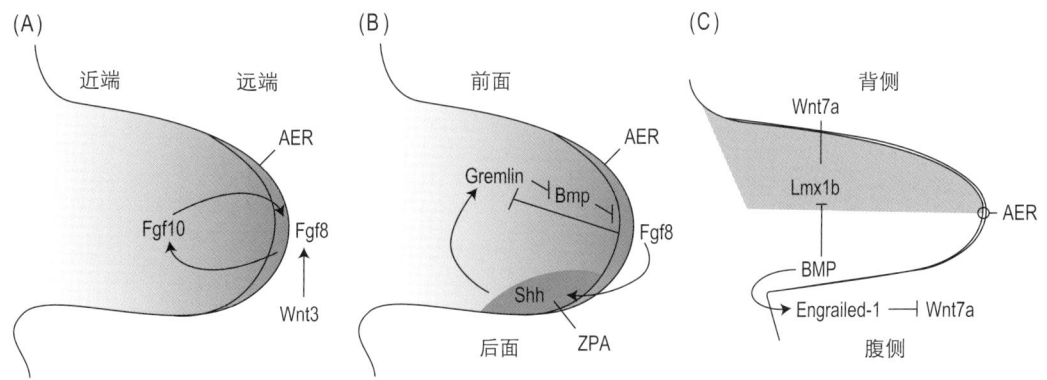

图 1.3 肢体沿 P-D 轴、A-P 轴和 D-V 轴的形成模式和生长是由信号交互作用和反馈回路控制的。（A）肢体中胚层的 Fgf10 和顶外胚层嵴（AER）中的 Fgf8 之间的信号反馈回路是引导 P-D 轴肢体生长所必需的。AER 的形成需要 Wnt3。（B）ZPA 中的 Shh 控制 A-P 轴肢体骨骼的形成模式。A-P 轴和 P-D 轴的肢体骨骼形成模式和生长也通过 AER 中表达的 Shh 和 FGF 之间的反馈回路协调。Shh 的表达需要来自 AER 的 FGF 信号。Shh 也通过调节 Gremlin 的表达来维持 AER 的完整性。Gremlin 是一种 BMP 信号通路分泌的抗抗因子，能促进 AER 变性。肢体间充质中的 Gremlin 和 AER 中的 FGF 之间的抑制性反馈回路是终止肢芽生长的关键。（C）肢体骨骼的 D-V 轴形成模式是由 Wnt7a 和 BMP 信号通过调节肢体间充质中 Lmx1b 的表达而决定的

限制，因为它们的生长超出了近端产生的 RA 的范围[23-24]。肢芽祖细胞沿着 P-D 轴分化成不同的片段，可能也会导致区域特有的独特细胞特性，诸如细胞分类和聚集行为，这可能会直接影响它们对特定骨骼（诸如肱骨或指骨）的贡献[25]。

第二个信号中心是极化活性区（zone of polarizing activity, ZPA），是一组位于远端后缘、紧挨着 AER 的间充质细胞（图 1.3B）。当将 ZPA 组织移植到 AER 下方的前肢芽时，它们会导致内源性组织出现镜像复制[26]。Shh 在 ZPA 中表达，并且在沿 A-P 轴的指骨形成模式识别中是介导 ZPA 活性的必要和充分条件[27]。然而，肢体的 A-P 轴在 Shh 信号之前就已经建立。这种 Shh 前 A-P 肢体模式是由 Gli3、Alx4 和基本螺旋-环-螺旋（basic helix-loop-helix，bHLH）转录因子 dHand 和 Twist1 的联合活性控制的。Gli3 抑制因子（Gli3 repressor, Gli3R）和 Alx4 是通过将 dHand 的表达限制在后肢来建立前肢区域进而激活 Shh 表达的[28-29]。Twist1 也通过 dHand-Twist1 异二聚体拮抗后肢 dHand 的活性。近年来，锌指因子 Sall4 和 Gli3 被发现能够协同 A-P 轴骨结构的正常发育，并且在 Shh 依赖性后侧骨骼发育的上游也起作用[30]。

人类的 *TWIST1* 基因突变会导致赛思里-乔茨岑综合征（Saethre-Chotzen syndrome, SCS, OMIM #101400），这是最常见的遗传性颅缝早闭疾病中的一种。这种综合征的特征是颅骨过早融合和四肢畸形。*GLI3* 基因突变也会导致肢体畸形，包括格雷格头多指/趾综合征（Greig cephalopolysyndactyly syndrome, GCPS, OMIM #175700）和 Pallister-Hall 综合征（Pallister-Hall syndrome, PHS, OMIM #146510）。

第三个信号中心是覆盖肢芽的非 AER 外胚层，其不仅建立了外胚层的 D-V 轴极性，还建立了中胚层下层的 D-V 轴极性（图 1.3C）[21,31]。D-V 轴极性的控制需要 Wnt 和 BMP 信号的共同作用。*Wnt7a* 在背侧肢外胚层特异性表达，可激活 *Lmx1b* 的表达，*Lmx1b* 编码一种背侧特异性 LIM 同源盒转录因子，决定背侧的性质。*Wnt7a* 在腹外胚层的表达受到 En-1 的抑制，En-1 编码一种在腹外胚层特异性表达的转录因子。BMP 信号通路在早期肢体也表现出腹侧化（图 1.3C）。BMP 信号通路的作用似乎是由 Msx1 和 Msx2 介导的，这两个转录因子也受 BMP 信号的转录调节。BMP 信号在早期肢体外胚层中的功能位于 En-1 的上游，控制 D-V 轴肢体极性[32]。然而，当 BMPRIA 特异性失活仅发生在小鼠肢芽中胚层时，远端肢体背侧化不改变肢体外胚层中 Wnt7a 和 En-1 的表达[33]。因此，BMP 也具有 En-1 非依赖性腹侧化活性，可通过直接向肢体间质发送信号抑制 *Lmx1b* 的表达。

肢体发育是一个协调的三维立体事件。事实上，这三个信号中心通过介导信号分子的相互作用而相互影响。首先，在 AER 中表达的 Shh 和 FGF 之间存在一个正反馈回路，将 A-P 轴肢体形成模式与 P-D 轴肢体生长连接起来（图 1.3B）[21-22]。这个正反馈回路可被 FGF/Grem1 抑制环拮抗，后者可减弱强 FGF 信号并终止肢体生长信号，以维持适当的肢体大小[34]。其次，维持 A-P 轴形成模式的 Shh 的表达需要背侧信号 Wnt7a[35-36]。最后，Wnt/β-连环蛋白信号被发现同时具有远端和背端两种作用[37-39]。

对早期肢体形成模式中这些相互作用的信号网络的识别为刺激肢体中指（趾）骨形成模式的自组织图灵模型[1]的测试提供了良好条件。通过实验和建模相结合的方法，我们发现，一个由 BMP、Sox9 和 Wnt 实现的自组织图灵网络可以驱动指（趾）骨特征。在形态梯度的调节下，这个图灵模型网络能够再现 Sox9 在野生型和突变实验中的表达模式[2]。有趣的是，图灵模型也被发现可以解释远端 *Hox* 基因在调节指（趾）骨周期或波长中的剂量效应[3]。Gli3 缺失背景中 *Hoxa13* 和 *Hoxd11-Hoxd13* 基因的逐渐减少导致了多指（趾）畸形逐渐加重，显示出更薄和更密集的指（趾）。

近年来，这种由 BMP、Sox9 和 Wnt 实现的图灵网络的对鳍和肢的形态多样性的通用性和贡献得到了进一步探讨。有人提出，猫鲨 *Scyliorhinus canicula* 胸鳍的骨骼形成模式可能是由一个深度保存的 BMP-Sox9-Wnt 图灵网络驱动的。因此，理论和实验的结合不仅是识别和验证一个指（趾）骨调节网络的最小组成部分的强大方法，也是提出一系列新问题的强大方法，毫无疑问，这些问题随着学科的不断融合会得到解答。

胚胎软骨形成和骨形成

上述早期模式形成事件决定了间充质细胞凝聚的时间和位置，尽管其机制仍有待阐明。之后，骨软骨祖细胞以软骨细胞或成骨细胞的形式凝聚。Sox9 和 Runx2 分别是决定软骨细胞和成骨细胞分化所需的主转录因子[40-41]，它们在骨软骨祖细胞中都表达，但在肢体的间充质细胞凝聚中，Sox9 的表达先于 Runx2 的表达[42]。早期表达 Sox-9 的细胞都能产生软骨细胞和成骨细胞，无论骨化机制如何[43]。肢体中 Sox9 的功能缺失可导致间充质细胞凝聚和 Runx2 表达缺失[42]。当 Sox9 和 Runx2 表达被分别快速调节为软骨细胞和成骨细胞分化时，Sox9 和 Runx2 在软骨细胞和成骨细胞分化中的共表达即被终止。Sox9 和 Runx2 表达的谱系特异性控制机制是调节软骨细胞和成骨细胞分化和确定骨化机制的基础。很明显，通过控制 Sox9 和 Runx2 的表达，软骨细胞和成骨细胞的分化决定需要细胞-细胞信号，特别是 Wnt 和 Ihh（Indian hedgehog）介导的细胞信号。很明显，细胞间信号通路，特别是 Wnt 和 Ihh 介导的细胞信号通路，通过控制 Sox9 和 Runx2 的表达决定软骨细胞和成骨细胞的细胞分化。

在发育中的颅骨和软骨膜中可检测到活跃的 Wnt/β-连环蛋白信号，在此成骨细胞是通过膜内骨化或软骨内骨化分化为骨。事实上，增强的 Wnt/β-连环蛋白信号通路可增强骨形成和 Runx2 表达，但可抑制软骨细胞分化和 Sox9 表达[44-46]。相反，在膜内骨化和软骨内骨化过程中，骨软骨祖细胞中 β-连环蛋白的去除是以牺牲骨原细胞为代价导致软骨细胞的异位分化[46-48]。因此，在膜内骨化过程中，凝聚的 Wnt/β-连环蛋白信号水平较高，可促进成骨细胞分化，抑制软骨细胞分化。然而，在软骨内骨化过程中，凝聚的 Wnt/β-连环蛋白信号最初较弱，只有软骨细胞可以分化。之后，当软骨周围的 Wnt/β-连环蛋白信号上调时，成骨细胞才开始分化。间充质祖细胞，甚至间充质干细胞（可能可以通过操纵 Wnt 信号转导），或者只能定向形成软骨细胞（这是修复骨关节炎软骨损伤所需要的），或者只能定向形成成骨细胞（这会带来治疗骨质疏松的新策略）。这些研究为利用间充质祖细胞或干细胞在体外制造软骨或骨的组织工程提供新的见解。

Ihh 信号仅在软骨内骨化过程中通过激活 Runx2 表达来实现成骨细胞分化[49]。Ihh 在新分化的软骨细胞中表达，且 Ihh 信号通路似乎不影响软骨细胞从间充质祖细胞分化。然而，当 Hh 信号在软骨膜细胞中失活时，它们异位形成表达 Sox9 而不表达 Runx2 的软骨细胞。这与在 Osterix（Osx）突变胚胎中观察到的情况相似，除了在 $Osx^{-/-}$ 胚胎中，异位的软骨细胞同时表达 Sox9 和 Runx2[50]，这表明，Runx2 不足以抑制 Sox9 的表达和软骨细胞分化。在膜内骨化过程中，什么控制 Ihh 非依赖性 Runx2 表达仍不清楚。一种可能的情况是，在颅骨发育过程中，Ihh 的功能由 Shh 补偿，或者 Hh 信号在颅骨发育中以一种非依赖性配体的方式被激活。事实上，最近的研究发现，在罕见的人类遗传性疾病进行性骨发育异常（progressive osseous heteroplasia, POH）中，Hh 信号上调是由编码 Gαs 的 GNAS 的无效突变引起的。这种 Hh 信号激活不依赖于 Hh 配体，是诱导软组织中异位成骨细胞分化的必要和充分条件[51]。重要的是，GNAS 功能获得性突变可上调成骨细胞祖细胞中的 Wnt/β-连环蛋白信号，导致其分化缺陷和骨纤维结构不良[52]。因此，人体遗传性疾病研究显示，Gαs 是通过维持 Wnt/β-连环蛋白和 Hh 通路之间的平衡成为成骨细胞正常分化的关键调控因子。

Wnt/β-连环蛋白和 Ihh 信号通路都是软骨内骨化需要的。为了了解哪一个信号通路先起作用，研究者们进行了遗传上位性检验[53]。这些研究发现，β-连环蛋白在促进成骨细胞成熟中的作用不仅在 Ihh 的下游，也在 Osx 的下游。相比之下，Osx 表达后的成骨细胞分化不需要 Ihh 信号通路[54]。Hh 和 Wnt 信号在成骨细胞分化和成熟过程中的连续作用表明，在骨折修复和组织工程中，Hh 和 Wnt 信号需要在不同的阶段进行调控。

BMP 是转化生长因子（transforming growth factor, TGF）超家族成员，是能促进异位软骨形成和骨形成的分泌蛋白[55]。与 Ihh 和 Wnt 信号转导不同，BMP 信号转导可促进成骨细胞和软骨细胞从间充质祖细胞分化。在过去 20 年里，BMP 的独特作用机制一直是研究热点。在此期间我们对 BMP 在软骨形成和成骨过程中的作用的了解很大程度上得益于对 BMP 信号转导进行的分子研究[56]。通过去除 BMP 受体来减弱 BMP 信号通路的作用可抑制软骨细胞和成骨细胞分化和成熟[57]。

FGF 配体和 FGF 受体（FGF receptor, FGFR）在骨骼系统发育过程中都表达。软骨发育不全（achondroplasia, ACH, OMIM #100800）是人类最常见的骨骼侏儒症，是由 FGFR3 错义突变引起的，这一发现首次确定了 FGF 信号转导在骨骼发育中的重要作用。后来，研究人员还发现，FGFR3 突变也会导致软骨发育不良（hypochondroplasia, HCH, OMIM #146000）（一种较轻的侏儒症）和致死性侏儒症（thanatophoric dysplasia, TD, OMIM# 187600 和 187601）（一种更为严重的侏儒症）。FGFR3 信号可调节已分化的软骨细胞的增殖和肥大。然而，FGF信号在间充质细胞凝聚和软骨细胞从祖细胞分化中的作用仍有待阐明，因为FGF信号在间充质细胞凝聚中的完全的基因失活尚未实现。然而，很明显，FGF信号在间充质细胞凝聚中起作用，在膜内骨化过程中控制成骨细胞分化。FGFR 1、2和3的突变会导致颅缝早闭（颅缝早融合）。颅缝早闭综合征涉及FGFR 1、2、3的突变，包括Apert综合征（Apert syndrome，AS，OMIM #101200）、Beare-Stevenson环形皮纹（Beare-Stevenson cutis gyrate，OMIM #123790）、Crouzon综合征（Crouzon syndrome，CS，OMIM #123500）、Pfeiffer综合征（Pfeiffer syndrome，PS，OMIM #101600）、Jackson-Weiss综合征（Jackson-Weiss syndrome，JWS，OMIM #123150）、Muenke综合征（Muenke syndrome，MS，OMIM #602849）、克鲁宗皮肤骨骼综合征（Crouzono dermoskeletal syndrome，OMIM，#134934）和颅面骨发育不良（osteoglophonic dysplasia，OGD，OMIM #166250）（一种以颅缝早闭、眶上嵴突出和鼻梁凹陷为特征的疾病，还有肢根型侏儒症和非骨化性骨病变）。所有这些基因突变都是常染色体显性遗传，其中许多都可激活FGF受体突变。FGF信号是促进还是抑制成骨细胞的增殖和分化取决于细胞环境，它们要么直接要么通过与Wnt和BMP信号通路的相互作用发挥作用。

软骨和骨除了有正确的细胞类型和适当的大小之外，还有与不同功能相适应的不同形态。例如，四肢和长骨优先沿着P-D轴延长。众所周知，Wnt可以作为形态生成素，通过在阈值浓度下诱导不同的靶基因的表达形成梯度，从而以不同的空间顺序形成不同的细胞类型。在这方面，形态发生梯度是通过协调细胞增殖和分化的定量信息提供而产生一个独特的骨骼形成模式。因为四肢是细长的骨骼，而不是三维对称的球状骨骼，所以在四肢和长骨伸长时必须有方向性的信息提供。虽然这种定向的形态发生的分子机制尚有待阐明，但有证据表明，在软骨形成的定向伸长过程中，生长板的柱状软骨细胞排列可能受到平面细胞极性（planar cell polarity，PCP）的调节[58]。PCP进化上是一个保守通路，许多定向形态发生过程都需要它，包括左右不对称、神经管闭合、体轴伸长和大脑连接[59]。最近，一项研究取得了重大突破，该研究发现，在发育中的四肢长骨中，新分化的软骨细胞是沿P-D轴极化的。这是第一次通过一个明确的分子标志物发现，PCP通路的核心调控成分是Vangl2蛋白。Vangl2蛋白是不对称定位在Sox9阳性软骨细胞的近端，而不是在Sox9阴性指（趾）间间质细胞[60]。重要的是，Vangl2蛋白的不对称定位需要Wnt5a信号梯度。在Wnt5a−/−突变肢体中，软骨形成一种球状结构，并且Vangl2是对称分布在细胞膜上（图1.4）。在诸如Robinow综合征和B1型短指（趾）畸形（brachydactyly type B1）的骨骼畸形中，已经发现了WNT5a和ROR2基因突变的PCP突变，这两种疾病都表现为短肢侏儒症[61-65]。此外，在诸如青少年特发性脊柱侧凸（adolescent idiopathic scoliosis，AIS）中发现了PCP信号组分的突变，如VANGL1。

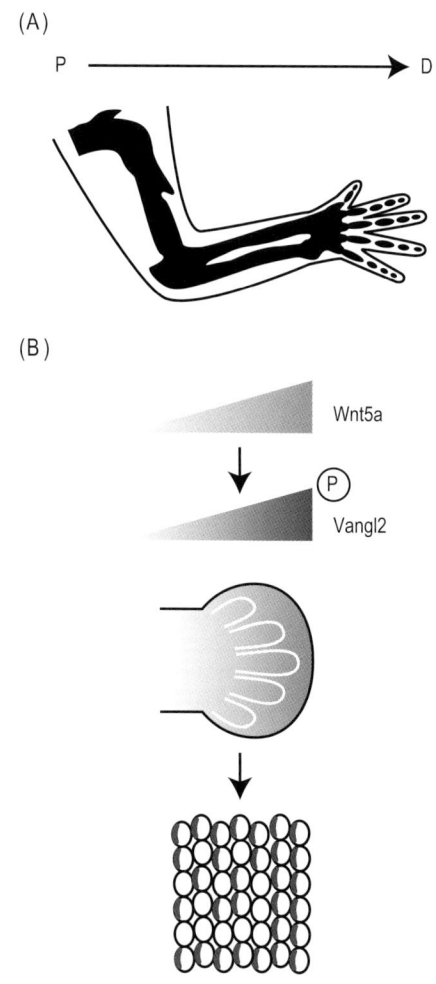

图1.4　Wnt5a梯度通过调控Vangl2磷酸化和不对称定位来控制定向形态发生。（A）优先沿近端-远端（P-D）轴伸长的人体肢体的骨骼示意图。（B）Wnt5a梯度通过提供全局方向线索而控制P-D轴肢体伸长的模型。Wnt5a在肢芽发育中以梯度（橙色）表达，该Wnt5a梯度是通过诱导不同水平的Vangl2磷酸化（蓝色）而转译为Vangl2的活性梯度。在显示指（趾）软骨形成的E12.5小鼠胚胎的远端肢芽中，Vangl2活性梯度可诱导不对称的Vangl2定位（蓝色）和下游极化事件

小结

骨骼形成是脊椎动物进化过程中在胚胎发育中自然完善的。了解胚胎发育中软骨形成和骨形成的分子机制可以全面提高我们对脊椎动物胚胎形态发生的总体认识。而这些认识可以给我们带来通过内源性细胞促进骨组织修复或无需使用体外培养细胞使衰老的骨组织恢复活力的策略。此外，要想利用自体细胞和组织或诱导多能干细胞修复损伤的骨和软骨，我们就需要对骨骼发育有更全面的了解，以便利用人体自身的细胞制造出骨或软骨。对于理解骨骼疾病的病理机制、确定治疗靶点、促进体内软骨或骨的一致修复、最终在体外培育出有功能的软骨或骨，了解骨骼发育是必不可少的。

致谢

由于篇幅限制，无法直接引用有关作者的文献，在此我向他们表达感谢和歉意。

参考文献

扫描书末二维码获取。

第 2 章
软骨内骨化

Courtney M. Karner 和 Matthew J. Hilton

何 畏　何敏聪　陈柏龄　译

引言

脊椎动物的一个显著特征是骨骼的矿化。除了赋予动物特有的形态之外，骨骼还具有多种功能，包括保护内脏器官、支持重量和运动、造血以及储存钙和转导内分泌信号。骨骼主要是由软骨和骨两种组织组成的，软骨和骨分别由软骨细胞和成骨细胞在胚胎阶段形成。在骨骼发育过程中，这些特化的细胞来自一种共同的间充质祖细胞，后者则或起源于颅面区的神经嵴，或起源于身体其他部位形成骨的中胚层。骨通过两种不同的机制形成：膜内骨化或软骨内骨化。膜内骨化负责形成颅骨和锁骨的特定部分，由间充质祖细胞直接分化为负责分泌骨基质的成骨细胞。相比之下，软骨内骨化负责大部分骨骼的形成，且在形成骨之前需要软骨中间物。在本章我们将讨论软骨内骨化的主要细胞事件：软骨形成、软骨细胞肥大和成骨细胞分化以及调控这些过程的重要分子介质。

软骨内骨化过程中软骨发生和软骨细胞肥大

四肢的骨形成模式可以作为软骨内骨化的范例。四肢的骨骼发育是通过多能间充质祖细胞从外侧板中胚层迁移到发育中的肢体区域启动的。在胚胎形成过程中，这些祖细胞迅速增殖，使芽扩展，随后凝聚，最终形成软骨原基（图 2.1 A 和 B）。在凝聚阶段，间充质祖细胞表达多种细胞黏附相关分子，诸如 N-钙黏素（N-cadherin, Ncad）、N-cam（Ncam1）和生腱蛋白 C（tenascin C, Tnc），它们可协助间充质细胞压实。凝聚中的细胞经过分化形成成熟的软骨细胞，这个过程称为软骨形成（图 2.1 A 和 B）。新形成的软骨细胞呈典型的圆形，它们持续增殖并开始产生富含 II 型、IX 型和 XI 型胶原蛋白和聚集蛋白聚糖（aggrecan, ACAN）的细胞外基质。随着软骨原基继续生长，距离骨骺端最近的软骨细胞保持其圆形外观且其增殖指数降低，而靠近原基中心的软骨细胞的增殖率则提高并有一个扁平外观且排列成柱状，从而推动软骨细胞纵向生长（图 2.1C）。软骨形成和软骨细胞的增殖相结合可建立作为软骨内骨化模板的早期软骨骨架。

软骨内骨的钙化和骨化始于软骨细胞肥大。在此过程中，位于生长软骨原基中心的柱状软骨细胞（又称肥大前软骨细胞和肥大软骨细胞）在细胞周期结

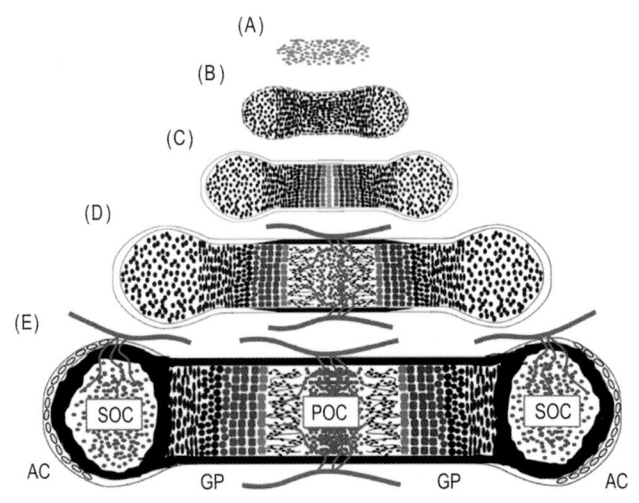

图 2.1（也见彩图）软骨内骨化阶段。（A）间充质聚集（橙色细胞为间充质祖细胞）。（B）软骨形成（蓝色细胞为软骨细胞；橙色细胞为软骨膜祖细胞）。（C）软骨细胞肥大（蓝色细胞为骨骺处圆形软骨细胞和扁平柱状软骨细胞；紫色细胞为肥大前软骨细胞；绿色细胞为肥大软骨细胞；橙色细胞为晚期肥大软骨细胞）。（D）初级骨化中心（POC）的形成（所有细胞的颜色如上所述；血管和骨髓细胞用红色显示；成骨细胞和骨基质用黑色显示）。（E）次级骨化中心（SOC）的形成将关节软骨细胞（AC）与生长板（GP）软骨细胞分离（浅蓝色细胞为关节软骨细胞；其他所有细胞/组织的显示颜色如上所述）

束后继续分化。肥大软骨细胞的分化充斥着遗传程序，这些遗传程序负责显著增加软骨细胞的大小，将Ⅱ型胶原蛋白的生成转换为Ⅹ型胶原蛋白的生成，并诱导负责软骨基质钙化和血管化的因子（诸如 ALP 和 VEGF）的分别生成（图 2.1C）。肥大软骨细胞表达转录调控因子和大量生长因子，它们不仅可以协调肥大软骨细胞的分化过程，也可以诱导周围软骨膜细胞的成骨分化，并且可以通过周围血管促进钙化软骨的血管化，以建立骨髓腔和初级骨化中心（primary ossification center, POC）（图 1.1D）。晚期肥大软骨细胞可以分泌分解酶基质金属蛋白酶 13（catabolic enzyme matrix metalloprotease 13, MMP13），帮助软骨基质降解。这些细胞以前被称为终末肥大软骨细胞，它们曾被认为只经历一种形式的程序性细胞死亡；然而，最近的细胞谱系追踪研究表明，许多肥大软骨细胞可以经过转分化进入成骨细胞谱系。钙化软骨降解和肥大软骨细胞转分化相结合可以为 POC 内的骨生成提供支架和细胞来源。伴随着与软骨直接相关的骨化过程，来自软骨膜细胞和血管周围间充质祖细胞的成骨细胞也利用降解的软骨作为支架进一步形成骨。软骨细胞的增殖、肥大、钙化、血管化以及软骨基质降解、转分化和骨形成的连续过程可以驱动胚胎期和出生后软骨内骨生长。

在出生后早期的软骨内骨化过程中，保持在骨骺端附近的圆形软骨细胞会经历一个类似于胚胎骨骼发生过程中软骨细胞成熟的过程；骨骺端软骨细胞肥大，生成钙化基质，降解基质，发生凋亡和（或）转分化，最终被浸润的血管和成骨细胞取代，形成次级骨化中心（secondary ossification center, SOC）（图 2.1 D 和 E）。SOC 在负重关节中起重要支撑作用，并将成人软骨内骨架中仅存的两个软骨区域分开，形成关节软骨（the articular cartilage, AC）和生长板（growth plate, GP）软骨（图 2.1E）。随着出生后或成人骨骼中软骨的生长和更新减少，软骨对骨形成的贡献急剧减少，最终软骨内骨化过程终止。

软骨发育的分子介导

特异性转录调控因子在建立软骨内骨架的软骨阶段起关键作用。一些 Sry-box（SOX）因子是软骨形成和早期软骨发育所必需的。软骨发育的主要调控因子 SOX9 在间充质祖细胞、骨软骨祖细胞和不成熟软骨细胞中表达。SOX9 控制间质向软骨细胞转变的细胞形态[1]，同时也直接调控 Col2a1、Col9a1、Col11a1、Acan 和其他软骨相关基因的表达[2]。SOX9 进行的大部分转录调控是通过与其他 SOX 因子的相互作用进行的，特别是与 SOX5 和 SOX6 的相互作用，它们共同形成 SOX 三联体。在小鼠遗传学研究中，为了说明 SOX9 在软骨形成过程中形成有组织的凝聚是必需的，要么将 Sox9 从种系中去除，要么将 Sox9 专门从肢体间充质中去除[2-3]。有趣的是，即使维持 SOX9 的表达，SOX5$^{-/-}$ 或 SOX6$^{-/-}$ 双突变小鼠也可以发生正常的间充质细胞凝聚，但随后会出现软骨形成受损、柱状软骨细胞破坏以及无法维持软骨细胞表型[4]。同样，骨软骨祖细胞缺失 SOX9 可以发生正常的凝聚，但突变体随后会出现严重的软骨发育不良表型。这些小鼠遗传学研究表明了 SOX9、SOX5 和 SOX6 在软骨发育过程中的关键和顺序作用。

在软骨形成和软骨内骨化早期阶段，许多发育信号通路都至关重要。骨形态生成蛋白（bone morphogenetic protein, BMP）等因子在间充质细胞的压实和凝聚形成中起关键作用[1]。BMP 和相关 TGFβ 通路均可诱导 SOX9 表达而促进软骨形成和软骨发育。从 Bmpr1b$^{-/-}$ 骨软骨祖细胞中去除 Bmpr1a 融合等位基因的条件突变小鼠模型表现为严重的全身性软骨发育不良，在这种情况下，由于缺乏 SOX9、SOX5 和 SOX6 表达，间充质细胞凝聚和软骨生成原基不能形成[5]。SMAD 蛋白是 BMP 信号转导的细胞内介质。骨软骨祖细胞中 Smad1 和 Smad5 融合等位基因的遗传去除可导致凝聚尺寸减小，细胞更紧实，伴软骨基质更少，软骨细胞增殖减少，不成熟软骨细胞死亡的发生率增加，这种表型导致的发育不良略轻于 BMP 受体突变小鼠的发育不良。这些数据表明，虽然 BMP 主要是通过 SMAD 激活发挥其促软骨形成功能，但在 BMP 介导的软骨内骨化调节中可能也存在其他重要的信号转导机制（图 2.2）[6]。TGFβ 通路是通过 TGFβ 相关的 SMADS、SMAD2 和 SMAD3 进行信号转导。TGFβ1、TGFβ2、TGFβ3 均足以诱导软骨形成和软骨基质合成（图 2.2）；然而，在调节软骨形成过程中，任何一种 TGFβ 配体的必要作用都还没有在单个突变小鼠中认定。对 Smad2$^{-/-}$ 和 Tgfβr2 或 Smad3 条件突变小鼠——这些小鼠从间充质或骨软骨祖细胞中去除了融合等位基因——的分析也尚未发现 Tgfβ 信号通路在外显软骨形成过程中的必要作用[7-9]；然而，该通路的重要组成部分可能是促进软骨形成的关键这一点还有待仔细研究。Wnt 和 Notch

信号通路拮抗 BMP/TGFβ 信号通路，拮抗间充质细胞凝聚的形成并抑制软骨分化。使用稳定的 β-连环蛋白融合等位基因（β-连环蛋白 $^{ex3/ex3}$）激活间充质祖细胞中的 Wnt 信号可抑制 *Sox9*，导致凝聚形成受损和软骨形成抑制，最终导致软骨内骨化失败（图 2.2）[10]。相反，间充质细胞或骨软骨祖细胞中 β-连环蛋白融合等位基因去除可导致 Wnt 通路功能丧失，导致 *Sox9* 表达增强和软骨形成加速而减少成骨细胞生成，表明 Wnt/β-连环蛋白信号通路是通过抑制软骨分化而在骨软骨祖细胞的分化中起重要作用的（图 2.2）[10-11]。类似于 Wnt 对软骨形成的作用，Notch 信号抑制凝聚形成和软骨分化。通过间充质祖细胞中 Notch 细胞内结构域（Notch intracellular domain, NICD）的条件过表达可激活 Notch 信号通路，抑制 *Sox9*、*Sox5* 和 *Sox6* 的表达，破坏间充质细胞凝聚的形成，并完全阻断软骨内骨化，这一效应可通过 Notch 核效应因子 RBPjk 的同时遗传去除而翻转。对间充质祖细胞中仅去除 *Rbpjk* 融合等位基因的突变小鼠的分析显示，软骨发生和成软骨基因表达增加，表明需要 Rbpjk 依赖性 Notch 信号作为软骨形成和软骨内骨化速度的调控因子（图 2.2）[12]。在对 Notch 靶基因 *Hes1* 和 *Hes5* 的功能获得和丧失进行的研究也观察到了其对软骨形成的类似影响，尽管不那么严重，这表明 Notch 对软骨形成的调控至少有一部分是通过 Hes 介导的机制发生的[13]。这些通路在空间上和时间上都显示了不同的功能，以调节间充质细胞凝聚和软骨形成；然而，它们很可能都在一个由 SOX 三联体控制的共同转录程序上相交。

软骨细胞肥大是通过平衡特异性转录调控因子的表达和活性来协调的，这些调控因子包括：RUNT 相关转录因子 2（runt-related transcription factor 2, Runx2）、RUNT 相关转录因子 3（Runx3）、Osterix

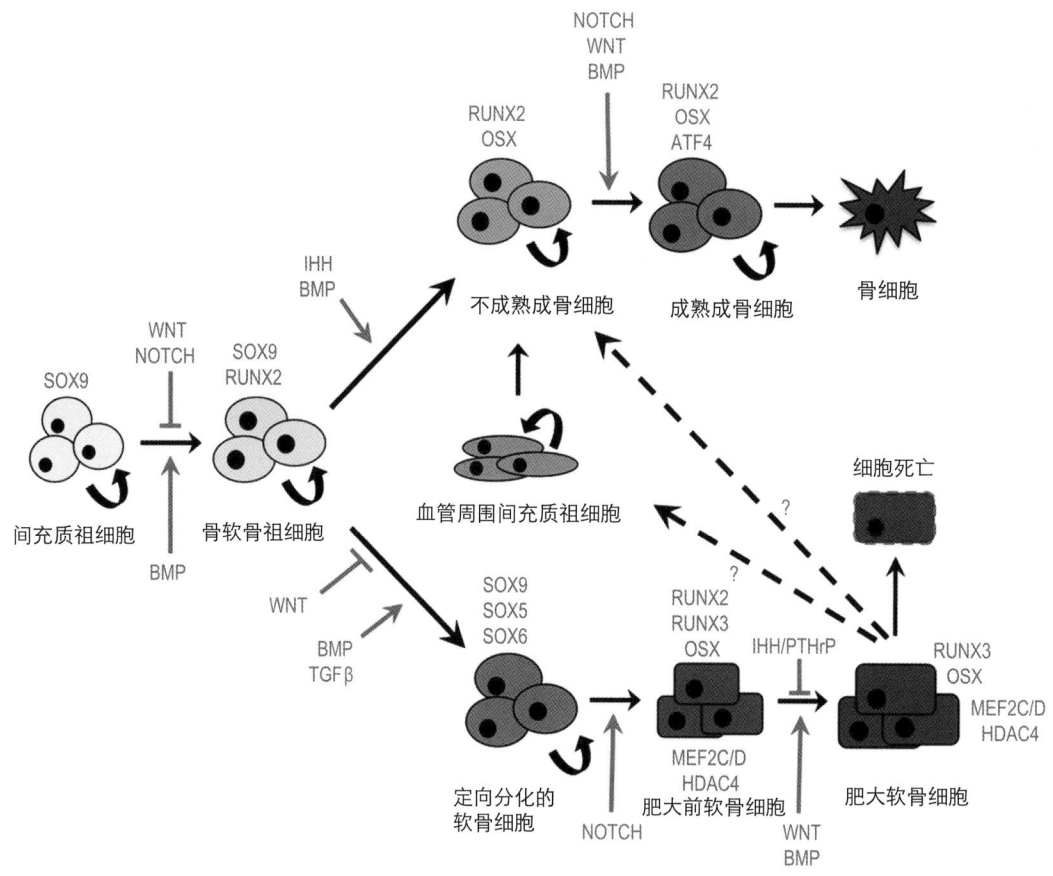

图 2.2 （也见彩图）软骨内骨化的细胞分化和信号调节。间充质祖细胞（黄色）分化为骨软骨祖细胞（浅蓝色），然后分化为成骨细胞（绿色；成骨细胞生成）或软骨细胞谱系（蓝色阴影；软骨生成）。成骨细胞分化是从不成熟成骨细胞到成熟成骨细胞，直至成骨细胞。在细胞死亡或转分化为成骨细胞谱系（粉红色细胞为血管周围间充质祖细胞）之前，软骨细胞分化始于定向分化的软骨细胞，向肥大前软骨细胞和肥大软骨细胞分化。Notch、BMP、TGFβ、Ihh 和 Wnt 通路在软骨内骨化过程中在调节软骨发生、软骨细胞肥大和成骨细胞分化中发挥重要作用。问号表示未知的分子机制

(Osx)、肌细胞增强因子 2c（myocyte enhancer factor 2c, MEF2C）、肌细胞增强因子 2d（myocyte enhancer factor 2d, MEF2D）、组蛋白脱乙酰酶 4（histone deacetylase 4, HDAC4）和 SOX9。Runx2 在肥大前软骨细胞和肥大软骨细胞中表达，调节 *Col10a1*、*Alpl*、*Vegf* 和 *Mmp13* 的表达，并协调肥大分化和肥大软骨基质的钙化、血管化和分解代谢（图 2.2）。对各种 *Runx2^{-/-}* 融合突变体以及从骨软骨祖细胞中去除 *Runx2* 融合等位基因的条件突变小鼠进行的评估显示，它们的软骨结构成分的分化、矿化和血管化明显延迟或缺失[14-15]。有趣的是，*Runx2^{-/-}*; *Runx3^{-/-}* 双突变体在肥大分化中表现出了更强的阻断作用，可导致软骨内骨化完全失败，显示了 Runx3 在软骨发育中的重要而冗余作用[16]。OSX 在肥大前软骨细胞和肥大软骨细胞中表达，是在 Runx2 和 Runx3 下游对软骨细胞肥大、钙化和钙化软骨的分解代谢起作用的另一个关键调控因子（图 2.2）。*Osx* 种系缺失或间充质或骨软骨祖细胞中 *Osx* 融合等位基因的条件去除会导致软骨细胞肥大严重延迟、基质钙化失败和软骨基质不能分解[17]。后一种效应可能是由于 OSX 对 *Mmp13* 的直接转录调控而表现出来的。HDAC4 是另一个在肥大软骨细胞中表达的关键转录调控因子，但 HDAC4 成骨细胞中不表达（图 2.2）。*Hdac4* 种系缺失会加速软骨细胞肥大、软骨钙化和软骨内骨化，而转基因过表达 *Hdac4* 则会抑制软骨细胞肥大和软骨内骨化，这可能是由 *Hdac4*[18] 对 Runx2 的染色质和转录调控所致。MEF2C 和 MEF2D 是相关的转录因子，也在肥大前软骨细胞和肥大软骨细胞中表达（图 2.2）。单独的 *Mef2c* 条件去除或联合从间充质或骨软骨祖细胞中去除 *Mef2d* 会导致软骨细胞肥大、软骨血管化和软骨内骨化的失败，与 *Runx2* 突变一致[19]。HDAC4 和 MEF2C 之间的遗传相互作用可以通过在 *HDAC4^{-/-}* 背景中去除 *MEF2C* 的单个等位基因或在 *MEF2C^{+/-}* 背景中去除 *HDAC4* 的单个等位基因来实现，从而使各自的突变表型正常化。分子研究进一步确定，这两个因素都集中在 *Runx2* 对控制软骨细胞肥大、钙化、血管化和整体软骨内骨化的调控上[19]。最后，SOX9 不仅对诱导和维持不成熟软骨细胞重要的软骨形成基因的表达有调控作用，而且还协调肥大的发生（图 2.2）。Sox9 在肥大软骨细胞中的强制表达会延迟软骨细胞的成熟，抑制肥大软骨的钙化和血管化[20]，而软骨特异性 *Sox9* 缺失显示了 Sox9 在以下方面的作用：①通过 *Col10a1* 的适当转录调控维持早期肥大软骨细胞；②作为 Runx2 和 OSX 活性的平衡因素，防止软骨细胞向成骨细胞分化和过度的软骨内骨化[21]。

多种信号分子可通过直接方式和间接方式调控软骨细胞肥大。Indian Hedgehog（Ihh）和甲状旁腺激素相关肽（parathyroid hormone related peptide, PTHrP）形成一个负反馈机制，对协调软骨细胞肥大和软骨内骨化至关重要。Ihh 由肥大前软骨细胞分泌，直接调节骨骺软骨细胞中的 PTHrP，后者反过来向肥大前软骨细胞上的受体（PTHrP-R）发出信号，以拮抗软骨细胞肥大的步调（图 2.2）。*Ihh* 和 *PTHrP* 的种系缺失均表现为软骨细胞增殖减少和肥大软骨细胞早熟；然而，*PTHrP* 突变会加速骨形成，而 *Ihh* 突变则不能形成骨，这是因为 Ihh 在成骨细胞从软骨膜祖细胞分化中起重要作用（见下文）[22-24]。软骨特异性 *Smoothened*（*Smo*）基因是一种介导 hedgehog（Hh）信号的关键细胞表面蛋白，其缺失有助于解除 Ihh 在软骨细胞肥大和由软骨膜骨形成的软骨内骨化中的作用，因为基因突变会导致软骨细胞肥大加速，而对软骨膜骨形成没有影响[25]。Ihh 信号通路的一个关键细胞内功能是拮抗 GLI3 抑制因子的功能，同时激活其他 GLI 家族成员（GLI1 和 GLI2）。对 *Ihh^{-/-}*; *Gli3^{-/-}* 突变小鼠的分析发现，需要 Gli3 介导 Ihh 对 PTHrP、软骨细胞肥大和软骨内骨化的作用，但 Gli3 对软骨的血管化或软骨膜成骨细胞分化没有作用[26-27]。最后，PTHrP 会诱导 HDAC4 去磷酸化，进而减少 HDAC4 和细胞质中 14-3-3 蛋白质的相互作用，促进 HDAC4 核易位，抑制 *Runx2* 对 MEF2C 的转录激活，从而建立一个 Ihh/PTHrP-HDAC4-MEF2-Runx2 分子调控机制，协调软骨细胞肥大和软骨内骨化[28]。BMP 和 Wnt 信号通路都与 Ihh/PTHrP 通路拮抗，促进软骨细胞肥大（图 2.2）。在 *Bmpr1b^{+/-}* 背景[29]中，条件去除骨软骨祖细胞中的 *Smad1* 和 *Smad5* 融合等位基因[6]或去除骨软骨祖细胞中的 *Bmpr1a* 融合等位基因，可定义一个细胞外到细胞内的信号级联，引发 BMP 介导的软骨细胞的增殖、存活、肥大和适当的软骨内骨化，同时诱导 SMAD 介导的 Ihh 信号调控和 *Runx2* 转录控制的级联反应。同样，从间充质和骨软骨祖细胞中条件去除 β-连环蛋白融合等位基因可显示 Wnt/β-连环蛋白通过诱导 SOX9 的降解和拮抗结合 Osx 的转录激活、在促进软骨细胞肥大、钙化、血管化和软骨内骨化中的作用（图 2.2）[10-11,30-31]。然而，Notch 信号通路也通过其他机制促进软骨细胞肥大和软骨内骨化（图 2.2）。首先，体内和体外实验的证据都支持 Notch 在早期软骨细胞肥大过程中抑制软骨细胞增殖和细胞周期退出[32]。其次，从间充质祖细胞中条件去除 *Notch1* 和 *Notch2* 融合等位基因或从间充质祖细胞、骨软骨祖细胞或软骨细胞中去除 *RBPjk* 融合等位基因，会导致软骨细胞肥大和软骨基质分解延迟发生，而软骨细胞中 NICD 过表达会促进这些过程[32-34]。Notch 信号通路的分子功能分析表明，Notch 是通过 Hes/Hey 介导的 *Sox9*、*Col2a1*、*Acan* 和其他软骨形成基因的下调，以 RBPjk 依赖的方式间接促进软骨细胞肥大[13]，同时通过 RBPjk 介导的众多分解代谢基因（包括 *Mmp13*）诱导软骨分解代谢和生长板软骨的转换[32,35]。上述每一种转录调控因子和信号通路都对软骨内骨化过程中的软骨细胞肥大和成熟产生深远的影响。然而，这些信号对肥大软骨细胞向成骨细胞系细胞（间充质祖细胞或分化的成骨细胞）转分化是正向调节还是负向调节仍有待阐明（图 2.2）。

成骨细胞分化和骨形成

成骨细胞负责产生和分泌构成骨基质的细胞外蛋白质组合。这些蛋白质包括大量的 I 型胶原蛋白和非胶原基质蛋白，后者包括骨碱性磷酸酶（alkaline phosphatase, ALPL）、整合素连接的骨涎蛋白（integrin-linked bone sialoprotein, IBSP）和骨粘连蛋白（osteocalcin, BGLAP），这些蛋白质除了调节骨基质矿化的不同方面外，还可作为成骨细胞分化不同阶段的标志物。成骨细胞分化过程始于多能间充质祖细胞的凝聚、骨软骨祖细胞的分化、定向前成骨细胞的形成、分化为成熟的有功能的成骨细胞，最后包裹在骨基质中形成骨细胞（图 2.2）。与分泌骨基质的成骨细胞不同，骨细胞作为机械感受细胞，可将机械负荷转化为生物信号而调节成骨细胞分化和骨形成。最近的研究强调了可以产生成骨细胞的多种细胞来源，包括在血管浸润过程中引入的软骨膜细胞、血管周间充质祖细胞（周细胞）、循环祖细胞、肥大软骨细胞[36-37]以及骨髓内的其他间充质细胞（见第 3、4 和 5 章）。在过去的几十年里，大量的研究已经确定了一些能够调控成骨细胞分化的转录因子和发育信号。分化成骨细胞的特征是表达主转录调控因子，包括 *Sox9*（在间充质祖细胞中表达）、*Runx2*（在骨软骨祖细胞和成熟成骨细胞中表达）、*Osterix*（*Osx*，在前成骨细胞和成熟成骨细胞中表达）和 *Atf4*（在成熟成骨细胞

中表达）（图 2.2）。Runx2 对于成骨细胞的分化是必不可少的，可促进骨软骨祖细胞向成骨前细胞分化和成熟成骨细胞发挥正常功能。小鼠 *Runx2* 纯合子缺失会导致成骨细胞完全缺失。与 Runx2 一样，OSX 是成骨细胞分化和骨形成所必需的，但其功能在 *Runx2* 的下游。OSX 是成骨前细胞向有功能的成熟成骨细胞分化所必需的。小鼠 *Osx* 纯合子缺失会由于成骨细胞分化失败而导致骨干软骨膜增厚。OSX 对产后成骨细胞的分化和功能也是至关重要的。ATF4 是成骨细胞末端分化所必需的，调节成熟成骨细胞中的骨形成活性。*Atf4* 纯合子缺失会导致成骨细胞分化延迟和骨形成减少。ATF4 对于 *Runx2* 和 *Osx* 的表达可有可无，但其与 Runx2 共同调控 *Ibsp* 和 *Bglap* 的表达。ATF4 可促进成骨细胞摄取氨基酸而促进蛋白质合成和骨基质形成。这似乎是 ATF 在成骨细胞中的主要功能，因为高蛋白饮食可以纠正 *Atf4*$^{-/-}$ 小鼠的骨表型。

Notch、Ihh、Wnt、BMP 等发育信号在不同阶段都是必需的，在成骨细胞分化过程中发挥着独特的作用。Notch 信号通路在维持骨软骨祖细胞池以提供成骨细胞的整个生命过程中发挥着重要作用。Notch 信号是通过抑制 Runx2 的转录活性和防止成骨细胞分化来维持骨软骨祖细胞池（图 2.2）。通过对间充质祖细胞中 Notch 信号的遗传抑制，这种阻断作用的缺失会导致生命早期分化旺盛和骨形成，而后期由于祖细胞池耗尽，骨量严重减少。在定向成骨细胞中，强制激活 Notch 可通过增加活性成骨细胞的数量而抑制末端分化，从而刺激成骨细胞活性和骨形成而导致硬化骨形成[41]。然而，在定向分化的成骨细胞中 Notch 信号的基因切除会导致没有可识别的表型，这强调了 Notch 信号在成熟成骨细胞中的生理作用的不确定性。相反，Hh 信号通路是启动成骨细胞分化所必需的。Ihh 在肥大前软骨细胞和肥大软骨细胞中表达，通过调节 *Runx2* 和 *Osx* 的表达向邻近的软骨膜细胞发出信号，启动成骨细胞分化（图 2.2）。Wnt 通路同样可以促进成骨细胞分化，但其作用位于 Ihh 的下游（图 2.2）（也见第 9 章）。Wnt 转录效应因子 β 连环蛋白（由 *Catnnb1* 编码）是成骨细胞分化所必需的。间充质祖细胞中 *Catnnb1* 基因缺失会破坏成骨细胞形成并导致异位软骨形成。从 *Runx2* 阳性祖细胞到 *Osx* 阳性前成骨细胞，以及从前成骨细胞到成熟成骨细胞阶段，β-连环蛋白依赖性或非依赖性 Wnt 信号通路都是必需的[11,31,44-45]。最近的研究提示，细胞代谢是 Wnt 在分化过程中调控的一个靶点。Wnt 可刺激葡萄糖摄取，

后者可通过增加 Runx2 的表达和活性促进成骨细胞分化[46-47]。在成熟的成骨细胞中，Wnt 可刺激谷氨酰胺的分解代谢而增加 ATF4 翻译，从而刺激成骨细胞活性和末端分化[48]。与 Wnt 信号通路一样，BMP 在调节成骨细胞分化中可发挥多种作用[49]。BMP 信号通路可直接调节 *Runx2* 和 *Osx* 的表达，是形成前成骨细胞所必需的（图 2.2）（也见第 8 章）。随后，BMP 可通过抑制前成骨细胞增殖和刺激成骨细胞活性来促进分化。BMP 信号通路最终可通过增加未折叠蛋白反应下游的 ATF4 蛋白表达来调节成骨细胞活性和骨形成[50]。这些信号结合在一起形成了一个协调软骨内骨化的复杂而精细的网络。

小结

在本章，我们概述性描述了软骨内骨化的主要细胞事件（软骨形成、软骨细胞肥大和成骨细胞分化）、转录因子（SOX 三联体、RUNX2、OSX、HDAC4、MEF2C/D 和 ATF4）以及控制该过程各个阶段的信号通路（BMP/TGFB、Wnt、Ihh/PTHrP 和 Notch）。特别是，我们着重介绍了使用复杂的遗传学方法来确定诸多转录调控因子和信号分子在协调软骨内骨架正常发育中的重要功能的关键小鼠研究。

致谢

这项工作得到了来自美国国家卫生研究所的 R01 资助（AR057022 和 AR063071 给 MJH）以及杜克大学医学院骨外科的支持。由于篇幅所限，无法直接引用有关作者的文献，在此向他们表达感谢和歉意。

参考文献

扫描书末二维码获取。

第 3 章
局部组织与循环中的骨祖细胞及其细胞系

Naomi Dirckx 和 Christa Maes

张晓娜　柳　林　刘　丰译

引言

成熟的、具有骨形成功能的成骨细胞是骨骼发育、生长和修复的主要介质，负责骨基质的沉积和矿化。在成人骨稳态过程中，持续的骨重塑是通过破骨细胞的骨吸收和成骨细胞的骨形成之间的密切平衡来调节而确保适当的骨维持以及钙和磷酸盐稳态的调节的。通过构成骨和骨髓环境中造血干细胞（hematopoietic stem cell, HSC）生态位的基本成分，成骨细胞系的细胞也有助于调节造血功能。此外，成骨细胞在控制全身能量代谢方面发挥着重要作用。

为了实现主要功能，成骨细胞需要从间充质祖细胞中分化出来，后者通常位于基质骨髓环境中。当定向成为成骨细胞谱系时，骨祖细胞进一步分化为产生基质的成骨细胞，其特征是大量表达主要骨基质成分Ⅰ型胶原蛋白，然后分化为典型表达骨粘连蛋白（osteocalcin, OCN）的矿化成骨细胞（图 3.1）。最终，成骨细胞谱系细胞发生凋亡，成为扁平、静止的骨衬细胞（bone lining cell, BLC）或成为基质嵌入骨细胞。

因此，骨形成不可缺少的方面——无论是在发育、生长、重塑过程中还是在修复过程中——包括：有成骨潜能的祖细胞的招募和参与，它们的迁移和在骨表面需要骨形成部位的黏附，以及它们的适当分化和激活成功能性成骨细胞[1]。因此，对于治疗诸如骨质疏松之类的广泛低骨量疾病的促骨生成疗法的发展以及干预治疗骨折愈合受损，更好地了解存在于骨、骨髓以及循环中的内源性成骨祖细胞的重要性至关重要。

近年来，尽管通过独特的标志物对骨中特定干细胞/祖细胞亚群进行明确识别的研究仍有待进一步进行，大量令人印象深刻的研究工作已使我们对成骨祖细胞定位和特征的认识增加了。通过免疫组织化学染色在体内定位这些细胞是很困难的。然而，随着携带（组成性活性或他莫昔芬诱导的）Cre 重组酶的转基因小鼠的数量在多种基因启动子的控制下日益增加，以及存在种类繁多的报告基因小鼠（reporter mice），标记和追踪具有随时间和空间表达特异性标志物特性的细胞群成为可能，并且是以一种可控的使这些标志物在体内可视化的方式。这些小鼠的使用已经开始揭示构成骨骼干细胞（skeletal stem cell, SSC）、多能间充质干细胞或祖细胞（mesenchymal stem or progenitor cell, MSPC）和骨祖细胞来源的潜在候选细胞（亚）群，以及它们在骨发育、骨稳态和骨折修复中的功能。这些将在本章讨论，虽然这些知识大部分来自小鼠模型，但它们构成了本综述的主要焦点，本章同时也会阐明人体对应体的存在和特征。

骨骼干细胞研究

作为一个有待确定而备受关注的对象，骨骼干细胞（SSC）是一个广泛研究的主题，尤其是在骨再生的临床应用中被寄予厚望[2]。目前该领域面临的一个主要挑战仍然是：对目前研究的众多多能间充质祖细胞群采用统一的细胞学术语和基于分子标志物决定因素进行分类[3-5]。在此，如图 3.1 所示，我们将可以从骨髓中衍生并在体内和体外显示有成脂、成软骨和成骨谱系分化潜能的细胞称为多能骨骼间充质干细胞或祖细胞（MSPC）；这些细胞本身被认为来自假定骨髓驻留的间充质干细胞（mesenchymal stem cell, MSC），它们至少在体外已被证明也可以沿着肌源性谱系分化（见图 3.1）。这些细胞群很可能包含在更广泛的异质细胞群中——一般被称为骨髓基质细胞（BM stromal cell, BMSC）。

骨内 MSPC 研究的历史可追溯到 1968 年，当时的研究发现，移植的骨髓无骨碎片可以在移植部位诱

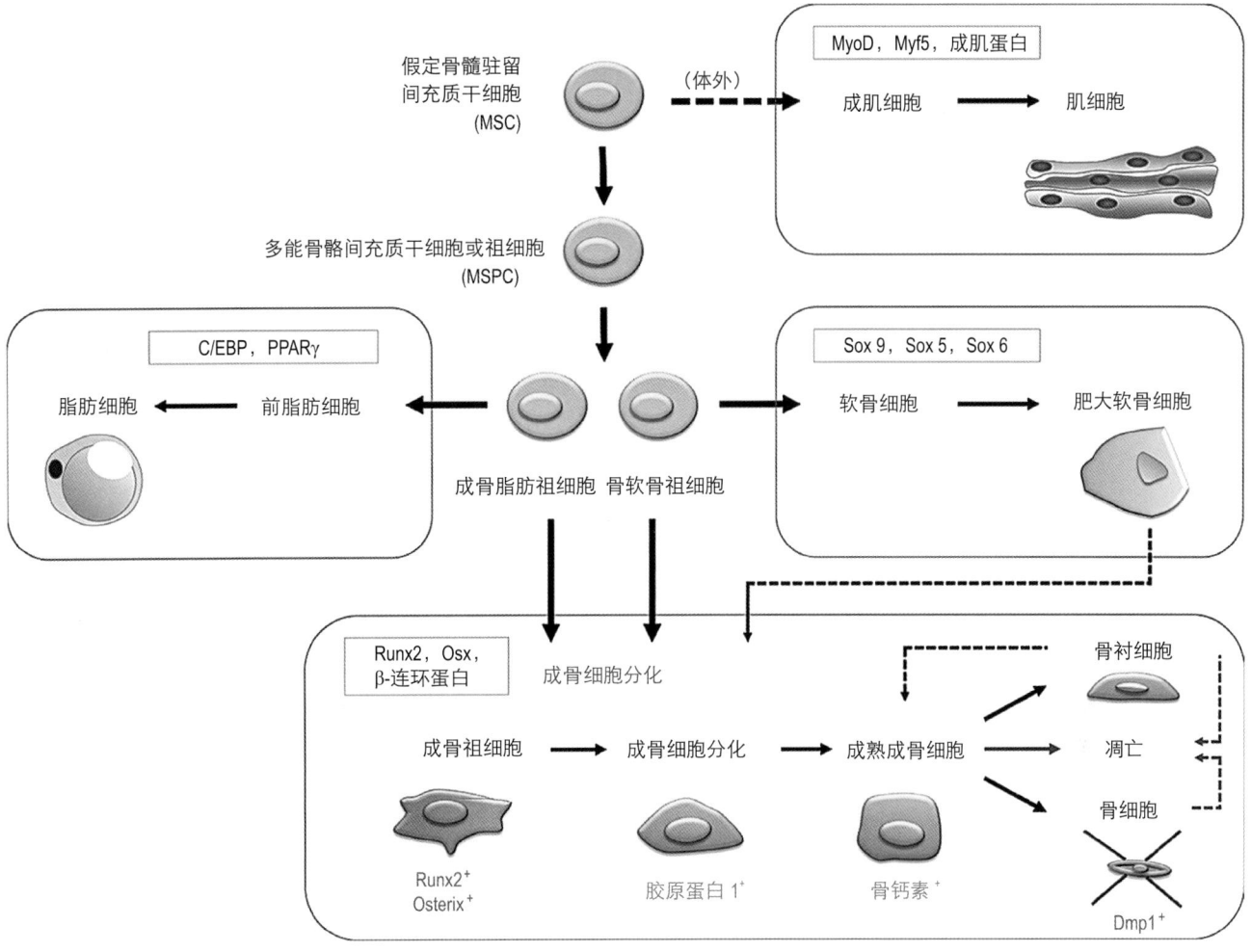

图 3.1 （也见彩图）骨祖细胞及其谱系的分化。骨髓中含有间充质干细胞（MSC），可以衍生为成骨细胞、脂肪细胞、软骨细胞，在体外可以产生肌细胞。这三种骨骼谱系起源于多能骨骼间充质干细胞或祖细胞（MSPC），也常被称为骨髓基质细胞（bone marrow stromal cell, BMSC）。这些前体的谱系分化由相应的转录因子控制，Runx2、Osx 和 β 连环蛋白介导成骨细胞的分化和功能。至少在小鼠体内，骨祖细胞可以从骨软骨祖细胞中间体（特别是在胎儿发育阶段）或成骨脂肪的双能祖细胞（在出生后的骨中发现）衍生出来。进行性成骨细胞分化的特征是基因表达改变——可区分成骨细胞谱系的特定阶段或亚群。成熟成骨细胞最终发生凋亡、变平而在骨表面形成一层骨衬细胞（BLC）或作为骨细胞嵌入骨内。最近的研究表明，除了经典的、谱系性骨祖细胞外，肥大软骨细胞也可能可以构成发育和生长过程中成骨细胞的来源。此外，在诱导活性骨形成情况下，静止的 BLC 可以在出生后的骨中转化为成熟成骨细胞

导异位骨化[6]。20 世纪 70 年代，Friedenstein 及其同事发现，在骨髓环境中存在一种不同于造血细胞的细胞类型，当将它们低密度播种时，它们具有贴壁和形成集落的能力。这些有克隆潜能的细胞具有成纤维细胞形态［定义为集落形成单位 - 成纤维细胞（colony-forming unit-fibroblast, CFU-F）］，并且来自单个集落的细胞能够在体内和体外沿着成骨、成软骨和成脂谱系进行分化（综述[7]）。这种多能间充质细胞后来被更广泛地称为间充质干细胞（MSC），作为源自胚胎中胚层的细胞，其发生并不局限于骨髓环境，实际上其还存在于各种出生后的结缔组织中。然而，重要的是，被称为"干细胞"的细胞需要满足两个标准：自我更新和多能性。尽管有很强的增殖能力，但上述术语 MSC 已经成为一个争议和争论的话题，特别是普遍缺乏证据表明它们在连续传代或移植后仍具有普遍的自我更新能力，并且它们缺乏基于组织特异性的分类[3,7]。因此，更可取的是将 MSC 称为"多能间充质基质细胞"，根据其特性将来自骨髓的细胞称为 BMSC 或 SSC[4]。

在标志物表达方面，对于人 MSC，参考文献[5]列出的标准包括：它们表达 CD105、CD73 和 CD90，缺乏 CD45、CD34、CD14 或 CD11b、CD79α 或

CD19 以及 HLA-DR 表面分子。对于 BMSC 或 SSC，共识标志物尚有待确定。20 世纪 90 年代，Simmons 及其同事的研究发现，一种被称为 STRO-1 的单克隆抗体可以与一种未知的细胞表面抗原反应，可用于分离人 BMSC（富含能够形成 CFU-F 的克隆原性细胞群），可在体外转移功能性造血微环境，并在体外分化为多个间充质细胞谱系，包括平滑肌细胞、脂肪细胞、软骨细胞、成骨细胞[8]。随后，这些作者还通过添加血管细胞黏附分子-1（vascular cell adhesion molecule-1, VCAM-1/CD106）抗体来优化分离方案进行阳性选择[9]。Sacchetti 及其同事将黑素瘤相关细胞黏附分子（melanoma-associated cell adhesion molecule, MCAM/CD146）作为人骨髓基质祖细胞（具有自我更新、再生骨和基质的能力）的标志物，在体内建立了一个造血微环境[10]。对于小鼠的骨髓，干细胞生物学家使用干细胞抗原-1（stem cell antigen-1, Sca-1）的表达去定义 MSPC 细胞群，将其命名为 Sca-1$^+$Lin$^-$CD45$^-$CD31$^-$ 细胞，用谱系（Lineage, Lin）和 CD45 作为造血细胞标志物、CD31 作为经典的内皮细胞（endothelial cell, EC）标志物进行阴性选择[11]。

显然，尽管已经进行了广泛的研究，对骨的干细胞/祖细胞及其功能特征的明确和无可争议的鉴定仍有待完成。这些研究的最终目标是形成一个定义骨骼干细胞的层次结构的线性分支树，其程度要类似于清晰定义的造血系统组织[造血干细胞（HSC）可逐渐产生不同的特定血细胞谱系]。最近，随着识别小鼠 SSC 的新方法和标志物的提出[12-13]，这一具有挑战性的目标已取得了一些进展。这些研究从靠近生长板的干骺端区域提取了 CD45$^-$Ter119$^-$Tie2-αV$^+$Thy$^-$6C3$^-$CD105$^-$CD200$^+$ 干细胞群[12] 和表达 Gremlin［一种骨形态生成蛋白（bone morphogenetic protein, BMP）拮抗因子］的所谓的骨软骨网状（osteochondroreticular, OCR）细胞[13]，表明了它们强烈参与了骨的生长和形成。

骨祖细胞在骨骼发育、生长和稳态中的作用

成骨细胞来源于间充质细胞，它们在胚胎发育过程中来源于凝聚的间充质细胞，在成人则存在于骨髓环境中[14]。作为长骨骨骼生长的驱动引擎，软骨生长板由积极增殖和产生基质的软骨细胞组成，它们最终会变得肥大，然后被骨组织取代。成骨细胞附着在软骨残余物上并在骨基质中沉积，与发育和生长的软骨内骨的新生血管互动密切[15]。

已知最早的骨祖细胞标志物是 Runt 相关转录因子 2（Runx2）和含锌指的转录因子 Osterix（Osx），它们传统上被用于标记成骨细胞谱系中尚未成熟但定向的细胞。虽然这两种转录因子也分别在肥大前软骨细胞和肥大软骨细胞中表达，但它们对于间充质成骨前体细胞沿着成骨细胞谱系分化和作为骨形成细胞的功能是绝对不可缺少的（图 3.1）。这一发现首先表明，完全敲除小鼠的 Runx2 会导致完全没有成骨细胞分化和骨形成的软骨骨骼[14]。小鼠的 Runx2 单倍体不足会导致锁骨发育不良和囟门闭合延迟，这是由人体 Runx2 突变引起的锁骨颅骨发育不良的典型特征。小鼠的 Osx 缺失也会导致骨形成完全缺失的表型。研究发现，Osx 敲除小鼠表达 Runx2，而 Runx2 敲除小鼠缺乏 Osx 表达，表明 Osx 在 Runx2 的下游[14]（图 3.1）。

除了在胚胎骨发育过程中起重要作用外，这两种转录因子在出生后骨稳态中也起重要作用。对于 Runx2，最初是通过其在出生后的表达（包括在完全分化的成骨细胞中表达）以及其是 Ocn 表达的主要调控因子提出了其在发育以外的功能[16]。Runx2 在成骨细胞中的显性阴性表达会导致 OCN 表达的缺失和出生后骨形成受损[17]。条件性敲除成年小鼠的成熟成骨细胞的 Osx（通过使用 Col1a1-Cre/CreERt2 小鼠）会导致其成骨细胞分化而引起骨量减少[18-19]，而在成年骨中敲除出生后的 Osx（通过使用他莫昔芬诱导的 CAG-CreERt；Osx$^{(flox/-)}$ 转基因小鼠）则会废除其骨细胞的成熟、形态和功能[20]。值得注意的是，这些小鼠还显示其生长板下方有未吸收的钙化软骨残留堆积，并且它们几乎完全没有骨髓细胞，导致破骨细胞数量减少[21]。这些发现使得 Osx 被归类为出生后骨骼生长和骨稳态的重要的多功能参与者。

Runx2 和 Osx 基因的启动子区域已被用于创建 Runx2-Cre[22]、Osx-Cre[23] 和 Osx-CreErt[24] 转基因小鼠模型——这些模型在该领域正在被广泛应用，用于靶基因或报告基因的细胞特异性重组。这些模型系统的使用已使研究骨祖细胞亚群在胚胎骨形成以及成年骨重塑和修复中的详细过程成为可能。在胚胎发育过程中，通过使用他莫昔芬诱导的 Osx-CreERt 小鼠结合 LacZ 报告基因进行的追踪实验发现，表达 Osx 的骨祖细胞在初级骨化中心形成过程中能以周细胞或血管附近的形式侵入肥厚软骨区域，在发育中的骨内部则能产生分化的、形成骨小梁的成骨细胞[24]。相比之下，

在软骨膜中已表达 Col1 的更成熟的成骨细胞则停留在外层形成皮质骨[24]。

使用这些模型也有助于揭示 β-连环蛋白（作为典型的 Wnt 信号通路的主要下游转录介质[25]）在 Osx 表达细胞成骨细胞谱系规范中的关键作用，并证明了其在发育和成人骨稳态中的可塑性和（或）多能性。在胚胎形成过程中，Osx-Cre 介导的 β-连环蛋白的去除可导致成骨祖细胞转向软骨细胞形成[23]。这一发现与以下观点一致：在发育过程中和出生后早期存在共同的骨软骨祖细胞，能分化为两种细胞类型（见图 3.1），正如使用谱系追踪策略［使用 Col2、聚集蛋白（aggrecan, Acan）和 Sox9 基因启动子驱动他莫昔芬诱导 CreERt 表达］记载的那样[24,26]。此外，根据 Acan-CreERt 和 ColX-CreERt 驱动的细胞谱系追踪图谱研究，强烈认为分化的生长板软骨细胞具有分化为功能性成骨细胞的能力[27-28]（图 3.1）。

在往后的生命中，骨系细胞似乎与骨髓脂肪细胞共享一种共同的祖细胞（图 3.1）。出生后在表达 Osx 基因的细胞中敲除功能性 β-连环蛋白会诱导细胞转向脂肪细胞分化，而不是沿经典的成骨细胞分化[29]。这些发现是目前为止理解骨髓脂肪细胞起源的研究的突破性初步发现，而以前被认为是定向成骨祖细胞的、标记为 Osx⁺ 的细胞是双能前体细胞，在某些情况下可转向脂肪形成的结果。还有研究通过描述了一种 Osx-Cre 驱动的靶向编码 VEGF 基因[30]或异三聚体 G 蛋白亚基 $G_s\alpha$[31]增加骨髓脂肪的相似表型强调了后一种发现。相反，Foxo1、Foxo3 和 Foxo4 蛋白（FOXO 转录因子家族成员，通过将 β-连环蛋白从 TCF 介导的转录转移到 FOXO 介导的转录来减弱 Wnt/β-连环蛋白信号）的失活会导致 Osx⁺ 细胞脂肪细胞分化减少，与老年人骨髓中脂肪减少、成骨细胞数量增加和晚年保持高骨量相关[32]。

成人骨会经历不断的重塑过程，成骨细胞和破骨细胞的核心作用是通过几种细胞因子和生长因子的相互作用而发生的，骨细胞在骨重塑调控中起重要作用。然而，在成人骨稳态形成过程中，基质沉积活跃的成骨细胞的实际来源尚未完全阐明。骨髓中的 BMSC 或 MSPC 是填充骨吸收坑（bone resorption pit）成骨池的潜在候选者，对此下一节将进行讨论。这种骨表面的成骨祖细胞募集可能是通过破骨细胞介导的生长因子释放与骨重塑周期的吸收阶段相连，这些生长因子储存在骨基质中，对成骨细胞具有化学吸引力[1,33]。然而，越来越可能是成人骨中活跃的成骨细胞的潜在

来源的骨表面相关细胞是骨衬细胞（BLC）。BLC 是成熟成骨细胞的后代，其特征是形态平坦，在骨表面的独特位置（见图 3.1），它们可能是一组静止的、骨谱系定向前体细胞——在组织更换或修复过程中发挥主要作用。早在 20 年前就有人已设想过通过间歇给予甲状旁腺激素（parathyroid hormone, PTH）而使 BLC 重新激活的想法[34]。有趣的是，最近的谱系追踪方法证实，小鼠在接受 PTH 治疗后其非活跃 BLC 可转化为成熟的、立方形成骨细胞[35]。BLC 的直接再激活也被证明有助于骨硬化蛋白抗体治疗后成骨细胞可大量增加[36]，全身急性暴露于高剂量 γ 辐射后也观察到骨形成的一过性增加[37]。相反，BLC 的激活可被糖皮质激素抑制，已知糖皮质激素是发生骨质疏松的诱因[38]。后一项研究使用的一种小鼠模型在给予更昔洛韦后可使活跃的成骨细胞而非 BLC 发生基因缺失[38]；在随后的恢复期观察到的快速骨形成通过谱系追踪发现，这一过程是通过前 BLC 转变为立方形细胞和骨形成活性恢复实现的。通过使用流式细胞术分离发现，BLC 表达 MSPC 的特征性细胞表面标志物（在成骨细胞中大量缺失），包括 Sca-1 和瘦素受体（Leptin Receptor, LepR）[38]。

骨髓微环境中具有成骨潜能的血管周围祖细胞

如上所述，骨髓环境中的 BMSC 或 MSPC 被认为是成人骨稳态和骨重塑过程中新成骨细胞的主要来源。这种骨骼干细胞/祖细胞已被确定是一种能贴壁、形成集落形成单位-成纤维细胞（CFU-F）的异源性细胞群，并且在体外具有分化为成骨细胞、软骨细胞和脂肪细胞的潜能。然而，它们在体内的鉴定和性质在很大程度上仍不清楚。最近越来越多的研究表明，骨祖细胞谱系（或其组分）实际上构成了骨中的周细胞，间充质祖细胞优先与骨骼血管壁密切相关（图 3.2）。此外，一些文献已经将骨骼血管系统确定为具有成骨和成脂潜能的祖细胞生态位，并具有支持 HSC 和（或）组织一个功能性造血环境（图 3.2）。

在人体，CD146 已被确定可作为这种自我更新的、多能骨骼干细胞（SSC）的一种标志物［SSC 以血管周细胞（或外膜网状细胞）的形式存在于骨髓血窦的内皮层外］，并可作为局部骨髓微环境的组织者[4,39-40]。在小鼠，基于使用复杂的遗传模型进行的广泛研究，已经将一些候选标志物与这些成骨间充质祖细胞关联

起来（可能部分有重叠），如下简要列出。更详细和专门的综述见参考文献[41-43]。

有趣的是，这些细胞群中有几种不仅对骨骼的生长和终身的骨转换至关重要，而且也被证明在受伤后会被激活，并且有助于骨折模型中的骨修复。这些发现支持这样一种观点，即这些血管周围祖细胞群实际上构成了成骨细胞的组织驻留储备池，能够重组介导内源性组织修复的功能性骨形成细胞，从而决定骨的自然再生能力（参见下一节）。

富趋化因子 C-X-C 基序配体 12 的网状细胞

趋化因子 C-X-C 基序配体 12（chemokine C-X-C motif ligand 12, CXCL12），又称为基质细胞衍生因子（stromal cell-derived factor, SDF）-1，是造血干细胞（HSC）表达的 CXCR4 受体的配体，在 HSC 的维持和造血中起重要作用。以 CXCL12 强表达为特征的基质细胞被发现是血管周网状细胞，与骨髓血窦相邻并在骨内膜内[41,43]。这些所谓的富 CXCL12 的网状（CXCL12-abundant reticular, CAR）细胞是 HSC 生态位的关键组成成分，正如在体内选择性去除它们（通过使用对白喉毒素有反应的 CXCL12-DTR-GFP 转基因）[44]和通过研究条件性敲除 CXC12 基因的小鼠模型所见[45]。CAR 细胞也构成了成骨成脂祖细胞池；从 CAR 细胞耗竭的小鼠中提取的 BMSC 显示，其在体外成骨和成脂分化潜能显著降低，并且 CXCL-12-GFP⁺ 细胞在体内既表达成骨转录因子 Runx2 和 Osx，也表达成脂转录因子 PPARγ[44]。这些发现支持这样一种观点，即血管周围的多能成骨成脂祖细胞可分

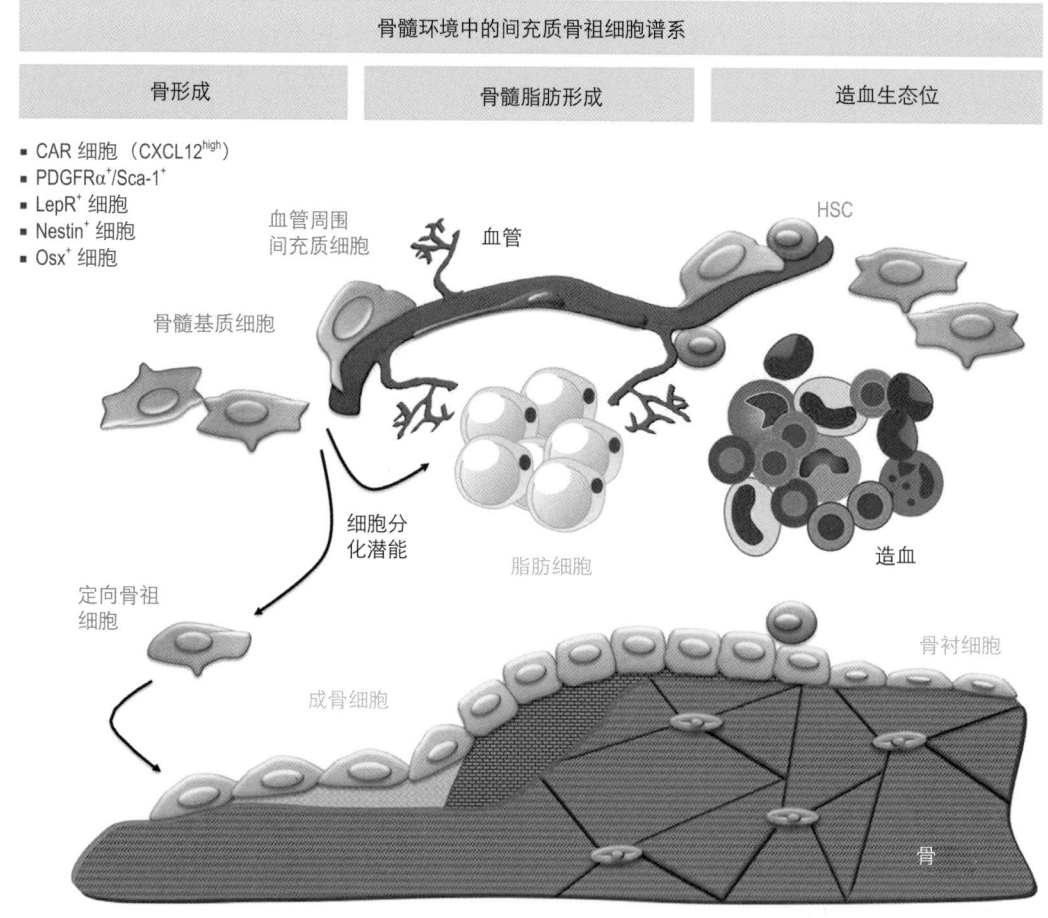

图 3.2 （也见彩图）骨髓环境中的间充质骨祖细胞谱系。最近利用转基因小鼠模型进行的研究表明，以表达一些特定标志物基因[对应于骨骼间充质干细胞或祖细胞（MSPC）（亚群）]为特征的细胞群（见图左上角），通常驻留于血管周围的位置和（或）BMSC。除了成骨潜能，即分化为功能性成骨细胞的能力（图左侧和图底部分），这些细胞群中有些是多潜能或双潜能的，也能产生骨髓脂肪细胞（图中部分）。此外，这些细胞群中许多还能支持造血，例如，通过构成造血干细胞（HSC）的功能生态位——这些功能生态位被认为存在于骨和骨髓环境中的成骨细胞、血管和血管周围生态位（图右侧部分）

泌大量的造血细胞因子，例如 CXCL12、干细胞因子（stem cell factor, SCF）和血管紧张素-1（angiopoietin-1, Ang-1），它们对于维持骨髓生态位和调节 HSC 的静止和分化至关重要（图 3.2）。

PαS（PDGFRα⁺Sca-1⁺）细胞

在成年小鼠骨髓中，PDGFRα⁺Sca-1⁺CD45⁻TER119⁻（PαS）非造血间充质祖细胞在体内位于动脉血管周围间隙中，高度富集 CFU-F[46]。在体外，克隆形成的集落具有沿着成软骨、成脂和成骨谱系分化的能力，值得注意的是，还有沿着内皮细胞谱系分化的能力。在体内，将未培养的 GFP⁺PαS 细胞与 HSC 一起移植到经致死性辐射的供体小鼠内的结果表明，PαS 细胞可移植并重新进入造血生态位。此外，骨髓中的 GFP⁺ 细胞能产生 OCN⁺ 成骨细胞、脂滴包被蛋白阳性脂肪细胞以及表达 CXCL12 和 Ang-1 的网状血管周细胞，重要的是，能产生 PαS 细胞本身，提示它们在体内可以进行自我更新[46]。

瘦素受体阳性（LepR⁺）细胞

另一种可用于识别成年小鼠骨中血管周围间充质祖细胞的标志物是瘦素受体（LepR）。据报道，LepR⁺ 细胞位于骨髓窦和小动脉周围，间充质间质细胞高度富集，并且占骨髓中 CFU-F 的 94%[47]。LepR⁺ 细胞在体外以及在体内移植后均能形成骨、软骨和脂肪细胞，并且它们表达造血生态位因子 SCF（干细胞因子）和 CXCL12[47]。此外，LepR⁺ 细胞来源的 SCF 对于 HSC 的维持至关重要[48]。尽管 LepR⁺ 细胞在发育和生长过程中不参与或很少参与成骨和成软骨谱系，但它们的后代在成年期确实参与大部分成骨细胞、骨衬细胞（BLC）、骨细胞和脂肪细胞的形成。此外，虽然正常成人骨髓中的 LepR⁺ 血管周围基质细胞大部分是静态的，但它们在损伤后会增殖，是辐射或骨折后再生的骨中构成成骨细胞和脂肪细胞的主要来源[47,49]。

巢蛋白阳性（Nes⁺）细胞

巢蛋白（Nestin, Nes）是一种中间丝蛋白，以前特别被认为是一种神经干细胞标志物，近年来也成为小鼠骨髓间充质基质细胞的一种标志物。一种 Nes-GFP 转基因被发现在骨髓间质中和骨骼小动脉周围的血管周细胞中表达。分离的 Nes-GFP⁺ 基质细胞包含所有骨髓 CFU-F 活性，并形成非黏附的多能"间充质球（mesenspheres）"，可自我更新并在体外自发分化为成骨细胞、软骨细胞和脂肪细胞。磷钙陶瓷小骨的连续异位移植也显示了自我更新能力、分化为成骨谱系的能力以及与体内 Nes-GFP⁺ 细胞造血活性相关[50]。事实上，HSC 通常与 Nes-GFP⁺ 细胞相邻，后者表达高水平的 SCF、CXCL12 和 Ang-1。此外，Nes-GFP⁺ 细胞被证明是一种构成 HSC 生态位的重要成分，因为体内 Nes⁺ 细胞耗竭（在白喉毒素处理的 Nes-CreERt/iDTR 小鼠中）可迅速降低骨髓中的 HSC 含量，并使造血祖细胞归巢到致死辐射小鼠的骨骼中[50]。

在胎儿软骨内骨化过程中和出生后早期骨中，Nes⁺ 细胞可构成一个与血管系统相关的异质性细胞群，包含成骨细胞、基质细胞和内皮细胞谱系中的一系列细胞[51]。在成人骨中，Nes⁺ 细胞似乎是具有成骨潜能的静态的早期细胞，体内细胞谱系追踪图谱显示，这些细胞可分化为成骨细胞、骨细胞和软骨细胞。此外 PTH 处理后，Nes⁺ 细胞的增殖和成骨分化明显增加[50]。

Osx⁺ 细胞

脉冲追踪研究跟踪了 Osx 表达细胞在生命不同阶段的潜能。在骨发育过程中，起源于胎儿软骨膜的 Osx⁺ 细胞有助于形成骨内的基质细胞和成熟成骨细胞[24]。随后，这些细胞可能会被出生后早期产生的新一波 Osx⁺ 细胞取代，在较长时间内产生 BMSC 并有助于损伤后的组织再生[49]。相比之下，在成年小鼠标记的 Osx⁺ 细胞对骨髓间质的贡献不大[52]。总的来说，数据表明，Osx⁺ 细胞的标记大多是短暂的，并且 Osx⁺ 细胞群并不代表成骨中持久的、自我更新的骨祖细胞池[49,52]。有趣的是，在胚胎骨发育、出生后生长和骨折修复期间，至少有一部分 Osx⁺ 细胞是周细胞性的[24,49,53]。此外，大量研究表明，Osx⁺ 细胞群含有双能骨脂祖细胞[29-31]，有助于调节造血，尤其是 B 淋巴细胞生成[45,54]。

骨祖细胞募集在骨折愈合中的作用

一般来说，骨修复是一个快速而有效的过程，在很大程度上重复了胚胎骨发育的过程。这种在缺损部位的"再生"过程导致新形成的骨基本上与原始的、未受伤的骨没有区别。微骨折和稳定性骨折主要是通过膜内骨化愈合的，MSPC 或成骨祖细胞可直接分化为成骨细胞。半稳定性骨折主要是通过软骨内骨化愈合，这一过程包括软纤维软骨骨痂组织的形成以及随后成骨细胞的形成和桥接骨折部位的骨基质沉积。在这两个过程中，最初的血肿可释放大量的生长因子和细胞因子，这对于骨折的正常愈合是必不可少的，因为它们启动了必要的干细胞和祖细胞的增殖和募集，以介导后续的修复[1]。骨折部位间充质细胞补充的主要来源是骨膜和BMSC，尽管一些报道也强调了MSPC的重要性，包括循环和肌肉来源的祖细胞的贡献。

骨膜

骨膜是一种覆盖在骨外表面的复合组织，可为多能骨软骨祖细胞提供生态位，在损伤后显示有显著的新生骨形成再生能力[55]。大量研究表明，骨膜的破坏会损害骨折愈合；分离的骨膜来源细胞在扩增能力、间充质干细胞/祖细胞标志物表达和骨形成潜力方面显示出具有独特的特性，并且骨膜作为骨组织工程目的的细胞来源具有巨大的治疗前景[55]。对小鼠进行的谱系追踪研究支持这样一种观点，即在软骨内骨折修复过程中，骨膜细胞群是软骨细胞和成骨细胞的主要来源。例如，这种对骨折有反应的骨膜干细胞/祖细胞可通过其表达 Prx1 来标记，Prx1 是一种非常早期的胎儿肢芽间充质细胞标志物，成年后在骨膜形成层[56]或 α-平滑肌肌动蛋白（α-smooth muscle actin, α-SMA）中大量表达[57]。事实上，在小鼠中使用联合移植和损伤模型的谱系追踪研究显示，骨膜、骨内膜和骨髓均含有具有不同特性的干细胞/祖细胞池；然而，骨膜和骨髓/骨内膜在骨折修复过程中均在骨痂内产生成骨细胞，骨膜是软骨内骨化过程中软骨细胞的主要来源[58]。

骨髓基质细胞（BMSC）

在实验性骨再生研究中，许多研究也证实了骨髓抽吸物或骨髓基质细胞（BMSC）具有促进骨折愈合的能力。尽管证据很少且具有一定的局限性，但BMSC正在被用于颅面骨再生、胫骨远端骨不连和股骨头骨坏死的临床试验，并且有较好的结果[59]。局限性包括对细胞的定义不清晰以及缺乏对机制的研究，这些方面正在通过使用小鼠模型进行的基础研究来解决。细胞系追踪图谱显示，Osx$^+$ 和 LepR$^+$ 细胞以及 Grem1$^+$OCR 细胞群可在转基因小鼠（如前文描述的）骨折愈合中发挥作用，有助于软骨内骨修复过程中成软骨和成骨谱系发生；然而，必须指出，这些细胞群并不局限于骨髓，也位于骨膜[13,47,49]。另外一种基质标志物是黏病毒抵抗蛋白-1（myxovirus resistance-1, Mx1），可描绘出位于骨内膜表面和骨髓内的祖细胞池，这些细胞对骨折的反应是增殖和向损伤部位迁移，在骨折愈合期间提供新的成骨细胞。这些 Mx1$^+$ 细胞在再生过程中似乎提供了大部分的成骨细胞，并且主要是骨谱系限制性的[52]。

循环中的成骨前体细胞

血流中具有成骨潜能的 MSPC 或循环中骨祖细胞或其他成骨细胞谱系的存在——这里统称为循环中的成骨前体细胞（circulating osteogenic precursor cell, COP）——以及它们的实际功能和对新骨形成的贡献仍是一个有争议和值得讨论的话题。

一方面，基于外周血的贴壁和标志物分析已从人体和实验动物中将 COP 分离出来，尽管其频率极低，尤其是在人体中[60-61]。然而，在体外和在体内通过异位（皮下）移植后，分离的贴壁成纤维细胞样细胞显示出了成骨分化潜能[60]。也已从脐带血中将循环中的 MSPC 样细胞分离出来[62]。许多实验研究还进一步提供了支持 COP 存在的证据，以及它们从循环中进入骨形成位点的能力。这类研究中通常使用的实验方法包括异体共生实验，其中创建了一对具有共同循环系统的联合小鼠（见下文），以及使用骨髓或 MSPC 群的移植实验。例如，Otsuru 及其同事通过将表达 GFP 的转基因小鼠的骨髓移植到接受 BMP2 诱导骨形成的小鼠受体内——在肌肉植入的胶原蛋白颗粒——显示了 COP 的存在，因为 GFP$^+$；Ocn$^+$ 成骨细胞被发现有助于新形成的异位骨[63]。COP 的特征是 CD45$^-$CD44$^+$CXCR4$^+$，因此，它们表达骨桥蛋白和 CXCL12/SDF-1 受体，并且在体内和在体外均能分化为成骨细胞[64]。

另一方面，在全身输注研究中，贴壁的 MSPC 对未损伤的骨骼组织的归巢性一般较差，这表明 MSPC 通常可能不参与生理循环[65]。然而，据报道，在青春期男孩的生长和成年患者骨折时，COP 的数量显著增加[66-67]。尽管如此，也可以认为（病理学相关的）COP 可能是骨组织完整性破坏的结果，从而将 BMSC 或相关细胞群释放到循环中，或者从外周血中回收具有成骨潜能的细胞，实际上这些可能代表着造血细胞或内皮细胞来源的细胞群，因为已有研究表明几种此类细胞类型在一定条件下可以恢复成骨细胞的状态[65,68]。

总的来说，流行的观点似乎是，在骨合成代谢反应高度活跃、骨折愈合和（或）异位/异位骨化的情况下，COP可能特别参与骨形成。一些实验动物模型支持这一观点[65]。例如，Kumagai及其同事将一只野生型和一只表达GFP的同系小鼠结合在一起创建了一个异种共生模型[69]。在对野生型小鼠伴侣进行次腓骨骨折诱导后，在骨折骨痂处也发现了同样表达碱性磷酸酶（alkaline phosphatase, ALP）的GFP$^+$细胞，虽然频率仍相对较低，这表明成骨祖细胞已通过循环被招募归巢到骨折部位，并有助于骨骼修复[69]。

尽管COP在正常生理甚至在病理和修复情况下对骨形成的贡献可能相对较小，但在骨折愈合失败方面的治疗前景是广阔的。例如，通过分子或基因修饰使外源性MSPC迁移到病变部位，或通过药物干预刺激内源性骨祖细胞动员和招募到修复组织，对于促进骨愈合受损时的骨愈合或治疗骨折不愈合可能是有效的和患者友好的方法。关于前一种方法，有趣的研究表明，过表达整合素α4或给予与骨靶向药物（阿仑膦酸钠）耦联的α4β1拟肽配体可增加BMSC归巢至骨，从而在骨质减少小鼠模型中获得令人鼓舞的结果[70-71]。关于后一种方法，可能可以通过利用或放大介导正常组织再生的机制来增强缺陷部位的内源性前体细胞募集。CXCL12/SDF-1-CXCR4轴与多种干细胞群的归巢机制有关，并且可能是损伤、炎症或相对缺氧时骨髓来源祖细胞动员的最终共同途径[64-65]。在小鼠节段性骨缺损模型中，CXCR4拮抗因子AMD3100和IGF-1联合使用可显著增强骨修复，可能是通过联合作用于MSPC的动员和增殖[72]。在另一项研究中，应用AMD3100可显著增加循环中的内皮祖细胞和成骨祖细胞的数量和改善股骨骨折的愈合[73]。内源性干细胞/祖细胞动员增强骨再生的潜能可能可以通过这种同时刺激骨折部位骨生成和血管产生的方法被放大，因为这两个过程对骨愈合都是至关重要的[15]。循环中CD34$^+$祖细胞的发现对于基于细胞的骨折愈合和组织工程的疗法有很好的前景，因为它们显示出了向血管内皮细胞和成骨细胞的多谱系分化的潜能[74]。

致谢

骨骼细胞生物学和生理学实验室（Research in the Laboratory for Skeletal Cell Biology and Physiology, SCEBP）的研究由欧洲研究理事会［European Research Council, ERC，在欧盟第七框架计划（FP7）下启动基金282131］、佛兰德斯科学研究基金（Scientific Research of Flanders, FWO）和鲁汶大学（the University of Leuven, KU Leuven）资助。ND由佛兰德斯政府科技创新机构［the Flemish government agency for Innovation by Science and Technology（IWT）］的一项博士奖学金资助。

参考文献

扫描书末二维码获取。

第 4 章
成骨细胞：功能、发育和调控

Elizabeth W. Bradley、Jennifer J. Westendorf、Andre J. van Wijnen 和 Amel Dudakovic

张晓娜　柳　林　刘　丰 译

成骨细胞的细胞生物学

成骨细胞来源于多种祖细胞群，包括骨髓、神经嵴和骨膜细胞。成骨细胞可以产生细胞外基质蛋白质和旁分泌因子，它们共同支持骨组织的形成。除非它们成为骨衬细胞（bone-lining cell, BLC）或骨细胞，成骨细胞大约可存活 2 周[1]。骨衬成骨细胞位于非矿化骨表面（类骨质），有一个嗜碱性细胞核。成骨细胞有丰富的内质网来支持最终矿化的胶原蛋白（主要是 I 型胶原蛋白）的产生。嵌在矿化基质中的成骨细胞被称为骨细胞，它们位于骨陷窝中，可感知骨骼上的机械应力。

成骨细胞的功能

胶原蛋白产生和细胞外基质矿化

成骨细胞的主要功能是产生骨细胞外基质的有机成分并通过无机化合物促进其矿化（图 4.1）。由此产生的有机和无机基质可以形成一种复合物，后者既能抵抗应力和应变，又能适应其所承受的载荷（Wolff 定律）。

I 型胶原蛋白在有机骨基质中的占比高于 90%。在正常生理情况下，成骨细胞以高度有序的方式产生 I 型胶原蛋白纤维；同层纤维彼此平行排列，不同层

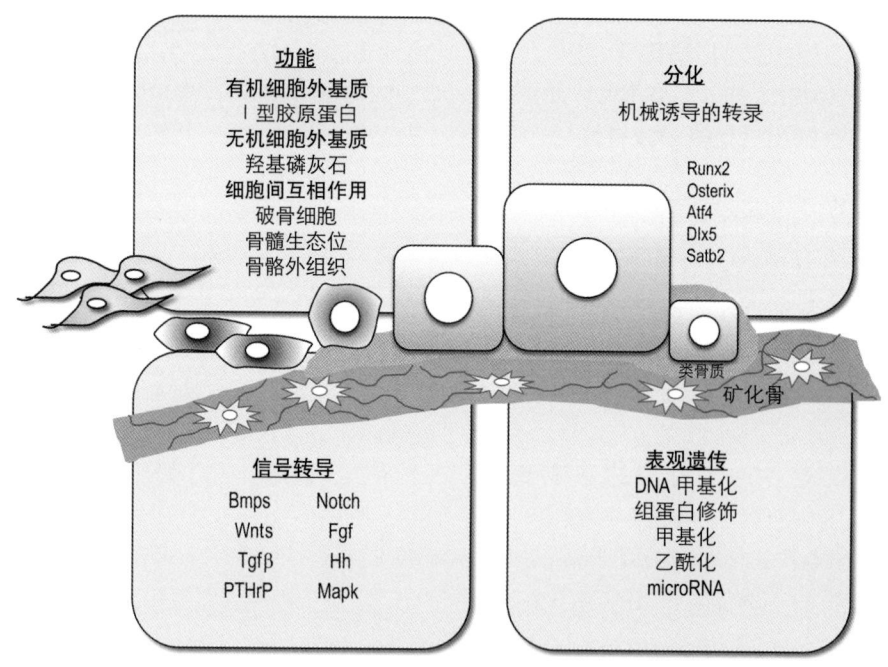

图 4.1　成骨细胞是存在于骨表面的间充质细胞。成骨细胞的主要功能是产生骨骼元素的胶原蛋白和非胶原蛋白，但它们也协调骨骼和骨骼外组织的生理过程。成骨细胞的分化和功能受多种细胞因子和生长因子、机械刺激、关键转录因子以及表观遗传控制的调控

纤维则交错排列，从而形成板层骨。各层胶原蛋白纤维彼此之间呈 90 度并置的结果是：可提供具有各向异性生物力学性能的基质抗拉强度。纤维之间的孔隙和空隙是矿物成核处。在快速生长期或在疾病环境下，胶原蛋白纤维是随机排列的，形成具有各向同性生物力学性能的编织骨。胶原蛋白纤维的组装以及矿化的时间和程度是由其他成骨细胞产生的蛋白质控制的，包括其他胶原蛋白、骨碱性磷酸酶（alkaline phosphatase, ALPL）、γ-羟化谷氨酸［骨粘连蛋白/骨谷氨酰蛋白（bone gla protein, BGP）、基质谷氨酰蛋白（matrix gla protein, MGP）］、与 N- 连接糖蛋白结合的小整合素结合配体［例如骨桥蛋白/分泌涎蛋白 1（secreted sialoprotein 1, SSP1）、整合素结合骨涎蛋白（integrin binding bone sialoprotein, IBSP）、基质细胞外磷酸糖蛋白（matrix extracellular phosphoglycoprotein, MEPE）、牙本质涎磷蛋白（dentin sialophosphoprotein, DMP1）、骨粘连蛋白/富含半胱氨酸的酸性分泌蛋白（secreted protein-acidic & cysteine-rich, SPARC）］、小的脂质蛋白聚糖（例如二聚糖/BGN）以及众多细胞因子和激素。

成骨细胞产生的骨基质无机物是一种被称为羟基磷灰石［$Ca_{10}(PO_4)_6(OH)_2$］的钙 - 磷酸盐 - 氢氧化物盐。基质矿化是通过基质囊泡的主动转运和磷酸酶的激活来实现的[2]。成骨细胞产生的矿物质成分具有抗压强度，并随诸如饮食等环境因素而变化。骨是钙和磷酸盐的主要生理来源，但也是有毒化学物质（如铅）的储存地。毒素可以结合到羟基磷灰石结构中，并可在骨重塑过程中被再次释放出来。

成骨细胞与其他类型细胞的相互作用

骨是一种动态的组织，是通过骨重塑单元的成骨细胞和破骨细胞之间的协调作用进行不断的骨重塑[3]。成骨细胞是通过核因子κB受体激活因子配体（receptor activator of nuclear factor kappa B ligand, RANKL/TNFSF11）和单核细胞集落刺激因子（monocyte colony stimulating factor, M-CSF-1）的表达影响破骨细胞的分化，这些分子可与破骨细胞上的同源受体（RANK 和 CSFR）结合而促进破骨细胞的分化。成骨细胞也可以产生一种 RANK 诱骗受体（decoy receptor of RANK），被称为骨保护素（osteoprotegerin, OPG/TNFRSF11B），可以阻止上述相互作用。骨重塑单元中活跃的成骨细胞和破骨细胞之间的其他直接相互作用涉及细胞表面蛋白，例如肝配蛋白 B2 和 B4（ephrins B2 and B4, EPHB2 和 EPHB4）。反过来，破骨细胞可以产生几种细胞因子，包括 Wnt、BMP6（骨形态生成蛋白 6）和 TGFβ，可以将成骨细胞祖细胞募集到骨表面[4]。因此，骨吸收与骨形成耦联，以维持正常的骨稳态。这些过程的解耦联则会导致骨量的改变。

骨表面内衬成骨细胞产生的细胞外环境可以直接或间接支持非骨骼造血细胞[5]。成骨细胞也可以产生激素，后者可以进入血循环而影响远处组织。例如，非糖基化骨粘连蛋白和磷酸尿激素（phosphaturic hormone）成纤维细胞生长因子 23（fibroblast growth factor, FGF23）的骨外效应已被充分证实[6]。

发育

间充质基质细胞/干细胞（MSC）的成骨表型和成骨细胞的成熟

间充质基质细胞/干细胞（mesenchymal stromal/stem cell, MSC）被认为是可以发育为成骨细胞的前体细胞。然而，作为一种已分离出的细胞群，它们代表了一种具有许多共同性能和细胞表面标志物的异质性细胞类型[7-8]。MSC 是多能成纤维细胞样细胞，能够自我增殖和分化成多种细胞，包括成骨细胞、软骨细胞、脂肪细胞和肌细胞。从骨髓抽吸物中分离出的 MSC 在所有细胞中的占比仅为 0.001%~0.01%[9]。骨髓来源的 MSC 与血管周围的 MSC（周细胞）相关，可以从许多组织中分离出来，包括脂肪组织、滑膜、牙髓、子宫内膜、脐带和其他组织[8]。MSC 发育成为成骨细胞谱系的过程受几种分子机制的控制，包括信号通路（例如 BMP、Wnt、FGF）、转录因子（例如 Runx2、SP7/Osterix）和表观遗传机制（例如组蛋白修饰和 microRNA）。机械应力也可以促进 MSC 向成骨细胞分化。

对成骨细胞的生长和分化已经通过应用培养的膜性骨化形成的颅骨来源的成骨细胞进行了广泛研究。MSC 分化为成骨细胞谱系后会发生一系列逐渐成熟的事件。在此过程中，前成骨细胞成熟为成骨细胞，最终成为骨细胞。在体外，成骨细胞连续形成的阶段特征是一系列特征明确的生物标志物按照时间顺序短暂表达，这些生物标志物可以反映体内骨形成所需的发育过程。在增殖阶段，成骨细胞执行一个细胞周期程序来复制染色体（例如，通过诱导组蛋白蛋白质，诸如 HIST2H4A）并扩大细胞结构，为细胞分裂做准备。当成骨细胞培养 3~4 天后达到增殖后状态时，它们开始产生大量的胶原蛋白（例如Ⅰ型胶原蛋白），这些胶原蛋白通过羟基化彼此交联。当培养至3～10天时，胶原蛋白细胞外基质形成，可使大量非胶原蛋白沉积，这些蛋白质要么被各种糖基化蛋白修饰（例如SSP1、IBSP、SPARC），要么以维生素K依赖的方式羧基化（例如BGLAP、MGP）。这些蛋白质的沉积与碱性磷酸酶（alkaline phosphatase，ALP）的产生同时发生；ALP是最常用的经典骨检测标志物之一，在培养10～14天时开始达到峰值。非胶原蛋白的负电荷被认为可以支持二价钙离子和含有矿物晶体的羟基磷灰石的沉积。这些在培养物中应用茜素红或Von Kossa染色法可以观察到，在培养14～28天时最显著。在成骨细胞成熟的最后阶段，成骨细胞可能会转化为骨细胞，表达独特的基质标志物MEPE和DMP1以及WNT抑制因子骨硬化蛋白（sclerostin，Sost）。

控制成骨细胞分化和功能的信号通路

通过小鼠遗传学研究和确定人类基因突变的研究，已确定了BMP信号在骨骼发生和成骨细胞分化中的关键作用[10]。BMP可以通过增强Sp7/Osterix、Runx2和Dlx5的表达和活性来促进成骨细胞的聚集和增殖以及诱导骨形成[11]。BMP信号转导可以通过增强RANKL表达来抑制OPG表达[12]。由于其成骨潜能，BMP2和BMP7在临床上已被用于促进骨移植[10]。

Tgfβ是TGFβ/BMP/GDF超家族的另一个关键成员，在骨吸收和骨形成耦联过程中发挥作用，可以直接影响成骨细胞的分化和功能。Tgfβ可以增强骨祖细胞的增殖、迁移、生存和成骨细胞的存活，但在体外也可以降低矿化[11]。功能增益突变会导致Camurati-Engelmann病，使骨密度发生变化，这已在小鼠中被证实[11]。

Wnt相关的基因突变[诸如共受体LRP5/6和可溶性拮抗因子骨硬化蛋白（Sost）]会改变成骨细胞活性，这已被小鼠遗传学和体外研究所证实[13]。典型的Wnt信号通路可增强成骨细胞谱系的分配、增殖、基质生成、存活和破骨细胞的耦联[11,13]。

甲状旁腺激素（parathyroid hormone，PTH）和甲状旁腺激素相关肽（PTH related peptide，PTHrP）可以调节骨骼发生和成骨细胞功能。PTH具有分解代谢作用和合成代谢作用，取决于量和周期[14]。持续的全身高水平的PTH可以刺激RANKL的表达而促进破骨细胞生成和骨吸收[14]。相反，间歇性PTH治疗可以通过促进成骨细胞的集聚、增殖和骨内膜细胞的再激活而具有促骨生成作用[14]。同样，PTHrP可以促进成骨细胞祖细胞增殖而促进成骨细胞分化和存活[15]。

影响Notch信号通路的基因突变也会影响骨骼稳态和成骨细胞功能[16]。Notch以阶段（时间）依赖性方式控制成骨细胞的发育。Notch信号通路是通过抑制Runx2在间质祖细胞中的表达而削弱成骨细胞的分化[17]。相反，Notch促进前成骨细胞的扩增，但抑制终末分化[17]。Notch信号通路还可以调节OPG的表达以促进骨髓微环境的维持[17]。

FGF受体（FGFR2和FGFR3）的功能增益突变会导致颅缝早闭合和（或）骨骼发育异常[18]。Fgf信号转导是复杂的，但总体上是促进成骨细胞的增殖、分化和存活。FGF2/FGFR1的相互作用是高度有丝分裂的，并控制细胞周期相关的蛋白质，而增殖后细胞中的后续信号转导可能涉及FGFR2和FGFR3。FGF2的成骨作用可以通过调节Runx2水平、MAPK磷酸化和成骨细胞特异性基因的转录刺激来实现[18]。除了影响Runx2外，MAPK家族成员通过调节Osterix、Dlx5和Rsk2等下游因子的表达和活性还可以在调节成骨细胞功能方面发挥重要作用[19]。

Hh（例如Ihh、Shh）信号通路的中断也会导致骨骼发育异常。在膜内成骨和软骨内成骨从软骨膜细胞分化过程中，Hh是可选成骨细胞功能所必需的；然而，Hh信号转导与年龄相关的骨丢失有关，因为它是通过增强RANKL的表达来促进破骨细胞的形成的[20]。

对于成骨细胞的分化和功能，许多额外的信号通路也至关重要。PI3K/Akt依赖的信号通路可以被许多不同的配体激活，包括Bmp2和胰岛素/Igf1。该通路的作用是促进Runx2表达以及成骨细胞的分化和存活。越来越多的证据已经证实了不利于成骨细胞分化和功能的影响因素，包括脂肪因子、衰老相关的蛋白质、活性氧、自噬减少和糖皮质激素。

促进成骨分化的机械信号

人体内的所有细胞都可以对机械信号做出反应，包括成骨细胞。作用于骨骼细胞的机械信号包括：静水压力、液体流动引起的剪切应力、基底应变、刚度和形貌以及电磁场。在正常活动中，骨骼内的成骨细胞会受到持续的高频率、低强度的机械刺激。此外，机械刺激对骨形成的重要性也可以通过与负载条件相关的骨量减少来说明；例如，长时间卧床休息期间的制动，太空飞行期间经历的微重力，或骨载荷和卸载的实验模型[21]。在细胞水平上，增加机械刺激可增加 MSC 的成骨谱系的聚集、成骨前细胞增殖以及成熟成骨细胞生成基质[21]（参见第 10 章）。

促进成骨细胞分化和功能的机械信号可被细胞表面的机械传感器识别和转导。机械传感器包括整合素、钙黏合素、局灶粘连（focal adhesion）和连接蛋白（connexin），初级纤毛还能感受细胞外环境的机械变化。机械刺激传感器的激活可以激活许多细胞内信号通路，包括 MAPK、Wnt 信号通路以及 G-蛋白耦联级联和细胞内钙的释放，从而增强成骨细胞活性（参见第 5 章和第 10 章）。雌激素可以促进成骨细胞对机械应力转导的反应[22]。

调控

成骨细胞分化的转录调控

有几种转录因子（transcription factor, TF）对 MSC 向成骨细胞的分化至关重要。它们一起通过与 DNA 的序列定向结合来控制谱系特异性基因的表达。虽然许多转录因子都与骨生成有关，但本节将重点讨论多年来研究得最详细的转录因子。

许多促成骨信号通路依赖于 Runx2（Cbfa1/Aml3/Pebp2αA）的激活，Runx2 被认为是成骨细胞分化的主要调节因子，因为在体内实验中 Runx2 的缺失突变会阻止骨形成。具体来说，Runx2 缺失会阻止 MSC 向成骨细胞分化并抑制膜内成骨和软骨内成骨的发育和矿化。Runx2 的表达升高可能是通过提高成骨细胞中 RANKL 的表达来促进破骨细胞生成[23]。Runx2 单倍体功能不全会导致锁骨颅骨发育不良，其特征是锁骨缺失和颅骨发育不全[24]。Runx2 与辅激活因子和辅抑制因子的相互作用可以增强或抑制成骨细胞基因的表达，从而保证成骨细胞的正常分化[25]。

第二个关键的成骨细胞特异性转录因子是位于 Runx2 下游的 Sp7（Osterix）。与 Runx2 一样，敲除小鼠 Sp7 基因会阻止成骨细胞分化和骨形成[26]。在功能上，Sp7 与 NFATc1 相互作用，并与多种转录辅助因子相互作用，以刺激成骨细胞分化所需基因的表达[27]。

第三个促进成骨细胞分化的关键因子是 ATF4，它可以与 Runx2 形成复合物，刺激成骨基因的表达[28]。ATF4 缺失会延迟骨形成并导致低骨量。Coffin-Lowry 综合征与 ATF4 转录活性的中断有关，其特征是智力迟钝和骨骼异常[29]。除了 Runx2、Sp7/Osterix 和 ATF4 外，还有许多其他转录因子有助于成骨细胞的分化，包括 Dlx3、Dlx5、Msx2、Tcf7/Lef1、Satb2 和类固醇激素受体，例如，维生素 D 受体（Vdr）、糖皮质激素受体（GR/NR3C1）以及雌激素受体 α（ERα/ESR1）。这些转录因子的联合生物学活性不仅可以使 MSC 协调进入成骨谱系，还可以控制分化过程和骨形成过程的终止。

控制成骨细胞分化的表观遗传转录机制

成骨细胞基因表达的转录调控是由表观遗传事件控制的，对正常的成骨细胞的分化和功能很重要。控制成骨细胞基因表达和功能的两个主要表观遗传机制是转录相关的染色质修饰（DNA 甲基化和组蛋白翻译后修饰）。DNA 和组蛋白的这些化学变化可以调节转录因子和 RNA 聚合酶 II 对 DNA 的可及性。其他转录后机制（microRNA 和长链非编码 RNA）控制 mRNA 的稳定性和翻译，被认为是表观遗传的。

胞嘧啶的第 5 位碳原子的 DNA 甲基化可以促进基因沉默。这种修饰在成骨细胞中是被积极调节的，在分化过程中可以发生变化，并且可以对外界刺激做出反应。MSC 向成骨细胞的分化伴随着干细胞基因的渐进性 DNA 甲基化[30]。成骨基因启动子的低甲基化发生在前体细胞分化为成骨细胞时；例如，骨钙素启动子 CpG 甲基化的减少可增强其表达[31]。活跃的 DNA 去甲基化可以促进体内和体外的成骨分化[32]。因此，通过 DNA 高甲基化使干细胞基因沉默和通过 DNA 低甲基化激活成骨细胞特异性基因是介导成骨分化的基本表观遗传机制。

核心组蛋白（H2A、H2B、H3 和 H4）在几种化学不稳定的氨基酸（例如赖氨酸、精氨酸和丝氨酸）上进行翻译后修饰。一些组蛋白修饰与基因激活 [例如，H3 第 4 位赖氨酸的三甲基化（trimethylation at H3 lysine 4, H3K4me3）或 H3 第 27 位赖氨酸的乙酰化（acetylation at lysine 27, H3K27ac）] 相关，而其他组蛋白修饰与基因沉默有更普遍的连接 [例如，H3 第 27 位赖氨酸的三甲基化（trimethylation at H3 lysine 27, H3K27me3）]。它们和大量其他组蛋白修饰共同控制基因表达。这种"组蛋白编码"的改变可以通过调节转录因子（例如 Runx2）的可及性来调节祖细胞的成骨作用[33]。

乙酰转移酶（例如 p300 和 WDR5）乙酰化组蛋白通常与成骨过程中的基因激活有关，这些酶在成骨基因激活中起着至关重要的作用[34]。组蛋白去乙酰化酶（histone deacetylase, HDAC）去除乙酰基也有助于成骨细胞形成[35]。虽然在体外增加组蛋白的整体乙酰化可以促进成骨细胞分化[36]，但这些表观遗传标记的改变通过减少成骨祖细胞的数量可以对体内成骨细胞产生负面影响[37]。

组蛋白的甲基化在成骨细胞的分化和功能中也很重要。H3K27 的甲基化可以促进成脂分化，而去甲基化可以促进祖细胞的成骨分化[38-39]。在体内，H3K27 甲基转移酶 Ezh2 失活的促成骨作用是明显的[40]。此外，与 Wolf-Hirshhorn 综合征相关的 H3K36 甲基转移酶 WHSC1 基因突变会导致颅面缺陷和生长异常[41]。与此一致的是，NO66 基因（一种组蛋白 H3K4/H3K36 去甲基化酶）的缺失可以通过增加几种骨生成标志物（包括 SP7）的表达来促进骨形成[42]。由此可知，组蛋白修饰在成骨细胞分化中起着关键作用。

控制成骨细胞分化的表观遗传转录后机制

在骨细胞生长和分化过程中，基因表达的翻译后控制是由 microRNA 介导的。这些小的非编码 RNA（<24 个核苷酸长）由 RNA 加工酶 Dicer 产生，并与靶标 3′ 非翻译区（3′UTR）的特定序列结合，以控制 mRNA 的翻译和（或）降解。

已有强有力的遗传和机制证据表明，microRNA 的作用在体内对正常骨骼发育和成骨细胞的功能很重要。出生后骨成熟过程中 Dicer 的遗传缺失会导致骨皮质体积显著增加，这被认为是由于胶原蛋白表达增加所致[43]。有明确的证据表明，在细胞培养中，microRNA 一般控制成骨细胞活性，尽管很少有研究专门研究 microRNA 在体内的作用。两项具有代表性的研究表明，一些 microRNA 要么可以阻断替代细胞谱系，要么可以抑制成骨。例如，肌源性 miR-133 抑制成骨，这些分子的耗竭会增强成骨分化[44]。相反，miR-218 的上调抑制了刺激骨形成的 Wnt 和 BMP 信号通路抑制因子[45]。

microRNA 在骨骼发育和疾病中的不同作用已被充分证实[46]。除了成骨细胞，这些 RNA 在 MCS、破骨细胞、软骨细胞、脂肪细胞和成肌细胞的生长、分化和功能方面也起着关键作用。成骨细胞中 microRNA 研究的一个重要主题是，它们通过"双负向原理"（例如抑制阻遏蛋白）来刺激主要的成骨信号通路（例如 Wnt 信号通路）。

与 microRNA 类似，长链非编码 RNA（long noncoding RNA, lncRNA）是长度超过 200 个核苷酸且不编码蛋白质的 RNA 转录本。虽然最初认为 lncRNA 是随机的非特异性转录本，但现在已知它们在控制核结构、基因表达和细胞分化方面起着重要作用[47]。虽然只有少数研究评估了 lncRNA 在成骨分化中的作用，但至少有两种 lncRNA（ANCR 和 HoxA-AS3）是通过直接相互作用改变了成骨祖细胞中 Ezh2 的功能和异色化[48-49]。这些 lncRNA 与 Ezh2 形成的复合物的破坏可增加成骨分化，这与 Ezh2 在体外和体内实验中抑制本身促进骨形成的发现相似[39-40]。已证明，LncRNA-H19 在 MSC 中可通过抑制 TGF-β1 的 mRNA 和蛋白质的表达促进成骨[50]。该 lncRNA 的作用机制是复杂的，涉及 miR-675 的表达；miR-675 在 lncRNA-H19 的一个外显子中表达，也会改变 HDAC4 和 HDAC5 的表达。由此现已提出，lncRNA/miR-675/HDAC4/HDAC5 轴是一个复杂的多向通路，可以减弱 TGF-β1 信号通路并诱导 MSC 的成骨作用。

小结

成骨细胞是间充质来源的细胞，可以产生许多细胞外基质矿化所必需的因子。成骨细胞和破骨细胞是通过旁分泌信号事件协调骨重塑和骨稳态的。在成骨细胞核中，大量转录因子是以一种短暂且高度调控的方式驱动组织特异性基因的表达的。由组蛋白或 DNA 修饰蛋白和非编码 RNA 协调的表观遗传事件可以放大并促进组织特异性功能。理解这些机制对于理解骨退变和再生以及设计可预防或减轻骨相关疾病的策略至关重要。

参考文献

扫描书末二维码获取。

第 5 章
骨 细 胞

Lynda F. Bonewald

张晓娜　柳　林　刘　丰译

引言

在成人骨骼中，各种细胞的占比为：骨细胞90%～95%，成骨细胞4%～6%，破骨细胞1%～2%。这些细胞有规律地分散在矿化基质中，通过树突状突起相互连接，并连接骨表面的细胞，通常向骨表面和血液供应辐射。骨表面的细胞的树状突在骨中可以穿过微小管道——骨小管（250～300 nm），而其胞体则被包裹在骨陷窝（15～20 μm）中（图5.1、5.2和5.3）。骨细胞被认为是通过其形成的感觉网络而起作用的，它们可以通过这个广泛的小管陷窝网络介导机械负荷的影响。这些细胞不仅彼此之间联通，并与骨表面的细胞联通，而且它们的树突状可以通过骨表面进入骨髓和血管间隙。长期以来，骨细胞的功能一直被认为是对机械应力做出反应，发送骨吸收或骨形成信号，然而，越来越多的证据表明，这些是骨细胞的主要功能。随着研究的扩展，骨细胞的功能也在扩展[1]，包括调节磷酸盐稳态；因此，骨细胞网络也能起到内分泌腺的功能[2]。在一些骨疾病，骨细胞的功能缺陷可能起一定作用，特别是在糖皮质激素诱发的成人骨脆弱和骨质疏松、慢性肾脏疾病以及骨骼肌和心肌等非骨性疾病中[3]。

骨细胞的个体发生

骨祖细胞在未分化成熟为骨表面多边形的成骨细胞之前存在于骨髓中[4-5]。通过一种未知的机制，这些细胞中的一些细胞最终成为骨细胞，一些成为衬细胞，一些发生凋亡[6]。成骨细胞、类骨细胞（osteoid-osteocyte）和骨细胞在骨基质矿化的启动和调节中可能起不同的作用。Bordier首先提出，类骨细胞是这一过程的主要调节者[7]。类骨细胞在积极制造骨基质的同时还可使其矿化（见图5.1、5.2和5.3）。

尽管成骨细胞的标志物众多，例如，Cbfa1/Runx2、Osterix/Sp7、碱性磷酸酶、Ⅰ型胶原蛋白，但直到最近，才发现了一些骨细胞的标志物[5]。1996年时，描述骨细胞的标志物仅限于低碱性磷酸酶或无碱性磷酸酶、高酪蛋白激酶Ⅱ，以及与成骨细胞相比，骨细胞骨粘连蛋白表达和CD44表达高。现在，骨细胞的标志物包括：E11/gp38、X染色体上的磷酸盐调节中性内切肽（phosphate-regulating neutral endopeptidase on the chromosome X, Phex）、牙本质基质蛋白1（dentin matrix protein 1, DMP1）、基质细胞外磷酸糖蛋白（matrix extracellular

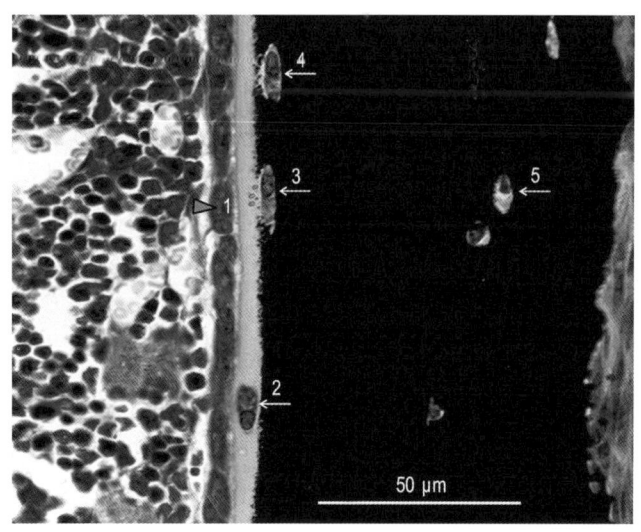

图5.1 （也见彩图）四色染色显示的小鼠骨皮质的骨组织切片，显示了成骨细胞向骨细胞的分化。1：产生成骨细胞的基质；2：类骨细胞；3：嵌入骨细胞；4：新嵌入骨细胞；5：成熟骨细胞。从这个组织切片人们可能会推测骨内只有骨陷窝有孔隙。然而，如图5.2和5.3所示，在矿化骨基质内，骨细胞小管提供了广泛的孔隙。骨细胞小管陷窝表面广阔，是钙和其他因子的来源

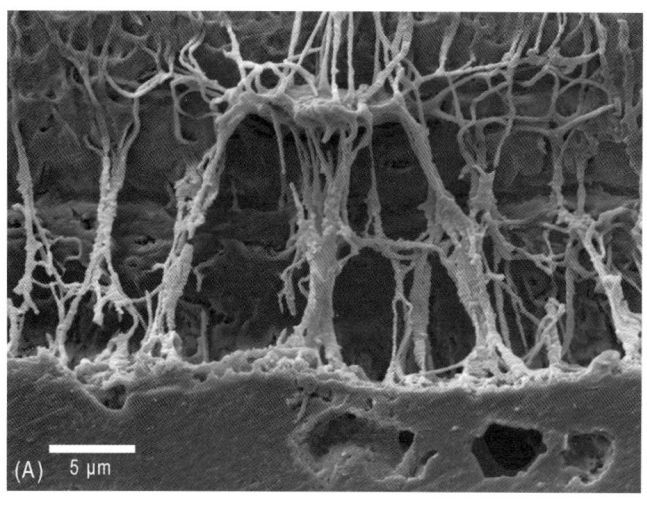
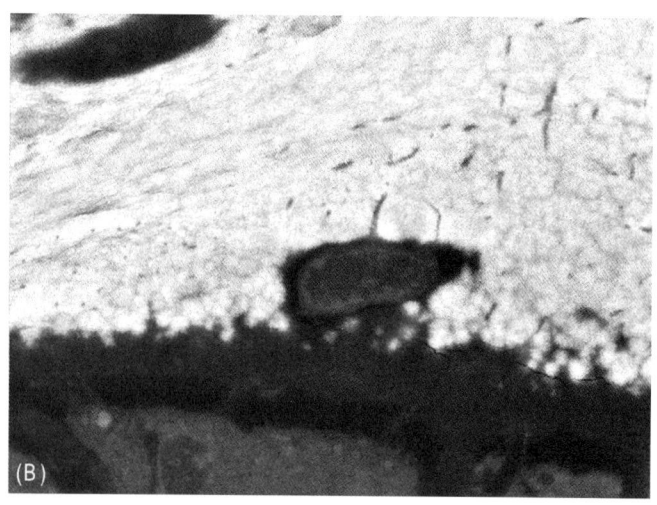

图 5.2 包埋的骨细胞与骨表面细胞保持的连通性。(A)酸蚀染料嵌入鼠皮质骨。利用这种技术可以将树脂填充到骨细胞小管陷窝系统、类骨质和骨髓中,但它们不能穿透矿物质。用弱酸去除矿物质留下的树脂浇铸成型。注意,图像的底部显示的是连接骨陷窝和骨表面的小管。(B)透射电子显微镜显示的完全嵌入的骨细胞和骨矿物质(白色)包围的类骨质。类骨质是黑色的,成骨细胞在图像的底部

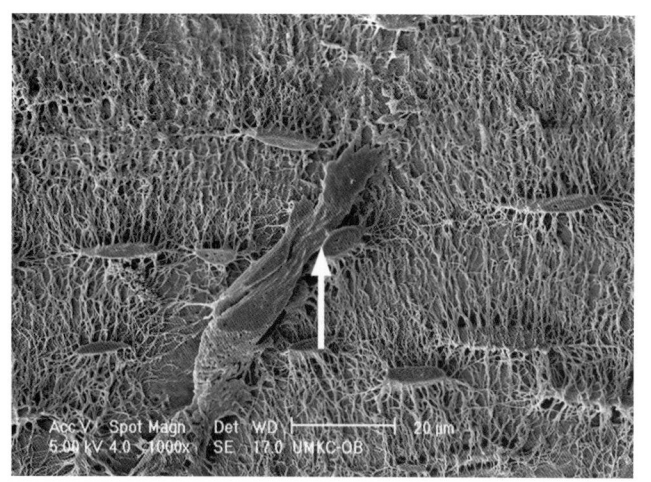

图 5.3 骨细胞小管陷窝网络与骨基质中的血管网络密切相关,白色箭头指向一个与血管密切相关的骨陷窝

phosphoglycoprotein, MEPE)、成纤维细胞生长因子23(fibroblast growth factor, FGF23)、ORP150 和骨硬化蛋白以及与一系列"破骨细胞"特异性标志物(例如组织蛋白酶 K 和 TRAP)(表 5.1)。

这些标志物中的一些在特定分化阶段成的骨细胞中也表达。识别这些标志物可以揭示新的骨细胞功能(表 5.1)。与成骨细胞相比,骨细胞也有不同的细胞骨架标志物,包括肌动蛋白捆绑蛋白、绒毛蛋白、α-辅肌动蛋白和丝束蛋白,丝束蛋白在骨细胞树状突分支点高表达[8]。这些肌动蛋白重组蛋白在骨细胞陷窝内的细胞体运动以及树枝状突的收缩和伸展中可能起作用[9]。与成骨细胞相比,CapG 和消去蛋白在嵌入

表 5.1 骨细胞标志物

标志物	表达	功能
E11/gp38	早期的、嵌入细胞	树状突形成
CD44	与成骨细胞相比,骨细胞表达更高	透明质酸受体与 E11 相关并与细胞骨架相连
丝束蛋白	所有骨细胞	树状突分支?
Phex	早期和晚期骨细胞	磷代谢
OF45/MEPE	成熟骨细胞	骨形成抑制因子/磷代谢调节因子
DMP1	早期和成熟骨细胞	磷代谢和矿化
骨硬化蛋白	成熟的嵌入骨细胞	骨形成抑制因子
FGF23	早期和成熟骨细胞	诱发低磷血症
"破骨细胞"特异性基因	成熟的骨细胞	在钙需求高的情况下清除钙
ORP150	成熟的骨细胞	防止缺氧

的骨细胞中的表达更高[10]。

特异性标志物的启动子已被用于在体内驱动绿色荧光蛋白（green fluorescent protein, GFP）标记的成骨细胞向骨细胞的分化。I 型胶原蛋白 -GFP 在成骨细胞和骨细胞中均强烈表达；骨钙素 -GFP 在一些衬于骨内膜表面的成骨细胞和散在的骨细胞表达；骨细胞的选择性示踪剂，8 千碱基（kilobase, kb）的驱动 GFP 的 DMP1 启动子在早期骨细胞中选择性表达[11]。这些启动子也被用于驱动 Cre- 重组酶在成骨细胞向骨细胞分化的不同阶段执行靶基因删除。这种遗传方法大大提高了我们对骨细胞功能的认识。

骨细胞是骨重塑（骨建模）的协调者

越来越多的证据表明，骨细胞可以引导和控制骨吸收和骨形成。一些支持骨细胞可以发送信号以启动骨吸收这一理论的最早数据是，观察到分离的禽类骨细胞在缺乏促骨因子的情况下可以支持破骨细胞的形成和激活[12]，如在类骨细胞系 MLO-Y4 中观察到的那样[13]。研究表明，RANKL 沿暴露的骨细胞树状突的表达可以为骨内骨细胞刺激骨表面破骨细胞前体分化提供一种潜在的方式。使用 Dmp1-Cre 去除细胞中的 RANK 可导致骨形成增加；拮抗 RANKL 的中和抗体现在已成功用于治疗骨质疏松[3]。

骨细胞可支持破骨细胞的激活和形成的主要手段之一是：通过它们凋亡或它们凋亡过程中表达 RANKL。骨细胞凋亡是一个有序的过程，可发生在微损伤部位；有人提出，凋亡中的骨细胞可向破骨细胞发送信号，使其被清除，并使微损伤得到修复。微裂纹周围骨细胞中抗凋亡分子和促凋亡分子的表达图谱已绘制出来，其中，可见微裂纹处的骨细胞中促凋亡分子的表达升高，而抗凋亡分子的表达在距微裂纹 1~2 mm 处表达[14]。因此，那些没有发生凋亡的骨细胞是被保护机制阻止凋亡的，而那些注定要被破骨细胞去除的骨细胞则发生凋亡。使用 10 kb Dmp1 启动子对骨细胞进行靶向消融可以驱动白喉毒素受体在小鼠中的表达[15]。注射单次剂量的白喉毒素消除大约 70% 的骨皮质中的骨细胞可以导致剧烈的破骨细胞激活。因此，存活的骨细胞对于防止破骨细胞激活和维持骨量是必需的（图 5.4）。

骨细胞还可以向成骨细胞发送信号以抑制新骨形成。嵌入骨细胞的晚期标志物是骨硬化蛋白，由 *Sost* 基因编码。骨硬化蛋白是骨形成的负调控因子，

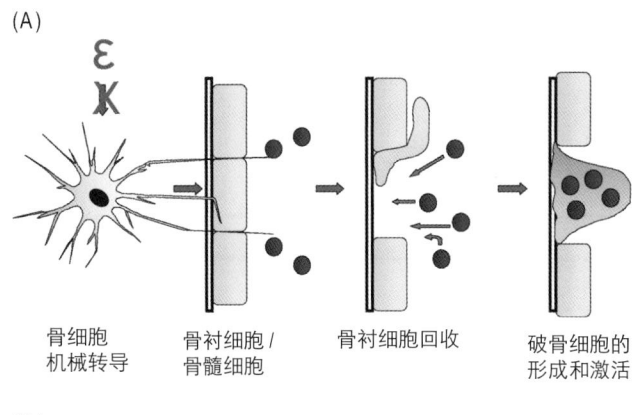

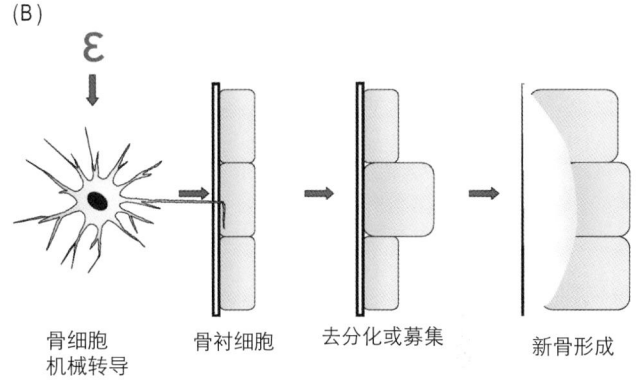

Sost, *Dmp*1, *Phex*, *Mepe*

图 5.4 （也见彩图）骨细胞是骨重塑（骨建模）的协调者。骨细胞通过在骨细胞中高度表达 Dmp1 和 Phex 以及 Sost/ 骨硬化蛋白和 MEPE/OF45 等矿化和骨形成的抑制因子，在骨形成和矿化中起作用（A）。负重时，骨细胞可以分泌大量的前列腺素，后者也在骨形成中起作用。这些骨形成和矿化的促进因子和抑制因子很可能可以保持平衡以维持骨量。骨细胞通过抑制和激活破骨细胞的吸收在破骨细胞的调节中起重要作用。近来的研究表明，负重时，骨细胞可以发送信号抑制破骨细胞的激活（B）[15]。与此相反，骨细胞受损、缺氧、凋亡或濒临凋亡时，尤其是卸载负重时，似乎会向骨表面的破骨细胞/前破骨细胞发送 RANKL 等信号以启动骨吸收。因此，骨内骨细胞可以调节骨的形成和矿化以及抑制破骨细胞的吸收，在特定的条件下也有发送激活破骨细胞的信号的能力

通过抑制 Wnt/β-连环蛋白信号通路靶向作用于成骨细胞。抑制骨硬化蛋白的活性可以增加骨量；因此，针对骨硬化蛋白的治疗策略是许多研究的焦点，诸如中和抗体或小分子抑制因子[16]。迄今为止的临床试验已取得了非常有利的结果，可以使骨形成显著，几乎没有不良反应[17]。

类骨细胞系 MLO-Y4 不仅支持破骨细胞形成，还支持成骨细胞分化，令人惊奇的是，它还支持间充质干细胞（MSC）分化。由于这些观察是使用细胞系进行的，它们也在体内得到了验证[2]。这些数据支持，骨细胞具有调节骨重塑所有阶段的独特能力的假设。

骨细胞的死亡和凋亡

有人提出,骨细胞的主要目的是死亡从而释放骨吸收信号进行骨修复。然而,现在已经清楚的是,过度的骨细胞死亡会导致骨骼受损。骨细胞死亡可以发生在有相关病变情况下,例如,存在可导致骨骼脆弱程度增加的骨质疏松和骨关节炎情况下[18]。这种骨骼脆弱被认为是由于骨细胞感知微损伤和(或)启动修复的能力下降所致。有几种情况会导致骨细胞死亡,例如,在制动期间缺氧、卵巢切除术后或绝经后雌激素缺乏,以及糖皮质激素治疗[18]。据报道,肿瘤坏死因子-α(tumor necrosis factor alpha, TNF-α)和白细胞介素-1(Interleukin-1, IL-1)可随着雌激素缺乏而增加而诱导骨细胞凋亡[5]。

正如许多药物已显示可诱导骨细胞死亡一样,许多药物已显示可减少或抑制成骨细胞和骨细胞凋亡。这些药物包括雌激素、选择性雌激素受体调节剂、双膦酸盐、降钙素、CD40配体、钙结合蛋白-D28k、单核细胞趋化蛋白1(monocyte chemotactic protein, MCP)和MCP3以及机械负荷(以液体流动剪切应力的形式释放前列腺素)[5]。最近有研究表明,肌肉分泌的因子可以保护骨细胞[20]。这些药物不干扰发生在微损伤修复期间的骨细胞死亡。在衰老中或糖皮质激素治疗的情况下,骨细胞的死亡过程和随后的死亡发出的吸收信号可能与正常、健康的骨骼应对微损伤的反应不同。重要的是要识别和描述这些差异。

另一方面,如果在压力情况下骨细胞不经历凋亡,则骨细胞可以进入一种被称为自噬的自我保存状态,在这种状态下,骨细胞"吃掉自己"(即自噬)以保持活力,直到有利的周围环境恢复。糖皮质激素可诱导骨细胞发生这种状态[21],糖皮质激素剂量的高或低分别决定了骨细胞发生凋亡或自噬[22]。

骨细胞对其微环境的修饰

大约100年前,有人提出,骨细胞可能会吸收其骨陷窝壁[23]。"溶骨性骨溶解"这个术语最初是用来描述甲状旁腺功能亢进症患者的骨陷窝扩大的,后来又被用来描述制动的大鼠。切记,溶骨性骨溶解导致的骨陷窝扩大与肾性骨营养不良患者的骨陷窝扩大不同,因为后者很可能是在类骨质-骨细胞包埋过程中由矿化缺陷引起的[5,24]。"溶骨性骨溶解"有一个负面含义,因为它与破骨细胞性骨吸收混淆了。有研究显示,将原代禽骨细胞植入牙本质切片中并未观察到"溶骨性骨溶解"所形成的"骨陷窝"现象,由此认为,骨细胞不能清除矿化基质。然而,使用这种方法无法检测到骨细胞对骨矿物质的去除,因为这些细胞位于陷窝内,不会形成可以以快速脱钙为特征的封闭的破骨细胞吸收陷窝。

除了骨陷窝扩大外,骨细胞还可以改变骨陷窝外周基质。"骨细胞光晕"这个术语可以用来描述佝偻病的骨陷窝外周基质脱矿[25]和X染色体连锁性低磷性佝偻病的骨膜细胞病变[26]。糖皮质激素除了可诱导骨细胞凋亡/自噬外,似乎也可以损害骨细胞的新陈代谢和功能,导致骨陷窝扩大,并从骨陷窝外周基质中清除骨矿物质,产生低矿化骨的"骨细胞光晕"[27]。因此,糖皮质激素可能会改变或损害骨细胞的代谢和功能,而不仅仅是诱导细胞死亡。

30多年前就有人提出,骨细胞不仅具有破坏基质的能力,而且具有形成新的基质的能力[28]。研究显示,骨细胞陷窝可摄取四环素,表明其具有钙化或形成骨的能力。此外,处于钙需求条件下(例如哺乳期)的小鼠会移除其骨陷窝的外周基质并在其断奶时将此基质替换[29]。因此,骨细胞既能增加其周围环境中的矿物质,也能去除其周围环境中的矿物质,从而有助于骨陷窝的重塑。

骨细胞从骨陷窝和骨小管中沉积或清除矿物质的能力对以下三个方面具有重要意义:①骨矿物质的动态平衡;②施加到细胞上的流体剪切应力的大小;③骨的机械性能。骨细胞小管陷窝系统的表面积比骨表面积大几个数量级,因此,仅仅清除几埃(1 Å = 0.1 nm)的骨矿物质就会对系统中的离子水平产生显著影响。骨陷窝和骨小管的扩大会降低骨液体流动的剪切应力,从而减少对骨细胞的机械负荷。鉴于材料中的孔洞可以起到应力集中器的作用,骨陷窝的扩大可以增强这种作用。因此,改变骨陷窝的大小和基质的性质除了可以影响骨细胞的功能,还可能可以对骨的性质和质量产生巨大影响。

骨细胞的机械感受和转导

骨骼能够通过适应性重塑过程不断适应机械负荷,在这一过程中,新骨的添加可以承受不断增加的负荷,而旧骨则在卸载或废用时被去除。在体内诱导骨形成或骨吸收的参数都有明确的数值。频率、强度和加载时间都是重要参数。骨量受峰值施加应变的影响[30]，骨形成率与加载负荷率相关[31]。当在负荷中间插入间隔时间时，与单次机械加载相比，加载负荷的骨显示的骨形成率更高，并且如果加载时间更短，则骨的结构和强度的改善最大[32]。

机械应力转导领域的主要挑战是将这些在体内获得的确定参数值转换为体外细胞培养模型的参数值。理论模型和实验研究表明，骨细胞小管陷窝网络内的骨液体流动是由血管外压力以及骨细胞施加的循环机械负荷驱动的[33]。施加在骨上的机械应力可导致液体通过骨细胞周围的骨小管流动，从而引起剪切应力和细胞膜变形。也有人提出，机械信息是由初级纤毛传递的（初级纤毛是一种存在于每个细胞上的鞭毛样结构），或很可能通过组合方式感知机械应变[34]。理论模型预测，在体内，生理负荷峰值引起的骨细胞壁和细胞膜的剪切应力的范围为 8~30 dynes/cm^3 [33]。已进行的体内实验显示，沿着骨细胞膜在 8~30 dynes/cm^3 [35]的峰值剪切应力范围内，压力的估计值为 5 Pa，验证了在体外使用这种强度的应变。

已有研究表明，Wnt/β-连环蛋白信号通路除了可以在骨骼生长和发育中起作用外[36]，还可以在机械感觉中起作用（参见第 9 章参考文献[37]），最近的研究显示，该信号通路对骨细胞的机械感觉也起重要作用。该信号通路可在 1 小时的合成代谢负荷加载中被激活。β-连环蛋白降低的小鼠对合成代谢负荷加载没有反应，而更容易受到应激和卸载的影响。Wnt 抑制因子骨硬化蛋白很可能可以通过对骨细胞的作用来防止或减少合成代谢负荷加载对骨骼的影响。如上所述，针对这一信号通路的治疗方法（诸如骨硬化蛋白抗体）已显示不仅在治疗骨质疏松中有用，而且在治疗其他骨量减少和骨折愈合情况下也有用。Wnt/β-连环蛋白信号通路很可能还可以为未来抗体疗法提供方向。

间隙连接和半通道在骨细胞通信中的作用

骨细胞的细胞内通信是通过两个相邻细胞的细胞质的间隙连接通道和跨膜通道进行的，这些通道只有分子量小于 1 kD 的分子可以通过。间隙连接通道是由被称为连接蛋白（connexin, Cx）的蛋白质组成，Cx43 是骨细胞中的主要 Cx。骨中的大多数机械应力转导被认为是通过间隙连接介导的。原代骨细胞和 MLO-Y4 类骨细胞可以表达大量的 Cx43，这表明 Cx43 在作为间隙连接的组成部分之外，还具有其他功能[38]。研究表明，Cx 可以通过形成半通道（不对位的间隙连接通道）而起作用。半通道可以直接作为细胞内前列腺素 2（prostaglandin E2, PGE2）进入骨细胞微环境的通道而响应液体流动的剪切应力[39]，并且可以作为双膦酸盐抗凋亡作用的基本传感器[40]。现在认为，半通道是细胞外骨液的几种类型的开口或通道之一；其他包括钙、离子、电压和拉伸激活通道以及其他通道[41]。因此，骨细胞树状突顶端的间隙连接似乎是介导骨细胞内通信的一种形式，而沿着树状突和胞体的半通道似乎是介导骨细胞之间细胞外通信的一种形式。在体内去除成骨细胞和骨细胞中的 Cx43 对骨骼有负面作用，Cx43 是介导合成代谢负载加载的积极作用和减少骨骼卸载的负面作用所必需的[42]。体内研究也表明，半通道在骨细胞的存活、骨皮质内骨吸收和重塑以及骨膜附着方面起重要作用[43]。

骨细胞在骨疾病中的潜在作用

骨细胞很可能不仅在骨疾病中起作用，也在其他器官疾病中起作用。骨疾病包括骨质疏松、骨量随着年龄增长而减少、低磷酸盐佝偻病以及一些遗传性疾病。非骨疾病包括慢性肾脏疾病、肌少症和恶病质以及心脏病。已经开发了一些治疗这些疾病的靶向骨细胞特异性或选择性表达蛋白质，例如，骨硬化蛋白抗体、RANKL 抗体和 FGF23 抗体[3]。

类骨细胞可以在磷酸盐的动态平衡中发挥作用。一旦成骨细胞开始嵌入类骨质中，Phex 和 Dmp1 等分子就会升高（见表 5.1）。常染色体隐性遗传性低磷性佝偻病是由 *Dmp1* 突变引起[44]。*Dmp1* 缺失小鼠具有与携带 *Phex* 突变的 *hyp* 小鼠相似的表型，即因骨细胞 FGF23 水平升高引起的骨软化和佝偻病[44-45]。因此，骨细胞的小管陷窝系统应被视为一个通过 Phex-Dmp1-Mepe-FGF23 轴调节磷代谢的内分泌器官。MEPE 是一种在成熟骨细胞表达的分子，其也在调节 FGF23 中发挥作用——可能是通过 Phex[46]。对这些分子之间的相互作用的解析有助于深入了解高磷血症和低磷血症的发生机制。

骨细胞小管陷窝系统的连通性和结构很可能在骨疾病中起作用。骨细胞树状突可能会随着静态和动态骨形成而改变，已有研究显示它们会在骨疾病中被破坏[47]。在骨质疏松性骨中，骨细胞小管陷窝系统的定向障碍以及与疾病严重程度相关的连通性会显著降低。相比之下，在骨关节炎骨中，尽管连通性下降，但定向性是完好的。在骨软化骨中，骨细胞小管陷窝系统具有高连通性，但构成的网络是混乱的，走行曲折[47]。随着年龄的增长，骨细胞的数量和连通性是下降的[48]。骨细胞树状突和小管的复杂和数量的变化可能对骨细胞的功能和活力以及骨的机械性能产生巨大影响。

如前所述，生理性骨细胞死亡对于骨修复是必需的。病理性骨细胞死亡可以导致疾病。骨细胞死亡可能会导致某些形式的骨坏死，尤其是糖皮质激素诱发的骨坏死。骨坏死骨是含有空骨细胞陷窝的"死亡"骨，这种骨陷窝不能重塑，但可存在数年。已提出的骨坏死机制包括：早期的"力学理论"，其中骨质疏松和骨小梁微裂纹的不愈合的积累可导致疲劳性骨折；"血管理论"，其中缺血是由显微脂肪栓子引起的。一种新的理论假设，诱导骨细胞死亡的药物可以导致死亡的骨不能重塑[18]。骨细胞的健康、活力和调节自身死亡的能力在骨的维持和完整性中很可能起非常重要的作用。骨质疏松症的骨丢失可能部分是由病理性骨细胞死亡所致而非生理性骨细胞死亡所致[6]。在允许生理性骨细胞死亡导致正常骨修复的同时，开发维持正常骨细胞的生存能力的治疗方法非常重要。

小结

总之，尽管在确定骨细胞的功能以及它们如何介导这些功能方面已取得了很大进展，但最有可能的是，骨细胞是利用一些尚未发现的特异性分子来调节骨重塑的。随着应用骨细胞的选择性标志物（骨硬化蛋白的中和抗体）可观察到骨量的显著增加或维持[16-17]，为解开围绕骨细胞功能的谜团，有必要加紧确定其他标志物的研究。如果可以发现这些细胞的新功能并使其成为研究的新目标，则不仅可以了解基本的骨生理学，还可以了解和治疗骨疾病。

致谢

作者在骨细胞生物学方面的工作得到了美国国家卫生研究院 NIAMS PO1AR-46798 *项目*的支持和现在的 NIA PO1AG-039355 项目的支持。

参考文献

扫描书末二维码获取。

第6章
破骨细胞生物学与骨吸收

Hiroshi Takayanagi

张晓娜　柳　林　刘　丰　译

破骨细胞生物学

无论病因如何，病理性骨丢失总是表现为破骨细胞降解速率相对于成骨细胞骨形成速率的增高。因此，预防诸如骨质疏松症等疾病需要了解骨吸收的分子机制。

破骨细胞是唯一一种骨吸收细胞（图6.1），是造血起源的单核细胞/巨噬细胞谱系衍生的多核细胞。在体外，多核的破骨细胞可以由驻留在许多组织中的单核细胞/巨噬细胞前体生成[1]。然而，人们普遍认为，起主要生理作用的破骨细胞前体是骨髓单核细胞/巨噬细胞谱系前体细胞。有两种细胞因子对破骨细胞形成至关重要：一种是核因子κB受体激活因子配体（receptor activator of nuclear factor kappa B ligand, RANKL）[1-2]；另一种是巨噬细胞集落刺激因子（macrophage-colony stimulating factor, M-CSF），也被命名为CSF-1[3]。这两种蛋白质可以以膜结合形式和可溶性形式存在。虽然可溶性M-CSF起主要作用，但RANKL的膜结合形式的作用比可溶性M-CSF（例如由活化的T细胞分泌的M-CSF）的作用更强[2]。M-CSF和RANKL主要是由成骨谱系细胞（包括成骨细胞和骨细胞）产生，因此，破骨细胞从其单核前体细胞的分化需要这些非造血的骨驻留细胞存在[1,4-5]。其中，骨细胞被证明是成人骨重塑阶段的RANKL的主要来源[4-5]。RANKL是肿瘤坏死因子（tumor necrosis factor, TNF）超家族的一个成员，是关键破骨细胞生成因子，因为破骨细胞的形成和激活都需要其存在，在有RANKL缺陷的小鼠和人体，破骨细胞的形成是完全废止的[2,6]。虽然一些研究提示破骨细胞的形成有不依赖于RANKL的可能性，但没有证据显示在体内任何分子可以替代RANKL[7]。M-CSF有助于破骨细胞前体

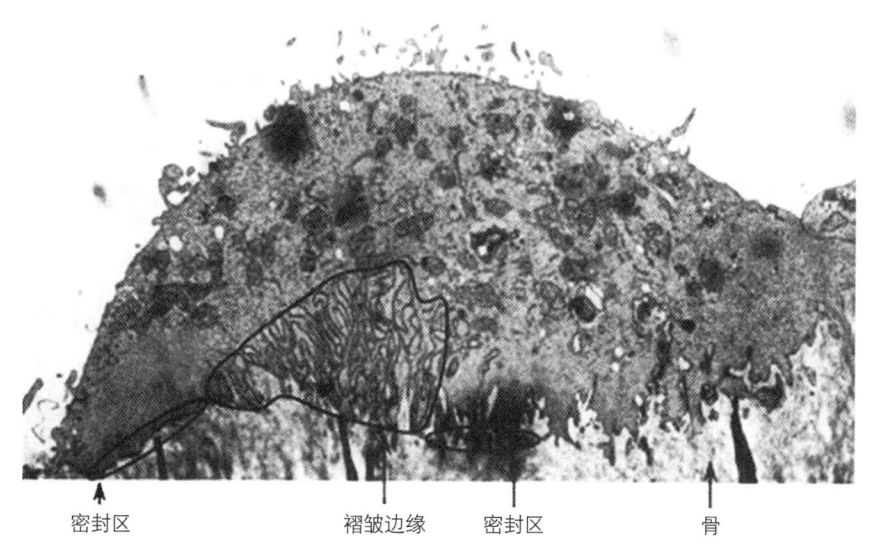

图6.1　破骨细胞作为骨吸收细胞。原代大鼠骨的多核破骨细胞的透射电子显微照片。注意，广泛的皱褶边缘，细胞与骨的紧密对位，以及密封区之间的部分降解的基质（Courtesy of H. Zhao.）

的增殖、存活和分化以及高效率骨吸收所需的存活和细胞骨架重排[3]。RANKL 的发现是由其生理抑制因子骨保护素（osteoprotegerin, OPG）的发现带来的，RANKL 与 OPG 结合的亲和力比其与其受体结合的亲和力更高[2,6]。相比之下，长期以来，M-CSF 被认为是一个可以调节髓系细胞（包括破骨细胞）的更广泛的生物学的一部分[3]。

我们对破骨细胞如何进行骨吸收的了解来自两大类研究，即生化研究和遗传学研究[8-10]。鉴于 RANKL 的独特破骨细胞形成特性可以用于培养纯种破骨细胞群，已进行的有意义的生化和分子实验已使我们可以了解破骨细胞的形成和骨吸收的分子机制。进一步的证据则来自培养缺乏特定基因小鼠的能力，以及对具有异常破骨细胞功能的异常人体基因的定位克隆[9-10]。骨吸收事件的关键是破骨细胞在自身和基底层骨基质之间形成微环境的能力（图 6.2A）。其间间隔与一般的细胞外间隙隔离，可以通过产电质子泵（H^+-ATP 酶）和氯通道将 pH 酸化至 4.5[8]。这种酸性环境可以动员骨的矿化成分（羟基磷灰石——一种磷酸钙矿物质）暴露出其有机基质［主要由 I 型胶原蛋白组成，随后被溶酶体酶（例如组织蛋白酶 K）降解］。研究显示，在破骨细胞作用中，显示质子泵、氯通道和组织蛋白酶 K 的关键作用的事实是，它们的功能的减弱会导致人体骨量过剩的疾病，即骨硬化症或骨发育障碍矮小症[8-9,11]。降解蛋白质片段是被内吞并在未定义的囊泡中被运输到细胞的基底外侧表面，并在那里被排入周围的细胞内液中[12-13]。

上述骨降解模型显然是依赖于破骨细胞和骨基质之间的物理亲密性的，这是由整合素提供的。整合素是 αβ 异源二聚体，具有长胞外和单跨膜结构域[3]。在大多数情况下，整合素的胞质区相对较短，由 40~70 个氨基酸组成。整合素是介导破骨细胞骨识别的主要细胞基质附着分子。αvβ3 是介导骨吸收的主要整合素，这种异源二聚体可以识别氨基酸基元精氨酸-甘氨酸-天冬氨酸（Arg-Gly-Asp, RGD），后者存在于多种骨驻留蛋白中，例如骨桥蛋白和骨涎蛋白[3]。因此，破骨细胞是以 RGD 依赖的方式附着在这些基质上并在其上扩散，最重要的是，其竞争性配体可以阻止整合素接合，在体内可以阻止骨吸收。αvβ3 在吸收过程中起关键作用的证据来自 β3 整合素敲除小鼠的产生——因为其存在破骨细胞功能障碍，其骨量会逐渐增加[3,9]。

骨吸收还需要一个极化事件，在这个极化事件中，破骨细胞将效应分子（诸如 HC1 和组织蛋白酶 K）传递到骨吸收微环境中。破骨细胞具有独特的细胞骨架，可以介导骨吸收过程。具体而言，当细胞接触到骨时，其会产生两个极化结构，使其能够降解骨组织。在第一种情况下，含有特定物质的酸化囊泡的一个亚群［包括组织蛋白酶 K 和其他基质金属蛋白酶（matrix metalloproteinase, MMP）］可以通过微管和肌动蛋白被运输到骨对应的质膜上，虽然目前尚不清楚它们与质膜融合的方式，但可能与 PLEKHM1 基因相关[11,14]。

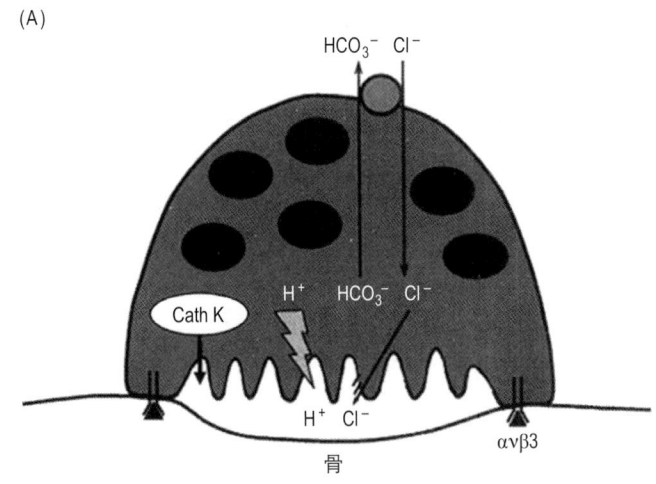

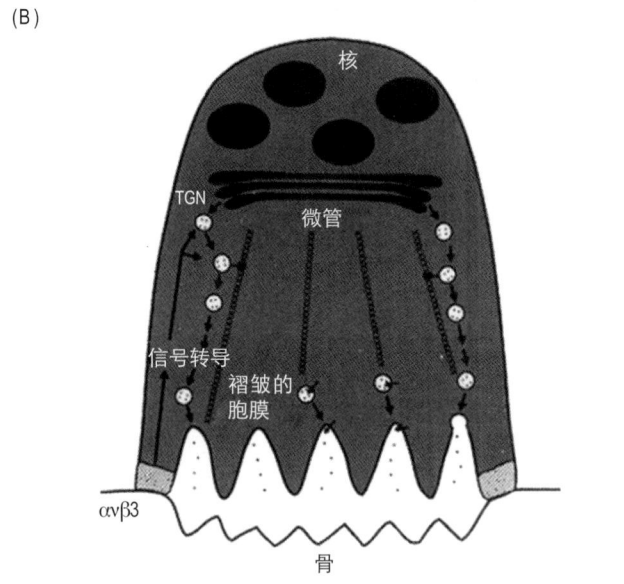

图 6.2 破骨细胞骨吸收机制。（A）破骨细胞通过整合素 αvβ3 附着到骨而形成一个密封区，并在其中分泌盐酸和酸性蛋白酶，例如，组织蛋白酶 K、MMP9 和 MMP13。这种酸是在液泡 H^+-ATP 酶的共同作用下产生的，它可以耦合一个氯离子通道和一个碱侧氯化物-碳酸氢盐交换器。碳酸酐酶可以将二氧化碳转化为 H^+ 和 HCO_3^-（数据未显示）。（B）整合素参与信号产生，将含有特定物质（黑点）的酸化囊泡定向到细胞的骨结合面。囊泡与质膜融合可产生极化细胞，能够分泌骨吸收所需的酸和蛋白酶

这些囊泡插入到质膜中会形成破骨细胞特有的绒毛状结构，称为褶皱膜。这种吸收细胞器含有丰富的创造酸化微环境的 H⁺ 输送机制，而伴随的胞吐作用是组织蛋白酶 K 分泌的手段（图 6.2B）。

除了诱导褶皱膜的形成外，与骨的接触还可促使破骨细胞将其纤维肌动蛋白极化成被称为"肌动蛋白环"的圆形结构[11,15]。一个单独的"封闭区"可以包围并隔离活性细胞中的酸化再吸附微环境，但目前对其组成几乎完全未知。就像皱褶膜一样，肌动蛋白环是破骨细胞降解能力的标志，因为两者的结构异常都会发生在阻止再吸收的条件下[15]。在大多数细胞中，诸如在成纤维细胞中，基质附着可以促进稳定结构的形成，这被称为局灶性粘连，可以介导肌动蛋白应力纤维的接触和形成。在破骨细胞中，随着肌动蛋白环替代应力纤维，这些细胞形成伪足小体而不是局灶性粘连。在吸收破骨细胞时存在于肌动蛋白环中的伪足小体是由 αvβ3 和相关的细胞骨架蛋白包围的肌动蛋白核心组成的[3,9]。同样，整合素 β3 亚基敲除（β3⁻/⁻）破骨细胞在体内可以形成异常的皱褶膜，并且在矿化基质上，突变的破骨细胞不能扩散[3,9]。

调节破骨细胞功能的信号

破骨细胞的骨吸收功能依赖于调节细胞骨架重组、酸化、基质降解和破骨细胞存活的多种细胞因子。因此，如果人体或小鼠破骨细胞中缺乏参与这些过程的分子（诸如 αvβ3 整合素、空泡 ATP 酶、氯通道和组织蛋白酶 K），则破骨细胞的功能会受到损害。骨吸收活性可以通过骨或牙本质切片上的吸收坑实验来测定。已知这种活性是由 M-CSF、白介素 1（interleukin 1, IL-1）和 RANKL 以及整合素 αvβ3 激活[1,3]。最初的 αvβ3 整合素信号事件涉及原癌基因 c-Src，后者也是由 M-CSF 与 c-Fms 结合刺激的。c-Src 作为一种激酶和接头蛋白，可以调节板状伪足的形成和伪足小体的分解，这表明 c-Src 可以控制细胞吸收细胞器的形成，如皱褶膜，并且可以阻止其在骨表面上的迁移[3,9]。关于 c-Src 与细胞骨架连接的分子一直存在争议，一种说法是，局灶性黏附激酶家族成员 Pyk2 可以与 c-Cbl（一种原癌基因和泛素连接酶）协同发挥作用[16]。另一种说法认为，候选蛋白是 Syk（一种非受体酪氨酸激酶），在破骨细胞中是以 c-Src 依赖的方式被招募到 αvβ3 的活性构象中[17]，其作用靶点是 Vav3[3]；Vav3 是鸟嘌呤核苷酸交换因子（guanine nucleotide exchange factor, GEF）大家族的成员，它能将 Rho GTP 酶从非活性 GDP 转化为活性 GTP 构象。

M-CSF、IL-1 和 RANKL 可以促进破骨细胞存活和骨吸收活性，它们部分与整合素 αvβ3 共享下游信号通路。控制破骨细胞功能的信号转导级联如图 6.3 所示。然而，目前还不清楚这些细胞因子和信号分子

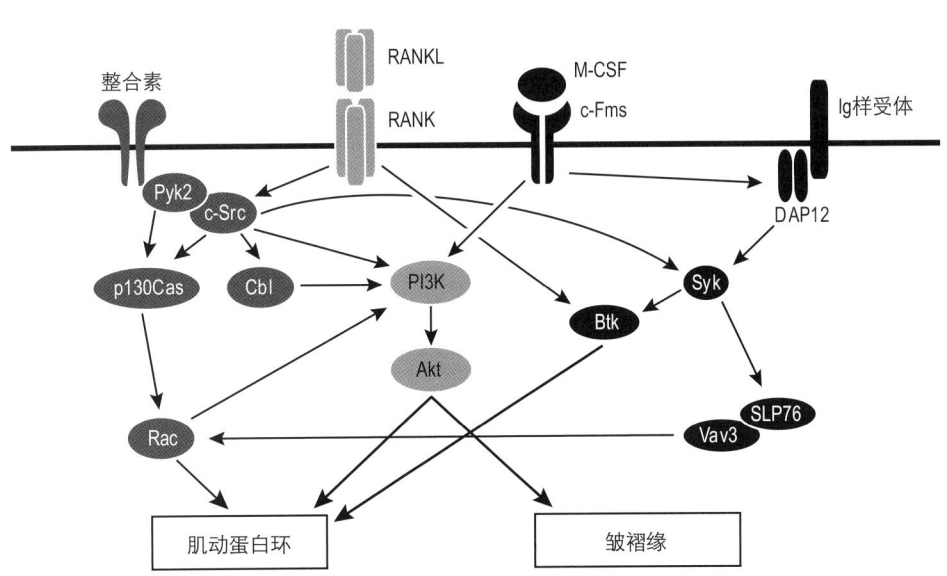

图 6.3　破骨细胞中涉及细胞骨架结构的信号通路。与 RANKL、M-CSF 和 ITAM 信号一致，αvβ3 整合素的激活是通过 c-Src 形成破骨细胞骨架，传递细胞内的信号到细胞骨架，主要通过激活 c-Cbl、Rac 和 Syk。PI3K/Akt 信号在形成破骨细胞骨架结构中也起着核心作用

是如何明显地促进骨吸收的各种过程，包括细胞骨架重组、脱钙、基质降解和破骨细胞的存活。探索控制破骨细胞功能的详细信号通路是未来需要研究的重要问题。

调节破骨细胞分化的信号

基于从骨质疏松小鼠研究中获得的结果，研究人员已确定了多种对破骨细胞分化至关重要的分子[9-10]。研究发现，在M-CSF存在的情况下，破骨细胞分化主要是由RANKL驱动，因此，在RANKL信号通路的背景下，对控制破骨细胞生成的信号转导通路进行了广泛研究。RANKL与其受体RANK结合后可以诱导TNF受体相关因子6（tumor necrosis receptor-associated factor 6, TRAF）和转化生长因子β激活激酶1（TGFβ-activated kinase 1, TAK1）的激活，从而刺激NF-κB和丝裂原活化蛋白激酶（mitogen-activated protein kinases, MAPK），包括c-Jun氨基末端激酶（c-Jun N-terminal kinase, JNK）和p38[10,18]。RANKL刺激通过JNK和NF-κB以及由Ca^{2+}/钙调蛋白依赖激酶（calmodulin dependent protein kinases, CaMK）Ⅳ激活的环磷腺苷反应元件结合蛋白（cyclic AMP-responsive element-binding protein, CREB）使激活蛋白1（activator protein 1, AP-1）复合物上调（图6.4）。

RANKL刺激是与其共刺激受体协同激活钙信号转导。其共刺激受体是免疫球蛋白样受体，例如，破骨细胞相关的受体（osteoclast-associated receptor, OSCAR）和髓样细胞上表达的激发受体（triggering receptor expressed on myeloid cell, TREM）-2，它们与适配器分子DNAX激活蛋白12（DNAX-activating protein 12, DAP12）和FcRγ相关[19-20]。这些适配器分子包含基于免疫受体酪氨酸的激活基序（tyrosine-based activation motif, ITAM），后者一旦磷酸化后

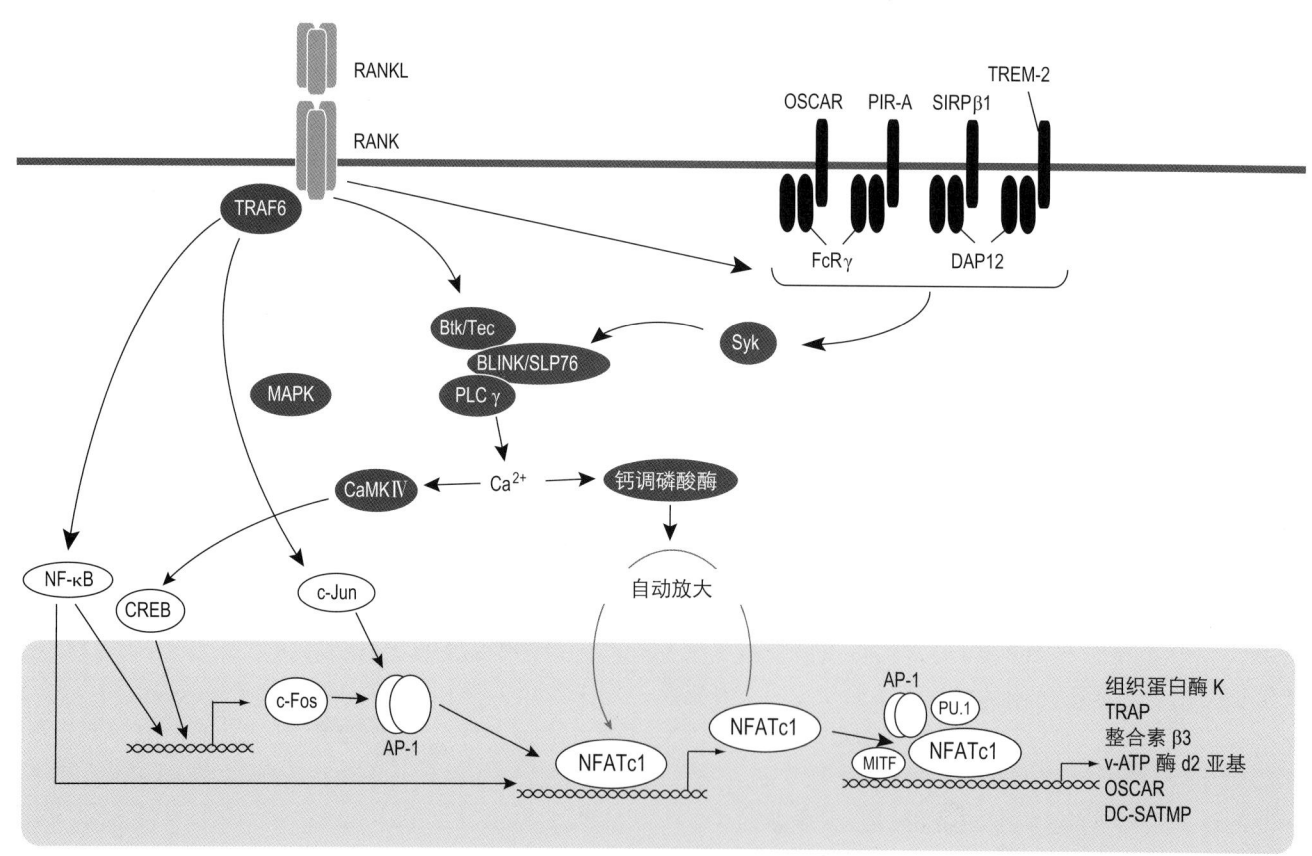

图6.4 破骨细胞生成期间的信号转导通路。RANKL与其受体RANK结合后导致TRAF6招募，然后激活MAPK和NF-κB。RANKL还能刺激AP-1组分c-Fos的诱导。NF-κB和AP-1对NFATc1的诱导很重要。共刺激受体（costimulating receptor）（OSCAR、PIR-A、SIRPβ1和TREM-2）与携带ITAM的适配子FcRγ和DAP12相关，可以刺激Syk的激活和随后钙信号的诱导，对于NFATc1的激活和自扩增至关重要。NFATc1与其他破骨细胞生成转录因子可以协同控制多种破骨细胞特异性基因的表达

即招募脾酪氨酸激酶（spleen tyrosine kinase, Syk）。RANK 可以激活 Tec 家族激酶（Tec 和 Btk），导致形成由 Tec 激酶、B 细胞连接蛋白（B-cell linker protein, BLNK）/含 SH2 的 76 kDa 白细胞蛋白（SH2-containing leukocyte protein of 76kDa, SLP76）和磷脂酶 Cγ（phospholipase Cγ, PLCγ）组成的破骨细胞生成复合物，诱导内质网释放钙，导致破骨细胞前体细胞发生钙振荡[21]。

在 RANKL 刺激后不久，NF-κB 诱导活化 T 细胞的核因子胞质 1（nuclear factor of activated T cell cytoplasmic 1, NFATc1）的初始诱导，这是破骨细胞分化的主要调节因子[22]。在破骨细胞生成过程中，NFATc1 可以被钙振荡持续激活和与 AP-1 复合物自身启动子结合，导致 NFATc1 的大量激活（NFATc1 的自扩增）[23]。因此，成熟的破骨细胞可以表达非常高水平的 NFATc1 而直接控制一些破骨细胞特异性基因的启动子，例如组织蛋白酶 K、抗酒石酸性磷酸酶（tartrate resistant acid phosphatase, TRAP）和降钙素受体，并可与其他转录因子 [例如 AP-1、CREB、PU.1、小眼畸形相关转录因子（microphthalmia-associated transcription factor, MITF）] 合作。NFATc1 的自扩增依赖于 TRAF6、NF-κB、AP-1 和钙信号，并且这些信号中任何一种信号缺失都会导致 NFATc1 诱导和破骨细胞生成受损。遗传学实验已证实了 NFATc1 在破骨细胞生成中的重要作用[23-25]。

使用 Cre-loxP 系统生成的破骨细胞谱系特异性条件敲除小鼠进行的研究已为破骨细胞必需分子的存在提供了令人信服的证据。然而，仔细检查 Cre 介导的重组的缺失效率和时机是很重要的，因为缺失效率依赖于 flox 小鼠和 Cre 菌株的组合。据报道，在某些表达 Cre 的菌株（例如 LysM-Cre）中，破骨细胞中存在缺失失败或缺失水平极低[24]。

先前的实验可能已表明许多与破骨细胞相关的基因突变可以在人体上发现。事实上，这样的基因改变已被定义者很少，只有不到 50% 的报道病例发生在伴有调节破骨细胞酸分泌的氯离子通道缺陷的骨硬化症患者（图 6.2）。偶尔可见将 RANKL、RANK、质子泵或碳酸酐酶Ⅱ缺陷与骨硬化症联系起来的报道，但是，组织蛋白酶 K 功能下降可以导致骨发育障碍矮小症[6]。相反，RANK 激活表现为溶骨性骨病，而 OPG 缺陷则导致严重的高周转率型骨质疏松。

调节破骨细胞形成和（或）功能的因子

蛋白质

除了两种关键的破骨细胞因子 M-CSF 和 RANKL 外，还有许多其他蛋白质在破骨细胞生物学中发挥重要作用，无论是在生理情况下还是在病理情况下。

如前所述，OPG 是 RANKL 的一种高亲和力配体，可以作为 RANKL 的可溶性抑制因子，是由间充质来源的细胞分泌的，其既可以在基础状态下分泌，也可以响应其他调控信号（包括细胞因子和骨靶向类固醇）分泌[2,26]。促炎细胞因子可抑制 OPG 的表达而增强 RANKL 的表达，其净效应是破骨细胞的形成和功能显著增加。在小鼠和人体研究中，OPG 的基因缺失都会导致严重的骨质疏松，而在肝脏启动子的控制下，该分子的过表达则会导致严重的骨硬化症[6,26]。综上所述，这些观察结果表明，骨骼和血液循环中的 OPG 可以调节 RANKL 的骨吸收活性，有助于解释临床上伴随 TNF-α、IL-1、甲状旁腺激素（parathyroid hormone, PTH）和 PTH 相关蛋白（parathyroid hormone-related protein, PTHrP）水平升高的骨丢失增加。血清 PTH 水平在任何病因的甲状旁腺功能亢进症患者中都会升高，而 PTHrP 会在转移性肺癌和乳腺癌患者中升高[27-28]。TNF 抗体或可溶性 TNF 受体-IgG 融合蛋白可以有效抑制诸如类风湿关节炎的炎症性骨溶解疾病中的骨丢失[29]。除了诱导 RANKL 的能力外，炎症细胞因子还可以以独特的方式与 RANKL 协同作用。RANKL 和 TNF 各自可以激活一系列关键的下游效应通路而导致一系列破骨细胞生成转录因子的核定位[10]。

T 细胞细胞因子，包括干扰素 γ（interferon-γ, IFN-γ）、IL-4 和 IL-10，是破骨细胞形成的有效抑制因子[18,30]。这些发现似乎与其他体内研究的观察结果不符，其中激活的 T 细胞免疫反应与增强的骨吸收相关。这在一定程度上是因为 T 细胞可以分成几种亚群而产生不同的细胞因子。具体的研究表明，Th1 细胞（产生 IFN-γ）和 Th2 细胞（产生 IL-4）可以抑制破骨细胞形成，而 Th17 细胞可以通过 IL-17 介导的 RANKL 诱导以及其他炎症细胞因子诱导来刺激破骨细胞的形成[31]。IFN-γ 治疗可改善儿童骨硬化症[32]，但 IFN-γ 是用于缓解与骨硬化症相关的免疫缺陷而不是增加破骨细胞的数量。在解释体内研究数据时，除了需要考虑每种细胞因子在体外对破骨细胞生成的作用，还需要考虑各种条件。

许多类似的研究表明，一系列其他可溶性因子和细胞因子也参与对破骨细胞的调节。这些因子包括各种白介素（interleukin, IL）、粒细胞-巨噬细胞集落刺激因子（granulocyte-macrophage colony stimulating factor, GM-CSF）、IFN-β、基质细胞衍生因子-1（stromal cell-derived factor 1, SDF-1）、巨噬细胞炎性蛋白-1α（macrophage inflammatory protein 1α, MIP-1α）、单核细胞趋化蛋白-1（monocyte chemotactic protein-1, MCP-1）、转化生长因子β（transforming growth factor-β, TGF-β）以及各种 Toll 样受体配体、Wnt 配体和信号素[18,33-34]。

小分子

1,25-二羟基维生素 D[1,25(OH)$_2$D] 具有类固醇激素的所有特性，包括作为一种高亲和力核受体、异源二聚体与维甲酸 X 受体结合，以调节一组特定靶基因的转录。这种活性形式的维生素 D 由肝脏和肾脏的连续羟基化产生，当超出生理水平时，它是一种很好的骨吸收刺激因子。多年来的研究表明，这种类固醇激素可以增加 RANKL 基因的间充质细胞转录，同时可以减少 OPG 的转录[35]。另外，1,25(OH)$_2$D 可以抑制促破骨细胞生成激素 PTH 的合成，并且可以增强肠道对钙的吸收[35]。总的来说，后两种效应似乎是抗骨吸收的，但许多人体研究表明，高水平的这种类固醇激素可以导致净溶骨作用，表明它刺激破骨细胞功能的能力超过了任何促骨生成的作用。

雌激素（estrogen, E$_2$）的丢失最常见于更年期，是衰老过程中出现严重骨丢失的主要原因。有趣的是，目前已很清楚，雌激素是调节男性和女性骨量的主要性激素[36]。尽管目前对雌激素介导的溶骨机制仍不完全清楚，但过去十年中的研究已取得重大进展。最初的假设、现在被认为只是部分原因的是，血清 E$_2$ 水平降低可以导致循环巨噬细胞产生更多的破骨细胞生成细胞因子，例如 IL-6、TNF 和 IL-1。这些分子可作用于基质细胞和破骨细胞前体，可以通过调节促（RANKL、M-CSF）和抗（OPG）破骨细胞生成细胞因子的表达（在间充质细胞的情况下）以及与 RANKL 自身协同作用（在髓系破骨细胞前体的情况下）来增强骨吸收。然而，近来的研究表明，E$_2$ 也有其他靶点，例如 T 细胞和破骨细胞系细胞[36-38]。需要进行进一步的研究来评估 E$_2$ 效应对这些多种细胞类型的相对贡献。

内源性糖皮质激素及其合成类似物一直是并将继续是免疫抑制治疗的主要支柱，是第三类对骨生物学有重要影响的类固醇激素家族成员[39]。它们长期给药的后果之一是严重的骨质疏松，其原因在于骨形成和骨吸收减少，其中骨吸收是绝对减少（低周转率型骨质疏松）。大多数证据集中在成骨细胞上，作为类固醇的主要目标，它们可以增加这些骨形成细胞的凋亡。然而，许多人体研究表明，最初骨吸收可以迅速下降，表明破骨细胞和（或）其前体也可能是目标。目前对后一发现的分子基础还不清楚。然而，因为成骨细胞是骨吸收周期的一个必要组成部分，其长期减少的一个后果可能是破骨细胞形成减少和（或）功能降低——发于 RANKL 和（或）M-CSF 产生水平降低。另外，糖皮质激素已被证明可以减少破骨细胞凋亡[40]。

大量的临床研究表明，过量的前列腺素可以刺激骨丢失，但需要重申的是，其细胞基础尚未建立。前列腺素靶向间质细胞和成骨细胞，刺激 RANKL 的表达而抑制 OPG 的表达[41]。在多种人体研究中已观察到 RANKL/OPG 比值的升高，这本身就足以解释破骨细胞活性增强的临床发现。然而，必须再次强调在解释这些体外研究结果时所遭遇的窘境，已经有许多研究表明，前列腺素在小鼠细胞培养中可以调节破骨细胞生成本身。磷酸肌醇类在破骨细胞骨架的组织中起着独特而重要的作用[42]。M-CSF 或 RANKL 与它们的同源受体 c-Fms 和 RANK 的结合，或者 αvβ3 的激活，可以将肌醇磷脂-3 激酶（phosphoinositol-3-kinase, PI3K）招募到质膜上，在那里，它们可以将膜结合的磷脂酰肌醇 4,5-二磷酸转化为磷脂酰肌醇 3,4,5-三磷酸（图 6.3）。后一种化合物在广泛的细胞骨架活性蛋白中可以被特定的基序识别，因此，PI3K 在组织破骨细胞的细胞骨架中起着核心作用，包括其皱褶膜。Akt 是 PI3K 的下游靶点，在破骨细胞功能中发挥重要作用，尤其是通过介导 RANKL 和（或）M-CSF 刺激的增殖和（或）存活[42]。

骨髓中细胞间的相互作用

近来的证据表明，一些其他细胞类型在不同情况下对破骨细胞生物学也很重要。首先，如前面所讨论的，T 细胞不仅在雌激素缺乏骨丢失中起关键作用，在一系列炎症性疾病中也很重要。例如在类风湿关节炎[18]和牙周疾病[43]；其中，Th17 细胞亚群可能会分泌 TNF 和 IL-17——新描述的破骨细胞因子[31]。鉴于破骨细胞前体和各种淋巴细胞亚群（例如 T 细胞、B 细胞和 NK 细胞）都来自同一类干细胞，一些介导免疫过程的相同受体和配体也具有控制破骨细胞前体的成熟和成熟细胞降解骨的能力就不足为奇了。这方面的研究已催生了骨免疫学这一新学科，并有望在未来提供重要而令人振奋的发现[10,18,33-44]。

其次，虽然已经证实间充质细胞是细胞因子和前列腺素作用于破骨细胞的主要介质，但最近已经清楚的是，是位于骨皮质和骨小梁上的同一谱系的细胞构成了造血干细胞（HSC）生态位的位置[44-46]。具体来说，HSC 位于成骨细胞附近是两种细胞上的受体和配体的多重相互作用的结果[47]。此外，间充质来源的细胞可以分泌有助于多能破骨细胞前体存活和增殖的膜结合和可溶性因子以及影响破骨细胞形成和功能的因子。骨髓中的定向成骨细胞（committed osteoblast）和大量基质细胞都可以产生一些蛋白质，这些蛋白质都是根据激素和生长因子产生的，从而调节 HSC 转化为功能性破骨细胞的能力。

最后，癌细胞可以通过刺激破骨细胞形成和功能而促进其向骨髓腔内浸润。最初的刺激是肺癌和乳腺癌细胞产生 PTHrP[27-28,48]，从而增强 RANKL 和 M-CSF 的间充质生成，同时降低 OPG 和可能的趋化因子的间充质生成。基质溶解的增加会释放出骨内驻留的细胞因子和生长因子，这些因子则会回馈癌细胞，促进癌细胞的生长和（或）存活，这种循环被称为"恶性循环"[27]。多发性骨髓瘤似乎采用了一种不同但相关的方式，即分泌 MIP-1α 和 MCP-1，这两者对破骨细胞前体都具有趋化和增殖作用[49-50]。据报道，后者是由破骨细胞分泌以响应 RANKL 并促进破骨细胞形成[8]。未来的研究可能可以发现更多的在转移性疾病中介导骨丢失的分子。

小结

破骨细胞在复杂的骨微环境中发挥作用并引起改变。这些细胞在维持骨健康方面起着至关重要的作用，它们可以与成骨细胞、骨细胞和免疫细胞相互作用以维持体内平衡。虽然许多调节破骨细胞形成和活性的关键因素已经确定，但仍有许多未知之处。我们仍然不了解破骨细胞生成的主要调节因子在骨健康和疾病状态下是如何发挥作用或如何使功能失调的。目前尚不清楚破骨细胞在不同的骨骼或不同的骨室中产生不同反应的机制。目前，衰老在影响破骨细胞活性的表观遗传学变化积累中的作用尚未阐明。这些问题和其他相关问题的答案将拓宽骨质疏松和代谢性骨病中骨丢失的治疗方案的选择。

致谢

作者感谢 F. Patrick Ross 博士，他撰写了本章的前一个版本，本版本在此版本的基础上进行了更新。

参考文献

扫描书末二维码获取。

第 7 章
控制成骨细胞分化的信号转导级联

David J.J. de Gorter、Gonzalo Sánchez-Duffhues 和 Peter ten Dijke

张晓娜　柳　林　刘　丰 译

引言

间充质干细胞（mesenchymal stem cell, MSC）是位于骨髓、肌肉、脂肪中的多能细胞，可以分化成所有间充质组织。MSC 向这些细胞谱系的分化是由多种细胞因子控制的，这些细胞因子是通过调节细胞谱系特异性转录因子来调节细胞谱系的表达的。成骨细胞和软骨细胞被认为是从一个共同的间充质细胞前体（骨软骨细胞前体）分化而来。成骨细胞分化过程可分为几个阶段，包括增殖、细胞外基质沉积、基质成熟和矿化（图 7.1）。

Runx2 和 Osterix 转录因子

成骨细胞分化的一个重要事件，也是多种信号转导通路的一个交汇点，是转录因子 Runx2（也称为 Cbfa1 或 AML3）的激活。Runx2 是成骨细胞分化的总开关，它可与多种转录激活因子、抑制因子相互作用，从而控制多种成骨细胞特异性基因的表达，包括 I 型胶原蛋白（type I Collagen, Col1）、碱性磷酸酶（alkaline phosphatase, ALP）、骨桥蛋白（osteopontin, OPN）、骨粘连蛋白（osteonectin, ON）和骨粘连蛋白（osteocalcin, OC）。值得注意的是，Runx2 缺陷小鼠完全缺乏成骨细胞，并会产生完全缺乏矿化基质的软骨骨架[1]。在人体中，基因插入、删除和突变会导致 DNA 结合域或 Runx2 的 C-端转激活区密码子翻译终止，从而导致罕见的骨骼疾病锁骨颅骨发育不良（clavicular dysplasia, CCD）。CCD 的特征是颅骨发育缺陷和锁骨完全或部分缺失，由此也说明了 Runx2 在骨形成中的重要性[2]。

重要的是，Runx2 还调节由 Osx（Sp7）基因编码的转录因子成骨相关转录因子（Osterix, Osx）的表达[3]。与 Runx2 缺陷小鼠一样，$Osx^{-/-}$ 小鼠缺乏成骨细胞。Osx 可以与活化 T 细胞核因子 2（nuclear factor of activated T cell 2, NFAT2）相互作用，后者与 Osx 合作调控靶基因（例如 Col1）的转录，从而促进成骨细胞功能[4]。由于 NFAT 转录因子的核定位是由 Ca^{2+}-钙调神经磷酸酶通路调控的，调节细胞内 Ca^{2+} 水平的信号级联可以通过 NFAT 激活潜在地控制 Osx 介导的成骨细胞分化。

其他参与成骨细胞分化的转录因子有同源盒蛋白，例如 Msx2、Dlx-3、Dlx-5、Dlx-6 以及 AP-1 家族成员（例如 Fos、Fra 和 ATF4）（图 7.1）。然而，这些基因的缺失并不会导致像 $Runx2^{-/-}$ 小鼠和 $Osx^{-/-}$ 小鼠导致的成骨细胞完全丧失，提示它们在成骨细胞形成中起促进作用。

BMP 信号转导

骨形态生成蛋白（bone morphogenetic protein, BMP）属于 TGF-β 超家族，最初被认为是骨提取物中的活性成分，可以在不同区域诱导骨形成。BMP 在骨骼组织中表达，是骨骼发育、维持成人骨内稳态所必需的，并且在骨折愈合中发挥重要作用[5]。

BMP 以二聚体的形式与 I 型和 II 型丝氨酸/苏氨酸受体激酶结合，形成寡聚复合物（图 7.2）。一旦形成寡聚复合物，组成活性的 II 型受体就磷酸化从而激活 I 型受体，随后磷酸化细胞内信号介质 BMP 受体调节的 Smad（Smad1、Smad5 和 Smad8，在它们的极端 C 末端）。这个受体调控的 Smad 家族随后与 Co-Smad、Smad4 结合并转运至细胞核内，在细胞核内它们与其他转录因子一起控制靶基因的表达[5]（图 7.2）。例如，Runx2 与 Smad1 和 Smad5 相互作用，共同控制 BMP 诱导的成骨细胞特异性基因表达和成

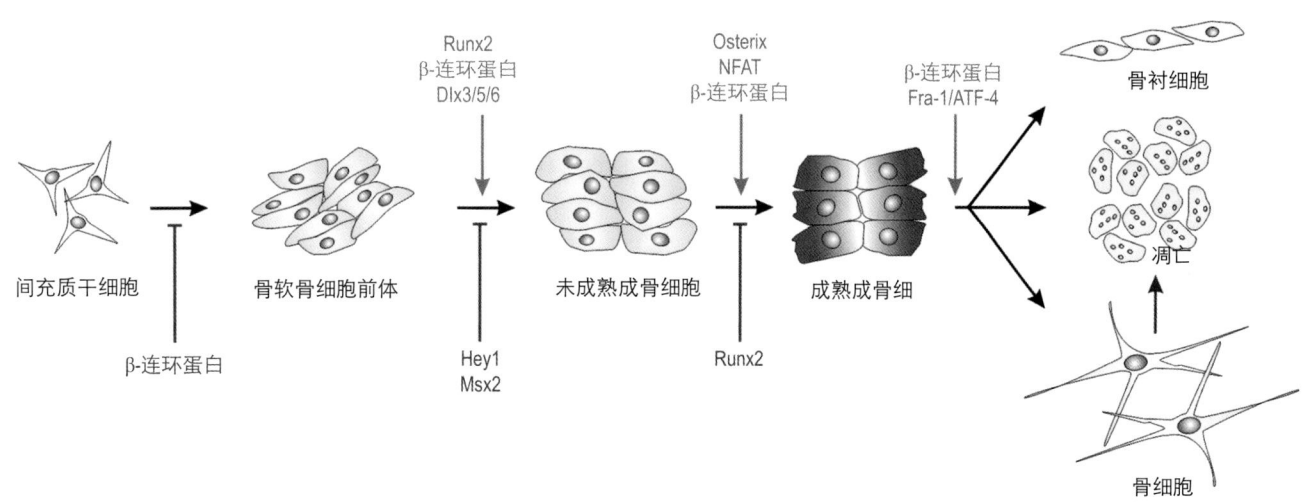

图 7.1 （也见彩图）MSC 向成骨细胞谱系分化示意图和转录调节因子在这一过程中的影响

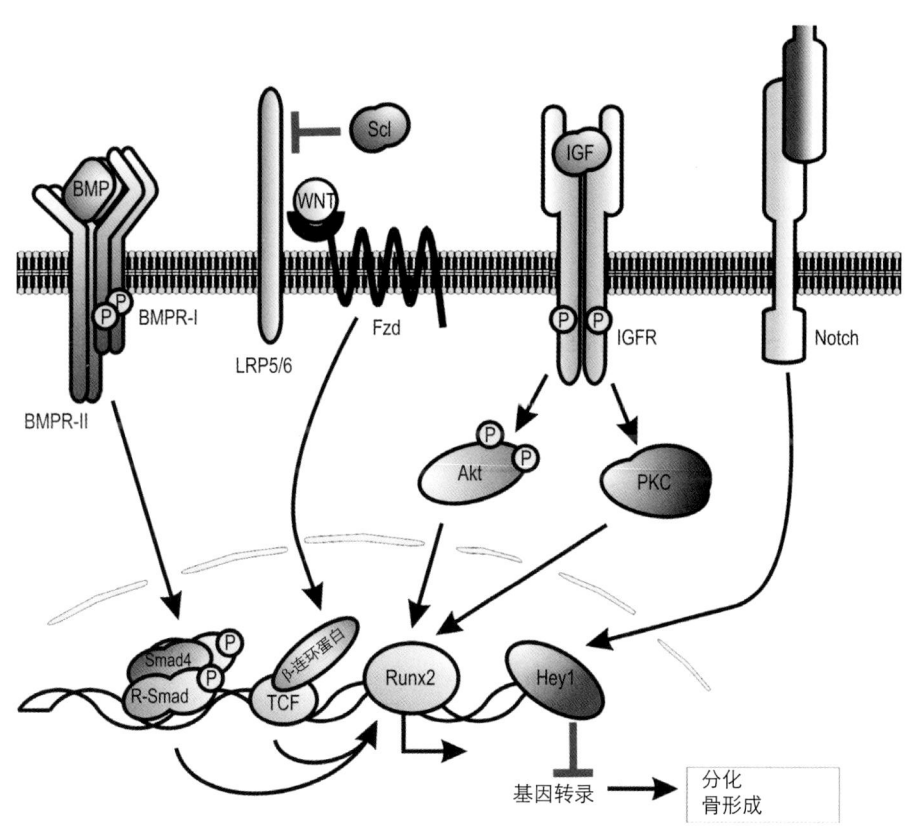

图 7.2 （也见彩图）控制 Runx2 介导的成骨细胞分化的信号通路示意图 [5,15]

骨分化 [6]。有趣的是，CCD 的基因突变导致的被截断的 Runx2 突变体的表达显示出 Smad1 相互作用受损和 MP 诱导的 ALP 活性受到抑制 [7]。此外，BMP2 被发现还可诱导 Runx2 介导的 Osx 的表达 [3]。除了 Smad1、Smad5 和 Smad8 的磷酸化外，BMP 也能诱导涉及 P38、JNK、ERK MAPK 信号通路的非经典级联反应的激活，这些通路的激活也调节成骨基因的表达 [5]。

骨中缺乏特定BMP成员的条件性敲除小鼠可显示出骨骼发育缺陷，一些自然发生的BMP或其受体的突变是遗传性骨骼疾病的基础[8]。例如，进行性骨化性纤维结构不良，即骨在异位位点逐渐形成，与BMP Ⅰ型受体ALK2的杂合激活突变有关[9]。有趣的是，这种突变可以使受体诱导Smad1、Smad5、Smad8信号转导和增强异位骨化——作为对激活素（TGF-β超家族的一不同子集，通常会抑制骨形成）的反应。

TGF-β 信号转导

TGF-β是骨基质中含量最丰富的细胞因子之一，在骨骼形成和维持中起重要作用，影响软骨和骨代谢[10]。有趣的是，TGF-β对骨形成的积极影响和消极影响取决于环境和浓度[10-11]。

TGF-β信号是通过与相关的BMP相似的机制转导的。然而，TGF-β一旦结合到其特异性Ⅰ型与Ⅱ型受体上，即可诱导Smad2和Smad3的激活[10]。Smad3缺失小鼠会出现低骨量疾病，部分是由成骨细胞的凋亡增加所致[12]。与Smad1和Smad5相互作用一样，Runx2也与Smad3相互作用并共同调节TGF-β诱导的转录[11]。这种相互作用需要一个功能性的Runx2 C-末端结构域，因为来自CCD患者的截断Runx2的突变体不能与Smad3相互作用[7,11]。TGF-β/Smad3信号转导对Runx2功能的影响依赖于细胞类型和启动子环境[11]。

有趣的是，只有TGF-β2缺失的小鼠表现出严重的骨骼异常，而TGF-β1或TGF-β3缺失的小鼠不表现出严重的骨骼异常[13]。在人类，勒斯-迪茨综合征（Loeys-Dietz syndrome）要么是由TGF-β1、TGF-β2、TGF-β Ⅰ型或Ⅱ型受体突变导致的，要么是由Smad3突变导致的，除了心血管畸形外，还有骨骼过度生长[14]。

Wnt 信号转导

Wnt是分泌型糖蛋白，其信号通过卷曲蛋白（frizzled, Fzd）家族的7-跨膜受体和共受体低密度脂蛋白受体相关蛋白（lipoprotein receptor-related protein, LRP）-5和LRP-6向β-连环蛋白转导（图7.2）[15]。在Wnt配体缺失的情况下，β-连环蛋白可与腺瘤性结肠息肉病（adenomatous polyposis coli, APC）、Axin、糖原合酶激酶3（glycogen synthase kinase 3, GSK3）和酪蛋白激酶Ⅰ（casein kinase I, CK1）形成复合物。

该复合物可以促进β-连环蛋白的磷酸化和蛋白体降解。在Wnt配体存在的情况下，该复合物解离，会导致胞质β-连环蛋白积累并易位到细胞核中；在细胞核中，它通过与TCF/Lef1转录因子形成复合物启动靶基因的转录[15]（图7.2）。在膜内骨化和软骨内骨化过程中，β-连环蛋白的条件缺失会导致骨软骨祖细胞分化为软骨细胞而不是成骨细胞，而异位Wnt信号转导会促进成骨细胞分化[16-18]（图7.1）。此外，骨细胞中的Wnt信号转导在维持正常的骨稳态中起重要作用，而骨细胞中β-连环蛋白表达不足的小鼠会表现出进行性骨丢失[19]。此外，LRP-5基因的功能缺失或功能增加突变与成骨细胞活性降低或增加引起的低骨量疾病或高骨量疾病有关[20]。另外，编码骨细胞来源的Wnt拮抗因子骨硬化蛋白基因（*Sost*）突变是导致罕见的高骨量疾病骨硬化症和Van Buchem病的基础[21]。上述所有发现均显示了Wnt信号转导在控制骨形成中的重要性。

Hedgehog 信号转导

在哺乳类动物中有三种刺猬蛋白（hedgehog, Hh）[即sonic hedgehog（SHh）、indian hedgehog（IHh）和desert hedgehog（DHh）]，它们对骨形成和骨稳定态至关重要。细胞对Hh信号的反应是由两种跨膜蛋白[12-跨膜蛋白（Patched-1, Ptch）和7-跨膜受体（Smoothened, Smo）]控制的。7-跨膜受体Smo与G蛋白耦联受体同源，可传递Hh信号。在没有Hh的情况下，Ptch会将Smo保持在失活状态。Ptch与Hh结合后则会解除对Smo的抑制而启动细胞内信号通路[22]。对Hh信号转导的转录反应是由三种密切相关的锌指转录因子介导的，它们被命名的Gli蛋白，即GLI1、Gli2和Gli3，每一种都有不同的作用和不同的靶基因集。Gli2主要作为转录激活因子。在Hh缺失的情况下，Gli3可被加工成转录抑制因子。然而，在Hh存在的情况下，全长度Gli3会易位到细胞核中，具有转录激活特性。Gli1仅作为转录激活因子，由Hh信号诱导[22]。IHh可通过Gli2介导的Runx2表达和功能的增加调节成骨细胞的分化[23]。此外，Hh蛋白也能通过Rho-GTP酶激活一个所谓的非经典通路。研究发现，骨祖细胞中经典Hh-Gli信号通路的抑制和随后非经典Hh-RhoA信号通路的上调是通过减弱成骨细胞分化导致生长迟缓和骨量减少的[24]。

一些影响骨形成的人类疾病与Hh家族成员的

突变有关。例如，进行性骨异位增生（progressive osseous heteroplasia，POH）的异位骨化是由 Hh 信号转导增强所致，由 GNAS 突变（失去抑制 Hh 活性的能力）导致[25]。在软骨骨架中，IHh 被发现是成骨细胞发育不可或缺的，因为缺乏 IHh 的小鼠的软骨内骨化的骨中完全缺乏成骨细胞[26]。

Notch 信号转导

Notch 蛋白是跨膜受体，是控制细胞分化和调节成骨细胞分化的关键点。跨膜 Notch 配体 Delta、Serrate 和 Lag2 与 Notch 受体的结合可以诱导跨膜区域附近的 Notch 胞外结构域的裂解[27]。结果是产生膜相关 Notch，然后是通过早老蛋白（presenilin）裂解，生成 Notch 胞内结构域（Notch intracellular domain，NICD）并易位到细胞核中。在细胞核中，NCID 与 DNA 结合蛋白的 CSL 家族成员形成复合物，后者可招募共激活子来启动靶基因的转录[27]。值得注意的是，影响 Notch 通路的各种突变都会导致骨骼发育异常[28]。

Notch 靶基因，包括 Hes1 和 Hey1，可与 Runx2 相互作用，对成骨细胞分化有相反的影响[29-30]。因此，对 Notch 信号转导在动物模型中的作用仍有争议，似乎取决于骨祖细胞的分化阶段[31-32]（图 7.1 和图 7.2）。在骨骼祖细胞中删除 Notch 转录效应子 RBPjk 时显示，Notch 信号在骨髓 MSC 中的转导与骨折愈合相关。抑制成熟成骨细胞中的 Notch 信号转导显示并不影响骨折愈合[33]。然而，成熟成骨细胞中的 Notch 信号转导的诱导性过度激活显示对骨生成起作用，因此能在小鼠模型中起到促进骨折愈合和预防骨质疏松的作用[34]。

其他信号转导通路

此外，其他信号级联也可调节成骨细胞的活性。其中一个是由 PTH 及其相关肽 PTHrP 诱导的。PTH（rP）信号通过 7-跨膜 G 蛋白耦联受体 PTHR1 和配体结合，可以激活几个细胞内信号通路，包括环磷腺苷（cAMP）/蛋白激酶 A（protein kinase A，PKA）和 PKC 通路。有趣的是，虽然间断性 PTH 给药可以诱导骨形成，但连续性 PTH 治疗会导致骨丢失。在人体，PTH1R 功能的丧失与 Blomstrand 致死性骨软骨病有关[35]，其特征是骨骼的提前成熟和过早骨化。已提出了一些不同的机制来解释 PTH 对合成代谢和分解代谢的作用；PTH 可能对成骨细胞的增殖、定向（commitment）、分化或凋亡产生不同的影响。

最后，包括 IGF-1 和 FGF 在内的各种生长因子都可以通过激活其特异性受体酪氨酸激酶（receptor tyrosine kinase，RTK）影响成骨细胞功能。大多数 RTK 的激活可以导致磷脂酰肌醇 3-激酶（phosphatidylin ositol 3-kinase，PI3K）-Akt 和 Ras-ERK MAP 激酶通路激活（图 7.2）。有趣的是，Akt1/Akt2 双基因敲除小鼠表现出了与 IGF-1 受体缺陷小鼠类似的表型（骨骼发育受损）[36]。许多人类颅缝早闭症与 FGF 受体激活基因突变有关[37]。FGF 可影响软骨形成和骨形成，并可通过 Ras/ERK MAPK 通路和 PKC 激活 Runx2 而促进未成熟成骨细胞增殖[37]。骨骼组织中 FGFR2 信号通路的破坏可导致侏儒症和骨密度降低[38]。

小结

由于这里提到的一些信号通路是顺序被激活或同时被激活的，它们对成骨细胞分化过程的最终影响取决于信号分子是被激活的还是被抑制的，响应的大小和持续时间，以及响应细胞的分化阶段。除了 Runx2 和 Osx 活性的调控是许多信号转导级联汇聚点外，各种信号通路之间也存在高度的交叉——增加了额外的复杂性并提供了进一步微调分化过程。例如，TGF-β 能够抑制 BMP 诱导的成骨细胞分化；然而，在特定条件下，TGF-β 也能促进 BMP 诱导的成骨细胞分化[39]。除了其 C-末端被 BMP I 型受体磷酸化外，Smad 蛋白还可以被 RTK 和 Wnt 激活的 MAP 激酶以及 GSK-3 磷酸化，导致细胞质保留和蛋白体降解以及信号转导抑制[5]。β-连环蛋白-TCF/Lef1 可以与 Smad1 和 Smad3 蛋白相互作用，共同诱导基因的转录[40]，Hh 信号转导是成骨细胞中 β-连环蛋白介导的精准调节 Wnt 信号通路所必需的[18]。因此，由骨促进细胞因子诱导的信号转导通路的联合作用决定了 MSC 向成骨细胞谱系分化的方向以及骨形成效率。

致谢

由于篇幅所限，我们向所有前期文献无法引用的作者致歉。DJJDG 由 Münster 大学医学部"医学创新研究项目"的支持。PTD 实验室的骨研究得到了荷兰 LeDucq 基金会和癌症基因组学中心的支持。GSD 得到了荷兰心血管研究项目的支持［包括荷兰心脏基金会、荷兰大学医学中心联盟、荷兰卫生研究与发展组织和荷兰皇室科学学院（CVON-RECONNECT）提供了支持］。

参考文献

扫描书末二维码获取。

第 8 章
TGF-β 超家族在骨形成和骨维持中的作用

Ce Shi 和 Yuji Mishina

何 畏 何敏聪 陈柏龄 译

引言

骨形态生成蛋白（bone morphogenetic protein, BMP）最初被发现是由于它们具有诱导异位骨形成的能力[1]。随后的研究表明，包括 BMP 在内的 TGF-β 超家族具有多向功能。转基因和基因敲除模型的表型分析也揭示了 TGF-β 超家族成员及其下游信号转导效应物的不同功能。这些研究还显示出 TGF-β 超家族成员在骨骼系统中的高度的环境依赖性贡献（图 8.1）。关于信号转导机制以及 TGF-β 和 BMP 通路在骨骼组织中的作用的详细描述可见最近的全面综述[2]。本章总结了在转基因动物中发现的一些骨骼表型，并讨论了它们与人类疾病的关系。

TGF-β 和 BMP 信号转导的基础

TGF-β 超家族是脊椎动物中最大的一类细胞因子家族。回顾一下详细的信号转导机制是非常必要的[2]。简言之，TGF-β 超家族配体是通过与特定的丝氨酸/苏氨酸激酶受体结合，以二聚体的形式传递信号。配体结合会触发由 I 型和 II 型受体组成的异四聚体复合物的形成。主要有两条通路：TGF-β/激活素通路和 BMP 通路。TGF-β 超家族中大多数配体都属于这些通路。TGF-β/激活素配体与特定的 I/II 型受体结合。配体结合会触发受体磷酸化而建立一个对接位点，使细胞内蛋白质 Smad2 和 Smad3 磷酸化。然后磷酸化的 Smad2 和 Smad3 进入细胞核，在细胞核中它们与 Smad4 一起充当转录调控因子。配体在 BMP 通路中是通过一组不同但结构相关的受体来激活细胞内介质 Smad1、Smad5 和 Smad9 的，这些介质与 Smad4 协同起作用。这些蛋白质调节一组不同基因的表达。除了这些经典通路外，TGF-β/激活素和 BMP 配体都能触发多种非经典通路。Smad 介导的和非经典通路对 TGF-β/激活素和 BMP 信号转导在骨骼组织中的作用的相关贡献尚不清楚。

TGF-β 与骨形成

配体的 TG/KO 表型

在哺乳类动物中有三种 TGF-β 亚型（即 TGF-β1、TGF-β2 和 TGF-β3）。这些配体与受体复合物结合（本章稍后讨论）后可激活细胞内转导器和转录调控因子 Smad2 和 Smad3。第二组配体，即激活素，与结合 TGF-β 配体的受体复合物不同，也能激活 Smad2 和 Smad3。我们对激活素在骨骼发育中的作用知之甚少[2]。然而，据既往的研究报道，TGF-β1、TGF-β2 和 TGF-β3 参与骨骼形成。

TGF-β1

即使 *Tgfb1*$^{-/-}$ 小鼠的破骨细胞的功能和数量正常，其也会表现出与碱性磷酸酶（ALP）活性降低有关的成熟成骨细胞丢失[3]。傅里叶变换红外成像（Fourier transform-infrared imaging, FTIR）分析可显示其胶原蛋白成熟度降低，但其骨生长板或干骺端中的矿物质含量或结晶度没有变化[4]。相比之下，*Tgfb1*$^{-/-}$ 小鼠的次级骨化中心和皮质骨间室的所有测量值都降低了[4]。

TGF-β2

Tgfb2$^{-/-}$ 小鼠显示有长骨和许多颅面骨的尺寸减小（见参考文献[2]和其中的引文）。这些突变小鼠在出生后不久就会死亡并出现包括腭裂在内的一系列发育缺陷。在骨粘连蛋白（osteocalcin, OCN）启动子的驱动下，成骨细胞中 *Tgfb2* 过表达会导致长骨的矿化

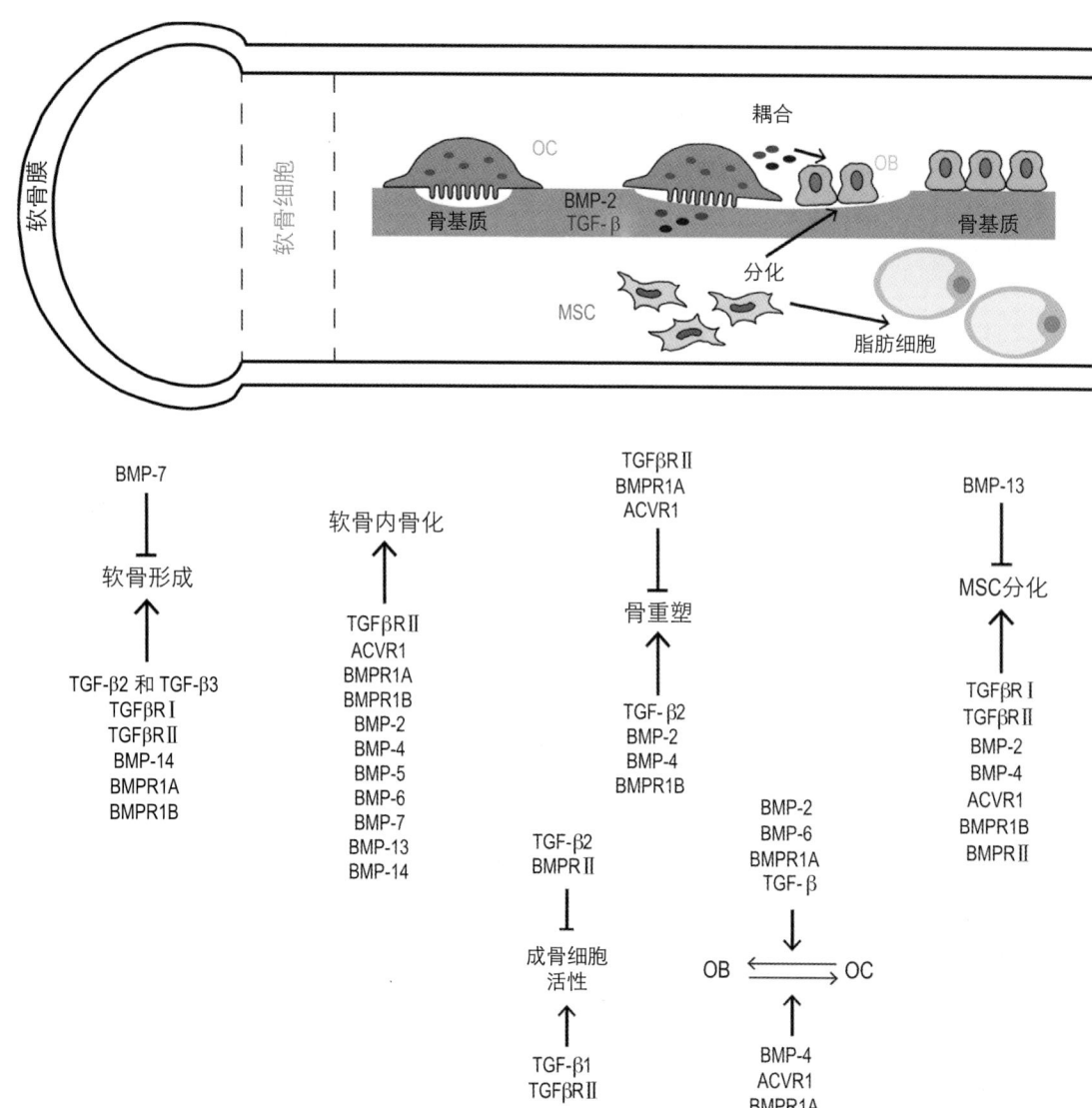

图8.1（也见彩图）TGF-β/BMP配体和受体在骨形成的不同过程中起着多种作用，包括间充质干细胞（MSC）分化、软骨形成、软骨内骨化和骨重塑。在早期软骨形成过程中，MSC凝聚形成软骨原基。在进行软骨内骨化的骨骼中，TGF-β/BMP成员部分是通过FGF（成纤维细胞生长因子）、IHh（印度刺猬蛋白）和PTHrP（甲状旁腺激素相关肽）信号转导直接和间接地调节这一过程。骨重塑是成骨细胞骨形成活性和破骨细胞骨吸收活性之间平衡的结果。在骨重塑过程中，成骨细胞（OB）和破骨细胞（OC）之间的相互作用需要很好地进行协调。MSC是骨髓中成骨细胞的主要来源。此外，MSC可以分化为脂肪细胞。箭头（↑）表示正调节，平端线（⊥）表示负调节

缺陷[5]。转基因小鼠则会出现较高的骨形成率，这表明是成骨细胞活性和破骨细胞活性之间的不平衡导致了骨丢失，这很像高转换率骨质疏松[5]。

TGF-β3

$Tgfb3^{-/-}$小鼠的骨骼无明显异常表现。然而，$Tgfb2^{-/-}$; $Tgfb3^{-/-}$和$Tgfb2^{-/-}$; $Tgfb3^{+/-}$突变胚胎会显示出比$Tgfb2^{-/-}$小鼠更严重的肋骨减少（见参考文献[2]和其中的引文）。

受体的TG/KO表型和信号转导分子

TGF-β1、TGF-β2和TGF-β3与TGF-β受体Ⅱ型（TGF-β receptor typeⅡ，TGFβRⅡ）结合，再与ALK-5（TGFβR1）结合形成异四聚体。TGF-β配体 - 受体复合物可使Smad2和Smad3磷酸化并导致它们易位到细胞核，从而调节靶基因的表达。

TGFβR1/ALK-5

使用 *Dermo1*-Cre 对 *Tgbfbr1* 进行间充质特异性敲除可以获得短而宽的长骨，与骨胫和骨小梁间室的减少有关[6]。组织学评估显示，TGFβR1/ALK-5 信号通路对软骨膜的增殖和分化至关重要[6]。

TGFβRⅡ

使用 *Prx*-Cre 对 *Tgfb2* 进行早期肢体间充质特异性敲除会导致由于成骨细胞的增殖和分化减少而形成的短肢、指关节融合和颅骨穹窿变薄[7]。突变胚胎中软骨发生增加表明，TGFβRⅡ可以限制间区的软骨形成，而这种活性是指关节形成所必需的[7]。

疾病关联

据报道，在人体中编码 TGF-β1（*TGFB1*）的基因的一些多态性与骨质疏松有关。*TGFB1* 的内含子 8 中的一个单碱基缺失可能会影响剪接，与骨质疏松表型相关，并且 *TGFB1* 中 TT 基因型[T(816-20)-C 突变]与骨量较高相关[8]。据报道，TGF-β1 前区的突变会导致 Camurati-Engelmann 病——一种常染色体显性骨发育不良[9]。已证明，编码 TGFβ 通路的多个成分（包括 *TGFB1*、*TGFB2*、*TGFBR1* 和 *TGFBR2*）的基因突变可导致马方综合征和相关的结缔组织疾病（例如 Loeys-Dietz 综合征）。这些疾病是由 TGF-β 信号通路增强引起的，它们的骨骼表现包括长骨过度生长和关节松弛[10]。

TGF 与骨维持

TGF 与耦合

骨重塑是由成骨细胞介导的骨形成和破骨细胞介导的骨吸收组成的过程。负责骨重塑的细胞位于骨形成单位（bone remodeling unit, BMU）内。为了在成年期保持骨量，每个 BMU 中形成的骨量必须精确地用骨吸收去除的骨量来替换。这种对成骨细胞活性的刺激反应被称为"耦合"。破骨细胞源性耦合因子主要有四种类型：骨吸收过程中释放的基质源性信号、成熟破骨细胞合成和分泌的因子、破骨细胞胞膜上表达的因子以及破骨细胞在骨表面导致的形态改变。

TGF-β 配体（25 kDa）的成熟结构域作为一种潜在形式被分泌到细胞外基质中，与前体（前区）的 75～80 kDa 部分以非共价相连；这些结构域结合到潜在的 TGF-β 结合蛋白（latent TGF-β binding protein, LTBP）上。因此，骨基质中储存着大量潜伏的 TGF-β，并在骨吸收过程中释放出活性 TGF-β。从骨基质中释放的 TGF-β1 的活性形式可以促使骨髓基质细胞迁移到吸收部位。这些事实表明，TGF-β1 是耦合骨吸收和骨形成以维持骨量的关键因素之一。骨骼表型分析也支持 TGF-β 超家族在破骨细胞活性中的作用[11]。

BMP 与骨形成

配体的 TG/KO 表型

BMP 由 15 个配体组成，是最大的 TGF-β 亚家族。根据序列相似性及其功能多样性，该亚家族可以进一步细分为 BMP-2/-4、BMP-5/-6/-7/-8、BMP-9/-10 和 BMP-12/-13/-14（生长和分化因子，分别是 GDF-7/-6/-5）亚组。最近的一篇综述总结了 BMP 通路各成分在骨形成中的作用[12]，其主要发现如下所述。

BMP2

使用 3.6 千碱基（kilobase, kb）*Col1a1*-Cre 酶特异性破坏成骨细胞的 *BMP2* 会导致小鼠骨骼变薄伴骨脆性增加。肢体间充质中的 *BMP2* 缺失会由于骨膜缺陷而导致骨折发生率大大增加和建立修复反应的能力（见参考文献[12]和其中的引文）。特异性破坏软骨细胞的 *BMP2* 或 *BMP2* 和 *BMP4* 会导致软骨内骨化过程中软骨细胞的增殖和成熟的严重缺陷，而只特异性破坏 *BMP4* 会导致软骨细胞的成熟的微小变化[13]。这表明，在软骨内骨化过程中，BMP-2 在软骨细胞的增殖和成熟以及骨折修复中起着至关重要的非冗余作用。

BMP4

特异性敲除肢体间充质的 *BMP2* 和 *BMP4* 表明，这些配体在控制肢体成骨方面具有冗余功能[14]。在 *BMP2* 和 *BMPR4* 条件敲除（*Prx1*-Cre）小鼠中，成骨细胞分化和骨形成存在缺陷，但这些缺陷可以通过 *BMP2* 或 *BMP4* 的一个功能等位基因来修复（见参考文献[12]和其中的引文）。与 BMP 在促进骨重塑中的合成代谢作用一致，*BMP4* 在成骨细胞中过表达会导致破骨细胞生成增加和骨量减少[15]。

BMP-5/-6/-7

BMP5 突变与广泛的骨骼缺陷相关,包括长骨的宽度减小、几个椎体突起的尺寸减小以及整体骨量的降低[16]。

BMP-6 在肥大软骨细胞中高度表达。然而, *BMP6*[-/-] 小鼠只表现出胸骨骨化的轻微延迟和长骨尺寸的减小,这一表现在 *BMP5/BMP6* 双突变小鼠中略有加重[17]。缺失一个 *BMP2* 等位基因和缺失两个 *BMP6* 等位基因(*BMP2*[+/-]; *BMP6*[-/-])的复合敲除小鼠会表现出中度生长迟缓、骨小梁尺寸减小和骨形成抑制,而缺失单一等位基因的小鼠(*BMP2*[+/-] 或 *BMP6*[-/-])没有这些表现[18]。因此,在 BMP 配体水平上存在相当大的功能重叠,并且 BMP-2 和 BMP-6 的组合在骨形成中起着关键作用。

BMP7 纯合子缺失小鼠在出生后即出现早期致死性突变,与多种发育缺陷相关,包括:基底样骨和剑突软骨上有孔,骨骼骨化延迟,肋骨和椎骨融合,腰椎和骶椎神经弓发育不全,以及后肢多指畸形[19]。另一方面,从肢体上条件性敲除 *BMP7* 只会产生轻微的后果(见参考文献 [12] 和其中的引文)。这些不同的发现表明,在骨形成中,BMP-7 可能与其他 BMP 具有冗余作用,并且可能对中轴骨比对四肢骨有更大的作用。

BMP-13/GDF-6 和 BMP-14/GDF-5/CDMP-1

BMP-13、-14 和 -15 亚组的突变与关节融合和颅缝形成缺陷相关,而这些缺陷在缺乏其他 BMP 家族成员的小鼠中是看不到的。*BMP13* 突变会导致多个部位的缺陷,包括手腕和脚踝的关节融合、腕骨和跗骨的融合、中耳的软骨缺损以及冠状缝的缺失[20]。敲除 *BMP13* 基因的小鼠的冠状缝融合加速了,表明 BMP-13 在成骨分化中具有抑制作用[21]。敲除 *BMP13* 基因的小鼠也表现出颅骨真皮扁平骨较短和手指较短[22]。还有研究显示,位于 *BMP13* 位点的后肢增强子与已知的后肢手指长度和肌肉组织的变化显著相关,这些变化是在人类向双足运动过渡过程中进化的[22]。*BMP13*[-/-] 小鼠的关节变化与 *BMP14* 突变小鼠的关节变化不同,并且 *BMP13/GDF6;BMP14/GDF5* 双突变小鼠的关节变化还存在其他缺陷。

BMP-14/GDF-5 在肢体发育中起着至关重要的作用,它控制着初始软骨凝聚的大小以及骨和关节形成的协调。*BMP14/GDF5* 基因突变小鼠表现出短肢症、指(趾)数减少、手腕和踝关节部分骨融合、膝关节强直以及肘关节畸形伴早发性骨关节炎[23]。在 *Col11a2* 启动子控制下表达 *BMP14/GDF5* 的转基因小鼠表现出广泛的软骨过度生长和关节完全缺失[24]。目前尚不清楚为何这一亚组的成员会一方面促进关节形成,另一方面促进软骨形成。

受体的 TG/KO 表型

BMP 配体是通过 I 型和 II 型丝氨酸/苏氨酸激酶受体组成的复合物传递信号。BMP 可与三种不同的 I 型受体结合,称为激活素受体样激酶 2(activin receptor-like kinase 2, ALK-2)[又称为激活素受体 I 型(activin receptor type I, ACVR1)]、ALK-3 [又称为 BMP 受体 IA 型(BMP receptor type IA, BMPR1A)]和 ALK-6[又称为 BMP 受体 IB 型(BMP receptor type I, BMPR1B)]。BMP 受体 II 型(BMPR II)、激活素受体 II 型(ACVR II)和激活素受体 IIB 型(ACVR IIB)是 BMP 的 II 型受体。

ACVR1/ALK-2

使用 3.2 kb *Col1*-CreER 敲除 *ACVR1* 会使骨量增加,这与 *Sost* 和 *Dkk1* 的抑制相关[25]。使用 Col2-CRE 驱动子获得的软骨细胞缺乏 *ACVR1* 的小鼠表现出颅底缩短和颈椎发育不良[26]。激活实验表明,BMPR1A、BMPR1B 和 ACVR1 都能促进软骨形成。然而,每个受体的单独缺失只会导致轻度骨骼缺陷或局限于孤立的骨骼元件的缺陷[26-27]。*Bmpr1a/Bmpr1b* 双突变小鼠、*ACVR1/Bmpr1a* 双突变小鼠和 *ACVR1/Bmpr1b* 双突变小鼠表现出广泛的软骨发育不良,比任何一种有相应突变的小鼠都严重得多[26-27]。与有 *Bmpr1a* 和 *Bmpr1b* 复合突变的小鼠不同,有 *AVCR1* 和 *Bmpr1b* 双突变的小鼠可以通过软骨内骨化形成软骨原基和随后的骨骼[26],这表明,在软骨形成过程中,与其他 I 型受体相比,通过 ACVR1 的 BMP 信号通路发挥的作用相对较小。

BMPR1A/ALK-3

使用 3.2 kb *Col1*-CREER 敲除 *Bmpr1a* 会由于成骨细胞活性降低而使骨量增加,并且会更显著地降低破骨细胞活性[28]。活性形式的 *Bmpr1a*(constitutively active form of Bmpr1a, caBmpr1a)与 *Bmpr1a* 缺陷小鼠的骨表型的部分修复有关[28]。使用 *Dmp1*-Cre 条件性敲除 *Bmpr1a* 显示出骨量增加,同时细胞增殖加速

和 *Sost* 减少[29-30]。使用组织蛋白酶 K（cathepsin K，CTSK）启动子条件性破坏破骨细胞中的 *Bmpr1a* 时，骨量会增加[31]。

破坏软骨细胞中的 *Bmpr1a* 显示出关节软骨和生长板软骨受损，导致骨尺寸和骨量减小[27]。由于 *Sox* 表达受损，BMPR1A 和 BMPR1B 的缺失会阻断软骨细胞的聚集、增殖、分化、生存和功能[27]。这些小鼠模型表明，BMP 信号通路在软骨内骨化过程中的几乎每一步都是必不可少的。

Bmpr1a（caBmpr1a）在神经嵴细胞中的组成活性形式会导致小鼠颅缝早闭[28,32]，以及鼻上颌复合体的骨和软骨缺损，这是由于骨骼原基细胞死亡水平增加所致[32-33]。

BMPR1B/ALK-6

与 ACVR1 和 BMPR1A 小鼠不同，*Bmpr1b* 纯合子缺失的小鼠是可存活的。在有 *Bmpr1b* 缺陷的小鼠中，软骨前体细胞的增殖和软骨细胞的分化显著减少，导致指骨区的长度缩短[34]。此外，有这种突变的小鼠的骨量减少，与骨髓间充质祖细胞的成骨细胞分化受损有关[35]。

在 *Bmpr1b* 和 *Bmp7* 双突变小鼠中，在其前肢和后肢都观察到了严重的骨骼缺陷[34]。由于 BMP-7 能有效结合 BMPR1B 和 ACVR1，可以想象，BMPR1B 和 ACVR1 在体内软骨和骨形成中起着重要的协同或重叠作用。条件性中断由 COL2-Cre 驱动的 *Bmpr1a* 和 *Bmpr1b* 纯合子缺失双突变小鼠表现出骨骼原基尺寸的急剧减小（即软骨发育不全），原因是在 E12.5 至 E16.5 左右增殖减少和凋亡增加[27]。这提示 BMPR1A 和 BMPR1B 在生长板早期软骨发育过程中可能存在一种功能性补偿机制[27]。

BMPRⅡ

使用 *Prx1*-Cre 敲除 *Bmpr1b* 的小鼠表现出胚胎期和出生时骨发育正常，这可能是由于有其他Ⅱ型受体 ACVRⅡ和 ACVRⅡB 的代偿，这表明对于肢体的软骨内骨化，BMPRⅡ不是必需的。然而，这种突变小鼠出生后 2 个月时骨量增加[36]。在这种小鼠模型中，BMP 信号未变，而激活素信号受损，导致成骨细胞活性增加。激活素（与Ⅰ型激活素受体结合并导致 Smad2 和 Smad3 磷酸化）和 BMP（与 ACVR1、BMPR1A 和 BMPR1B 结合并导致 Smad1 和 Smad5 的磷酸化）都可以通过含有 ACVRⅡ和 ACVRⅡB 的受体复合物传递信号。因此，这项研究表明，Ⅱ型受体分离和（或）竞争可能是 BMP 和激活素信号相互作用的一种普遍机制。

疾病关联

鉴于 BMP 信号转导在软骨形成和骨形成中的重要作用，BMP 配体或受体的突变已被确定为人类的广泛的骨骼疾病的基础。

进行性骨化性纤维发育不良（FOP）

进行性骨化性纤维结构不良（fibrodysplasia ossificans progressiva, FOP）是一种极为罕见且使人衰弱的遗传性疾病，其特征是大脚趾的先天性畸形以及在可预见的解剖模式的进行性异位软骨内骨化。其经典表型是由 *ACVR1* 中的突变（617G>A；R206H）引起的，该突变在经典型中至少占 98%[37]。

进一步的研究已经发现了新的突变，包括 c.982G>A（p.G328R）、c.1124G>C（p.R375P）、c.590_592del CTT、P197_F198delinsL 和 c.619C>G（Q207E）[37]。近来的研究表明，*ACVR1* 中的这些突变会导致对激活素的应答的改变。激活素配体通常与 AVCR1 结合，但不诱导信号转导。FOP 突变可导致结构改变，使激活素能够通过 ACVR1 激活 BMP 信号[38]。因此，除了激活素和 BMP 竞争Ⅱ型受体外，激活素或 BMP 配体对 ACVR1 的占领似乎是 BMP 和激活素通路相互作用的第二种机制。

骨关节炎（OA）

骨关节炎（osteoarthritis, OA）是一种涉及滑膜关节（例如膝关节、髋部和手）软骨变性的疾病。已经发现，*BMP5* 和 *BMP2* 的基因多态性与 OA 之间的关联，这表明，基因表达的可变性是这种疾病的易感因素。基因表达的可变性在 OA 易感性中起作用的最有力证据来自 *BMP14/GDF5* 的 5' 非翻译区（the 5'untranslated region, 5'-UTR）中的一个 SNP——rs143383，与 OA 相关[39]。与祖先的 C 等位基因相比，rs143383 是一个 C/T 转换，rs143383 的 OA 相关 T 等位基因产生的 mRNA 转录量更少，这表明 *BMP14/GDF5* 表达降低可能是该 OA 易感位点起作用的机制。

短指（趾）症（BD）

短指（趾）症（brachydactyly, BD）是指由于掌骨/跖骨和（或）指（趾）骨小或缺失导致的手/脚变短。根据受影响的指（趾）骨，BD 可以分为五种不同类型的短指（趾）畸形（BDA 至 BDE），包括七个亚类（BDA1 至 BDA7）。

BMP14/GDF5 突变与不同类型的短指（趾）畸形的孤立特征有关，包括 BDA1、BDA2 和 BDC[40]。已知 *BMPR1B* 中的显性-阴性突变和 *BMP14/GDF5* 中的特定错义突变，由于 BMPR1B 和 BMP-14/GDF-5 之间相互作用缺失，导致孤立的 BDA2 型短指（趾）畸形[41]。BMPR1B（R486Q）突变与 BDA2 或 BDC/指（趾）关节粘连（SYM1）样表型相关[42]。影响 *BMP2* 表达的调节元件的重复与 BDA2 相关[43]。

指/趾关节粘连（SYM）

指/趾关节粘连（symphalangism，SYM）是一种罕见的疾病，其特征是手指或脚趾的关节融合。激活 *BMP14/GDF5* 突变会导致软骨形成活性增加，如同对近端 SYM 和多发性骨性融合综合征 2 型（multiple synostoses syndrome 2）的描述[44]。*BMP14*（R438L）突变会导致受体结合特异性缺失，导致 SYM 表型[41]。

BMP 与骨维持

BMP 与耦合

BMP-2 是骨基质中刺激破骨细胞活性的潜在生长因子之一（见参考文献[2] 和其中的引文）。与巨噬细胞相比，*BMP6* 在破骨细胞中高表达，并被确定为破骨细胞源性耦联因子[45]。

使用 *CTSK* 启动子条件性破坏破骨细胞中的 *Bmpr1a* 可使骨量和骨形成率增加[31]，这表明破骨细胞中的 BMP 信号通路是通过激活破骨细胞中的下游靶基因而负向调节成骨细胞功能的。

BMP 与骨质量

使用 *Osx-Cr* 条件性破坏成骨细胞中的 *Bmp2* 会导致全骨和材料水平的力学性能改变以及长骨中皮质骨矿物质/基质比（mineral/matrix ratio，MMR）降低[46]。在有 *Bmp5* 缺陷的成年动物中，其股骨由于横切面几何形状较小而明显较弱。在 4 周大的动物中，由于其股骨横切面几何形状减小并伴有材料强度的明显增加，其断奶后的股骨具有相当的结构完整性。然而，从这些动物体内机械负荷的水平可以看出，相对于它们的体型，它们的股骨是非常强壮的[47]。

BMP-12 被认为在骨的结构完整性中也起作用[48]。*Bmp12* 缺乏与骨皮质材料性能的升高有关，这些特性弥补了几何特性的下降，从而保持了骨结构的完整性。

使用 3.2 kb *Col1*-CREER 条件性敲除 *Bmpr1a* 会导致骨小梁室的 MMR 显著增加，但不会导致股骨骨皮质室的 MMR 显著增加[49]。雄性突变小鼠的骨小梁室的胶原蛋白交联率增加[49]。此外，负重运动会增加突变小鼠的骨小梁的尺寸、骨皮质胶原蛋白纤维直径以及延展性和韧性[50]。这些结果表明，BMP1A 介导的 BMP 信号通路有助于骨的生物力学质量和骨量。

小结

TGF-β 超家族成员在骨形成和骨维持中起着复杂、关键和多样的作用。使用转基因或敲除基因小鼠模型的研究表明，特定亚组中的配体往往表现出重叠的功能；本章概述的其他研究表明，TGF-β 超家族/激活素和 BMP 在软骨形成和骨形成/重塑中具有不同的功能。这些研究揭示了 TGF-β 超家族/激活素和 BMP 通路在受体利用水平上的竞争在体内调节骨形成中起着重要作用。进一步的研究将有助于理解这些通路的改变是如何导致一些人类相关疾病的发生的，这将为治疗这些疾病的新策略提供思路。

致谢

我们向那些由于篇幅有限而无法直接引用其作品的作者致歉。在 Mishina 实验室的工作是由编号为 R01DE020843 的基金支持的。

参考文献

扫描书末二维码获取。

第 9 章

Wnt 信号通路在骨骼发育和疾病中的作用的研究进展

Zhendong A. Zhong、Nicole J. Ethen 和 Bart O. Williams

崔红旺　彭　鹏[1]　邓伟民　译

引言

Wnt/β-连环蛋白信号通路在调控胚胎形成、器官形成、细胞分化选择和分化中起着许多关键作用。我们对 Wnt 信号通路的认识仍在不断扩展，最近的研究确定了 Wnt 信号通路在几个水平上的几种微调机制，包括 Wnt 作为配体的活性和 Wnt 受体蛋白水平的调节，这使我们对 Wnt 信号通路调节骨稳态作用的复杂性有了更多的认识，并且我们正在尝试通过这一通路来治疗人类骨骼疾病。

Wnt/β-连环蛋白信号转导核心通路

Wnt 信号转导是由保守的分泌糖脂蛋白的 Wnt 家族启动的，要么是通过 β-连环蛋白依赖通路（被称为经典 Wnt 信号通路），要么通过 β-连环蛋白非依赖通路（被称为非经典 Wnt 信号通路）[1]。本文着重讨论经典 Wnt 信号通路（图 9.1）。在正常情况下，细胞质中 β-连环蛋白的含量保持在稳定状态；过量的 β-连环蛋白会被含有轴抑制蛋白（axis inhibitor, Axin）、腺瘤性结肠息肉病（adenomatous polyposis coli, APC）蛋白、丝氨酸/苏氨酸蛋白激酶以及糖原合酶激酶 3（glycogen synthase kinase 3, GSK3）的"破坏复合物"清除。GSK3 可以磷酸化 β-连环蛋白并将其作为泛素依赖性降解的靶点。当一个 Wnt 分子与含有 7 个跨膜受体的卷曲蛋白（Frizzled, Fzd）家族成员和低密度脂蛋白受体相关蛋白（low-density lipoprotein receptor-related protein, LRP）5 或 LRP6 的受体复合物结合时，这种配体-受体相互作用会诱导 Lrp5/6 的细胞质尾部磷酸化，Axin 创建一个结合位点。在质膜上，将 Axin 募集到 Lrp5/6 会使"破坏复合物"失活，因为它不能募集 β-TrCP ［包含 β-转导素重复的 E3 泛素蛋白连接酶（beta-transducin repeat-containing E3 ubiquitin protein ligase）］进行泛素化，因此，可以阻止 β-连环蛋白的降解。随着 β-连环蛋白在细胞质中水平的增加，其被转移到细胞核，在细胞核其与 DNA 结合蛋白的淋巴样增强子结合因子（lymphoid enhancer-binding factor, LEF）/T 细胞因子（T-cell factor, TCF）家族的成员结合，激活其靶基因的转录。

Wnt 的产生和分泌的调节

人类和小鼠体内有 19 种编码分泌糖蛋白 Wnt 家族成员的基因，所有这些基因在骨骼发育过程中都表现出不同的表达模式[2]。Wnt 家族可能可以根据其下游通路的功能分为两组：一组由经典的 Wnt 组成，它们依赖于 LRP5/6，可以稳定 β-连环蛋白并诱导 LEF/TCF 下游靶点。近来的一项体外研究表明，在至少一种情况下，19 个人类 Wnt 中至少有 14 个能够诱导 LRP6 磷酸化（Wnt 诱导的经典信号通路近端的一个标志物）和 β-连环蛋白依赖信号[3]。另一组包含所谓的非经典 Wnt 信号，它们不直接通过 β-连环蛋白传递信号，在本文不是讨论的重点。然而，一些 Wnt 能够在不同情况下激活这两种通路，即在不同类型的细胞或不同的受体中激活这两种通路。例如，Wnt5a 能激活非经典 Wnt 信号通路并通过 Ror2 受体表达抑制经典 Wnt 信号通路[4]。另一方面，Wnt5a 可以在卷曲蛋白 4（Frizzled4, Fzd4）和 Lrp5（不是 Lrp6）存在的情况下激活经典的 Wnt 信号通路，这与 Norrin

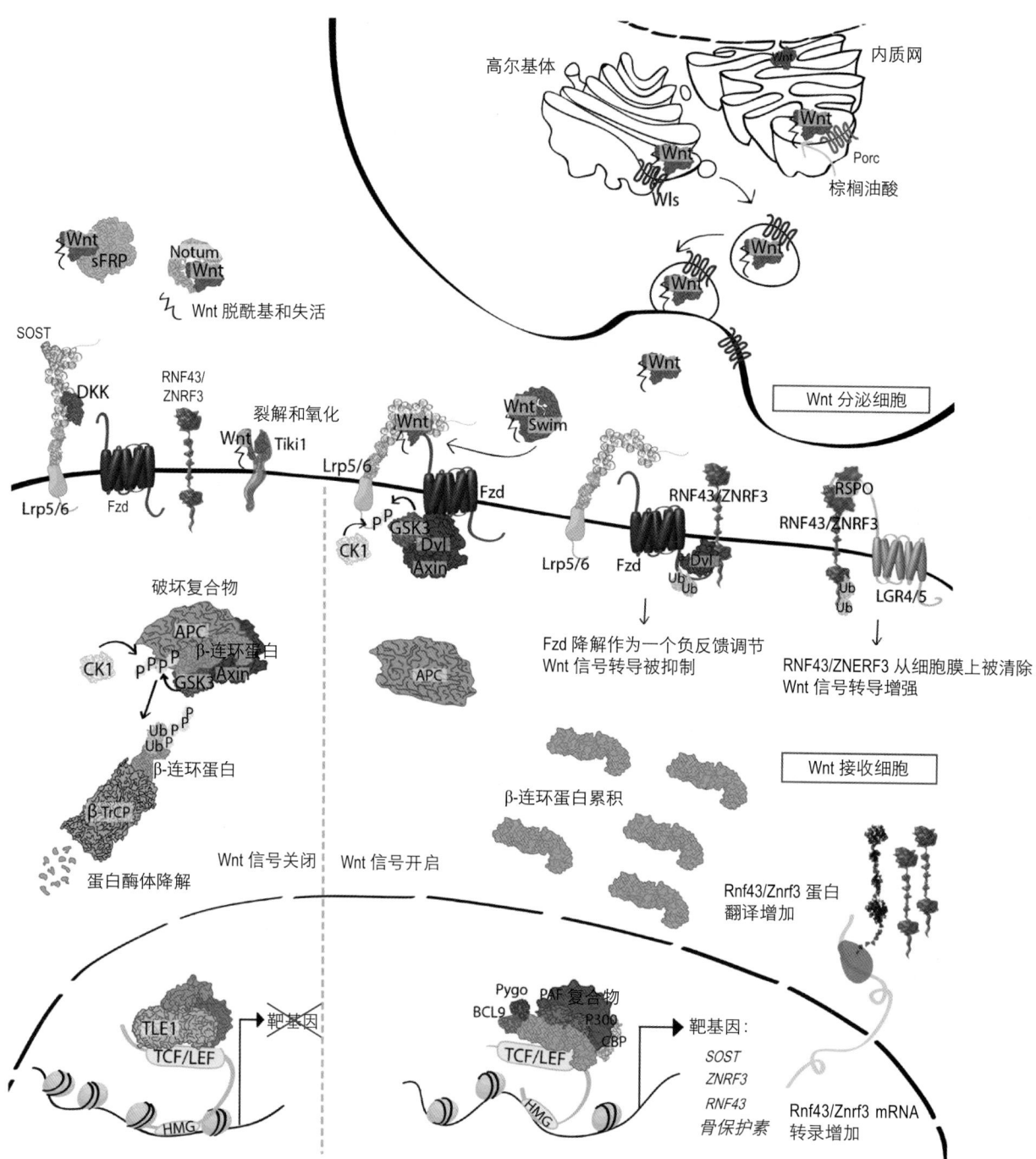

图9.1 （也见彩图）Wnt/β-连环蛋白信号通路概述。在"Wnt分泌细胞"中的Wnt配体的生物合成过程中，内质网（ER）定位的Porcupine将棕榈油酸添加到Wnt家族成员中卷曲蛋白。这种修饰是内质网驻留蛋白Wnless（Wls）识别从而促进Wnt转运到质膜上进行分泌所必需的。此外，这种脂质修饰是Wnt与卷曲蛋白（Fzd）相互作用所必需的。在"Wnt接收细胞"中，当Wnt信号在缺乏Wnt配体结合受体的情况下"关闭"时，会形成包括GSK3、Axin和APC在内的多蛋白复合物（"破坏复合物"），以促进CK1引物和GSK3依赖性β-连环蛋白磷酸化，进而通过E3-泛素连接酶β-TrCP靶向β-连环蛋白进行蛋白水解酶降解。在"破坏复合物"没有与β-连环蛋白结合的情况下，转录因子TCF通过将其靶DNA与其高迁移率基团（high mobility group，HMG）结构域结合并与染色质抑制因子TLE1（或果蝇中的Groucho）络合来抑制靶基因。Wnt信号通路也可以通过配体的翻译后调控（通过抑制因子，包括sFRP、Notum和Tiki1）或受体的活性或水平（例如骨硬化蛋白、DKK、RNF43/ZNRF3等）来抑制。当Wnt蛋白与包括Lrp5或Lrp6以及Fzd家族成员在内的受体复合物结合时，Wnt信号通路呈"开启"状态。Wnt受体复合物的激活会导致Dvl的激活和Lrp5/6胞质结构域的磷酸化，导致将Axin募集到质膜。这会抑制β-连环蛋白的降解，因此，β-连环蛋白可以在细胞质中积累并进入细胞核，在细胞核中与LEF/TCF家族的成员结合，并通过募集BCL9、Pygo、CBP、P300和Parafibromin（PAF复合物的一种成分）等因子来激活靶基因转录。在Wnt靶基因中，最近证实，*RNF43*和*ZNRF3*是通过泛素化清除细胞膜上的Fzd受体在负反馈通路中发挥关键作用的。作为一种有效的Wnt激动因子，RSPO可以形成由RNF43/ZNRF3/LGR/RSPO组成的复合物，从细胞膜上去除RNF43/ZNRF3，并通过增加细胞膜上Fzd的活性来增强Wnt信号转导（Source: [1,25]. Reproduced with permission of Elsevier.）

稳定β-连环蛋白的方式类似[5]。

Wnt家族是高度疏水性的，含有一个保守的丝氨酸残基，后者在Wnt分泌细胞的内质网中通过酰基转移酶——Porcupine棕榈酰化[6]。非洲爪蟾Wnt8的晶体结构可与小鼠Fzd8的富含半胱氨酸结构域（cysteine-rich domain, CRD）形成复合体，这证实该丝氨酸残基的棕榈酰化是其分泌和功能所必需的[7]。此外，Wnt的分泌需要一种内质网（ER）驻留蛋白——Wntless来护送棕榈酰化的Wnt蛋白到细胞表面并释放出来[6]。到目前为止，已证实Porcupine和Wntless对于所有哺乳类动物Wnt家族成员的正常分泌是不可或缺的。

Wnt基因突变与骨骼疾病

许多Wnt基因的改变与骨骼疾病有关。例如，在人类中，已确定，Wnt3基因突变的一个纯合子功能丧失是"先天性四肢切断综合征"（肢体缺失）的原因[8]。此外，Wnt10b功能缺失突变与手/脚裂畸形相关，Wnt16丧失与低骨皮质骨量相关[9]。在小鼠中，Wnt基因的整体缺失具有不同的骨骼表型，其中，敲除Wnt1和Wnt3a基因表现出最严重和最早的表型[10]。Wnt10b缺失小鼠表现出年龄依赖性和进行性骨丢失，这可能是由于间充质祖细胞减少导致促进骨生长的成骨细胞减少所致[10]。另一方面，在棕色脂肪组织和骨髓中异位表达Wnt10b的转基因小鼠显示出骨量和强度增加[10]。Wnt16在成骨细胞中的过表达可通过降低破骨细胞活性来保护皮质骨，从而有助于预防骨皮质骨折[11]。然而，人类Wnt16在小鼠中的成骨细胞特异性表达显示出增加了骨皮质和骨小梁的骨量和结构[12]。这表明，Wnt16表达模式或其他Wnt的补偿在Wnt16基因敲除和异位表达小鼠模型之间的差异中发挥了作用。

骨骼组织中的Wntless/Porcupine

为了克服19个Wnt之间潜在的冗余，以便评估来自骨软骨谱系细胞的Wnt的功能，我们和其他研究者通过利用任何Wnt的分泌都需要Wntless基因（Wls）（从而使任何Wls缺陷细胞在功能上失去分泌任何Wnt配体的能力），构建了几种成骨细胞中条件性缺失Wls的小鼠模型。当体内成熟成骨细胞缺失Wls时，小鼠出生后骨骼发育中显示出明显的缺陷[13]。当成骨细胞和软骨细胞中的Wls都缺失时，软骨发育受到影响，并观察到了更严重的骨骼表型[13]。

由于Wnt信号通路在许多人类癌症类型中可被激活，Wnt信号通路已成为癌症治疗中抑制的靶点[14]。有几种这类治疗方法的目的是阻断Wnt配体激活其同源受体的能力。例如，一系列使用Porcupine抑制因子治疗几种癌症类型的临床试验已在进行中[15]。由于这些Porcupine抑制因子的作用类似于Wls基因敲除——可以系统性阻断所有Wnt的分泌，我们可以预期，当使用抑制Wnt通路的药物治疗患者时，它们会产生同样的有害影响，例如骨丢失和骨折风险增加。实际上，这些已经在通过干扰Fzd激活来阻断Wnt通路的抑制因子的情况下被报道过[16]。因此，在使用系统性抑制Wnt信号通路疗法治疗患者时，采用减轻抑制因子对骨骼的有害影响的主动治疗措施至关重要。

分泌型卷曲相关蛋白

分泌型卷曲相关蛋白（secreted frizzled-related protein, Sfrp）是一个由四种蛋白质组成的家族，含有与卷曲蛋白（frizzled, Fzd）受体与Wnt结合位点同源的CRD（富含半胱氨酸结构域）。Sfrp和Wnt之间的相互作用可以阻止Wnt配体与Fzd受体结合，从而降低Wnt信号转导[17]。然而，在某些情况下，Sfrp可以促进Wnt信号转导，可能是通过促进后者在细胞外空间的运输[18]。最近发现，Sfrp4功能突变的纯合子缺失是引起Pyle病的原因；Pyle病是一种罕见的骨骼疾病，其特征是膝外翻（X形腿）、骨皮质变薄和其他骨骼缺陷（OMIM #265900）。Sfrp4-/-小鼠有较高的骨小梁骨量，但颅骨和长骨的骨皮质显著变薄，这体现了人类Pyle病的骨骼表型。对骨小梁和骨皮质的不同影响可能是由于皮质骨中Sfrp4敲除会增加经典Wnt信号通路和非经典Wnt信号通路的转导；非经典Wnt信号通路的激活可能可以通过增加BMP信号转导和随后的硬骨素（sclerostin, Sost）表达增加而导致骨皮质变薄[19]。独立研究组已经证实了Sfrp4-/-小鼠的骨皮质和骨小梁的骨表型，据报道，Sfrp4缺失可以预防与年龄相关的骨小梁骨丢失和其他异常[20-21]。此外，成骨细胞特异性Sfrp4过表达与骨小梁骨量低有关[22]。

Notum和Tiki

Notum最近被确认为是一种细胞外Wnt脱酰基酶，并且是一种高保守的、分泌的、Wnt信号通路反馈拮抗剂[23]。它基本上是通过去除棕榈油酸基团类来抵消 Porcupine 的作用,从而使 Wnt 家族分子失活。Lexicon 制药公司研发了一组 Notum 抑制剂,它们被证明能特异性地刺激骨皮质(但不是骨小梁)骨形成,并使软组织表型保持不变[24]。Tiki 家族成员可以通过蛋白质水解诱导氧化寡聚反应直接作用于 Wnt 配体使其失活[23]。毫无疑问,这些蛋白质在骨骼发育和疾病中的潜在作用的更深入的研究已在进行中。

Lrp5 和 Lrp6

Lrp5 和 Lrp6 的作用近年来一直是许多文献的主题(例如参考文献[25]),这里仅做简要概述。在 21 世纪初期已经确定,编码一个 Wnt 共受体 *LRP5* 基因的改变与人类的骨量高低相关[25]。这些探索性的发现带动了科学家们投入更大精力来研究 Wnt 信号通路在骨骼中的潜在作用机制。其中一个模型研究假设,LRP5 在十二指肠嗜铬细胞内发信号可以调节 5-羟色胺表达;5-羟色胺的分泌可以系统性调节成骨细胞的分化[26]。然而,几个独立研究团队的结果表明,Lrp5 在小鼠成骨细胞中发挥作用,调节小鼠的骨形成[13]。目前对这些不同观察结果尚无明确解释。在人类患者中已证实,LRP6 的基因的功能缺失(LRP5 的一个同源物)与骨质疏松和代谢综合征有关[27],而 Lrp6 的功能性突变的缺失(或活性降低)与多种骨骼畸形和低骨量有关[25]。

Dickkopf 家族和骨硬化蛋白

Wnt 信号转导活性可以被几种蛋白质抑制,这些蛋白质是通过与 Lrp5/6 组分结合并阻断 Wnt 配体与 Lrp5/6 相互作用来阻断信号转导。Dickkopf 家族(DDK)中的三个成员(Dkk1、Dkk2 和 Dkk4)就是通过这个机制起作用的[28]。小鼠 Dkk1 种系失活等位基因的杂合性会导致高骨量[10];而 Dkk1 完全缺失则会导致胚胎致死,原因是无法形成中脑前的头部结构和发展为多指畸形[10]。矛盾的是,Dkk2 缺失小鼠表现出骨量减少,这可能是由于成骨细胞分化后期需要降低 Wnt 活性[10]。在体外,Dkk4 缺失会导致成骨细胞增多[10]。阻断 Dkk1 功能的抗体对多发性骨髓瘤的临床试验已在进行中,这种疾病与 Dkk1 水平升高有关[29]。此外,近来的研究表明,通过功能性阻断抗体对 Dkk1 和骨硬化蛋白的双重抑制(本章稍后详细描述)可能是治疗骨质疏松的相关策略[30]。

骨硬化症是一种常染色体隐性遗传性疾病,与生命早期进行性骨骼过度生长有关[31]。有相关疾病(Van Buchem 病)的患者有相似的症状,但症状较轻。在这两种疾病中,*Sost* 基因失调是潜在的遗传机制。骨硬化症患者的 *Sost* 中有失活突变,而 Van Buchem 病患者有一个 52 kb 区域的纯合性缺失,该区域含有 *Sost* 基因表达的增强子[32]。认识到 Sost 是一种分泌蛋白,通过与 Lrp5/6 结合并抑制 Wnt 信号通路起作用,再加上骨细胞中 Sost 相对特异性表达,这些是支持研发抑制 Sost 功能来治疗骨质疏松的关键因素[31]。这些研发中最有进展的是由 Amgen 和 UCB 公司开发的 Sost 抗体罗莫索珠单抗(romosozumab)。最近发表的一项研究显示了罗莫索珠单抗治疗绝经后骨质疏松的Ⅲ期研究结果。目前至少有两种类似的基于抗 Sost 的方法也在研究中,Blosozumab(由 Eli Lilly[34] 开发)和 BPS804(最初由瑞士诺华开发,但现在由 Mereo BioPharma 开发[34])在治疗骨骼疾病方面的疗效也在评估中。

Lrp4

LRP4 是低密度脂蛋白(LDL)受体家族的一个成员,其细胞外结构域与 LRP5 和 LRP6 中的结构域非常相似,已被确定为 Wnt/β-连环蛋白信号通路的拮抗因子[35]。人类 LRP4 的纯合子错译突变是某些类型的骨硬化症和 Cenani-Lenz 综合征的潜在遗传原因;Cenani-Lenz 综合征是一种影响远端肢体发育的常染色体隐性先天性疾病[35]。小鼠中成骨细胞特异性 *Lrp4* 缺失或大鼠中抗 Lrp4 抗体治疗可抑制 Lrp5/6 表达,导致高骨量表型,类似于具有突变型 Sost(一种 Wnt 信号通路的拮抗因子)的人类患者的高骨量表型。成骨细胞特异性条件性 *Lrp4* 敲除小鼠和 *Lrp4* 突变的骨硬化症患者(但不是破骨细胞特异性 Lrp4 缺陷小鼠)的血清 Sost 显著升高,这表明成骨细胞 Lrp4 可以维持血清 Sost 水平并阻止其从骨组织分泌[36-38]。

卷曲蛋白(Fzd)家族

1996 年,首次被确定一个 7-跨膜家族中的 Fzd 受体为 Wnt 受体[39],但它们在骨骼发育中的具体作用还没有像对 Lrp5/6 那样进行详细研究。两种缺失单个 Fzd 基因(*Fzd8* 和 *Fzd9*)的小鼠品系分别由于破骨细胞生成增多或骨形成减少而显示出骨质减少表型[40-41]。这可能可以解释 Fzd9 缺失的 Williams-Beuren 综合征患者的骨密度低的原因[42]。然而,在全球基因敲除动物中,Fzd8(连同 Fzd4)控制肾脏发育，而 Fzd9 调节 B 细胞和海马发育，这可能影响了骨表型[43-45]。骨特异性 Fzd 基因敲除将为进一步说明每个 Fzd 在骨中的功能特征提供更令人信服的证据。

细胞表面卷曲蛋白（Fzd）受体稳定性的调控

10 种哺乳类动物 Fzd 的稳定性和细胞表面水平主要由两种单通道跨膜泛素 E3 连接酶的活性调节，即 Rnf43（Ring Finger 43）和 Zrnf3（Zn and Ring Finger 3），这两种酶显然是专门用于此目的的。Rnf43 和 Znfr3 直接泛素化胞质内赖氨酸残基上的 Fzd，靶向它们的内化和降解。这个过程也降低了 Lrp5 和 Lrp6 的细胞膜水平。质膜上的 Rnf43 和 Znrf3 水平本身通过 R-spondin 分泌蛋白家族的 4 个哺乳动物成员的作用受到严格调控[46]。R-spondins 与 Rnf43/Znrf3 和 Lgr-4、-5 或 -6（富含亮氨酸的重复序列，含有 G 蛋白耦联受体 4、5 或 6）结合形成复合物，刺激 Rnf43/Znrf3 的自泛素化，并导致该复合物的内化和降解。因此，R-spondin 暴露的最终结果是细胞表面 Rnf43/Znrf3 水平降低以及 Fzd 和 Lrp5/6 水平升高，从而使细胞对 Wnt 信号通路介导的激活敏感。散乱蛋白（disheveled, Dvl）是一个在 Wnt 激活中被募集到 Fzd 形成 Wnt 受体复合物信号小体的重要成分，它还起着适配器的作用，使 Rnf43 和 Znrf3 形成 Rnf43/Znrf3/Fzd/Dvl 复合物，促进 Fzd 降解[47]。

一些缺失 R-spondin 家族成员的基因工程小鼠模型显示出了明显的骨骼异常[48]。例如，在 R-Spo2 次等位基因纯合子的胚胎肢体中可以发现严重的畸形[48]。在 R-Spo3 和 R-Spo2 缺失的胚胎中可以观察到更严重的后肢截断，表明这些基因在骨骼发育中具有冗余功能[48]。虽然 Lgr4 缺失等位基因的纯合子小鼠大约一半在围生期死亡，但存活到成年的小鼠表现出明显的低骨量表型，原因是骨形成受到抑制和骨吸收增加[48]。另有研究发现，Lgr4 还直接与 RANKL 相互作用，负向调节破骨细胞分化和凋亡[48]。此外，Lgr6 缺陷小鼠的指甲和骨骼都有再生缺陷[48]。

小结

研发基于激活 Wnt 信号通路的治疗骨质疏松的疗法具有很多发展前景。在临床试验中，应用抗骨硬化蛋白治疗的一个局限性是：骨形成仅持续 2~3 个月，其后骨合成代谢作用就减弱了[30]。一种可能的解释是，Wnt 信号通路诱导了几种作为负反馈调节的转录靶点以钝化通路的长时间激活。负反馈抑制因子 Dkk1 已被证实可以导致这种钝化反应，因为同时中和骨硬化蛋白和 Dkk1 的抗体作用（或暴露于双特异性 Dkk1/Sost 阻断抗体）会导致合成代谢反应增加[30]。一种这样的负反馈抑制因子——Dkk1——在同时使用中和硬骨化蛋白和 Dkk1 的抗体（或暴露于双特异性 Dkk1/ Sost 阻断抗体）时被显示有助于这种反应的钝化而导致合成代谢反应增加[30]。重要的是，研究人员注意到，在这种情况下，几乎可以肯定其他反馈抑制因子仍在起作用，以减少长期反应。因此，进一步了解 Wnt 配体和受体是如何被调节的可能会提高这些临床相关药物的疗效并揭示可以安全操作这个通路来治疗骨质疏松的其他机制。

致谢

我们向那些由于篇幅有限而无法直接引用其文献的作者致歉。这些评论性文章在许多情况下是需要引用的。Williams 实验室的工作得到了 Van Andel 研究所和编号为 AR053237 NIH/NIAMS 的基金的支持。

参考文献

扫描书末二维码获取。

第 10 章
机械转导在骨形成和骨维持中的作用

Whitney A. Bullock、Lilian I. Plotkin、Alexander G. Robling 和 Fredrick M. Pavalko

魏秋实　庄至坤　邓伟民　译

引言

骨骼的形状、强度、结构和整体质量的最重要的调节因素是施加在骨骼上的机械应力的类型、持续时间和大小。骨细胞遍布于整个矿化组织，在所有骨骼细胞中的占比为 90%～95%，是骨骼对其机械负荷环境做出反应的主要传感器和调节器[1]。在矿化的骨结构中，遍及骨细胞陷窝小管网络的骨细胞胞体延伸出的广泛胞质突起网络有利于检测机械刺激并将机械信号转化为生物反应。细胞表面分子和结构（包括整合素/钙黏素、离子通道、G 蛋白耦联受体、初级纤毛）和细胞内信号通路［包括 Wnt/β-连环蛋白、丝裂原激活蛋白激酶（mitogen-activated protein kinases, MAPK）、酪氨酸激酶（tyrosine kinases, TK）、cGMP/cAMP 信号通路］可以通过"效应细胞"（成骨细胞、破骨细胞、骨衬细胞）检测来自骨细胞"传感器"的机械刺激信号并将其转化为骨重塑改变。已经确定了控制骨骼适应机械负荷的几个基本过程，并且已将它们与其信号通路关联起来，由此可以更好地理解骨组织工程学和生理学[2]，为促进骨骼健康的临床/药物研发和运动锻炼策略创造新的机会。

骨形成相关的机械刺激

本章主要讨论可能影响骨形成/骨重塑的细胞类型（机械传感器）和应力，然后讨论调节细胞对这些应力的细胞生物反应的细胞和分子机制。

骨中的机械传感器

骨骼中的细胞可以对作用于骨组织的机械负荷进行检测、协调和传递。有关这一过程的重点问题包括：①嵌入骨骼中及其表面的细胞是如何感知和响应外部施加的机械负荷的；②机械刺激是由骨的负载/弯曲引起的直接组织应变，还是负载的间接结果（即负载引起的骨细胞表面液体流动）；③细胞如何将其表面检测到的机械刺激信号转化为引发协调的合成代谢和分解代谢反应的一系列生化变化。

骨细胞是骨骼中最有可能发挥"机械传感器"功能的细胞。直观的考虑和大量的实验证据支持，骨细胞是骨骼细胞中最直接负责检测机械刺激信号并协调骨骼对这些信号进行反应的细胞。单个骨陷窝内的骨细胞被完美地定位为机械传感器，因为它们是均匀地分布在整个骨皮质和骨小梁中并有管道系统连接的。这种结构使骨细胞能够在骨骼网络中感知几乎任何位置的负载诱导信号。骨细胞的长胞质突起（约 50/细胞）是通过缝隙连接组成了这个促进细胞间通信的庞大的细胞网络。然而，这些相同的特性也使骨细胞不太可能成为直接在骨骼表面添加或移除骨质的效应细胞。虽然骨细胞可以介导局部矿化基质的去除以及钙从骨陷窝中释放，但这种局部活性对骨骼的大小、形状和结构特性影响甚微。成骨细胞、骨衬细胞和破骨细胞作为"效应细胞"，在骨细胞网络信号的引导下可以添加或移除骨质。

要了解物理刺激是如何影响骨细胞的，我们必须考虑的一点是，不同类型的骨细胞所处的微环境存在很大差异。例如，基质间充质干细胞（MSC）分布于长骨的骨髓间隙中，其细胞外间隙很小，没有坚硬的基质可以接触。相比之下，成骨细胞、骨细胞和骨衬细胞分布在坚硬的骨表面，要承受更高的表面应力，并且流体是在其表面流动。骨细胞的物理环境是独一无二的。骨细胞自身包裹在矿化基质中。重要的是，它们在自身构成的陷窝内形成了一个充满液体的、合适的小腔，并且通过狭窄的骨小管延长了穿过基质的细胞突起。骨小管的平均直径约为 260 nm，骨小管壁和细胞突起膜之间的空间非常狭窄（约为80 nm），这种结构为负载引起的应力或基质应变驱动的液体的高速流动创造了条件。有限元模拟表明，骨的典型宏观水平的应变可以导致骨周围空间的微观水平上应变的极大放大[3]。多年来，支持骨细胞网络是骨骼中机械应力的主要传感系统的最有力论据就是基于骨细胞的这些特性的。幸运的是，目前已有实验支持这一假设。与体外成骨细胞实验相比，骨细胞对液体流动诱导的剪切应力更敏感，反应也不同[4-5]，小鼠实验已经证明了骨细胞在检测正常机械负荷的中断中的关键功能作用。已经培育了一种转基因小鼠，能够有效消融大多数骨细胞而不影响成骨细胞和破骨细胞[6]。这些小鼠可以免于废用诱导的骨丢失，这表明骨细胞网络在感知正常骨骼负荷损失方面发挥了关键作用。尽管在诱导大量骨细胞死亡后，包括破骨细胞活性增强在内的炎症反应使研究结果分析复杂化了，但骨细胞是骨中主要的机械应力感觉细胞是一个压倒性的共识。

骨组织中的液体流动和组织应变

有一个强有力的论点认为，骨细胞陷窝-小管网络中机械刺激产生的振荡液体流动是生理上最相关的细胞水平的机械刺激。虽然通过弯曲骨基质产生的组织应变可以诱导骨细胞检测到的机械信号，但骨细胞的大量细胞质突起可使这些细胞感知液体流动。事实上，骨细胞的长胞质突起表达整合素的细胞外结构域能力似乎能将相对较小的流体应力"放大"为骨细胞内不成比例的大的生化反应[8]。骨细胞可以通过整合素异二聚体与骨小管壁内的细胞外多糖形成物理连接。整合素细胞外结构域构象的细微变化可以通过细胞质短尾转导到细胞内部。越来越多的证据表明，整合素相关的信号通路和细胞骨架蛋白能将机械信号直接传递到细胞核以改变基因表达。

在评估机械应力传感机制以及骨细胞中液体流动和基质应变的相对贡献时，必须考虑到实验条件的限制。首先，大多数已发表的研究都是基于使用成骨细胞或骨细胞样细胞系的体外细胞培养进行实验研究，因为很难分离出足够数量的原代骨细胞进行实验研究。确定作为生物相关的骨细胞刺激的骨组织水平的应变的贡献也相当困难[9]。对长骨骨膜表面组织应变的测量表明，其在剧烈运动时产生的应变峰值约为3000 με。当对二维培养基质上生长的骨细胞施加3000 με的刺激时，无法测量到可检测到的反应。事实上，在大多数体外模型产生可测量的反应之前，必须施加超过10 000 με的刺激。体内实验施加10 000 με的刺激超过了骨的屈服点，并且在产生充分的组织应变刺激骨细胞之前会发生骨折。然而，在骨表面施加产生2000 με的载荷可能会在骨细胞陷窝壁上产生高达30 000 με的局部应变。这种宏观应变和微观应变的差异可能是骨细胞陷窝产生的空洞的应力集中效应的结果[8]。

当长骨在加载过程中弯曲时，细胞外液在骨细胞表面从高压区域移动到低压区域时产生的流体剪切应力的影响则没有那么多争议（图10.1）。在体外，流体剪切应力能有效刺激骨细胞和其他骨中细胞。生长因子和营养物质运输的增强，代谢废物的清除（化学转运），以及电流电位的产生，也可能影响骨细胞对液体流动的反应。化学转运也能影响独立于机械转导的骨细胞对液体流动的反应[10]。

Schaffler和Weinbaum实验室[8]基于对骨块中骨细胞进行的微观水平的研究，建立了一种很有意义的骨细胞机械转导模型。他们的模型考虑了观察到胞质突起似乎是通过连接到由多糖-蛋白质复合物构成的约束结构上的整合素黏附复合物而悬浮于骨小管壁上。他们认为，液体是通过流经膜和多糖-蛋白质复合物之间的空间"偏转"了这些约束结构，导致了被称为"环向应变"的变形。这些约束结构的变形导致的组织应变放大是径向的，就像一个箍。这种放大的结果是，据估计，局部细胞膜的应变可能比大体测量的组织应变高10～100倍。

骨组织中机械转导的分子基础

考虑到骨细胞所处的物理环境和受到的机械应力，不禁要问，骨细胞是如何对相关的机械刺激做出适当反应的？回答这个复杂的问题必须考虑细胞膜蛋白、脂质、细胞内信号和细胞骨架的作用，所有这些都是可以将机械力转化为最终能够改变基因表达的生化信号。骨骼中机械转导的任何方面可能都要比识别主要细胞表面机械感受器更重要，也最具争议。很可能没有一种单一的机械应力传感器蛋白质或结构能够独立负责感知和转导机械刺激并最终影响骨形成。幸运的是，目前在应用机械转导通路治疗人类骨量疾病方面已取得了很好的进展并有巨大的潜力。

骨细胞机械应力传感器可以分为以下几个大类：①整合素；② G-蛋白耦联受体/受体酪氨酸激酶；

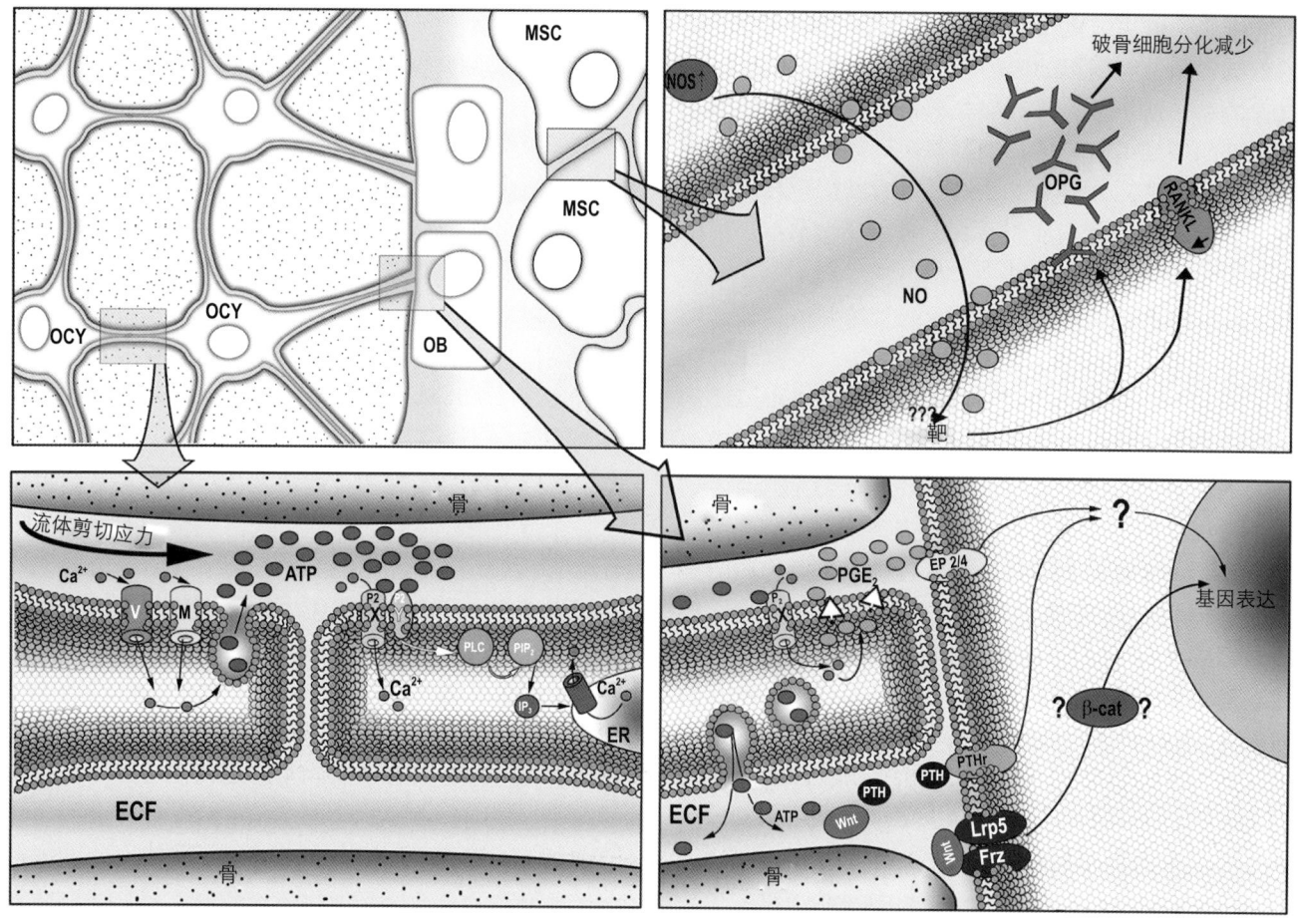

图 10.1（也见彩图）骨中流体剪切应力诱导的信号转导。ATP：三磷酸腺苷；ECF：细胞外液；ER：内质网；MSC：间充质干细胞；NO：一氧化氮；NOS：一氧化氮合酶；OB：成骨细胞；OCY：骨细胞；OPG：骨保护素；PGE$_2$：前列腺素 E$_2$；RANKL：核因子 κB 受体活化因子配体

③离子通道/连接蛋白（Cx）半通道。初生纤毛的作用也逐渐受到重视。体外实验发现的通过抑制一种特定的蛋白质可以钝化正常机械转导的能力是证明一种蛋白质参与机械应力感受过程的证据。然而，大多数体外研究无法再现体内成骨细胞和骨细胞的复杂三维环境，并且确定其中发挥关键作用的蛋白质更具挑战性。虽然任何主要的机械感受器都可能在受到刺激后的几毫秒内被激活，但通过骨组织内活细胞中机械信号活动的实时时间测定和定量评估是极其困难的。

整合素/黏合斑

整合素是细胞基质黏附的特殊位点的机械传感器（又被称为"黏合斑"），已有学者对其进行了深入研究[11]。含整合素的黏合斑既可以介导细胞基质黏附又可以介导跨膜信号转导。骨细胞中整合素介导的对应变和液体流动的反应（最初在类成骨细胞中研究，近来在骨细胞中的研究）包括通过肌动蛋白细胞骨架重组改变细胞内张力、增强 MAPK 和酪氨酸激酶活性、释放旁分泌信号分子（例如前列腺素和一氧化氮）以及改变基因表达。这些发现引出了"机械小体（mechanosome）假说"，该假说假设，能够与细胞黏附分子（整合素和钙黏合素）结合的蛋白质复合物（机械小体）可以从细胞膜被"发射"到细胞核，以响应机械刺激，导致基因表达改变[12]。定位于黏附分子相关复合物的 DNA 结合蛋白被转移到细胞核以响应机械负荷，从而将细胞表面黏附复合物的机械信息传递到靶基因[13]。实验支持主要是基于删除/抑制特定机械小体蛋白对信号转导和负荷诱导的骨形成的影响。

证明整合素可以被液体流动激活的证据是令人信服的，来自整合素构象变化的直接证明，以及使用整合素特异性抑制抗体和功能性抑制天冬氨酸-甘氨酸-

精氨酰（Arg-Gly-Asp, RGD）肽的研究。因此，黏合斑表现出的许多性质提示它们可能是主要机械应力感受结构[14]。重要的是，整合素具有两种相互关联的作用：一种是与肌动蛋白细胞骨架（间接）连接的结构（承载）功能，另一种是通过结合并组织对细胞有重要下游影响的蛋白质发挥信号转导/支架功能。虽然细胞骨架重组作为一种转导机械信号的机制最初受到了相当多的关注，但骨细胞中对机械刺激的许多生化反应并不需要完整的细胞骨架[15]。由机械刺激引起的构象变化暴露了整合素亚基在细胞质尾部的结合位点。这些结合位点是激酶[黏合斑激酶（focal adhesion kinase, FAK）、富脯氨酸激酶-2（proline rich kinase-2, Pyk2）、Src 激酶（Src kinase）]和接头蛋白（adaptor protein）[例如桩蛋白（paxillin）、α-辅肌动蛋白、Nmp4、斑联蛋白（zyxin）、p130^{cas}]的结合位点，它们可以刺激信号级联，并可以在多位点的生化过程中将机械小体复合物从细胞膜转移到细胞核。这一过程包括：检测机械信号，激活膜相关蛋白质，以及在膜上形成机械小体复合物并将它们转移到细胞核和在细胞核中改变调节骨重塑的基因转录（图 10.2）。

机械转导中的 G-蛋白和受体酪氨酸激酶信号转导

骨细胞对机械负荷产生反应包括 G-蛋白耦联受体（G-protein coupled receptor, GPCR）的激活。GPCR 是一大类可以被多种配体激活的表面受体。监测 GPCR 活性的最常用的方法是通过测量它们激活的 G 蛋白的水解。Frangos 实验室的研究表明，流体剪切应力能激活 G-蛋白信号通路，而对 G 蛋白的药理学抑制能抑制其下游信号通路的激活[16]。荧光共振能量转移（fluorescence resonance energy transfer, FRET）显微镜的时间和空间观测上的优势使它们能够显示，在施加流体剪切应力几毫秒内可以观测到甲状旁腺激素 1 受体（parathyroid hormone 1 receptor, PTH1R）和 B2 缓激肽受体的构象变化[17]。这种反应不需要任何受体的配体存在，并且可以通过改变膜流动性来调节，这表明这些受体具有接受机械刺激的直接细胞表面传感器所需要的特性。

Bikle 实验室证实了受体酪氨酸激酶（receptor tyrosine kinase, RTK）信号转导和整合素之间的分子相互作用，据他们的报告，通过胰岛素样生长因子 1（insulin-like growth factor 1, IGF-1）受体（IGF-1 receptor, IGF1R）的信号通路是流体剪切应力诱导信号转导的最佳转导所必需的，也通过与整合素的直接相互作用来调节[18]。据此，他们提出了一个模型，在该模型中，IGF-1 的骨形成作用不仅可以由与 IGF1R 的相互作用介导，而且可以同时通过整合素的机械刺激及其下游通路来调节。Pilz 实验室的研究表明，成骨细胞中流体剪切应力介导的一氧化氮（nitric oxide, NO）、cGMP 和蛋白激酶 G（protein kinase G, PKG）信号通路的激活依赖于整合素下游的 Src 激活[19]。这一过程涉及 PKG-Ⅱ依赖的 Src 去磷酸化，通过流体剪切应力诱导的 PKG-Ⅱ/Src/Shp 机械小体。至于 GPCR 和 RTK 是直接感知机械刺激抑或主要是通过与整合素机械传感器的交叉通信来感知仍有待确定。

机械转导中的缝隙连接/离子通道

由连接蛋白（connexin, Cx）形成的缝隙连接通道介导骨细胞之间以及骨细胞和位于骨表面的细胞之间的通信[20]。所有骨细胞都能表达 Cx，其中以 Cx43 的表达最为丰富。体外和体内研究显示，Cx43 的表达水平和功能会随着机械刺激的增加而增加，反之，缺乏机械信号会导致 Cx43 的表达降低。

Cx43 还能形成使细胞内环境和外环境之间通信的半通道[21]，并且该通道是通过机械刺激打开[20]，尽管它们的功能仍在争论中。有研究者提出，机械刺激诱导的三磷酸腺苷（ATP）和前列腺素释放需要半通道。然而，另一项研究表明，嘌呤能受体的激活能增加前列腺素 E2（prostaglandin E2, PGE2）的释放——该过程不依赖于半通道，并且能阻断由 ATP 激活的 P2X7 受体，阻止成骨细胞和骨细胞谱系释放 PGE2。此外，近来的研究表明，来源于 Cx43$^{-/-}$ 小鼠的成骨细胞仍然是通过释放 PGE2 对机械刺激做出反应[20]。进一步的研究提出，在成骨细胞中，ATP 诱导的通路活性是由泛连接蛋白 1（pannexin 1）（一种具有 Cx 类似拓扑结构的跨膜蛋白形成的半通道）负责的而不是由 Cx43 负责的[22]。

体外研究以及早期证据表明，在骨骼表面的骨细胞和成骨细胞之间存在缝隙连接[23]，由此引出了 Cx43 是体内对机械刺激做出反应所必需的假设。这在小鼠的成骨前细胞、成骨细胞和骨细胞中敲除 Cx43 的模型中得到了证实：观察到这些细胞对胫骨骨皮质内表面的机械刺激表现出减少的合成代谢反应[20]。然而，令人惊讶的是，所有研究骨膜成骨的研究均显示，在没有 Cx43 的情况下，骨软骨祖细胞、成骨细胞和骨细胞对机械负荷的反应增强。这种效应

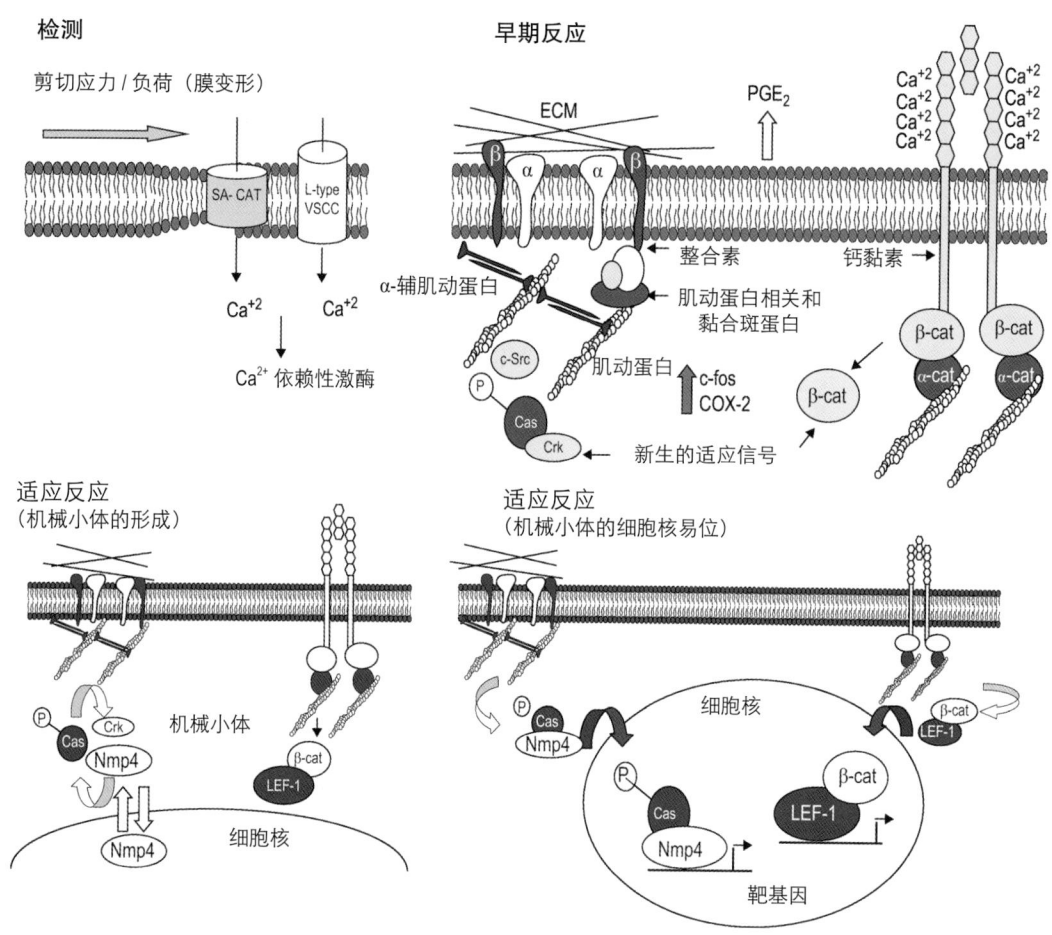

图10.2 骨中机械小体信号的多步骤激活。ECM：细胞外基质；SA-CAT：应力激活阳离子通道；PGE$_2$：前列腺素E$_2$；VSCC：电压敏感钙离子通道

的分子基础仍然未知。

细胞外核苷酸可调节机械转导[24]。在体外实验中，在机械刺激下，成骨细胞和骨细胞释放ATP和尿苷三磷酸（uridine triphosphate, UTP），并可激活P2X配体门控离子通道和代谢性P2Y G蛋白偶联受体（P2Y GPCR）[25]。受体激活后导致的不同反应取决于核苷酸和受体类型，包括Ca^{2+}波传播、细胞内激酶激活以及对成骨细胞的功能和生存进行调控。特别是，P2X7缺陷小鼠在体内对机械刺激表现出缺乏合成代谢，这表明这些通路在机械转导中发挥着重要的作用[26]。此外，体外实验发现，一种由P2X7受体和泛连接蛋白1通道形成的复合物能够介导机械刺激诱导的ATP释放。这种复合物在体内机械信号转导中的相关性仍有待确定（图10.3）。

在成骨细胞中也发现了对机械刺激敏感的离子通道[28-29]。体外试验发现，钆敏感性牵张激活的阳离子通道参与对牵张做出反应。此外，瞬时受体电位通道和电压门控钙离子通道（voltage-gated calcium channel, VGCC）在成骨细胞中介导机械刺激后钙波的传播。有趣的是，成骨细胞向骨细胞分化伴随着VGCC类型的变化，从成骨细胞的L型到骨细胞的T型，这种变化与两种类型的细胞对机械刺激的敏感性不同有关[30]。VGCC通道在机械转导中的作用已在体内得到了证实，因为在大鼠体内抑制L-型通道会阻断对机械负荷的合成代谢反应[28]。

对机械刺激的生化反应

检测到一种分子对机械刺激的反应并不能证明它在机械转导中很重要。如果我们想要确定靶向机械转导通路以获得治疗益处是有效的，则确定哪些分子调节骨对机械刺激的反应以及哪些几乎不相关是很重要的。以下信号通路已在体内研究中被证实可以影响骨骼。

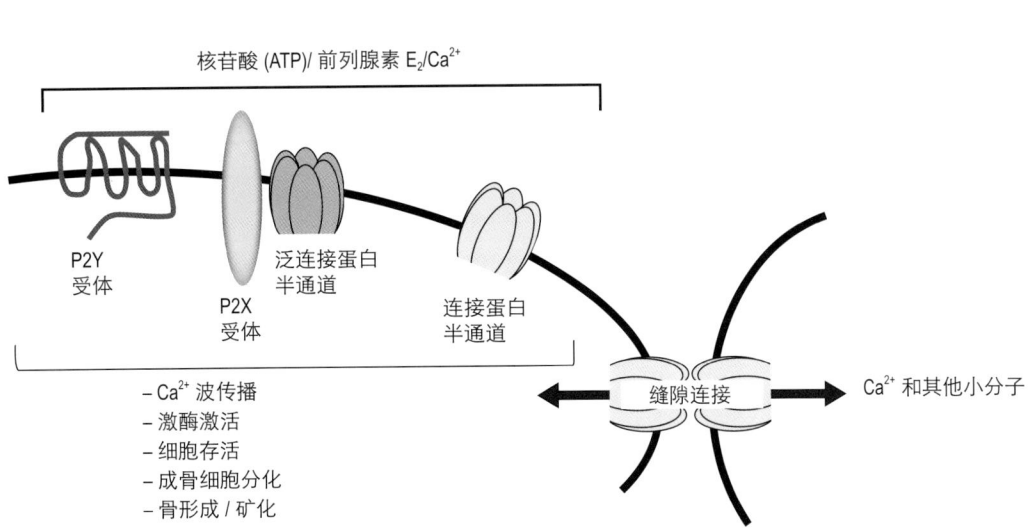

图 10.3　骨中机械刺激对缝隙连接信号转导的激活

Wnt/β-连环蛋白信号转导

Wnt 通路已确定是骨细胞机械转导最重要的介质之一（图 10.4）。简而言之，Wnt 配体结合与卷曲蛋白（Fzd）共定位 Lrp5/6 受体。这一过程又使 Axin 磷酸化，导致 Axin/GS3κβ 复合物解离和 β-连环蛋白累积。β-连环蛋白会被转运到细胞核，并在细胞核中协调淋巴样增强子结合因子/T 细胞因子（LEF/TCF）与 DNA 的结合（参见第 9 章）。经典 Wnt 信号通路的改变会导致骨破坏。Wnt 共受体 Lrp5 中一些功能突变的获得会增加骨量（例如 A214V 和 G171V）[31-33]，而功能突变的缺失会导致骨量减少效应。此外，Lrp5 的功能突变的获得或缺失都会对骨中机械刺激效应产生深远影响[32,34]。Wnt 信号通路下游的效应分子 β-连环蛋白对骨机械转导也很重要。在小鼠实验中，β-连环蛋白缺失会显著降低小鼠的骨量并导致骨折风险明显增加[35]。β-连环蛋白的组织性激活会增加骨量，尽管这两个等位基因的激活会增加孔隙度并降低骨强度[36]。β-连环蛋白单倍不足的雌性小鼠在响应后肢悬吊时表现出废用诱导的骨丢失[37]，而有组成性激活的小鼠会免受废用诱导的骨丢失的影响。

Wnt 通路受骨硬化蛋白（sclerostin, Sost）和 Dkk 等抑制因子的调控。Sost 可以结合 Lrp5/6 并阻止 Wnt 下游蛋白质的一个子集与通路的结合和激活。在骨骼受到机械刺激（例如运动/负荷）时，Sost 减少，Sost 表达水平与骨骼中高应变区域呈负相关。重要的是，当在转基因小鼠中通过过表达 Sost 基因来阻止负载诱导的 Sost 下调时，负载诱导的骨形成下降了 70%～85%[39]。Lrp4 是一种与 Lrp5/6 相关的膜结合受体，对于 Sost 募集到 Lrp5/6 至关重要。在有骨硬化症样高骨量综合征的个体中，已经确定了 Lrp4 中的三个不同的点突变。这些突变会阻止 Sost 与 Lrp4 的结合，使 Sost 不能产生对 Lrp5/6 的抑制作用，从而导致骨中 Wnt 信号通路的抑制减弱。

前列腺素和一氧化氮（NO）信号转导

成骨细胞和骨细胞分泌 PGE2 并上调环氧合酶 2（cyclooxygenase 2, COX2）的表达以响应底物应变和液体流动[40]。COX2 是产生 PGE2 所必需的，在体外实验中，使用抑制因子（例如 NS398）能抑制 COX2，可以阻止 PGE2 的释放。PGE2 是一种由花生四烯酸通过 COX 催化合成的脂质，其功能类似于激素，在响应一系列刺激（包括甲状旁腺激素、雌激素和机械负荷）时分泌。人体剧烈运动可以导致 PGE2 从负重的下肢骨骼中大量释放[41]。在小鼠中，机械负荷在几分钟内即可上调 COX2 mRNA 和蛋白质[42]。在体内实验中，通过吲哚美辛对 COX1 和 COX2 的药理学抑制，或通过 NS398 单独对 COX2 的选择性抑制，表明了 PGE2 信号通路在骨骼响应机械负荷上

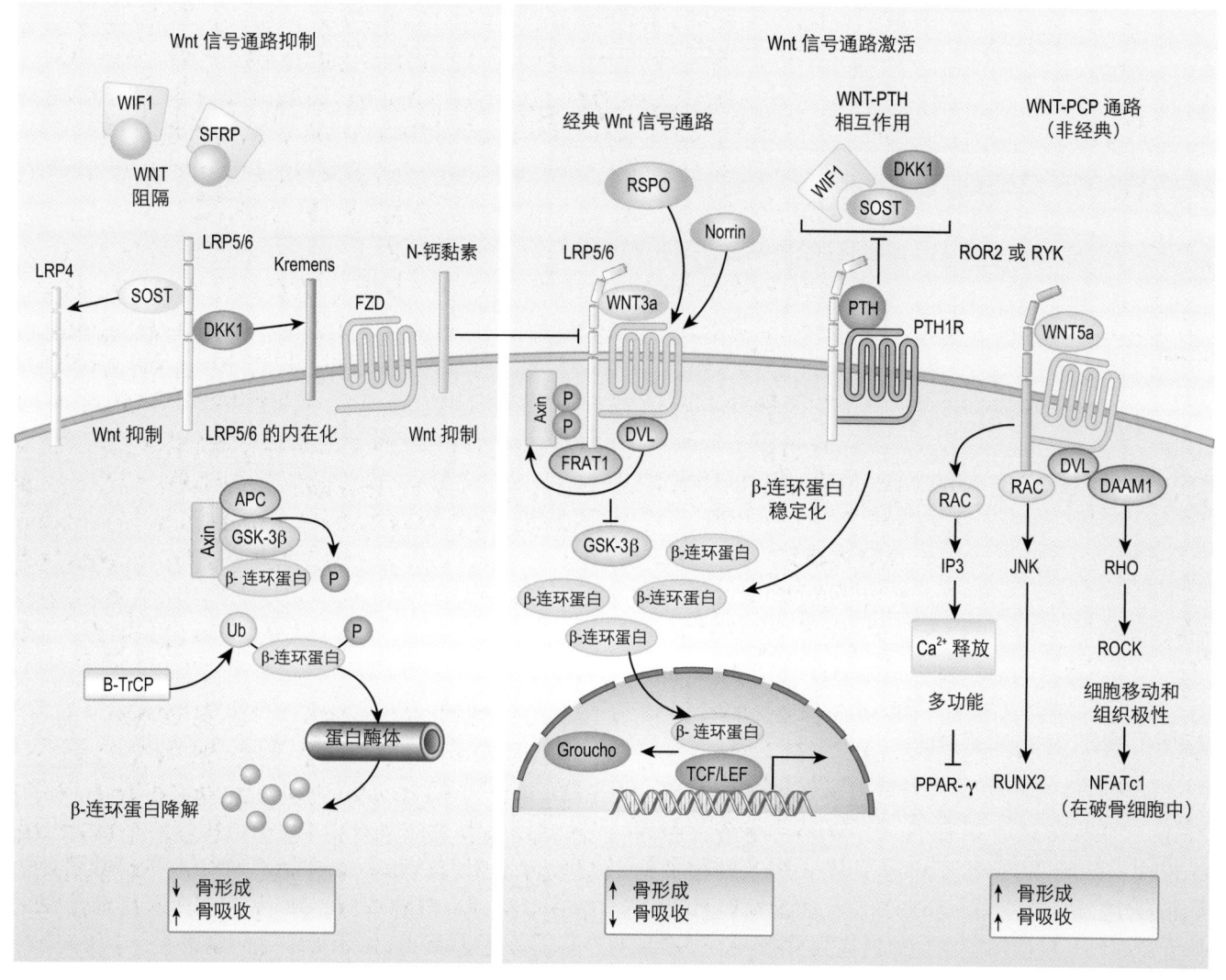

图 10.4 Wnt/β-连环蛋白信号通路（Source: [46]. Reproduced with permission of Springer Nature.）

的功能作用[43]。在这两种情况下，在施加机械负荷前抑制 PGE2 产生可以降低成骨反应。骨细胞 PGE2 分泌的体外研究提示，PGE2 是通过 Cx43 半通道或嘌呤能 P2X7 蛋白复合物释放[44]。PGE2 释放后，其下游的自分泌和（或）旁分泌效应可能是由 Ep 受体介导的。

一氧化氮（Nitric oxide, NO）是一种自由基，可以像气体一样通过质膜迅速扩散，在液体剪切应力和应变的作用下，它可以从成骨细胞和骨细胞中释放出来。在大鼠实验中，在使用一氧化氮合酶（nitric oxide synthase, NOS）抑制剂加载前，大鼠体内 NO 的消耗会减弱其对机械负荷的成骨反应。与野生型动物不同，缺乏诱导型 NOS 的小鼠（iNOS$^{-/-}$）在经过下肢悬吊处理后其下肢因废用而丢失的骨量不能随着恢复正常行走而恢复，这表明骨中对机械刺激的通路细胞反应需要 NO 信号转导[45]。

综上所述，施加在骨骼上的机械负荷在整个生命过程中对骨重塑都起着至关重要的作用。骨细胞作为机械应力传感器，在骨中的机械转导是由成骨细胞、骨衬细胞和破骨细胞的协同作用驱动的。通过控制骨机械转导的分子通路调控增强骨骼健康的药理学靶点是有希望的。

参考文献

扫描书末二维码获取。

第 11 章
骨的组成

Adele L.Boskey 和 Pamela G. Robey

王俊玲　林天烨　邓伟民　译

引言

骨是人体结缔组织中占比最大的部分。与大多数其他结缔组织基质不同，骨基质呈生理性矿化状态，其独特之处在于，其在整个生命过程中由于骨转换而不断再生。骨作为一种器官，是由软骨关节、生长板中的钙化的软骨（在发育个体中）、骨髓间隙以及骨皮质和骨松质矿化结构组成。骨作为一种组织，是由骨皮质的矿化和非矿化（类骨质）成分以及长骨和扁平骨的松质区组成。骨组织本身（以及骨组织内部）由三种类型的细胞构成：①成骨细胞，即形成骨的细胞，当骨矿物质沉积后它们就变成了骨细胞；②骨细胞；③破骨细胞，即破坏骨的细胞。这些细胞彼此之间都可以通过细胞直接接触或信号转导分子相互通信而产生相互作用。这些细胞的特性在很多文献中都已详细讨论过，可参见诸如 Teti 的综述[1] 或 Bilezikian 及其同事编著的教科书[2]。本章重点讨论的是（骨组织的）细胞外基质（extracellular matrix, ECM）。ECM 主要由成骨细胞和骨细胞合成，但也含有从血循环中吸收的蛋白质。骨组织的主要成分是矿物质和 ECM。在过去的几十年里，关于骨组织的 ECM 成分的基因、蛋白质结构及其潜在功能的信息呈爆炸式增长。相关信息在最近的几篇文章中都有非常详细的描述[2-3]，读者可以参考这些文章以获得具体的信息，这些文章太多了，在这里无法一一列出。本章将概述骨的组成以及骨基质中各类蛋白质的显著特性，各个 ECM 组分的具体细节如本章表格所示。

骨是一种复合组织

骨是一种由复合物质组成的复合组织，其 ECM 按成分含量占比由高到低（取决于年龄、种类和部位定）依次为矿物质、胶原蛋白、水、非胶原蛋白和脂质。这些组分有助于骨骼的机械性能和代谢功能。对这些组分的一些生物学功能的了解来自对小鼠模型、健康和患病人体组织的分析以及细胞培养研究结果。

骨矿物质

骨的矿物质是一种纳米晶体，是天然矿物质羟基磷灰石 [$Ca_{10}(PO_4)_6(OH)_2$] 的高度类似物。它的主要其他物质是碳酸盐、镁和酸性磷酸盐以及其他微量元素，其含量取决于饮食和环境。尽管对最初形成的骨矿物质的确切化学性质一直存在争议，但最新的数据显示，原始的骨矿物质是无序和非匀质的[5]。然而，主流观点认为，骨中存在的大部分"生物矿物质"是磷灰石[7]，这种矿物质与胶原蛋白纤维的排列一致。这种矿物质的物理和化学性质已通过多种技术进行了确定，包括化学分析、X 射线衍射、振动光谱、能量色散电子分析、核磁共振、小角度散射以及透射和原子力显微镜[8]。

骨矿物质的作用是加强胶原蛋白复合物，为组织提供更多的机械阻力，同时也作为钙、磷酸盐和镁离子的来源，以保持骨矿物质稳态。由于物理化学原因，在骨重塑过程中丢失的矿物质通常只有最小的矿物质晶体。因此，在骨质疏松症中，更大、更完整的矿物质晶体存在于基质中，由此导致骨的脆性增加也就不足为奇了[9]。当骨重塑受损时，例如在骨硬化症中，相对于年龄匹配的对照组，患者的骨矿物质晶体仍然较小[9]。

胶原蛋白

骨基质纤维网的基本成分是 I 型胶原蛋白，它是一种三螺旋分子，包含两条完全相同的 α1(1) 链和一条结构相似但基因不同的 α2(2) 链[2]。α 链由一个重复的 Gly-X-Y 三肽链构成（X 通常为脯氨酸，Y 常为羟脯氨酸），并且会经历几种翻译后修饰，包括：①某些赖氨酰和脯氨酰残基的羟基化；②羟赖氨酸与葡萄糖残基或半乳糖残基或两者的糖基化；③在前肽末端加入甘露糖；④形成不同于在软结缔组织中发现的分子内和分子间共价交联。已证实，测量尿液中这些骨源性交联胶原蛋白是测量骨的重吸收的一种良好指标[10]。骨基质几乎都是由 I 型胶原蛋白组成的；然而，微量的 III 型、V 型胶原蛋白和纤维相关的胶原蛋白在骨形成的某些阶段可能也存在（表 11.1），并且可能起着调节胶原蛋白纤维直径的作用。

非胶原蛋白

非胶原蛋白（non-collagen protein, NCP）占骨总蛋白质含量的 10%～15%。NCP 具有很多功能，在组织 ECM、协调细胞-基质和矿化-基质相互作用中以及调节矿化过程中发挥作用。这种多功能性要归功于它们自身的蛋白质结构，因为这些蛋白质大部分本质上是无序的（大多数是随机的结构），可以与很多配体结合[11]。对 NCP 的具体功能的了解来自对分离的蛋白质在溶液中的研究、对蛋白质被去除（敲除）或过表达的小鼠的分析、对这些蛋白质发生突变的人类疾病的表征的观察以及对使用适当的细胞培养的研究。表 11.2 至 11.7 总结了有关基因和蛋白质的结构以及这些蛋白质家族的功能。

血清来源蛋白质

NCP 总含量的大约 1/4 是外源性合成的（表 11.2）。这部分主要是由血清来源蛋白质构成的，例如白蛋白和 α2-HS-糖蛋白，它们呈酸性且由于对羟基磷灰石有亲和性而与骨基质结合。虽然这些蛋白质不是内源性合成的，但它们也能影响基质的矿化和骨细胞的增殖。例如，当 α2-HS-糖蛋白（一种人类胎球蛋白类似物）在小鼠体内烧蚀时会导致异位钙化[12]，表明这种蛋白质是一种矿化抑制因子。其他外源性 NCP 成分包括生长因子和大量其他分子，它们是以微量的形式存在，能影响局部骨细胞的活性[1-2]。

基于摩尔单位，骨形成细胞合成和分泌的 NCP 分子与胶原蛋白分子一样多。这些分子大致可以分为四组（有时会出现重叠）：①蛋白聚糖；②糖基化蛋白；③具有潜在细胞黏附活性的糖蛋白；④ γ-羧化（gla）蛋白。每种骨蛋白成分的生理学作用还不完全明确，但它们可能不仅参与骨矿物质沉积的调节，而且参与成骨细胞和破骨细胞的代谢控制。

表 11.1 骨基质中发现的胶原蛋白相关基因和蛋白质的特性		
蛋白质/基因	功能	疾病/动物模型/表型
I 型：17q21.23，7q21.3-22 [α1(I)$_2$α2(I)] [α1(I)$_3$]	作为支架，可以结合和定向其他蛋白质，使羟基磷灰石沉积成核	人类基因突变：成骨不全（OMIM #166210, 166200, 610854, 259420, 166220） 小鼠模型：oim 小鼠；mov13 小鼠；脆弱（brittle）小鼠；Amish 小鼠；骨高度矿化，机械薄弱；矿物质晶体小，胶原蛋白之外有一些矿物质
X 型：6q21-22.3 [α1(X)$_3$]	分布在生长板的肥厚软骨中，但似乎不调节基质矿化	人类基因突变：Schmid 干骺端软骨发育不良（OMIM #120110） 敲除小鼠：无明显骨骼表型
III 型：2q24.3-31 [α1(III)]$_3$	在骨中存在微量，可调节胶原纤维的直径，其在骨中的缺乏可解释胶原原纤维的直径过大	人类 III 型基因突变：不同形式的血管埃勒斯-丹洛斯综合征（Ehlers-Danlos syndrome）和异常的 I 型胶原蛋白折叠（OMIM #130050） 小鼠模型：骨小梁形成受阻
V 型：9q34.2-34.3；2q24.3-31，9q34.2-34.3 [α1(V)$_2$α2(V)] [α1(V)α2(V)α3(V)]	在骨中存在微量，可调节胶原纤维的直径，它们在骨中的缺乏可能可以解释胶原原纤维的直径过大	V 型 α1 或 α2 突变（OMIM#120215，120190） 小鼠模型：纤维排列紊乱

表 11.2　骨基质中血清蛋白质的基因和蛋白质特性

蛋白质 / 基因	功能	疾病 / 动物模型 / 表型
白蛋白: 2q11-13 69 kDa, 非糖基化, 含一个巯基、17 个二硫键和高亲和力的疏水结合袋	抑制羟基磷灰石晶体的生长	
α2HS 糖蛋白: 3q27-29 胎球蛋白的前体蛋白, 裂解以形成与二硫键相连的 A 链和 B 链, 含 Ala-Ala 和 Pro-Pro 重复序列、N- 连接的寡糖和胱抑素样结构域	促进胞吞作用, 具有调理特性, 对单核细胞有趋化作用, 胎球蛋白是一种生长因子; 钙化的抑制	敲除小鼠: 成年后发生异位钙化

蛋白聚糖

蛋白聚糖是含有酸性多糖侧链（糖胺聚糖）的大分子，附着在中央核心蛋白上。骨基质包含该家族的几个成员[2]（表 11.3）。

在骨形成的初始阶段，大的硫酸软骨素蛋白聚糖、多功能蛋白聚糖以及糖胺聚糖和透明质酸（不黏附在蛋白核上）高度表达，并可能可以构建成骨区域的雏形。随着成骨的继续，多功能蛋白聚糖会被两种小的硫酸软骨素蛋白聚糖[核心蛋白聚糖（decorin）和双糖链蛋白聚糖（biglycan）]取代，由一个富含亮氨酸重复序列（leucine-rich repeat, LRR）的串联重复组成。核心蛋白聚糖参与胶原纤维形成的调控，主要分布于结缔组织的 ECM 和骨中；而双糖链蛋白聚糖则常见于细胞周围区域。一种硫酸肝素蛋白聚糖——基底膜聚糖（perlecan）——参与肢体的形成，并且被发现存在于生长板的软骨细胞周围；而细胞表面相关的硫酸肝素蛋白聚糖的磷脂酰肌醇聚糖（glypican）家族也影响骨骼生长。此外，骨中还有其他富含亮氨酸的小蛋白聚糖（small leucine-rich proteoglycan, SLRP）[13]，包括骨甘蛋白聚糖（osteoglycin, mimecan）、角蛋白聚糖（keratocan）、骨黏附蛋白聚糖、光蛋白聚糖、无孢蛋白和纤调蛋白聚糖。尽管它们的确切生理功能尚不清楚，但它们被认为对于维持大多数结缔组织基质的完整性是重要的。例如，*双糖链蛋白聚糖*基因缺失会导致骨小梁发育明显减少，这表明它是骨形成的正向调节因子。*epiphican* 基因缺失或 *epiphican* 和*双糖链蛋白聚糖*基因同时缺失会导致生长期股骨短缩或早发性骨关节炎[14]。蛋白聚糖的其他功能来自这些聚糖结合调节细胞外间隙生长因子活性而影响细胞增殖和分化的能力[1]。

糖基化蛋白

骨中有大量功能多样的糖基化蛋白存在。骨形成的标志之一是碱性磷酸酶的大量合成（表 11.4）。

碱性磷酸酶是一种糖蛋白酶，一开始通过磷酸肌醇键吸附在细胞表面，随后从细胞表面分离并出现在矿化基质中。关于碱性磷酸酶在骨细胞生物学中的作用一直存在许多猜测，至今仍未阐明。缺乏组织非特异性碱性磷酸酶的小鼠的矿化受损，提示了该酶在骨矿物质沉积中的重要性[15]。

骨细胞生成的最多的 NCP 是骨粘连蛋白（osteonectin）[16-17]，它是一种磷酸化糖蛋白，在大多数动物体内在生长的骨总蛋白中的占比约为 2%。骨粘连蛋白在发生快速增殖、重塑和组织结构发生重大改变的非骨组织中短暂存在；也在一些类型的上皮细胞、与骨骼相关的细胞和血小板中被发现有合成表达。骨粘连蛋白以及血小板反应蛋白 2（thrombospondin-2, TSP2）和骨膜蛋白都是"基质细胞蛋白"成员，它们在骨细胞的增殖和分化中都起作用，在矿化中也起到一定作用。在骨基质中发现的其他糖蛋白有四联凝集素（tetranectin, 对伤口愈合很重要）、生腱蛋白（tenascin）（可以调节 ECM 的组织）[18]以及分泌型焦磷酸蛋白 24（可以调节骨形态生成蛋白表达）和骨膜蛋白[19]。

小整合素结合配体、N-糖基化蛋白和其他具细胞黏附活性的糖蛋白

所有结缔组织细胞都与它们的细胞外环境相互作用以响应直接或协调（或两者）特定细胞功能的刺激，例如迁移、增殖和分化（表 11.5 和 11.6）。这些特殊的相互作用涉及细胞通过短暂或稳定的黏合斑黏附到细胞外大分子的细胞黏附——由细胞表面受体介

表 11.3 基因和蛋白质特性：骨中含有糖胺聚糖的分子

蛋白质/基因	功能	疾病/动物模型/表型
聚集蛋白聚糖：15q26.1 ~2.5×10^6 完整蛋白，~180~370 000 kDa 核心，~100 条 25 kDa 的 CS 链和一些大小相近的 KS 链，含有透明质酸结合位点的 G1、G2 和 G3 球形结构域，EGF 和 CRP 类序列	基质组织，离子和水的保留，对机械应力的弹性	人类基因突变：脊椎骨骺发育不良（OMIM #155760，608361）和过早的生长停止（OMIM #165800） 小鼠模型：矮小型小鼠；生长板钙化加速；软骨基质缺乏，身高缩短 纳米鸡（突变）：骨骼形状异常
多功能蛋白聚糖（PG-100）：5q12-14 ~1×10^6 完整蛋白，~360 kDa 核心，~12 条 45 kDa 的 CS 链，含有透明质酸结合位点的 G1 和 G3 球形结构域，EGF 和 CRP 类序列	调节软骨形成；可能"捕获"即将成骨的区域	人类基因突变：华格纳综合征（Wagner syndrome）（一种眼部疾病）（OMIM #143200）
核心蛋白聚糖（Ⅰ类LRR）：12q21.33 ~130 kDa 完整蛋白，~38~45 kDa 含有 10 个富含亮氨酸的重复序列的核心，1 条 40 kDa 的 CS 链	与胶原蛋白结合，并可能调节其纤维的直径；与 TGF-β 结合并可能调节其活性，抑制细胞附着于纤连蛋白	人类基因突变：先天性基质角膜营养不良（OMIM #610048） 敲除小鼠：无明显骨骼表型，但胶原原纤维异常；核心蛋白聚糖（DCN）/双糖链蛋白聚糖（BGN）敲除——Ehlers-Danlos 综合征的前胚形式
双糖链蛋白聚糖（Ⅰ类LRR）：Xq27 ~270 kDa 完整蛋白，~38~45 kDa 有 12 个富含亮氨酸重复序列的核心蛋白，2 条 40 kDa 的 CS 链	与胶原蛋白、TGF-β 和其他生长因子结合；细胞外周环境，骨量峰值的遗传决定因素	人类基因突变：胸主动脉瘤和夹层（OMIM #615291） 敲除小鼠：骨质减少；骨变薄，矿物质含量减少，晶体增大；身材矮小
无孢蛋白（Ⅰ类LRR）：9q22.31 67 kDa，很可能只有几个 GAG 链	调节胶原蛋白结构	人类多态性：与骨关节炎（OMIM #608135）和椎间盘退行性变（OMIM #603932）有关
纤调蛋白聚糖（Ⅱ类LRR）：1q32.1 59 kDa 完整蛋白，42 kDa 核心蛋白，一条 N-连接 KS 链	与胶原蛋白结合，可以调节纤维形成，与 TGF-β 结合	小鼠模型：肌腱原纤维束减少 Fmod/Bgn 双敲除小鼠：关节松弛和形成多籽骨
骨黏附素（Ⅱ类LRR）/骨调节蛋白 85 kDa 完整蛋白，47 kDa 核心蛋白，富含 KS 和 RGD 序列	表达局限于矿化组织，可能介导细胞黏附，并对软骨内骨化起一定作用	
光蛋白聚糖（Ⅱ类LRR）：12q21.33 70~80 kDa 完整蛋白，37 kDa 核心蛋白	与胶原蛋白结合，可能调节胶原纤维的形成和生长	Lum/Fmod 双敲除小鼠：异位钙化，Ehlers-Danlos 综合征变体（OMIM #130000）
基底膜蛋白聚糖：1p36.12 五结构域硫酸肝素蛋白聚糖，400 kDa 核心蛋白	与基质成分相互作用，调节细胞信号转导；头的发育	人类基因突变：身材矮小，骨骺软骨发育不良，节段性发育不良，Silverman 手工制造者型（Silverman-Handmaker type） 有基底膜蛋白聚糖突变的转基因小鼠：Schwartz-Jampel 综合征（OMIM #142461）；小鼠矿化受损，骨骼畸形，关节畸形 敲除小鼠：表型类似于Ⅰ型致死性发育不全（OMIM #187600）
磷脂酰肌醇聚糖：Xq26 脂质连接硫酸肝素蛋白聚糖，14 个保守半胱氨酸残基	调节 BMP-SMAD 信号转导；调节细胞发育	人类基因突变：过度生长综合征（Simpson-Golabi-Behmel 综合征）（OMIM #300037） 敲除小鼠：软骨内骨化延迟，破骨细胞发育受损
骨甘蛋白聚糖/mimecan（Ⅲ类LRR）：9q22 前体含 299 个氨基酸，成熟蛋白质含 105 个氨基酸，骨中不含 GAG，其他组织中有硫酸角质素	与 TGF-β 结合，调节胶原纤维形成	
透明质酸：多基因复合物 多蛋白在细胞外相关，结构未知	可能与多功能蛋白聚糖分子一起捕获注定成为骨的区域	

CRP: C-反应蛋白；EG: 表皮生长因子；TGF: 转化生长因子。

表 11.4　骨基质中糖蛋白的基因和蛋白质特性

蛋白质 / 基因	功能	疾病 / 动物模型 / 表型
碱性磷酸酶（骨 - 肝 - 肾同工酶）：1p34-36.1 两个相同的 ~80 kDa 亚基，二硫键连接，组织特异性翻译后修饰	潜在的 Ca^{2+} 载体，水解矿物质沉积抑制因子，例如焦磷酸盐，增加局部磷酸盐浓度	人类基因突变：低磷酸酯酶（OMIM #171760）（活性降低） TNAP 敲除小鼠：生长受损；矿化减少
骨结合素：5q31.3-q32 ~35 ~ 45 kDa，分子内二硫键，α 螺旋氨基端具有多个低亲和力 Ca^{2+} 结合位点，两个 EF 手高亲和力 Ca^{2+} 结合位点，卵类黏蛋白同源性，糖基化，磷酸化，组织特异性修饰	调节胶原蛋白形成；可能介导羟基磷灰石沉积，结合生长因子，可能影响细胞周期，正向调节骨形成	敲除小鼠：严重的骨质减少，骨小梁连通性降低；矿物质含量减少；晶体增大
四联凝集素：3p22-p21.3 由 4 个 5.8 kDa 相同亚基组成的 21 kDa 蛋白，与一个涎蛋白受体和聚集蛋白聚糖 G3 结构域序列同源	与纤溶酶原结合，可能调节基质矿化	敲除小鼠：无长骨表型，脊柱畸形（脊柱后凸，胸椎曲度增加），种植体模型的矿化增加
生腱蛋白 C：9q33.1 六聚体结构，6 条 320 kDa 的相同链，富含半胱氨酸、EGF 类重复序列、FN Ⅲ 型重复序列	干扰细胞——FN 相互作用	敲除小鼠：无明显骨骼表型
生腱蛋白 X：6p21.33 六聚体结构，具有 5 个 N- 糖基化位点、多个 EGF 和 40 个 FN Ⅲ 型重复系列	调节细胞 - 基质相互作用	人类基因突变和敲除小鼠：Ehlers-Danlos Ⅱ 表型——皮肤可过度伸展，关节松弛，组织脆弱（OMIM #600985）
分泌型焦磷酸蛋白 2：2q37.1 24 kDa 分泌型焦磷酸蛋白，与巯基蛋白酶抑制因子中的胱抑素家族有序列同源性	与血清中矿化调节因子有关，可能调节骨中的硫醇蛋白酶，可能抑制钙化	

EGF：表皮生长因子；FN：纤连蛋白。

导以转导细胞内信号。骨细胞至少能合成 12 种可能介导细胞黏附的蛋白质：小整合素结合配体、N-糖基化蛋白（SIBLING）家族 [骨桥蛋白（osteopontin, OPN）]、骨涎蛋白、牙本质基质蛋白-1、牙本质涎磷蛋白和基质细胞外磷蛋白（matrix extracellular phosphoprotein, MEPE）、Ⅰ 型胶原蛋白、纤连蛋白、血小板反应蛋白 [主要是 TSP-2，伴有较低水平的 TSP-1、-3、-4 和软骨寡聚基质蛋白（cartilage oligomeric matrix protein, COMP）]、玻连蛋白、原纤蛋白、BAG-75 以及骨黏附蛋白聚糖（也是一种蛋白聚糖）。这些蛋白质中的许多已被磷酸化 / 硫酸化，并且都含有 RGD（Arg-Gly-Asn）——一种与细胞表面分子中的整合素类结合的细胞黏附共识序列。然而，在某些情况下，细胞黏附似乎不依赖 RGD，表明细胞黏附还存在其他序列或机制 [2]。血小板反应蛋白、纤连蛋白、玻连蛋白、原纤蛋白和骨桥蛋白在许多组织中表达。某些类型的上皮细胞可以合成骨涎蛋白，后者在骨中高度富集，在肥大软骨细胞、成骨细胞、骨细胞和破骨细胞中表达。在骨中，骨涎蛋白的表达与骨矿物质的出现相关 [20]。在小鼠幼年期敲除骨涎蛋白会导致新骨形成受损；而在小鼠成年期敲除骨涎蛋白会导致小鼠身材短小、骨代谢率低和骨量高，这可能与其他 SIBLING 蛋白（例如 MEPE 和 OPN）的表达增加有关 [21]。在溶液中，骨涎蛋白可以作为羟基磷灰石的成核因子，已发现可以在矿化中心与骨酸性糖蛋白-75 结合 [22]，并在培养过程中在矿化过程中上调 [23]。

已知骨桥蛋白和骨涎蛋白都能将破骨细胞锚定在骨上，除了能支持细胞黏附，还能通过多酸性氨基酸序列以极高的亲和力与 Ca^{2+} 结合。每一种 SIBLING 蛋白都能调控溶液中羟基磷灰石的形成，敲除它们之后则具有与这些体外功能相关的表型。目前还不清

表 11.5　SIBLING 的基因和蛋白质特性（小整合素结合配体，N- 糖蛋白）

蛋白质 / 基因	功能	疾病 / 动物模型 / 表型
骨桥蛋白：4q21 ~ 44 ~ 75 kDa，聚天冬氨酰胺延伸，无二硫键，糖基化，磷酸化，RGD 位于 N 端 2/3 处	与细胞结合，可能调节矿化，可能调节增殖，抑制一氧化氮合酶，可能调节对病毒感染的抵抗力	敲除小鼠：晶体变小；矿物质含量增加；不受破骨细胞重塑的影响
骨涎蛋白：4q21 ~ 46 ~ 75 kDa，多聚谷氨酰胺伸展，无二硫键，50% 碳水化合物，酪氨酸硫酸盐化，RGD 靠近 C 端	与细胞结合，可能启动矿化，调节骨转换	敲除小鼠：软骨内骨化延迟，成年小鼠身材较矮小、骨转换率较低、小梁骨量较高
DMP-1：4q21 513 个氨基酸预测；富含丝氨酸，酸性，RGD 2/3 从 N 端开始	生物矿化调节因子；调节骨细胞功能	人类基因突变：牙本质发育不全和低磷血症（OMIM #600980） 敲除小鼠：矿化不足，颜面和生长板畸形，骨细胞功能缺陷
牙本质涎磷蛋白：4q21.3 该基因产生三种蛋白质：牙质涎蛋白、牙本质磷蛋白和牙本质糖蛋白。它们都有 RGD 位点；牙本质磷蛋白高度磷酸化	调节生物矿化	人类基因突变：牙本质发育不良和牙本质发育不全；无骨病（OMIM #125485） 敲除小鼠：9 个月时骨骼变薄，无明显其他骨表型，牙本质严重异常
MEPE：4q21.1 525 个氨基酸，两个 N- 糖基化基序，一个糖胺聚糖附着位点，一个 RGD 细胞附着基序和磷酰化基序	调节生物矿化；调节 PHEX（磷酸盐尿性激素）活性	人类：与致癌性骨软化有关 敲除小鼠：骨量增加，对卵巢切除术引起的骨丢失有抗性

表 11.6　其他含 RGD 糖蛋白的基因和蛋白质特性

蛋白质 / 基因	功能	疾病 / 动物模型 / 表型
血栓反应蛋白（1 ~ 4，COMP）：15Q-1，6q27，1q21-24，5q13，19p13.1 ~ 450 kDa 分子，三个相同的二硫键连接的 150 ~ 180 kDa 的亚基，与纤维蛋白原、血清灭菌蛋白、EGF、胶原蛋白、von Willebrand 因子、恶性疟原虫和钙调蛋白同源，RGD 在 C 端球形结构域	细胞黏附（但通常不扩展），与肝素、血小板、Ⅰ型和Ⅴ型胶原蛋白、凝血酶、纤维蛋白原、层粘连蛋白、纤溶酶原和纤溶酶原激活物抑制因子和富含组氨酸的糖蛋白结合	人类 COMP 突变：假性软骨发育不全（OMIM #600310） TSP-2 敲除小鼠：胶原原纤维增大，骨骼增厚；脊柱变形
纤连蛋白：2q34 ~ 400 kDa 有两个不相同的 ~ 200 kDa 的亚基，由Ⅰ、Ⅱ和Ⅲ型重复组成，RGD 在 N 端第 11 个Ⅲ型重复 2/3	与细胞、纤维蛋白、肝素、明胶和胶原蛋白结合	敲除小鼠：在骨骼发育之前致死
玻连蛋白：17q11 ~ 70 kDa，RGD 靠近 N 端，与促生长因子 B 同源，富含半胱氨酸，硫酸化，磷酸化	细胞附着蛋白，与胶原蛋白、纤溶酶原、纤溶酶原激活抑制因子和肝素结合	
原纤蛋白 1 和 2：15q21.1，5q23-q31 350 kDa，EGF 样结构域，RGD，半胱氨酸基序	可能调节弹性纤维形成	人类原纤蛋白 1 基因突变：马方综合征（OMIM #134797） 人类原纤蛋白 2 变异：先天性挛缩性蜘蛛指 / 趾综合征（OMIM #121050）

EGF：表皮生长因子。

楚为什么骨中含有如此多的 RGD 蛋白；然而，不同 RGD 蛋白的表达模式不同，与它们结合的整合素的类型也不同。这种可变性表明，细胞-基质相互作用的变化是成熟阶段的功能，表明它们也可能在成骨细胞的成熟过程中发挥作用。它们的翻译后修饰也各不相同，表明这些修饰可能决定了它们的原位功能[11,24]。

含谷氨酰的蛋白质

至少有五种骨基质非胶原蛋白（NCP）：基质谷氨酰蛋白（matrix gla protein, MGP）、骨钙蛋白[osteocalcin，骨谷氨酰蛋白（bone gla protein, BGP）]、骨膜蛋白（也是一种骨基质糖蛋白）、富含谷氨酰蛋白（这四种是内源性合成的）和 S 蛋白（主要在肝脏合成，但也能由骨原细胞合成），它们是通过维生素 K 依赖的 γ 羧化酶的作用进行翻译后修饰的（表 11.7）。二羧基谷氨酰（gla）残基可以增强钙的结合。MGP 和 GRP [也称为独特的软骨基质蛋白（unique cartilage matrix protein, UCMA）]存在于许多结缔组织中，而骨钙蛋白更多存在于骨中，骨膜蛋白存在于所有对负荷有反应的结缔组织中[26]。这些蛋白质的生理作用还在研究中；MGP、GRP、骨钙蛋白和骨膜蛋白可能在骨矿物质沉积和重塑的控制中起作用。MGP 缺陷小鼠在骨骼之外的部位（例如在主动脉）会发生钙化[27]，这表明 MGP 是矿化的抑制因子。相比之下，GRP 敲除小鼠也无相应表型[75]。MGP 在缺陷 MGP 小鼠体内血管中的表达可以防止钙化，而在成骨细胞中的表达可以阻止矿化[28]。骨钙蛋白似乎也调节骨转换。据报道，骨钙蛋白缺乏的小鼠的骨密度增高[29]，但随着小鼠年龄的增长，其矿物质的性质并没有显示出年龄匹配对照组发生的变化，这表明骨钙蛋白在破骨细胞的募集中可能起一定作用[30]。在人类的骨中，骨钙蛋白更多存在于骨细胞中，其释放可能是骨转换级联中的一个信号。已有研究表明，血清骨钙蛋白的含量是代谢性疾病状态中有价值的骨转换指标[9]。相比之下，据报道，非羧化骨钙蛋白是一种调节小鼠能量和葡萄糖代谢的激素[31]，但在人类研究中没有发现这种功能[32]。骨膜蛋白可以感知负荷和调节牙周和血管钙化[33]。缺乏骨膜蛋白的小鼠的血管钙化也增加。

其他成分

前面讨论了骨 ECM 的主要成分，骨中还有一些影响组织性质的次要成分。例如，有许多酶类对 ECM 成分的加工很重要。其中一些是细胞相关的，有些存在于 ECM 中。读者可以参考其他综述文献[2,34-37]以获得更多信息。骨中游离的生长因子可以调节细胞-基质间的相互作用和细胞的功能[1-2]。水在骨的重量中的占比约为 10%，取决于骨的种类和骨龄。水对于细胞和基质的营养、离子流动的控制和胶原蛋白的结构保持都有重要作用，因为 I 型胶原蛋白中含有大量的组织水。

虽然脂质在骨的干重中的占比不到 2%，但对骨

表 11.7 骨基质中含 γ-羧基谷氨酸蛋白的基因和蛋白质特性

蛋白质/基因	功能	疾病/动物模型/表型
基质谷氨酰蛋白：12p13.1 ~15 kDa，5 个谷氨酰残基，一个二硫键桥，磷酸丝氨酸残基	可能参与软骨代谢，矿化作用的负向调节因子	人类变异：Keutel 综合征（OMIM #245150），过度的软骨钙化 敲除小鼠：过度的软骨钙化
骨钙蛋白：1q25-31 ~5 kDa，一个二硫键桥，位于 α 螺旋区域的谷氨酰残基	可能调节破骨细胞的活动及其前体的活性，可能标志着骨形成和骨重吸收之间的转折点，可能是一种激素	敲除小鼠：骨质变厚，晶体变小，矿物质含量增加
富含谷氨酰的蛋白质—— UCMA：NC_000010.11	改变钙的可得性；在病理性钙化灶积聚并抑制血管和瓣膜钙化，其功能可能与预防钙诱导的信号通路和直接的矿物质结合抑制晶体形成/成熟有关	敲除小鼠：无表型 敲除斑马鱼模型：骨骼畸形
S 蛋白：3p11-q11.2 ~72 kDa	主要由肝脏合成，但也可能由成骨细胞合成	人类基因突变：蛋白质缺乏伴骨量减少（OMIM #076080）

的特性有重要影响[38]。存在于皮质骨中的胶原原纤维表面的似乎与骨矿物质有关的脂滴已被确定为甘油三酯[39]。缺乏脂质和脂酶的小鼠可能会出现相应的骨骼表型；例如，中性鞘磷脂酶缺乏的小鼠会变矮小[40]；模拟严重成骨不全症的fro/fro小鼠的鞘磷脂酶会发生化学诱变[41]；缺乏小凹蛋白-1的小鼠的骨量和硬度会增加[42]。据报道，条件性敲除磷脂酶-A2的小鼠有与年龄相关的骨丢失增加[43]，这表明这种磷脂裂解酶在骨转换中有一定作用。

在骨骼的有机质中，每一种成分都能影响骨矿物质沉积的机制。有些能促进胶原蛋白基质的矿化；有些能抑制骨矿物质晶体的形成和/增大；有些是多功能的，在一些情况下起促进作用，而在另一些情况下起抑制作用。本章讨论的每种细胞外基质成分对溶液中羟基磷灰石的形成的已知作用如表11.8所示。

表11.8 骨基质分子在体外对矿化的作用

促进或支持磷灰石形成	抑制矿化	双重作用（成核和抑制）	无已发表的作用
骨涎蛋白	聚集蛋白聚糖	双糖链蛋白聚糖	核心蛋白聚糖
Ⅰ型胶原蛋白	α2-HS糖蛋白	骨粘连蛋白	基膜聚糖蛋白
蛋白脂（基质小泡的中心核）	基质谷氨酰蛋白（MGP）	纤连蛋白	Mimecan
BAG-75	骨钙蛋白	骨涎蛋白	四联凝集素
碱性磷酸酶		骨桥蛋白	血小板反应蛋白
Phospho-1		MEPE	
骨黏附蛋白聚糖			

MEPE：基质细胞外磷醛化蛋白。

参考文献

扫描书末二维码获取。

第 12 章
啮齿类动物的骨量、结构和质量的评估

Jeffry S. Nyman 和 Deepak Vashishth

杨 帆 张 颖 魏秋实 译

引言

啮齿类动物常被用于临床前研究，以评估信号通路或新疗法的调节骨量、骨皮质结构、骨小梁结构、骨质量以及最终维持或增加抗骨折性（fracture resistance）的能力。这种评估是可行的，因为已有广泛可用的测量多种体内和体外骨骼特性的工具。此外，在人类和啮齿类动物中，骨组织构成在宏观、微观和纳米尺度上是相似的：虽然运动方式不同，但四肢和中轴骨的形状是类似的；骨小梁位于长骨的末端和椎体的中央；在组织超微结构水平上，骨基质是由水化 I 型胶原蛋白与非胶原蛋白组成的原纤维及其内外存在的磷酸钙（羟基磷灰石和碳酸盐取代物）纳米晶体组成[1-2]。人类和啮齿类动物的骨在基质成分的相对含量和胶原蛋白交联模式上存在一些差异[3]，主要的区别是：啮齿类动物的骨中缺乏广泛的哈弗斯系统（Haversian system），尽管一些骨粒存在[4]。虽然啮齿类动物不一定会出现某些肌肉骨骼疾病，但人类和啮齿类动物之间的一些年龄有关的骨骼变化是相似的[3]。此外，啮齿类动物卵巢切除术（ovariectomy, OVX）模型可以模拟人类绝经对骨量和骨小梁结构的影响，提供了一个绝经后骨质减少/骨质疏松症模型[5-6]。

与人类不同，野生型小鼠和大鼠在衰老或性腺切除术后不会经历低能量、脆性骨折。因此，在啮齿类动物研究中，确定一种治疗方法能否提高抗骨折性的最终方法是对骨骼（腰椎和股骨）进行体外力学测试。在施行这种破坏性检测技术之前，通常要对啮齿类动物的骨骼进行 X 线检查，以确定这种技术对骨量、骨皮质结构、骨小梁结构和骨密度的影响。遵循患者骨量评估的金标准，可以应用 DXA 扫描仪纵向测量特定骨骼或啮齿类动物的整个骨骼的区域骨密度（areal bone mineral density, aBMD）。现在已有体内微型计算机 X 线体层成像（micro-computed tomography, μCT）扫描仪可以用于评估骨皮质的横切面几何构造和小梁骨的三维结构，并且是在对动物低辐射的情况下做到这一点。

本章回顾了在啮齿类动物研究中评估骨量、结构和构造的标准成像技术，以及用于确定啮齿类动物骨骼的多种生物力学特性的常用力学测试技术。这些工具结合在一起可以提供一个有关骨密度、结构和质量的全面展示，从而可以深入了解影响抗骨折性的治疗和靶向信号通路。当在临床前研究中评估啮齿类动物的骨骼时应着重考虑实际问题，因为已经出版了关于 μCT 成像[7]和啮齿类动物骨骼力学测试[8-9]技术方面的指南。

双能 X 线吸收测定法

虽然广泛使用的 PIXImus（GE Lunar, Madison, WI, USA）已不再生产，但研究人员可以使用具有空间分辨率高的（像素大小约为 50 μm 而不是 180 μm）新型小动物双能 X 线吸收测定法（dual-energy X-ray absorptiometry, DXA）扫描仪，这通常是用作数字 X 线成像的一部分。两者的基本原理是相同的：X 线束以两种不同的光子能量（例如，28 kev 和 48 kev）穿过啮齿类动物，在这两个能量水平下，软组织和硬组织之间 X 线衰减的差异可以提供估计骨量和骨密度、瘦体重和脂肪量的方法[10]。与患者的临床 DXA 成像一样[11]，麻醉后的啮齿类动物的一致定位可以确保在动物和扫描过程中骨骼的方向不会发生变化，因为改变扫描方向会改变结果数据。此外，通过 DXA 成像系统的常规校准，测量骨矿物质含量（克）和 aBMD（g/cm^2）是相对准确的，在多次扫描中，操作误差大约为 2%[12]。

在临床前研究中，DXA 的优势是：①成本低；②辐射暴露低和扫描时间短，可以每周对大量动物进行测量；③可以额外评估身体成分（脂肪）；④可以从一个单一图像测量多个感兴趣的区域，例如腰椎和股骨远端。后者需要精确选择感兴趣的区域（即选定的区域）。DXA 的劣势主要源于它是一种二维投影方法：①与骨小梁相关的治疗改变不能与骨皮质的改变区分开；②由于肥胖、骨赘或其他脊柱退行性改变和植入物（例如渗透微型泵）导致的成像伪影可以改变 aBMD 测量值；③直接评估骨皮质厚度或孔隙度变化的敏感性不高。与任何基于 X 线的技术一样，DXA 对骨的非矿物质属性（即Ⅰ型胶原蛋白）也不敏感。

微型计算机 X 线体层成像（μCT）

随着可以应用高分辨率 μCT 扫描仪对小动物进行体内成像和对小的骨样本（例如小鼠 L6 椎体）进行离体成像，对骨皮质骨结构、骨小梁结构和体积骨密度（volumetric BMD, vBMD）进行 μCT 评估已经成为建立啮齿类动物骨表型的金标准。最初是使用 pQCT 扫描仪在 70~120 μm 标称分辨率（nominal resolution）下对大鼠的骨皮质、骨小梁室的离体骨结构和 vBMD 进行成像。现在的扫描仪可以分别在 35 μm 左右和 10 μm 左右的分辨率下对啮齿类动物的整个骨骼或孤立的肢体进行体内成像。也有体外扫描仪能够在没有同步辐射束的情况下实现亚微米分辨率的成像；因此，即使不能广泛使用，对啮齿类动物骨骼中的腔隙和小血管孔也可以应用纳米 CT 成像技术[13]。与 DXA 相比，μCT 的主要优势是能够对结构和构造进行三维评估，劣势是扫描仪的生产、维护和人工相关成本较高。然而，无论是在体外还是在体内，μCT 都已成为评估啮齿类动物骨骼表型的最常用的技术。

实际考虑因素

μCT 有许多折中之处。纵向体内成像是一种从基线扫描中建立药物诱导或 OVX 诱导的变化的敏感方法[14-15]，因此，需要尽量减少辐射暴露，以避免不必要的生物效应[16]。要做到这一点，既要减少每次扫描的辐射暴露，又要限制每只动物体内扫描的总数。因此，需放弃对骨骼变化的整体评估。对后肢进行的单独扫描可以提供胫骨近端和股骨远端以及任何一根骨的中轴的高分辨率图像。这样的图像足以分析骨小梁结构和骨皮质结构，但不能分析啮齿类动物骨中的腔隙或小血管孔。连续动态扫描可能是一个挑战，尤其是在快速生长的动物中，但如果可以实现[17-18]，则可以实现对啮齿类动物体内骨形成和骨吸收的体积动态测量[19]。

分析小结构特性的能力取决于空间分辨率，后者是由标称分辨率（即体素大小）和对比度/噪声比（contrast/noise ratio, CNR）（即图像的颗粒度）决定的。实现高的 CNR 的小体素尺寸需要很长的扫描时间，因为空间分辨率取决于每次旋转 X 线投影的数量、积分时间、束流强度和旋转多次采集的平均值。高分辨率扫描也会产生非常大的数据集，需要大的磁盘空间来存储图像堆栈，以及用于重建和分析的大量计算能力。因此，在对啮齿类动物的骨骼进行典型 μCT 扫描中能够解决的问题是有实际限制的。幸运的是，具有 12 μm 和 20 μm 各向同性体素和中等 CNR 的图像已足以分别提供成年小鼠和大鼠骨小梁和骨皮质结构的精确测量。当骨放置位置相对靠近 X 射线源而不是探测器时，利用锥形光束的放大效应，可以在相对短的扫描时间内实现这样的标称分辨率。这样也会减少视野的直径，因而也会减少可以成像的骨骼区域。然而，一个狭窄的区域（包括生长板或骨干中轴的干骺端）通常足以精确测量骨的结构、构造和密度。相位增强 μCT 是一种改进的方法，虽然不适合骨密度测量，但可以通过不成比例地突出高度不同密度物质的边缘或表面来测试啮齿类动物骨皮质的小孔隙。

正确的离体 μCT 的其他考虑因素包括：将骨浸泡在适当的溶液或缓冲液中进行后续分析，选择视场，在图像重建过程中使用经过验证的射束硬化校正，并将扫描仪校准到羟基磷灰石标准模。虽然扫描干燥的骨实际上可以提供更好的对比，但在力学测试时，骨骼需要充分的水分（干燥的骨是易碎的）[21]，在组织学检查之前干燥会扭曲骨髓形态。为了避免脱水/再水合的潜在的混杂效应（例如，胶原蛋白干燥时收缩）[22]，当将骨骼浸泡在磷酸盐缓冲液（PBS）中时最好先进行 μCT 再进行相同样本的生物力学测试。此外，线性衰减转换为羟基磷灰石的密度（$mgHA/cm^3$）可以假设骨处于液体中。如果生物力学分析需要寻找与骨骼几何相关的特性，则啮齿类动物的骨骼（L6 椎体、股骨等）应与标本管的长轴轴向对齐或与 X 线正交。这是为了确保图像横切面（XY 平面）在受压或弯曲加载时与骨骼的方向相匹配。扫描后可以对图像堆叠中的骨角度进行数字重新排列，但这一过程会缩短扫描的可用Z轴长度。由于X线源是多色的（X线在多光子能量），射束硬化伪影会干扰vBMD的测量。在X线源和样本之间使用扫描仪内置的过滤器可以缩小能量水平的范围，这样射束硬化校正（通常由制造商提供的经验转换）可以将报道的骨大小对vBMD测量的影响降低至最低[23]。当然，这需要每周对羟基磷灰石体模进行校准测试，并偶尔随着X线源光谱的偏移进行重新校准。

切割和分析

已经出版了关于通过μCT评估皮质骨和小梁骨的指南（选择出感兴趣的体积、噪声滤波、分割以及属性报告和每个属性的含义）[7]，在这里，先讨论骨骼的评估（在讨论力学测试之前）。需要评估的有接受弯曲力学测试的长骨——骨干的中心部分，即施加负荷或力矩的地方。目前还没有已发表的文献对应评估多少骨干进行了系统调研，但作为一个一般的经验法则，骨干评估的轴长度在小鼠可以在1～3 mm之间，在大鼠可以在3～5mm之间。关键的考虑因素是：要评估承受最大力矩的骨干区域，并确保骨的长轴与扫描的Z轴对齐。骨在XY平面（即横切面）内的旋转并不是那么重要，因为被称为最小主惯性矩（minimum principal of the moment of inertia, I_{min}）的不变量与骨方向的转动惯量一致，其加载方向是沿前后轴方向（I_{a-p}）的[24]（图12.1）。惯性矩（也称为面积二阶矩）描述的是骨组织的抗弯曲的分布特征[25]。极惯性矩（polar moment of inertia）描述的是结构的抗扭转特征。

由于关键的结构特性，诸如I_{min}和骨心与最外层骨表面之间在前后方向上的距离（C_{min}）是从二值分割图像（以骨骼为分析对象，以髓管为背景）中提取出来的，只要髓腔内没有孤立的小梁或可以忽略不计，就没有必要勾画轮廓来选择感兴趣区（region of interesting, bROI）。然而，勾画骨干骨皮质轮廓对于评估表观vBMD（apparent vBMD）、髓质体积、总横切面积（total cross-sectional area, Tt.Ar）和骨皮质孔隙度是有用的。有各种边缘检测算法可以用于将轮廓拟合到骨膜和骨内膜表面（例如，蛇形[26]、双阈值[27]、衰减轮廓[28]、极性分割[29]）。虽然这些技术是自动化或半自动化的，但应检查轮廓与表面的契合度，特别是骨内膜，因为骨内膜可以发生吸收形成骨皮质孔和

"小梁化"（过渡带）[30]。

椎体压缩试验

腰椎压缩试验（通常是L5或L6）是评估一种治疗方法或信号通路是否影响临床相关部位的全骨强度，对OVX和对小梁骨的治疗效果特别敏感[31-34]。在进行试验之前，端板通常被去除，以提供几乎平行的表面。使用带有线性驱动器的材料测试系统，椎体在两个压缩压板之间以指定的位移控制速度（例如3 mm/min）加载。这些压板可以有一个稍微粗糙的表面以防止滑动。由于切面可能不是完全平行的，可以使一个压板坐在一个弯矩浮雕上，以最大限度地减少无意的剪切变形。在准静态测试中，用具有相应容量的测力传感器（小鼠和大鼠骨骼的最大容量分别为100 N和1000 N）测量力，用连接到执行器上的线性可变位移传感器（linear variable displacement transducer, LVDT）测量位移。从得到的力-位移曲线来看，刚度是曲线线性部分的斜率，全骨强度是最大或峰值力。在压缩试验中，识别失效点是相当困难的，因为失效后骨会被压缩而导致力保持在零以上。因此，对断裂做的功（曲线下的面积）通常是不确定的，尽管对最大力做的功是椎体耗散能量的一个有用指标。

长骨弯曲试验

啮齿类动物的长骨可以接受弯曲试验，即三点弯曲（3 pt）和四点（4 pt）弯曲。正如Jepsen等[9]所讨论的，三点弯曲试验在技术上不像四点弯曲试验那样具有挑战性，而且一般来说，对三点弯曲试验的力学性能有更广泛的报道。下面讨论该试验和力学性能计算。

水合骨，最常见的是股骨，是以指定的跨度被放置在较低的接触点（圆形）上（例如，小鼠股骨8 mm，大鼠股骨16 mm）。骨的方向（例如，内侧向前和前部向下）在不同动物中必须保持一致。可以施加0.5 N（小鼠）和1 N（大鼠）预载荷，以防止骨在初始加载阶段旋转。在跨度的中心，上接触点（圆形）与骨干中点接触，该区域通过μCT进行评估。对于半径，这是曲率点[35]。与腰椎椎体的压缩试验一样，在位移控制中以指定的速度加载长骨以生成力-位移曲线（图12.2）。通常情况下，但并非总是如此，骨骼会断成两截而给出一个明确的失效点。结构特性包

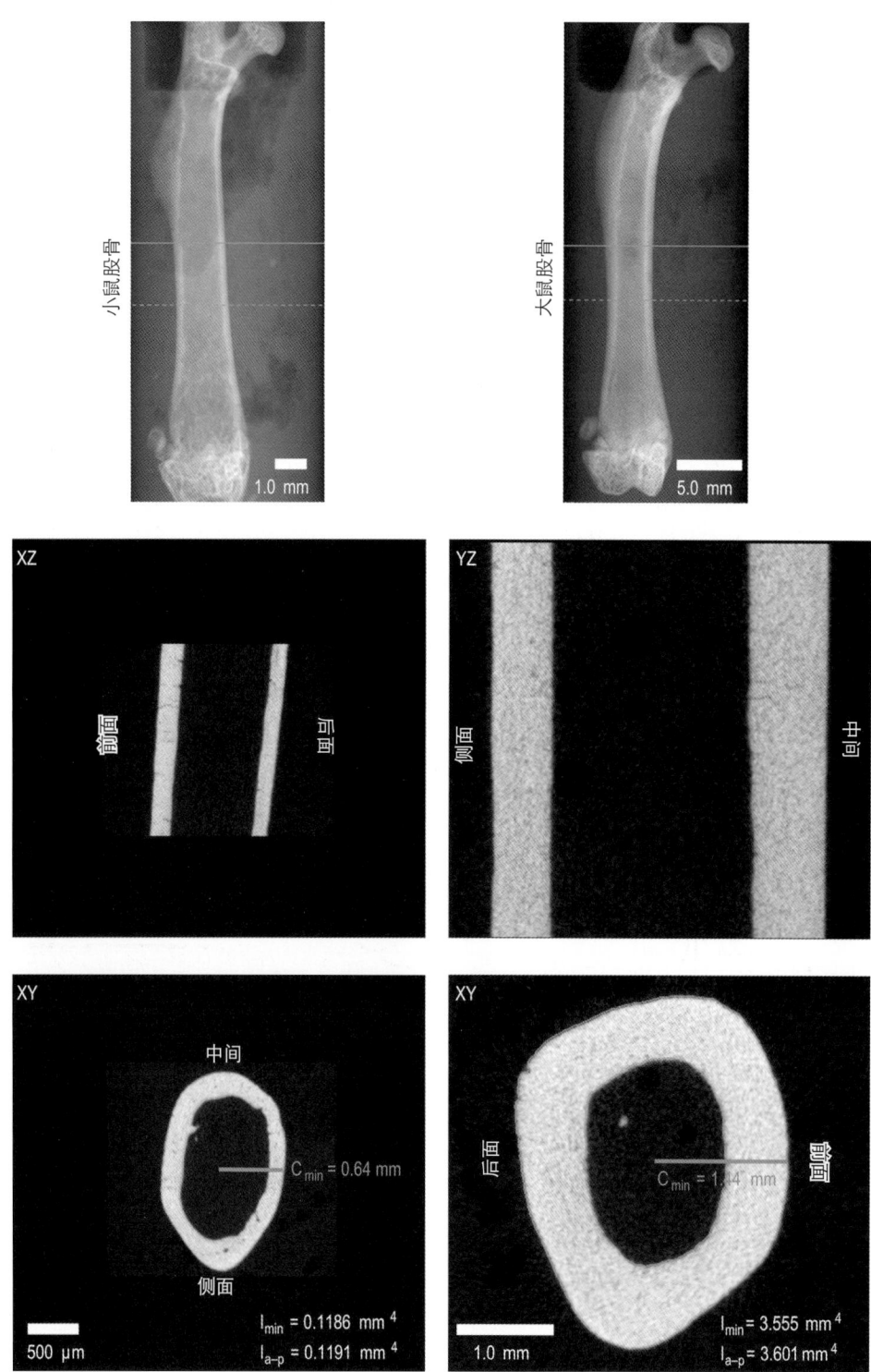

图 12.1 啮齿类动物股骨干的 μCT 评估。通过将股骨的长轴与扫描仪轴对齐，可以确定适当的横切面特性，而无需重新对齐图像堆栈。通常评估的是与加载点对应的中轴一小段

括刚度（或刚度）、骨骼能承受的最大力（或最大力矩）和使其断裂（骨折）的功（或跨度调整后的功）[36-37]。为了确定屈服后位移（脆性指标），可以用割线刚度的 0.2% 偏移或 10%~15% 的损失来定义屈服点（当弹性变形转变为永久变形或塑性变形时的比例极限）（图 12.2）。这些测量和骨骼的力学性能是受水化状态和负荷率影响的。因此，为了比较，这些参数在不同的测试组之间应保持不变[9]。跨度可以调整以匹配骨骼大小，但随后应报告刚度、最大力弯矩和跨度调整骨折的作用[38]。

利用先前 μCT 评估的骨干的几何特性，即 I_{min}/C_{min} 或 $I_{a\text{-}p}/c_{a\text{-}p}$，皮质骨的材料特征可以从表观水平上估计如下（测量单位）：

弹性模量 = 硬度 × 跨度^3/I_{min}/48 [GPa]

强度 = 最大力 × 跨度 × c_{min}/I_{min}/4 [MPa]

韧性 = 3 × 骨折相关的功 / 跨度 /Ct.Ar [MJ/m^3]

韧性的计算是应力与应变曲线下面积的一个替代方法[39]。为了推导弯曲公式，假定材料是均匀的，并且具有弹性而非塑性。同样，这些计算只能估计材料的性质，因为啮齿类动物的骨骼在几何上是不均匀的，也不够长，不能最大限度地减少剪切变形。

与对断裂的功或韧性不同，断裂韧性（K_c）提供了一种度量骨骼材料对断裂的抵抗能力的方法。断裂韧性只与材料水平上的变化有关，例如，矿物质、蛋白质（交联、数量、分布）和骨骼的水含量之间的组成、比例和相互关系的变化以及基质的孔隙度和组织（纤维束方向、数量、大小、层数）的变化，这些变化往往随着发育、衰老、运动和药物治疗而改变。

要确定啮齿类动物的骨断裂韧性，需要在骨干中部区域引入一个缺口（图 12.3），在三点弯曲试验中使最大弯矩出现在缺口处[40]。缺口应是锋利的，通常在引入一个薄金刚石嵌入晶片刀片缺口后用剃刀和金刚石将其磨尖。缺口骨在位移控制中以低位移速度（0.06 mm/min）加载直到断裂（在大多数力学试验机上可用），由此得到的载荷 - 位移曲线可用于计算起裂时的断裂韧性（见下式）（即起裂韧性）和最大载荷（即扩展韧性）。人类和大型动物（例如牛、猪、狗）的骨骼可以很容易地加工成标准化的几何形状以减少

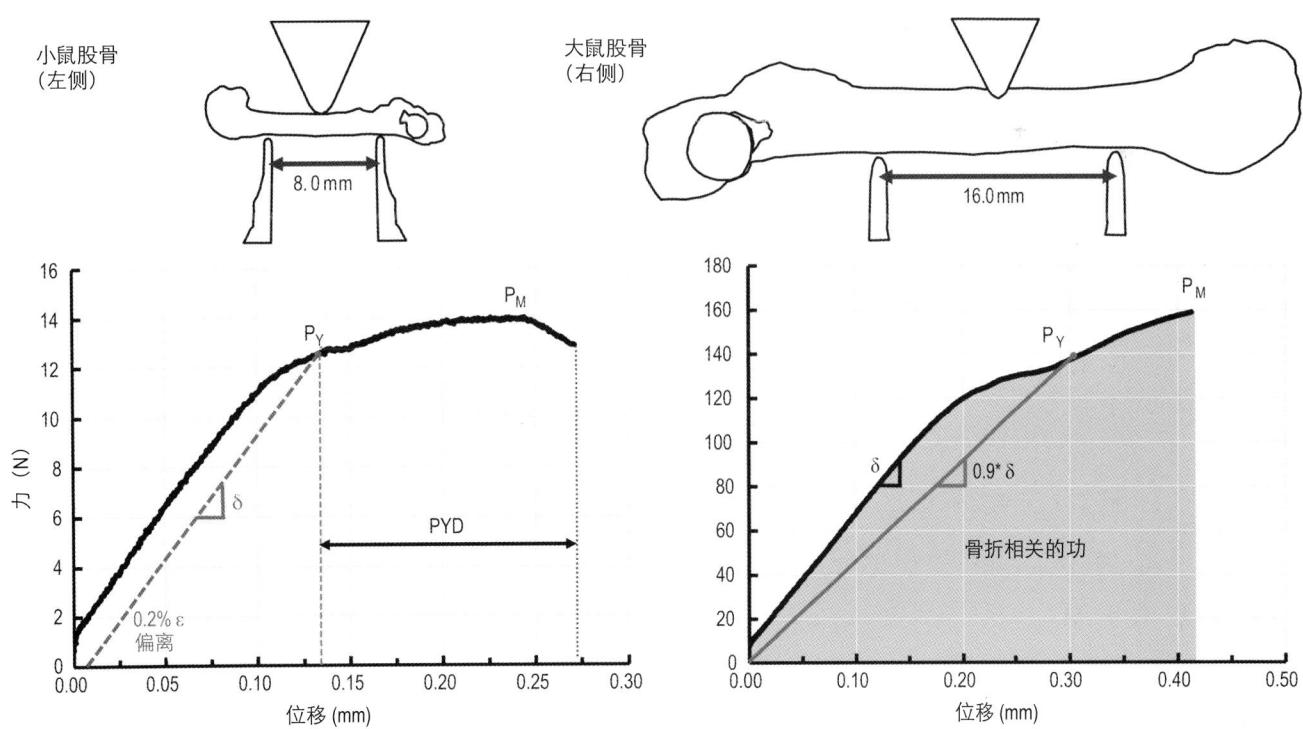

图 12.2 啮齿类动物股骨的三点弯曲试验。长骨在三点夹持器内应保持一致的朝向（例如，内侧向前和前部向前），并且上方加载点应与 μCT 评估的中点接触。通过弯曲试验生成的力 - 位移曲线可以确定刚度（δ）、屈服力（PY）、最大力（PM）、屈服后位移（PYD）和破裂功（力 - 位移曲线下面积）。有两种不同的方法来确定屈服点，它们都可以用于小鼠或大鼠的长骨测试。为清晰起见，在小鼠曲线中大致描绘了屈服后位移，在大鼠曲线中大致描绘了与骨折相关的功

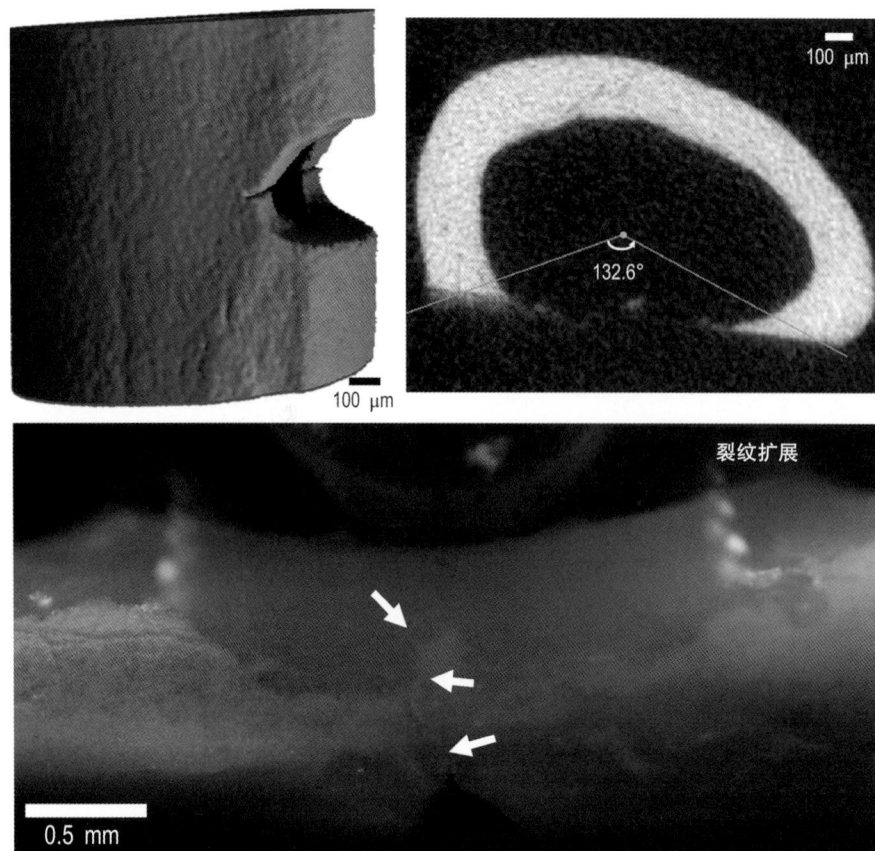

图 12.3 啮齿类动物骨骼断裂韧性试验。起始裂纹是通过在缺口内摩擦涂有金刚石的剃刀产生的（3D μCT 描绘）。缺口角度由缺口的横切面确定（2Θ）。当以三点弯曲方式加载时，裂纹从微缺口处扩展（注意，在测试过程中保持骨骼水合状态）

材料性能测量中的差异[41-42]。由于断裂韧性测试涉及引入缺陷（例如微裂纹）和与该缺陷相关的测量，断裂韧性的变化比传统强度测试的变化要小，通常需要更小的样本尺寸。为了解释组织的固有异质性并减少与骨几何形状（例如股骨）变化相关的误差，推荐采用基于 μCT 的测量方法通过如下计算公式来计算骨折韧性所需的几何参数[39,43]：

$$\left[k = F_b * \frac{P_c * S * R_o}{\pi \left(R_o^4 - R_i^4 \right)} * \sqrt{\pi * R_m * \Theta} \right]$$

$$F_b = \left(1 + \frac{t}{2R_m}\right)\left[A_b + B_b\left(\frac{\Theta}{\pi}\right) + C_b\left(\frac{\Theta}{\pi}\right)^2 + D_b\left(\frac{\Theta}{\pi}\right)^3 + E_b\left(\frac{\Theta}{\pi}\right)^4\right]$$

$$A_b = 0.65133 - 0.5774\xi - 0.3427\xi^2 - 0.0681\xi^3$$

$$B_b = 1.879 + 4.795\xi + 2.343\xi^2 - 0.6197\xi^3$$

$$C_b = -9.779 - 38.14\xi - 6.611\xi^2 + 3.972\xi^3$$

$$D_b = 34.56 + 129.9\xi + 50.55\xi^2 + 3.374\xi^3$$

$$E_b = -30.82 - 147.69\xi - 78.38\xi^2 - 15.54\xi^3$$

$$\xi = \log\left(\frac{t}{R_m}\right)$$

在公式中：

F_b：边缘裂纹圆柱管的几何因子

P_c：最大载荷（通过最大载荷法扩展韧性）或屈服载荷（起裂韧性；在载荷变形曲线上绘制一条斜率比弹性模量低 5% 的分割线，并利用其与曲线的交点来确定起裂时的载荷）

S：跨度长度

R_o：骨皮质壳的骨膜半径

R_i：骨皮质壳的骨内膜半径

R_m：骨皮质壳的平均半径

Θ：裂纹起裂时的半裂纹角

t：骨皮质厚度

与裂纹起始点不同，在最大载荷下计算的 K_c 提供了一个更全面的骨抗断裂的测量[44]，与起始点或其他确定骨脆性的方法（包括强度测试[39]）相比，具有更小的标准误差（假设缺口一致）。

小结

在啮齿类动物研究中，DXA、μCT 和力学测试（压缩或三点弯曲）通常用于确定遗传操作或药物治疗是如何影响骨骼的。DXA 和 μCT 的体内成像可以纵向评估骨密度、骨小梁结构和骨皮质结构的变化。然而，最终要知道一个操作或治疗是否影响骨骼抵抗骨折的能力，体外破坏性的力学测试是必要的。使用适当的技术并了解每种技术的局限性可以确保对实验组之间观察到的骨特性差异做出正确的解释。

致谢

我们感谢 Sasidhar Uppuganti 协助制作本章的图像。

参考文献

扫描书末二维码获取。

第13章
骨骼愈合：细胞和分子决定因素

Alayna E. Loiselle 和 Michael J. Zuscik

刘　丰　李　颖译

引言

对于骨骼修复过程，解决以下问题至关重要：①导致骨分离的骨科创伤；②旨在造成骨损伤以诱导修复反应的手术干预。在过去的25年里，理解这一愈合过程的细胞和分子基础一直是在人类和动物模型中进行深入研究的重点，这项工作很大程度上是由开发治疗策略来驱动的，目的是实现或促进纤维性骨不连、严重缺损或其他愈合受阻情况的愈合。临床上，10%的骨折患者会受到合并、愈合失败或愈合延迟的影响[1]，这些可能是由多种因素引起的，包括粉碎性骨折、内固定不充分、感染、肿瘤、缺氧/血供不良、代谢功能障碍和其他慢性合并症[2]。总的来说，人们已大致了解了愈合所需的炎症、细胞和组织过程的分子和遗传控制，这些过程在物种之间通常是保守的，并且不同的骨骼元素在结构上是相似的。本章是在细胞和分子水平上对骨骼愈合过程进行的简明概述，讨论了一些会使愈合复杂化的关键情况，并总结了临床上正在发展或应用的加强修复或促进骨不连情况下的愈合的治疗方式。

值得注意的是，自2000年来，骨愈合的生物学和病理生理学研究已经发展成为一个强大的研究领域，在已发表的文献中有超过5200次引用以及550篇临床或科学综述。由于篇幅限制，我们无法收录许多重要文献，我们向无法在本文概述中直接引用其作品的作者表示真诚的道歉。

骨骼愈合过程

细胞对骨痂组织的贡献

骨折愈合过程需要几种不同类型的细胞的协调活动，包括炎症细胞、软骨祖细胞和骨祖细胞、软骨细胞、成骨细胞和破骨细胞。在各种脊椎动物中，愈合事件的发生是相似的，除了相对于人类，较小的动物/啮齿类动物的修复速度通常会更快。如图13.1所示的示意图描绘了骨折愈合过程中修复组织的独特形态发生，为描述一般的愈合过程提供了一个基准。骨折愈合过程在骨折发生后立即开始，通常包括膜内骨化和软骨内骨化[3]。导致骨折的创伤最初会在损伤部位形成血肿。血肿相关细胞因子包括TNF-α以及IL-1、IL-6、IL-11和IL-18，可以导致炎症细胞招募和浸润到骨折部位[3]，这些细胞本身会增强炎症环境并诱导关键间充质干细胞（MSC）的继发招募。这些MSC可能来源于骨髓、肌肉、骨膜，也可能来源于全身循环[4-6]。虽然关于这些细胞群中哪些对于启动修复最关键存在很多争论，但数据表明，骨膜祖细胞是一个关键的角色，是通过进入成骨细胞谱系或软骨细胞谱系对炎症做出反应[3]。一方面，软骨内骨化发生在离骨折部位最近的地方，那里氧张力低，血管供应中断。另一方面，膜内骨化发生在骨折分离处的远端，那里保留着完整的脉管系统。骨折的机械稳定性显著影响祖细胞的潜能，稳定的骨愈合几乎没有软骨的迹象，而不稳定的骨折在骨折部位产生大量的软骨[7]。

鉴于骨膜是促成骨修复的MSC的主要来源，了解其结构/功能对于剖析愈合过程中的组织和细胞动力学至关重要。总的来说，骨膜是一种血管化的结缔组织，覆盖在皮质骨的外表面。它可以分为两层：外层包含成纤维细胞和Sharpey纤维（有助于连接下层的皮质骨），内层被称为形成层，其中包含有助于正常骨生长、愈合和再生的多能MSC和骨祖细胞[8]。众所周知，儿童的形成层比成人的更厚，血管化更丰富，有助于更快愈合。

一旦骨膜MSC形成成软骨细胞或成骨细胞谱系，

第 13 章 骨骼愈合：细胞和分子决定因素

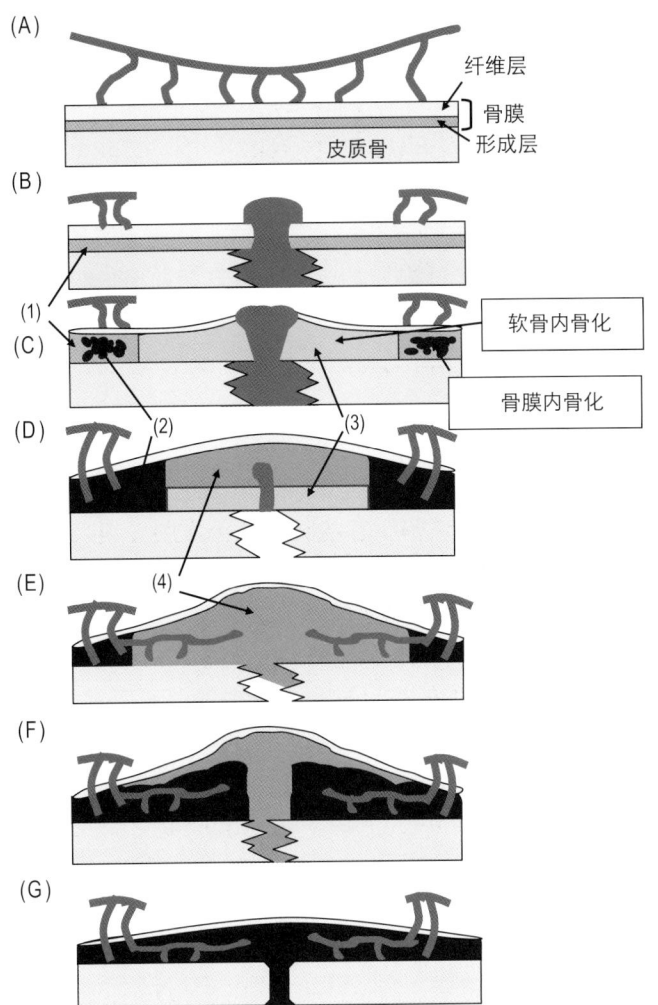

图 13.1（也见彩图）骨修复过程中的组织形态发生。（A）骨膜是一种微血管化良好的组织（红色的血管），由外层纤维层和内层形成层组成。骨膜的形成层含有丰富的干细胞/祖细胞，可以分化为骨和软骨。（B）骨折或截骨后，断裂处血液供应中断且其附近形成血块（血肿）。（C）位于骨膜中的祖细胞被招募并分化为成骨细胞，以促进膜内骨化，其中完整的血液供应得以保存；软骨细胞则促进骨折附近缺氧组织的软骨内骨化。在此图中，成骨组织标记为（1），新矿化组织标记为（2），支持软骨形成的组织标记为（3）。（D）膜内骨化伴随着稳健的基质矿化（2），其中血液供应存在于骨折部位远端。软骨内骨化与软骨生成组织同时进行，这些组织支持不断增长的软骨细胞群，后者组成了软骨增生带（4）。（E）软骨组织继续成熟，最终包围骨折部位附近的骨痂组织。骨痂组织的血运重建也随之发生。（F）增生性软骨中的软骨细胞发生终末分化，基质逐渐矿化，扩大了由编织骨组成的部分骨痂组织（棕色）。（G）重塑过程中，破骨细胞和成骨细胞促进编织骨转化为板层骨，最终支持适当解剖形状的重建。

就会发生软骨细胞和成骨细胞分化。直接覆盖骨折部位的原骨末端由于血管中断而灌注减少。在这个中央缺氧区，MSC 分化为软骨细胞并开始软骨内骨化。

这与缺氧是软骨形成的关键诱导因子的概念是一致的[9]。随着细胞群的扩大而形成的组织称为骨痂组织，骨髓 MSC 向软骨细胞的分化在骨痂组织内定向发生，这一过程从最中心的无血管区域开始。当这些中心位置的 MSC 持续存在于骨折部位的骨痂组织区域时，径向分化的软骨细胞再现生长板中发生的成熟过程，包括增殖、肥大和终末分化阶段[3]。钙化的软骨作为初级骨形成的模板，由分化程度最高的肥大软骨细胞填充，有助于组织的矿化。虽然存在于钙化软骨基质中的许多终末分化软骨细胞发生凋亡，但最近的研究表明，在愈合过程中，软骨来源的细胞仍然存在于成熟骨组织中并能促进新骨的形成，呈现 Col1$^+$ 表型[10]。伴随这一转变的是破骨细胞驱动的重塑阶段，以去除剩余的软骨骨痂组织，这是对 M-CSF、RANKL 和骨保护素（OPG）的反应[11]。最大的再吸收发生在 OPG/RANKL 比值最低的时候。骨折部位远端和正在进行软骨内骨化的软骨细胞侧翼是发生膜内骨化的位置。这一过程发生在血液供应保存较好的损伤区域，其特征是骨膜细胞分化为成骨细胞，而成骨细胞无需软骨中间体直接沉积新的骨矿物质。如上所述，骨折固定得越好（尽量减少不稳定性），整个愈合过程中膜内骨化和软骨内骨化的比例就越大。

当新的骨形成连接骨折区域使骨的稳定性得到恢复时，骨折就被认为已经愈合。然而，这种最初的编织的骨基质通过第二次重塑过程会被有组织的板层骨取代，这是实现解剖正常的骨骼元素的关键的最后一步。同样，这一过程是由破骨细胞控制的，由于 IL-1 和 TNF 的诱导以及随后通过 RANKL 在重塑骨痂组织中破骨细胞数量的功能性扩展，破骨细胞在最后阶段占据主导地位[11]。同样，骨折部位最初的皮质骨被重塑和替换，骨折部位因损伤而导致血管化丧失而发生坏死。这一最终重塑阶段的完成将产生一个解剖学上正确的骨骼元素，其生物力学稳定性与骨折前状态相类似。

骨折愈合过程中的基因表达谱

鉴于骨修复过程依赖软骨内骨化和膜内骨化与破骨细胞重塑的结合，骨痂组织的遗传特征是阶段性的，反映了这些细胞的分化。由于软骨内愈合过程包含骨骼发育过程中发生的事件，其基因表达谱部分反映了生长板软骨细胞增生过程中所看到的剖面也就不足为奇了。在此之上是膜内骨化和软骨骨痂组织转化为编织骨过程中发生的成骨细胞分化的基因表达谱。

在软骨内过程中，间充质细胞凝聚与软骨形成的早期标志物（包括 Sox 9 和 II 型胶原蛋白）表达一致[12]。随着软骨细胞分化的发生，细胞体积显著增加，这与肥大相关基因的表达有关，包括 X 型胶原蛋白、MMP9 和 MMP13、骨粘连蛋白和印度刺猬蛋白（Indian hedgehog, Ihh）[3]。在低氧诱导因子-1α（HIF-1α）上调的部分作用下，晚期成熟软骨细胞通过表达 VEGF 促进血管重建[13]，并可能通过表达 RANKL 诱导破骨细胞形成/活性启动重塑过程[11]。在膜内过程中，成骨细胞分化的标志物包括 I 型胶原蛋白、骨桥蛋白和骨粘连蛋白。成骨细胞也通过产生 VEGF 促进骨痂组织血运重建[13]。这些细胞的分化过程是由矿化所需的转录因子 Runx2 的表达驱动的[14]。通过建立愈合过程中的时间和区域基因表达模式，已经提出了一个有助于监测愈合率的基准，延迟或加速可能取决于合并病（例如老龄化或糖尿病）或治疗干预措施（例如 BMP-2 治疗）。

骨折愈合的分子控制

对于参与骨折修复起始过程的分子信号通路仅有初步了解。虽然动物和人类的受损组织的再生能力非常有限，但长期以来人们一直怀疑，涉及出生后骨修复的软骨内骨化包含肢体发育中的一些基本通路/因素[3]。在发育过程中，最显著的调控因子是属于 TGF-β 超家族的骨形态发生蛋白（BMP）、Ihh、果蝇无翅（Wnt）蛋白的哺乳类动物同源物、FGF 和 IGF。与骨折修复相关，骨皮质骨折后几天，BMP-2 在早期骨膜骨痂组织中被观察到表达，而肢体中 BMP-2 的敲除会破坏出生后骨折愈合的开始[15]。与此一致的是，BMP 受体 BMPR1A 的拮抗作用主要影响骨膜反应。骨折后早期 BMPR1A 拮抗会导致软骨骨痂组织延迟形成，向纤维组织过渡，以及骨桥受损[16]。此外，最近的研究表明，BMP-2 的诱导在很大程度上依赖于缺氧，抑制缺氧会导致类似于不愈合的表型[17]。综上所述，BMP-2 在骨修复中显然起着重要作用，推动其在许多骨愈合情况下的使用（本章稍后讨论）。也有证据表明，Wnt/β-连环蛋白信号通路在骨折骨痂组织中是驱动成骨细胞分化所必需的，提示该通路是骨痂组织矿化过程的重要参与者[18]。最近，Sostdc1（一种骨硬化蛋白的旁系同源物）被确定为骨软骨祖细胞的标志物，Sostdc1 的缺失会导致骨形成和骨重塑增强[19]，这表明 Sostdc1 具有维持骨膜干细胞静止的作用，因此，抑制 Sostdc1 是一种促进骨折修复的转化方法。Hhh 可能在愈合的软骨分化阶段很重要，并可能有助于修复过程[20]。同样，FGF[21] 和 IGF[22] 在骨骼愈合过程中也发挥作用。总的来说，骨折愈合领域的研究已在进行中，目的是充分阐述这些通路和因素在成人骨折愈合过程中的作用。

参与骨修复损伤和炎症反应的基因除了参与肢体发育的细胞分化过程外，在软骨内骨修复中也起着关键作用。例如，在炎症期，如前所述，一系列细胞因子驱动 MSC 向软骨细胞谱系和成骨细胞谱系的转变。随后，在软骨内愈合阶段，矿化软骨发生翻转，为编织骨初步形成奠定基础。如前所述，这一初始重塑过程与 M-CSF、RANKL、OPG 和 TNF 的上调相一致[3]，提示这些因素对软骨向骨的转变至关重要。在编织骨转变为板层骨的第二个重塑阶段，TNF 以及 IL-1 和 IL-6 的表达上调，提示这些因子参与破骨细胞的招募，而破骨细胞对最后的重塑步骤至关重要[11]。支持这一观点的证据是，IL-6 敲除小鼠在股骨截骨修复过程中显示出骨痂组织矿化和成熟延迟[23]。重要的是，在两个重塑阶段抑制炎症是促进愈合进展和通过产生免疫抑制旁分泌因子[24] 保护修复组织免受慢性炎症损伤[3] 的必要条件。总之，在骨修复过程中有明显的促炎和抗炎介质参与。

一些研究也表明，环氧合酶（COX）参与正常的骨代谢，并提示非甾体抗炎药（NSAID）对骨修复有负面影响。最引人注目的数据表明，COX 在骨骼愈合过程中发挥作用，这些数据来自证明 COX-2 发挥关键作用的遗传模型。虽然 COX-2$^{-/-}$ 小鼠发育正常，但在成年敲除小鼠骨折后骨修复受阻[25]。在该模型中，愈合缺陷发生在早期炎症期并持续到修复期，包括骨折部位的软骨生成延迟和持续性间质化。最近的研究描述了 COX-2 在小鼠模型中在骨折愈合过程中特定细胞群中的功能。间充质祖细胞（Prx1$^+$ 细胞）中 COX-2 的缺失会抑制骨形成，而软骨细胞中 COX-2 的缺失会抑制软骨向骨的转化[26]。

成功的骨修复的关键是损伤组织的血运重建，以提供氧气，促进营养/代谢废物的管理，并提供可能有助于愈合的造血起源的前体细胞群。如前所述，在修复过程中对血管生成的支持被认为是由 VEGF 及其同源受体 VEGFR1 和 VEGFR2 调节的。研究表明，在小鼠股骨骨折和同种异体骨移植愈合过程中，外源性 VEGF 可以促进血管向骨痂组织长入和加速修复，这为 VEGF 作为一种潜在的治疗药物提供了依据[27]。

影响骨折愈合的情况和治疗方式

骨折愈合过程的正常进展会受到一些生理、病理和环境因素的影响，包括衰老、糖尿病和吸烟。临床数据为这些提供了依据，基础研究已经开始揭示某些病例的潜在生物学基础细节。以下简要讨论三个最重要的因素，这些是有碍骨骼愈合过程的记录。

衰老

30 多年来人们已经知道，骨折愈合的速度会随着年龄的增长而降低[28]，然而其中的机制方面却鲜有进展。也有人认为，老年人骨不愈合的出现是一个重要的临床问题[29]。已经提出了几种解释老年人骨折愈合减少/延迟的机制，最近的研究表明有：巨噬细胞功能受损，全身性炎症增加，以及祖细胞群的大小和分化潜能降低[30]。此外，在老龄小鼠中，在软骨细胞成熟和成骨细胞分化过程中，BMP-2、Ihh 和各种 Wnt 的正常上调减少，进一步损害了老龄小鼠的愈合进程[31]。以牺牲软骨形成和成骨为代价而增强的成脂潜能，或在愈合的各个阶段改变支持破骨细胞形成的能力，可能是有贡献的[31]。老化与内皮细胞的减少及其调节因素/通路之间也存在关联，这表明，在老化过程中血管形成受损也会影响愈合[31]。目前正在进行旨在解决这些和其他过程对老年人骨骼愈合受阻的相关机制的研究。

糖尿病

临床研究证实，1 型和 2 型糖尿病患者的骨折愈合受阻[32]。与此相一致的是，链脲佐菌素诱导的 1 型糖尿病动物模型显示骨折愈合受阻，表现为早期骨痂组织间充质细胞增殖减少，基质沉积（胶原蛋白）减少，以及愈合骨折的生物力学性能降低[33]。此外，与糖尿病相关的 TNF 的过表达会导致骨痂组织中软骨细胞凋亡增加[34]，从而导致软骨细胞加速损失。虽然尚不清楚愈合损伤是由低胰岛素血症所致，还是由高血糖/晚期糖基化终末产物形成所致，但在糖尿病小鼠股骨骨折模型中，胰岛素治疗使血糖正常化已被证明可以逆转愈合受阻[35]。在糖尿病大鼠骨折模型中，局部髓内注射胰岛素到骨折部位（但提供全身血糖管理），在早期（间充质细胞增殖和软骨形成）和晚期（矿化和生物力学强度）都逆转了愈合受阻时间点[36]。这表明胰岛素对骨折部位细胞有直接的合成代谢作用。2 型糖尿病愈合受阻的机制尚不清楚。

最近在小鼠胫骨骨折模型中的研究表明，愈合受阻与编织骨形成减少和骨痂组织脂肪增加有关[37]。然而，这在肥胖小鼠的股骨骨折模型中并没有得到证实[38]，这表明除非伴有暴发性 2 型糖尿病，否则肥胖本身是无害的。有趣的是，二甲双胍治疗使血糖水平正常化可以进一步使糖尿病大鼠的骨折愈合受阻[39]，所以简单改变全身血糖管理本身并没有治疗作用。鉴于全球肥胖和 2 型糖尿病患者的人数不断增加，这个研究领域可能会很活跃。

吸烟

临床研究已经证实，吸烟对长骨骨折后的骨折愈合有负面影响[29]。但人们对其背后的机制知之甚少，骨髓间充质细胞聚集和软骨形成过程被认为是吸烟的重要靶点。在吸烟对骨愈合的影响中，研究最广泛的是尼古丁，它在对兔子进行的实验中已证实可以抑制牵张成骨[40]和骨折愈合[41]。相反，在大鼠骨折模型研究中发现，是香烟烟雾而不是尼古丁影响机械强度[42]。最近发现，香烟烟雾中的另一类分子多环芳香烃可以通过激活芳香烃受体影响骨折愈合[43]，与小鼠胫骨骨折愈合受阻有关。然而，总的来说，全面描述吸烟者或暴露于烟雾的动物模型的愈合过程是必要的，如果要充分了解潜在的分子机制，确定香烟烟雾中哪些成分产生影响是重要的。

加强骨愈合的分子疗法

目前美国食品药品监督管理局（FDA）已批准的唯一用于骨愈合的分子是 BMP-2。如前所述，其治疗潜能是基于发现消除肢体中 BMP-2 会破坏出生后骨折愈合的开始而确立的其在这一过程中的重要作用[15]。因此，一些动物研究已经确定 BMP-2（或其信号通路的激活）对各种骨折愈合的积极作用也就不足为奇了。随着 BMP-2 的使用受到重视，临床数据支持在临床中使用 BMP-2；例如，重组 BMP-2 在胶原海绵和自体松质骨移植物中一起用于胫骨骨干骨折的愈合[44]；脊柱融合术患者在术后 24 个月使用 INFUSE 骨移植（浸有 BMP-2 的胶原海绵）时，颈部功能障碍和手臂疼痛评分更好[45]。尽管这些研究和其他研究都取得了积极的结果，但应指出的是，BMP-2 在骨折修复中的临床和成本效益存在争议[46]。

目前的研究重点是开发分子疗法，利用已知的具有促骨生成能力的药物［甲状旁腺激素（PTH）和

Wnt/β-连环蛋白通路的激活因子]来增强愈合或诱导骨不连情况下的修复。因为PTH是FDA批准的用于增强骨质疏松患者骨量的治疗药物，因此，有人提出将其作为治疗骨不连患者的候选药物。除了几个病例报告，最近对人类[47]和动物[48]的研究显示了令人信服的证据，PTH对骨愈合有积极作用。在这种背景下，关于PTH的作用机制，最近的研究结果表明，PTH治疗可以通过增强血管生成、抑制纤维组织形成而促进成骨[49]。关于Wnt信号转导的调节，无论是通过基因还是通过分子（通过Wnt3a），已知骨祖细胞和软骨祖细胞中β-连环蛋白信号转导的增强可以加速小鼠的骨折愈合[50]。鉴于目前测试抗体阻断Wnt诱饵受体骨硬化蛋白（sclerostin）和Dickkopf 1作为骨质疏松症的促骨生成策略的临床试验已在进行[51]，对这些药物在人类骨折修复中的作用进行测试的势头越来越大[52]。总的来说，关于骨愈合中PTH和Wnt信号转导调节的研究进展，为这些已建立的促骨生成疗法作为加速骨折修复或减轻/逆转骨折不愈合发展的可行的治疗选择奠定了基础。

参考文献

扫描书末二维码获取。

第 14 章
骨折愈合的生物力学

Elise F. Morgan、Amira I. Hussein 和 Thomas A. Einhorn

刘 丰 杨 帆 译

引言

骨折愈合涉及生物过程的动态相互作用，当这些过程正常时，骨折骨骼的形态和功能可以恢复。本章介绍骨折愈合的生物力学，重点是愈合程度的评估方法（主要由机械功能的恢复程度来定义）以及局部机械环境的作用。骨折愈合通常分为一期愈合和二期愈合，前者的特征是直接的骨皮质重建，后者涉及大量的外骨膜骨痂（periosteal callus）形成。本章介绍的骨折愈合评估方法适用于一期和二期骨折愈合；然而，骨折愈合的生物力学阶段和骨折愈合的力学生物学观点很大程度上是针对二期愈合的。这里需要提醒一下，本章不包含骨折固定的生物力学讨论，因为这个论题在其他地方已经有广泛讨论了[1-3]。

骨折愈合的生物力学评估

在实验室环境中，愈合骨的力学性能通常是通过在扭转或三点弯曲中加载骨的力学试验来评估，而很少进行拉伸和压缩试验。试验类型的选择取决于技术和生理上的考虑。例如，在研究长骨骨折愈合时，弯曲和扭转试验是合乎逻辑的选择，因为这些骨骼在体内经历弯曲和扭转力矩，而且这些试验是相对稳定的[4]。然而，扭转试验会使骨痂的每一横切面具有相同的扭矩，而三点弯曲试验在整个骨痂中产生的是不均匀的弯曲力矩。因此，在三点弯曲试验中，骨痂破坏不一定发生在骨痂的最弱横切面上。

无论何种类型的力学试验，获得的结果指标都是愈合骨的强度、刚度、硬度和韧性（图14.1）。在扭转试验中，一个额外的参数——扭致失效（断裂）——可以用来衡量骨痂的延展性。虽然评估强度（一种用于衡量导致破坏的力或力矩的测量）对已有的骨痂只能进行一次，但可以获得关于硬度和刚度的多个测量结果。已经报道了多阶段试验方法，不同于那些在试验阶段将骨痂加载到断裂的试验，可以在平面或在加载模式对骨痂进行无损载荷试验。有了这些方法，就可以在多个平面上量化弯曲刚度[5]或扭转和抗压刚度[6]。

如图14.1所示的机械性能是结构特征而不是材料特征。材料特征描述的是特定类型的材料（例如编织骨、纤维软骨或肉芽组织）的固有力学行为。骨折骨痂的结构特征取决于单个骨痂的材料特征以及组织的空间排列和骨痂的整体几何形状。虽然可以通过测量骨痂的几何形状和结构特征来获得骨痂的材料特征的一些信息，但这些材料特征的真正测试需要直接测

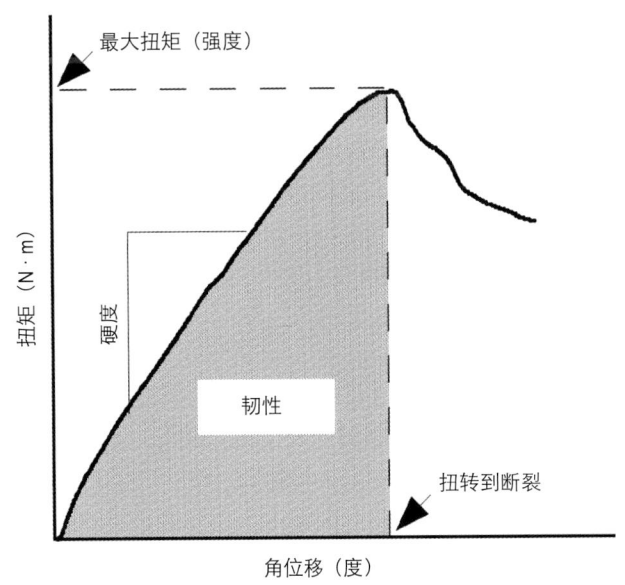

图14.1 小鼠胫骨骨折后21天的代表性扭矩-扭转曲线。该曲线附有显示基本生物力学参数的定义的注释。扭转刚度的计算方法是将扭转刚度乘以标距长度（gage length）。类似的定义也适用于弯曲试验

试单体骨痂[7-8]。

骨折愈合的生物力学阶段

White 及其同事使用在多个时间点对兔胫骨愈合进行的扭转试验结果（图 14.2）来定义二期骨折愈合的四个生物力学阶段[9]。阶段 1 的特征是：骨痂的刚度和强度极低，扭转试验中的断裂常发生在原始骨折线上。阶段 2 对应于骨痂硬度的显著增加和强度的较小程度的增加。然而，直到阶段 3，扭转试验中的断裂才至少部分发生在原始断裂线之外。阶段 3 的特征还包括与阶段 2 相比，骨痂强度增加。最后，在阶段 4，扭转试验中的失效发生在完整的骨中，而不通过原始骨折线。虽然骨折愈合通常被描述为四个生物力学阶段（炎症、软骨痂形成、骨痂形成和重塑），但这些阶段并不是以一种一对一的方式映射到四个生物力学阶段（图 14.2）。阶段 1 对应于炎症阶段，但阶段 2 包括软骨痂阶段以及骨痂阶段的第一部分。骨折线上骨桥接的发生是导致阶段 2 观察到的刚度增加的原因。从阶段 3 到阶段 4 的过渡大致对应重塑阶段的开始。

如果骨痂足够大，在阶段 3，骨痂的硬度和刚度可以超过完整骨的硬度和刚度。即使这个阶段的骨痂不像那些高度矿化的板层骨那样坚硬或强壮，但与完整骨相比，其较大横切面积和转动惯量可以弥补较差的材料特征。然而，尽管坚固，在愈合进程的这个点上，骨痂的机械效率还是不够的。通过重塑，骨痂能以较小的量保持足够的力学完整性。

几项研究的结果进一步说明了个别生物愈合阶段的生物力学结果。例如，间歇性 PTH（1~34）治疗已被证明可以增加骨痂的强度（参考文献 [10] 和其中的引文），这主要是增强了软骨形成的结果[11]。然而，尽管 PTH 治疗可以使骨痂大小增加，但观察到由矿化组织组成的骨痂的比例略有下降[11]，这表明机械强度增大纯粹是骨痂几何形状的调节的结果（图 14.3A）。相反，有证据表明，雷奈酸锶可以增加去卵巢动物骨痂的矿化部分。一项洛伐他汀治疗对骨折愈合影响的研究证实了骨桥接程度（阶段 2）的生物力学重要性，特别是外层骨皮质桥的生物力学重要性[13]。对于愈合后期阶段，双膦酸盐治疗已被证明可以通过抑制骨痂重塑来增大骨痂强度，从而形成更大的骨痂和更大比例的矿化组织（图 14.3B）[14-15]。Hegde 及其同事在最近的一篇综述中进一步讨论了双膦酸盐和 PTH 以及其他常见治疗骨质疏松药物对骨折的生物力学的影响[16]。

骨折愈合的无创性评估

虽然力学试验在骨折愈合的实验研究中提供了愈合测量的金标准，但愈合的临床评估需要无创性方法（noninvasive method）。已报道了多种量化骨痂硬度的无创性方法，包括轴向载荷或弯曲试验，并且有几种方法的临床可行性已经证实。这些测量通常依赖于测量骨折间隙的位移，或特定力或弯矩作用下的钉脚位移（pin-to-pin displacement）[17]。如果存在一个外部固定器，则只需要考虑相对于该固定器由骨痂承受的部分载荷。通过这些方法已提出了治疗的定量标准。例如，有人提出：①当弯曲刚度（应用的弯矩与角位移的比值）超过一定阈值（人胫骨骨折为 15 N·m/度）时[18]，可以认为骨折已愈合；②"愈合时间"可以定义为实现骨痂骨桥接所需的时间（尽管通过 X 线片评估桥接是主观的）[19]；③在牵张成骨过程中，当外固定架承受的轴向力的比例小于 10% 时，可以拆除外固定架[20]。

其他评估愈合的无创性方法提供了测量骨痂的

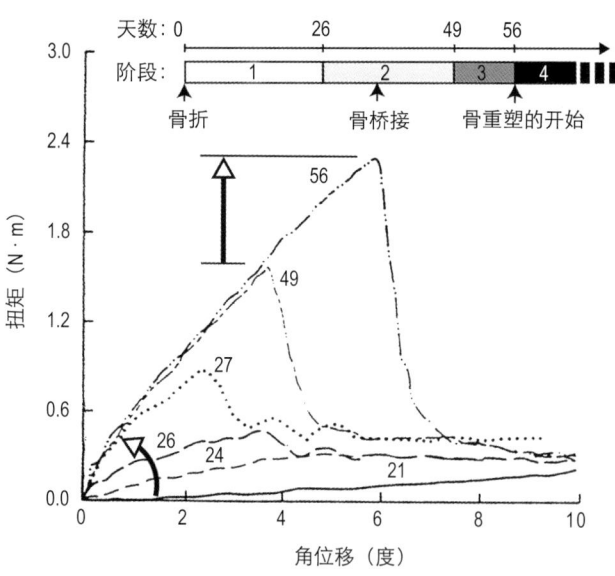

图 14.2 二期骨折愈合的四个生物力学阶段。图中包含骨折后不同时间点（以天为单位）兔胫骨愈合的扭矩-扭转曲线。每个生物力学愈合阶段的持续时间（以天为单位）用顶部的阴影条表示。骨痂硬度的增加发生在阶段 1 和 2 阶段之间，以弯曲的空心箭头表示，而从阶段 2 到阶段 3，骨痂强度的增加以直空心箭头表示（Source: [9].）

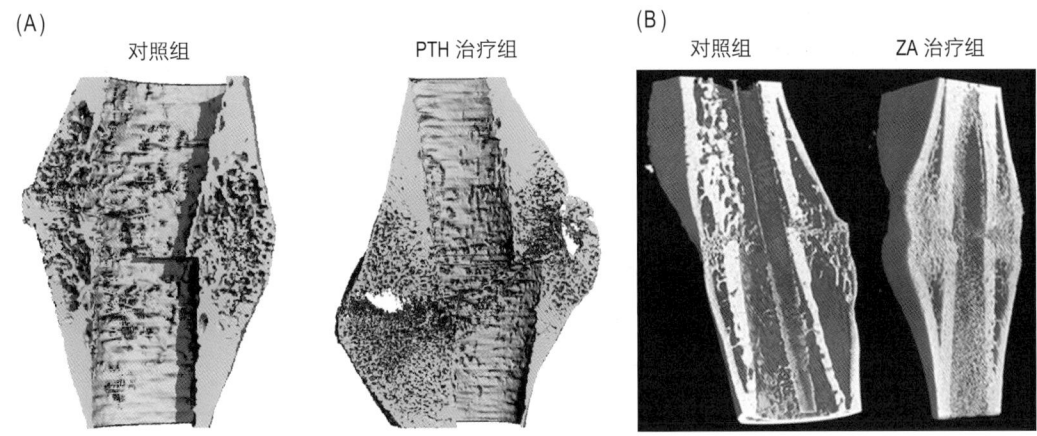

图14.3 （A）三维微型X线计算机体层成像（μCT）扫描重建的图像：大鼠骨折后14天骨折处骨痂的纵向切面，生理盐水组（对照组）和PTH治疗组。（B）骨折后2周使用生理盐水（对照组）和骨折后6周使用唑伦膦酸（ZA）治疗的小鼠骨折处骨痂和骨皮质的纵向横切面［（A）Source: [16]. Reproduced with permission of Springer.（B）Source: [10] (images not to scale). Reprodced with permission of John Wiley & Sons.］

力学性能的替代而非直接的方法，包括发声技术[21]、共振频率[22]、超声[23,25]和CT。CT和标准X线分析的直接比较表明，前者可以更好地预测骨痂的抗压强度[26]、弯曲强度[13]、扭转强度和刚度[27]以及更明确地诊断愈合进展[28]和骨不连[29]。然而，对于一系列类型的骨折和（或）骨缺损，最能预测骨痂强度和刚度的方法，对于CT衍生的测量方法或测量方法的组合目前尚无共识。

重要的是，绝大多数监测愈合的无创性方法侧重于骨痂的刚度而不是骨痂的强度。虽然无创性刚度测量可以提供关于愈合过程的有价值的信息，但评估强度的方法在临床上更有意义，因为理论上它可以提供关于承重和负重能力的信息。在这方面，声学方法可能具有相当大的优势，因为分析超声波穿过骨折间隙的传播可以用于检测骨间隙的骨桥接。另一种可行的方法是基于CT的有限元分析，其中CT图像可以用于构建骨痂的有限元模型。此方法已用于估计骨痂刚度[30]。然而，这种方法需要两个关键类型的输入才能准确估计：①骨痂的弹性和断裂特性；②骨痂在体内承受的载荷和（或）位移的类型。如前所述，直接测量骨痂的材料性质已有报道。其他研究在使用逆动力学分析等技术来评估骨缺损在步行训练试验中所经历的载荷（例如参考文献[31]）也取得了实质性进展[31]。

与此同时，一些研究人员已经推动了目前可用的评估骨折愈合的临床方法的更好的标准化[32]。常见的临床方法包括X线平片、疼痛评估以及负重和（或）骨折部位触诊。虽然目前还没有普遍认可的评估X线愈合的指南，但最近引入了标准化的X线评分系统，例如，用于胫骨骨折的X线愈合评分系统（Radiographic Union Score for Tibial, RUST）[33]，为评估骨折愈合提供了一种定量方法。早期的评分系统是基于骨痂存在、骨痂桥接、骨形成、骨折线可见性和（或）重塑的不同组合，RUST是对前后位和侧位X线片上可见的四种骨皮质进行评分，认为骨皮质的连续性与骨痂的强度相关。因此，在RUST中，评分是基于"无骨痂""骨痂"和"重塑骨痂、不可见骨折"（图14.4）。在RUST的修订版（modified version of RUST, mRUST）中，"骨痂"类别进一步分为"存在骨痂"和"骨痂桥接"。RUST是一种评估胫骨骨折愈合的可靠的和可重复的工具，由此也在研究RUST在其他解剖部位（例如股骨远端[34]）的使用。然而，这些评分分数与骨折骨痂的生物力学特性的比较尚未发表。

骨折愈合的力学生物学

骨折愈合是最常用作研究局部力学环境对骨组织分化影响的情景之一。骨折骨痂的机械负荷最常用作负重影响的结果；然而，骨折缝隙的动力化或施加微运动也已被纳入研究。这些研究的结果表明，加载的影响在很大程度上取决于加载的模式[35]、速度[36]、大小以及间隙大小[37]和愈合过程中动力化启动的时

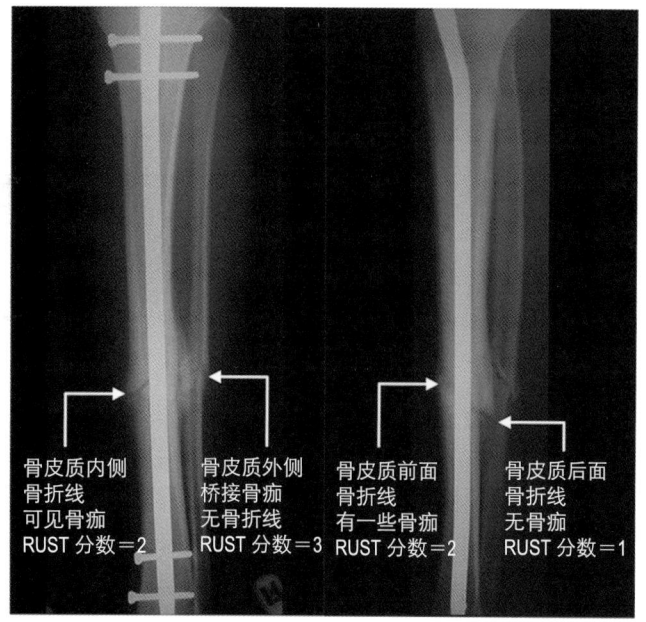

图 14.4 对胫骨干骨折的前后位和侧位 X 线片上可见的四个骨皮质分别应用 RUST 进行评分。该骨痂的 RUST 分数为 8 分（满分为 12 分）。每个皮质骨的 RUST 评分分数分别为：骨皮质内侧 2 分、骨皮质外侧 3 分、骨皮质前面 2 分和骨皮质后面 1 分（Source: [33](images not to scale). Reproduced with permission of Lippincott Williams & Wilkins.）

间[38]。应用循环压缩位移可以通过增加骨痂的形成以及更快的骨化和桥接来促进愈合[39]。然而，应用循环压缩位移的好处似乎仅限于引起 7% 或更小的诱导块间应变（定义为施加位移与间隙尺寸的比值）的位移[35,37]。此外，骨折间隙的动力化在愈合的早期阶段似乎是有害的[38]，但在后期阶段是有益的[40-41]。

牵张成骨在实验和临床中的成功证明，通过在截骨间隙施加连续的拉伸移位也可以促进骨形成。然而，与循环压缩载荷的影响相反，牵张成骨中的骨形成主要是通过膜内成骨发生的。当牵张位移一次只施加 2 天时，牵张的这些特征似乎可以保持，伴随着截骨间隙缩短到其原始长度[42]，但当牵张位移以真正的振荡方式施加时（例如 1~10 Hz 频率），结果会不一样[35]。剪切或横向移动对骨折部位的影响是有争议的[43]。研究结果显示，在截骨间隙中使用弯曲运动时形成的是软骨而不是骨[44]。

与之前总结的一些早期实验研究一样，Perren 和 Cordey[45] 提出了断端间应变理论，该理论认为，只有能够承受断端间应变现值的组织才能在骨折间隙中形成。这一理论与观察到的最初间隙中肉芽组织形成、然后是软骨形成、骨形成是一致的。各种类型的组织的连续形成进一步减少了由于施加载荷而产生的断端间应变，从而使后面更坚硬的组织形成。

断端间应变理论对骨折间隙内的力学环境进行了过于简化的描述，它使用一个标量（断端间应变）来描述一个随间隙内位置变化的多轴应变场。最新的骨骼组织分化的力学生物学模型试图通过考虑整个骨折间隙中存在的局部机械刺激的分布（图 14.5A 和 C）[46-48] 以及成骨和血管生成之间的相互作用[49]（图 14.5D）来解释这种复杂性。Carter 及其同事提出了静水压力和拉伸应变的不同组合促进不同骨骼组织的形成的假设[46]，而 Claes 和 Heigle 假设这两种刺激可以调节膜内骨化和软骨内骨化的成骨[47]。Sheefelbine 及其同事对这个模型进行了调整，将骨吸收和组织衰竭也包括在内[30]。Lacroix 和 Prendergast 转而提出了两个关键刺激因素是剪切应变和液体流动[48]。将这些模型的预测与骨愈合的组织学分析进行直接比较以及对局部机械刺激（例如骨缺损内的剪切应变）进行的实验测量表明，最准确的预测是基于剪切应变和液体流动的预测[44,50]。然而，这些理论都不能完全预测骨折愈合过程的某些组织学特征[48,50]，这表明局部力学环境在调节愈合中的确切作用尚未得到完全阐明。

小结

骨折愈合的一个重要结果是恢复足够的机械完整性，允许负重和日常生活活动。因此，骨折愈合的生物力学分析对于彻底评估修复过程至关重要。目前，二期骨折愈合的生物力学进展已经有很好的描述，并且已经建立了标准化的体外测量愈合程度的方法。无创测量骨刚度恢复的方法也已有报道；然而，测量骨强度恢复的无创方法发展滞后。迄今为止关于机械因素影响的研究表明，通过机械加载来促进愈合是可能的，该领域中越来越多的文献表明，进一步促进愈合是可能的。因此，了解骨折愈合的生物力学不仅可以应用于愈合的评估，而且可以应用于新的修复策略的开发。

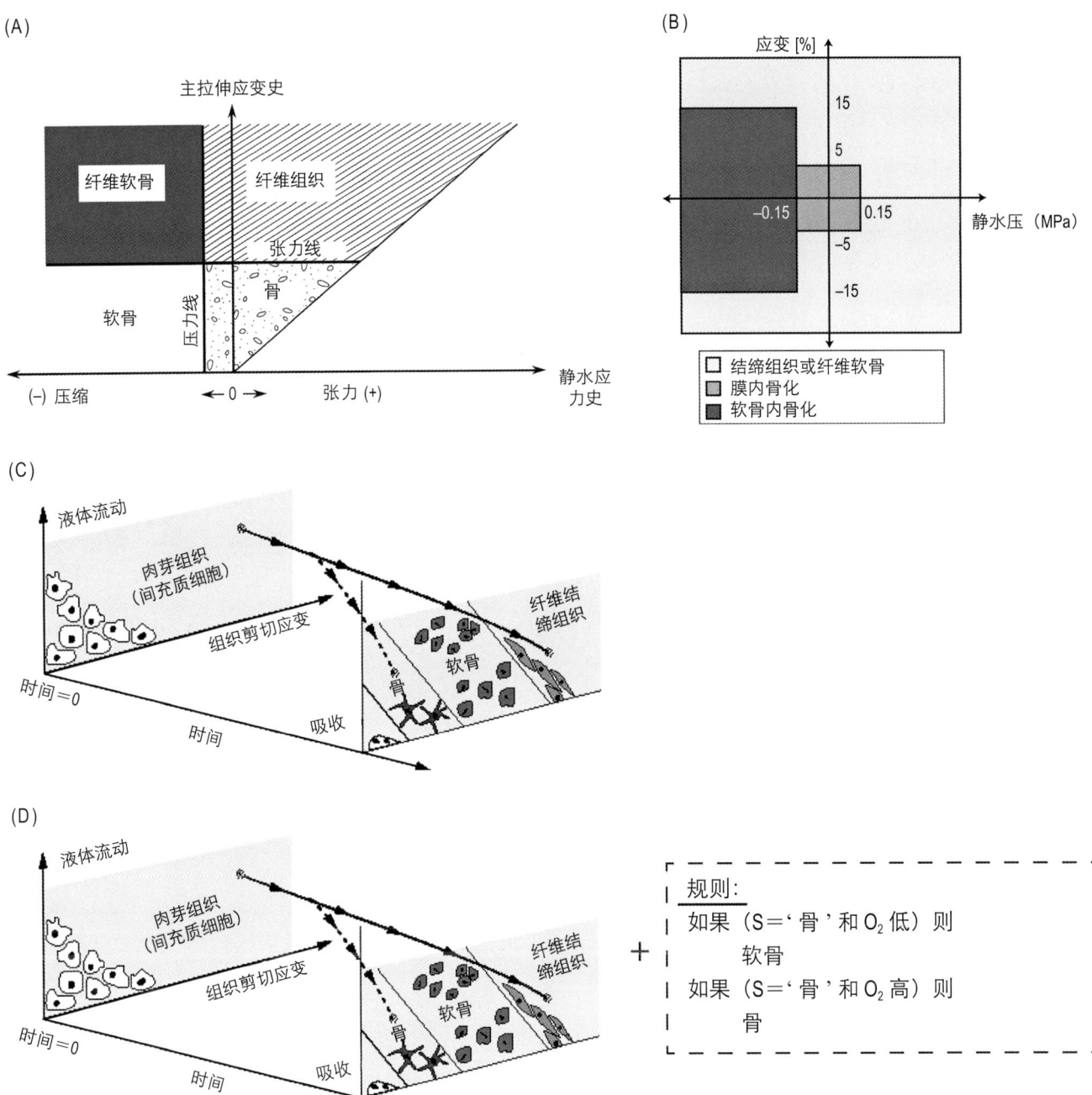

图 14.5 骨骼组织分化的力学生物学模型：（A）Carter 及其同事提出的；（B）Claes 和 Heigle 提出的；（C）Lacroix 和 Prendergast 提出的；（D）Checa 和 Prendegast 提出的 [（A）Source: [46]. Reproduced with permission of Wolter Kluwer.（B）Source: [47]. Reproduced with permission of Elsevier.（C）Source: [48]. Reproduced with permission of Elsevier.（D）Source: [49]. Reproduced with permission of Springer.]

参考文献

扫描书末二维码获取。

第二篇

骨骼的生理学

第二篇主编：Ego Seeman

第 15 章　人类胎儿和新生儿的骨骼发育　93
Tao Yang、Monica Grover、Kyu Sang Joeng 和 Brendan Lee

第 16 章　骨骼生长：男女骨骼结构差异的主要决定因素　97
Ego Seeman

第 17 章　骨强度获得和年龄相关的降低的种族差异　103
Shane A. Norris、Marcella D. Walker、Kate Ward、Lisa K. Micklesfield 和 John M. Pettifor

第 18 章　生长过程中的钙、维生素 D 和其他营养素　106
Tania Winzenberg 和 Graeme Jones

第 19 章　机械载荷和骨骼发育　110
Mark R. Forwood

第 20 章　妊娠期和哺乳期　114
Christopher S. Kovacs 和 Henry M. Kronenberg

第 21 章　与绝经和年龄相关的骨丢失　120
Carlos M. Isales 和 Ego Seeman

第 15 章
人类胎儿和新生儿的骨骼发育

Tao Yang、Monica Grover、Kyu Sang Joeng 和 Brendan Lee

孔 娟 刘 丰 译

引言

通过对动物模型进行的分析，我们对人类骨骼发育的理解大大加快了，特别是子宫内胎儿骨骼发育的情况。然而，对人类骨骼发育的直接研究仍然是非常宝贵的，因为人类骨疾病的病理和基因发现对于提出新的假设、进行模型生物验证研究和发现骨骼发育的新机制非常重要。而且，动物模型也无法概括人类的所有情况。在本章中，我们将重点讨论人类胎儿和新生儿的骨骼发育的生理学相关数据，以及导致胎儿和新生儿骨疾病的内在因素和外在因素。

胎儿和新生儿骨骼发育的生理学

在人类胎儿发育的初期（受精后8周），骨骼发育的模式在很大程度上已经确定。与最初的胎儿的体长相比，新生儿的体长大约是胎儿的12倍（顶臀长30 mm对360 mm）。因此，胎儿阶段骨骼发育的主要任务是非常快速地生长。例如，在妊娠16～41周期间，股骨的伸长速率为0.35 mm/d[1]。骨化是骨骼的发育和生长的重要组成部分，涉及成骨细胞分化、基质生成、矿化和血管生成的协调。研究表明，在胎儿期的前几周，大多数骨就已开始骨化，并且每一块骨中都有一个顺序出现的骨化中心。锁骨、肱骨和下颌骨的骨化发生在胚胎期（6周或7周）。相比之下，距骨的骨化开始晚，在胚胎28周或出生后[2]。

次级骨化中心（secondary ossification center, SOC）在长骨的软骨骨骺中发育，开始于软骨管的形成，软骨管是侵入骨骺中心内陷的软骨膜。这一过程可以将间充质细胞和血管系统带入骨骺以形成骨[3]。在股骨远端，血管侵入以及骨骺软骨管的形成开始于妊娠第8～10周。到妊娠第14周时（SOC发育前的几个月），软骨管内复杂的血管系统已完全发育[4]。大多数SOC出现在胚胎晚期和出生后几年之间，锁骨除外，其SOC直到18～20岁才发育[5]。

在适应快速生长的同时，为了保持骨的形状，骨化的进程必须与骨吸收紧密结合起来，而这是由骨内外的破骨细胞介导的。这种骨建模-重塑过程开始于胎儿期，并在妊娠第4个月和第5个月变得突出[2]。

为了适应胎儿的骨骼的快速生长和骨化，胎儿需要大量的构建物质，包括蛋白质和矿物质。这些物质是以逆浓度梯度从母体穿过胎盘转运的。在妊娠晚期，钙和磷酸盐分别以每千克胎儿体重（kg）超过150 g和70 g的主动转运方式转运[6]。骨矿物质转运的实际步骤尚未完全了解。有人提出，钙在胎盘中通过一个三步模式转运。TRPV6是一种电压依赖性钙通道，存在于胎盘的母体侧。一些研究表明，该通道可以将钙转移到钙结合蛋白D9K；钙结合蛋白D9K是滋养层细胞中的一种细胞内结合蛋白。最终，钙通过基底外侧膜上的PMCA3——一种质膜钙-ATP酶（plasma membrane calcium-ATPase, PMCA）蛋白——转移到胎儿血流中[7-9]。磷酸盐经胎盘的转运模式尚不清楚，但NaPi-Ⅱb——一种钠依赖性无机磷转运体——被认为在磷酸盐经胎盘转运中起重要作用[10]。

负责矿物质经过胎盘向胎儿主动转运的主要激素是甲状旁腺激素相关肽（parathyroid hormone related peptide, PTHrP）[11]；胎儿、胎盘、脐带和乳房组织可以产生这种激素。缺乏PTHrP的小鼠表现出致命的骨骼发育不良，其特征是通过软骨内过程形成的所有骨发生过早矿化。已知PTHrP在胎盘中可以通过不同于甲状旁腺激素1受体（parathyroid hormone 1 receptor, PTH1R）的受体起作用[12]。另一方面，甲状旁腺激素（PTH）和维生素D这两种维持成人钙和磷稳态的关键激素在胎儿血清中的含量较低，这可能是对高血清钙水平的反应[13]。PTH 对胎儿的骨骼矿化很重要，但对钙在胎盘中的主动转运并不重要。同样，尽管母体维生素 D 缺乏症与婴儿先天性佝偻病有关，但胎儿维生素 D 在矿物质转运中没有主要作用[14]。美国医学研究所（the Institute of Medicine, IOM）建议的孕妇妊娠期间维生素 D 的最佳水平为 >20 ng/ml（>50 nmol/L）[15]。最近的数据还表明，孕妇妊娠期间的维生素 D 状况会影响后代在青年时期的骨量[16]。相比之下，正如动物模型所示，孕妇高 $1,25(OH)_2$ 维生素 D 水平可以穿过胎盘，导致胎儿骨量减少和新生儿死亡[17]。

另一方面，正如降钙素或降钙素基因相关肽缺失小鼠所示，降钙素在胎儿的骨骼发育中可能不起主要作用[18]。已证明，其他对成年期骨骼健康起作用的激素会影响新生儿出生体重和婴儿期的体重增加，例如生长激素和皮质醇。此外，研究发现，生长激素和皮质醇水平是预期骨丢失率的决定因素。这与宫内生活中的环境影响可以改变骨骼对生长激素和皮质醇的敏感性的假设是一致的[19]。

出生后，骨骼保持快速生长，这需要大量的矿物质输入来支持。不同于胎儿的钙水平高于母体的血清钙水平，新生儿显示钙水平降低，这是由于新生儿没有了胎盘的钙来源，其钙水平迅速降低到基础水平。与此同时，新生儿的 PTH 水平迅速升高。新生儿开始依赖肠道的钙吸收，而负责维持其血清钙水平的主要激素是 PTH 和维生素 D。其结果是：骨骼钙被储存，肾脏钙被重吸收，从而维持血清钙水平。早产（导致妊娠晚期钙转运缺乏）以及相关合并症会使新生儿易患代谢性骨病。此外，相对于胎龄而言小以及母体维生素 D 缺乏症和糖尿病都可以使钙水平更低。在婴儿期，骨矿化迅速，缺乏维生素 D 会导致佝偻病和低钙血症。因此，美国儿科学会建议所有婴儿每天补充 600 IU 的维生素 D。

影响胎儿 / 新生儿骨骼发育的外在因素

营养因素

孕妇妊娠期间的营养会影响胎儿的营养。研究表明，儿童的骨量与孕妇妊娠早期的蛋白质、钙、磷酸盐和维生素 B_{12} 水平有关[20]。此外，在性别和胎龄调整后，发现新生儿的骨量与出生时体重、身长和胎盘重量强正相关，这表明了妊娠期间孕妇营养的重要性[21]。也有研究表明，遗传对骨密度（bone mineral density, BMD）和成年骨骼尺寸的影响可能会因子宫内营养不足而改变[22]。

力学因素

胎儿在子宫内的运动会产生一种对抗阻力的机械刺激，可以导致骨矿物质积聚。子宫内肌肉 - 骨骼之间的相互作用（可能由骨细胞网络调节）的重要性在患有肌肉疾病或肌张力低下的新生儿中很明显，因为他们的 BMD 较低[23]。婴儿的生理性骨质疏松是一种骨皮质 BMD 降低的情况，在出生后 6 个月内出现。尽管这主要归因于骨髓腔尺寸的扩大[24]，但分娩后婴儿运动中缺乏阻力可能也是一个促成因素[23]。这种情况是否具有临床意义尚存争议。

环境因素

每 1000 名活产新生儿中大约有 1 名有躯干骨骼缺陷。许多毒素和药物都与其病因有关，包括维甲酸、丙戊酸、砷和一氧化碳。这些可能会导致椎体缺陷，例如，块状椎骨和非节段性半椎骨。未控制的母体糖尿病可以导致胎儿骨骼缺陷（特别是尾侧发育不全）以及新生儿低钙血症，其机制尚不完全清楚[25]。研究显示，未控制的糖尿病大鼠母体的胎盘中钙结合蛋白 mRNA 降低，这可以解释胎盘中钙转运减少。此外，孕妇吸烟与骨化中心数量减少有关；孕妇饮酒会影响钙调激素，从而导致胎儿骨缺损[25]。

其他因素

已经证明，季节变化会影响新生儿的 BMC，这可能是由季节变化对母体维生素 D 水平的影响所致。早产和相对于胎龄来说小也与佝偻病和骨质疏松的风险增加有关，这些是由于包括低氧、制动和矿物质供应 / 摄入减少在内的多种因素造成的。此外，性别和种族似乎也有影响。在一些研究中，男性新生儿的 BMC 高于女性新生儿的 BMC，非裔美国新生儿的 BMC 高于白人新生儿的 BMC[27]。

表观遗传因素

已发现，表观遗传调控会影响对骨骼发育和生长重要的营养物质的胎盘转移。WNT2 在人胎盘中高表达，可以调控胎盘发育，支持营养物质从母体向胎儿转移。胎盘组织（而非胎儿）中高水平的 *WNT2* 启动子的 DNA 甲基化是一种与胎儿体型相关的表观遗传变异[28]。

此外，环境因素或营养因素也可以在胎儿或新生儿阶段塑造基因组的表观遗传学特征，从而深刻影响今后生命中某些骨骼疾病的风险。流行病学研究表明，婴儿出生体重与成人骨量之间以及婴儿出生体重/身高与成人股骨近端几何形状/髋部骨折风险之间存在很强的相关性[29-31]。据报道，子宫内或新生儿期营养不良可以诱发慢性表观遗传效应，从而改变与骨骼发育相关的基因的表达，例如，编码胰岛素样生长因子 2（insulin-like growth factor 2, IGF2）和瘦素的基因[32]。

遗传性胎儿/新生儿骨骼疾病

胎儿骨骼发育涉及多种信号通路和代谢途径，人类的基因突变的识别是揭示这些信号通路和机制的主要指南。尽管这些通路的基因相关性失调最终会导致人类骨骼疾病，但其中许多疾病在新生儿中很难诊断。这是因为较轻的疾病可能不会引起明显的骨骼畸形，而且考虑到胎儿或新生儿阶段的机械载荷相对较轻，异常骨量的临床后果（例如骨折）可能不明显。在这里，我们回顾了几种严重的骨骼疾病，以说明影响胎儿和新生儿骨骼发育的关键发育过程。

骨基质生成中的缺陷

成骨不全（osteogenesis imperfecta, OI）是一组以骨脆为特征的人类先天性骨疾病。最严重的 OI 可以导致胎儿和新生儿骨折和死亡。这些严重的 OI 的病因与纤维状胶原蛋白的异常生成、翻译后修饰或代谢有关，尤其是 I 型胶原蛋白（成骨细胞谱系产生的骨基质的主要成分）。例如，编码 I 型胶原蛋白的 proa1（I）和 proa2（I）链的 COL1A1 和 COL1A2 的显性遗传点突变会导致胶原蛋白链的翻译后过度修饰和严重的 OI（Ⅱ型和Ⅲ型）[33]。最近描述的对 I 型胶原蛋白的修饰或转运很重要的基因的隐性突变也会导致 OI。OI 相关基因（及相应的基因产物）的扩展名单包括：CRTAP（软骨相关蛋白）[34]、LEPRE1（脯氨酰 3 羟化酶 1）[35]、PPIB（亲环蛋白 B）[36]、FKBP10（FK506 结合蛋白 10）[37]、SERPINH1（热激蛋白 47）[38] 和 SERPINF1（色素上皮衍生因子）[39]、BMP1（骨形态发生蛋白-1/多倍体）[40]、WNT1（MMTV 整合位点 1）[41]。

矿物质稳态中的缺陷

钙敏感受体基因（calcium sensing receptor, CASR）的隐性失活突变是新生儿重度原发性甲状旁腺功能亢进症（neonatal severe primary hyperparathyroidism, NSHPT）的原因[42-43]。该病的特征是极度的高钙血症和严重的新生儿甲状旁腺功能亢进症，包括骨骼脱矿、呼吸窘迫和甲状旁腺增生。如果不对患病婴儿进行及时的甲状旁腺切除术，NSHPT 通常是致命的。相比之下，家族性低尿钙高钙血症（familial hypocalciuric hypercalcemia, FHH）由 CASR 单倍缺陷引起的，其低钙血症要轻得多，并且不表现出甲状旁腺功能亢进症的复杂性。

矿物质沉积中的缺陷

围生期和婴儿低磷血症是一种恶性先天性代谢性疾病，表现为在子宫内严重的低矿化，可以导致头盖膜（caputmembraneceum）和四肢变短或缩短，并迅速死于呼吸衰竭。婴儿低磷血症是由编码碱性磷酸酶组织非特异性同工酶（tissue-nonspecific isoenzyme of alkaline phosphatase, TNSALP）基因的隐性突变引起，TNSALP 是一种位于成骨细胞和软骨细胞的质膜的糖蛋白，可以在最佳碱性 pH 下水解单磷酸酯[44]。TSNALP 活性缺乏会导致细胞外无机焦磷酸盐（inorganic pyrophosphate, PP_i）蓄积，这会有效抑制羟基磷灰石晶体的生长而导致婴儿骨骼的严重低矿化[45]。TNSALP 的单倍缺陷也会导致低磷血症，但症状较轻，通常在生命晚期才被诊断出来。

破骨细胞功能中的缺陷

婴儿恶性骨硬化症（infantile malignant osteopetrosis, IMO）是一组严重的常染色体隐性骨硬化症。尽管后者的骨量明显高于正常，但受影响的骨骼变得非常脆弱。IMO 发生在胎儿期，因此，如果在分娩时可以发现患病新生儿锁骨骨折，则其在婴儿期经常发生骨折。患病婴儿有低钙血症。此外，由于破骨细胞功能缺陷，患病婴儿用于造血的骨髓腔逐渐缩小。因此，如果患病婴儿在第一年没有得到适当的治疗，则大多数会因骨髓的侵蚀而发展为贫血和血小板减少症[46]。从遗传学上讲，IMO 是由对破骨细胞活性重要的基因的突变引起的。破骨细胞的骨吸收主要依赖于骨吸收陷窝的酸化。酸分泌机制中的缺陷已在破骨细胞丰富的 IMO 患者中发现[47-50]，例如，由 CLCN7 或 OSTM1（CLCN7 编码氯离子通道 7，该通道与 OSTM1 基因产物骨硬化症相关的跨膜蛋白 1 复合并由其稳定）的突变引起的缺陷，或由 TRCIRG1（编码 T 细胞免疫调节因子 1，一种空泡质子泵的亚单位）的突变引起的缺陷。

颅缝闭合和骨生成中的缺陷

新生儿的头骨是由独立的颅骨组成的，这些颅骨之间有纤维状缝隙（囟门）。分娩时这些缝隙的存在可以为头骨提供灵活性，有助于它们通过产道而不损伤新生儿的大脑。此外，颅缝中含有成骨间充质细胞，是颅骨生长的重要之处，可以适应婴儿大脑的快速生长[51-52]。颅缝闭合通常从婴儿期开始，到成年期完成。以颅缝闭合延迟或过早为特征的疾病在新生儿中并不罕见。颅骨锁骨发育不良（cleidocranial dysplasia, CCD）患者的颅骨缝隙持续存在且未骨化。这是由调节成骨细胞分化的多个步骤的主基因 *Runx2* 的单倍缺陷引起的[53-55]。相反，颅缝早闭会导致颅缝过早骨性融合而严重制约颅骨的生长，由此可以导致颅内压升高而严重损害神经系统发育[51]。颅缝早闭的病因包括 FGF 受体（*FGFR1*、*FGFR2* 和 *FGFR3*）[56-59] 的显性激活突变或 *TWIST1*[60-61] 的单倍缺陷。在一些罕见的颅缝过早闭合中也发现了 *MSX2*[62]、*EFNB1*[63]、*Gli3*[64]、*RAB23*[65]、*POR*[66] 和 *RECQL4*[67] 的突变。

小结

总的来说，胎儿和新生儿的骨骼发育是一个由多种内在因素或外在因素协调的动态复杂过程。对骨骼细胞的分化和功能或对细胞外基质的生成、修饰和矿化重要的基因突变会导致胎儿/新生儿骨骼的显著异常。此外，胎儿/新生儿的骨骼发育受孕妇的营养和健康、激素、毒素以及子宫环境的影响很大。越来越多的数据表明，除了影响胎儿骨骼发育外，生命早期暴露于这些外部因素还可以从表观遗传学上影响出生后的骨稳态。这些说明了更好地理解早期骨骼发育的生理过程可能有助于优化整个生命中的骨骼健康。

参考文献

扫描书末二维码获取。

第 16 章
骨骼生长：男女骨骼结构差异的主要决定因素

Ego Seeman

孔 娟 刘 丰 译

一些骨骼特征的差异在生命早期就已形成

一些骨骼特征中存在的差异较大，例如骨量，1 个标准差（standard deviation, SD）是平均值的 10%～15%[1]；因此，不同个体的骨量和骨骼尺寸在第 95 百分位和第 5 百分位之间的值相差大约 50%。成年期骨丢失率之间的差异大约要小 1 个数量级（1 SD＝平均值的 1%）。因此，在生长完成时，一个特征的百分位之间的差异很可能是老年时骨强度和骨折风险的重要决定因素，可能比多年骨丢失率之间的差异更重要[2]。

子宫内生长

骨结构之间的差异出现在子宫内，但没有证据表明股骨的长度是在子宫内决定的。相反，一个人的股骨的长度在一个给定的四分位中的位置在整个妊娠期间都是不同的，例如，不到 10% 的人的股骨长度在出生时的位置与在妊娠早期阶段的位置相同[3]（图 16.1）。

出生后生长

几项研究报告了出生时和成年时骨骼特征之间的关联，但也有一些研究表明，这些差异是在出生后的头两年确定的[4-5]。例如，6 个月或 6 个月以上（而非出生时）时的形态可以预测青春期和成年期的形态。这种发展轨迹似乎在出生后第一年就开始了。在 6 个月或之后而不是在出生时，应用冠踵长（crownheel length, CHL）可以预测近 20 年后的身高、骨骼尺寸、骨量和骨强度[6-7]（图 16.2）。冠踵长和身高的这种发展轨迹可以从 6 个月开始一直追踪到青春期和成年期。这种发展轨迹的追踪也适用于总骨量、局部骨量和骨骼尺寸以及胫骨和桡骨的横切面面积、抗弯曲强度和抗压强度指标，这些指标的第一次测量是在 11.5 岁，其后 7 年每年测量一次直到 18 岁成熟期。

在青春期进行追踪时，百分位位置没有变化。例如，Loro 等报道，Tanner 2 期的特征的百分位位置在 3 年内没有变化，而在成熟期变化的 60%～90% 是由青春期前的差异造成的[8]。与同龄人相比，一个具有较大椎体或股骨干横切面面积或较高椎体体积骨密度（volumetric bone mineral density, vBMD）或股骨骨皮质面积的个体，在青春期前会保持这种情况直至成熟期。

相对于其他人的位置，有骨折的母亲的健康的绝经前女儿在相应位置有结构异常，这表明一个人的骨骼特征以及成熟时骨骼特征的家族相似性是在成长过程中建立起来的，并且可能是在出生后的早期建立起来的[9]。

骨骼的尺寸、形状和微结构

骨骼建模是根据遗传程序来建构骨骼的尺寸和形状；体外培养的胎儿肢芽可以发育成股骨近端的形状[10]。然而，环境因素会影响骨骼的形态。青少年网球运动员的运动臂和非运动臂之间的骨骼尺寸存在差异，说明在生长过程中骨膜附着（periosteal apposition）对骨结构模型具有响应载荷的能力[11]；尚未报道过在成年期有类似的影响。

青春期前的生长

胫骨横切面形状在 10 岁时的青春期前女孩已经是椭圆形了[12]。在 2 年的时间里，骨膜附着可以通过使前面和后面的骨量是内侧和外侧的骨量的 2 倍而使椭圆度增加（图 16.3）。因此，胫骨在前后方向上的弯曲强度的估算值比在内外方向上的更高。与胫骨内

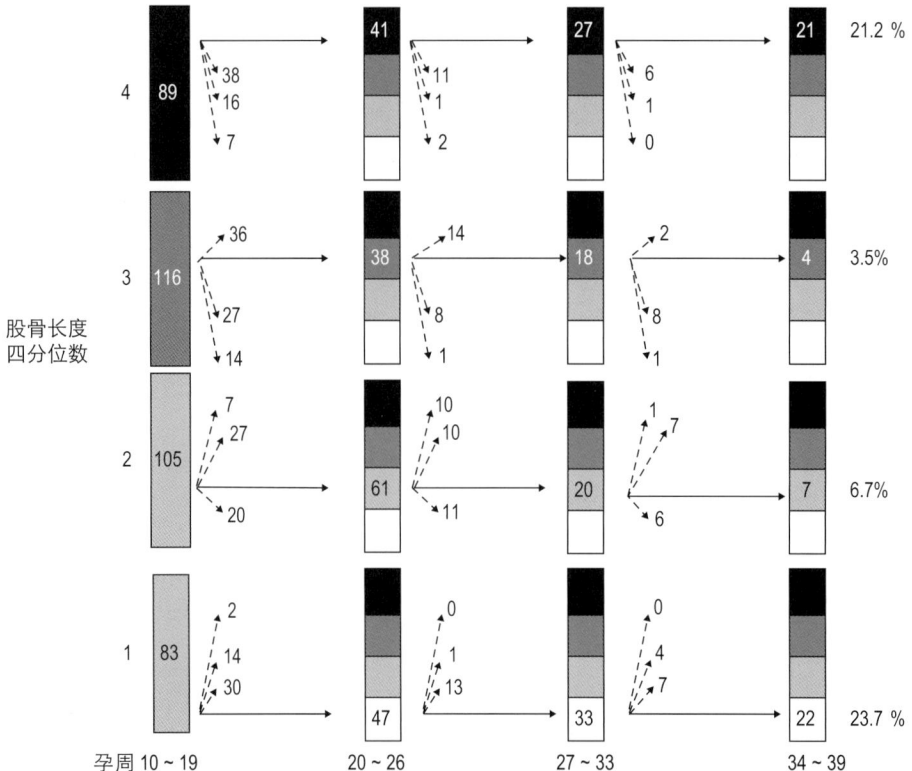

图 16.1 412 个胎儿的股骨长度在妊娠期间保持在同一个四分位数内的比例为 13%（n=54）。最右边的百分比表示给定四分位数内的百分比跟踪。柱条右侧的数字给出了从基线四分位位置到妊娠期个体股骨长度的分布示例。这些数字是胎儿保持四分位数（实线）或偏离（虚线）四分位数 1（白色）、四分位数 2（浅灰色）、四分位数 3（深灰色）和四分位数 4（黑色）的数值（Source: adapted from [3] with permission from John Wiley & Sons.）

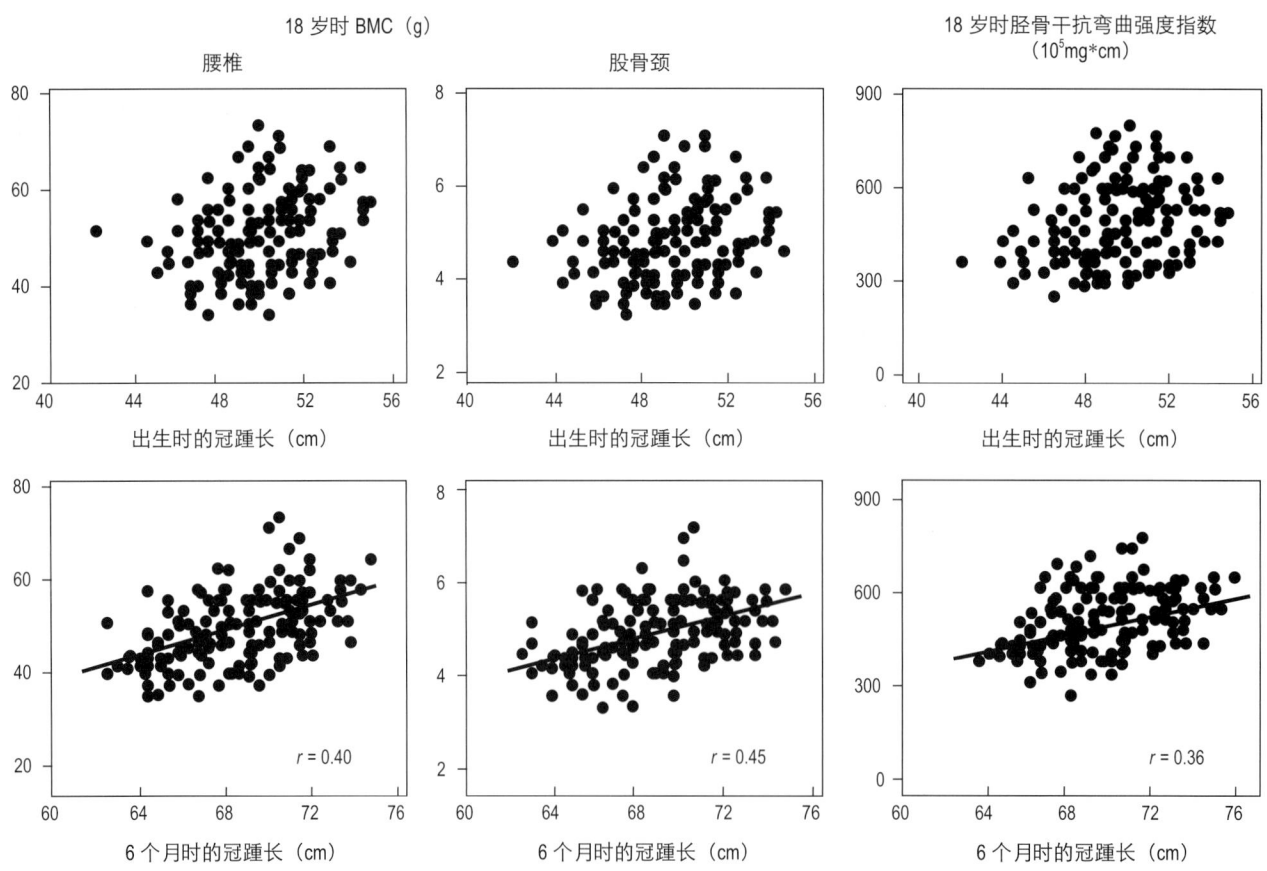

图 16.2 在出生时，冠踵长（CHL）与 18 岁时的腰椎、股骨颈骨矿物质含量（BMC）或胫骨干抗弯曲强度指数（BSI）无关联（上面）。在 6 个月时，这些关联出现（下面）（Source: adapted from [5] with permission from John Wiley & Sons.）

侧和外侧相比，胫骨前面和后面的骨膜附着更多，从而形成了胫骨横切面的椭圆形形状，这种骨骼建模演示了特定位置的骨骼构建和重塑的骨强度是如何优化的以及骨量是如何最小化的，即在骨组织空间分布优化的同时不使骨量更大。如果骨皮质的厚度通过等量的骨膜附着在横切面周长的每个点上都增加，则产生相同抗弯曲强度所需增加的骨量比观察到的要多4倍。

股骨颈的形状的异质性进一步说明了这一点[13]（图16.4）。在与股骨干的连接处，股骨颈横切面的尺寸和椭圆度是最大的。随着向近端移动，股骨颈的横切面缩小且形状变得更圆。这种总横切面和形状的多样性，从横切面到横切面，是使用等量的物质实现的。因此，在每个横切面（利用空隙体积）上，等量的物质的空间分布是不同的。

股骨干附近的骨是以皮质骨为主的等量骨组装的，这种骨的横切面较大，并且大多处于股骨在下部。在股骨更近端，皮质骨的比例下降，而小梁骨的比例上升。在股骨头连接处，皮质骨变薄，小梁骨占大多数，皮质骨很薄且均匀地分布在周围。

骨横切面周长上每一点的骨膜附着都是不同的，伴随着骨内膜表面同时发生的骨吸收。管状骨的骨量减轻是通过骨皮质内的骨吸收来实现的，这种骨吸收会挖掘骨髓腔，使增厚的皮质骨向外移动；与中轴之间的距离增加了骨骼的抗弯曲能力[14]。

Wang等报道，在青春期前儿童中，在有较大胫骨横切面者和有较小胫骨横切面者之间，2年内胫骨骨膜表面的骨沉积量没有差异[12]。尽管这有悖于直觉，但数据表明，相对于初始横切面尺寸，较大的骨骼的骨沉积量比较小的骨骼要少，这是因为较大的骨骼抵抗弯曲所需的骨膜表面骨沉积量要比较小的骨骼少。

较大的骨骼还会通过较高的骨皮质内吸收率挖掘出较大的骨髓腔，因此较大的骨骼相对较轻。较大的骨骼也具有较高的骨皮质孔隙度[15]。这两种特征导致它们的vBMD明显较低。管状骨横切面尺寸较小的个体相对于其大小来说其骨骼是由更高的骨量构建的，因而形成vBMD更高的骨骼。在横切面尺寸较小的骨骼，由于其长且细，其发生骨折的倾向可以被相对于其起始横切面尺寸而言更多的骨膜附着以及较小的骨髓腔挖掘和较低的孔隙度——因此vBMD较高——抵消。与白人相比，亚洲人的骨骼尺寸较小，

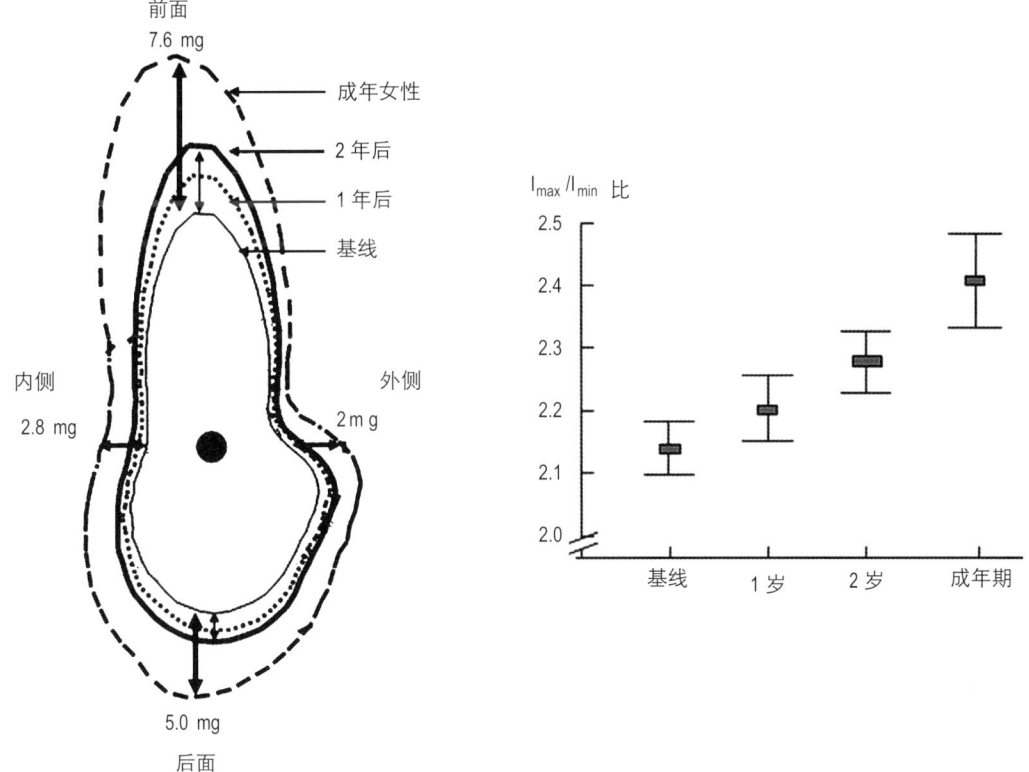

图16.3 胫骨中心（黑点）周围的骨量分布。可见骨横切面周长上骨膜附着增加的程度是不同的。前后面（AP）比内外侧（ML）的附着更多，因此，前后轴（I_{max}）的椭圆度和抗弯曲强度比内外轴（I_{min}）的更大（Source: adapted from [12] with permission from Oxford University Press.）

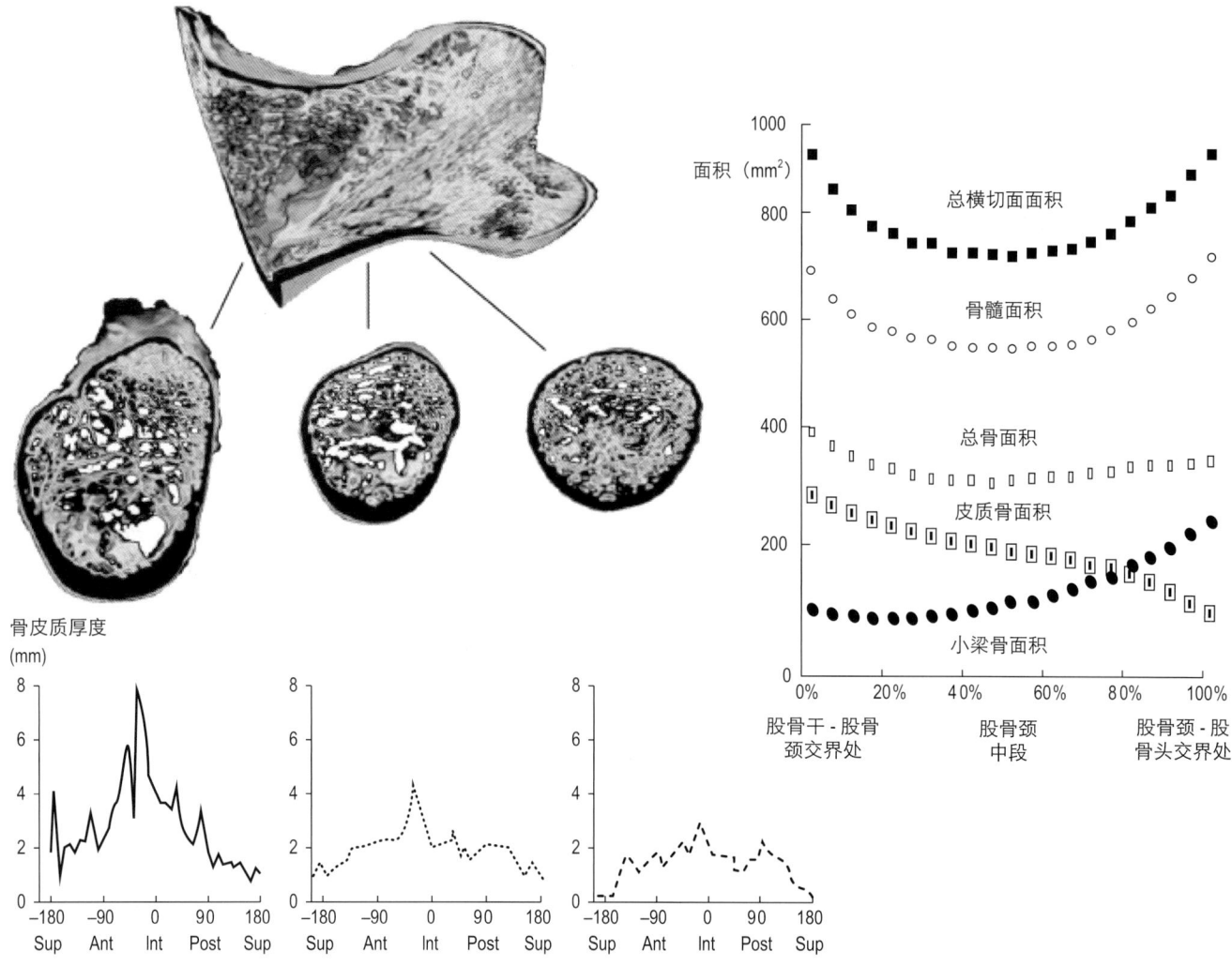

图 16.4 股骨颈相邻切片的骨面积是恒定的,但在每个切片的分布是不同的。皮质骨在股骨干附近的分布占优,在横切面周长上的厚度各不相同,以股骨干下端为最厚。随着向近端移动,股骨颈的皮质骨减少,小梁骨增加,形状更圆,并且皮质骨厚度变化较小。在股骨颈-股骨头交界处,大部分骨为小梁骨(Source: adapted from [13] with permission from Elsevier.)

骨皮质孔隙度较低,vBMD 较高[16]。

因此,峰值 vBMD 并不是骨形成增加的结果(骨量有很高能量消耗),而是骨吸收降低的结果。(骨吸收之后不是骨形成,而是建模,而不是重塑。)同样,较低的 vBMD 是更多的骨吸收的结果,而不是更少的骨形成的结果。

青春期与骨形态中性别差异的出现

身高是一种异质性组合特征。身高的增长是四肢骨和中轴骨的生长的结果[17]。四肢骨和中轴骨的生长在出生前迅速,在出生后急剧减慢。在 1 岁左右,四肢骨生长开始加速,并且其生长速度在青春期前都保持在中轴骨生长速度的 2 倍左右,因此,青春期前的身高增长的大部分是由下肢骨生长带来的(图 16.5)。

在青春期,四肢骨的生长会减慢,而中轴骨的生长会加速。在青春期,在骨骼长度和宽度以及骨量和骨强度方面会出现性别差异。在青春期的前 2 年(女孩 11~13 岁,男孩 13~15 岁),中轴骨和四肢骨的生长对于站立高度的贡献是相似的(女孩分别为 7.7 cm 和 7.4 cm,男孩分别为 8.5 cm 和 8.0 cm);而在青春期后期,站立高度的增加更多来自中轴骨的生长而不是四肢骨的生长(男女分别为 4.5 cm 和 1.5 cm)。

男性的青春期前生长时间比女性的青春期前生长时间长 1~2 年,因为男性的青春期开始时间晚于女性，导致下肢长度的性别差异大于躯干长度的性别差异[18]。

在青春期，骨膜附着会增加骨骼宽度，而骨皮质内骨吸收会使髓腔扩大[19]（图16.6）。骨皮质净厚度的增加是因为骨膜附着大于骨皮质内的骨吸收。在女孩中，骨膜附着减速更早且髓腔缩小。女孩骨膜附着停止和髓腔缩小的净效应是构建的骨的总横切面尺寸和髓腔尺寸较小，但她们的骨皮质厚度与男孩的骨皮质厚度相似。

在长骨干骺端，骨小梁间室的 vBMD 从 5 岁到成年（young adult）在男女都保持不变。在这一区域，骨矿物质含量（bone mineral content, BMC）、vBMD 和横切面尺寸的性别差异在青春期后开始出现；据报道，男性的骨小梁较厚，骨体积分数（BV/TV）较高[8]。

随着生长过程中椎体尺寸的增加，椎体的骨量也增加，而青春期前 vBMD 没有增加[9]。在青春期，骨小梁的 vBMD 在男女、非裔美国人和白人均增加，这是由骨小梁的厚度增加而不是数量增加所致。这种增加是种族特异性的，但在性别上没有差异[20]（图16.7）。在青春期前，男孩的椎体横切面面积比女孩的大 15%，到成年时则大 25%；但在骨小梁的数量或厚度上没有性别差异。也就是说，在青春期前，形态上的性别差异是在尺寸上而不是在密度上，在椎体的总横切面面积上，但在椎体的高度上和骨小梁的密度上没有差异。

儿童干骺端的生长和骨折

骨折的发生率，特别是在桡骨远端的干骺端，在女孩在 10～12 岁时达到高峰，在男孩在 12～14 岁时达到高峰，正好与青春期的生长高峰期吻合[21]。线性生长率达到峰值的时间比骨量生长率达到峰值的时

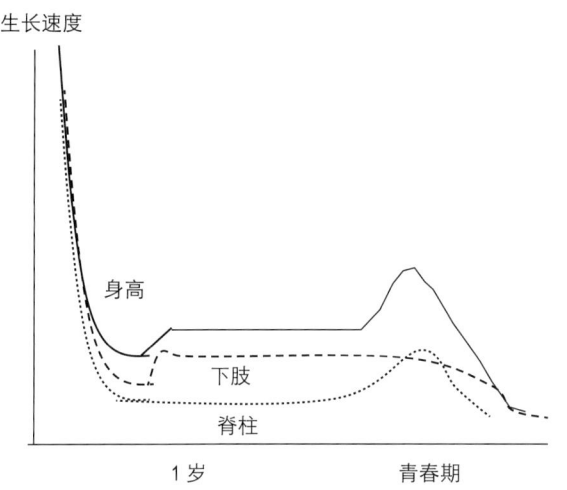

图 16.5 身高增长的异质性。出生后，由于中轴骨和四肢骨的生长速度减慢，身高的增长速度减慢。1岁左右，下肢骨的生长速度加快，并且其生长速度一直到青春期前都高于脊柱的生长速度。在青春期，下肢的生长速度下降，但脊柱的生长速度加快。在青春期后，纵向生长减慢并停止（Source: [19]. Reproduced with permission.）

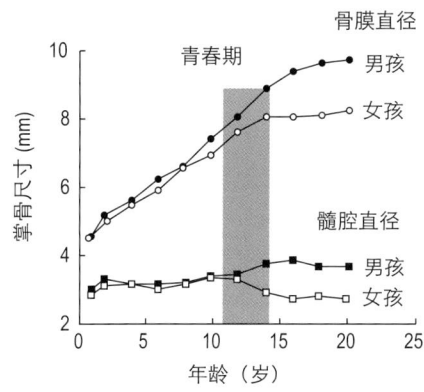

图 16.6 在青春期前，男孩和女孩的掌骨骨膜直径之间没有差异。在青春期，男孩的骨膜直径增大，女孩的骨膜直径停止增大；男孩的髓腔直径相当稳定、保持不变，女孩的骨膜直径缩小（Source: adapted from [19].）

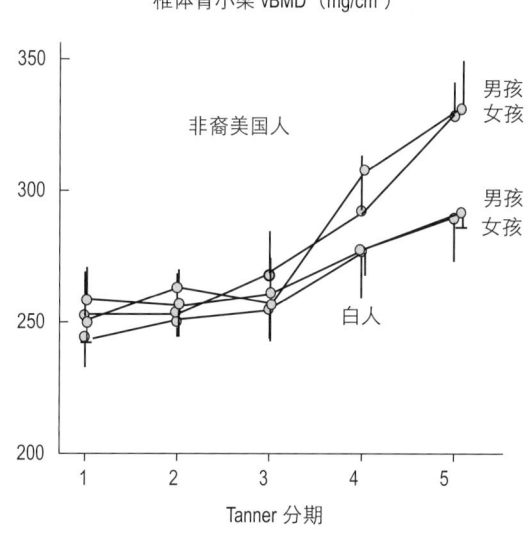

图 16.7 在青春期前，骨小梁的 vBMD 没有性别差异和种族差异。vBMD 在 Tanner 3 期开始增加，同一种族内不同性别也有类似的变化；在种族差异中，vBMD 在非裔美国人中的增加比在白人中的增加更多（Source: adapted from [20] with permission from Elsevier.）

间要早。特别是，在远端干骺端，桡骨的生长更迅速，在这个位置，骨的纵向生长速度超过了生长板上小梁表面的骨形成速度，因而骨骺处骨小梁的融合延迟了[22]。由于远端生长板处的纵向生长迅速，小梁"皮质化"的延迟导致了孔隙期短暂[23]。在青春期，干骺端的vBMD降低，这是由这种短暂的孔隙期导致的，这期间容易发生骨折。相比之下，长骨骨干的vBMD在青春期会持续增加。

在青春期后期，纵向骨骼生长减慢。随着骨在小梁表面形成，骨骺处骨小梁融合。骨皮质孔隙度降低，基质矿化增加，导致骨皮质vBMD增加。青春期前后的女孩暴露于性激素可能会增强骨皮质内表面干骺端骨皮质的巩固，因而比男性更早减少残留的骨皮质孔隙度[24-25]。

在纵向生长过程中，必须进行较宽的干骺端建模，以适应相对细长的骨干。与骨干通过骨膜附着增加骨直径不同，干骺端骨皮质是从骨膜表面被吸收，而骨形成则是通过骨小梁融合发生在骨皮质内表面。与这种骨膜生长增加骨直径的骨干生长方式不同，骨小梁的皮质化是通过骨膜吸收和骨在皮质内表面沉积的模式，可能更容易使该区域因应力发生骨折，并在跌倒时因为受到的压应力在伸出的手上发生屈曲。

在儿童和青少年时期，女性的干骺端小梁骨的密度与年龄无关。在5~18岁女孩中，我们未观察到桡骨或胫骨远端骨小梁数量、厚度或间距的增加。相比之下，在青春期，男性骨小梁厚度增加，导致其骨小梁vBMD增加。因此，在青年期，男性的骨小梁较厚，而其骨小梁的数量与女性的相似[26]。这种性别差异可能会影响晚年骨吸收的发生。在女性，骨小梁较薄，更容易穿孔。

疾病对骨形态的影响是成熟阶段特有的

生长过程中疾病的影响取决于疾病暴露时的成熟阶段，而不仅取决于疾病的"严重程度"。在青春期前和青春期早期阶段，四肢骨的纵向生长比中轴骨的纵向生长更快，因此，疾病可能会在四肢骨的形态上导致更大的缺陷。例如，在青春期前以及尤其是在青春期早期，影响径向生长的疾病会影响弯曲强度的增加。在青春期后期，疾病导致的缺陷在中轴骨形态上可能比在四肢形态上更大；而在青春期后，疾病则不太可能导致骨骼尺寸上的缺陷[27]。这种生长区域特异性和疾病的影响常常会被单独站立高度或单独使用BMD的研究掩盖。

导致女性青春期性激素缺乏的疾病会导致下肢长度的两性差异丧失，因为雌激素缺乏会使女性持续生长，因此，骨骺不会融合，骨膜附着持续存在，骨宽度增加，而骨皮质内附着没有发生；因此，骨皮质厚度减少，但只是适度减少，并且骨更宽。相比之下，青春期的躯干长度可能会受到影响，导致椎体更短但更宽，坐高更短。

男性的青春期延迟会减少骨膜附着，导致骨骼更窄，骨皮质更薄；而四肢骨的长度会持续增长，导致骨骼更长、更细，骨皮质更薄。这会导致男性的骨骼比女性的骨骼更脆弱：青春期延迟的女性的骨骼直径更大，可以产生生物力学优势，并且骨皮质变薄较少，因为内皮质骨膜附着缺乏被持续的骨膜附着抵消了[28-30]。

小结

老年人的骨骼脆弱性在生长过程中有其先兆，因为在生长过程中获得的骨骼特征的差异比衰老过程中的损失速度大一个数量级。运动和营养等能够改变骨骼形态的因素在生长过程中可能可以起到很好的作用。最新的影像学进展已使人们可以量化骨骼的物质组成和微观结构，打开了量化骨强度（在成长过程中和成年后发生骨折的风险）微观结构决定因素缺陷的大门。

参考文献

扫描书末二维码获取。

第 17 章
骨强度获得和年龄相关的降低的种族差异

Shane A. Norris、Marcella D. Walker、Kate Ward、Lisa K. Micklesfield 和
John M. Pettifor

刘宏建　刘　丰译

引言

儿童期和青春期对于骨量峰值的形成、骨宏观和微观结构的构建以及与年龄和绝经期相关的骨丢失对骨骼脆弱性影响都是关键时期。骨量峰值以及宏观和微观结构的构建一般会在 11~30 岁时实现[1]。中轴骨骼和四肢骨骼的生长速度的种族差异以及青春期开始的年龄和青春期生长持续时间的差异，导致了中轴骨和四肢骨形态的种族差异、青春期前和青春期后骨折的风险以及老年人骨折风险的种族差异[2-5]。本章讨论了其中的几个问题并说明了研究种族差异作为理解骨骼脆弱性的一种方法的价值。

儿童时期和青少年时期骨折发生率的种族差异

青少年骨折发生率的种族差异各不相同。在南非，黑人儿童期和青少年时期的骨折发生率还不到同龄白人的一半[4]。在美国，6~17 岁的非裔、西班牙裔和亚裔儿童和青少年的骨折发生率也低于 6~17 岁的白人儿童和青少年[6]。了解导致骨折发生率的种族差异的因素是识别骨折危险因素的基础。

成人骨折发生率的种族差异

据报道，髋部骨折的最高发生率是在斯堪的纳维亚地区，挪威女性的年龄标化髋部骨折发生率为每年 532 人/10 万人。据报道，最低的骨折发生率是在非洲，喀麦隆女性为每年 4.1 人/10 万人[7-8]，南非黑人女性为每年 4.5 人/10 万人[5]，而中国女性为每年 173 人/10 万人[9]。即使在同一种族人群中，髋部骨折的发生率的异质性也很普遍。例如，在汉族人群中，北京、香港和台湾的髋部骨折发生率也不同[8]。在各国范围内，男性髋部骨折的年龄标化发生率约为女性的一半。

在美国，髋部骨折的最低发生率是在非裔和亚裔；与非西班牙裔白人相比，西班牙裔白人中等或类似[10-11]。亚洲人的椎体骨折发生率与白人相似或更高[11-12]。非裔美国人的椎体骨折发生率低于白人[12-14]。墨西哥人的椎体骨折风险低于白人[15]。

儿童的骨量和几何构造的种族差异

骨密度（bone mineral density, BMD）的种族差异可见于儿童和青少年。来自南非和冈比亚的黑人儿童和青少年的数据并没有显示所有骨骼部位的 BMD 的一致性更高，与美国文献报道的不同[16]。在南非，黑人儿童的髋骨 BMD 较高，但其他部位的骨 BMD 并不更高，而在冈比亚，黑人儿童的桡骨的骨矿物质含量（bone mineral content, BMC）比英国白人儿童的低[17-20]。

这些数据说明，对于任何种族群体，相关的种族差异很难泛泛而谈，因为 BMD 和 BMC 存在着特定地点和地理位置的差异。同样，当比较 9 岁的南非黑人儿童与年龄相似的白人和非裔美国儿童时，在调整年龄、性别和体型后，南非儿童的全身 BMC 高于美国儿童的全身 BMC[17]。

使用中心 QCT 的研究表明，无论性别如何，种族对中轴骨和四肢骨的骨骼形态都有不同的影响[21]。在一定程度上，这可能是由于青春期前生长的持续时间存在差异所致。在青春期前，骨骼生长以四肢骨生长为主，亚洲人比白人早，而非裔美国人比白人晚。较晚和较短的青春期生长期会影响轴向生长，因此，

亚洲人和白人的躯干长度相似，而非裔美国人的躯干长度比白人的短。尽管按族群划分的精确细节还需要进一步研究，但青春期的时间可能是形态上种族差异的一个重要决定因素[22-23]。

非裔美国人的椎骨较短，但直径没有差异。与白人相比，他们的小梁板更厚，连接更紧密，因而他们的骨小梁密度更高。非裔美国人从青春期前到青春期后的骨小梁密度值的增长比白人的更大（分别为34%和11%）[21,24]，这些特征可能会使非裔美国人免受随着年龄的增长而导致的骨折。

在四肢骨骼中，青春期开始较晚可能可以部分解释非洲裔美国儿童骨骼长度和宽度增加的原因[21]。使用外周定量CT（peripheral quantitative computed tomography, pQCT）时[25-28]，即使在调整年龄、性别、胫骨长度和胫骨肌横切面面积后，10岁非洲裔美国儿童和西班牙裔美国儿童的体积骨密度（volumetric BMD, vBMD）仍是高于白人的，他们的骨皮质面积也更大[26]。Leonard等[28]支持这样一种观点，即种族差异可能是成熟度依赖性的。在调整协变量后，Tanner 1期的非裔美国儿童的极性截面模量（polar section modulus）比白人儿童的高13.4%，而Tanner 5期非裔美国青少年的抗弯截面模量比白人的高2.5%。

使用pQCT获得的vBMD和骨骼几何构造的种族差异可能具有区域特异性。南非的数据显示，13岁的黑人儿童和白人儿童之间在骨骼尺寸和强度方面存在种族差异，在胫骨是38%，主要在以骨皮质为主的部分，而不是在以骨小梁为主的干骺端[25]。这些发现与使用DXA在髋骨发现的南非黑人和白人成人以及儿童之间的BMD差异一致，髋骨是一个包含皮质骨和小梁骨的骨骼，但在以小梁骨为主的腰椎（lumbar spine, LS）没有发现这些差异。

Misra及其同事采用外周高分辨率定量CT（high-resolution peripheral quantitative CT, HRpQCT）和微观有限元分析（micro-finite element analysis, μFEA）进行的研究显示，在桡骨远端，非裔美国女孩的骨皮质周长和面积、骨小梁厚度和vBMD以及骨硬度都比他们的白人和亚裔匹配者更大[29]。这些桡骨强度和微观结构的缺陷与更高的骨折风险有关[30]。

成人的骨量和几何构造的种族差异

来自骨质疏松性骨折研究（the Study of Osteoporotic Fractures, SOF）的数据表明，在美国，与白人相比，多巴哥加勒比非裔女性和非裔女性的股骨近端的年龄调整的平均BMD分别高21%~31%和13%~23%[31]。这些差异可能部分是由于骨骼尺寸和体重的差异导致。体重越高，BMD越高[32]。

当考虑到骨骼尺寸和（或）重量时，BMD的种族差异就会减小。例如，在OSOF研究中，调整体重后，亚洲女性和非亚洲女性的BMD差异就减小了[31]。在全国女性健康研究（the Study of Women's Health across the Nation, SWAN）中，未经调整的腰椎和股骨颈的BMD在非裔美国人中最高，在日裔和华裔美国人中最低，在围绝经前和绝经早期的白人女性中居中[33]。然而，调整体重后，亚洲女性和白人女性之间的BMD差异减小了，而非裔美国人和其他种族群体之间的差异依然存在。

使用HRpQCT和μFEA获得的数据可以同样深入了解有关骨折风险的种族差异。Putman等人报道，SWAN研究中的非裔美国女性的骨骼比白人的大，两个骨骼部位都有较大的面积和总vBMD（可能是由于骨皮质孔隙度较低或基质矿物质密度较高）。非裔美国人的桡骨骨小梁vBMD较高，胫骨骨皮质vBMD较高，这两个部位的骨皮质面积、厚度和体积都较高，而只有胫骨骨皮质孔隙度较低。这些微观结构上的差异导致非裔美国女性的两个骨骼部位的骨硬度和失效载荷更高，与白人女性相比，这与她们的骨折风险更低是一致的[34]。

绝经前的华裔美国女性的骨骼尺寸更小，皮质骨更厚、更密，原因是她们的骨皮质孔隙度较低，基质矿物质密度较高，骨小梁厚度较大，以及与杆状骨相比有较多的小梁板（与白人女性比较[35-36]），尽管骨骼尺寸较小，但与白人匹配者相比，这些特征使华裔美国女性的骨骼硬度更高。

中国女性的骨骼天生比白人女性的更稳健。绝经后的华裔美国女性的骨骼较小，骨皮质相对较厚和致密（因为孔隙度较低和基质矿物质密度较高），并且骨小梁板较多[37]。同样，采用HRpQCT进行的研究显示，与白人女性[38]和中国香港女性相比，澳大利亚华裔女性的显微结构更稳健。亚洲女性的骨骼优势并不仅局限于外周骨骼。同样，中国女性的股骨颈的骨皮质vBMD和厚度更大[39]。

美国亚裔年轻男性也有更小的骨骼，更厚和更密的骨皮质（因为孔隙度较低，基质矿物质密度较高），以及更多的板状小梁。这些特征导致他们的骨强度的估计值与美国白人男性的类似[40]。与白人匹配者相比，美国西班牙裔男性有更大的骨皮质厚度，更低的骨皮质孔隙度，以及可能更高的基质矿物质密度，这些特征导致尽管他们的骨骼尺寸更小，但他们的机械性能却相似[41]。

骨丢失和骨重塑失衡的种族差异

骨丢失的发生是因为骨重塑失衡；每次骨重塑导致骨微观结构恶化时，沉积的骨都比丢失的骨少。在中年女性和老年男性，当骨重塑速度增加时，这种负平衡就会加剧。目前关于骨重塑平衡和骨重塑速度方面的种族差异的细节仍然没有很好的描述，但总的来说，亚洲人的骨重塑似乎比白人的慢[42]。在这个领域需要进行更多的研究，但据推测，非裔美国人的骨丢失量与白人的相似，因此，晚年形态上的任何差异在很大程度上是由于不同种族在峰值骨骼结构上的差异所致。另一种假说是，如果骨重塑较慢，那么如果净骨丢失不因种族而异，则非裔美国人的基本多细胞单位（basic multicellular unit, BMU）的负平衡应该更少。

小结

老年时骨强度的种族差异是生长过程中建模和重塑以及衰老过程中骨重塑失衡所致的骨量和骨微观结构的净结果。通过研究不同种族和性别在骨骼尺寸、形状、微观结构和物质组成方面的差异，可以更好地理解骨折风险的差异。在美国境内的种族群体中，这些骨骼质量上的差异小于美国境外的种族群体，特别是非洲种族群体，这可能表明了学龄前和青春期生长的长期趋势或环境因素的影响。比较研究检查了骨骼生长和后来恶化的种族和性别差异，这将有助于我们对全球骨折流行病学的理解。

参考文献

扫描书末二维码获取。

第18章
生长过程中的钙、维生素 D 和其他营养素

Tania Winzenberg 和 Graeme Jones

刘宏建　刘　丰　译

引言

老年时的 BMD 是峰值骨量（peak bone mass, PBM）以及随后的骨丢失率的函数[1]。儿童期可能是进行干预的重要时期，因为模型表明，PBM 增加 10% 可以使骨质疏松症的发病时间延迟 13 年[2]。此外，儿童时期 BMD 低是儿童骨折的危险因素[3]，这表明优化年龄适合的骨量对儿童骨折发生率可能也有更直接的益处。本章回顾了营养对儿童骨骼发育的主要影响。

钙

尽管观察性和干预性研究的结果好坏参半，但人们普遍认为，儿童时期摄入充足量的钙对骨骼发育非常重要[4]。关于乳制品和（或）钙摄入量对骨折影响的证据也不尽相同。病例对照研究发现，在 11~13 岁男孩组，低乳制品摄入量与骨折风险增加相关[5]，但在其他组没有发现[6]；在一个对病例对照研究进行的 meta 分析中，没有观察到钙摄入量与骨折之间的关联[6]。然而，低钙/乳制品摄入量与男女复发性骨折有关[7-8]。

许多发达国家都建议儿童应摄入高水平的钙。基于北美和西欧的数据，目前世界卫生组织建议的钙摄入量为：婴儿 300~400 mg/d，儿童 400~700 mg/d，青少年 1300 mg/d[9]。一项对 348 名儿童钙平衡数据建模的研究表明，存在着一个钙阈值，低于这个阈值，骨骼钙累积与钙摄入量有关；高于这个阈值，骨骼钙积累保持不变[10]。这个钙阈值可以随着年龄的变化而变化，在 9~17 岁的青少年高达 1730 mg，而在 12~15 岁的女孩大约为 1300 mg[11]。然而，短期钙平衡研究与通过长期补钙来改善骨骼状况之间的关系还有待商榷。一个对随机对照试验（randomized controlled trial, RCT）进行的 meta 分析表明，当钙摄入量高于或低于 1400 mg/d 时，骨骼结果没有差异，这对钙平衡研究结果的临床相关性提出了质疑[12-13]。

这个 meta 分析还发现，补钙对股骨颈或腰椎的 BMD 没有影响[12-13]。补钙对全身的骨矿物质含量（bone mineral content, BMC）的影响较小，但一旦停止补钙，这种影响就不再存在了。补钙对上肢骨的 BMD 有一个小的持续性影响，与对照组相比，补钙组的 BMD 增加了 1.7%，这可能会降低儿童骨折发生率高峰期的绝对骨折风险，每年最多可降低 0.2%。因此，钙摄入量从平均每天 700 mg 增加至平均每天 1200 mg 时，上肢骨 BMD 的小幅增加不太可能带来临床上骨折发生风险的显著降低。此外，没有证据表明增加补钙时间会带来效果增加。Meta 分析显示，补钙的效果不随基线钙摄入量变化而变化，直到钙摄入量降低至 <600 mg/d 的水平。后续的一项针对习惯性钙摄入量 <650 mg/d 的儿童（平均年龄为 12 岁）的随机对照试验显示，18 个月后，平均每天补充 555 mg 钙的儿童的全身 BMC 以及全髋部和腰椎的 BMD 均有较大的增长，分别为 2.3%、2.5% 和 2.2%，但正如 meta 分析所示，一旦停止补钙，这种影响将不再继续[14]。对冈比亚蹒跚学步的幼儿（12~18 个月大）进行的研究显示，补钙 18 个月后其前臂骨远端 BMD 增加的短期益处（5%~6% 的增加）在停止补钙后 12 个月内消失[15]。上述 meta 分析只包括有安慰剂对照组试验的研究，一些乳制品的随机对照试验没有包括在内，但这些研究的结果从定性方面看是相似的，充其量是不同部位的短期影响为小到中等[16-17]，并且那些报道此类数据的研究显示，在停止使用钙补充剂后，这些影响并不会持续存在[16]。一项研究报告了更大的影响，但由于干预组摄入了更多

的维生素 D，可能导致了对补钙的效果的高估[18]。

维生素 D

维生素 D 缺乏症在儿童中很常见，尤其是在青春期后期[19]。关于维生素 D 水平和骨折之间关系的观察数据很少，结果也不一致，至少部分原因是一些研究在骨折事件和维生素 D 水平评估之间有很长的滞后时间[20]。一个纳入了六项随机对照试验的 meta 分析评估了补充维生素 D 对改善儿童 BMD 的有效性[21-22]。结果显示，在所有儿童中，补充维生素 D 对全身 BMC、髋骨 BMD 或前臂 BMD 没有显著性差异，而且影响的幅度很小，标准化均数差（standardized mean difference, SMD）在所有三个部位都为 0.10 或更低。补充维生素 D 对腰椎 BMD 的影响很小［SMD 为 +0.15，95% 的置信区间（CI）为 -0.01~+0.31，$P=0.07$］。然而，在儿童平均基线血清维生素 D 水平较低（<35 nmol/L）的研究中，补充维生素 D 对全身 BMC 和腰椎 BMD 有显著影响。在维生素 D 补充组中，全身 BMC、腰椎 BMD 大约相当于从基线水平增加了 2.6% 和 1.7%。这篇综述之后发表的随机对照试验与 meta 分析结果大体一致，在营养供应充分的儿童没有效果，而在维生素 D 基线水平 <25 nmol/L 的儿童的初步效果会大些（但仍不具有统计学意义）[19]。没有针对骨折愈合的研究，也不清楚持续补充维生素 D 是否会产生累积效应。尽管如此，数据表明，对于有维生素 D 缺乏症的儿童，补充维生素 D 可能会带来临床上的改善，特别是如果未来的试验表明持续补充维生素 D 的效应会累积时。

水果和蔬菜

据推测，水果和蔬菜的摄入可以通过诱导轻度代谢性碱中毒、维生素 K、维生素 C、抗氧化剂和植物雌激素等机制对骨骼产生影响，尽管植物雌激素单独对儿童的骨转换几乎没有什么影响[23]。观察数据支持水果和蔬菜摄入量与儿童骨骼结果之间呈正相关关系。一项对 8 岁儿童进行的横断面研究显示，尿钾与水果和蔬菜摄入量以及 BMD 呈正相关[24]。此外，对于处于 Tanner 2 期的女孩，与每天食用 <3 份水果和蔬菜者相比，每天食用 ≥3 份水果和蔬菜者的骨面积更大、尿钙排泄量更低、甲状旁腺激素（PTH）水平更低，尽管 BMD 和骨转换标志物之间没有差异[25]。在其他横断面研究中，与食用中等量水果的 12 岁女孩相比，食用大量水果的 12 岁女孩的跟骨 BMD 更高[26]；在青春期男孩和女孩中，水果摄入量与经脊柱尺寸调整的 BMC（size-adjusted bone mineral content, SA-BMC）呈正相关，并且在男孩中，还与股骨颈 SA-BMC 呈正相关[27]。在中国青少年中，水果（而非蔬菜）的摄入量与全身、腰椎和髋骨的 BMD 和 BMC 相关[28]。纵向数据也显示了摄入水果和蔬菜带来的益处。一项研究发现，7 年中水果和蔬菜的摄入量可以独立预测男孩的全身 BMD，但不能预测女孩的全身 BMD[29]。在一项对 10~15 岁儿童进行的研究中，与不增加水果或蔬菜摄入量的女孩相比，在 1 年中，增加水果或蔬菜摄入量的女孩的骨硬度指数（stiffness index, SI）[通过定量超声系统（QUS）测量]增加了 4.7% 或 3.6%；增加蔬菜摄入量的男孩的骨硬度指数增加了 2.4%[30]。在 3.8~7.8 岁的儿童中，以大量摄入深绿色和深黄色蔬菜为特征的饮食模式与高骨量相关[31]。通过饮食干预，儿童每天的水果和蔬菜摄入量可以增加 0.3~0.99 份[32]。然而，尚需进行进一步的研究来证实通过这种方式是否会带来临床意义的骨骼显著健康。

妊娠期饮食

营养对儿童骨骼发育的影响可能始于子宫内，在子宫内的孕育过程中可能会影响早期骨骼发育和整个儿童时期骨量的获取。然而，到目前为止，随机对照试验（RCT）的数据是有限的。

一个对目前有关妊娠期补钙改善新生儿 BMD 的 RCT 进行的系统性回顾发现，相关的研究很少[33]。一项试验表明，每天服用 600 mg 或 300 mg 的钙可以提高新生儿的尺骨、桡骨、腓骨和胫骨的 BMD（通过 X 线测量）。然而，两项研究的汇总分析并没有显示出对全身 BMD 的影响，单项研究也没有发现对中轴骨或腰椎的 BMD 有影响。最后，一项对妊娠青少年进行的 RCT 比较了从补充钙的橙汁/碳酸钙补充剂或乳制品中摄取 1200 mg/d 的钙的干预组和无干预对照组。与无干预对照组相比，乳制品组（而非补钙组）体内钙总量最高，这可能是由于乳制品中维生素 D 的含量较高所致[34]。鉴于数据有限，目前尚不清楚在妊娠期间提高孕妇的钙摄入量是否有利于子宫内骨骼发育。

关于维生素 D 是否可以影响骨骼生长，目前的观察结果是不一致的[35]，可能是因为研究方法和人群存在多样性，这也导致无法将观察性文献汇集起来进行分析。一项小型干预性试验（样本量为76人，其中只有19人服用了维生素D补充剂）报告，孕妇补充维生素D后新生儿的前臂BMC（通过单光子吸收法检测）与对照组没有显著性差异，但这项研究样本量不够且存在较高的偏倚。出人意料的是，在这篇综述之后发表的对丹麦儿童进行的观察性研究表明，25-(OH)维生素D水平与儿童前臂骨折风险无关，但孕妇在妊娠中期每天服用>10 μg的维生素D会增加其女孩前臂骨折的风险[36]。这项研究的局限性在于缺乏关于后代混杂因素的数据，而且对于大多数女性来说，血清25-(OH)维生素D是预测因素，而不是测量的事实。尽管如此，这一发现说明了需要进一步的强有力的RCT证据，例如，最近发表的《孕妇维生素D骨质疏松症研究》(the Maternal Vitamin D Osteoporosis Study, MAVIDOS)[37]。该研究是一项大型（样本量为1134）多中心、随机双盲安慰剂对照试验，血清25-(OH)维生素D水平为25～100 nmol/L的干预组孕妇口服1000 IU维生素D_3，主要结果是出生后2周内新生儿的全身BMC（通过双能X线吸收测定法），结果显示，干预组［61.6 g（95%CI为60.3～62.8）］和安慰剂组［60.5 g（95%CI为59.3～61.7）］之间无显著性差异。季节、出生和干预组之间的相互作用表明，冬季出生可能对新生儿的全身BMC更有好处，但这并不确定。因此，迄今为止最有效的证据表明，妊娠期补充维生素D并不是改善子宫内骨获取的人群健康有效干预措施。然而，考虑到妊娠期补充维生素D对儿童骨折既可能有有益的表观遗传影响，也可能有有害影响，下一步对这些儿童4岁时的随访结果备受关注[36]。

关于妊娠期间其他补充剂和营养素对儿童骨骼生长影响的数据很少。一项随机对照试验显示，在发展中国家的一个贫困地区，孕妇补充锌可以导致胎儿股骨干长度增加[38]。其他证据来自观察数据。在9岁儿童，调整体重和身高后，孕妇妊娠32周时的叶酸摄入量与SA-BMC呈正相关[39]；在6岁儿童，孕妇妊娠28周时的红细胞叶酸含量与脊椎BMD呈正相关[40]。

研究表明，孕妇妊娠晚期饮食中镁、磷、钾和蛋白质的摄入量与其孩子8岁时的BMD呈正相关，而脂肪摄入量与BMD呈负相关[41]。在同一组16岁的儿童中，股骨颈和腰椎的BMD与妊娠期间孕妇饮食中的镁摄入量和脂肪摄入量的相关性仍然存在。腰椎BMD与母乳摄入量、钙磷浓度呈正相关。在同一模型中，所有重要营养素、脂肪摄入量与股骨颈和腰椎BMD呈负相关，而镁浓度与股骨颈BMD呈正相关[42]。在另一项队列研究中，孕妇妊娠早期的蛋白质摄入量与其孩子6岁时的全身BMC呈正相关，而碳水化合物摄入量与全身BMC呈负相关[43]；孕妇脂肪、镁或叶酸摄入量与全身BMC无关。在第三项队列研究中，孕妇妊娠32周时镁的摄入量与其孩子9岁时的全身BMC和BMD呈正相关，直到调整了孩子的身高；孕妇的钾摄入量与脊柱BMC和BMD呈正相关，直到调整了孩子的体重[39]。在同一项研究中，对孕妇饮食中主要成分的分析确定了一种模式——通过"谨慎饮食评分"来量化，即大量的水果和蔬菜以及全麦面包、意大利面和米饭摄入，以及少量的加工食品摄入。高得分与较高的全身BMC、腰椎BMC和BMD相关[44]。同样，在一项对印度农村母婴进行的队列研究中，奶制品、豆类和水果摄入量都与6岁儿童的脊柱BMD呈正相关[40]。

这些数据虽然有限，但表明了需要进一步研究妊娠期间的营养干预。

母乳喂养

一般来说，与配方奶喂养的婴儿相比，母乳喂养的婴儿的骨增生较低，这可能是因为母乳中的维生素D含量较低所致，而且随着母乳喂养时间的延长，母乳中的磷酸盐含量也会降低[45]。然而，有关母乳喂养对足月出生儿童的骨骼健康的长期影响的数据表明，这种最初的低骨增生是暂时的，在儿童晚期会发生追赶生长。这些包括来自婴儿喂养的随机对照试验数据比较了两种不同配方奶粉和母乳喂养，观察数据均表明，12个月以后，BMC积累的初始差异不再持续[46]。在8岁儿童中[47]，母乳喂养的儿童比奶粉喂养的儿童有更高的股骨颈、腰椎和全身BMD，并且这种影响在母乳喂养超过3个月的儿童中最为显著。在7～9岁的儿童中，母乳喂养与宽带超声衰减（broadband ultrasound attenuation, BUA）和声速（speed of sound, SOS）无关，但在母乳喂养的儿童中，母乳喂养的持续时间与掌骨直径呈正相关[48]。长时间母乳喂养的影响可能与短时间母乳喂养的影响不同，而且在不同性别之间也不同，尽管这些还不太确定。在一项观察性研究中，母乳喂养超过7个月可以降低男孩子 32 岁时的全身 BMD、腰椎骨面积和腰椎 BMC，但对女孩子没有影响[49]；但在另一项队列研究中，母乳喂养持续时间与 4 岁时的 BMD 结果无关[50]。

其他对年龄较小的儿童进行骨测量的观察性研究显示，母乳喂养和 BMD 之间不存在关联[51-52]。然而，在一项回顾性研究中，母乳喂养时间超过 3 个月的绝经前女性的桡骨骨皮质更厚，桡骨骨皮质面积和 BMC 更大，但其他部位则没有[53]。重要的是，在一项对青春期前儿童进行的纵向研究[54]和一项对 4~15 岁儿童进行的病例对照研究中[8]，母乳喂养显示对儿童骨折有保护作用，尽管在一项出生至 18 岁骨折风险的纵向研究中没有观察到这一点[55]。

食盐

尿钠已显示与女孩的尿钙存在关联[56-58]，但与急性氯化钠负荷无关[58]。尽管如此，在少数几项评估了儿童骨骼的研究中，尿钠并没有显示出与 BMD 有关[24,57]；尽管一项对 10 岁女孩进行的横断面研究显示，饮食钠摄入量与尺寸调整后的骨面积相关，而与 BMD 无关[59]。尿钠也已显示与青春期男孩的高骨转换状态有关[60]。高饮食钠摄入量是否会对儿童的其他骨骼生长产生不利的影响尚不确定。首先需要进行更多的纵向研究来确定钠摄入量是否确实对儿童骨骼产生重要的临床影响。

软饮料和牛奶

饮用碳酸饮料与女孩 BMD 降低有关，而与男孩 BMD 降低无关[61-62]，并且与男女骨折风险的增加有关。低牛奶摄入量和高碳酸饮料摄入量是儿童复发性骨折的独立危险因素[8]。其他研究显示，较高的可乐摄入量会增加骨折风险，但非可乐碳酸饮料的摄入量没有增加骨折风险[63-64]。目前尚不清楚这种影响是否是由于牛奶替代造成的；两项研究表明，在调整牛奶摄入量后，骨折风险[5]、pQCT 测量值[65]和可乐饮料之间的关联仍然存在，表明它们之间存在独立的影响。不喝牛奶似乎也会对儿童的骨骼产生有害影响。不喝牛奶的儿童青春期前的全身 BMD 和局部 BMD 较低[66]，同时骨折的风险增加[6]。关于长期饮用牛奶是否有利于减少骨折，目前的研究数据有限且不一致。儿童时期牛奶摄入量低与成年女性髋部、手腕和脊柱合并骨折的风险增加有关[67]；但另一项长期队列研究显示，在 13~18 岁之间，每天每多喝一杯牛奶，男性髋部骨折风险增加 9%，而在 50 岁以后女性无此关联[68]。对男性的这种影响在一定程度上似乎是由乳制品摄入量对身高的影响所致。

小结

总之，越来越多的证据表明，许多营养素与儿童的骨骼发育有关。补钙已经得到了最大程度的研究，但其影响对公共健康的意义有限。这就使得探索其他营养方法变得至关重要。

致谢

Graeme Jones 获得了支持这项工作的 NHMRC 从业者奖学金。

参考文献

扫描书末二维码获取。

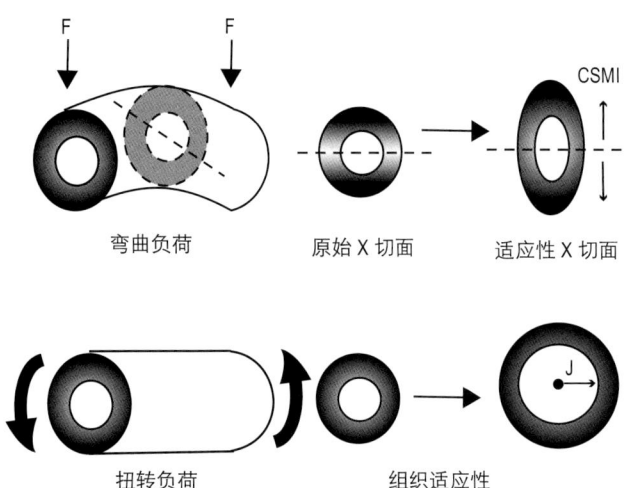

图 19.2 骨骼适应性的目的不是增加骨量本身，而是有效提高骨骼对增加载荷的抵抗力。因此，在不影响骨量的情况下应增强骨强度。在适当的骨表面建模改善了增强弯曲或扭转强度（CSMI）或极惯性矩（J）的生物力学决定因素。这些变化可以提高了弯曲和扭转强度，且与 BMC 或 BMD 的变化不成比例，因此可能会对 DXA 结果做出错误解读（Source: [1]. Reproduced with permission from Springer.）

X-ray absorptiometry, DXA）的临床评估中没有受到重视，因为 DXA 不能区分几何构造和密度，也不能区分皮质骨和松质骨[1,49]。DXA 的分辨率太低，无法检测骨骼尺寸的微小变化，但这些微小变化是可以显著提高骨强度的。这一特征的一个很好的例子是，大鼠尺骨的 aBMD 经过为期 16 周、每天 3 次轴向载荷后增加了 5%[40]。与此形成鲜明对比的是，骨骼的极限抗断强度提高了惊人的 64%。出现这种明显差异的原因是：新骨形成发生在骨膜表面，其中相对增长较小的骨沉积在最大应变位置提供了不成比例的机械优势。也就是说，策略性地将少量骨骼放置在远离弯曲轴的位置，可以提供抵抗弯曲载荷的指数效应（图 19.3）。尽管如此，绝大多数体育活动研究仍依赖于 DXA 测量的 BMD 或 BMC 来评估适应性反应。应用源于 DXA 的髋部结构分析为评估骨强度的成熟度提供了一些力学指标[22]。但是，在动物研究中使用显微 CT（micro-computed tomography，μCT）的评估越来越多，而在儿童研究中使用 pQCT 的评估越来越多[2,9,18,50-51]，以有利于区分 BMD 和几何构造的适应性，以及证明增加骨强度而不是骨量是增强适应性

的目标[9,51]。现在需要解决的问题是，这些干预的效力能否会持续到成年或老年。

儿童期骨骼适应性的持久性

在儿童期和青少年期，很明显，体育活动的机械因素会影响骨骼生长的适应性；骨量（BMD）的增加相对中等，在 1%~5% 之间，但可能表现为骨骼的几何适应性，即骨强度显著增强。很难证明，童年时期的骨骼适应性能够预防老年时期的骨质疏松性骨折。与回顾性研究相关的混杂变量，例如，体质的自我选择，降低了特定活动产生长期骨骼保护的确定性。然而，现有的少量研究横跨了童年期，跟踪随访了青少年时期直至进入成年。这些相关的早期研究表明，儿童时期运动获得的骨量增加在成年后就会丢失[52-53]。其中一些研究是横断面研究，或者是在青春期相对较晚的时候开始的，因为在这个阶段很难控制成熟度等混杂变量的影响。从儿童期到青春期的纵向研究表明，在运动或停止运动干预后，BMC 的影响可以持续 14 年[41,54-55]（图 19.3）。此外，与久坐的同龄儿童相比，积极运动的儿童能够在青少年期获得更多的 BMC[20,22]，而且这种更高的 BMC 可以一直持续到成年[56]。

到成年时，儿童的骨量保存（retention）可能是中等的，而骨骼构造和几何形状的保持（preservation）

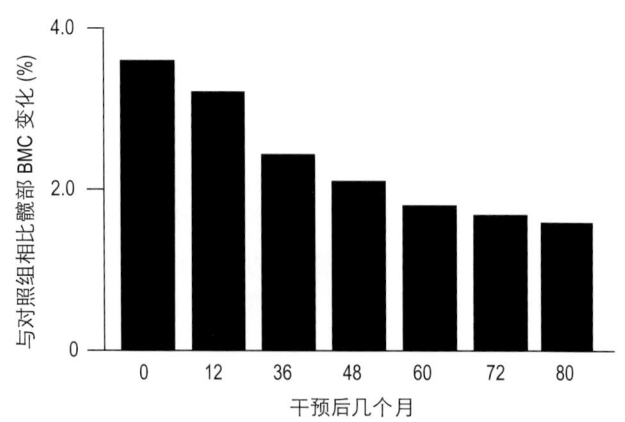

图 19.3 对 8 岁左右儿童进行的为期 7 个月的学校跳跃干预的结果[41]。在 7 个月项目结束时（0 个月），髋部 BMC 显著大于对照组的（3.6%）。在停止干预长达 8 年的随访中，在控制了基线年龄、身高、体重变化和运动参与度后，干预组保留了更大的髋骨 BMC（1.4%）[54]（Source: adapted from [41,54].）

（即潜在的骨强度）可能更重要。在快速生长的啮齿类动物中，短期运动后骨结构的适应性是终身保持的，这很好地说明了骨量保存和结构保持之间的区别[57]。小鼠前肢运动从5周龄开始，进行为期7周的短期运动，随后将这些小鼠关在笼子里92周（2岁龄，相当于啮齿类动物的老年期）。运动引起的骨量增加（aBMD和BMC）并没有保存到成年期，但骨骼结构的变化长期保持，这可以由试验小鼠表现出超强的骨强度和疲劳寿命体现出来[57]。在儿童时期（大约10岁）开始训练的男性和女性网球运动员中，也观察到他们在停止技能训练[55]和网球运动后有类似的运动诱导的结构适应性保持[58-59]。到他们退役后3年30岁时，他们保留了较大的骨量，他们的骨构造建模使他们有更高的骨强度指标，例如骨皮质面积和CSMI。这些数据支持这样一种观点，即童年时期的体育运动可以影响骨骼的结构适应性，并且这种适应性可以保持到成年。这些结构变化所带来更大的强度可以降低成人的骨折风险，这比仅通过骨量预测的效力更好。

小结

与成人相比，儿童和青少年的骨骼能够对体育活动带来的机械刺激做出更大的结构适应性反应。有说服力的证据表明，青春期前后的干预更有利于影响适应性反应。为了使骨骼健康成长，体育活动不应只包括静态或等长的运动，还应包括重复的载荷运动，包括一系列应变大小和方向变化的运动，例如跑步和跳跃。因为只需要重复载荷运动就能引起适应性反应，所以与长时间的单次载荷相比，包含休息时间的分布式载荷运动更容易成骨。相关的载荷参数已经转化为可行的公共卫生干预措施，改善了儿童和青少年的骨量和骨强度。骨结构上的适应性可以保持到成年并转化为骨折风险降低。

参考文献

扫描书末二维码获取。

第 20 章
妊娠期和哺乳期

Christopher S. Kovacs 和 Henry M. Kronenberg

杨 贞　田天照　林 华 译

引言

妊娠期和哺乳期母体需要为胎儿和新生儿提供足够的钙和其他矿物质。尽管妊娠期和哺乳期对矿物质的需求量相似，但每个阶段唤起的激素介导的适应性是不同的（图 20.1）。关于这个主题的详细参考文献可以在更全面的综述中找到[1]。

妊娠期

在妊娠期，发育中的人类胎儿的骨骼会吸收大约 30 g 钙和 20 g 磷酸盐，其中在妊娠晚期这两种物质的吸收占 80% 左右[2]。在 1,25-二羟基维生素 D_3 [$1,25(OH)_2D_3$] 和其他因素的调节下，母体肠道的钙吸收可以增加 1 倍，从而在很大程度上可以满足钙的需求。

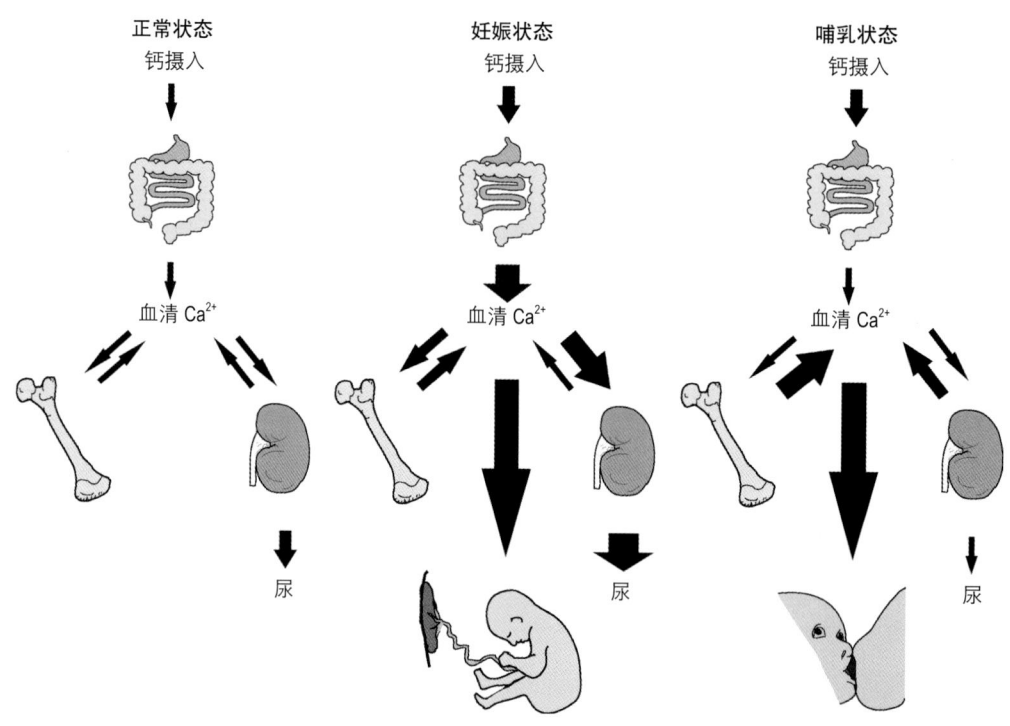

图 20.1　对比人类妊娠期和哺乳期钙稳态的正常情况的示意图。箭头粗细表示相对于正常状态或非妊娠状态时的钙水平的相对上升或下降，虽然没有指明，妊娠期间血清（总）钙水平是下降的，而离子钙在妊娠期间和哺乳期间保持正常（Source: adapted from [47]. Reproduced with permission of The Endocrine Society.）

矿物质离子和钙调激素

正常妊娠会引起血清化学物质和钙调激素（calciotropic hormone）的特征性改变[1]。血清总钙会由于血清白蛋白的下降而下降，但离子钙（生理上重要的成分）水平保持不变。血清磷酸盐和镁水平是正常的。

在对北美和欧洲女性进行的研究中发现，在妊娠早期（前3个月），原来处于正常水平的血清甲状旁腺激素（parathyroid hormone，PTH）的水平下降到了正常值的下限；但随着妊娠时间的推移，PTH水平会上升到正常值中等水平。相比之下，在一些对亚洲和非洲女性进行的研究中，PTH的分泌没有被抑制，这可能反映了这些人群的钙和维生素D的摄入量较低，以及草酸的摄入量较高。

在妊娠晚期，总的和游离$1,25(OH)_2D_3$水平升高到基线值的2~3倍。$1,25(OH)_2D_3$的增加不是由PTH引起的，因为$1,25(OH)_2D_3$的增加与PTH的下降是同时发生的。此外，处于妊娠中的啮齿类动物即使缺乏PTH或甲状旁腺，其$1,25(OH)_2D_3$也会增加3倍甚至更多。在妊娠期，$1,25(OH)_2D_3$的增加主要是由孕妇的肾脏而非胎盘带来的，这已被动物研究[1]以及在一名贫血女性的发现所证实，后者在妊娠前和妊娠期都出现了极低的内源性$1,25(OH)_2D_3$水平[3]。肾脏1α-羟化酶的上调受甲状旁腺激素相关蛋白（PTH-related protein，PTHrP）、雌二醇、催乳素和胎盘催乳素的影响。

PTHrP水平从妊娠早期开始逐渐升高，这可能有助于$1,25(OH)_2D_3$水平的升高和PTH的抑制[1]。血清降钙素水平也升高，雌二醇、催乳素、胎盘催乳素、胰岛素样生长因子1（IGF-1）和其他激素也均有显著变化。这些可能都对妊娠期间的钙和骨代谢产生影响。

肠道钙吸收

应用稳定的钙同位素进行的研究已经证实，早在妊娠第12周，孕妇的肠道钙吸收就翻了一番，这似乎是孕妇为了满足胎儿对钙的需求而做出的一个主要母体适应。虽然肠道钙吸收在游离$1,25(OH)_2D_3$水平改变之前就增加了，但这种增加可能主要代表$1,25(OH)_2D_3$介导的主动和被动吸收的增加。此外，对啮齿类动物进行的研究显示，即使它们严重缺乏维生素D或维生素D受体，它们在妊娠期间的肠道钙吸收仍然会增加[4-6]。催乳素、胎盘催乳素和其他因素也能刺激啮齿类动物妊娠期间的肠道钙吸收，但与$1,25(OH)_2D_3$无关[7-8]。妊娠早期肠道钙吸收的增加有助于大多数孕妇的正钙平衡，这一点在妊娠晚期当胎儿的钙需求高峰出现时可能可以被利用。

肾脏对钙的处理

早在妊娠第12周时，24小时尿钙排泄量就会增加，并且常常超过正常范围[1]。由于空腹尿钙值正常或偏低，24小时尿钙的增加反映了肠道对钙的吸收增加（吸收性高钙尿症）。

骨骼钙代谢

动物模型研究显示，妊娠期间骨转换的组织形态学参数值增加，并且骨矿物质含量（bone mineral content，BMC）可能增加，也可能减少，部分受钙摄入量的影响[1,10-11]。虽然目前还没有可比较的组织形态学数据，但一项小型研究表明，在15名选择终止妊娠的女性中，妊娠第8~10周的骨吸收参数有所增加[12]。

大多数在妊娠女性进行的研究都检测了她们在妊娠期间的骨形成和骨吸收的生化标志物，但这些研究充满了可能人为提高或降低这些数值的混杂变量[1]。即使存在这些局限性，许多研究还是报告，在妊娠早期到中期，尿和血清中的骨吸收标志物增加。相反，在妊娠早期或中期，血清中的骨形成标志物通常会降低；在足月前的妊娠后期，又升高到正常或以上。在妊娠早期，总碱性磷酸酶升高，主要是由于胎盘的作用；因此，总碱性磷酸酶对于妊娠期间的骨形成不是一个有用标志物。

现有的数据表明，骨吸收可能早在妊娠第10周时就开始有中等程度的增加。与妊娠晚期的骨吸收峰值相比，在这个阶段母体-胎儿间的钙转移相对很少。虽然人们可能会预期，骨吸收的标志物在妊娠晚期会进一步增加，但观察到的结果并不一致。

骨骼钙含量的变化情况可以通过序列aBMD检测进行评估，但这些评估值可能会被正常妊娠期间的身体成分、体重和骨骼体积变化所混淆。此外，为了避免胎儿辐射暴露，双能X线吸收测定法（dual-energy X-ray absorptiometry，DXA）检查通常在计划妊娠前1~8个月以及分娩后1~6周进行[1]。这些评估发现，腰椎的aBMD的变化为0~5%，而四肢部位的aBMD变化较小。许多研究将产后检查观察到的少量

aBMD 净下降失与哺乳引起的骨丢失混淆了（见下文"哺乳期/骨骼钙代谢"）。

似乎可以肯定的是，妊娠期间骨代谢的任何急剧变化都不会导致骨骼钙含量或骨强度的长期变化。60 多项流行病学研究发现，妊娠次数与对 BMD 或骨折风险的中性或保护作用有关；几乎没有提出相反观点的研究[1]。

妊娠期骨质疏松症

在妊娠期间或妊娠后不久，女性偶尔会出现脆性骨折和低 BMD[13]；在少数病例，在妊娠前已证实其 BMD 低或有与骨骼脆弱有关的遗传因素。一些妊娠女性的钙的获取可能来自骨骼的过度吸收，特别是当钙的摄入量不足以满足孕妇和胎儿的需求时。正常妊娠期间发生的显著增加的骨吸收率可能会导致骨折风险，因为高骨转换率是骨折的独立危险因素。在哺乳期间，矿物质代谢发生的额外变化可能会进一步增加骨折风险（见下文"哺乳期/骨骼钙代谢"和"哺乳期/骨质疏松症"）。

髋部局灶性、短暂性骨质疏松症是一种罕见的、自限性妊娠相关的骨质疏松症[13]。它可能不是妊娠期钙调激素水平或矿物质平衡改变的表现，而可能是局部因素的结果。患者在妊娠晚期出现单侧或双侧髋部疼痛、跛行和（或）髋部骨折。有客观证据显示，有症状的股骨头和股骨颈部会出现 aBMD 降低。磁共振成像（MRI）显示股骨头和骨髓腔含水量增加，关节可能有积液。这些症状和影像学表现通常在产后 2~6 个月内消退。

原发性甲状旁腺功能亢进症

虽然原发性甲状旁腺功能亢进症可能是一种罕见疾病，但它往往会给胎儿和新生儿带来不良影响，包括 30% 的自然流产或死产[1,14]。不良的产后结局被认为是由于胎儿和新生儿的甲状旁腺抑制所致；这种抑制有时会延长到出生后数月或永久。在妊娠中期对原发性甲状旁腺功能亢进症患者进行手术治疗已被普遍推荐。一些病例研究发现，与文献报道的早期病例相比，择期手术具有良好的耐受性，并且可以极大地降低不良事件的发生率。这些早期病例中许多是严重的原发性甲状旁腺功能亢进症（症状性的，伴有肾钙盐沉着症和肾功能不全）。虽然妊娠期间的轻度、无症状的原发性甲状旁腺功能亢进症保守治疗后也可以过去，但并发症仍在发生，因此，在缺乏确切数据的情况下，在妊娠中期进行手术治疗仍是最常见的建议[15]。

家族性低尿钙高钙血症

虽然尚无家族性低尿钙高钙血症（familial hypocalciuric hypercalcemia, FHH）在妊娠期间对母体产生不利影响的报道，但孕妇的高钙血症会导致胎儿和新生儿甲状旁腺抑制，继而发生手足抽搐，即使在携带 FHH 突变基因的婴儿也是如此[16]。吸收性高钙尿症还会改变尿钙和肌酐之间的关系，使 Ca/Cr X 线图在诊断妊娠期 FHH 时变得不可靠[17-18]。

甲状旁腺功能减退症和假性甲状旁腺功能减退症

在妊娠早期，一些有甲状旁腺功能减退症的孕妇会出现一些低钙血症症状，需要补充少量的钙[1]。这与 PTH 在孕妇中的作用有限一致，提示在缺乏 PTH 的情况下会出现 $1,25(OH)_2D_3$ 水平的增加和（或）肠道钙吸收的增加。然而，从其他病例报告中可以清楚地看到，一些有甲状旁腺功能减退症的妊娠女性需要增加 $1,25(OH)_2D_3$ 摄入量以避免低钙血症恶化[1]。由于甲状旁腺功能减退症引起的母体低钙血症可以导致胎儿甲状旁腺功能亢进症和死亡，维持正常的离子钙或白蛋白校正钙非常重要。在妊娠后期，有甲状旁腺功能减退症的女性有可能发生高钙血症，除非大幅度减少或停止使用骨化三醇。这种效应可能是由在母体循环中升高的 PTHrP 介导的。

已注意到，在假性甲状旁腺功能减退症的有限病例报道中，妊娠可以使血清钙水平正常化，使 PTH 水平降低一半，并使 $1,25(OH)_2D_3$ 水平增加 2~3 倍[19]，这种情况发生的原因尚不清楚，就像在正常孕妇中也无法解释一样。

维生素 D 缺乏症和不足

妊娠期母体 25 羟基维生素 D 水平没有明显变化[1]。因此，孕妇无需补充更多的维生素 D 来维持体内 25 羟基维生素 D 水平。迄今为止，还没有大型随机试验研究维生素 D 缺乏症或不足对人类妊娠的影响。然而，来自补充维生素 D 的小型临床试验、观察性研究和病例报告的数据表明，与动物实验研究一致，维生素 D 缺乏症与母体钙稳态的任何恶化无关，在分娩时，胎儿血清钙正常，骨骼矿化完全（这个主题在参考文献[14]中有详细回顾）。随机试验发现，孕妇妊娠期间补充维生素 D 可以提高母体和脐带血的

25 羟基维生素 D 水平而不改变婴儿脐带血钙水平或生长发育参数。

低钙摄入量

由于在妊娠期间往往会发生吸收性高钙尿症，后者可能被视为钙摄入量超过母体需求量的证据。一项随机干预研究表明，补充钙可能只对那些饮食中钙摄入量极低的孕妇的 BMD 有益[20]。如果钙的摄入量不足以满足孕妇和胎儿的综合需求，则必然发生母体骨骼吸收。

低钙摄入量与子痫前期的风险增加有关。当饮食钙摄入量很低时，补充钙可以减少子痫前期的风险，而当饮食钙摄入量充足时钙对子痫前期没有影响。

哺乳期

母乳中钙的平均丢失量为每日 210 mg，而在母乳喂养双胞胎或三胞胎的产妇中，钙的丢失量为每日 500~1000 mg。骨骼的暂时脱钙似乎是哺乳期人类满足钙需求的主要机制，它不是由 PTH 或 $1,25(OH)_2D_3$ 介导的，但在雌二醇水平下降的情况下，它可能由 PTHrP 调节。

矿物质离子和钙调激素

在纯母乳喂养的产妇中，离子钙平均水平略有上升，但仍在正常范围内；而血清磷酸盐水平上升，并可能超过正常范围。血清磷酸盐水平的升高的原因是：在肾脏磷酸盐排泄减少的情况下，骨骼吸收增加导致进入血液的磷酸盐增加。

在大多数纯母乳喂养的产妇中，总 PTH 水平较低或检测不到；在断奶后，总 PTH 水平上升到正常水平或以上。但是，一些对亚洲和非洲产妇进行的研究发现，PTH 在哺乳期并没有受到抑制，甚至可能增加，与在妊娠期一样。母体的游离的和结合的 $1,25(OH)_2D_3$ 水平在分娩后几天内下降到正常水平并保持不变。降钙素水平在产后 6 周时降低到正常水平；在哺乳期，降钙素可保护啮齿类动物的骨骼不被过度吸收，但降钙素在产妇是否有如此作用还不得而知。

哺乳期女性的 PTHrP 水平明显高于非妊娠对照组。PTHrP 来源于乳腺分泌，其在乳汁中的浓度是恶性高钙血症患者或正常人血液中浓度的 10 000 倍。动物模型研究已经证实，哺乳期间乳腺是 PTHrP 的主要来源[21]，并且 PTHrP 的分泌是由乳腺中钙感受体调节的[22]。循环中的 PTHrP 可以导致母体骨骼钙的再吸收（通过破骨细胞活动和骨细胞溶解）、肾小管对钙的再吸收以及 PTH 的（间接）抑制。在哺乳开始时，敲除小鼠乳腺组织中的 PTHrP 基因会导致小鼠在哺乳期间的 BMC 的轻度损失[21]。在人类，PTHrP 水平与 BMD 损失量相关，与 PTH 水平负相关，与哺乳期的离子钙水平正相关[23-25]。此外，对哺乳期女性甲状旁腺的观察提供了 PTHrP 水平影响的额外证据（见"哺乳期/甲状旁腺功能减退症和假性甲状旁腺功能减退症"）。

肠道钙吸收

在哺乳期，肠道钙吸收率从妊娠时的增高下降到未妊娠时水平。

肾脏对钙的处理

在人类哺乳期，肾小球滤过率（glomerular filtration rate, GFR）下降，肾脏钙排泄通常降低到每 24 小时 50mg 水平。在此期间，钙的肾小管再吸收必然增加，这可能是由 PTHrP 介导的。

骨骼钙代谢

来自动物的组织形态学数据一致显示，骨转换在哺乳期间增加。哺乳 2~3 周后，啮齿类动物的骨矿物质和灰分重量会减少 25%~35% 或更多，这些丢失是由破骨细胞介导的骨吸收和骨细胞溶解引起的[1]，骨溶解通过敲除骨细胞中的 PTH/PTHrP 受体可以阻止[26]。

目前尚缺乏人类可以比较的组织形态学数据，但已有评估人类骨形成和再吸收的标志物的横断面和前瞻性研究。GFR 降低和血管内容积收缩可能会影响这些测量结果。在哺乳期间，尿和血清骨吸收标志物增加 2~3 倍，高于妊娠晚期的水平；血清骨形成标志物通常会升高并超过妊娠晚期水平。由于胎盘部分的损失，总碱性磷酸酶在产后立即下降，但由于骨特异性部分的存在仍高于正常水平。这些发现与骨转换显著增加是一致的。

哺乳期间通过 DXA 对 aBMD 进行的连续测量显示，在哺乳 2~6 个月后，骨小梁部位（腰椎、髋部、股骨、桡骨远端）的 BMC 下降了 3%~10.0%，全身的骨皮质的损失较小[1]。aBMD 的这些变化与在大鼠、小鼠和灵长类动物中进行的研究一致，骨吸收主要发生在骨小梁，而在骨皮质内表面发生的程度较小。哺乳期女性骨丢失的峰值为每月1%~3%，远远超过绝经后女性每年1%~3%的骨丢失速度，而后者的骨丢失被认为是骨质迅速丢失。母体骨骼中矿物质的损失似乎是正常的、激素分泌启动的哺乳结果。几项研究表明，补钙并不能减少哺乳期间骨丢失量[27-30]。哺乳期女性BMD的下降与母乳中钙的丢失密切相关[31]。

骨骼钙含量快速丢失的调控机制尚不清楚。哺乳期雌激素水平降低显然很重要，但不太可能是唯一的因素。促性腺激素释放激素（gonadotropin-releasing hormone, GnRH）激动剂治疗可以导致育龄期女性发生急性雌激素缺乏6个月，导致骨小梁（而非骨皮质）的aBMD损失仅为1%~4%，尿钙排泄增加，$1,25(OH)_2D_3$和PTH抑制[1]。与此形成鲜明对比的是，哺乳期女性没有雌激素缺乏但aBMD损失更多（包括骨小梁和骨皮质），$1,25(OH)_2D_3$水平正常（而非降低），尿钙排泄减少（而非增加）。单纯由GnRH诱导的雌激素缺乏和哺乳之间的差异部分是由PTHrP的作用导致的，PTHrP可以刺激破骨细胞和骨细胞吸收矿物质。PTHrP和雌激素缺乏都是由哺乳和高催乳素水平引起的，它们的联合作用比哺乳期间单独的任何一个的作用都要大（图20.2）。

哺乳期间的BMD损失在断奶后6~12个月似乎会出现很大的逆转[1,28,32]，尽管恢复的速度和程度可能会因骨骼部位和治疗方法而不同[33-34]。断奶后产妇BMD的增加为每月0.5%~2%。这种BMD恢复的机制尚不清楚。从长远来看，由哺乳引起的骨矿物质损耗在临床上显得并不重要。超过60项对绝经前和绝经后女性进行的流行病学研究发现，哺乳对峰值骨量（PBM）、BMD或髋部骨折风险均没有不良影响，甚至有保护作用[1]。

哺乳期骨质疏松症

哺乳期间女性发生脆性骨折的情况很少，骨质疏松症可以经由DXA检查证实。就像妊娠期骨质疏松症一样可能是一种巧合，并不是相关联的疾病。一些女性在妊娠之前就已被证实BMD低，甚至有与骨骼脆弱有关的遗传原因。或者，一些病例可能是因为其在哺乳期间发生的正常程度的骨骼脱矿的加剧，以及可能是在妊娠期间发生的连续变化。例如，乳腺释放了过多的PTHrP，加上雌激素缺乏，可能会导致骨吸收过度、骨质疏松症和骨折。在一些哺乳期骨质疏松症病例中发现了持续的PTHrP高水平[35]。此外，在哺乳期间发生椎体压缩性骨折的大多数病例中，断奶后

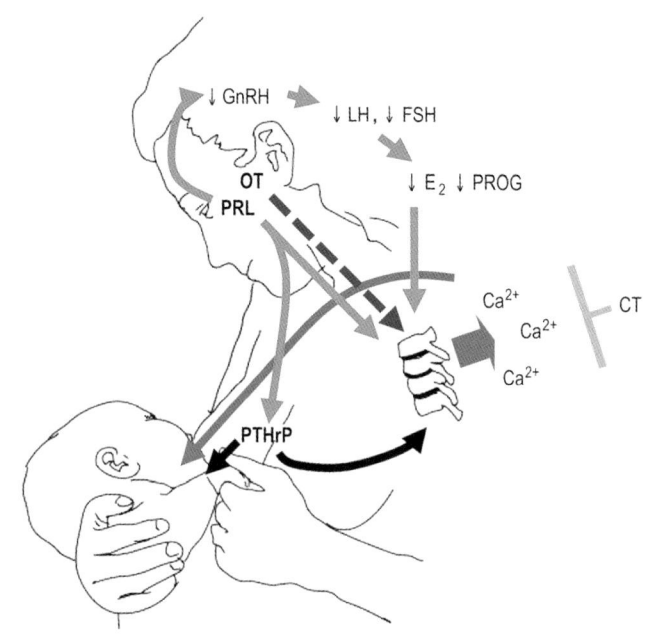

图20.2 （也见彩图）控制泌乳的乳腺-大脑-骨骼回路。哺乳和催乳素（PRL）都会抑制下丘脑促性腺激素释放激素（GnRH）中心，从而抑制促性腺激素［促黄体生成素（LH）和促卵泡激素（FSH）］的分泌，导致卵巢性激素［雌二醇（estradiol, E_2）和孕酮（PROG）］水平降低。催乳素也可能对其在骨细胞中的受体有直接影响。哺乳、催乳素、低雌二醇和钙受体可以刺激乳腺的PTHrP的产生和释放。PTHrP进入血液并与循环中的低水平雌二醇结合，可以显著上调骨吸收和骨细胞骨溶解。骨吸收的增加会使钙和磷酸盐释放到血液中，这些钙和磷酸盐到达乳腺导管后可以被积极地输送至母乳中。高浓度的PTHrP也会进入母乳中，但尚不确定随哺乳摄入的PTHrP是否在调节新生儿钙生理方面起作用。除了刺激泌乳外，催产素（oxytocin, OT）还可能直接影响成骨细胞和破骨细胞的功能（虚线）。降钙素（calcitonin, CT）可能会抑制骨骼对PTHrP和低雌二醇的反应（Source: adapted from [48]. Reproduced with permission of Springer Science and Business Media B.V.）

BMD自发增加，这与哺乳引起的短暂性骨丢失一致[36]。

甲状旁腺功能减退症和假性甲状旁腺功能减退症

治疗甲状旁腺功能减退症女性患者所需的骨化三醇和钙补充量在产后早期下降，尤其是在母乳喂养的产妇中，并且如果不大幅度减少骨化三醇的用量或停止使用骨化三醇，则可能发生高钙血症[37]。这与PTHrP到达母体循环的量足以刺激$1,25(OH)_2D_3$的合成和钙稳态的正常化一致[38]。

目前还没有哺乳对假性甲状旁腺功能减退症的影响的文献报道。由于这些患者对PTH有肾脏抵抗，

因此，当联合应用 PTH 和 PTHrP 时，哺乳可能会导致骨吸收增加。

维生素 D 缺乏症和不足

在哺乳期间，产妇的 25 羟基维生素 D 的水平是不变的[39-40]，因为只有很少的维生素 D 或 25 羟基维生素 D 会进入母乳。来自小型临床试验、观察性研究和病例报告的数据显示，无论维生素 D 状况的影响如何，哺乳都能正常进行，母乳中钙的含量不受维生素 D 缺乏或补充量高达 6400 IU/d 的影响[1]。这可能是因为产妇的钙稳态主要是由雌激素缺乏和 PTHrP 诱导的骨骼钙吸收决定的。有维生素 D 缺乏症的孕妇所生的新生儿的发育会受到影响，尤其是在单纯依赖母乳喂养而没有补充维生素 D 或晒太阳的新生儿。

低钙摄入量

母乳中钙的含量似乎主要来自骨吸收；因此，低钙摄入量不会改变母乳中的钙含量，也不会加重哺乳期间母体的骨丢失[41-44]。

青春期女性的妊娠期和哺乳期

青春期女性的妊娠期和哺乳期并不会像以前担心的那样降低 PBM[45]。一项全国健康和营养调查（NHANES Ⅲ）对 819 名 20～25 岁的女性进行了分析，结果发现，青春期女性的妊娠期 BMD 与未生育女性的 BMD 和成年期女性妊娠期的 BMD 相同[46]。青少年哺乳期进行母乳喂养的女性的 BMD 高于未进行母乳喂养女性的 BMD 和未生育女性的 BMD[46]。

小结

在妊娠期间和哺乳期间，有一些新的调控机制来弥补常规的钙稳态调控机制的不足。胎儿对钙的需求在很大程度上是通过肠道对钙的加倍吸收来满足的，这种适应性可能不能完全用 $1,25(OH)_2D_3$ 水平的升高来解释。相比之下，钙进入母乳的主要机制是骨骼钙吸收，同时还有肾脏的钙保留机制。哺乳期间的这些变化似乎是由与雌激素缺乏相关的 PTHrP 诱导的，与钙的摄入量无关。

哺乳期女性骨骼钙的快速恢复是通过一种尚不清楚的机制发生的。虽然很明显，一些女性由于妊娠或哺乳会发生脆性骨折，但对大多数女性来说，钙代谢和骨代谢的这种适应性是悄无声息的，没有明显的长期不良后果。

参考文献

扫描书末二维码获取。

第 21 章
与绝经和年龄相关的骨丢失

Carlos M. Isales 和 Ego Seeman

欧阳菁　刘文刚　林　华　译

引言——骨建模和骨重塑

本章侧重讨论影响女性骨强度的两个主要因素：绝经的发生和年龄增长的影响。另一个重要因素是生长过程中达到的骨强度峰值（在第 19 章中讨论过）。

骨骼的宏观和微观结构由两种细胞过程决定。骨建模是指在静止的骨表面上（先前未经历骨吸收）的骨沉积。骨沉积在现有表面上会改变骨的尺寸和形状。形成性骨建模的例子包括在生长过程中发生的以及在青年时期发生的缓慢持续的骨膜附着；在老年人骨膜附着相对较少[1]。虽然骨建模通常被认为是形成性的，但骨建模也可能是吸收性的。在后一种情况下，骨吸收发生在一个静止的骨表面上，但没有随之而来的骨形成。一个例子是在生长过程中通过骨内皮质表面进行的吸收性髓腔挖掘形成的骨髓腔挖掘[2]。

骨重塑不同，是由基本多细胞单元（basic multicellular unit，BMU）组成的细胞机器（cellular machinery）完成的。BMU 包含不同的细胞群，其执行细胞是成骨细胞和破骨细胞，它们在同一位置分别进行骨的重吸收和骨的沉积。骨重塑不改变骨的大小或形状。当 BMU 在骨表面被激活时，一种高度编排的细胞反应就会被启动，其特征是骨重塑间室招募破骨细胞。骨重塑的骨吸收期大约持续 3 周，随后是一个转换期或静止期——这段时间被认为是开始耦合的时间，随后成骨细胞前体分化为成熟的成骨细胞，后者在骨重塑形成期沉积骨。这个骨重塑形成期大约持续 3 个月[3-5]。初级矿化作用迅速，在基质沉积后不久发生，但次级矿化作用需要数月甚至数年才能完成[6-8]。

在青年时期，骨重塑过程保持平衡——骨吸收和骨形成是等量的——这样就不会发生永久性骨丢失和微观结构恶化。然而，由于骨形成（反转阶段）启动延迟以及骨形成的缓慢，骨基质和矿物质体积会有短暂的或一过性短缺。这种短缺是局部暂时性的，是由挖掘的空腔形成的，这些空腔内含有类骨质而无矿物质，或者含有只进行了初级矿化而没有进行次级矿化或次级矿化进行不完全的类骨质。这种可逆的短缺被称为骨重塑"瞬态"[5]。从整体来看，这种骨重塑"瞬态"总是存在的，因为骨重塑位点总是在一些地方正在完成，而在另一些地方正在启动；但骨重塑"瞬态"是局部的，因为当骨形成和矿化最终完成时，挖掘的基质会被填充上。这种一直存在的短缺的量是骨重塑率的函数；小梁间室的短缺量更大，因为小梁间室的重塑更有活力——在重塑周期的各个阶段，与皮质间室的重塑位点相比，小梁的单位体积骨基质有更多的重塑位点。

表面积 / 骨基质体积结构的比值

骨重塑的结果部分取决于骨骼的表面积与骨基质体积结构的比值。小梁骨及其转换间室位于骨小梁和骨皮质之间，具有较大的表面积。小梁基质的构型为直径约 150 μm 的薄板状结构。这种结构具有优势，有助于骨重塑时挖掘基质，去除微损伤，并用等体积的骨去替换。然而，当骨重塑变得不平衡时，特别是在绝经早期——会有大量的深吸收空腔挖掘出，这些骨小梁可能穿孔和断开，就会导致骨强度的损失超过只有骨小梁变薄（由于骨形成减少，可见于男性）时的骨强度损失[1,9-12]。因此，当骨小梁重塑不平衡时，骨小梁的表面积 / 基质体积结构的比值就会成为一种不利因素。小梁骨具有较大的表面积，但其在骨体积中的占比只有 20% 左右。由于小梁骨的表面积较大，当骨重塑不平衡时，小梁骨的丢失比皮质骨的丢失更快。

皮质骨在总骨体积中的占比约为 80%，外部有骨膜包膜包裹，骨小管的皮质内表面穿过它，骨髓腔的内皮质表面在它的"内部"[1,5,13]。因此，皮质骨基质体积存在于骨膜"内部"和"外部"——骨内膜（内）包膜的皮质内和内皮质组分。

骨膜包膜的骨重塑不常见。骨重塑主要发生在骨内膜包膜的3种（内皮质、皮质内、骨小梁）位点上。因此，皮质骨是由穿过其基质的许多骨小管衬附的皮质内表面上活跃的BMU以及内皮质表面上活跃的BMU重塑的。由于皮质骨基质体积较大，皮质骨比小梁骨更难重塑，所以皮质骨的骨丢失速度比小梁骨的慢。但随着时间的推移，骨基质体积4倍于小梁骨的皮质骨的总骨丢失量高于小梁骨的总骨丢失量，即使小梁骨的骨丢失速度较快[14]。

骨皮质内骨小管上不同位点的骨重塑的不平衡可以使它们局部扩大。在横切面上可见那些穿过骨皮质靠近髓管的区域变大，并且合并形成形状不规则的孔。这些增大的骨小管会导致皮质骨骨基质体积丢失，使骨皮质内表面积增加，为将要开始的重塑提供更多的表面积。因此，骨皮质内重塑过程成为自我延续的：不断减少的骨皮质基质总体积现在正被更多的不平衡的骨重塑事件侵蚀，即骨皮质基质不断减少，导致骨皮质基质体积损失。

邻近髓管的皮质内侧部分的挖掘会使皮质从内部变薄而破碎。骨皮质碎片看起来像小梁，可能会被误认为是小梁骨，即在似乎是"髓质"管的地方产生了"小梁"数量增加的误解。这个常见的情况导致了一些误解，例如，将骨皮质内的空隙"视为"髓管而导致骨皮质孔隙度的低估——因为皮质孔隙度被划归为髓管了。将皮质骨碎片视为小梁骨，也会高估小梁骨的BMD，因此会低估与年龄相关的小梁骨BMD下降。此外，与年龄增长和绝经期相关的骨皮质的丢失被夸大了，因为"被视为"小梁骨的皮质骨碎片不再被包括在绝经后女性的骨皮质基质体积计算中。骨皮质孔隙度的低估和小梁骨BMD的高估都会导致对老年时骨强度损失的低估。

与年龄相关的骨丢失

与年龄相关的骨丢失是由每个BMU形成的骨体积减小的结果。导致这种骨形成减少的机制尚不清楚，但可能涉及成骨细胞的数量减少、其能力下降和寿命缩短。成骨细胞是由干细胞库补充的，即其来源于骨髓间充质干细胞（mesenchymal stem cell, MSC）。小鼠[15-16]和人类[17-19]的衰老都伴随着可导致骨形成减少的MSC的数量的减少及其分化能力的降低。这种MSC成骨细胞分化的减少伴随着MSC向脂肪细胞分化的增加——可以导致骨髓脂肪浸润[20-22]。绝经后女性的骨髓中脂肪也会增加，雌激素替代疗法可以减少骨髓中的脂肪细胞[23]。与年龄相关的MSC功能下降的机制可能部分与活性氧引起的细胞损伤的增加有关[24-27]。有关这一主题的进一步讨论超出了本章的范围。不管是什么机制，随着年龄的增长，骨形成的减少都会导致平均壁厚的减少[28]。

破骨细胞来源于造血前体细胞。随着年龄的增长，这些干细胞也表现出增殖和分化能力下降[29]。BMU细胞的骨吸收也减少，因此，骨吸收的体积也会减少，但小于骨形成体积的减少，这样就会产生负BMU平衡——这是骨丢失和骨微观结构恶化的必要和充分原因[30]。

绝经期骨丢失

雌激素似乎是调节男性和女性骨量的主要类固醇激素，循环中的雌激素水平与骨折风险相关[31]。在细胞水平上，两种雌激素受体亚型ERα和ERβ广泛表达于多种类型的骨细胞，包括骨细胞、成骨细胞和破骨细胞[32]。雌激素水平降低可诱导骨细胞凋亡、炎症细胞因子（例如肿瘤坏死因子-α和白介素1和白介素7）释放增加，从而促进破骨细胞形成[32]。

雌激素本身可能具有抗氧化特性。雌激素不足可能可以通过活性氧（reactive oxygen species, ROS）水平的升高引起MSC损伤，从而损害成骨细胞分化[24,26-27]。因此，在细胞水平上降低雌激素水平的总效应是：骨细胞和成骨细胞凋亡增加，破骨细胞凋亡减少以及RANKL介导的分化增加[33]。

与绝经相关的骨丢失是4种不同机制作用的结果[34-36]：①每个BMU的净骨沉积量下降；②每个BMU的骨吸收体积短暂增加；③骨重塑率的增加——更多数量的BMU重塑骨骼，每个BMU吸收更多的骨，沉积更少，因为性激素缺乏增加了破骨细胞的寿命，缩短了成骨细胞的寿命[33]；④与持续的内皮质、皮质内以及骨小梁位点相关的骨膜附着的减少。

随着女性40~50岁时雌激素水平的下降，BMU的数量会增加。BMU在骨吸收期的增加会导致基质和矿物质的重塑空间赤字扩大。许多BMU在其吸收期的挖掘骨的外观，与较少的绝经前启动的、现在才进入形成期的 BMU 相匹配。这种对骨表面骨重塑的扰动是导致与绝经相关的 BMD 加速下降的原因（图 21.1）。

随着绝经后状态的继续，那些绝经早期启动的大量 BMU 进入它们的反转再填充期，但由于吸收深度增加和成骨细胞再填充减少，现在的再填充是不完全的。不断恶化的 BMU 负平衡导致持续的骨丢失，但速度比绝经早期慢，因为骨表面的重塑是以一个更高的重塑率恢复到的稳态。骨丢失现在仅由快速重塑和负 BMU 平衡所驱动，而不是发生在绝经早期的表面重塑的扰动。

因为 BMU 存在于骨表面，小梁骨具有更大的表面积，最初的骨丢失发生的速度更快——绝经后较小体积的小梁骨重构和丢失的比例比皮质骨更大。然而，尽管皮质骨的重塑速度较慢，但随着女性从绝经前到围绝经期、从围绝经期到绝经后以及绝经后年份的延长，较大皮质骨体积的缓慢重塑导致的皮质骨丢失大于小梁骨丢失。皮质骨丢失在围绝经期和绝经后的所有骨丢失中的占比为 70%[14,37]。

骨重塑的增加会在几个方面导致骨骼脆弱性增加。骨吸收坑在小梁骨丢失的同时起着应力上升的作用，连通性丢失会降低骨强度[38]（图 21.2）。骨皮质孔隙度增加导致的骨强度降低是孔隙度增加的 7 次方函数；骨小梁的多孔结构的孔隙度增加导致的骨强度降低是其孔隙度增加的 3 次方[39]。相比之下，在男性中，小梁骨重塑的结果是小梁骨变薄而不是穿孔——一个对小梁骨强度影响程度较小的过程。

随着骨重塑的持续，小梁骨丢失，骨皮质间室成为骨丢失的主要来源，导致骨皮质孔隙度增加和皮质"小梁化"（如上文所述）[40]。增加的皮质骨内表面积有利于持续的高重塑，易导致四肢骨骨折。高重塑还降低了基质矿物质密度，所以较老的矿化程度较高的骨被较新的矿化程度较低的骨所取代，结果是骨矿化更不均匀和骨强度下降（图 21.3）。

骨膜附着增加被认为是一种适应性反应——以补偿内皮质骨丢失所产生的强度损伤，因此，不会出现骨的净丢失、骨皮质变薄以及骨强度损失[41]。在一项对 600 多名女性进行的前瞻性研究中，Szulc 等报道，绝经前女性发生内皮质骨丢失的同时伴有骨膜附着[42]。由于骨膜附着小于内皮质吸收，皮质变薄但没有骨的净丢失，因为较薄的皮质现在分布在一个更大的周径上，保留了总骨量。此外，尽管有骨丢失和皮质变薄，但抗弯曲强度增加，因为等量的骨现在分布在离中轴更远的地方（图 21.4）。

在围绝经期，内皮质吸收增加，而骨膜附着减少。皮质变薄，但抗弯曲强度保持不变，因为尽管有骨丢失和皮质变薄，但骨膜附着仍然足以使变薄的皮质向外移动。只有在绝经后内皮质骨吸收加速和骨膜附着

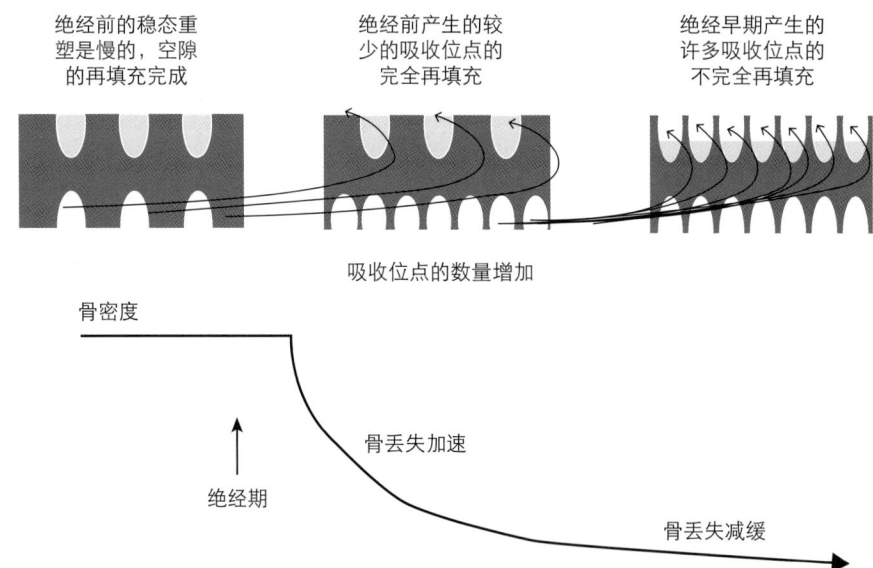

图 21.1 绝经后骨丢失。绝经前，骨重塑慢，少数重塑位点处于形成期，其他重塑位点处于吸收期。在绝经期，处于吸收期的重塑位点的数量增加，而绝经前处于形成期的较少重塑位点现在进入了再填充期，所以 BMD 迅速下降了。在绝经后期，以更高的重塑率达到了一个新的稳定状态，因此，现在更多类似数量的重塑位点正在被发掘和不完全填充（见正文）

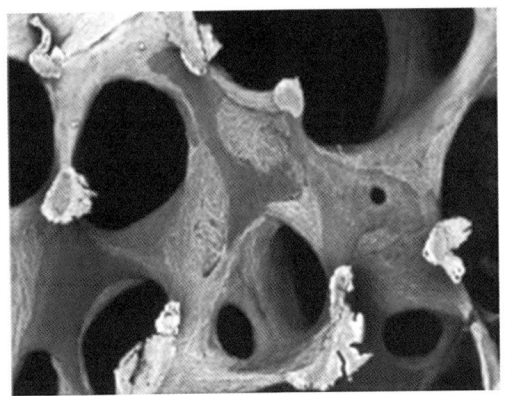
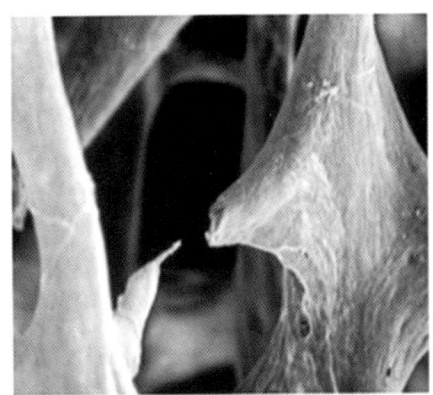
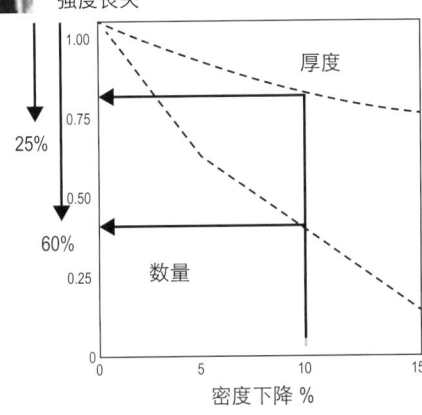

图 21.2 上左图：骨小梁板状结构；上右图：小梁骨连通性丧失（右）。小梁骨穿孔导致连通性丧失，这种导致骨强度降低的程度比小梁骨变薄（下图）大得多（Source: adapted from [12]. Reproduced with permission of John Wiley and Sons.）

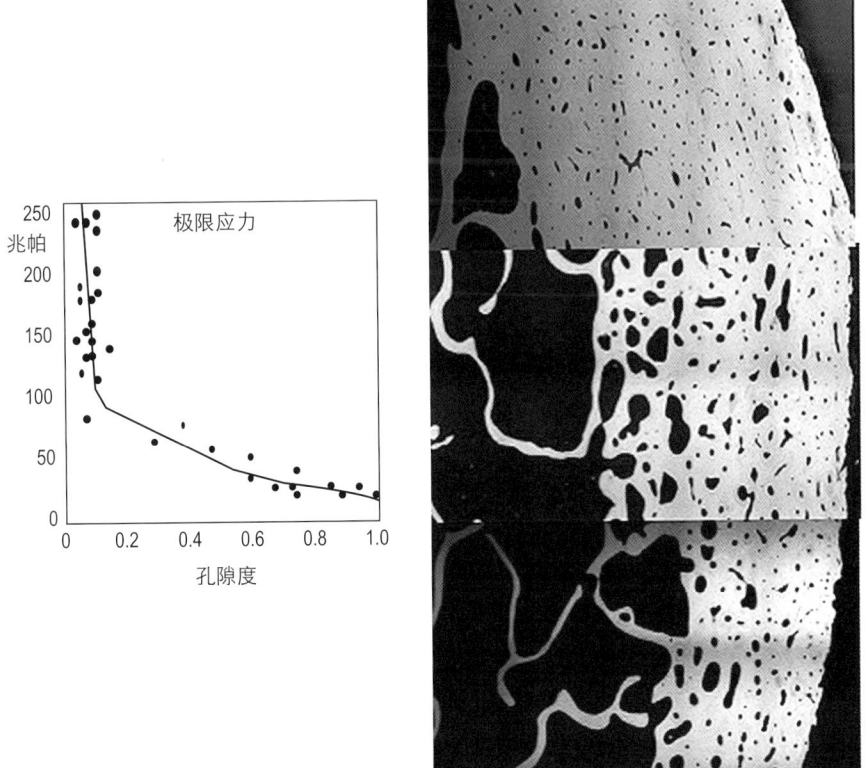

图 21.3 从右图可见，27 岁、70 岁和 80 岁尸检标本的骨皮质孔隙度从上到下依次递增，代表骨皮质内重塑导致骨皮质从内部开始变薄。这与极限应力下降有关（Source: adapted from [14]. Reproduced with permission of Elsevier.）

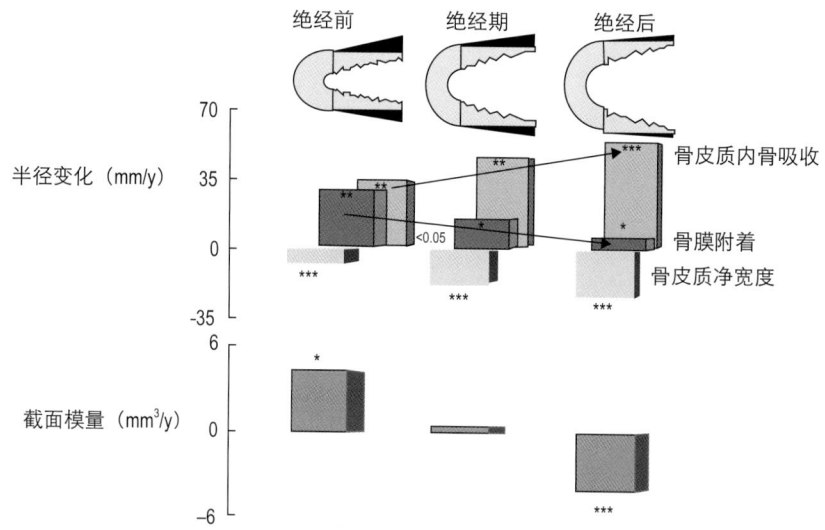

图 21.4　内皮质吸收的骨吸收量随着年龄的增长而增加，同时骨膜附着的骨沉积量减少。净效应是骨皮质厚度下降。在绝经前女性中，变薄的皮质产生放射状位移，截面模量（Z值）增加。在围绝经期女性中，尽管皮质变薄，但 Z 值并没有降低，因为骨膜附着仍然产生放射状位移。在绝经后女性中，Z 值降低是因为内皮质吸收增加继续，骨膜附着减少，很少发生放射状位移（Source: adapted from [42]. Reproduced with permission of John Wiley and Sons.）

减速导致骨皮质进一步变薄时，骨质脆弱才会出现。由于现在的骨膜附着是最少的，变薄的皮质几乎不向外移动，因此，现在的骨皮质面积开始下降，抗弯曲强度也开始下降。在衰老过程中，内皮质骨吸收的增加和骨膜附着的减少会导致骨的净丢失、剩余骨的分布改变以及出现骨质脆弱[43]。

小结

导致骨骼脆弱的骨丢失被认为是通过两种不同的机制发生的，可导致Ⅰ型（绝经后）骨质疏松和Ⅱ型（年龄相关的或绝经期骨质疏松）[44]。对与骨丢失有关的潜在细胞机制的深入了解揭示了一个共同机制——出现负 BMU 平衡，这是出现骨丢失的必要和充分原因，并且是导致骨质脆弱的微观结构恶化的原因。绝经后，负 BMU 平衡恶化，可能是短暂的，但伴随着快速的重塑；小梁骨和皮质骨加速丢失。骨重塑的加快会损害两个间室：小梁骨的骨丢失速度更快；但从绝对值来说，虽然较大体积的骨皮质的骨丢失速度较慢，但骨皮质丢失比小梁骨丢失更多，增加了中轴骨和四肢骨的骨折风险。

参考文献

扫描书末二维码获取。

第三篇
矿物质稳态

第三篇主编：David Goltzman 和 Harald Jüppner

第 22 章　钙稳态的调节　127
Line Vautour 和 David Goltzman

第 23 章　镁稳态　133
Aliya Aziz Khan、Asiya Sbayi 和 Karl Peter Schlingmann

第 24 章　胎儿的钙代谢　137
Christopher S. Kovacs

第 25 章　FGF23 和磷代谢的调节　143
Kenneth E. White 和 Michael J. Econs

第 26 章　性激素　149
Stavros C. Manolagas 和 Maria Schuller Almeida

第 27 章　甲状旁腺激素　157
Thomas J. Gardella、Robert A. Nissenson 和 Harald Jüppner

第 28 章　甲状旁腺激素相关蛋白　161
John J. Wysolmerski 和 T. John Martin

第 29 章　钙敏感受体　167
Geoffrey N. Hendy

第 30 章　维生素 D：生成、代谢、作用机制和临床应用　174
Daniel D. Bikle、John S. Adams 和 Sylvia Christakos

第 22 章
钙稳态的调节

Line Vautour 和 David Goltzman

林　华　宋雨珂 译

钙的分布

全身分布

成人体内约含有 1000 g 的钙（calcium, Ca），其中 99% 是以羟基磷灰石晶体 $[Ca_{10}(PO_4)_6(OH)_2]$ 的形式存在于骨骼的矿物质中。这种晶体在骨骼的机械承重性能中起着关键作用，并作为现成的 Ca 的来源来支持许多 Ca 依赖的生物系统，并将血液中离子 Ca（ionized Ca, Ca^{2+}）保持在正常范围。体内其余 1% 的 Ca 存在于血液、细胞外液（extracellular fluid, ECF）和软组织中。在血清中，总 Ca 值为 10^{-3} mol，是最常用的血清 Ca 测量值。

细胞水平

Ca 在细胞质中的浓度约为 10^{-6} mol/L，在 ECF 中的浓度为 10^{-3} mol/L，因此，Ca 在质膜上产生了 1000 倍的梯度，这有利于 Ca 进入细胞。质膜两端还有一个约 50 mV 的电位梯度，细胞内为负。因此，穿过质膜的化学梯度和电位梯度有利于 Ca 进入细胞，细胞必须抵抗 Ca 的进入以保持细胞活力。Ca 诱导的细胞死亡在很大程度上是由几种机制防止的：通过三磷酸腺苷（ATP）依赖的能量驱动 Ca 泵和 Ca 通道将 Ca 从细胞中排出；钠 - 钙（Na-Ca）交换器；以及位于细胞质、内质网（endoplasmic reticulum, ER）和线粒体中的蛋白质与细胞内 Ca 的结合。Ca 与内质网和线粒体位点结合可以缓冲细胞内的 Ca，并可以被动员以维持细胞质中 Ca 水平，产生 Ca 的脉动峰，以介导膜受体信号通路，调节多种生物系统。

血液水平

在血液中的总 Ca 中，游离或离子的部分（Ca^{2+}）（45%）是总 Ca 的生物功能部分，在临床上可以进行检测；其中 45% 以 pH 依赖的方式与白蛋白结合，其余 10% 以与包括磷酸盐（PO_4）和柠檬酸盐在内的阴离子的复合物的形式存在[1]。虽然只有 Ca^{2+} 可以进入细胞并激活细胞过程，但大多数临床实验室只报告血清中总 Ca 浓度。正常血清中总 Ca 的浓度一般为 8.5~10.5 mg/dL（2.12~2.62 mmol/L），高于此水平被认为是高钙血症。Ca^{2+} 的参考范围是 4.65~5.25 mg/dL（1.16~1.31 mmol/L）。当蛋白质浓度波动时，尤其是白蛋白浓度波动，总 Ca 水平可能会变化，而 Ca^{2+} 可能会保持相对稳定。静脉穿刺时脱水或血液浓缩可能会使血清白蛋白浓度升高和血清总 Ca 假性升高。当白蛋白浓度增加时，此时血清白蛋白浓度 >4 g/dL，总 Ca 的这种升高可以通过每 1.0 g/dL 从总 Ca 中减去 0.8 mg/dL 来"校正"。相反，当白蛋白水平较低时，此时白蛋白 <4 g/dL，总 Ca 可以通过每 1.0 g/dL 增加 0.8 mg/dL 来"校正"。即使在血清白蛋白水平正常的情况下，血液 pH 的变化也会改变白蛋白 -Ca^{2+} 复合物的平衡常数，酸中毒会降低结合，碱中毒会增加结合。因此，血清白蛋白或 pH 的重要变化需要直接测量 Ca^{2+} 水平，以确定生理血清 Ca 的水平。

钙平衡

由于 Ca^{2+} 对细胞分裂、细胞黏附和质膜完整性、蛋白质分泌、肌肉收缩、神经元兴奋性、糖原代谢和凝血等多种细胞功能具有重要作用，ECF 中 Ca^{2+} 浓度被严格维持在一个相当窄的范围内。

骨骼、肠道和肾脏在保证 Ca 稳态方面都起着重要作用。总的来说，对于一个典型的个体，如果每天从饮食中摄入 1000 mg 的 Ca，则大约有 200 mg 会被吸收。每天大约有 10 g 的 Ca 会通过肾脏过滤，其中大部分会被重吸收，大约 200 mg 的 Ca 会随尿液排出。然而，正常的 24 小时 Ca 排泄量可能在 100～300 mg/d（2.5～7.5 mmol/d）。骨骼是人体的主要 Ca 储存库，约可以储存 1 kg 的 Ca。通常情况下，由于正常的骨转换，每天大约 500 mg 的 Ca 从骨中释放出来，每天也有等量的 Ca 被吸收（图 22.1）。

钙稳态的激素调节

钙稳态的综合调控概述

ECF 中 Ca 浓度的严格调控是通过 Ca 敏感细胞的作用来维持的，Ca 敏感细胞可以调节激素的生成[2-5]。这些激素作用于骨骼、肠道和肾脏中的特定细胞——这些细胞可以通过改变 Ca 的流动来维持 ECF 中 Ca 浓度。因此，ECF 中 Ca 的减少会刺激颈部甲状旁腺释放甲状旁腺激素（parathyroid hormone, PTH）（图 22.2）。PTH 可以促进骨吸收，释放骨骼中的 Ca 和磷酸盐。据报道，PTH 还可以增加成熟成骨细胞和骨细胞释放利尿磷激素（phosphaturic hormone）——成纤维细胞生长因子 23（fibroblast growth factor 23, FGF23）[6]。PTH 可以增加 Ca 在肾脏的重吸收，同时减少磷酸盐的重吸收，从而产生磷酸盐尿。低钙血症和 PTH 本身都可以刺激维生素 D 的惰性代谢物 25-羟基维生素 D（25OHD）转化为活性 1,25-二羟基维生素 D［1,25(OH)$_2$D］[7]，这反过来会促进肠道的 Ca 吸收，并在较小程度上增加肾脏磷酸盐的重吸收。Ca 从骨的动员、Ca 从肠道的吸收的增加以及过滤后的 Ca 沿肾单位的重吸收的增加的净效应是：使 ECF 中 Ca 浓度恢复正常并抑制 PTH 和 1,25(OH)$_2$D 的进一步生成。此外，释放的 FGF23 还可以还原 1,25(OH)$_2$D[8]，据报道也可以减少 PTH 的生成，从而进一步确保 Ca 稳态的恢复。

当 ECF 中 Ca 高于正常范围时，会发生相反顺序的事件，即由刺激甲状旁腺 Ca 敏感受体（Ca-sensing receptor, CaSR）引起的 PTH 分泌减少和肾脏 1,25(OH)$_2$D 生成减少。此外，高钙血症对肾脏的直接 Ca 尿效应可以通过髓袢粗段升支皮质（cortical thick ascending limb, CTAL）中的肾脏 CaSR 介导发生。因此，抑制 PTH 的释放和 1,25(OH)$_2$D 的生成以及刺激肾脏 CaSR 可以分别导致骨 Ca 释放减少、肠道 Ca 吸收减少和肾小管 Ca 重吸收减少，从而使 ECF 中升高的 Ca 浓度恢复正常。

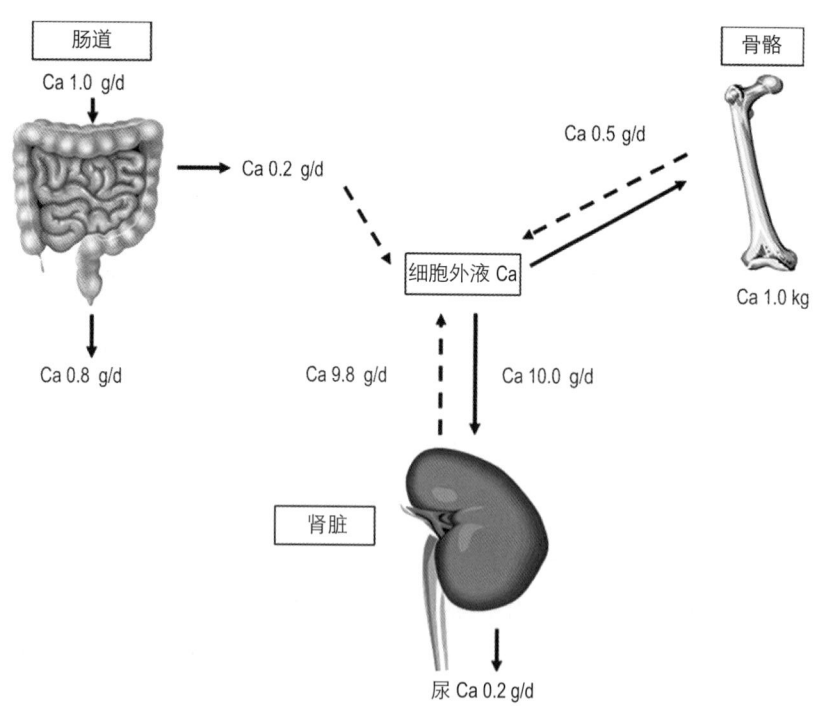

图 22.1 钙平衡。在一个典型的成年人，平均每天大约摄入 1 g 的元素 Ca（Ca^{2+}）。其中大约 200 mg/d 被吸收，800 mg/d 被排出。大约 1 kg 的 Ca 储存在骨中，每天约 500 mg 的 Ca 通过骨吸收释放出来，并在骨形成过程中沉积下来，此时骨转换处于平衡状态。在每天通过肾脏过滤的 10 g 的 Ca 中，只有大约 200 mg 或更少的 Ca 出现在尿液中，其余的被重吸收

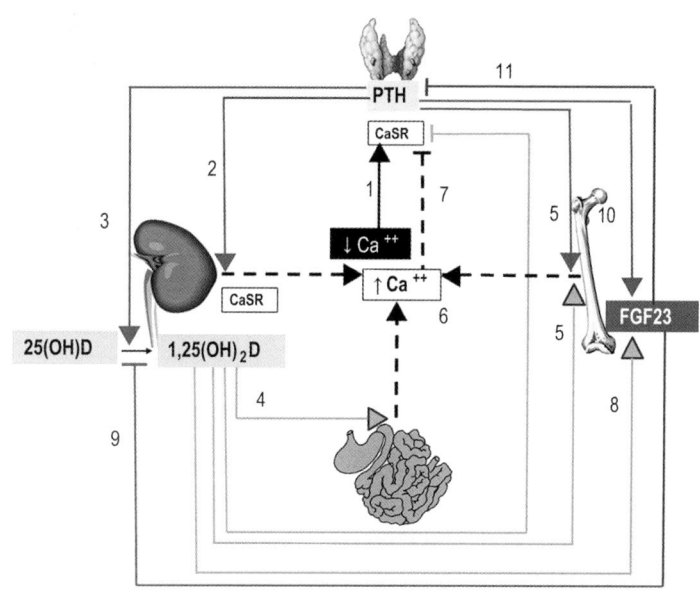

图 22.2 细胞外液（ECF）钙稳态的激素调节。ECF 中 Ca 降低（↓）导致甲状旁腺通过 Ca 敏感受体（CaSR）释放的甲状旁腺激素（PTH）增加（1）。PTH 增加可以促进 Ca 在肾脏的重吸收（2），而当 ECF 中 Ca 降低时，CaSR 不被激活而导致 Ca 尿。PTH 还能在肾脏增加 25-羟基维生素 D（25OHD）向 $1,25(OH)_2D$ 的转化（3）。$1,25(OH)_2D$ 的生成可以增加肠道的 Ca 吸收（4），PTH 和 $1,25(OH)_2D$ 可以吸收骨并增加骨中 Ca 的释放（5）。净结果是 ECF 中 Ca 正常化（→）和抑制 PTH 的进一步释放（⊣）（7）。$1,25(OH)_2D$ 还可以刺激成纤维细胞生长因子 23（FGF23）从骨中释放（8），进而进一步抑制肾脏 25OHD 向 $1,25(OH)_2D$ 的转化（9）。PTH 也可能会刺激 FGF2（10），进而限制 PTH 的进一步释放（11）

激素生成的调节

甲状旁腺激素（PTH）的生成

ECF 中 Ca 是甲状旁腺分泌 PTH 的主要调节因子。甲状旁腺检测 ECF 中 Ca 是通过 CaSR，后者是一种 Gq 蛋白耦联受体[9]。甲状旁腺主细胞中的 CaSR 可以感知到 ECF 中 Ca 的减少，因此，可以使 PTH 分泌急性增加。ECF 中 Ca 和 PTH 分泌之间的关系呈陡峭的倒 S 形曲线，其特征是 PTH 的分泌在 ECF 中 Ca 低的时候达到最大分泌率，在 ECF 中 Ca 在中点或"设定点"的时候半抑制，在 ECF 中 Ca 高的时候处于最低水平[10-11]。持续的低钙血症最终会导致甲状旁腺细胞增殖[12]和甲状旁腺总分泌能力增加。ECF 中 Ca 通过 CaSR 起作用，因此，在调节 PTH 的释放和甲状旁腺细胞的功能中起着激素作用。$1,25(OH)_2D_3$ 可以降低 PTH 的合成和甲状旁腺细胞的增殖[13]。有关 PTH 分泌的分子事件和 CaSR 的功能参见第 26 章和第 28 章。

维生素 D 的生成和代谢

皮肤中生成的或饮食中摄入的维生素 D 是在肝脏中被 25-羟基化，由此生成的 25OHD 代谢物随后在肾脏中也在较小程度上在其他组织中转化为活性形式 $1,25(OH)_2D$，即通过线粒体酶——25OHD-1α 羟化酶 [CYP27B 或 1α(OH) 酶][14]。低钙血症、低磷血症和高 PTH 水平可以刺激肾脏生成 $1,25(OH)_2D$。作为负反馈的一部分，肾脏 1α(OH) 酶可以被 $1,25(OH)_2D$ 有效地抑制。此外，$1,25(OH)_2D$ 还可以刺激肾脏 24-羟化酶 [CYP24A1 或 24(OH) 酶]，将 25OHD 转化为 $24,25(OH)_2D$，从而减少肾脏 1α(OH) 酶的底物，并将 $1,25(OH)_2D$ 转化为 $1,24,25(OH)_3D$，然后代谢为己钙酸（calcitroic acid，1-羟基-23-羧基-维生素 D_3）或 23,25OHD-26,23-内酯，这是维生素 D 的两种无活性形式。FGF23 是肾脏 1α(OH) 酶的有效抑制剂，也能刺激肾脏 24(OH) 酶，因此也参与降低循环中 $1,25(OH)_2D$ 的浓度。通过这种方式，FGF23 是作为 $1,25(OH)_2D$ 的对抗调节激素对矿物质稳态发挥作用。维生素 D 代谢途径的分子细节描述见第 29 章。

成纤维细胞生长因子 23（FGF23）的生成

FGF23 可能会受到局部或全身因素的刺激。在人类，高磷饮食可以增加血清 FGF23 水平，低磷饮食可以降低血清 FGF23 水平[15-18]；但变化不大，磷酸盐负荷和 FGF23 升高之间有一个滞后期[17]。在小鼠，血清 Ca 介导的血清 FGF23 的升高需要血清磷达到一定的阈值；同样，如果血清 Ca 低于这个阈值，则磷酸盐引起的 FGF23 的升高会明显减弱[19]。PTH 可以使 FGF23 升高，但 1,25(OH)$_2$D 的环境浓度似乎取代了 PTH 对这种激素的调节作用[20]。因此，1,25(OH)$_2$D 似乎是 FGF23 生成的最重要的生理刺激，并且 FGF23 和 1,25(OH)$_2$D 参与骨 - 肾脏内分泌循环，其中 1,25(OH)$_2$D 刺激 FGF23 的生成，而 FGF23 抑制 1,25(OH)$_2$D 的水平。

PTH、1,25(OH)$_2$D、钙和 FGF23 在靶组织中调控钙稳态的作用

肠道的钙的转运

肠道的 Ca 的净吸收可以通过评估外部平衡的方法来测定。这种评估方法要求受检者摄入已知成分和 Ca 量的饮食并测定尿液 Ca 排泄和粪便 Ca 损失。当净吸收量下降至每日约 200 mg Ca（5.0 mmol）时，就会出现负平衡。饮食中 Ca 的吸收量随着年龄和 Ca 摄入量的不同而不同，可能在 20%～60% 之间。Ca 的净吸收率在成长中的儿童、青少年的生长高峰期以及妊娠期和哺乳期都很高。Ca 的吸收效率在长时间的饮食限 Ca 期间会增加，以最大限度地吸收所摄入的 Ca。男性和女性的净吸收率都随着年龄的增长而下降，因此，需要增加 Ca 的摄入量来补偿吸收率的下降。粪便 Ca 的每日损失为 100～200 mg（2.5～5.0 mmol）。粪便中 Ca 由未吸收的饮食中 Ca 以及肠道、胰腺和胆汁分泌物中的 Ca 组成。分泌型的 Ca 不受激素或血清 Ca 的调节。

大约 90% 的 Ca 吸收来自十二指肠和空肠的较大表面积区域。Ca 需求增加时可以刺激十二指肠、回肠和结肠中上皮 Ca 主动转运系统的表达，这足以使老年男性和女性的 Ca 吸收量从 20% 增加至 45%，使儿童和年轻人的 Ca 吸收量从 55% 增加至 70%。1,25(OH)$_2$D$_3$ 可以提高饮食中 Ca 的肠道吸收效率。肠上皮 Ca 的转运包括一个主要受 1,25(OH)$_2$D 调节的能量依赖的、细胞介导的饱和活性过程和一个由跨上皮电化学梯度驱动的被动扩散性细胞旁路吸收途径。活性 Ca 吸收量占饮食中负荷的 10%～15%[21]。肠道主动的跨细胞吸收包括三个连续的细胞步骤：第一，限速的步骤，通过上皮顶端的瞬时受体电位通道（transient receptor potential vanilloid, TRPV）家族的 Ca 通道（TRPV6）将肠腔内的 Ca 转运到肠道细胞内；第二，Ca 通过通道相关蛋白（Ca 结合蛋白-D9K）在细胞内转运；第三，Ca 通过基底外侧 Ca 三磷酸腺苷酶系统（PMCA1b）通过能量消耗过程挤压穿过基底外侧膜进入 ECF[21-22]。减少饮食中 Ca 的摄入量可以增加 PTH 的分泌和 1,25(OH)$_2$D 的生成。1,25(OH)$_2$D 生成增加可以增加这些蛋白质的表达，从而增加 Ca 的吸收并补偿饮食中的减少[23]。这种涉及 TRPV6 Ca 通道的细胞介导通路在 K_t（1/2 最大转运）为 1.0 mmol/L 时是饱和的。

通过调节封闭蛋白（claudin）2 和封闭蛋白 12 形成细胞旁路 Ca 通道，1,25(OH)$_2$D 也可以通过细胞旁路上皮细胞连接改变 Ca 的通路。然而，被动扩散随着腔内 Ca 浓度的增加呈线性增加，在高 Ca 饮食摄入期间，1,25(OH)$_2$D 被抑制，被动的细胞旁路转运几乎占所有的吸收。肠道 Ca 吸收的增加和减少的原因如表 22.1 所示。

肾脏的钙的处理

肾脏在确保 Ca 平衡方面起着核心作用，而 PTH 和 ECF 中 Ca 本身在调节这种肾功能方面起着主要作用[24-26]。表 22.2 列出了影响 Ca 处理的多种因素

表 22.1 增加或减少肠道钙吸收的情况

增加钙的吸收	减少钙的吸收
肾脏 1,25(OH)$_2$D 的生成增加	肾脏 1,25(OH)$_2$D 的生成减少
生长	维生素 D 缺乏
妊娠（可能也包括胎盘生成的增加）	慢性肾功能不全
	甲状旁腺功能减退症
哺乳	衰老
原发性甲状旁腺功能亢进症	25-羟化酶缺乏症（CYP2R1 突变）
特发性高钙尿症	维生素 D 依赖性佝偻病 I 型（遗传学假性维生素 D 缺乏性佝偻病）（CYP27B1 突变）
磷酸盐消耗障碍，例如由 NPT2a 或 NPT2c 突变引起的疾病	
肾脏 1,25(OH)$_2$D 的代谢减少	1,25(OH)$_2$D 抵抗
特发性婴儿高钙血症（CYP24A1 突变）	维生素 D 依赖性佝偻病 II 型（遗传性维生素 D 抵抗性佝偻病）（VDR 突变）
肾脏外 1,25(OH)$_2$D 的生成增加	1,25(OH)$_2$D 的生成正常
结节病和其他肉芽肿性疾病	糖皮质激素使用过量
B 细胞淋巴瘤	甲状腺功能亢进症

表 22.2 通过增加或减少肾小球滤过和（或）肾小管重吸收来调节尿钙排泄的激素和情况

减少钙的排泄	增加钙的排泄
肾小球滤过减少	肾小球滤过增加
低钙血症	高钙血症
低镁血症	
肾功能不全	
肾小管重吸收增加	肾小管重吸收减少
低钙血症	高钙血症
ECF 体积收缩	ECF 体积扩张
噻嗪类利尿剂	袢利尿剂
服用磷酸盐类药物	磷酸盐的损失
代谢性碱中毒	代谢性酸中毒
PTH——甲状旁腺功能亢进症和假性甲状旁腺功能减退症	环孢霉素 A
	凹痕疾病
PTH 相关肽（PTHrP）	巴特综合征
吉特曼综合征	常染色体显性低钙血症（活性 CaSR 突变）
家族性低钙尿高钙血症（无活性 CaSR 突变）	

（第 26、28 和 29 章描述了 PTH 对肾脏的分子作用）。PTH 对近端小管中 Ca 流量的调节作用很小，在那里 65% 的过滤后的 Ca 被重吸收，与诸如钠和水的溶质的大量转运耦合[25]。在这个肾单位区域，PTH 可以刺激 1α(OH) 酶，导致 $1,25(OH)_2D$ 合成增加[27]。ECF 中 Ca 的减少本身就可以刺激 $1,25(OH)_2D$ 的生成，但目前尚不清楚这是否是通过 CaSR 发生的。最后，PTH 还可以通过抑制顶端Ⅲ型 Na^+/H^+ 交换和基底外侧 Na^+/K^+-ATP 酶来抑制近端小管对 Na 和 HCO_3^- 的重吸收，并且可以通过抑制Ⅱ型 Na^+ 依赖的磷酸盐共转运体 NaPi-Ⅱa 和 NaPi-Ⅱc 来抑制顶端 Na^+/PO_4^- 的协同转运。

大约 20% 的滤过 Ca 在 CTAL 被重吸收，15% 在肾远曲小管（distal convoluted tubule, DCT）被重吸收。在这两个位点，PTH 与 PTH 受体（PTHR）结合可以增加 Ca 的重吸收[30-31]。至少在 CTAL 中，这似乎是通过增加 Na/K/2Cl 共转运体的活性来实现的，该共转运体可以驱动 NaCl 的重吸收并刺激细胞旁路 Ca 和镁（Mg）的重吸收[32]。

CaSR 也存在于 CTAL 中[33]，在那里，ECF 中 Ca 的增加可以激活磷脂酶 A2，从而降低 Na/K/2Cl 共转运体和顶端 K 通道的活性，从而减少细胞旁路 Ca 的重吸收。因此，ECF 中 Ca 的升高拮抗这个肾单位区域 PTH 的作用，ECF 中 Ca 实际上可以通过这种方式参与自身稳态的调控。抑制 NaCl 的重吸收和 NaCl 在尿液中的损失可能会导致严重高钙血症中观察到的容量减少。因此，ECF 中 Ca 的作用方式可能类似于"袢"利尿剂，例如呋塞米。$1,25(OH)_2D_3$ 通过刺激 CaSR 直接影响肾脏的 Ca 的处理。目前对 $1,25(OH)_2D_3$ 在促进人体肾小管中 Ca 的重吸收中起直接作用仍有争议，尽管在小鼠模型中观察到的结果似乎是这样。

在 DCT 中，PTH 也可以影响[21]管腔内 Ca 通过 TRPV5 转运到肾小管细胞，Ca 通过细胞顶端向基底外侧表面转运，这个过程涉及 Ca 结合蛋白-D28K 等蛋白质，最后 Ca 通过 Na^+/Ca^{2+} 交换器（称为 NCX1）从细胞中被主动挤压到血液中。PTH 主要通过环腺苷酸（cyclic AMP, cAMP）介导的机制增强 NCX1 的活性，从而显著刺激 Ca 在 DCT 中的重吸收。

骨重塑和矿化与钙稳态

在骨中，PTH 受体主要位于间充质来源的成骨细胞表型细胞上[34]，而不是造血来源的破骨细胞上。PTH 的一个主要生理作用似乎是通过增强细胞因子、核因子-κB 受体活化因子配体（receptor activator of NFκB ligand, RANKL）的释放来维持正常的 Ca 稳态[35]。RANKL 与其受体 RANK 结合，后者位于破骨细胞前体和破骨细胞上，可以促进成熟破骨细胞的形成和增强现有破骨细胞的吸收活性，特别是在皮质骨中。PTH 也可能会减少成骨蛋白，例如骨保护素，骨保护素可以与 RANKL 结合，形成非活性复合物，并阻止其与 RANK 结合，从而降低破骨细胞的活性[36-37]。也有人提出，PTH 可以通过改变其溶解度，在骨表面以不依赖破骨细胞的方式快速释放矿物质[38]。PTH 也可能通过作用于成骨细胞（主要作用于骨小梁）具有促骨生成作用。

维生素 D 对于骨骼的正常矿化是必不可少的，这可能是由其增加肠道 Ca 和磷酸盐的吸收和将这些离子水平保持在有利于骨基质中羟磷灰石沉积的范围内所起的间接作用。$1,25(OH)_2D$ 对骨骼的主要作用似乎是当饮食中的 Ca 不足以维持正常的 ECF 中 Ca 时增强 Ca 储备的动员[39]。与 PTH 一样[40]，$1,25(OH)_2D$ 是通过与成骨细胞系细胞上的受体结合和增加 RANKL/骨保护素比值而增加其单核细胞前体向破骨细胞系细胞的增殖、分化和活性从而促进破骨细胞骨吸收的[41]。高水平的 1,25(OH)$_2$D 也可能会抑制矿化。据报道，内源性和外源性 1,25(OH)$_2$D 在体内也具有促骨生成作用[42-43]。

第一部分和第 25 章至第 29 章详细讨论了骨形成和骨吸收。骨转换的生理和病理状态的分子基础在第 67、70、73 至 76 章以及第六部分有详细介绍。

钙稳态调控的时间序列

低钙血症引起的循环中 PTH 的升高可以在几分钟内增加远端肾小管的 Ca 的重吸收。还可能存在不依赖于 PTH 的 ECF 中 Ca 的"缓冲"机制（不完全了解的机制），可能涉及 CaSR，在诱导低钙血症后使 ECF 中 Ca 迅速恢复到基线值[44]。因此，短时间的低钙血症可能可以只通过增加肾脏对 Ca 的保留和动员骨骼中的 Ca 予以纠正。PTH 诱导的破骨细胞性骨吸收可能在几小时到几天后发生。PTH 诱导的肾脏从 25(OH)D 合成 1,25(OH)$_2$D 的刺激需要几个小时[45]，这可能会延长低钙血症的时间，骨骼也会更长时间地暴露于高水平的 PTH 环境中，这可能涉及 1,25(OH)$_2$D 介导的肠道 Ca 吸收增加以及 1,25(OH)$_2$D 介导的骨 Ca 释放。

一般来说，低钙血症引起的循环中 PTH 升高足以在几分钟到几小时内使血 Ca 恢复正常。然而，现实中存在着各种临床状况（例如，Ca 摄入量明显不足或维生素 D 缺乏），需要更高和更长时间的 PTH 水平升高才能恢复和维持正常的血 Ca。这可以通过甲状旁腺对 ECF 中低 Ca 和（或）相关的 1,25(OH)$_2$D 缺乏的时间分级反应来实现[46]。因此，在最初释放存储的 PTH 以应对低钙血症后（这个过程发生在数秒内并持续 60～90 分钟），在 20～30 分钟内 PTH 细胞内降解减少[47]，在数小时内 PTH 基因表达增加，最终，甲状旁腺细胞增殖增加会持续数周至数月[48]。在这种情况下，循环中 PTH 和甲状旁腺细胞群会大量增加，例如在慢性肾脏疾病和严重甲状旁腺功能亢进症患者。

参考文献

扫描书末二维码获取。

第 23 章
镁 稳 态

Aliya Aziz Khan、Asiya Sbayi 和 Karl Peter Schlingmann

林 华 何晓铭 译

引言

镁（Mg^{2+}）是大量细胞过程所必需的，包括能量代谢、蛋白质和核酸合成，以及维持神经组织和细胞膜的电位[1]。Mg^{2+} 是许多酶的辅助因子，在能量代谢中起着关键作用。全身大约99%的 Mg^{2+} 存在于细胞内，其余存在于细胞外液（extracellular fluid, ECF）中[2]。全身 Mg^{2+} 总量的大约90%存在于骨骼、肌肉和软组织中，其中0.3%存在于血清中，约1/3与蛋白质结合[3-4]。大约10%的 Mg^{2+} 以盐（碳酸氢盐、柠檬酸盐、磷酸盐、硫酸盐）的形式存在，其中约60%的 Mg^{2+} 具有生物活性，可以以自由离子形式存在[1,5]。血清中离子 Mg^{2+} 水平通过肾脏、肠道和骨骼的作用维持在严格的正常参考范围内[6-9]。

低镁血症

低镁血症的症状取决于其严重程度和发病速度。其症状包括轻度低镁血症时出现的疲劳和腿抽筋，以及严重镁缺乏状态下出现的癫痫发作、昏迷和死亡[2]。妊娠期间的低镁血症可以导致发育中胎儿畸形[10]。低镁血症可以由摄入量和肠道吸收量减少、损失量增加或 Mg^{2+} 再分布引起[11]。

Mg^{2+} 广泛存在于所有种类的食物中[11]。肠道性低镁血症的常见原因是吸收障碍、短肠综合征、严重呕吐、腹泻或脂肪泻引起的吸收减少[4]。有一种影响肠道 Mg^{2+} 吸收的遗传性疾病，它是一种家族性低镁血症，伴有继发性低钙血症，是由瞬时受体电位阳离子通道家族成员6（transient receptor potential cation channel subfamily M member 6, TRPM6）突变引起的。TRPM6参与肠道和肾脏顶端 Mg^{2+} 通道的形成。因此，其隐性突变不仅会导致肠道活性跨细胞 Mg^{2+} 摄取缺陷，还会损害肾脏的 Mg^{2+} 的保存[12-13]。

长期使用质子泵抑制剂（proton pump inhibitor, PPI）可能会导致获得性低镁血症，这很可能是由肠道吸收减少和损失引起的[14-15]。这可能是由于肠道pH值的改变抑制了TRPM6介导的 Mg^{2+} 的主动转运引起的。然而，导致低镁血症的机制还有待阐明[16]。

通过评估 Mg^{2+} 的排泄分数（fractional excretion of magnesium, FEMg），可以将肾脏的 Mg^{2+} 损失和肠道的 Mg^{2+} 损失区分开来：

EFMg＝[（尿 Mg^{2+} × 血浆肌酐）/（0.7 × 血 Mg^{2+} × 尿肌酐）] × 100%

如果低镁血症患者的FEMg＞4%，则与肾脏的 Mg^{2+} 消耗一致。如果FEMg＜2%，则可能存在肾脏外原因导致的 Mg^{2+} 损失[17]。FEMg的假性降低可能会发生在肾小球滤过率低和严重低镁血症的情况下。因此，在通过检测尿样中的FEMg检测肾脏的 Mg^{2+} 消耗之前，可能有必要补充 Mg^{2+} [18]。按绝对值计算，在低镁血症的情况下尿 Mg^{2+} 排泄量＞1 mmol/d与肾脏的 Mg^{2+} 消耗一致[18]。

许多药物可能会通过促进肾脏的 Mg^{2+} 排泄而导致低镁血症，包括利尿剂（噻嗪类和呋塞米）、抗生素和抗真菌药物（膦甲酸钠、两性霉素B和氨基糖苷类）、抗癌类药物（即铂衍生物，例如顺铂、卡铂）、免疫抑制剂（西罗莫司和钙调磷酸酶抑制剂，例如他克莫司和环孢素A）以及EGF受体抑制剂（西妥昔单抗）。后者可能特别干扰远端肾小管中的跨细胞 Mg^{2+} 转运。

高镁血症

在高镁血症的情况下，Mg^{2+} 的排泄分数增加，

以维持正常的血清 Mg^{2+}。当肾功能下降肾小球滤过率（GFR）<30 ml/min 时，Mg^{2+} 的排泄受损，血清 Mg^{2+} 水平开始上升[19]。Mg^{2+} 的肾脏清除受损也发生在家族性低尿钙高钙血症（见下文）以及锂治疗时[20]。相反，增加口服 Mg^{2+} 摄入量，即通过摄入抗酸剂、泻药或轻泻剂等，很少导致高镁血症，而肠道外给药 Mg^{2+} 能够发生临床相关的高镁血症[21]。由此发生的高镁血症可能反过来引起由抑制 PTH 释放引起的低钙血症[22]。临床上，高镁血症伴有恶心、呕吐等胃肠道症状。此外，心电图可随着延长的 QRS、心率和 QT 间期而发生变化，并可导致完全性心脏传导阻滞和休克。神经系统症状包括意识模糊和昏迷。

镁的吸收

肠道的镁吸收

Mg^{2+} 主要在小肠（空肠和回肠）吸收，部分吸收发生在结肠[23-24]。在生理情况下，30%～40% 的口服 Mg^{2+} 会被吸收[25]。然而，在 Mg^{2+} 缺乏的情况下，肠道吸收的 Mg^{2+} 可以增加至 80%。Mg^{2+} 的吸收通过两种不同的途径：饱和的、主动的跨细胞转运和不可饱和的、被动细胞旁路途径[26]。在肠道内浓度较低时，Mg^{2+} 主要通过主动的跨细胞途径吸收；而随着肠道内浓度的升高，被动的细胞旁路途径变得越来越重要。跨细胞途径的饱和动力学表明，主动转运能力有限。这两种转运系统一起形成了跨上皮 Mg^{2+} 转运的曲线动力学。在存在 TRPM6 缺陷的儿童中已经观察到肠道 Mg^{2+} 吸收缺陷（见下文），这表明这种位于顶端的 Mg^{2+} 可渗透离子通道在主动跨细胞 Mg^{2+} 吸收中起着关键作用。

肾脏的镁保留

从肠道内吸收后，Mg^{2+} 进入血液，并在肾小球内被过滤。95%～99% 的滤过后 Mg^{2+} 沿肾小管被重吸收[27]，因此，在生理、Mg^{2+} 正常状态下，3%～5% 的滤过后的 Mg^{2+} 最终随尿液排出。Mg^{2+} 沿肾小管跨上皮转运的机制因所涉及的肾小管节段不同而不同。

一小部分（15%～20%）滤过后的 Mg^{2+} 已经在近曲小管（proximal convoluted tubule, PCT）被重吸收。有趣的是，在新生儿体内，这段肾单位重吸收的 Mg^{2+} 高达 70%。随着这段管状节段的成熟，导致 Mg^{2+} 重吸收这一现象的 PCT 细胞旁路渗透性的增加消失了[28]。

绝大多数滤过后的 Mg^{2+}（约 70%）在髓袢粗段升支（thick ascending limb, TAL）被重吸收。在 TAL 中 Mg^{2+} 的重吸收是被动的，本质上是细胞旁路的，并通过特殊的紧密连接与 Ca 一起发生。这些紧密连接是由封闭蛋白家族的一组特定蛋白质组成的，一方面，它们为水和电解质封闭细胞旁空间，但另一方面，它们允许离子选择性通过。在 TAL 中，紧密连接由封闭蛋白-16 和封闭蛋白-19 形成，它们在调节细胞旁路 Ca^{2+} 和 Mg^{2+} 转运中起关键作用[29]。影响这两种蛋白质的突变会导致 Ca^{2+} 和 Mg^{2+} 的细胞旁路重吸收受损，导致家族性低镁血症伴高钙尿症和肾钙盐沉着症（familial hypomagnesemia with hypercalciuria and nephrocalcinosis, FHHNC）[30]。受影响的患者表现为低镁血症，并在儿童时期由于存在高钙尿症而发展为肾钙盐沉着症[31]。不幸的是，患者几乎都是在 11～20 岁开始发展为慢性肾衰竭[32]。

TAL 细胞旁路 Ca^{2+} 和 Mg^{2+} 的转运受位于基底外侧的 Ca 敏感受体（calcium sensing receptor, CaSR）的调节。CaSR 可以感知远端肾单位和其他组织中的细胞外 Ca^{2+} 和 Mg^{2+} 的浓度，从而在 Ca^{2+} 和 Mg^{2+} 的稳态中发挥重要作用[33]。关于肾小管对 Mg^{2+} 的处理，PTH 不仅可以通过增加细胞旁路的通透性来增加皮质 TAL 的 Mg^{2+} 的重吸收，而且可以增加肾远曲小管（distal convoluted tubule, DCT）跨细胞的 Mg^{2+} 的重吸收[34-35]。

在甲状旁腺中，CaSR 负责调节 PTH 的合成和释放速率，使其达到细胞外 Ca^{2+} 和 Mg^{2+} 水平。CaSR 在其胞外结构域具有多个低亲和力阳离子结合位点，可以在毫摩尔浓度范围内与多个阳离子协同作用[36]。因此，Ca^{2+} 和 Mg^{2+} 都可以激活 CaSR，影响 PTH 的合成和分泌[34]。此外，细胞内 Mg^{2+} 参与腺苷酸环化酶的激活和环腺苷酸（cyclic AMP, cAMP）的细胞内信号转导[37]。Mg^{2+} 激活 CaSR 可以刺激磷脂酶 C 和 A2，抑制细胞 cAMP，同时抑制 PTH 的释放[38]。在肾脏中，CaSR 的激活减少了细胞旁路 Na^+、Ca^{2+} 和 Mg^{2+} 的转运，导致这些阳离子在肾脏中的损失。CaSR 突变的激活或失活都可能会导致遗传性疾病。杂合、激活突变会导致常染色体显性低钙血症（autosomal dominant hypocalcemia, ADH）。患者可表现为低血钙性癫痫发作或肌肉痉挛。不相称的 PTH 水平过低（由甲状旁腺中 CaSR 的激活引起）可以导致原发性甲状旁腺功能减退症。在大量受影响的患者中，低钙血症与低镁血症有关[39]。此外，患者可能会出现临床相关程度的肾脏盐和水的损失，这是由抑制 TAL 中主动跨细胞 NaCl 重吸收导致的，这一现象可以通过与 Bartter 综合征类似的实验室测量值反映出来[19]。

一个或两个等位基因的失活突变会分别导致家族性低尿钙高钙血症（familial hypocalciuric hypercalcemia, FHH）和新生儿严重甲状腺功能亢进症（neonatal severe hyperparathyroidism, NSHPT）。血清 PTH 水平过高，肾脏 Ca^{2+} 和 Mg^{2+} 排出显著减少。除了症状性高钙血症外，NSHPT 病患者也表现为轻度高镁血症[20]。

虽然滤过的 Mg^{2+} 在 DCT 中只有 5%～10% 被重吸收，但这一段的主动跨细胞 Mg^{2+} 转运对于决定最终尿 Mg^{2+} 的排泄至关重要，因为在收集管中没有显著的 Mg^{2+} 转运[30,40]。

虽然在 DCT 经上皮转运 Mg^{2+} 的机制远未被完全理解，但对不同形式的遗传性低镁血症患者进行的分子遗传学研究为理解转运过程的可能的机制和调节提供了重要见解。

对低镁血症伴继发性低钙血症患者进行的分子遗传学研究发现，TRPM6 是肠道和肾脏中主动跨细胞 Mg^{2+} 转运的关键成分[12-13]。TRPM6 被认为参与了位于顶端 Mg^{2+} 可渗透离子通道的形成。通过这些离子通道，Mg^{2+} 在膜电位的驱动下进入上皮细胞。TRPM6 功能突变的隐性缺失会导致婴儿期严重低镁血症和癫痫发作。除了低镁血症，患者还表现出 PTH 水平抑制和持续的低钙血症。PTH 抑制被认为是由于严重低镁血症时 PTH 合成和分泌被阻断所致[41]。这种对甲状旁腺的矛盾的抑制涉及 CaSR 的细胞内信号通路，伴随着抑制 Gα 亚基的活性增加[42]。

此外，在低镁血症时，PTH 诱导的骨 Ca^{2+} 释放显著受损[21-22,43]。细胞内 Mg^{2+} 是腺苷酸环化酶的辅助因子，细胞内 Mg^{2+} 的减少导致对 PTH 的抵抗[44-46]。低钙血症对 Ca^{2+} 或维生素 D 治疗有抗性，但对 Mg^{2+} 的补充有快速反应。

不幸的是，基底外侧的分子性质的 Mg^{2+} 的排出仍然未知。然而，一些在罕见的遗传性低镁血症患者进行的分子研究表明，Mg^{2+} 在 DCT 中的跨细胞转运高度依赖于膜电位和细胞能量含量。例如，基底外侧 Na-K-ATP 酶 γ 亚基的显性负突变在生理上影响 Na^+ 和 ATP 的亲和性[47]，或者编码 Kv1.1 钾通道的 *KCNA1* 突变被认为与 DCT 细胞顶端膜电位的产生有关[48]。

最近的一项研究发现了在一种跨膜蛋白中的突变——*CNNM2*（细胞周期蛋白 M2），这种突变可能代表了间质 Mg^{2+} 浓度的基底外侧表达的传感器[49]。最后，发现 Mg^{2+} 在 DCT 中的转运是受表皮生长因子（epidermal growth factor, EGF）的激素调节的，EGF 通过位于基底外侧的受体起作用[50]。一个干扰这种 EGF 受体的基底外侧排序的突变会导致 TRPM6 的细胞膜转运受损，最终导致 Mg^{2+} 的重吸收减少[49]。

除了这些导致肾脏 Mg^{2+} 损失的遗传性疾病外，低镁血症也可能是多种临床状况的结果，也可能是多种药物治疗的临床相关副作用：多尿本身可能导致肾小管对 Mg^{2+} 的重吸收减少。利尿剂、抗生素、钙调神经磷酸酶抑制剂和 EGF 受体拮抗剂也可能降低肾小管对 Mg^{2+} 的重吸收[4]。这些药物已被证明可以下调肾脏的 Mg^{2+} 转运蛋白，包括 DCT 中的 TRPM6 离子通道，从而导致尿液中 Mg^{2+} 的损失[21-22,43]。

在血清 Mg^{2+} 正常的情况下，细胞内 Mg^{2+} 缺乏可能会发生[51-52]。细胞内的 Mg^{2+} 可能是血清 PTH 的关键调节因子。

小结

Ca^{2+} 和 Mg^{2+} 稳态密切相关。随着对导致低镁血症的遗传性疾病的病理生理学认识的提高，我们对 Mg^{2+} 稳态的理解有了显著的提高（表 23.1）。低镁血症反过来会导致低钙血症，因此，需要仔细评估和纠正，以使血清 Ca^{2+} 保持正常。我们对 Mg^{2+} 激素调节的理解仍然不完整，这是一个活跃的研究领域。Mg^{2+} 的稳态由肠道、肾脏和骨骼来维持，对心血管、神经肌肉和骨骼健康都至关重要。

表 23.1 镁稳态的遗传性疾病

疾病	遗传方式	基因异常	临床特征
低镁血症伴继发性低钙血症（HSH）	常染色体隐性遗传	*TRPM6*（瞬时受体电位阳离子通道）	严重低镁血症伴低钙血症；甲状旁腺功能减退症，以及癫痫、手足搐搦或肌肉痉挛的神经系统症状
家族性低镁血症伴高钙尿症和肾钙盐沉着症（FHHNC）	常染色体隐性遗传	*CLDN16*、*CLDN19*	肾脏 Ca^{2+} 和 Mg^{2+} 的损失、多尿/多饮、痉挛、震颤和惊厥；肾功能损害
常染色体显性甲状旁腺功能减退症（ADH）	常染色体隐性遗传	*CaSR*（Ca^{2+} 敏感受体）	低钙血症，低镁血症
Gitelman 综合征	常染色体显性遗传	*SLC12A3*［氯化钠共转运体（NCC）］	低钾性碱中毒，继发性醛固酮增多症，低镁血症和低尿钙症
EAST（癫痫、共济失调、感音神经性耳聋和肾小管病变）综合征	常染色体隐性遗传	*KCNJ10*（Kir4.1 K^+ 通道）	盐的消耗，低镁血症、癫痫、共济失调、感音神经性耳聋、精神发育迟缓
孤立性显性低镁血症	常染色体显性遗传，新发	*FXYD2*（Na/K-ATP 酶 γ 亚基）	低镁血症、癫痫、低尿钙症
		HNF1B（肝细胞核因子 1β）	HNF1b 肾脏疾病、MODY 5 型糖尿病、低镁血症
		CNNM2（细胞周期蛋白 M2）	低镁血症、癫痫、智力障碍
		KCNA1（Kv1.1, K^+ 通道）	肌肉痉挛、手足搐搦、肌肉无力、震颤、低镁血症
孤立性隐性低镁血症	常染色体隐性遗传	*EGF*（表皮生长因子）	低镁血症、癫痫

参考文献

扫描书末二维码获取。

第 24 章
胎儿的钙代谢

Christopher S. Kovacs

黄佳纯 孙伟珊 邓伟民 译

引言

我们对胎儿的矿物质稳态如何被调控的理解部分来自对脐带血进行的生化和激素水平的研究，以及对出生时死亡的正常和非正常胎儿的研究。然而，人类胎儿矿物质稳态的调控大部分必须从动物研究中推断出来。在动物身上观察到的一些现象可能不适用于人类。本章简要回顾了现有的人类和动物数据；想要获得详细内容的读者可以查阅最近的篇幅较长的综述[1]。

胎儿的矿物质代谢已经适应维持高水平的细胞外钙（和其他矿物质），这在生理上适合胎儿组织，可以提供足够的钙（和其他矿物质），以使其骨骼在出生前充分矿化。矿化在妊娠晚期迅速发生，因此，人类在妊娠晚期吸收了所需的 30g 钙和 20g 磷的 80%，而大鼠在其 3 周妊娠的最后 5 天吸收了其所需的 12.5 mg 钙的 95%。

矿物质离子和钙调激素

人类和其他哺乳类动物胎儿的血清钙水平（包括总 Ca 和 Ca^{2+}）在妊娠晚期明显高于母体。同样，血清磷酸盐显著升高，而血清 Mg^{2+} 则最低限度地高于母体。

这些升高的血清矿物质浓度具有生理意义。保持胎儿钙水平高于母体水平是实现胎儿骨骼正常矿化所必需的，如下所述。在动物模型中，存活至妊娠结束不受显著低钙的影响。然而，出生后的存活可能得益于子宫内的高血钙水平。出生后在 24~48 小时上升至成年值之前，血清钙水平在人类下降 20%~30%[2-4]，在啮齿类动物下降 40%[5-6]。较低的胎儿血钙可能会导致出生后到更低的低估水平，从而增加手足搐搦和死亡的风险。

尽管母体可以因为各种原因出现低钙血症，但胎儿循环中的高钙水平仍然能保持稳定。例如，血清钙在缺乏维生素 D 受体（vitamin D receptor，VDR）的小鼠胎儿以及严重缺乏维生素 D 的啮齿类动物所生的幼崽中是正常的[1]。同样，在有严重维生素 D 缺乏的人类婴儿中[25-羟基维生素 D（25-hydroxyvitamin D，25OHD）水平为 10 nmol/L，而接受维生素 D 治疗的孕妇所生的婴儿的 25OHD 水平为 138 nmol/L]，脐带血钙是正常的，而 VDR 自然缺失的儿童直到出生后第二年才出现低钙血症或佝偻病[1]。

钙调激素水平维持在与成人不同的水平。这些差异似乎反映了这些激素在胎儿身上发挥着相对不同的作用，它们并不是代谢变化或激素清除的产物。在短期内，胎儿的完整甲状旁腺激素（parathyroid hormone，PTH）水平远低于母体 PTH 的水平。然而，PTH 对胎儿的发育非常重要，因为缺乏甲状旁腺或 PTH 的小鼠胎儿的血钙过低，骨骼矿化不足[8-11]。循环中 1,25-二羟基维生素 D[$1,25(OH)_2D$]水平也较低，这是由于高血清钙和磷酸盐、$1,25(OH)_2D$ 和 25OHD 的 24-羟基化增加以及低 PTH 导致胎儿的 1α-羟化酶受到了抑制。$1,25(OH)_2D$ 似乎对胎儿矿物质稳态相对不重要，因为几种维生素 D 缺乏模型（例如 1α-羟化酶缺乏的猪和 *Vdr* 缺失的小鼠）都具有正常的血清矿物质浓度和完全矿化的骨骼（详见参考文献 [1]）。胎儿降钙素水平高于母体水平，但胎儿的钙稳态不需要降钙素[12]。

脐带血中 PTH 相关肽（parathyroid hormone-related peptide，PTHrP）的水平比同期的 PTH 水平高 15 倍。PTHrP 可以在许多组织中生成，在胚胎和胎儿发育过程中发挥多种作用[1]。PTHrP 缺失（在 *PthrP* 缺失的胎儿）会导致软骨内骨发育异常、轻度低钙血症和胎盘钙转运减少[13-14]。这些 PthrP 缺失的胎儿有继发性甲状旁腺功能亢进症[9]，但血钙降低到低于母体水平，这证实 PTH 不能弥补 PTHrP 在维持正常胎儿钙浓度方面的不足。相反，PTHrP 不能弥补 PTH 的缺乏，因为胎儿不管是缺乏甲状旁腺还是缺乏 PTH，它的血钙都是低的，并且不能代偿性增加 PTHrP[8-10]。

性类固醇在胎儿骨骼发育和矿物质积累中的作用（如果有的话）尚不确定。缺乏雌激素受体 α 和 β 或芳香化酶的小鼠出生时表现正常，出生后骨骼代谢发生改变，但尚未对胎儿的骨骼进行检查[15-19]。

胎儿的甲状旁腺

完整的甲状旁腺是维持正常胎儿钙、Mg^{2+} 和磷酸盐水平所必需的。甲状旁腺的缺乏会导致小鼠胎儿血钙水平低于母体水平[8-9]，而 PTH 或 PTHrP 的缺乏都会导致胎儿血钙水平下降到母体水平[10]。胎儿的甲状旁腺或 PTH 也是骨骼正常吸收矿物质所必需的，也可能是调节胎盘矿物质转运所必需的。对胎羊的研究表明，胎儿的甲状旁腺可能是通过生成 PTH 和 PTHrP 来促进矿物质稳态的；而对大鼠的详细研究表明，胎儿甲状旁腺只生成 PTH。人类胎儿的甲状旁腺是否仅能生成 PTH，或者是否能同时生成 PTH 和 PTHrP，仍然不清楚。

钙敏感受体（CASR）

甲状旁腺钙敏感受体（calcium sensing receptor，CaSR）通过抑制 PTH 来调节成人血清钙水平，但它似乎不能设定胎儿的高血清钙水平。CaSR 可能是通过抑制胎儿的 PTH 以应对胎儿的高血钙状态[20]。另一方面，CaSR 失活突变（Casr 缺失的胎儿）通过诱导甲状旁腺功能亢进症，增加血清钙、$1,25(OH)_2D$ 和骨转换，从而扰乱胎儿的内稳态，从而导致骨骼钙含量降低[20]。CaSR 在人和鼠的胎盘中也有表达[21]，可能在调节胎盘矿物质转运中起一定作用。Casr 缺失胎儿的胎盘转运率降低，但目前还不清楚这是否是胎盘 CaSR 缺失的直接结果[20]。

胎儿的肾脏和羊水

胎儿的肾脏通过调节钙、Mg^{2+} 和磷酸盐的相对重吸收和排泄来部分调控钙稳态，以响应过滤负荷和其他调节因子，例如 PTHrP 和 PTH。胎儿的肾脏也能合成 $1,25(OH)_2D$，但由于 Vdr 缺失小鼠胎儿和严重缺乏维生素 D 的啮齿类动物胎儿的血清矿物质或骨骼矿物质含量没有变化，似乎胎儿肾脏合成 $1,25(OH)_2D$ 是相对不重要的。

在胎儿期，肾脏对钙的处理的重要性可能很小，因为肾脏排出的钙不会永久损失。胎儿的尿液是羊水中的液体和溶质的主要来源，伴随着胎儿的吞咽，排出的钙会再次提供给胎儿。

胎盘矿物质离子转运

胎盘钙、磷和 Mg^{2+} 的大量转运发生在妊娠后期，速度很快。主动转运是满足胎儿需求所必需的；目前只对胎盘钙转运进行了详细的研究。与钙通过肠黏膜转运类似，有理论认为，钙是通过面向母体基底膜的通道进入钙转运细胞，由钙结合蛋白携带穿过这些细胞，然后由 Ca^{2+}-ATP 酶主动挤压到面向胎儿的基膜上。

来自动物模型的数据表明，尽管存在母体低钙血症或母体激素缺乏（例如甲状腺功能减退症、维生素 D 缺乏和 VDR 缺乏），母体向胎儿钙转运的正常速率通常可以维持[1]。人类妊娠是否也是如此还不太确定。"正常"的母体 - 胎儿钙转运速率并不一定意味着胎儿不受母体低钙血症的影响。相反，它是胎儿 - 胎盘单位能够从低钙的母体循环中提取所需要的钙量的弹性指示。

胎儿对胎盘钙转运的调节已经在许多不同的动物模型中进行了研究。胎羊的甲状旁腺切除术可以导致钙在孤立的、灌注的胎盘中的转运率降低，这表明甲状旁腺调节胎盘钙转运[22]。相比之下，由于 Hoxa3 基因敲除而导致甲状旁腺缺乏的小鼠具有正常的胎盘钙转运速率[8]。如前所述，在胎羊和小鼠中这些发现之间的差异可能是因为甲状旁腺是否是循环中 PTHrP 的重要来源。对胎羊和 PthrP 缺失的胎鼠的研究一致认为，PTHrP，尤其是 PTHrP 中的分子形式，可以刺激胎盘钙转运[14,23-24]。也有证据表明，PTH 在小鼠胎盘中表达，它可能会刺激钙和其他阳离子的胎盘转运[10]。相反，降钙素和 $1,25(OH)_2D$ 不是胎盘钙转运所必需的[12,25]。

胎儿的骨骼

人类在妊娠第 8 周就已经有了完整的软骨骨骼，

有手指和完整的关节。初始的骨化中心在第 8 周和第 12 周之间在椎骨和长骨中形成，但直到妊娠晚期（第 3 个 3 个月），大量的矿化才发生。在妊娠第 34 周，二级骨化中心在股骨中形成，但在除此之外，大多数骨骺在出生时是软骨性的，在新生儿和儿童的其他骨骼中出现二级骨化中心[26]。

骨骼必须经历实质性的生长，并在妊娠结束时充分矿化以支持机体，但与在成人中一样，胎儿的骨骼参与矿物质稳态的调控。由胎儿骨骼吸收的钙随后可以被再吸收，以帮助维持血液中的钙浓度，这种再吸收在严重的母体低钙血症或 Casr 缺失胎鼠中更加明显[20]。正常的甲状旁腺功能是正常的骨骼矿物质增加所必需的，甲状旁腺功能减退症和甲状旁腺功能亢进症都会在胎儿足月时减少骨骼矿物质。

对缺乏甲状旁腺、PTH 或 PTHrP 的胎鼠进行的进一步比较研究表明，PTH 和 PTHrP 在调节胎儿骨骼发育和矿化过程中具有连锁作用[27]。PTHrP 在增殖的软骨细胞和软骨膜中局部生成，并从那里引导软骨支架的发育，软骨支架随后被分解并被转化为骨骼[28]。PTHrP 也在成骨前体细胞和成骨细胞中表达，它以自分泌和旁分泌的方式刺激成骨细胞功能[29]。PTH 通过体循环刺激成骨细胞，并有助于维持胎儿血中钙和 Mg^{2+} 水平，以促进矿化。在缺乏 PTHrP 的情况下，严重的软骨发育不良是由于软骨细胞的快速分化和早期凋亡造成的[13]；也会发生加速和异常的钙化，导致矿物质含量表面上看起来正常[9,13]。继发性甲状旁腺功能亢进症使 Pthrp 缺失的生长板能够维持 α1（Ⅰ）胶原蛋白和胶原酶-3 的正常表达，上调骨钙素和骨桥蛋白的表达，并增加矿化[13,30]。然而，当敲除 PTH/PTHrP 受体（PTH1R）时（Pthrp 缺失胎儿），所产生的表型将 Pthrp 缺失的软骨发育不良和成骨细胞功能下降结合在一起，这可以提供胶原酶-3、骨钙素和骨桥蛋白的表达降低以及矿化减少来证明[30-31]。

在甲状旁腺和 PTH 缺失的情况下，软骨内骨形成的软骨细胞方面正常进行，但足月时骨间室明显矿化不足[9-11]。目前尚不清楚当存在 PTH 缺失时是否存在成骨细胞功能缺陷，因为在甲状旁腺 Hoxa3 缺失的胎儿中，成骨细胞特异性基因的表达是正常的，但在 Pth 缺失的胎儿中减少的情况是不一致的[9-11]。在缺乏甲状旁腺或 PTH 的胎儿中，血钙和血 Mg^{2+} 显著减少，因此，PTH 缺乏时可能仅仅通过减少骨骼表面和成骨细胞的矿物质含量来损害矿化。

胎儿对母体甲状旁腺功能亢进症的反应

在人类中，母体原发性甲状旁腺功能亢进症与胎儿的不良结局有关，包括自然流产和死亡，这被认为是由于胎儿甲状旁腺受到抑制所致[32]。由于 PTH 不能穿透胎盘[33-34]，胎儿的甲状旁腺抑制可能是由于母体高钙血症促进了钙通过胎盘流向胎儿所致。甲状旁腺功能的抑制在出生后可能持续数月，甚至是永久性的[35-36]。当母体有因家族性低尿钙高钙血症导致的高钙血症时，胎儿甲状旁腺也会受到类似的抑制[37-38]。小鼠母体血清钙的慢性升高可以导致胎儿的 PTH 水平受到抑制[20]，但胎儿的存活不受此情况的明显影响。

胎儿对母体甲状旁腺功能减退症的反应

在人类，孕妇甲状旁腺功能减退症可引起胎儿甲状旁腺功能亢进。其特征为胎儿甲状旁腺增生、全身性骨骼脱钙、骨膜下骨吸收、长骨弯曲、囊状纤维性骨炎、肋骨和四肢骨折、低出生体重、自然流产、死胎和新生儿死亡[1]。据报道，在患有假性甲状旁腺功能减退症、肾小管性酸中毒和慢性肾衰竭的孕妇的胎儿和新生儿中也有类似的骨骼发现[1]。人类骨骼的这些变化不同于在母体甲状旁腺功能减退症的动物模型中发现的变化，在动物模型中，胎儿的骨骼和血钙一般是正常的。

胎儿对母体维生素 D 缺乏症的反应

由于 25OHD 易于穿过胎盘，其脐带血浓度在足月时通常保持在母体值的 80%～100% 之间[1]。

如前所述，在严重维生素 D 缺乏的动物模型和 Vdr 缺失的小鼠中，胎儿的钙代谢和骨骼的矿物质含量都是正常的[1]。现有但有限的人类数据表明，人类胎儿的钙稳态和骨骼矿物质含量可能不受严重维生素 D 缺乏、VDR 或骨化三醇缺乏的影响。

这些数据包括在死于产科事故的严重缺乏维生素 D 的婴儿中发现：它们有正常的灰分重量、骨骼矿

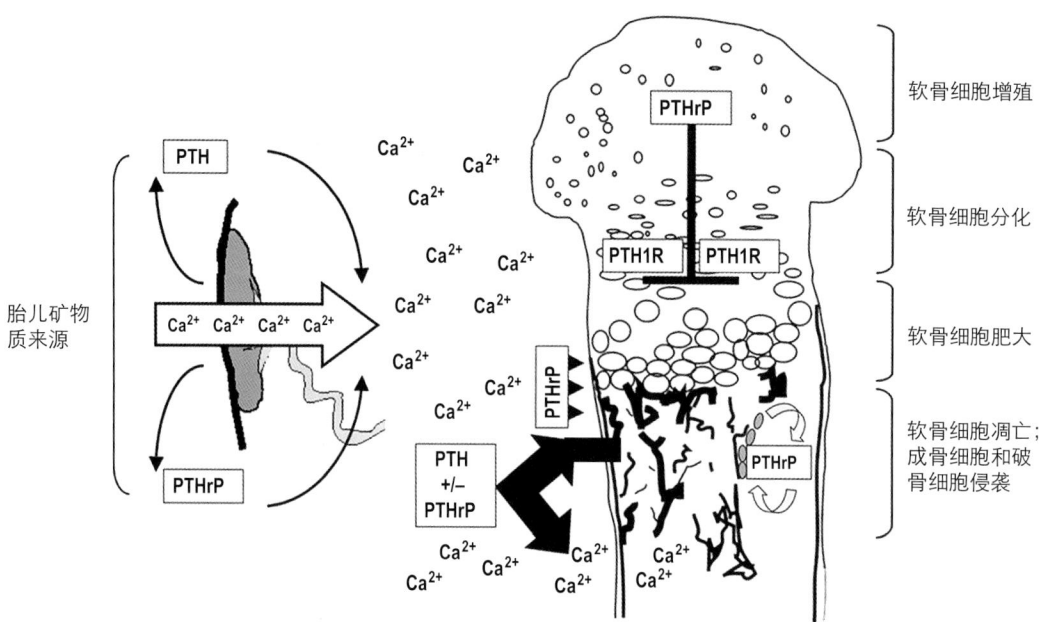

图24.2 PTH、PTHrP 和 1,25(OH)$_2$D 在胎儿期的相对作用。胎盘是矿物质的主要来源。PTH 和 PTHrP 在胎盘内表达，但它们也可能是系统性来源的并作用于胎盘。PTHrP 刺激钙和可能的镁的转运；PTH 也调节钙转运和阳离子转运蛋白的表达。目前尚不清楚胎盘磷转运的调节机制。在软骨内骨骼中，PTHrP 是由增殖的软骨细胞和软骨膜细胞（箭头）生成的，它作用于肥大前的软骨细胞（表达 PTH1R 的位置），以延迟它们向肥大的软骨细胞的分化。肥大的软骨细胞凋亡，血管浸润，成软骨细胞和破骨细胞吸收软骨基质，成骨细胞沉积原发性海绵状细胞。PTHrP 也在成骨前细胞和成骨细胞中生成，在那里它以旁分泌和自分泌的方式刺激骨形成（半圆形箭头）。在胎儿时期，PTHrP 和 PTH 都可以调节胎儿血液中的钙、镁和磷，这些物质的浓度都维持在母体环境水平以上，以促进矿化。在胎儿时期，血钙、胎盘钙转运、软骨内骨形成和骨骼矿化的调节不需要 1,25(OH)$_2$D 或 VDR（Source: [50]. Reproduced with permission of Elsevier.）

参考文献

扫描书末二维码获取。

有手指和完整的关节。初始的骨化中心在第 8 周和第 12 周之间在椎骨和长骨中形成，但直到妊娠晚期（第 3 个 3 个月），大量的矿化才发生。在妊娠第 34 周，二级骨化中心在股骨中形成，但在除此之外，大多数骨骺在出生时是软骨性的，在新生儿和儿童的其他骨骼中出现二级骨化中心[26]。

骨骼必须经历实质性的生长，并在妊娠结束时充分矿化以支持机体，但与在成人中一样，胎儿的骨骼参与矿物质稳态的调控。由胎儿骨骼吸收的钙随后可以被再吸收，以帮助维持血液中的钙浓度，这种再吸收在严重的母体低钙血症或 Casr 缺失胎鼠中更加明显[20]。正常的甲状旁腺功能是正常的骨骼矿物质增加所必需的，甲状旁腺功能减退症和甲状旁腺功能亢进症都会在胎儿足月时减少骨骼矿物质。

对缺乏甲状旁腺、PTH 或 PTHrP 的胎鼠进行的进一步比较研究表明，PTH 和 PTHrP 在调节胎儿骨骼发育和矿化过程中具有连锁作用[27]。PTHrP 在增殖的软骨细胞和软骨膜中局部生成，并从那里引导软骨支架的发育，软骨支架随后被分解并被转化为骨骼[28]。PTHrP 也在成骨前体细胞和成骨细胞中表达，它以自分泌和旁分泌的方式刺激成骨细胞功能[29]。PTH 通过体循环刺激成骨细胞，并有助于维持胎儿血中钙和 Mg^{2+} 水平，以促进矿化。在缺乏 PTHrP 的情况下，严重的软骨发育不良是由于软骨细胞的快速分化和早期凋亡造成的[13]；也会发生加速和异常的钙化，导致矿物质含量表面上看起来正常[9,13]。继发性甲状旁腺功能亢进症使 Pthrp 缺失的生长板能够维持 α1（Ⅰ）胶原蛋白和胶原酶-3 的正常表达，上调骨钙素和骨桥蛋白的表达，并增加矿化[13,30]。然而，当敲除 PTH/PTHrP 受体（PTH1R）时（Pthrp 缺失胎儿），所产生的表型将 Pthrp 缺失的软骨发育不良和成骨细胞功能下降结合在一起，这可以提供胶原酶-3、骨钙素和骨桥蛋白的表达降低以及矿化减少来证明[30-31]。

在甲状旁腺和 PTH 缺失的情况下，软骨内骨形成的软骨细胞方面正常进行，但足月时骨间室明显矿化不足[9-11]。目前尚不清楚当存在 PTH 缺失时是否存在成骨细胞功能缺陷，因为在甲状旁腺 Hoxa3 缺失的胎儿中，成骨细胞特异性基因的表达是正常的，但在 Pth 缺失的胎儿中减少的情况是不一致的[9-11]。在缺乏甲状旁腺或 PTH 的胎儿中，血钙和血 Mg^{2+} 显著减少，因此，PTH 缺失时可能仅仅通过减少骨骼表面和成骨细胞的矿物质含量来损害矿化。

胎儿对母体甲状旁腺功能亢进症的反应

在人类中，母体原发性甲状旁腺功能亢进症与胎儿的不良结局有关，包括自然流产和死亡，这被认为是由于胎儿甲状旁腺受到抑制所致[32]。由于 PTH 不能穿透胎盘[33-34]，胎儿的甲状旁腺抑制可能是由于母体高钙血症促进了钙通过胎盘流向胎儿所致。甲状旁腺功能的抑制在出生后可能持续数月，甚至是永久性的[35-36]。当母体有因家族性低尿钙高钙血症导致的高钙血症时，胎儿甲状旁腺也会受到类似的抑制[37-38]。小鼠母体血清钙的慢性升高可以导致胎儿的 PTH 水平受到抑制[20]，但胎儿的存活不受此情况的明显影响。

胎儿对母体甲状旁腺功能减退症的反应

在人类，孕妇甲状旁腺功能减退症可引起胎儿甲状旁腺功能亢进。其特征为胎儿甲状旁腺增生、全身性骨骼脱钙、骨膜下骨吸收、长骨弯曲、囊状纤维性骨炎、肋骨和四肢骨折、低出生体重、自然流产、死胎和新生儿死亡[1]。据报道，在患有假性甲状旁腺功能减退症、肾小管性酸中毒和慢性肾衰竭的孕妇的胎儿和新生儿中也有类似的骨骼发现[1]。人类骨骼的这些变化不同于在母体甲状旁腺功能减退症的动物模型中发现的变化，在动物模型中，胎儿的骨骼和血钙一般是正常的。

胎儿对母体维生素 D 缺乏症的反应

由于 25OHD 易于穿过胎盘，其脐带血浓度在足月时通常保持在母体值的 80%～100% 之间[1]。

如前所述，在严重维生素 D 缺乏的动物模型和 Vdr 缺失的小鼠中，胎儿的钙代谢和骨骼的矿物质含量都是正常的[1]。现有但有限的人类数据表明，人类胎儿的钙稳态和骨骼矿物质含量可能不受严重维生素 D 缺乏、VDR 或骨化三醇缺乏的影响。

这些数据包括在死于产科事故的严重缺乏维生素 D 的婴儿中发现：它们有正常的灰分重量、骨骼矿物质含量（通过原子吸收光谱法）以及缺乏佝偻病的放射学征象[39]。对有严重维生素 D 缺乏或 1α-羟化酶或 VDR 基因缺陷的婴儿的观察数据显示，低钙血症和佝偻病通常至少在出生后几个月才会发生或被识别，发病高峰期出现在出生后第二年[1]。对新生儿进行的 BMD 研究没有显示出其与维生素 D 充足有任何关联[1]。最近进行的随机试验研究了妊娠期间每天接受 4000 IU 维生素 D 的情况，发现补充维生素 D 对新生儿脐带血钙和骨骼参数没有影响[40-42]。

现有的动物和人类数据预测，即使严重缺乏维生素 D，人类胎儿仍将拥有正常的骨骼和血清钙。出生后，缺乏维生素 D 的新生儿和婴儿有低钙血症的风险，随后可以发展为佝偻病[1]。由于母体继发性甲状旁腺功能亢进症可以最大限度地降低低钙血症，并且由于胎盘的转运钙不需要骨化三醇或 VDR，母体维生素 D 缺乏可能对胎儿的钙稳态影响很小或几乎没有影响。

然而，最近的相关研究质疑母体维生素 D 不足时胎儿骨骼是否是真正正常。这些研究检查了妊娠期间单次测量母体血清 25OHD 与胎儿、新生儿或儿童的各种骨骼结果之间的关系。结果显示，在这些人中没有发现 25OHD 与出生体重、脐带血钙、骨骼长度和矿物质密度相关[43-46]。在一项研究中，25OHD 水平＜28 nmol/L 与略短的膝-跟长度有关，但在校正胎龄后，差异无统计学意义[43]。第二项研究发现，母体血清 25OHD 水平＜50 nmol/L 与股骨远端干骺端横切面面积较大有关，并认为这是早期佝偻病发生的证据[44]。但第三项研究发现，母体 25OHD 水平＞42.6 nmol/L 与胫骨干骺端横切面截面积较大有关，并认为这意味着骨骼更强壮[45]。后两项研究证明了这种解释是多么主观，在一项研究中较大的干骺端横切面面积被认为是不良影响，而在另一项研究中被认为是有益影响。

Javaid 及其同事[46]进行的一项广为人知的研究发现，产妇血清 25OHD 与新生儿出生时或 9 个月龄时的血清钙或人体测量参数之间没有关联。然而，与妊娠期间 25OHD 水平＞50 nmol/L 的母体后代相比，妊娠期间 25OHD 水平＜27.5 nmol/L 的母体后代 9 岁时骨矿物质含量稍低。这些发现支持了在胎儿发育过程中暴露于维生素 D 中可增加儿童期峰值骨量的理论[47]。然而，一项规模扩大了 20 倍的研究发现，妊娠期间母体 25OHD 水平与其后代 9 岁时的骨量之间没有显著关联[48]。

这些关联研究会与容易导致产妇 25OHD 水平低的因素混淆，包括肥胖、社会经济地位较低、营养不良、缺乏运动、产前护理或维生素补充等。因此，25OHD 水平较低仅仅是孕妇不健康的一个标志吗？Javaid 及其同事进行的研究从婴儿出生（没有观察到影响）研究到其生长到 9 岁。问题是，子宫内 25OHD 水平低真的会降低 9 岁时的骨矿物含量吗？妊娠晚期母体的 25OHD 水平较低是否可以被看做母亲社会经济地位较低、营养状况较差和其他因素的替代信号（这些因素将保持不变并影响婴儿的生长）？

最终，关联研究只是假设，并不能证明因果关系，因此，需要以出生时骨矿物质含量为终点进行维生素 D 补充的临床试验，以确定妊娠期间补充维生素 D 是否对胎儿、新生儿、婴儿或儿童的骨骼有益。

最近的 MAVIDOS 研究确实在一个亚组分析中报告了妊娠期间补充维生素 D 对冬季出生的婴儿的骨矿物质含量的可能益处[49]。然而，双能 X 线吸收测定法（dual-energy X-ray absorptiometry, DXA）是在出生后 14 天做的，到那时新生儿的骨骼应该已经吸收了 1400 mg 的钙[1]。这个结果可能只是反映了骨化三醇在出生后刺激肠道钙吸收而促进矿物质沉积的产后作用，而不是证实骨化三醇在胎儿时期的作用。

胎儿的钙稳态

前面几节讨论的证据提出了以下总结模型。

钙源

钙和其他矿物质主要是通过胎盘进入胎儿骨骼，但钙也可以通过几种途径进入胎儿循环（图 24.1）。肾脏重吸收钙；肾脏排出的钙进入尿液和羊水可能被胎儿摄入并重吸收；钙也可以从发育中的骨骼被重吸收。一些钙回到母体循环（反流）。母体的骨骼是矿物质的一个潜在来源，在矿物质缺乏状态下，为了给胎儿提供矿物质，母体的骨骼可能会受到损害。

血钙的调节

通过 PTHrP 和 PTH 的协同作用，胎儿血钙水平高于母体的值。为了应答高钙水平，CASR 抑制

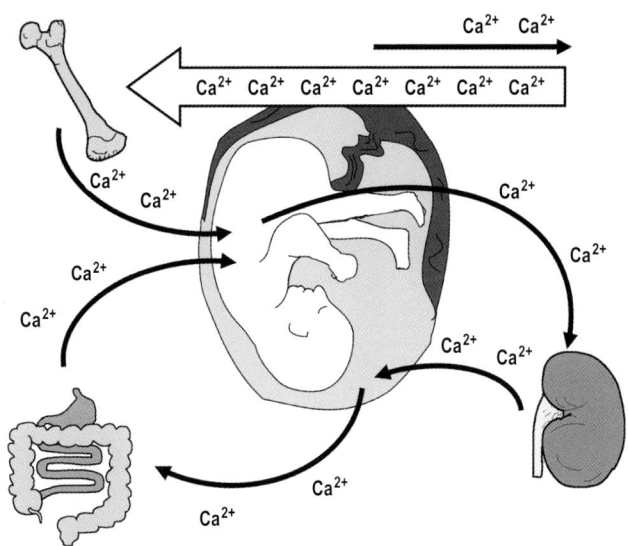

图 24.1 矿物质在胎儿 - 胎盘单位内的循环。这里表示的是钙，但这些陈述也适用于磷（磷酸盐）和 Mg^{2+}。在右上方，矿物质主要是通过胎盘并通过胎儿循环进入骨骼；然而，一些矿物质会回到母体循环（反流）。在右下方，胎儿的肾脏过滤血液并将矿物质排泄到尿液中，而尿液又构成了羊水的很大一部分。在左下方，羊水被吞下，其中的矿物质可以被胎儿的肠道吸收，从而回到循环中。肾脏 - 羊膜 - 肠道循环可能是胎儿矿物质稳态的一个次要组成部分。在左上方，虽然矿物质的净通量进入骨骼，但一些矿物质从发育中的骨骼吸收，重新进入胎儿的血液循环。如果胎盘矿物质供应不足，则会发生胎儿继发性甲状旁腺功能亢进症，导致从胎儿骨骼吸收更多矿物质，减少骨骼矿物质含量，在子宫内或分娩过程中可能发生骨折（Source: [50]. Reproduced with permission of Elsevier.）

PTH，但为了维持血钙和促进骨骼矿物质的吸收，需要将 PTH 保持在低水平。由于受到低 PTH、高血钙和磷酸盐以及 24-羟基化增加的抑制，$1,25(OH)_2D$ 浓度保持在低值。甲状旁腺可能是通过生成 PTH 和 PTHrP 起着核心作用，或者仅生成 PTH。胎盘也可以生成 PTHrP 和 PTH，而 PTHrP 也可以由许多其他胎儿组织生成。

PTH 和 PTHrP 均存在于胎儿血液循环中，独立地和相加地调节胎儿血钙。这两种激素都不能弥补另一种激素的缺失：如果一种激素缺失，则血钙就会降低；如果两种激素都缺失，则血钙就会进一步降低。PTH 在 PTHrP 缺失时会上调，但 PTHrP 在甲状旁腺或 PTH 缺失时不会上调。

胎盘钙转运

胎盘钙转运受 PTHrP 和 PTH 共同调节，并且胎盘（可能还有甲状旁腺）可能是这两种激素的重要来源。CaSR 也可能参与胎儿的钙转运细胞内钙感应的某些方面。

骨骼的矿化

PTH 和 PTHrP 在骨骼发育和矿化方面起着不同的作用（图 24.2）。PTH 通常通过将血钙水平维持在成人水平，并直接作用于骨基质中的成骨细胞，系统地指导骨基质的矿化。相反，PTHrP 在局部起作用，指导软骨内骨发育和成骨细胞功能，并从骨外作用于通过调控血钙和胎盘钙转运来影响骨骼的发育和矿化。PTH 可能对维持骨骼矿物质的增加有更主要的作用，因为缺乏 PTH 会导致骨骼矿化不足，而缺乏 PTHrP 则不会导致骨矿化不足。

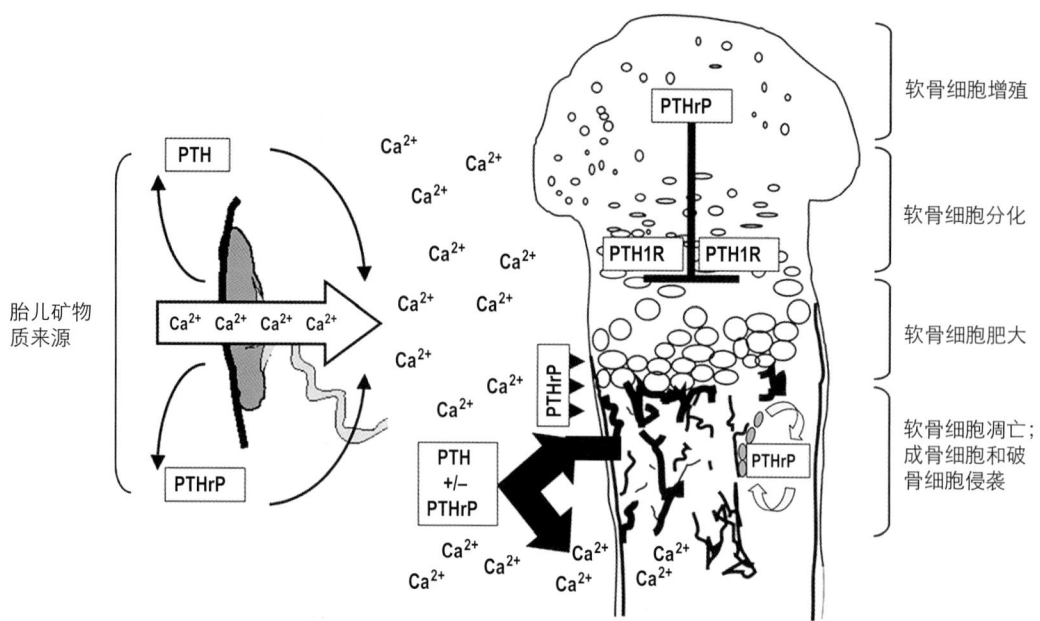

图 24.2 PTH、PTHrP 和 1,25(OH)$_2$D 在胎儿期的相对作用。胎盘是矿物质的主要来源。PTH 和 PTHrP 在胎盘内表达，但它们也可能是系统性来源的并作用于胎盘。PTHrP 刺激钙和可能的镁的转运；PTH 也调节钙转运和阳离子转运蛋白的表达。目前尚不清楚胎盘磷转运的调节机制。在软骨内骨骼中，PTHrP 是由增殖的软骨细胞和软骨膜细胞（箭头）生成的，它作用于肥大前的软骨细胞（表达 PTH1R 的位置），以延迟它们向肥大的软骨细胞的分化。肥大的软骨细胞凋亡，血管浸润，成软骨细胞和破骨细胞吸收软骨基质，成骨细胞沉积原发性海绵状细胞。PTHrP 也在成骨前细胞和成骨细胞中生成，在那里它以旁分泌和自分泌的方式刺激骨形成（半圆形箭头）。在胎儿时期，PTHrP 和 PTH 都可以调节胎儿血液中的钙、镁和磷，这些物质的浓度都维持在母体环境水平以上，以促进矿化。在胎儿时期，血钙、胎盘钙转运、软骨内骨形成和骨骼矿化的调节不需要 1,25(OH)$_2$D 或 VDR（Source: [50]. Reproduced with permission of Elsevier.）

参考文献

扫描书末二维码获取。

第 25 章
FGF23 和磷代谢的调节

Kenneth E. White 和 Michael J. Econs

陈艳婷　范　帅　译

引言

磷是保持骨骼完整性所必需的，也是关键的细胞内代谢过程所必需的，包括核酸合成、ATP 的生成以及作为激酶和磷酸酶活性的底物。磷的系统调节是通过涉及肠道、肾脏和骨骼的内分泌反馈回路来完成的。与大量的体外和体内研究一致，磷酸盐（phosphate, Pi）稳态紊乱研究表明，成纤维细胞生长因子 23（fibroblast growth factor, FGF23）是调控肾脏 Pi 和维生素稳态的核心。虽然每一种紊乱的分子机制都是独特的，但 FGF23 升高与表现为低水平或正常水平 1,25-二羟基维生素 D [1,25(OH)$_2$D] 的低磷血症症状的综合征相关，这些综合征包括：常染色体显性低磷血症性佝偻病（autosomal dominant hypophosphatemic rickets, ADHR）、X 连锁低磷血症性佝偻病（X-linked hypophosphatemic rickets, XLH）、肿瘤性骨软化症（tumor-induced osteomalacia, TIO）和常染色体隐性低磷血症性佝偻病（autosomal recessive hypophosphatemic rickets, ARHR）。高磷血症和 1,25(OH)$_2$D 水平升高的遗传性疾病，诸如肿瘤样钙质沉着症（tumoral calcinosis, TC），与 FGF23 活性降低有关。这些共同的发现为研究 FGF23 在肾脏 Pi 和维生素 D 代谢中的活性作用提供了独特的见解。

磷酸盐代谢

磷酸盐分布在机体的软组织中，既以无机形式存在，也作为有机分子的组成部分，包括核酸、膜磷脂和其他磷蛋白。非矿化的磷酸盐只占机体内磷酸盐总含量的一小部分，其余 80% 以羟基磷灰石的形式储存在骨基质中。这是主要的储备，用以调控血液中的磷酸盐水平。小肠可以通过被动机制和 Ⅱ 型钠-磷酸盐共转运体 NPT2b（SLC34A2）（表达于小肠微绒毛中）来吸收磷酸盐[1]。1,25(OH)$_2$D 可以上调 NPT2b 的表达[2]。然后被吸收的磷酸盐通过肾脏排泄或再吸收和（或）沉积在骨骼中。肾脏是调节急性血磷酸盐浓度的主要器官。70% 的过滤后的磷酸盐在近端小管内被重吸收，在那里 NPT2a（由 *SLC34A1* 编码）和 NPT2c（由 *SLC34A3* 编码）转运体定位于近端小管上皮细胞的膜表面[3]。磷酸盐从肾小管腔到近端小管细胞的转运基本上是单向的。如小鼠的遗传学研究所示，Npt2a 负责 70% 的磷酸盐转运，而 Npt2c 则影响这种平衡[4]。在人类，NPT2c 可能在磷酸盐处理中发挥更大的作用，因为 *SLC34A3* 功能缺失突变会导致遗传性低磷血症性佝偻病伴高钙尿症[5-6]。

PTH 是钙平衡的中心调节因子，低钙血症可以刺激其分泌增加。PTH 可以增加肾脏近端小管 25-羟基维生素 D（25-hydroxyvitamin D, 25OHD）1-α 羟化酶（由 *CYP27B1* 编码）的表达[7]，这种酶可以生成活性形式的维生素 D[1,25(OH)$_2$D] 并可以增加肾脏远曲小管（distal convoluted tubule, DCT）中钙的重吸收。除了对钙的作用外，PTH 已经被很好地描述为血磷酸盐的关键激素调节因子。当 PTH 在体外或体内释放后，近端小管中 NPT2a 蛋白表达降低[8]。这种效应是由于 NPT2a 和 Npt2c 的相对快速的内化及其溶酶体降解造成的[9]。这些影响在有 PTH 缺陷的患者会反映出来，因为甲状旁腺功能亢进症患者会发生肾脏磷酸盐消耗，而甲状旁腺功能减退症患者的肾脏磷酸盐重吸收增加。PTH 信号通过由 PKA 和 PKC 介导的 1 型 PTH 受体（PTH receptor, PTHR1）以及 MAPK 通路调节 NPT2a 的表达[10]。1,25(OH)$_2$D 还有助于通过增加肠道钙和磷酸盐的吸收来调控血清磷酸盐；并且在高浓度下，通过增加破骨细胞活性来增加骨磷酸盐的动员。PTH 和维生素 D 分别对肾脏和肠道有内分泌作用，在维持钙稳态的同时维持磷酸盐平衡。有证据表明，PTH和维生素D的生成可能受FGF23影响，从而进一步调控该系统（见下文）。

FGF23 基因和蛋白质

在人类，FGF23基因位于染色体12p13上（在小鼠位于6号染色体上），由3个编码外显子组成，包括一个含251个残基的开放阅读框[11]。FGF23表达最高的组织是骨组织。FGF23 mRNA已在成骨细胞、骨细胞、扁平骨衬细胞和骨祖细胞中被观察到[12]。定量PCR结果显示，FGF23 mRNA在长骨中表达量最高，其次是胸腺、脑和心脏。免疫印迹分析表明，野生型FGF23的全长为32 kDa，还有12 kDa和20 kDa的裂解产物[13-14]。FGF23的裂解发生在枯草菌素样原蛋白转化酶（subtilisin-like proprotein convertase，SPC）蛋白水解位点（$_{176}RXXR_{179}/S_{180}AE$）内，将保守的FGF样N末端结构域与可变的C末端尾部分离。

FGF23 活性

FGF23与PTH在减少肾脏Pi的重吸收方面有叠加作用，但FGF23对$1,25(OH)_2D$有相反的作用。FGF23是通过下调Npt2a和Npt2c导致肾脏Pi消耗[15]。正常情况下，低磷血症是增加血清$1,25(OH)_2D$的强正向刺激因子。然而，TIO、ADHR、XLH和ARHR患者都表现为伴有$1,25(OH)_2D$反常低或不恰当正常的低磷血症。在小鼠中，当动物暴露于FGF23时，维生素D $1α(OH)$酶的表达降低，而$24(OH)$分解代谢酶（由CYP24A1编码）升高[13]。因此，在ADHR、XLH、TIO和ARHR患者有持续性低磷血症的情况下，FGF23对肾脏维生素D代谢酶的影响是导致$1,25(OH)_2D$较少的原因。

体内 FGF23 的调节

人类可以通过饮食补充Pi增加FGF23，而限制Pi和添加Pi结合剂会使血清FGF23水平下降[16]，这些结果支持FGF23在维持Pi稳态中发挥作用。在动物研究表明，动物FGF23对血清Pi的反应比在人类研究中更为显著。给予高Pi和低Pi饮食的小鼠在FGF23和饮食中Pi摄入量之间存在预期的相关性[17]。

维生素D对FGF23具有重要的调节作用。小鼠体内注射20~200 ng $1,25(OH)_2D$可以导致血清FGF23呈剂量依赖性增加[18]。这些FGF23中发生的变化发生在血清Pi变化之前，表明维生素D可以直接调节FGF23。从生理学上讲，这可能会与检查FGF23在维生素D代谢中的作用的结果一致。研究表明，FGF23可以下调$1α(OH)$酶mRNA的表达[15,18]，因此，当血液中$1,25(OH)_2D$水平升高——作为$1α(OH)$酶激活的产物，维生素D可能会继而刺激FGF23，从而完成反馈循环和下调$1α(OH)$酶的表达。

FGF23 受体

与旁分泌/自分泌因子不同，FGF23是独特的FGF家族（包括FGF19和FGF21）成员之一，它们都属于内分泌激素。FGF23的生物活性需要与辅助受体αKlotho（αKL）结合。αKL缺失的小鼠表现为严重钙化以及血清Pi显著升高[19]，这与Fgf23缺失小鼠[20-21]和TC患者的情况相似。然而，αKL缺失小鼠和Fgf23缺失小鼠的表型都比在患者中观察到的更为严重。重要的是，αKL缺失小鼠和Fgf23缺失小鼠的这些缺陷可以通过给予低Pi饮食来降低血清Pi而得到改善[22]。与Fgf23缺失小鼠一样，αkL缺失小鼠的肾脏近端小管中的Npt2a升高，这表明高磷血症是继发于肾脏对Pi的重吸收增加。

αKL有几个异构体。膜结合KL（membrane bound KL，mKL）是一种130 kDa的单通道跨膜蛋白，其特征是：细胞外结构域大，细胞内结构域短（10个残基），不具有信号转导能力[23]。mKL蛋白也可以在跨膜区域附近的细胞外裂解，生成循环形式的αKL（110 kDa）[24]。

FGF23通过与αKL结合转导信号的最可能的机制是募集典型的FGF受体（FGF receptor，FGFR），形成FGF23-αKL复合物。一个研究小组已经确定了FGFR1c和αKL的特异性复合物的形成[25]，另一个发现是FGFR3c和FGFR4也参与其中。信号转导似乎是通过MAPK级联反应[26]。FGFR1可能对磷酸盐稳态更重要，而FGFR3c和FGFR4可能与维生素D水平更相关[27]。αKL位于DCT。然而，FGF23介导其在近端小管内对NPT2a、NPT2c和维生素D的作用[13,15]。FGF23的急性转导导致肾脏DCT中的P-ERK1/2转导[28]，因此，FGF23转导后肾脏局部DCT-PT轴伴随的机制尚不清楚。

血清检测

循环中 FGF23 的浓度可以通过几种方法检测。一种广泛使用的检测方法是"C 末端"FGF23 酶联免疫吸附法,即捕获抗体和检测抗都是 C 末端与 FGF23 的 $_{176}$RXXR$_{179}$/S 的切割位点结合[29]。因此,这种检测方法可以识别全长 FGF23 以及 C 末端蛋白水解片段("cFGF23")。在一项有大量对照和 TIO 患者的研究中,用这种 ELISA 法检测了 TIO 和 XLH 患者的 FGF23 水平[29],结果表明,在健康人群中也可检测到血清 FGF23。TIO 患者的 FGF23 水平平均升高了 10 倍以上,而在肿瘤切除术后迅速下降。重要的是,与对照组相比,许多 XLH 患者(13/21)的 FGF23 水平升高[29],而在那些 FGF23 水平"正常"的患者中,这些水平可能是在低磷血症的情况下的"不恰当正常"。检测小鼠和人类"完整的"FGF23("iFGF23")的 ELISA 检测方法已经开发出来,范围是 $_{176}$RXXR$_{179}$/S$_{180}$ SPC 位点,从而可以识别 FGF23 的 N-末端和 C-末端部分[30]。应用这些检测方法,在正常人中检测到的 iFGF23 浓度平均为 29 pg/ml[30]。cFGF23 和 iFGF23 的检测结果与 XLH 和 TIO 患者的 FGF23 浓度的相对范围大体一致,大多数 XLH 患者的 FGF23 浓度升高。

FGF23 相关的疾病

与 FGF23 生物活性增强相关的疾病

常染色体显性低磷血症性佝偻病(ADHR)(OMIM #193100)

重要的是,ADHR 与其他遗传性低磷血症的区别在于其发病或早或晚,表现度可变[31]。ADHR 突变发生在 FGF23 枯草菌素样原蛋白转化酶(SPC)的切割位点 $_{176}$RXXR$_{179}$/S$_{180}$[11,13,32],在 176 位或 179 位的精氨酸(R)残基被谷氨酰胺(Q)或色氨酸(W)取代(表 25.1)。将 ADHR 突变插入到野生型 FGF23 后,哺乳类动物细胞分泌的 FGF23 主要是全长(32 kDa)的活性多肽,与之相反,在野生型 FGF23 表达中观察到典型的 32 kDa 和裂解产物[14]。

肿瘤性骨软化症(TIO)

TIO 是一种与肿瘤相关的孤立性肾脏 Pi 消耗的获得性疾病。TIO 患者与 ADHR[33] 患者具有相似的生化特征,骨活检可以发现骨软化症。TIO 的临床症状包括肌无力、疲劳和骨痛[33]。不全性骨折常见,近端肌无力可以变得很严重[33]。在 TIO 患者中,FGF23 升高[29-30],可以引发 TIO 的肿瘤表现出 FGF23 mRNA 过度表达[32]。肿瘤切除后血清 FGF23

疾病	基因突变	突变结果	与 FGF23 的关系	对血清 Pi 的影响	对血清 1,25(OH)$_2$D 的影响	iFGF23 浓度(ELISA)	cFGF23 浓度(ELISA)
ADHR	FGF23	功能获得	稳定全长、活化的 FGF23	↓	↔	↔ 或 ↑	↔ 或 ↑
XLH	PHEX	功能缺失	骨细胞 FGF23 分泌增多	↓	↔	↔ 或 ↑	↔ 或 ↑
ARHR1	DMP1	功能缺失	骨细胞 FGF23 分泌增多	↓	↔	↔ 或 ↑	↔ 或 ↑
ARHR2	ENPP1	功能缺失	FGF23 分泌增多	↓	↔	↔ 或 ↑	↔ 或 ↑
ARHR3	FAM20C	功能缺失	iFGF23 增多	↓	↔	↑	↑
TIO	—	—	肿瘤过度生成 FGF23	↓	↔ 或 ↓	↑	↑
TC/HHS	FGF23 或 GALNT3	功能缺失	不稳定全长、活性 FGF23	↑	↔ 或 ↑	↓	↑
TC	αKLOTHO	功能缺失	FGF23 依赖性信号转导减弱	↑	↔ 或 ↑	↑	↑

ADHR:常染色体显性低磷血症性佝偻病;ARHR1-3:常染色体隐性低磷血症性佝偻病 1~3 型;HHS:骨质增生性高磷血症综合征;TC:肿瘤样钙质沉着症;TIO:肿瘤性骨软化症;XLH:X 连锁低磷血症性佝偻病。

迅速下降[29]。

X连锁低磷血症性佝偻病（XLH）（OMIM #307800）

XLH是由 PHEX 基因[与X染色体上的内肽酶同源的磷酸盐调节基因（phosphate-regulating gene with homologies to endopeptidases on the X chromosome, PHEX）]突变失活引起的[34]。PHEX是膜结合金属蛋白酶M13家族的一个成员，在骨细胞中表达量高，例如，在牙齿中的成骨细胞、软骨细胞和成牙细胞中[35]。

据报道，FGF23水平在许多XLH患者中升高[29-30]。尽管人们最初认为PHEX可能会裂解FGF23，但事实并非如此[3]。相反，FGF23 mRNA表达在 Hyp 小鼠（XLH模型鼠）骨中显著增加[17,36]。升高的FGF23 mRNA水平表明，XLH中血清FGF23水平的升高是由骨骼细胞过量分泌引起的，而不是FGF23分泌进入循环后，细胞表面蛋白酶降解FGF23的速率降低引起的。目前PHEX的底物尚不清楚。

常染色体隐性低磷血症性佝偻病1~3型（ARHR1~3）
ARHR1（OMIM #241520）

牙本质基质蛋白-1（Dentin Matrix Protein-1, DMP1）——小整合素结合配体N-链接糖蛋白（Small Integrin-Binding LIgand, N-linked Glycoprotein, SIBLING）家族的一个成员——在骨细胞中高度表达。Dmp1 缺失小鼠和ADHR1型患者均表现为佝偻病和骨软化症，伴有与FGF23升高相关的孤立性肾脏Pi损耗。基因突变分析显示，有一个ADHR1家族携带了一个消融了 DMP1 起始密码子的基因突变，还有一个家显示 DMP1 有C末端缺失[37]。在 DMP1 的剪切位点也发现有基因突变，结果可能导致了无功能蛋白[38]。使用Dmp1敲除小鼠进行的疾病机制研究显示，DMP1 的缺失导致骨细胞成熟缺陷，与血清FGF23表达升高和骨矿化的病理改变有关[37]。重要的是，Dmp1 敲除小鼠是 Hyp 小鼠的生化表型，ADHR1和XLH患者（以及 Dmp1 敲除和 Hyp 小鼠）共享独特的骨组织学特征，即具有独特的骨膜细胞病变（periosteocytic lesion）[37]。因此，这些发现表明，PHEX也可能在骨细胞成熟中发挥作用，通过与DMP1类似的通路导致FGF23过度表达。

ARHR2（OMIM #613312）

ADHR2由外核苷酸焦磷酸酶/磷酸二酯酶-1（ectonucleotide pyrophosphatase/phosphodiesterase-1, ENPP1）基因突变引起，ENPP1通过生成无机焦磷酸盐控制生理性矿化和病理性软骨钙质沉着症。研究表明，ENPP1可能以细胞外非磷酸盐依赖性方式调节成骨细胞分化[39]。因此，与DMP1相似，ENPP1 的功能缺失突变可能导致早期骨细胞分化缺陷和FGF23过表达。

ARHR3（OMIM #259775）

在激酶家族中序列相似度为20的成员C（FAM20C）中出现功能缺失突变会引起ADHR3，也称为Raine综合征。当突变发生在FAM20C的保守的C末端结构域时，Raine综合征通常是致命的。然而，在幸存的Raine综合征患者中已经发现了一些突变[40-42]。患者可能表现为颅面畸形以及颅骨和长骨骨硬化。在1例病例中，由于血清iFGF23升高和肾脏磷酸盐消耗，R408W FAM20C替代引起了低磷血症性佝偻病表型[43]。另一项研究揭示了Raine综合征病例中的硬化性和低磷血症性佝偻病表型[44]。FAM20C是一种酪蛋白激酶，可以磷酸化含有S-X-E基序的分泌蛋白。FAM20C在相关基因FAM20A存在时具有较高的活性[45]。FAM20c 基因敲除小鼠的FGF23和肾脏磷酸盐消耗显著增加[46]。体外分析发现，SIBLING家族成员DMP1和OPN是FAM20c磷酸化的底物。部分Raine综合征患者出现iFGF23升高提示，FAM20C和FGF23之间可能有直接的相互作用。Fam20C S-X-E 磷酸化基序位于FGF23 SPC切割位点 R_{176}-H_{177}-T_{178}-R_{179}/S_{180}-A_{181}-E_{182}。体外研究表明，FAM20C介导的FGF23 S180磷酸化阻断了GALNT3在残基 T_{178} 处的O-糖基化，从而促进了FGF23的弗林蛋白酶蛋白水解作用[47]。将FGF23暴露于一个携带Raine突变的一个FAM20C已显示，FGF23磷酸化降低和FGF23的一些稳定化，这解释了一些ADHR3患者中iFGF23升高和血清磷酸盐降低[47]。需要进行检测更多FAM20C突变的更多研究，以确定为什么与观察到的FAM20C缺失小鼠的佝偻病骨表型相比，大多数ADHR3患者发生严重的骨硬化。

涉及FGF23升高的其他遗传性疾病

除上述疾病外，FGF23在一些骨发育不良中也有上调，这些骨发育不良表现为文献记载的孤立性肾脏 Pi 消耗。这些疾病包括：由 G_s 体细胞激活突变引起的纤维性骨营养不良综合征（McCune-Albright syndrome）（OMIM #174800）、opsismodysplasia（OMIM#258480）、由 FGFR1 中的激活突变引起的单纯性三角头畸形（osteoglophonic dysplasia）（OMIM#166250）以及表皮痣综合征（epidermal nevus syndrome）（MIM #163200）。

FGF23 介导的低磷血症的治疗

虽然目前还没有经过批准的治疗 FGF23 介导的低磷血症的疗法，但临床医生经常使用高剂量的骨化三醇和磷酸盐，以改善下肢畸形并减轻骨痛[48]。这种疗法也可以减少牙龈脓肿，但并不能减少末端病（enthesopathy）[49]。FGF23 中和抗体 burosumab 已用于 XLH 患者的临床试验。结果显示，肾小管最大磷酸盐吸收 / 肾小球滤过率（TMP/GMR）、血清磷和 $1,25(OH)_2D$ 浓度持续升高[50]。有关儿童佝偻病的改善和生长发育的其他数据即将公布。

与 FGF23 生物活性降低相关的疾病

家族性肿瘤样钙质沉着症（familial TC）（OMIM #211900）是一种常染色体隐性遗传性疾病，其特征是牙齿发育异常以及软组织关节周围和血管钙化[40]。生化异常包括高磷血症、肾小管磷酸盐的重吸收增加和 $1,25(OH)_2D$ 水平不恰当正常或升高。钙和 PTH 通常在正常范围内，尽管 PTH 可能被抑制。骨质增生性高磷血症综合征（hyperostosis-hyperphosphatemia syndrome, HHS）是一种罕见的代谢疾病，其生化特征是与 TC 相同，伴局限骨质增生[41]。

由 *GALNT3* 突变导致的 TC/HHS

发现的第一个遗传性 TC 基因是 UDP-N-乙酰基-α-D-半乳糖胺：多肽 N-乙酰半乳糖胺转移酶 3（polypeptide N-acetylgalactosaminyl transferase-3, *GALNT3*）[42]。GALNT3 在高尔基体中表达，并启动新生蛋白质的 O-链接的糖基化。据最初的报道，应用 C 末端 FGF23 ELISA 检测时，这些 TC 患者的血清 FGF23 水平大约高于正常平均值的 30 倍[42]。重要的是，随后研究表明，TC 患者的 C 端 FGF23 确实升高。然而，同样的个体，当应用完整的 FGF23 ELISA 检测时，血清 FGF23 水平较低（表 25.1）[43]。

这些发现随后被证实是由 GALNT3 的缺失导致细胞内降解生成无功能 FGF23 蛋白导致[44]。FGF23 在 $_{176}RHTR_{179}/S_{180}$ 位点的特定残基上（苏氨酸 178）发生 O-糖基化，因此，该残基缺乏糖基化被认为会使完整的活性 FGF23 不稳定[41]。

HHS 也被发现是由 *GALNT3* 的失活突变所致[41]，这些患者 ELISA 检测也表现出不正常的 cFGF23/iFGF23 比值（表 25.1）。事实上，一些 HHS 基因突变与导致 TC 的基因突变相同，这表明遗传背景可能影响疾病表型和（或）TC 和 HHS 可能代表同一疾病的不同严重程度。

由 *FGF23* 突变导致的 TC

TC 也可以由 *FGF23* 基因隐性失活突变引起[45-46,51]。这些突变均为 FGF23 的 N-末端 FGF 样结构域内的错义突变（S71G、M96T、S129F）。TC 的改变会使 FGF23 不稳定，一项研究结果支持了这一点，即 *FGF23* 突变的 TC 患者与 GALNT3-TC 患者具有相同的 ELISA 检测 FGF23 结果，即 C-端浓度显著升高，与低完整 FGF23 的浓度一致[45-46]，并且这些突变在细胞分泌前已被裂解[45-46,51]。因此，GALNT3-TC 和 FGF23-TC 的共同点是缺乏完整的 FGF23。缺乏完整的 FGF23 会通过增加肾脏重吸收导致血清 Pi 升高，进而通过正反馈回路导致无功能 FGF23 片段的分泌增加。

由 *Klotho* 突变导致的 TC

αKlotho（αKL）是 FGF23 的一种辅助受体，因此已被检测作为 TC 的候选基因，研究对象为一名 13 岁的女性患者，其肾脏 FGF23 生物活性存在假设的终末器官缺陷。该患者表现为高磷血症、高钙血症、PTH 升高、iFGF23 和 cFGF23 升高（比正常值升高 100～550 倍）[47]，以及足跟和大脑的异位钙化。该患者的青春期发育正常，在异位钙化方面，她的病症与 αKL 缺失小鼠相似，并且其循环中的 FGF23 显著升高[25]。该患者在 αKL 细胞外结构域（KL1 结构域）高度保守的残基（组氨酸 193 精氨酸或 H193R）中有一个新的隐性突变。与野生型 αKL 相比，突变的 KL 表达显著降低，这导致 αKL 介导 FGF23 依赖性信号转导的能力显著降低[47]。因此，失活的 H193R αKL 突变导致 TC 表型，显示 αKL 是 FGF23 生物活性所必需的。

慢性肾脏疾病

在有慢性肾脏疾病（chronic kidney disease，CKD）的患者中，FGF23是升高的；最近的研究表明，这种FGF23具有生物学活性[52]。一项研究显示，更高的FGF23水平是非糖尿病性CKD患者肾脏疾病进展增加的预测因素[53]。其他研究显示，CKD患者的高FGF23水平和左心室肥厚之间存在关联[54]。此外，流行病学研究表明，FGF23浓度较高的肾脏和非肾脏性患者的死亡率也较高[55]。虽然Klotho在心脏中不表达，但在CKD患者中观察到极高的iFGF23水平可能会使Klotho与FGF受体结合。研究表明，FGF23可以与无Klotho的FGFR4结合，激活钙调神经磷酸酶/NFAT信号转导通路，并且阻断 FGFR4 可以使大鼠免受FGF23诱导的心肌肥厚的影响[56]。此外，FGFR4的功能获得性突变导致小鼠心脏肥大[56]。如果这些数据被进一步的研究证实，那么确定导致临床相关心脏问题所需的FGF23浓度将是至关重要的。例如，有FGF23介导的低磷血症患者（例如XLH），临床上似乎没有明显的心脏疾病。因此，心脏疾病可能只发生在FGF23极度升高时，就像在终末期肾病中发现的那样，但需要更多的数据来证实这一点。

参考文献

扫描书末二维码获取。

第 26 章
性 激 素

Stavros C. Manolagas 和 Maria Schuller Almeida

王俊玲 罗智鸿 邓伟民 译

引言

雌激素和雄激素会影响青春期的骨骼生长，并有助于在成年期维持骨量。绝经期雌激素水平的下降以及老年男性中雌激素和雄激素的下降均会导致骨质疏松症。在本章中，我们将简要回顾当前对雌激素和雄激素在骨骼的分子、细胞和整个组织水平上的作用的理解。有证据表明，不同的细胞和分子靶点在松质骨和皮质骨中起作用；它们在青春期骨骼生长和成年期骨骼维持中起作用；雌激素和雄激素缺乏在女性和男性骨质疏松症发病中起作用；天然或合成的性类固醇可用于骨质疏松症的治疗。有关该主题的更详细的和全面的论述可参见 Almeida 及其同事最近发表的评论文章[1]。

激素的生物合成

雌激素和雄激素都来源于胆固醇的 C19 代谢产物，并在性腺和肾上腺中合成[2]。女性体内最丰富的雌激素是 17β-雌二醇（E_2），在卵巢中合成。男性体内也会有 E_2，15% 由睾丸合成和分泌，85% 由睾酮的外周芳香化生成。睾酮是循环中的主要雄激素，由睾丸间质细胞（95%）和肾上腺（5%）生成。睾酮在未修饰或转化为更有效的双氢睾酮（dihydrotestosterone, DHT）后作用于其靶细胞。雌激素和雄激素的生物利用度都是有限的，因为它们是与性激素结合球蛋白（sex hormone-binding globulin, SHBG）、白蛋白或其他蛋白质结合的；只有 1%~5% 是有生物活性的[3]（图 26.1）。

女性绝经后，其循环中雌激素水平一般都低于同龄男性，在男性衰老过程中，其循环中睾酮水平仅略微下降（每年约 1%），而 E_2 的总水平保持不变。然而，在中老年男性中，SHBG 中度增加，导致睾酮和 E_2 的生物利用度降低[4]。

分子作用机制

雌激素和雄激素对骨骼的作用分别是由雌激素受体（estrogen receptor, ER）α 和 β（又称 NR3A1 和 NR3A2）和雄激素受体（androgen receptor, AR）（又称 NR3C4）介导的[5]。在与同源配体结合后，这些受体与回文体核苷酸序列（palindromic nucleotide sequences）结合形成同源二聚体，称为激素反应元件（ERE 或 ARE）（图 26.2A）。一些辅助调节因子与受

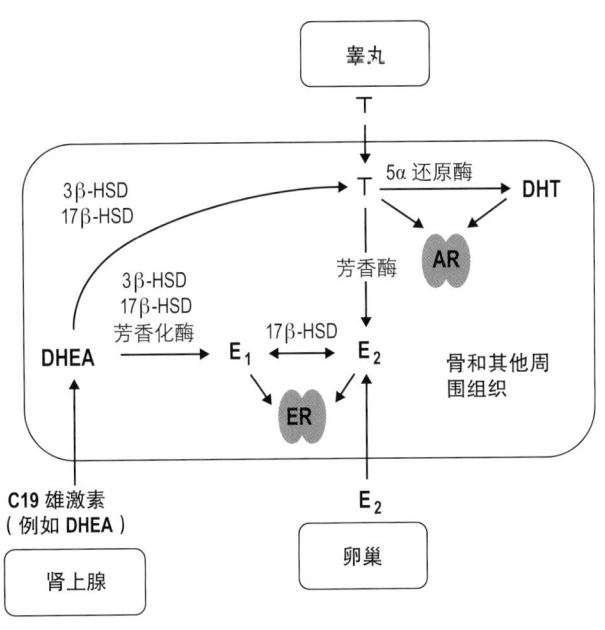

图 26.1 性腺和外周组织中雌激素和雄激素的生物合成。T：睾酮；E_1：雌激素酮；E_2：17β-雌二醇；DHT：双氢睾酮；DHEA：脱氢表雄酮；AR：雄激素受体；ER：雌激素受体；HSD：羟基类固醇脱氢酶

体形成多蛋白复合物，可以激活或抑制它们的转录活性[6]。除了直接与DNA结合外，这些受体还可以与染色质结合并通过与其他转录因子（例如NF-κB和AP1）的连接间接调节转录（图26.2B）。

除了核启动作用外，雌激素或雄激素与它们的同源受体亚群结合，这些受体位于细胞核外，要么在细胞膜上，要么在胞质中[7]。这些配体结合到细胞膜上定位的受体后启动信号转导级联反应，最终激活细胞质激酶，例如ERK、PI3K和JNK。激活的激酶反过来磷酸化底物蛋白和转录因子，然后调节基因转录（图26.2C和D）[8]。值得注意的是，一种细胞膜不渗透的E_2结合物可以选择性地激活ERα的非核启动作用，但对该受体的核启动作用没有影响，在小鼠中复制雌激素对皮质骨和心血管系统的有益作用不影响生殖器官，例如子宫和乳腺[9-10]。

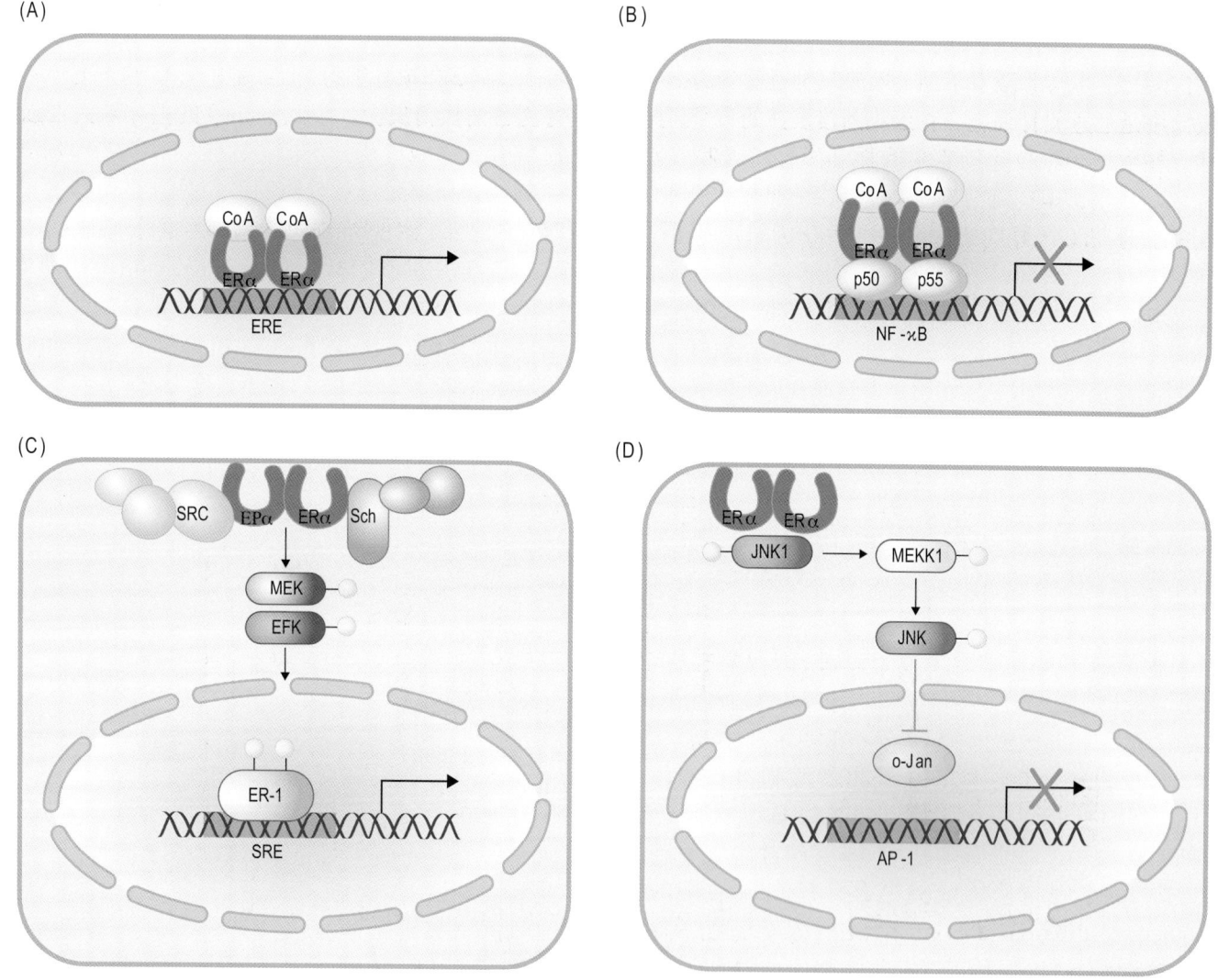

图26.2 （也见彩图）雌激素受体作用机制。（A）经典的基因组信号转导，其中配体激活的受体二聚体附着在DNA上的雌激素反应元件（ERE）上，并激活或抑制转录。（B）不依赖ERE的基因组信号转导通路，其中配体激活的受体与其他转录因子（例如NF-κB的p50亚基和p65亚基）结合并阻止它们与其反应元件结合。（C和D）配体激活的受体非基因性作用模式，（在质膜上）激活细胞质激酶，继而引起底物蛋白和转录因子（例如Elk-1和c-jun）的磷酸化，从而正向（C）或负向（D）调节转录

细胞靶点

ERα存在于髓样前体细胞和成熟破骨细胞中，也存在于间充质祖细胞及其子代中，包括软骨细胞，成骨细胞和骨细胞。AR 也在间充质祖细胞及其子代细胞中表达，在破骨细胞中表达量极低[11]。ERα 和 AR 都在骨微环境中的其他细胞类型中表达，例如 B 淋巴细胞和 T 淋巴细胞以及肌肉细胞。

在过去的几年里，应用这些受体的细胞特异性缺失的遗传小鼠模型，已使人们能够评估它们在不同细胞类型中的生物学作用，从而更清楚地了解它们的配体在体内骨中的作用[12]。已经阐明的有，破骨细胞 ERα 介导雌激素对女性松质骨而不是皮质骨的保护作用[11-13]。与雌激素不同，雄激素对松质骨的抗吸收作用是通过成骨细胞和骨细胞间接发挥的[11,14]。此外，在皮质骨中，雌激素对女性和男性的骨吸收都有保护作用，至少部分是通过 ERα 介导的间充质祖细胞的作用（在男性中雄激素芳香化为雌激素）[13]（图 26.3）。

雌激素缺乏会增加人类和啮齿类动物的骨细胞凋亡[15-17]；在一些研究中，这种现象在空间上与局部骨吸收有关，而在其他研究中则没有[18-19]。然而，骨细胞中 ERα 缺失的小鼠并没有表现出破骨细胞数量的增加或骨吸收的增加，这表明，如果雌激素通过控制骨细胞的寿命或功能来抑制破骨细胞的数量，则这些作用一定是间接的[20]。

ERα 是骨对机械负荷的适应性反应所必需的[21]。值得注意的是，这种特殊的作用是不依赖于配体结合，是通过 ERα 在成骨细胞祖细胞中表达介导的（图 26.3）。事实上，这些祖细胞中的 ERα 可以促进女性和男性骨膜的皮质骨积累，不依赖于配体结合[22]。此外，在成骨细胞祖细胞中 ERα 条件性缺失的小鼠在机械负荷下未能表现出预期的骨形成和骨膜骨积累的增加，而成熟成骨细胞 / 骨细胞中 ERα 缺失的小鼠具有正常的负荷反应。小鼠中 ERβ 的整体缺失增强了皮质骨对机械负荷的反应，这表明，ERβ 和 ERα 可能发挥相反的作用[23-24]。

雌激素或雄激素的缺失会增加 B 淋巴细胞的数量，并通过提供破骨细胞因子促进破骨细胞的形成。支持这一论点的有，B 细胞来源的 RANKL 有助于卵

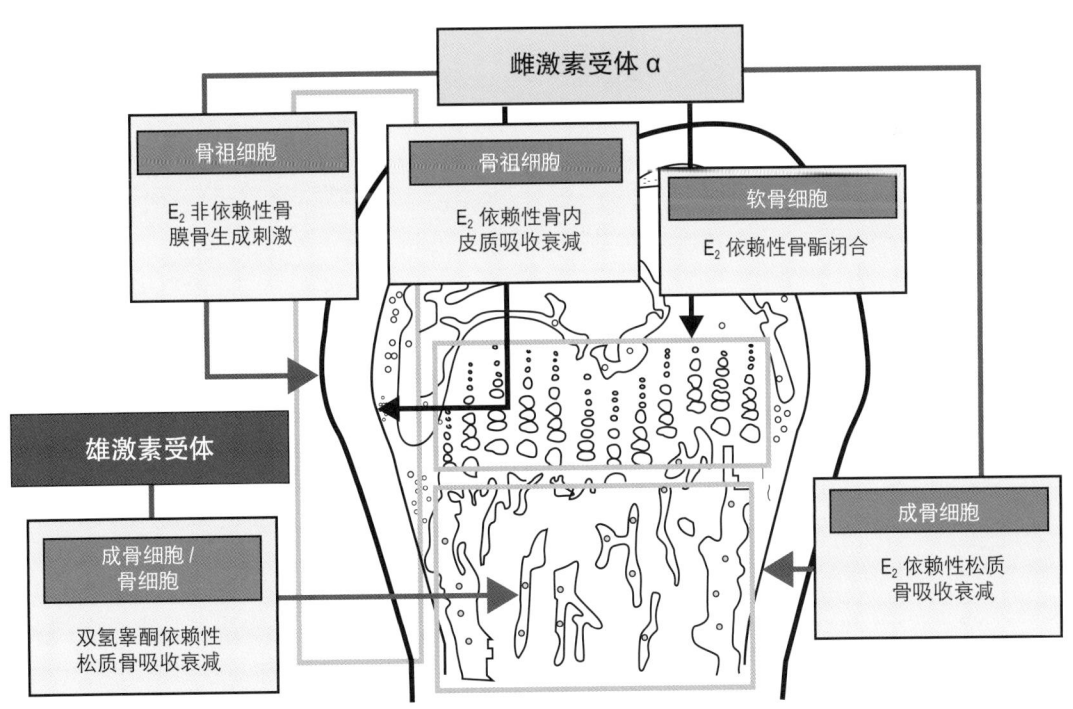

图 26.3 ERα 和 AR 对不同骨间室的部位特异性作用。框中分别显示了相应的皮质骨间室和松质骨间室以及长骨的生长板。负责特定作用的细胞及其在每个间室中的依赖性是从各自的细胞特异性 ERα 缺失小鼠模型中推导出来的[1]。成骨细胞祖细胞中的 ERα 是骨膜获得最佳皮质骨积累所必需的，并介导雌激素对皮质骨骨吸收的保护作用。雌激素可直接作用于破骨细胞，以防止女性松质骨丢失。相反，雄激素通过成骨细胞中的 AR 起作用，在男性中保护松质骨骨量。雌激素直接作用于软骨细胞，促进两性的骨骺闭合

巢切除术诱导的小鼠松质骨丢失[25]，而骨细胞生成的 RANKL 是 B 细胞增加和雌激素缺乏引起的骨丢失所必需的[26]。另一方面，T 细胞来源的 RANKL 对卵巢切除术诱导的骨丢失没有影响。成骨细胞或 B 淋巴细胞中 AR 缺失也会增加 B 细胞数量，这表明，雄激素可能直接或间接抑制 B 细胞的数量。相反，雌激素间接抑制 B 细胞的数量，因为 B 淋巴细胞中 ERα 缺失不会改变这些细胞的数量或骨量[27]。

最后，肌细胞中 ERα 或 AR 是否间接影响骨骼稳态尚不清楚[28-29]。

假定的基因靶点

多年来，对细胞系和原代细胞培养的研究表明，在破骨细胞和成骨细胞中有一长串雌激素和雄激素的假定靶基因（包括 IL-1β、IL-6、IL-7、TNFα、M-CSF、RANKL、OPG 和前列腺素），它们是由骨髓基质细胞、T 和 B 淋巴细胞、巨噬细胞以及树突状细胞生成的[30-31]。然而，这些基因中的任何一个是雌激素或雄激素在骨骼上的生物学相关靶点的功能证据仍然是难以捉摸的。

一项对绝经前和绝经后女性骨髓细胞进行的研究表明，雌激素缺乏可能会增加 RANKL，减少成骨细胞祖细胞以及 T 细胞和 B 细胞生成的骨保护素（osteoprotegerin, OPG）[32]。然而，雌激素似乎并没有直接抑制 RANKL 基因的转录，成骨细胞祖细胞或成骨细胞生成的 RANKL 并不是小鼠骨重塑过程中破骨细胞形成的主要因素[33]。此外，绝经前和绝经后女性的循环 OPG 水平没有差异[34]。

作者的实验室最新的一项研究是，使用微阵列分析对从条件 ERα 缺失小鼠分离的细胞进行分析，结果表明，钙结合蛋白 S100A8 是雌激素对松质骨直接抗吸收作用的关键靶基因。S100A8 在巨噬细胞和破骨细胞中生成，并通过 Toll 样受体 4 和 NF-kB 的激活刺激破骨细胞的形成。另一方面，CXCL12（一种在骨髓生态位中具有萌芽功能的化学诱导剂）[35] 和基质金属蛋白酶 13（matrix metalloproteinase 13, MMP13）（能促进破骨细胞融合而不依赖其酶促活性）[36] 可能是雌激素对骨吸收的间接作用的基因靶点，特别是雌激素（和雄激素）对皮质骨的抗骨吸收作用。BMP3b（也称为 GDF10）是 BMP2 信号转导的抑制剂，可能是 ERα 信号通路对骨膜对机械负荷反应影响的重要靶点。

对骨骼发育和生长的影响

哺乳类动物骨骼是通过软骨内成骨过程，软骨细胞形成的钙化软骨被破骨细胞吸收，并逐渐被成骨细胞形成的矿化骨所取代，在骨骺上生长。同时，骨呈放射状扩张，皮质增厚，骨髓腔变大，这是骨膜内成骨和骨内膜表面吸收增加的结果[37]。男性骨髓腔增大明显大于女性。

在青春期开始时，低水平的雌激素和雄激素可能是导致两性骨骼线性生长的原因。这种效应来自软骨内骨形成的刺激[37]。在青春期结束时，高水平的雌激素对于任何一种性别的骨骺闭合和停止线性生长都是必不可少的。在线性生长加速的同时，青春期的男性和女性经历了长骨外周的加速生长和骨髓腔进一步扩大。这些变化导致男性的骨骼比女性的更大，主要原因是骨膜骨形成的增加更多，使皮质远离中轴。女性的青春期开始得更早，但男性的青春期持续更长。这在一定程度上解释了两性骨骼大小之间的差异；这也是男性骨骼强壮的主要原因。

线性生长

骨骼的线性生长依赖于生长激素（growth hormone, GH）/胰岛素样生长因子（insulin-like growth factor, IGF）轴。雄激素和雌激素对青春期生长激增的影响是通过对 GH 分泌模式的影响来介导的，而雌激素也对肝脏 IGF-1 的释放有着直接影响[37]。雌激素对于男性和女性的青春期骨骼变化都是必不可少的。因此，缺乏芳香化酶的女性和缺乏雌激素的男性不会出现生长激增，也不会经历骨骺的闭合[38]。对芳香酶缺乏症患者进行雌激素替代疗法治疗可促进其骨生长。此外，对青春期前或早期的男性给予 E_2 可以增加其纵向生长[39]。而且，芳香化酶基因的过度表达在两性都会加速生长并导致骨骺过早闭合[40]。雌激素对男性骨骼的重要性进一步被一名有 ERα 功能突变丧失的男性没有出现青春期生长激增突显了[41]。

目前尚不清楚雄激素是否对线性生长有显著影响。支持雄激素可能在线性骨生长中不发挥重要作用观点的有，血清睾酮在有 ERα 突变的男性或在有芳香化酶缺乏的男性和女性为正常高值[38,41]。另一方面，AR 突变导致的雄激素不敏感综合征男性的身高介于正常男性和女性之间[42]。此外，给发育迟缓的男孩或生长中的大鼠和兔子 DHT 可以刺激他们的骨骼纵向生长，支持雄激素在这一过程中的作用[37]。迄今为止，雄激素、雌激素或它们的受体对青春期骨骼生长激增的影响在小鼠模型中还没有得到一致的数据。

骨膜扩张

与女性相比，男性的骨膜扩张在青春期更大，这是由于男性体内的雄激素水平更高。然而，对于缺乏芳香酶的年轻男性，给予 E_2 会增加骨骼的大小，这被认为是骨膜附着增加的结果[43]。与这一发现一致的是，对啮齿类动物的研究表明，雌激素和雄激素都是通过各自的受体起作用，参与了生长中的雄性的骨膜的扩张。因此，AR 突变或缺失的雄性小鼠表现出骨膜扩张减少[44]。DHT 可能是导致雄性骨膜扩张的雄激素。因此，缺乏 I 型 5α-还原酶的雄性小鼠表现出皮质厚度降低[45]。然而，雄性小鼠中 ERα 缺失而不是 ERβ 缺失，也会导致骨膜骨形成减少和股骨宽度减小[46]。芳香化酶抑制剂对 E_2 合成的药理学抑制作用可以进一步减少睾丸切除雄性小鼠的骨膜扩张，这表明，径向骨生长所需的雌激素来自周围组织[47]。根据 AR 和 ERα 对雄性骨膜扩张的最佳需求，与只缺乏其中一种受体的小鼠相比，缺乏这两种受体的小鼠的骨膜周长较低[48]。

与男性的情况不同，雌激素抑制女性的径向骨生长；观察表明，对生长中的大鼠或小鼠进行卵巢切除术，在青春期早期而不是在青春期晚期增加了骨膜扩张[47]。此外，缺乏 ERβ 的雌性小鼠显示出骨膜周长增加[49]。目前尚不清楚雌激素对男性和女性骨膜附着的相反作用是否也发生在人类。

青春期结束时纵向骨生长停止是由生长板增殖区软骨细胞的复制减少引起的。这导致生长板远端软骨合成减少，以及近端软骨被骨替代减少。因此，生长板闭合。生长板在青春期末期的闭合在男性和女性中明显都是由 E_2 介导的；在缺乏 ERα 的男性中[41]和缺乏芳香化酶的男性和女性[38,50]中，生长板闭合失败和持续的纵向生长表明了这一点。此外，ERα 的软骨细胞特异性缺失会导致生长板闭合失败，这表明，E_2 对软骨细胞增殖有直接抑制作用[51]。与这一发现一致的是，卵巢切除术增加了生长中的大鼠增殖区中增殖软骨细胞的数量[52]。

这一节的结论是，雌激素和雄激素都能刺激青春期的生长激增，至少部分是通过刺激生长激素和 IGF-1 的分泌来实现的。雌激素通过直接作用于肝脏来刺激 IGF-1 的释放。在女性中，无配体的 ERα 是最佳骨膜扩张所必需的。另一方面，雌激素通过对骨细胞的直接作用，可以减少骨膜扩张并有助于维持骨膜周长。在男性中，AR 和 ERα 都是最佳皮质骨扩张所必需的，但对 AR 的影响负责的细胞尚不清楚。

对骨骼维持的影响

在骨骼发育和生长完成，骨骼达到成人的大小和形状后，骨骼骨量是由在基本多细胞单位中组装的破骨细胞和成骨细胞在骨重塑过程中吸收和形成的骨量的平衡决定的（图 26.4）。

在成年期，骨膜扩张在两性中都在继续，但在男

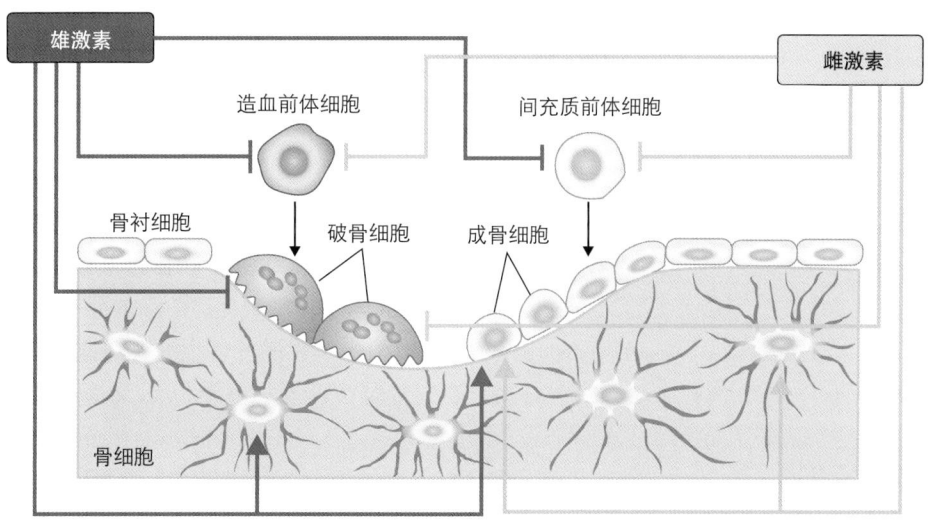

图 26.4 （也见彩图）骨重塑过程的示意图以及雌激素和雄激素的作用。破骨细胞和成骨细胞分别来源于造血前体细胞和间充质前体细胞。在骨重塑过程中，破骨细胞挖掘的骨基质被成骨细胞生成的新基质所取代。雌激素和雄激素都影响破骨细胞和成骨细胞的生成和寿命以及骨细胞的寿命。性激素对细胞的生成和存活的负面和正面影响用书夹和箭头表示

性中更活跃，而在女性中骨膜内骨吸收更活跃[1]。由于成骨细胞和破骨细胞是寿命短的细胞，骨重塑的平衡取决于这两种细胞的及时供应和寿命。相对于骨重塑需要的破骨细胞过多或相对于骨髓腔修复需要的成骨细胞过少都会导致骨丢失，是导致大多数获得性代谢性骨病的重要病理改变[30,53]。

成年期骨重塑的速度比生长阶段要慢，而且会有所不同，这取决于不同骨骼（甚至在特定骨骼的不同区域）所经历的机械应变，因此也取决于微损伤的机会。骨细胞对需要修复的部位进行重塑[54]。重要的是，凋亡的、衰老的或功能失调的骨细胞向它们相邻活细胞发出信号来启动重塑，这种机制可能导致骨丢失[55]。

雌激素通过抑制松质骨和皮质内表面的骨吸收来减慢骨重塑。如前所述，这些影响是由于雌激素能够通过刺激细胞凋亡来降低破骨细胞的生成率，缩短破骨细胞祖细胞和成熟破骨细胞的寿命[56]（图26.4）。另一方面，雌激素或雄激素可以减少成骨细胞和骨细胞的凋亡[53,57]。相反，雌激素或雄激素缺乏会导致骨丢失，与骨重塑率增加、破骨细胞和成骨细胞数量增加以及吸收和形成增加有关（尽管不平衡）。

性激素缺乏与骨质疏松症的发生

人们普遍认为，骨质疏松症是一种多因素性疾病，其中卵巢或睾丸功能下降只是其他几种进行性和累积性病理之一。低骨量只是导致骨质疏松性骨折的众多危险因素之一，骨质疏松性骨折是这种疾病的临床表现。迄今为止，老年是骨质疏松性骨折的最重要的预测因素[58]。

随着年龄的增长，女性和男性都会发生骨丢失，但男性患骨质疏松症的可能性比女性低，原因有二。首先，男性在青春期获得更多的骨；其次，男性在衰老过程中失去的骨较少，因为与女性不同，男性不会经历雌激素的突然损失。

无论哪种性别，骨量达到峰值后的10年内都会开始骨丢失，峰值骨量出现在21~30岁。早期骨丢失与性类固醇水平的变化无关[59]。在绝经期，脊柱中松质骨的骨丢失会加速。绝经引起的松质骨加速骨丢失主要是由于骨小梁穿孔和连接性丧失所致。对松质骨进行活检的组织学分析表明，雌激素的缺失会导致更具侵略性的所谓的"杀伤性破骨细胞"形成[60]。来自破骨细胞特异性ERα缺失小鼠的证据表明，在松质骨中，这是破骨细胞寿命延长的结果，原因是雌激素对破骨细胞的直接促凋亡作用丧失[61-62]。老年男性的骨丢失与骨小梁变薄有关，而不是与穿孔有关[63]。

女性绝经后骨丢失速度加快，随后在5~10年内会出现一个骨丢失缓慢阶段，男性也会出现骨丢失缓慢阶段，主要发生在皮质骨。在65岁以上的女性，骨丢失主要是皮质骨，而不是松质骨，大多数65岁以上的骨折主要发生在皮质部位[64]。80岁以后，骨量下降的90%是皮质骨。高分辨率外周定量CT（high resolution peripheral quantitative CT, HR-pQCT）检查显示，年龄在50~80岁之间的女性皮质骨的大部分丢失是由皮质孔隙度增加引起的[65-68]。值得注意的是，双能X线吸收测定法（dual-energy X-ray absorptiometry, DXA）测量的BMD无法检测皮质孔隙度，而DXA BMD检查是用于诊断骨质疏松症患者并确定其骨折风险的常规检查方法。

与人类一样，小鼠的骨量和骨强度也随着年龄的增长而逐渐减少，但与女性不同，它们没有更年期[13,69]。值得注意的是，卵巢切除术对成年雌性小鼠的影响是短暂的，卵巢切除术诱导的破骨细胞生成和成骨细胞生成的增加在不到2个月的时间内就恢复到基线水平[70]。与人类相似，小鼠的松质骨量和皮质骨厚度随着年龄的增长而减少，而皮质骨孔隙度增加[13,71]。小鼠皮质骨厚度的减少和皮质孔隙度的增加是由骨吸收的增加以及成骨细胞数量和骨形成的减少引起的。年龄依赖性骨形成减少在老年女性和男性中都得到了很好的证明，表现为骨壁宽度的减小，这是成骨细胞工作产出减少的组织学标志[72-73]。因此，来自人类和小鼠的证据都强烈表明，老年时骨丢失是由骨吸收增加和骨形成减少共同引起的。下一节将要详细介绍，小鼠模型中吸收的增加是由年龄相关机制本身引起的，而不是雌激素缺乏[13,71]。

绝经期雌激素的下降会增加骨膜骨沉积，这与对小鼠的研究证据一致，即骨膜扩张减弱是雌激素通过成骨细胞祖细胞ERα信号转导的结果[74-75]。绝经后女性皮质骨向外扩张的机械性益处被骨内膜骨吸收的同时增加所抵消。目前尚不清楚绝经雌激素水平的降低是否会减弱骨对机械负荷的ERα依赖的敏感性。

男性不经历"男性更年期"，大多数老年男性的总睾酮水平维持在有症状的性腺功能减退症的水平之上[76]。相反，老年男性的SHBG会轻度到中度增加，导致睾酮或雌二醇的生物利用度小幅度下降[76-77]。流行病学证据表明，生物可利用的或游离的E_2，而不是总的或游离的睾酮，与 BMD 呈正相关。强烈支持是低游离雌二醇而不是低游离睾酮导致老年男性 BMD 降低的证据，是对有 ERα 突变功能丧失的一名男性和一名女性[78-79] 以及有芳香化酶缺乏的男性[80] 进行的遗传学研究证据[80]。另一方面，AR 突变和雄激素不敏感综合征患者只有非常轻微的骨骼方面的表现[81]，对这些患者给予雌激素治疗可以恢复他们的 BMD。与人类的遗传学研究证据一致，作者对 AR 和 ERα 缺陷小鼠进行的最新研究表明，雌激素（源自雄激素芳香化）是负责保护两性皮质骨量的性激素，而不可芳香化的雄激素负责保护雄性的松质骨[11,13]。这与对人类的研究是一致的，这些结果表明，雌激素在性激素对男性骨吸收的保护作用中占 70%[82]，并且与几乎 80% 的骨骼是皮质骨的事实相吻合。

性激素缺乏对年龄依赖性骨骼退化的影响

由于女性更年期和老年男性雄激素和雌激素减少，很难甚至不可能不去分析性激素缺乏对衰老在人体骨骼退化过程中影响的作用。与人类不同，啮齿类动物不会经历更年期，雄性小鼠的雄激素水平似也不会随着年龄的增长而降低[56]。然而，在 4～5 月大后手术切除小鼠的性腺，可以模拟了人类雌激素或雄激素缺乏对松质骨和皮质骨骨量的影响[69]。

机制研究和来自小鼠的遗传学研究证据有力地表明，骨骼固有的一些衰老相关变化实际上与导致所有其他组织和器官衰老的变化是相同的[83]。这些变化是晚期骨质疏松症发展的主要原因。其他器官的年龄相关的变化，例如卵巢功能下降，也是原因之一[1,84-85]。以前，年龄相关的机制涉及更年期骨质疏松症的发病机制，包括线粒体功能障碍、氧化应激、组蛋白脱乙酰化酶 Sirt1 降低、FoxO 转录因子激活、间充质干细胞和骨细胞衰老以及自噬功能下降。重要的是，所有这些机制对骨骼产生的不利影响都与性别无关。此外，小鼠骨骼老化的所有特征，包括松质骨和皮质骨骨丢失以及皮质骨孔隙度增加，都与性激素缺乏无关[13]（图 26.5）。

此外，性激素缺乏对雌性和雄性小鼠的作用机制明显不同于衰老机制。实际上，破骨细胞系细胞中过

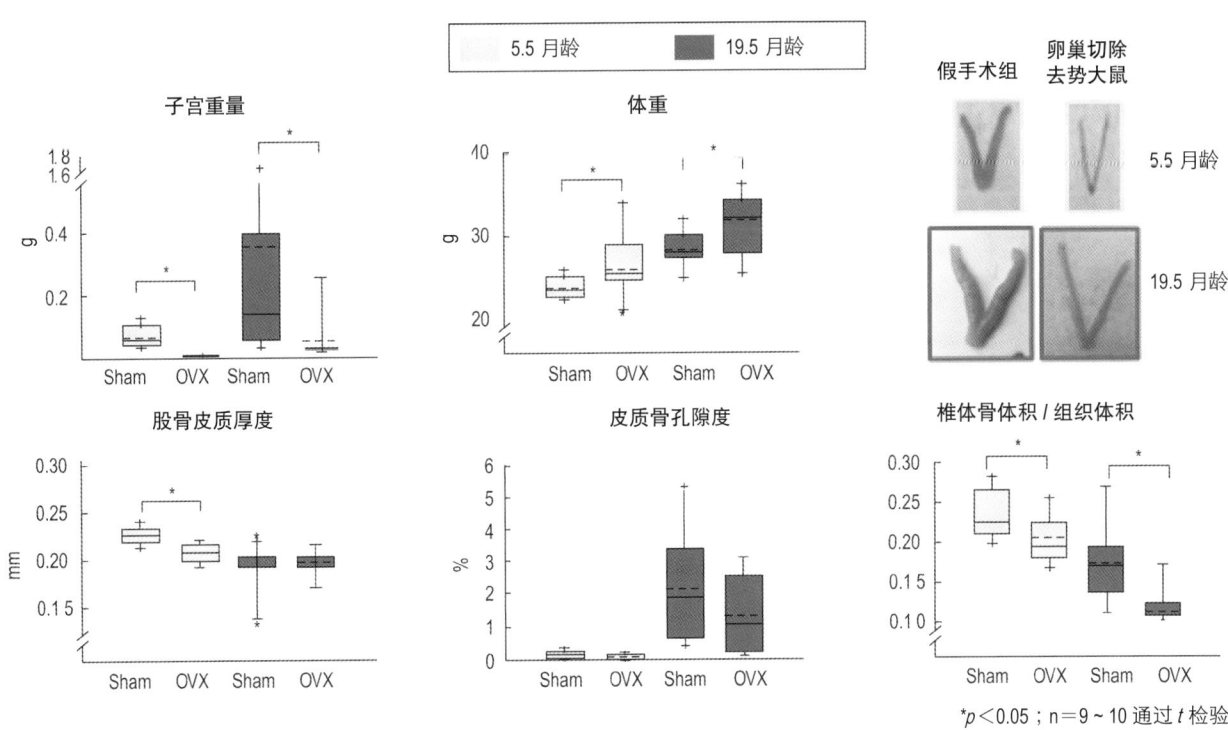

图 26.5 （也见彩图）衰老对皮质骨的影响与雌激素水平无关。小鼠要么经历假手术（Sham，n=10），要么经历卵巢切除（OVX，5.5 月龄，n=10；19.5 月龄，n=9），6 周后。方框表示从第 25 到第 75 四分位数的值，中线表示平均值，与竖线垂直的横线表示第 10 个和第 90 个百分位数；超出此范围的值以点表示。股骨干中段的骨皮质厚度由 MicroCT 测量，皮质骨孔隙度在远端干骺端测量。测量第 5 腰椎松质骨（骨体积/组织体积，BV/TV）。通过双向方差分析，$^*p<0.05$

氧化氢（H_2O_2）生成的增加似乎是导致急性性激素缺乏导致的皮质骨丢失的原因，而与衰老无关[13]。另一方面，随着年龄的增长，成骨细胞祖细胞（及其后代）的线粒体中 H_2O_2 生成量的增加似乎是年龄依赖性皮质骨丢失的部分原因。成骨细胞系细胞中年龄相关的变化，例如衰老导致破骨细胞生成细胞因子的生成增加，也可能导致皮质骨孔隙度增加。在任何情况下，由于大鼠和小鼠的骨重塑不像人类那样组织良好，在我们可以将这些临床前证据直接外推到人类皮质骨之前，还需要进行进一步的研究。

在骨质疏松症治疗中的作用

50多年来，单独使用雌激素或雌激素联合孕酮的激素替代疗法是治疗骨质疏松症的主要方法。然而，在过去的10年里，情况已经不再是这样了，因为：①人们认识到，以天然雌激素为基础的疗法在子宫、乳腺和心血管系统中有严重的副作用，以及随着绝经时间的推移，这些疗法对老年女性的疗效降低[86-87]；②替代性和更有效的抗吸收药物的可用性，例如双膦酸盐和抗 RANKL 抗体地诺单抗。然而，绝经后不久开始激素替代治疗来控制更年期症状并限制治疗的持续时间，可能是一个受益/伤害比更安全的选择[88]。

选择性雌激素受体调节剂（selective estrogen receptor modulator, SERM），例如雷洛昔芬和拉索昔芬，仍然是乳腺癌风险高和（或）有其他药物禁忌证的女性的有用选择。然而，它们的功效低于天然雌激素，甚至低于可用的替代抗骨吸收药物。目前，尚不清楚 SERM 是如何在一些组织中起激动剂作用而在另一些组织中起拮抗剂作用的。这种情况阻碍了理想的 SERM 的合理设计，这种 SERM 可以长期用于预防和治疗骨质疏松症而没有任何与雌激素有关的副作用，包括对凝血机制和静脉血栓栓塞事件的不利影响[89-90]。

睾酮尚未被发现对男性骨质疏松症有效，并且也存在潜在的心血管风险[91-92]。选择性 AR 调节剂（selective AR modulator, SARM）在临床前研究中已显示可以保留雄激素对骨骼和肌肉的合成代谢功效，同时在前列腺中充当部分拮抗剂[93]。然而，SARM 作为治疗药物的发展受到了阻碍，因为有证据表明，作为一个类别，它们可能对心脏产生不利影响。因此，这类化合物的未来在现阶段是不确定的。

作者期望，阐明雌激素靶基因和深入了解与年龄相关的骨骼退化机制，会带来新的、更有效和更安全的治疗方法；甚至可以同时治疗一种以上的老年疾病。

参考文献

扫描书末二维码获取。

第 27 章
甲状旁腺激素

Thomas J. Gardella、Robert A. Nissenson 和 Harald Jüppner

陈艳婷　谭　新　陈柏龄　译

引言

甲状旁腺最初是在动物从水生环境迁移到缺钙的陆地环境的进化过程中出现的。维持足够水平的血液离子钙（Ca^{2+}）（1.1～1.3 mmol/L）是正常的神经肌肉功能、骨矿化和许多其他生理过程所必需的。甲状旁腺的主要细胞分泌甲状旁腺激素（parathyroid hormone, PTH），以响应血 Ca^{2+} 的微小下降，从而维持正常的钙状态。正如接下来要讨论的，PTH 通过与其骨和肾靶细胞中的 PTH/PTH 相关肽（PTH related peptide, PTHrP）受体（PTH1R）结合，促进骨吸收并从骨骼储存库中释放钙。PTH 还能进一步减少尿钙流失，增加磷酸盐排泄，并间接地通过肾脏生成活性维生素 D 代谢物 1,25-二羟基维生素 D[1,25(OH)$_2$D]促进肠道钙吸收。

血 Ca^{2+} 和 1,25(OH)$_2$D 对 PTH 的分泌有负反馈抑制作用，而血清磷酸盐能促进 PTH 的分泌。成纤维细胞生长因子 23（fibroblast growth factor 23, FGF23）是第三种有助于调控钙稳态和磷稳态的激素；FGF23 可以促进肾脏磷酸盐的排泄并降低循环中 1,25(OH)$_2$D 的水平，从而减少肠道的钙吸收。血清钙、PTH、FGF23、1,25(OH)$_2$D 和磷酸盐之间的相互作用使血 Ca^{2+} 水平在大范围的饮食钙摄入量中保持在非常狭窄的范围内。本章总结了目前对 PTH 的分泌和作用的生物学理解（关于该领域的历史观点详见参考文献 [1]）。

PTH 和 PTH 相关肽（PTHrP）

哺乳类动物的 PTH 是一个由 115 个氨基酸组成的前-前肽合成的，但只有由单链 84 个氨基酸组成的全长多肽——PTH（1～84）——是由甲状旁腺分泌的。在啮齿类动物的下丘脑和胸腺中也可以检测到非常有限的表达。甲状旁腺的正常发育依赖于转录因子 GCMB（啮齿类动物为 Gcm2）以及其他几种上游蛋白质，包括 SOX3、转录因子级联 Hoxa3-Pax1/9-Eya、GATA3、转录因子 Tbx1 和 Shh-Bmp4 信号网络[2-3]。GATA3 的突变[4-5]——GCMB[6-9] 和 CaSR 的信号蛋白之一 Gα11[10-14]——可能导致孤立性甲状旁腺功能减退症，伴有轻度到重度的低血钙症[5-7,15-20]。

PTH 与 PTHrP 具有同源性，PTHrP 是一种由 141 个氨基酸组成的多肽，在遗传学和功能上与 PTH 不同（图 27.1）。PTHrP 最初被认为是恶性肿瘤高钙血症的体液介质[21-23]，但很快就被发现在发育中可以发挥关键作用，尤其是在骨骼发育中，在软骨内骨形成过程中调节生长板的成熟。PTHrP 还调节发育中的乳腺的分支形态发生，并可能有助于调控妊娠期和哺乳期的钙稳态[24-25]。

PTH 和 PTHrP 都可以通过相同的受体 PTH1R 介导它们的生物学作用，PTH1R 是 G 蛋白耦联受体（G protein coupled receptor, GPCR）超家族 B 类亚群的成员[24-26]。PTH 和 PTHrP 之间共有的氨基酸序列同源性在配体的 N-末端部分最强，其中前 13 个残基中有 8 个是相同的，然后同源性减弱，在残基 32 之后几乎不存在同源性。这种共享的 N-末端氨基酸同源性模式与受体相互作用的关键决定因素所在的位置相关，对于这两种配体，其 N-末端（1～34）部分包含了 PTH1R 上高亲和力结合和信号转导反应所需的所有已知接触位点。因此，合成或重组 PTH（1～34）或 PTHrP（1～36）肽在 PTH1R 上表现出结合和信号转导反应通常与相应的较长的完整肽 PTH（1～84）或 PTHrP（1～41）诱导的结合和信号反应难以区别。事实上，PTH（1～34）不仅在实验室中被广泛使用，而且作为骨质疏松症的 PTH1R 靶向治疗剂[27]。

TIP39 [39 氨基酸结节漏斗肽（tuberoinfundibular

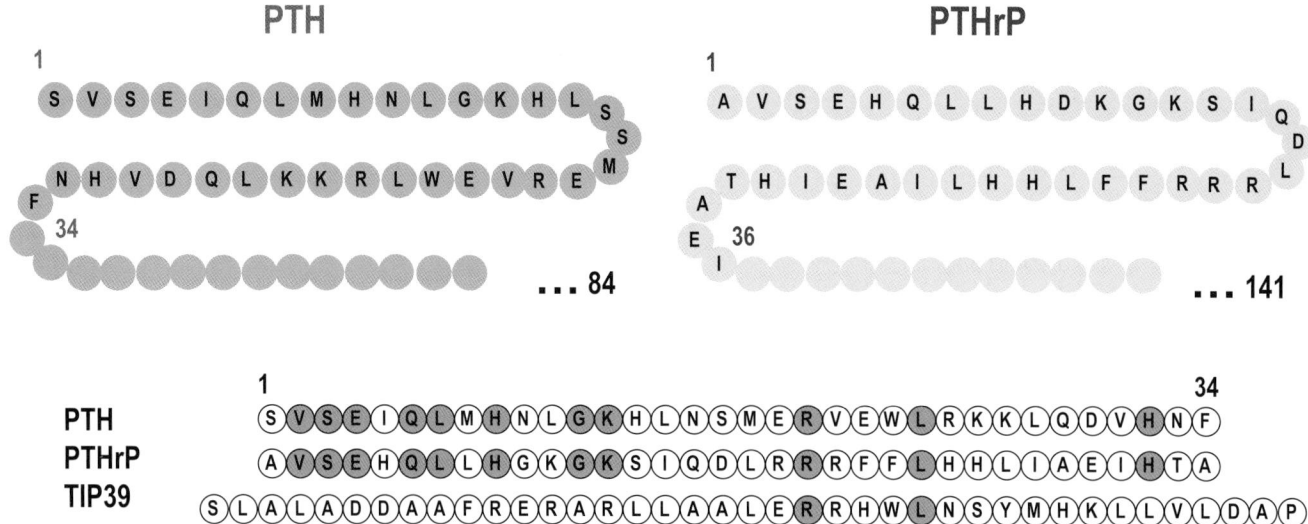

图 27.1 （也见彩图）PTH、PTHrP 和完整 TIP39 的氨基末端氨基酸序列；通过选择性剪接可以生成两种额外的 PTHrP 变构体，即 PTHrP（1～139）和 PTHrP（1～173）

peptide of 39 amino acids）] 是一种功能独特的肽，其与 PTH 和 PTHrP 的 N-末端区域具有很弱但可以检测到的同源性[28]。TIP39 在大脑和睾丸中表达，在大脑中表达有助于伤害性感受，在睾丸中表达有助于精子形成。TIP39 不能有效地与 PTH1R 相互作用，而是与结构相关的 GPCR［称为 PTH2 型受体（PTH2 receptor, PTH2R）］相互作用。编码 PTH、PTHrP 和 TIP39 的基因在染色体位置上是不同的，但在外显子结构上是相似的，这表明它们来自一个共同的祖先前体基因（图 27.2）。

PTH 的合成和分泌

在人类中，编码 PTH 的基因位于 11 号染色体的短臂上[26]。在甲状旁腺中，PTH 的基因表达仅限于甲状旁腺的主细胞。PTH 蛋白是由 115 个氨基酸组成的前体分子合成的，其中前 25 个氨基酸组成一个预序列（pre-sequence），随后 6 个氨基酸组成一个前序列（pro-sequence）；在蛋白质加工过程中，每个前序列都被去除，以生成完整的 PTH（1～84）多肽[29]。

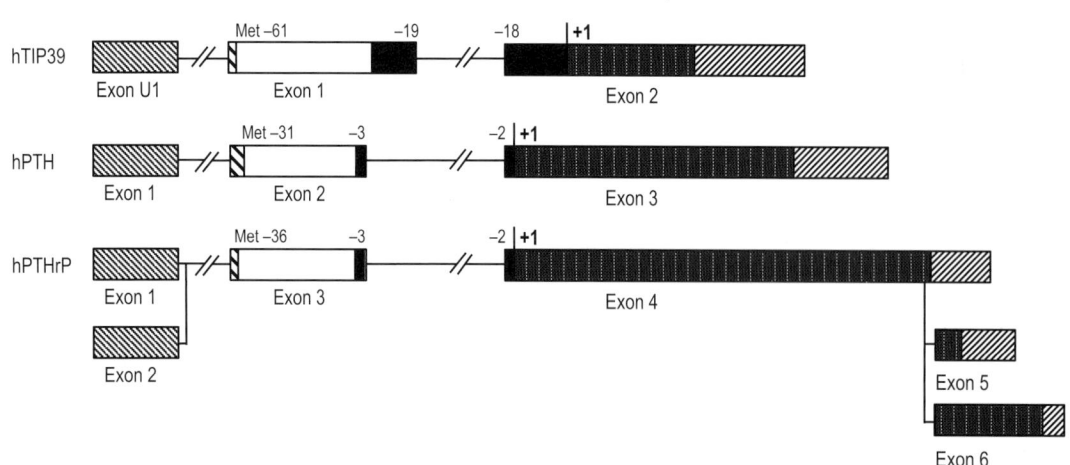

图 27.2 编码人类 PTH、PTHrP 和 TIP39 的基因的结构图解。方框区域代表外显子（TIP39 基因中外显子 U1 末端的 5′端是未知的）。白色方框代表预序列，黑色方框代表前序列，灰色点状方框代表成熟蛋白序列，条纹方框代表非编码区。白色方框前的小条纹方框代表未翻译的外显子序列。发起者蛋氨酸的位置也被标记出来。+1 代表分泌蛋白起点的相对位置（Source: [59]. Reproduced with permission of Oxford University Press.）

预序列作为一个信号序列发挥作用，可以将新生多肽链引导到内质网（endoplasmic reticulum, ER）体系，将其穿过内质网膜运送到管腔内。在此过程中，预序列将被移除。

PTH（1~84）分子一旦生成并被包裹在甲状旁腺主细胞内的分泌囊泡中，就会有两种不同的命运，可能部分取决于当时的血钙浓度。成熟的激素可能通过经典的胞吐分泌机制分泌进入循环中，也可能被存在于分泌囊泡内的钙敏感蛋白酶裂解。这种裂解可以导致缺乏氨基末端残基的羧基末端 PTH 片段的积累，而氨基末端残基对 PTH 与 PTH1R 的相互作用至关重要，因此，对于该受体介导的反应是不活跃的[26]。循环中的 PTH（1~84）裂解成羧基片段也可以发生在外周组织，例如肝和肾[30]。历史上，PTH（1~84）的裂解一直被认为是激素失活的一种机制，但确实有数据表明羧基末端 PTH 片段可以发挥一些生物学作用，例如，在体外培养的骨细胞上，尽管这些影响的更广泛的意义以及所涉及的受体机制仍不明确[31]。

PTH 分泌的调节

甲状旁腺的主要生理功能是作为一个"钙调节器"，感知主要的血液 Ca^{2+} 水平并相应地调节 PTH 的分泌。Ca^{2+} 和 PTH 分泌之间的关系呈陡峭的 S 形，即血 Ca^{2+} 的微小变化可以引起 PTH 分泌的明显变化。该曲线的中点（"设定值"）反映了甲状旁腺分泌对细胞外钙抑制反应的敏感性。

血 Ca^{2+} 的改变可以通过多种机制影响 PTH（1~84）的分泌。在甲状旁腺细胞内，细胞外 Ca^{2+} 的短期增加会导致细胞内 Ca^{2+} 水平的增加，从而激活分泌囊泡中钙敏感蛋白酶，导致 PTH（1~84）裂解为羧基末端片段增加。尽管这种调节相关的分子机制还没有很好地定义，但细胞外钙的增加也降低了分泌囊泡中储存的 PTH 的释放。血 Ca^{2+} 的长期减少（例如，慢性饮食中缺钙，PTH 抵抗）会导致 PTH mRNA 表达增加以及分泌 PTH 的甲状旁腺细胞数量增加。

细胞外钙在甲状旁腺细胞表面是通过钙敏感受体（calcium-sensing receptor, CaSR）"测量"的，CaSR 在这些细胞的质膜上大量表达[32]。细胞外钙水平升高会抑制 PTH 的分泌，而细胞外钙水平降低则会增加 PTH 的分泌。与细胞内钙结合蛋白不同，后者对游离钙的亲和力在纳米摩尔范围内的（与细胞内游离钙水平一致），CaSR 结合游离钙的亲和力在毫摩尔范围内。CaSR 是 GPCR 超家族的 C 类成员，在其较大的胞外区域含有钙结合元件。钙［或拟钙剂，例如西那卡塞（cinacalcet）］与 CaSR 的结合可以激活由 α 亚基 Gαq、Gα11 以及（在较小程度上）Gαi 组成的异三聚体 G 蛋白，分别导致磷脂酶 C 的刺激和腺苷酸环化酶的抑制[33-34]。这导致甲状旁腺细胞内游离钙的增加和环腺苷酸（cyclic AMP, cAMP）水平的降低。通过尚未完全确定的机制，这些信号通路的激活抑制了 PTH 的合成和分泌。当血 Ca^{2+} 下降时，甲状旁腺细胞质膜上的 CaSR 的细胞内信号转导较少，PTH 的分泌随之。CaSR 的重要作用在 CaSR 基因发生功能丧失突变的人身上最能观察到。在杂合子状态下，这种突变会导致家族性低尿钙高钙血症（familial hypocalciuric hypercalcemia, FHH），其特征是高钙血症时 PTH 水平的异常升高[35-37]。由于 CaSR 功能降低，这些个体可以通过增加受体数量而抵抗钙对 PTH 分泌的抑制作用；这种疾病通常不需要手术干预。在纯合子状态下，患者表现出 PTH 分泌剧烈增加伴有危及生命的高钙血症（新生儿严重甲状旁腺功能亢进症），这可以通过使用双膦酸盐或拟钙剂进行控制，但通常需要在婴儿期进行全甲状旁腺切除术。有 CaSR 基因纯合子和杂合子突变的小鼠表现出相似的表型[38]。有趣的是，在小鼠中，与 CaSR 相关的两种主要 G 蛋白 GαQ 和 Gα11 的联合缺失，也会导致新生小鼠的严重甲状旁腺功能亢进症，这证实了这些密切相关的信号蛋白在 CaSR 信号转导中的作用[39]。CaSR 中诱导组成型信号的杂合子点突变可能是常染色体显性低钙血症（autosomal dominant hypocalcemia, ADH1）的原因[40-41]；在有 Gα11 突变（AHD2）的不同家族中也有相似的发现[10-14]。

PTH 的作用机制

PTH 和 PTHrP 都被认为可以通过类似的机制结合并激活 PTH1R（图 27.3）。至于其他种 B 类 GPCR，每一种都与一种与 PTH 大小相似的肽配体（1~34）结合，包括降钙素、胰高血糖素、胰高血糖素样肽-1、促肾上腺皮质激素释放因子（corticotropin-releasing factor, CRF）、促胰液素和血管活性肠肽，PTH1R 可以通过双组分机制结合其配体 PTH 或 PTHrP[26,42]。因此，这一机制涉及初始对接交互配体的 15~34 螺旋结构域和受体的大（约 160 个氨基酸）氨基末端细胞外结构域，使配体的 N 末端（1~14）

部分和受体的七螺旋跨膜结构域（transmembrane domain region, TMD）之间发生后续的信号相互作用，这些后续的相互作用诱导构象变化，导致受体激活并与异三聚体G蛋白耦联，因为PTH1R通常包含GαS亚基，通过增加细胞cAMP介导信号转导（图27.3）。

虽然PTH和PTHrP都遵循这种结合和激活的一般模式，但可以想象在相互作用中存在微妙的差异，这可能有助于这种单一受体介导两种结构不同的配体的不同生物学作用的能力[43-44]。

PTH1R在进化时间上可以追溯回鱼类；事实上，斑马鱼基因组除了PTH1R和PTH2R同源基因外，还含有第三种受体PTH3R，它与鱼的PTH1R的关系更密切，而不是与鱼的PTH2R的关系更密切。结构和功能的进化保守性表明这些受体具有重要的生物学作用，即使在鱼类中也是如此，它们缺乏分泌型的甲状旁腺，但会生成两种与哺乳类动物PTH密切相关的分子。

在靶细胞中，PTH配体PTH1R的激活导致被激活的受体与几种细胞内信号通路发生耦联[26]。最重要的通路是受体介导GαS信号通路的激活，其结果是刺激腺苷酸环化酶，随后细胞内cAMP水平升高，转而激活蛋白激酶A。该信号通路在PTH生物学中发挥的重要作用，在Ia型假性甲状旁腺功能减退症（pseudohypoparathyroidism type Ia, PHPIA）患者中观察到的肾脏对这种激素抵抗上表现突出，在这种患者中，近端肾小管细胞中GαS的功能或表达降低[45-46]，或者在PRKAR1A（蛋白激酶A的调节亚基）突变的患者中，PRKAR1A破坏了cAMP的结合，从而破坏了激酶的激活[47-48]。PTH对调节骨吸收和骨形成的关键基因（例如RANKL、SOST）表达的影响至少部分是通过cAMP途径介导的[49-50]。

PTH1R也与Gαq/α11耦联，导致磷脂酶C的激活，随之而来的是蛋白激酶C的激活和细胞内游离钙的增加。该信号通路似乎在PTH在肾脏和骨骼的作用中起着重要的角色，但目前却知之甚少[51-53]。PTH与PTH1R的结合也会将受体蛋白β-制动蛋白（β-arrestin）招募质膜上[26,54]。对于大多数GPCR来说，β-制动蛋白通过介导受体脱敏和内化在终止PTH1R信号转导中起关键作用，但它也可能通过细胞外激酶（extracellular kinase, ERK）-1/2通路促进信号转导，因此可能有助于靶细胞对PTH的反应[55]。

细胞培养试验的最新发现揭示了PTH1R信号机制的可能的新变化。首先，配体激活的PTH受体通常被认为只介导来自质膜的信号，并在内化到内体囊泡时终止信号，这一过程通常发生在与初始配体结合的几分钟内。应用荧光共定位显微镜分析和基于动力学的FRET方法评估了分子间近似性，最近发现，PTH1R在内吞过程中仍然与配体、Gαs和腺苷酸环化酶结合，而且这些内化的复合物可能具有功能[56-58]。这些发现表明，PTH受体信号在特定靶细胞中发生的时间和（或）空间范围内可能是该靶细胞整体反应的重要决定因素。

参考文献

扫描书末二维码获取。

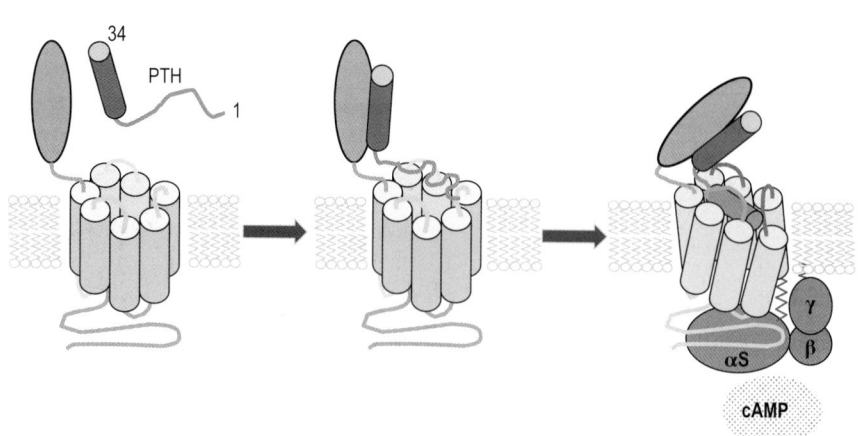

图27.3 （也见彩图）PTH1R使用的配体相互作用的双位点模型。PTH（1~34）通过配体的15~34螺旋结构域和受体的大（约160个氨基酸）氨基末端胞外结构域（椭圆形）之间的初始对接相互作用与PTH1R结合（椭圆形），这种对接使配体的氨基末端（1~14）部分与受体的七螺旋跨膜结构域（TMD）的细胞外暴露表面之间发生后续的信号相互作用。TMD相互作用诱导受体的构象变化，这是受体激活以及与异源三聚体G蛋白耦联的基础。PTH1R通常与含有Gs-α亚基的G蛋白三聚体耦联，该亚基通过cAMP介导信号转导

第28章
甲状旁腺激素相关蛋白

John J. Wysolmerski 和 T. John Martin

陈艳婷　侯文渊　陈柏龄　译

引言

Fuller Albright 首先提出了与高钙血症相关的肿瘤可能会生成甲状旁腺激素（parathyroid hormone, PTH）的假设[1]。20世纪80年代和90年代的研究提供了关于恶性肿瘤体液性高钙血症（humoral hypercalcemia of malignancy, HHM）的详细生化描述，从而使 PTH 相关蛋白（parathyroid hormone-related protein, PTHrP）的鉴定和表征成为可能[2-3]。我们现在知道了 PTHrP 和 PTH 是相关分子，可以刺激相同的 1 型 PTH/PTHrP 受体（type 1 PTH/PTHrP receptor, PTH1R）[4]。PTHrP 通常有局部自分泌、旁分泌或内分泌功能，但在 HHM 患者中，PTHrP 进入循环并模拟 PTH 的全身作用。第 84 章将详细讨论恶性肿瘤相关的高钙血症。本章将回顾 PTHrP 的生理学及其在高钙血症之外的病理生理学中的作用。

PTHrP 基因

人类 PTHrP 基因（基因标志为 *PTHLH*）位于 12 号染色体短臂上，包含 9 个外显子和 3 个启动子（图 28.1）[2,5-6]。在基因 3' 端的选择性剪接可以生成不同的 mRNA，编码 139、141 或 173 个氨基酸的翻译产物。在基因 5' 端的附加剪接可以使每个不同的 3' 编码序列具有一系列不同的 5' 未翻译序列。虽然有一些细胞优先转录特定的 3' 编码变体，但这些不同 PTHrP 转录本的生理学意义仍不清楚[2-3]。

PTHLH 和 *PTH* 基因具有相同的结构元件和序列同源性，这表明它们属于一个基因家族，该基因家族还包括 39 残基的结节漏斗肽（tuberoinfundibular peptide of 39 residues, TIP-39）和低等脊椎动物中附加的 PTH/PTHrP 样基因[2-3,5-7]。人类 *PTH* 和 *PTHLH* 基因可能是通过复制一个共同祖先而产生的，该祖先产生了这个基因家族（图 28.1）。这两个基因的氨基末端部分的序列同源性产生的多肽与共享前 13 个氨基酸中的 8 个，并在接下来的 21 个氨基酸中具有高度相似的二级结构，尽管这两个基因和多肽还存在其他差异[2]。鉴于这两种基因的前 34 个氨基酸足以激活共同的 PTH1R，这种一级和二级序列同源性是它们重叠生物效应的基础。

几乎每个器官的细胞都表达 PTHrP mRNA，特别是在发育过程中[2-3,8-9]。许多不同的激素和生长因子可以调节 PTHrP mRNA 的转录和（或）稳定性。与 PTH 一样，已经发现钙敏感受体（calcium-sensing receptor, CaSR）在许多细胞调节 PTHrP 基因表达[10-11]。另一共同的主题是观察到 PTHrP mRNA 水平也由机械形变诱导[12]。最近的证据表明，非编码 RNA 也是 *PTHLH* 基因表达的重要调节因子，可能有助于修饰染色质并组织其三维结构以协调细胞特异性基因表达[13]。例如，在软骨细胞中，由染色体 12q 上的顺式调控元件编码的长链非编码 RNA 可以与 *PTHLH* 基因位点相互作用，在染色体 12p 和 12q 之间形成的长染色质环结构中调节其转录[14]。

PTHrP 是一种激素原

与阿黑皮素原（pro-opiomelanocortin, POMC）基因相似，PTHrP 的主要翻译产物经过翻译后加工生成一系列生物活性肽[2,15]。尽管 PTHrP 加工的细胞特异性细节和不同 PTHrP 多肽的生物学意义尚不完全清楚，但已经确定了几个 PTHrP 片段。PTHrP（1～36）是由多种类型的细胞分泌的，较长形式的 PTHrP 含有氨基末端，由角质形成细胞和乳腺上皮细胞分泌，并存在于癌症患者和哺乳期的血液循环中[16-18]。含有氨

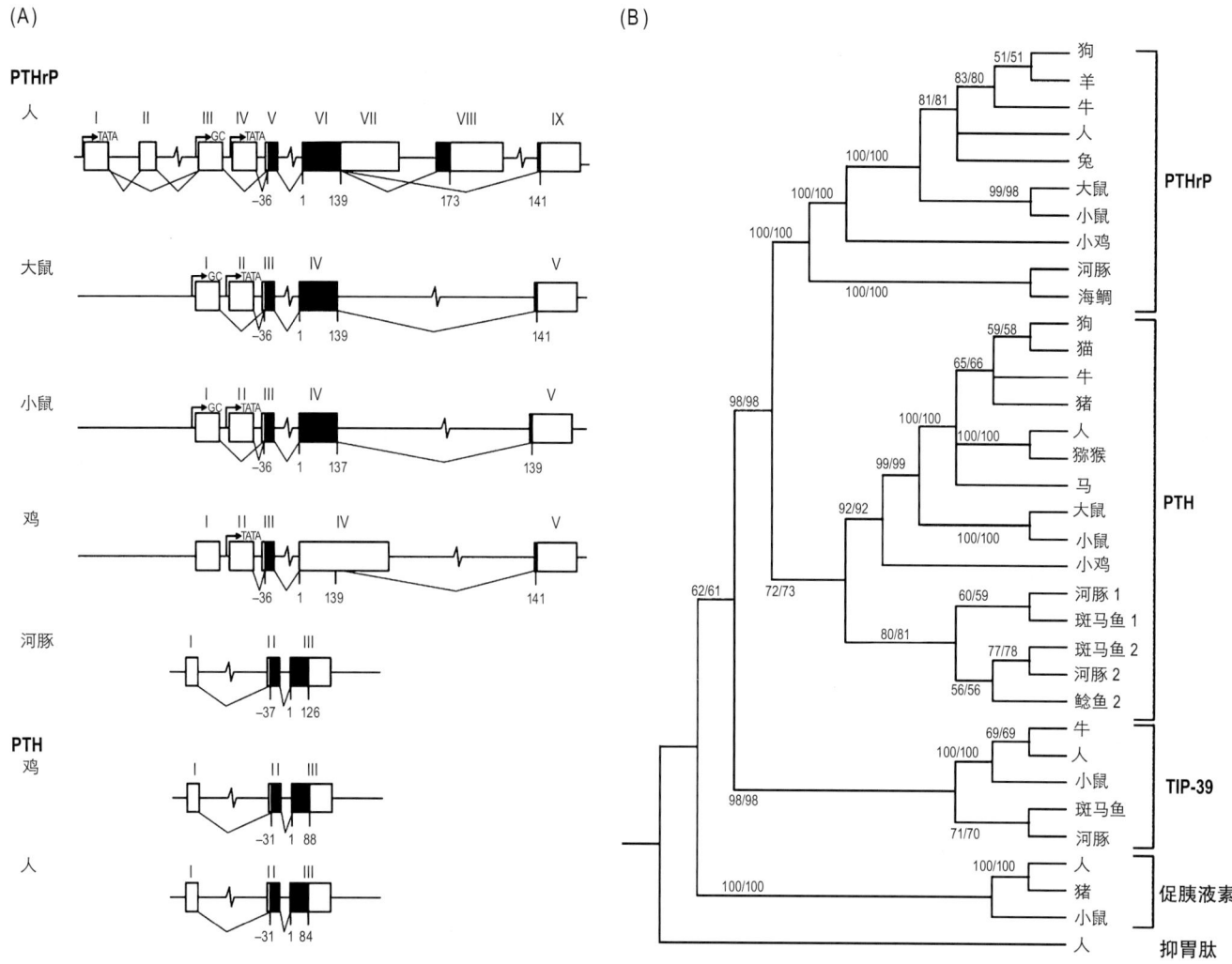

图 28.1 （A）同物种的 PTHrP 和 PTH 基因的基因组结构，表明了这些基因的共同组织。白盒子代表非编码外显子，黑盒子代表编码部分（Reproduced with permission.）。（B）PTH、PTHrP 和 TIP-39 之间的系统发育关系。PTH 和 PTHrP 的亲缘关系最为密切，它们来自一个与 TIP-39、促胰液素和抑胃肽（GIP）相关的共同祖先中分离而来（Source: [75]. Reproduced with permission of Oxford University Press.）

基末端的 PTHrP 多肽与经典的 PTH /PTHrP 受体相互作用（见下文）。研究还描述了该多肽可以从中部区域氨基酸 38 开始可变地延伸至氨基酸 94～101[15,19]。已发现，中部区域 PTHrP 可以刺激胎盘钙转运，调节肾脏碳酸氢盐的处理，并包含核定位信号（见后文）[2,20-21]。最后，由 107～138 和 109～138 氨基酸组成的 C-末端 PTHrP 片段被描述可以抑制破骨细胞功能并刺激成骨细胞增殖[2,22]。

PTHrP 受体

PTH 和 PTHrP 的氨基末端可以结合并激活 7 个相同的跨膜 G 蛋白耦联受体（G-protein coupled receptor, GPCR），后者被称为 PTH1R[4,23-24]。PTH1R 是大型 GPCR 家族的 B 类的一个成员，像 *PTHLH* 基因一样，*PTH1R* 基因是几个相关的 PTH 受体基因之一。虽然 PTHrP 的中部区域和 C-末端部分具有生物活性，但尚未发现这些肽的相关受体。

大多数体外研究表明，PTHrP 和 PTH 在激活 PTH1R 下游相同的信号事件和生物学效应方面是等效的。当将 PTH 和 PTHrP 的氨基末端片段注入动物体内时也是如此[2,4,23-24]。然而，连续输注这两种多肽 72 小时的人体试验受试者被发现出现了高钙血症，且低剂量的 PTH（1～34）比 PTHrP（1～36）更容易出现高钙血症[25]。在这些相同的研究中，在刺激肾脏生成 1,25(OH)$_2$D 方面，PTHrP 的效力也不如 PTH。这可能是由于这两个肽与受体不同构象状态结合存在物理差异，PTH 与受体结合的时间比 PTHrP 的更长。因此，PTH（1~34）用于刺激生成 cAMP 的持续时间比 PTHRP（1~36）的更长[23,26]。PTH1R 胞外区的晶体结构也支持这一观点，这表明，PTHrP（1~36）可能不像 PTH（1~34）那样紧密地融入受体的结合区中（图 28.2）[23,27]。因此，人类 PTH1R 对 PTH 和 PTHrP 的反应可能有所不同，这可能有助于解释 HHM 和甲状旁腺功能亢进症生化特征的差异（见第 82 章）。

核 PTHrP

氨基酸 84~93 之间的核定位序列（nuclear localization sequences, NLS）使 PTHrP 可以以一种受调节的方式穿梭进出细胞核。这一过程需要与微管和一种被称为导入蛋白 β1 的特定穿梭蛋白结合，以使 PTHrP 可以通过核孔[22,28]。出核受到一种被称为 CRM1 的相关穿梭蛋白的推动。PTHrP 的核转运尚未完全了解，但细胞周期调节的周期蛋白依赖激酶 p34^{cdc2} 在 Thr^{85} 位点的磷酸化以细胞周期依赖的方式调节核输入[22,28]。核 PTHrP 的功能尚不清楚，但它可以结合 RNA 并定位于核仁，这表明，PTHrP 可能参与调节 RNA 运输、核糖体动力学和（或）蛋白质翻译[22,28]。在细胞系中，核 PTHrP 调节增殖和（或）凋亡；在体内研究中，用不能进入细胞核的突变体形式替代内源性小鼠 PTHrP 基因，导致广泛的细胞衰老、生长迟缓和早期死亡[22,28-30]。因此，核 PTHrP 可能对多种细胞类型具有重要的基础作用。

PTHrP 的生理功能

与其他生长因子或细胞因子一样，PTHrP 在许多不同细胞类型中具有多种功能。有关 PTHrP 的各种功能的完整讨论，读者请参阅更全面的综述[2-3,8-9,24,31]。接下来的内容是对 PTHrH 已被良好描述的在完整生物体对特定区域的生理影响的简要概述。

骨骼系统

来自动物模型和人类 *PTH1R* 突变的结果清楚地记录了 PTHrH 氨基末端可以协调软骨细胞分化速度，维持生长板的适当结构，这两者都支持长骨在发育过程中的有序生长[2,31]。破坏 *PTHLH* 或 *PTH1R* 基因会加速软骨细胞分化并导致短肢侏儒症的一种致命形式，而生长板软骨细胞中 PTHrP 的转基因过表达或一个组成性活性 PTH1R 的过度激活会产生相反的效果[2,31-33]。这些观察和其他观察确定了一个经典通路（图 28.3），其中，PTHrP 由生长板顶部的未成熟软骨细胞分泌，以响应由分化肥大软骨细胞生成的印度刺猬蛋白（Indian Hedgehog，IHH）。反过来，PTHrP 作用于其位于增殖细胞和肥大前期细胞上的受体，以减缓它们向肥大细胞分化的速率。以这种方式，IHH 和 PTHrP 在局部负反馈回路中调节软骨细胞分化的速率。

近年来，已经清楚的是，IHH-PTHrP 通路是影响生长板中软骨细胞增殖和分化的复杂信号转导事件网络的一部分[34]。IHH 通过拮抗转录因子 Gli3 的活性来增加生长板末端 PTHrP 的表达[35-36]，而刺激西罗莫司复合物 1 的机制性靶标（mechanistic target of rapamycin complex, mTORC1）已被证明是通过激活 Gli2 来上调软骨细胞中 PTHrP 的表达[37]。PTHrP 作用于 PTH1R 以刺激 G_s、cAMP 生成和蛋白激酶 A 活性，进而介导一系列下游事件，包括 SOX9 的磷酸化，p57 表达的抑制，诱导 Gli3、Bcl-2 和细胞周期蛋白 D1 的表达，以及最终导致软骨细胞分化所必需的转录因子 Runx2 和 Runx3 的磷酸化和降解[31,34]。PTHrP 还通过促进组蛋白去乙酰化酶 4（histone deacetylase

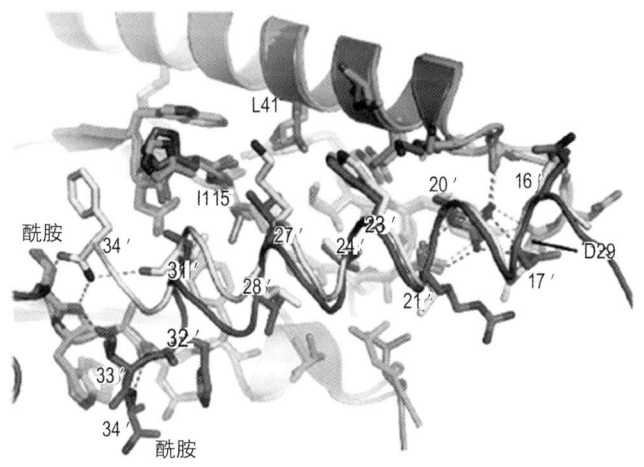

图 28.2 （也见彩图）PTHrP（紫红色）或 PTH（黄色）与 1 型 PTH / PTHrP 受体（PTH1R）的胞外结构域（ECD）结合的三维模型。数字代表每个肽的相应氨基酸。选定的侧链显示为棒状，PTHrP 和 ECD 之间的氢键显示为红色虚线，而 PTH 和 ECD 之间的氢键显示为绿色虚线。注意，结合区中的两种肽的螺旋结构在 16~28 位氨基酸上都是相同的，但在那之后它们会发散，并且 PTH 中较长的螺旋更紧密地融入结合区中（Source: [27]. Reproduced with permission.）

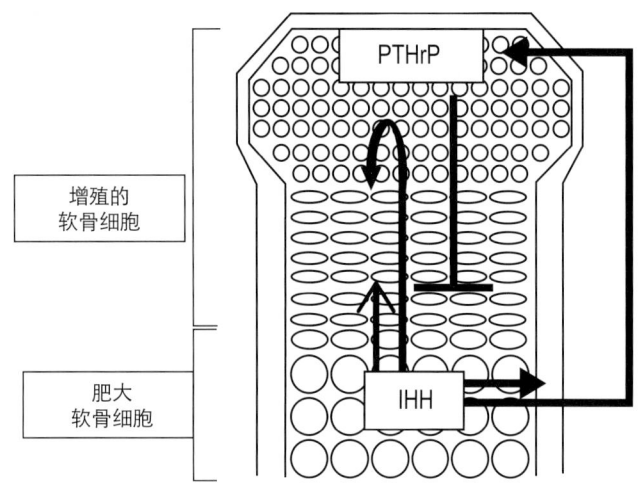

图 28.3 PThrP 和印度刺猬蛋白（IHH）是调节软骨细胞的增殖和分化的负反馈回路的一部分。软骨细胞的分化程序从骨末端的未分化的软骨细胞开始，到柱内的增殖软骨细胞，然后到靠近原代海绵体的前肥大软骨细胞和终末分化的肥大软骨细胞。PTHrP 是由长骨末端未分化和增殖的软骨细胞生成的。它通过 PTH1R 作用于增殖和肥大前软骨细胞，以延迟其分化，维持其增殖，并延缓由肥大细胞生成的 IHH 的产生。相比之下，IHH 可以增加软骨细胞增殖和分化的速度，并刺激骨末端 PTHrP 的生成。IHH 也作用于骨膜细胞，以在骨领处产生成骨细胞（Source: [76]. Reproduced with permission of John Wiley & Sons.）

4, HDAC4）进入细胞核来调节软骨细胞分化，进而调节转录因子网络的活性，例如 Zfp521、MEF2 和 Runx2[2,38-40]。PTHrP 在成年期生长板顶部的圆形软骨细胞内持续表达（小鼠骨骺不会闭合），在出生后的生命过程中，这些细胞中的 Pthlh 基因的调控破坏导致其异常分化，导致生长板的丢失[41]。这项研究提出了一个有趣的可能性，即 PTHrP 表达或信号通路的减少可能有助于人类青春期生长板的闭合。

PTHrP 也具有重要的促骨生成作用。杂合 PTHrP 缺失小鼠随着年龄的增长会出现骨量减少[42]。此外，选择性敲除成骨细胞中的 PTHrP 基因会导致骨量减少、骨形成和骨矿化沉积减少，以及成骨细胞的形成和存活减少[43]。对 PTHrP（1~84）敲入小鼠的研究表明，PTHrP 对成骨细胞分化和功能的部分合成代谢作用可能是通过 PTHrP 对细胞核的作用介导的，以抑制细胞周期抑制剂 $p27^{kip1}$ 的活性，并促进 Bmi-1 的核活性[29]。

最后，PTHrP 主要表达在韧带和肌腱插入骨的部位（被称为结合部）[44]。PTHrP 是由结合部的机械负荷诱导的，可以通过上调 RANKL 产生诱导破骨细胞的形成[44-45]。这些骨膜破骨细胞在生长和发育过程中对骨表面进行塑形，也侵蚀骨皮质表面以形成肌腱和韧带锚定在骨上的根系。因为纵向生长发生在远离关节的地方，这种骨膜骨吸收的过程对于韧带插入点沿骨表面迁移也是必要的。

乳腺

乳腺形成是由表皮细胞的芽状内陷，长成发育中的脂肪基质，形成分支管，成为乳腺导管系统[46]。在小鼠和人类中，新生乳腺芽中的上皮细胞生成 PTHrP，PTHrP 与周围间充质细胞上表达的 PTH1R 相互作用[47-48]。这种相互作用对于环绕胚胎乳腺胚芽的致密乳腺间充质细胞的适当分化是必需的，以便这些间充质细胞能够维持上皮细胞的乳腺发育，启动导管系统的生长，并刺激构成乳头的特化表皮的形成。

PTHrP 在哺乳期也由乳腺上皮细胞生成，并分泌到母体循环中，参与母体钙代谢的调节[17-18,49]。母体的骨骼是乳汁产生的重要钙源，在哺乳期女性和啮齿类动物中，骨吸收率升高和骨快速丢失都有充分的证据[50]。在人类中，PTHrP 水平的升高与哺乳期间的骨丢失有关；而在小鼠中，循环中 PTHrP 水平与骨吸收率直接相关，与骨量负相关[17,49]。此外，哺乳期间乳腺特异性破坏 Pthlh 基因的破坏会降低循环中 PTHrP 水平，降低骨转换，以及保持骨量[18]。这些数据表明，哺乳期的乳腺分泌 PTHrP 进入循环中以增加骨吸收。哺乳期的乳腺也表达 CaSR，CaSR 可发出抑制 PTHrP 分泌的信号，以应对钙输送至乳腺的增加[11,51]。这些相互作用提示了一个经典的内分泌负反馈回路，乳腺细胞由此分泌 PTHrP 以动员骨骼中的钙。而钙反过来通过反馈抑制乳腺进一步分泌 PTHrP。通过这种方式，乳腺与骨骼沟通，调节钙储备的动员，从而确保乳汁的稳定供应（图 28.4）。

大量的 PTHrP 被分泌到乳汁中，但其在乳汁中的确切功能尚不清楚[18,51-52]。从乳腺中遗传性去除 PTHrP 不会改变乳汁钙水平，在体外，PTHrP 缺失的乳腺上皮细胞能够以与野生型乳腺上皮细胞相同的速度转运钙[18]。然而，在完整小鼠进行的实验表明，乳汁中 PTHrP 水平和新生儿灰分钙含量之间存在剂量反应性负相关关系[51]。乳汁中 PTHrP 可能调节新生儿钙和（或）骨代谢的机制仍未被探索。尽管如此，鉴于乳汁中 PTHrP 水平与母体钙可用性和乳汁钙含量负相关，这些观察研究表明，PTHrP 可能是作为代谢信使，将新生儿骨骼和矿物质代谢物运送到母体以

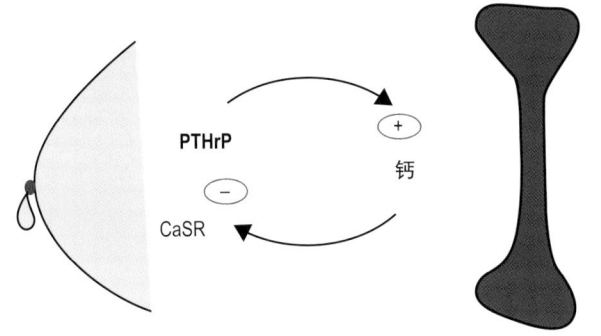

图 28.4 哺乳期间，乳腺和骨骼之间的相互交流，以便为乳汁产生提供稳定的钙供应。哺乳期乳腺分泌 PTHrP 进入体循环。PTHrP 与骨细胞中的 PTH1R 相互作用，以增加骨吸收的速度和释放骨骼钙储备。泌乳期的乳腺上皮细胞表达 CaSR 并抑制 PTHrP 的生成，以响应钙供应的增加，从而定义了乳腺和骨骼之间的经典内分泌负反馈回路

保证乳汁供应钙的能力。

胎盘

在妊娠期间，钙必须通过胎盘从母体主动转运至胎儿。此外，胎儿体内循环的钙浓度高于母体内的，因此，钙的转运是逆梯度的[50]。在 PTHrP$^{-/-}$ 小鼠中，这种梯度被消除，PTHrP 缺陷胎儿的血钙相对较低，这表明，胎儿 PTHrP 在介导母体胎盘钙转运中起重要作用[21,50]。胎鼠体内循环的 PTHrP 部分来源于胎盘，胎盘 PTHrP 的生成受 CaSR 的调节[2,50,53]。在绵羊和小鼠进行的实验表明，是 PTHrP 的中部区域（而不是氨基末端部分）刺激胎盘钙转运，这表明，PTHrP 的这一作用不是由 PTH1R 介导的[20-21]。

平滑肌和心血管系统

在许多平滑肌细胞床中，机械形变可以增加 PTHrP 的表达[2-3]。反过来，PTHrP 通过 PTH1R 的作用来放松被拉伸的肌肉。在胃、膀胱或子宫中，这种自分泌/旁分泌反馈回路可能有助于逐渐充盈。在血管系统中，PTHrP 由血管收缩剂和舒张剂诱导，并作为阻力血管的血管舒张剂。

分泌的氨基末端 PTHrP 通过激活 PTH1R 抑制血管平滑肌细胞（vascular smooth muscle cell, VSMC）的增殖。然而，PTHrP 的中部区域和 C-末端部分在细胞核中通过调节 p27^{kip1} 的水平来刺激 VSMC 的增殖[54]。目前尚不清楚 PTHrP 的这些不同作用在体内是如何平衡的，但一些研究表明，PTHrP 在 VSMC 对损伤的反应中起着重要作用，并可能有助于血管成形术后新生内膜的生成[54-55]。

牙齿

牙齿的萌出依赖于牙冠上破骨细胞的形成，以重吸收覆盖的骨。与此同时，牙齿底部的骨形成将牙齿从牙隐窝中向上推进。就在牙齿萌出开始之前，PTHrP 由星形网状细胞生成，并向牙滤泡细胞发出信号，以驱动隐窝上方破骨细胞的分化。在缺乏 PTHrP 的情况下，破骨细胞不会出现，牙齿也不会萌出，并且牙齿会被周围的骨卡住[56]。

胰岛

PTHrP 在胰岛中的所有四种神经内分泌细胞都有表达。在 β 细胞中，PTHrP 储存在分泌颗粒中，并与胰岛素共释放[3,57-58]。PTHrP 刺激 PTH1R 诱导小鼠和人 β 细胞的增殖[57-58]。体内 β 细胞中 PTHrP 的过度表达可以导致胰岛体积增加、高胰岛素血症和低血糖[57-58]。此外，每日皮下注射 PTHrP（1～36）可增加成年小鼠胰岛 β 细胞的增殖并改善糖耐量[59]。这些观察结果表明，给予 PTHrP 治疗可能有助于维持胰岛细胞群和治疗糖尿病。

PTHrP 在疾病中的作用

PTHrP 在疾病中最确定的作用是引起癌症患者的高钙血症，并增加溶骨性骨转移周围的骨吸收[2,10]。这些主题将第 84 章讨论。下面简要讨论 PTHrP 可能有助于病理生理学或具有治疗应用的其他疾病。

骨骼发育不良

PTH1R 基因的功能缺失突变会导致 Blomstrand 软骨发育不良，与模拟 *PTHrP* 基因敲除小鼠的骨骼异常相关，并会导致胎儿死亡[2,31,60]。*PTH1R* 基因的功能获得性突变会导致 Jansen 干骺端软骨发育不良。这是一种短肢侏儒症，是由于过度活跃的 PTH1R 信号通路抑制了软骨细胞分化所致[2,31,60]。*PTHLH* 基因的部分功能缺失突变已被证明会导致 E 型短指/趾症——一种包括身材矮小、掌骨和跖骨缩短以及学习障碍的综合征[14,61]。

癌症

许多研究表明，PTHrP 在体外可以调节多种不同

肿瘤类型的癌细胞的增殖、分化和（或）存活[2-3,62]。然而，很少有研究涉及PTHrP在体内动物模型或人类癌症中对肿瘤细胞生长的影响。抗PTHrP抗体已被证明可以在小鼠肾细胞癌模型中防止肿瘤生长[63]。最近的数据也表明，PTHrP是p53缺陷性骨肉瘤的重要生存因素[64]。尽管研究结果相互矛盾，但文献显示的PTHrP的最佳作用可能是在乳腺癌中[3]。一些病例系列研究表明，PTHrP在乳腺癌患者中预测了更具侵袭性的临床病程和（或）骨转移的发生[3]。然而，在一项大型的有良好对照的研究中，Henderson及其同事队发现，PTHrP表达是较良性临床病程的独立预测因子[65]。两项使用乳腺癌转基因模型的研究也报道了相互矛盾的结果。乳腺特异性 Pthlh 基因的破坏增加了MMTV-Neu小鼠中肿瘤的发生率，但减缓了MMTV-PyMT小鼠中肿瘤的生长并减少了转移发生率[66-67]。乳腺癌是具有异质性的，这些研究的相反结果表明，转化的分子背景可能是决定PTHrP作用的关键。尽管如此，大型全基因组关联研究（genome-wide association studies, GWAS）表明，PTHLH 基因是乳腺癌易感位点[68]，强调了PTHrP在乳腺癌中的作用。

新出现的数据表明，PTHrP可能会导致癌症相关的恶病质的代谢紊乱。Sato及其同事最初的研究表明，在小鼠异种移植肿瘤模型中，抗PTHrP的被动免疫逆转了体重减轻并大大延长了生存期[69]。随后，Kir及其同事发现，PTHrP在小鼠肺癌模型中引起了脂肪细胞"褐变"、代谢亢进和恶病质[70]。最近，一项对韩国癌症患者进行的临床研究表明，体重减轻与循环PTHrP水平升高之间存在相关性，这提高了PTHrP也可能导致人类癌症恶病质的可能性[71]。

骨质疏松症

虽然PTHrP尚未被证实与骨质疏松症病理生理相关，但转化研究表明，与PTH（1~34）一样，间歇性注射PTHrP（1~36）能够增加人类的骨量[72]。最近，一种名为阿巴帕肽（abaloparatide）的合成PTHrP（1~34）的合成类似物被证明可以增加BMD并预防绝经后骨质疏松症女性的椎体骨折和非椎体骨折，尽管所需剂量远高于PTH（1~34）[73]。体外研究表明，与天然PTHrP（1~36）一样，阿巴帕肽可能有利于PTH1R的构象状态——与瞬时受体激活和较少的cAMP生成相关，这可能解释了其与特立帕肽相比高钙血症发生率较低的原因[73-74]。

参考文献

扫描书末二维码获取。

第 29 章
钙敏感受体

Geoffrey N. Hendy

黄思敏　车伟伟　何敏聪 译

引言

细胞外钙离子（extracellular ionized calcium, Ca^{2+}_o）的正常浓度范围维持在 1.1~1.3 mmol[1]。细胞外 Ca^{2+} 具有许多作用，例如，作为凝血因子和其他蛋白质的辅助因子，以及调节神经元的兴奋性[1]。另外，钙盐和磷盐是骨骼的矿物质相的主要成分。相比之下，静息状态下胞质钙离子（resting cytosolic calcium, Ca^{2+}_i）浓度约为 100 nM，比细胞外 Ca^{2+} 浓度低 10 000 倍[2]。细胞外 Ca^{2+} 是一种细胞内的关键第二信使，可以调节细胞运动、分化、增殖和凋亡以及肌肉收缩和激素分泌[2]。所有 Ca^{2+}_i 都来自细胞外 Ca^{2+}。因此，将 Ca^{2+}_o 维持在一个恒定水平可以确保 Ca^{2+} 在细胞内的作用。

在哺乳类动物中，一个由分泌甲状旁腺激素（parathyroid hormone, PTH）的甲状旁腺、分泌降钙素（calcitonin, CT）的 C-细胞、肾脏、骨骼和小肠组成的稳态系统维持着细胞外 Ca^{2+} 接近恒定的浓度[1]。这个系统的关键组成部分是一些细胞，这些细胞能感知细胞外 Ca^{2+} 浓度偏离正常值的微小波动并做出反应，从而使细胞外 Ca^{2+} 浓度恢复正常。甲状旁腺在这个过程中发挥着关键作用，可以通过分泌 PTH 来响应低钙血症，然后增加肾小管对 Ca^{2+} 的重吸收，有助于骨骼净释放 Ca^{2+}，并通过增加活性维生素 D 代谢物——1,25-二羟基维生素 D [1,25(OH)$_2$D]——的肾脏合成来增加肠道的 Ca^{2+} 吸收[1]。

本章描述了钙敏感受体（calcium-sensing receptor, CaSR）的性质和功能，CaSR 是一种 G 蛋白耦联受体（G-protein coupled receptor, GPCR），通过感知细胞外 Ca^{2+} 的能力在 Ca^{2+} 稳态中起着核心作用。CaSR 存在于甲状旁腺细胞、C-细胞和肾脏中的几个肾单位段以及骨和肠道，是测量细胞外 Ca^{2+} 水平的主要机制。CaSR 作为机体的"钙离子平衡器（calciostat）"，调节上述参与细胞外 Ca^{2+} 稳态的多种细胞的功能。

CaSR 的结构和功能

蛋白质序列比对和系统发生分析为从甲状旁腺组织中克隆的 CaSR 提供了一个与脊椎动物骨骼的功能性关联的证据[3]，脊椎动物骨骼具有古老的起源[4]。因此，CaSR 起源于脊椎动物从海洋迁移到陆地之前，在硬骨鱼类和软骨鱼类中用于维持细胞外 Ca^{2+} 浓度的稳定[4]。

CaSR 是 GPCR 家族 C 中的一员，其他成员为代谢性谷氨酸受体（metabolic glutamate receptor, mGluR）、γ-氨基丁酸 B（γ-aminobutyric acid B, GABAB）受体、味觉和信息素受体以及氨基酸和阳离子敏感家族 C 受体第 6 组成员 A（GPRC6A）[5-6]。

CASR 基因和 CaSR 的特性
CASR 基因

人类的单拷贝 CASR 基因定位于染色体 3q。两个启动子（P1 和 P2）分别驱动外显子 1A 和外显子 1B 的转录，替代转录子剪切到具有翻译起始 ATG 密码子的共同外显子 2 上（图 29.1）。外显子 2~7 编码具有 1078 个氨基酸的 CaSR 蛋白。CASR 的两种启动子都具有维生素 D 反应元件（vitamin D response element, VDRE）和顺式作用元件，它们对炎症细胞因子白细胞介素 -1β 和白细胞介素 -6 以及甲状旁腺特异转录因子和胶质细胞缺失 -2（glial cells missing-2, GCM2）反应[7-8]（图 29.1）。CaSR 的表达在各种形式的甲状旁腺功能亢进症中通常下调，但其确切机制尚不清楚。

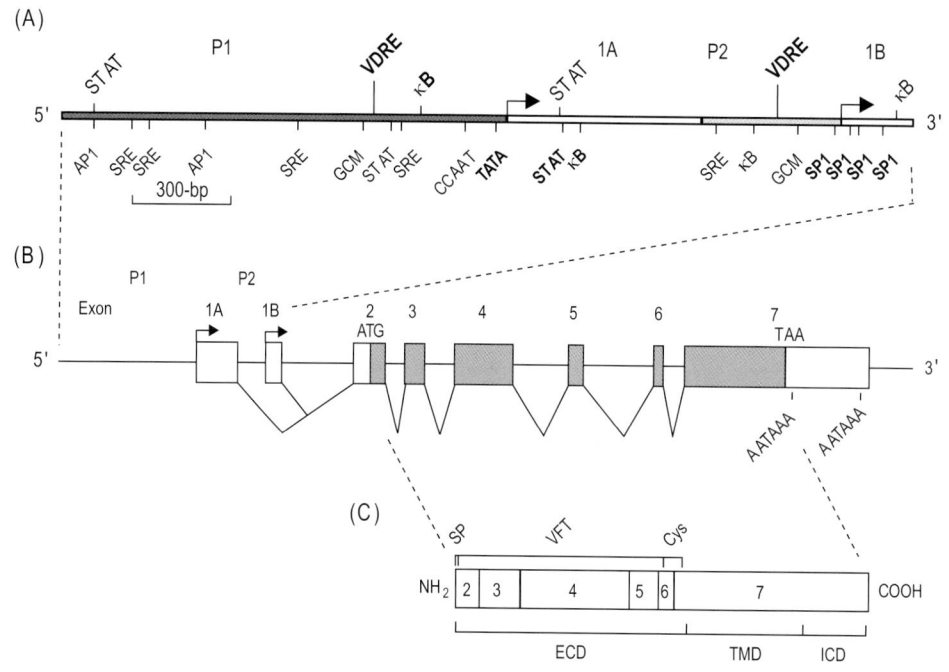

图 29.1 钙敏感受体（CaSR）：基因、mRNA 和蛋白质。（A）CASR 基因有两个启动子 P1 和 P2，以灰色条代表，分别位于外显子 1A 和 1B（以白条代表）的上游。箭头显示转录起始点。CCAAT 和 TATA 盒以及 SP-1 位点分别驱动外显子 1A 和 1B 的转录（粗体）。显示了顺式作用元件。VDRE：维生素 D 反应元件；κB：活化 B 细胞对核因子 κ 轻链增强子的反应元件；STAT：信号转导和转录激活因子；GCM：胶质细胞缺失；AP1：激活蛋白 1；SRE：血清反应元件。粗体：显示那些功能活跃的。罗马体：显示那些预测的但功能不活跃或尚未评估。并不是所有预测的顺式作用元件都有显示。（B）CaSR 基因的外显子/内含子组织。外显子是按比例绘制的，内含子不是。白条：未翻译的 mRNA（外显子；1A，1B，第 2 部分，第 7 部分）。灰条：mRNA 蛋白编码（外显子；第 2、3~6 部分，外显子第 7 部分）。ATG：起始密码子；TAA：终止密码子；AATAAA：多聚腺苷酸信号。显示了外显子 1A 和 1B 与外显子 2 的选择性剪接。（C）CaSR 蛋白：1078 个氨基酸，由外显子 2~7 编码。SP：信号肽；VFT：捕蝇草结构域；Cys：富半胱氨酸结构域；ECD：胞外结构域；TMD：跨膜结构域；ICD：胞内区结构域

CaSR 蛋白

人类 CaSR 有一个具有 19 个氨基酸的信号肽，其靶向内质网，并且其成熟蛋白包含一个约 600 个氨基酸的胞外结构域（extracellular domain, ECD），一个约 250 个氨基酸组成的跨膜结构域（transmembrane domain, TMD）和一个 216 个氨基酸构成的胞质尾部[9,11]（图 29.1）。在内质网中，受体二聚体通过共价和非共价相互作用，并在成熟二聚体活性状态转运到细胞表面之前经历未成熟和成熟糖基化[9,11-12]。CaSR 与几种不同的蛋白质相互作用，这些蛋白质可能有助于其运输到细胞表面，维持其在细胞表面的表达，促进其信号转导和内吞作用，并再循环到细胞表面[13-14]。

每个 CaSR 单体的 ECD 都有一个双叶捕蝇草样（VFT）结构，紧接着 VFT 后有一个富半胱氨酸结构域，然后在 TMD 之前有一个连接子序列[6,11]。Ca^{2+} 与受体的结合具有显著的协同性，并且已经提出了几个 Ca^{2+} 结合位点，大多数在 VFT 结构域内[6,9]。芳香族氨基酸的结合位点已被提出，与 L-氨基酸以变构方式作用促进矿物离子的活化[6,15]。

CaSR 的激活

直到最近，对 CaSR 的结构和活化的认识都是基于相关代谢性相关的 mGluR 的活性和非活性构象的 ECD 晶体结构[6,9,16]。最近，CaSR ECD 的晶体结构已被阐明，为其与 Ca^{2+} 和 Mg^{2+} 以及氨基酸的 VFT 结合以及随后的构象变化提供了见解[17-18]。

CaSR 的整个 ECD（VFT 和富半胱氨酸结构域）的晶体结构已在静息构象和活性构象中确定[17]。氨基酸的初始结合，在本例为 L-色氨酸（L-tryptophan, L-Trp），对于在随后的阳离子（Ca^{2+}）结合时实现完全活性结构至关重要（图 29.2）。已发现了 Ca^{2+} 和 PO_4^{3-} 的多个新的结合位点，两者对受体的结构完整性都是至关重要的。Ca^{2+} 可以使活性态稳定化，PO_4^{3-}

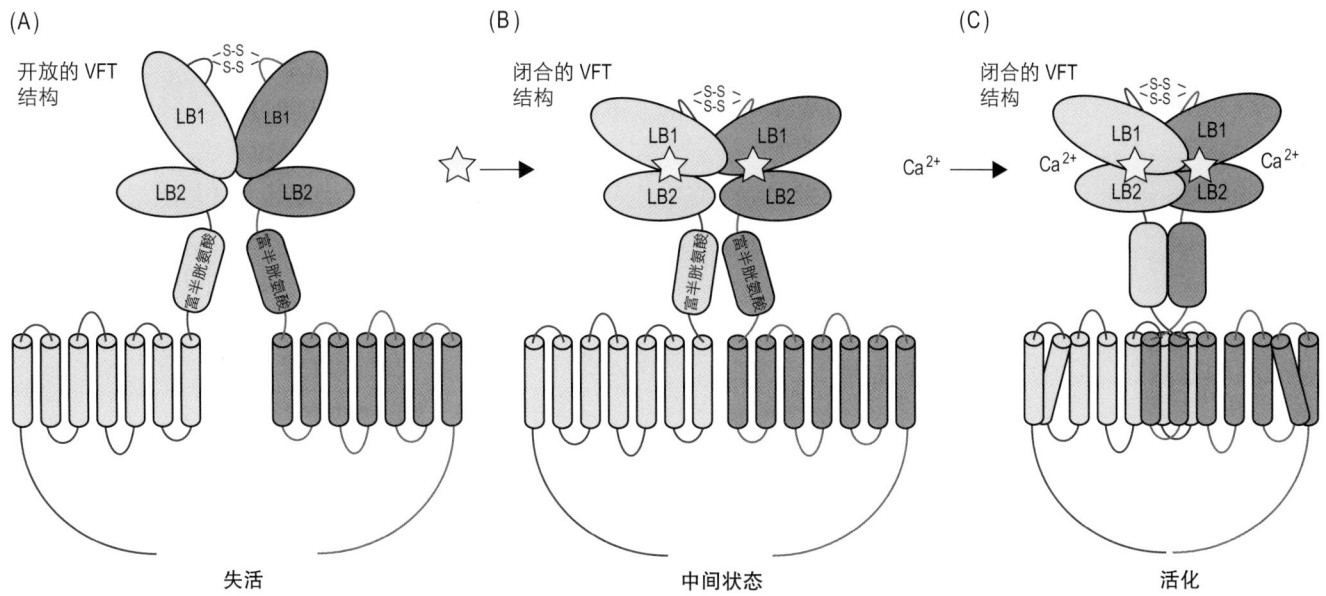

图 29.2 （也见彩图）CaSR 二聚体在细胞表面的配体激活模型。（A）分子间二硫键连接每个原聚体（单体）的捕蝇草（VFT）结构域的第 1 叶（link lobes 1, LB1），并在没有任何配体的情况下维持由 LB1 和 LB2 形成的 VFT 在开放的（非活性）构象。（B）一种芳香族氨基酸（例如 L-色氨酸或其衍生物）结合在 LB1 和 LB2 之间的裂隙内，导致 VFT 闭合和围绕二聚体界面旋转。（C）Ca^{2+} 结合在 VFT 内，导致形成一个扩展的同源二聚体界面，这个界面不仅涉及 LB1，还涉及 LB2 和每个原聚体的富半胱氨酸结构域（cys-rich）。据预测，这将导致一些跨膜 α-螺旋的重新配置，从而使细胞内环和部分 C-尾部可以有效地接触 G 蛋白，触发细胞信号转导

可以使非活性构象增强[17]。在第二项研究中，人类 CaSR 的 ECD VFT 的晶体结构［不包括富半胱氨酸（cys）结构域］被确定为与 Mg^{2+} 结合的封闭状态[18]。在晶体中发现了一种新型高亲和力协同激动剂，一种色氨酸衍生物，结合在 VFT 的 LB1 和 LB2 之间的铰链区域[18]。

Ca^{2+} 通过稳定 VFT 的细胞膜近端的 LB2 和活性状态的富半胱氨酸结构域之间独特的同型二聚体界面，直接参与受体活化[17]（图 29.2）。Ca^{2+} 增强 L-色氨酸与 CaSR ECD 的结合，增强受体的活性构象。这些配体激活的构象变化究竟如何改变七螺旋 TMD 的结构，引发与 G 蛋白的耦联仍有待阐明。

Ca^{2+} 的结合和 CaSR 介导的信号转导的激活

CaSR 配体

除了 Ca^{2+} 和 Mg^{2+} 之外，CaSR 还有许多其他在 ECD 内结合的正位配体（orthosteric ligand），包括聚阳离子、Sr^{2+}、Ba^{2+}、Gd^{3+} 和 La^{3+} 以及带电多胺，例如精胺和亚精胺、β-淀粉样肽和氨基糖苷类抗生素，例如新霉素[6]。离子强度负向调节 CaSR 对 Ca^{2+} 的敏感性，而 pH 和酸碱状态以及 L-α-氨基酸、苯丙氨酸、色氨酸和组氨酸正向调节 CaSR 对 Ca^{2+} 的敏感性[19]。

聚阳离子激动剂被称为 I 型激动剂，可以在缺乏 Ca^{2+} 的情况下激活受体。相比之下，II 型激动剂需要一些 Ca^{2+}（或等效的 I 型激动剂）来激活 CaSR[20]。氨基酸和阳离子的激活可能有助于协调营养和矿物质代谢[21]。关于由磷酸盐等阴离子结合而稳定非活性构象的情况，可以注意到，Ca^{2+} 和 PO_4^{3-} 的代谢平衡通过激素如 PTH、1,25(OH)$_2$D 和磷调蛋白（phosphatonin）以及成纤维细胞生长因子-23（fibroblast growth factor-23, FGF23）联系在一起，它们控制着这两种离子的稳态[22-23]。此前，在 GWAS 和其他相关研究中，CASR 的遗传变异与血清磷酸盐浓度有关[24-25]。此外，CaSR 调节磷酸盐稳态可能独立于 PTH、1,25(OH)$_2$D 和 FGF23[26-27]。还需要进行进一步的研究来评估 CaSR 作为"磷酸盐传感器"的作用。

通过 CaSR 的细胞内信号转导

在质膜上，CaSR 可以与 G 蛋白 $G_{q/11}$、$G_{i/o}$、$G_{12/13}$ 耦联，在极少数情况下可以与 G_s 耦联[19]。激活的相应信号转导通路为磷脂酶 C 通路，增加二酰甘油和三磷酸肌醇的产生，抑制腺苷酸环化酶或激活磷酸二酯酶、激活 ho 酶以及罕见情况下激活腺苷酸环化酶[19]（图 29.3）。CaSR 介导的 PKC 激活减少了受

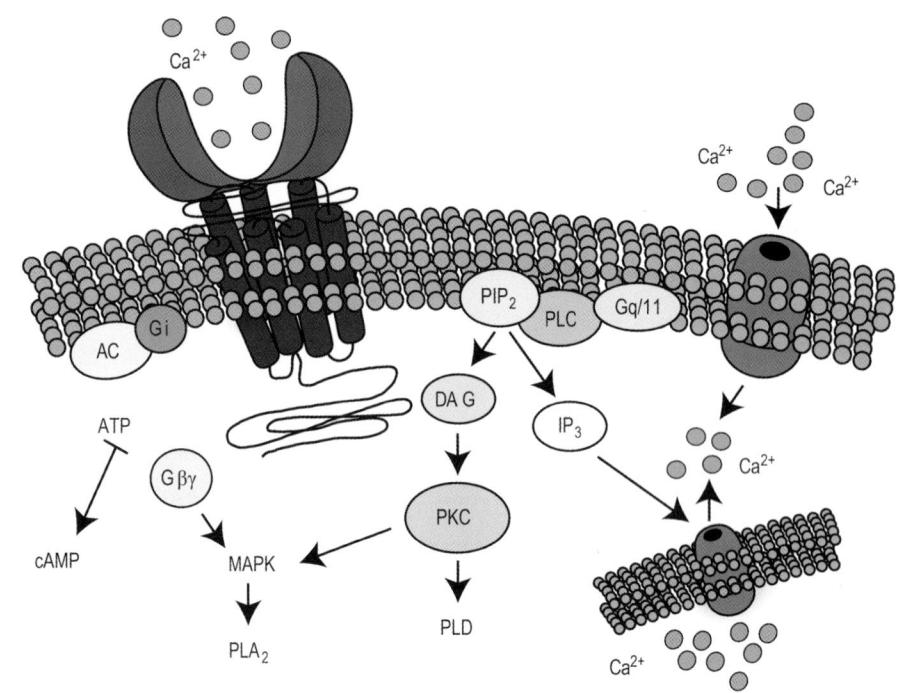

图 29.3.（也见彩图）CaSR 激活的信号转导通路。该受体与 $G_{q/11}$ 和 G_i 的相互作用是被证实得最多的（如图所示），但其也与 $G_{12/13}$ 耦联。G_o 和 G_s 出现在一些细胞类型中（未显示）。受刺激的 CaSR 与 $G_{q/11}$ 耦联，引起磷脂酶 C（PLC）介导的磷脂酰肌醇 -4,5- 二磷酸（phosphatidylinositol-4,5-bisphosphate, PIP_2）裂解生成 1,2-二酰基甘油（diacylglycerol, DAG）和肌醇 1,4,5-三磷酸肌醇（inositol 1,4,5-trisphosphate, IP_3），伴内质网储存的细胞内 Ca^{2+} 动员，随后细胞外 Ca^{2+} 通过质膜 Ca^{2+} 通道流入。激活的 CaSR 也与 G_i 耦联，从而抑制环磷酸腺苷（cAMP）的形成。通过增加细胞内 Ca^{2+} 浓度和磷脂代谢物（例如 DAG），受刺激的 CaSR 激活丝氨酸／苏氨酸激酶蛋白激酶 C（PKC）。PKC 的常规亚型和非典型亚型均可参与。通过 PLC 和 PKC 激活，激活的 CaSR 也会刺激磷脂酶 A_2（phospholipase A_2, PLA_2）生成花生四烯酸，以及磷脂酶 D（phospholipase D, PLD）生成磷脂酸。丝裂原活化蛋白激酶（mitogen-activated protein kinase, MAPK）家族包括细胞外调节蛋白激酶 $ERK_{1/2}$（p44/p42）、p38 和 c-Jun N 末端激酶（JNK）。$G_{i/o}$ 和 $G_{q/11}$ 耦联都与 $ERK_{1/2}$ 磷酸化有关，受刺激的 CaSR 也可以激活 p38 和 JNK

体对 PLC 的刺激，主要是通过磷酸化 CaSR 的 C-尾部中的 PKC 关键位点（T888）对其产生负反馈[19]。

CaSR 的表达

细胞外 Ca^{2+} 浓度在正常范围的上下波动不会改变甲状旁腺和肾脏中 CaSR 的表达，因为维持 CaSR 的需求——钙离子平衡器（calciostat）——会将细胞外 Ca^{2+} 浓度维持在一个动态平衡的水平。在正常大鼠中，没有发现细胞外 Ca^{2+} 调节甲状旁腺 CaSR 表达的证据[28-29]。然而，在某些情况下，有证据表明增加细胞外 Ca^{2+} 浓度本身可以上调 CaSR[7,30]。其所涉及的机制尚不清楚。细胞外 Ca^{2+} 调节 CaSR 的另一个因素与配体通过所谓的激动剂驱动的插入分泌刺激 CaSR 从细胞内储存向质膜转运的能力有关[13]。细胞表面的 CaSR 表达增加，然而 CaSR 的整体表达可能不一定改变。

活性维生素 D——$1,25(OH)_2D$——可以上调 CaSR[29]。这是由配体激活的维生素 D 受体（vitamin D receptor, VDR）与其伴侣维酸 X 受体（retinoid X receptor, RXR）通过位于该基因启动子 P1 和 P2 上的维生素 D 反应元件反式激活 CASR 基因发生的[31]（图 29.1）。通过激活 CaSR 上调 VDR 的表达[32]，将通过增加 VDR 的占用进一步增加 CaSR 的表达来增强维生素 D 的作用。

CaSR 的变构调节剂：PAM 和 NAM

拟钙剂是低分子量正变构调节剂（positive allosteric modulator, PAM）。有一种拟钙剂，西那卡塞（cinacalcet），现已在血液透析的终末期肾病患者中用于抑制严重的继发性甲状旁腺功能亢进症[33]。临床上，拟钙剂通常与 VDR 激动剂联合使用，以达到治疗目的，例如，在可接受水平内降低血清 PTH 和减轻血管并发症[34]。有关拟钙剂和溶钙药物治疗骨和矿物质相关疾病的更多信息，感兴趣的读者可以阅读参考文献 [35] 和 [36]。

PAM 与受体的 TMD 结合并使受体稳定在更活跃的状态。苯烷基胺类拟钙剂（例如西那卡塞）在空腔中与 TMD 结合，该腔与假定的 Ca^{2+} 结合位点和细胞外环重叠[37-38]。像苯基烷胺 NPS-2143 这样的钙化药是负变构调节剂（negative allosteric modulator, NAM），它们也在 TMD 内结合，并诱导出一个更多失活构象。西那卡塞和 NPS-2143 的结合域在一定程度上重合，其中一些接触的受体氨基酸是常见的，而另一些则不是[37]。

CaSR 受偏置信号的影响，通过这种现象，不同的配体可以稳定受体构象，从而激活特定的下游信号通路[38]。CaSR 变构调节剂可能导致偏置信号转导并促进不同组织中的选择性活性，从而对于特定疾病状态有用[37-38]。

CaSR 在组织中维持细胞外钙离子稳态中的作用

甲状旁腺

CaSR 在甲状旁腺主细胞上的激活可以通过调节 PTH mRNA 的稳定性和甲状旁腺细胞的增殖[22]，抑制 PTH 的分泌[20]和 PTH 基因表达[39]，从而刺激 PTH 降解[40]。Dicer 是一种核酸内切酶，可以处理影响特定蛋白表达的 microRNA。在甲状旁腺特异性基因 Dicer1 敲除小鼠进行的实验中表明，对 PTH 合成和释放增加的细胞外 Ca^{2+} 的减少的正常反应是 Dicer 依赖性的[41]。因此，CaSR 下游信号转导的抑制不仅是由 CaSR 激活的逆转或放松引起的，而且是低钙血症对 CaSR 的抑制，是一个需要 microRNA 和它们调控的蛋白质参与的活跃过程，其机制尚待阐明。

激活的 CaSR 抑制 PTH 分泌的实际机制目前尚不清楚。激活 $G_{q/11}$ 是必不可少的，因为在甲状旁腺中敲除这两种 G 蛋白的小鼠有严重的甲状旁腺功能亢进症，其结果类似于 CaSR 全敲除的纯合子小鼠的甲状旁腺功能亢进症[42]。在人类中，甲状旁腺主要表达 GNA11 而不是 GNAQ，并且有杂合子 GNA11 失活或激活突变的患者表现为家族性低尿钙高钙血症 2 型（familial hypocalciuric hypercalcemia type 2, FHH2）或常染色体显性低钙血症 2 型（autosomal dominant hypocalcemia type 2, ADH2），与分别由 CaSR 中的杂合子功能缺失或功能获得突变引起的 FHH1 和 ADH1 相似[43-44]。FHH3 是由适配器相关蛋白复合体 2δ 亚基 1（adaptor-related protein complex 2 sigma subunit 1, AP2S1）基因的失活突变引起的，该基因编码普遍表达的 AP2 复合体的 σ 亚基[45]。AP2 复合体是网格蛋白包被小泡的一个组成部分，有助于包括 GPCR 在内的质膜蛋白的内吞作用[46]。

参与细胞外 Ca^{2+} 调节的 PTH 释放的下游信号通路可能包括花生四烯酸代谢和（或）ERK1/2 的 12-和 15-脂氧合酶途径的产物[48]。进一步的下游机制可能涉及细胞骨架的重排，以阻止含有 PTH 的分泌囊泡进入质膜[49]。

CaSR 介导的 PTH 基因表达改变是 PTH mRAN 稳定性变化的结果，而不是 PTH 基因转录的结果。细胞外 Ca^{2+} 的浓度高会募集一个包含核糖核酸内切酶和核糖核酸外切酶的降解复合体到 PTH mRNA 的 3' 非翻译区，使其不稳定[39]。细胞外 Ca^{2+} 还通过促进储存在分泌囊泡内的完整的 PTH 的裂解，产生包含中端和羧基末端区域的片段，其中一些仅在远端氨基末端被截断，对 PTH 的表达产生翻译后效应[40]。

CASR 突变失活的纯合子个体或 CASR 基因敲除的纯合子小鼠[50]表现出明显的甲状旁腺细胞增生。CaSR 介导的甲状旁腺细胞增殖的抑制部分是由于细胞周期蛋白依赖性激酶抑制剂 $p21^{WAF1}$ 的活化以及生长因子 TGF-α 及其受体 EGFR 的下调[51]。

C-细胞

在 CaSR 敲除小鼠中进行的研究记录了 CaSR 在高水平细胞外 Ca^{2+} 中刺激甲状腺 C 细胞分泌降钙素（CT）中的介导作用[52]。在被 CaSR 激活后，可以使细胞去极化的一个非选择性阳离子通道可以激活电压敏感的 Ca^{2+} 通道，使细胞内的 Ca^{2+} 浓度增加，刺激颗粒胞吐[53]。

肾脏

在大鼠肾脏中，CaSR 几乎布及整个肾单位[54-55]，在皮质粗段升支（cortical thick ascending limb, cTAL）的细胞基底外侧表面 CaSR 含量最高[56]。在近端肾小管中，CaSR 抑制 PTH 诱导的高磷酸盐尿症[57]，并增强 VDR 的表达[58]。后者可能参与直接的、高水平细胞外 Ca^{2+} 诱导的循环 $1,25(OH)_2D_3$ 水平的下降。

在 cTAL 中，CaSR 介导高管周细胞外 Ca^{2+} 对 Ca^{2+} 和 Mg^{2+} 重吸收的抑制作用[59]。CaSR 抑制 Na-K-

2Cl 共转运体的活性，Na-K-2Cl 共转运体有助于产生管腔阳性、跨膜电位梯度，这被认为可以驱动 cTAL 中 Ca^{2+} 和 Mg^{2+} 的细胞旁重吸收[55]。被肾脏细胞中严重的 CaSR 激活突变体抑制的 Na-K-2Cl 共转运体活性，在临床上表现为 Bartter 综合征 5 型，其中，cTAL 中金属离子的上皮转运失调被归因于一种或另一种关键离子转运蛋白和通道的突变[61]。高钙血症诱导的高钙尿症具有明显的 CaSR 介导的成分：抑制 PTH 的释放，从而减少肾脏对 Ca^{2+} 的重吸收，以及直接抑制 cTAL 中 Ca^{2+} 的重吸收[56,62]。

在肾远曲小管中，基底外侧的 CaSR 刺激顶端摄取通道 TRPV5 的活性，这是跨细胞 Ca^{2+} 重吸收的内流机制[57]。此外，细胞外钙 Ca^{2+} 增加 TRPV5、钙结合蛋白 D28K、基底侧钙泵 PMCA1b 和钠钙交换体 NCX1 的表达[63]。CaSR 诱导的皮质集合管闰细胞酸分泌刺激可以防止 TRPV5 基因敲除的高钙小鼠发生肾结石[64]。有研究表明，当最终尿液中的细胞外 Ca^{2+} 浓度很高时，髓内集合管（inner medullary collecting duct, IMCD）的顶端 CaSR 被认为可以通过抑制抗利尿激素刺激的 IMCD 中水的重吸收来抵御钙结石的形成，从而稀释尿液中的 Ca^{2+}[65]。

小肠

CaSR 在小肠上皮细胞的基底表面、大肠和小肠隐窝内以及肠神经系统中均有发现[66]。胃肠道本身具有感知细胞外 Ca^{2+} 的能力。高钙血症会减少饮食中 Ca^{2+} 的吸收[67]，在缺乏 Cyp27b1 基因而不能产生 $1,25(OH)_2D$ 的小鼠中，饮食和（或）血液中 Ca^{2+} 对肠道顶端摄取通道——TRPV6、钙结合蛋白 D9K 和 PMCA1 的表达——有直接作用[68]。

CaSR 作为胃肠道的一个"营养素传感器"，可以监测肠腔内容物中的矿物质和氨基酸水平，以便在消化过程中进行适当的调整[19,69]。在肠神经系统中的 CaSR 可以调节胃肠道的分泌和蠕动功能，可以通过辨别低钙血症和高钙血症而分别增强和降低胃肠蠕动。结肠中 CaSR 的激活可以显著减少液体分泌，这提示使用拟钙剂可以治疗腹泻[70]。

骨和软骨

在体外实验中，CaSR 可以调节细胞外高水平 Ca^{2+} 对成骨前细胞和成骨细胞功能的重要参数的刺激作用，例如增殖和趋化[71]以及分化和矿化[72]。在体内实验中，条件性敲除成骨细胞系细胞中 CaSR 的小鼠具有小的矿化不良的骨骼，并在几周后死亡，这支持 CaSR 在成骨细胞中具有关键作用[73]。

虽然前破骨细胞样细胞和培养的破骨细胞都表达 CaSR[74]，但后者在多核破骨细胞中的表达不明显[75]。在体内实验中，CaSR 似乎在破骨细胞的生成中发挥了许可/刺激作用[74,76]。在小鼠体内实验中，CaSR 也是实现 PTH 的充分钙化和骨合成代谢作用所必需的[76-78]。然而，极高水平的细胞外 Ca^{2+} 可以抑制破骨细胞的活性并促使其凋亡[74]。

一些软骨细胞表达 CaSR，包括生长板的肥大软骨细胞——软骨内骨形成的关键[75]。条件性敲除小鼠软骨细胞中的 CaSR 会导致胚胎致死表型，即在胚胎生命的第 14 天（E14）之前死亡，这证实了 CsSR 在软骨形成中的重要作用[73]。

乳腺和胎盘中的 CaSR

在哺乳期，CaSR 在乳腺中的表达显著增加，并在母乳喂养终止后恢复到基线水平[79-80]。在乳腺上皮细胞中，特别是产乳的腺泡中，CaSR 在与乳汁相对的顶面基底外侧表达。在哺乳期间，CaSR 可以抑制 PTHrP 的分泌和刺激 Ca^{2+} 转运到母乳中。母体血清 Ca^{2+} 水平的降低会刺激 PTHrP 分泌到母乳中并进入母体循环中。全身 PTHrP 的浓度的增加会刺激骨吸收，将额外的 Ca^{2+} 释放到血液循环中，进而转运到母乳中。乳腺上皮细胞基底外侧的 CaSR 的配体激活通过顶端钙-ATP 酶泵 PMCA2 可以刺激 Ca^{2+} 进入母乳中[79-80]。因此，在哺乳期间，细胞外 Ca^{2+} 和 PTHrP 释放之间呈负相关关系，类似于血清 Ca^{2+} 和甲状旁腺 PTH 的释放之间呈负相关关系。

因此，在哺乳期间，正常乳腺细胞中的 CaSR 协调一个反馈回路，该回路与钙进入母乳的转运和母体的钙代谢提供钙相匹配。在恶性转化中，CaSRG 蛋白使用的方式发生转变（从 G_i 到 G_s），这样细胞外 Ca^{2+} 水平增加并刺激 PTHrP 的产生和释放。因此，正常的反馈回路在乳腺癌细胞中转化为前馈"恶性"循环，这可能会促进溶骨性骨转移[80]。

在妊娠期间，胎盘可以为发育中的胎儿骨架提供足够数量的 Ca^{2+}（在人类妊娠晚期尤其显著）。Ca^{2+} 被泵入细胞是利用 TRPV6、钙结合蛋白-D9K 和其他 Ca^{2+} 转运上皮细胞所利用的 PMCA 机制。在人胎盘中，CaSR 在滋养层细胞、细胞滋养层细胞和合胞体滋养层细胞中表达[81]。在小鼠中，Ca^{2+} 经细胞泵入胎盘卵黄囊。胎儿期的 $Casr^{-/-}$ 小鼠发生高钙血症和 PTH

水平升高，因为胎儿期甲状旁腺对 Ca^{2+} 水平的感知有缺陷，可以导致骨吸收增加。$Casr^{-/-}$ 胎儿的胎盘转运低于野生型和杂合子胎儿的[82]。CaSR 以 PTHrP 依赖的方式促进 Ca^{2+} 的胎盘转运，因为敲除 PTHrP（在 $Pthlh^{-/-}$ 的小鼠中）后 Ca^{2+} 的转运功能降低到与 $Casr^{-/-}$ 相似的水平。

除了在组织中参与 Ca^{2+} 稳态中发挥作用之外，CaSR 还在许多其他未参与矿物离子稳态的细胞中表达并调节其功能[83]。

参考文献

扫描书末二维码获取。

第 30 章
维生素 D：生成、代谢、作用机制和临床应用

Daniel D. Bikle、John S. Adams 和 Sylvia Christakos

欧阳菁　翁沏　何敏聪　译

维生素 D_3 的生成

维生素 D_3 来源于 7-脱氢胆固醇（7-dehydrocholesterol, 7-DHC）（图 30.1）。虽然已知 7-DHC 经太阳光照射可以产生前维生素 D_3（前维生素 D_3 随后会经历一个温度依赖性三烯结构重新排列而形成维生素 D_3、光甾醇和速甾醇），但直到 Holick 及其同事的研究[1-3]，这一途径的生理调节才被很好地阐明。他们发现，在太阳或中波紫外线照射（最大有效波长介于 290~310 nm 之间）的影响下，前维生素 D_3 的形成速度相对较快，在数小时内可以达到最大值。表皮色素沉着的程度和暴露的强度都与前维生素 D_3 达到最大浓度所需的时间相关，但不会改变达到的最大水平。尽管前维生素 D_3 水平达到最大值，但随着持续的紫外线照射，生物非活性代谢物如光甾醇和速甾醇会积累。因此，长时间暴露在阳光下不会产生有毒量

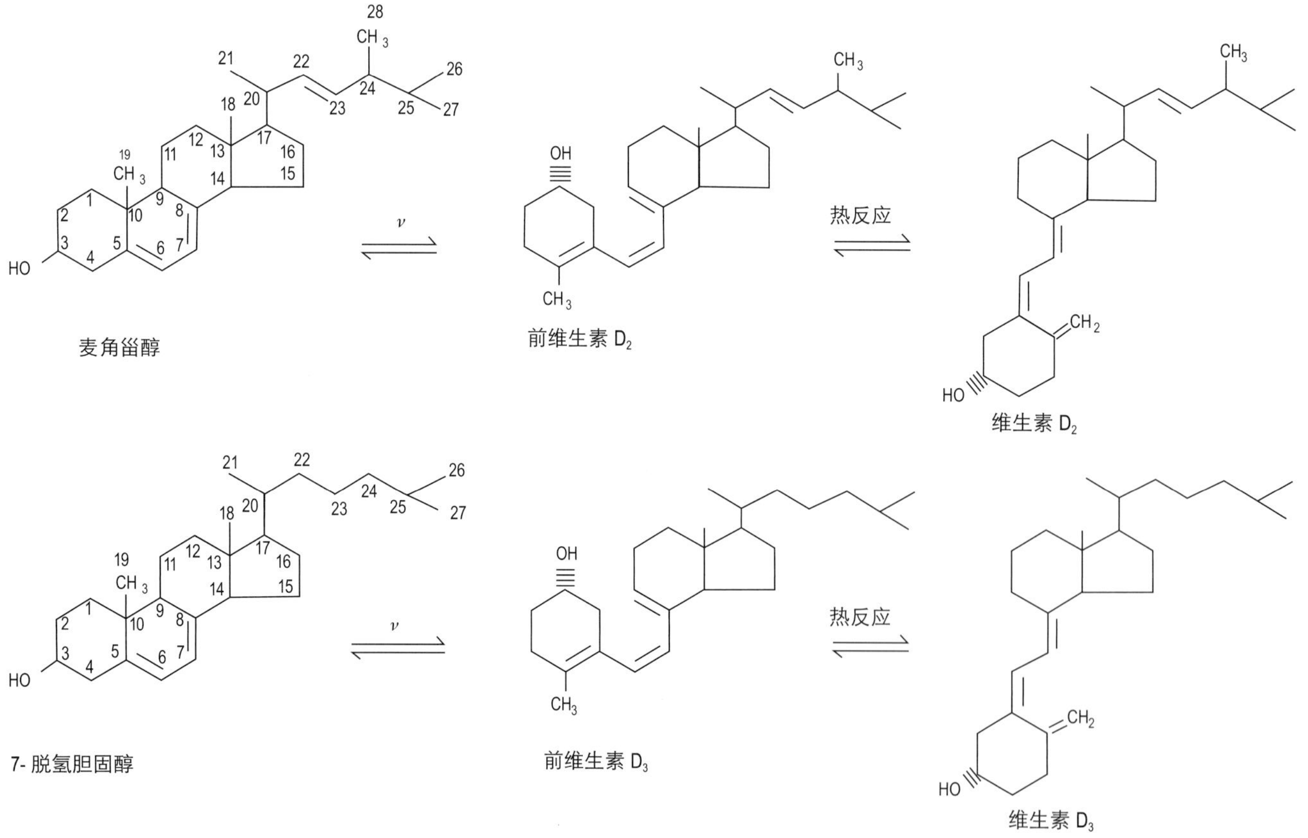

图 30.1 麦角甾醇和 7-脱氢胆固醇分别光解生成维生素 D_2（麦角钙化醇）和维生素 D_3（胆钙化醇）。光解后形成中间产物，经过热激活异构化形成维生素 D 的最终形式。在维生素 D 的生成过程中，A 环的旋转使 3β-羟基基团相对于 A 环平面处于不同的方向

的维生素 D_3，因为前维生素 D_3 可以通过光化学反应转化为光甾醇和速甾醇。通过吸收紫外线照射，表皮中的黑色素可以作为"防晒霜"，降低阳光对皮肤维生素 D_3 合成的影响。阳光照射会增加黑色素的生成，因此提供了另一种防止过量维生素 D_3 生成的机制。如前所述，紫外线照射的强度对维生素 D_3 的生成也很重要，而且取决于纬度。在加拿大埃德蒙顿（北纬52度），从10月中旬到4月中旬，裸露皮肤合成的维生素 D_3 很少，而在圣胡安（北纬18度），皮肤全年都能合成 D_3[4]。衣服和市售的防晒霜可以有效抑制维生素 D_3 的合成。

维生素 D 的代谢

维生素 D_3 及其植物源性对应物维生素 D_2（统称为维生素 D）本身的大多数行为都是生理惰性的。维生素 D 在皮肤合成并转运到全身血液循环后，在一周内从血清中消失[5]。维生素 D 与血清维生素 D 结合蛋白（vitamin D binding protein, DBP）结合，并通过血液循环运送到储存部位（主要是脂肪和肌肉）[6]和组织中，主要是肝脏，在肝脏转化为激素原25-羟基维生素 D（25-hydroxyvitamin D, 25OHD）（图30.2）。有许多细胞色素 P450 酶能够将维生素 D 转化为 25OHD，其中 CYP2R1 似乎是最重要的，占合成的 25OHD 总量的 50%[7]。这些酶对底物维生素 D 具有较高的吸收能力，并能将产物 25OHD 释放回到血液循环中而不是胆汁中。因此，血清 25OHD 水平是判断进入宿主体内的维生素 D 是否过少或过多的最可靠指标。25OHD 在生物学上是惰性的，除非由于摄入大量维生素 D 而血液中存在毒性浓度。否则，它必须通过 CYP27B1（25OHD-1α-羟化酶）转化为 1,25-二羟基维生素 D［1,25$(OH)_2$D］，即维生素 D 受体（vitamin D receptor, VDR）的特异性天然配体（图30.2）。CYP27B1 是一种含血红素、内线粒体膜嵌入的、细胞色素 P450 混合功能氧化酶，其生物活性需要分子氧和电子源才能发挥。近端肾小管上皮细胞是最丰富的 CYP27B1 来源并负责生成相对大量的 1,25$(OH)_2$D——这是实现激素在矿物离子稳态中的内分泌功能所必需的。这种酶也存在于许多肾脏外部位，包括胎盘、免疫细胞和各种正常上皮细胞和恶性上皮细胞[9]。在这些部位，CYP27B1 的功能是提供 1,25$(OH)_2$D，并使它们以内分泌或旁分泌的方式到达这些细胞或邻近细胞表达的 VDR。如下所述，VDR 在人体组织的分布非常广泛。目前公认的

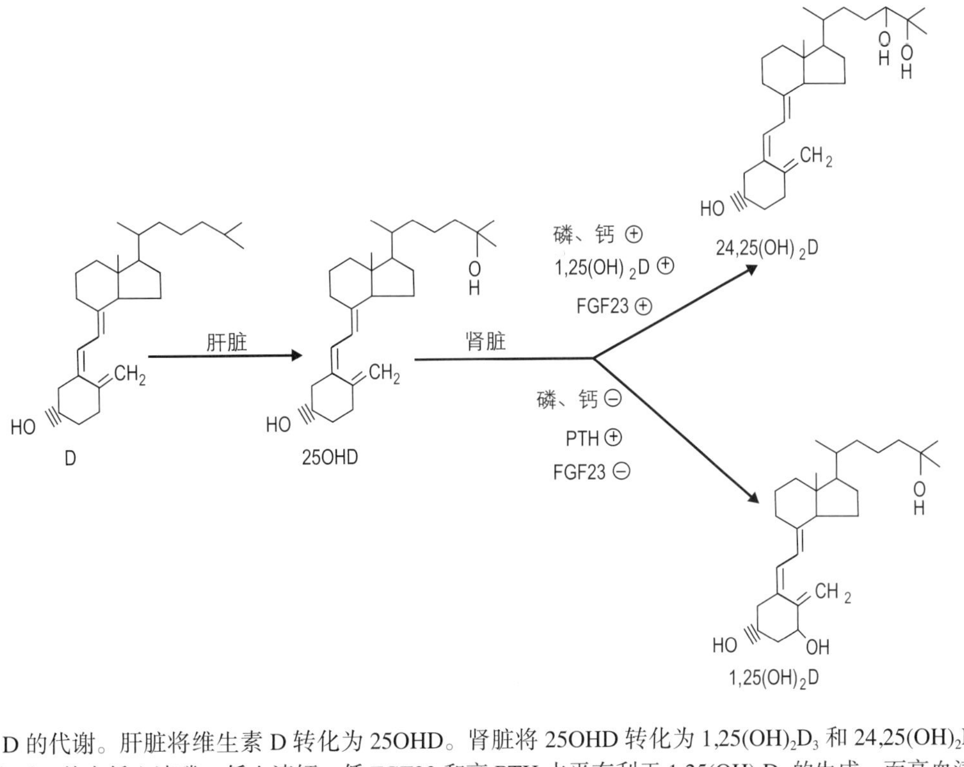

图30.2 维生素 D 的代谢。肝脏将维生素 D 转化为 25OHD。肾脏将 25OHD 转化为 1,25$(OH)_2D_3$ 和 24,25$(OH)_2D_3$。代谢的控制主要是在肾脏的水平，其中低血清磷、低血清钙、低 FGF23 和高 PTH 水平有利于 1,25$(OH)_2D_3$ 的生成，而高血清磷、高血清钙、高 FGF23 和高 1,25$(OH)_2D_3$ 以及低 PTH 水平有利于 24,25$(OH)_2D_3$ 的生成。FGF23：成纤维细胞生长因子23

调控 CYP27B1 的方法有四种：①控制底物 25OHD 的可用性；②控制 CYP27B1 的含量；③控制分解代谢 CYP24A1（24-羟化酶，由不同于 CYP27B1 的结构基因编码）的含量和活性；④通过辅因子的可用性改变羟化酶的活性。

对于肾脏，CYP27B1 的底物 25OHD 是由滤过的、巨乳蛋白（megalin）/立方蛋白（cubulin）结合的 DBP 的内吞内化提供的，DBP 携带 25OHD 从近端小管细胞的尿侧进入该细胞。近端肾单位中 CYP27B1 的内分泌调节主要受转录水平的控制，循环中甲状旁腺激素（parathyroid hormone, PTH）和 FGF23 分别是 CYP27B1 基因表达的主要刺激因子和抑制因子（见下文）。在它们各自的下游——质膜锚定受体，PTH 和 FGF23 分别调节细胞内环磷酸腺苷（cAMP）和激酶信号通路。在包括肾脏在内的人体组织中，CYP24A1 像 CYP27B1 一样，是一种线粒体 P450，不仅可以限制 1,25(OH)$_2$D 通过其加速分解代谢为 1,24,25(OH)$_3$D 而离开肾脏转移到远处靶组织的量，还可以将可用底物 25OHD 从 CYP27B1 分流出来。在这两种情况下，24-羟基化产物都被同一种酶降解为侧链断裂的水溶性分解代谢产物。CYP24A1 基因受到 1,25(OH)$_2$D 本身的严格转录控制，对来源组织合成和释放的 1,25(OH)$_2$D 的量提供了一种强有力的近似负反馈调节手段[10]。相比之下，一些肾脏外的内分泌/旁分泌作用的 CYP27B1 的活性，例如，角质形成细胞和疾病激活的巨噬细胞中的 CYP27B1 的活性，似乎主要由细胞外底物 25OHD 对酶的可用性、刺激性细胞因子[例如肿瘤坏死因子-α（TNF-α）、干扰素-γ（IFN-γ）和 toll 样受体（TLR）]激活所控制。在人类巨噬细胞增殖性肉芽肿形成疾病中，1,25(OH)$_2$D 可能过量生成并溢出到循环中，导致高钙血症。据推测，这部分是由分解代谢 CYP24A1 基因的一种催化无功能的剪接变体产物的表达所致[11-13]。与肾脏 CYP27B1 相反的还有，巨噬细胞和角质形成细胞中的肾脏外 CYP27B1：①受 PTH 或 FGF23 的免疫控制；②易受 TLR 配体微生物脱落引起的诱导；③被非传统的电子供体（例如一氧化氮）上调[9]。

维生素 D 的在血液中的运输

为了使激素 1,25(OH)$_2$D 能够到达除了上文描述过的能生成和发挥局部作用的皮肤以外的任何靶组织，1,25(OH)$_2$D 必须能够逃离其在皮肤的生成部位或在肠道内的吸收部位并被输送到任意一种表达维生素 D-25-羟化酶基因的组织。为了将其激活到激素形式，25OHD 必须移动并进入表达 CYP27B1 的细胞内部。1,25(OH)$_2$D 一旦被合成，它必须能够以内、旁或内分泌的方式接触 VDR，以便固醇激素的基因组作用可以实现。如前所述，血清 DBP 是维生素 D 及其在血清中的代谢物的特异性伴侣[14]。它具有较高的容量（在人类<5% 饱和维生素 D 代谢物），并与维生素 D 高亲和（nM 范围）结合，尤其是 25-羟基代谢物[11]。DBP 主要在肝脏中产生，可以通过肾小球自由过滤进入尿液。DBP 的血清半衰期 2.5~3.0 天，这意味着它过滤后大部分从尿液中回收。DBP 从尿液中的回收是通过嵌入近端肾小管上皮细胞腔膜的内吞性、低密度脂蛋白样辅助受体分子巨乳蛋白和立方蛋白结合实现的。

维生素 D 代谢产物的体内转化

一旦与 DBP 结合并穿梭到代谢、作用和（或）分解代谢部位，维生素 D 代谢产物必须进入靶细胞内部并安全到达细胞内目的地。除了肾脏上皮细胞、甲状旁腺和胎盘——巨乳蛋白/立方蛋白介导的 25OHD 摄取占主导地位外，正是 25OHD 和 1,25(OH)$_2$D 的游离部分——在全身循环中 25OHD 和 1,25(OH)$_2$D 的总量中的占比<1%[12-13]——似乎有最好的机会穿过靶细胞的质膜。目前尚不清楚游离维生素 D 代谢产物是否是通过单纯扩散和（或）易化扩散进入体内细胞。

分子作用机制

维生素 D 活性形式——1,25(OH)$_2$D——的作用机制与其他类固醇激素相似。1,25(OH)$_2$D 功能的细胞内介质是 VDR。1,25(OH)$_2$D 能与 VDR 发生高亲和力（0.1 pM 范围）但低容量的特异性结合；VDR 是一种与核激素受体超家族的其他成员具有广泛同源性的蛋白质，包括类固醇、甲状腺和维甲酸激素受体。VDR 作为一种异二聚体，与维甲酸 X 受体（retinoid X receptor, RXR）一起激活维生素 D 靶基因。1,25(OH)$_2$D-VDR-RXR 异二聚体复合物一旦形成，其与靶基因内和靶基因周围特定的 DNA 序列相互作用［维生素 D 反应元件（vitamin D response element, VDRE）]导致转录激活或抑制[15-18]。尽管这些直接重复序列的确切序列在不同基因之间有很大差异，但VDRE共有序列由GGGTGA六核苷酸序列的两个直接重复序列组成，由三个核苷酸对分开。1,25(OH)$_2$D-VDR-VDR-RXR异二聚体复合物与DNA结合后，参与VDR介导的转录的分子机制和招募的调节蛋白现在开始被定义[17,19-23]。这些调节因子包括：① TFIIB；② 几种TATA结合蛋白相关因子（TAF）；③ p160共激活子，即DRIP（VDR相互作用蛋白，也被称为中介复合体共激活复合体），在RNA聚合酶Ⅱ的募集中起作用；④ 转录因子YY1和CCAAT增强子结合蛋白β和α；⑤ 类固醇受体激活剂-1、-2和-3（SRC-1、SRC-2和SRC-3），所有这些调节因子都具有组蛋白乙酰化酶（HAT）活性；⑥ SWI/SNF复合物，也能重塑染色质。此外，对VDR结合位点的全基因组研究表明，尽管许多VDR调控区域位于靶基因的近端启动子中，但大多数位于上游和下游的数千个碱基以及内含子和外显子位点。据报道，VDR与这些位点的结合在很大程度上（但不完全是[24]）取决于1,25(OH)$_2$D的激活[25]。这些全基因组范围的研究为VDR在配体依赖和非依赖模式下对基因表达的细胞特异性调控机制提供了新的视角[26]。最近，携带VDR的重组小鼠和人类细菌人工染色体（BAC）已被引入小鼠体内[27]。这种方法代表了一项重要的进展，将使未来的研究能够在小鼠和人类VDR定向基因靶点体内识别组织特异性决定因素和选择性突变的结果[27]。

钙和磷酸盐代谢的调节

1,25(OH)$_2$D的经典内分泌作用涉及对骨骼、肠道和肾脏三个靶组织中钙和磷酸盐通量的调节。就维生素D的矿物质稳态的内分泌作用而言，1,25(OH)$_2$D与两种肽激素PTH和FGF23协同作用（图30.3）。在每种情况下，前馈和反馈调节回路都是有效的。PTH是肾脏产生1,25(OH)$_2$D的主要刺激因子。反过来，1,25(OH)$_2$D激活的VDR也可能是无配体的VDR[24]，通过转录机制直接抑制PTH的生成，以及通过提高血钙水平间接抑制PTH的生成。钙通过甲状旁腺中的钙敏感受体（calcium sensing receptor, CaSR）抑制PTH的释放。1,25(OH)$_2$D可以增加甲状旁腺CaSR的水平，正如钙增加甲状旁腺中的VDR，可以进一步增强钙和1,25(OH)$_2$D对PTH分泌的负反馈。甲状旁腺也表达CYP27B1，可使循环中的25(OH)D通过为局部1,25(OH)$_2$D的生成提供底物来调节PTH的分泌。另一方面，FGF23（一种主要由骨细胞生成的激素[28]）

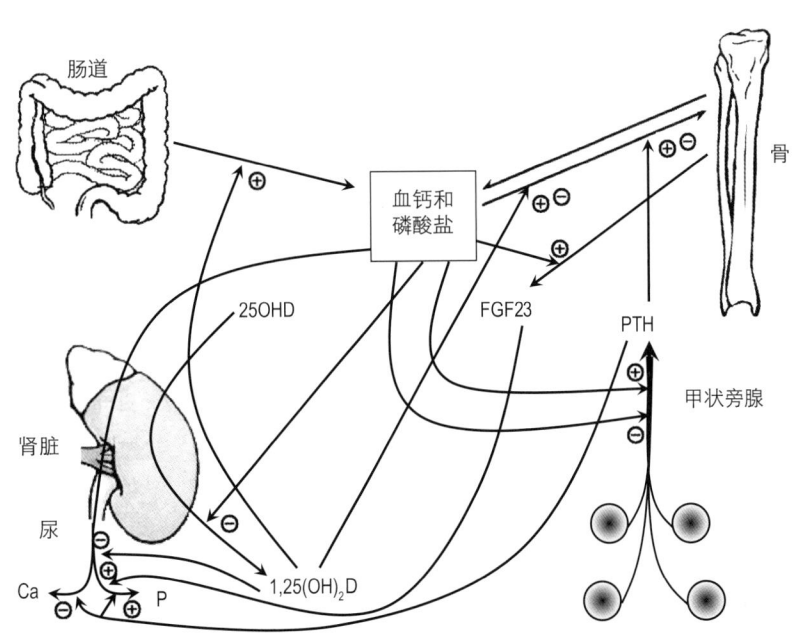

图30.3 经典作用：骨矿物稳态矿物质反馈回路。1,25(OH)$_2$D与其他激素相互作用，特别是与FGF23和PTH相互作用，以调节钙和磷酸盐的稳态。如图30.2所示，FGF23抑制肾脏生成1,25(OH)$_2$D，而PTH刺激肾脏生成1,25(OH)$_2$D。反过来，1,25(OH)$_2$D抑制PTH的生成，但刺激FGF23的生成

通过增加CYP24A1的表达来抑制肾脏中1,25(OH)$_2$D的生成，而1,25(OH)$_2$D刺激骨中FGF23的生成。1,25(OH)$_2$D也可以上调klotho-α，klotho的损失可以诱导CYP27B1。Klotho和FGF23缺陷小鼠表现出同源表型（包括高磷）和1,25(OH)$_2$D的生成增加[29]。

主要靶组织

骨

1,25(OH)$_2$D的抗佝偻病作用是直接作用于骨，还是由于促进肠道钙磷吸收进而增加钙磷进入骨从而间接作用于骨，这一直是一个存在争议的问题。VDR缺失小鼠在断奶后会出现继发性甲状旁腺功能亢进、低钙血症和佝偻病[30-31]。然而，当VDR缺失小鼠被喂食含有高水平钙、磷、乳糖的营救性饮食时，血清Ca^{2+}和PTH水平会恢复正常，佝偻病/骨软化症得到改善；这些结果表明，1,25(OH)$_2$D$_3$在低钙血症状况下的主要作用是通过刺激肠道吸收钙和磷并向骨骼提供钙和磷酸盐[32]。此外，VDR基因在VDR缺失小鼠肠道中的转基因表达可以使血清钙、BMD和骨量正常化[33]。然而，使用CYP27B1缺失小鼠和CYP27B1/VDR双基因敲除小鼠的研究表明，在体内，当通过营救性饮食预防低钙血症和继发性甲状旁腺功能亢进时，成骨细胞数量、矿物质沉积率和骨容积的变化并没有得到挽救，这表明，1,25(OH)$_2$D-VDR系统对骨骼的作用是直接作用[34]。在体外，1,25(OH)$_2$D可以刺激成骨细胞分化和破骨细胞生成[35]。Runx2是成骨细胞分化为成熟骨形成细胞的转录调节因子，受1,25(OH)$_2$D调控[36-37]。在VDR转基因在成骨细胞中过度表达的小鼠，骨形成增加了，这进一步表明1,25(OH)$_2$D对骨的作用是直接作用[38]。另一方面，1,25(OH)$_2$D对破骨细胞生成的作用是间接作用。1,25(OH)$_2$D刺激破骨细胞形成涉及1,25(OH)$_2$D上调成骨细胞中的RANKL，并且需要成骨细胞和破骨细胞前体之间的细胞间接触[39]。破骨细胞生成抑制因子——骨保护素（osteoprotegerin, OPG）——是一种拮抗RANKL的诱饵受体，因而可以阻断破骨细胞的生成。OPG可以被1,25(OH)$_2$D下调[39]。1,25(OH)$_2$D也被报道可以刺激成骨细胞生成钙结合蛋白、骨钙素和骨桥蛋白（osteopontin, OPN）；OPN是一种有效的矿化抑制剂[40-41]。已有研究表明，OPN的诱导是1,25(OH)$_2$D$_3$抑制骨基质矿化以在负钙平衡时维持正常血清钙水平的机制之一[42-43]。

肠道

在一些情况下，当钙的需求量增加时，1,25(OH)$_2$D的生成就会增加：①饮食中钙缺乏；②骨骼生长；③妊娠期；④哺乳期。VDR缺失小鼠的肠道钙吸收出现重大缺陷提示，1,25(OH)$_2$D$_3$的主要作用是通过最大限度提高肠道钙吸收效率来维持钙稳态[44-47]。肠道钙吸收被认为有两种不同的转运方式。第一种是跨细胞为主的饱和过程。第二种是扩散方式，即它是：①不饱和的；②需要腔内游离钙浓度>2~6 mM；③细胞旁路的（即相邻的肠上皮细胞之间）。据报道，1,25(OH)$_2$D既影响跨细胞过程又影响细胞旁路过程[45-47]。跨细胞过程由三个1,25(OH)$_2$D调节步骤组成：钙穿过刷状边界膜进入、细胞内扩散以及钙穿过基底外侧膜需要挤压的能量[45-47]。在肠道内，钙结合蛋白（calbindin）的表达由1,25(OH)$_2$D诱导，其作用是通过将钙引导到基底外侧膜促进钙的扩散。有趣的是，在钙结合蛋白D$_{9k}$缺失小鼠的研究显示，与野生型小鼠相比，1,25(OH)$_2$D$_3$介导的肠道钙吸收和血清钙水平没有变化[44-45,48]；这一观察结果提供的证据表明，1,25(OH)$_2$D介导的肠道钙吸收并不是单独由钙结合蛋白负责的。

1,25(OH)$_2$D可以提高钙进入肠细胞的速度。有研究表明，钙选择性通道TRPV6——在肠道内与钙结合蛋白共定位并由1,25(OH)$_2$D$_3$诱导——在维生素D依赖性钙进入肠细胞中起关键作用[49-50]。此外，在肠道中过度表达TRPV6的转基因小鼠会出现高钙血症、高钙尿症和软组织钙化，这进一步表明TRPV6在肠道钙转运过程中的作用是直接作用[51]。对钙结合蛋白D$_{9k}$/TRPV6双敲除小鼠的研究表明，在缺乏这两种蛋白质时，肠道钙吸收响应低钙饮食或1,25(OH)$_2$D的效率最低；因此，推测钙结合蛋白D$_{9k}$和TRPV6共同促进钙的吸收，特别是在缺钙状态下[52]。1,25(OH)$_2$D还可以通过刺激质膜钙泵（plasma membrane calcium pump, PMCA）影响肠细胞的钙排出[46]。虽然十二指肠一直是1,25(OH)$_2$D$_3$介导的主动钙吸收的相关研究重点，但1,25(OH)$_2$D$_3$对回肠、盲肠和结肠中主动钙转运的调节也已有报道[43,45]。VDR、TRPV6和钙结合蛋白D$_{9k}$存在于小肠和大肠的所有节段[43,45]。VDR的转基因表达局限于VDR缺失小鼠的回肠、盲肠和结肠表现出可以预防VDR依赖性佝偻病[43]。此外，在大肠缺乏VDR的小鼠中发现有钙代谢紊乱[53]。这些发现表明，尽管钙在十二指肠中吸收的速度更快，但肠的远端节段在 1,25(OH)$_2$D$_3$ 介导的钙稳态调节中起着重要作用，尤其是在缺钙的状态下。

除了促进肠道钙吸收外，1,25(OH)$_2$D 也能促进肠道磷吸收。虽然其中涉及的机制一直存在争议，但有人认为，1,25(OH)$_2$D$_3$ 可以刺激磷的主动转运，而 FGF23 可以通过抑制 1,25(OH)$_2$D$_3$ 的生成来抑制磷的主动转运[54-55]。

肾脏

第三个参与 1,25(OH)$_2$D 介导矿物质稳态的靶组织是肾脏。据报道，1,25(OH)$_2$D 是通过增加远端小管细胞中的 PTH 受体表达的作用来增强 PTH 对远端小管钙转运的作用[56]。1,25(OH)$_2$D 还能诱导远端小管中钙结合蛋白的合成[43]。与在肠道中的研究类似，在远曲小管（distal convoluted tubule, DCT）和远端连接小管中发现了一种与钙结合蛋白共定位并由 1,25(OH)$_2$D 诱导的尖端（腔内）钙通道 TRPV5[49]。据报道，钙结合蛋白 D$_{28k}$ 与 TRPV5 直接相关并控制 TRPV5 介导的钙内流[57]。因此，1,25(OH)$_2$D 是通过增强 PTH 的作用和诱导 TRPV5 和钙结合蛋白来影响远端小管中的钙转运。1,25(OH)$_2$D 在肾脏中的另一个重要作用是抑制 CYP27B1 和诱导 CYP24A1[58]。除了对远端肾单位钙转运的影响以及对肾小管上皮细胞 CYP27B1 和 CYP24A1 的调控外，据报道，1,25(OH)$_2$D 可以根据宿主的甲状旁腺和 FGF23 状态，通过控制近端小管上皮细胞中的钠依赖性磷酸盐共转运体来增加或减少肾脏的磷酸盐重吸收[59]。FGF23 导向的、PTH 放大的磷酸化反应需要 klotho-α 作为 FGF23 信号的共受体。

次要靶组织

甲状旁腺

甲状旁腺是 1,25(OH)$_2$D 的重要靶点。如前所述，1,25(OH)$_2$D 抑制 PTH 的生成和分泌，抑制甲状旁腺腺体中生成 PTH 的细胞的增殖以维持正常的甲状旁腺状态[60-61]。有研究表明，1,25(OH)$_2$D 可以上调 VDR 导向的 CaSR 的转录[62]，提示 1,25(OH)$_2$D 可以使甲状旁腺对钙抑制敏感。甲状旁腺细胞也表达 CYP27B1；因此，局部生成的 1,25(OH)$_2$D 以及循环中的 1,25(OH)$_2$D 可能有助于调节 PTH 的生成和分泌。

免疫细胞

30 多年前首次报道了 1,25(OH)$_2$D 对免疫应答的非经典调节，发现疾病激活淋巴细胞可以表达 VDR 以及巨噬细胞可以生成 1,25(OH)$_2$D[63-64]。最近的研究表明，1,25(OH)$_2$D 对固有免疫和适应性免疫都有调节作用，但作用相反，即前者促进而后者抑制。固有免疫包括宿主免疫系统识别以及对一种有害抗原的响应。在对亚人类和人类灵长类动物基因组［但不包括低等哺乳类动物（例如小鼠）］进行的计算机筛选中发现，在人类 cathelicidin 基因的启动子中插入一个含有经典维生素 D 反应元件的 Alu 重复元件，其产物 LL37 是一种能够杀死细菌的抗菌肽[65]。随后的研究证实了 1,25(OH)$_2$D[66] 及其前体 25OHD[67] 在单核细胞/巨噬细胞和表皮谱系细胞中诱导 cathelicidin 表达的能力[67-68]，说明了在同样表达 25OHD 激活酶 CYP27B1 的细胞中内源性诱导抗菌反应的潜力。更加说明这些事件是局部生成的 1,25(OH)$_2$D 能使其逃脱细胞的限制，使其作用于邻近表达 VDR 的单核细胞，促进其成熟为成熟的巨噬细胞[69]，从而作为前馈信号进一步增强固有免疫反应。

适应性免疫反应通常定义为 T 和 B 淋巴细胞及其分别生成的细胞因子和免疫球蛋白以特异性对抗固有免疫细胞传递给它们的抗原来源的能力。与局部生成的 1,25(OH)$_2$D 的促进固有免疫反应的作用相反，该激素对淋巴细胞的功能有普遍的抑制作用。对于 B 细胞，1,25(OH)$_2$D 抑制其增殖和免疫球蛋白的生成，并阻碍 B 淋巴细胞前体向成熟浆细胞的分化。对于 T 细胞，1,25(OH)$_2$D 可抑制其增殖以响应促炎细胞因子[70]。总之，1,25(OH)$_2$D 的集体协同作用是促进宿主对入侵病原体的反应，同时限制对该病原体的可能过度的免疫反应。也许依赖于 25OHD 局部生成的 1,25(OH)$_2$D 产生免疫耐受性的最好例子是母体对胎儿的影响。到妊娠 12 周时，母体总血清 1,25(OH)$_2$D 水平已经是非妊娠对照组的 2 倍，并且还在继续增加，到足月时 1,25(OH)$_2$D 在母婴中可以超过 300 pg/ml[71-72]。与先前提到的病理性肉芽肿形成疾病状态不同，妊娠期间获得的超生理浓度的 1,25(OH)$_2$D 在婴儿或母亲体内没有出现钙稳态失调；妊娠期间"抵抗"1,25(OH)$_2$D 的钙动员作用的机制尚不清楚。此外，Mirzakhani 及其同事最近的一项研究表明[73]，妊娠早期孕妇的 25OHD 水平较低更有可能导致先兆子痫和早产。

胰腺

胰腺是最早发现有 VDR 的非经典靶组织之一[74]。虽然据报道 1,25(OH)$_2$D 在胰岛素分泌中起作用，但其确切机制仍不清楚。放射自显影数据和免疫细胞化学研究已经分别将 VDR 和钙结合蛋白 D_{28k} 定位在了胰腺 β 细胞[75-76]。使用钙结合蛋白 D_{28k} 缺失小鼠进行的研究表明，钙结合蛋白 D_{28k} 可以通过调节细胞内钙来调节去极化刺激的胰岛素释放[77]。除了调节胰岛素释放外，钙结合蛋白 D_{28k} 还可以通过缓冲钙来保护细胞因子介导的 β 细胞破坏[78]。最近的研究还指出，在胰腺癌细胞生成的旁分泌生长因子的影响下，表达 VDR 的胰腺星状细胞的增殖可以被 1,25(OH)$_2$D 拮抗，提示使用不诱发高钙血症的 1,25(OH)$_2$D 类似物来治疗胰腺导管腺癌[79]。

表皮和毛囊

角质形成细胞，像肾小管上皮细胞一样，同时表达 VDR 和 CYP27B1，使其能够生成 1,25(OH)$_2$D 并对其做出反应[80]。VDR 和 CYP27B1 在表皮干细胞所在的表皮基底层表达最强。1,25(OH)$_2$D 诱导的这些皮肤干细胞的分化的标志是：棘层内皮蛋白（involucrin）和转谷氨酰胺酶的表达增加[81]，颗粒层丝聚蛋白（filaggrin）和兜甲蛋白的表达增加[82]，以及颗粒层长链脂肪酸的合成增加。在角质层内形成的渗透性屏障的主要蛋白质成分是兜甲蛋白和内皮蛋白，而在颗粒层中生成和包装成板层状小体的脂质则分泌到渗透性屏障的蛋白质网络中，可以有效地使表皮防水并为其提供抵抗外来病原体的能力。1,25(OH)$_2$D 改变角质形成细胞增殖和分化的机制是多方面的，包括诱导上述蛋白质和脂质合成酶，诱导 CaSR，使这些细胞能够发出钙信号，以及刺激 E-钙黏素/连环蛋白复合物，使细胞黏附和迁移，并在质膜上形成一个关键的信号复合体[83]。

脱发是人类和小鼠 VDR 突变的一个众所周知的特征[84]，但不是维生素 D 缺乏或 CYP27B1 突变的特征。两种交互蛋白——hairless(Hr) 和 β-连环蛋白——似乎与 VDR 相互作用以调节毛囊循环。它们的失活突变在毛囊循环方面产生 VDR 缺失动物的表型。在 VDR 和 β-连环蛋白缺失小鼠中都发现了毛囊隆起处的干细胞丢失[85-86]。毛囊循环是 VDR 调节独立于其配体 1,25(OH)$_2$D 的生理过程的最好例子，从而指出了这种转录调控因子的一种新的作用机制。

剂量的考虑

血清 25OHD 水平为评估维生素 D 状态提供了一个有用的替代指标，因为维生素 D 转化为 25OHD 的过程比随后 25OHD 转化为 1,25(OH)$_2$D 的过程更不好控制（即主要依赖于底物）。与 25OHD 水平不同，1,25(OH)$_2$D 水平保持在参考范围内，直到维生素 D 缺乏的极端情况发生，因为继发性甲状腺功能亢进可以有效地增加 25OHD 前体生成 1,25(OH)$_2$D；因此，1,25(OH)$_2$D 水平不能用作评估维生素 D 缺乏的初始阶段的一个有用指标。25OHD 水平低于 10 ng/ml 或 25 nM 与佝偻病或骨软化症的高患病率相关。然而，越来越多的人认为，这些正常值的下限太低了。最近，美国医学研究所（Institute of Medicine, IOM）的一个专家小组建议，对于 97.5% 的其他健康人群来说，20 ng/ml（50 nM）的水平就足够了，而高达 50 ng/ml（125 nM）的水平是安全的[87]。对于 1~70 岁的健康个体，600 IU 的维生素 D 水平被认为足以满足这些目标，尽管每天服用 4000 IU 维生素 D 被认为是安全的[87]。与 IOM 的建议相反，内分泌协会认为这些建议的下限过低，上限过于严格[88]。至少就推荐的维生素 D 补充水平较低而言，IOM 的指南不太可能纠正肥胖、肤色深、日光暴露量有限或吸收不良的人的维生素 D 缺乏症。由于缺乏随机对照试验的令人信服的数据，IOM 没有对维生素 D 的非骨骼效应提出建议。此外，这些指南没有考虑到在大多数非肾脏组织中具有生物活性的、可能是这些代谢物的游离浓度而不是总浓度。此外，大量细胞、动物以及关注全因死亡率的人类流行病学相关数据支持将 25OHD 保持在 20 ng/ml 以上的一系列有益措施[89-90]。

维生素 D 治疗策略

充足的阳光照射是获取维生素 D 的最具成本效益的方法。据计算，0.5 最小红斑剂量（minimal erythema dose of sunlight）的阳光下（即产生皮肤轻微发红所需剂量的一半）可以提供相当于 10 000 IU 维生素 D_3[91]。据计算，在阳光明媚的夏日，浅肤色的人在 5~10 分钟内对手臂和腿部受到的紫外线（ultraviolet B-rays, UVB）辐射相当于 3000 IU 的维生素 D_3[8]。虽然对于那些不能或不愿意考虑口服维生素 D 补充剂的人来说，阳光照射仍然是一个可行的选择，但对阳光与皮肤癌和（或）皮肤的日光老化之间的关系的担忧限制了这种方法的应用。研究表明，虽然平均每增加 100 IU 每日维生素 D_3 补充，25OHD 水平将增加 0.5~1 ng/ml[91-92]，但对于脂肪中维生素 D 分布量增加的肥胖者或肠道吸收不良者（包括减肥手术后），可能需要更高的剂量。许多研究表明，700~800 IU 是预防骨折和跌倒所需的维生素 D 补充量的下限，尽管正如 IOM 指出的那样，600 IU 已经足够了。除了野生的鲑鱼，其他鱼类产品，例如鳕鱼鱼肝油和 UVB 处理的蘑菇（富含维生素 D_2），没有强化的食品几乎不含维生素 D。牛奶和其他强化饮料通常每 8 盎司（约 237 ml）含 100 IU 维生素 D。维生素 D_2 在增加血清总 25OHD 方面不如维生素 D_3 有效，但它们在增加游离 25OHD 方面至少是等效的；部分原因是血清 DBP 与 $25OHD_2$ 的结合程度低于 $25OHD_3$，游离部分迅速从循环中清除。目前还没有明确的临床适应证来测量血清 $25OHD_2$ 和 $25OHD_3$[93]。

补充维生素 D 引起的毒性（高钙尿）剂量在低于每天 10 000 IU 的情况下尚未观察到[94]。

最后，重要的是要强调 25OHD 缺乏的临床实际情况与 $1,25(OH)_2D$ 缺乏的不同，这在慢性肾衰竭（chronic renal failure, CRF）患者中可以观察到。25OHD 缺乏但肾功能正常的受试者出现可以显著升高血清 $1,25(OH)_2D$ 水平的 PTH 代偿性升高。另一方面，CRF 患者的血清 25OHD 和 $1,25(OH)_2D$ 水平经常较低；前者是由于皮肤生成不足和口服维生素 D 补充不足所致，后者是由于肾脏 $1,25(OH)_2D$ 生成受损所致。因此，CRF 患者可以受益于 25OHD 和 $1,25(OH)_2D$[或 $1,25(OH)_2D$ 的类似物]的同时替代。

参考文献

扫描书末二维码获取。

第四篇
代谢性骨病研究

第四主编：Douglas C. Bauer 和 Klaus Engelke

第31章　儿童存在骨质疏松危险因素时的骨量测量技术　185
Nicola J. Crabtree 和 Leanne M. Ward

第32章　成人骨量测量标准技术　192
E. Michael Lewiecki、Paul D. Miller 和 Nelson B. Watts

第33章　检测成人骨量和骨强度的新技术　198
Kyle K. Nishiyama、Enrico Dall'Ara 和 Klaus Engelke

第34章　骨的磁共振成像检查　207
Sharmila Majumdar

第35章　小梁骨分数　211
Barbara C. Silva 和 William D. Leslie

第36章　参考点压痕　219
Adolfo Diez-Perez 和 Joshua N. Farr

第37章　骨质疏松症中骨转换生化标志物　223
Pawel Szulc、Douglas C. Bauer 和 Richard Eastell

第38章　闪烁显像和正电子发射体层成像（PET）在代谢性骨病中的应用　229
Lorenzo Nardo、Paola A. Erba 和 Benjamin L. Franc

第39章　骨组织形态计量学的临床应用　236
Robert R. Recker 和 Carolina Aguiar Moreira

第40章　椎体骨折的诊断和分型　243
James F. Griffith 和 Harry K. Genant

第41章　骨折风险评估工具：骨折风险评估　254
John A. Kanis、Eugene V. McCloskey、Nicholas C. Harvey 和 William D. Leslie

第31章
儿童存在骨质疏松危险因素时的骨量测量技术

Nicola J. Crabtree 和 Leanne M. Ward

付 昆 于 鹏 译

引言

了解骨骼生长和矿物质积累的正常模式对于优化儿童骨骼健康和降低晚年骨质疏松性骨折的风险具有重要意义。与此同时，儿童骨骼健康也有可能会遭受一些有害攻击，包括严重的慢性疾病或遗传性疾病，例如成骨不全症（osteogenesis imperfecta, OI）。

慢性疾病带来的危害是多因素的，最重要的威胁是外源性糖皮质激素治疗和活动能力下降；营养不良、青春期延迟和炎症细胞因子是可以调节骨强度的其他潜在因素。最重要的是，要确定慢性疾病或遗传性疾病在多大程度上损害了骨强度，并估计儿童目前和未来发生脆弱性骨折的风险。此外，确定其他方面健康的有复发性骨折的儿童是否存在潜在的骨骼脆弱状况也很重要。正是在这两个领域，使用儿科骨密度（bone mineral density, BMD）量化技术作为评估整体骨骼健康的一部分是很有用的。同时，值得注意的是，骨质疏松症的诊断不能仅仅基于BMD；相反，骨质疏松症的诊断在很大程度上取决于是否存在显著的临床骨折史[1-2]，BMD Z-分数及其后续临床病程演变过程提供了有关儿童整体骨骼状况和骨骼健康轨迹的进一步信息。

本章讨论了评估骨量和BMD的各种技术，以及它们的解释问题和在日常护理过程中的临床应用。

双能X线吸收测定法（DXA）

双能X线吸收测定法（dual-energy X-ray absorptiometry, DXA）是儿科临床中应用最广泛的定量骨骼成像技术，但其使用在许多方面以及所获得数据的临床解释仍存在争议[3-11]。它提供了二维骨的大小的估计值，以及该区间内的骨量，根据其大小调整的骨量的值为"面积"BMD（areal BMD, aBMD）（单位为g/cm^2）[12]。机器制造商提供的aBMD参考值，在儿童和青少年时期的增长方式类似于身高和体重的增长方式，这清楚地表明，DXA测量的不是真正的体积BMD（volumetric BMD, vBMD），而是骨的大小和骨量的综合值。这并不一定是一个劣势，因为骨的大小，尤其是在儿童期最容易骨折的长骨的大小，是骨强度的重要预测因素[13]。

在儿童，DXA的测量部位通常为腰椎（lumbar spine, LS）（L1～L4或L2～L4）和不含头部的全身（total body less head, TBLH）（图31.1A和B），其精度与成人相似[14]。在一些研究中使用了前臂和股骨近端，当脊柱畸形、髋部或膝关节挛缩妨碍准确确定脊椎或全身aBMD时，也可以使用股骨外侧远端。脊椎、股骨颈、全身和股骨外侧远端均有标准参考数据[5,7,15-18]。股骨外侧远端aBMD特别适用于有神经肌肉疾病的儿童，他们更喜欢侧躺；在有运动障碍的儿童中，该部位的BMD低值已显示与长骨骨折风险增加相关[18]（图31.2A和B）。应注意的是，据报道，不同参考数据库的标准参考数据之间存在差异，会导致aBMD Z-分数的临床相关存在差异，不同aBMD Z-分数之间的差异可以高达2.0。这一观察结果使得使用aBMD Z-分数截断值作为儿童骨质疏松症诊断的一部分是存在争议的。另一方面，脊椎aBMD和椎体骨折之间的关系是高度一致的，这说明了在研究中使用aBMD Z-分数作为椎体骨折的连续变量预测仍具有价值[2,19]。

在儿童中使用DXA来量化aBMD的优点是扫描时间短、辐射剂量低和应用广泛。健康儿童的aBMD的DXA测量可以预测测量部位（例如前臂）和其他部位发生骨折的风险。一项9.9岁的前瞻性队列研究发现，经体重、身高和骨面积调整后的TBLH

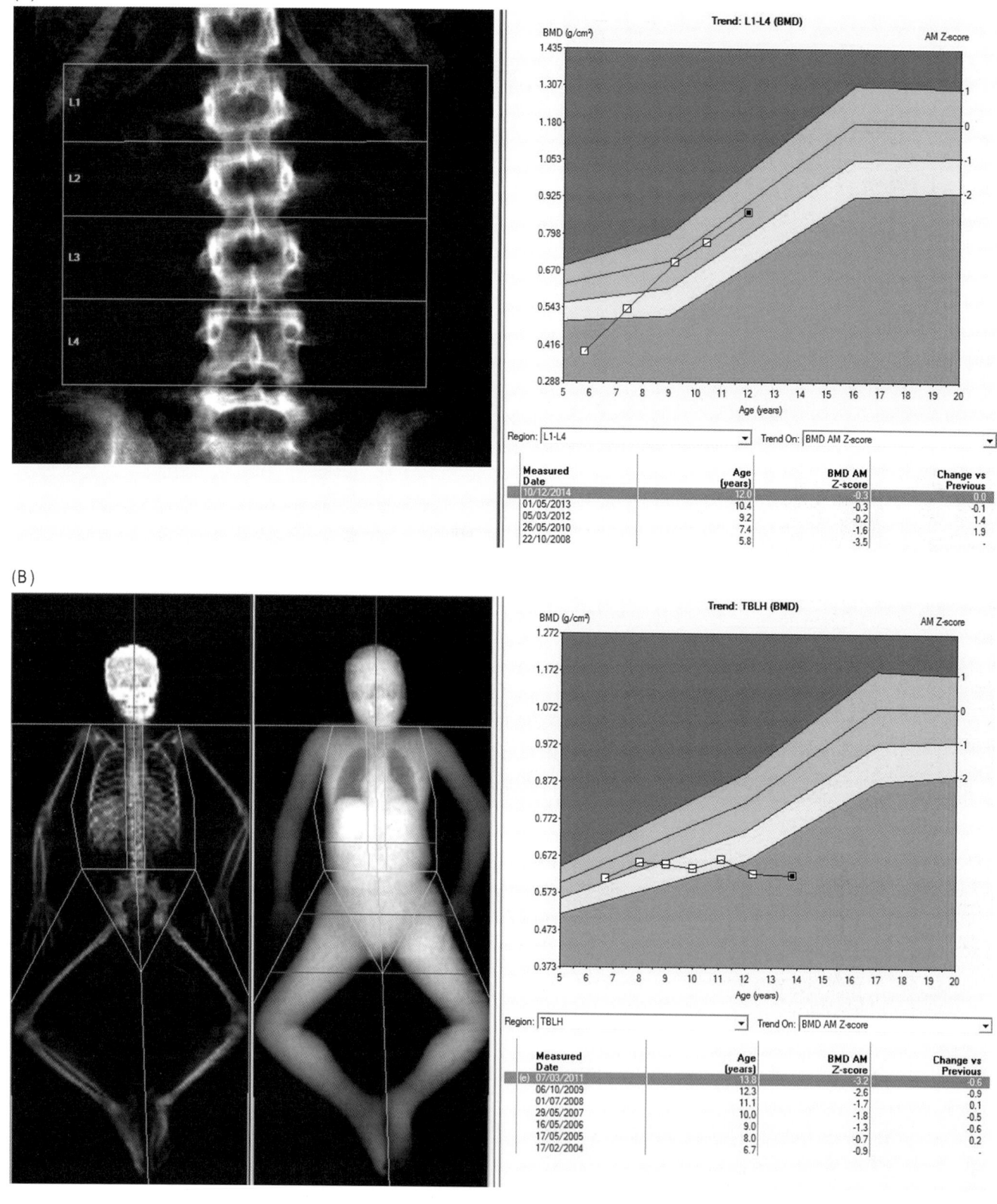

图 31.1 （A）一名患有成骨不全症（OI）的 12 岁儿童，经静脉注射双膦酸盐治疗 3 年后 BMD Z-分数显著恢复。（B）一名患者进行性假肥大性肌营养不良（Duchenne muscular dystrophy）和 BMD 进行性恶化的 13 岁儿童，糖皮质激素治疗后 BMD Z-分数逐渐恶化，11 岁时丧失行走能力。TBLH 骨矿物质含量（BMC）也显示出下降（从 11 岁的 588 g 下降到 12 岁的 568 g），这与真正的骨丢失一致（而不是没有以正常的速度积累）

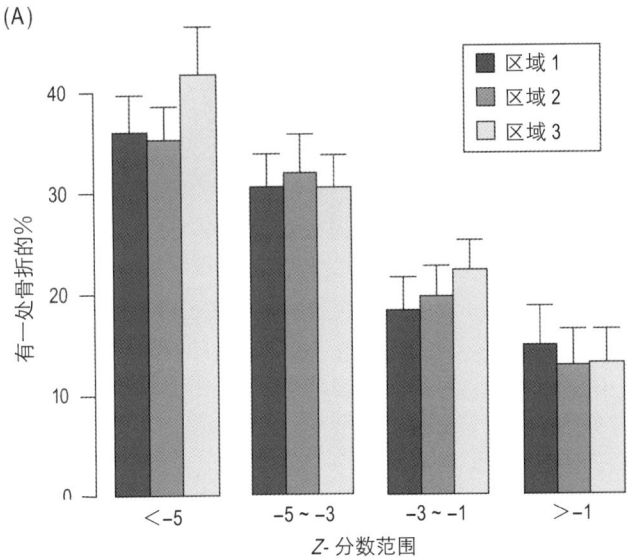

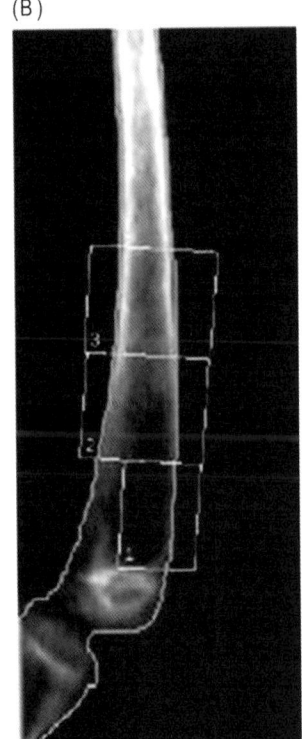

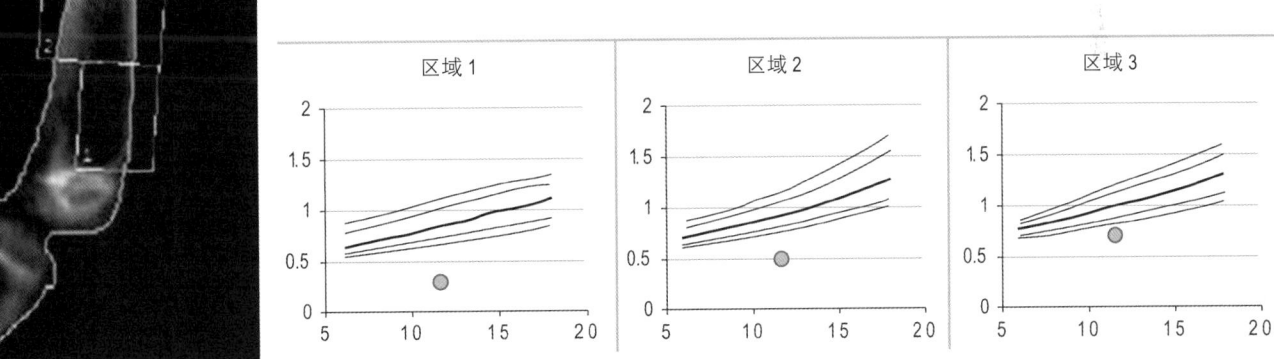

Reference data from: Zemel et al. (Journal of clinical densitometry 2009 12(2): 207-18)

图 31.2 （A）Henderson 等人首次描述了股骨外侧远端三个区域的 BMD 测量。（B）一名患有进行性假肥大性肌营养不良和骨质疏松症（多处椎体骨折）的 11 岁男孩的股骨外侧远端的 aBMD Z-分数结果

aBMD，是一个与未来 2 年中骨折风险相关性最强的测量指标[20]。然而，对于其他年龄段的明显健康的儿童，目前尚无数据表明 TBLH aBMD 的 DXA 测量值有明显的预测价值。另一方面，大量对使用糖皮质激素治疗疾病的儿童研究表明，脊椎 aBMD Z-分数可以预测他们在疾病过程中不同时间点的椎体骨折。简单地说，就是脊椎下部 aBMD Z-分数越低，儿童发生椎体骨折的可能性就越大[21-25]。

DXA 在许多疾病情况下可能是有用的（表 31.1）[26]，当一个孩子在没有明显潜倾向的情况下出现反复骨折时，除了 DXA 之外，还需要使用其他技术。

不幸的是，与年龄匹配儿童相比，患有慢性疾病

表31.1 考虑骨折风险增加、适于进行 DXA 扫描的疾病举例	
原发性骨疾病	成骨不全症（OI） 特发性青少年骨质疏松症
神经肌肉疾病/活动受限（制动）	脑瘫 肌营养不良 脊髓损伤
炎症性疾病	克罗恩病 囊性纤维化 幼年型风湿性疾病，例如， • 特发性关节炎 • 血管炎 • 皮肌炎 • 系统性红斑狼疮
营养失调/内分泌紊乱	神经性厌食 乳糜泻 库欣综合征 甲状旁腺功能亢进症
其他	白血病 重型地中海贫血 镰状细胞性贫血 实体器官移植 半乳糖血症 糖原贮积病 埃勒斯-当洛综合征（Ehlers-Danlos syndrome）

和 OI 的儿童的身高通常显著降低，在这种情况下，使用 DXA 量化 aBMD 可能存在缺陷[27-29]。这是因为：aBMD 的测量依赖于 3D 物体的 2D 区域投影，并且本质上与物体（骨骼）的大小相关，而后者本质上与儿童的身高相关。因此，DXA 会系统性地高估高个子儿童的 BMD，而低估矮个子儿童的 BMD[4]。不能解释延迟生长和成熟的儿童是导致儿科 DXA 结果被误解的常见原因[30-31]。

越来越多的人认识并理解了 DXA 的大小限制，并且已经开发了一些方法来解决这个问题，即通过数学和统计大小调整技术[32-39]。以下几段讨论了最常用的技术。

骨矿物质表观密度（BMAD）

骨矿物质表观密度（bone mineral apparent density, BMAD）有两种常用的方法来估计：一是 Króger 技术[40]，该技术将椎体视为一系列圆柱体体积；二是 Carter 技术[32]，该技术将脊柱视为一系列长方体体积。使用 DXA 扫描的投影骨面积和骨深度来估算骨体积的近似值。Króger 技术是使用投影骨宽度来估计骨深度，而使用 Carter 技术，是使用投影骨面积的平方根来估计骨深度。通过对骨体积的估计，可以计算出一个近似的 vBMD（g/cm^3）[32,40]。BMAD 相对独立于骨的大小，与年龄相关的 aBMD 一样，也被证明与儿童骨折风险相关[41]。

骨矿物质含量与身高或身高与年龄

报告的身高的骨矿物质含量（bone mineral content, BMC）是所有大小调整方法中最简单的，因为它不需要对骨的大小进行假设。虽然这种大小调整与骨折风险无关，但在比较身高降低的人群时被证明是有用的[28]。它还与儿童 pQCT [外周定量计算机体层成像（peripheral quantitative computed tomography, pQCT），该技术在"定量计算机断体层成像"中有描述] 测量的估计骨强度相关[36]。最近提出了一种更为复杂的基于身高的调整方法，该方法使用身高和年龄来预测 LS 或全身 BMC 和 aBMD。与预测值的偏差称为用身高代表年龄的 Z-分数（height for age Z-scores, HAZ）[7]。Zemel 及其同事证明，与其他身高调整技术相比，使用 HAZ 进行的调整在身高和年龄方面的偏差更小，并假设它们可以用于评估矮个子或高个子的影响[7]。目前，这项技术尚未与骨折风险相关。

异速生长法

异速生长法或"Mølgaard"模型是以首次在儿童中引入这种方法的一位丹麦医生的名字命名的，它提供了一个三阶段评估的方法来解释患病儿童骨矿化减少的原因。该模型根据年龄评估身高，根据身高评估骨面积，根据骨面积评估 BMC。这三个步骤对应着导致骨量减少的三种不同的原因：短骨、窄骨和轻骨[37]。这种方法的重要诊断价值在于，它提供了几何和密度信息，以便更好地了解骨的潜在脆弱性。例如，Binkley 及其同事在有脑瘫的儿童中发现，更小和更薄的骨会降低骨强度[42]。

机械稳定功能模型

机械稳定功能模型使用了另一种方法来调整尺寸，该方法是基于 Harold Frost 提出的原理，即骨强度与肌肉强度高度相关[43]。Schóenau 及其同事首次将该模型作为一种诊断工具，使用骨强度和肌肉质量的 pQCT 测量来区分不同的疾病和骨强度降低的危险因素[44]。将两阶段算法的应用扩展到 DXA，假设 BMC 可以作为骨强度的代替物，瘦体重可以作为肌肉负荷的替代物[45-47]。评估的两个阶段是：①儿童是否有足够的肌肉来适应他们的身高；②儿童是否有足够的骨骼来适应他们的肌肉。这导致四种结果：①与身高相称的肌肉量和与肌肉量相称的骨量；②原发性骨缺损，即儿童的肌肉与身高相称，但没有足够的骨量来适应他们的肌肉；③原发性肌肉缺陷，即儿童的肌肉相对于身高减少，但骨骼相对于肌肉充足；④肌肉和骨骼的混合缺损，即肌肉和骨骼都减少。

目前，对于最佳的尺寸调整方法或哪种尺寸调整技术能最好地预测未来的骨折风险还没有达成共识。在一项对有慢性疾病的儿童（伴有或不伴有骨折）进行的回顾性研究中发现，使用 Króger 方法的 BMAD 对椎体骨折有最好的鉴别能力[27]。相比之下，对于长骨骨折，机械稳定功能模型是所有尺寸调整技术中最成功的[27]。然而，一般来说，任何一种尺寸调整技术都可以改善 DXA 对身材矮小儿童的 aBMD 的评估[27-28]。在青春期延迟的情况下，可以用骨龄（根据 Greulich 和 Pyle 的方法用手部 X 线片）替代实际年龄[48]。

DXA 报告的 aBMD

对 DXA 扫描结果的解读要结合临床情况。骨质疏松症的诊断不应基于孤立的 aBMD 测量[11]。如果 Z-分数低于 -2.0[8]，则可以使用"实际年龄 BMD 低"等术语进行描述。如果儿童出现复发性骨折，但没有临床明显的潜在疾病，尽管有多种骨骼健康评估（详见参考文献 [19]：Ward 及其同事提出的骨质疏松症诊断和治疗流程概述），并且 aBMD 在预期范围内，则可以提供辅助诊断。如果存在潜在问题，则需要进行进一步的诊治。在临床上，有明显轻度 OI 且 aBMD 在正常范围内的儿童可能有隐匿性胸椎骨折；这些发现在肾病综合征中也有报道[49]。因此，DXA 检查显示骨量正常并不排除存在值得干预的椎体骨折。对于存在椎体骨折或复发性长骨骨折导致患者独立活动能力丧失和慢性骨痛的 aBMD，应立即评估是否需要积极干预，因为在易发生骨折的情况下也应考虑骨量的下降[1]。

在骨折风险增加的疾病或病变中，使用 DXA 开始测量骨量通常是常规骨健康评估的一部分，对间隔的监测可以反映疾病的严重程度。也就是说，通过 DXA 监测明显的骨质脆弱迹象（例如椎体骨折）甚至比 aBMD 更重要，因为低创伤性骨折为考虑儿童是否适合骨质疏松症治疗提供了起点。几乎没有文献依据支持在任何情况下要每隔 6 个月进行一次监测。所以目前似乎不建议对接受这种治疗的儿童进行更频繁的测量。

DXA 的诊断潜力

国际临床密度测定学会（the International Society for Clinical Densitometry, ISCD）发布了一份关于 DXA 在儿科中应用 aBMD 的最新立场指南[11]。该指南建议将 LS 和 TBLH 的 DXA 作为原发性或继发性骨病儿童的评估过程的一部分，并且随访频率不应超过 6 个月。他们还建议，对于身材较低的儿童，结果应进行尺寸调整，如果 BMC 或 aBMD Z-分数小于或等于 -2.0[8]，则应报告为"低 BMC 或实际年龄的 BMD"。然而，该指南明确指出，骨质疏松症的诊断不能仅仅依靠密度测量标准。儿童骨质疏松症的最新定义如下：

1. 无论 aBMD Z-分数如何，在没有局部疾病或高能量创伤的情况下，发现一处或多处椎体压缩性骨折提示骨质疏松症。
2. 在没有椎体骨折的情况下，存在临床显著的骨折且 aBMD ≤ -2.0 表明骨质疏松症的诊断，其中临床显著骨折为：
   a. 10 岁以上发生过两次或两次以上长骨骨折；
   b. 19 岁以上发生过三次或三次以上长骨骨折[1]。

然而，对于这方面定义的一个重要的警告（在 ISCD 2014 指南第 4 页中说明）是："aBMD/BMC Z-分数 > -2.0 并不排除骨骼脆弱和骨折风险增加的可能性。"

实际上，这意味着，对于任何有骨骼脆弱危险因素的儿童（例如，已知与健康人群或有 OI 的儿童的骨折频率增加相关的慢性疾病），一个"正常的" aBMD 测量值并不能排除骨质疏松症的诊断。这些概念在 Ward 及其同事提供的"骨质疏松症诊断和治疗"流程中得到了重申[19]。

椎体骨折评估

正常的 aBMD 和椎体骨折之间的二分法以及这些骨折的隐匿性表现，导致越来越多的人希望将椎体骨折的评估纳入标准的 BMD 测量中[19]。直到最近，在诊断椎体骨折中，使用 DXA 进行椎体骨折评估（vertebral fracture assessment，VFA）还被认为不如普通 X 线平片[50]。然而，随着新的高分辨率扫描仪的发展，DXA 的 VFA 被证明是一种对儿童诊断更有价值的成像工具（图 31.3A 和 B）。与侧位 X 线片相比，DXA 扫描时儿童受到的辐射剂量可以显著降低（约 3 倍）且常规可用[51-54]。

其他技术

定量计算机体层成像（QCT）

除了与 DXA 尺寸相关的问题外，该技术的另一个主要局限性是它测量小梁骨和皮质骨的混合结果。

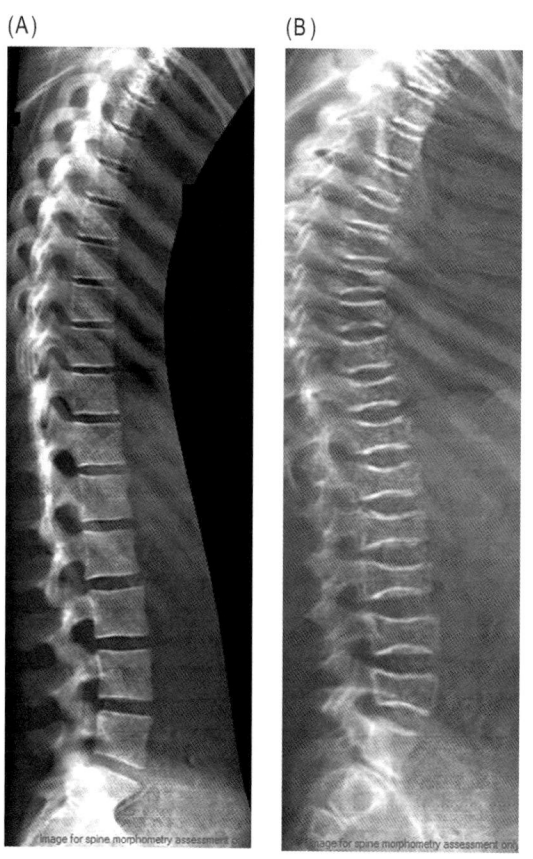

图 31.3 （A）一名有神经性厌食症的 14 岁儿童的椎体骨折评估（VFA）DXA 图像——没有椎体骨折的迹象。（B）一名有特发性幼年骨质疏松症的 1 岁儿童的 DXA 图像——可见多处椎体骨折（图像采自 GE Lunar iDXA 扫描仪）

有一种技术有可能克服与尺寸相关的问题，并可以分别测量两种骨，即 QCT。轴向 QCT 自 20 世纪 70 年代末开始使用，但在儿童 BMD 评估方面重新引起了人们的兴趣。螺旋 CT 和多层螺旋 CT 扫描仪的发展使快速、精确地获取脊椎、髋部和周围骨骼的体积扫描数据成为可能[55-56]。因此，QCT 可以应用于躯干或周围的骨骼部位。然而，专用 pQCT 扫描仪的辐射暴露量远远低于轴向 QCT 扫描仪，与 DXA[57] 相当，甚至更低。

pQCT 的其他优点，除了可以量化真实的 vBMD 外，还可以确定肌肉和骨的几何形状，包括肌肉和皮质骨横切面面积以及骨膜和骨内周长。这增强了我们对生长中的儿童肌肉 - 骨骼几何构造在慢性疾病和康复中变化的方式的理解（例如儿童白血病、关节炎和克罗恩病）[58-60]。此外，pQCT 测量的参数，例如体积 BMD、皮质骨面积和强度应变指数也与儿童骨折相关[13]。QCT 的最新发展是引入了专用高分辨率外周 QCT

（high-resolution pQCT，HRpQCT）[61]。高分辨率 pQCT 有足够的空间分辨率（130 μm），可以可视化和定量单个骨小梁；给出骨小梁的数量直接测量值以及估计其厚度和分离的估计值[62]。在一项研究中，高分辨率 pQCT 显示了一名由轻度创伤导致前臂远端骨折儿童的骨强度和结构缺陷[63]。

然而，也需要考虑一些局限性；即使是现代扫描仪，轴向 QCT（虽然不是外围的）仍然会有比 DXA 更高的辐射[57]。QCT、pQCT 和高分辨率 pQCT 仅在世界各地的少数专业中心可用，并且需要经过严格培训的人员来使用和解释结果。因此，该方法仍然主要是一种研究工具，只有在专门的科研中心才有参考数据[56]。

磁共振成像（MRI）

磁共振成像（magnetic resonance imaging，MRI）是最近发展起来的技术，可以应用于四肢或中轴骨骼，可以用于测量全身骨骼或特定区域[64-65]。专用的 MRI 技术可用于测量骨小梁结构［即表观骨小梁体积到总体积之比（appbv/tv）、骨小梁数目（apptb.n）、骨小梁厚度（apptb.th）和骨小梁分离（apptb.sp）］和皮质骨结构［即皮质体积、总体积、截面模量（Z）和极惯性矩（j）］[66]。MRI 的主要优点是：它提供了一种不使用电离辐射的体积测量方法；此外，可以在多个解剖平面上成像而无需重新定位受试者，同时扫描多处肢体也是可行的。然而，MRI 的局限性在于需要在相对密闭的环境中扫描较长时间，这会使一些儿童难以忍受（特别是幼儿，也包括一些有多动症的大龄儿童），并且与 QCT 技术一样，广泛使用的参考和骨折数据有限。迄今为止，MRI 仅在一些成人研究方案中使用。目前也没有公开发表的 MRI 采集的骨参数与成人或儿童低创伤骨折风险相关的数据。因此，MRI 在临床实践中的适用性有限。

发展中的技术

由于研究的数量有限，其他技术，例如小梁骨分数（trabecular bone score, TBS）、髋轴长度（hip axis length, HAL）、髋部骨强度分析（hip strength analysis, HSA）和定量超声系统（quantitative ultrasound system, QUS）目前不推荐作为评估儿童骨折风险的诊断工具[8]。

小结

DXA 是测量儿童 aBMD 中应用最广泛的方法，它可以以极低剂量的电离辐射提供精确的结果。基于 DXA 的 aBMD 检查的基本原理是，它能在识别骨折风险增加的患者时提供支持。DXA 也有一些明显的局限性，特别是在对依赖骨的大小的儿童的结果解释方面存在问题，而且到目前为止，对于是否应该应用尺寸校正以及哪种方法是最佳的还没有达成共识。目前的建议在一定程度上避免了这个问题，即儿童骨质疏松症的诊断主要取决于临床有显著的骨折史；事实上，在已知有骨质脆弱危险因素的儿童中，鉴于观察到这些儿童可能遭受低创伤性长骨或椎体骨折，且 aBMD Z-分数＞-2，不再需要用 BMD 的 Z-分数截断值来诊断骨质疏松症[1]。

虽然可供选择的技术很多，例如，QCT、pQCT、HRqQCT 和 MRI 等替代技术可用于儿科，但它们的主要用途仍局限于科学研究，而非临床诊断目的。这些更复杂技术的临床应用值得进一步研究，即通过研究评估基于 CT 和 MRI 的骨骼评估参数与骨折的关系。

致谢

Leanne Ward 博士得到了渥太华大学儿童骨骼健康研究主席奖和一个安大略省东部儿童医院能力建设奖的支持。Nicola Crabtree 博士得到了美国国家卫生研究院（NHS）临床研究所发展奖学金（HCS/P10/009）的部分支持。本文仅代表作者个人观点，并不代表 NHS、NIHR 或卫生部的观点。

参考文献

扫描书末二维码获取。

第 32 章
成人骨量测量标准技术

E. Michael Lewiecki、Paul D. Miller 和 Nelson B. Watts

付 昆 于 鹏 译

引言

1988年，美国食品药品监督管理局（the United States Food and Drug Administration, FDA）首次批准将双能X线吸收测定法（dual-energy X-ray absorptiometry, DXA）用于临床上测量骨密度（bone mineral density, BMD）。6年后，即1994年，世界卫生组织（WHO）发布了诊断骨质疏松症的标准，即计算患者的BMD与年轻成年参考人群的平均BMD之间的差值[1]，该值现在被称为T-分数（表32.1）。这两项进展，加上1995年阿仑膦酸钠被批准治疗骨质疏松症，开启了骨质疏松症管理的新时代。这是第一次，骨质疏松症可以在骨折发生之前被诊断出来，因此，降低骨折风险的药物也变得广泛可用。DXA已成为测量BMD的主要技术，因为：①在生物力学研究中，DXA测量的BMD（DXA-measured BMD, DXA BMD）和骨强度之间存在稳健的相关性[2]；②流行病学研究表明，骨折风险和DXA BMD之间存在强相关关系[3]；③基于DXA BMD选择受试者作为药物疗法随机临床试验的一个随机化标准[4]具有良好的准确性[5]、精度和低辐射[6]。DXA现在用于诊断骨质疏松症，评估骨折风险，并监测BMD随时间的变化。近年来，DXA技术已经适用于测量更多的BMD（例如，椎体骨折检测、身体成分检测、骨小梁分数）；其他评估骨强度的技术也得到了发展，包括定量超声系统（quantitative ultrasound system, QUS）。现就DXA和QUS的主要临床应用做一综述。

DXA 技术

一个"中心"DXA系统［一个在腰椎（LS）和髋部测量BMD的系统］由一张支撑患者的工作台、一个放射源（通常在患者下方）、一个放射探测器（通常在患者上方）和用于创建骨和软组织图像并分析数据以提供定量结果一个计算机组成。"外周"DXA（peripheral DXA, pDXA）使用相同的技术和更小、更便携式的仪器来测量外周骨骼部位（例如跟骨或桡骨）的BMD。X射线源发出两束不同能级的X射线。正是这两束X射线通过不同成分的人体组织时的衰减存在差异，使得仪器能够对BMD和软组织进行定量测量。最初的DXA扫描仪使用带有单个探测器的铅笔束X射线，以直线方式扫描整个解剖部位，扫描时间为5~10分钟。随后，引入了带有阵列探测器的扇形光束机器，这使对每个骨骼部位的扫描时间缩短到小于1分钟，并且提高了图像质量。DXA检查的辐射剂量非常低，脊椎和髋部的辐射剂量在1~10微西弗（microsievert, μSv）；这低于或相当于自然本底辐射的日剂量（约7 μSv/d）[7]。

质量标准

近年来制造出来的DXA系统一般都非常可靠。然而，仍需定期评估仪器的稳定性，否则可能会出现无法检测到校准中的意外变化。扫描采集、分析、解释和报告中的错误是很常见的，对患者有潜在的危害[8-13]。为了指导DXA的应用以获得高质量的结果，并帮助临床医生和患者做出是否需要进行高质量DXA检测的决定，国际临床密度测量学会（the International Society for Clinical Densitometry, ISCD）开发了BMD测量认证课程，建立了骨骼健康评估标准，并于最近发布了DXA最佳实践指南[14]（表32.2）。DXA最佳实践指南主要是基于ISCD职位发展会议的结果，其中一个国际专家小组审查了临床相关主题的现有最佳证据，并提出了获得ISCD认证

表 32.1 世界卫生组织（WHO）骨密度（BMD）分类 [1]

WHO 分类	T-分数
正常	≥-1.0
骨量减少	-1.0 ~ -2.5
骨质疏松症	≤-2.5

T-分数将患者的 BMD 与年轻成人参考人群的 BMD 进行比较，并用于对年龄在 50 岁及以上的绝经后女性和男性的 BMD 进行分类。由下式计算，其中，SD=标准差，g=克，cm=厘米。T-分数被正确地表示为一个有一位小数点的数字，没有单位 [15]。

$$T\text{-分数} = \frac{\text{患者 BMD}(g/cm^2) - \text{平均年轻成人 BMD}(g/cm^2)}{1\text{ SD 年轻成人 BMD}(g/cm^2)}$$

Z-分数没有被用于 WHO 分类，它将患者的 BMD 与年龄、种族和性别匹配的参考人群进行比较。Z-分数，而不是 T-分数，更适用于绝经前女性、50 岁以下男性和儿童的结果报告，使用如下公式。

$$Z\text{-分数} = \frac{\text{患者 BMD}(g/cm^2) - \text{平均年龄／种族／性别调整的 BMD}(g/cm^2)}{\text{年龄／种族／性别调整的 BMD 的 1 SD}(g/cm^2) - \text{调整的 BMD}(g/cm^2)}$$

职位的建议 [15]。DXA 技术人员和诊断报告人员可以通过 BMD 测量课程接受高质量的 DXA 培训；通过 BMD 测量的认证考试和保持有效的认证来证明其掌握基本技能 [14]。机构认证，由诸如 ISCD、安大略省放射医师协会、加拿大放射医师协会、巴西放射学学院和巴西骨骼健康评估和代谢协会之类的组织进行，以提供最高水平的保证，确保在进行 DXA 测量的机构中实施高质量的 BMD 测量基本要求。

表 32.2 DXA 最佳实践指南

扫描采集和分析

1.1 至少有一名执业 DXA 技术人员，最好是所有技术人员都有 BMD 测定的有效认证。
1.2 每名 DXA 技术人员都可以使用制造商的技术标准手册，并将这些标准应用于 BMD 测量。
1.3 每个 DXA 设备都有详细的 DXA 性能标准操作程序，并在适当时进行更新，以供所有关键人员审查。
1.4 DXA 设备必须遵守所有适用的辐射安全要求。
1.5 每周至少进行一次脊柱体模 BMD 测量，以记录 DXA 性能随时间推移的稳定性。BMD 测量值必须保持在 ±1.5% 的公差范围内，并有一个明确的持续监测计划，当超过公差时定义校正方法。
1.6 每名 DXA 技术人员都根据标准方法进行了体内精度评估，并计算了设备的最小显著变化。
1.7 每名 DXA 技术人员的最小显著变化，腰椎不应超过 5.3%，股骨近端不应超过 5.0%，股骨颈不应超过 6.9%。

解释和报告

2.1 至少有一名执业 DXA 报告人员，最好是所有人都具有 BMD 测定的有效认证。
2.2 报告中注明 DXA 设备的制造商和型号。
2.3 DXA 报告包括一份关于可能对采集／分析质量产生不利影响的扫描因素和伪影／混杂因素（如果存在）的声明。
2.4 DXA 报告为每个技术上有效的 BMD 测量确定骨骼部位、感兴趣的区域和身体侧面。
2.5 每位患者都有一个单一的诊断报告，而不是每个测量的骨骼部位都有不同的诊断。
2.6 适当使用骨折风险评估工具。
2.7 当使用连续测量报告 BMD 的差异时，只有那些满足或超过最小显著变化的变化才被报告为变化。

Source: [14]. Reproduced with permission of Elsevier.

BMD 测量

BMD 测量的适应证随着社会优先事项、机构设备的可用性和各地要求的筹资情况不同而不同。ISCD 的官方立场是根据表 32.3 中列出的标准考虑 BMD 测量。DXA 和 pDXA 系统可以生成骨的二维投影，从而得到以 g/cm^2 表示的面积 BMD（areal BMD, aBMD）。然后，通过使用适当的参考数据，将该值转换为 T-分数（与年轻成人的平均 BMD 比较）进行诊断分类，或转换成 Z-分数，用于与年龄、种族和性别匹配的人群进行比较（表 32.1）。WHO 和 ISCD 建议，女性和男性的髋部 T-分数计算的国际标准是：女性，白人，20~29 岁、第三次全国健康和营养检查调查（Third National Health and Nutrition Examination Survey, NHANES Ⅲ）数据库，同时 ISCD 指出，建议的应用可能会随当地的实际情况而有所不同[15]。每个制造商仍然使用他们自己的特定参考人群数据库来计算脊椎和手腕的 T-分数；应用不同制造商生产的 DXA 扫描仪检测这些特定骨骼部位得出的结果之间可能有偏差。值得注意的是，在临床应用中，许多 DXA 系统的软件可能会使用女性参考数据库和男性参考数据库来计算 T-分数；并且在一些国家，种族匹配的 T-分数数据库可能同时用于计算男性或女性的 T-分数。仔细检查 DXA 系统打印输出的数据，可以知晓它选择的是哪一个数据库。中心 DXA 系统测量 LS 和髋部的 BMD（理想情况是 L1~L4，当存在混杂的结构异常时，操作者可以排除最多两个椎体进行分析）；在某些情况下应测量前臂的 BMD，例如，当无法在 LS 和（或）髋部获得有效测量值时，当患者的体重超过 DXA 表的限制时，或者当患者出现甲状旁腺功能亢进症时[15]。pDXA 系统可用于测量外周骨骼部位的 BMD，例如跟骨和桡骨。

与所有生物测量一样，DXA 测量也存在一些固有的变异性（即同一天的两次测量值也可能不同，即使 BMD 没有变化）。连续 BMD 测量的定量比较需要精确评估和最小显著性变化（least significant change, LSC）计算性能，最小 BMD 变化具有统计学意义，通常设定 95% 的置信区间。关于何时以及如何进行精确评估，以及如何使用连续 BMD 来治疗骨质疏松症患者，已有很完善的指导方针[15-16]。

骨质疏松症的诊断

WHO 标准对骨质疏松症的诊断标准是 LS、股骨颈（femoral neck, FN）、股骨总近端（用 DXA 测量）或 33%（1/3）的桡骨（用 DXA 或 pDXA 测量）——使用这些感兴趣区域的骨骼的最低 T-分数——的 T-分数 ≤ −2.5。对一名患者只做出一种分类的诊断，而不是对每个骨骼部位做出不同分类的诊断。除了 FN 和股骨总近端的定量计算机体层成像（QCT）T-分

表 32.3　国际临床密度测量学会（ISCD）骨密度（BMD）检测适应证

- 65 岁及以上的女性
- 65 岁以下的绝经后女性存在低骨量的危险因素时，例如，体重过轻，既往骨折，高风险药物使用，有与骨丢失相关的疾病或状况
- 有骨折临床危险因素的绝经期女性，例如，体重过轻，有骨折病史，或使用高风险药物
- 70 岁及以上的男性
- 70 岁以下的男性，存在低骨量的危险因素，例如，体重过轻，有骨折病史，使用高风险药物，有与骨丢失相关的疾病或状况
- 有脆性骨折的成年人
- 有与骨量低或骨丢失相关的疾病或状况的成年人
- 正在服用与骨量低或骨丢失相关的药物的成年人
- 任何正在考虑进行药物治疗的人
- 任何正在接受治疗以监测治疗效果的人
- 任何没有接受治疗但有表明骨丢失将导致治疗的人

Source: [15]. Reproduced with permission of Elsevier.

数（根据 2D 投影计算的分数）外，其他骨骼部位和 BMD 测量技术不能用于诊断分类[15]。由于其他骨骼疾病，例如骨软化症，也可能与该范围内的 T-分数相关，临床医生有责任对患者进行评估，以排除低 BMD 的非骨质疏松原因。

其他诊断骨质疏松症的方法也被考虑过。美国国家骨健康联盟（the US National Bone Health Alliance, NBHA）建议（适用于美国）通过三种不同路径诊断骨质疏松症：① WHO 标准；② 发生髋部骨折、与骨质疏松相关椎体、肱骨近端、骨盆或部分手腕骨折；③ 骨折风险评估工具（Fracture Risk Assessment Tool, FRAX）10 年发生骨质疏松性骨折的概率≥20% 或 10 年发生髋部骨折的概率≥3%，与美国国家骨质疏松症基金会（the National Osteoporosis Foundation, NOF）启动药物治疗以降低骨折风险的阈值一致[17]。这种诊断骨质疏松症的方法在其他国家可能不适用。

骨折风险评估

BMD 每降低一个标准差，骨折风险大约翻倍，其预测能力与血压预测卒中和胆固醇预测冠状动脉事件相似或更好[18]。BMD 结合骨折的临床危险因素（例如，有骨折病史，长期糖皮质激素治疗，高龄）预测骨折风险优于单独使用 BMD 或临床危险因素[19]。因此，骨折风险评估工具，例如 FRAX[20]、Garvan 骨折风险计算器[21] 以及加拿大放射医师协会和加拿大骨质疏松症风险评估工具（Osteoporosis Canada Risk Assessment Tool, CAROC）[22] 已开发用于临床实践。这些工具可以为临床决策提供有用的信息，并可以纳入治疗指南[23]。

椎体骨折评估

椎体骨折评估（vertebral fracture assessment, VFA）是通过 DXA 对脊椎进行成像来检测椎体骨折（图 32.1）。椎体骨折可导致慢性背部疼痛、肺功能降低、身高下降、脊柱后凸畸形、腹部不适、残疾、独立活动能力丧失和死亡风险增加[24]。椎体骨折是最常见的脆性骨折类型，临床上只有 1/3 的椎体骨折被发现[25]。发现以前未被发现的椎体骨折可能会改变诊断分类（例如，根据 WHO 标准，从骨质疏松症转变为基于骨折的骨质疏松症）和骨折风险评估（到更高水平），并改变治疗决定（导致治疗决定）[24]。美

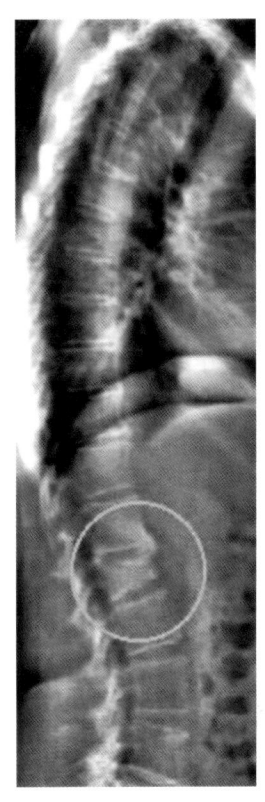

图 32.1 经椎体骨折评估（VFA）识别的椎体骨折

国 NOF 治疗指南建议，在有椎体骨折时，无论 BMD 如何，均应开始药物治疗以降低骨折风险[26]。VFA 的适应证如表 32.4 所示。

在可靠和准确诊断椎体骨折方面，VFA 优于标准脊柱 X 线片。在一项对≥65 岁女性进行的研究中，VFA 诊断中度和重度椎体骨折的敏感性为 87%~93%，特异性为 93%~95%[27]。VFA 在诊断伴有脊柱侧凸或中度至重度骨关节炎的轻度椎体骨折时表现不佳，可能是因为图像分辨率的差异；然而，在

表 32.4 ISCD 推荐的进行标准 X 线片侧位脊椎成像或通过 DXA 进行椎体骨折评估（VFA）的适应证

当 T-分数<-1.0 且存在以下一项或多项时：
- 女性≥70 岁，男性≥80 岁
- 既往身高减少>4 cm（1.5 英寸）
- 自我报告但既往无记录的椎体骨折
- 糖皮质激素治疗相当于每天服用≥5 mg 泼尼松或等量药物，持续≥3 个月

Source: [15]. Reproduced with permission of Elsevier.

预测未来骨折风险方面，轻度椎体骨折的临床意义不如中度或重度椎体骨折[28]。虽然 VFA 可能很难显示 T4～T7 椎体水平，但这并不是一个主要的临床问题，因为椎体骨折在上胸椎并不常见[29]。与标准脊椎 X 线片相比，VFA 可以为患者提供更大的便利性（即它可以在通过 DXA 测量 BMD 的同时进行）、更小的辐射剂量、更少的可能扭曲 X 射线图像的视差效应以及更低的成本。

髋部几何结构

DXA 生成的髋部二维图像可以使用专有软件［诸如髋部结构分析（HSA, Hologic, Bedford, MA, USA）和高级髋部评估（AHA, GE Lunar, Madison, WI, USA）］进行分析，以测量髋部的宏观结构，并得出旨在提供比单独使用 BMD 更好的骨强度和骨折风险估计的参数。直接的几何测量包括髋轴长度（hip axis length, HAL）、颈干角（neck-shaft angle, NSA）和外径（outer diameter, OD）；计算参数包括横切面面积（cross-sectional area, CSA）、CSMI、屈曲比（buckling ratio, BR）和截面模量（section modulus, SM）。所有这些都与骨强度有关[30]。在 2015 年 ISCD 职位发展会议上，评估了这 7 个值在评估骨折风险的临床效用方面的应用[30]。结论是，HAL（1993 年定义为沿 FN 轴从大转子底部到骨盆内缘的距离[31]）（图 32.2）与绝经后女性髋部骨折风险相关，但与男性也无关，与 BMD 无关；在临床实践中，不应使用 CSA、OD、SM、BR、CSMI 和 NSA 来评估髋部骨折的风险。还建议在临床实践中不使用任何髋部几何参数来启动治疗，也不使用任何参数来监测治疗效果。对 Manitoba 骨密度数据库（the Manitoba Bone Density Database）进行的单独分析发现，HAL 每高于性别平均值 1 mm，髋部骨折概率就相对增加 4.7%；HAL 每低于性别平均值 1 mm，髋部骨折概率相对减少 3.8%。尽管 HAL 临床应用的证据令人鼓舞，但由于缺乏适当人群中平均 HAL 的参考数据，以及缺乏基于 HAL 选择治疗的患者的治疗效果的数据，目前将 HAL 测量应用于制定治疗决策仍具有挑战性。

机体组成成分

进行一次全身 DXA 扫描可以测量机体的三种主

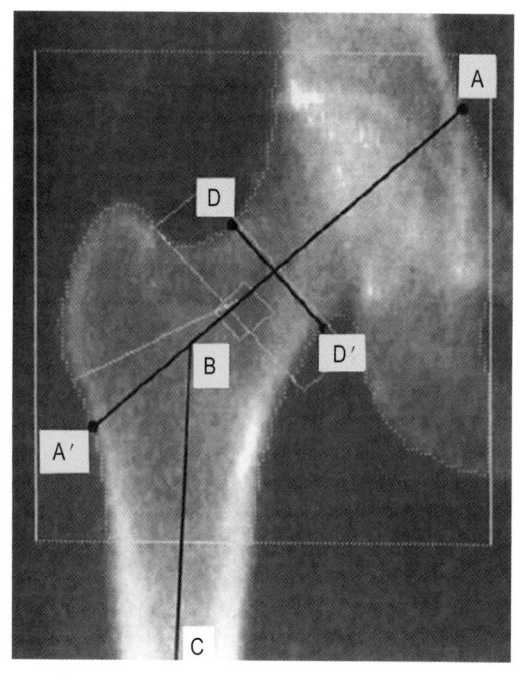

图 32.2 髋轴长度（HAL），AA' 即从大转子基部沿股骨颈（FN）轴到骨盆内缘的距离。角 ABC，颈/干角，股骨颈与股骨轴之间形成的角度；DD' 即股骨颈宽，股骨颈感兴趣区域内的最短距离，垂直于股骨颈轴（Source: [31]. Reproduced with permission of John Wiley & Sons.）

要组织成分（脂肪量、瘦体重和骨矿物质量），并且精度高、扫描时间短[33]。这将 DXA 定位为一种具有潜在吸引力的临床应用技术，包括：营养障碍的评估和管理，改变机体组成成分的疾病的管理，肌肉减少症的治疗干预措施，以及评估饮食和训练对娱乐和精英运动员的效果。在考虑到现有的最佳医学证据后（其临床用途有限）后，ISCD 制定了 DXA 全身成分检测的适应证（表 32.5）。

在使用 DXA 进行机体组成成分研究时，有许多质量问题必须解决[34]。目前，还没有可用的全身模型作为软组织组成成分或骨矿物质量的绝对参考标准，也没有确定的模型可以消除不同 DXA 制造商之间在机体组成成分测量之间的系统差异。每一名 DXA 技术人员都应进行体内精度评估，类似于测量 BMD 中所做的工作，对于所有感兴趣的身体成分的测量，使用代表诊所患者群体的患者进行体内精密度评估。ISCD 的官方立场指出，对于单个技术人员而言，总脂肪量、总瘦体重和脂肪量百分比的最低可接受精度分别为 3%、2% 和 2%[34]。

表 32.5　ISCD 提出的 DXA 机体组成成分结合区域分析检测的适应证

1. DXA 全身组成结合区域分析可在以下情况下使用：
   a. 在艾滋病毒感染者中评估使用与脂肪萎缩风险相关的抗逆转录病毒药物［目前为司他夫定（d4T）和齐多夫定（ZDV、AZT）］的脂肪分布。证据质量：良好。
   b. 在接受减肥手术（或药物、饮食或预期大幅减肥的减肥方案）的肥胖患者中，当体重减轻超过约 10% 时，评估脂肪和瘦体重的变化。对临床结果的影响尚不确定。证据质量：差。
   c. 在肌肉无力或身体功能差的患者中评估脂肪和瘦体重。对临床结果的影响尚不确定。证据质量：一般。
2. 妊娠是 DXA 机体组成成分测量的禁忌证。临床使用 DXA 检测机体全身组成成分或 BMD 的局限性包括：体重超过 DXA 表限制，最近使用对比剂和（或）人工制品。放射性药物可能会影响结果的准确性。证据质量：一般

Source: [34]. Reproduced with permission of Elsevier.

定量超声系统（QUS）

定量超声系统（quantitative ultrasound system, QUS）设备在超声波范围内使用人听不到的高频声波工作，通常为 0.1～1.0 兆赫（MHz）之间，通过高效压电传感器产生和检测。QUS 系统之间存在着很大的技术差异，具有不同的频率、不同的传感器尺寸，有时测量不同的感兴趣区域，甚至在同一骨骼部位。跟骨是最常检查的骨骼部位，但也可以使用其他骨骼，包括桡骨、胫骨和指骨。QUS 设备通常测量声速（SOS）和宽带超声衰减（BUA）；然后可以计算和报告专有值，诸如"定量超声指数"（QUI）与 Hologic Sahara，或 GE Healthcare Achilles Express 的"硬度指数"。通过超声参数计算得到的值可用于估计 BMD 和 T-分数。QUS T-分数与 DXA T-分数不同，因为测量的是不同的骨属性，使用的是不同的参考数据库；因此，QUS 衍生的 T-分数不能与 WHO 分类一起使用。

ISCD 官方立场指出，对于骨质疏松症患者的治疗，跟骨是唯一经 QUS 验证的骨骼部位[34]。经验证的跟骨 QUS 设备可预测 ≥65 岁的绝经后女性和男子的脆性骨折。在没有中心 DXA 可用的情况下，当骨折概率较高时，可以通过跟骨 QUS 评估，使用设备的特定阈值和骨折的临床危险因素，开始药物治疗以降低骨折风险。QUS 测量不能用于根据 WHO 的标准诊断骨质疏松症，也不能用于监测骨质疏松症治疗的效果。

小结

DXA 是诊断骨质疏松症的最通用的技术。它因成本适度而得到了广泛使用，产生的数据可用于评估骨折风险、诊断骨质疏松症和监测治疗效果。DXA 的非 BMD 应用包括：髋部几何结构评估、椎体骨折诊断、机体组成成分分析和骨小梁分数。DXA 在临床实践中的有效使用取决于 DXA 设备、技术人员和报告人员是否遵守既定的质量标准。QUS 设备在诊断骨质疏松症方面的作用比较有限，但在 DXA 不可用的地方在临床可能有用。

声明

E. Michael Lewiecki 得到了 Amgen、Merck 和 Eli Lilly 的机构资助/研究支持；兼任 Amgen、Merck、Eli Lilly、Radius Health、Shire 和 Alexion 科学顾问委员会委员，以及 Shire 和 Alexion 发言人。Paul D. Miller 得到了 Alexion、Amgen、Boehringer Ingelheim、Immunodiagnostics、Eli Lilly、Merck、Merck Serrano、National Bone Health Alliance、Novartis、Radius Pharma、Roche Diagnostics、Regeneron、Daiichi Sankyo, Inc. Ultragenyx 的研究资助；兼任 Amgen、AgNovos、Eli Lilly、Merck、Radius Pharma、Roche 和 Ultragenyx 顾问委员会委员。Nelson B. Watts 兼任 AbbVie、Amgen、Radius 和 Sanofi 咨询委员会委员或作为顾问，以及 Amgen 和 Radius 办公室发言人。

参考文献

扫描书末二维码获取。

第 33 章
检测成人骨量和骨强度的新技术

Kyle K. Nishiyama、Enrico Dall'Ara 和 Klaus Engelke

付 昆 于 鹏 译

引言

骨密度（bone mineral density, BMD）是预测骨折风险的最重要的指标之一。然而，BMD 是一个替代参数，其评估并不能区分低 BMD 的原因是病理性的还是生理性的。使用双能 X 线吸收测定法（dual-energy X-ray absorptiometry, DXA）测量的面积 BMD（areal BMD, aBMD）在描述治疗后的骨状态方面存在局限性。三维定量计算机体层成像（three dimensional quantitative computed tomography, 3D QCT）检查可以得到一个真实的机体 BMD［即体积 BMD（volumetric BMD, vBMD）］，是对骨形态、骨强度、骨小梁结构和骨皮质孔隙度进行高级测量的基础，可以深入了解骨的病理生理，并可以克服 aBMD 的局限性。与使用全身临床 CT 扫描仪获得的 QCT 相比，使用专用外周 CT 扫描仪的高分辨率外周定量计算机体层成像（high-resolution peripheral quantitative computed tomography, HRpQCT）可以提供更好的空间分辨率，但其应用仅限于手臂远端和腿部。有限元分析（finite element analysis, FEA）是一种附加技术，用于从 QCT 或 HRpQCT 扫描中估计骨强度。这些技术的技术特点和临床应用是本章的主题。

方法

脊椎和髋部的定量计算机体层成像（QCT）

CT 是一种基于 X 射线的技术，可以提供 X 射线吸收系数的空间分布，在对水和空气的吸收进行标准化后，将 X 射线吸收系数定义为 CT 值，并以 HU 值（Hounsfield Unit, HU）来计量。对于 QCT，CT 值被校准到 BMD。传统的同步校准是从包含已知浓度羟基磷灰石（hydroxyapatite, HA）的参考模型中获得的，将后者放置在患者下方[1]（图 33.1）。成像过程包括测量 X 线片（也称侦查扫描或定位片）以确定扫描范围，然后获取被称为投影的层析成像数据。根据所获得的投影，重建一组轴向 CT 图像（图 33.1）。重建过程的一个重要参数是所谓的核，它决定了噪声与空间分辨率的比率（图 33.2）。对于最终的图像分析，QCT 数据通常被传输到外部工作站，在那里对特定的目标骨骼（例如椎体或股骨近端）进行分段。QCT 是一种真正的 3D 方法；骨小梁和骨皮质间室可以分开评估。BMD 是用机体来测定的，单位为 g/cm^3（即为 vBMD），而通过 DXA 检测得到的投影密度或面积密度的单位为 g/cm^2［即为面积 BMD（areal BMD, aBMD）][2]。

脊椎 BMD 分析的推荐检测体积（volumes of interest, VOI）为 L1+L2。对于髋部的 QCT，应评估股骨颈（femoral neck, FN）、粗隆和粗隆间的结合情况（图 33.2）[1,3]。计算机体层 X 射线吸收法（computed tomography X-ray absorptiometry, CTXA）是一种从 QCT 数据中模拟 DXA 型投影图像的技术，用于测量髋部的 aBMD（图 33.1）。表 33.1 列出了文献中广泛使用的脊椎和髋部 QCT 的典型采集方式和重建参数。辐射暴露水平也列在表中。

精密度性能如表 33.2 所示。有了先进的、自动化程度较高的 3D 图像分析算法，QCT 的精度误差可与 DXA 相当。最近还没有公布准确的数据。引起骨小梁 BMD 准确性错误的一个主要因素是骨髓脂肪，它会使 BMD 人为地降低[4]。这是单能量技术的结果，该技术假定骨小梁间室是两种物质——水和羟基磷灰石（HA）——的混合，而忽略了脂肪[2]。这种所谓的脂肪误差可以随着较低的 kV 设置而减小[4]。正如 30 年前已经显示的那样，双能量 QCT 在很大程度上

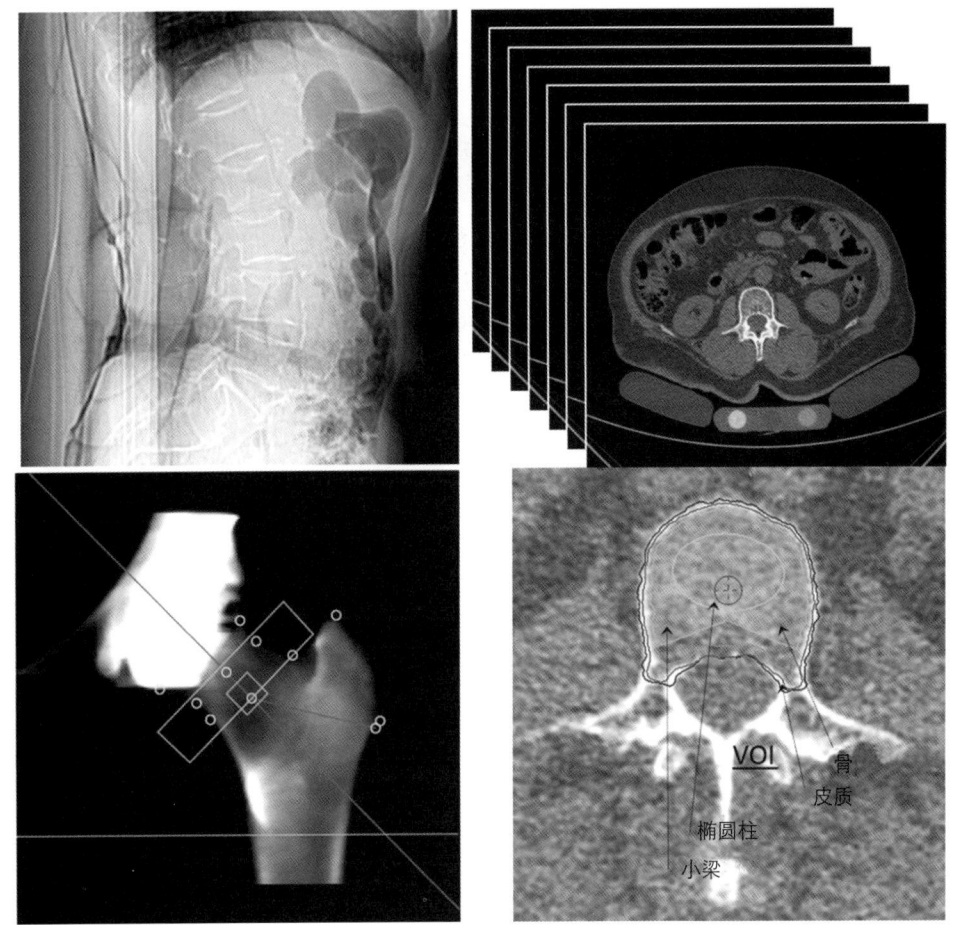

图 33.1 （也见彩图）QCT：腰椎侧位视图（左上）；重建的腰椎 CT 图像堆栈,校准体模放置在患者下方（右上）；髋部的 CTXA（左下）；分段椎体的轴向多平面重建,基于检测体积（VOI）分析（右下）

表 33.1 脊椎和髋部 QCT 的典型重建和参数采集（近期大多数骨质疏松症临床试验和制造商指定的 HRpQCT）

参数	脊椎 QCT	髋部 QCT	HRpQCT1	HRpQCT2
X 射线管电压（kV）	120[a]		60	68
曝露：采集时间乘以 X 射线管电流	100 mAs[b]	170 mAs[b]	2.8 min × 900 μA	2.0 min × 1460 μA
间距	1[c]		41 μm	30 μm
解剖范围	L1+L2	股骨头上方 1 cm 至小转子下方 2~3 cm	桡骨远端和胫骨远端	桡骨远端,胫骨远端,部分患者可到膝盖和肘部
扫描时间	<30 s,对于≥16 排检测器的 CT 扫描仪		2.8 min	2.0 min
重建视野（cm）	200/400 mm		126 mm	140 mm
重建层厚	1 mm[d]		82 μm	61 μm
平面像素大小	0.2/0.4 cm²,适用于 200/400 mm 的视野（矩阵：512×512 体素）		82 μm	61 μm
内核重建	标准内核		Feldkamp 改良	Feldkamp 改良
辐射暴露量（mSv）[e]	M：1.0；f：1.6	M：1.8；f：2.0	<0.003	<0.005

[a] 在脊椎, 80 kV 可能是一种选择。
[b] 由自动暴露控制调整的参考 mAs 值。
[c] 精确值取决于扫描仪和探测器的性能。
[d] 不同的扫描仪之间存在微效的差异,例如,大多数 GE 扫描仪使用的切片厚度为 1.25 mm 而不是 1 mm。
[e] m=男性；f=女性；Monte Carlo 计算使用冲击剂量 2.2 版进行（CT 成像股份有限公司,埃尔兰根,德国）。根据 ICRP 103[70] 所规定的考虑因素；采集参数如表所示；激活自动暴露控制功能；脊椎：扫描长度 10 cm；髋部：扫描长度 15 cm。

Adapted from Engelke 2016 and ICRP 2007 [69].

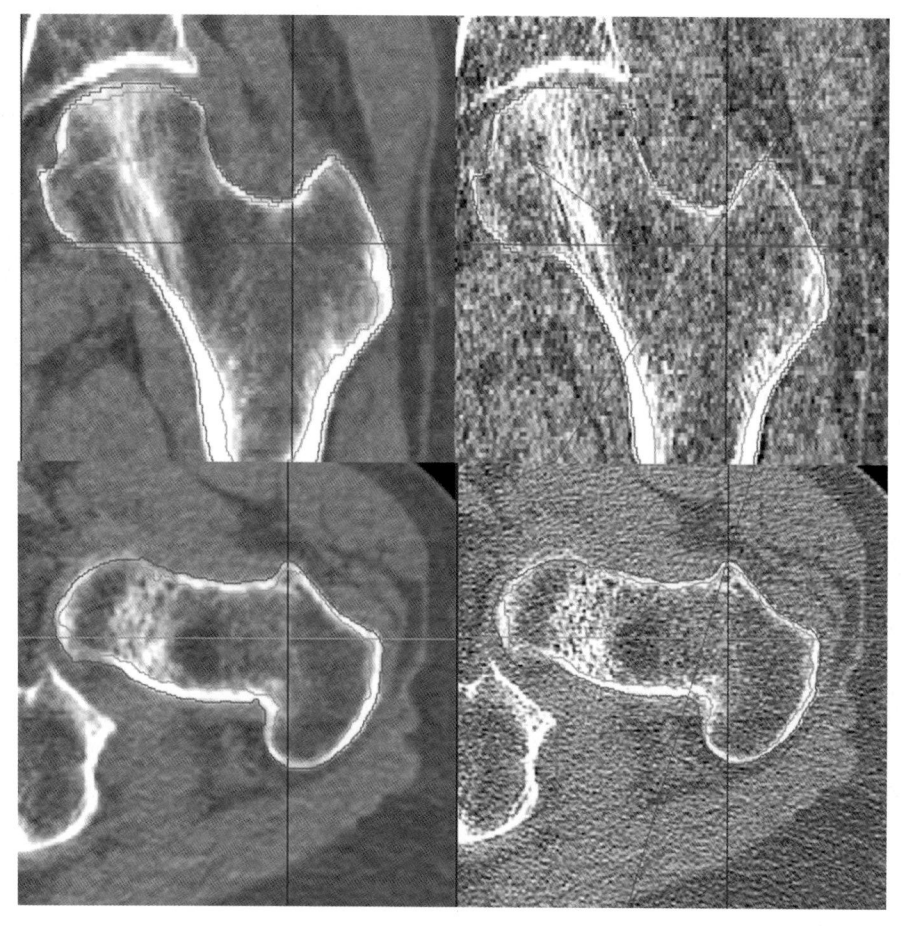

图 33.2 （也见彩图）髋部的 QCT。在同一扫描的冠状面（上）和轴向面（下）多平面重构中，使用平滑的核（左）显示两次重建的骨皮质分割，得到了更低的噪声和清晰的核（右），提供了更高的空间分辨率。在清晰的核重建中，使用相同的分割算法，但平均皮质厚度降低了 20%，平均骨皮质 BMD 提高了 15%（Adapted from Engelke 2008 and Engelke 2015.）

表 33.2	QCT、HRpQCT 和 FEA 的精度误差	
方法	部位	精密度误差（%）
QCT	全髋部	0.8~1.3/0.8~2.0/1.2~2.0^a（39, 71~73）^{c}
	股骨颈	1.3~3.3/1.1~4.6/1.1~2.9^a（39, 71~73）^{c}
	脊椎	0.5~0.7/1.0~1.7/1.8~2.0^a（74, 75）^{c}
HRpQCT	远端桡骨	0.4~0.5/0.4~13.0/0.5~3.9^a（13, 76）
	远端胫骨	0.3~0.7/0.3~6.2/0.5~3.5^a（13, 76）
QCT FEA	股骨	1.9/1.6~6.4^b（77, 78）
HRpQCT FEA	远端桡骨	3.3~4.4/2.8~5.0^b（79）
	远端胫骨	2.1~3.7/2.5~2.9^b（79）

^{a} 整体/骨皮质/骨小梁间室的值。
^{b} 硬度/强度值。
^{c} 一些原始出版物只报道了不同方法分析的精度。在这种情况下，表中显示的数字增加了 0.5%，以考虑重新定位[71]。

可以减少脂肪误差，但代价是更高的辐射暴露或精度误差。有趣的是，目前应用于所有高端 CT 扫描仪先进的双能量 CT 技术迄今尚未应用于 BMD 测量。

骨皮质 BMD 或厚度的准确性错误主要是由于临床 CT 的空间分辨率有限所致，导致重建的 CT 图像中出现部分体积伪影和相关的骨皮质模糊。因此，CT 图像中节段骨皮质较厚，其 BMD 低于真实值。这些准确性错误随着骨皮质厚度的减小而增加，在椎体（<0.5 mm）和 FN（<1 mm）中，骨皮质厚度相当低。显然，它们也取决于图像的空间分辨率（图 33.2）。已经提出了几种骨皮质分割技术[5-7]，了解它们各自对骨皮质测量的影响很重要。为了减少分割的这种影响，有人建议使用骨皮质 BMC，这在一定程度上可以抵消骨皮质 BMD 的不准确下降和骨皮质厚度的增加。

高分辨率外周定量计算机体层成像（HRpQCT）

HRpQCT 是一种特殊的 QCT 技术，用于评估桡骨远端和胫骨等周围部位 BMD 和骨小梁结构。到目前为止，只有一家公司生产两种型号的 QRpQCT 扫描仪。第一代设备的各向同性体素尺寸为 82 μm，第二代为 61 μm（表 33.1，图 33.3）。第二代设备扫描有更大的轴向长度（10.2 mm 对 9.0 mm）和更短的扫描时间（2.0 min 对 2.8 min）。关于这两种扫描仪之间的技术差异的更多细节最近已有文献进行了描述[8]。关于 HRpQCT 扫描仪的大多数技术信息可用于第一代设备[9-10]。它们的精密度误差见表 33.2。

简单地说，皮质区和小梁区可以使用半自动法或全自动方法分割[11-13]。vBMD（mg/cm³）可以检测整块骨和单独的区域。除了 vBMD，还可以用骨组织形态测定分析来评估小梁网络的微观结构（图 33.3）。对于第一代扫描仪，平均小梁厚度（trabecular thickness, Tb.Th）和小梁分离度（trabecular separation, Tb.Sp）由骨体积分数（BV/TV）和平均小梁数量（number of trabeculae, Tb.N）推导得出。BV/TV 由小梁间室的 BMD 确定，假设完全矿化的骨的密度为 1200 mg/cm³。Tb.N 是用脊线提取法直接测定的。第二代扫描仪现在使用直接量化的骨小梁指数[8]。与尸体标本的显微 CT（micro-computed tomography，μCT）相比，有关测量的准确性也已有文献进行了描述[11,14]。

不同的皮质厚度（cortical thickness, Ct.Th）的测量由扫描仪制造商提供的软件决定。其中一个值是皮质骨体积除以外骨表面的体积。另一个值是用距离转换法直接测量。皮质孔隙度（cortical porosity, Ct.Po）是在对图像进行阈值处理后以皮质骨中孔隙[空洞体素（void voxel）]的百分比计算[11]（图 33.3）。另一种方法[15]，可作为外部软件使用，通过假设完全矿化的骨的密度为 1200 mg/cm³，使用密度信息来估计孔隙。这两种技术都显示出与同步加速器 CT 有很强的相关性[16]，但绝对值存在显著差异。

有限元分析（FEA）

3D QCT 或 HRpQCT 图像可以通过受试者特定的 FEA 无创地估计骨的机械性能。在分割骨膜骨表面后，将骨体积离散为小单元（网格划分）。将物理上有意义的材料属性指定给每个单元（本构定律），并模拟一个特定的加载情况（边界条件）。通过计算机程序求解平衡方程，并提供网格体中每个点的局部机械性能（图 33.4）。

均匀化 FEA（homogenized FEA, hFEA）用于全身临床 CT 扫描仪的脊椎和髋部的 QCT 扫描，因为

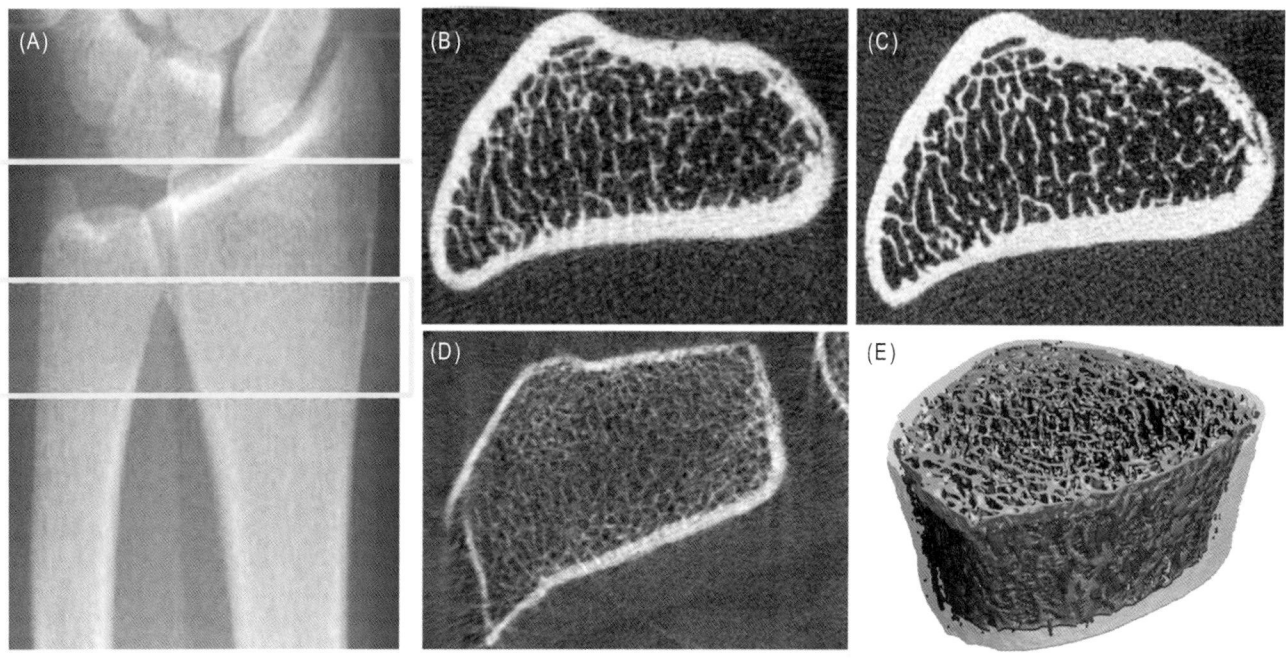

图 33.3 （也见彩图）桡骨的 HRpQCT。（A）正位，带有参考线和待扫描区域的侦查视图。用第一代（B）和第二代（C）扫描仪扫描的同一个人的桡骨的一个切片。（D）因移动出现环状伪影的图像。（E）胫骨远端 3D 图，透明灰色为皮质，红色为孔隙

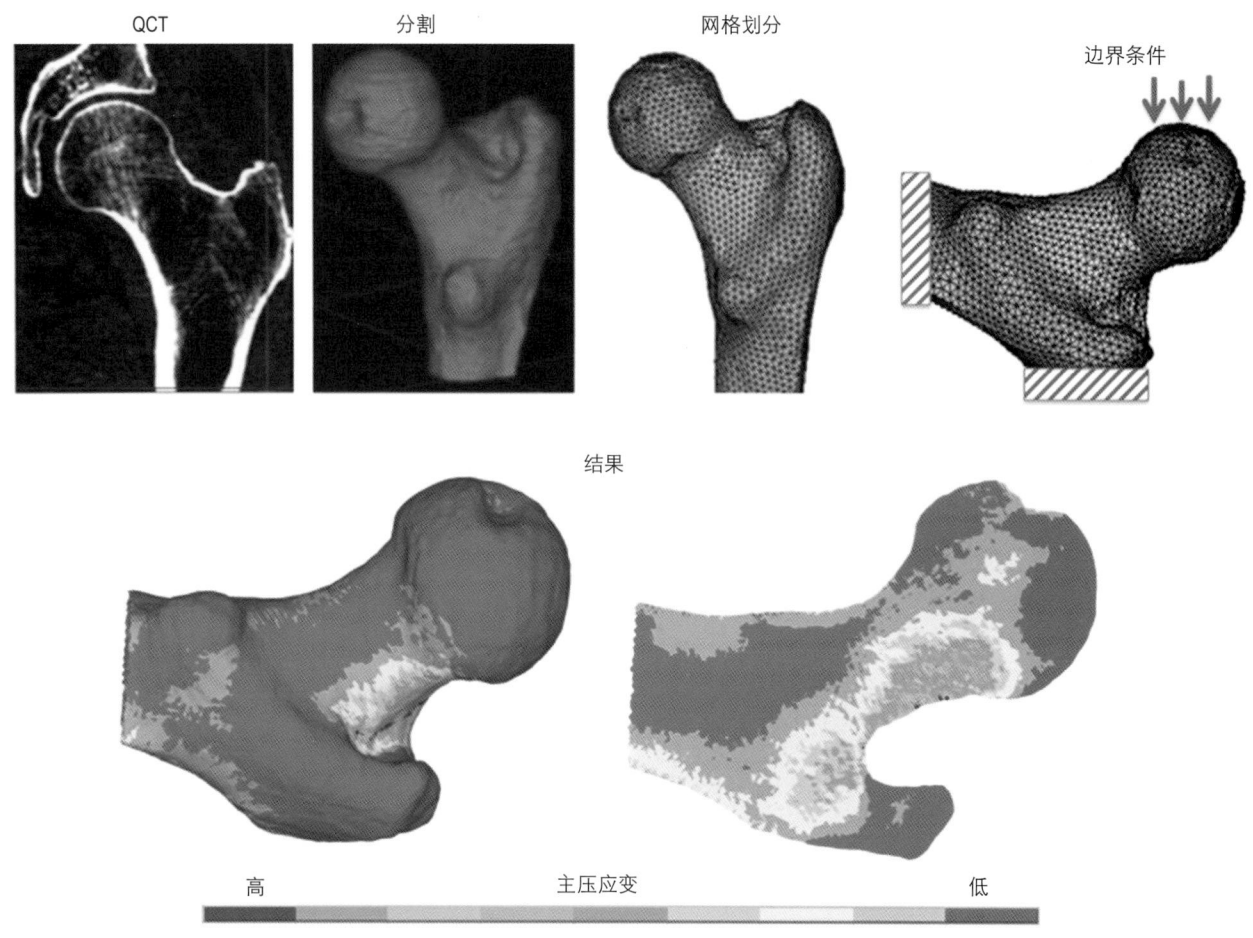

图 33.4 （也见彩图）基于 QCT 的股骨近端有限元分析（FEA）的工作流程示例，从 QCT 图像开始，然后分割以提取骨膜骨表面，通过与四面体的网格划分，赋予材料属性（未显示）和边界条件来模拟跌倒大转子。结果的彩色图代表 3D 模型（左下）和正面（右下）的局部主压应变的分布（Images kindly provided by M. Qasim, INSIGNEO Institute for In Silico Medicine, University of Sheffield.）

空间分辨率太低，无法识别单个小梁。在 hFEA 中，每个元素包含几个体素。材料属性（例如，杨氏模量）是根据该元素的平均 BMD 值，使用独立的力学测试获得的唯象定律[17]。材料通常被认为是线性或非线性各向同性的，因为小梁的取向由于有限的空间分辨率无法测量，尽管最近有试图增加各向异性的研究[18-19]。通常情况下，采用线性六面体或二次四面体单元，边长为 1～3 mm。建模部分通常覆盖整个骨块的很大一部分，例如椎体或股骨近端。

与 hFEA 相比，体素化 FEA（voxel homogenized FEA, vFEA）[20] 用于 HRpQCT，可以分割小梁的微观结构。根据 HRpQCT 扫描方案，只对前臂远端或胫骨远端的一小部分建模（约 10 mm）。对于 vFEA，图像被二元化处理，通过将背景和骨体素分离，并直接转换为线性六面体元素。它们足够小，以至于可以假设局部材料是同质性和各向同性的。

在模拟加载条件下，hFEA 和 vFEA 的结果是每个单元一个数据点的形变和应力等机械性能图可以可视化为 3D 彩色图（图 33.5）。这些模型还可以进一步根据不同的失效标准，例如通过评估那些加载超过其屈服或失效机械性能的元素，进一步用于估计骨的机械性能。在 hFEA 的情况下，这些是根据局部 BMD 估计的[21]，而在 vFEA 的情况下，这些是根据整体材料应变值的阈值估计的[22]。假设每个单元的应力和应变之间存在线性关系，线性分析可以直接估计硬度或间接估计失效载荷（骨强度）等整体指标。非线性分析包括更复杂的失效准则，可以提供骨强度和骨折位置的直接估计。预测的骨强度的准确性已经在一些尸体骨骼的良好对照实验中进行了体外评估，但几乎没有已发表的描述体内 FEA 的性能测量的文

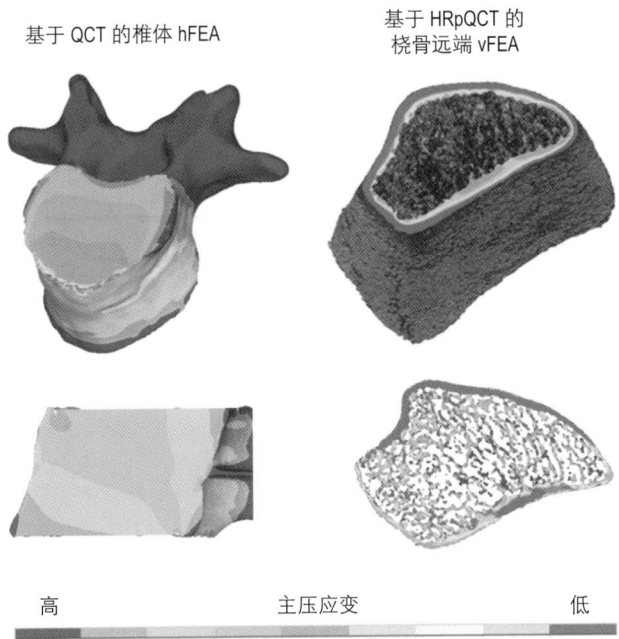

图33.5 （也见彩图）基于QCT的椎体hFEA（左）和基于HRpQCT的桡骨远端切面的vFEA（右）。在两种有限元分析（FEA）情况下都模拟了轴向压缩。主压应变的分布如3D模型（上）、椎体的矢状切面（左下）和桡骨远端横切面（右下）的彩色图所示（Images kindly provided by A.M. Campos Marin and M.C. Costa, INSIGNEO Institute for In Silico Medicine, University of Sheffield.）

献（表33.2）。

临床应用

与DXA相比，使用前面描述的先进3D成像技术可以更细致地描述骨骼的特征：分割的小梁、皮质和皮质下间室，评估皮质厚度和孔隙度以及骨小梁结构，并确定局部机械性能和整体骨强度。临床预期是对骨折预测的改善，与之相关的是识别高骨折风险患者的敏感性和特异性的提高。此外，在使用抗骨质疏松药物治疗之前或治疗期间所做的决定应该有更坚实的基础：应选择哪种治疗方案，尤其是选择促骨生成药物还是选择抗骨吸收药物？如何改善对治疗效果的监测？何时停止治疗或更换治疗？最后，先进的影像学方法在改善继发性骨质疏松症病因的识别或需要特殊治疗的特定表型方面的作用是什么？到目前为止，先进的3D成像技术主要用于临床试验和研究，很少用于患者的临床服务。

最近的综述总结了骨折预测和监测的最新进展[1,3,20,23]。脊椎和髋部的QCT和FEA是国际临床密度测量学会（ISCD）认可的成熟技术，可以用于骨折预测和监测与年龄和治疗相关的成人BMD和强度变化[1,3]。由于HRpQCT的新颖性，其尚未获得官方认可，但许多综述已经探讨了其在包括骨折预测和纵向监测方面的临床应用[9-10,24]。ISCD[1]的早期建议还包括用于成人的单层pQCT，现在主要用于儿童（第31章）。

这些先进的技术不能用于骨质疏松症的诊断，按照惯例，骨质疏松症的诊断是基于WHO的标准，因此是基于DXA aBMD的T-分数。T-分数可以用任何技术计算出，但应用不同技术计算的T-分数通常不具有可比性，因为不同技术的骨折风险梯度（根据T-分数描述的骨折风险）是不同的。一个例外是计算机体层X射线吸收法（CTXA）[25]，它经过规范化的DXA扫描后，可以从髋部QCT扫描中获得DXA等效的髋部T-分数。尽管骨质疏松症的诊断仍然依靠DXA，但如果已经确定了标准数据和骨折风险梯度，则基于QCT的技术可以用于骨折预测[1]。

在螺旋CT开发出来之前，已经发表了大量关于脊椎单层QCT的规范数据[1]。明尼苏达州罗切斯特市[26]居民随机样本的脊椎和髋部体积CT数据集存在年龄分层（20～97岁），这是一个极具美国白人人口特征的地方。脊椎和髋部的QCT[26-30]和FEA已经有文献进行了描述。对于HRpQCT BMD，已有有关加拿大[31-32]、美国[33]和欧洲[34-35]人群的骨结构和强度的参考数据。

QCT

第一，与DXA相比，QCT可以提供区域3D BMD分布。不同BMD和BMC在皮质、皮质下和小梁BMD中的效果增加了对不同抗骨质疏松治疗的病理生理学的理解。通过测量皮质厚度和骨体积来识别骨膜附着，可以对治疗效果有更详细的了解。第二，QCT较少受脊柱退行性改变的影响，特别是当骨小梁病变评估BMD时。小梁BMD的变化，无论是与老化相关还是在治疗中，都远高于整体BMD和aBMD的变化。QCT结合与DXA相当的最小显著变化（least significant change, LSC）值，已成为监测椎骨BMD变化的理想工具，这对于50岁以上的人群非常重要，与年轻人群相比，50岁以上的人群的脊柱骨折风险迅速增加。这也解释了QCT与DXA相比，对男性发生椎体骨折事件的风险预测有所改善（ROC-AUC：0.83对0.76，$p<0.05$）[36]。女性骨折预测的

QCT 数据[37]与男性一致。

在髋部，QCT 的好处在于可以对皮质进行单独评估，这为骨折预测增加了 BMD 的独立信息[5,38-39]。然而，如表 33.1 所示，QCT 的辐射暴露量高于 DXA，在髋部或脊椎扫描的辐射暴露量约为 5 μSv。一次 QCT 扫描的辐射暴露量与每年正常受到的本底辐射量相当。因此，与 DXA 相比，QCT 扫描应该只有在有临床好处的情况下才进行。根据 ISCD 的建议，当 DXA 和 QCT 都可用时，应使用 DXA，以限制辐射暴露[40]。

第三，QCT 是 FEZ 和其他先进技术（例如髋部和脊椎的统计参数图）的基础。因此，在这些情况下，规范的 QCT 分析总是可用的。此外，专门的高分辨率的 CT 技术已经为脊椎开发出来，以获得小梁结构参数的估计值[41]。最后，临床 CT 扫描可能是改进和更广泛地识别高骨折风险患者的基础。这种新方法被称为随机性筛查。

随机性筛查

随机性筛查描述了应用于腹部、骨盆或胸部常规 CT 扫描的多种不同技术，以筛查高（也可能是低）BMD 和有骨折风险的患者[3]。它解决了骨质疏松症的主要瓶颈之一：能够识别高风险骨折患者。目前有两种主要策略。在策略一，随机性筛查以 DXA 作为一种筛查工具。其结果大致分为低、中和高风险。对于高风险骨折患者，采用既定的诊断程序进行随访，包括 DXA 检查。在策略二是绕过 DXA 检查。治疗决定是基于骨折风险做出的，后者直接由 CTXA 得出的髋部 vBMD、强度或 DXA 等效的 T-分数估计，当然还要结合临床危险因素。这两种策略对患者来说都很方便，成本也较低，因为临床 CT 扫描的双重使用消除了 DXA 扫描及其相关的不足。双重使用 CT 扫描的另一个好处是：可以使用脊柱侧位定位视图或侧位投影来评估骨折。当然，目前也存在一些挑战。

随机性筛查的一个问题是：在常规临床扫描中缺乏校准体模。有许多方法可以解决这个难题，例如，异步外部校准，其中校准体模与患者分开测量。从模型分析中获得的校准方程应用于随后的患者扫描[42]，这项技术也用于 DXA 或 HRpQCT 检查。另一种方法是使用内部校准技术来计算 BMD，即基于肌肉和脂肪等内部软组织的 CT 值及其相互关系来计算 BMD。目前文献中讨论的第三种方法是直接使用 CT 值而不进行任何 BMD 校准[43-44]。最近对这些解决方法的利弊进行了总结[3]。有兴趣的读者可以密切关注进一步的进展，因为这是一个广泛研究的领域。

随机性筛查的另一个问题是：在临床 CT 扫描中经常使用对比剂以增加 CT 值。据报道[45]，在髋部，CTXA aBMD 增加了 0.032 mg/cm^2。这也许不会影响区分高 BMD 或低 BMD 受试者的能力，但正如最近的综述所指出的[46]，还需要进一步研究来更好地量化对比剂的影响，包括对比剂的浓度、剂量、在脊椎或髋部等不同部位的差异效应以及纠正这种影响的方法。

HRpQCT

目前 HRpQCT 主要用作研究工具。HRpQCT 的可用性仍然有限；截至 2017 年底，全世界只有大约 65 台扫描仪在使用。第二代设备解决了第一代设备面临的许多问题。然而，到目前为止，大多数临床数据仅可用于第一代设备，后者已用于研究有骨折和无骨折人群之间的差异，并已用于纵向监测[9-10,24]。过去，前臂 BMD 评估的临床相关性一直受到质疑[1,47]，因为脊椎的 BMD 受年龄影响更大。髋部和脊椎的 BMD 测量分别显示髋部和椎体骨折的风险梯度更高，与脊椎和髋部相比，抗骨质疏松治疗在增加桡骨 BMD 和减少前臂骨折方面效果较差。

在最近的两项研究中，体内小梁结构的定量（现在可以用 HRpQCT 进行量化）对骨折风险评估有一定的贡献，独立于前臂的 DXA aBMD[48-49]，但 HRpQCT 的测量结果没有对的整体、小梁或皮质 vBMD 进行调整。因此，小梁结构评估对骨折风险预测的附加价值仍有待验证。HRpQCT 的第二个领域，即皮质参数的测量，是当前研究的另一个热点。对于女性[50]和男性[51]，皮质结构与椎体骨折的严重程度相关。皮质孔隙度的测量似乎也与 2 型糖尿病患者相关，尽管这些患者的 aBMD 正常且小梁 BMD 增加，但其骨折风险高于对照组。如 HRpQCT 所示，这些患者的皮质 vBMD 降低[52]，在脆性骨折的情况下，患者的皮质孔隙度增加[53]。

最近，各种抗骨质疏松药物对皮质和小梁结构的不同影响已经进行了总结[24]："我们观察到的治疗反应是治疗特异的，在骨皮质和骨小梁中观察到的抗骨吸收或促骨生成药物的作用不同"。通常情况下，对胫骨的影响比对桡骨的影响更强。骨皮质厚度和孔隙度的结果取决于划分，并揭示了监视变化上的挑战，特别是在骨皮质内或骨膜吸收和附着的情况下。

要得到更一致的结果需要标准化。基线扫描和后续随访扫描的 3D 匹配也应提高量化纵向变化的敏感性[54]。标准化的另一个重要领域是分析 VOI 的确切位置，这取决于侦查扫描中定位参考线的位置以及参考线与分析 VOI 之间的距离。这个距离是固定的还是取决于肢体的长度，目前还在讨论。

FEA

体外研究表明，对于股骨和椎骨，FEA 比 QCT 或 DXA 测量的 BMD 能更准确地预测骨强度[23]。在这些验证研究中，模型和实验之间的加载条件是匹配的，而有限元（FE）模型只需在选定的加载条件下预测失效载荷（骨强度）。因为先验加载条件是未知的，体内骨折风险的预测要复杂得多。事实上，一些前瞻性和横断面的体内研究表明，在区分骨折和非骨折患者或预测骨折时，髋部的 FEA 并不优于 DXA 测量的 aBMD 或 QCT 测量的 vBMD[55]。然而，有证据表明，在椎体骨折预测方面，FEA 优于 DXA[36]。

在大多数情况下，骨折事件是由骨骼脆弱和超负荷受力（即跌倒）共同引起的。因此，FE 模型不仅要能准确预测骨强度，而且要能估计施加的载荷。一种可能是在 FEA 过程中集成不同的加载条件，从而在力学模型中加入随机元素。基于 QCT 的股骨 hFEA 已被用于通过模拟几种生理性[56]和病理性加载条件来确定临界载荷场景（例如跌倒）的加载条件[57]。对于最关键的载荷情况，与髋部 DXA aBMD 相比，FEA 可以更好地对有股骨骨折风险的患者进行分类［曲线下面积（area under the curve, AUC）增加 5%］。

与 DXA 相比，5% 的 AUC 增加可能不能证明所需 CT 扫描增加的额外辐射暴露是合理的。然而，然而，该结果鼓励人们进一步探索提高 FEA 预测能力的措施：更准确地估计受试者的过载力，更现实的跌倒冲击边界条件，以及开发更好的模型来计算骨骼对冲击载荷和较大变形的响应。

与治疗相关的骨质疏松患者骨强度的增加通常高于 BMD 的增加[55]。在计算骨强度时，FEA 包括有关 BMD 分布和骨几何形状的信息。相比之下，DXA 只测量整体 BMD 变化。QCT 提供了关于整体、分区（小梁和皮质）的信息，甚至局部 BMD 变化的信息。对于外周部位，HRpQCT 可以添加微结构随时间变化的信息，但 FEA 可以预测这种异质分布的变化是如何影响骨强度的。例如，皮质中新形成的骨的弯曲或扭转强度比中心（即小梁间室）形成的骨更高。在治疗中或年龄相关的正常化（即百分比）过程中，骨小梁 BMD 或 BMC 的改变通常高于皮质的改变；然而，最近的研究表明，皮质的 BMC 的绝对变化，即以克为单位的 BMC 的增加，可能高于小梁间室[58-59]。虽然尚未研究对强度的影响，但这种影响至少可以部分解释与治疗相关的强度和 BMD 增加之间的差异。

QCT 和 HRpQCT 成像技术的局限性，例如，脊椎和髋部 QCT 的空间分辨率有限，辐射暴露高于 DXA，或 HRpQCT 频繁的运动伪影也影响相应的 FEA。目前 hFEA 的另一个局限是：假设局部各向同性，这是由于无法从脊椎和髋部的 CT 扫描中分辨出小梁结构，因此。材料映射的结果是基于 BMD 的非均匀分布的。这可能解释了 FEA 预测的强度和治疗患者 BMD 变化的相似趋势，尽管强度变化通常更大。

在过去的几十年中，许多基于 QCT 的 hFEA 方法已经被开发出来用于评估椎骨和股骨的强度。分割、网格划分、本构模型（constitutive model）和边界条件的变化会影响 FE 模型的结果，尽管临床影响不太明显。最近，在一项药物试验中，两种不同的 FE 技术给出了几乎相同的结果[60-61]。尽管如此，FEA 技术的标准化应该继续下去。另一个限制是需要专业建模人员来运行复杂 FEA 和数据后期处理。基于 HRpQCT 的 vFE 模型可以通过制造商开发的用户友好软件包运行。然而，这通常意味着 FEA 的潜力没有得到充分利用。

专题

统计参数映射

统计参数映射（statistical parameter mapping, SPM）表示一些相关技术，以创建形态学和生物力学变化的映射（见参考文献 [3] 摘要）。这些方法与 FEA 相反，FEA 是将所有可用信息集成到一个强度测量中。SPM 是基于从图像中提取的所谓特征图的空间配准，例如皮质厚度的局部分布。线性和非线性配准的组合用于比较个体之间、个体组之间或相对于参考种群的特征映射的骨骼特征。这种解剖学的标准化能够对所考虑 VOI 的每个体素的特征进行统计比较。SPM 已用于研究老年女性髋部骨折与 BMD 和皮质厚度分布的关系。SPM 也被用于监测抗骨质疏松治疗的效果。SPM 的一个问题在于对映射结果的解释。来自单个体素的信息的相关性仍然不清楚，这在本质上导致包含相似信息的体素的聚类。因此，对结果的解释仍然具有挑战性。

骨病变

骨转移，尤其是局灶性骨病变，是癌症患者的主要问题。在病灶存在的情况下评估骨的稳定性对于做出适当的治疗决定至关重要。目前定义稳定性受损的半定量标准是基于简单的评分系统[62]。近年来，通过结合 CT 成像、图像处理和（或）结构工程分析，已经开发了更先进的方法来提高对溶骨性病变的骨强度预测。与标准 Mirels 评分系统相比，基于 CT 的结构刚性分析（CT-based structural rigidity analysis, CTRA）[63] 提高了转移性病变患者股骨骨折预测的敏感性和特异性[64]。

另一种方法是结合了低分辨率和高分辨率 CT 图像研究多发性骨髓瘤患者的椎体早期衰退[65]。为了增加小梁结构的密度信息，采用了一种特殊的 CT 方案来提高空间分辨率。虽然 hFE 是评估骨强度的首选方法，但迄今为止，只进行了使用具有真实[66] 或模拟[67-68] 病变的骨的体外验证研究。将本章所述的先进成像方法应用于骨病变领域，以满足有待解决的临床需求具有很大的潜力。

参考文献

扫描书末二维码获取。

第34章
骨的磁共振成像检查

Sharmila Majumdar

付 昆 贾丙申 译

引言

揭示骨结构的三维（3D）成像技术正在成为定义骨质量的重要竞争者，至少是部分的。显微计算机体层扫描（micro-CT, μCT）等技术最近得到了发展，可以提供骨小梁和骨皮质的微观和宏观结构的高分辨率图像。这种技术通常用于标本的评估，最近已扩展到活体动物以及人类的肢体成像。评估骨小梁和骨皮质结构的另一个最新进展是磁共振成像（magnetic resonance imaging, MRI）的使用，这是一种非电离技术，可以在多个解剖部位进行非侵入性"骨活检"。

骨小梁 MRI

骨小梁是一个由板状元素相互连接的棒状元素组成的网络，浸泡在部分由水和部分由脂肪组成的骨髓中。骨小梁的磁化率与骨髓的磁化率有本质的不同。这导致了在骨髓界面产生了一个磁化率梯度。这些磁化率梯度引起的磁不均匀性取决于静磁场的强度、骨-骨髓界面的面积以及单个小梁的大小[1-3]。这些效应导致自旋失相，信号以 $T2^*$ 的速率衰减。在部分由骨和部分由骨髓占据的体素中，静态非均质性诱导的体素内自旋失相导致体素内的信号消除。$T2^*$ 信号加权的方法已被用于量化骨小梁，这些测量与骨强度、骨质疏松状况以及治疗反应有关[4]。

除了区别组织不同成分的需求，显示骨小梁元素的组成结构（约 100 μm）需要非常高的成像分辨率。MRI 方法的适用性（采集和分析），即显示骨微观结构的能力，取决于它在合理的采集时间内产生足够高信号的图像的能力，以及它从图像中准确并可重复地推导出骨小梁结构测量的能力。在高分辨率 MRI（high-resolution MRI, hr-MRI）中需要考虑的三个相互竞争的因素是信噪比、空间分辨率以及成像时间。空间分辨率和信噪比（spatial resolution and signal-to-noise ratio, SNR）都与成像时间直接相关，但它们之间呈反比关系。最近骨小梁 MRI 技术的不断发展反映了所有这些考虑，并一直致力于提高信噪比和加快信号总采集时间。

磁共振（MR）脉冲序列可以大致分为自旋回波（spin-echo, SE）序列和梯度回波（gradient-echo, GE）序列。理想情况下，3D SE 序列比基于 GE 的序列更适合于骨小梁微观结构成像，因为 GE 序列对骨小梁厚度的敏感性相对较差。然而，GE 序列可以用于重复时间（repetition time, TR）短的条件下，因为它具有较高的信噪比效率，可以在较短的扫描时间内获得一个 3D 立体信息并可以避免因患者运动产生的伪影[5-6]。另一方面，一系列运用不同偏转角的 3D SE 型脉冲序列已经开发出来，例如，快速 SE 激发（rapid SE excitation, RASEE）成像[7-8]，大偏转角 SE 成像[9]，3D 快速大偏转角 SE 成像（fast 3D large-angle SE imaging, FLASE）[10]，以及一种全新的完全平衡稳定状态下的 3D SE 脉冲序列[11]。如何选择合适的脉冲序列来进行骨小梁成像仍然是一个活跃的研究课题。这些序列在多中心的可用性、它们的稳定性以及总成像时间与解剖覆盖是典型的考虑因素。

因为信噪比与静磁场强度成线性正比，在 MRI 中也许给予一个 3 T（特斯拉）的磁场强度比给予一个 1.5 T（特斯拉）的磁场强度更可取。Phan 及其同事对 40 具尸体的跟骨标本的骨小梁显微结构分别在 3 T 和 1.5 T 的磁场强度下进行了 MRI，并以 μCT 成像作为金标准进行了比较[12]；结果显示，骨小梁结构在 3 T 磁场强度下的 MRI 与 μCT 成像的相关性显著高于在 1.5 T 磁场强度下的 MRI 与 μCT 成像的相关性（$p<0.05$）。初步实验是在 7 T 磁场强度下用 GE 序列 Signa 扫描仪进行的，可以使骨小梁 hr-MRI 的信噪比提高 2 倍[13-14]。图 34.1 显示了在 3 T 磁场强度下获得的桡骨、锁骨、胫骨和腓骨的 hr-MRI 示例，其中骨髓呈高信号，骨小梁呈深色条纹状低信号。从这样的图像可以通过分析得出微观结构的结构测量。

最常用的结构测量方法类似于来自 MR 图像的定量组织形态测量，方法包括：表观（app.）骨体积/总体积（app.BV/TV）、小梁数（app.Tb.N）、小梁间距（app.Tb.Sp）和小梁厚度（app.Tb.Th）[15-16]；这些方法要求将图像细分为骨和骨髓成分或二值化（binarized）图像。由于 MR 图像不是在真正的显微分辨率下获得的，Majumdar 及其同事[17]将这些来自 MR 图像的测量值描述为"表观"测量值。尽管 MR 图像是在有限分辨率范围内获得的，但它与"真实"结构高度相关。MR 图像二值化处理并不是一项简单的任务，主要是因为是有部分体积效应；目前已经开发了多种直接对灰度图像进行处理的技术。Saha 和 Wehrli[18]认识到部分体积效应引起的图像模糊性，应用模糊距离转换（fuzzy distance transform, FDT）技术计算骨小梁的厚度，并且观察到对分辨率损失的计算的稳健性改善了。数字拓扑分析技术也已经被用于量化小梁网络的表面和弯曲边缘、结合点以及内部的数量[19]。

皮质骨 MRI

MRI 也被用于皮质骨的成像，尤其是在股骨近端。这是由于 MRI 具有将成像平面排列成垂直于股骨颈的能力，这是一个很大的优势，可以更准确地获取皮质骨结构[20]。另一方面，MRI 可以可视化骨髓等软

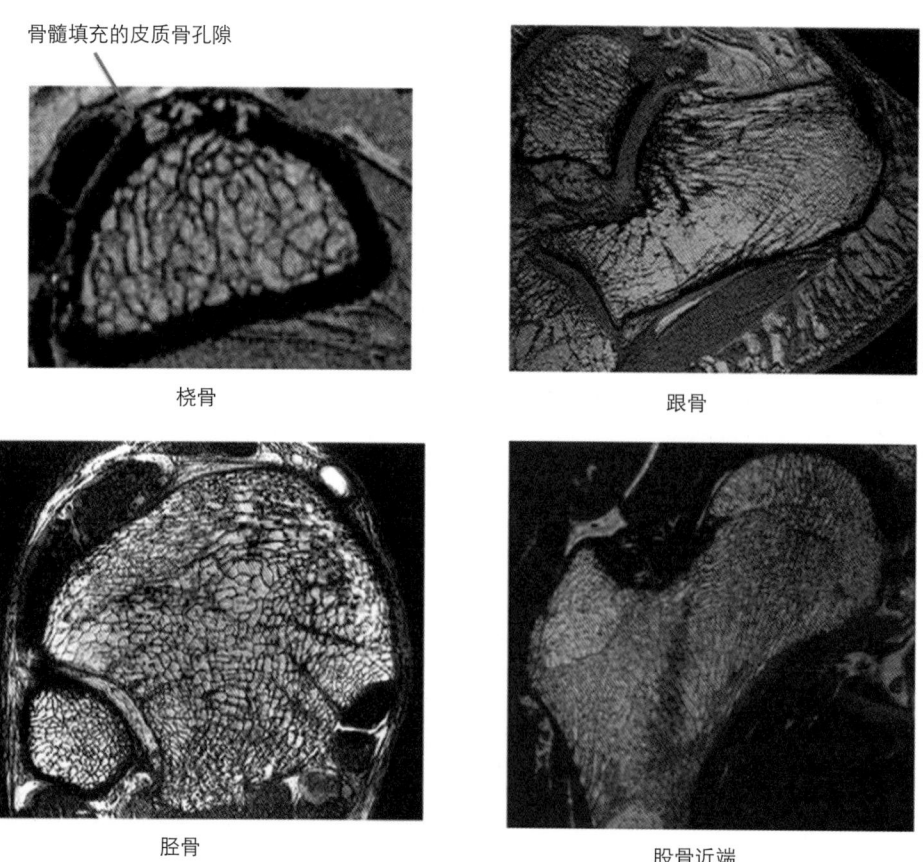

桡骨　　　　　　　　　　　　　跟骨

胫骨　　　　　　　　　　　　　股骨近端

图 34.1　典型 MRI 图像显示了桡骨、跟骨、胫骨和股骨的骨小梁。桡骨的皮质骨显示出骨髓填充的皮质孔隙。使用通用电气 Signa 扫描仪在 3 T 磁场强度下采集的图像

组织，从而可以用于定量测定含有骨髓的皮质孔隙度。

使用先进的具有超短回声时间（ultra short echo time, UTE）的MRI方法可以定量测定皮质骨的哈弗斯系统和陷窝-小管系统的显微孔隙中的骨含水量。少量的水也与胶原蛋白和基质结合，并嵌入矿物质的晶体结构中[21]。这些微孔通常很小，只有几微米大小，因此很难观察到，但使用MRI测定骨含水量可能会提供一种间接测量骨孔隙度的替代方法，而不需要直接测量这些单独的小孔隙。

MR结构测量与骨强度、骨折、骨质疏松状况和对治疗的反应

一些研究对MRI获得的骨小梁结构测量结果和体外骨强度测量之间的相关性进行了研究[17,22-24]。全骨强度和骨结构测量之间的关系已经在桡骨和股骨近端得到了证实[25-26]。

桡骨远端的hr-MRI图像是在1.5 T磁场强度下在绝经前期正常、绝经后正常以及绝经后骨质疏松的女性获得的[27]。在绝经后非骨折和绝经后骨质疏松受试者之间，脊椎BMD、桡骨骨小梁BMD、骨小梁体积分数、骨小梁间距（Tb.Sp）和骨小梁数（Tb.N）具有显著性差异。Tb.Sp和Tb.N研究显示，它们与桡骨小梁BMD中度相关，而与桡骨皮质BMC相关性很差。

距离转换技术被应用于绝经后患者的桡骨远端3D成像，结构指数是在没有模型假设的情况下确定的，诸如app.Tb.N、app.Tb.Th和app.Tb.Sp[28]。最近提出了一种称为表观个体内离散分布（the apparent intra-individual distribution of separations, app.Tb.Sp.SD）的新指标。研究发现，app.Tb.Sp.SD能够区分骨折患者和非骨折患者以及桡骨和脊椎双能X线吸收测定法（dual-energy X-ray absorptiometry, DXA）测量，但髋部的DXA不能区分。MRI测量桡骨远端[29]和跟骨[30]的骨小梁结构是在20例髋部骨折患者和19名年龄匹配的绝经后对照者获取的，此外，在髋部（DXA）和桡骨远端（pQCT）测量了BMD。桡骨远端app.Tb.Sp和app.Tb.N的测量结果以及髋部BMD的测量结果在两组之间显示存在显著性差异（$p<0.05$）。然而，桡骨小梁BMD的测量结果在两组之间只显示了一个边际差异（marginal difference）（$p=0.05$）。在跟骨，形态学参数在两组之间显示存在显著性差异。

跟骨矢状位MRI图像是在50位男性（26位骨质疏松症患者和24位年龄匹配的健康受试者）进行的[31]，结果显示，结构参数，尤其是连续性参数，显示两组之间有显著性差异（$p<0.05$）。

此外，在一组有限受试者中，进行了体内成像结合微小-有限元分析（FEA）研究。Newitt及其同事[32]将受试者分成两组，一组是BMD正常的绝经后女性（n=22，平均年龄为58±7岁），另一组是脊椎或股骨BMD低于年轻正常女性1～2.5个标准差（standard deviation, SD）的绝经后女性（n=37，平均年龄为62±11岁）。结果显示，骨小梁显微结构的各向异性［用平均截距（mean intercept length, MIL）值的比值（MIL1/MIL3）来测量］以及弹性模量的各向异性在骨质疏松症组更大。

对91名绝经后骨质疏松女性进行了2年随访（降钙素鼻喷雾剂组n=46；安慰剂组n=45）[33]。除了每年使用DXA测定脊椎、髋部、手腕和跟骨的BMD外，还使用MRI测量桡骨远端和跟骨的骨小梁结构。MRI评估结果显示，与安慰剂对照组的病情明显恶化相比，治疗组的桡骨远端个别区域的骨小梁微观结构显示保存（无明显丢失）。

一项研究对10名有严重且未经治疗的性腺功能减退男性患者和与之年龄、种族匹配的性腺功能正常男性的胫骨骨小梁结构进行了研究。确定了两个复合拓扑指标：①表面体素（代表板状结构）与曲线体素（代表杆状结构）的比值，该比值在微观体系结构越完整时越高；②侵蚀指数，随着微观结构的恶化预计会增加的参数与预计会降低的参数的比值，恶化越严重，该比值越高。结果显示，与性腺功能正常男性组相比，性腺功能减退组的表面体素/曲线体素比值降低了36%（$p=0.004$），而侵蚀指数升高了36%（$p=0.003$）[34]。相比之下，脊椎和髋部的BMD在两组之间没有显著性差异。经过24个月的睾酮治疗，脊椎BMD增加了7.4%（$p<0.001$），而全髋部BMD增加了3.8%（$p=0.008$）。MRI评估的治疗后结构参数也发生了变化：表面体素/曲线体素比值升高了11%（$p=0.004$），拓扑侵蚀指数降低了7.5%（$p=0.004$）[35]。

直到最近，由于信噪比的限制，骨小梁微观结构的体内MRI仅限于外周部位（例如胫骨远端、股骨远端、桡骨和跟骨）。然而，骨质疏松性骨折的主要发生部位是非外周区域，例如椎体（脊椎）和股骨近端（髋部）。Hr-MRI最近才通过使用高效信噪比序列、

高磁场强度（3 T）和相控阵线圈应用于股骨近端的成像研究[36]。

MRI 技术在皮质骨测量中的应用

虽然在使用 MRI 测量骨小梁结构方面已经做了许多重要工作，但目前有关皮质骨的宏观几何结构方面的研究很少，而这对骨强度可能起着同样的重要作用。最近，Gomberg 及其同事[20]进行了股骨皮质骨壳几何结构的 MRI 研究，进一步扩展了 MRI 在描述骨结构方面的潜在作用。在一项研究中，对 49 名绝经后骨质减少女性（年龄 56±3.7 岁）的桡骨远端和胫骨远端同时应用 HR-pQCT 和 MRI 进行成像[37]。结果显示，骨皮质空隙度在不同受试者之间差异不大，但含有骨髓和不含骨髓的皮质孔隙度在受试者之间差异很大。

以前已在羊和人尸体标本上进行了骨水分定量测量，并对所使用的方法对于区别不同年龄和疾病状态的受试者的敏感性进行了评估[38]。由此获得的数据分别与 DXA 和 pQCT 的 aBMD 和 vBMD 进行了比较。骨含水量通过引入一个外部参照物进行了校正，具体方法是，事先在受试者的胫骨中段注入含 10%D_2O 的水与 27%$MnCl_2$ 混合物。结果表明，样品用 D_2O 替代水的方法与单用水测量参考样品的方法得出的数据具有极好的一致性（$R^2=0.99$）。体内测量显示：与绝经前组相比，绝经后组的骨含水量增加了 65%[39]。肾性骨营养不良患者的骨含水量比绝经前组受试者的高 135%。而传统 BMD 测量显示了相反的结果，两组之间的差异要小得多。

小结

骨小梁和骨皮质的微观结构成像可以描述它们的特征，并且一直是一个研究成果丰富和持续研究的领域。在将标本中的微观结构与骨骼的生物机械性能联系起来之上，将这些测量扩展到人体受试者体内也已取得了进展。在此背景下，成像特征与年龄、骨折状态乃至治疗后反应之间的关系都已经被研究。外周 CT 和 MR（非电离、外周部位、跟骨、股骨）的新技术正在加速发展中，随着稳健分析方法和规范数据库的建立，在未来几年它们有更大的临床应用潜力。

参考文献

扫描书末二维码获取。

第 35 章
小梁骨分数

Barbara C. Silva 和 William D. Leslie

付 昆 贾丙申 译

引言

小梁骨分数（trabecular bone score, TBS）是一种源自腰椎（lumbar spine, LS）双能 X 线吸收测定法（dual-energy X-ray absorptiometry, DXA）图像的灰度纹理测量。它可以在 DXA 显示的 BMD 和临床危险因素相结合基础上提高对骨折风险的预测能力[1]。2012 年，美国食品药品监督管理局（FDA）批准了用于计算 TBS 的软件（TBS iNsight；Medimaps Group, 瑞士, 日内瓦），后者现已上市，并标注为"TBS 源自 DXA 图像的纹理，已被证明与骨微结构和骨折风险有关。这些数据可以提供独立于 BMD 值的信息，TBS 可以帮助医疗保健专业人员评估骨折风险……"最近，国际临床密度测定学会（ISCD）工作组和欧洲骨质疏松症和骨关节炎临床和经济学会（the European Society for Clinical and Economic Aspects of Osteoporosis and Osteoarthritis, ESCEO）制定了在临床实践中如何使用 TBS 的指南[2-3]。本章简要回顾了 TBS 相关的技术，主要研究了 TBS 预测骨折风险的能力，以及 TBS 在临床实践中的应用。

TBS 的技术方面

TBS 是由二维（2D）投影图像的实验变差函数计算得出，是作为骨骼结构指标而开发的。在最初的描述中，TBS 来源于显微 CT（micro-computed tomography, μCT）图像的模拟二维投影，随后被用于 DXA[5]。TBS（无单位）定义为变差函数的初始斜率，计算为在特定距离上像素之间灰度差的平方和。一般来说，一个更均匀的二维 DXA 图像具有许多小振幅的灰度变化，产生一个高 TBS，与纹理细腻（结构良好）的骨骼相关。在 DXA 图像中，像素值变化较小且振幅较大的图像会产生较低的 TBS，这与粗糙纹理（恶化）的骨结构有关[5]。

体外研究报告了 TBS 与 μCT 评估的小梁微结构之间显著的非校正相关性[4-7]。TBS 和在体内检测的 3D 骨参数之间的关联分析显示了不同的结果。LS DXA 得到的 TBS 与 LS 和股骨的 QCT 测量得到的整体和骨小梁体积 BMD（volumetric BMD, vBMD）中度相关（R^2 为 0.4~0.6）[8]。在多元线性回归模型中，TBS 与 μCT 评估的髂骨髂嵴活检骨小梁微结构指标独立相关（部分 R^2 为 0.3~0.7）[9]。相比之下，LS TBS 几乎无法解释 HRpQCT 评估的桡骨远端和胫骨的小梁微结构差异[8,10-12]，并且在多元回归模型中，HRpQCT 指标均与 TBS 无关[8]。不管 TBS 评估的结构特性如何，其临床效用都来自其预测骨折的能力。

TBS 的临床评估

TBS 和骨折风险：横断面研究

大多数横断面研究表明，较低的 TBS 与老年男性和女性的椎体、髋部和整体骨质疏松性骨折有关[13-26]。一般而言，TBS 每降低 1 个标准差（standard deviation, SD），导致一个 1.3~3.8 的脆性骨折优势比（odds ratio, OR）[1-2,27]。在许多此类报告中，即使在调整 DXA BMD 之后，TBS 仍与骨折风险相关。

TBS 与骨折风险：纵向研究

大多数纵向研究表明，TBS 可以预测 40 岁以上的女性和男性的骨折风险，见表 35.1[28-40]。加拿大马尼托巴省的一个大型临床 DXA 登记为几项回顾性队列研究提供数据，研究了 TBS 和意外骨质疏松性骨折之间的关系。第一项研究评估了 29 407 名 50 岁以上的女性，其中 1668 例发生了意外的严重骨质疏松性骨折（major osteoporotic fracture, MOF），包括 439 例临床椎体骨折和 293 例髋部骨折，平均随访时间为 4.7 年。在校正年龄、LS BMD 和临床危险因素的模型中，TBS 每下降 1 SD，MOF 的风险就增加 17%［危险比（hazard ratio, HR）为 1.17；95% 的置信区间（CI）为 1.09～1.25］，椎体骨折风险增加 14%（HR 为 1.14；95%CI 为 1.03～1.26），髋部骨折风险增加 47%（HR 为 1.47；95%CI 为 1.30～1.67）。

Boutroy 及其同事利用法国 OFELY 队列，研究了 560 名绝经后白人女性，平均随访时间为 8.0 年。其中 94 名发生了骨质疏松性骨折。与未发生骨折的女性相比，发生意外骨折的女性的 LS BMD 和 TBS 均较低。在控制年龄、体重和常见骨折的模型中，LS BMD（OR=1.30；95% 的 CI 为 1.06～1.58）和 TBS（OR=1.34；95% 的 CI 为 1.04～1.73）的骨折预测相似，但低于全髋部 BMD 的骨折预测（OR=1.99；95% 的 CI 为 1.52～2.62）。

在另一项欧洲试验中，对 556 名绝经后老年女性（平均年龄 76.1 岁）——来自一项对骨质疏松性骨折风险的测量方法（the prospective Swiss Evaluation of the Methods of Measurement of Osteoporotic Fracture Risk, SEMOF）进行评价的前瞻性瑞士研究——进行了评估[31]。在平均 2.7 年的随访中，52 名女性发生了临床脆性骨折。与未发生骨折的女性相比，发生骨折的女性年龄更大，更可能发生常见类型的骨折，并且在所有部位的 TBS 和 BMD T-分数都低于。TBS 在年龄和 BMI 调整模型中（HR/SD 为 2.01；95% 的 CI 为 1.54～2.63）和在那些对最低 BMD 进一步调整的模型中（HR/SD 为 1.87；95% 的 CI 为 1.38～2.54）都可以预测骨折风险。LS BMD 和 TBS 联合预测的骨折发生率［曲线下面积（area under the curve, AUC）为 0.71］优于 LS BMD 单独预测的骨折发生率（AUC 为 0.62；$p=0.03$）。

一项研究对来自三个欧洲骨质疏松症和超声研究中心（OPUS）的 1007 名 50 岁以上绝经后女性进行了 TBS 评估[32]。在过去的 6 年中，82 名参与者报告了低能性骨折，在 46 名参与者的 X 线片中发现了意外椎体骨折。与未发生骨折的参与者相比，发生骨折的参与者的年龄更大，所有部位的 TBS 和 BMD 都更低。在未进行调整的模型中，TBS 每下降 1 SD，临床脆性骨折的发生率就增加 62%（OR=1.62；95% 的 CI 为 1.30～2.01），椎体骨折的风险增加 54%（OR=1.54；95% 的 CI 为 1.17～2.03）。

一项研究对 665 名 50 岁以上（平均年龄 64.1 岁）的日本女性进行了 TBS 和意外骨折发生率评估，随访时间中位数为 10 年。该研究通过椎体骨折评估（vertebral fracture assessment, VFA）在 92 名参与者中确认发生了意外形态测量性椎体骨折（incident morphometric vertebral fracture）（n=140）。与没有发生骨折的参与者相比，发生骨折的参与者在基线时的 LS BMD 和 TBS 较低。在对混杂变量进行调整后，组间 TBS 差异明显减弱，但仍有显著性。在年龄和 LS BMD 调整模型中，TBS 每下降 1 SD，椎体骨折风险都会增加 54%（OR=1.54；95% 的 CI 为 1.17～2.02）。TBS 与 LS BMD 联合应用对骨折的预测并不优于单独应用 BMD。

一些研究也在男性中探讨了 TBS 与意外骨折之间的关系。Leslie 及其同事[34]研究了来自马尼托巴省的 3620 名 50 岁以上（平均年龄 67.7 岁）的男性。平均随访 4.5 年后，在 183 名男性参与者中观察到了 MOF，包括 91 名临床椎体骨折，46 名髋部骨折。与没有发生骨折的参与者相比，发生骨折的参与者的 LS 和股骨颈（femoral neck, FN）的 TBS 和 BMD T-分数较低，骨折风险评估工具（FRAX）评分分数较高。在临床 FRAX 评分和骨质疏松症治疗调整模型中，TBS 是 MOF（HR/SD=1.22；95% 的 CI 为 1.05～1.41）和髋部骨折（HR/SD=1.60；95% 的 CL 为 1.21～2.11）的预测因子。在进一步调整 FN（HR/SD=1.36；95% 的 CI 为 1.01～1.83）或 LS BMD（HR/SD=1.44；95% 的 CI 为 1.07～1.94）后，TBS 仍然是髋部骨折的预测因子，但不是 MOF 的预测因子。TBS 和临床椎体骨折之间未见关联。

Schousboe 及其同事[35]评估了 MrOS 队列登记的 5863 名 65 岁以上的社区居民的 TBS 和意外骨折。在平均 10 年的随访中，448 名男性遭受了 MOF，181 名发生了髋部骨折。在 FRAX 评分与 BMD 调整模型中，TBS 是 MOF（HR/SD=1.31；95% 的 CI 为 1.20～1.43）和髋部骨折（HR/SD=1.24；95% 的 CI 为 1.08～1.49）的预测因子。在进一步调整普遍的形态测量性椎体骨折后，TBS 预测 MOF 和髋部骨折的能力仍然显著。

一项研究对来自 Fujiwara-kyo 的男性骨质疏松风险（the Fujiwara-kyo Osteoporosis Risk in Men, FORMEN）研究的 1872 名社区 65 岁以上的日本男性（平均年龄 73 岁）进行了 TBS 和意外骨折评估[36]。在平均 4.5 年的随访中，22 名参与者发生了 23 次

表 35.1 纵向研究概要

参考文献	研究对象	平均年龄±标准差（岁）	平均随访时间（年）	结果指标（受试者数）	调整	TBS 每下降 1 SD 的 HR 或 OR（95%CI）
Su 等，2016[38]	社区男性（n=1923），女性（n=1950），年龄≥65 岁，来自 Mr.OS 和 Ms.OS 香港研究	男性：72.3±4.9 女性：72.5±5.3	男性：9.9 女性：8.8	MOF（n=126） MOF（n=215）	FRAX 评分	HR=1.38（1.15~1.65） HR=1.32（1.13~1.54）
McCloskey 等，2016[39]	17 809 男性和女性（占 59%），基于不同国家 14 个基于人群的 meta 分析	72（40~90）	6.1	MOF（n=1109） 髋部骨折（n=98）	年龄、基线时间和 FRAX 评分调整的 MOF 年龄、基线时间和 FRAX 评分调整的髋部骨折	HR=1.32（1.24~1.41） HR=1.28（1.13~1.45）
Hans 等，2011[28]	29 407 名≥50 岁女性（白人占 98%）	65.4±9.5	4.7	MOF（n=1668）基于骨折代码的卫生服务记录评估 临床椎体骨折（n=439） 髋部骨折（n=239）	年龄、LS BMD 和临床危险因素组合调整[a]	HR=1.17（1.09~1.25） HR=1.14（1.03~1.26） HR=1.47（1.30~1.67）
Boutroy 等，2013[30]	560 名绝经后的白人女性	66.2±7.9	8.0	临床和 X 线椎体骨折和任何部位的脆性骨折（X 线确诊，除了头部、脚趾和手指）	年龄、体重和基线骨折发生率调整	OR=1.34（1.04~1.73）
Iki 等，2014[33]	665 名>50 岁的日本女性	64.1±8.1	8.3	椎体骨折（n=92）（VFA）	年龄、LS BMD 和骨畸形发生率调整	OR=1.52（1.16~2.00）
Briot 等，2013[32]	1007 名>50 岁绝经后白人女性	65.9±6.9	6.0	临床骨质疏松性骨折（n=82）（外周和临床椎骨折），自我报告，X 线确诊 椎体骨折（n=46）（X 线确诊）	无	OR=1.62（1.30~2.01） OR=1.54（1.17~2.03）
Leslie 等，2014[29]	33 352 名 40~100 岁女性（白人占 98%）	63.2±10.8	4.7	MOF（n=1872）基于骨折代码的卫生服务记录评估 1754 名死亡	临床危险因素[b] 和 LS BMD	HR=1.17（1.11~1.23） HR=1.26（1.19~1.32）

表 35.1 纵向研究概要（续）

参考文献	研究对象	平均年龄±标准差（岁）	平均随访时间（年）	结果指标（受试者数）	调整	TBS 每下降 1 SD 的 HR 或 OR（95%CI）
Popp 等，2016[31]	556 名绝经后老年女性	76.1±3.0	2.7	临床脆性骨折（n=52）（20 名前臂，6 名髋部，10 名椎体，9 名肋骨，2 名骨盆，3 名踝关节，1 名锁骨）	年龄、BMI 和最低 BMD 调整	HR=1.87（1.38~2.54）
McCloskey 等，2015[40]c	33 352 名 40~100 岁女性（白人占 98%）	63.2±10.8	4.7	至少一处 MOF（n=1639），不包括髋部骨折（基于骨折代码的卫生服务记录评估）髋部骨折（n=306）1754（5.3%）死亡	年龄、基线时间、FN BMD 和临床危险因素（BMI、既往骨折、吸烟、糖皮质激素、继发性骨质疏松症、饮酒）	HR=1.18（1.12~1.24） HR=1.23（1.09~1.38） HR=1.20（1.14~1.26）
Leslie 等，2014[34]	3620 名>50 岁男性（白人占 98%）	67.6±9.8	4.5	MOF（n=183）基于骨折的卫生服务记录的临床体骨折（n=91）	临床 FRAX 评分、骨质疏松症治疗和 LS BMD 调整	HR=1.08（0.92~1.26） HR=1.02（0.81~1.27） HR=1.44（1.07~1.94）
Iki 等，2015[36]	1872 名日本男性，年龄≥65 岁	73±5.1	4.5（中位数）	MOF（n=22）通过访谈、邮件和电话调查确定	FRAX 评分	OR=1.76（1.16~2.67）
Schousboe 等，2016[35]	5863 名≥65 岁社区男性	73.7±5.9	10	MOF（n=448）通过邮件和 X 线片确定髋部骨折（n=181）	伴 BMP 10 年骨折风险和 X 线诊断的椎体骨折生率调整的 FRAX 评分	HR=1.27（1.17~1.39） HR=1.20（1.05~1.39）

a 临床危险因素：ADG（门诊诊断组）共病评分、类风湿关节炎、慢性阻塞性肺疾病、糖尿病、药物滥用、体重指数、骨质疏松性骨折病史、近一年类固醇皮质类固醇使用、近一年骨质疏松症治疗。
b 临床危险因素：BMI、既往骨折、慢性阻塞性肺疾病（吸烟代表）、糖皮质激素使用>90 天、类风湿关节炎、继发性骨质疏松、高度饮酒。
c 这些研究包括相同的研究人群。

BMD=骨密度；BMI=体重指数；FN=股骨颈；FRAX=骨折风险评估工具；HR=危险比；LS=腰椎；MOF=严重骨质疏松性骨折（髋部、临床脊椎、前臂、肱骨）；OR=优势比；TBS=小梁骨分数；VFA=椎体骨折评估。

MOF。与未发生骨折的参与者相比，发生 MOF 的参与者的所有部位的 TBS 和 BMD 都较低，而 FRAX 评分较高。在未调整的模型中，TBS 是 MOF 的一个预测因子，TBS 每降低 1 SD，OR 为 1.89（95% 的 CI 为 1.28～2.81）。FRAX 评分与 TBS 联合预测 MOF 并不优于单独使用 FRAX 评分。

最后，对来自不同国家的包含 17 809 名男性和女性的 14 个基于人群的前瞻性队列进行的 meta 分析证实，在进行 FRAX 评分调整之后，TBS 可以预测男性和女性的 MOF 和髋部骨折[39]。这项研究将在下一节详细介绍。

总之，有一致的临床证据表明，TBS 是绝经后女性和老年男性骨折风险的一个预测指标，即使在调整 BMD、FRAX 评分和（或）临床危险因素之后也是如此。在一些研究中，与单独的 BMD 相比，TBS 与 BMD 联合可以略微提高骨折的鉴别能力[28,31-32,34]。在本文回顾时，尚无有关绝经前女性或年轻男性的骨折数据发表。

TBS 与 FRAX 联合应用以提高骨折风险预测

在马尼托巴省的队列研究中（33 352 名 40～100 岁的女性，随访 4.7 年），在调整了包括 FN BMD 在内的 FRAX 变量并考虑了 TBS 相关的死亡危险之后[29]，TBS 被确定为 MOF 的一个预测因子。与高 TBS（第 90 百分位）相比，低 TBS（第 10 百分位）可使 MOF 的风险增加 1.5～1.6 倍。随后的分析发展出了一种基于 TBS 的调整 FRAX 评分的方法[40]。在观察期间，1754 名参与者死亡，1639 名发生了非髋部 MOF，306 名发生了髋部骨折。在控制了年龄、基线时间、FN BMD 和 FRAX 临床危险因素后，TBS 是死亡率、非髋部 MOF 和髋部骨折的预测因子，TBS 每下降 1 SD，HR 分别为 1.20（95% 的 CI 为 1.14～1.26）、1.18（95% 的 CI 为 1.12～1.24）和 1.23（95% 的 CI 为 1.09～1.38）。使用 TBS 和不使用 TBS 计算了 10 年的骨折概率，证实了 TBS 与 FRAX 联合使用时骨折预测的改进。TBS 和年龄之间存在显著的相互作用，在年轻女性中，TBS 对 FRAX 的 10 年骨折概率的影响较大，而在老年女性则影响较小。

最后，根据上述马尼托巴省研究[40]进行的 TBS 调整被应用于来自北美、亚洲、澳大利亚和欧洲的 14 个基于人口的前瞻性队列的 meta 分析，以计算 TBS 调整后的 FRAX 评分[39]。这个 Meta 分析包含 17 809 名男性和女性参与者（平均年龄为 72 岁；其中 59% 为女性），平均随访 6.1 年。分别使用每个队列和国家特定的 FRAX 模型的个体水平数据，估计了基线时 MOF 和髋部骨折的 FRAX 评分。在随访期间，298 名参与者至少有一次髋部骨折，1109 名参与者有一次或多次 MOF。在调整了年龄、基线时间和 FRAX 评分的模型中，TBS 能够预测 MOF（HR/SD＝1.32；95% 的 CI 为 1.24～1.41）和髋部骨折（HR/SD＝1.28；95% 的 CI 为 1.13～1.45）。男性和女性之间的影响相似（性行为 $p>0.10$）。对于 MOF 和髋部骨折的风险分层，TBS 调整后的 FRAX 评分比不进行 TBS 调整的 FRAX 评分略大。类似的结果也出现在一项来自 Mr. OS 和 Ms. OS 香港研究的对 65 岁以上、包含 1923 名男性和 1950 名女性进行的研究中[38]。HR/SD 在 MOF 的 FRAX 评分中下降了，在男性为 1.58（95% 的 CI 为 1.40～1.79），在女性为 1.35（95% 的 CI 为 1.23～1.48）。在 TBS 调整后的 FRAX 评分中，两组的 HR 分别为 1.65（95% 的 CI 为 1.45～1.86）和 1.39（95% 的 CI 为 1.27～1.53）。基于这些结果，TBS 现在可以在基于互联网的 FRAX 计算器中输入，可以计算 TBS 调整后的 10 年 MOF 概率和髋部骨折概率（见本章下文）。

特殊情况下的 TBS 和骨折风险评估

越来越多的研究评估了已知会增加骨折风险的各种情况下的 TBS。总的来说，与对照组相比，糖尿病患者[41-43]、长期糖皮质激素暴露患者[44-47]、原发性甲状旁腺功能亢进症患者[48-49]、肾移植受者[50]、地中海贫血患者[51]、埃勒斯 - 当洛综合征（Ehlers-Danlos syndrome）患者[52]和肢端肥大症患者的 TBS 较低。对类风湿关节炎患者、神经性厌食症患者和血液透析患者也进行了 TBS 评估[54-55]。

糖尿病

来自马尼托巴省的 29 407 名≥50 岁的女性接受了 TBS 和意外骨折的检查，其中 2356 人患有糖尿病（主要是 2 型糖尿病）。与对照组相比，即使在对多种混杂变量进行调整后，糖尿病女性的所有部位的基线 BMD 都更高，但 TBS 更低。在 4.7 年的随访中，糖尿病患者的 MOF 发生率（7.4%，n＝175）高于非糖尿病患者的 MOF 发生率（5.5%，n＝1493）；$p<0.001$）。在糖尿病女性，TBS 预测的 MOF 独立于 BMD（HR

=1.27；95% 的 CI 为 1.10～1.46），与在非糖尿病患者相似（HR=1.31；95% 的 CI 为 1.24～1.38）。

更多的研究已经证实，尽管有更高的 BMD 测量值，2 型糖尿病患者的 TBS 低于对照组的 TBS[42-43]。另一项研究[58]纳入了 99 名绝经后 2 型糖尿病女性和 107 名非糖尿病对照组，结果显示，糖尿病组的形态测量性椎体骨折的发生率（34.3%，n=34）高于对照组（18.7%，n=20；p=0.01）。椎体骨折与较低的 TBS（AUC=0.69，$p<0.0001$）和 FN BMD（AUC=0.63，$p<0.004$）有关。

最后，应用 TBS 对 119 例 1 型糖尿病患者（男性 59 例，绝经前女性 60 例；平均年龄 43.4 岁）和 68 名匹配的健康对照进行了评估。结果显示，糖尿病组的 TBS 和非糖尿病对照组的 TBS 相似，但 TBS 在伴有常见临床骨折的糖尿病组（n=24）比对照组低。采用多变量模型，TBS（$p=0.049$）和 HBA_{1c}（$p=0.036$）与 1 型糖尿病患者常见骨折的发生率独立相关。

长期使用糖皮质激素

两项独立研究表明，TBS 可根据慢性糖皮质激素（glucocorticoid, GC）暴露对受试者区分开。Paggiosi 及其同事研究了 484 名女性（年龄为 55～79 岁），她们被分为三组：64 名女性服用泼尼松龙≥5 mg/d，持续时间>3 个月；141 名近期遭受 MOF 的女性；279 名健康女性。与健康女性相比，骨折患者年龄调整后的 LS BMD 和 TBS Z-分数较低。相比之下，接受 GC-治疗的女性年龄调整后的 LS BMD 与健康女性相似，但调整后的 TBS Z-分数较低（$p<0.001$）。因此，BS（AUC=0.721）能够区分 GC-治疗女性和 GC-未治疗女性，而 LS BMD（AUC=0.572）不能区分。

Leib 及其同事还在 416 名受试者中（平均年龄 63.4 岁；72 名为男性）评估了服用 GC（泼尼松≥5 mg/d，持续时间≥3 个月）的患者的 TBS、BMD 和骨质疏松性骨折，并与 1104 名性别、年龄和 BMI 匹配的对照组进行了比较[47]。常见骨质疏松性骨折出现在 16.3% 的病例和 13.1% 的 GC-治疗受试者（GC-naïve subjects）中（$p=0.16$）。在髋部，TBS 和 BMD Z-分数为 GC 组低于对照组，而 LS BMD 不存在。在 GC-治疗受试者中，TBS 和 LS BMD 能够区分骨折的患者和没有骨折的患者。相比之下，在 GC 组中，TBS（而不是 LS BMD）能够区分受试者有没有骨折和未骨折。使用多变量模型，TBS 每降低 1 SD，常见骨折的风险就增加 51%（OR=1.51；95% 的 CI 为 1.23～1.86）。

不同治疗方法对 TBS 的影响

不同的抗骨质疏松治疗对 TBS 的影响评估主要是在绝经后女性和乳腺癌治疗引起的骨质疏松女性中进行的。尽管有良好的短期体内测量精度（范围为 1.1%～2.1%[28,32,60-62]），但与 LS BMD 相比，TBS 中观察到的最低显著性变化（least significant change, LSC）之上的治疗后增加（on-treatment increases）要小得多。事实上，大多数研究表明，抗骨质疏松药物引起的 TBS 变化往往比在 LS BMD 中观察到的变化小得多。

总的来说，双膦酸盐治疗可使绝经后女性 TBS 轻微增加或维持 3～4 年[61-63]。在一项对 50 岁以上女性的研究（来自马尼托巴省数据库）中发现，对 534 名开始使用高依从性抗再吸收药物（86% 的双膦酸盐，10% 雷洛昔芬，4% 降钙素）的女性与 1 150 名未接受治疗的女性进行了比较，平均随访 3.7 年[63]。在未接受治疗的受试者中，TBS 和 LS BMD 也有类似的下降（分别为 -0.31%/年和 -0.36%/年）。在接受治疗的女性中，TBS 的平均增长远低于 LS BMD（+0.2%/年对+1.86%/年）。同样，54 名绝经后女性接受唑来膦酸治疗 3 年，TBS 和 LS BMD 分别增加了 1.41% 和 9.58%[61]。60 名绝经后女性使用地诺单抗治疗 1 年后，TBS 相对于基线无显著增加[64]。

与抗骨重吸收治疗相比，特立帕肽（一种促骨生成药物）治疗可能会使 TBS 有更大的增加[62,65]。在一项开放标签试验中[62]，绝经后女性使用特立帕肽（n=65）或伊班膦酸钠（n=122）治疗 2 年。特立帕肽使 TBS 的增加比伊班膦酸钠使 TBS 的增加更多（+4.3 对+0.3%；$p<0.0001$）。另一项非随机回顾性研究评估了 390 名 40 岁以上的受试者（72 名男性）的 TBS 变化，这些受试者使用以下药物治疗了 1.7 年：钙+维生素 D、阿仑膦酸盐、利塞膦酸盐、睾酮、地诺单抗（denosumab）或特立帕肽[65]。与之前的研究一致，所有药物治疗的 LS BMD 增加均大于 TBS 的增加（BMD 增加 4.1%～8.8% 对 TBS 增加 1.4%～3.6%）。在接受特立帕肽治疗的 30 名女性中，TBS 的增加最大（+3.6%）。

在双膦酸盐联合或不联合雌激素去势疗法的乳腺癌患者中也评估了对 TBS 的影响[66-69]。总的来说，使用雌激素去势疗法约 2 年导致了 TBS 下降（-2.1%~-2.35%）和 LS BMD 下降（-1.7%~-6.4%）。同时使用唑来膦酸或利塞膦酸盐可以使 TBS 保持不变和使 LS BMD 增加[67,69]。

TBS 在临床实践中的应用

TBS 测量的注意事项

TBS 可以使用专业软件（TBS iNsight, Med-Imaps, France）在 LS 进行临床测量，该软件使用的区域与常规 BMD 测量的感兴趣区域相同。对于每一个可评估的椎体（从 L1 到 L4）和整个感兴趣的评估区域，使用该软件都可以给出一个结果，可以在采集 DXA 时进行，也可以回顾性进行。从目前一代的风扇光束密度计（Hologic Delphi, QDR 4500, and Discovery; GE/Lunar Prodigy and iDXA）获取的 LS DXA 图像适用于 TBS 分析。值得注意的是，TBS 值在不同的 DXA 机器或扫描模式之间可能不具有可比性[60,70-71]。

有证据表明，TBS 不受骨化的影响，骨化通常会高估 LS DXA BMD。来自两项独立研究的数据发现，老年女性的骨关节炎改变和患有脊椎关节炎的男性的 LS 联合赘生物都不影响 TBS 结果[72,73]。相比之下，TBS 会受腹部软组织过多的影响，使图像纹理退化，TBS 值降低[74-76]。这种对 TBS 的组织效应可以解释最初为优化女性 TBS 的算法给出的 TBS 值为什么男性的反常地低于女性的——因为男性的肥胖倾向于在腹部。因此，该算法已经更新以解决这些技术问题，以便对男性和女性都适用。在 TBS 2.x 版本，GE/Lunar 扫描仪已经消除了 BMI 依赖性，但 Hologic 设备尚未完全解决这一问题[77]。由于这种 BMI/腹部脂肪依赖性，TBS 软件制造商建议，对于 BMI 在 15~37 kg/m² 范围外的个体，不要使用 TBS。

应用 TBS 指导临床决策

最近发表的国际临床密度测定学会（ISCD）和欧洲骨质疏松症和骨关节炎临床和经济学会（ESCEO）的指导文件支持使用 TBS 来评估绝经后女性和 50 岁以上男性的骨折风险[2-3]。此外，TBS 已被建议用于绝经后 2 型糖尿病女性的 MOF 的预测。

关于什么是正常的 TBS，什么是异常的 TBS，人们并没有达成共识。TBS 专业软件制造商提出 TBS 值≥1.350 为正常骨，TBS 值在 1.200~1.350 之间为"部分退化"骨，TBS≤1.200 为"退化"骨[78]。低 TBS 与更高的骨折风险相关，但尚未确定开始治疗的 TBS 阈值，并且 ISCD 建议不要使用 TBS 作为指导治疗决策的单一指标。相反，ISCD 认为，TBS 调整后的 FRAX 评分可以用来辅助制定治疗决策[2]。2016 年，美国 FDA 批准临床使用 TBS 调整后的 FRAX 工具来估计 10 年发生 MOF 和髋部骨折的概率。

如前所述，当在 FRAX 网站的在线计算器上输入 BMD 并提供 TBS 时有"调整 TBS"的选项，可以得出 TBS 调整后的 10 年 MOF 和髋部骨折的概率。该调整包含一个"TBS × 年龄"交互项，反映了随着年龄的增长，FRAX 上的 TBS 调整强度下降。一般情况下，使用 TBS 调整 FRAX 评分对于那些接近干预阈值的患者具有更大的临床影响——当风险在没有 TBS 的情况下由 FRAX 确定时（图 35.1）。

考虑到在接受双膦酸盐治疗的患者中 TBS 的变化比 BMD 的变化小得多，并且由于缺乏研究证明在治疗过程中 TBS 的变化与骨折风险相关，ISCD 建议不使用 TBS 来监测双膦酸盐治疗的患者[2]。TBS 在监测使用特立帕肽、地诺单抗或新型抗骨质疏松药物的患者中的作用仍不确定。

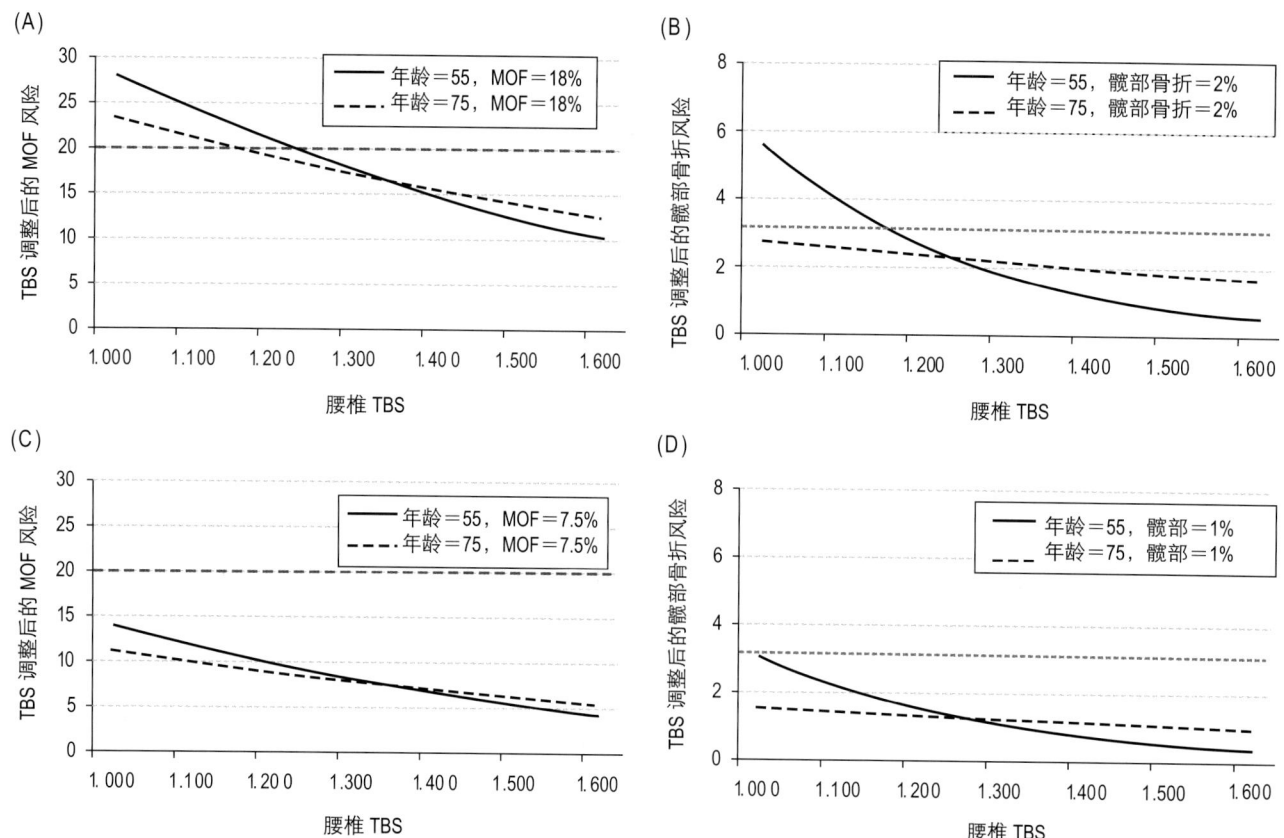

图 35.1 （也见彩图）根据基线风险、年龄和 TBS 调整的 FRAX 评分的变化幅度。红色虚线代表国家骨质疏松症基金会（NOF）的治疗阈值。黑线代表根据不同的 TBS 值，TBS 调整后的 55 岁女性（实线）或 75 岁女性（虚线）的 FRAX 风险。值得注意的是，TBS 在年龄较小的女性（55 岁）比在年龄较大的女性（75 岁）有更大的作用，后者有较大的未调整骨折概率（图 A 和 B），前者有较小的未调整骨折概率。TBS：小梁骨分数；MOF：主要骨质疏松性骨折

参考文献

扫描书末二维码获取。

第36章
参考点压痕

Adolfo Diez-Perez 和 Joshua N. Farr

付 昆 贾丙申 译

引言

骨折是骨质疏松症的临床事件，可以引起患者发病和死亡。骨折是由于对骨骼施加的负荷（创伤）超过了骨骼的机械阻力（强度）造成的。因此，骨强度的下降会降低骨骼抵抗中等或低水平冲击的能力，从而导致骨折，这是骨质疏松症的标志。

骨强度取决于三个基本要素：①骨矿物质含量；②骨结构（包括宏观和微观层面）；③骨组织特征。在临床实践中，第一个要素可以通过 BMD 测定法来测定，通常是应用双能 X 线吸收测定法（dual-energy X-ray absorptiometry, DXA）。第二个要素可以通过常见的成像技术在宏观层面进行评估（骨几何形态）。然而，对于骨微观结构的研究，则需要更复杂的成像方法，如本书其他章节所述。对 CT 而言，图像分辨率越高，对骨微观结构的评估越准确[1]。对这些空间图像进行有限元分析可以模拟骨骼抵抗冲击力的能力，为评估骨强度提供了一种数学方法[2]。最近的一种更易于日常临床实践的方法是基于 DXA 图像的小梁骨分数（trabecular bone score, TBS）的骨结构分析[3]。

第三个要素，即骨组织特征，是复杂的，目前对其仅有部分了解。在微观和纳米级的层次上，例如胶原蛋白成熟度、组织水化、非胶原蛋白（骨桥蛋白、骨钙素）、结合键、微损伤、骨单位特征和局部皮质骨微孔隙度与其他因素一起起作用。这些因素的综合作用最终决定了骨组织机械性能[4-6]。在组织水平上评估骨骼的第三要素，传统上通常需要侵入性技术来获取骨骼样本，而且需要复杂的分析方法来评估样本，这使得这些研究非常烦琐，并且仅限于少量样本和少数专业研究实验室。然而，最近一种被称为参考点压痕（reference point indentation, RPI）[7]的微创技术已经被开发出来，作为一种在组织水平上测量骨骼机械性能的新的可行方法。

RPI的两种形式：循环和冲击

两种 RPI 技术分别是循环参考点压痕（cyclic reference point indentation, cRPI）和冲击参考点压痕（impact reference point indentation, iRPI）。两者的区别在于：它们的加载速率和模式不同，并且测试探针的直径略有不同。因此，iRPI 和 cRPI 获得的参数之间的相关性一般较弱或中等[8-9]，并随着骨质量的降低趋于更低[9]。这两种技术都是分析负重骨（例如胫骨）的外层皮质骨对锥形尖端的穿透的抵抗力：穿透越深，骨的抵抗性越小。然而，决定这种抗穿透能力的骨组织成分尚不完全清楚，事实上，cRPI（一种重复加载，类似于疲劳测试）和 cRPI（一种高速、单调样测试）之间可能存在差异。

第一批 RPI 仪器是基于循环微压痕技术，该技术最初用于体外尸体标本和人体内的临床研究中[10]，最近（通常）也用于临床前动物研究。对于 cRPI 和 iRPI 技术已有详细的介绍[11]。cRPI 可以用于计算生物力学参数，包括屈服前和屈服后的机械性能和能量损耗，虽然该技术最常报道的数据是进入骨骼的压痕距离［即总压痕距离（total indentation distance, TID）和压痕距离增加（indentation distance increase, IDI）］，这与底层组织的材料特性呈负相关[12]。自该技术的概念提出以来，随着硬件和软件的不断改进，几种 cRPI 仪器已经开发出来。最新型的仪器（称为 BioDent®）以相对较高的频率但较低的力（2~10 N）将重复的、循环微压痕应用于骨骼几秒钟。最近，一种 iRPI 仪器已开发出来用于临床研究（称为 OsteoProbe）（图 36.1），它与 cRPI 仪器的区别不仅在于其内在的机械结构，而且在于骨组织材料特性的

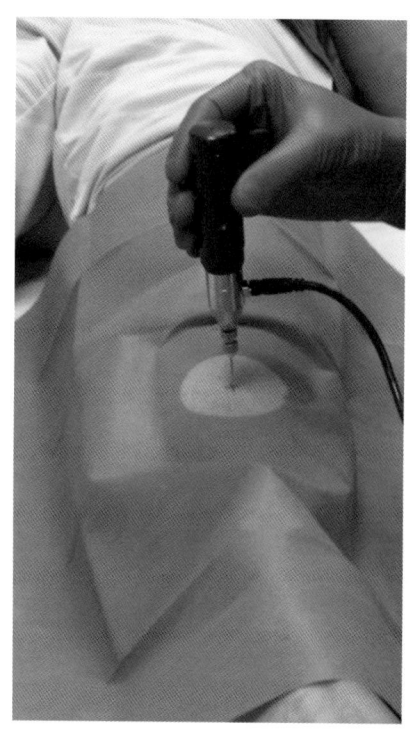

图 36.1 OsteoProbe 冲击参考点压痕仪（Active Life Scientific Inc., Santa Barbara, CA, USA）图像，一种手持式微压痕仪，用于人体胫骨中段处的骨材料强度指数的体内测量（Reproduced from [21] with permission.）

测量方式。因此，如前所述，在这两种仪器之间发现弱到中等程度的相关性并不令人惊讶[8]。与 BioDent 不同的是，OsteoProbe 是一种手持仪器，具有冲击装置、位移传感器和具有一个 90° 锥形尖端的不锈钢探针。当探针停留于骨表面时，iRPI 测量是通过压缩探针的外壳单元，压缩内部弹簧直到达到 10 N 的力时，此时触发机制启动对骨骼的冲击（最大力为 10 N），从而测量 iRPI。探针移动的距离（即 IDI）相对于其穿透甲基丙烯酸甲酯参考体模的距离被定义为骨材料强度指数（bone material strength index, BMSi）。因此，探针在骨骼上的压痕越深（即 IDI 越高），骨材料的性能（即 BMSi）就越低或"越差"。

临床前动物研究

cRPI 已在多种动物模型中进行了一项临床前研究，包括小鼠[13]、大鼠[14-16]、猪[17]和狗[18]。到目前为止，虽然在狗和猪身上的研究主要集中在检查改变骨骼的药物治疗效果和衰老对骨骼材料性能的影响，但许多啮齿类动物的 cRPI 数据主要集中在未处理动物的测量重现性和纵向变化上，以建立该技术的可行性，并帮助指导未来研究的设计。此外，在糖尿病[15]和慢性肾脏疾病[16]大鼠模型中使用 cRPI 的研究已经提供了证据，表明这些条件可能会改变骨材料的性质。尽管如此，仍需进行更多的研究来建立导致这些观察结果的潜在机制。

总的来说，现有的数据表明，cRPI 测定的骨材料特性在雷洛昔芬治疗后得到改善[18]，并随着年龄的增加而下降[17]。此外，在动物中，cRPI 测量的变异性往往更高[13-14]，这可能与动物的骨骼尺寸较小有关。此外，越来越多的证据表明，与人类相比，一些动物（例如狗和大鼠）的 cRPI 参数更低[14,18]，尽管目前尚不清楚这一观察结果的原因。此外，研究还表明，即使是在未接受任何治疗的年轻健康动物中，cRPI 参数（例如 TID 和 IDI）在随访时相对于基线持续降低[13]。虽然这些发现的根本原因尚不完全清楚，但有可能是该技术本身导致了这些试验动物的潜在骨骼材料特性的有害改变，而且这种改变会随着时间的推移而持续下去。显然，需要进行更多的临床前研究以建立最佳的临床前测试方案，并确定 cRPI 是否是一种评估各种动物模型的体内骨材料特性的可靠技术。

人体临床研究

在世界各地的各种临床研究中积累的应用微压痕技术的经验表明，RPI 是一种安全的、微创的人体内 BMSi 评估方法。然而，应该指出的是，关于 RPI 技术还有几个重要的尚未解决的问题，这些问题已经在其他地方详细讨论过了[11,19]。然而，如果能正确应用，RPI 技术有望成为一种新颖的、创新的测量人体内骨骼材料特性的临床相关指标的方法。最早在人体中应用 cRPI 技术进行两项研究表明，在相对较小的髋部骨折[10]和非典型的股骨骨折患者[20]队列中，骨骼材料性能指标较差，与 BMD 无关。自这些初步研究以来，研究界已经逐渐转向在临床研究中应用 iRPI。

第一项应用 iRPI 技术的临床研究是对 60 名绝经后女性进行的 BMSi 的横断面检测：30 名为确诊的 2 型糖尿病（type 2 diabetes mellitus, T2DM）患者，30 名为年龄匹配的非糖尿病对照组。该研究数据显示，与对照组相比，T2DM 绝经后女性的 BMSi 显著降低：包括未调整的（-11.7%）和 BMI 调整后的（-10.5%），提示骨材料特性受损可能导致这些患者骨折风险增加[22]。

此外，该研究数据显示，在 T2DM 女性，过去 10 年的平均糖化血红蛋白水平与 BMSi 呈负相关，说明了长期高血糖对骨质量的潜在危害[21]。随后一项对 16 名绝经后 T2DM 女性进行的横断面研究也发现，与 19 名非糖尿病对照组相比，T2DM 患者的 BMSi 较低（-9.2%）。此外，该研究还报道了 T2DM 女性皮肤自身荧光（AGE 的一个粗略指数）的增加与 BMSi 呈负相关，提示 AGE 可能会导致糖尿病性骨骼脆弱。然而，还需要进行有力的纵向研究来证实这些发现。

使用 iRPI 的其他研究探索了几种不同人群的人体 BMSi 的测量方法。例如，Sosa 及其同事[23]比较了 42 名挪威女性和 32 名西班牙女性，以确定 BMSi 是否至少在一定程度上可以解释这两组人群之间报道的骨折风险差异（即西班牙女性髋部骨折的风险要低 50%）。有趣的是，平均而言，挪威女性的 BMSi 明显低于西班牙女性，但矛盾的是，与西班牙女性相比，挪威女性的髋部 BMD 却更高，这表明较差的骨骼材料特性和可能与更高的身高和（或）改变的髋部几何形状相关的因素可能导致了这些人群骨折风险之间的差异。在另一项横断面研究中，Malgo 及其同事[24]测量了 90 例低骨量（即 DXA T-分数<-1.0）伴有（n=63）或不伴有（n=27）脆性骨折的患者的 BMSi，发现尽管 BMD 值相当，但无论是否存在骨量减少或者骨质疏松，骨折患者的 BMSi 明显低于非骨折对照组。除了脆性骨折，同样值得注意的是，骨材料特性受损可能会导致应力性骨折的发生，因为与对照组相比，发生应力性骨折女性的 BMSi 显著降低[25]。此外，最近对感染 HIV 病毒[26]或接受肾移植[27]的患者进行的横断面研究提供了证据，表明这些人群的骨材料特性可能更差，这可能导致他们骨折风险增加。

值得注意的是，大部分已发表的 RPI 数据是在相对较小的人类受试者队列的横断面研究中获得的。事实上，到目前为止，人类的纵向 iRPI 数据仍然很少。然而，在迄今为止发表的唯一一项纵向研究中，Mellibovsky 及其同事[28]测量了开始糖皮质激素治疗 4 周内的混合队列患者的 BMSi（基线、7 周和 20 周），这些患者随后单独接受钙+维生素 D 或与利塞膦酸盐、地诺单抗或特立帕肽联合应用。这项研究的数据表明，钙+维生素 D 组的 BMSi 随着时间的推移而降低，利塞膦酸钠组的 BMSi 无改变，而地诺单抗组和特立帕肽组的 BMSi 均有显著升高（即使只在治疗 7 周后）。虽然有趣，但这些发现应被认为是初步的，因为样本量较小，患者队列混合，导致不同组在几个重要的协变量（例如性别、年龄、BMD、骨折史，糖皮质激素用量）方面存在差异。值得注意的是，本研究是作为概念验证而设计的，是用来验证 iRPI 技术检测骨材料特性短期变化的敏感性。因此，该研究选择了一种迅速恶化的病情（高剂量糖皮质激素治疗），并测试几种干预措施。也许令人惊讶的是，在第一次随访的微压痕评估中（即仅在 7 周内）观察到了 BMSi 的显著变化。这可能表明，干预措施对涉及组织抵抗压痕的潜在骨骼成分具有快速、不依赖重塑的作用。然而，考虑到其概念验证研究设计，该研究的这些发现应被认为是初步的。尽管如此，作为该研究的一部分，获得的纵向 iRPI 数据对于未来使用微压痕技术进行纵向试验的设计和执行具有重要意义。我们目前对 iRPI 的认识很大程度上是基于小型的横断面研究，因此迫切需要这样的研究来扩展我们对 iRPI 的认识。

RPI 能测量什么？

在 cRPI 测试中，有限的实验数据将皮质骨孔隙度、含水量和各向异性与抗穿透能力联系在一起[6]，cRPI 和 iRPI 测量都与组织矿物密度和 AGE 的积累有关[7]。这些发现表明，这些（可能还有其他）骨组织成分在微观和纳米水平上的综合作用会影响 RPI 测量，尽管每种技术的比例和组合不同。

一种可能性是，胫骨的 RPI 测量与整个骨骼的组织水平机械性能相关。在尸体实验中，cRPI 是股骨强度的显著预测因子[29]。此外，在来自髋部骨折患者的手术标本中，股骨颈的 cRPI 测量结果显示，与对照组[30]相比，股骨颈处骨材料特性明显更差，这与先前骨折患者的胫骨微压痕报道类似[10]。最后，临床研究一致表明，cRPI 和 iRPI 测量值均与 DXA 测量的面积 BMD 相关性较差[10,20-21,23-24,30]，因此可以获得关于骨材料特性的独立信息。这说明除了 RPI 变量与组织密度之间的相关性外[9]，RPI 在预测骨脆性方面也有额外的价值[29-30]。

虽然已经对 RPI 测量的变量与传统生物力学测试之间的关系进行了探索，但还需要进行进一步的研究来明确哪些机械性能是可以通过微压痕技术来测量的。事实上，RPI 测试条件与生物力学实验室中使用的典型的、最常见的准静态测试有很大差异。在一些实验中已经证实了 cRPI 与韧性之间的相关性[31-32]；然而，更多有限的 iRPI 数据没有显示相关性[9]，并且在各种实验条件下，将 RPI 参数转换为传统的力学测试变量一直存在问题[33]。

最重要的是，寻找 RPI 与通常的准静态测试相比较的证据的价值是有争议的，因为它们测试的是明显不同的生物机械性能。有人认为，虽然传统的力学测试似乎能代表孔隙度等结构成分，但 RPI 似乎能更好地捕捉组织成分元素，例如 AGE[9]。此外，骨材料特性的体内测试可能与体外实验存在显著差异，例如，在两种条件下，cRPI 测量值的范围不同[11]。传统的生物力学测试技术也存在一些局限性[34]。例如，在传统的实验室实验中，许多阿仑膦酸钠实验证明了在各种条件下对骨骼的机械性的不利影响[35-37]，而临床使用该药可以持续减少骨折的发生[38]。这个例子强调了这类测试的复杂性，以及试图将结果直接转化为对患者的临床应用的信息是有争议的[39]。

RPI 技术的潜在优势

虽然与传统的力学测试进行的比较已经产生了一些见解，但判断 RPI 测试价值的"金标准"是它预测骨折的能力，这是骨骼脆性的临床标志。与生物力学测试相比，iRPI 可能可以提供更多关于骨折倾向的生理学相关信息[9]。因此，RPI，尤其是 iRPI，必须根据不同类型临床人群的体内研究来考虑，以建立骨骼健康和治疗干预评估的附加价值[40]。

需要强调的一个方面是，即使在完成一个骨重塑周期之前，iRPI 都具有检测药物引起的组织机械性能变化的潜在能力。对糖皮质激素治疗患者进行的纵向研究显示，这些效应在首次接受糖皮质激素和抗骨质疏松药物治疗 7 周后就出现了[41]。此外，据报道，一些治疗方法对骨韧性具有细胞无关的影响，即通过增加基质结合水和胶原蛋白纳米形态的修饰[41]。在犬类实验中，骨材料水平的机械性能——通过 cRPI 测量——在仅 6 个月的治疗后就有所改善[18]。

这些结果引发了一种令人深思的可能性。到目前为止，我们对骨生理学和疾病的理解几乎仅限于骨重塑范式。因此，我们习惯于从这个角度评估治疗的效果。测量骨骼健康的仪器已经提供了关于矿物质（密度）和最新的骨结构信息，这两者都高度依赖于骨重塑平衡。然而，骨质疏松症患者骨强度下降并不遵循一个均匀的途径。例如，糖尿病患者[21]或 HIV 感染患者[26]，或者那些 BMD 接近正常水平的骨折患者，他们都表现出了明显的临床特征，这使得使用临床上现有的方法来评估骨折风险会变得复杂。RPI，尤其是 iRPI，是否是一种可行的评估这些非密度、非结构的骨强度的临床工具仍有待商榷。初步结果表明，在当前的临床实践中，特别是在骨折倾向尚未得到合理解释的患者群体中，其可能可以添加有意义的信息。

未来需求和发展方向

RPI 的进一步研究的关键需求包括：①方法方面，例如离群值的选择、观察者之间和观察者内的差异以及测量方法的标准化，需要进一步发展和实施；②必须确定参考值，可能需要注意的是，不同的种群可能有不同的正常范围[23]；③RPI 在预测骨折方面的独立能力必须在充分有力的前瞻性研究中进行评估。

小结

总之，如果要想 RPI 技术在我们评估骨质疏松症的临床方法中发挥作用，则需要进行进一步的研究来证明包括 RPI 在内的全面的、个性化的骨骼健康评估可以在目前可用的测量技术所获得的信息之上添加有用的信息。

参考文献

扫描书末二维码获取。

第 37 章
骨质疏松症中骨转换生化标志物

Pawel Szulc、Douglas C. Bauer 和 Richard Eastell

李娟娟　杨乃龙　林　华 译

引言

骨转换的特征是骨吸收与骨形成[1]。这两个活动在一个骨重塑单元（bone remodeling unit, BRU）中耦合。在骨吸收过程中，破骨细胞通过矿物质的溶解和骨基质的分解代谢形成骨吸收腔，释放骨基质成分。然后，在骨形成过程中，成骨细胞合成骨基质，填补骨吸收腔并进行矿化。

骨转换标志物（bone turnover marker, BTM）包括骨形成标志物和骨吸收标志物（表 37.1）。血清或血浆Ⅰ型原胶原蛋白 N 端前肽（N-terminal propeptides of type I procollagen, PINP）和Ⅰ型胶原蛋白 C 端交联末端肽（C-terminal cross-linking telopeptides of type I collagen, CTX-I）分别是骨形成和骨吸收的参考标志物[2]。PINP 由Ⅰ型原胶原蛋白转译后裂解而来。血清 PINP 主要来自骨骼，不显示昼夜节律变化，并在骨形成刺激治疗中增加。CTX-I 是Ⅰ型胶原蛋白分解产物，对骨骼具有特异性，在抗骨吸收治疗过程中下降。CTX-I 以其天然的（α）和 β-异构体两种形式存在，可以发生外消旋化（D-型和 L-型）。骨碱性磷酸酶（alkaline phosphatase, ALP）和抗酒石酸酸性磷酸酶 5b（isoform 5b of tartrate resistant acid phosphatase 5b, TRACP5b）分别是反映成骨细胞和破骨细胞代谢活性的酶。其他 BTM 则是在骨形成或骨吸收过程中释放的骨基质成分。

分析中和分析前的变异性

分析中的变异性［通过分析组内和组间的变异系数（coefficient of variation, CV）进行评估］取决于 BTM、检测方法和技术人员的专业知识[3]。单克隆抗体可以对 BTM 进行特异性测定。应用自动化分析仪可以快速、方便、自动化和精确地测定 BTM[4]。

分析前的变异性包括许多影响因素（表 37.2）。昼夜节律影响 BTM 的变化，主要是血清 CTX-I 的变化，其峰值和最低点分别在午夜和下午达到[5-6]。食物摄入影响骨吸收，餐后血清 CTX-I 的下降可能是由葡萄糖诱导肠内合成胰高血糖素样肽 2 引起的[7]。因此，用于检测 CTX-I 的血液应在早晨空腹状态下采集。对于尿液 BTM，可以方便地收集肌酐校正后的新鲜样本（最好是在第二天早晨空腹状态下）。然而，采集 24 小时的尿液能更好地反映总体骨转换，因为当肌少症导致尿肌酐排泄量降低时，每毫克尿肌酐的 BTM 会被人为地高估。单位肾小球滤液体积的 BTM 量假设其肾小球滤过与肌酐滤过相同，并且不存在肾小管重吸收 BTM。

骨代谢受维生素 D 和钙水平的影响。与非卧床老年人相比，25-羟基维生素 D（25OHD）较低、PTH

表 37.1 骨转换的生化标志物

骨形成标志物
- 骨钙素（osteocalcin, OC）
- 骨碱性磷酸酶（bone ALP）
- Ⅰ型原胶原蛋白 N 端前肽（PINP）
- Ⅰ型原胶原蛋白 C 端前肽（PICP）

骨吸收标志物
- Ⅰ型胶原蛋白 C 端交联末端肽（CTX-I）
- Ⅰ型胶原蛋白 N 端交联末端肽（NTX-I）
- 基质金属蛋白酶产Ⅰ型胶原蛋白 C 端交联末端肽（CTX-MMP, ICTP）
- a1 链 620-633 螺旋多肽（helical peptide 620-633 of the a1 chain, DPD）
- 脱氧吡啶诺林（deoxypyridinoline, DPD）
- 抗酒石酸酸性磷酸酶 5b（TRACP5b）

表 37.2　骨转换分析前的变异性的决定因素
可变因素
昼夜节律变化
月经变化
季节性变化
禁食和食物摄入（特别是血清 CTX-I）
锻炼和体育活动
生活方式隐私（吸烟、酗酒）
不变因素
年龄
性别
绝经
维生素 D 缺乏和继发性甲状旁腺功能亢进症
短期和长期的每日变化
以加速骨转换为特征的疾病
原发性甲状旁腺功能亢进症
甲状腺功能亢进症
肢端肥大症
Paget 病
骨转移瘤
性腺功能减退症（取决于严重程度）
与骨转换无关的疾病
库欣病
多发性骨髓瘤
以低骨转换为特征的疾病
甲状腺功能减退症
甲状旁腺功能减退症
垂体功能减退
生长激素缺乏
肾功能损害（取决于具体阶段）
近期骨折
抑郁症
HIV 感染
与活动受限相关的慢性疾病
卒中
偏瘫
痴呆
阿尔茨海默病
肌少症
药物
口服糖皮质激素
吸入糖皮质激素（仅影响骨钙素）
芳香化酶抑制剂
口服避孕药
促性腺素释放激素激动剂
抗癫痫药物
噻唑烷二酮
核苷类反转录酶抑制剂 I（主要是替诺福韦）
蛋白酶抑制剂
肝素
维生素 K 拮抗剂

水平较高的住院和家庭监护的老年人 BTM 增加。维生素 D 缺乏的老年人 BTM 水平有明显的季节性变化。

BTM 水平受严重骨折的影响很大[8-9]。骨钙素在骨折后的最初几个小时内由于应激相关的皮质醇分泌而下降。随后，骨形成和骨吸收活动增加，反映了骨折的愈合。骨折后 4 个月，BTM 水平可能会升高 50%～100%，然后经历长达 1 年的下降。

影响 BTM 测量的情况

原发性甲状旁腺功能亢进症（PHPT）

原发性甲状旁腺功能亢进症（primary hyperparathyroidism, PHPT）的特征是骨转换加速[10]。早期血钙正常的 PHPT 患者的 BTM 在正常范围[11]。在无症状高钙血症的 PHPT 患者中，BTM 一般处于正常范围的上限[12]。在上述两种情况下 BTM 保持稳定。在有症状的 PHPT 患者中，所有 BTM 均升高，并与血清甲状旁腺激素（PTH）水平呈正相关。手术后血 PTH 和血钙水平均下降，随后骨吸收下降，然后骨形成逐渐缓慢下降[10]。在 PHPT 患者中，抗骨吸收药物（双膦酸盐）可抑制 BTM 水平，但不抑制 PTH[10]。

Paget 病

在未治疗的活动性 Paget 病患者中，BTM［主要是骨 ALP、PINP、I 型胶原蛋白 N 端交联末端肽（N-terminal cross-linking telopeptides of type I collagen, NTX-I）］升高[13]。然而，BTM 水平正常不能排除 Paget 病。BTM 水平与 Paget 病的活动程度有关，在多骨受累中高于单骨受累。双膦酸盐治疗后 BTM 下降，其中唑来膦酸治疗后反应最快。NTX-I 首先下降，此后 PINP 和 NTX-I 水平与疾病的迁延有关。骨 ALP 和 PINP 以及尿 NTX-I 是 Paget 病临床评估中最有价值的 BTM。骨 ALP 是 Paget 病复发的敏感标志物。然而，总 ALP 在无肝脏疾病的 Paget 病患者的临床评估中是既便宜又有用的。

糖尿病

糖尿病（diabetes mellitus, DM）患者的 BTM 数据不一致，可能与 DM 的类型［1 型糖尿病（type 1 DM, T1DM）与 2 型糖尿病（T2DM）］、病程、代谢控制程度、伴随因素、肾功能损害和治疗有关。新诊断的 T1DM 可能有低水平的 BTM，在治疗过程中 BTM 水平可以恢复正常，但数据不一致[14]。在

T2DM 中，血清骨钙素水平略有降低，而其他 BTM 的数据不一致[15]。

肾性骨营养不良症

肾性骨营养不良症是慢性肾脏疾病——矿物质和骨骼疾病（chronic kidney disease—mineral and bone disorder, CKD-MBD）晚期骨形态的改变。它临床表现多样，既可以为高骨转换，也可以为低骨转换。不受肾功能影响的 BTM 在 CKD 患者中有用[16]。骨 ALP 在肝脏降解。完整的 PINP 主要由肝内皮细胞吸收。上述两个指标都可能可以作为 CKD 患者的有用的骨形成标志物。相反，PINP 单体的积累导致 PINP 总量不成比例地增加。TRAP5b 可用于评估骨吸收，它反映破骨细胞的数量和活性。血 TRAP5b 水平不受肾功能的影响。BTM 水平与骨转换和骨折风险的组织形态学参数中度相关[17-18]。其他 BTM 随着肾功能损害的程度成比例升高，因此不能用于 CKD 患者。

骨转移

实体瘤骨转移患者的 BTM 水平升高，并与其扩散程度相关[19-20]。在现有的 BTM 中，基质金属蛋白酶产 I 型胶原蛋白 C 端交联末端肽（CTX-MMP, ICTP）和天然 α-α-CTX-I 似乎是骨受累最敏感的标志物[19,21]。在没有已知骨转移的癌症患者中，BTM 升高表明骨闪烁成像中发现骨转移的可能性更高[22]。在已知有骨转移的癌症患者中，较高的 BTM 水平与较高的骨骼相关事件（skeletal-related event, SRE）和较高的死亡率相关[23]。

在骨转移治疗（药物、放疗）相关研究中，BTM 可以作为骨转移或 SRE 发生和发展的早期标志物。在临床实践中，BTM 可用于早期发现骨转移，以及确定化疗联合抗骨吸收治疗的候选方案。对于骨转移患者，抗骨吸收治疗可以迅速降低 BTM 水平。然而，高水平的 BTM（无论治疗前或治疗中）均预示 SRE、骨病进展及死亡。

多发性骨髓瘤

在多发性骨髓瘤（multiple myeloma, MM）中，浆细胞克隆的增殖导致快速的骨吸收，从而导致骨溶解和骨吸收标志物（ICTP、CTX-I、NTX-I、TRAP5b）水平升高[24]。同时骨形成抑制导致骨钙素和骨 ALP 水平降低。在新诊断的 MM，尤其是其弥漫或溶解形式，骨吸收标志物升高[25]。一些 MM 治疗（硼替佐米）可以减少骨吸收和增加骨形成。抗骨吸收药物也可以减少骨吸收。相比之下，在难治性 MM 患者治疗期间，BTM 并不会下降，并且在病情复发期间进一步升高。血清 ICTP 和 CTX-I 在 MM 复发前 3~6 个月可能升高[24-25]。对于肾功能不全的 MM 患者，应谨慎解释其 BTM 水平。

药物治疗

糖皮质激素（glucocorticoid, GC）对骨骼的影响取决于它们的类型、给药途径、吸收情况、治疗持续时间和潜在疾病。内源性和外源性 GC 均抑制骨形成[26]。骨钙素水平的下降是迅速的，随后是 I 型原胶原蛋白 C 端前肽（C-terminal propeptides of type 1 procollagen, PICP）和 PINP 的延迟和温和的下降。骨吸收的数据不太一致，可能与潜在疾病有关。内源性皮质醇过量患者的骨吸收较高[27]。GC 通常用于与炎症细胞因子诱导的高骨吸收相关的炎症性疾病。在这些患者中，GC 对骨吸收有两面性，既可以直接刺激骨吸收，又可以通过抑制炎症反应间接减少骨吸收。低剂量的泼尼松（5 mg/d）可以降低骨形成，但不影响骨吸收。吸入 GC 以剂量及药物依赖性方式降低骨钙素水平，但不影响其他 BTM 水平[28]。推出长期的 GC 治疗后，骨钙素水平升高，而其他 BTM 水平没有变化。

芳香化酶抑制剂可以减少雌激素的残留分泌，GnRH 激动剂可以抑制性激素的分泌。这两种药物都可以加速骨转换，同时给予抗骨吸收治疗可以防止这种可以预知的高骨转换。

绝经前女性服用口服避孕药可以降低 BTM；然而，BTM 水平的变化在某种程度上取决于口服避孕药的成分[29]。

BTM 及其参考值

几项研究报告的 BTM 参考值范围因受试者的年龄、性别以及纳入标准的差异而有所不同。然而，来自绝经前的健康女性的数据则非常一致，并为建立类似于 BMD 的 T-分数方法提供可能性[30,31]。

骨转换率与骨丢失

在年轻人中，骨形成所取代的骨量与骨吸收所去除的骨量大致相当。然而，在绝经后女性和有快速骨丢失疾病的患者，骨吸收增加，但骨形成与骨吸收不匹配，因此出现净骨丢失。在绝经后女性和老年男性中，较高的基线 BTM 水平与更快的骨丢失有关[32]。因此，骨转换率似乎决定了随后的骨丢失程度。然而，对于某个给定的 BTM 水平，骨丢失量存在很大的个体差异[32]。因此，在临床实践中，BTM 不能在个体水平上用于预测骨丢失加速情况。

骨转换率与骨折风险

在一些（并非全部）未经治疗个体的前瞻性研究中发现，BTM 水平升高可以预测骨折风险，与年龄、骨密度（BMD）和既往骨折史无关[33-35]。这种模式已经在绝经后女性和老年女性中发现，但在男性或虚弱的老年人中没有发现。BTM 水平可以预测主要骨质疏松性骨折（椎体、髋部、多发骨折），但不能预测轻微的外周骨折。BTM 可以在短期随访时间内（5 年以内）预测骨折，但在更长时间的研究中不可以。在多项研究中，骨折风险主要是通过尿骨吸收标志物和骨 ALP 来预测的。在最近的一个 meta 分析中发现，PINP、CTX-I 可以预测骨折[36]。然而，这一分析是基于控制不佳的、没有调整 BMD 的模型。

高骨转换率与较低 BMD、较快的骨丢失、皮质骨变薄、较高的皮质孔隙度以及较差的骨小梁连通性相关[37]。剩余的骨骼承受着较高的压力，导致骨组织快速疲劳，骨强度进一步下降。骨吸收腔触发应力上升，导致局部小梁骨的弱化[38]。骨重塑周期越短，留给骨基质蛋白（例如 I 型胶原蛋白交联和 β-异构化）转译后修饰的时间也就越短。

BTM 可以帮助确定可以从抗骨质疏松治疗中获益最多的女性。然而，关于 BTM 和骨折风险的数据应谨慎解读。BTM 结果可能因肾功能波动或采集不规范而变得不准确。在肌肉减少症患者中，尿骨吸收标志物可能被高估，该指标反映的是跌倒的风险而不是骨状态。

在广泛应用于临床或纳入风险预测模型之前，使用 BTM 进行骨折预测需要进一步标准化，包括样本的采集时间、BTM 的选择、临床有效阈值的定义以及 BTM 可能有效的随访时间。

骨转换率与监测

BTM 反映药物在骨转换中的代谢作用，可能有助于确定最佳剂量和预测与治疗相关的 BMD 增加和骨折风险降低等评估。因此，BTM 有可能有助于骨质疏松症的临床管理。

代谢的影响

BTM 水平的变化取决于药物的作用机制。抗骨吸收药物（双膦酸盐类、地诺单抗）能迅速降低骨吸收水平。随着治疗前激活的基本多细胞单位（basic multicellular unit, BMU）中骨形成的持续进行，骨形成标志物在最初几周内保持稳定；当成骨细胞填充治疗开始后形成的 BMU 数量较低时，骨形成标志物即出现降低。BMD 在早期迅速增加，此时骨吸收下降，骨形成稳定。BTM 的降低取决于骨吸收受抑制的程度和速度，这取决于药物的作用机制、剂量和给药途径。例如，静脉注射双膦酸盐或皮下注射地诺单抗比口服药物更快地降低 BTM 水平。

组织蛋白酶 K（cathepsin K, CatK）是破骨细胞表达的半胱氨酸蛋白酶，在酸性环境下降解胶原蛋白[39-40]。CatK 抑制剂可以抑制 I 型胶原蛋白的分解代谢。在骨吸收过程中，胶原蛋白首先被 MMP 降解，然后被 CatK 降解。MMP 释放 CTX-MMP[22]。CatK 降解 CTT-MMP 以释放 CTX-I 和 NTX-I。因此，CatK 抑制剂可以降低 CTX-I 和 NTX-I 的水平，而 CTX-MMP 没有被分解，其血清水平升高。CatK 抑制剂不减少破骨细胞的数量，只抑制其活性。因此，反映破骨细胞数量的 TRACP5b 水平在使用双膦酸盐或地诺单抗治疗期间下降，但在 CatK 抑制剂治疗期间没有下降[41-42]。由于破骨细胞刺激成骨细胞的招募和分化[43]，在使用 CatK 抑制剂治疗期间，骨形成保持相对稳定。

骨形成刺激药物，例如重组 PTH（1~34）（特立帕肽）和 PTH（1~84），能诱导骨形成迅速增加（主要是 PINP），随后骨吸收增加[44-45]。与特立帕肽相似，阿巴帕肽（PTH 相关肽的类似物）也可以增加 PINP[46]。治疗结束 1 个月后，PINP 水平下降，低于特立帕肽治疗期间观察到的水平。CTX-I 水平与安慰剂组相似。在这个阶段，骨形成增加，而骨吸收仍然处于较低水平，因此，这一阶段被称为"骨生成窗口"。在此阶段，BMD 迅速增加，主要发生在小梁骨。

人源硬化素单克隆抗体可以诱导骨形成快速、剂量依赖性增加，血清 CTX-I 较温和、短暂性降低[47]。治疗的头几个月的特征是，骨形成增加和骨吸收减少之间的最大分离，然后 BMD 快速增加，然后速度减慢[48]。

雷奈酸锶在治疗开始时略微增加骨 ALP 水平并略微降低血清 CTX-I，然后两者在整个治疗过程中均趋于平稳[49]。

BTM 与骨质疏松症治疗的开始

BTM 有助于确定抗骨质疏松药物的最佳剂量，因为与 BMD 相比，治疗相关的 BTM 变化更迅速。高剂量的抗骨吸收药物与较低的稳态 BTM 水平和较大幅度的 BMD 增加有关。经皮 17β-雌二醇、选择性雌激素受体调节剂（SERM）和口服双膦酸盐均可诱导剂量依赖性骨吸收减少（3 个月后达最大值）和剂量依赖性的骨形成减少（6 个月后达最大值）。首剂皮下注射地诺单抗治疗或静脉注射双膦酸盐治疗可引起剂量依赖性骨吸收减少[50]。骨形成刺激剂 PTH（1~84）治疗可诱导剂量依赖性的骨形成增加[51]。

BTM 也可以用于评估同一种药物不同剂量的治疗等效性。两组患者采用相同药物的不同方案治疗后出现相似的 BTM 下降表明，这两种方案具有相似的疗效[52-53]。

BTM 水平与抗骨质疏松治疗的疗效

BTM（主要是 PINP）可以用于检测抗骨吸收治疗的反应和人和人之间对治疗的反应[54]。在 PINP 基线水平较高的女性中，阿仑膦酸钠诱导的非脊柱骨折风险的相对降低更大[55]。利塞膦酸钠或特立帕肽治疗诱导的相对骨折风险降低不依赖于治疗前 BTM 水平[56-57]。然而，由于 BTM 水平较高且未经治疗的女性骨折发生率较高，骨转换高的女性避免了更多骨折。

早期治疗诱导的 BTM 水平下降与抗骨吸收治疗的 BMD 和抗骨折疗效长期增加有关[58-59]。对于给定的 BTM 水平降低和给定的治疗中 BTM 水平，积极治疗组和安慰剂组的椎体骨折发生率相似[59-60]。早期特立帕肽诱导的 BTM 增加与随后的 BMD 增加呈正相关，主要是小梁骨的体积 BMD，但与骨折风险无关[61]。

停止抗骨折治疗后 BTM 水平

双膦酸盐是在骨中累积而不被代谢。因此，双膦酸盐累积的总量越低，BTM 越早回归基线水平停用阿仑膦酸钠数年后，BTM 增加，BMD 下降，但过程缓慢[62]。激素替代疗法、地诺单抗和 CatK 抑制剂均不会在骨中累积。这些药物停用后，BTM 水平快速上升，其值甚至可能超过治疗前水平[63-65]。BMD 增加后是下降。PTH（1~84）治疗 1 年后停药，BTM 水平将回归到基线水平，骨小梁体积 BMD 也下降[66]。

地诺单抗停用后，BTM 在几个月内回归到甚至超过治疗前水平。停药 12 个月后再次使用同一种药物治疗时，BTM 水平仍可迅速下降到在持续治疗患者观察到的水平[64]。特立帕肽停用 12 个月后再次使用，BTM 水平升高[67]。然而，在初治受试者中，与初始治疗相比，BTM 增加幅度要低得多。

BTM 与个体水平的治疗监测

监测抗骨吸收治疗的目的是评估骨转换降低的程度。BTM 水平的变化超过最低显著变化（LSC）（由 BTM 测定的批间 CV 和受试者内 CV 决定），同时超过 BTM 的随机变异，可能代表治疗的真正生物学效应。理论上，用药期间 BTM 水平应低于绝经前女性的平均水平。如果在治疗开始前没有测量 BTM，则治疗后 BTM 值低于健康年轻人的平均水平（例如，PINP 为 35 μg/L）与足够的反应相关[68]。

抗骨质疏松治疗期间的依从性不良会导致较高的骨折风险[69]。依从性越好，骨转换的平均下降幅度越大，但尚不清楚这种相关性是否足以在临床上应用[70]。值得注意的是，接受积极信息的女性抗骨吸收治疗的持续性明显更好，对应的是 NTX-I 水平的大幅下降[71-72]。

现有数据不足以评估 BTM 测量是否可用于识别非典型股骨转子下骨折或颌骨坏死的高危患者[73-74]。同样，也不可能建立一个 BTM 的阈值来作为停药或重新治疗的标准。

男性的 BTM

男孩的发育高峰比女孩开始得晚，持续的时间也更长。年轻男性进入定型期（生长停滞后 BMD 峰值的形成）晚于年轻女性。在 20~25 岁时，男性的 BTM 水平高于女性的，因为他们在更长的和更宽的骨骼中有更活跃的骨转换。随后 BTM 减少，并在 50 岁左右达到最低水平[75-77]。60 岁以后，骨形成稳定或略有增加，而骨吸收增加。在老年男性中，尿 DPD 和血清 CTX-MMP 增加，而血清 CTX-I 稳定，这反映了参与 I 型胶原蛋白降解的各种酶的相对活性[76,78]。

高骨转换的男性的 BMD 较低，皮质骨微结构较差[76,79]。研究表明，在男性中，骨吸收的增加决定了年龄相关的骨丢失。具有高 BTM 水平的老年男性的骨丢失更快；然而，这种相关性相对较弱[80-82]。大型前瞻性队列研究表明，BTM 不能预测老年男性骨折[80-81]。在一项嵌套病例对照研究（nested case-control study）中，CTX-MMP 水平升高与临床骨折发生率升高相关[83]。

BTM 与男性抗骨质疏松治疗

如果睾酮水平已经达到正常水平，则睾酮替代疗法（testosterone replacement therapy, TRT）减少骨吸收[84-85]。骨吸收迅速减少，但每毫克肌酐尿排泄量的减少可能被增加的肌肉量的增加所掩盖。骨形成在 TRT 治疗（直接刺激作用）开始阶段增加，然后趋于稳定，最后由于骨转换的减缓而减少。

在骨质疏松症、性腺功能减退、HIV 感染、卒中或心脏移植后男性患者，双膦酸盐和地诺单抗降低 BTM 的幅度与女性相似[86-91]。然而，在接受去雄激素治疗的前列腺癌患者，地诺单抗引起的 BTM 水平降低的幅度小于女性[92]。

在男性患者中，特立帕肽治疗后 1 个月骨形成增加（PINP），治疗后 3 个月骨吸收增加[93]。停用特立帕肽后，BTM 水平降低[94]。在使用阿仑膦酸钠治疗 6 个月的男性中，加用特立帕肽增加了骨形成（但比单用特立帕肽治疗的男性少），并且使（更弱）血清 NTX-I 浓度回归到基线[95]。硬化蛋白单克隆抗体和 CatK 抑制剂在男性中诱导的对 BTM 的影响与在女性中观察到的变化相似[96-97]。

小结

BTM 有助于提高我们对骨转换、BMD、骨脆性和抗骨质疏松治疗疗效（生物学机制、时间进程、抗骨折疗效）的认识。有关 BTM 的数据显示，骨转换的速率（自发或通过治疗）与骨脆弱独立相关。从临床角度来看，BTM 测量可能有助于识别绝经后女性的骨折高风险，并有助于提高患者对抗骨吸收治疗的依从性。因此，BTM 的应用可能会提高抗骨质疏松治疗的成本效益。

参考文献

扫描书末二维码获取。

第 38 章

闪烁显像和正电子发射体层成像（PET）在代谢性骨病中的应用

Lorenzo Nardo、Paola A. Erba 和 Benjamin L. Franc

黄宏兴　林燕平 译

引言

核医学提供了一套广泛的放射性示踪剂和成像系统，可以可靠和非侵入性地评估代谢性肌肉骨骼疾病。

放射性示踪剂

与骨代谢疾病研究相关的放射性示踪剂可分为：①靶向特定骨成分的示踪剂；②不靶向特定骨成分的示踪剂。靶向特定骨成分的示踪剂的使用是基于这样一个概念，即影响骨的病理生理过程通常会导致局部骨转换增加，从而导致放射性示踪剂摄取增加。靶向特定骨成分的放射性示踪剂包括：^{99m}锝（^{99m}Tc）标记的亚甲基双膦酸盐（MDP）或羟基亚甲基双膦酸盐（HDP），^{18}F 氟化钠（^{18}F-NaF）[1]，以及最近开发的放射性示踪剂，例如，^{64}Cu 标记的精氨酰-甘氨酰-天冬氨酸肽[2]。只有 ^{99m}Tc-MDP/HDP 和 ^{18}F-NaF 这两种放射性示踪剂获得了用于人体的临床许可。在静脉注射后，这些放射性示踪剂与骨矿物相结合，这一过程被称为化学吸附。残留在血液中的未结合的示踪剂可以很快被肾脏清除，在使用 ^{18}F-NaF 的情况下，30～45 分钟内骨骼中的目标背景就会很高，而使用 ^{99m}Tc-MDP/HDP 则需要 120～240 分钟。^{18}F-NaF 和 ^{99m}Tc-MDP/HDP 本质上是骨灌注和骨转换的替代物：骨灌注和骨转换的增加导致摄取的增加[3]。此外，影响骨摄取量的其他因素包括局部酸碱状态、维生素、激素、神经支配和药物[4]。

^{64}Cu 标记的精氨酰-甘氨酰-天冬氨酸肽[2]不是特异性靶向矿化作用，而是特异性靶向破骨细胞表达的整合素 αvβ3。^{64}Cu 标记的精氨酰-甘氨酰-天冬氨酸肽与 αvβ3 结合提供了一种量化破骨细胞数量的方法，并可能被证明有助于监测破骨细胞介导的疾病对治疗的反应，尽管它们目前尚未在临床上常规使用。

非特异性放射示踪剂是不靶向特异性骨病理生理过程的试剂，包括 ^{18}F-氟代脱氧葡萄糖（^{18}F-FDG）。^{18}F-FDG 是葡萄糖消耗的标志物，在生理和病理情况下都会累积。在注射 ^{18}F-FDG 之前，需要对患者做特定的准备，包括一天或多天的有限体力活动和至少 6 小时的禁食。理想情况下，用标准的指尖法测定的患者的血糖水平应该在 80～120 mg/dL 之间。^{18}F-FDG（555～740 MBq）根据患者的体重静脉注射。它在体内的分布是基于相关的组织代谢，残留在血液中的 ^{18}F-FDG 可以迅速被肾脏清除，在一定程度上也可以被肝脏清除，从而在 45～50 分钟内在高代谢区域产生高目标-背景比。

成像系统

核医学中使用的不同的扫描仪可分为两大类：单光子成像系统（γ 相机）和同时探测正电子湮灭发射的两个光子的成像系统［正电子发射体层成像（positron emission tomography, PET）系统］。

在使用 γ 相机的情况下，患者需要静脉注射单个 γ 光子发射放射性示踪剂，随后进行扫描以获取平面或体层图像，后者在单光子发射计算机体层扫描（single-photon emission computed tomography, SPECT）系统获取。平面图像的采集一般需要 20～30 分钟（5～7 个体位，每个体位 3～5 分钟），而采集特定区域（30～40 cm）的体层图像需要 10～15 分钟。在系统可以连续采集 SPECT 和 CT 的系统，称为 SPECT-CT 系统，CT 图像可用于相关解剖成像，并针对各种物理因素校正 SPECT 图像，例如低能量 γ 光子的软组织衰减 [在 ^{99m}Tc 情况下为 140 KeV]、光子散射和准直器模糊。

PET 系统通常比基于 γ 照相机的技术更敏感，部分原因是它们在正电子湮灭时发射的高能量（511 KeV）γ 光子的软组织衰减较低。由于它们的环形设计和组件要求，PET 扫描仪比 γ 相机更贵。因依靠放射性示踪剂成像，PET 技术可以使患者暴露在比 γ 成像更高剂量的辐射下。例如，在评估骨重塑的成像研究中，使用 ^{18}F-NaF 的 PET 扫描辐射剂量为 0.024 mSv/MBq，而使用 ^{99m}Tc-MDP 的 γ 成像（平面或 SPECT）的辐射剂量为 0.0057 mSv/MBq[5]。获取 PET 图像需要 6~8 个体位，每个体位 3~4 分钟，由于患者的身高不同，总采集时间为 35~45 分钟。PET 成像系统通常整合 CT 或具有 PET 辐射图像衰减校正和解剖相关性双重目的的 MRI 系统。标准的 CT 采集参数通常使用接近 130 kV 的电压和 110 mA 的电流，轴向层位为 3.75。全身序列选择 MRI 包括 T2 加权脂肪抑制序列，例如冠状面短时翻转恢复（short tau inversion recovery, STIR）。全身弥散加权成像（diffusion-weighted imaging, DWI）是一种非增强功能的 MRI 技术，可以用于评估组织微结构。当需要特别关注骨盆或下肢成像时，序列应包括这些区域的 T1 加权轴向成像。脊椎成像应包括矢状面和冠状面 T1 加权序列和 STIR 序列。上述所有序列图像均可在 35~45 分钟内获得，并可同时获取 PET 图像。PET-MRI 的辐射剂量比 PET-CT 更低。然而，PET-MRI 所显示的较小视野可能不适合某些应用，目前使用 MRI 数据进行衰减校正的算法在骨-软组织界面附近的准确性各不相同。

最近，一种新的 PET 扫描仪已经问世：探索者 PET-CT 扫描仪。探索者 PET-CT 扫描仪可以在单个体位同时对整个人体进行图像采集。与标准的 PET-CT 相比，探索者 PET-CT 扫描仪可以减少辐射剂量，提高灵敏度和空间分辨率。此外，探索者 PET-CT 扫描仪可以采集全身动态图像。然而，这种尖端技术目前只有少数几个机构拥有。

核医学技术在代谢性骨病中的应用

骨质疏松症

骨质疏松症是一种骨骼疾病，其特征是 BMD 和骨质量下降，导致骨骼脆弱和骨折。考虑到有效治疗的可用性，早期诊断骨质疏松症对于减缓其发展和降低并发症的风险至关重要。尽管核医学骨扫描成像的一些非特异性发现可能提示骨质疏松症的诊断，例如，骨软组织摄取减少，椎体终板分辨率降低，颅骨放射性药物摄取相对增加，但核医学骨扫描成像的价值主要在于评估骨质疏松性骨折和其他潜在的并发症（图 38.1）。有 MRI 检查禁忌时，骨扫描成像可用于筛选适合椎体后凸成形术的患者；具体来说，骨扫描成像具有比普通 X 线片或 CT 更高的特异性[6]。因为与 X 线和 CT 相比，骨扫描成像在鉴别疼痛性骨质疏松性椎体骨折方面表现更好，这种骨折患者可以从椎体后凸成形术中获益[6]。与 MRI 相比，骨扫描成像仅对陈旧性骨折表现较好[7]；对于新鲜的骨折，推荐使用 MRI 检查，因为骨扫描可能需要 12 天才发现出现异常结果[8]。

骨骼扫描的主要优势之一是它能够在一次快速成像检查中对整个骨骼进行评估。患者只需在仪器台上躺 20 分钟就可以进行全身扫描。

骨骼扫描也是一种评估骨折发生时间的合适技术。80% 的病例可在 24 小时内检测到闭合性和未经处理的骨折部位的放射性示踪剂的异常摄取，95% 的病例可在 72 小时内检测到异常摄取。骨折部位的放射性示踪剂的摄取平均在 5~7 个月后恢复到与背景相似的水平，但根据骨折部位和患者年龄的不同，可达 3 年。例如，在放射性示踪剂摄取方面，长骨骨折倾向于比椎体骨折更早恢复正常；在老年患者中，^{99m}Tc-MDP 摄取升高往往出现较晚，且持续时间较长[9]。

在恶性肿瘤中，^{18}F-FDG 这种放射性示踪剂的摄取通常是高的，PET-CT 可以帮助鉴别病理性椎体骨折与椎体骨质疏松性骨折。由骨质疏松症或临床前期的骨质疏松症引起的新鲜椎体骨折往往没有病理性的 FDG 摄取增加，而 FDG 摄取增加是恶性肿瘤和炎症的特征[10]。

核医学的作用不仅局限于骨质疏松症引起的骨折的诊断，还扩展到评估治疗骨质疏松的药物的副作用。例如，骨扫描可用于评估与抗骨吸收治疗相关的骨折[11]。双膦酸盐或地诺单抗治疗可导致股骨粗隆下和股骨干近端低能量骨折，这些骨折在骨扫描成像上呈特征性表现。这些骨折往往很细微，在最初的 X 线片上看不到[12]；然而，由于完全移位性骨折有延迟诊断的风险，建议使用高灵敏度的技术，例如闪烁显像或 MRI，对此类骨折进行早期评估。

第38章　闪烁显像和正电子发射体层成像（PET）在代谢性骨病中的应用

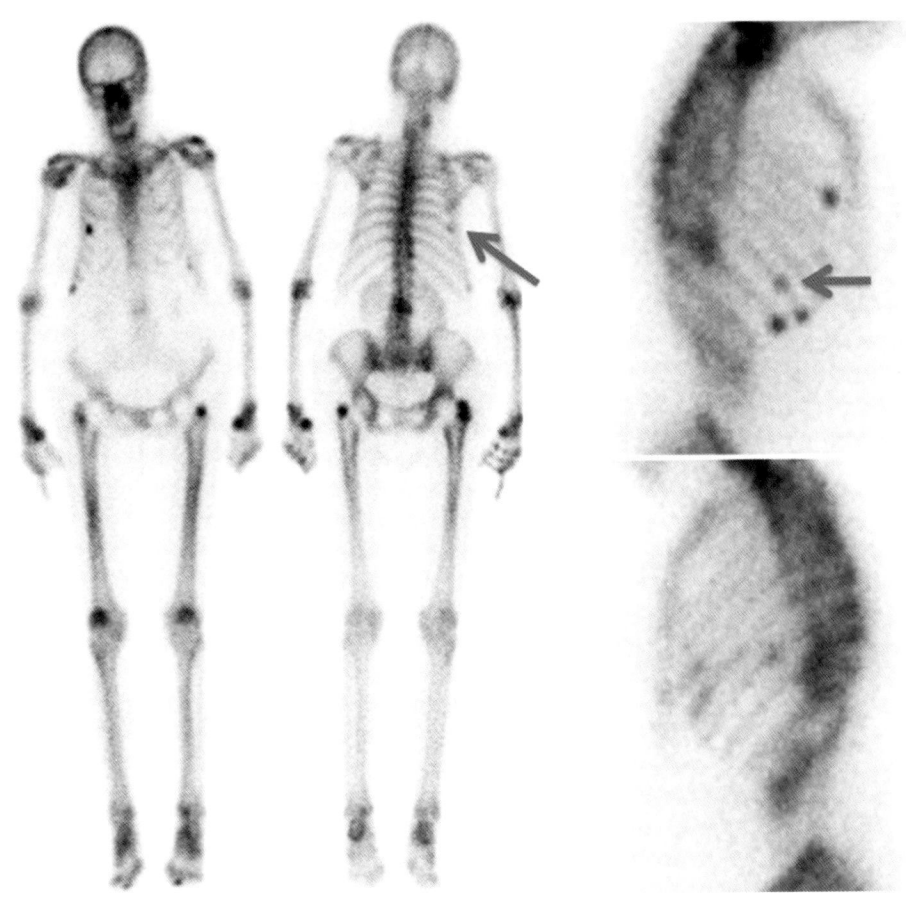

图38.1　一名59岁骨质疏松症女性患者[股骨 T- 分数 =-2.9]。在全身骨骼中，放射性示踪剂的摄取弥漫性减少，而颅骨中放射性示踪剂摄取相对增加，伴有多发双侧肋骨骨折（箭头所示），在斜位片中可以更好地进行评估。此外，双侧股骨近端光减少区与既往股骨骨折相关的双侧髋关节置换术一致

骨 Paget 病

在诊断骨 Paget 病时，骨扫描检查的灵敏度高于 X 线片[13-14]。在 X 线片上，只有当骨摄取达到 30%~50% 时才能看到病变。骨扫描相对于 X 线片的另一个优点是它可以对全身骨骼进行评估。骨扫描的一个限制是难以鉴别溶骨性疾病和成骨细胞性疾病[14]。据报道，放射量与 X 线片上的骨变形和疼痛增加有关[14]。骨 Paget 病在 X 线片和骨扫描上的相对特异性征象都已有很好的描述，可以帮助诊断[15]。"相框征"表示皮质骨增厚，与椎体增大、变平相关。"象牙征"是硬化期的典型表现，其特征是椎体增大且密度均匀。"米老鼠"征表明椎体、后部结构和棘突摄取增加（图38.2）。同样的影像学表现也被称为"T 型征"或"香槟杯征"[16]。

Paget 病最常见的鉴别诊断是恶性肿瘤转移和骨纤维结构不良。MRI 和 ^{18}F-FDG PET-CT 有助于鉴别转移性肿瘤和 Paget 病。在溶解期，MRI 显示的 Paget 病病变保留脂肪骨髓信号，因为骨破坏是由骨吸收引起的，而不是像转移性肿瘤那样是由浸润引起的[17]。然而，在硬化期，这种 MRI 特征没有帮助，因为所有序列的信号都是低的[18]。因为在 Paget 病变中 ^{18}F-FDG 的摄取通常是正常的或仅略有增加，^{18}F-FDG PET-CT 在这种鉴别诊断中有一些额外的价值，因为当碱性磷酸酶升高时它是代谢缓慢的，而当肿瘤转移时它通常是加快代谢的。然而，在评估转移性肿瘤时[19]，有时也会发生明显的 FDG 摄取，而偶发的 Paget 病很少会出现假阳性扫描结果。

骨 Paget 病和骨纤维结构不良通常很难在骨扫描的基础上进行鉴别，因为这两种疾病的示踪剂摄取可能都很强烈。然而，临床数据和其他放射学技术对于鉴别可以有所帮助；年龄较小、病变呈毛玻璃样多为

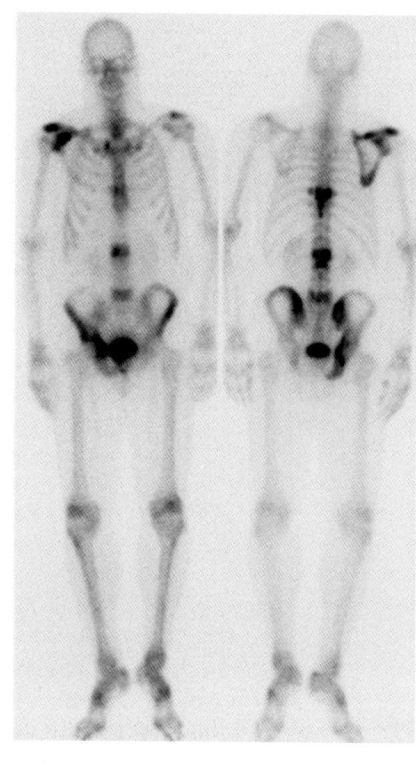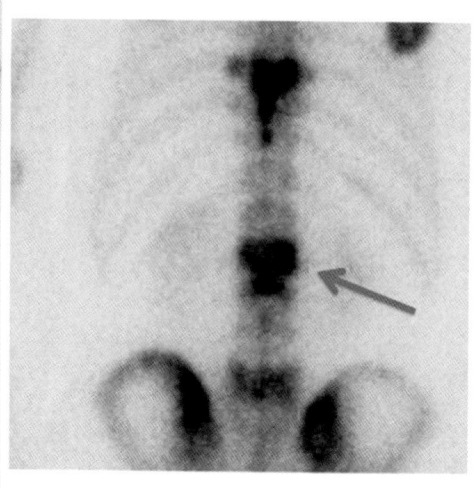

图 38.2 多发性骨 Page 病。右侧肩胛骨、多个胸椎和腰椎以及右侧髋臼可见多灶性放射性示踪剂摄取增加。注意，腰椎椎体和后部结构摄取的特异性图像（箭头所示），形成了一个倒三角模式，以前报道为"米老鼠征"（left-hand image courtesy of R. Flavell, MD）

骨纤维结构不良。当累及头部时，骨纤维结构不良往往不累及颅骨，而骨 Paget 病通常累及颅骨。

骨 Paget 病在使用新的 PET-CT 示踪剂时也存在隐患，例如使用 ^{68}Ga-PSMA[20] 和 ^{11}C-氟氯胆碱时[21]。这些放射性示踪剂已用于评估复发性或转移性前列腺癌。然而，在文献中有几个例子显示它们在骨 Paget 病中有非特异性摄取。^{18}F-NaF PET-CT 已被用于定量骨 Paget 病中的骨转换，特别是双膦酸盐治疗的反应评估[22]，但该技术在临床实践中并没有常规使用。

甲状旁腺功能亢进症（HPT）

在甲状旁腺功能亢进症（hyperparathyroidism，HPT）的诊断中，仅靠核医学往往不能判断 HPT 的确切类型，还需要获得其他影像学、病理学和临床资料。^{99m}Tc-甲氧基异丁基异腈扫描在甲状旁腺腺瘤的诊断中具有关键作用。在注射 740～1110 MBq ^{99m}Tc-甲氧基异丁基异腈或 ^{99m}Tc-替曲膦 10～30 分钟后（当前时间点）和 90～180 分钟后（晚期时间点）进行包括颈部和上胸段的正位闪烁显影扫描[23]。也可以采集额外的斜位片和 SPECT 图像，以提高扫描的灵敏度和准确评估解剖定位。近年来，新的放射性示踪剂被用于研究甲状旁腺腺瘤的定位并取得了良好的结果。例如，^{18}F-氟氯胆碱和 ^{11}C-蛋氨酸可在 ^{99m}Tc-甲氧基异丁基异腈扫描结果呈阴性的情况下检测甲状旁腺病变[24-25]。这些新的放射性示踪剂是实现微创甲状旁腺切除术的可靠的二线成像技术[26]。值得注意的是，^{18}F-氟氯胆碱的生产不需要像 ^{11}C-蛋氨酸那样需要现场回旋加速器，这有利于促进其更广泛的应用。

HPT 的典型骨扫描表现为骨示踪剂摄取的全身性增加，特别是长骨、颅骨和下颌骨，以及肾脏代谢活动减少或缺失（图 38.3）。由于骨骼和背景之间的高对比度，这种临床现象被描述为"超级扫描"或"漂亮的扫描"。与 HPT 相关的其他影像学征象包括："串珠征"，与肋软骨连接处的摄取增加有关；"领带征"，由胸骨突出摄取引起。HPT 也与布朗肿瘤（Brown tumor）、软组织钙化（图 38.3A）、骨折和软骨下骨吸收有关。布朗肿瘤也被称为"囊性纤维性骨炎"或"骨巨细胞瘤"，由正常骨髓置换合并出血和肉芽组织引起。这些肿瘤可以通过全身 ^{99m}Tc-甲氧基异丁基异腈闪烁显像显示出来，然而，一些文献认为，^{18}F-FDG PET-CT 是一种更敏感的技术[27]。软组织钙化，也称为转移性钙化，可见于上肢和下肢[28]、肺[29]、甲状

第38章 闪烁显像和正电子发射体层成像（PET）在代谢性骨病中的应用

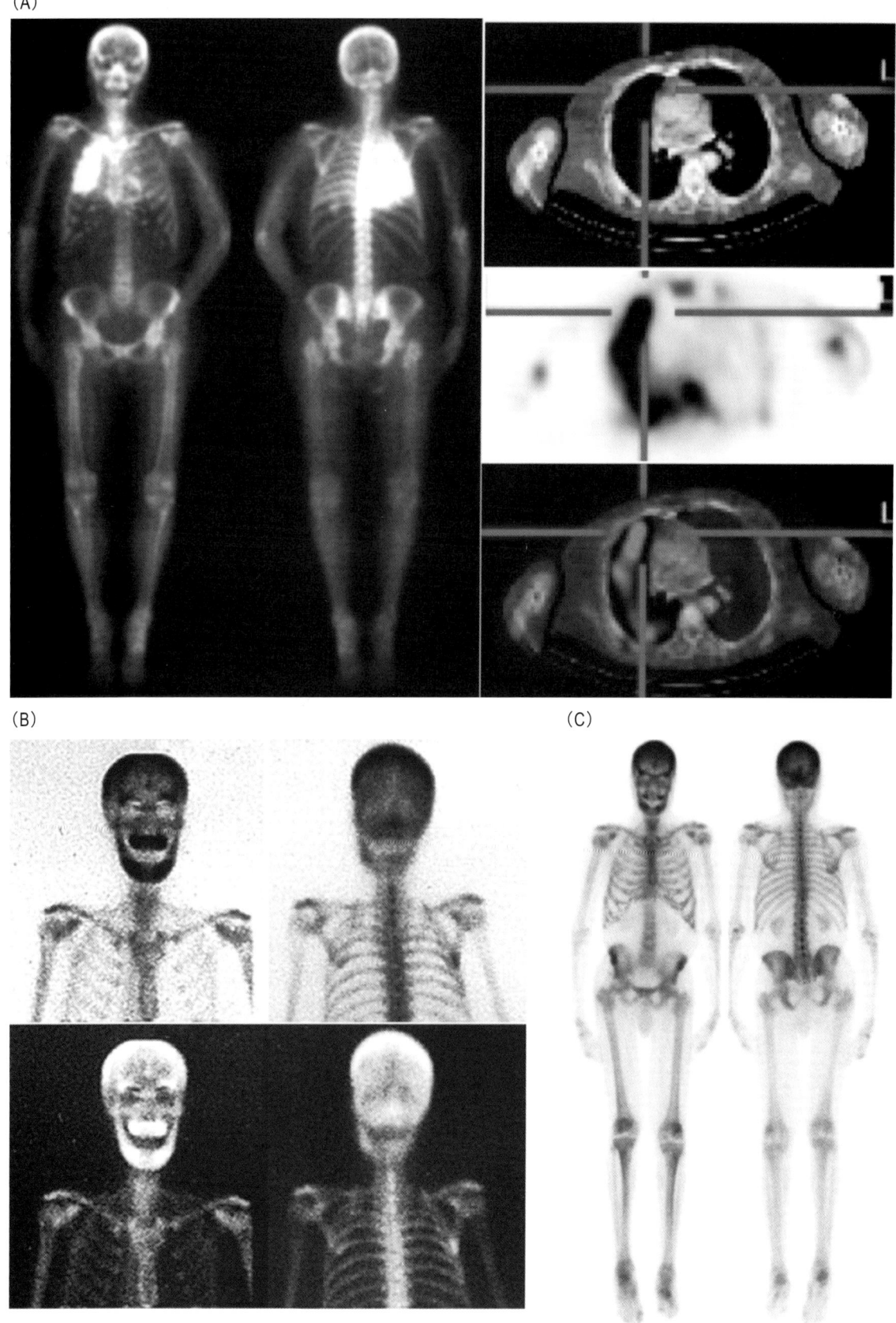

图 38.3 （A）（也见彩图）严重甲状旁腺功能亢进症（HPT）患者，骨骼中放射性示踪剂摄取全身性增加，特别是在股骨中，伴有右肺弥漫性摄取。肾脏有微弱摄取，与"超级扫描"一致（courtesy of R. Flavell, MD）。（B）长期原发性 HPT 患者的颅骨和下颌骨的突出摄取表现。（C）整个骨骼的弥漫性摄取增加，排泄活性最低。颅骨、肋软骨和下肢骨的突出摄取表现是 HPT 的特征

腺和胃[30]的软组织中。这些发现在甲状旁腺切除术中的解决方法已有报道[30]。HPT 的骨折风险的增加与钙重吸收引起的骨丢失有关。特别是，在指骨、锁骨和耻骨的桡侧进行针孔取骨，可以更好地观察到软骨下骨吸收。

肥大性骨关节病

肥大性骨关节病可以是特发性的，也可以是继发于恶性肿瘤。肥大性骨关节病的特征是骨膜反应，在长骨更为突出。其骨扫描表现为沿桡骨、胫骨和股骨[31]骨干皮质的平行线性摄取（图 38.4）。

肾性骨营养不良

肾性骨营养不良是指由慢性肾功能不全导致的一系列表现，包括与骨软化症（成人）、佝偻病（儿童）和 HPT 相关的表现。骨扫描的典型表现是"漂亮的扫描"，在膀胱中没有放射性示踪剂的生理分布。然而，这种表现并不是肾性骨营养不良的特异性表现。

动力缺失性骨病的诊断是指示踪剂摄取不良。

骨软化症和佝偻病

骨软化症和佝偻病的特征是骨矿化障碍，导致骨骼脆弱。

骨软化症的骨扫描结果可以是正常的，特别是在早期阶段。在晚期，放射性示踪剂在干骺端和长骨骨化中心的摄取增加，导致"鸡骨样外观"。骨软化症的典型骨闪烁显像表现与 HPT 具有相同的代谢特征，包括：骨 - 软组织摄取比升高，长骨和颅骨摄取增加，肋软骨连接处呈珠状，以及"领带征"外观[32]（图 38.5）。"病理性"骨折也被描述与骨软化症有关，并可能被误认为是肿瘤转移。

骨扫描不能诊断骨软化症，但与骨折和（或）假性骨折相关的代谢特征的出现可能提示这种疾病的临床症状和体征（无力、肌痛、骨痛）和血液生化异常。此外，骨扫描对假性骨折的检出率高于 X 线片[33]。

致癌性骨软化症是一种罕见的骨软化症，但其临床意义值得特别注意。这种情况也被称为肿瘤诱导的骨软化症，通常与间叶性肿瘤有关[34]。如果怀

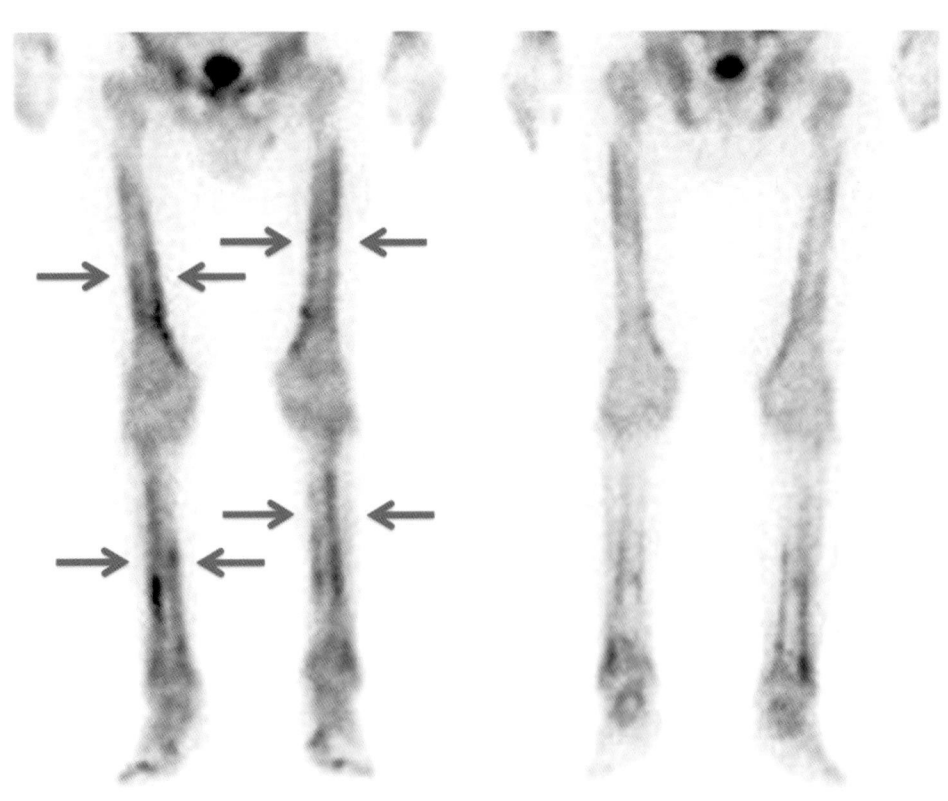

图 38.4 在给予 ^{99}Tc-HDP 2 小时后获得的下肢骨成像，显示了肥大性骨关节病的特征性"有轨电车轨道"（箭头所示），表现为沿两侧下肢皮质和骨膜呈线性摄取

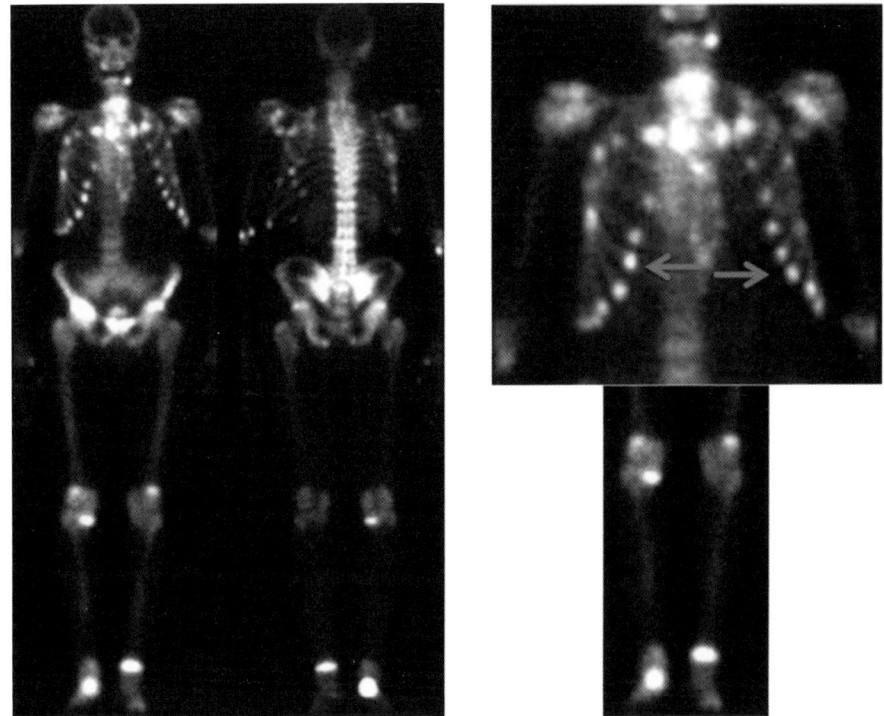

图 38.5 ^{99}Tc-MDP 骨扫描显示，肋骨软骨（箭头所示）、肋椎关节、骶髂关节和四肢大关节多发摄取病灶，在膝关节和踝关节表现更突出。这些表现提示骨软化症

疑是肿瘤引起的骨软化症，建议使用 ^{18}F-FDG PET-CT 全身扫描来定位原发癌[35-36]。^{18}F-FDG[35]和生长抑素受体显像剂 ^{68}镓（^{68}Ga）-DOTATATE[37]、^{68}Ga-DOTANOC[38]和 ^{68}Ga-DOTATOC 已被报道可在这些病例中检测原发癌。在一些报道中，生长抑素受体成像似乎比 ^{18}F-FDG 更敏感，但还需要进行进一步的研究。

小结

核医学为评估一些代谢性骨病提供了几种重要的影像学方法。这些成像技术对于评估代谢性骨病的演变、评估其病因以及监测与治疗相关的副作用具有重要意义。

参考文献

扫描书末二维码获取。

第 39 章
骨组织形态计量学的临床应用

Robert R. Recker 和 Carolina Aguiar Moreira

黄宏兴　陈桐莹　译

引言

对于代谢性骨病的病因、发病机制和治疗，对未脱钙的髂骨活检标本进行组织学检查是一种有价值的和成熟的临床和研究工具。在本章中，我们将回顾骨细胞的基本组织和功能；确定一组基本的结构和动力学组织形态计量学变量；以一系列代谢性骨病为例概述一组解读结果的方法；描述获取、处理和分析髂骨活检标本的技术；确定可以使用骨组织形态计量学的临床情况；并将组织形态学测量与评估骨特性和骨生理学的其他方法的数据联系起来。

骨细胞的组织和功能

骨骼的中介组织

Frost[1]在他定义的骨骼的中介组织（intermediary organization, IO）中描述了骨细胞的四种不同的功能：生长、建模、重塑和骨折修复。虽然每种功能都涉及破骨细胞和成骨细胞，但协调的结果却有很大差异。生长使骨骼伸长；骨建模是在生长过程中塑造骨骼；骨重塑是骨组织的更新替换；骨折修复是修复结构破坏的部位。

在成人生活中占主导地位的 IO 骨重塑是本章的重点。协调一致的骨细胞群（即破骨细胞、成骨细胞、骨细胞和骨衬细胞——参见第 3 章和第 4 章）构成了进行骨重塑的基本多细胞单位（basic multicellular unit, BMU）。基本的结构单位（basic structural unit, BSU）是由 BMU 形成的新骨组织[2]。几乎所有成人发病的代谢性骨病都涉及 IO 骨重塑紊乱。

骨重塑过程

骨重塑发生在松质骨和哈弗斯（皮质）骨中。第一步是激活破骨细胞前体，以形成破骨细胞，以便开始挖掘空腔。在挖掘约 0.05 mm³ 的骨组织后，该重塑部位会在短时间内保持静止。然后，在该部位发生成骨细胞前体激活，并挖掘的空腔重新填充。完成骨重塑周期所需的平均时间约为 6 个月[3]，其中骨吸收时间约为 4 周，其余时间为骨形成时间。

健康的骨重塑系统在良好的生理环境中可以获得骨重塑所需的材料，用新的、机械性能好的骨组织完全替代老化的、微损伤的骨组织。然而，骨重塑的过度使用会使系统无法修复微损伤的骨组织（新兵的应力性骨折就是一个例子）。健康的骨重塑系统可以修改骨结构，以满足不断变化的机械需求。该系统还能迅速减少未充分利用的骨量（例如，长时间卧床、瘫痪或太空旅行导致的骨丢失）。所有的骨丢失都是通过骨重塑发生的。骨重塑系统受营养和体液以及机械应力的影响。图 39.1、39.2 和 39.3 展示了来自人类

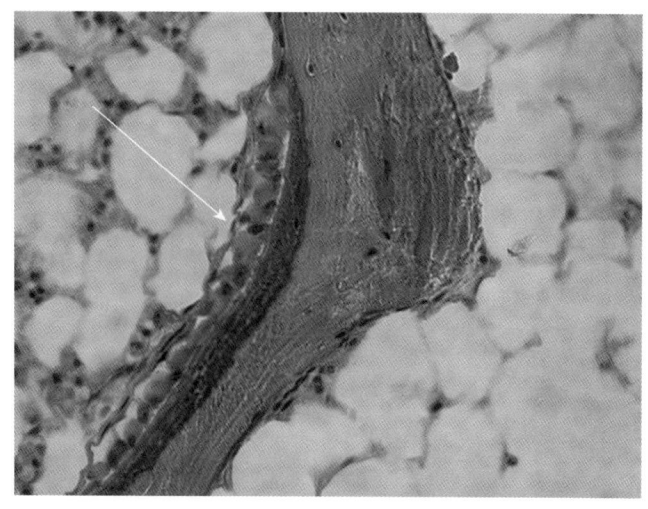

图 39.1（也见彩图）正常的骨形成表面。如箭头所示，未矿化的类骨质覆盖着丰满的成骨细胞

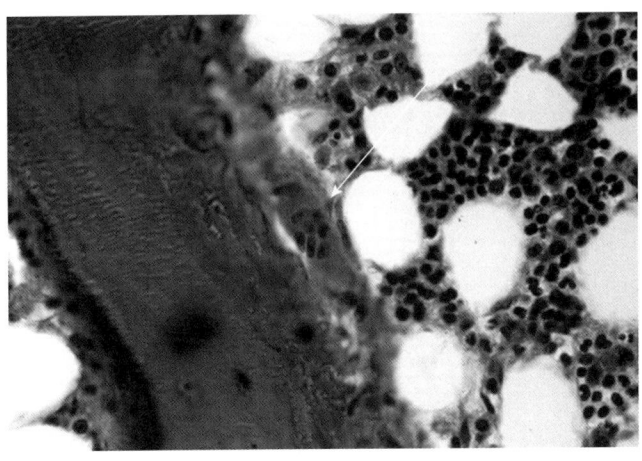

图 39.2 （也见彩图）正常的骨吸收表面。箭头所示为 Howship 陷窝中的一个多核破骨细胞

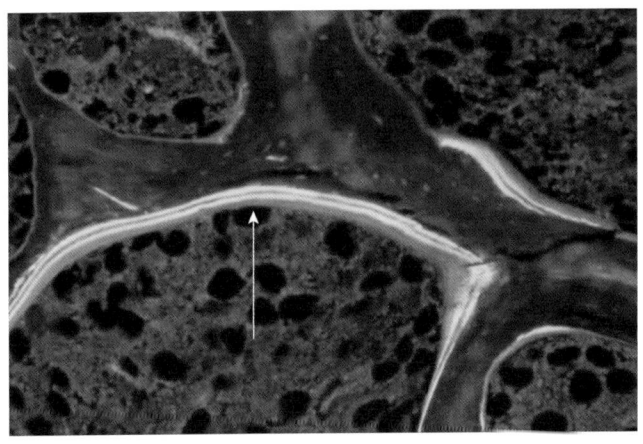

图 39.3 （也见彩图）箭头所示为含有荧光双标记的矿化表面

髂骨活检标本的代表性显微照片。一本详细的图谱也已出版[4]。

骨组织形态计量基本变量

进行组织形态学检查的骨活检标本通常在髂外侧获取，然后送到专门的实验室进行处理和显微镜分析。在已经制定的几十种测量和计算方法中，我们在此描述一些常用的变量。这些变量的命名获得了美国骨矿物研究学会的一个委员会的认可[5]。

经髂活检的结构特征
核心宽度（C.Wi）

核心宽度（core width, C.Wi）表示活检处骨膜表面之间的距离（单位为 mm）。

皮质骨

皮质骨宽度（cortical width, Ct.Wi）是皮质骨的总厚度（单位为 mm）。皮质骨孔隙度（cortical porosity, Ct.Po）是指皮质骨内空腔（哈弗斯管）的面积占皮质骨的总面积的百分比。

松质骨

松质骨体积（cancellous bone volume, BV/TV）是松质骨（小梁骨）占整个骨髓面积的百分比。壁厚（wall thickness, W.Th）是静止的松质骨表面（即没有类骨质或 Howship 陷窝的表面）和相应的黏合线之间的平均距离，单位为 μm。

小梁骨厚度（trabecular thickness, Tb.Th）是单个小梁之间的平均距离，单位为 μm；小梁骨间距（trabecular separation, Tb.Sp）是小梁骨之间的平均距离，也以 μm 为单位。每毫米骨小梁数（trabecular number, Tb.N）计算为（BV/TV）/Tb.Th。这些变量可用于评估骨小梁的连通性[6]。评估骨小梁的连通性的其他指标包括：结点与游离端之比[7]，星形体积[8-9]，以及小梁骨模式因子（trabecular bone pattern factor, TBPf）[10]。侵蚀面（eroded surface, ES/BS）是 Howship 陷窝所占松质骨表面的百分比，无论有或无破骨细胞。成骨细胞表面（osteoblast surface, Ob.S/BS）和破骨细胞表面（osteoclast surface, Oc.S/BS）分别表示成骨细胞和破骨细胞所占松质骨表面的百分比。类骨质表面（osteoid surface, OS/BS）是指含或不含成骨细胞的未矿化类骨质的松质骨表面百分比。类骨质厚度（osteoid thickness, O.Th）是松质骨表面类骨质的平均厚度，单位为 μm。

动力学特征

一种荧光标记剂，在活检前按严格的时间表口服，可以在活跃的矿化部位沉积并形成荧光双标记，并且其变化速率可以确定[11]。

矿化表面（mineralizing surface, MS/BS）是小梁骨表面矿化并因此被标记的百分比。最准确的 MS/BS 是双标记部位加上单标记部位的一半[12]。明确定义 MS/BS 至关重要，因为它是用于计算骨形成速率、骨形成时间和矿化滞后时间的。

矿物质沉积速率（mineral appositional rate, MAR）是指新的骨矿物质添加到松质骨表面的速率，单位为 μm /d。MAR 代表双标记区域的标记之间的距离除以标记间隔［每个标记时段的中点之间的跨度，单位为天（d）]。必须按比例因子[6]来校正此厚度的测量和所有厚度测量的倾斜度（即截面平面与松质骨表面平面之间的随机角度）。

激活频率（activation frequency, Ac.f）是在松质骨表面任意一点开始新的重塑周期的概率。骨形成率（bone formation rate, BFR/BV 和 BFR/BS）分别是每年更替的松质骨体积 [单位为 $mm^3/(mm^3·y)$] 和松质骨表面积 [单位为 $mm^3mm^2/(mm·y)$] 的估计值。BFR/BS = Ac.f × W.Th[13]。

形成期（formation period, FP）是完成一个新的松质骨 BSU 所需的时间 [单位为年（y）]。

矿化滞后时间（mineralization lag time, Mlt）是指类骨质形成和矿化之间的间隔天数。Mlt 的最精确计算公式为 O.Th/MAR × MS/OS（矿化表面 / 类骨质表面）。

微裂纹密度（microcrack density, Cr.d）是每单位矿化骨面积（$\#/mm^2$）的微裂纹数量，微裂纹长度（microcrack length, Cr.L）是可视化微裂纹的平均长度（单位为 mm）[14]。

任何骨细胞（成骨细胞、骨细胞、破骨细胞）的凋亡都可以被量化（以每种情况下占总数的百分比计算），细胞凋亡可以通过使用特殊的染色剂识别[15]。

结果解释

参考数据

1988 年，Recker 等人[3]发表了一项旨在建立绝经后白人女性组织形态变量参考值的研究结果。该研究中 34 名健康受试者平均分布在三个年龄组：45～54 岁、55～64 岁和 65～74 岁。一项对 12 名黑人和 13 名白人（年龄在 19～46 岁之间）进行的比较研究也已经发表[16]。此外，Glorieux 等人[17]报告了 58 名白人儿童、青少年和年轻人受试者的骨组织形态测量数据。也有其他已经发表的参考数据库[17-22]。骨组织形态测量结果在健康个体之间可能有很大的差异，因此，很难确定正常值。年龄、性别和种族等特征对骨组织形态测量结果有重要影响。

正常骨髓成分更替

髂骨活检部位的骨髓腔中通常有各种造血细胞和脂肪细胞。如果这些正常的骨髓成分被纤维组织、肿瘤细胞团或异常的造血细胞所替代，组织形态学专家会很容易发现。由于生成报告需要时间（通常至少 4 周），所描述的活检准备不适合血液学诊断。

骨髓中的脂肪细胞

骨髓脂肪（bone marrow fat, BMF）与骨骼代谢之间的关系越来越引起人们的兴趣[23-24]，因为成骨细胞和脂肪细胞都是由相同的间充质干细胞（mesenchymal stem cell, MSC）分化而来的。BMF 可以通过 MRI 测量，也可以通过骨组织形态计量学测量，其中脂肪细胞的体积、周长和密度可以量化。骨质疏松症患者的 BMF 生成增强与骨小梁体积呈负相关。此外，较高的 BMF 与骨形成减少有关[24-25]。

皮质骨缺损

活检的角度和活检部位骨皮质厚度的不同都会影响 Ct.Wi。尽管如此，腰椎和（或）股骨近端 BMD 低通常反映在低值的 Ct.Wi[26]。骨皮质小梁骨形成的证据（即形成特征性的粗小梁的过渡区）表明，曾经存在于骨髓间隙附近区域的皮质骨已经丢失[27]。

松质骨缺损

低 BV/TV 表明松质骨缺损。广泛性骨小梁变薄（Tb.Th 降低）和（或）骨小梁成分完全缺失（骨小梁连通性差）可能会导致松质骨缺损。低 Tb.N 和高 Tb.Sp 的特征是骨骼比其整体质量所暗示的更脆弱[28]。

骨重塑改变

Ac.f 是松质骨重塑总体活性水平的指标。Ac.f 值与骨吸收标志物的排泄相关（r = 0.71，Recker，未发表）。在表面健康的女性活检标本中，我们还没有看到 1 例受试者的标记方法符合荧光染料标记方案，但在骨松质区没有发现标记。然而，我们实验室最近发表的一篇论文报道了 3 例未经治疗的骨质疏松症患者中无标记（即零 Ac.f）的病例[18]。此外，人们广泛关注治疗骨质疏松症的药物，这些药物可能会抑制骨重塑而导致微损伤修复不足。这导致了关于异常低骨重塑率的组织形态计量学定义的问题[29]。这些作者得出的结论是，在人髂骨外侧活检标本中没有荧光标记是重构异常减少的证据。

类骨质形态异常

板层骨和编织骨之间的类骨质（胶原蛋白）纤维排列的差异很明显。板层骨含有分层排列的胶原纤维，而编织骨包含随机排列的胶原纤维。编织骨通常与快速骨形成的强烈刺激作用有关，例如骨Paget病或肾性骨营养不良。纤维性骨炎也可以发生。在OI中，胶原蛋白异常会导致产生数量不等的编织骨，但可能过少到无法察觉。在染色切片上可见骨细胞增多，胶原蛋白随机排列，可见编织骨。然而，识别编织骨的最佳方法是使用偏光镜片在光镜下观察未染色切片。

未矿化类骨质累积

Parfitt描述了骨形成的动态指标和类骨质累积的静态指标之间的复杂关系[13]。OS/BS、O.Th和Mlt的增加表明类骨质不能正常矿化。如果矿化完全被阻滞，则不会看到双重标记，并且Mlt是无法测量的[30]。

代谢性骨病中的发现

在表39.1中，我们确定了可以描述代谢性骨病的典型类型的主要组织形态学发现。

绝经后骨质疏松症

绝经后女性骨质疏松症的特征是：皮质骨缺损伴皮质骨内骨小梁形成，松质骨缺损伴骨小梁连通性差。小梁骨厚度下降。这些是适度的，动态测度变化很大[31-32]。在绝经后骨质疏松症女性的标本中，Ac.f的中位数较高，但差异很大，骨转换率从低到正常再到高的都有[18]。

糖皮质激素诱发的骨质疏松症

在治疗早期，Ac.f增加；之后，Ac.f、MAR和MS/BS均降低。已有在糖皮质激素诱发的骨坏死患者的股骨标本中发现大量凋亡骨细胞和骨衬细胞的报道[33]。

原发性甲状旁腺功能亢进症

原发性甲状旁腺功能亢进症（primary hyperparathyroidism, PHPT）导致皮质骨缺损，伴有皮质孔隙度（Ct.Po）升高和皮质骨内骨小梁形成增加[34]。Ct.Po与空腹血清PTH呈正相关[35]。BV/TV值通常是不变的，并且正常的松质骨结构得以维持[36-37]。同时还发现类骨质具有编织状外观和小梁周围纤维化[38]。

性腺功能减退

性腺功能减退在男性和女性都会增加Ac.f，并导致皮质骨和松质骨的缺陷。BV/TV和（或）Tb.Th在低水平时会发生小梁连通性丧失[39]。

维生素D缺乏性骨病

任何病因导致的维生素D缺乏都会导致维生素D缺乏性骨病（hypovitaminosis D osteopathy, HVO）。Parfitt[30]描述了HVO的三个阶段。在HVOi（"骨软化症前"）期，Ac.f和OS/BS增加，但O.Th没有增加。HVOii期和HVOiii（骨软化症）期的特征均为：未矿化的类骨质累积，Mlt和O.Th明显增加[即Mlt＞100 d，O.Th＞12.5 μm（在倾斜角修正后）]。在HVOii期可以看到一些双标记，但在HVOiii期看不到双标记。皮质骨缺损也是晚期HVO的特征，血清离子钙减少引起的继发性甲状旁腺功能亢进症是常见的，骨髓中经常可见纤维组织。诱导肝酶的抗惊厥药物与这些问题的关系最为明显[40-41]。

低磷血症性骨病

任何病因的磷酸盐损耗也会导致骨软化症，其组织形态学表现与晚期HVO相似[30]。这些病例涉及磷代谢缺陷，表现为肾小管对磷的重吸收缺陷和FGF23增加。然而，大多数病例不是原发性肾小管异常的结果，而是由血浆磷稳态异常引起的[42]。继发性甲状旁腺功能亢进症的发生是不同的。髂骨活检对于评估治疗效果非常有用。

胃肠道性骨病

有研究表明，HVO与许多吸收和消化功能紊乱有关[43]。然而，这些情况也可能促进钙和其他营养素的缺乏。骨组织形态计量学测量也可以反映治疗结果（即皮质类固醇或手术）。Parfitt描述了这些患者的低骨转换的组织形态特征，通常有HVO和继发性甲状旁腺功能亢进症的证据[30]。研究表明，使用HRpQCT新诊断为乳糜泻的绝经前女性的骨微结构有显著受损，并且在无谷蛋白饮食12个月后改善[43-44]。

肾性骨营养不良

在终末期肾病（end-stage renal disease, ESRD）患者中至少描述了三种组织形态计量学发现：高骨转

表 39.1　几种代谢性骨病的主要组织形态计量学特征

疾病	骨髓腔	皮质骨	松质骨	骨重塑	类骨质形态	类骨质矿化
绝经后骨质疏松症	-	皮质骨缺损伴皮质骨内骨小梁形成	松质骨缺损伴骨小梁连通性差	Ac.f 普遍上升但波动大	-	-
糖皮质激素诱发的骨质疏松症	-	皮质骨缺损	松质骨缺损	早期 Ac.f 升高；晚期 Ac.f 下降	-	-
原发性甲状旁腺功能亢进症	可能可见骨小梁周围纤维化	皮质骨缺损，皮质孔隙度增加。皮质骨内骨小梁形成	通常无异常	Ac.f 升高	可能可见编织骨	-
性腺功能减退（男性和女性）	-	皮质骨缺损	松质骨缺损，有时伴有骨小梁连通性差	Ac.f 升高	-	-
维生素 D 缺乏性骨病	可能可见纤维组织	-	-	早期 Ac.f 升高	-	早期 OS/BS 升高；晚期 MLT 和 O.Th 升高；可能可见双重标记消失
低磷血症性骨病	可能可见纤维组织	-	-	-	-	MMlt 和 O.Th 升高；可见双重标记消失
肾性骨营养不良（高转换型）	可能可见纤维组织	皮质骨内骨小梁形成	成骨细胞、骨细胞和骨小梁异常	骨重塑活动明显增加	可能可见编织骨	OS/BS 上升
肾性骨营养不良（低转换型）	-	-	-	骨重塑活动明显降低	-	OS/BS 上升（骨软化症型）；OS/BS 下降（低动力型）
肾性骨营养不良（混合型）	可能可见纤维组织	-	BV/TV 变化	斑块状骨重塑活动	可能可见不规则，编织骨和类骨质	OS/BS 和 O.Th 上升

换伴纤维性骨炎（甲状旁腺功能亢进性骨病），低骨转换（包括骨软化症和无动力亚型），以及伴有高骨转换、骨形成改变和未矿化的类骨质累积的混合性骨营养不良[45-48]（详见第90章）。

髂骨活检仍然是有用的"金标准"，可据此做出有关ESRD骨病治疗的决策[45]。一个典型的例子是评估骨疼痛和骨折的慢性透析患者的高钙血症。如果活检显示高骨转换和纤维性骨炎，则可能需要进行甲状旁腺部分切除术。然而，如果活检显示低骨转换，则应禁行甲状旁腺切除术。相同的活检也可以帮助确定维生素D缺乏的程度，并判断维生素D治疗是否足够。

获取标本

在本节中，我们概述了获取骨活检标本、对其进行处理以及进行组织形态分析的程序。要了解更多详细信息，我们推荐读者阅读参考文献[49]。

荧光标记

在临床环境中，四环素类抗生素是唯一合适的荧光标记剂[11]。常用的四环素类抗生素为地美环素（150 mg，每天4次）或盐酸四环素（250 mg，每日4次）。双重标记过程包括两个给药期，严格遵守给药时间表是至关重要的。例如有一个给药时间表有如下内容：给药3天，停药14天，给药3天，活检前停药5～14天（缩写为3-14-3-5），标记间隔为17天[12]。四环素类药物必须空腹服用。因此，在每次给药前后至少间隔1小时方可摄入食物。

活检程序

用于组织形态计量学检查的标本要求使用内径≥7.5 mm的环钻。每进行2～3步手术步骤后，就应该削尖钻齿（如果有必要，还应该修复）。髂骨外侧活检可以在门诊小型手术设施中使用无菌手术并监测生命体征的情况下进行。患者应停用阿司匹林至少3天，并且4小时内不口服任何东西。第二次活检应始终在第一次活检的对侧。因此，每名患者仅能进行2次髂骨活检。患者应穿手术服仰卧于手术台上，通过前臂静脉导管注入咪达唑仑（2.5～5 mg）。

活检部位在髂前上棘后方约2 cm、髂嵴下方约2 cm处。局部麻醉剂浸润髂骨两侧的皮肤、皮下组织和骨膜。行2 cm的皮肤切口，钝性分离进入骨膜。

将环钻以稳定、温和的压力、谨慎地插入和推进。除非需要不固定的标本，否则将标本（包括皮质骨和中间的松质骨的完整、未断裂的核心）转移到20 ml装有70%乙醇的螺口小瓶中。然后用止血纱布填充骨缺损。在局部加压以促进止血后，将伤口缝合3～5针并用加压敷料覆盖。后续护理也有明确规定（即敷料到位，绝对干燥48小时；然后才允许每天淋浴；术后1周拆除缝线前禁止洗澡或剧烈运动）。该手术术后2天内会有局部疼痛，且该部位会留下一个小瘢痕。

患者通常将环钻推进的过程形容为"像抽筋一样"。此处描述的活检步骤很少引起明显不适。虽然在手术过程中出血很少，但在某些情况下（例如，肝脏疾病、血液透析或服用抑制止血的药物）有出血的风险。有时会发生局部瘀伤，但血肿不常见。在一项早期调查中，进行髂骨穿刺活检的医生报告，在9131例活检中不良事件的发生率为0.7%，即22例血肿，17例疼痛超过7天，11例有短暂性神经病变，6例伤口感染，2例骨折，1例有骨髓炎。没有死亡或永久性残疾的报告[50]。

标本处理和分析

标本制备和处理

对于常规组织形态计量学测定，骨活检标本应在70%乙醇中保存至少48小时，以进行适当的固定。该溶液适用于运输和在室温下长期储存。标本瓶应充满70%乙醇，以便运输、处理和储存。实验室的处理步骤包括脱水、脱脂、包埋、切片、安装、脱塑、染色和显微镜检查。

适当修剪后，将组织块平行于活检核心的长轴进行切片。以400 μm的间隔获得两组或更多切片，从埋入标本的35%～40%处开始。8～10 μm厚的未染色切片用于检查类骨质的形态和测量荧光染料标记的表面。用甲苯胺蓝染色的5～7 μm厚的切片用于测定壁厚。5 μm厚的Goldner染色的切片[51]用于其他组织形态计量学测定。在某些情况下，von Kossa染色用于记录骨组织矿化的存在和程度。

显微镜检查

我们的组织形态计量学实验室使用交互式图像分析系统（BIOQUANT OSTEO 2016 v 6.1.60 mp, BIOQUANT Image Analysis Corporation, Nashville, TN, USA）。安装在显微镜上的数码相机可在屏幕上显示

显微图像，并且可以使用鼠标进行测量。用波长为 350 nm 的荧光灯检查荧光染料标记（见图 39.3）。

骨活检和组织形态计量学测量的适应证

在临床环境中，骨组织形态计量学测量的目的是收集信息（即确定诊断、明确预后、评估依从性或对治疗的反应），并以此为基础进行有证据支持的临床决策。然而，此过程的临床适应证数量有限。虽然临床医生可以在不进行骨活检的情况下治疗大多数代谢性骨病（包括骨质疏松症），但在某些情况下，进行荧光标记后的骨活检是合适的，如表 39.2 所述。

表 39.2 骨组织形态计量学测量可以提供有用信息的临床情况示例 *

1. 在不寻常的情况下骨骼极度脆弱
2. 当怀疑有矿化缺陷时
3. 评估对吸收不良综合征患者对治疗的依从性
4. 描述肾性骨营养不良的骨损害特征
5. 诊断和评估维生素 D 抵抗性骨软化症和类似疾病对治疗的反应
6. 当怀疑患有罕见的代谢性骨病时

*Adapted from [52] with permission.

骨组织形态计量学测量对于评估新型骨活性药物的作用机制、安全性和有效性一直是至关重要的。每一种新的骨活性疗法的测试都应包括至少一部分受试者的骨活检。骨小梁的骨组织形态计量学测量提供了一种检查骨特性和骨生理的方法。虽然皮质骨的骨组织形态计量学测量结果呈现的信息少于骨小梁的，但近年来皮质骨引起了研究人员的关注。皮质骨是骨骼中最丰富的骨类型，其孔隙度与骨强度有关[53]。

致谢

作者感谢 Susan Bare 在描述技术方法和准备数字显微照片方面的帮助。

声明

Recker 博士得到了 Merck, Radius Pharmaceuticals, Grunenthal, and Lilly 的研究资助。

参考文献

扫描书末二维码获取。

第 40 章
椎体骨折的诊断和分型

James F. Griffith 和 Harry K. Genant

赵胜利 陈柏龄 译

椎体骨折的意义

椎体骨折是最常见的、通常也是最先发生的骨质疏松性骨折，发生在 15% 的 50～59 岁的女性中，15% 的 69～81 岁的男性中，以及 50% 的 85 岁以上的女性中[1-2]。准确识别椎体骨折对于临床评估和治疗评估以及人群患病率、骨折风险的确定至关重要[3]。因为骨密度（bone mineral density, BMD）低比骨质疏松症更常见，所以几乎一半的椎体骨折发生在 BMD 低（T-分数≤-1.0；骨量减少）而非骨质疏松症（T-分数≤-2.5）患者[4]。非创伤性椎体骨折的存在为骨强度降低即骨质疏松症是其原因提供了无可争辩的证据。

在新发生椎体骨折后的一年中，再发生椎体骨折的风险为 20%。然而，发生重度椎体骨折患者再发生椎体骨折的相对风险是发生轻度椎体骨折患者的 4 倍。发生多发性椎体骨折患者再发生椎体骨折的相对风险是发生单一椎体骨折患者的 3 倍[5]。椎体骨折还与生活质量降低、自卑和死亡率增加有关，尤其是在肺部疾病和癌症患者[6]。早期发现椎体骨折并适当治疗骨质疏松症可显著减少新的椎体骨折和非椎体骨折的发生[7]。

尽管椎体骨折具有明确的临床意义，但在临床实践中其诊断仍是不足的[8]。原因在于其典型的背部疼痛和活动受限的典型临床表现通常被归因于脊柱退行性改变[9]。此外，许多影像学上表现明显的椎体骨折也没有予以报告。复查影像学检查的放射科医生和临床医生应明确报告椎体骨折的存在[3]，并且应避免使用模棱两可的术语（例如"椎体塌陷""椎体压缩""椎体高度降低""椎体楔形变""楔形畸形""双凹畸形"或"鳕鱼畸形"），或者应与"椎体骨折"一词联合使用。正确识别椎体骨折对于研究也至关重要，因为缺乏经验的阅片者报告过度或不足都会严重歪曲椎体骨折的研究结果[10]。

椎体骨折的诊断

临床诊断

只有大约 1/4 的椎体骨折被认为是一种独特的临床事件，因为它们的症状通常是温和和非特异的[11]。临床上对椎体骨折的最有效的鉴别可能是身高损失 >2 cm 或记起身高的损失 >4 cm[12]。

脊椎 X 线片检查

骨质疏松性椎体骨折通常发生在 BMD 降低的情况下。在 X 线片上，人们可以准确地区分正常骨和骨质疏松性骨。然而，大多数受试者的骨骼介于正常骨和骨质疏松性骨之间。X 线片上 BMD 减低和骨质疏松的影像学判断是主观的，且依赖于影像学技术、设备和患者体型。骨质疏松症的其他影像学征象，例如，皮质骨变薄和疏松，以及骨小梁稀疏，有助于识别骨质疏松症，尽管其识别很大程度上依赖于观察者的经验。

胸椎和腰椎的标准 X 线片应在标准的前后位和侧位片上显示 C7~S1 椎体，胸椎 X 线束的中心对准 T7，腰椎 X 线束对准 L3，焦距为 100 cm（图 40.1A 和 B）。在 X 线侧位片上无法清楚地看到上胸椎，但幸运的是，孤立的骨质疏松性骨折在该区域并不常见。在侧位片上，胶片必须与脊柱平行，这样在中央 X 线束水平的椎体终板可以被视为一条单一的、致密的、清晰的皮质线。由于 X 线束具有发散作用，远离中心点的终板会出现轻微的凹陷，这不能被误认为是椎体骨折。脊柱前后位 X 线片主要对脊柱侧凸的患者有帮助，但这种 X 线片可能会忽略轻度椎体骨折。胸椎侧位和前后位 X 线片照相的电离辐射的有效剂

第四篇 代谢性骨病研究

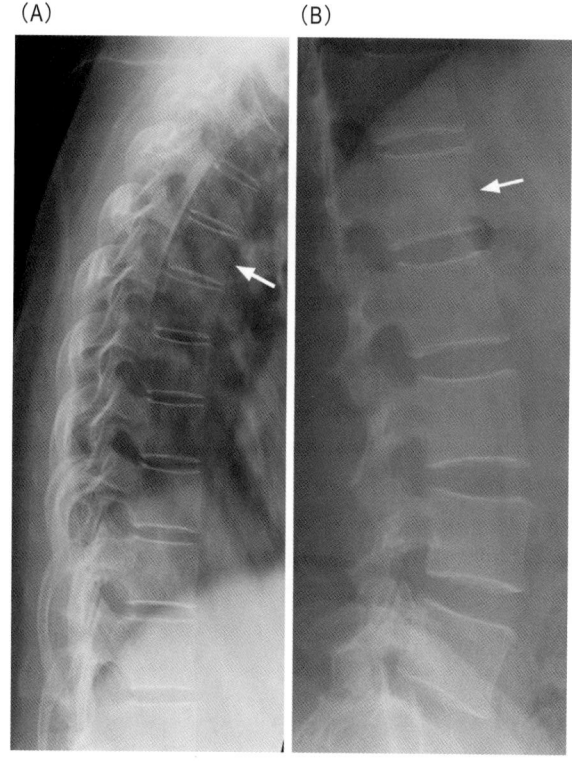

图 40.1 （A）低 BMD 受试者的正常胸椎侧位 X 线片。激活 T6 椎体有轻度生理性前楔（箭头所示）。（B）正常腰椎侧位 X 线片。可见 L1 椎体有轻度生理楔入（箭头所示）

量分别为 0.3 mSv 和 0.4 mSv，而腰椎分别为 0.3 mSv 和 0.7 mSv。相比之下，一次 16 小时的跨大西洋往返飞行的背景辐射也相当于 0.07 mSv[13]。

X 线片在椎体骨折诊断中的问题

虽然 X 线片在中度和重度椎体骨折的诊断上有很好的一致性，但其在轻度椎体骨折的诊断上有相当大的争议。在影像学上确定轻度椎体骨折的困难反映了以下六个潜在的缺陷：

1. 椎体的轻度生理楔入可能被误判为轻度骨折，但当脊柱从胸椎后凸变为腰椎前凸时，这是胸椎椎体和腰椎椎体的正常的且完全必要影像学特征。正常的脊柱曲度表明，胸椎和上腰椎的椎体略呈前楔状，下腰椎区域的椎体略呈后楔状（图 40.2A 和 B）[14]。椎体楔入的程度取决于脊柱的矢状面曲率。

2. 在没有骨质疏松症的情况下，短椎体高度（short vertebral body height, SVH）是年龄增长和颈椎病的常见特征（图 40.3）。在成年女性中，T4 到 L5 的椎体前部的总高度每年约降低 1.5 mm，而它们的中部和后部的总和高度每年约降低 1.2 mm[15]。尽

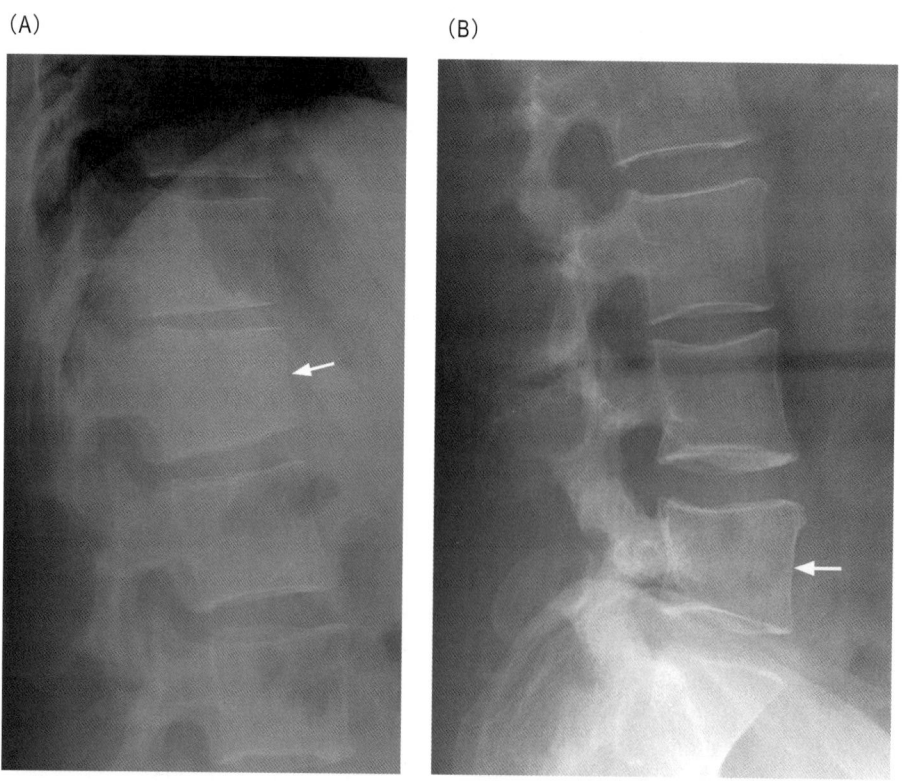

图 40.2 （A）L1 椎体的前路生理楔入（箭头所示）。（B）L5 椎体的后路生理楔入（箭头所示）

管 SVH 指的是椎体高度降低至预期高度的 20% 左右，但 SVH 与轻度椎体骨折的鉴别可能是诊断椎体骨折中最有争议和最困难的领域。大多数证据表明，单纯的 SVH 与低 BMD 或椎体骨折无关[16]。

3. 包括 SVH 在内的、非骨折性椎体畸形的最常见的原因是椎体退行性变或应力相关的重塑。非骨折性椎体畸形也可能是一种罕见的脊柱发育异常或获得性疾病［被称为舒尔曼病（Scheuermann disease）］的特征。这种疾病可以在青春期晚期观察到，可能由应激性压力引起的，其特征是胸椎或腰椎终板不规则 / 凹陷（图 40.4A 和 B）。这种疾病可能只涉及一个或两个椎体或更长的脊椎节段，通常与椎体高度降低有关，有时与椎体前后直径增加有关，通常与小椎间盘和过早退变有关。这种畸形在很大程度上是不可逆的，其在晚年的持续存在使其很难与某些形式的骨质疏松性椎体骨折区分开，特别是在没有前期脊柱 X 线片进行比较的情况下。

4. 退变性脊柱侧凸常见于老年人，可能会导致椎体倾斜和椎体高度的左右差异。在脊柱侧位 X 线片上，这种倾斜在椎体终板上会产生一个假的双凹轮廓，可能会被误解为椎体骨折。在前后位 X 线片上，椎体高度在侧弯凹侧变低，在凸侧正常甚至增高。如果椎体高度丢失是单侧的，并与脊柱侧凸的严重程度相称，则不应将这种脊柱侧凸楔入误解为椎体骨折。

5. 许莫氏结节（Schmorl's node）是椎间盘向终板突出而形成的凹陷。与骨质疏松性椎体骨折不同，大多数许莫氏结节较小并有清晰的硬化边界。有时，中等大小的或较大许莫氏结节可能被误解为终板骨折（图 40.4A 和 C）。

6. 丘比特弓畸形是一种发育异常，由软骨终板的局灶性缺损引起，也可能是髓核增大（即所谓的巨核）引起，最常影响到第 4 腰椎和第 5 腰椎椎体的下终板[17]（图 40.4A 和 D）。丘比特弓畸形导致特征性的终板凹陷，在前后位 X 线片上呈"丘比特弓形"；在侧位 X 线片上，下终板后 2/3 有压痕，类似于终板骨折。

椎体骨折的定义

目前已基于 X 线片开发和完善了几种诊断和评估椎体骨折严重程度的方法，以便获得可定义、可重复和客观的椎体骨折检查结果。这些方法也已应用于双能 X 线吸收测定法（dual-energy X-ray absorptiometry, DXA）、椎体骨折评估（vertebral fracture assessment, VFA）和 CT 图像，广义上可以被认为是定性、半定量（SQ）或定量方法。

半定量评估

半定量（semiquantitative, SQ）分析包括由经验丰富的观察者评估椎体 X 线片，而无需事先测量椎体高度。使用最广泛的 SQ 方法是 Genant 等人的方法[18-19]（图 40.5）。其中，椎体骨折分为 1 级（轻度）到 3 级（重度），而随访 X 线片上的新发性的骨折分级增加一级或以上（图 40.6）。与基于经验的椎体预期高度相比，1 级（轻度）椎体骨折对应的前部、中部和（或）后部高度降低 ~20%~25%（图 40.5）；2 级（中度）椎体骨折是椎体高度降低 ~25%~40%（图 40.5）；3 级（重度）椎体骨折是椎体高度降低 ~>40%（图 40.5）。使用近似符号（~）是因为高度降低的百分比是视觉估计的而非直接测量的。此外，终板屈曲或弯曲以及皮质骨折的其他形态学变化也被纳入诊断要求，特别是在区分轻度椎体骨折和非骨折椎体畸形时。患者的脊柱畸形指数（spinal deformity index, SDI）可以通过将 T4~L4 椎体的 SQ 评分相加

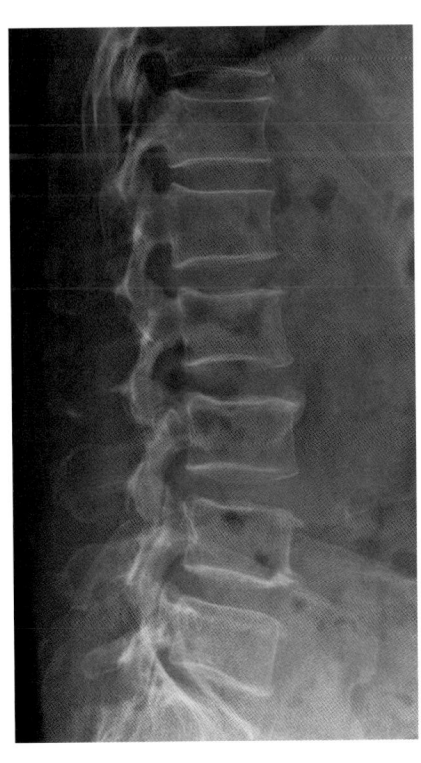

图 40.3　腰椎侧位 X 线片。与预期的椎体高度相比，所有腰椎的高度降低了 10%~15%，这是"短椎体高度（SVH）"。注意伴有边缘性骨赘的脊椎病

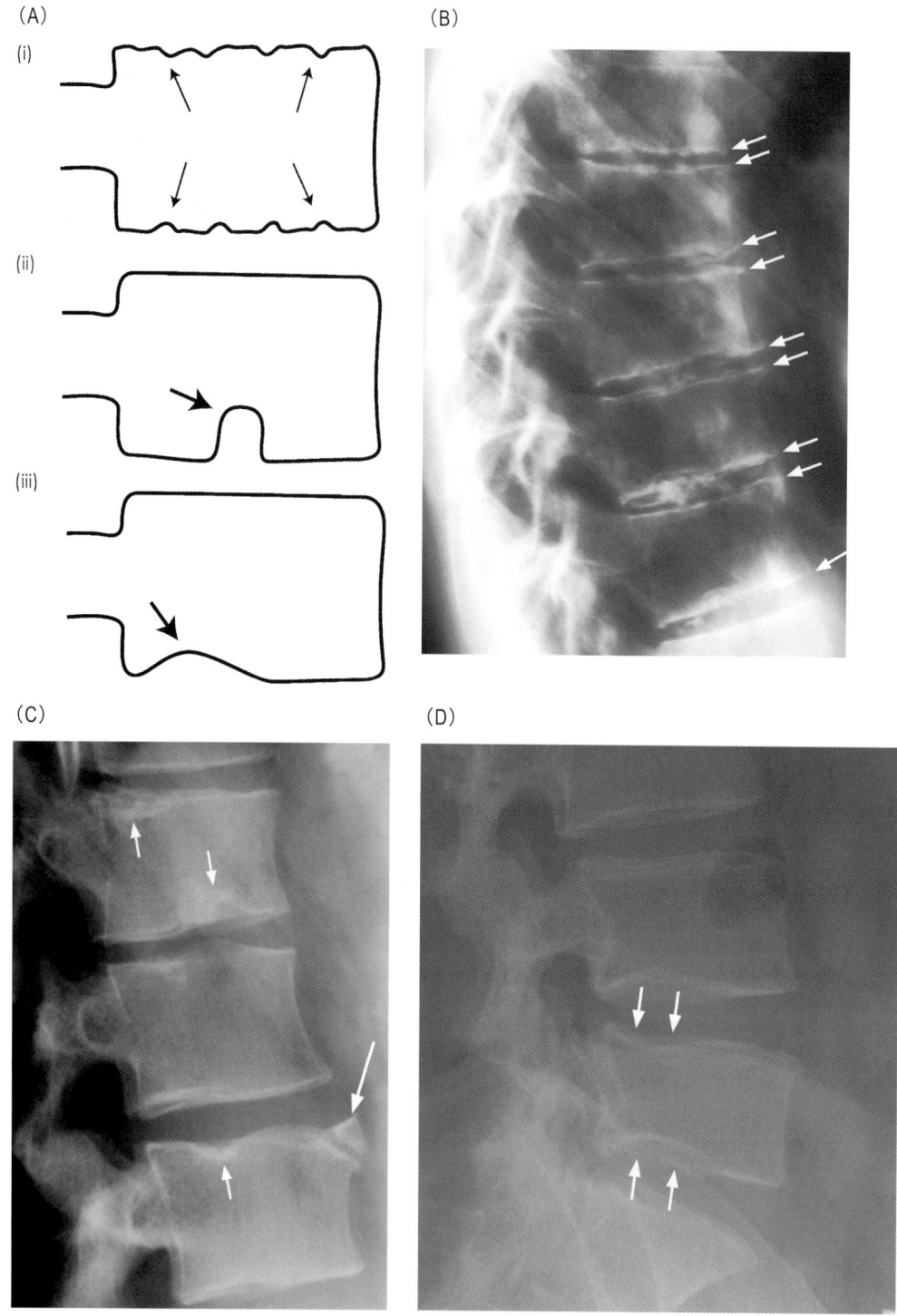

图 40.4 （A）示意图显示的终板压痕：①舒尔曼病；②许莫氏结节；③丘比特弓畸形。（B）胸椎侧位 X 线片显示中弥漫性终板不规则（箭头所示），椎间盘狭窄，椎体前后直径延长，均与舒尔曼病符合。（C）腰椎侧位 X 线片显示上、下终板中等大小的许莫氏结节（小箭头所示）。还可见椎缘骨（长箭头所示）。（D）下腰椎侧位 X 线片显示丘比特弓畸形导致的 L5 上、下终板平滑压痕（箭头所示）

0 级：正常，椎体未骨折

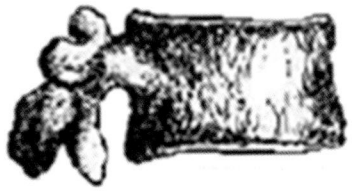

0.5 级：骨折不确定或可疑的骨折，相对于同椎体或相邻的椎体，前部、中部或后部的高度约降低 ~20%

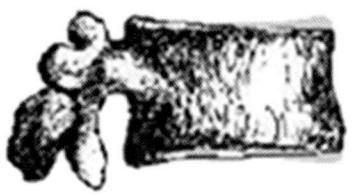 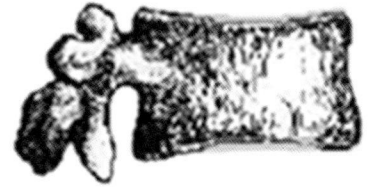 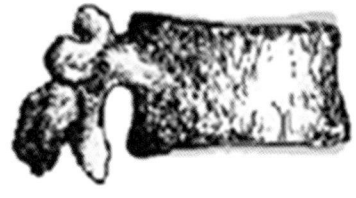

1 级：轻度骨折，相对于同一椎体或相邻椎体，前部、中部或后部高度降低 ~20%~25%

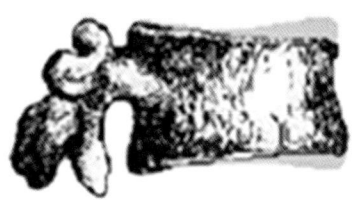 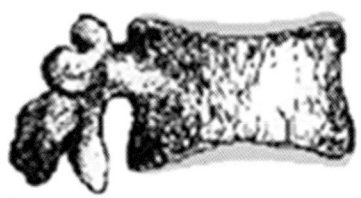 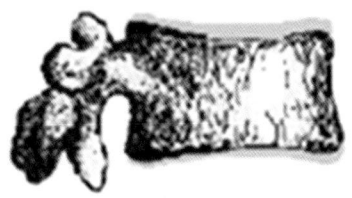

2 级：中度骨折，相对于同椎体或相邻椎体，前部、中部或后部高度降低 ~25%~40%

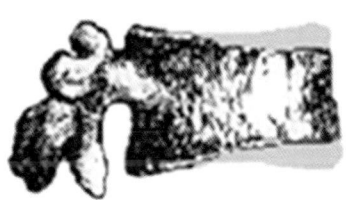 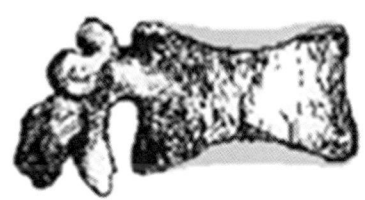 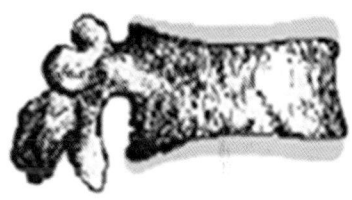

3 级：重度骨折，相对于同一椎体或相邻椎体，前部、中部或后部高度降低 ~>40%

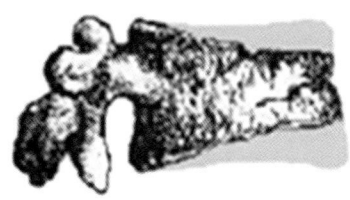 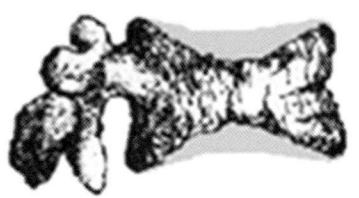 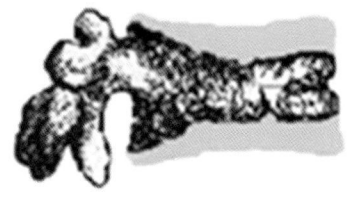

图 40.5　Genant SQ 方法分析椎体骨折严重程度示意图（Adapted from [19] with permission from John Wiley & Sons.）

得到[20]。

进行椎体骨折的严重程度分级可以识别椎体骨折的递增性质，并可以在随访 X 线片上有意义地描述骨折从轻度到中度或从中度到重度的进展（图 40.6）。骨折严重程度越严重，骨结构参数恶化越严重[21]。

SQ 方法在训练有素的观察者中具有良好的观察者间可靠性。三位观察者之间的一致意见和一个共识解读的 κ 值为 0.84~0.96[22]。与其他 VFA 方法相比，SQ 分析更快捷，易于在临床实践中实施，适用于流行病学研究和临床实践。对于同一位患者，随

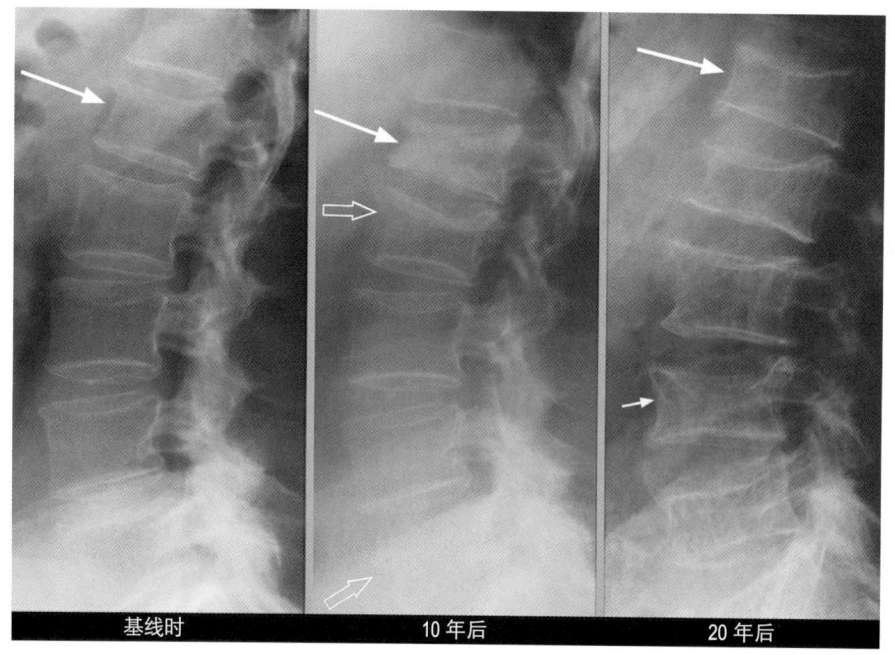

图 40.6 一位受试者的腰椎侧位 X 线片显示的椎体骨折的进展，类似于"椎体级联"。基线时，有一个 L1 轻度椎体骨折（长箭头所示）。10 年后，L1 椎体骨折进展为中度（长箭所示），L2 和 L3 有新骨折（空箭头所示）。20 年后，L4 出现了新的骨折（短箭头所示）

访的 X 线片应连同其一系列 X 线片按时间顺序察看，以充分了解其椎体形态变化。虽然椎体骨折 X 线片的视觉评估可能比形态测量分析更主观，但它们确实可使有经验的医生解决诸如非骨质疏松性畸形等问题。SQ 分析也更适合处理放射影像学技术带来的误差，例如，不同的体位和放大效果会显著影响一系列椎体的测量。当由训练有素和经验丰富的医生实施时，SQ 方法是一种实用且可重复的 VFA 方法[23]。

定量形态测定法（QM）

椎体的定量形态测定法（quantitative morphometry, QM）现已用于研究，但还未用于临床实践[24]。与其他方法相比，椎体形态测定法有两个主要优点：①理论上它可以由经验不多或非研究人员实施；②它提供了一个在一系列椎体高度丢失的图像上进行客观测量的方法。尽管这种方法易于定义和描述，但它在实践中的应用需要对实施者进行培训，而且往往比较主观。此外，对一系列图像进行的评估会受到与 X 线照相体位差异相关的中等误差的影响。

在这种方法中，从 T4 到 L4 的每个椎体的边缘是由上下终板上的 6 个点来标记（每个角各标记一个点，上下终板中点各标记一个点）（图 40.7），边缘骨赘和许莫氏结节不包括在内。

六个点的标记可以是手动的，也可以是自动的。自动方法包括对数字化 X 线片或其他图像的计算机化椎体边界进行识别。如果有必要，由训练有素的阅片者对自动标记的点的位置进行检查和调整。测量前部（A_H）、中部（M_H）和后部（P_H）的椎体高度。

使用椎体高度比值来定义椎体形状，其中，A_H/P_H 反映椎体前路楔入，M_H/P_H 反映终板凹陷，相邻正常椎体的 $P_H/P_{H'}$ 反映椎体后部压迫[25]。常见的椎体骨折定义为三种椎体高度比值（A_H/P_H、M_H/P_H 或 $P_H/P_{H'}$）中的一个或多个与参考人群的平均值相比降低 20% 或 3 个标准差（SD）。新发椎体骨折定义为三种椎体高度比值（A_H/P_H、M_H/P_H 或 $P_H/P_{H'}$）之一的降低幅度大于 15%~20%，或者与基线相比至少降低 3~4 mm。虽然 QM 在正常受试者和相同图像上的重现性良好（观察者间变异系数约为 2%），但在高龄患者和骨质疏松性骨折患者中重现性较差（M_H 在观察者间变异系数为 6.3%）[27]。

QM 参考点的定位在一定程度上是主观的，特别是在终板中点的定位上，因为在那里 X 线束的倾角往往产生双终板轮廓。即使有良好的放射影像学技术，轻度的脊柱侧凸也会导致终板在正位面略微可见。在这种情况下，观察者的经验将影响基准点和顺序成像检查的参考点位置。随访 X 线照片上参考点位

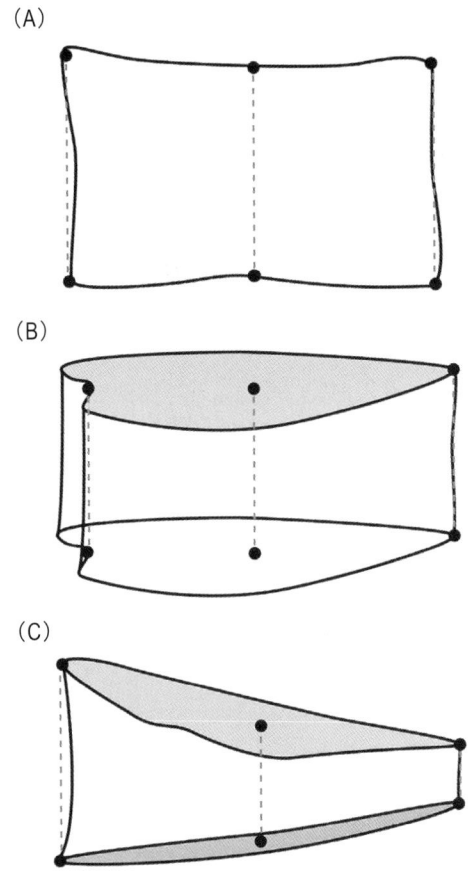

图 40.7 示意图显示的参考点位置：（A）正常椎体；（B）斜位椎体；（C）前楔形压缩性骨折

置的微小差异可能就会导致 QM 对椎体骨折的误诊。QM 也不能区分椎体骨折和非骨折性椎体畸形（例如 SVH 或生理性楔入）。虽然 QM 和 SQ 方法在中度或重度椎体骨折的检测之间具有良好的一致性，但两者在轻度椎体骨折检测之间的一致性较差。在大多数情况下，这是由 QM 诊断的轻度骨折的假阳性结果[27]。因此，所有由椎体形态测定法识别的骨折均应由专业阅片者确认[27]。

定义规范的 QM 数据库是困难的，就像定义用于椎体骨折诊断的阈值一样，因为参考数据的质量对骨折检出率有很大影响，特别是所选择的阈值[3]。椎体形态测定法可能最适合评估：①大型纵向研究；② DXA VFA 中的单个椎体，其中有大型规范性数据可用。现已使用基于统计模型和其他方法开发出了更复杂的椎体形态测定自动化模型。

基于算法的定性（ABQ）评估

顾名思义，基于算法的定性（algorithm-based qualitative, ABQ）方法强调对椎体骨折的定性评估，并且更多依赖于检测与骨折相关的终板异常，而不是椎体高度的丢失。ABQ 方法将椎体分为：①正常；②骨质疏松性骨折；③非骨质疏松性畸形或短椎体高度（SVH）。骨质疏松性椎体骨折的诊断需要有椎体终板骨折 ± 预期椎体高度丢失的证据，但没有椎体高度明显降低的最小阈值[29]。如果在 X 线片上也可以看到皮质骨边缘存在骨折线，则这就提供了椎体骨折且骨折很可能是新近发生的明确的证据。当一个或多个椎体高度（前部、中部、后部）低于预期但没有骨折的特定终板异常（例如小梁微骨折导致骨结构改变），这被认为是非骨质疏松性畸形。

双能 X 线吸收测定法（DXA）

利用现代 DXA 技术对椎体骨折进行成像被称为椎体骨折评估（VFA）（图 40.8）。与 X 线片相比，VFA 有几个优点，包括更方便，可以与 DXA 同时进

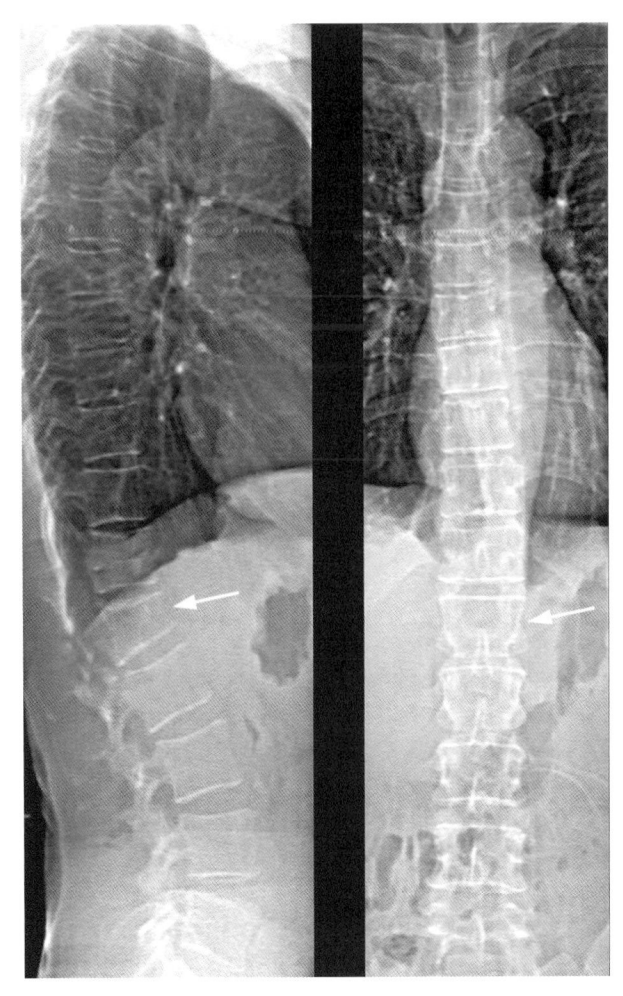

图 40.8 DXA VFA 显示 L1 椎体的中度骨折（箭头所示）

行，在相同的设备上进行，辐射剂量更低（小于脊柱X线照相的5%），成本更低[13,30]。将常见的椎体骨折状况与BMD结合，可以提高椎体骨折和非椎体骨折的骨折风险预测[31]。

在图像采集之后，可以使用被称为MXA的手动或自动椎体形态测量法[2]。通过4个或6个参考点标定椎体，自动计算出椎体高度、高度比值和平均高度（图40.9），并与标准参考数据进行比较[3]。将这些基线参考点叠加在随访VFA椎体图像上，可以方便地比较基线和随访VFA[3]。儿童VFA可能存在问题，因为椎体轮廓的定义并不总是一致的[32]。

虽然VFA常规进行形态测量分析，但使用Genant SQ方法进行可视化检查是国际临床密度测量学会（ISCD）推荐的在VFA上对椎体骨折的严重程度进行诊断和分级的方法（表40.1）。与X线片[19,33]相比，在VFA上对椎体骨折进行SQ分析在诊断中度和重度椎体骨折上更好[34]。由于DXA的射线束是正交的，而不是发散的，其图像失真比X线片要小。然而，当存在脊柱侧凸时，在评估椎体骨折方面，在VFA上与在X线片上一样困难。VFA在椎体骨折的诊断中发挥的作用越来越重要。VFA提供的附加信息可以与DXA BMD数据和临床危险因素一起纳入骨折风险评估工具（the Fracture Risk Assessment Tool, FRAX）模型，以提高对个体10年内发生骨质疏松性骨折风险的预测。

其他成像方法

CT

多排螺旋CT（multidetector CT, MDCT）矢状面重建的便利性允许在所有非脊柱临床适应证的胸椎或腹部CT检查中对椎体进行评估（图40.10），有助于椎体骨折的偶然识别[11]。还应常规检查CT侦查视图，因为这些图像包含的脊柱节段通常大于轴向视图覆盖的长度[36-37]。CT在椎体骨折诊断中的主要局限性是缺乏可用性和所涉及的辐射剂量较高，尽管后者将随着迭代CT等技术的改进大大降低[38]。

MRI

由于椎体骨折的发展通常是渐进性的，其严重程度有时会有轻微的逐步进展，放射影像学评估的敏感性和特异性可能无法满足需求。当椎体高度降低至少为20%或可见皮质骨/终板骨折时，依靠X线片可以诊断。显然，这种方法会略过大量的轻度椎体骨折。MRI可以帮助解决这个问题，因为即使是最轻微的急性椎体骨折也能通过骨髓水肿信号来识别。骨髓水肿，在没有骨髓浸润的情况下，是急性或亚急性椎体骨折的一个敏感征象，即使影像学上没有可见的骨折。

在没有前期X线片的情况下，通过X线片确定椎体骨折的发生时间通常是困难的。缺乏骨皮质骨折线、存在修复性硬化和边缘骨赘等征象指向慢性骨折。然而，这些特征是不敏感的，慢性骨折可能再次骨折。MRI矢状面T2加权脂肪抑制图像上水肿的存在和程度是判断椎体骨折是否存在和严重程度的可靠指

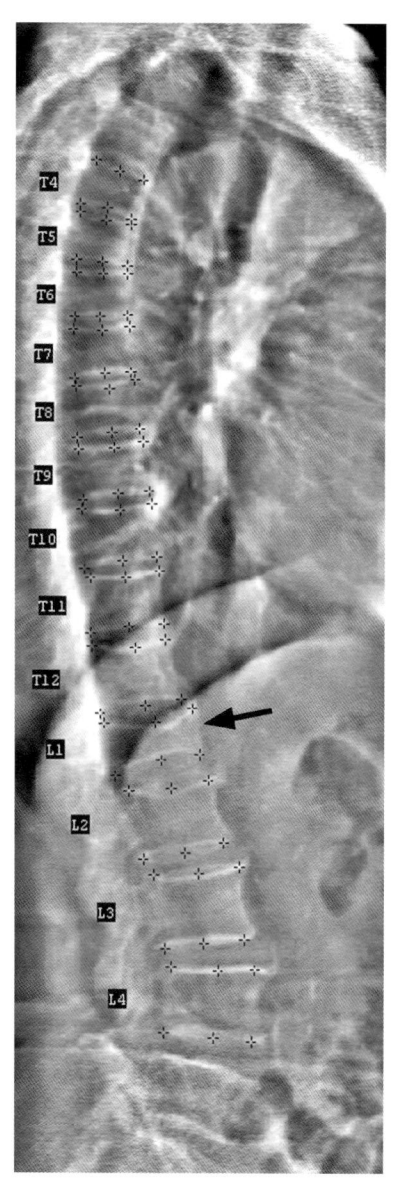

图40.9 DXA VFA 以6个参考点勾勒出T4～L4的椎体边缘。可见L1椎体轻度骨折（箭头所示）

表 40.1　ISCD 推荐使用 VFA 筛查椎体骨折的建议（http://www.iscd.org/visitors/positions/OfficialPositionsText.cfm）

- 当结果可能影响临床管理时，考虑 VFA
- 依 BMD 标准，骨量低（骨量减少）的绝经后女性，再加上下列任何一项：
  - 年龄≥70 岁
  - 既往身高损失>4 cm（1.6 英寸）
  - 测量身高损失>2 cm（0.8 英寸）
  - 自我报告的椎体骨折（以前没有记录）
  - 以下两项或两项以上：
    - 年龄 60~69 岁
    - 自我报告既往非椎体骨折
    - 既往身高损失 2~4 cm
    - 与椎体骨折风险增加相关的慢性全身性疾病（例如，中度至重度慢性阻塞性肺疾病或气道疾病、血清阳性类风湿关节炎、克罗恩病）
- 依 BMD 标准，BMD 低（骨量减少）的男性，再加上以下任何一项：
  - 年龄≥80 岁
  - 既往身高损失>6 cm（2.4 英寸）
  - 测量身高损失>3 cm（1.2 英寸）
  - 自我报告的椎体骨折（以前没有记录）
  - 以下两项或两项以上：
    - 年龄 70~79 岁
    - 自我报告既往非椎体骨折
    - 既往身高损失 3~6 cm
    - 雄激素阻断疗法或睾丸切除术后
    - 与椎体骨折风险增加相关的慢性全身性疾病（例如，中度至重度慢性阻塞性肺疾病或气道疾病、血清阳性类风湿关节炎、克罗恩病）
- 接受长期糖皮质激素治疗的女性或男性（相当于 5 mg/d 或以上泼尼松，持续 3 个月或更长时间）
- 绝经后女性或 BMD 证实的骨质疏松男性，如果记录一个或多个椎体骨折将改变临床管理

标[39]。这些急性骨折更有可能是对经皮椎体成形术或后凸成形术做出的反应[39]。

骨质疏松性骨折和肿瘤性骨折的鉴别

脊柱是肿瘤骨转移和骨质疏松性骨折最常见的部位。在已知的原发性恶性肿瘤患者中，近 1/3 的椎体骨折是由骨质疏松症而不是由肿瘤引起的[40]。在急性期，骨质疏松性骨折椎体的骨髓腔可能充满血液等液体。后者逐渐被重新吸收，并被肉芽组织和成纤维组织所取代。随着时间的推移，这种修复组织随着正常脂肪骨髓的恢复而被重新吸收。因此，区分骨髓充满脂肪的慢性骨质疏松性椎体骨折与肿瘤引起的病理骨折并不困难（图 40.11）。在区分急性/亚急性骨质疏松性骨折与肿瘤性骨折时存在困难。

表 40.2 列出了区分急性/亚急性骨质疏松性骨折和肿瘤性骨折最有用的影像学指标[39]。应依据不同指标的倾向性分配不同权重，并应将这些指标结合起来使用。骨折椎体内残留的骨髓脂肪（bone marrow fat, BMF）是诊断骨质疏松性骨折的一个特别有用的征象。椎体腔中的液体是另一个对诊断骨质疏松性骨折有用的征象，与肿瘤性骨折（约 6%）相比，在骨质疏松性骨折中（约 40%）存在更多的液体（图 40.11）。液体积聚在靠近终板的骨折腔内，相当于

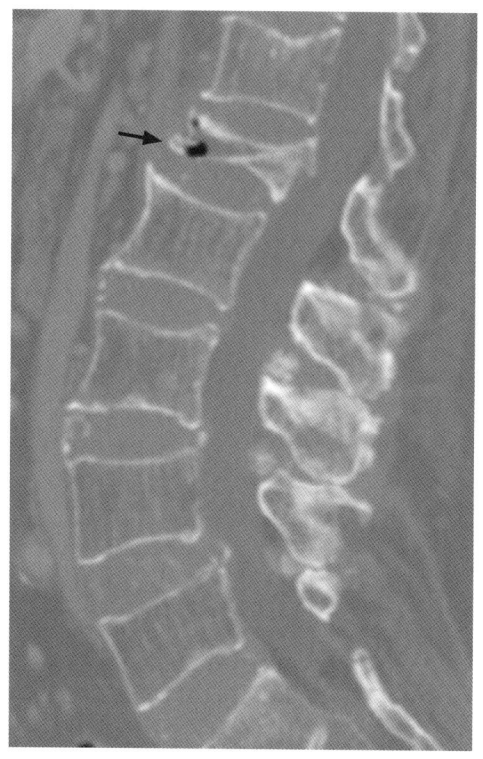

图40.10 腹部CT数据集矢状面重建（骨窗）显示全身骨量中度减少，L1椎体重度骨折（箭头所示）伴椎体内积气

表40.2 有助于区分骨质疏松性椎体骨折和肿瘤性椎体骨折的影像学征象
1. 骨髓内存在一些脂肪信号 ***
2. 不累及椎弓根或后部 ***
3. 椎体内有液体或气体 **
4. 椎体内T1像低信号骨折线（常可近断裂终板）**
5. 缺乏离散软组织肿块 ***
6. 只有轻微或轻度椎旁软组织肿胀 **
7. 无硬膜外肿块 **
8. 骨折发生在T4水平以下 ***
9. 位于椎体后方的三角形骨折碎片 *
10. 椎体后皮层边缘不凸 *
11. 脊柱其他部位转移迹象 *
12. 邻近椎骨的接近完整的骨髓脂肪填充 *
13. 骨量减少的放射影像学证据 *
14. CT图像中骨折椎体内部骨小梁的存留 ***（图40.12）
以上指标的相对有用程度：*** 强，** 中，* 弱。有已知的恶性肿瘤病史对诊断具有一定帮助。如果进行标准MRI后仍无法鉴别，可进行弥散加权成像或化学位移成像[39]。

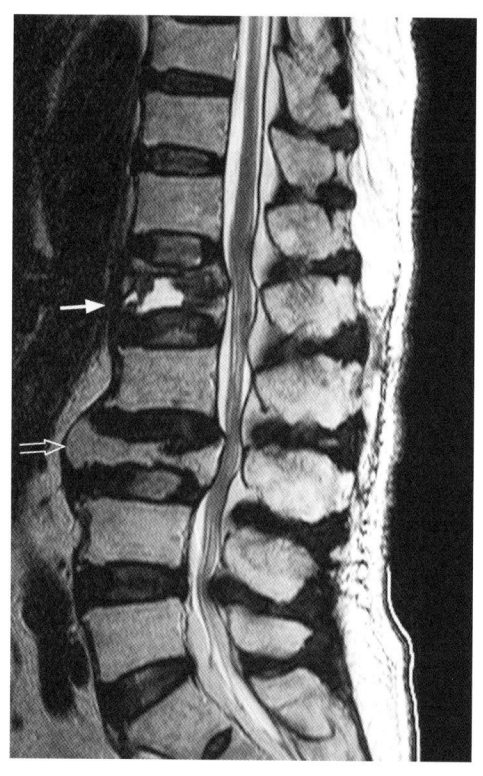

图40.11 T2加权矢状位MR图像显示的T12椎体的典型骨质疏松性骨折，可见椎体内保留了一些骨髓脂肪和充满液体的空腔（实心箭头所示）。可见L3椎体慢性骨折，脂肪占据骨髓腔（空心箭头所示）

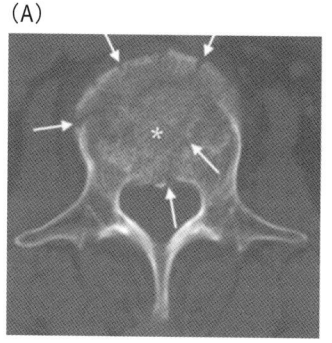 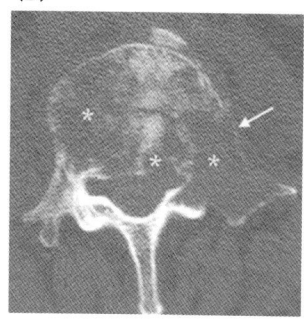

图40.12 （A）压缩性骨质疏松性骨折的轴向CT图像，显示椎体小梁存留（*），有几条以皮质和小梁为主的骨折线（箭头所示）。（B）肿瘤性骨折，表现为由转移性浸润引起的多个溶解区（*），伴有左侧椎弓根明显扩张（箭头所示）

X线片上或CT图像上看到的真空裂隙。真空裂隙内的气体来自压缩/减压力导致的氮的释放[42]。MRI上椎体内的液体和X线片上的气体都表明椎体内有一个中等到较大的空腔，并提供了证明椎体内没有充满肿瘤或其他软组织的很好的证据。静脉对比剂增强并不是一个有用的鉴别标准，因为急性/亚急性椎体骨折会增强，大多数肿瘤相关的骨折也会增强[39]。如

果有鉴别困难，可以进行标准 MRI 附加弥散加权[41]或化学移位 MRI[44]。作者不使用这些技术，并认为 CT 是一种更有用的辅助检查。在实践中，通常仅凭影像学检查就可以准确区分骨质疏松性骨折和肿瘤性椎体骨折，而不需要进行经皮穿刺活检。

小结

无论 BMD 如何，毋庸置疑，轻微的或非创伤性椎体骨折都可以造成骨强度降低。因为椎体骨折首先发生的通常是不完全性骨折，在相对早期识别和进行适当的治疗可以减少未来骨折的发生风险以及相应的疼痛和畸形。放射影像学 SQ 评估是检测椎体骨折的常用标准。良好的放射影像学技术和丰富的观察者经验是椎体骨折可靠诊断的关键。VFA 已越来越多地应用于椎体骨折的诊断。通过体积 QCT 获得的 BMD 和结构参数可以预测椎体的抗压强度，这些参数与非线性有限元分析（FEA）相结合，为更有效地识别患者椎体骨折的风险提供了可能。MRI 甚至可以检测到轻微的急性或亚急性椎体骨折或再骨折，可以评估骨折时间，区分骨质疏松性骨折和肿瘤性骨折，并且具有比其他成像技术更高的敏感性和特异性。

参考文献

扫描书末二维码获取。

第 41 章
骨折风险评估工具：骨折风险评估

John A. Kanis、Eugene V. McCloskey、Nicholas C. Harvey 和 William D. Leslie

蒋凌云　颜晓东　译

引言

骨折风险评估的一个主要目标是能够对有需要的人进行干预，避免对骨折风险低的人进行不必要的治疗。历史上，骨折风险评估主要是基于骨密度（bone mineral density, BMD）的测量，因为骨质疏松症主要是依据骨量来定义[1-2]。虽然 BMD 是骨折风险评估的核心组成部分，但通过考虑其他容易测量的骨折风险指标，特别是那些在 BMD 提供的信息基础上增加信息的指标，可以提高骨折风险预测的准确性。目前已经开发了几种风险预测模型，而应用最广泛的是骨折风险评估工具（fracture risk assessment tool, FRAX）。

输入和输出

FRAX 是一个基于计算机的算法（http://www.sheffield.ac.uk/FRAX），首次公开发布于 2008 年[3-4]。该算法适用于初级保健，通过那些容易获得的临床危险因素（clinical risk factor, CRF）计算 40 岁以上男性和绝经后女性的骨折概率。FRAX 的输出是主要部位的骨质疏松性骨折（髋部、临床性椎体、肱骨近端或前臂骨折）和髋部骨折的 10 年概率（图 41.1）。

骨折概率是由骨折风险和死亡风险的综合评估得出的。骨折风险由年龄、体重指数以及包括既往脆性骨折、父母髋部骨折史、当前吸烟、长期口服糖皮质激素、类风湿关节炎、过量饮酒和其他继发性骨质疏松症的二元危险因素计算得出。可以选择性地输入股骨颈（femoral neck, FN）BMD 以提高骨折风险预测的准确性。除了类风湿关节炎和长期使用糖皮质激素外，由于 BMD 低，保守地认为导致骨质疏松症的其他继发因素也会增加骨折的发生风险（表 41.1）。

危险因素和骨折风险之间的关系是使用来自世界各地基于人口队列的原始数据的信息构建的，包括来自北美、欧洲、亚洲和澳大利亚的一些中心的信息，基于一系列 meta 分析以识别骨折的临床危险因素，提供有关骨折风险的独立信息[3]。使用原始数据构建模型，可以确定每个危险因素在多变量背景下的预测重要性，以及各个危险因素之间的相互作用，从而优化计算骨折风险的精确性[5-6]。联合使用这些临床危险因素且不使用 BMD 的骨折风险评估已经在具有相似地理分布的独立队列研究中得到了验证，这些研究的随访超过 100 万患者年[7-9]。

骨折概率的计算同时考虑了骨折风险和死亡风险。将死亡风险考虑在内很重要，因为与预期寿命较长的人相比，那些即刻死亡可能性高的人发生骨折的可能性较小（图 41.2）。80～85 岁之后 10 年骨折发生概率下降，而骨折发生率持续升高，这一点尤为突出。此外，一些危险风险影响死亡和骨折风险，例如年龄增长、低体重指数、低 BMD、糖皮质激素和吸烟。其他风险评估工具在计算骨折风险时不考虑死亡的可能性[9-10]。骨折概率在世界不同地区差异显著[11-12]。因此，FRAX 模型要根据不同国家的已知骨折和死亡流行病学数据进行校正。目前 FRAX 模型已有 63 个国家版本，支持 31 种语言，覆盖了世界上 80% 的人口[13]。美国和新加坡还有特定种族的模型。

自 2008 年网站上线后，FRAX 已广泛用于患者的评估，目前每个工作日约进行 1.1 万次计算。如果以每百万人口的使用率来衡量，则使用率最高的是斯洛文尼亚、瑞士、美国、比利时、新西兰和英国[13]。经过美国食品药品监督管理局（Food and Drug Administration, FDA）的监管审查，FRAX 已经被纳入 DXA 扫描仪，以在 DXA 扫描时提供骨折风险评估（FRAX 概率）。对于那些没有上网条件的地方，

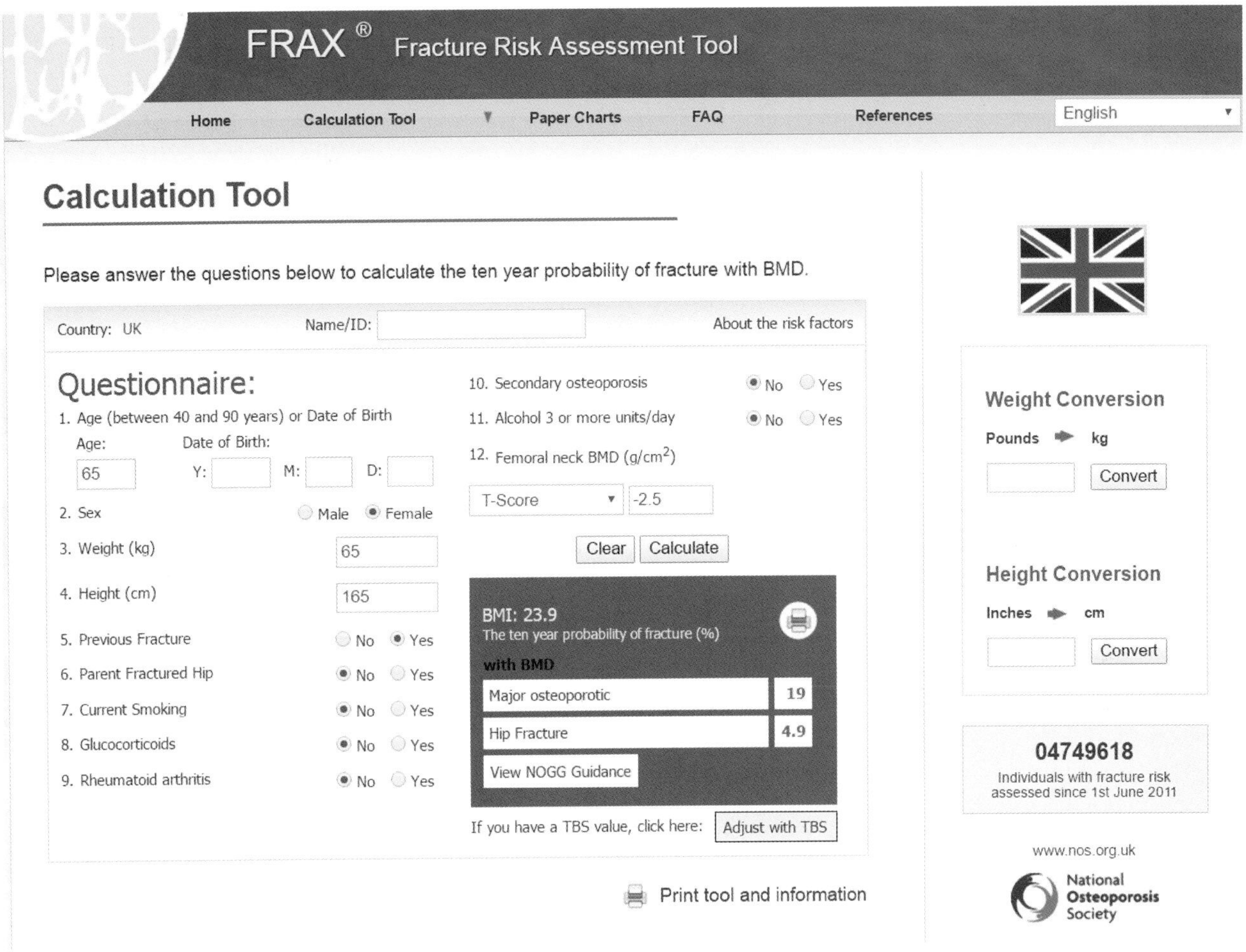

第41章 骨折风险评估工具：骨折风险评估

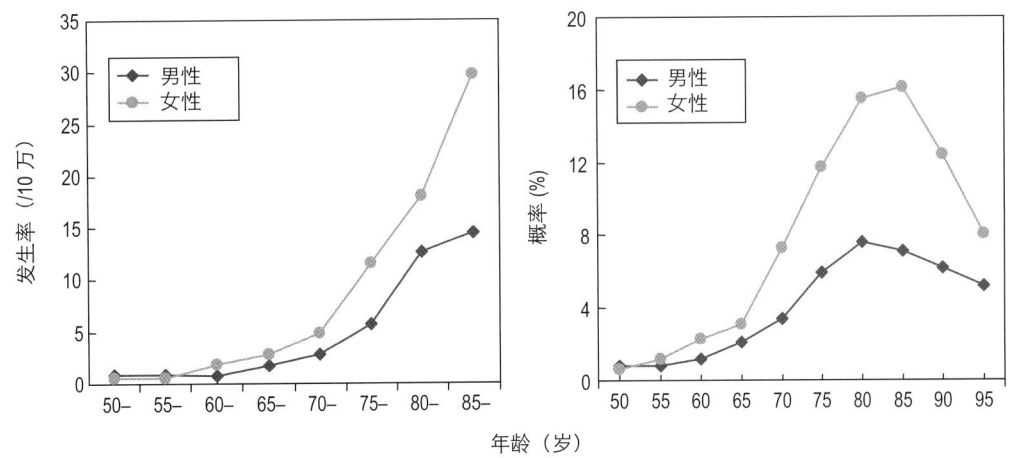

图41.1 （也见彩图）在英国版本的FRAX中有输入数据和结果格式的屏幕页面（UK model, version 3.10. http:// www.shef.ac.uk/FRAX）（Reproduced with permission of the Centre for Metabolic Bone Diseases, University of Sheffield Medical School, UK.）

图41.2 瑞典女性按年龄段划分的髋部骨折发生率和相应的10年髋部骨折概率（Source: [14]. Reproduced with permission of Springer Science＋Business Media B.V.）

255

表 41.1 与骨折发生风险增加相关的导致骨质疏松症的继发因素

继发因素	示例
糖皮质激素	任何剂量，连续口服≥3 个月 吸入大剂量的糖皮质激素 库欣病
类风湿关节炎	
慢性肝病	酗酒
未经治疗的性腺功能减退	双侧卵巢切除术或睾丸切除术 神经性厌食症 乳腺癌化疗 绝经前女性使用他莫昔芬 芳香化酶抑制剂 前列腺癌的 GnRH 抑制剂 垂体功能减退
长时间不活动	脊髓损伤 帕金森病 脑卒中 肌肉萎缩症 强直性脊柱炎
器官移植	
1 型和 2 型糖尿病	
甲状腺疾病	未经治疗的甲状腺功能亢进症 过度治疗引起的甲状腺功能减退症
胃肠道疾病	克罗恩病 溃疡性结肠炎
慢性阻塞性肺疾病	
成人成骨不全症	

Adapted from [3] with permission of the Centre for Metabolic Bone Diseases, University of Sheffield Medical School, UK.

国际骨质疏松症基金会已经开发了掌上计算器和智能手机应用程序（http://itunes.apple.com/us/app/frax/id370146412?mt=8 和 https://play.google.com/store/apps/details?id=com.inkrypt.clients.iof.frax&hl=en_GB）。

性能特征

对于风险评估的目的，一个重要的特征是所用技术对所关注结果的预测的能力。这通常表示为风险评分中每标准方差（SD）单位变化的相对风险的增加，这被称为风险梯度。表 41.2 显示了单独使用临床危险因素、FN BMD 和联合使用时发生骨折的风险梯度。

单独使用临床危险因素提供的风险梯度（gradient of risk, GR）介于 1.4～2.1 之间，取决于年龄和所预测的骨折类型。这些梯度可与单独使用 BMD 预测骨折风险值相媲美[15-16]，表明单独使用临床危险因素在骨折风险预测中具有价值，因此，在许多缺乏 DXA 设备的国家和地区，可以使用这种方法[17]。尽管如此，在 BMD 和临床危险因素联合使用方面，特别是在髋部骨折预测方面，仍有实质性的进展。例如，在 50 岁年龄组，单独使用 BMD 预测的 GR 值为 3.7/SD，而加入临床危险因素后 GR 值为 4.2/SD。虽然增加 BMD 这个指标对 GR 的提高相对较小，尤其是在其他骨质疏松性骨折的情况下，但应该认识到，GR 值的改变并不一定是倍增的。例如，在 70 岁年龄组，单独使用 BMD 预测的髋部骨折的 GR 值为 2.8/SD，而单独使用临床危险因素时 GR 值为 1.8/SD。如果这两个测试是完全独立的，那么合并后的 GR 值应该是 $\sqrt{(2.8^2+1.8^2)}=3.3$。观察到的 GR 值（2.9）未达到理论上限，因为临床危险因素评分和 BMD 之间存在显著相关性。总的来说，GR 值的预测价值与其他风险引擎（例如乳腺癌的 Gail 分数）相比非常有利[18]。

局限性

FRAX 不应被视为患者评估的金标准，而应作为一个参考。同样的论点也适用于 BMD 测定。因此，这些结果不应不加鉴别地用于患者的管理，而不考虑它们的局限性和优势。在某些情况下，局限性（例如骨病专家）被认为对其他人（例如初级保健医生）来说是优势。

FRAX 评估骨折概率不考虑当前或之前的治疗，尽管治疗对骨折概率估计的影响不大，即使治疗可以诱导 BMD 升高[19]。同样，FRAX 也不考虑几个危险因素的剂量反应。例如，两次或两次以上的既往椎体骨折的骨折风险比一次既往椎体骨折的骨折风险高得多[20]。有既往临床椎体骨折的骨折风险大约为有既往其他部位骨折的 2 倍。使用糖皮质激素、吸烟和喝酒也有显著的剂量反应[3,21]。因为不可能用 FRAX 算法对所有这些情况建模，因此，由于存在这些局限性，应用 FRAX 算法得出的数据都应加以评估、调整后再用于临床判断。

对于糖皮质激素的影响，已经编写了可应用于常规 FRAX 算法的简单运算程序，可用于髋部骨折和

表 41.2 单独使用股骨颈 BMD、临床危险因素或两者联合使用时的风险梯度[风险评分中每标准差变化的危险比（hazard ratio, HR）]（95% 的置信区间）[7]。结果包括：①髋部骨折；②与骨质疏松症相关部位的其他骨折

年龄（岁）	风险梯度		
	单独使用临床危险因素	单独使用 BMD	两者联合使用
①髋部骨折			
50	2.05（1.58～2.68）	3.68（2.61～5.19）	4.23（3.12～5.73）
60	1.95（1.63～2.33）	3.07（2.42～3.89）	3.51（2.85～4.33）
70	1.84（1.65～2.05）	2.78（2.39～3.23）	2.91（2.56～3.31）
80	1.75（1.62～1.90）	2.28（2.09～2.50）	2.42（2.18～2.69）
90	1.66（1.47～1.87）	1.70（1.50～1.93）	2.02（1.71～2.38）
②其他骨质疏松性骨折			
50	1.41（1.28～1.56）	1.19（1.05～1.34）	1.44（1.30～1.59）
60	1.48（1.39～1.58）	1.28（1.18～1.39）	1.52（1.42～1.62）
70	1.55（1.48～1.62）	1.39（1.30～1.48）	1.61（1.54～1.68）
80	1.63（1.54～1.72）	1.54（1.44～1.65）	1.71（1.62～1.80）
90	1.72（1.58～1.88）	1.56（1.40～1.75）	1.81（1.67～1.97）

Reproduced with permission of Springer Science+Business Media B.V.

骨质疏松性骨折概率的估计，以调整糖皮质激素剂量相关的概率估计（表 41.3）[22]。例如，在一个 60 岁、服用大剂量糖皮质激素、骨质疏松性骨折概率的初始评估值为 18% 的人，FRAX 的估计值会提高 15%，调整后的概率为 21%（18×1.15）。相比之下，如果患者暴露于低剂量糖皮质激素，则调整后的骨折风险概率会下降 15%。

应用 FRAX 算法的另一个局限性是，髋部 DXA 和 QCT 对 FN BMD 的 T-分数不适用其他部位或其他技术。腰椎（lumbar spine, LS）经常通过 DXA 进行测量，以评估患者。事实上，许多临床指南都已纳入了这一指标[23-26]。LS 是监测治疗的首选

表 41.3 根据糖皮质激素剂量、按年龄调整的髋部骨折或骨质疏松性骨折的 10 年概率的百分比

剂量	泼尼松等效（mg/d）	年龄（岁）						所有年龄段
		40	50	60	70	80	90	
髋部骨折								
低	<2.5	-40	-40	-40	-40	-30	-30	-35
中 [a]	2.5～7.5							
高	>7.5	+25	+25	+25	+20	+10	+10	+20
骨质疏松性骨折								
低	<2.5	-20	-20	-15	-20	-20	-20	-20
中 [a]	2.5～7.5							
高	>7.5	+20	+20	+15	+15	+10	+10	+15

[a] 未调整。

Source: [22]. Reproduced with permission of Springer Science+Business Media B.V.

部位。因此，研究人员有兴趣将 LS 测量数据纳入 FRAX。虽然目前这一设想尚无法实现，但在 FN 和 LS 的 T-分数之间存在较大不一致的情况下，将 LS BMD 和 FN BMD 导入 FRAX 可以提供一些指导意见[27-28]。有人提出，在 LS T-分数和 FN T-分数之间每相差 1 SD，骨质疏松性骨折的 FRAX 概率估计值就会增加/减少 10%。例如，在一个病例中，如果 FN BMD 的 T-分数是 -2.2 SD，FRAX 计算的骨折概率为 19%，LS BMD 的 T-分数是 -3.5 SD，两者的 T-分数的差异是 1.3 SD（3.5～2.2），四舍五入此数值为 1.0 SD，那么估计的包含 LS BMD 的骨折概率将调整升高 10%，约为 21%（19×1.10）。

此外，已提出的运算程序用于常规 FRAX 评估髋部骨折和骨质疏松性骨折的概率，并根据骨小梁分数（trabecular bone score, TBS）[29-30]、髋轴长度[31]、跌倒史[32]和移位状况[33]来调整概率评估值。

干预和评估阈值

在临床实践中使用 FRAX 需要考虑干预时的骨折概率，包括治疗（干预阈值）和 BMD 测定（评估阈值）。一般方法如图 41.3 所示[34]。治疗过程首先评估骨折概率，并根据年龄、性别、BMI 和临床危险因素对骨折风险进行分类。仅凭这一信息，一些高危患者可能不需要依赖 BMD 测试就可以接受治疗。许多指南都建议，对于缺乏有关既往脆性骨折（在北美为既往有椎体或髋部骨折）BMD 信息的女性，进行治疗[24,26,35]。许多医生也会给患者做 BMD 检测，但这通常是出于其他原因，而不是为了决定是否采用干预措施，例如作为监测疗效的基线。还有其他情况，在没有 BMD 的情况下可以做出不治疗的决定，不过这种情况的可能性较低。一个例子可能是没有临床危险因素的更年期女性。因此，并不是所有的人都需要BMD 检测。图 41.3 的中间类别的人群范围在不同国家会有所不同。在美国，这会是一个很大的类别，而在许多缺乏或没有 BMD 检测技术的国家[17]，这一范围则必然相对较小。在一些其他国家（例如在英国），BMD 检测技术尚未在所有地区完全普及，中间类别的范围则处于以上两个极端之间。

FRAX 自发布以来，已被纳入全球 80 多个指南[36]。从国际角度来看，设定一个通用的干预阈值是有困难的，因为骨折的风险、骨折的成本、治疗费用、报销以及支付意愿在不同的国家有所不同。因此，

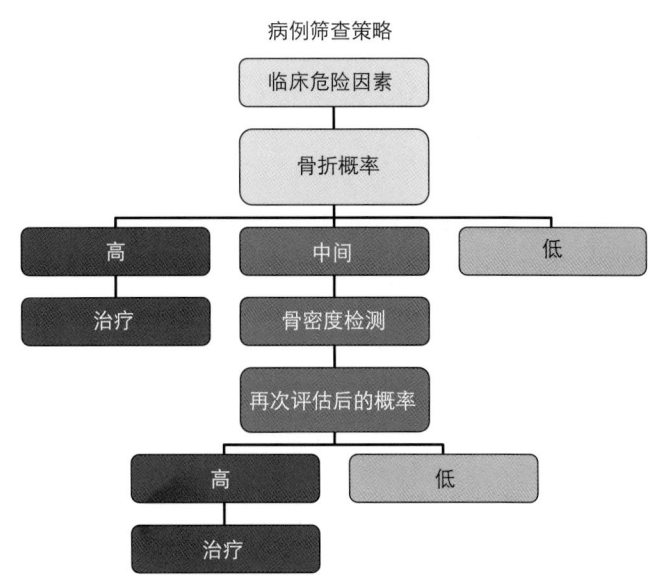

图 41.3 评估个体骨折风险的管理流程（Source: [34]. Reproduced with permission of Springer Science+Business Media B.V.）

基于骨折概率的指南在细节上会有所不同。这些指南不同程度地使用年龄相关的骨折概率阈值或适用于所有年龄段的固定概率阈值[36]。英国和美国的指南中提供了每一种情况下的示例，在下面的段落中以绝经后女性的情况进行说明。

英国的指南

由英国国家骨质疏松指南小组（the National Osteoporosis Guideline Group, NOGG）制定的鉴定高骨折风险个体的英国指南建议[34,37]，对于既往有脆性骨折的绝经后女性，可以考虑进行干预，而不需要 BMD 检测。对于既往没有脆性骨折但存在 FRAX 相关危险因素的女性，NOGG 设定的干预阈值是与既往有脆性骨折的女性相当的特定年龄的骨折概率。同样的干预阈值也适用于男性，因为在同等风险下，男性干预的有效性和成本效益与女性干预的大体相似[38-39]。

NOGG 的管理策略还考虑两个额外的阈值（图 41.4）。

- 如果在阈值概率之下，那么既不需要考虑治疗，也不需要考虑 BMD 检测（低于评估阈值）。
- 如果在阈值概率之上，则推荐进行治疗，无论 BMD 检测结果如何（高于评估阈值）。

换言之，一些高骨折风险患者可以在不进行

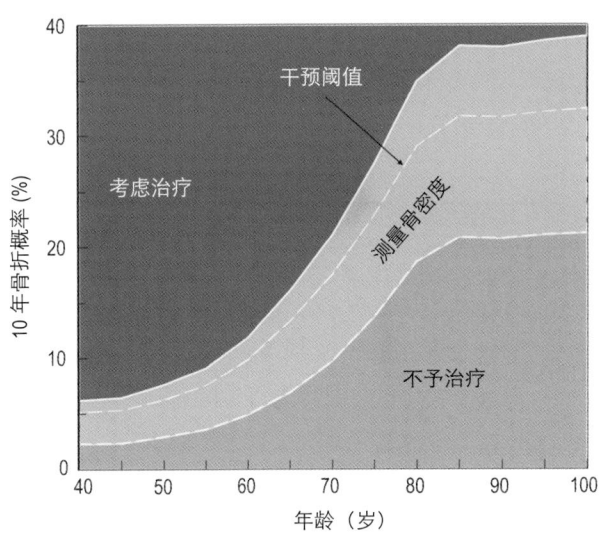

图 41.4 国家骨质疏松症评估指南组的指南是基于 10 年发生骨质疏松性骨折的概率（%）。虚线表示干预阈值，随着年龄的增长而增加。如果在没有 BMD 的情况下进行评估，则建议对处于橙色阴影区的个体进行 BMD 检测（Source: [34]. Reproduced with permission of Springer Science + Business Media B.V.）

BMD 检测的情况下接受治疗。相反，一些低骨折风险患者既不需要治疗，也不需要 BMD 检测。这种方法的好处是可以使 BMD 检测的有效性提高。例如，在 50 岁时，依据 NOGG 策略平均只需要扫描 3.5 次就能识别 1 例髋部骨折，而依据英国皇家医学会（the Royal College of Physicians）以前的指南平均需要扫描 14 次。BMD 检测次数越少，意味着确诊骨折病例的成本以及避免骨折的总成本越低 [40]。

这种简化方法的理由来自骨折概率（无 BMD）和 BMD 之间的相关性。一些研究表明，在 FRAX 的计算中纳入 BDM 后，将高风险重新分类为低风险（反之亦然，从低风险重新分类为高风险）或多或少局限于那些接近干预阈值的人群。事实上，在没有纳入 BMD 进行重新分类的 80% 以上的女性中，只有 5% 的骨折概率在干预阈值内。而考察 95% 的女性时，则只有 10% 在干预阈值内。因此，只有骨折干预阈值在 10% 以内的人才需要进行 BMD 检测，而在没有既往脆性骨折的符合条件的女性中，约 50% 可以避免这一不必要的检测 [41]。对 SCOOP 研究的初步分析表明了这种方法的有效性 [42]。

美国的指南

美国国家骨质疏松症基金会的指南建议，对于既往有椎体骨折或髋部骨折的绝经后女性，以及对于 BMD 检测 T-分数 ≤ -2.5 SD 的女性，应进行治疗 [23-25,35]。因此，同英国一样，高风险人群可以不依据 FRAX 结果进行治疗；然而，该指南认为的高风险人群与英国指南认为的不同（英国为既往有脆性骨折的人）。英国的指南并不建议对 T-分数超过 -1.0 SD 的绝经后女性进行治疗。在英国，排除人群是没有临床危险因素的女性。因此，在美国，FRAX 只与 T-分数在 -1.0 SD 和 -2.5 SD 之间的女性有关。依据美国的指南建议，对于 10 年内发生脆性骨折的概率 ≥ 20% 或 10 年内发生髋部骨折概率 ≥ 3% 的人群，进行治疗。

由此可见，英国的指南和美国的指南既有相似之处也有不同之处。相似之处在于，两者都选择了建议治疗高风险患者和不建议治疗低风险患者（虽然分类标准不尽相同）。主要不同之处在于，干预阈值（固定的阈值或与年龄相关的阈值）以及 BMD 检测在中间类别的应用（在美国是 65 岁以上和许多较年轻的绝经期女性，在英国是在评估阈值内的女性）。这两种方法并没有对错之分，但两者都是不完美的，但在骨折风险预测方法得到进一步改进之前，这两种方法还会沿用下去。

不参考 BMD 检测结果的指南

世界上许多地区缺乏或没有 BMD 检测的条件 [17]。在这种情况下，可以使用无 BMD 的 FRAX 模型 [43-44]。FRAX 中使用的临床危险因素与 BMD 之间并不是完全独立的。事实上，髋部骨折的临床危险因素评分（无 BMD 评估）与 FN BMD 之间存在微弱但显著的相关性。这表明，在不了解 BMD 的情况下，使用 FRAX 筛选人群时，会倾向于选择 BMD 较低的个体，发生骨折的概率越高，相应的 BMD 越低。当选择一个固定的干预阈值时，高风险组的 BMD 比低风险组低约 1 SD [31,41]。

FRAX 的其他应用

FRAX（不含 BMD）已被推荐作为检测骨质疏松症的一种筛查工具 [45-46]。但将其用于此目的是不合适的，因为其他工具更敏感 [47-48]。

一些研究调查了基于 FRAX 的骨折概率和用于治疗骨质疏松症的骨活性药物疗效之间的关系。在一些（但不是所有）病例中，疗效（相对风险降低）在基线骨折概率高的患者中更好[49]。这意味着对高风险患者进行治疗，在避免骨折方面是有更大的好处的。这对骨质疏松症干预措施的健康经济评估和 meta 分析也有意义[50]。

其他风险评估工具

除了 FRAX，其他骨折风险评估计算方法也可以在线使用；包括 Garvan 骨折风险计算方法和骨折风险预测评分（QFracture）[9-10]。QFracture 和 FRAX 已获得英国国家卫生和标准研究所（the National Institute for Health and Care Excellence, NICE）批准用于英国[51]，FRAX 已获得美国 FDA 批准（https://www.itnonline.com/content/fda-clears-hologic-bone-densitometer-risk-calculator）。表 41.4 总结了它们的可比较特征。QFracture 是基于英国的一项前瞻性开放队列研究，该研究收集了来自 357 个全科诊所超过 200 万 30~85 岁的男性和女性的数据（www.qfracture.org）。与 FRAX 一样，QFracture 考虑了吸烟、饮酒、糖皮质激素用药史、家族史（髋部骨折或骨质疏松症）和多种引起骨质疏松症的继发因素。与 FRAX 不同的是，QFracture 还包含了跌倒史（在未指定的时间段内是/否）。它已经被内部验证（即来自同一人群的阶层）用于髋部骨折，也已被外部验证，但仅来自英国的全科医生记录[52]。对于主要部位的骨质疏松性骨折，它的校准很差[47]。

小结

FRAX 在评估女性和男性骨折风险方面取得了重大进展，并可以对高风险人群进行针对性的药物干预。尽管 FRAX 没有定义干预阈值，这取决于各国的具体考虑，但它提供了一个评估骨折概率的平台，这是临床医生和公共卫生机构做出合理治疗决策所需的。然而，FRAX 这个工具还远远算不上完美，但比单独使用 BMD 检测结果要好。FRAX 的广泛使用和受到的高度关注，以及它在许多管理指南中被采用，激发了人们对如何改进模型并将其推广至其他国家的兴趣，尤其是 FRAX 的局限性如何影响临床诊断。

声明

关于本章节的内容，作者与本章节内容无利益冲突。Kanis 教授是 FRAX 的主要设计者，但他与该内容没有任何经济利益。FRAX 的销售收入将捐给国际骨质疏松基金会。

参考文献

扫描书末二维码获取。

表 41.4　QFracture 和 FRAX 的可比较特征

	QFracture	FRAX
外部认证	是（仅在英国）	是，国际认证
校准	是（仅在髋部）	是
适用性	英国	63 个国家
跌倒史作为输入变量	是	否
BMD 作为输入变量	否	是
骨折病史作为输入变量	是	是
家族史作为输入变量	是	是
结果	髋部，前臂，椎体，肩	髋部，前臂，椎体，肱骨
结果指标	发生率	概率

Source: [47]. Reproduced with permission of Springer Science+Business Media B.V.

第五篇

骨的遗传学

第五篇主编：Rajesh V. Thakker

第 42 章　遗传特征概述　263
Paul J. Newey、Michael P. Whyte 和 Rajesh V. Thakker

第 43 章　动物模型：基因操作　270
Karen Lyons

第 44 章　动物模型：骨密度的等位基因决定因素　277
J. H. Duncan Bassett、Graham R. Williams 和 Robert D. Blank

第 45 章　基因转录谱的遗传学分析　283
Aimy Sebastian 和 Gabriela G. Loots

第 46 章　基因检测方法　288
Christina Jacobsen、Yiping Shen 和 Ingrid A. Holm

第 47 章　人类全基因组关联研究　293
Douglas P. Kiel、Emma L. Duncan 和 Fernando Rivadeneira

第 48 章　骨质疏松症的转化遗传学：从群体联系到个体化评估　299
Bich Tran、Jacqueline R. Center 和 Tuan V. Nguyen

第 42 章
遗传特征概述

Paul J. Newey、Michael P. Whyte 和 Rajesh V. Thakker

孙若曼　凌雅莉　林　华　译

引言

许多矿物质代谢和骨骼疾病都有其遗传基础，可以是由种系单基因异常（即单基因或孟德尔病）、体细胞单基因缺陷[即一种合子后嵌合子病（postzygotic mosaic disorder）]导致，也可以是由多个基因变异导致（即寡基因或多基因疾病）[1]。导致孟德尔病的基因突变通常有很大的影响（即外显率），而寡基因或多基因疾病的影响较小，有时与环境因素有关（即多因素疾病）[1-3]。

遗传特征

单基因的矿物质代谢和骨骼疾病的遗传有以下六种遗传方式：①常染色体显性遗传（例如，由于涉及Ca^{2+}感应的基因突变而导致的家族性良性高钙血症，以及由于编码Ⅰ型胶原蛋白的基因突变而导致的最常见的成骨不全症）；②常染色体隐性遗传（例如，分别由肾脏1α羟化酶和维生素D受体的基因突变而导致的维生素D依赖性佝偻病Ⅰ型和Ⅱ型）；③X连锁隐性遗传[例如，由于涉及氯离子通道-5的基因突变而导致的登特病（Dent disease）]；④X连锁显性遗传[例如，一种X染色体上的磷酸内肽酶（a phosphate endopeptidase on the X chromosome, PHEX）的基因突变而导致的家族性低磷血症]；⑤Y连锁遗传（例如，无精症和少精症）；⑥非孟德尔线粒体缺陷[例如，Kearns-Sayre综合征中的甲状旁腺功能减退症和线粒体脑病、乳酸酸中毒和卒中（mitochondrial encephalopathy, lactic acidosis, and stroke, MELAS）综合征]。散发性合子后嵌合可以导致纤维性结构不良，包括McCune-Albright综合征。多基因的疾病的遗传可能会因家族性发生而被怀疑，但由于环境因素（例如骨质疏松症、骨关节炎或高钙尿症），其表型和遗传方式部分可能是复杂的[3-4]。

在此，我们简要回顾一下矿物质代谢和骨骼疾病的遗传因素，这些疾病的识别和表征是基于其临床评估（包括详细的病史和体格检查）及其遗传模式（基于基因检测的适当解释）的。

临床诊断和治疗方法

遗传性矿物质代谢和骨骼疾病的诊断和治疗需要临床技巧[4-8]。对首次就诊和随访患者的评估可能涉及一种或多种诊断工具，并且有多种治疗方法可供选择。基因突变的分析，例如生化检测、骨骼影像学和组织病理学评估，需要医生能够识别和处理固有的不确定性和局限性[4-14]。此外，由于商业实验室提供的分子检测越来越多，这些技术的使用应是明智的和富于成本效益的，还需要与患者打交道的经验[1]。

病史和体格检查

对于骨骼发育不良和代谢性骨病（包括遗传性骨病）的诊断和治疗，首先要从患者陈述的病史和全面的体格检查中获取信息[4-8,15]。病史的重要性再怎么强调都不为过，它决定了使代谢性骨病和一些骨骼发育不良复杂化的许多不利外源性因素能否被发现。问

---

[1] "我们拥有的资源越多，情况就越复杂，对我们掌握临床技能的要求就越高。这些资源是对判断的呼唤，而不是对判断的替代。因此，不要轻视临床检查，而是要予以充分的学习，从中汲取它们所蕴含的一切，并从中获取应有的信心。" Sir F. M. R. Walshe (1881—1973), Canadian Medical Association Journal, 1952; 67: 395.

卷调查可能是一个开始，但很难被替代。只有通过与患者交谈，医生才能感觉到患者的知识水平并判断问诊信息的价值。随后，病史应以叙述的方式来捕捉临床问题。最重要的是，有序地收集、记录和思考直接来自患者的信息。这项工作有助于披露潜在的重要医疗信息，以指导体格检查和包括基因检测在内的实验室检查，以及选择安全和有效的治疗方法。

大多数由基因决定的代谢性骨病和骨骼发育不良都是慢性疾病。"现病史"可能很长，但可为诊断和治疗提供基本线索。有关病因和发病机制的关键线索可能会出现，并可能对预后产生影响。在这里，医生可以了解患者以前的医疗记录、X 线片、实验室检查等是否有助于诊断疾病和预测。这些症状和体征是终身的，还是最近才开始出现的，会促使医生考虑进行截然不同的诊断和干预吗？患者是否接受了治疗；如果没有，治疗是否是安全的？在这里，医生也可以为完善临床检查提供基础。体格检查可以显示相当多的诊断结果，例如，骨骼畸形，尤其是在儿童中常见和独特，但这些也可能是并发症，需要注意才能成功治疗。遗传性骨病的诊断可能源于体格检查的一个发现，例如，蓝色或灰色巩膜（成骨不全症）、大片皮肤牛奶咖啡样色素斑（McCune-Albright 综合征）、乳牙过早脱落（低磷酸酯酶血症）、踇外翻（进行性骨化性纤维结构不良）、脱发（一些患者有维生素 D 依赖性佝偻病 II 型）、短指／趾畸形（假性甲状旁腺功能减退症，IA 型）或大量手术瘢痕［多发性内分泌肿瘤（multiple endocrine neoplasia, MEN）综合征］[4-8]。对于某些遗传性骨病，通过一系列体格检查结果可以帮助诊断。例如，佝偻病的特征是：出生时颅骨软化，出生后不久到一年内出现佝偻病串珠肋（肋软骨连接处膨大）。儿童期发病的佝偻病可导致 O 形腿或 X 形腿、身材矮小以及手腕部和脚踝部的干骺端肥大。有可能出现哈里森沟（横膈膜拉扯导致胸腔隆起，在横膈膜肋部沿胸部下缘形成水平凹陷）。虽然负重通常会使佝偻病患者下肢弯曲，但也可能发生撞击性膝关节畸形，尤其是如果佝偻病发生在青少年生长高峰期。在成人中，源于儿童时期的骨骼畸形与大部分代谢性骨病的发病率有关。下肢弯曲易患骨关节炎，尤其是膝关节炎。如果不进行全面的体格检查，这些重要问题可能会被忽略。

家族史在确定疾病遗传方式中的作用

许多矿物质代谢和骨骼疾病都有单基因病因。它们可能可以由于发病年龄较早，出现了与某种综合征一致的异常表现，或有提示该疾病的家族史而为诊断提供有用的线索。这类疾病的"家族史"对于揭示遗传方式至关重要[1-2,4-8]。例如，明显的或不明显的血缘关系，或者涉及地理隔离和"创始人"基因突变，可能是常染色体隐性遗传性疾病的重要线索。而常染色体显性遗传性疾病通过对亲属［例如，家族性良性（低钙尿）高钙血症或成骨不全症］的预先或前瞻性研究可能可以发现。维生素 D 生物激活或抵抗的先天性异常是一种罕见病，家族史是关键，因为存在民族或种族背景。此外，重要的信息可以来自筛查研究，可以确定"携带者"并为受影响的亲属提供治疗或咨询，后者可能可以为患者未来的并发症和预后提供重要线索。来自在世的或已故的受影响家庭成员的医疗记录可以帮助确定诊断，指导预后，并提示安全有效的治疗方法。在没有建立信息基础的情况下，将此家族史报告为"阴性"可能会产生误导。如果患者是被收养的，患者就不太可能提供有用的细节。在排除遗传性疾病的可能性之前，了解家庭组成是必不可少的。独生子女的独生子女或来自离异家庭的患者，不太可能像来自一个关系紧密的大家庭的患者那样容易暴露遗传性疾病。

在常染色体显性遗传性疾病中，受影响的人［先证者（在家族中最先发现的具有某一特定性状或疾病的个体），男性先证者（♂），女性先证者（♀）］通常有一个受影响的父母（除非是"新基因突变"的散发性病例），这种疾病可以发生在男女双方，由父亲或母亲遗传。在常染色体隐性遗传性疾病（可发生于两性），先证者的父母通常是无症状的"携带者"，有时是亲戚（即近亲）。在 X 连锁隐性遗传性疾病中，通常只有男性受影响，父母不受影响，但母亲是无症状携带者，不存在男性对男性的遗传。在 X 连锁显性遗传性疾病中，男性和女性都受到影响，虽然女性受到的影响通常比男性更轻微和更多变，受影响女性的 50% 的后代（女孩和男孩）会患病，受影响男性的女儿 100% 会患病，而儿子 0% 患病。在 Y 连锁遗传性疾病中，只有男性会受到影响，除非是散发性病例，否则他们会有受到影响的父亲（父系遗传），并且受影响男性的所有儿子都会患病。线粒体遗传性疾病（非孟德尔遗传性疾病）可影响两性，仅由受影响的母亲通过线粒体而非基因组 DNA 遗传。因为精子的体积小，无法将其线粒体提供给受精卵。因此，人类的所有线粒体 DNA 都是通过卵子母系遗传的。这些遗传方式可能因以下原因而变得复杂：①常染色体显性遗传性疾病（例如在 MEN1）的非外显或可变表达；②印记，即常染色体显性遗传性疾病的表达取决于其是母系遗传还是父系遗传（例如，假性甲状旁腺功能减退症 1A 型与假性甲状旁腺功能减退症）；③预期，即一些显性遗传性疾病在后续几代人中变得更严重（或更早发病）；④常染色体隐性遗传性疾病的假显性遗传，反映了在中小规模人群中，连续几代人的反复近亲结婚；⑤嵌合，即个体在从单个受精卵发育过程中由于合子后突变而具有两个或两个以上不同基因型的细胞群（例如，McCune-Albright 综合征）。在配子体发生的体细胞基因突变导致卵子或精子内的种系嵌合的特殊情况下，可能会出现诊断和复发风险判断困难，因为看似未受影响的父母有多个受影响的后代，提示是常染色体隐性遗传，但实际上是常染色体显性遗传（例如，成骨不全Ⅱ型）[16]。因此，详细的家族史询问有助于诊断遗传性疾病的遗传方式和识别有风险的个体[2,4-8]。

基因检测及其临床效用和解释

基因检测的价值

确定遗传性疾病的遗传病因可以为患者及其亲属带来潜在的好处（表 42.1）。其中包括：选择适当的临床检测和治疗；判断预后；筛查最初不明显的相关特征；遗传咨询；对无症状的一级亲属进行检测；确定没有患病或遗传风险的亲属；促进孕前遗传咨询和（或）产前基因检测。任何疾病的遗传基础的确立都有利于提高诊断水平和获得有关发病机制的新见解，从而有助于选择或开发治疗药物[17]。一个很好的例子是罗莫索珠单抗（romosozumab），这是一种抗骨形成骨硬化素抑制因子的单克隆抗体，是一种治疗骨质疏松症的方法，是通过识别罕见的硬化性骨发育不良、硬化性骨病和 van Buchem 病患者的 SOST 基因突变而发现的[17-19]。

检测前考虑事项——进行哪种检测？

在决定进行基因检测之前必须考虑几个因素。这些因素包括：患者的表型，可能的遗传方式，潜在的遗传病因[例如，非整倍体、拷贝数变异（copy number variation, CNV）或单基因缺陷]，以及必要时有可以辅助诊断的额外谱系成员。事实上，"三合一"（即父母和受影响的后代）的 DNA 测序可以识别患者的常染色体隐性复合杂合子或新生基因突变，如果没有父母样本则不能识别[20]。因此，选择适当的基因检测方法将可以增加基因检测成功的可能性。虽然绝大多数遗传性骨骼疾病在起源上是单基因的，通常需要高分辨率的 DNA 测序来检测，但一些特征具有显著的染色体异常[例如，特纳综合征（Turner 综合征）中的非整倍体，或 CNV，诸如 Prader-Willi 综合征中 15 号染色体上的缺失]，其检测需要其他方法[21]。此外，对于一些单基因综合征，直接测序方法可能无法检测到因果性的全部或部分基因缺失。因此，重要的是要知道，基因检测阴性结果并不能排除遗传性疾病，而是可能反映：①被检测的遗传病因不是真正的遗传病因；②所采用的检测方法存在局限性（即分辨率或覆盖率不足）；③有关临床表型或遗传方式的假设是错误的。因此，我们可能需要连续或同时进行多种基因检测（表 42.2），如下文简要回顾。

染色体异常、拷贝数变异（CNV）和致病基因突变的检测

染色体核型分析

染色体核型分析通常是主要染色体异常时首选的细胞遗传学检测；主要染色体异常包括非整倍体（染色体数量异常）或染色体大量插入、缺失、重复、倒置或相互易位[21-22]。染色体核型分析通常是通过高分辨率 G 显带（吉姆萨染色）对至少 20 个从外周血白细胞制备的处于分裂中期的细胞核进行。有时，病

表 42.1 基因检测在代谢性骨病临床中的应用价值
对患者的好处
可以对适当的疾病进行调查和治疗
可以对临床上不明显的相关特征进行筛查/监测
提供有关疾病病程的预后信息
对一级亲属和（或）后代的好处
识别可能有患病风险或可能遗传给后代的一级家庭成员
识别未携带异常遗传基因的家庭成员，从而减轻他们和（或）他们的子代对疾病的焦虑和负担
在适当的情况下进行孕前遗传咨询
在适当的情况下进行产前诊断
对学术/研究的好处
提高对分子特征和相关疾病的理解
开发新的治疗靶点/途径
潜在的未来临床好处
针对基因缺陷的个性化药物匹配疗法的出现

表 42.2 基因检测及其分子分辨率和效用示例

基因检测	分辨率	检测到的异常	补充说明
检测染色体异常，包括拷贝数变异（CNV）			
核型分析：G 显带［胰酶 - 吉姆萨（typsine-Giemsa）染色］	5～10 Mb	非整倍体 大量的染色体缺失、重复、易位、倒置、插入	分辨率受限 需要研究许多细胞来检测嵌合
荧光原位杂交（FISH）	50 kb 至 2 Mb（取决于所用探针的大小）	染色体结构异常（例如微缺失、易位）	耗时耗力 低分辨率限制了其使用 不适用于遗传病因不明的疾病
多重连接探针扩增技术（MLPA）	探针依赖性 50～70 个核苷酸 单外显子缺失或重复可能	包括（部分）基因缺失或复制的 CNV	成本低，技术方法简单 同时评估多个基因组区域 不适合全基因组方法 不适合单细胞分析
微阵列比较基因组杂交（aCGH）	10 kb（高分辨率） 1 Mb（低分辨率） （取决于探针集）	全基因组 CNV	无法检测到平衡易位 可用于检测低水平的嵌合
单核苷酸多态性（SNP）阵列	50～400 kb（取决于探针集）	SNP 基因型的全基因组检测 VNV	无法检测到平衡易位 可用于检测低水平的嵌合 检测拷贝数中性区域或杂合性缺失（即由于单亲二倍体）
检测单基因疾病（和 CNV）			
第一代测序（Sanger）			
单基因检测	单核苷酸（候选基因的外显子区域和内含子/外显子边界）	单核苷酸变异（SNV） 小的插入或缺失（"indels"）	相对高的成本/基础 可能会遗漏大的缺失/重复 不适用于遗传病因不明的检测
下一代测序			
疾病靶基因组	单核苷酸（候选基因的外显子区域和内含子/外显子边界）	单核苷酸变异（SNV） 小的插入或缺失（"indels"）	可能无法完全覆盖外显子区域（可能需要 Sanger 测序来填补"缺口"） 随着基因数的增加，检测出不确定意义变异（VUS）的可能性增加 不适用于未知遗传病因不明的检测
全外显子组测序（WES）	单核苷酸（所有外显子区域和内含子/外显子边界）	SNV *小的插入或缺失（"indels"） CNV	并非所有的外显子都能被覆盖/捕获 GC 富集区域和同源区域/假基因的捕获存在困难 数据分析需要生物信息学专业知识 偶然发现和 VUS 的可能性很高 CNV 的检测需要额外的数据分析（即跨外显子区域杂合性图像的丢失） 适用于疾病相关基因的发现
全基因组测序（WGS）	单核苷酸	SNV 小的插入或缺失（"indels"） CNV（易位/重排）	成本相对较高 生成大量数据集和复杂的数据分析需要生物信息学专业知识 偶然发现和 VUS 的可能性很高 CNV 分析是可能的，但仍存在挑战 适用于疾病相关基因的发现

*小的插入或缺失可能不会被捕获到。

变组织（例如成纤维细胞）会被直接研究以识别嵌合。然而，染色体 G 显带核型分析的分辨率仅限于 5~10 兆碱基（megabase, Mb）的 DNA，无法识别更小的异常（例如 CNV）[21]。

荧光原位杂交（FISH）

荧光原位杂交（fluorescence in Situ hybridization, FISH）是应用 DNA 探针，通过荧光显微镜观察分裂中期染色体上目标区域的杂交[21-22]。通过这项技术可以识别：①由于探针结合缺失而出现的染色体缺失；②由于额外的探针结合而出现的染色体复制；③由于探针与异常染色体区域结合而出现的染色体易位或倒置。FISH 技术的分子分辨率通常在 50 kb 至 2 Mb。更新的基于 FISH 的方法可以同时观察多个感兴趣区域，包括整个染色体的"涂染探针（painting probes）"，其中每个染色体被标记为不同的颜色，称为多色 FISH（multicolor FISH, M-FISH）以及光谱染色体自动核型分析（spectral karyotyping, SKY）[21-22]。

多重连接探针扩增技术（MLPA）

多重连接探针扩增技术（multiplex ligation-dependent probe amplification, MLPA）是一种基于聚合酶链反应（polymerase chain reaction, PCR）的方法，通过使用定制设计的探针池来扩增感兴趣的待定基因组区域，以检测基因的全部或部分缺失[21]。

微阵列比较基因组杂交（aCGH）

微阵列比较基因组杂交（microarray comparative genomic hybridization, aCGH）可以检测染色体的小的异常（即 CNV）[21,23]。aCGH 技术是先将患者的 DNA 片段样本（标记为绿色）与正常的 DNA 片段（标记为红色）混合在一起，然后将混合好的样本置于包含固定对照 DNA 片段的阵列中进行竞争性杂交[21-23]。自动测量红-绿荧光以识别患者样本中是否存在 DNA 缺失（显示为红色过量）或重复（显示为绿色过量）。aCGH 的分辨率取决于为阵列选择的 DNA 克隆（探针）之间的数量和距离。然而，所有人都有许多小的 CNV（例如 5~10 个），对健康没有明显的不利影响，而一些有时致病的 CNV 并不会在所有人中引起疾病（即外显率降低）。

单核苷酸多态性阵列（SNP 阵列）

单核苷酸多态性（single nucleotide polymorphism, SNP）阵列可以检测 CNV 以及全基因组基因分型。例如，阵列中几个相邻 SNP 的缺失（或单亲二倍体）可能表明杂合性缺失（loss of heterozygosity, LOH），而基因拷贝数的增加（例如重复）可能表明不同基因型的数目增加[21]。

Sanger 测序单基因检测（第一代测序）

Sanger 测序（第一代测序）单基因检测是通过 PCR 技术扩增 DNA 片段至 1000 碱基对长，然后使用单个引物引发 DNA 聚合酶反应，根据互补的 DNA 链添加核苷酸，同时随机加入带有核苷酸特异性荧光标记的终止子核苷酸。由此产生的不同长度的 DNA 片段混合物通过凝胶电泳分解并从色谱图中确定它们的 DNA 序列。DNA 聚合酶的高保真度使其有很高的准确性，因此，Sanger 测序的基本准确率＞99.99%，目前仍是 DNA 测序的金标准[24-25]。

下一代测序（NGS）（第二代测序）

下一代测序（next generation sequencing, NGS）（第二代测序）代表了遗传性疾病研究和诊断范式的转折，其在临床工作中的作用越来越重要。NGS 的原理与传统的 Sanger 测序的原理没有明显的不同。然而，由于在 NGS 中加入荧光标记的核苷酸不会终止反应，序列是通过自动照相机捕捉到的核苷酸添加的连续循环来建立的，从而能够同时测序数百万个 DNA 片段（"大规模并行测序"）[24-25]。这些原理构成了 NGS 最广泛应用的三种用途的基础：全基因组测序（whole genome sequencing, WGS）、全外显子组测序（whole exome sequencing, WES）和疾病靶基因面板。

WGS 决定了整个基因组的 DNA 序列，包括编码区和非编码区，并且可以识别单核苷酸变异（single nucleotide variant, SNV）、小的插入或缺失（small insertion or deletion）（"indel"）和 CNV。WGS 也可以同时在编码区和调控区（例如增强子、启动子）识别基因突变[24-25]。WGS 的局限性包括：难以对基因组的某些区域（即 GC 富集区域）进行测序，高度同源的 DNA 区域（例如由于假基因造成）可能会造成对准（和解释）参考基因组序列读取的困难。

WES 分析了 1%~2% 的基因组，它们编码了约 20 000 个蛋白质的编码基因（即"外显子组"），预计这些基因包含大多数与疾病相关的基因突变[24-25]。事实上，在过去的十年中，WES 一直是非常成功的疾病基因检测技术，包括检测矿物质代谢和骨骼疾病在内的疾病基因[1-2,24]。然而，WES 同时也可以检测染色体的大的 CNV（例如，通过 LOH 映射）。WES 使用探针集仅捕获基因外显子区域，因此，可能由于缺少外显子导致捕获不完整，或者由于 SNP 或基因小的插入或缺失而捕获不均匀。在这里，GC 富集和高度同源的区域也可能会给捕获带来困难，而缺乏非编码区域的覆盖将导致基因调控区域中的基因突变不能被捕获到。

疾病靶向测序是临床上应用最广泛的 NGS 方法，因为它可以配置为同时分析与特定疾病相关的基因集合（例如，＜10 至＞150 个基因）[24-27]。这类 NGS 疾病靶向研究小组已经建立，其主要针对成骨不全症和其他低骨量表型、低磷性佝偻病和骨骼发育不良（包括具有高骨量的骨骼发育不良）。与使用 Sanger 测序的基因序列分析相比，本方法的潜在优势包括：降低成本，简化数据分析，以及能快速同时评估多个基因。然而，它的局限性包括仅能对已存在的致病基因进行分析，因此它并不适合"基因发现"的研究。

基因检测嵌合

现在，改进的全基因组基因检测（包括 aCGH、SNP 阵列和 NGS）也为检测低水平的嵌合提供了更高的灵敏度（例如，SNP 阵列为 5%）[16]。然而，最佳检测方法的选择取决于临床表现和怀疑的基因突变类型（例如，非整倍体、CNV、SNV 和小的插入或缺失）及其可能的范围和组织分布[16,28]。通常情况下，检测循环中的淋巴细胞 DNA 就足够了，但检测其他受影响的组织可能需要检测体细胞嵌合突变，例如，对分别导致 McCune-Albright 综合征和 Proteus 综合征的 *GNAS1* 和 *AKT1* 突变的识别[16,29]。

产前诊断的基因检测

产前基因检测可在胚胎植入前或产前阶段进行，其实施则取决于临床情况。

胚胎植入前的遗传学诊断

胚胎植入前遗传学诊断使用体外受精（in vitro fertilization, IVF）后几天提取的胚胎单细胞来检测主要的染色体异常（常规 aCGH 或 FISH）或单基因缺陷（常规 PCR 和测序）。这样就能在确定妊娠之前对胚胎进行遗传性疾病筛查。

产前基因检测

一旦确定妊娠，产前基因检测就可以用来确定是有遗传性疾病风险的胎儿。产前基因检测通常涉及一些侵入性方法，例如，绒毛膜绒毛取样（chorionic villous sampling, CVS）或羊膜穿刺术，以获取用于核型分析、FISH、aCGH 和 DNA 测序的细胞。检测母体循环中的无细胞胎儿 DNA（cell-free fetal DNA, cffDNA）为无创性产前遗传学诊断（noninvasive prenatal genetic diagnosis, NIPD）和（或）无创性产前基因检测（noninvasive prenatal genetic testing, NIPT）提供了可能[30]。

在母体循环中，10%~20% 的无细胞 DNA 来自胎盘。检测这种胎儿 DNA（cffDNA）的能力为 NIPD/NIPT 提供了基础，该方法需要在妊娠适当时期（例如 10 周后）采集母体血液样本。NIPD/NIPT 主要用于筛查非整倍体［例如，唐氏综合征（21 三体综合征）、Edwards 综合征（18 三体综合征）、Patau 综合征（13 三体综合征）以及特纳综合征］和胎儿性别鉴定（例如，对 X 连锁遗传性疾病的诊断很重要）。它也可以用于检测单基因疾病，虽然这仅限于父系遗传基因突变或新生的基因突变，因为它不能区分母亲存在的异常（因为样本中存在母体无细胞 DNA）[30]。

数据解释和意外发现

遗传学诊断的建立可能会使患者和家属受益，但也可能会带来临床和伦理挑战[31-34]。例如，使用 NGS 进行多基因检测或全基因组检测可能会发现意义不确定的变异（variant of uncertain significance, VUS），这种 VUS 与临床表型的相关性尚不明确，并且也有可能发现一些意外的基因异常。因此，在进行基因检测前，应告知患者，基因异常结果可能无法判断是否有意义，也可能会意外检测出一些基因异常。事实上，最近的研究表明，许多被报道为致病的变异可能是良性的，或者外显率远比迄今为止所认为的低。因此，任何错误的判断都可能对患者及其家庭造成重大不利影响。因此，在解释数据分析时需要谨慎。临床医生和患者都必须认识到基因检测的局限性和不确定性。最后，准确报告基因和表型数据可以不断完善疾病特异性基因突变数据库，并促进临床研究的发展[32-33]。

致谢

Paul J. Newey 得到了首席科学家办公室（Chief Scientist Office, CSO）和 NHS 苏格兰研究（NRS）团队（英国）的资助。Michael P. Whyte 得到了 Shriners 儿童医院的儿童研究和 Barnes-Jewish 医院基金会的 Clark 和 Mildred Cox 遗传代谢性骨病研究基金（St. Louis, MO, USA）的资助。Rajesh V. Thakker 得到了医学研究委员会（英国）、Wellcome 信托基金（英国）和英国国家卫生研究所（NIHR）的资助。

参考文献

扫描书末二维码获取。

第 43 章
动物模型：基因操作

Karen Lyons

孔 娟 杨冬梅 陈柏龄 译

引言

涉及基因操作小鼠的研究对于识别控制骨骼发育的基因和阐明其作用机制做出了巨大贡献。转基因小鼠促进了人类疾病动物模型的生成、细胞谱系研究以及单细胞谱系中特定分化阶段的不同功能的剖析。转基因胚胎干细胞（embryonic stem cell, ESC）和小鼠的公共储存库极大地促进了基因研究。将 CRISPR/Cas9 技术引入特定的基因突变已使转基因动物模型的生成越来越可行了。

资源和储存库

一些政府资助的大规模研究项目提供了获取靶向载体、ESC 或携带大量突变等位基因的小鼠的途径。这类项目包括小鼠基因敲除项目（the Knockout Mouse Project, KOMP）（美国）、EUCOMM（欧洲）、北美条件小鼠诱变项目（North American Conditional Mouse Mutagenesis Project, NorCOMM）（加拿大）和得克萨斯农工学院基因组医学研究（Texas A&M Institute for Genomic Medicine, TIGM）（美国）。由这些项目制作的等位基因由国际小鼠基因敲除协会（the International Knockout Mouse Consortium, IKMC）协调，该协会发布了所有可用载体、ESC 克隆和小鼠的可搜索列表。IKMC 是国际小鼠表型研究协会（International Mouse Phenotyping Consortium, IMPC）的一个分部（http://www.mousephenotype.org，accessed May 2018），可以通过其网站访问可搜索的数据库。IMPC 的目标是在小鼠基因组中制作 20 000 个已知和预测基因的功能缺失等位基因。一些等位基因是通过基因靶向生成的，一些是通过基因捕获技术生成的，还有一些是通过大规模化学诱变筛选生成的。从所有这些项目中获得的经过修饰的 ESC 可以极大地简化和加速基因突变小鼠品系生成的过程。在本章中，我们将重点介绍组织特异性靶基因，这是分析骨骼组织中基因功能的使用最广泛的方法。

靶基因的过表达

第一个在体内广泛应用的研究基因功能的方法是培育过表达靶基因的转基因小鼠。几种启动子已被很好地表征，并已被广泛用于骨骼组织中驱动基因表达。

软骨细胞

应用最广泛的软骨特异性启动子来自小鼠 pro aI（Ⅱ）胶原蛋白（*Col2a1*）基因。该启动子可以驱动高水平的表达，开始于附件元件的凝结阶段之后，但在硬化小室的凝结之前[1]。*Col11a2* 启动子也被使用了，虽然其中一些启动子也可以驱动在软骨膜和成骨细胞中的表达[2]。

成骨细胞/骨细胞

在成骨细胞中驱动过表达的最常用的启动子是来自大鼠或小鼠 *Col1a1* 基因的 2.3 千碱基（kilobase, kb）近端启动子片段，在胎儿和成人成熟成骨细胞和骨细胞中可见其强活性[3]。3.6 kb 近端的 *Col1a1* 基因启动子在早期分化阶段（成骨细胞前体）可以驱动强表达，但在非骨组织（包括肌腱、皮肤、肌肉和大脑）中也表达[4-5]。在很大比例的成熟成骨细胞和骨细胞（已被广泛使用）中，表达是由 3.5～3.9 kb 人骨钙素启动子片段驱动的[6]。鉴定骨细胞特异性启动子以驱动转基因表达一直是一个挑战。已经描述了一种 10 kb 的牙本质基质蛋白（dentin matrix protein 1, *DMP1*）启动子，但除了驱动骨细胞外，该启动子还可能可以驱动成骨细胞和成肌细胞中的基因表达；有一种 8 kb 的 *DMP1* 启动子似乎对骨细胞具有更高的特异性[7]。

肌腱和韧带

由于缺乏肌腱特异性启动子，很难从遗传学上研究肌腱的构造和分化。*Scleraxis*（*Scx*）编码一种在肌腱和韧带发育过程中表达的转录因子。尚未确定一种能够驱动肌腱特异性基因表达的 *Scx* 启动子。Scx-Cre 品系（本章稍后讨论）提供了一种诱导 Cre 可诱导的转基因表达的潜在策略；然而，也有在软骨和非骨骼组织中表达的报道[8]。

破骨细胞

多种启动子可以驱动破骨细胞及其祖细胞的高水平基因表达。这些包括 *CD11b*，在单核细胞、巨噬细胞中表达，并沿破骨细胞的分化途径从单核祖细胞到成熟破骨细胞[9]；以及 *TRACP*，在成熟破骨细胞及其前体中表达[10]。

过表达方法的优缺点

转基因方法的主要优点是：简单、便宜，并且转基因小鼠通常表现出明显的表型。此外，转基因品系——其中诸如 LacZ、GFP 和（或）ALP 的标记基因在组织特异性启动子的控制下表达——可以使体内特定的细胞类型被观察到，并可以以其他方法无法实现的分辨率分离它们[11]。转基因过表达方法也可以用于引入显性负基因产物以阻断基因活性[12]。最后，转基因方法已被用于通过驱动白喉毒素受体的过表达来消融特定的细胞群；对于骨细胞在机械转导中的重要作用，这种方法提供了第一个明确证明[13]。

转基因方法的一个主要警告是，过表达模型经常产生非生理水平的基因表达，因而会混淆对正常条件下基因作用的解释。另一方面，使用转基因技术过表达显性负性变异或天然拮抗剂会导致功能丧失，从而导致将正常生理环境中的通路作为靶点。

转基因方法的主要局限性是，骨骼组织特征性的启动子相对较少。此外，转基因整合的位点对组织特异性和表达水平有重要影响。这可以用于检查剂量依赖性效应，但必须小心评估表达水平和位点。

最后，基因的过表达可能会带给胚胎致命性影响，阻碍稳定转基因株的建立。这可以通过可诱导转基因品系的生成来克服。生成可诱导的转基因品系的最广泛使用的方法是修饰转基因，使其表达被位于转基因编码序列上游的 LoxP 位点两侧的强转录终止序列抑制。通过将上述转基因品系与一个表达 Cre 重组酶的品系杂交，转基因表达可以在骨骼组织中以组织特异性或可诱导的方式激活[14]。

基因靶向

基因操作技术中最广泛使用的是小鼠 ESC 的基因打靶技术。其基本方法参见综述文章[15]。一些由政府资助的大规模研究项目提供了获取靶向载体、ESC 或携带大量突变等位基因的小鼠的途径。这些试剂可以大大简化和加速生成基因突变小鼠品系的过程。这些协会的工作由 IKMC 协调，该组织提供了所有可用载体、ESC 和小鼠的可搜索列表。IKMC 是 IMPC 的一个分部。

Jackson 实验室小鼠基因组信息学网站（www.informatics.jax.org, accessed May 2018）提供了所有已发布的基因修饰信息，正在进行的表型分析的结果，以及公开获得的 ESC 和小鼠资源的链接。由于所有的基因修饰都包含在这个网站上，人们可以通过直接与研究人员联系来申请尚未存入公共储存库中的品系。

基因靶向的优缺点

由整体功能丧失引起的表型提供了对消融基因的生理作用的直观洞察，并可用于生成人类疾病的动物模型。此外，还可以揭示靶基因的新作用。然而，整体基因敲除方法的一个并发症是，对早期发育至关重要的基因缺失可能导致早期死亡。第二个问题是，可能很难将骨骼组织的直接影响与代谢、心血管、神经内分泌或其他系统有关的间接影响中分离出来。一个重要的考虑是，整体敲除染色通常保留用于筛选 ESC 克隆的选择盒。有时，这会对邻近的基因产生影响。由于这些原因，整体基因敲除模型可能并不总是再现在人类中所见的特定基因功能等位基因缺失的表型。

组织特异性以及可诱导的基因敲除和过表达

以组织特异性方式消融或基因过表达的能力已经彻底改变了我们对特定骨骼细胞类型和谱系以及特定发育阶段的基因和通路的功能的理解。有几种方法可以用来实现组织特异性基因的敲除或激活；这些依赖于源自噬菌体（Cre）或酵母菌（Flp）的位点特异性重组酶[16]。噬菌体（Cre）和酵母菌（Flp）在特定的靶位点重组 DNA（图 43.1）。需要两个小鼠品系。对于 Cre-loxP 系统，第一个是"floxed"品系——其中基因缺失的靶点区域两侧是 loxP 位点，第二个是转基因品系——其中 Cre 重组酶在可诱导的和（或）组织特异性启动子的控制下表达。在同时携带 floxed 基因和 Cre 转基因的小鼠中，Cre 删除了 loxP 位点两侧的序列。loxP 位点通常位于内含子中，通常不会干扰基因的正常功能。因此，除了在 Cre 表达的组织中，floxed 靶点基因通常功能正常。图 43.1 显示了一个典型的 IKMC 载体设计和各种靶向策略，用于通过该数据库获得的 ESC 的条件等位基因的生成。

条件等位基因也已被用于实现位点特异性诱导过表达。在这种情况下，转基因是在一个诸如 CAG 的强大的泛在启动子的控制下生成的[17]。转基因的表达被一个强的转录终止信号所阻止，其两侧是 loxP 位点。当 Cre 催化终止信号切除时，该基因被激活。Engin 及其同事提供了这种方法的一个示例[19]。

基因重组的驱动力

如前所述，最常用于催化基因重组的位点特异性重组酶是 Cre。大多数研究都采用了组成活化形式的 Cre。然而，也可以采用配体调控的形式，使基因活性的时间控制也是可用的。目前主流的方法是使用与基因突变雌激素受体（estrogen receptor, ER）的配

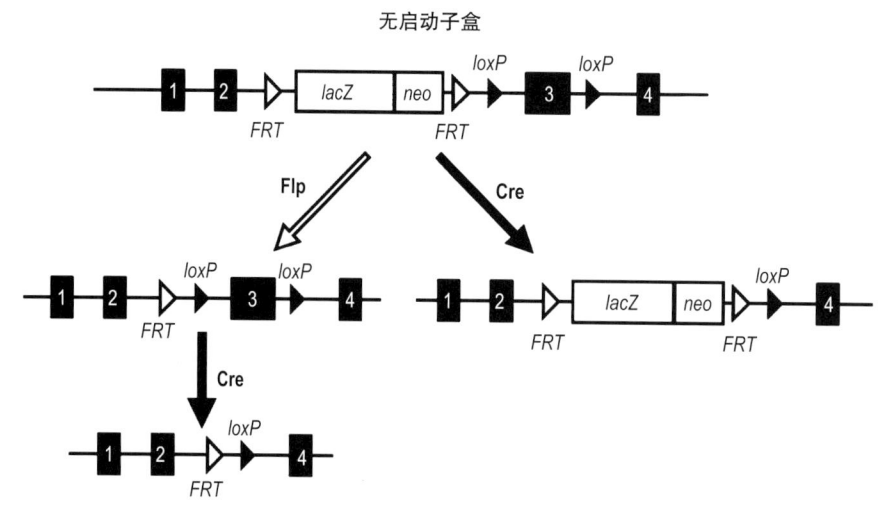

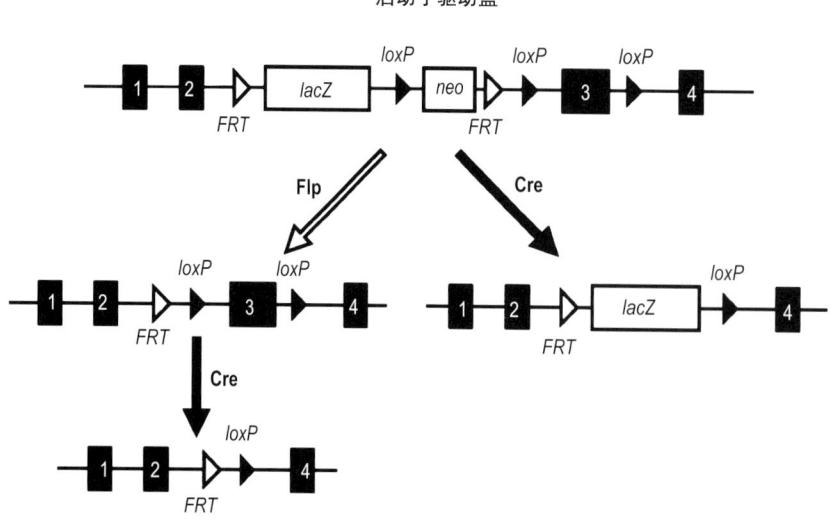

图 43.1 由 IKMC 制作的敲除第一等位基因的示意图。IKMC 使用的靶向策略依赖于"关键"外显子的识别。敲除第一等位基因是灵活的，在暴露于位点特异性重组酶 Cre 和 Flp 之后，就能生成报告基因敲除、条件性敲除和无效等位基因（Source: [51]. Reproduced with permission of SpringerNature.）

体结合结构域融合的 Cre。该 ER 结构域能识别合成的雌激素拮抗剂 4-OH 他莫昔芬（Tamoxifen，T），但对内源性 β-雌二醇不敏感。在缺乏 T 的情况下，Cre-ER（T）融合蛋白保留在细胞质中。T 与 ER 结构域的结合允许融合蛋白进入细胞核并催化重组。已发表的 Cre 品系的完整列表可在小鼠基因组信息学（Mouse Genome Informatics）网站（www.informatics.jax.org/home/recombinase, accessed May 2018）上找到。一些最广泛用于骨骼生物学研究的构成型和诱导型 Cre 品系，以及一些有前途的新成员，在下文介绍，并在表 43.1 中进行了概述。该表揭示了用于生成组织特异性 Cre 驱动程序的多种方法，包括携带传统启动子驱动结构的转基因小鼠，以及产生转基因品系，其中 Cre 已被插入细菌人工染色体（bacterial artificial chromosome, BAC）上的一个感兴趣基因中。在其他情况下，Cre 盒已插入内源性位点。

未凝结的间质和间质凝结

Prrxl-Cre 驱动早期未凝结的肢体和头部间质的表达[20]。Dermol-Cre 在间质凝结中表达 Cre[21]。Sox9-Cre 敲入品系可以驱动 Cre 介导这些凝结中的成骨细胞和软骨细胞前体的切除[22]。

软骨

最广泛用于软骨的 Cre 品系是 Co12a1-Cre[1]。在大多数研究中，启动子活性似乎仅限于软骨细胞，但在软骨形成过程中，当 Col2a1-Cre 软骨膜中表达时存在一个窗口期。Col10a1-Cre 细胞系允许肥大软骨细胞中的基因缺失[23-24]。

软骨中允许可诱导的重组的工具是可用的。几个小组在 Col2a1 启动子的控制下使用 CreER（T）生成了转基因品系。在产前软骨和出生后 2 周内软骨，这些技术可以有效消融；Col2a1-CreERT2 系对成年小鼠也有效[25-26]。Aggrecan-CreERT2 小鼠——其中 CreERT2 被敲入聚合蛋白位点——在产前、成年生长板和关节软骨以及纤维软骨中都有 Cre 强表达[27]。

在关节软骨中没有 Cre 系驱动 Cre 介导的特异性重组。然而，Gdf5-Cre 小鼠可以驱动关节间区、滑膜组织和关节软骨的表达[28]。Prg4GFPCreERT2 系——其中 GFP 和 Cre-ERT2 被引入 Prg4 位点——可以驱动年轻小鼠软骨浅层中的表达，但这些细胞的后代可以在成年小鼠的关节软骨全层中表达[29]。

成骨细胞 / 骨细胞

一个 3.6 kb 的 Col1a1 启动子可以驱动成骨细胞中高水平的 Cre 表达，但也可以靶向骨缝隙、皮肤和多个器官中的肌腱和纤维细胞类型[4]。Col1a1-Cre 系（2.3 kb）在成熟成骨细胞中的表达受限，但在一些系中出现脑内异常表达[3,5]。骨钙素-Cre 可以驱动成熟成骨细胞的切除，但只有到出生前才被激活[6]。几种基于 DMP1 启动子的 Cre 系已用于靶向骨细胞。如上所述，已经生成了包含 10 kb 或更长的 DMP1 近端启动子区域的细胞系[7]。除了骨细胞外，它们在成熟的成骨细胞中也有表达。据报道，一个 8 kb 的 DMP1-Cre 品系具有更多的骨细胞选择性表达[30]。目前已经培育出了几种可以应用于骨的可诱导的 Cre 转基因品系。转录因子 Osterix（Osx1）在成骨细胞前体中表达。一种 Cre-GFP 融合蛋白被插入 BAC 转基因的 Osx1 位点，其表达受多西环素调控[31]。这种结构以成骨细胞前体为目标。已有可诱导的 2.3 kb Col1a1-CreERT 和 8 kb Dmp1-cre/ERT2 品系描述[32]。

破骨细胞

几种 Cre 品系允许骨髓细胞消融。这些包括：LysMcre 小鼠——其中 Cre 已被引入 M 溶菌酶位点[33]、CDllb 启动子可以驱动巨噬细胞和破骨细胞中 Cre 表达的一个品系[34]，以及在 TRAPC 和 Ctsk 启动子的控制下表达 Cre 的转基因品系[35]。

使用可诱导的基因敲除的注意事项

Cre-loxP 系统的最显著的优势是其灵活性，可以在不同时间点探索不同组织中的基因功能。然而，也有一些注意事项。根据所使用的 Cre 品系，靶基因的切除可能不完全；这高度依赖于 Floxed 等位基因。Floxed 等位基因在 Cre 介导的重组动力学方面也有所不同。当试图比较使用同一 Cre 转基因品系切除不同基因引起的表型时，必须牢记这一点。

基于相同启动子但在不同实验室中生成的 Cre 转基因品系可以表现出不同的特异性和效率。此外，最广泛用于分析骨骼表型的启动子将在多种骨骼细胞类型表达，并且在许多非骨骼细胞类型中也有表达。因此，每一项研究都应该包含控制措施，以验证 Cre 介导的感兴趣 Floxed 系重组的程度和位置。下一节将讨论谱系控制和活性报告基因。

表 43.1 骨骼分析常用的 Cre 驱动程序和 Cre 活性谱系追踪剂

	描述	主要表达部位
预凝结间质		
Dermo1-Cre (Twist2-Cre) Twist2$^{tm1.1(cre)Dor}$	敲入 Cre 消除 *Twist2* 等位基因的功能	颅面和内脏间质；骨骼凝结
Prrx1-Cre Tg(Prrx1-Cre)1Cjt	转基因插入	肢芽间质，颅顶
Prrx1-CreER-GFP Tg(Prrx1-cre/ERT2,-GFP)1Smkm	转基因插入 可诱导的，GFP 活性追踪剂	肢芽间质，颅顶
软骨		
Sox9-Cre Sox9$^{tm3(cre)Crm}$	IRES-Cre 盒插入 Sox9 的 3'UTR 中	骨骼凝结 其他部位：肠、睾丸等
Sox9-Cre-ERT2	IRES-Cre-ERT2 盒插入 Sox9 的 3'UTR 中	骨骼凝结 其他部位：肠、睾丸等
Col2a1-Cre Tg(Col2a1-cre)1Bhr	转基因插入	附件元件中的软骨细胞分化；生骨节 其他部位：心脏瓣膜、脊索
Col2a1-CreERT Tg(Col2a1-cre/ERT)KA3Smac	转基因插入 可诱导；成年动物不敏感	软骨细胞分化过程中他莫昔芬诱导的
Col2a1-CreERT2 Tg(Col2a1-cre/ERT2)1Dic	转基因插入 在胚胎和成年动物中可诱导的	软骨细胞分化过程中他莫昔芬诱导的
Aggrecan-CreERT2 Acan$^{tm1(cre/ERT2)Crm}$	Cre-ERT2 敲入 Acan 位点的 3'UTR 中 在胚胎和成年动物中可诱导的	生长板和关节软骨；韧带；半月板纤维软骨；气管；椎间盘
GDF5-Cre Tg(Gdf5-cre-ALPP)1Kng	通过把 Cre-IRES-ALPP 盒插入翻译起始位点，对编码 Gdf5 的 BAC 进行转基因插入	胚胎中的关节间区；衍生物对滑膜和关节软骨有贡献
Prg4-Cre-ERT2 Prg4$^{tm1(GFP/cre/ERT2)Abl}$	GFP/Cre-ERT2 盒插入 Prg4 基因翻译起始密码子，消除了修饰后 Prg4 位点的功能 在胚胎和成人中可诱导的	浅表区软骨；后代细胞对全厚度关节软骨有广泛的贡献
FSP1-Cre Tg(S100a4-cre)1Egn	转基因插入	广泛存在于成纤维细胞的一个子集中；纤维骨膜/软骨膜
骨		
Osx-Cre g(Sp7-tTA,tetO-EGFP/cre)1Amc	转基因插入 位于外显子 1 中编码 Sp7（Osterix）的 BAC 结构的四环素反应元件（tetO）控制的 EGFP/Cre 融合蛋白的四环素调控的反式激活蛋白（tTA）的上游 在胚胎和成人中可诱导的	骨前体细胞；转基因本身影响骨量并导致颅面缺损
Col1a1-Cre Tg(Col1a1-cre)1Kry	转基因插入。2.3 kb 启动子	成骨细胞的整个分化过程
Col1a1-Cre-ERT2 Tg(Col1a1-cre/ERT2)1Crm	转基因插入。2.3 kb 启动子 可诱导的	成骨细胞的整个分化过程
OCN-Cre Tg(BGLAP-cre)1Clem	转基因插入	成熟成骨细胞
DMP1-Cre Tg(Dmp1-cre)1Jqfe	转基因插入。14 kb 启动子	成牙本质细胞，成骨细胞，骨细胞
DMP1-Cre-ERT2 Tg(Dmp1-cre/ERT2)D77Pdp	转基因插入。10 kb 启动子 在胚胎和成人中可诱导的	成熟成骨细胞和骨细胞

表 43.1　骨骼分析常用的 Cre 驱动程序和 Cre 活性谱系追踪剂（续表）

	描述	主要表达部位
破骨细胞		
LysM-Cre Lyz2[tm1(cre)Ifo]	Cre 插入内源性 *Lyz2* 基因的 ATG 起始位点	髓系细胞
CD11b-Cre Tg(ITGAM-cre)2781Gkl	转基因插入	髓系细胞
检测 Cre 活性的报告		
R26R Gt(ROSA)26Sor[tm1Sor]	靶向插入 floxed neo 盒	lacZ 表达在所有 Cre 活跃的细胞和后代细胞
R26R-Confetti Gt(ROSA)26Sor[tm1(CAG-Brainbow2.1)Cle]	靶向插入 CAGG 的强启动子，它是 loxP 位点，一个 PGK-Neo-pA 盒（作为转录关卡），以及 Brainbow 2.1 结构插入 Gt(ROSA)26Sor 位点的外显子 1 和 2 之间	单个细胞及其后代细胞可以在 Cre 激活时被追踪
mTmG Gt(ROSA)26Sor[tm4(ACTBtdTomato,-EGFP)Luo]	靶向插入 CAGG 启动子，驱动 loxP 侧 DsRed(tdTomato) 蛋白表达，随后是一个膜标记 EGFP 蛋白	所有组织呈现红色荧光；EGFP 在表达 Cre 的细胞及其后代细胞中

EGFP：增强型绿色荧光蛋白；GFP：绿色荧光蛋白；UTR：非翻译区。

即使在没有 Cre 转基因的情况下，Floxed 等位基因中药物筛选盒的存在也会对靶等位基因或邻近基因的表达水平产生重大影响；例如，*Scleraxis* 敲除，其中药物筛选盒的存在导致妊娠第 9.5 天胚胎死亡[36]。与此形成鲜明对比的是，去除药物选择带的 *Scleraxis* 无效等位基因的纯合子小鼠可以存活至成年[37]。

关于可诱导的模型，多环西素和他莫昔芬都可以对软骨、骨和破骨细胞产生影响，而不依赖靶基因的缺失。即使使用低剂量的他莫昔芬催化 Cre-ER（T）介导的切除，也可能对骨骼产生影响[38]。因此，可能需要纳入包括使用诱导剂处理的 Cre 阴性小鼠的对照组，以检查该变量对所研究的突变表型的影响。

谱系追踪和活性报告基因

转基因小鼠已经可以通过前所未有的分辨率确定细胞谱系关系和不同来源的细胞对特定器官的相对贡献。这些研究依赖于携带 Floxed 报告基因的品系，诸如 *LacZ* 或 *GFP*。例如，R26R 品系携带了一个 Floxed LacZ 盒并可导入到 ROSA26 位点。当培养出表达 Cre 的品系后，所有表达 Cre 的细胞及其所有后代都表达 LacZ。R26R 小鼠已被广泛用于测试表达 Cre 的转基因品系的特异性和效率，虽然这种品系在骨中的使用中受到成骨细胞表达内源性 LacZ 限制。最近，已经生成了多种品系，它们可以以组织特异性和可诱导的方式对特定细胞器（细胞膜、细胞核等）中的荧光蛋白的表达进行实时成像[39]。

使用 R26R 和其他谱系追踪剂研究骨祖细胞已取得了重大进展。这些在几篇综合中进行了讨论[11,40]。其中一个例子是未成熟的成骨细胞随着侵入血管而进入发育中的骨骼[41]。最近，有大量的活性报告基因已被用作标记不同骨骼种群的谱系示踪剂。

转基因报告基因系也可以用于监测信号通路的活性。例如，已使用 TOPGAL 小鼠在体内监测 Wnt 通路的活性，以追踪软骨内骨形成过程中 β-连环蛋白的活性[42]。也可以使用工具在体内监测典型 BMP 通路的活性[43-44]。

CRISPR/CAS9 基因组工程

在过去的 5 年中，CRISPR/Cas9 技术的进步彻底改变了基因组工程。CRISPR/Cas9 是一种基因组编辑技术，其中 20 核苷酸（nucleotide, nt）导向序列的生成决定了基因组编辑的位点。易错的 DNA 修复机制被应用来引入插入或删除。该技术也可用于生成特定的点突变或条件等位基因。当插入 *loxP* 位点时，除了该技术的效率外，还可以将 CRISPR/Cas9 导向序列注射到受精卵中（而不是在 ESC 中），直接生成基因突变后代。因此，基因修饰的小鼠可在短短的 4 周内产生，而使用 ESC 的同源重组通常需要 9~12 个月[45]。使用 CRISPR/Cas9 生成基因突变动物的详细方法正在发展中，可以在 Yang 及其同事的研究中找到[45]。此外，还有许多核心实验室和商业团体正在应用 CRISPR/Cas9 技术以成本效益高的方式生成小鼠模型。

一般注意事项

基因操作虽然取得了种种成功，但在表型方面遇到了真正的瓶颈。由于功能冗余，许多基因敲除品系没有表现出明显的表型；可能需要敲除 2 次甚至 3 次才能成功。表型取决于遗传因素和环境因素。近交系在 BMD 的峰值上的差异很大。来自 129 株的 ESC 是最早获得的，也是最常用的。然而，129 株小鼠表现出异常的免疫学特征[46]。来自 129、C56Bl/6 和 C3H 株的 ESC 品系可以从多种渠道获得。这些品系具有不同的 BMD 特征[46] 和不同的机械负荷响应[48]，在解释骨骼表型时必须考虑这些因素。此外，居住条件、食物摄入、肠道菌群和代谢应激也对代谢参数和 BMD 有显著影响[49-50]。在将小鼠模型研究中的发现推论到人类的功能时必须谨慎。机械负荷和激素对骨骼的影响在小鼠和人类是明显不同的。此外，人的骨骺闭合后，线性生长就停止了，而小鼠的生长板不融合。虽然如此，相似之处远远超过了差异，遗传模型很可能可以在骨骼生物学研究的各个方面发挥越来越重要的作用。

致谢

作者感谢 NIH 的资助（AR052686 和 AR044528）。

参考文献

扫描书末二维码获取。

第 44 章
动物模型：骨密度的等位基因决定因素

J. H. Duncan Bassett、Graham R. Williams 和 Robert D. Blank

孔 娟 邓 攀 陈柏龄 译

引言

有大量的工作研究等位基因变异对小鼠骨骼表型的影响。对这些研究进行百科全书式的介绍超出了本章的范围。本章将使用示例来说明相关调查的具体方面，内容涵盖三个主要领域。首先，描述在小鼠中研究的表型。其次，总结数据中出现的一般主题。最后，探讨未来的工作方向。

对于不熟悉实验室小鼠的读者来说，认识到有许多专门的遗传资源可用于小鼠研究工作是很重要的。本章的材料是假定读者对特别培育的小鼠品系有粗略的了解。我们中的一个人（RDB）已经为非专业人员回顾过这些小鼠和基因工程小鼠[1]。同样重要的是，在开始时要注意，这里的重点是已建立的小鼠品系和种群中存在的变异，而不是快速增长的具有有趣骨骼表型的敲除和敲入小鼠的集合。这些显然很重要，但超出了本章的范围。

表型

骨生物学家感兴趣的大多数表型都是"复杂的性状"。所谓复杂的性状，是指由多个基因和环境条件共同影响所决定的特性。通常，但并非总是如此，复杂的性状也是数量变量，这意味着存在一个连续的可能的性状值，而不是一个性状的分类。对数量性状有贡献的遗传位点称为数量性状位点（quantitative trait loci, QTL）。性状的两个特性使它们成为有吸引力的遗传学研究对象。首先，它们是高度可遗传的，或者说，性状上的大部分变异可以归因于遗传。在人体研究中，这由双胞胎研究和复发率决定的。在小鼠研究中，这是通过回交、杂交或对特殊繁殖的小鼠（例如重组自交系）的分析来确定的。第二个标准是，用于表型分析的方法是精确的，也就是说，具有高度的可重复性。不精确的分析，虽然不会阻碍研究的进行，但会使其更加困难，因为需要更大的样本量来将遗传信号与进行不太精确的表型分析的噪声区分开。另一个可取的但并非必要的特征是，由于基因图谱研究需要大量样本，表型分析应快速且技术上易于执行。这种快速通量骨骼表型分析的一个例子是骨和软骨起源（the Origins of Bone and Cartilage, OBCD）所使用的方法。作为国际敲除小鼠联盟（the International Knockout Mouse Consortium, IKMC）的一部分，该联盟已对 Sanger 研究所生成的突变体进行了骨骼表型筛选（图 44.1）[2-3]。除了表型的遗传需求外，考虑它们在指导生物学解释方面的潜在效用也很重要。因此，难以可靠测量的表型如果能提供其他方式无法获得的见解，可能仍然值得追逐。

骨密度

当代小鼠骨骼遗传学始于使用外周定量计算机体层成像（pQCT）扫描证明近交品系小鼠在表观体积 BMD（volumetric bone mineral density, vBMD）存在差异[4]。随后的研究（例如参考文献 [5-6]）使用 pQCT 和 DXA 技术分别绘制了小鼠的 vBMD 和面积 BMD（aBMD）的数量性状位点。

骨小梁结构

μCT 技术的改进已使骨小梁结构（以前只能通过组织形态计量法测定的一种表型）能够以足够高的通量进行遗传分析研究（例如参考文献 [7]）。虽然 μCT 使分析数百个的骨小梁结构样本变得可行，但在实践中，这些表型的研究主要是为了表征在另一种表型的基础上培育的同源小鼠，因为这些研究所需的样本量要小得多。

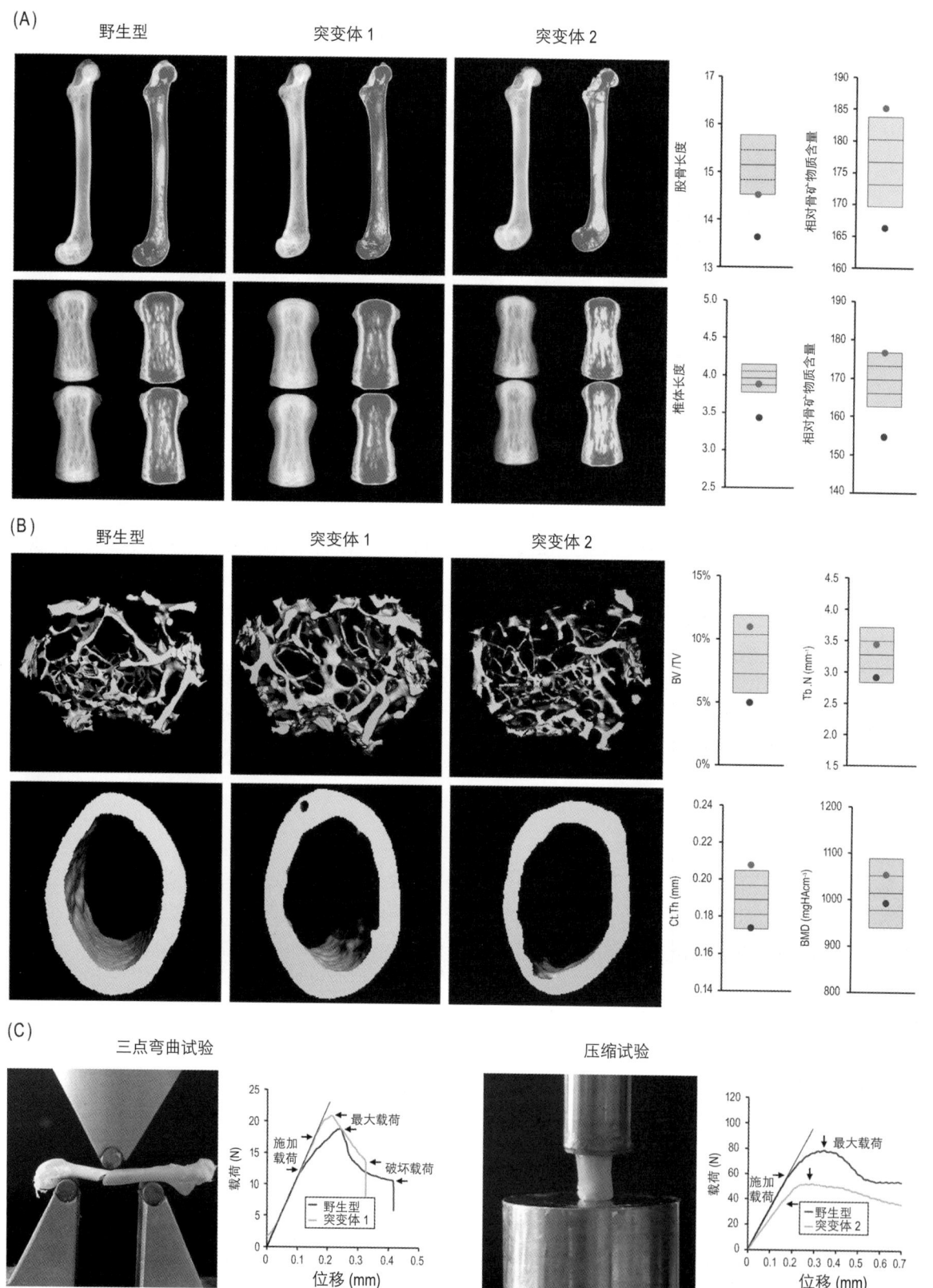

图 44.1 （也见彩图）由骨软骨起源疾病起源（the Origin of Bone Cartilage Disease, OBCD）联盟进行的快速通量骨骼表型分析。（A）来自野生型（WT）和高骨量（突变体 1）或低骨量（突变体 2）的基因突变小鼠的股骨和第 5 至第 6 尾椎的 X 线显微造影图像。在伪彩色显微造影图像中，低骨矿物质含量的图像用绿色 / 黄色表示，高骨矿物质含量的图像用红色 / 粉红色表示，与 16 周龄时具有相同 C57BL/6 遗传学背景的 > 250 只雌性野生型小鼠的参考数据相比，显示了平均股骨和椎体长度以及骨矿物质含量。图中显示突变体 1（红点）和突变体 2（蓝点）的平均值与参考均值 ± 2 个标准差（灰色框）的比较。（B）野生型和突变型小鼠的骨小梁和骨皮质的显微 CT（μCT）图像。显示了平均骨小梁体积 / 总体积（BV/TV）和皮质骨厚度参数。（C）股骨三点弯曲和椎体压缩分析，用载荷 - 位移曲线说明生物力学参数 [（A）Reproduced with permission of Freudenthal 2016, http://joe.endocrinology-journals.org/content/231/1/R31/F4.expansion.html, licensed under CC BY 3.0.（B, C）Reproduced with permission of Logan 2016, https://www.ncbi.nlm.nih.gov/pmc/articles/PMC5064764/figure/fig4/, Licensed under CC BY 3.0.]

第45章
基因转录谱的遗传学分析

Aimy Sebastian 和 Gabriela G. Loots

戴德兴 黄 莉 林 华 译

引言

全基因组表达谱分析使我们能够研究生物系统的分子基础并识别疾病的生物标志物。自20世纪90年代末基因表达微阵列技术问世以来，它已成为大规模基因表达研究的首选技术。通过微阵列技术，我们能够在一个实验样本中同时检测几千个基因的表达。然而，微阵列技术有一些局限性，例如，对预先设计的探针的依赖；由于非特异性探针结合所带来的高背景噪声，检测低丰度转录本的能力有限；以及由于信号饱和而无法准确检测表达基因。最新的RNA测序（RNA sequencing, RNA-seq）技术使我们能够克服许多这些限制。RNA-seq是通过使用高通量测序方法对细胞或组织中表达的转录本进行直接测序。这种技术消除了预先设计探针的需要。此外，RNA-seq还可以检测高表达和低表达的基因、新的转录本、新的异构体、等位基因特异性表达以及单核苷酸的变异、缺失和插入。

对于全面了解骨骼的结构、功能和动态平衡以及制定各种骨骼疾病的合适的治疗策略，了解有关骨骼发育和重塑相关基因的表达模式和调控网络的详细信息至关重要。虽然微阵列和全基因组表达谱RNA-seq技术在骨生物学领域中的应用尚未充分发掘，但最近十年的研究已经极大地增强了我们对骨骼发育和重塑的了解。全基因组表达谱分析已被一些研究作为工具，以进一步了解骨骼的发育、代谢、生物力学效应、基因表达的年龄和解剖位置依赖差异以及与疾病相关的分子变化。

骨骼细胞和骨代谢的基因表达谱分析

骨组织主要由三种类型的细胞组成，即骨细胞、成骨细胞和破骨细胞。成骨细胞负责骨基质的合成和矿化。成骨细胞在骨形成过程中包埋在骨基质中并成为骨细胞。骨细胞形成被称为小管的长通道，允许它们彼此之间以及与骨表面上的其他细胞进行交流。破骨细胞是存在于骨表面的大型多核细胞，其主要功能是通过酸化和矿化骨基质的蛋白降解来吸收骨。

多年来，在鉴定驱动成骨细胞和破骨细胞的分化和功能的基因方面已经做了大量工作。一些研究应用微阵列技术分析了不同细胞系分化过程中的基因表达变化[1-4]，以及人类和啮齿类动物的原代细胞在体外向成骨细胞和破骨细胞分化过程中的基因表达变化[5-8]。值得注意的是，Kulterer及其同事[6]研究了间充质干细胞（mesenchymal stem cell, MSC）分化为成熟成骨细胞的基因表达谱，并确定了成骨分化的不同阶段的基因表达模式：增殖、基质成熟和矿化。Takayanagi及其同事[8]以及Ishida及其同事[3]分析了破骨细胞分化过程中基因表达的变化，并确定了几个破骨细胞形成的关键调控因子，包括NFATC1。这些研究极大地提高了我们对成骨细胞发生、破骨细胞发生以及骨代谢的理解。然而，从这些体外研究中获得的基因表达谱可能并不能准确描述体内发生的变化。因此，在这些研究中确定的基因应该在适当的体内模型中进行验证。

骨细胞是骨组织中含量最丰富的细胞类型，约占骨组织细胞总数的95%。骨细胞被认为是机械传感器，可以调节成骨细胞和破骨细胞的活性以响应骨组织应变和生物力学负荷。Paic及其同事[9]分析了小鼠颅骨成骨细胞和骨细胞的基因表达，并确定了这两种细胞类型之间的基因表达差异。为了从颅骨中纯化成骨细胞和骨细胞，他们使用了双重GFP报告小鼠，其中骨细胞表达在DMP1启动子驱动下表达GFP（黄色），成骨细胞在Col1a1启动子的2.3 kb驱动下表达GFP

（青色）。Col2.3^{Cyan+}细胞（成骨细胞）和Dmp1^{Topz+}细胞（前成骨细胞和骨细胞）是采用流式细胞仪（FACS）从新生小鼠颅骨中基于GFP表达的分选细胞分离出来的。基于微阵列的Col2.3^{Cyan+}细胞和Dmp1^{Topz+}细胞的表达谱分析在这两种细胞群中确定了385个差异表达基因。成骨细胞和骨细胞之间差异表达的基因包括几个已知的骨代谢调节因子，例如，转化生长因子β（transforming growth factor β, TGF-β）家族成员，骨形态发生蛋白（bone morphogenetic protein, BMP），胰岛素样生长因子（insulin-like growth factor, Igf），以及成纤维细胞生长因子（fibroblast growth factor, Fgf）。有趣的是，几个与肌肉发育和功能相关的基因，例如Myh11、Acta1、Tnnt2、Tnni1、Myoz2、Tnnt3、Tnnc2、Tnnt1、Actn2和Tpm2在骨细胞中高表达。Paic及其同事[9]的研究也发现了成骨细胞和骨细胞功能的几种新的调节因子[9]。

骨发育过程中基因表达谱的变化

一些研究使用微阵列或RNA-seq来研究骨骼发育过程中的全基因表达动态[10-13]。长骨和颅底骨是通过软骨内骨化过程形成的，该过程涉及软骨板被骨取代[14]。此外，软骨内骨化也是出生后长骨在骨骺板（生长板）纵向生长的原因。在软骨内骨化过程中，软骨细胞增殖、肥大、矿化基质并死亡，吸引血管和成骨细胞将软骨板重塑为骨[14]。

为了确定软骨内骨形成特定阶段的分子驱动因子，James及其同事[12]对小鼠软骨内成骨过程中的基因表达变化进行基于微阵列技术的分析。小鼠胚胎胫骨被分割成三个区域：①Ⅰ区，包含增殖细胞和静息细胞；②Ⅱ区，主要包含肥大前软骨细胞和肥大软骨细胞；③Ⅲ区，包含最成熟的肥大软骨细胞和胫骨的矿化部分。他们的研究确定了6185个探针在Ⅰ区和Ⅱ区之间存在差异调节，8134个探针在Ⅱ区和Ⅲ区之间存在差异调节，7220个探针在Ⅰ区和Ⅲ区之间存在差异调节。在这些探针中，Ⅰ区与Ⅱ区、Ⅱ区与Ⅲ区、Ⅰ区与Ⅲ区之间特有的探针分别为834、1482和1027个。总体而言，软骨细胞的早期标志物，例如Sox9和Col2a1在Ⅰ区高表达，在Ⅲ区低表达；而参与基质转换、成骨细胞和破骨细胞分化等过程的分子（Mmp13、Tnfsf11、IBSP、Dmp1、Spp1、Runx2等）在Ⅲ区高表达。这项研究表明，软骨内成骨在转录上受到区域特异性基因和具有广泛表达模式基因的调控[12]。

在另一项研究中，Taher及其同事[11]应用微阵列技术识别出了在前肢和后肢发育过程中表达差异的基因（E9.5到13.5）。研究发现，与全胚胎样本相比，在肢体发育的不同阶段，有3520个基因表达被上调。其中855个转录本在前肢发育阶段特异性上调，511个转录本在后肢发育阶段上调，至少在一个发育时间点上调。这些前肢和后肢的特异性基因可能决定了前肢和后肢的独特的骨骼结构的形成。

James及其同事[12]和Taher及其同事[11]在他们的研究中使用了高度异质性的组织样本。这些研究可能无法捕捉到完全来自某个细胞子集的信号，因为周围的细胞可能表现出相反的表达谱，并且可能无法发现揭示复杂过程（例如骨骼发育）的某些细胞类型/阶段特异性调节因子。在最近的一项研究中，Li及其同事[13]通过使用单细胞RNA-seq分析了小鼠出生后生长板区提取的217个单细胞。单细胞RNA-seq能够对单个细胞进行基因表达图谱分析。在他们的研究中，Li及其同事发现了9000多个基因在至少10个单细胞样本中可靠表达。在分析的217个细胞中，有13个细胞没有明显表达软骨基质蛋白Col9a、Comp或Col10a。这些细胞被认为是异常细胞，而其余的204个细胞被认为是来自生长板的细胞。

接下来，Li及其同事根据这204个细胞的基因表达模式对它们进行了计算排序，以生成一个伪时间顺序，因为这些细胞可能代表着生长板发育的不同阶段，并根据已知的肥大标志物Col10a的表达水平确定了该时间线的始末。随后，该研究在这些时间有序的细胞中发现了600多个动态调控的基因，并根据它们在时间表达谱上的相似性将这些基因分为6个簇。基因本体（gene ontology, GO）分析显示，与肥大分化相关的GO项在持续上调和短暂上调的基因簇中富集。一组显示延迟下调的基因簇中富集了类固醇激素信号转导和非肥大软骨细胞相关基因。显示短暂下调的基因在转录和转化活性相关的GO项富集。采用Li及其同事[13]提出的方法能够系统地发现细胞类型/阶段的特定基因和调节复杂生物过程（例如骨骼发育和骨代谢）的潜在的信号通路。

骨骼基因表达中年龄和位置依赖性变化

骨骼中表达的基因可能显示不同的表达模式，这取决于细胞的年龄（年轻与年老）、解剖位置和起源

外形尺寸

长骨的长度和横截面尺寸已经在小鼠中通过多种方法进行了广泛研究（例如参考文献[8-11]）。骨的几何形状的测量极大地增强了对生物力学测试的解释，因此，几乎所有包括生物力学表型的研究都将其包括在内。值得注意的是，获得的骨几何形状的遗传信号的稳健性通常超过任何其他类别的性状，表现为与 BMD 或机械性能相比，骨尺寸的关联统计更高。

机械性能

能够进行机械测试是小鼠模型系统的一大优势。机械性能的各个方面都已进行了广泛的研究（例如参考文献[9,11-14]）。机械性能有几个不同的方面，虽然每个方面都已成功进行了定位，但每个方面对于遗传分析的稳健性各不相同。一般来说，强度（屈服或最大载荷或应力）在这些方面表现最好，这反映了其相对于位移（或应变）或能量（或韧性）的再现性更好[15]。重要的是要记住，机械性能涉及的领域是不同的，每一领域对体内功能都很重要。

基因表达

相对便宜的微阵列有利于全基因组的信息丰度测量。特定信息的丰度本身可以被视为一种表型并通过遗传方式定位[16]。当与多效性传统表型综合考虑时，表达 QTL（expression QTL, eQTL）有望改进 QTL 基础基因的鉴定（例如参考文献[17]）。与表型 QTL 相比，eQTL 通常可以解释基因表达中更大比例的基因变异，在某些情况下接近 50%。eQTL 令人印象深刻的表现的可能的主要原因是，所评估的表型（基因表达）在生理上与致病变异的分离程度远远低于"临床"或生理表型，因此其适应和反馈的影响是有限的。

动态表型

上文所考虑的所有表型都是一次性获得的"快照"。也有可能可以定位某个性状变化的基因，这种变化要么是时间的结果，要么是对干预措施的反应。在小鼠中，这已经被用于 BMD 的成熟后变化和响应机械负荷的建模研究[19]。

主要成分和其他复合表型

上文所考虑的表型并不是独立的，因为每一个表型都与至少一种其他性状有某些生物学上的重叠，因此，尝试从每一种表型中提取独特的信息是有用的。解决这一挑战的一种方法是将主成分（principal component, PC）分析应用于数据[20]。PC 分析将原始表型转换为等量的正交 PC，每一个 PC 都被定义为原始表型的特定线性组合。虽然 PC 已被用于研究小鼠的骨表型（例如参考文献[2,9,21]），但它们有两个重要的局限性。第一，由于它们是算法选择的直接测量的表型的线性组合，它们违背了直观的生物学解释。第二，因为 PC 取决于对它们有贡献的特定表型，所以不同研究团队的 PC 研究之间不能轻易进行比较。

其他复合表型的遗传学也进行了研究。一个特别有趣的例子是下颌形状[22]。该研究中使用的方法是应用软件将多个解剖标志的位置转换为与相应的平均标志位置的标准化距离。这种方法为比较独立于大小的形态差异提供了一个有用的数学框架。

现有数据主题

遗传的可能性

人们早就认识到，近交小鼠品系具有独特的、可重现的表型。这适用于 vBMD[4]、aBMD[6]、结构特征[23]、生物力学性能的各个方面[23-24]以及对机械加载和卸载的响应性[25-26]。在小鼠中，所有这些特征都是高度可遗传的，这是成功定位相关基因图谱的前提。

相关变异

骨属性是相互关联的。例如，更大的骨是更强壮的骨，更高矿化程度的骨是更硬的骨骼，而 aBMD 取决于骨大小和矿化程度。人们很自然地会问，在绘图中使用的哪些特征更"重要"或"信息量更丰富"。这个问题没有简单的答案，几个研究团队已经详细研究了骨表型之间的相互关系（例如参考文献[14,27-28]）。衡量表型相互依存关系的最简单方法是构建一个相关矩阵，在该矩阵中，每个性状与其他性状的相关性被制成表格。这些一致地解释了一些特征在很大程度上是彼此冗余的，例如，刚度和最大载荷，因此提供了有关部分冗余的信息。如前所述，这种冗余是进行 PC 分析的动机。从生物学角度来看，更有趣的是观察到的矿化与长骨横断面尺寸之间的负相关（例如参考文献[14,28]）。最近的研究表明，染色体替代品系可以破坏骨结构和材料性能之间的生理反馈，从而损害机械性能[29]。这种关系为骨骼力学模型提供了有力的证据[30-31]。

基因多效性

基因多效性是指单个遗传位点影响多个性状的特性。不足为奇的是，在小鼠实验中发现出的许多骨基因和位点均显示出了多效性。在研究同一种群的多个性状的实验中，多效性能够得到最好的评价。多效性通常见于单个位点的机械表型和几何表型之间（例如参考文献 [8,32]），以及不同解剖位点的同一表型的测量之间（例如参考文献 [10,33]）。

对数据的一种可能的解释是，观察到的多效性反映了性状之间的相关变异，如上一节所述。这种观点的极端说法认为，所研究的性状只是一组潜在的、基本的性状的近似值，这些性状不能用当前的评估方法直接测量，而可以通过现有的表型分析法进行估计。

另一种解释则侧重于大多数表型和由 QTL 编码的蛋白质之间存在的较大的机制差异。根据这一观点，骨生物学家的首要任务是了解特定蛋白质表达水平或活性的差异如何通过整合生理学级联来影响骨骼的。这是一项艰巨的任务，需要对多个组织中的蛋白质功能进行单独的详细研究，此外，还需要剖析组织之间的相互作用，以了解整个生物的生理学。解决这一难题的一种巧妙的体内方法是：使用 cre-lox 基因靶向技术，有条件地过表达或删除单个骨细胞谱系中感兴趣的基因。这可以通过将携带该基因的 floxed 等位基因的小鼠与在软骨细胞、成骨细胞、破骨细胞或骨细胞中特异性表达 cre-重组酶的小鼠杂交来实现。

由等位基因变异所解释的变异比例可以粗略代替多态性的生理影响程度，可以通过补偿机制进行缓冲。举一个简单的例子，考虑影响白蛋白转录活性的多态性。预计这种多态性可能对白蛋白 mRNA 的丰度有很大的影响，对血清白蛋白浓度的影响较小，对血清钙的影响甚至更小，对血清磷酸盐的影响可以忽略。在这个层次结构的每一个步骤，额外的调节反馈循环都将影响最终的表型。

聚类

在近交小鼠品系的杂交中鉴定出的 QTL 虽然占了很大的表型变异，但定位并不精确。确定责任基因的下一步通常是构建嵌套的同源品系，其中一个供体染色体片段被交叉到一个受体品系中。通过这种方式，仅替换一个短基因组区域的表型结果可以用独立于其他 QTL 的遗传贡献进行评估。在供体区段内的重组或交叉允许更精确的 QTL 染色体定位。几个这样的实验结果已经表明（例如参考文献 [33-35]），供体区段包含的不是一个，而是多个紧密相连的骨表型 QTL。基因的物理连接有助于一组共同的功能，是一种保持相容等位基因在一起的进化机制[36]。这种机制被认为是性染色体出现的基础，并且可能也对骨骼起作用。

性别限制

多个研究团队已经报告了仅影响男性或女性的 QTL，或者在一种性别上的影响显著大于在另一种性别上的影响（例如参考文献 [11,35,37]）。这些发现最重要的意义是，这些 QTL 背后的基因参与了包括性激素信号通路在内的通路，或显示了与性激素信号通路有相互作用的通路。性别特异性所产生的额外机制见解是识别致病基因的有力工具，也是研究性激素是如何作用于骨骼的这一更普遍问题的有力工具。

位点间的不一致性

从小鼠身上获得的最重要的见解之一是，虽然一些 QTL 影响皮质和小梁间室，但皮质骨和小梁骨特性的遗传基础是不同的（例如参考文献 [7]）。相比之下，长骨长度 QTL 倾向于相似地影响多个位点（例如参考文献 [10]）。这一发现表明，皮质骨和骨小梁受到不同的生理反馈。一种常见的解释是，皮质骨对与机械负荷相关的调节更敏感，而小梁骨对代谢信号更敏感。

基因网络

检测单个 mRNA 丰度的一种有力的补充方法是识别一系列共表达基因组或"模块"。这允许识别各种细胞类型中的关键基因，并确定每一个模块中的哪些基因可能是模块表达的关键驱动因素。该方法已成功应用于由杂交小鼠多样性面板组成的 96 种近交品系的成骨细胞，以定义一个与传统成骨细胞标记高度相关的成骨细胞特异性模块[38]。这些作者发现，Maged1（编码黑色素瘤抗原，家族 D，成员 1）和 Pard6g（编码分隔缺陷 6，同源物 γ）是成骨细胞分化和成熟的关键调节因子。在破骨细胞中进行的类似分析发现，Asxl2（编码额外的性梳状 2）是破骨细胞成熟的关键调节因子[39]。最近发表了其他一些使用这种策略的研究[40-41]，包括最近发现了一种调节巨噬细胞多核和破骨细胞形成的新的基因网络[42]（图 44.2）。

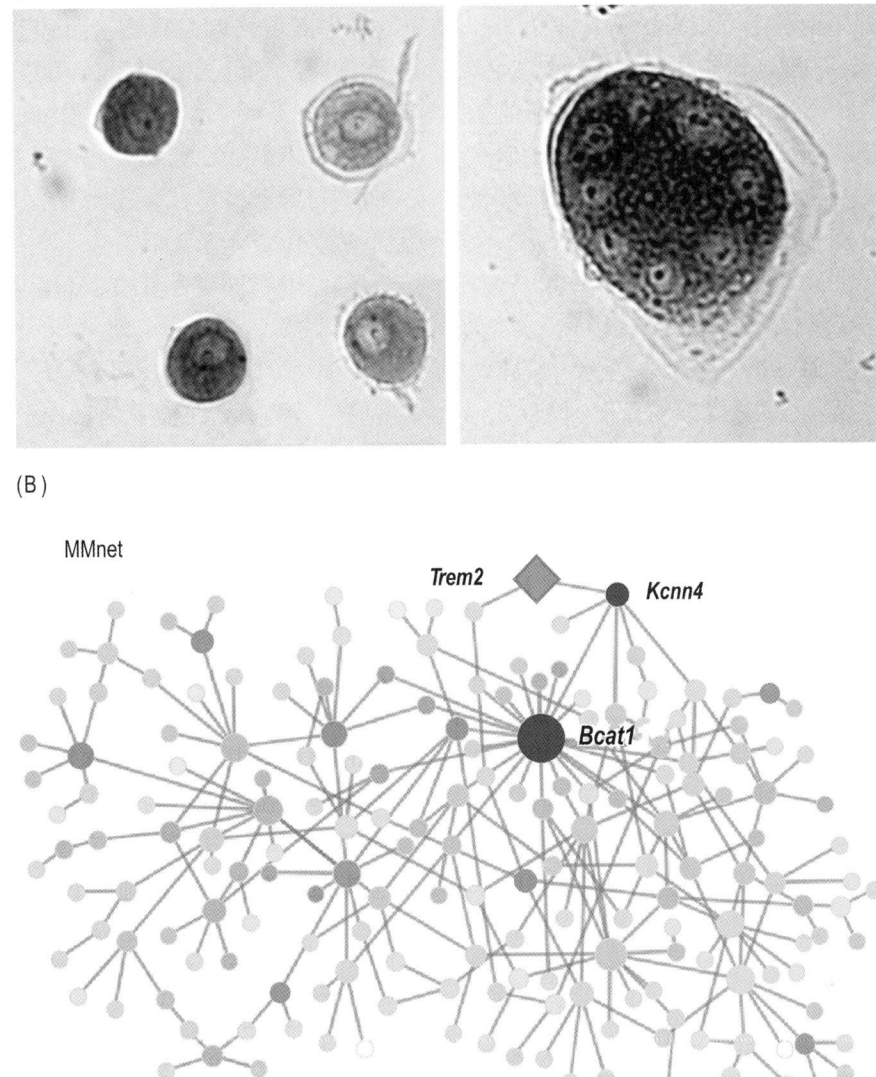

图 44.2 （也见彩图）调节巨噬细胞多核和破骨细胞形成的基因网络的鉴定。(A) 人外周血单核细胞（左）分化为抗酒石酸酸性磷酸酶染色的多核破骨细胞（右）。(B) 巨噬细胞多核基因网络（macrophage multinucleation gene network，MMnet）显示了控制 MMnet 和调节破骨细胞形成的主基因和关键基因（Source: [42]. Reproduced with permission of Elsevier.）

实验设计和遗传结构

骨骼表型（以及迄今为止在小鼠中检测的所有其他表型）的遗传结构取决于所使用的育种系统的设计[43]。依赖于短期育种方案和在确定的遗传背景下进行的表型分析的方法，通常可以找到具有主要大效应和强上位性的位点。相比之下，那些基于断开连锁关系的研究显示了更多的相关位点，但对表型的贡献要小得多，这并不表明上位性在调节骨骼表型中起重要作用。

与人类数据的一致性

在物种间，不仅基因序列是保守的，链接关系也是如此。因此，已经有可能绘制出一个详细的人类和小鼠的比较遗传图谱。如果一个人知道一个基因在一种生物体中的位置，那么这个基因在另一种生物体中的位置也就知道了。有了这方面的知识，我们就有可能问：对一个物种的骨骼特性有贡献的基因是否对另一个物种也有影响。在小鼠和人类中与 BMD 相关的基因之间存在大量重叠[44]。该分析不包括在小鼠中已研究过的任何与 BMD 相关的表型，因为其中大多数都不适合在人类中进行测量。

小鼠数据和人类数据在重要方面是互补的。人类数据允许识别与 BMD 相关的特定 DNA 序列变异，要么是因为它们本身具有功能意义，要么因为它们与功能变异处于链接不平衡状态。然而，该分析仅限于常见的序列变异，因此，罕见变异对 BMD 的贡献没有得到解决。因此，人类研究只占表型变异的很小一部分。在小鼠中，所解释的变异比例大约是人类的 5～10 倍，但对责任基因位点的定位远不如在人类精确。此外，小鼠的遗传连锁研究是在实验杂交中进行的，其中只考虑了少量的等位基因。与人类研究的情况不同，在小鼠研究中解释的较大比例的差异可能部分是由于捕获了基因差异对表型的所有贡献。此外，正如前面所讨论的，由于小鼠连锁峰包含了更大比例的基因组，它们也可能包含多个基因。然而，人类和小鼠 BMD 的 QTL 之间的高度一致性是小鼠作为研究骨遗传学的模型生物的关键验证。

尽管如此，重要的是要认识到，小鼠并不是一种完美的模型，因为体型和其他特征的差异导致了人类与小鼠之间的重要差异。体型差异的一个明显后果是，小鼠皮质骨中缺少哈弗斯系统。因此，人类的骨结构的某些方面无法在小鼠身上进行研究。

未来发展方向

除了公认的小鼠在复制人类骨生物学方面的局限性外，认识到使用小鼠模型还存在重要的遗传局限性也很重要。这些包括：在高度近交系动物中进行的研究的程度，正在研究的基因变异有限，以及在大多数实验杂交中所能达到的遗传分辨能力较差，只能延续两三代。

为了克服这些限制，正在努力进行协作杂交和相关的多样性异交，以生成用于制作遗传图谱的小鼠资源，以克服目前可用的小鼠资源的遗传局限性[45-46]。目的是生成一个大系列的八祖基因重组近交（recombinant inbred, RI）品系。祖细胞的选择包括目前近交系小鼠品系中 80% 以上的已知品系间多样性。由这些品系生成的 F1 动物是等基因的、近亲繁殖的，并且拥有长度接近自然近亲繁殖群体的单倍型块。这些近交品系之间的组合交配将允许足够多的不同基因型应用全基因组关联方法，就像在人类研究中使用的那样。短的单倍型块将允许定位功能重要的基因变异到短的基因组片段。因此，同质性的优势将得到保持，包括只需要进行一次基因分型，以及从具有共同基因型的多只动物的集合中估计表型的能力。第一个合作的重组近交品系已经培育出来，另外还有数百个品系也即将完成。这些品系将为未来的小鼠骨研究提供强大的资源。

另一种解决短小鼠繁殖实验分辨率有限的方法是研究繁衍代数多的杂交小鼠。在每一代的繁殖中都会发生额外的重组或杂交[47]。这缩短了从特定祖先遗传的染色体片段的长度。因此，相对于 F2 小鼠，繁衍代数多的杂交系具有更高的遗传分辨率，遗传分辨率随繁殖代数的增加而增加。然而，使用繁衍代数多的杂交小鼠的挑战在于，数据的统计分析需要考虑家族结构，因此比 F2 或回交实验更难以计算。一些使用繁衍代数多的杂交系研究骨骼表型的工作已经发表[33]。毫无疑问，这类研究在未来几年会越来越多。

第三种方法可以被描述为基因型驱动而不是表型驱动。这种方法不是使用现有的变异作为起点，而是生成新的基因突变并筛选骨骼表型的存在。新的突变体可以通过化学诱变或基因诱捕来随机生成，也可以通过基因组编辑来有目标地生成。这种策略的成功取决于表型协议的稳健性和可扩展性[2,48]。我们中的两人（GRW, JHB）最近回顾了这种方法在骨骼表型中的应用[3]。

当然，未来小鼠模型在推进骨遗传学研究方面的有用性将主要取决于在创新实验中整合功能、结构和机械要素中的能力。在小鼠模型中可用的遗传工具将使足智多谋的研究人员继续学习可以应用于改善人类的状况的新生物学。

参考文献

扫描书末二维码获取。

（软骨内成骨与膜内成骨）。Aalami 及其同事[15]对幼年和成年小鼠颅盖骨进行了全基因组表达谱分析，为揭示骨骼基因表达的年龄依赖性差异提供了见解。这些研究人员从 6 日龄和 60 日龄雄性小鼠中分离出颅盖骨并使用微阵列技术分析基因表达的变化。他们发现了 1324 个差异表达基因，其中 976 个基因在幼年颅骨中表达增加，357 个基因在成年颅骨中表达增加。此外，一些已知的成骨调节因子，例如成骨转录因子 *Runx2*、*Bmp2*、*Col1*、*Dmp1* 和 *Ptn* 在幼年颅骨中高表达，而骨钙素在成年颅骨中高表达。这项研究表明，与成年颅骨相比，幼年颅骨具有更高的成骨潜能。

在另一项研究中，Rawlinson 及其同事等[16]研究了来自不同骨骼部位的骨骼的基因表达谱与它们的起源和位置之间的差异。该研究使用微阵列技术发现了大鼠四肢骨和颅骨的转录组以及来自颅骨和四肢骨的成骨细胞[16]。所分析的大多数基因在颅骨和四肢骨之间没有表现出差异表达，这表明无论骨骼的起源和位置如何，这些骨骼组织中的基因表达在很大程度上是相似的。然而，也发现了 1236 个基因在颅骨和四肢骨之间有显著差异表达。与四肢骨相比，已知与成骨相关的几个基因 *Opg*、*Ptr1*、*Lrp5*、*Sost*、*Ibsp*、*Bmp3* 和 *Ctrc1* 在颅骨中表达上调，而 *Wnt16*、*β-连环蛋白*、*Bmp5* 和 *Comp* 基因在四肢骨中表达上调。此外，Rawlinson 及其同事还发现了几种转录因子 *Sp7*、*Vdr*、*Tcf7*、*Dlx5*、*Twist1* 和 *Fos* 在颅骨中表达上调，而转录因子 *Sox6*、*GATA1*、*GATA3*、*Cited4* 和几个 Hox 家族成员在肢体骨中表达上调。这种在颅骨和四肢骨基因表达谱中观察到的大部分差异在体外培养的颅骨和四肢骨源性成骨细胞中消失了。然而，仍发现有 249 个基因在颅骨和四肢骨源性的成骨细胞中有显著差异表达。这一发现表明，骨骼的转录谱因解剖位置不同而不同，并且这些差异不仅与局部机械微环境的差异有关，还与细胞的发育起源有关。

这些研究表明，与骨发育和骨代谢相关的基因在功能不同的骨骼部位差异表达，并且作为年龄的功能存在。在概况不同全基因组表达谱研究的结果时，必须考虑基因表达的这些空间和时间差异。

机械载荷诱导的基因表达变化基因谱研究

机械刺激能激活骨形成并增加骨密度[17]。基于微阵列和 RNA 序列的基因表达谱研究已经确定了几个与机械载荷诱导骨形成的基因和信号通路。Mantila Roosa 及其同事[18]评估了在 4 小时至 32 天的时间过程中载荷诱导的大鼠尺骨基因表达。该研究每天给大鼠的右前肢施予轴向负重 3 分钟（左前肢为对侧对照）。这项研究确定了 1051 个基因至少在一个时间点上对载荷的响应有差异表达。Mantila Roosa 及其同事将这些基因分为三组：在时间进程中早期上调的基因，在基质形成过程中上调的基因，以及在基质形成过程中下调的基因。一些趋化因子、钙信号基因、基质蛋白和 AP-1 转录因子 *Fosl1* 和 *Junb* 被确定为早期反应基因。许多细胞外基质基因、生长因子、离子通道和溶质载体在基质形成过程中被确定为表达上调或下调。有趣的是，一些肌肉相关基因（*Acta1*、*Myocd*、*Myl1*、*Myplf*、*Tnni2*、*Tnnt3*、*Tpm2* 等）在载荷尺骨中被确定为表达下调。在基质形成过程中受到差异调节的其他重要骨代谢基因包括 *Bmp2*、*Tgfb1*、*Pthr1*、*Vdr*、*Wif1*、*Wisp1*（上调基因）以及 *Bmpr1b*、*Grem1*、*Tgfbr3*、*Chrdl1* 和 Wnt 信号通路抑制因子 *Soat* 和 *Sfrp4*（下调基因）。

在最近的一项研究中，Kelly 及其同事[19]应用 RNA-seq 研究了载荷诱导的皮质和松质骨的转录变化[19]。该研究对 10 周龄小鼠左侧胫骨单次机械载荷组和对侧空载对照组进行了比较，观察了载荷 3 小时和 24 小时后皮质骨和松质骨的基因表达变化。在载荷 3 小时后，43 个基因在皮质骨中有差异表达，18 个基因在松质骨中有差异表达。*Wnt1*、*Wnt7b*、*Timp1*、*Ptgs2* 和 *Opg* 等 11 个基因在皮质骨和松质骨中均表达上调。在皮质骨中，*Wnt10b* 表达上调，*Lrp5* 表达略有降低。Wnt 通路抑制因子 *Sost* 和 *Dkk1* 在载荷的松质骨中表达下调。在载荷 24 小时后，58 个基因在皮质骨中差异表达，32 个基因在松质骨中差异表达。包括 *Ptn*、*Vcan* 和 *Cthrc1* 在内的 12 个基因在皮质骨和松质骨中均有差异调节，且 *Wnt1* 和 *Wnt10b* 在皮质骨中持续上调。此外，在载荷 24 小时后，在松质骨中，几种肌肉发育和功能调节因子表达下调，包括 *Myh4*、*Tnnc2*、*Tnnt3*、*Actn3*、*Myl1*、*Myh2*、*Mylpf* 和 *Tnni2*。Kelly 及其同事的研究为皮质骨和松质骨对机械载荷的不同反应提供了新的见解。

这些研究已经确定了载荷诱导骨形成的几种调节因子。值得注意的是，Paic 及其同事[9]发现，与成骨细胞相比，骨细胞中富集的一些肌肉相关基因在载荷反应中下调。需要进一步的研究来了解这些肌肉相关基因在骨骼中的功能。

骨质疏松症的基因表达谱

骨质疏松症（osteoporosis，OP）是一种以骨量减少、骨质脆弱和骨折风险增加为特征的疾病。了解导致 OP 的分子机制将为治疗干预开辟新的途径。Hopwood 及其同事[20]应用微阵列技术，通过比较股骨近端颈骨折（OP）患者与年龄匹配的骨关节炎（osteoarthritis，OA）患者以及没有已知骨病的对照组（CTL）个体的骨基因表达来筛选 OP 基因。本研究确定了 150 个在 OP 中差异表达的基因，其中 75 个基因已知或怀疑在骨代谢中起作用。与 OA 和对照组相比，几个参与促进骨髓单核细胞/破骨细胞前体分化和破骨细胞功能的基因，包括 *TREM2*、*ANXA2*、*SCARB2*、*CCL3*、*CD14*、*ST14*、*CCR1*、*ADAM9*、*PTK9* 和 *CCL2*，在 OP 骨中表达升高。这些基因的表达谱与在 OP 骨中观察到的破骨细胞数量和活性增加一致。

在另一项研究中，Reppe 及其同事[21]分析了 84 名绝经后女性髂骨活检中基因表达与骨密度（髋部和脊椎）之间的关系，他们应用微阵列技术确定了骨骼样本中表达的所有基因。在近 23 000 个转录本中，4 个基因（*ACSL3*、*NIPSNAP3B*、*ABCA8*、*DLEU2*）与 BMD 呈负相关，而包括 *C1ORF61*、*Dkk1*、*SOST* 在内的 4 个基因与 BMD 呈正相关。

Xiao 及其同事[22]使用卵巢切除（OVX）大鼠（一种骨质疏松症模型）来研究 OP 相关基因表达的变化[22]。他们应用微阵列技术检测了幼年（7 周龄）、成年（7 月龄）、OP（7 月龄卵巢切除）和老龄（> 2 岁）大鼠这四个不同实验组的骨髓中分离出来的骨髓间充质基质细胞（bone marrow mesenchymal stromal cell，BMSC）的基因表达。通过比较 OP 大鼠和成年大鼠，发现了 195 个上调的转录本和 109 个下调的转录本。OP 引起脂质代谢基因（*Alox5*、*Baat*、*Sult4a1*、*Lpl* 等）以及参与细胞生长和维持的基因（*A2m*、*Alpl*、*Crabp2*、*Cdnk2b* 等）的表达增加，*Npy*、*CD24*、*Ramp3*、*Marcksl1*、*Wnt4* 和 *Adrb3* 等基因的表达下调。通过比较成年大鼠和老年大鼠，发现了 62 个上调和 86 个下调的转录本。通过比较幼年大鼠和成年大鼠，发现了 120 个上调和 80 个下调的基因。通过比较 OP 大鼠和老年大鼠，发现了 14 个基因（*Mmp8*、*Braf*、*Inhbp*、*Pgr*、*Slc26a1*、*Sp1* 等）在 OP 中表达上调，6 个基因（*Prlpb*、*Iilrn*、*Plpcb*、*Loc171569*、*Ramp3*、*Mip*）在 OP 中表达下调。

microRNA 是一种短的（20～25 个核苷酸长）的非编码 RNA，在转录后基因调控中起主要作用；它们在调节骨骼发育和骨代谢方面起着关键作用[23-24]。在最近的一项研究中，An 及其同事[25]发现了卵巢切除小鼠与假手术小鼠的 microRNA 图谱的变化，并确定了 9 种 microRNA 在卵巢切除小鼠中差异表达，包括 miR-127、miR-133a、miR-133b、miR-136、miR-206 和 miR-378。他们进一步研究其中两种 miR-127 和 miR-136 的功能作用，发现这两种 microRNA 可能通过抑制成骨细胞分化、骨细胞功能和存活而促进破骨细胞分化从而导致骨丢失。

特立帕肽或甲状旁腺激素（PTH）（1～34）是美国食品药品监督管理局（Food and Drug Administration，FDA）批准的唯一治疗 OP 的促骨形成药物；然而，虽然间歇给药增加了骨形成，但持续输注 PTH 会导致骨丢失。为了了解这些相反的生物学效应的分子基础，Onyia 及其同事[26]研究分析了接受间歇（每日 1 次皮下注射）或连续（皮下注射）PTH（1～34）治疗 1 周的大鼠股骨远端的基因表达。这两种甲状旁腺激素治疗都导致了 22 个基因的差异调节，这些基因在大小上和方向上都有相似的调节。间歇治疗可调节 19 个独特基因，而连续治疗可调节 173 个特异性基因。间歇 PTH 治疗独特改变的基因包括 *Icam2*、*Igfbp6*、*Pspn*、*Sparcl1*、*Cpe*（上调）以及 *Spc18*、*Nup54*、*Nrbp*、*Pcoln3*（下调）。持续 PTH 治疗的独特调控基因包括 *Omd*、*Thbs4*、*Fn1*、*Ibsp*、*Alpl*（上调）和 *Esm1*、*Fmo1*、*Gpt*、*Ass*（下调）。对间歇性 PTH 调节基因的进一步研究可能可以为 PTH 介导的促骨形成作用提供新见解。

在这里，我们讨论了在骨代谢改变的人类和动物模型中基因组分析的一些关键发现；然而，值得注意的是，许多其他研究也应用微阵列或 RNA-seq 来分析 OP 的基因表达变化[27-29]。这些研究已经确定了几种新的候选药物，可以作为 OP 的潜在治疗靶点进行进一步探索。

骨折愈合过程中的基因表达谱研究

骨折是人类最常见的创伤性损伤之一，由于巨额的住院和康复费用，与 OP 相关的骨折是一个主要的卫生保健问题。Niikura 及其同事[30]应用微阵列技术比较了大鼠在骨折后第 3、7、10、14、21 和 28 天萎缩性骨不连和正常闭合愈合的基因表达谱。他们发现，与骨折后正常愈合相比，骨折后骨不连中有559个基因表达上调，462个基因表达下调。该研究表明，BMP及其拮抗剂参与了骨折后的正常和异常愈合过程。几种BMP家族成员的表达水平，包括 *Bmp2*、*Bmp3*、*Bmp4*、*Bmp6* 和 *Bmp7* 以及BMP拮抗剂（诸如 *Nog*、*Drm* 和 *Bambi*）在几个时间点上，骨折后骨不连显著低于骨折后正常愈合。他们的研究表明，BMP/BMP拮抗剂之间的转录平衡对促进骨折后"健康"愈合可能具有至关重要的作用，而且靶向BMP信号可能是治疗骨折后骨不连的有效策略[30]。

Waki及其同事[31]研究了microRNA在大鼠股骨干愈合骨折和非愈合骨折中的差异调控。他们在骨折后第14天对每组的microRNA样本进行了微阵列分析。他们发现，与骨折后未愈合相比，骨折后愈合有317个microRNA高表达。在这317个microRNA中，miR-140-3p、miR-181a-5p和miR-451a先前已被报道参与炎症反应的调节，miR-140-5p、miR-181a-5p、miR-181d-5p和miR-451a已被报道参与骨骼发育的调节。总之，这些基因表达研究进一步加深了我们对骨折愈合基因组调控的认识。然而，仍然需要进行功能研究来确定这些基因在骨折愈合过程中的确切作用。

小结

本章重点介绍了几个关键的全基因组表达研究，涵盖了骨生物学中的几个主题，这些研究极大地受益于基因表达谱分析。这些研究已经确定了几种新的骨骼发育和代谢调节因子，以及治疗骨病的潜在治疗靶点。但这些新的调节因子和潜在治疗靶点仍然需要通过传统的实验方法进行有效验证。无论如何，这些研究有助于扩展我们对骨骼生物学的进一步了解。

致谢

这项工作得到了美国能源部的资助，由Lawrence Livermore国家实验室根据DE-AC52-07NA27344合同进行。

参考文献

扫描书末二维码获取。

第 46 章
基因检测方法

Christina Jacobsen、Yiping Shen 和 Ingrid A. Holm

熊　安　李子祺　林　华　译

引言

基因检测是对人类 DNA、RNA、染色体、蛋白质以及相关代谢产物进行分析，以检测与遗传性疾病相关的基因型、基因突变、表型或染色体核型，以用于临床[1-2]。在实践中，基因检测主要涉及观察个体的 DNA（基因和基因组），以寻找可能是临床疾病潜在原因的变异，本章将重点介绍 DNA 的基因检测。随着人们对骨骼遗传性疾病的认识在过去的几年中得到了极大扩展，商业上可进行基因检测的疾病数量也有所增加。在本章中，我们将讨论可用的基因检测的类型，以及哪些检测可用于骨骼疾病，并对患有骨骼疾病的个体给出进行基因检测的方法的建议。

现有的基因检测类型概述

每个人的基因组都与"正常"基因组有很多不同之处。根据对基因组结构的影响，变异可以分为小型变异或大型变异。目前已经开发出专门用于检测不同类型的变异的实验室分子技术。在这里，我们简要讨论一下分子诊断实验室中可用于检测与各种遗传性疾病相关的不同类型的变异的基因检测类型。

变异类型
小型变异
碱基对取代

一个核苷酸碱基被另一个核苷酸碱基取代是人类基因组中最丰富的变异类型。绝大多数单核苷酸变异位于基因间区（包含很少或不包含基因的 DNA 片段）和内含子区（通过 RNA 剪接去除基因内的 DNA 片段）。那些位于编码区（外显子）的外显子变异可以根据对蛋白质氨基酸序列的影响进一步分类。

同义变异不会引起最终蛋白质产物的变化，因为它们不会改变氨基酸。在大多数情况下，它们被认为没有临床后果，尽管同义变异的结果很难预测。

非同义变异是指那些导致编码的氨基酸发生变化的变异。当核苷酸变化导致一个氨基酸替换为另一个氨基酸时，它被称为错义变异；当核苷酸变化导致获得终止密码子时，它被称为无义变异。有时核苷酸的变化会导致终止密码子的丢失（即终止密码子变为插入氨基酸的密码子）。对蛋白质结构造成显著影响的非同义变异可能会产生临床后果。

剪接变异是指剪接结点上的变异（分别是外显子首端或末端的前两个或最后两个核苷酸），并导致外显子剪接的改变。这可能会导致外显子跳跃和 mRNA 中一个外显子的缺失。如果跳过（删除）的外显子中的核苷酸数不是 3 的倍数，则会导致移码和氨基酸序列的下游变化，通常会导致下游产生新的终止密码子，从而导致蛋白质被截断。这种类型的变异通常会产生明显的临床后果。

插入缺失

插入缺失是指一个或几个核苷酸的插入或缺失。当插入或缺失的核苷酸数量是 3 的倍数时，通常会导致一个氨基酸在框架内的缺失或插入。当插入或缺失的核苷酸数量不是 3 的倍数时，它会导致框架外缺失或重复、移码或下游的新终止密码子产生。框架外插入缺失通常对蛋白质的结构和功能有较大影响，通常会导致临床后果。

重复扩增

在基因组中，在编码区和非编码区都包含重复序列的区域，并且重复序列的数量可能会发生增加。这种类型的变异虽然已知只与有限数量的致病基因有关，但它们构成了一类重要的基因突变和疾病机制。

表观遗传变异

一些疾病是由表观遗传修饰模式的变化引起的，例如甲基化，这可以影响基因表达并引起疾病。

检测 DNA 小型变异的方法

Sanger 测序一直是检测大多数小型变异的最有效方法。基因分型方法在检测靶向突变方面很有用，但使用较少。对于重复扩增，需要使用基于 PCR 的检测方法，有时还需使用基于 DNA 印记（Southern-blot assay）的检测方法来评估重复的数量。对于表观遗传突变，为了检测疾病相关基因的甲基化状态，通常使用甲基化特异性 PCR 方法或多重连接依赖性探针扩增（multiplex ligation-dependent probe amplification，MLPA）方法。MLPA 是多重 PCR 的一种形式，不仅可以用于检测甲基化状态，还可以用于检测基因突变和基因缺失/重复。使用位于多个特异性基因组靶标的寡核苷酸探针对的一对外端的常用引物可以扩增多个基因组靶标。由于基因组靶标的 PCR 扩增只有当两个探针与其靶标杂交时才发生，未结合的探针不会被扩增。因此，扩增信号的强度反映了可用于杂交和连接的基因组靶标的数量（推断为拷贝数）。MLPA 可以用于检测甲基化状态，方法是在甲基化位点上使用探针，并用甲基化敏感限制性内切酶处理基因组 DNA，这种酶可以破坏甲基化 DNA，阻止连接，从而降低扩增信号。

大型变异

这种类型的变异至少会影响一个基因的一个外显子或一个更大的基因组片段，不能通过传统的 PCR 和基于 Sanger 测序的检测方法可靠地检测出来。

拷贝数变异

拷贝数变异（copy number variant，CNV）是一种不平衡的结构变异。基因组 DNA 拷贝数的增加或减少多年来一直为人所知，但目前已知的 CNV 数量比以前所认识的要丰富得多，其中一些 CNV 还具有重要的临床相关性。CNV 是与遗传性疾病相关的第二常见基因突变类型。基于微阵列的基因组分析技术已经能够在全基因组范围内有效地检测 CNV，其灵敏度、分辨率和再现性已大大提高。因此，它们在许多临床场景中被推荐为第一级基因检测。

平衡结构变异

易位和倒置是另一种大型变异类型。直到最近，平衡的基因组变异只能通过传统的细胞遗传学方法进行检测，但分辨率有限。微阵列技术不能检测到平衡变异，但可以用于检测在明显平衡重排中未被检测到的隐性不平衡。

杂合性缺失（LOH）

杂合性缺失（loss of heterozygosity，LOH）是由一个等位基因的缺失、两个等位基因的单亲起源（通常被称为单亲二联体）或近亲关系造成的。微阵列平台能够在全基因组范围内检测大片段的 LOH。下一代测序（next generation sequencing，NGS）数据也可以很容易地提供全基因组的详细基因分型信息，从而提供全基因组中更完整的 LOH 图像。

不断发展的基于 DNA 的基因检测方法

基因变异的性质决定了应该使用什么方法进行基因检测。传统的方法每次只处理一个基因突变或一个基因和一名患者。临床医生做出初步诊断，并安排最有可能解释患者临床状况的基因检测。根据已知的疾病基因突变谱，分子诊断实验室将应用基于 Sanger 测序的全基因或基因面板进行检测，通常辅以 MLPA 或定量 PCR 的 CNV 检测，以检测潜在的外显子缺失或重复。

与传统的细胞遗传学技术相比，全基因组染色体微阵列（chromosomal microarray，CMA）分析 CNV 和 LOH 具有更高的临床应用价值，这证明了将其作为复杂或未知遗传性疾病患者的第一级检测是合理的。

基于 NGS 的全外显子组或全基因组检测可以通过对克隆扩增或单个 DNA 分子进行大规模并行测序来获得序列数据。NGS 技术的最新进展使检测在合理的周转时间内的成本效益更高。NGS 有望带来基因检测的范式转变。使用全外显子组而不是全基因组测序来检测孟德尔类疾病的前提是，蛋白质编码序列约占人类基因组的 1%，但包含约 85% 的导致人类疾病的已知基因突变。然而，考虑到基于全基因组的检测可以同时检测出大型变异，而通过全外显子组测序并不容易，预计当全基因组测序的费用相对常规检测变得可以接受时，它将成为研究和临床诊断的首选方法。但摆在面前的挑战仍然很多，特别是在数据解读方面，这往往涉及数据库搜索、分离分析、生物信息预测和功能展示。虽然 NGS 最终将取代许多目前的基因检测方法，但传统的测序、基因分型和 CNV 检测技术对于验证和确认 NGS 检测到的变异仍然是有用的。

骨骼疾病可用的基因检测方法

随着过去几年中对骨骼遗传性疾病的认识的极大扩展，商业上可进行基因检测的疾病数量也有所增加。遗憾的是，在研究基础上发现致病基因和商业上检测诊断之间存在滞后[3]。然而，基因检测可用于临床上常见的大量骨骼疾病。

代谢性骨病

代谢性骨病的基因检测可作为诊断疾病的一种方法。代谢性骨病有许多遗传原因，可用于基因检测。

家族性低血磷性佝偻病

家族性低血磷性佝偻病（familial hypophosphatemic rickets, FHR）是最常见的遗传性佝偻病形式。临床上，FHR 在儿童期表现为典型的佝偻病症状，包括弓形腿和生长迟缓[4]。X 连锁低血磷性佝偻病（X-linked hypophosphatemic rickets, XLH）是迄今为止最常见的 FHR 形式，是由于与位于 X 染色体上的内肽酶同源的磷酸盐调节基因（PHEX）突变引起[4]。XLH 以 X 连锁显性方式遗传，因此患病的女性多于男性（比例为 2：1），并且没有男性至男性的遗传。其他形式是常染色体显性遗传或常染色体隐性遗传。基因检测可用于所有形式的 FHR，当遗传模式未知时，基因检测可以用来区分不同的形式[5]。

维生素 D 相关疾病

维生素 D 途径中有两种基因缺陷会引起佝偻病。维生素 D 依赖性佝偻病 I 型（vitamin D-dependent rickets type I, VDDR-I），也称为 1-α-羟化酶缺乏症；维生素 D 依赖性佝偻病 II 型（vitamin D-dependent rickets type II, VDDR-II），也称为维生素 D 抗性佝偻病[6]。VDDR-I 是由于 1-α-羟化酶基因 CYP27B 突变所致，VDDR-II 是由于维生素 D 受体（vitamin D receptor, VDR）突变所致。这两种基因检测临床上都可以进行。

低磷酸酯酶症

低磷酸酯酶症是一种遗传性骨病，其特征为儿童佝偻病和成年骨软化症，这是由于骨和牙齿的矿化缺陷所致[7]。低磷酸酯酶症是由于编码碱性磷酸酶——组织非特异性同工酶（tissue-nonspecific isozyme, TNSALP）——ALPL 基因突变所致。目前已有治疗低磷酸酯酶症的方法，因此，通过基因检测确认诊断可以确保患者接受适当的治疗[8-9]。

骨骼发育不良

骨骼发育不良的基因检测可用于确认临床诊断，或在临床诊断不能立即明确但正在考虑几种不同疾病的情况下做出诊断。在这里，我们重点介绍一些常见的可以进行基因检测的骨骼发育不良。

成骨不全（OI）

成骨不全（osteogenesis imperfecta, OI）的特征为低骨量和骨折风险增加。大多数 OI 患者的 I 型胶原蛋白基因（COL1A1 和 COL1A2）或编码参与 I 型胶原蛋白组装、修饰和分泌的蛋白质的基因中有突变[10]。

OI 的基因检测通常有两个目的。对于多发性骨折但没有明显身材矮小或畸形的儿童，基因检测可用于诊断 OI。在临床检查中诊断为严重 OI 的儿童，基因检测可以确认 OI 的诊断，并可以区分显性和隐性遗传的 OI[10]。由于可以进行药物治疗，通过基因检测确认 OI 诊断是有帮助的[11-12]。

软骨发育不全和其他 FGFR3 相关疾病

软骨发育不全是一种相对常见的骨骼发育不良[13]。虽然软骨发育不全的诊断通常是基于体格检查和 X 线片，但对该疾病进行基因检测对于确认诊断是有用的。几乎所有的软骨发育不全病例都是由成纤维细胞生长因子受体 3（fibroblast growth factor receptor 3, FGFR3）基因的同一核苷酸中的两个基因突变之一引起的。软骨发育不全的遗传方式是常染色体显性遗传，约 80% 的病例是由于新基因突变[14-15]。FGFR3 突变会导致其他几种疾病，其中，软骨发育不良是最常见的，表现为较轻形式的软骨发育不全[16]。

多发性骨骺发育不良（MED）

多发性骨骺发育不良（multiple epiphyseal dysplasia, MED）是一种以长骨骨骺异常为特征的骨骼发育不良[17]。MED 可以是显性遗传，也可以是隐性遗传[18]。虽然 MED 的临床诊断通常是根据症状和 X 线片上所见的异常骨骺做出的，但基因检测在确认诊断以及区分显性和隐性遗传形式方面非常有用。显性 MED 是一种具有遗传异质性的疾病，也就是说，多个不同基因的突变可以导致这种疾病，包括 COMP、COL9A1、COL9A2、COL9A3 和 MATN3[18]。在这种情况下，包括所有已知致病基因的基因面板检测是非常有用的。

何时进行基因检测

对疑似代谢性骨病的初步评估应包括 X 线片和实验室检查。在疑似骨骼发育不良的情况下，首先要进行全面的体格检查和一系列的骨骼放射影像学检查来描述骨骼的发现。

一旦对遗传性疾病做出初步诊断，进行基因检测的决定会受到几个因素的影响，包括诊断和治疗的必要性、生殖咨询的需求、患者及其家庭对检测的愿望以及费用和支付问题。在进行任何基因检测之前，检测提供者需要确定所需的检测在临床上是否可用。在美国，出于法律和报销的原因，所有的基因检测都必须在临床实验室改进修正案（Clinical Laboratory Improvement Amendments, CLIA）认证的临床实验室进行[19]。

要求进行基因检测的最常见的临床情况是进行基因检测才能做出诊断或确认诊断。如果一个治疗过程是可行的且依赖于诊断，则基因检测尤其有用。在这些情况下，基因检测将为受影响患者的治疗带来明显的好处。

如果诊断不明确，实施分阶段检测虽然可能会延长最终诊断的时间，但可能更节省资源。在实施分阶段检测时，要求一次进行一项基因检测，只有在最初的检测结果为阴性时才进行下一项基因检测。一般来说，一份血液样本几乎可以为实验室提供足够的 DNA 进行多次测序分析，从而防止重复抽血。然而，在诊断会影响治疗且延迟治疗不是最佳的情况下，一次进行多项基因检测可能有益于患者。

生殖咨询是基因检测应用于临床的另一个原因。根据家族史、体格检查和影像学证据，临床上对骨骼疾病进行诊断并不罕见。虽然诊断可能不是问题，但知晓引起表型的特定突变可能对未来的生殖决策有用。在儿科，受影响儿童的父母可能希望对未来的妊娠进行产前检查。在这种情况下，需要知道患者确切的基因突变，以确定患者父母是否是携带者（或如果基因突变是显性遗传的，影响他们自己）。在隐性遗传的情况下，可对成年携带者进行检测，但不应在未成年儿童身上进行检测，直到他们成年后并自行签署知情同意后再进行检测[20]。

患者或其家庭成员可能出于各种原因要求或拒绝进行基因检测。在需要进行基因检测进行初步诊断或确认临床诊断的情况下，应与患者（如果患者是未成年人，应与其父母）充分讨论相关的风险和获益。讨论应包括为什么需要进行基因检测，检测结果（无论是否发现基因突变）将如何影响患者的即时治疗，以及检测结果将如何影响患者未来的治疗。对这些问题的讨论有助于减轻围绕基因检测的误解和焦虑[21]。在美国，2008 年《遗传信息非歧视法》（Genetic Information Nondiscrimination Act, GINA）禁止健康保险公司和雇主因基因检测结果歧视患者，但 GINA 没有其他方面的保护条款，例如，在接受长期护理患者或人寿保险等领域防止基因歧视的条款[22]。最后，讨论应包括基因检测的局限性，特别是当阴性检测结果不能排除临床诊断时，这是经常发生的情况。现有的基因检测可能只在少数临床诊断的患者中检测到基因突变，这取决于疾病。患者和家属可能会认为阴性的检测结果是"最终答案"，因此，他们需要理解阴性的基因检测结果并不总是能排除一个假定的临床诊断。

基因检测的成本会影响医生和患者做出检测的决定。基因检测可能是目前最昂贵的实验室的检测之一，费用从数百美元到数万美元不等。第三方付费越来越不愿意支付基因检测的费用，尤其是在没有文件证明临床必要性的情况下。在儿科，只要患者的相关病史和体格检查有很好的记录，用于诊断目的的基因检测的费用通常会由私人保险公司支付。然而，应该在检测前告知有高免赔额保险的家庭，一次基因检测的费用可能比整个免赔额还要高，需要一次性支付一大笔费用。除非用于产前检查，否则携带者基因检测的费用是不能报销的。随着基因的应用越来越频繁，医院等医疗机构可能会限制进行基因检测的数量，或者要求只从直接向患者的保险公司收费的实验室订购检测。这样可以有效地使患者和检测提供者无法对某些疾病进行检测。这些不断增加的费用使提供者有责任确保基因检测只在对患者有明显好处的适当情况下进行。

对所有类型的骨骼疾病进行基因检测的可及性的增长对患者和提供者都有很大的好处。基因检测可用于诊断和后续治疗，也可用于为患者及其家庭提供生殖咨询。然而，与所有医学检测一样，基因检测既有好处也有风险，可能并不适用于每一种临床情况。

参考文献

扫描书末二维码获取。

第 47 章
人类全基因组关联研究

Douglas P. Kiel、Emma L. Duncan 和 Fernando Rivadeneira

刘宏建　黄　莉 译

引言

近年来，常见疾病和罕见疾病的致病基因的定位研究都发生了巨大变化。新技术（尤其高通量微阵列基因型分析和最近的大规模并行测序技术）和更新的统计分析方法使全基因组关联研究（genome wide association studies, GWAS）在识别共同特征和疾病背后的基因位点方面取得了前所未有的成功。这意味着对骨骼遗传学和许多其他人类疾病的新发现呈爆发式增长。所有发表的 GWAS 研究结果都已被收录在英国国家基因组研究所维护的一个网站（https://www.ebi.ac.uk/gwas/, accessed May 2018）上。

骨密度的遗传率

遗传率是指由于遗传因素导致的一个性状总变异的比例。双胞胎和家庭研究表明，骨密度（bone mineral density, BMD）作为最常研究的骨表型之一，具有高度可遗传性（0.6~0.8），骨几何性状（0.3~0.7）和骨超声测量值（0.4~0.5）也是如此[1-3]。骨折风险的异质性较强，但一般骨折和髋部骨折仍有一个较低但显著的遗传率（0.3~0.5）；在较年轻的年龄发生骨折有更大遗传可能性的趋势[4]。分离研究表明，BMD 是一种多基因性状，许多基因对该性状的总体变异贡献很小，并且具有骨骼部位特异性[5-6]。

在 GWAS 时代之前，骨质疏松症和骨折的遗传学领域一直局限于大量的全基因组连锁和候选基因关联研究。除了少数例外，这些研究中的大多数都是证据等级不高的研究（小样本量），产生了有争议的且常常是不可重复的结果，正如一项使用当前诊断标准筛查 150 个骨质疏松症候选基因区域的回顾性研究所强调的那样[7]。

全基因组关联研究（GWAS）

一般原则

GWAS 在使用高通量微阵列技术的同时可以在一个或多个个体中对数十万甚至数百万种最常见的基因变异形式［单核苷酸多态性（single nucleotide polymorphism, SNP）］进行基因型分析。应用这种强大的分析方法无需预先假设某一特定疾病的潜在原因，就可以查询整个基因组，以寻找变异和表型之间的关系。从统计学的观点来看，在整个基因组中检测的大量关联需要对多次检测进行调整，这就要求对全基因组的显著性做出一个非常严格的定义（传统上，$p < 5 \times 10^{-8}$，可以解释涵盖常见变异的大约 100 万个独立检测）。然后在独立队列中寻求重复性，例如，通过 GWAS meta 分析，这是一种用于验证重要发现的必要步骤。

GWAS meta 分析的进行需要对质量控制给予密切关注。重点考虑因素包括：各研究间变异数据缺失的程度，以及基因分型数据缺失的个体数量。大量的数据丢失可能反映了 DNA 质量不佳或所使用的平台的技术问题。因为数以百万计的基因型-表型关联检测——在典型的 GWAS 中进行的——是一种分位数-分位数图，将给定大小的预期 p 值和观察到的实际 p 值进行比较，以表明该研究是否产生了比偶然预期更显著的结果。如果观察到的 p 值的系统性地超出了零关联假设下的预期值，这可能是由于研究中未被重视的群体分层或研究中个体的隐性相关性所致。另一方面，当观察到的 p 值超出了最显著端的预期值时，这可能表明存在稳健的、效应大的易感位点。然而，在大多数情况下，独立重复遗传关联研究结果对于减少发生统计学 I 类错误的概率是必要的。

归因分析

除了基因型变异外，GWAS 通常还可以估算出数百万个 SNP 的基因型，从而得到一个非常大的统一内容的终端数据集，用于不同研究之间的分析。归因是基于基因组中存在单倍型的 DNA 链（片段），其中位于一条染色体链上的周围 SNP 被一起遗传的频率比偶然发生的频率要高，这种现象被称为连锁不平衡。一旦已知单倍型中一个 SNP 的基因型，就可以推断出该单倍型上其他 SNP 的基因型。

越来越大的、免费的、公共可访问的数据库可用于进行归因分析[8-9]。HapMap 项目应用来自不同地理血统人群中抽取的样本的基因分型数据开发了人类单体型图，为 SNP 分析和标记 SNP 项目设计提供了适合种族的资源[10]。最近的 1000 个基因组计划（the 1000 Genomes Project, 1000 GP）（http://www.1000genomes.org/, accessed May 2018）已经确定了目前高通量测序技术可获得的基因区域中 95% 以上的变异，次要等位基因频率（minor allele frequency, MAF）在五个主要人群中（祖先来自欧洲、东亚、南亚、西非和美洲）都各占 1% 或更高。1000 GP 项目还对频率较低（范围为 0.1%）的等位基因进行了分类，因为这些低频等位基因经常出现在编码区[11]。最近，单倍型参考联合体（the Haplotype Reference Consortium, HRC）——共有 64 976 个单倍型、39 235 157 个 SNP（包括 1000 GP 数据）——提供了一个参考面板，使研究人员能够以更低的频率（0.02%）进行准确可靠的归因分析。作为这些资源深度的衡量标准，目前 96% 的由常见变异引起的基因变异（和 73% 的罕见变异），可以在使用标准微阵列平台进行基因分型后捕获（基因分型少于 100 万个 SNP）并随后进行归因分析[12]。

归因分析对于 GWAS meta 分析也至关重要，可以从多个个体队列和不同基因分型平台生成的数据中创建一个大型的统一的 SNP 集（本章稍后将进一步讨论）。

效力和样本量的考虑

就个体而言，大多数研究都没有足够的效力来查询如此多的 SNP，也不能在全基因组意义上检测与复杂性状的关联，特别是考虑到每个个体变异对整体表型的贡献都很小时。所确定的基因位点数直接与 GWAS 的大小有非常密切的相关性（$r^2>0.9$），但与所讨论的表型及其遗传率基本无关[13]。这对于二分类和数量性状都适用。为了在样本量有限的情况下使效力最大化，一些研究表明，使用一个连续表型的极端值可能比使用整个值的范围更有优势[14]。因此，GWAS 时代在整个科学界的合作努力中产生了巨大的变化；就像在许多其他疾病一样，在骨质疏松症方面，世界各地的研究小组已经形成了联盟，培养了必要的信任和合作关系，以便对来自各个研究小组的 GWAS 研究进行大型的 meta 分析。

Meta 分析：结合来自不同临床组的数据

关注表现型协调

这些 GWAS 工作合作的挑战之一包括表型的适当协调，以最大限度地减少测量异质性。作为 PhenX 项目（https://www.phenx.org/, accessed May 2018）的一部分，人们一直在努力收集最好的表型测量。当测量差异在队列之间出现时，例如 DXA 制造商差异，这些差异在单个研究中有时可能是可以容忍的，然后将 GWAS 分析与其他队列进行 meta 分析。如果不同队列之间的表型差异很大，则使用 Z-分数来"标准化"测量代表了另一种协调的方法。进一步减少异质性的努力需要：①标准化数据分析，以考虑潜在混杂因素；②尽量减少可能的人口分层影响的方法；③用于处理来自各种基因分型平台的基因分型数据的适当质量指标。

合并来自不同平台的数据

在合并来自多个队列的数据时，一个主要挑战是，每个队列可能已经在不同的微阵列平台上进行了基因分型，导致只有少数基因分型 SNP 对所有研究都是共同的。然而，如上所述，通过使用估算数据，可以大大增加这个常见 SNP 库，从而产生一个更大的公共数据集，并提供一个更全面的基因组变异评估。

合并来自不同种族的数据

随着 GWAS 科学的成熟，人们越来越认识到在各种族群体中检查遗传关联的价值，因为将研究局限于欧洲血统的参与者不足以完全揭示其他血统的疾病人群的变异[15]。此外，在 GWAS 中纳入其他种族提供了提高因果变异精细映射分辨率的可能性，因为跨种族群体的连锁不平衡的潜在差异提供了放大因果变异的关联信号的机会。在 meta 分析中应用这些多种族研究的方法已经开发出来[16]。应用参考数据库中越来越多的非欧洲背景的个体，归因分析可以用于估算多个种族群体的变异。

骨骼表型

骨骼遗传学领域已经超出了早期对BMD表型的关注。虽然大多数研究确实是利用BMD的可用性进行meta分析，但研究方法从使用双能X线吸收测定法（dual-energy X-ray absorptiometry, DXA）测量面积BMD（aBMD）到使用定量计算机体层成像（quantitative computed tomography, QCT）测量体积BMD（vBMD）[17-18]以及超声定量足跟[19]和骨折[20]，已经有了一些进展。

全基因组关联研究（GWAS）在骨骼肌肉领域的成功应用

第一个针对DXA衍生的BMD和髋部几何特征进行的GWAS是在Framingham研究中，使用了一个仅有1141名男性和女性样本且只有100 000个SNP的基因型分型平台。使用严格的p值标准5×10^{-8}[21]，但在全基因组范围内没有显著的发现。从那时起，随着GWAS meta分析样本量的增加，BMD全基因组显著位点的数量急剧增加了（图47.1）。

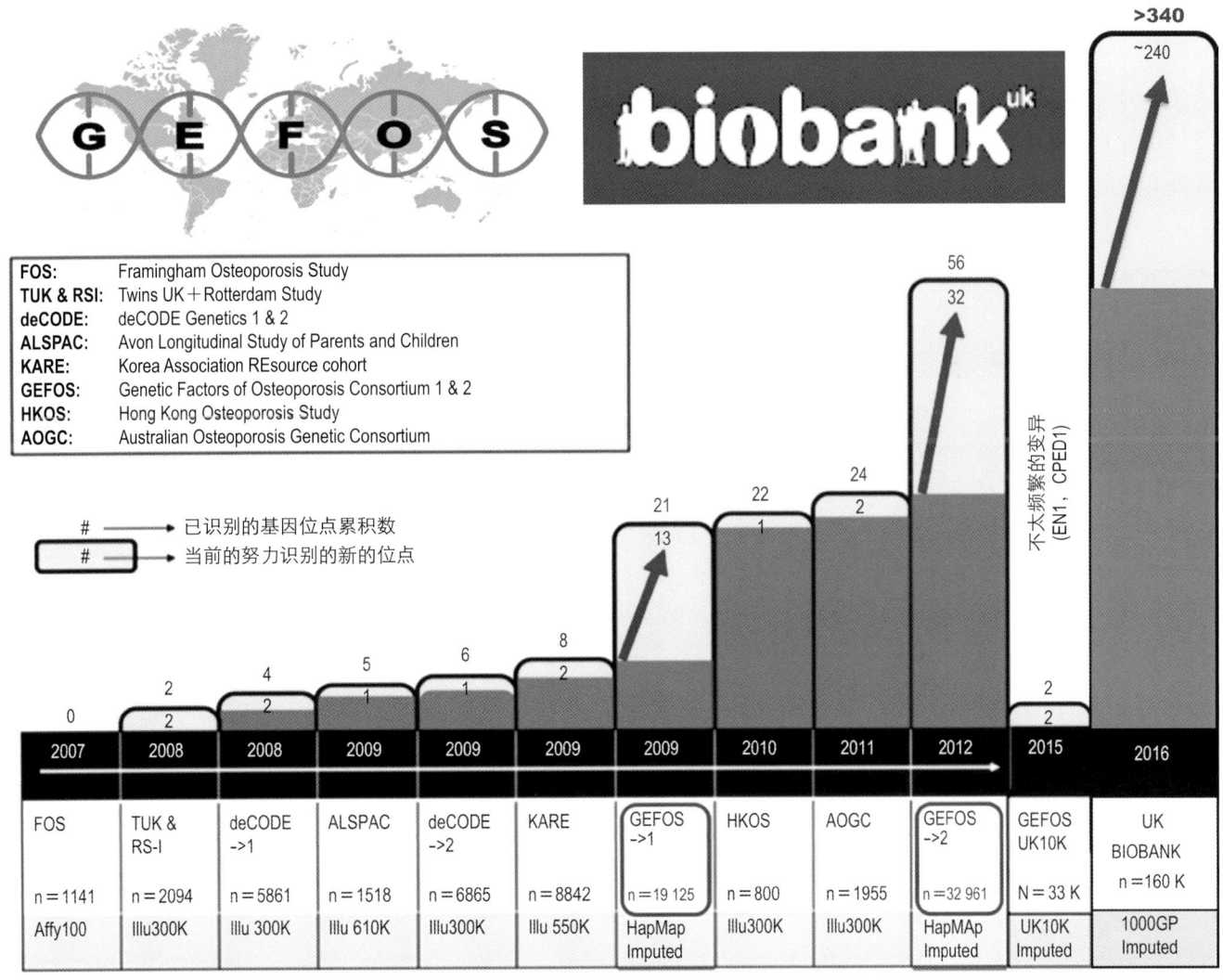

图47.1 （也见彩图）说明了多年来GWAS样本量的增加是如何导致了更多的全基因组与BMD的显著关联

在最近的 GWAS meta 分析中,骨质疏松症的遗传因素(genetic factor of osteoporosis, GEFOS)联盟使用了来自 17 个 GWAS 和 32 961 个欧洲和东亚血统的个体的 DXA 衍生的髋部和脊椎 BMD,然后在 50 933 名独立受试者中对与股骨颈或腰椎 BMD 最相关的 SNP 进行了重复性验证[22]。这些用于重复性验证的独立样本来自先前资助的一个名为骨质疏松症的基因标志物(genetic marker for osteoporosis, GENOMOS)项目,在 GWAS 出现之前,该项目已经产生了几个最大的候选基因 meta 分析。在验证重复性的队列中,骨折表型的可用性也允许 GEFOS(骨质疏松症的遗传因素)meta 分析在 31 016 例病

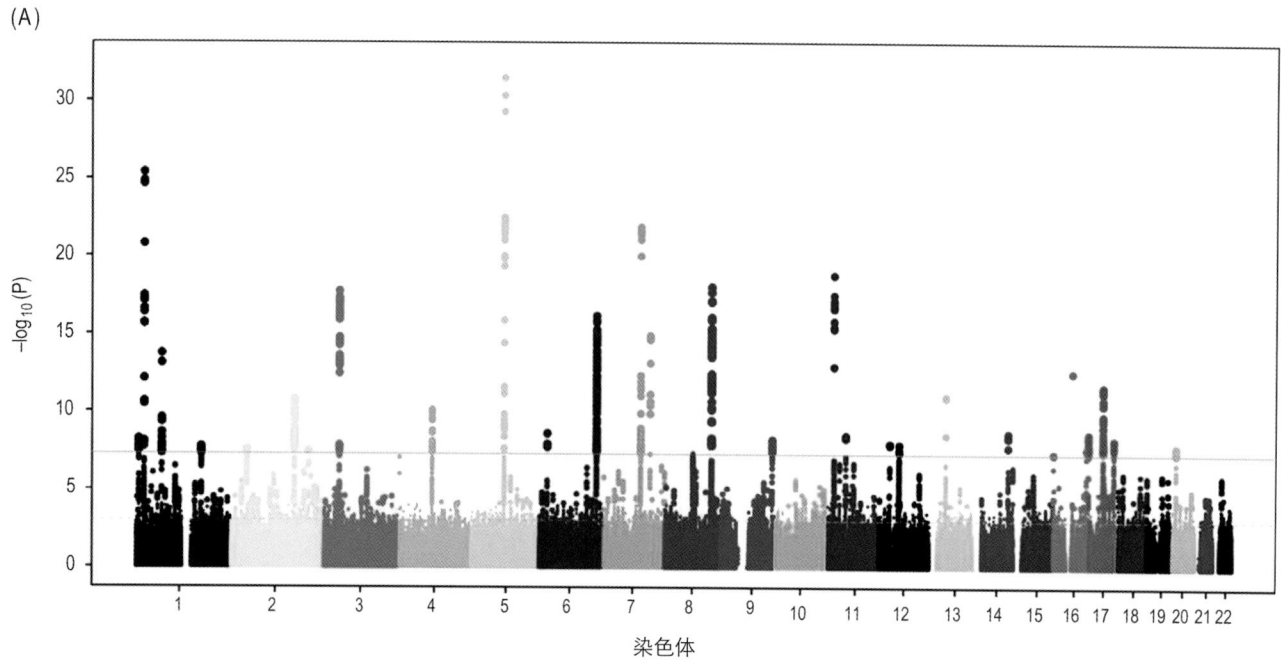

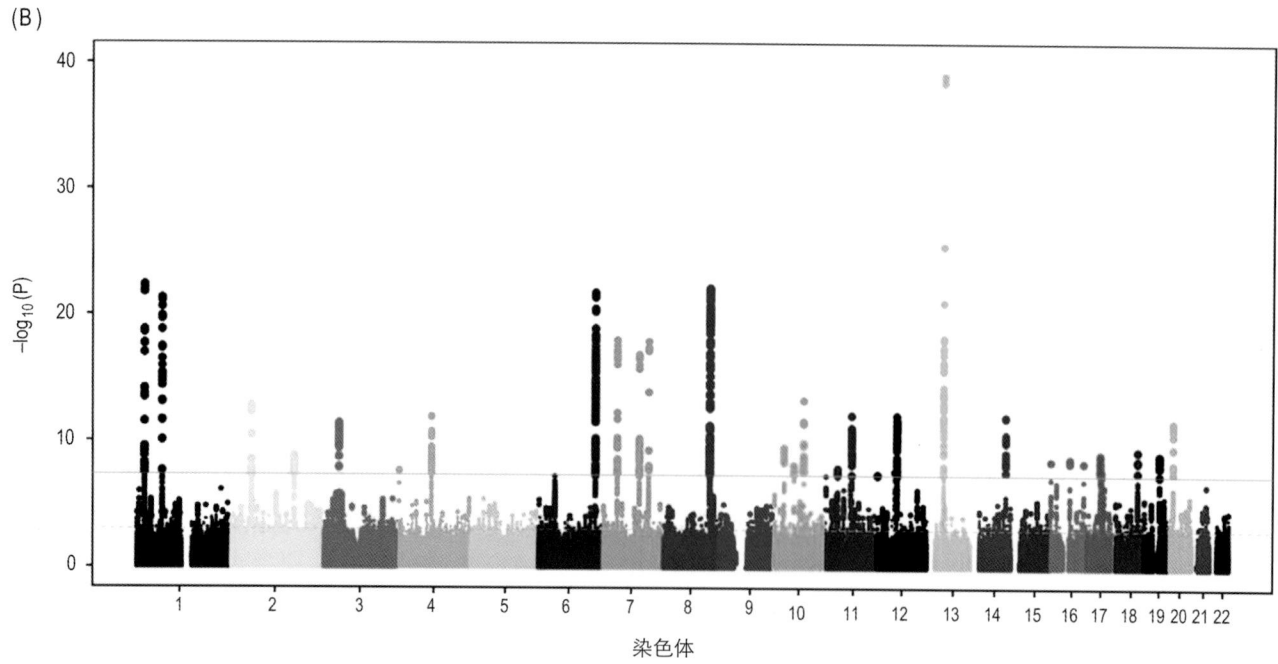

图 47.2 (也见彩图)最近一次 GWAS meta 分析的曼哈顿图(A)来自 GEFOS 联合体的腰椎和股骨颈 BMD[22]。该图显示了使用 "HapMap2" 数据估算的所有 SNP 之间的全基因组显著关联。图上的每个点代表使用固定效应模型进行 meta 分析得出的与腰椎和股骨颈 BMD 相关的 p 值。每个骨骼部位的显著位点并不完全重叠

例组和 102 444 例对照组中检测最高 BMD 与低创伤性骨折的相关性。该 meta 分析在全基因组显著水平上确定了 56 个（32 个新的）与 BMD 相关的位点（$p<5\times10^{-8}$）。该 meta 分析的总体结果如图 47.2 所示，该图被称为"曼哈顿"图，因为每个塔的点都表示 $-\log_{10}p$ 值。每个点代表一个 SNP 表型关联 meta 分析结果的 p 值。

当检测与 BMD 相关的基因位点与骨折相关时，发现有 14 个 BMD 基因位点也与骨折相关（$p<5\times10^{-4}$），其中 6 个位点达到 $p<5\times10^{-8}$，包括 18p11.21（*C18orf19*）、7q21.3（*SLC25A13*）、11q13.2（*LRP5*）、4q22.1（*MEPE*）、2p16.2（*SPTBN1*）和 10q21.1（*DKK1*）。

这些研究和类似的基因发现研究主要集中在等位基因频率为 5% 或更高的"常见变异"上。最近可用的基因组测序和更好的基因分型队列归因分析催生了对影响 BMD 的不常见和非编码变异的特征进行表征的努力。在 Zheng 及其同事进行的一项研究中，发现了对 BMD（总样本量 553 236）和骨折（总样本量 5 508 253）有很大影响的新型非编码基因变异[23]。事实上，位于一个新位点附近的低频率、非编码变异——*EN1*——被证实的效应值比先前报道的腰椎 BMD 常见变异的平均值大 4 倍［rs11692564（T），次要等位基因频率（MAF）＝1.6%，重复性效应大小＝+0.20 标准差（SD），meta 分析 $p=2\times10^{-14}$］。与 598 742 例骨折病例组和 409 511 例对照组相比，这种变异对 BMD 有积极影响伴随着骨折风险的降低［优势比（OR）＝0.85；$p=2\times10^{-11}$］。这种与 BMD 和骨折相关的新发现为未来治疗骨质疏松症药物的发现提供了一个以前未被认识的靶点。

最近，研究人员应用英国生物库（Biobank）研究的数据对骨骼表型进行了迄今为止最大的 GWAS meta 分析[24]。该 GWAS 的重点是通过足跟部超声估计 BMD，包含了 140 623 名欧洲血统的个体（75 275 名女性和 65 349 名男性），确定了 307 个条件独立的 SNP 在 203 个位点（其中 153 个是新位点）上具有全基因组意义，一共解释了 11.8% 的变异。其中包括大多数先前与 DXA 衍生的 BMD 相关的 SNP，以及 308 个新的基因位点，包括许多含有先前在骨生理学中没有涉及的基因。该研究强调了扩大 GWAS 样本量的价值，以及作为推动这些发现向临床应用（例如药物靶点）方向发展的下一步——识别新靶点——的巨大潜力。来自 GWAS 的信号通路分析已经很好地说明了这一点，已经确定了对骨生物学至关重要的诸如 RANK-RANKL-OPG、间充质干细胞分化、软骨内骨化和 Wnt 信号转导（以及其他）的主要信号通路的基因簇特征因素。除了在已确定的生物通路中识别特征因素外，无假设的 GWAS 方法还可以揭示全新的生物学。这方面的一个例子是 *FAM210A*，它是在不同的 GEFOS 作用下与骨折风险相关的最强基因位点之一，并且在 56 个 BMD 基因位点中至少有 30 个包含 GWAS 信号的基因，对于它们在骨生物学中的潜在作用尚不清楚[22]。

使用 GWAS 方法发现 *WNT16* 作为骨生物学中的关键分子是这一方向上最大的进步之一。从最初被鉴定为 BMD 的基因位点开始[22]，随后在绝经前女性中进行了多次 GWAS[25]、腕部 BMD[23]、儿童和成人的全身 BMD[26]、胫骨 pQCT 皮质厚度[27] 和足跟的定量超声[19]，都证实了 *WNT16* 在多种骨骼特征中的重要性。最近在小鼠模型中进行的一项功能研究阐明了 *WNT16* 的调节机制[28]，该研究显示，Wnt16 KO 小鼠的皮质骨厚度减少，皮质骨孔隙度增加（但骨小梁骨量没有增加），这导致这些小鼠发生自发性非椎体骨折。最近生成 Wnt16 KO 小鼠的研究表明，导致骨骼脆弱的皮质骨厚度减少和皮质骨孔隙度增加的表型表现，是通过非典型 Wnt 通路激活抑制破骨细胞生成的结果，同时也是通过诱导成骨细胞中 OPG 表达产生的间接作用[28]。有趣的是，*WNT16* 的过表达最近已被证明可以独立于雌激素作用增加骨小梁骨量[29]。

这些仅仅是利用遗传信息识别药物靶点潜力的几个"概念验证"示例。考虑到这些例子只代表了已识别的涉及新生物学的基因位点的一小部分，还有更多的发现有待科学探索。事实上，目前几乎所有的骨质疏松症药物，无论是在临床中使用还是在高级临床试验中使用，都以已知的与 BMD 相关的基因为靶点，这些基因与骨代谢的关键生物通路有关[30]。最近的一项研究表明了已知的遗传关联可以如何成功预测药物机制和临床开发的成功，在肌肉骨骼（BMD）、代谢和血液学领域尤其如此，这支持遗传学在药物靶向适应证中的应用[31]。一些现有的骨质疏松症靶向药物是通过单基因骨骼疾病（例如硬化症和范布赫姆病）的遗传学研究发现的分子[32]。由于通过 GWAS 鉴定的几个基因位点与表现为严重骨骼脆弱的人类单基因疾病重叠[33]，GWAS 的发现在确定骨质疏松症的新型药物靶点方面具有巨大潜力。

另一个重要的临床意义是对诊断个体与未解决的家族形式的骨质疏松症。同一基因中的不同变异（从罕见突变到常见多态性）可能是导致孟德尔单基因和常见复杂疾病的原因[33]。因此，在一般人群中，负责单基因形式的骨质疏松症的基因也可能包含影响 BMD 变异（和其他骨质疏松症相关性状）的常见变异。相反，GWAS 在一般人群中发现的与骨质疏松症相关的性状的常见多态性可以指向可能导致单基因家族形式的骨质疏松症的基因。

虽然骨质疏松症领域中的 GWAS 已确定了大量新的基因位点，但由于准确定位导致 GWAS 信号的实际基因，这些发现仍然难以转化为明显的临床应用。除了极少数例外，大多数被认为是"GWAS 信号基础"的基因都已被标记——基于物理距离和现有的生物学知识将基因分配给一个遗传信号。这种做法实际上可能会限制新的发现，因为它只看"灯柱下"。这些 GWAS 发现的后续工作需要强有力的功能证据，将人类基因组序列与其调控元件的功能联系起来。《DNA 元件百科全书》（*Encyclopedia of DNA Elements*, ENCODE）项目[34]引发了一场革命，它超越了调控元件的"线性"结构，挑战了之前基因之间边界和间隙。从 ENCODE 项目获得的知识为理解基因调控的各种过程提供了新的近似方法，包括染色质相互作用、表观遗传状态、启动子活性、增强子结合以及核层占有率等。

全基因组关联研究 meta 分析汇总数据的新应用

随着大型 GWAS meta 分析的汇总级数据的可用性不断提高（这些数据通常是公开的），可以应用一些新的应用来激发新的科学理解和假设。首先，汇总级别的统计可用于发现潜在的多效性，其中单个变异可能与不止一种表型有关。其次，已经开发了几种方法，能够使用 GWAS meta 分析的汇总数据来估计性状之间的遗传相关性。连锁不平衡（linkage disequilibrium, LD）评分回归方法考虑了所有 SNP 的影响，包括那些没有达到全基因组显著性的 SNP[35]。最后，孟德尔随机化可以用观察数据来推断因果关系。这是通过使用从 GWAS meta 分析中确定的一组遗传风险等位基因来完成的，这些基因与在配子形成时随机分配的给定风险暴露（例如 BMD）显著相关。通过在一个给定的个体中使用这些随机等位基因来检测与另一种性状（例如，骨折）的关联，人们能够估计出没有混淆的关联[36]。

GWAS 产生的大量信息具有巨大的潜力，可以改变我们对生物科学和人类健康的看法——从了解疾病的病因到确定新的治疗靶点，再到对受影响的个体进行风险预测、预后和个性化管理。我们面临的挑战在于实现 GWAS 的潜力，并确保这些结果为医学界和科学界所接受。

参考文献

扫描书末二维码获取。

第 48 章

骨质疏松症的转化遗传学：从群体联系到个体化评估

Bich Tran、Jacqueline R. Center 和 Tuan V. Nguyen

夏雪迪　仇　蕾　林　华译

背景

骨质疏松症是一种以低 BMD 和骨微结构恶化为特征的疾病，会导致骨折风险增加。研究表明，在白种人中，骨质疏松症影响高达 40% 的绝经后女性以及 15% 的老年男性[1]。从 50 岁开始，大约 44% 的女性和 25% 的男性会在他们余生中发生骨折[2]。虽然骨折可能发生在任何部位，但髋部骨折被认为是最严重的骨折事件，因为它会增加后续骨折[3]和寿命缩短[4]的风险，并会带来社会和经济负担[5]。高达 24% 的女性和 38% 的男性会在髋部骨折后的前 3 个月内死亡[6]。鉴于全球人口的持续老龄化，在不久的将来，预计骨质疏松症和与骨质疏松症相关的骨折所带来的负担将更加明显。

骨质疏松症的遗传学

骨质疏松症是一种复杂的表型，因为它的风险是由环境和遗传因素决定的，也可能是由它们之间的相互作用决定的。遗传对表型贡献的一个关键衡量指标是遗传率，它被定义为遗传个体差异对观察到的表型个体差异的贡献程度。因为个体间的差异通常是用变异来量化的，所以遗传率可以解释为遗传因素所占表型变异的比例。

有关双胞胎和家族研究表明，BMD 的遗传率在 60%~80% 之间，这取决于测量的部位[7-8]。对于骨折，遗传率在 25%~48% 之间[9-11]，其中，70 岁以前发生的骨折的遗传率更高[12]。骨表型的其他标志物也可遗传。例如，QU 测量的变异有 59%~73% 可归因于遗传因素[13]；骨转换标志物的差异有 58%~69% 可归于遗传因素[14]。

骨表型的遗传率促使一些项研究寻找可能的基因。最初，与骨表型相关的基因的鉴定始于单基因综合征的研究，例如，由 COL1A1 和 COL1A2 缺陷引起的成骨不全症[15]或与 LRP5 相关的骨质疏松性假性神经胶质瘤综合征（OPPG）[16]。然而，这种研究方法并不总是成功的，主要是由于骨质疏松症发生的复杂性和（或）方法学问题。随后对基因定位的研究主要集中在两种常用方法上：候选基因研究和全基因组研究。

候选基因研究

候选基因研究比较了骨质疏松症患者和非骨质疏松症患者基因变异的等位基因频率。使用这种方法的研究通常选择已知在骨质疏松症的病理生理学中起作用的基因或基因附近的变异。表 48.1 总结了一些候选基因研究的结果。

这些研究很简单，结果解释也很直截了当；然而，它还是有一些缺点。选择非骨质疏松症的人可能是一个挑战，因为骨质疏松症可能在晚年发生。因此，在研究开始时使用 BMD 的任意临界值来定义骨质疏松症可能无法完全解释时间效应。此外，在这些分析中发现的任何显著关联不一定意味着因果关系，但这可能是由于所研究的变异与致病所致变异之间的连锁不平衡或人群分层所致。

全基因组研究

候选基因方法侧重于生物学上可能的基因，而全

表 48.1 在候选基因相关研究中确定的与 BMD 相关的基因

基因	基因名称	位点
ARHGEF3	Rho 鸟嘌呤核苷酸交换因子 3	3p14-p21
COLIA1	Ⅰ型胶原蛋白 α1	17q21.33
CYP19A1	细胞素 P450，家族 19，亚家族 A，多肽 1	15q21.1
DBP	白蛋白启动子（白蛋白 D-box）结合蛋白的 D 位点	19q13.3
ESR1	雌激素受体 1	6q25.1
ESR2	雌激素受体 2	14q
FNLB	丝蛋白 B	3p14.3
FOXC2	叉头框 C2 蛋白	16q24.4
ITGA1	整合素 α1	5q11.2
LRP4	LDL 受体相关蛋白 4	11p11.2
LRP5	LDL 受体相关蛋白 5	11q13.4
MHC	主要组织相容性复合体	6p21
MTHFR	5,10-亚甲基四氢叶酸还原酶	1p36.3
PTH	甲状旁腺激素	11p15.3-p15.1
RHOA	Ras 同源基因家族，成员 A	3p21.3
SFRP1	分泌的卷曲相关蛋白 1	8p12-p11.1
SOST	骨硬化症	17q11.2
SPP1	分泌的磷蛋白 1（骨桥蛋白）	4q21-q25
TNFSF11	肿瘤坏死因子配体超家族，成员 11（RANKL）	13q14
TNFRSF11A	肿瘤坏死因子配体超家族，成员 11a，NFκB 激活因子（RANKL）	18q22.1
TNFRSF11B	肿瘤坏死因子配体超家族，成员 11b（OPG）	8q24
VDR	维生素 D 受体	12q13.11
WNT10B	无翼型 MMTv 整合位点家族，成员 10B	12q13
ZBTB40	锌指和 BTB 结构域蛋白 40	1p36

基因组方法则是一种无假设的设计，使用标记单核苷酸多态性（SNP）扫描整个基因组中的数十万个变异。标记 SNP 是在连锁不平衡的基础上定义的，在这种情况下，当 SNP 在染色体区域上彼此物理接近时（即单倍型），它们更有可能一起遗传。由 HapMap 项目开发的单倍型模块知识，通过只对一些标记 SNP 进行基因分型，然后将其计算到更多数量的其他变异，促进了整个基因组的扫描。因此，全基因组研究可以通过提供导致疾病易感性的基因的整体表示来克服候选基因设计的弱点。

全基因组方法在骨质疏松症研究中采用了两种策略：连锁分析和关联分析。全基因组连锁研究确定了在受影响成员的家族中共分离的变异。本研究设计的原理是基于这样一个假设，即相互接近的基因位点更有可能遗传给后代。一些连锁分析已成功定位了与骨表型相关的数量性状基因位点（quantitative trait loci, QTL）（表 48.2）。全基因组关联研究（genome-wide association study, GWAS）使用类似的分析方法来进行候选基因关联研究，并检测骨质疏松症患者和非骨质疏松症患者之间等位基因频率的差异。虽然 GWAS 由于无假设设计可以克服候选基因研究中的偏倚效应，但由于多次检测，存在产生假阳性结果的可能性[17]。

继 2007 年发表的第一个骨质疏松症 GWAS[18]之

表 48.2 在连锁研究中确定的与 BMD 相关的数量性状位点（QTL）

研究	表型	位点/标记	LOD 分数
Deng 等，2002[51]	脊椎 BMD	4q32、7p22（IL6，TWIST）、12q24（IGF1，TBX3，TBX5）	2.2～2.3
	手腕 BMD	4q32	2.53
Karasik 等，2002[52]	股骨颈 BMD	6p21、21q22	2.9～2.4
	腰椎 BMD	12q24	2.1
	转子 BMD	21q22、21qter	2.3～3.1
	Ward BMD	8q24	2.1
Niu 等，1999[53]	前臂 BMD	2p21（CALM2），2p23（STK，POMC）	2.15
Devoto 等，1998[54]	髋部 BMD	1p36	3.51
	脊椎 BMD	2p23-24	2.07
Willaert 等，2008[55]	脊椎 BMD	1p36	3.1
Kaufman 等，2008[56]	腰椎 BMD	11q12（LRP5），17q21（COL1A1，SOST），22q11	2.6～3.6
	股骨颈 BMD	13q12（RANK）	2.7

后，2008 年又发表了另外两个 GWAS[19-20]，确定了与 BMD 相关的几个基因变异，其中一些位于骨质疏松症相关基因（*ESR1*、*OPG*、*TNFSF11*、*LRP5*）中或附近；染色体 1p36 和 6p21 上的新基因位点也被认为是处于全基因组显著阈值。这些研究还提示了一些与骨折风险相关的位点（1p36、2p16、*OPG*、*MHC*、*LRP4*、*LRP5*、*TNFRSF11A*）。

在 GWAS 提出的 90 多个基因变异中，来自个 GWAS meta 分析的结果表明：1p36、*ESR1*、*LRP4*、*LRP5*、*TNFSF11*、*SOST* 和 *TNFRSF11A* 的变异与 BMD 相关[21-22]，*LRP5*、*SOST* 和 *TNFRSF11A* 基因变异与骨折风险相关[22]（表 48.3）。

全基因组测序

虽然从 GWAS 中获得了与 BMD 相关的基因变异的新发现，但只有一小部分可以有所发现的变异解释，这引发了"遗传率缺失"的观点。正如对其他多因素疾病所预期的那样，GWAS 只能识别常见的变异，每一个变异的影响范围很小，而缺失的遗传率部分是由于 GWAS 在设计上无法很好地捕获罕见的变异导致的。近年来，全基因组测序（whole genome sequencing，WGS）和全外显子组测序（whole exome sequencing，WES）技术的进步，使人们能够更彻底地扫描编码与骨生理相关的蛋白质的外显子区域。

一项结合 UK10K 和 1000 GP 数据的研究确定了一个新的候选基因，即 *EN1*，编码同源框蛋白 engrailed 1，与 BMD 和骨折风险有关[23]。该基因非编码区的基因变异（rs11692564）的等位基因频率较小，为 1.6%，但该等位基因与腰椎 BMD 升高 0.2 SD 和骨折发生率降低 15% 相关[23]。WGS 的另一个成功应用是发现了 *LGR4*，它是 G 蛋白偶联受体（GPCR）超家族的成员，在大脑和骨骼的发育中具有多种作用。在该基因的非编码区发现了一个罕见基因突变，与 BMD 和骨折风险有关[24]。另一项使用 WGS 技术的研究发现，*COL1A2* 编码区（p.Gly496Ala 和 p.Gly703Ser）存在两个罕见基因突变，与 0.5～0.9 SD BMD 降低和骨折风险增加有关[25]。

通路

GWAS 和 WGS 鉴定的基因变异主要与参与骨形成和骨重塑的三个已知通路有关：RANK-RANKL-OPG（*TNFRSF11B*、*TNFRSF11A*、*TNFSF11*）、Wnt-β-连环蛋白（*LRP5*、*LRP4*、*SOST*）和软骨内骨化。

1. RANK-RANKL-OPG 通路分别由 *TNFRSF11A*、*TNFSF11* 和 *TNFRS11B* 编码。RANK 和骨保护素（osteoprotegerin，OPG）是肿瘤坏死受体家族的成员，RANKL 是 TNF 家族的成员。RANKL 与 RANK 的绑定会刺激破骨细胞的形成和分化，从

表 48.3 通过全基因组关联研究（GWAS）和 meta 分析确定的与骨折风险相关的基因变异 *

单核苷酸多态性	位置	基因	等位基因	等位基因频率	优势比和95% 置信区间	P 值
rs7524102	1p36		A	0.83	1.12（1.05～2.30）	8.4×10^{-4}
rs6696981	1p36		G	0.87	1.15（1.07～1.25）	2.4×10^{-4}
rs3130340	6p21	*MHC*	T	0.80	1.09（1.02～1.16）	0.008
rs9479055	6q25	*ESR1*	C	0.36	1.05（1.00～1.11）	0.06
rs4870044	6q25	*ESR1*	T	0.28	1.02（0.97～1.09）	0.14
rs1038304	6q25	*ESR1*	G	0.47	1.04（0.99～1.10）	0.11
rs6929137	6q25	*ESR1*	A	0.30	1.05（0.99～1.10）	0.12
rs1999805	6q25	*ESR1*	C	0.44	1.03（0.97～1.08）	0.35
rs6993813	8q24	*OPG*	C	0.51	1.06（1.00～1.11）	0.04
rs6469804	8q24	*OPG*	A	0.52	1.05（1.00～1.11）	0.052
rs9594738	13q14	*RANKL*	T	0.57	1.04（0.98～1.11）	0.23
rs9594759	13q14	*RANKL*	T	0.63	1.02（0.97～1.07）	0.52
rs11898505	2p16		G	0.69	1.11（1.05～1.17）	1.8×10^{-4}
rs3018362	18p21	*RANK*	A	0.37	1.08（1.02～1.14）	0.005
rs2306033	11p11	*LRP4*	G	0.87	1.11（1.03～1.19）	0.007
rs7935346	11p11	*LRP4*	G	0.78	1.08（1.01～1.14）	0.02
rs4233949	2p16.2	*SPTBN1*	G	0.63	1.06（1.04～1.08）	2.6×10^{-8}
rs6532023	4q22.1	*MEPE/SPP1*	G	0.67	1.06（1.04～1.09）	1.7×10^{-8}
rs4727338	7q21.3	*SLC25A13*	G	0.32	1.08（1.05～1.10）	5.9×10^{-11}
rs1373004	1q21.1	*MBL2/DKK1*	T	0.13	1.10（1.06～1.13）	9.0×10^{-8}
rs3736228	11q13.2	*LRP5*	T	0.15	1.09（1.06～1.13）	1.4×10^{-8}
rs4796995	18p11.21	*FAMB210A*	G	0.39	1.08（1.06～1.10）	8.8×10^{-13}
rs6426749	1p36.12	*ZBTB40*	G	0.83	1.07（1.04～1.10）	3.6×10^{-6}
rs7521902	1p36.12	*WNT4*	A	0.27	1.09（1.06～1.13）	1.4×10^{-7}
rs430727	3p22.1	*CTNNB1*	T	0.47	1.06（1.03～1.08）	2.9×10^{-7}
rs6959212	7p14.1	*STARD3NL*	T	0.33	1.05（1.02～1.07）	7.2×10^{-5}
rs3801387	7q31.31	*WNT16*	A	0.74	1.06（1.04～1.09）	2.7×10^{-7}
rs7851693	9q34.11	*FUBP3*	G	0.37	1.05（1.02～1.07）	3.5×10^{-5}
rs163879	11p14.1	*DCDC5*	T	0.36	1.05（1.03～1.08）	3.3×10^{-5}
rs1286083	14q32.12	*RPS6KA5*	T	0.81	1.05（1.03～1.08）	7.2×10^{-5}
rs4792909	17q21.31	*SOST*	G	0.62	1.07（1.04～1.10）	6.9×10^{-6}
rs227584	17q21.31	*C17orf53*	A	0.67	1.05（1.03～1.07）	4.1×10^{-5}

* 本表是根据一项先前的 GWAS [20] 和最近的一个对 GWAS 进行的 meta 分析 [57] 编制的。

而调节骨吸收。这一通路的抑制因子 OPG 可以阻断 RANKL 与 RANK 的结合，从而防止骨吸收。在候选基因研究和全基因组关联研究中已经发现，*TNFRSF11A*、*TNFRSF11* 和 *TNFRS11B* 的基因变异与 BMD 和骨折风险有关 [20,26]。

2. Wnt-β-连环蛋白信号通路通过调节成骨细胞的分化和增殖以及骨矿化参与骨形成过程，这对骨维持和骨折愈合至关重要。当跨膜卷曲受体蛋白与

LRP5/LRP6结合时，该通路被激活，将信号传递到细胞核，从而控制基因表达。*LRP5* 是该通路的重要编码基因之一，已被确定为BMD和骨折风险的候选基因[27]。该通路的抑制因子SOST能阻止Wnt与LRP5结合，也是骨质疏松研究的候选基因[26]。

3. 软骨内骨化是骨形成中的一个重要过程，成骨细胞将胶原蛋白和非胶原蛋白沉积在软骨模板上，然后被矿化[28]。GWAS已经确定了这一过程中的几个候选基因，包括：参与软骨生长板建立的基因（*PTHLH*、*SOX6*）——允许软骨内骨、软骨基质发育的基因（*SOX9*），以及通过矿物质沉积骨化基因（*RUNX2*）和成骨细胞分化基因（*SP7*）[28]。

确定BMD或骨折风险的基因变异有很多应用。与BMD和骨折相关的基因及其所编码的蛋白质可以成为开发新的骨病疗法的潜在靶点。临床上，基因变异可以为早期发现高危个体带来新的诊断方法。由于基因可能与中间危险因素相互作用而增加个体的骨折风险，可以利用基因变异来形成促进有效预防的基础。基因变异的另一个潜在用途是预测对治疗的反应。

临床应用1：个体化风险评估

BMD已被用作骨折风险评估和治疗决策的主要工具。然而，仅靠BMD不能可靠地预测个体是否会（或不会）发生骨折。据估计，仅有不到40%的骨折发生在骨质疏松症患者中[29]。另一方面，在已经发生骨折的患者中，将近60%的患者的BMD高于骨质疏松症诊断的临界值（T-分数<-2.5）。换句话说，超过一半的BMD低的个体具有"骨折抗性"。老年男性的情况也类似：70%的BMD低的男性没有发生骨折；而在骨折病例中，77%发生在BMD水平为非骨质疏松症的人群中。上述发现表明，非BMD因素可能可以提高骨折风险评估。

已有许多基于个体风险分析的骨折预测模型[30-32]。然而，这些模型的敏感性低、特异性高，预测效能有限，受试者工作特征曲线下面积（area under the receiver-operating characteristic curve, AUC）介于0.70～0.80之间[31-32]。现有的模型都没有使用遗传标志物。虽然骨折风险评估工具（the Fracture Risk Assessment Tool, FRAX）模型使用骨折家族史作为风险评估的危险因素，但基因变异并未被纳入模型中。因此，对骨质疏松症的遗传学研究有一定的空间，可以利用基因变异来提高这些模型的预后准确性。

利用遗传因素预测骨折风险有一定的优势。首先，由于时间不变特性，更容易估计其效应大小并将其信息纳入模型。其次，基因变异和骨折风险之间的独立关联可能会提高预测价值。最后，虽然基因治疗对于高危人群的疗效尚不确定，但预测骨折风险的基因检测可以将高危人群和低危人群进行分层，从而有助于分配有效和高效率的干预措施。

然而，由于基因变异的效应有限，任何单一基因变异在预测中的效用都很低，对多个基因变异进行分析可能会更有所帮助。在一项半模拟研究中[33]，多达50个基因变异分析被证明可以将骨折预测AUC提高11%。在最近的一项研究中[34]，对62个常见的BMD相关基因变异进行了分析，得到了一个与骨折风险显著相关的基因谱，并且当将这个基因谱与现有的Garvan骨折风险分析计算器整合到一起时，骨折和非骨折的重新分类有显著改善。在男性骨质疏松性骨折（Osteoporotic Fractures in Men, MrOS）研究队列中，63个SNP基因谱与较低BMD和较高完全性骨折风险相关[35]。两项针对韩国绝经后女性骨质疏松症的研究发现，39个SNP的基因谱可以提高非椎体骨折预测的准确性，并有助于定义风险阈值[36]，而35个风险等位基因与双膦酸盐治疗的患者椎体骨折的风险显著相关[37]。这些最新的研究结果表明，基因分析可用于识别高危人群并有助于实现个性化骨折风险评估。

临床应用程序2：药物遗传学

不同患者对抗骨质疏松症治疗的反应是高度可变的。抗骨吸收药物引起的BMD变化的标准差是平均变化率的2倍。结果是，虽然大多数患者可以从治疗中获益，但高达10%的患者对治疗没有反应[38]。除了患者的年龄、性别、种族和合并疾病等特征，有证据表明，遗传因素与药物反应的变化有关。

有超过20项研究报告了基因变异和抗骨吸收药物反应之间的关系。这些研究主要集中在具有功能合理的候选基因，例如，*ER*、*VDR*、*COL1A1*、*LRP5*，常见的结果是BMD变化。以下是这些药物遗传学研究的一些关键发现。

1. 对激素替代疗法（hormone-replacement therapy,

HRT）的反应。HRT已用于骨质疏松症的治疗，有助于增加BMD，从而降低骨折风险。然而，8%的女性对这种治疗没有反应[39]。一些研究（但不是全部）调查了HRT对BMD变化影响的差异，结果表明，*ER*和*VDR*的基因变异与对治疗的反应差异有关[40]。

2. 对选择性雌激素受体调节剂的反应。在服用雷洛昔芬的患者中，*VDR*基因的*B*等位基因与*b*等位基因相比与BMD的更多增加有关[41]。在联合使用阿仑膦酸钠和雷洛昔芬的患者中，*VDR*基因变异和BMD变化之间没有显著的相关性。这些结果可能是由于*VDR*与各种抗骨吸收药物疗法（调节BMD变化）之间相互作用所致。

3. 对双膦酸盐的反应。口服双膦酸盐被认为是骨质疏松症的一线治疗方法。一些随机对照试验（RCT）一致表明，双膦酸盐有助于增加BMD，防止骨质流失，降低骨折风险[42-43]，包括髋部骨折风险[44]。然而，患者对这种疗法的反应各不相同。Palomba及其同事[45]的研究表明，在服用阿仑膦酸盐的绝经后女性中，*VDR Bsm-I*基因的*b*等位基因与*B*等位基因相比与BMD的更高增加相关。也有研究发现，*COL1A1*基因变异与双膦酸盐的治疗反应相关。一项纳入了108例围绝经期女性的周期性服用依替膦酸钠治疗骨量减少的随机对照试验表明，*Sp1*的*SS*基因型与股骨颈BMD增加相关，而*s*等位基因与股骨颈BMD降低相关[46]。

4. 颌骨坏死（osteonecrosis of the jaw, ONJ）。双膦酸盐不仅可以用于增加BMD和降低骨折风险，也可以用于治疗晚期骨转移肿瘤患者。在后一种情况下，静脉应用高剂量的双膦酸盐可能导致ONJ的发生。一篇对2004年至2006年间发表的文章进行的系统性综述显示，有368例ONJ病例与高剂量双膦酸盐应用相关，其中95%左右发生在骨髓瘤或乳腺癌患者中[47]。GWAS结果显示，*CYP2C8*中四种基因变异（rs1934951、rs1934980、rs1341162、rs17110453）与ONJ风险有关，相对风险范围为10~13[48]。另一项GWAS显示，*RBMS3*基因变异与ONJ风险增加6倍显著相关[49]。

寻找与药物反应相关的基因是一项具有挑战性的任务。到目前为止，大多数研究都主要是基于候选基因，这可能难以复制和缺乏统计学效能。假设药物反应的变异是由多个基因决定的，每个基因的效应大小适中，并且常见变异的估计数量大约为1000万，随机选择的常见变异与药物反应相关的概率很低，可能在1/100 000或0.000 001的数量级。即使有先天的生物学理由，这种概率也可能在0.001左右；由于这种可能性通常很低，基因变异和药物反应之间的真正相关的可能性也很低。使用贝叶斯方法和将关联的先验概率设置为0.001和0.000 001（分别对应于GWAS中一个候选基因和一个随机SNP的预期），基因变异和BMD变化之间的大多数先前关联的假阳性率概率超过0.20，这意味着大多数这些关联可能都不是"真的"。然而，基因谱可能是确定基因变异和抗骨质疏松药物反应之间关系的更好选择。

小结

有强有力的证据表明遗传因素对BMD变化和骨折风险的贡献。也有证据表明，抗骨质疏松症治疗反应的变化可以归因于遗传因素。然而，从GWAS中识别的所有变异能够解释的BMD的总遗传率不到10%[50]。骨表型和药物反应很可能是由多个基因修饰的（也可能是基因间的相互作用），但目前尚不清楚哪些基因参与其中以及遗传模式是什么。按照目前的方法，我们不太可能完全了解骨折发生的原因，以及为什么有些人会持续骨折而另一些人不会。尽管如此，对骨质疏松症的遗传机制的研究一定会影响下一代治疗药物的发展。一种结合遗传信息和临床危险因素以提高预测性能的方法可能成为一种辅助医疗决策的工具。

本章回顾了遗传因素对BMD、骨折风险和治疗反应的影响的证据。目前可以找到很多可改变的危险因素的病例从而降低相应的风险。新发现的基因变异结合临床危险因素有助于提高个体化骨折预后的准确性，并将高危人群与低危人群区分开来以减轻社区骨质疏松症的治疗负担。基因技术的最新进展例如全基因组测序与实现高性能数据挖掘平台的结合，迅速降低了基因分型的成本，有助于发现更多之前未被捕获的罕见变异。这不仅会增加发现真实关联的机会，也会减少假阳性的可能。这些方法可能会对未来药物的发现和发展方向以及个性化骨折风险的预防产生潜在影响。

参考文献

扫描书末二维码获取。

第六篇
骨质疏松症

第六篇主编：Paul D. Miller、Socrates E. Papapoulos 和 Michael R. McClung

---

第 49 章　骨质疏松症概述　307
Michael R. McClung、Paul D. Miller 和 Socrates E. Papapoulos

第 50 章　骨质疏松性骨折的流行病学　309
Nicholas C. Harvey、Elizabeth M. Curtis、Elaine M. Dennison 和 Cyrus Cooper

第 51 章　骨折联络服务　315
Piet Geusens、John A. Eisman、Andrea Singer 和 Joop van den Bergh

第 52 章　性类固醇和骨质疏松症的发病机制　321
Matthew T. Drake 和 Sundeep Khosla

第 53 章　青少年骨质疏松症　326
Francis H. Glorieux 和 Craig Munns

第 54 章　移植后骨质疏松症　330
Peter R. Ebeling

第 55 章　绝经前女性骨质疏松症　339
Adi Cohen 和 Elizabeth Shane

第 56 章　男性骨质疏松症　344
Eric S. Orwoll 和 Robert A. Adler

第 57 章　骨应力性损伤　349
Stuart J. Warden 和 David B. Burr

第 58 章　风湿性疾病中炎症诱发的骨丢失　356
Ellen M. Gravallese 和 Steven R. Goldring

第 59 章　糖皮质激素诱发的骨质疏松症　360
Kenneth Saag 和 Robert A. Adler

第 60 章　人类免疫缺陷病毒与骨　365
Michael T. Yin 和 Todd T. Brown

第 61 章　用于非骨骼疾病治疗的药物对骨骼的影响　370
Nelson B. Watts

第 62 章　糖尿病与骨折风险　373
Serge Ferrari、Nicola Napoli 和 Ann Schwartz

第 63 章　肥胖与骨骼健康　376
Juliet Compston

第 64 章　肌少症与骨质疏松症　380
Gustavo Duque 和 Neil Binkley

第 65 章　慢性肾脏疾病患者的骨质疏松症的管理　385
Paul D. Miller

第 66 章　骨质疏松症的其他继发性原因　389
Neveen A. T. Hamdy 和 Natasha M. Appelman-Dijkstra

第 67 章　运动与骨质疏松性骨折的预防和管理　393
Robin M. Daly 和 Lora Giangregorio

第 68 章　跌倒的预防　399
Heike A. Bischoff-Ferrari

第 69 章　骨质疏松症的营养支持　405
Connie M. Weaver、Bess Dawson-Hughes、Rene Rizzoli 和 Robert P. Heaney

第 70 章　雌激素、选择性雌激素受体调节剂和组织选择性雌激素复合物　410
Tobias J. de Villiers

第 71 章　双膦酸盐治疗绝经后骨质疏松症　413
Andrea Giusti 和 Socrates E. Papapoulos

第 72 章　地诺单抗　419
Aline Granja Costa、E. Michael Lewiecki 和 John P. Bilezikian

第 73 章　甲状旁腺激素和阿巴洛肽联合使用治疗骨质疏松症　423
Felicia Cosman 和 Susan L. Greenspan

第 74 章　促骨生成疗法和抗骨吸收疗法联合治疗骨质疏松症　429
Joy N. Tsai 和 Benjamin Z. Leder

第 75 章　雷奈酸锶和降钙素　434
Leonardo Bandeira 和 E. Michael Lewiecki

第 76 章　骨质疏松症治疗药物的不良反应　439
Bo Abrahamsen 和 Daniel Prieto-Alhambra

第 77 章　骨折的骨科治疗原则　446
Manoj Ramachandran 和 David G. Little

第 78 章　骨质疏松症治疗的依从性　450
Stuart L. Silverman 和 Deborah T. Gold

第 79 章　骨质疏松症治疗的成本效益　453
Anna N. A. Tosteson

第 80 章　骨质疏松症的未来治疗　457
Michael R. McClung

第49章
骨质疏松症概述

Michael R. McClung、Paul D. Miller 和 Socrates E. Papapoulos

魏秋实　鲁　超　译

本书这一部分讲述骨质疏松症的当前以及最新的知识，包括绝经后女性、年轻女性和男性患者的有关的临床方面和治疗，以及各种形式的继发性骨质疏松症。如果将这些信息与本书1991年的第1版进行比较，则我们可以知道，在过去的25年中，人们对骨质疏松症这种疾病及其治疗的认识发生了多么大的变化。1987年，双能X线吸收测定法（dual-energy X-ray absorptiometry，DXA）的问世，为双膦酸盐和其他药物的临床试验提供了重要的工具。随着DXA的应用，绝经后和年龄相关的骨丢失的流行病学得以在许多人群中进行了广泛的研究。现在已有面积骨密度（areal bone mineral density，aBMD）和骨折风险之间关系的研究[1]。高分辨率成像技术提供了骨骼小梁和皮质微结构变化图像，为骨质疏松症发生的结构缺陷提供了新的见解。骨折的临床危险因素现已广为人知，并已在多个meta分析中进行了评估。特别重要的是，既往发生过骨折，尤其是最近发生过椎体骨折，已被确定为出现后续骨折的可靠预测因素[2]。

1993年提出的骨质疏松症的临床定义是："一种以低骨量和骨组织微结构恶化为特征的全身性疾病，随之而来的是骨骼的脆弱和骨折的易感性增加。"[3] 随后对绝经后女性进行的骨质疏松症的活检诊断——定义为股骨颈aBMD T-分数，为-2.5或更低[4]。2004年，美国外科医生总会（the Surgeon General of the USA）的一份报告将骨质疏松症确定为美国最重要的健康问题之一[5]。

1991年，雌激素和注射鲑鱼降钙素被用于治疗绝经后的骨质疏松症。1990年，依替膦酸钠治疗2年被证明可以降低椎体骨折的风险[6]，但该药在美国从未被批准用于治疗骨质疏松症。与此同时，氟化钠作为骨生长刺激剂的应用前景也因文献报道的非椎体骨折风险增加而注定失败[7]。此后，自1995年应用阿仑膦酸钠开始，基于大型临床试验记录的绝经后骨质疏松症女性椎体骨折风险显著降低，几种不同类别的作用机制截然不同的药物获得了许可[8]。一些药物还能将髋部骨折的风险降低40%~50%，而我们降低非椎体骨折发生率的能力则更为有限，风险相对降低20%~35%。在开始治疗的12个月内，对降低椎体骨折风险的全面影响是显而易见的；而通过使用有效的抗重塑药物治疗，髋部骨折风险在治疗1~3年后降低。使用双膦酸盐和地诺单抗，只要坚持长期治疗，就可以防止骨折。药物可以通过口服（每日、每周、每月）或胃肠外（皮下、静脉注射）给药；有些药物的给药间隔为6个月或更长时间，许多患者发现这种药物非常方便，并且可以提高治疗的短期持久性。特立帕肽通过激活骨重塑来刺激新骨的形成，尤其是在骨小梁，其结构和强度可以得到显著改善。总的来说，我们的药物耐受性很好，几乎没有严重的安全问题。

随着这些治疗绝经后骨质疏松症的药物的问世，20世纪90年代后期出现了临床指南。最初的治疗建议是基于骨折史和BMD史，后来随着各种独立的危险因素加入进来，尤其是年龄，风险预测的水平提高了，现在已开发了几种风险预测算法，其中一些已被纳入临床指南，这个概念的益处是：当治疗是针对具有高骨折风险的患者时，治疗的收益/风险比（benefit:risk profile of therapy）是提高的[8]。基于可靠的临床试验证据，人们已经达成共识，绝经后女性以及可能经历过椎体和髋部脆性骨折的老年男性，无论其他危险因素如何，都是进行药物治疗的明确候选者。非髋部、非椎体骨折患者也有较高的骨折风险，至少应对其进行其他危险因素评估，并应作为潜在的治疗候选者。

大多数严重的和慢性的疾病都会对骨骼产生不利影响，许多用于治疗这些疾病的药物也是如此。其中许多疾病的骨丢失和骨结构衰退机制已经明了，而一些疾病（例如2型糖尿病）和一些药物（包括质子泵抑制剂）导致骨折风险增加的发病机制尚不清楚。

毫无疑问，自1991年以来，我们在骨质疏松症领域已经取得了显著进展。我们可以诊断骨质疏松症，识别高危骨折患者，以及如果需要或选择预防骨丢失，预防（虽然不能消除）与骨质疏松症相关的严重骨折的风险。然而，虽然已经取得了这些进步，获得了如此多的知识和工具，但最近权威专家们仍将骨质疏松症领域描述为处于"危机中"的领域[9]。虽然骨质疏松症这个领域中的知识广度和深度已经扩展了，但相关的策略和建议并未被初级卫生保健同仁应用于日常实践，患者则要么不知道，要么不相信。人们对罕见的不良反应的特别关注，尤其是双膦酸盐类药物的不良反应，抑制了患者对骨质疏松症治疗的兴趣。公众对医学科学和医生建议的信任度已明显下降。患者普遍认为抗骨质疏松症药物的作用很有限，而且即使有效，也是弊大于利。相比之下，患者有一种强烈的误解，认为营养、运动和"天然"补充剂对治疗骨质疏松症既有效又充分。双膦酸盐是治疗骨质疏松症的最常用的药物，从2008年到2012年，虽然婴儿潮一代的年龄达到了65岁，但双膦酸盐的处方数量下降了50%[10]。这种减少也没有被其他药物使用的增加所弥补，这意味着接受骨质疏松症治疗的总人数大幅下降。髋部骨折后接受双膦酸盐治疗的患者比例在2001—2011年间从40%下降到21%，这类患者是最明显也是争议最小的一组患者，虽然有强有力的证据表明治疗可以降低后续骨折和死亡发生[11-12]。在美国，在21世纪初观察到的经年龄调整的髋部骨折发生率的下降似乎已趋于平稳。

希望就在眼前。髋部和脊柱常规CT扫描的有限元分析（finite element analysis，FEA）可以提供体内骨骼强度的准确测量值。FEA在预测骨折风险方面的效用已有文献记载，但FEA对治疗反应的强度估计的变化是否与骨折保护相关尚不清楚。美国国立卫生研究院基金会（Foundation for the National Institutes of Health，FNIH）的雄心勃勃的项目汇集了所有大型Ⅲ期骨质疏松性骨折试验的患者数据，包括在这些研究中获得的CT扫描，为探索FEA变化与骨折风险的关系提供了可能性。该项目的一个重要成果可能是验证了骨质疏松症治疗患者骨折风险的有效替代品，也许可以精简和简化新药评估和注册所需的临床试验。

对控制骨代谢的新分子通路的阐明促进了地诺单抗的开发，该药于2010年开始应用于临床；而阿巴帕肽和罗莫索珠单抗（romosozumab）才刚刚完成了Ⅲ期骨折试验[13-14]。这些研究尤其重要，因为它们都将促骨生成药物和其后抗骨重塑药物的序贯治疗方案纳入了初始研究终点。这些研究首次证明，与开始就使用抗重塑药物治疗相比，这种序贯治疗可以更有效地降低骨折风险。

阿巴帕肽和罗莫索珠单抗预计将于2017年上市，这将是自2010年地诺单抗获批以来首个用于治疗骨质疏松症的新疗法。奥当卡替（odanacatib）是一种非常有前途的新型药物，但在一项大型Ⅲ期骨折试验的分析中发现了意想不到的不良反应，导致其临床开发中断。目前还没有其他药物处于临床开发的后期阶段。因此，我们很快就会达到治疗选择的平台期，并在此停留数年。

本篇的各章集中概述了骨质疏松症治疗的现状，这是很好的信息资源。然而，即使有了新的药物和改进的评估工具，当前的"危机"——应该接受治疗的患者人数与当前正在接受评估和治疗的患者人数之间的差距——也无法解决。我们需要的不是更多的工具，而是新的举措和策略来重新动员患者、我们的医生同事、卫生系统和支付方与我们合作，以确定和治疗合适的患者——骨折高危患者。骨质疏松症的未来将取决于我们在这方面的成功程度。

参考文献

扫描书末二维码获取。

第 50 章
骨质疏松性骨折的流行病学

Nicholas C. Harvey、Elizabeth M. Curtis、Elaine M. Dennison 和 Cyrus Cooper

魏秋实 孙 凯 译

引言

骨质疏松症是一种以低骨量和骨组织微结构退化为特征的骨骼疾病,其结果是骨质脆弱和易骨折[1]。骨质疏松症一词首次提出是在 20 世纪的法国和德国。它的意思是"多孔骨",最初是一种组织学诊断,后来延伸为虽然正常骨的矿化正常,但数量减少了。临床上,骨质疏松症很难定义,因为对骨密度(bone mineral density,BMD)的关注可能无法涵盖骨折的所有危险因素,而基于骨折的定义无法识别高危人群。1994 年,世界卫生组织(WHO)召开了解决这个问题的会议[2],从 BMD 和既往骨折的角度定义了骨质疏松症。FRAX 算法[3]——一种基于网络的工具——使用临床危险因素加上或减去 BMD,它的开发使骨折风险评估策略成为可能,该策略是基于个人在未来 10 年内发生严重骨质疏松症或髋部骨折的绝对风险[4]。这种方法的优势是纳入了部分独立于 BMD 的危险因素,例如年龄和既往骨折,因此可以更容易地决定是否开始治疗。除了对健康的影响,骨质疏松症相关骨折还对经济有巨大的影响:每年的经济负担美国约为 179 亿美元,英国约为 40 亿英镑(表 50.1 总结了整个欧盟地区的骨折影响)[5]。

骨折的流行病学

2004 年,美国外科医生总会(the Surgeon General of the USA)的一份报告强调了骨质疏松症相关骨折的巨大经济负担[6]。据估计,有 1000 万 50 岁以上的美国人患有骨质疏松症,并且每年大约有 150 万例脆性骨折病例。另外还有 3400 万美国人有患骨质疏松症的风险。一项关于英国骨折发生情况的研究表明,英国的人群骨折发生风险与美国相似[7],每 2 名 50 岁的女性中就有 1 名预期在其余生中会发生骨质疏松症相关骨折;在男性,这一比例是 1/5。

社区的骨折发生率呈双峰型,年轻人和高龄人群中的骨折发生率最高[8-9]。在年轻人中,长骨骨折居多,

表 50.1 欧洲骨质疏松症相关骨折的影响

	髋部	脊椎	腕部
终身风险(%)			
女性	23	29	21
男性	11	14	5
例数 / 年	620 000	810 000	574 000
住院率(%)	100	2 ~ 10	5
相对生存率	0.83	0.82	1.00

经济负担:合计约 390 亿欧元。
Source: [5]. Reproduced with permission of Springer.

通常发生在严重创伤后，男性比女性更为常见。在这个群体中，骨强度的问题很少出现，虽然现在的数据表明，这可能是一个完全无关的危险因素[10]。在50岁以上的人群中，女性骨折的发生率开始急剧上升，是男性的2倍。这一峰值在历史上曾被认为主要是由髋部骨折和前臂远端骨折引起的，但如图50.1所示，当椎体骨折是通过X线片而不是通过临床表现来确定时，其可显示对骨折类型具有重要贡献[11]。

髋部骨折

发生率和发病率

在大多数人群中，髋部骨折的发生率随着年龄的增长呈指数增长（图50.1）。在50岁以上的人群中，女性发生率与男性发生率之比约为2∶1[8]。总体而言，大约98%的髋部骨折发生在35岁或以上的人群中，80%发生在女性中(因为老年女性多于老年男性)。1990年，全球估计有166万例髋部骨折[12]；其中女性约119万例，男性约46.3万例。大多数发生在从站立高度跌倒或更低的高度坠落之后，90%发生在50岁以上的人群中[13]。髋部骨折的发生是季节性的，在温带国家，冬季会增加，但主要发生在室内，这意味着髋部骨折的增加并不仅仅是由于在结冰的路面上滑倒导致的：其他可能的原因包括神经肌肉反射减慢和冬季光线不足。跌倒或坠落的方向很重要，直接跌倒或坠落到臀部（侧向）比向前跌倒或坠落更容易导致骨折[13]。种族、地理位置和社会经济地位等因素(图50.2)均已被证明会影响髋部骨折的发生率[8]。

死亡率和患病率

男性髋部骨折的死亡率高于女性，且随着年龄的增长而增加[14]，对于那些同时存在疾病和骨折前功能状态较差的患者来说，死亡率会更高。在美国，每年大约有300 000例髋部骨折发生，6个月内大约有

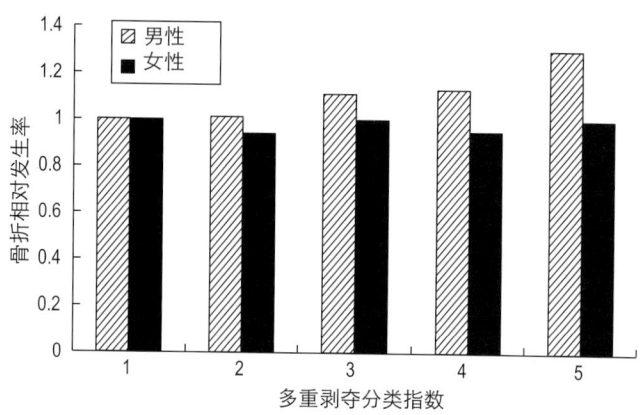

图50.2 在英国，第5类社会经济剥夺是由髋部骨折导致的(第5类多重剥夺：最严重的剥夺)（Source: [8]. Reproduced with permission of Elsevier.）

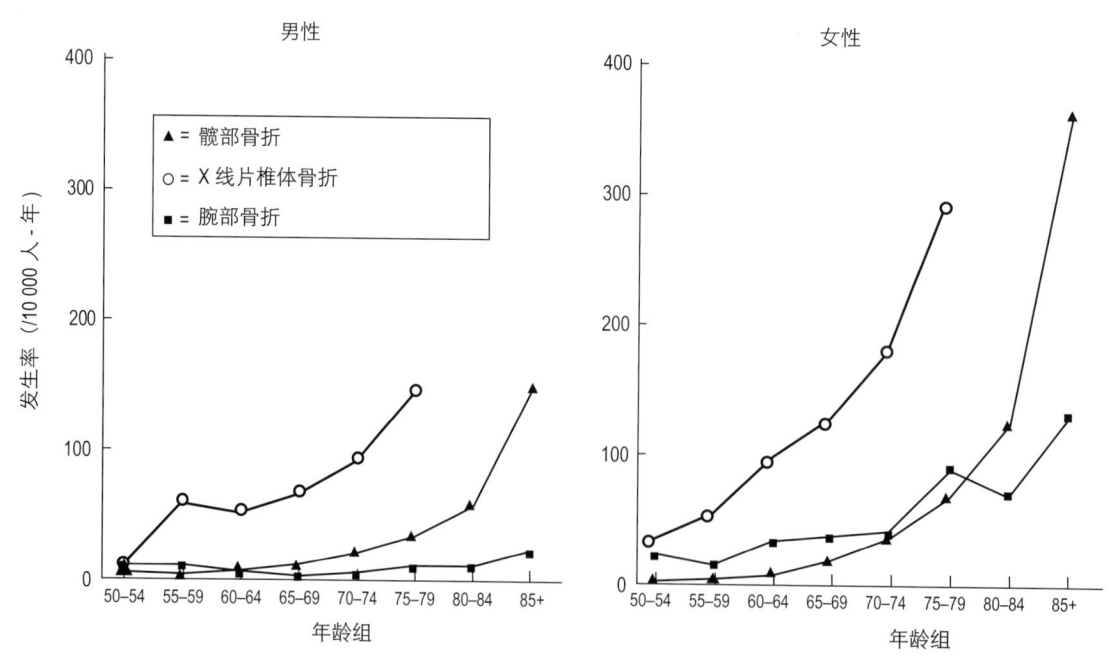

图50.1 按年龄和性别划分的椎体、髋部和腕部骨折的发生率比较[7,11]（Source: [7]. Reproduced with permission of Elsevier.）

超过31 000例死亡。在50岁以上的人群中，约8%的男性和3%的女性因骨折在住院期间死亡。在英国，男性髋部骨折后12个月的生存率为63.3%，预期为90.0%；女性为74.9%，预期为91.1%[7]。骨折后立即死亡的风险最大，并随着时间的推移逐渐降低。死亡的原因通常不是直接归因于骨折本身，而是归因于其他慢性疾病，这些疾病可以导致骨折和预期寿命缩短。最近的数据表明，髋部骨折后死亡率升高可持续长达10年，生存期降低与所有类型的骨折都相关，除了轻微骨折；在轻微骨折，只有75岁或以上的患者的死亡率会增加[15]。

与死亡率一样，髋部骨折是导致骨质疏松症相关残疾的最主要原因。患者易发生急性并发症，例如压疮、支气管肺炎和尿路感染。也许最重要的长期影响是行走能力受损。骨折前能行走的患者中有50%在骨折后不能独立行走。年龄是决定骨折影响程度的重要因素，在50~55岁的髋部骨折患者中，有14%出院即被送进养老院，而90岁以上的患者中为55%[16]。

椎体骨折

发生率和发病率

来自欧洲椎体骨质疏松症研究（the European Vertebral Osteoporosis Study, EVOS）的数据显示，欧洲50~79岁男性的年龄标准化人口发病率为12.2%，女性为12.0%[17]。从历史上看，人们认为男性的椎体骨折比女性更常见，但EVOS数据表明，年轻患者的情况并非如此：50~60岁男性的骨骼畸形的发病率相似，如果不是更高的话，可能是因为创伤的发生率更高。大多数老年女性的椎体骨折发生在正常活动中，例如由举重物导致，而不是发生在跌倒时。

许多椎体骨折是无症状的，因此，对于那些确实存在骨骼畸形的患者，椎体骨折的放射影像学定义存在分歧。因此，在应用放射影像学筛查人群的研究中，所有脊椎畸形的发生率估计是髋部骨折的3倍，其中只有1/3的患者就医。来自EVOS的数据允许在大量人群中准确评估X线片确定的椎体骨折。在75~79岁年龄段，按此定义的男性和女性的椎体骨折发生率分别为13.6/(1000人·年)和29.3/(1000人·年)[11]。相比之下，在明尼苏达州罗切斯特市进行的一项早期研究中，根据临床表现定义的椎体骨折，男性的椎体骨折发生率为0.2/(1000人·年)，在75~84岁年龄段为9.8/(1000人·年)[18]。EVOS的总体年龄标准化椎体骨折发生率在女性为10.7/(1000人·年)，在男性为5.7/(1000人·年)。

死亡率和患病率

椎体骨折与骨折后1年后的死亡率增加相关[15,19]，而伴有合并症可以显著降低相对存活率。椎体骨折后的生存损害也随着骨折诊断时间的延长而显著恶化。这与髋部骨折的生存模式相反。在英国综合医疗研究数据库（the General Practice Research Database, GPRD）研究中，观察到女性椎体骨折后12个月的存活率为86.5%，预期为93.6%。5年时，观察到的存活率为56.5%，预期为69.9%[7]。椎体骨折的主要临床后果是背痛、脊柱后凸畸形和身高下降。生活质量（quality of life, QUALEFFO）评分随着椎体骨折数量的增加而降低[20]。

前臂远端骨折

发生率和发病率

腕部骨折的发生模式与髋部骨折和椎体骨折不同，其发生率随着年龄的增长而逐渐增加[8]。在老年人中，女性的腕部骨折发生率高于男性的，在英国，在50岁或以上的人群中分别为39.7/(1000人·年)和8.9/(1000人·年)[8]。

死亡率和患病率

腕部骨折似乎不会增加死亡率[7]。虽然腕部骨折可能会影响一些活动，例如书写或做饭，但总体上患者很少会完全残疾，虽然有超过一半的患者反映骨折后6个月时功能较差[16]。

个体中的骨折聚集

流行病学研究表明，不同类型的脆性骨折患者发生其他类型骨折的风险增加。一项涵盖11个人群队列的15 259例男性和44 902例女性的meta分析显示，既往骨折史与任何新的骨折风险增加的86%相关，骨质疏松性骨折和髋部骨折的风险比相似[21]。其他研究表明，特定骨折的风险比甚至更高，例如EVOS的数据显示，现有的椎体畸形可将髋部骨折的风险比提高到2.8~4.5，并且这一风险比随着椎体畸形的数量增加还会进一步提高[22]。虽然没有详细描述，但有证据表明，在发生骨折后的一段时间内，后续发生骨折的风险特别高[23]。

时间趋势和未来预测

目前，全球 60 岁或以上的人口预计有 9.01 亿，占全球人口的 12%。虽然欧洲 60 岁或以上人口所占比例最高（24%），但其他地区的快速老龄化意味着，到 2050 年，除了非洲，全球所有主要地区的 60 岁或以上人口将有近 1/4 或更多[24]。全球人口的增长和日益老龄化将在未来几十年对全球髋部骨折的数量产生重大影响，据保守估计，每年髋部骨折的发生数量将从 1990 年的 166 万例增加到 2050 年的 626 万，如果考虑到已知的长期趋势，后者可能超过 2000 万[12,25]。年龄和性别调整后的发生率变化在髋部骨折方面最为明显（图 50.3），在许多发达国家，这些发生率在前几年上升后，在过去 10 ~ 20 年趋于稳定或下降；然而，在发展中国家，许多地区的年龄和性别划分的发生率仍在上升[26]。

英国最近的研究表明，骨折发生率（1990—2012年）总体上没有变化，但不同骨折部位存在着显著差异[27]。虽然骨质疏松症的负担可以通过随之而来的骨折来评估，但确定高骨折风险的人数是有价值的。通过使用骨质疏松症来评估高骨折风险这一方法，2010 年估计有 2100 万男性和 1.37 亿女性在 50 岁或以上处于高骨折风险，预计这一数字到 2040 年将翻一番，主要增长来自亚洲、非洲和拉丁美洲[28]，如图 50.4 所示。

地理因素

在特定种族和性别的人群中，髋部骨折的发生率存在差异，这些在各国均有记录[8,29]。在欧洲，这个差异的范围大约为 11 倍[30]，这种差异不能用活动水平、吸烟、肥胖、饮酒或迁移状况的变化来解释。EVOS 研究显示，各国之间的椎体畸形发病率存在 3 倍差异，斯堪的纳维亚半岛的发病率最高。这些差异不像在欧洲观察到的髋部骨折的差异那样大，一些差异可以用体育运动水平和体重指数来解释[17]。随着北纬度数的增高，骨折的发生率越高，这可能与维生素 D 状态有关[31-32]，虽然这种关联通常受到饮食和行为因素的混杂影响，并且 BMD、骨几何形状和微结构的种族差异也可能是骨折发生率全球差异的

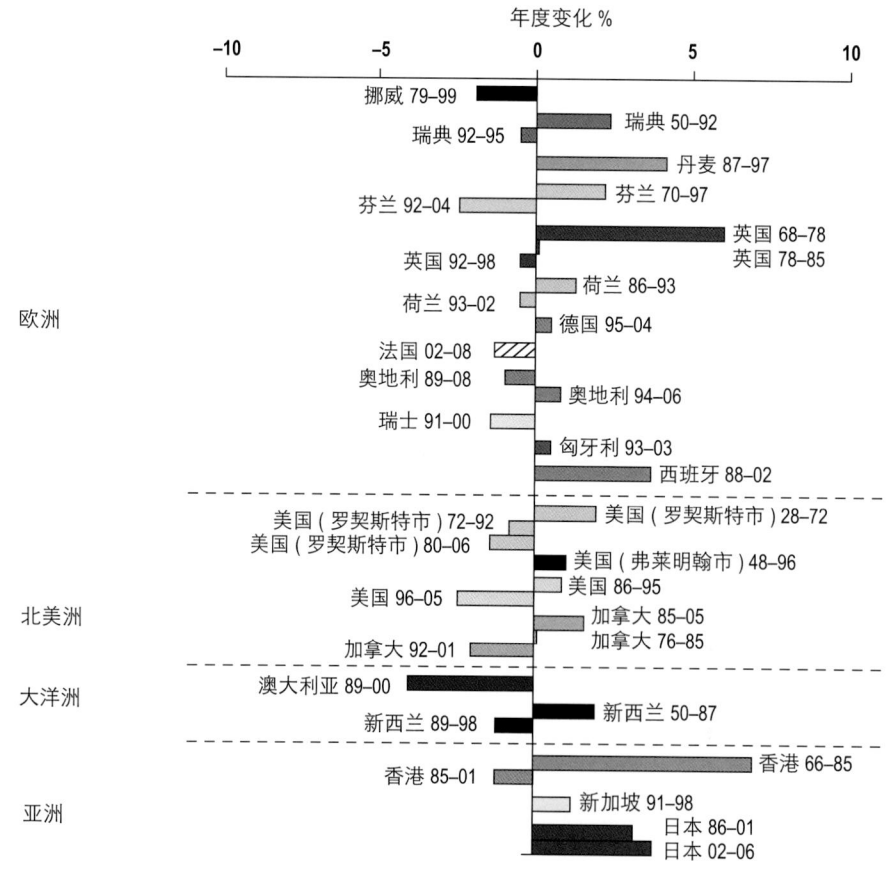

图 50.3　髋部骨折发生率的长期趋势（Source: [26]. Reproduced with permission of Springer.）

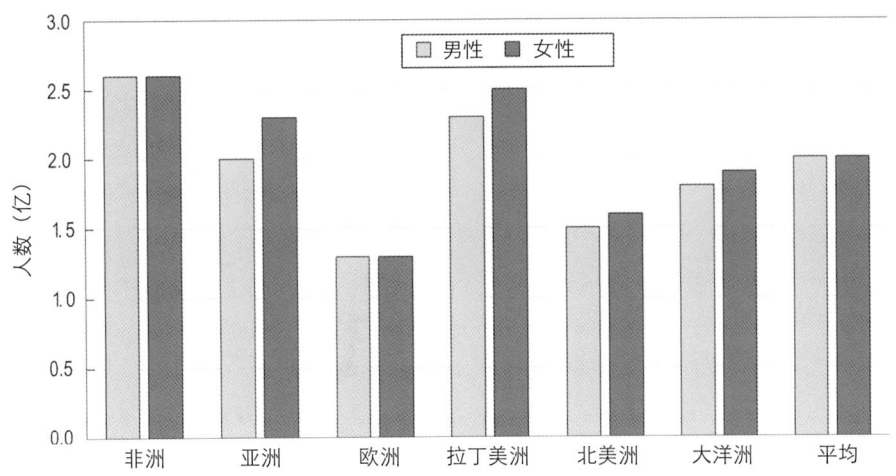

图 50.4 与 2010 年相比，2040 年世界各地区处于高骨折风险的男性和女性人数（Source: [28]. Reproduced with permission of Springer.）

儿童低骨量

关于骨脆弱在儿童骨折中的作用的研究相当少，可能是因为人们认为这个年龄组的骨折的主要决定因素是创伤。当 BMD 和骨折风险之间没有直接关系时，在骨骼生长中达到"骨质疏松症"的定义也是相当困难的。因此，一致的观点是：在儿童使用"年龄相关低骨量（有或无骨折）"这个术语，而不使用"骨质疏松症"这个术语。大多数证据来自两项大型欧洲研究，它们描述了儿童骨折的流行病学[9,33]。在瑞典马尔默，骨折的总发生率在女孩和男孩分别为 212/10 000 和 257/10 000，27% 的女孩和 42% 的男孩在出生到 16 岁期间发生骨折。桡骨远端骨折最常见，其次为手指骨折[33]。十年后在马尔默进行的一项后续研究发现，与最初的研究相比，骨折的发生率降低了近 10%[34]。

在英国临床实践研究数据链（the Clinical Practice Research Datalink, CPRD）中也发现了类似的模式[9]。骨折的总体发生率为每年 137/10 000，其中男孩骨折比女孩骨折更常见，分别为每年 169/10 000 和 103/10 000。根据这些数据，预计英国 30% 的男孩和 19% 的女孩会在 18 岁前发生骨折。同样，男孩和女孩中最常见的骨折部位是桡骨/尺骨，发生率为每年 29.7/10 000。不同种族的儿童骨折发生率存在显著差异，白人儿童的骨折发生率是黑人儿童的 2 倍以上，

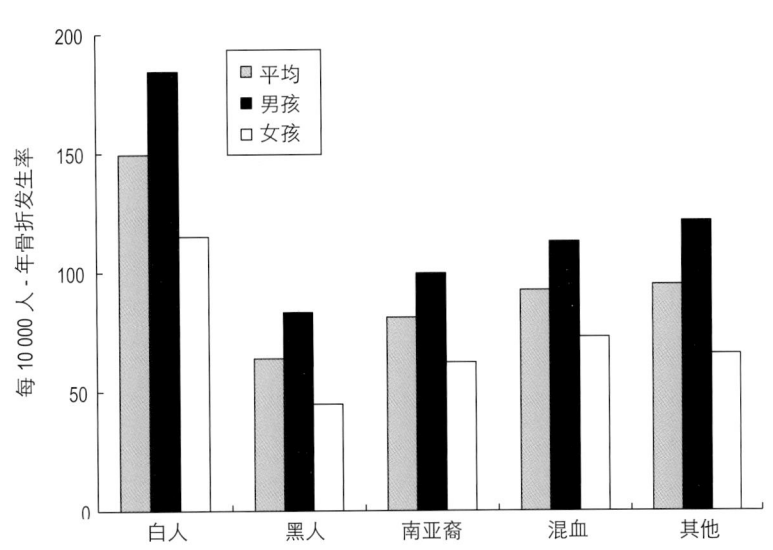

图 50.5 1988—2012 年按种族划分的英国儿童的每 10 000 人-年骨折发生率（Source: [9]. Reproduced with permission of Elsevier.）

南亚裔儿童处于中等骨折风险（图50.5）。在英国，骨折发生率也因地理位置不同而不同，这一发现可能也与社会经济地位不同和种族混合等因素有关[9]。骨折发生率最高的年龄段与进入青春期的年龄（男孩14.5岁，女孩11.5岁）相对应，此时身高增长速度和体积BMD（volumetric BMD, vBMD）增长不一致[35-36]。儿童肥胖与骨折风险增加相关[10]；虽然增加体育活动与儿童期骨量增加相关，但此类活动也会增加创伤风险[37]，并且骨折儿童的BMD往往低于非骨折儿童的BMD[10]。

早期生活对成人脆性骨折的影响

最近的研究强调了儿童期骨矿物质积累和成年早期达到足够的峰值骨量（peak bone mass, PBM）的重要性，表明PBM是老年骨质疏松症风险的主要决定因素[38]。在过去的20年里，越来越多的证据表明，早期环境对未来的骨骼健康可能会产生长期影响。这种"发育可塑性"现象，即单一基因型可能导致不同的表型，依赖于主要的环境背景，这种现象在自然界中已经得到很好的确立，并可能是由表观遗传机制介导的[39]。越来越多的流行病学证据表明，不良的子宫内环境会导致成年期低骨量，无论是在PBM年龄段还是在老年时期，还会增加成人髋部骨折的风险[39-42]。骨骼发育的一个早期关键决定因素可能是母体25(OH)-维生素D的状态，最近的一项多中心随机、安慰剂对照、双盲试验显示，孕期补充维生素D对冬季出生的婴儿出生时的骨量有潜在益处[43]。对机制的见解来自对围生期表观遗传标志物的研究，因为维甲酸X受体-A基因内的位点［对1,25(OH)$_2$-维生素D和其他核激素的作用至关重要］与后代骨量和估计的母体的游离25(OH)-维生素D状态相关[44]。这一新的研究领域可能最终带来旨在改善儿童骨骼健康的创新策略，从而减少后代骨质疏松性骨折的负担。

小结

骨质疏松症是一种会给个人、医疗保健系统和整个社会带来巨大负担的疾病。许多会导致PBM不足、绝经期骨量过度损耗和骨折的危险因素已经确定，再加上新的药物治疗方法，我们现在已经能够制定新的旨在预防骨质疏松性骨折的预防和治疗策略，它们既适用于整个人群，也适用于高危患者。

致谢

我们要感谢医学研究委员会（英国）、英国关节炎研究协会、国家骨质疏松症协会（英国）、国际骨质疏松症基金会和欧盟男性骨质疏松症网络对这项工作的资助。

参考文献

扫描书末二维码获取。

第 51 章
骨折联络服务

Piet Geusens、John A. Eisman、Andrea Singer 和 Joop van den Bergh

陈柏龄　赵胜利　译

引言

在 50 岁以后，骨折是骨质量下降的临床表现，并且在体弱的老年人中通常还伴有神经肌肉功能的下降，这两者都有多因素病理生理特征。反复骨折会增加骨折的整体风险[1]。骨折后发生继发骨折的风险增加；此外，严重骨折后（在老年人也可以是轻微骨折后）死亡风险增加。虽然目前已有相关证据，但对近期骨折患者的研究仍有很大的差距，在预防高危患者后续骨折方面的治疗差距更大[2-3]。

对于预防继发性骨折，近期骨折是"捕获骨折"的机会之窗：患者表现出骨折的临床问题，以及未来预防骨折的"机会"。因此，在急性骨折愈合后，应立即实施预防后续骨折的措施，正如在患有其他疾病的患者有急性事件发生时那样，如急性心肌梗死、血栓栓塞、脑血管意外、关节炎等，对于这些患者建议在急性事件发生后进行评估和治疗，以防止高危患者有进一步的事件发生[4]。

在本章中，我们回顾了一个骨折联络服务（Fracture Liaison Service, FLS）的多学科结构化程序的证据，对于年龄大于 50 岁且有发生后续骨折的高风险人群，这是预防骨折再次发生的最合适方法（图51.1）。

我们回顾了后续骨折的时间相关风险，基于五步决策程序考虑的诊断和治疗决策，包括病例发现、风险评估、鉴别诊断、治疗和随访，以及基于 FLS 实施多学科组织和结构化方法预防继发性骨折（图 51.2）。

流行病学

"捕获骨折"以及确保对这些患者进行检查和治

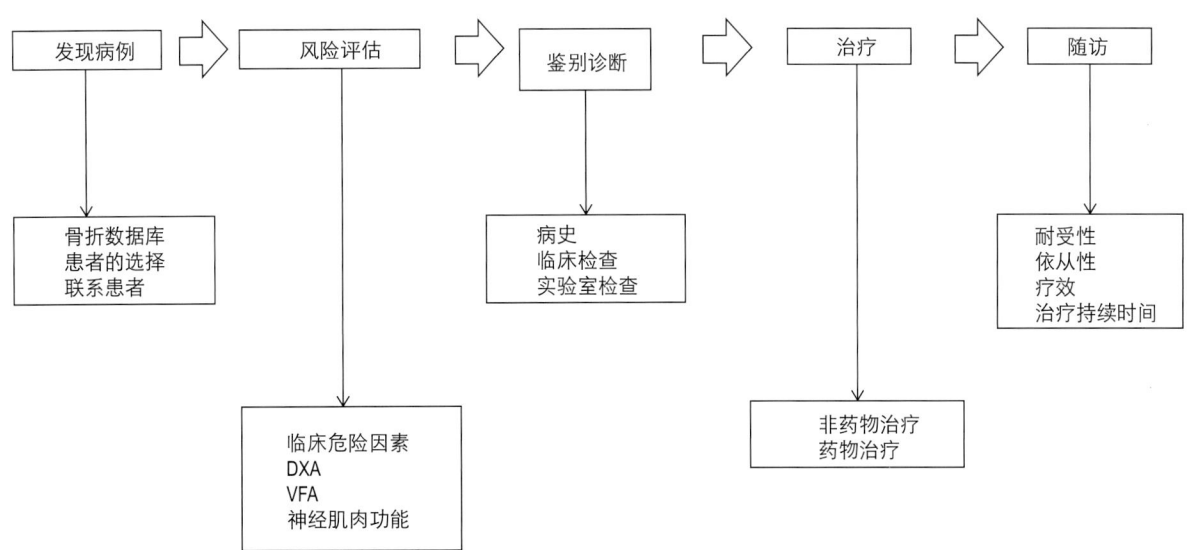

图 51.1　一个骨折联络服务（FLS）的五步决策程序（Source: [23]. Reproduced with permission of BMJ.）

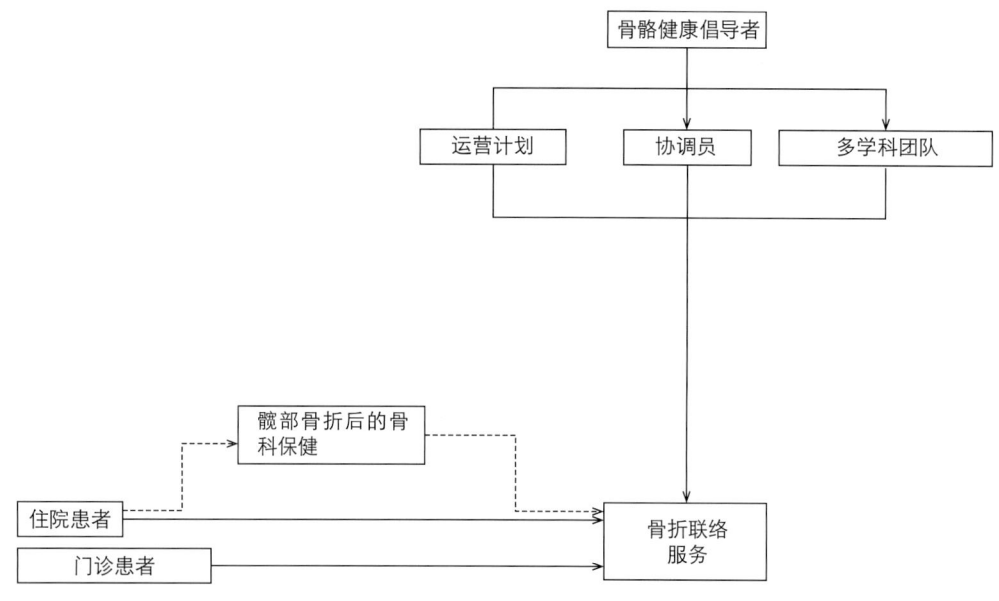

图 51.2 一个骨折联络服务（FLS）的管理和临床组织结构[2-3,20,22,25,44,46]

疗的理由是基于明确证据，即脆性骨折不仅预示着患者有发生进一步骨折的风险，而且有过早死亡的风险[5-9]。这些增加的风险非常重要，因为随机对照试验（randomized controlled trial, RCT）的额外证据表明，治疗骨质疏松症可以将进一步骨折的风险降低约一半，而且从流行病学和一些 RCT 数据来看，骨质疏松症治疗可以降低过早死亡的风险[8,10-12]。

脆性骨折意味着风险增加的证据来自多项流行病学队列研究。这些研究数据表明，女性首次骨折的风险大约是同龄男性的 2 倍。然而，在发生一次脆性骨折后，女性再次发生骨折的风险大约增加 1 倍，而男性大约增加 4 倍[6,13]。此外，骨折后的 5 年或髋部骨折后的 10 年是再次骨折风险增加的主要时期[6,13]。

过早死亡的证据也来自流行病学研究。除了髋部骨折后死亡率增加外，在所有类型的脆性骨折后，尤其是在主要或中轴骨骨折后，甚至在老年人发生轻度远端骨折后，女性死亡率大约增加 2 倍，男性死亡率增加 2~3 倍，尤其是在前 5 年[5]。其中，仅 50% 的死亡率是由并发症和手术导致[14]。

骨质疏松症的治疗可以降低患者的死亡率，在一项髋部骨折后静脉注射唑来膦酸盐的 RCT 中，死亡率降低了 28%，其他 RCT 的 meta 分析也支持这一结论，表明骨质疏松症治疗可以降低 10% 的死亡率。有一些队列研究也报道了接受骨质疏松症治疗的患者的死亡率显著降低了，虽然这些研究因生存时间和依

从性不同有可能存在选择偏倚[15]。

骨折联络服务（FLS）中近期骨折患者的表型

许多文献已经报道了 FLS 中患者的表型组成部分[2-3,16-20]。这些研究在患者选择和报告的患者特征（例如，男性比例、平均年龄和骨折位置）方面差异很大[20]。这些研究在附加评估的类型上也有所相同。而且报道时，它们在骨质疏松症的存在、常见的椎体骨折、跌倒风险以及在已知的和新诊断的继发性骨质疏松症和其他代谢性骨病的因素方面都有很大差异[21]。在一项对 834 名 FLS 中患者进行的研究中，20% 的患者只存在与骨相关的风险，40% 的患者同时存在与骨和跌倒相关的风险，20% 的患者只存在与跌倒相关的风险，20% 的患者无法确定任何危险因素[18]。这些结果说明 FLS 中患者具有异质性表型。大多数患者同时存在与骨和跌倒相关的危险因素，这表明应该评估这些危险因素，以便尽可能准确地确定患者的表型[2-3,19-21]。

发现病例

FLS 的主要目标是通过纳入大量的病例发现来促进患者的医疗保健；也就是说，自动纳入所有低创伤 /

脆性骨折的患者，为他们提供适当的干预措施，以预防可避免的骨折相关并发症、再入院和继发性骨折[2-3,22-25]。这意味着需要调查以下事项：

- 年龄在 50 岁及以上的男性和女性；
- 骨折部位：髋部、股骨、腕部、肘部、肩部、锁骨、骨盆、椎体、胫骨/腓骨和踝部（即除手指、脚趾、面部和颅骨以外的全部骨折）；
- 低创伤性骨折：定义为从站立高度或站立以下高度跌落造成的骨折；
- 中度至高创伤性骨折患者发生继发性骨折的风险也增加，因此有必要纳入[26]。

虽然最终目标是"捕获"100% 的有继发性骨折风险的患者[2-3,23-25]，但最佳实践过程可能是循序渐进的，目标可能被细分为更易于管理的组成部分[3]。例如，一个新的 FLS 项目可能最初将重点放在髋部或其他严重骨折的住院患者身上。在评估了系统内的临床数量、项目的人员配备以及完善工作流程和数据报告流程之后，项目的范围应逐步扩大到涵盖所有住院骨折患者，随后是门诊骨折患者，最后进行主动筛查或识别以前未发现的椎体骨折患者[3,22]。FLS 中其他部门已经开始治疗非椎体骨折门诊患者[18]，或者将年老体弱的髋部骨折患者作为综合性骨科保健项目的一部分[27]。与 FLS 的信息技术部门合作以确保所有骨折患者都得到适当识别是至关重要的。定义的患者群体可以在诊断（ICD-10）或程序（CPT）编码以及电子病历记录或支付系统/理赔数据的基础上捕获[22]。不依赖于个人推荐的自动生成的列表是发现病例的最佳方式。其他可用于寻找病例的方法包括：入院名单、急诊室接诊、手术室安排表、其他临床医生的转诊以及放射影像学报告。

风险评估

通过对年龄和骨折史进行简单的评估对于所有骨折都有很好的预测价值，但对于首次和后续骨折的风险则不同[28]。许多因素影响到 FLS 患者的后续骨折风险。可以捕捉这些风险的其他评估包括：详细的病史评估，药物使用、骨脆弱和跌倒风险的临床危险因素评估和实验室检查，以及使用双能 X 线吸收测定法（dual-energy X-ray absorptiometry, DXA）或侧位脊柱 X 线片进行骨密度（bone mineral density, BMD）评估（当骨折是非椎体/非髋部骨折时）和椎体骨折评估（vertebral fracture assessment, VFA）[29]。

通过系统性评估病史、药物使用情况和临床危险因素，大多数研究报告了与代谢性骨病相关的先前已知疾病/药物的发病率，在男性和女性中均为 25%~30%[19]。

DXA 评估对所有有近期骨折的患者的诊断和随访都有参考价值。但是，对于近期发生低创伤性髋部骨折的年老体弱患者，不能进行 DXA 评估并不妨碍开始治疗。在一项国家骨质疏松症风险评估（National Osteoporosis Risk Assessment, NORA）研究中，虽然评估的是足跟、手指或前臂，骨折发生率最高的是基于 BMD 定义的骨质疏松症女性[30]。然而，她们只占 18% 的骨质疏松性骨折（腕部或前臂、肋骨、椎体或髋部）和 26% 的髋部骨折。基于系统性 BMD 评估，30%~40% 的 FLS 骨折患者有骨质疏松症[29]。

由于大多数 FLS 患者的 BMD 都处于骨量减少范围内，BMD 测量与椎体成像（VFA 或脊柱 X 线片）相结合有助于识别骨折风险增加的患者，提供更准确的骨折史，并可以在随访中识别发生的椎体骨折。据报道，在非椎体骨折患者中，发生一个或多个椎体骨折的发病率为 20%~25%，即使在骨量减少或 BMD 正常人群中[31]。

流行病学研究已经确定了一些导致跌倒的危险因素。大约 15% 的跌倒只有一个可识别的原因，例如帕金森病或晕厥；另外约有 15% 的跌倒可以归因于导致大多数人跌倒的外部事件，而其余比例的跌倒是由多种相互作用的因素导致的[32]。有针对性的病史查询和体格检查，包括潜在的家庭危险、认知和视觉障碍、功能受限、药物治疗、直立性低血压以及步态和平衡异常，可用于识别跌倒的危险因素[33]。

目前，临床医生和研究人员可以使用 13 种经过外部验证的算法来预测骨质疏松性骨折的风险。其中大多数工具在临床实践中是可行的。骨折风险评估工具（fracture risk assessment tool, FRAX）、QFracture 和 Garvan 是研究最广泛的工具。FRAX 已在更多的国家进行过评估。在 FRAX 中加入 BMD 可以增加男性和女性髋部骨折的工作特征曲线下面积（area under the curve, AUC）。使用 QFracture 的研究显示的 AUC 最高[34]。Garvan 可能对有多次跌倒和多次骨折史的患者更有用，并且可以预测所有类型的脆性骨折[35]。这些算法尚未在研究 FLS 中近期骨折患者中进行；FRAX 是个例外，据报道，FRAX 低估了意外骨折后脆性骨折再发的风险，特别是在 65 岁以下的人群中[36]。虽然这些算法可以用于辅助风险评估，但不能取代临床决策[37]。

鉴别诊断

27% 的 FLS 患者存在先前未知的亚临床代谢性骨病[21]。因此，大多数指南都建议对潜在的代谢性骨病进行标准的实验室检查，包括钙、磷酸盐、白蛋白、肌酐、碱性磷酸酶、25OH 维生素 D、促甲状腺激素（thyroid-stimulating hormone，TSH）和男性睾酮以及甲状旁腺激素（parathyroid hormone，PTH）、红细胞沉降率（erythrocyte sedimentation rate，ESR）或其他指示性检验[21]。通过这些标准的实验室检查，无论 BMD 水平如何，新诊断的继发性骨质疏松症或其他代谢性骨病（维生素 D 缺乏症除外）的检出率在 50~60 岁的轻度骨折患者中为 10%，在 80 岁或以上的有重度骨折或髋部骨折患者中为 35%[21,29]。当已知的和新的继发性骨质疏松症促发因素或其他代谢性骨疾病结合在一起时，FLS 中 45%~70% 的患者有一种或多种导致骨脆弱的继发性原因[21]。

治疗和随访

建议对患者进行相关教育，但教育本身并不足以提高治疗疗效[22-23]。FLS 的所有患者都应该接受有关生活方式（适度饮酒和戒烟）、营养（包括足够的钙和维生素 D 摄入）、体育活动、预防跌倒和药物治疗方面的咨询[2-3,23-25]。同时应纠正可能导致继发性骨质疏松症或其他代谢性骨病的因素[21]。

大多数指南和赔付标准包括基于 BMD 和（或）常见的髋部或椎体骨折结果做出的治疗决策[2-3,23-25,38]。在一些指南中，当计算出的骨折风险较高时，进行 FRAX 被认为足以做出治疗决策[37]。由于骨折是任何后续骨折的危险因素，药物治疗的选择应基于已证实的骨折预防的范围（应用最广泛的是阿仑膦酸钠、利塞膦酸钠、唑来膦酸盐和地诺单抗）。给药途径（口服、静脉注射、皮下注射）应适应患者的需要和耐受性。抗骨吸收药物通常是首选。重度骨质疏松症可以考虑使用促骨代谢药物特立帕肽。

所有骨质疏松症治疗方法的主要挑战是启动和长期依从[2-3,23-25]。RCT 表明，指定协调者可以显著改善患者治疗的启动和依从性[39-40]。在骨质疏松症患者的医疗保健中进行风险沟通和共同决策可能对患者的依从性有积极影响[41-42]。

实施方式

表 51.1 详细介绍了成功开展和实施 FLS 的关键步骤和组成部分。本节重点介绍具体的组成部分和策略。

FLS 项目的最初推动者是骨骼健康倡导者，他们通常是医生，而行政领导或高级服务提供者也可以发挥这一重要作用[43]。骨骼健康倡导者会为 FLS 骨科保健项目拉赞助，编制支持项目开展的运营案例，进行有关开展服务的广泛协商，管理多学科利益相关者团队。他们还在相关临床方案的制订方面发挥领导作用。

FLS 项目的核心也建立在 FLS 协调员的基础上，他们对于这种医疗保健模式的成功实施至关重要[22-25]。FLS 协调员的主要职责是提供骨质疏松症的临床评估、非药物管理、患者及其家庭教育计划的制订和实施以及病例管理（包括预约协调和利用）[22-25,44]。虽然不是必需的，但 FLS 协调员通常是高级服务提供者（执业护士或医生助理），因此，他们也有启动治疗的能力。所有 FLS 协调员还负责对患者进行随访以确保其治疗依从性[22-25,44]。

除了上述骨骼健康支持者/医生领导和 FLS 协调员之外，关键工作人员一起支持这些功能的集中式工作流程对于项目的实施和可持续性是必要的。理想情况下，护士或行政领导可以管理"风险"数据库，以识别所有有继发性骨折风险的患者，通过电话或邮件进行外联并协助安排检查和预约[22,44]。其他工作职责可能还包括协助对患者的宣教和对医疗处方和检查进行保险核实[22]。

由于骨质疏松症跨越许多专业领域，并且 FLS 项目涉及许多部门或服务，必须组建一个由关键利益相关者组成的团队来帮助制定政策、完成任务并建立医疗保健模式[2-3,19,22-25,44-45]。这是通过提供相关和有针对性的信息来实现的，这些信息传达了该项目将如何使多学科团队的成员及其患者受益[46]。

在封闭的医疗环境和单一支付人医疗系统中，FLS 项目已被证实可以降低费用[47-49]。更具挑战性的是要说服一个开放的医疗系统的领导者，让他们相信 FLS 项目的投资回报是合理的。开发一个可靠的运营案例并获得医院或系统行政主管或理事机构的支持的

表 51.1 FLS 项目成功开展和实施的关键步骤和组成部分 [2-3,20,22,25,44,46]

人员配备和主要工作人员	• 骨骼医疗保健人员 • 管理人员 • FLS 协调员
确定愿景和目标	例如，加强对低创伤性骨折患者的医疗保健，并缩小对继发性骨折高危人群的医疗保健差距
确定核心目标以完成任务	• 进行包容性病例调查 • 采用基于证据的评估 • 按照适当的指导原则进行治疗 • 提高治疗依从性
进行基线审计	• 帮助定义治疗保健差距的程度以及服务需求 • 提供系统内骨折数量的概念，并为有关问题的范围和现实目标的决策提供信息
建立可衡量的目标	
制订合理的计划和现实的预期	经营方面的考虑因素： • 现行的医疗保健模式存在收入风险 • 根据绩效/质量指标支付薪酬 • FLS 的费用 • 新的收入来源 • 覆盖生活
确定关键利益相关者/多学科团队	包括但不限于： • 骨科 • 神经外科 • 放射影像学/介入放射影像学 • 急诊科 • 住院医生 • 内分泌科 • 风湿病科 • 初级保健 • 老年病科 • 产科/妇科 • 物理医学和康复/物理治疗 • 药房 • 信息技术
IT 基础设施	• 区域"风险"数据库 • 电子病历支持的内联/外联 • 稳健的绩效报告

重要性不容低估[44]。

一个成功的项目计划包括许多基本因素：需求、产品或服务本身、运营模式和团队。需求表明了问题的规模。在这种情况下，显示系统中骨折患者的数量和 FLS 之前医疗保健差距的基线审计具有很高的信息量和重要性。产品或服务的描述已在本章其他地方进行了详细介绍，但应该集中在它们如何满足需求，可以提供哪些竞争优势，并且应该确定它们在机构或系统中的战略契合度。虽然提供详细的运营模式超出了本章的范畴，但必须考虑如何演示服务将如何获得投资回报，以及如何充分理解业务风险。资源，包括业务计划模板和投资回报率（return on investment,

ROI）计算器在内的资源，都是可用的，并且可能可以为计划的制订提供一个起点[50]。最后，FLS 团队凭借他们的经验、专业知识和对市场的了解，提供了可信度。值得注意的是，美国医疗改革正在将医疗体系从按服务付费转变为按质量、结果和医疗保健协调的付费。为医院提供的高质量的医疗保健服务以及避免再入院处罚而支付费用是 FLS 项目的潜在的额外理由[43]。

FLS 项目应该从最佳实践入手，但需要灵活和创造性[2-3,23-25]。随着这种服务系统的不断成熟，领导层应该预见到需要对其进行重新评估。

参考文献

扫描书末二维码获取。

第 52 章
性类固醇和骨质疏松症的发病机制

Matthew T. Drake 和 Sundeep Khosla

王俊玲　张　程　邓伟民　译

引言

随着年龄的增长，男性和女性都会发生显著的骨丢失，导致骨微结构发生改变和骨折发生率增加[1]。已做的大量研究工作已经极大增强了我们对性类固醇（主要是雌激素和睾酮）在男性和女性骨质疏松症的发生、发展中所起作用的理解。

骨量和骨结构随着年龄增长的变化

图 52.1 中所示的综合双能 X 线吸收测定法（dual-energy X-ray absorptiometry, DXA）数据显示，在绝经过渡期，女性会发生小梁骨的快速骨丢失[2]。虽然时间长短略有差异，但这种加速的骨丢失阶段一般会持续 5~10 年，其间小梁骨的骨丢失为 20%~30%，皮质骨的丢失仅为 5%~10%。在经历初始阶段的骨量的快速丢失之后，第二阶段主要发生缓慢和持续的骨丢失。在这一阶段，小梁骨和皮质骨的骨丢失发生率大致相同，并会一直贯穿女性剩余的生命周期。相比之下，男性从中年才表现出缓慢的进行性小梁骨和皮质骨骨丢失，几乎相当于在绝经后女性后一阶段观察到的情况。然而，由于男性没有相应的绝经期，所以不会发生在女性绝经期早期阶段发生的骨量加速丢失；因此，总体而言，男性的小梁骨和皮质骨的骨丢失不太明显。

一种流行的观点认为，从青春期结束到中年时期，男性和女性的骨骼完整性都相对保存，而使用定量计算机体层成像（quantitative computed tomography, QCT）的研究对此提出了质疑。QCT 比 DXA 成像能更准确地区分小梁骨和皮质骨成分，DXA 仅提供面积骨密度（areal bone mineral density, aBMD）评估。横断面 QCT 研究显示，脊柱（主要由小梁骨组成）的体积骨密度（volumetric BMD, vBMD）从 21~30 岁开始大幅下降（女性为 55%，男性为 45%）发生

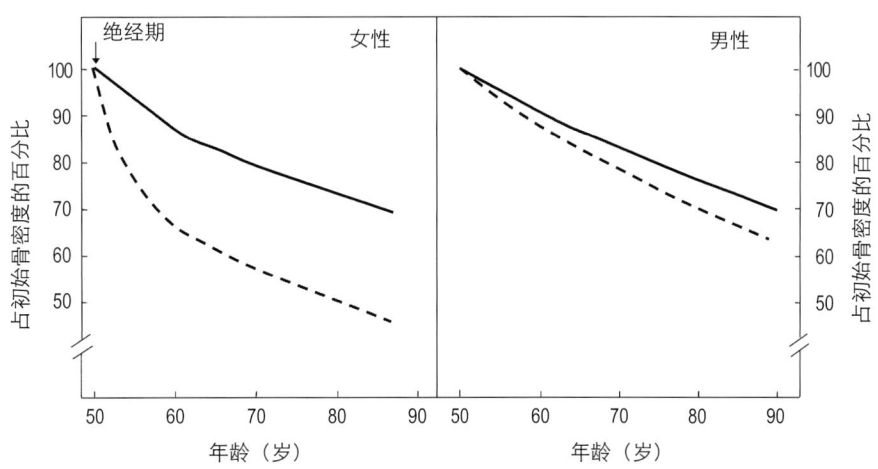

图 52.1　女性和男性与年龄相关的骨丢失模式。虚线：小梁骨；实线：皮质骨。该图是基于使用 DXA 进行的多个横断面和纵向研究得出的（Source: [2]. Reprinted with permission of Elsevier.）

（图52.2）[3]。相反，直到中年，男性和女性的皮质骨vBMD（桡骨远端测量值）几乎都不变。此后，女性和男性的皮质骨都出现了大致的线性下降，虽然女性的皮质骨的累计下降比男性更大（28%对18%，$p<0.01$），这反映了绝经早期观察到的加速骨丢失时期。重要的是，这些横断面研究发现已被纵向研究证实[4]，这些研究随访了桡骨远端和胫骨远端的vBMD；结果显示，男性和女性在青春期结束后不久就开始出现大量的小梁骨骨丢失，这是一个性类固醇水平被认为是正常的年龄范围。这些年来，骨丢失对未来骨骼脆弱性的相对贡献仍未明确。

除了骨量随着年龄增长发生变化外，两性的骨横截面积也发生变化。虽然由于皮质内再吸收导致了皮质骨面积和厚度的净减少，但同时男性和女性都出现了由持续的骨膜附着引起的皮质骨向外移位。这种向外净移位增加了弯曲应力下的骨强度，并部分抵消了皮质骨变薄引起的骨强度下降[5]。

综上所述，无论男女，随着年龄的增长，这些骨量和骨结构的变化都会导致每年骨质疏松性骨折的发生率增加（图52.3）。因此，女性的前臂远端骨折在

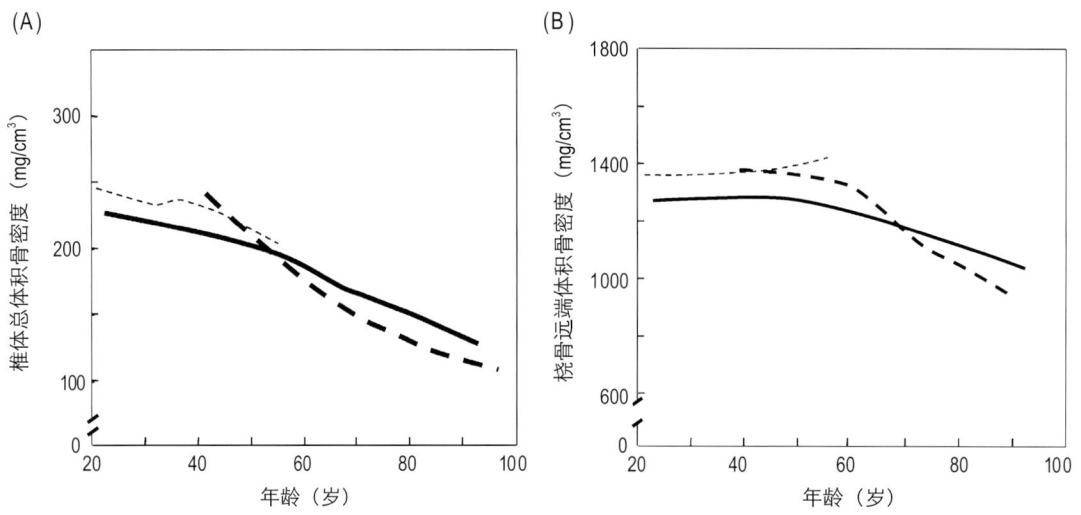

图52.2 （A）来自美国明尼苏达州罗切斯特市的20～97岁之间的男性和女性的人口样本的总椎体vBMD值（mg/cm³）。细虚线代表绝经前女性；粗虚线代表绝经后女性；实线代表男性。（B）同一队列中桡骨远端的皮质骨vBMD值。所有随着年龄增长发生的变化都具有显著性（$p<0.05$）（Source: [3]. Reprinted with permission of John Wiley & Sons.）

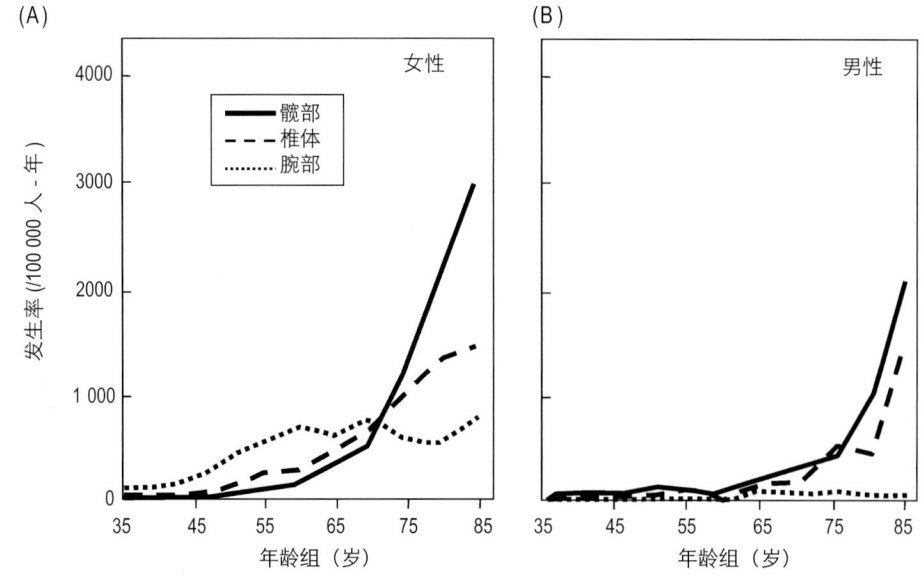

图52.3 来自美国明尼苏达州罗切斯特市的女性（A）和男性（B）的股骨近端（髋部）、椎体（脊椎）和前臂远端（腕部）骨折的年龄特异性发生率（Source: [55]. Reproduced with permission of Elsevier.）

绝经前后和绝经后约15年的平稳期显著增加。同样，随着绝经期的开始，椎体骨折的发生率也开始上升。然而，腕部骨折的发生率趋于平稳，但椎体骨折的发生率在女性生命周期内会持续上升。如图所示，女性的髋部骨折的发生率最初与椎体骨折的发生率相当，但随着年龄的增长明显上升。

相反，前臂远端骨折在男性的一生中并不常见。在男性和女性的前臂远端使用外周定量计算机体层成像（peripheral quantitative computed tomography，pQCT）进行的横断面研究表明，随着年龄的增长，女性会经历小梁骨丢失和小梁骨间距增加；而男性小梁骨在年轻时相对较厚；随着年龄增长，男性主要会经历小梁骨变薄而不是小梁骨丢失[6]。因此，除了平均拥有比女性更大的骨骼外，老年男性在前臂远端还拥有相对更多的小梁骨，这很可能是他们鲜少发生腕部骨折的原因。虽然相对于女性延迟了大约10年，但男性椎体骨折和髋部骨折的发生率与女性大致相当，延迟的10年可能再次反映了男性更年期的缺乏以及没有女性在此期间观察到的加速骨丢失。

女性的性类固醇和骨丢失

70年来，由卵巢衰竭引起的女性雌激素水平下降与绝经后骨质疏松症的发展之间的关系已被认识[7]。相对于绝经前水平，在绝经期过渡期间，血清雌二醇（E_2）水平下降85%～90%，血清雌酮（E_1；一种强度弱4倍的雌激素）水平下降65%～75%[8]。与雌激素水平下降有关的是骨形成和骨吸收速率的变化。然而，在绝经前，耦联的骨重塑使骨形成和骨吸收速率大致相当；而绝经期开始预示着基本多细胞单位（basic multicellular unit，BMU）激活频率增加，骨的吸收期延长[9]，骨形成期缩短[10]。根据生化指标评估，绝经期的骨吸收增加90%，而骨形成仅增加45%[11]。这种净骨重塑失衡导致上文所述的骨丢失加速阶段的发生，以及骨源性钙向细胞外液的净外排。因此，作为限制高钙血症发生的代偿机制，机体会增加肾钙清除率[12]、降低肠道钙吸收[13]以及在一定程度上抑制甲状旁腺激素（parathyroid hormone，PTH）分泌[14]。然而，这些补偿机制共同作用会使机体由于骨丢失而处于全身的负钙平衡。重要的是，这些补偿作用似乎与雌激素缺乏直接相关，因为补充雌激素，至少在绝经早期，可以使肾钙重吸收和肠道钙吸收保持在一定水平[15]。

雌激素在细胞和分子水平上调节骨代谢的作用仍然是研究热点。雌激素在成骨细胞生物学中起着重要作用，它可以促进骨髓基质细胞向成骨细胞谱系分化，增加成骨前细胞向成骨细胞的分化，并限制成骨细胞和骨细胞凋亡[16-17]。此外，雌激素可以增加成骨细胞生长因子[胰岛素样生长因子-1（insulin-like growth factor-1，IGF-1）和肿瘤坏死因子-α（tumor necrosis factor-α，TNF-α）]的生成以及前胶原蛋白的合成[18-19]。雌激素也可以抑制强效Wnt信号通路拮抗因子骨硬化蛋白（sclerostin）的血清[20]、骨髓血浆[21]和骨mRNA[22]水平。此外，携带LRP5突变的小鼠对骨硬化蛋白具有抗性，至少在一定程度上可以免受卵巢切除术诱导的骨丢失影响[23]。总的来说，这些数据表明，雌激素可能通过抑制骨硬化蛋白的生成来调节其骨骼保护作用，从而维持骨形成[24]。另外，最近的研究还表明，骨硬化蛋白会增加核因子-κB受体激活因子配体（receptor activator of nuclear factor Kappa B ligand，RANKL）并抑制骨细胞可溶性RANKL诱骗受体骨保护素（osteoprotegerin，OPG）的产生[25]，以及Wnt信号通路可以直接抑制破骨细胞的形成[26]。因此，雌激素对骨硬化蛋白生成的抑制作用可能不仅对雌激素维持骨形成的作用很重要，而且对其抗骨吸收的作用也很重要。

雌激素在抑制骨吸收方面还有其他重要作用。无论是在体外还是体内，雌激素都可以抑制骨髓基质细胞/成骨细胞前体细胞、T细胞和B细胞中RNKL的生成，而RNKL是破骨细胞发育的关键分子[27]。此外，雌激素可以增加成骨细胞谱系细胞OPG的产生[28]。其他由成骨细胞和骨髓单核细胞产生的雌激素抑制因子，包括白介素-1（interleukin-1，IL-1）、IL-6、TNF-α、巨噬细胞集落刺激因子（macrophage colony stimulating factor，M-CSF）和前列腺素，似乎也在介导骨吸收中起着核心作用[29-32]。通过药物阻断IL-1或TNF-α的活性可以部分减缓绝经早期女性发生雌激素急性下降导致的骨吸收标志物增加，该现象验证了雌激素具有上述作用（图52.4）[33]。

除了影响破骨细胞的发育外，雌激素还能直接或间接地促进破骨细胞谱系细胞和成熟破骨细胞的凋亡。在破骨细胞谱系细胞中，雌激素通过降低c-jun活性来限制激活蛋白-1（activator protein-1，AP-1）依赖性转录，从而直接诱导细胞凋亡[34]。在选择性别除了破骨细胞中雌激素受体α的小鼠中，雌激素缺乏对破骨细胞的促凋亡作用消失了，证实了雌激素在破

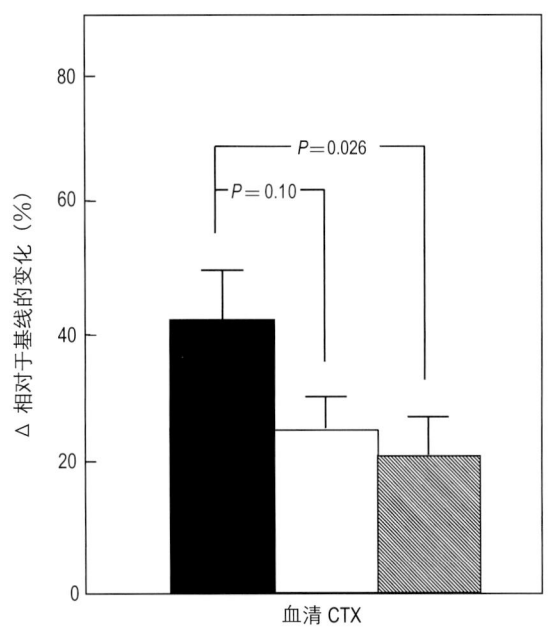

图 52.4 骨吸收标志物血清 CTX 在基线值和最后两个干预日的平均值之间的比例变化（%）。注意，阿那白滞素和依那西普都将血清 CTX 的升高幅度降低约一半。通过 t 检验评估阿那白滞素或依那西普组治疗后与对照组 CTX 差异的 p 值。实心柱代表对照组；空白柱代表阿那白滞素组；阴影柱代表依那西普（Source: [33]. Reproduced with permission of John Wiley & Sons.）

骨细胞凋亡中直接作用的重要性[35-36]。

虽然基于人类流行病学[37]和啮齿类动物研究[38]推测卵泡刺激素（follicle-stimulating hormone, FSH）在调节绝经后骨丢失中有一定的作用，但最近的直接人体干预研究提供了有力的证据，表明无论是在女性[39-40]还是在男性[41]，FSH 都不参与骨吸收的调节。

同雌激素一样，睾酮对骨骼的主要作用限制骨吸收，虽然这种作用至少有一部分可能来自睾酮对雌激素的芳构化[42]。在体外，睾酮既可以微弱刺激成骨细胞增殖[43]，也可以限制成骨细胞凋亡[10]。虽然睾酮可能在增加女性骨形成中起作用（并且可能还有骨膜附着），但目前几乎没有数据表明睾酮在维持绝经后骨骼完整性方面起作用。

男性的性类固醇和骨丢失

与绝经后女性相比，老年男性的骨丢失平均为女性的一半，发生脆性骨折的发生率为女性的 1/3[14]。虽然男性不经历类似于绝经期的激素变化，但在男性的一生中，生物可利用的性类固醇水平的实质性变化主要是由于与年龄相关的性激素结合球蛋白（sex hormone-binding globulin, SHBG）水平增加了 2 倍以上[44]。虽然 SHBG 结合的循环类固醇激素到达目标组织的能力有限，但游离的（占总数的 1%~3%）和白蛋白相关的性类固醇（占总数的 35%~55%）是生物可利用的。在美国明尼苏达州罗切斯特市进行的一项有 346 名年龄在 23~90 岁之间的男性的横断面研究显示，在男性的一生中，由于 SHBG 水平的上升，生物可利用的雌激素和睾酮水平分别平均下降 47% 和 64%[44]。

虽然睾酮是男性最主要的性类固醇，但来自断面研究[45-46]和纵向研究[47]的证据表明，与睾酮水平相比，男性不同骨骼部位的 BMD 与循环生物有效性 E_2 的相关性更好。尽管具有启发性，但以上所述的关联并不能直接证明雌激素在维持男性衰老骨骼方面的因果作用。为了明确雌激素和睾酮在骨骼维持中的相关作用，Falahati-Nini 及其同事[42]在老年男性中采用了内源性雌激素和睾酮产生的药物抑制 [通过同时使用促性腺激素释放激素（gonadotropin-releasing hormone, GnRH）激动剂和芳香化酶抑制剂治疗]。通过在受试者局部放置雌激素和睾酮药物贴片来维持雌激素（E）和睾酮（T）的生理水平，并获取骨吸收和骨形成的基线标志物。然后将受试者随机分为四组：A 组（-T，-E）停用两种贴片；B 组（-T，+E）仅停用睾酮贴片；C 组（+T，-E）仅停用雌激素贴片；D 组（+T，+E）继续使用两种贴片。如此，这项人体直接干预研究可以明确由雌激素或睾酮分别引起的骨代谢变化，因为在整个干预期间都保持了内源性性类固醇产生的抑制。

如图 52.5A 所示，在 A 组（-T，-E）中观察到的骨吸收的显著增加被睾酮和雌激素的使用完全阻止了（D 组）。单独使用雌激素几乎可以完全阻止骨吸收的增加（B 组）。然而，单独使用睾酮的作用要弱得多（C 组）。通过对比（图 52.5B）可以看出，A 组双重性类固醇激素缺乏时观察到的骨形成的显著减少被继续使用雌激素和睾酮完全阻止了（D 组）。有趣的是，血清骨钙素水平仅在单独使用雌激素或睾酮时略有降低，而血清 I 型胶原蛋白的氨基末端前肽（PINP）水平在单独使用雌激素组（B 组）维持不变，而单独使用睾酮则没有。总之，这些结果与雌激素在维持老年男性骨骼完整性中的主导作用一致。Finkelstein 及其同事[48]最近证实了这些发现，他们在 20~50 岁健康男性中使用 GnRH 激动剂抑制内源

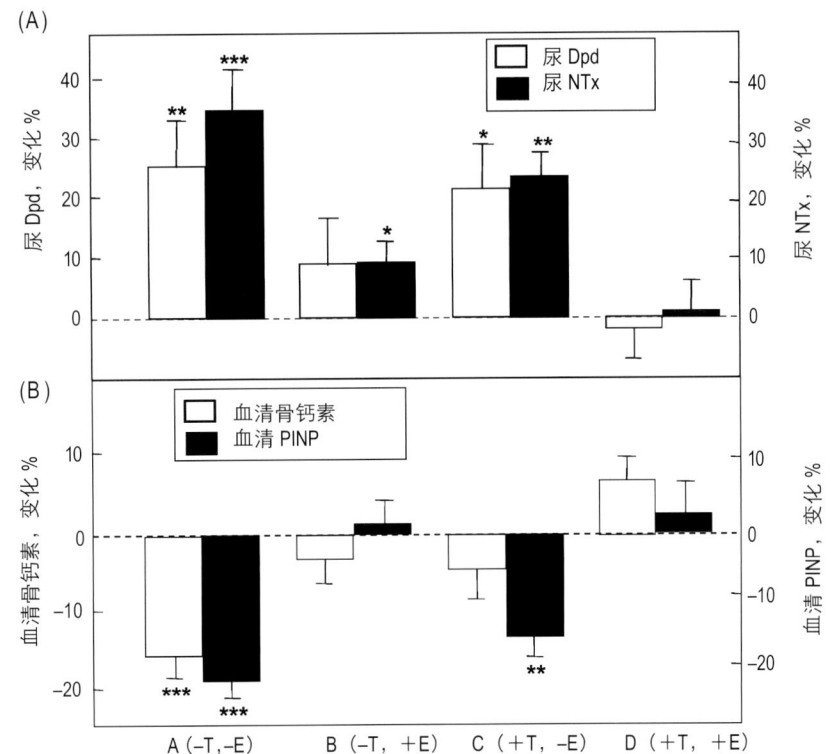

图52.5 在一组被诱发生急性性腺功能减退的老年男性（平均年龄为68岁）中，使用芳香化酶抑制剂治疗（A组），单独使用雌激素治疗（B组），单独使用睾酮治疗（C组），或者使用雌激素和睾酮治疗（D组），他们的骨吸收标志物[尿脱氧吡啶啉（deoxypyridinoline, Dpd）和Ⅰ型胶原蛋白的氨基末端肽（NTX）]和（B）骨形成标志物[血清骨钙素和Ⅰ型胶原蛋白的氨基末端前肽（PINP）]的百分比变化。相对于基线变化的显著性：*：$p<0.05$；**：$p<0.01$；***：$p<0.001$（Source: [42].）（A）

性性类固醇的产生，并在芳香化酶阻滞剂存在或不存在的情况下，对受试者使用剂量递增的睾酮进行了持续16周的治疗。与先前的研究[42]是一致，雌激素再次被确定为骨吸收和骨骼结构变化的主要调节因子，如中心QCT和高分辨率pQCT评估的结果。

骨质疏松症和非性类固醇激素随着年龄增长的变化

除了性类固醇激素的作用外，重要的是要认识到，在男性和女性中，非性激素的变化也会随着变老而发生。其中包括对成骨细胞的分化和功能至关重要的生长因子的生成减少。因此，随着变老，生长激素分泌的频率和幅度都会降低[49]，导致肝生成的IGF-1和IGF-2减少，这一效应可能有助于随着变老导致的骨形成减少[50]。此外，变老与胰岛素样生长因子抑制结合蛋白（insulin-like growth factor inhibitory binding protein, IGFBP-2）水平的升高有关，后者也与老年人的骨量呈负相关[51]。最后，随着变老，成骨细胞和破骨细胞谱系细胞可能发生了内在的变化[52]。例如，最近已认识到细胞衰老在促进年龄对多种组织的影响方面的作用[53]。重要的是，Farr及其同事[54]在小鼠中发现，衰老与骨微环境中多种细胞类型的细胞衰老有关，尤其是骨细胞。这些变化可能与性类固醇或其他激素的变化无关，它们是正在进行的动物和人类研究的重点。

参考文献

扫描书末二维码获取。

第 53 章
青少年骨质疏松症

Francis H. Glorieux 和 Craig Munns

何敏聪　李泰贤　陈柏龄 译

引言

从字面上看，"青少年骨质疏松症"一词的意思是"儿童和青少年的骨质疏松症"，因此并不是指这个年龄段的任何特定形式的骨质疏松症。然而，在科学文献和临床实践中，"青少年骨质疏松症"一词通常是指特发性青少年骨质疏松症（idiopathic juvenile osteoporosis, IJO）。因此，本章将 IJO 作为一种原发性疾病来讨论，而不是可能发生在年轻人身上的大部分继发性骨质疏松症。

儿童和青少年骨质疏松症可能是由主要影响骨纤维成分的数量和质量的基因突变导致的，临床表现为成骨不全症（osteogenesis imperfecta, OI），或继发于一系列不同情况，例如，长时间制动和慢性炎症性疾病。使用抗惊厥药和（或）类固醇治疗可使骨丢失加剧，但也可随着潜在病情的改善而改善。白血病等危及生命的疾病也可伴有骨质疏松性骨折，尤其是椎体骨折。排除骨质疏松症的这些原因显然很重要。如果没有发现潜在的原因，则认为存在 IJO。

IJO 最初是于 50 年前由 Dent 和 Friedman[1] 首次描述的一种疾病。根据经典描述，IJO 是一种自限性疾病，发生于青春期前的健康儿童，导致干骺端和椎体压缩性骨折，其放射影像学特征是长骨干骺端有透亮区，称为"新骨性骨质疏松症"[2]。这意味着 IJO 是一种骨小梁结构和骨量改变的疾病，可能与生长高峰期前后激素水平的变化有关。

然而，很明显，有许多骨量低［定义为脊柱或全身双能 X 线吸收测定法（dual-energy X-ray absorptiometry, DXA）测量的经体型调整的骨矿物质含量（bone mineral content, BMC）或骨密度（bone mineral density, BMD）比平均值低＞2 个标准差（SD），即 Z-分数＜-2］、轻度创伤后反复发生骨折但临床表现不符合与 Dent 和 Friedman 的经典描述的儿童和青少年。

2007 年，在国际临床骨密度测定学会（ISCD）发表的儿科立场声明中，这些患者仅仅符合"骨质疏松症"的诊断。因此，区分"经典的 IJO"（患者的表现与 Dent 和 Friedman 的描述相似）和"更广泛意义上的骨质疏松症"（患者不符合 Dent 和 Friedman 的描述，但仍有原因不明的低骨量骨折）可能是有用的。

大多数综述认为，IJO 是一种罕见的疾病，因为文献中提到的这种诊断的病例不到 200 例。这可能是因为很少有患者出现经典的表现。然而，大多数看到儿童和青少年骨折的临床医生可能都会列出一些病因不明的骨质疏松症患者。在我们的临床环境中，IJO 的发生率比 OI 少 10 倍。

病理生理学

IJO 的病因尚不明。一项研究发现，6 名 IJO 患者口服骨化三醇后血清骨钙素正常升高，这被认为可能表明患者具有"正常的成骨细胞功能"[3]。然而，在这项测试中，成骨细胞向循环中释放正常量的骨钙素并不意味着它们也以正常的方式在骨表面沉积基质。早期关于 IJO 的组织形态测量的报道仅限于定量骨代谢的静态方法，仅描述了单个病例[4-8]，或者缺乏足够的对照数据。因此，从这些报告中没有得出确切的结论。

最近使用动态组织形态测量法的研究表明，IJO 的特征是激活频率显著降低，因此重塑活性较低[9]。此外，每个重塑部位的骨形成量都异常低。没有证据表明骨吸收增加。有趣的是，骨形成缺陷仅限于暴露于骨髓环境的骨表面，而皮质骨内和骨膜表面未见异常[10]。一项研究通过红外成像研究了 IJO 和对照组的骨基质组成，发现矿物质 - 基质和胶原蛋白成熟度比有异质性增加，这反映了矿化过程较慢[11]。

这些结果表明，在 IJO 中，受损的成骨细胞功能受损降低了松质骨在生长过程中适应不断增加的机械需求的能力。这会导致在松质骨对稳定性至关重要的部位的载荷失败。然而，成骨细胞功能下降的初始诱发因素仍然难以明确。三篇报告表明，在一些儿童中，低密度脂蛋白受体相关蛋白 5（lipoprotein receptor-related protein 5, LRP5）的杂合突变可导致低骨量和骨折[12-14]。然而，在单个中心评估的 10 例 IJO 儿童中，没有发现 LRP5 和 LRP6 突变，这表明 IJO 可能存在异质性[15]。下一代的测序研究可能有助于揭示致病基因。

临床特征

经典 IJO 通常发生于青春期前的健康儿童（大多在 8～12 岁之间），无论性别。然而，在一个病例系列中，21 名被认为患有 IJO 的儿童被记录的平均发病年龄为 7 岁，范围为 1～13 岁[17]。

IJO 的症状通常始于下背部、髋部和足部的隐痛以及行走困难。也可表现为膝关节和踝关节疼痛，下肢骨折，以及弥漫性肌肉无力。椎体压缩性骨折很常见，可导致背部短缩（图 53.1）。还可能发生长骨骨折，主要发生在干骺端。体格检查，可能完全正常，也可能显示胸腰椎后凸或脊柱后凸、鸽胸畸形、身高下降、长骨畸形和跛行。

影像学特征

经典 IJO 完全表达的患儿表现为全身性骨质减少和椎体塌陷或双凹。由于椎体楔形改变，椎间盘间隙可能不对称地变大。IJO 患儿的长骨通常具有正常的直径和皮质骨宽度，不像 OI 患儿的骨薄而纤细。IJO 的典型 X 线表现是新骨性骨质疏松症，在新形成的干骺端出现一条透光带。这种局域性干骺端薄弱可导致骨折，通常发生在胫骨远端以及膝关节和髋部附近。然而，"新骨性骨质疏松症"并不是诊断 IJO 的先决条件。

生化指标

骨和矿物质代谢的生化研究未在 IJO 患儿中发现任何一致的异常[18-19]；一名年轻女性在妊娠前骨吸

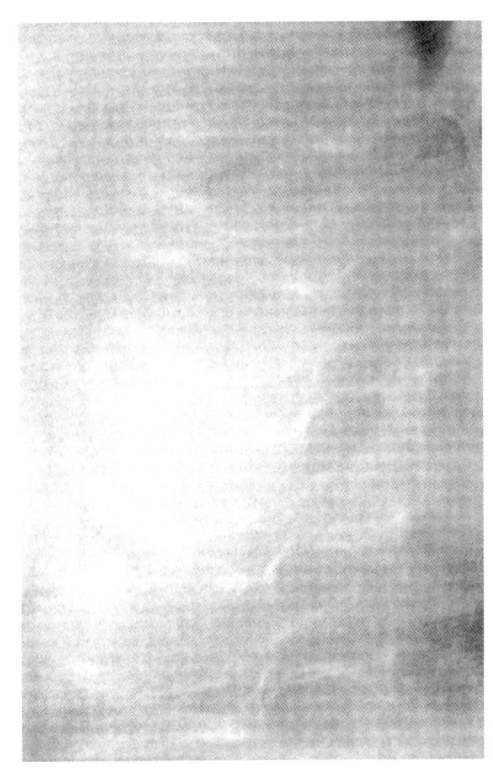

图 53.1 1 例诊断为特发性青少年骨质疏松症的 10 岁女孩的腰椎侧位 X 线片。所有椎体的压缩性骨折和严重的骨质疏松症是诊断依据。在拍摄这张 X 线片时，腰椎面积 BMD（areal BMD, aBMD）的 Z- 分数为 -4.9（Z- 分数峰值为 -2.5）

收增加，并在之后进一步增加，伴有相关骨丢失（脊柱 BMD 降低 25%）和椎体压缩性骨折[20]。

骨活检

髂骨活检显示小梁骨体积较小，但核心宽度（即活检标本的正常外部尺寸）和皮质骨宽度基本不变[9-10]。四环素双重标记显示矿化表面程度较低（骨重塑活性降低的一个标志）和低矿物质附着率（单个成骨细胞组在重塑部位不足的一个标志）。没有发现矿化缺陷的迹象。破骨细胞的外观和数量均正常。

鉴别诊断

IJO 的诊断是排除已知的低骨量和骨折的病因。表 53.1 列出了可能与儿童和青少年骨脆弱有关的疾病名单。排除这些疾病中的大多数通常并不困难。临床医生面临的最常见的诊断问题可能是如何将 I 型 OI 与 IJO 区分开。

表 53.2 列出了 IJO 和 I 型 OI 的典型区别特征，

表 53.1 根据目前文献，儿童骨质疏松症的形式

Ⅰ. 原发性
成骨不全症
特发性青少年骨质疏松症

Ⅱ. 继发性
内分泌失调
 库欣综合征
 甲状腺功能亢进症
 神经性厌食症
炎症性疾病
 青少年关节炎
 皮肌炎
 系统性红斑狼疮
 炎症性肠病
 囊性纤维化
 慢性肝炎
吸收不良综合征
 胆道闭锁
先天代谢缺陷
 高胱氨酸尿症
 Ⅰ型糖原贮积症
制动
 脑瘫
 杜氏营养不良（Duchenne dystrophy）
血液病/肿瘤疾病
 急性淋巴细胞白血病
 地中海贫血
 重度先天性中性粒细胞减少症

除了骨质脆弱和骨量低外，大多数 Ⅰ 型 OI 患者都有相关的骨外结缔组织表现，例如，巩膜呈蓝色或灰色，牙本质发育不全，关节过度松弛，以及缝间骨（Wormian bones，颅骨X线检查）。然而，在一些 OI 患者中，骨外受累可能不存在或太过细微而难以被临床识别。在这种情况下，对编码两种 Ⅰ 型胶原蛋白 α 链（*COLIA1* 和 *COLIA2*）的基因进行基因检测分析可能会有帮助。有影响基因中甘氨酸残基的突变或导致 *COLIA2* 表达量缺陷的突变可以诊断为 OI。现在在这些突变存在的个体中，基于 DNA 的 Ⅰ 型胶原蛋白分析能检测到 99% 以上的突变。LRP5 测序可能在 10%~15% 的病例中能提供有用的信息[12-13]。

进行髂骨活检（最好在四环素双重标记后）也有助于明确诊断。显微镜下，IJO 通常表现为细胞"活性缺乏"，而 OI 则表现为"细胞过多"。在组织形态学方面，这意味着 IJO 中的激活频率低，骨表面重塑参数低，而在 OI 中恰恰相反。此外，骨细胞过多是 OI 的常见特征，而在 IJO 骨细胞数量似乎正常。

健康的青春期前儿童也可能发生骨折和低骨量。事实上，在青春期前晚期和青春期早期，骨折发生率几乎与绝经后女性一样高[21-23]。与 IJO 相似，此类骨折常累及干骺端，尤其是桡骨远端。这可能反映了骨骼，特别是干骺端皮质骨，在适应生长过程中不断增加的机械需求方面的问题[24]。在小儿骨科经常遇到以前有过几次前臂骨折和脊椎边缘 aBMD

表 53.2 特发性青少年骨质疏松症（IJO）和 Ⅰ 型成骨不全症（OI）之间的鉴别诊断

	IJO	Ⅰ型 OI
家族史	无	通常有
发病	青春期前晚期	出生时或出生后不久
病程	1~5年	终身
临床特征	干骺端骨折	长骨干骨折
	无结缔组织受累迹象	巩膜呈蓝色，关节过度松弛，有时可有牙列异常
	异常步态	
生长速度	正常	正常或低
放射影像学特征	椎体压缩性骨折	椎体压缩性骨折
	长骨：主要累及干骺端的"新骨性骨质疏松症"	"细骨"[小直径]
	无缝间骨	缝间骨（颅骨）
骨活组织检查	骨转换减少	骨转换增加
	骨细胞数量正常	骨质增生性细胞增多症
基因检测	阴性	在大多数患者，基因突变影响 Ⅰ 型胶原蛋白

低的成长期儿童和青少年。我们认为，经典的 IJO 应在只存在椎体压缩性骨折（伴有或不伴有四肢骨折）时才能诊断。

治疗

目前尚无对患者有效的治疗方法。在 IJO 中，任何一种医疗干预的效果都难以判断，因为这种疾病很罕见，病程多变，据称无需治疗就能痊愈。然而，缺乏长期的结果研究。

鉴于目前对儿童双膦酸盐治疗的热情，许多 IJO 患者可能正在接受此类药物的治疗。最常用的化合物是帕米膦酸[25]和唑来膦酸[26]，其中后者被认为更易于管理而受到青睐。我们通常会将此种干预限制用于那些患有多处椎体压缩性骨折的患儿，他们同时可能正在遭受衰弱性慢性骨痛。

一些病例报道描述了双膦酸盐治疗后 BMD 增加和临床症状改善[27-29]。在所有这些病例中，药物治疗应当补充矫形和诸如理疗等康复措施。对于未服用双膦酸盐的患儿，也有必要每 6 个月复查一次。还应仔细监测脊柱形状的变化，并将任何有进展的病例尽早转诊给专业的儿科脊柱外科医生。

预后

这种疾病过程似乎只在生长发育中的儿童中活跃，并且在 3~5 年的进展后自发恢复是规律[17]。然而，在目前报道的一些最严重的病例中，仍然存在畸形和严重的功能障碍，导致患者因心肺功能异常而不得不坐在轮椅上。在疾病的活跃期，应重点关注预防发生这种伴随功能丧失的畸形。

参考文献

扫描书末二维码获取。

第 54 章
移植后骨质疏松症

Peter R. Ebeling

何敏聪　杨　彬　陈柏龄　译

引言

提高生存率需要对移植的长期并发症（诸如骨折和骨质疏松症）有更高的认识[1,2]。既存骨病和移植类型将决定移植后治疗的需求和持续时间（表54.1）。

表54.1　移植后骨丢失和骨折的危险因素

促成因素	机制
衰老	移植前低BMD
低体重指数（BMI）	
性腺功能减退	
钙和维生素D缺乏	
吸烟	
酒精滥用	
胆汁淤积症（肝病）	
器官衰竭（心、肺、肝、肾）	
胰腺功能不全（囊性纤维化）	
缺乏体育活动	
高剂量泼尼松	骨形成减少
	直接影响
	性腺功能下降
	肠道和肾脏钙转运减少
钙调神经磷酸酶抑制剂	骨吸收增加
环孢素或FK506	肾功能减退和 1,25(OH)$_2$D 下降
	PTH 分泌增加
	可能的直接影响
钙调神经磷酸酶抑制剂	骨形成减少
西罗莫司	可能的直接影响

原有骨病

慢性肾脏疾病

慢性肾脏疾病——矿物质和骨骼疾病（chronic kidney disease–mineral and bone disorder, CKD-MBD）占主导地位，包括继发性甲状腺功能亢进症（secondary hyperparathyroidism, SHPT）、低转换骨病（骨软化症、无动力骨病或铝骨病）、骨质疏松症、混合性骨病和β$_2$-微球蛋白淀粉样变性。此外，男性和女性的性腺功能减退、代谢性酸中毒和药物（髓袢利尿剂、肝素、华法林、糖皮质激素或免疫抑制剂）也会对骨骼健康产生不利影响。CKD患者的骨密度（bone mineral density, BMD）和骨转换标志物在正常绝经期范围的上半部分较低，是骨折风险最高的人群[3]。

在使用双膦酸盐治疗前需要排除无动力骨病，其特征是：骨细胞稀少，骨样厚度减小，骨组织形态测量上显示骨形成率低[4]。高血清磷酸盐和成纤维细胞生长因子-23（fibroblast growth factor 23, FGF-23）水平可以抵消早期CKD中甲状旁腺激素（parathyroid hormone, PTH）的刺激作用，而使用西那卡塞、钙和骨化三醇也可以减少骨转换。骨组织形态测量法是评估CKD患者骨重塑的最佳方法，而低水平骨特异性碱性磷酸酶水平与轻度升高或正常的PTH水平的组合的特异性较低。

在血液透析患者中，低BMD和所有骨骼部位的骨折很常见。椎体骨折的发生率高达21%，髋部骨折的相对风险增加了2～14倍。骨折风险随着年龄增长、女性、白种人[5]、血液透析时间[6]、糖尿病肾脏疾病、外周血管疾病[7]、脊柱BMD低和骨转换低而增加。

充血性心力衰竭

一项研究显示，40%的充血性心力衰竭（congestive heart failure，CHF）患者会受到骨质疏松性BMD的影响，骨折风险增加2.5倍。在另一项对等待心脏移植的患者的研究中发现，43%的患者腰椎骨量减少，7%的患者患有骨质疏松症。可能的病因有轻度肾功能不全、维生素D缺乏、SHPT、骨吸收标志物增加和使用髓袢利尿剂。

终末期肝病

骨质疏松症和骨折通常伴随慢性肝病，低BMD可以在大多数接受肝移植的患者中发现。据报道，11%~52%的等待肝移植的患者有脊柱或髋部骨质疏松症[1,10]。肝移植前体重指数（body mass index，BMI）低、胆汁淤积性肝病和高龄是骨质疏松症的重要危险因素[11-12]。

慢性呼吸衰竭

骨质疏松症可能在等待肺移植的患者中最常见，影响高达61%[13]。缺氧、高碳酸血症、吸烟、低BMI和糖皮质激素（glucocorticoid，GC）也与之相关[13]。脆性骨折在囊性纤维化中极为常见，因为存在其他危险因素（例如胰腺功能不足、维生素D缺乏、钙吸收不良、性腺功能减退、遗传因素和缺乏运动）。

干细胞移植候选者

干细胞移植（SCT）受者的骨丢失与基础疾病和化疗药物有关。这些因素包括GC诱导的骨形成和血清$1,25-(OH)_2D_3$的减少，以及高剂量化疗、全身放疗（total body irradiation，TBI）和GC的影响导致的性腺功能减退。女性对TBI和化疗对性腺功能的不利影响特别敏感，大多数患者出现卵巢功能不全[14-15]。在男性中，骨髓移植后睾丸激素水平急剧下降，之后大多数男性可恢复正常[16-18]。伴随着卵泡刺激素（FSH）升高，47%的男性会出现精子发生的长期损害[14-15]。在化疗后但在骨髓移植前的患者中，24%的患者出现骨量减少，4%的患者出现骨质疏松症。化疗诱导的细胞因子增加，包括巨噬细胞趋化蛋白-1（macrophage chemoattractant protein-1，MCP-1），与骨吸收增加相关[19]。

肠移植候选者

36%的肠移植候选者发生骨质疏松症，年龄和肠外营养的持续时间是重要的危险因素。平均而言，脊柱和髋部BMD Z-分数为-1.5[20]。

免疫抑制药物对骨骼的影响

糖皮质激素（GC）

GC暴露随着器官移植和排斥发作次数不同而不同。通常在移植后立即使用的大剂量药物很快就会停用，在发生排斥反应期间剂量则增加。与GC相关骨丢失率最高的时期是移植后的前3~12个月，主要影响部位是骨小梁。使用钙调神经磷酸酶抑制剂和最近的免疫抑制疗法限制了GC的使用，从而减缓了移植后骨丢失的速度。

然而，在流行病学研究中，即使是小剂量的GC也会显著增加骨折风险[21]并减少骨形成，而NFκB受体激活因子配体（receptor activator of nuclear factor Kappa B ligand，RANK-L）则上调。移植后初期的特征是高骨重塑和骨吸收增加。甲状旁腺功能亢进症是由GC诱导的肠道和肾脏钙吸收减少引起的。肾移植后早期停用GC与骨折风险降低31%相关[22]，包括与住院相关的骨折，以及移植后1年BMD参数的改善。然而，最近的一项回顾性队列研究比较了相隔5年接受肾移植的两组患者，发现在最近的试验中，虽然较少停用GC，但骨折发生率也较低[23]。适量使用类固醇或停用有可能改善移植后的骨丢失。然而，这需要与更高的排异率的潜在风险相平衡。

钙调神经磷酸酶抑制剂

环孢素（cyclosporine，CsA）对增加骨转换有独立的不良反应[24]。虽然CsA治疗可能导致移植后高骨转换率，但值得肯定的是，接受CsA治疗而不使用GC的肾移植患者不会发生骨丢失，骨折也会减少[22]。他克莫司（FK506）是另一种钙调神经磷酸酶抑制剂，也会导致大鼠的骨小梁骨丢失[19]。心脏[27]和肝[28]移植受者在接受他克莫司治疗后都出现了快速骨丢失。然而，与CsA相比，他克莫司对人体造成的骨丢失更少[29-30]，并可能通过减少GC的使用来保护骨骼。

其他免疫抑制药物

关于其他免疫抑制药物对 BMD 和骨代谢的影响的信息有限。然而，硫唑嘌呤、西罗莫司、霉酚酸酯和达克利珠单抗也可以通过减少 GC 的使用来保护骨骼。体外研究表明，西罗莫司可以抑制成骨细胞的增殖和分化，但还需要更多的临床数据证实[31]。

移植后骨质疏松症的治疗

诊断策略
器官移植前

所有进入器官移植等候名单的候选者都应该进行髋部和脊柱的双能 X 线吸收测定法（dual-energy X-ray absorptiometry, DXA）BMD 测定。应进行脊柱 X 线检查以诊断常见的骨折。还应确认和治疗任何继发性骨质疏松症的病因。常见的继发性骨质疏松症的病因包括甲状旁腺功能亢进症、性腺功能减退、吸烟、使用襻利尿剂、膳食钙摄入量低和维生素 D 缺乏（<20 ng/ml）。

维生素 D 缺乏症应该得到纠正[32]，所有患者都应该摄入足够的钙和维生素 D（每日 1000～1300 mg 钙和至少 800 IU 维生素 D）。维生素 D 的替代剂量可能需要更高（每日 2000 IU 维生素 D），但应选择 25(OH)D 的浓度达到≥30 ng/ml。CKD 患者应评估 CKD-MBD，特别是无动力骨病和继发性甲状旁腺功能亢进症。

器官移植后

移植后骨丢失和骨折的危险因素见表 54.1。移植后骨丢失最为迅速。骨折通常发生在移植后的第一年，可能影响移植前低 BMD 或正常的患者。因此，除了 CKD-MBD 和无动力骨病患者外，大多数患者可能可以从移植后立即开始的治疗中获益。在移植前几个月或几年出现症状的患者也应该接受治疗评估。

维生素 D 缺乏在移植后和长期移植受者中很见。维生素 D 的状况在一定程度上取决于人口和生活方式因素，维生素 D 缺乏与总体健康状况较差、血清白蛋白水平较低有关，甚至与这些人群的生存率降低有关[32]。

大多数治疗试验都集中在使用活性维生素 D 代谢物和抗骨吸收药物，特别是口服和静脉注射双膦酸盐。在接受肝、肺脏和骨髓移植的女性中，雌激素 ± 孕酮的激素治疗有助于保护骨骼。因为闭经是绝经前女性骨髓移植的常见后遗症，所以她们应该接受激素替代疗法治疗。然而，这并不能防止骨髓移植后的骨丢失。性腺功能减退在心脏移植和骨髓移植的男性受者中很常见，这是由慢性疾病以及 GC 和 CsA 抑制下丘脑 - 垂体 - 肾上腺轴引起的。睾丸激素水平在移植后立即下降，并在 6～12 个月后恢复正常。然而，单独的睾酮治疗并不能防止男性心脏移植或骨髓移植后的骨丢失。

最近的研究回顾了移植后骨丢失的预防措施（表 54.2）。

肾移植

对肾移植术后数年评估的患者进行的横断面研究显示，17%～49% 的患者发生了脊柱骨质疏松症，11%～56% 的患者发生了股骨颈骨质疏松症，22%～52% 的患者发生了桡骨骨质疏松症[1]。GC 累积剂量与 BMD 有相关性。骨丢失率在移植后的前 6～18 个月最大，在脊柱达 4%～9%，在髋部达 5%～8%[33]。骨丢失与患者的性别、年龄、GC 累积剂量、排斥发作、活动水平或 PTH 水平之间的关联并不一致。头 1～2 年后的 BMD 检测显示不一致的骨丢失。然而，BMD 在移植后 20 年仍然很低。SHPT 和低 1,25(OH)$_2$D 水平也通常会持续[3,34]。骨折对四肢骨部位（髋部、长骨、踝关节、足部）的影响比对中轴骨部位（脊柱和肋骨）的影响更常见[34]。女性和糖尿病肾脏疾病移植患者骨折的风险尤其高。大多数骨折发生在头 3 年内。然而，随着时间的推移，骨折会持续增加[35]。

预防和治疗

单纯补充钙和维生素 D 并不能预防肾移植患者的骨丢失[36]。双膦酸盐可以减少肾移植后骨丢失[37]。一个包含 11 项研究和 780 例患者的 meta 分析研究了双膦酸盐对肾移植后第一年内骨丢失和骨折的影响[38]。股骨颈和腰椎 BMD 均增加了约 3%，骨折总体减少，但椎体骨折无明显减少。最近的 2 个 meta 分析都证实了早期研究的结果，表明股骨颈和腰椎 BMD 有所改善。然而，在骨折发生率上没有差异[39-40]。无动力骨病仍然是使用双膦酸盐需要考虑的问题。它们的使用与活检证实的无动力骨病的增加有关，虽然这一发现对骨折发生率的影响仍不确定[41]。在上述讨论的 meta 分析中，双膦酸盐治疗在维持

表 54.2 使用维生素 D 类似物或双膦酸盐预防心脏、肺、肝和骨髓移植后骨丢失的随机对照试验

移植类型	第一作者（年）	例数	持续时间	治疗方案	对照方案	发现/总结
心脏和肺	Sambrook (2000)[52]	65	24 月	骨化三醇 0.5~0.75 μg，持续 12 或 24 个月 钙 600 mg/d	安慰剂 钙 600 mg/d	BMD：骨化三醇组股骨颈（非腰椎）的骨丢失在 12 个月时减弱。三组中腰椎骨丢失情况相似 骨折：无意义
肺（囊性纤维化）	Aris (2000)[48]	37	24 月	帕米膦酸钠 30 mg，i.v.，每 3 个月 钙 1000 mg/d 维生素 D 800 IU/d	钙 1000 mg/d 维生素 D 800 IU/d	BMD：与对照组相比，帕米膦酸钠组腰椎和全髋部 BMD 明显增加 骨折：无差异
心脏	Shane (2004)[91]	149[a]	12 月	阿仑膦酸钠 10 mg/d 或 骨化三醇 0.5 μg/d 钙 945 mg/d 维生素 D 1000 IU/d	非随机参照组	BMD：两组腰椎和全髋部有相似的少量骨丢失。腰椎和全髋部骨丢失明显少于参照组 骨折：无差异
心脏	Gil-Fraguas (2005)[57]	87		阿仑膦酸钠 10 mg/d 降钙素 200 IU/d		BMD：阿仑膦酸钠组股骨颈骨丢失较少 骨折：椎体骨折比降钙素组少（6 对 15）
心脏	Fahrleitner-Pammer (2009)[58]	35		伊班膦酸钠 2 mg，i.v.，每 3 个月 钙 1000 mg/d 维生素 D 400 IU/d		BMD：伊班膦酸钠组可预防腰椎和股骨颈的骨丢失 骨折：椎体骨折少于对照组（2 对 17）
肝和多脏器	Hommann (2002)[64]	36	12 月	伊班膦酸钠个月 钙 1000 mg/d	钙 1000 mg/d 维生素 D 1000 IU/d	BMD：腰椎、股骨颈和前臂 BMD 在两组中开始都下降。12 个月观察到伊班膦酸钠逆转骨丢失
肝	Ninkovic (2002)[6]	99	12 月	帕米膦酸钠 60 mg，i.v.，移植前一次	无治疗	BMD：帕米膦酸钠组和对照组股骨颈的骨丢失 骨折：无差异
肝	Crawford (2006)[65]	62	12 月	唑来膦酸 4 mg，i.v.，移植后第 1、3、6 和 9 个月 钙 600 mg/d 维生素 D 1000 IU/d	安慰剂 钙 600 mg/d 维生素 D 1000 IU/d	BMD：3 个月时，骨丢失与基线差异低。12 个月，骨丢失率差异变小 骨折：无意义
肝	Bodingbauer (2007)[66]	69		唑来膦酸 4 mg，i.v.，第 1~6、9 和 12 个月 钙 600 mg/d 维生素 D 1000 IU/d		BMD：唑来膦酸组腰椎（非股骨颈）骨丢失 骨折：椎体骨折少于对照组（4 对 11）
肝	Monegal (2009)[67]	79		帕米膦酸钠 90 mg，i.v.，第 0 和 3 个月 钙 1000 mg/d 维生素 D 16 000 IU/d		BMD：帕米膦酸组腰椎 BMD 升高。两组股骨颈 BMD 均降低 骨折：帕米膦酸组骨折更多（15 对 3）
肝	Kaemmerer (2010)[68]	74	3 个月	伊班膦酸钠 2 mg，i.v.，每 3 个月 钙 1000 mg/d 维生素 D 800~1000 I/d		BMD：伊班膦酸钠组腰椎 BMD 增加，股骨颈骨丢失减少 骨折：伊班膦酸钠组骨折较少（2 对 8）

表 54.2 使用维生素 D 类似物或双膦酸盐预防心脏、肺、肝和骨髓移植后骨丢失的随机对照试验（续表）

移植类型	第一作者（年）	例数	持续时间	治疗方案	对照方案	发现 / 总结
骨髓	Tauchmanova（2003）[81]	34	12月	利塞膦酸钠 5 mg/d 钙 1 g/d 维生素 D 800 IU/d	钙 1 g/d 维生素 D 800 IU/d	BMD：利塞膦酸钠组的腰椎 BMD 在 6 和 12 个月明显升高，对照组在 6 个月时降低。对照组的股骨颈 BMD 仅在 6 个月时显著降低
骨髓	Tauchmanova（2005）[82]	32	12月	唑来膦酸 4 mg，i.v.，第 1、2 和 3 个月 钙 500 mg/d 维生素 D 400 IU/d	钙 500 mg/d 维生素 D 400 IU/d	BMD：12 个月时，唑来膦酸组腰椎和股骨颈 BMD 显著升高，对照组无明显变化
骨髓	Kanenen（2005）[73]	99	12月	帕米膦酸钠 60 mg，i.v.，移植前和移植后第 1、2、3、6 和 9 个月 钙 1000 mg/d 维生素 D 800 IU/d 雌激素——女性 睾酮——男性	钙 1000 mg/d 维生素 D 800 IU/d 雌激素——女性 睾酮——男性	BMD：12 个月时，与未输注相比，帕米膦酸钠组的腰椎和全髋部骨丢失与基线差异降低。股骨颈骨丢失与基线差异显著无差异 骨折：无意义
骨髓	Grigg（2006）[83]	116	24月	帕米膦酸钠 90 mg，i.v.，移植后每个月，持续 12 个月 骨化三醇 0.25 µg/d，持续 24 个月 钙 1000 mg/d	骨化三醇 0.25 µg/d	BMD：12 个月时，与未输注相比，帕米膦酸组的腰椎、股骨颈和全髋部的骨丢失与基线差异显著降低。24 个月时，仅全髋部的骨丢失与基线差异显著（3.9%） 骨折：无意义
骨髓	Tauchmanova（2006）[86]	55	12月	雌激素 2 mg/d 利塞膦酸钠 35 mg/wk 唑来膦酸 4 mg，i.v.，第 0、1 和 2 个月 钙 1000 mg/d 维生素 D 800 IU/d	钙 1000 mg/d 维生素 D 800 IU/d	BMD：12 个月时，骨丢失发生在使用钙和维生素 D 组。利塞膦酸钠和唑来膦酸钠组腰椎 BMD 增加；但在只使用唑来膦酸钠组，股骨颈 BMD 增加 骨折：无意义
骨髓	Hari（2013）[85]	61	12月	唑来膦酸 4 mg，i.v.，第 0、3 和 6 个月 钙 1000 mg/d 维生素 D 400~500 IU/d	钙 1000 mg/d 维生素 D 400~500 IU/d	BMD：12 个月时，腰椎、股骨颈 BMD 改善 骨折：无意义
骨髓	Lu（2016）[87]	78	12月	伊班膦酸钠 3 mg，i.v.，第 0、3、6 和 9 个月 钙 500 mg/d 维生素 D 800 IU/d	钙 500 mg/d 维生素 D 800 IU/d	BMD：12 个月时，腰椎 BMD 稳定且高于对照组，而两组的股骨颈 BMD 均降低

a 随机分配到阿仑膦酸钠组或骨化三醇组，27 名前瞻性招募的非随机分组患者作为参照组。

BMD方面优于活性维生素D。然而，与不治疗相比，使用任何一种治疗方法都是有益的。一个令人意外的发现是，双膦酸盐治疗可以降低移植后排斥反应的风险。对于估算的肾小球滤过率（estimated glomerular filtration rate, eGFR）超过30 ml/min的患者，双膦酸盐类药物的有效性和安全性尚不清楚。同样，对于治疗的持续时间也没有共识。然而，考虑到前12个月骨丢失最严重，在这段时间治疗的获益可能最大。

地诺单抗是一种完全的人单克隆抗体，可以抑制核因子-κB受体激活因子配体（receptor activator of nuclear factor Kappa B ligand, RANKL），降低破骨细胞的分化和活性，减少骨吸收，增加BMD。在一项针对骨质疏松症女性的大型研究中[42]，地诺单抗改善了BMD，降低了骨折风险，并且在那些eGFR降低的患者中是安全的，包括CKD Ⅲ～Ⅳ期患者。然而，在终末期CKD队列中使用地诺单抗与严重低钙血症相关[43]。一项有90例患者的开放标签前瞻性研究评估了地诺单抗在肾移植后的安全性，地诺单抗在基线和6个月时给予[44]。结果显示，BMD增加，骨转换标志物减少，血清钙或eGFR无差异。地诺单抗是一种潜在的减少移植后骨丢失的可选替代药物。目前需要一项以骨折为主要终点指标的试验来比较口服或静脉注射双膦酸盐和地诺单抗的治疗。

肾-胰移植

在伴有1型糖尿病患者中，严重的骨质疏松症使肾-胰移植复杂化，分别发生在23%的腰椎和58%的股骨颈骨质疏松症患者。45%的患者发生椎体或非椎体骨折[1]。其他回顾性研究也证实，移植后8.3年骨折发生率为26%～49%。

一项前瞻性研究调查了同时接受肾-胰移植的患者在移植前和移植后4年的骨质疏松症和继发性甲状旁腺功能亢进症的情况。研究发现，在移植前，68%的患者有甲状旁腺功能亢进症。6个月后，腰椎和股骨颈部位的骨丢失率分别为6.0%和6.9%，骨折与移植前股骨颈BMD低有关[46]。

肺移植

在肺移植受者中，骨质疏松症的患病率高达73%。在肺移植后的第一年，腰椎和股骨颈的骨丢失率为2%～5%[1]。骨折发生率在第一年也很高，为18%～37%。骨转换也增加了[47]。静脉注射重复剂量的帕米膦酸钠可以预防肺移植受者腰椎和股骨颈的骨丢失[48-49]。

心脏移植

在心脏移植后的第一年，骨丢失速度最快。脊柱BMD在前6个月下降6%～10%，而股骨颈BMD在第一年下降6%～11%，之后大多数情况稳定。在第2年和第3年，BMD主要在桡骨近端皮质部位下降，这可能反映了移植后SHPT。维生素D缺乏和睾丸激素缺乏（男性）与更严重的骨丢失有关。睾丸激素水平在心脏移植后立即下降，并在6～12个月后恢复正常。一些研究发现了GC剂量与骨丢失之间的相关性。心脏移植后1～3年椎体骨折的发生率为33%～36%[50-51]。

预防和治疗

维生素D和骨化三醇

单纯补钙和维生素D并不能防止心脏移植后的骨丢失[1]。早期研究表明，骨化三醇可以有效减少心脏移植后的骨丢失，特别是股骨颈部位[52]。另一项研究比较了心脏移植或肺移植后前6个月随机接受骨化三醇（0.5 μg/d）或2个周期依替膦酸钠治疗的患者的骨丢失率[53]。在这两个治疗组中，脊柱和股骨颈发生了显著且相似的骨丢失（3%～8%），但低于历史对照组[52-53]。其他研究观察到，随机接受阿法骨化醇或周期依替膦酸钠的心脏移植受者的脊柱和股骨颈在移植后第一年出现了相当大的骨丢失[1]，而另一项研究发现骨化三醇没有保护作用[54]。因此，关于骨化三醇预防心脏移植后骨丢失的数据是不一致的。还需要监测血清钙和尿钙水平。

鼻内降钙素

一项小型研究表明，使用鼻内鲑鱼降钙素治疗的患者的脊柱BMD在心脏移植后1～3年更高，而在心脏移植后7年却没有[55]。

睾酮

因为移植后睾酮浓度低通常是短暂的，所以只有性腺功能低下的男性才应该接受睾酮治疗。

双膦酸盐

一项开放标签研究表明，与历史对照相比，单次静脉注射帕米膦酸钠（60 mg）后，4个周期的依替膦酸钠（每3个月400 mg）和每日低剂量骨化三醇（0.25 μg）可以预防心脏移植受者的脊柱和股骨颈骨丢失，并可以降低骨折发生率[56]。与降钙素（200 IU/d）相比，阿仑膦酸钠（10 mg/d）治疗可以减少髋部骨丢失，且椎体骨折更少[57]。在一项对 35 名心脏移植后男性进行的小型研究中，静脉注射伊班膦酸钠（每 3 个月 2 mg）可以预防脊柱和髋部骨丢失，并减少形态测量性椎体骨折[58]。

在最大的一项研究中，149 名患者在心脏移植后立即随机接受阿仑膦酸钠（10 mg/d）或骨化三醇（0.25 μg，每日 2 次），持续一年；与只接受钙和维生素 D 的前瞻性招募的非随机对照组[59]相比，这两种方案都可以预防脊柱和髋部的骨丢失。停药一年后，BMD 在阿仑膦酸钠组和骨化三醇组均无明显变化，但骨化三醇组的骨吸收增加了[60]。这表明，心脏移植受者一年后可以停止抗骨吸收治疗。然而，这些患者仍然需要继续观察以确保其 BMD 稳定。

运动

在肺移植[61]和心脏移植[62]后，抗阻运动单独使用和联合使用阿仑膦酸钠可显著改善腰椎 BMD。

肝移植

在肝移植后的前 6~12 个月，骨丢失和骨折率最高。在早期的研究中，脊柱 BMD 在第一年下降了 2%~24%。在最近的研究中，骨丢失的比率较低，甚至没有骨丢失。骨折率为 24%~65%，其中肋骨骨折和椎体骨折最常见。患有原发性胆汁性肝硬化的女性有最严重的既往骨病和最高的风险。在最近的一项前瞻性研究中，年龄较低、肝移植前脊柱和股骨颈 BMD 以及肝移植前椎体骨折可以预测肝移植后的骨折[1,8]。

预防和治疗

口服和静脉注射双膦酸盐都可以有效减少肝移植后的骨丢失。然而，单次输注帕米膦酸钠不能预防肝移植后的骨丢失[63]。一项随机对照试验发现，肝移植受者静脉注射伊班膦酸钠对一年后的 BMD 有显著的保护作用[64]。在一项随机双盲试验中，62 名肝移植受者在肝移植后 7 天内接受了 4 mg 唑来膦酸输注或生理盐水的治疗，并在肝移植后第 1、3、6 和 9 个月再次接受了治疗[65]。所有患者还接受了钙和维生素 D 治疗。结果显示，唑来膦酸显著预防了 3.8%~4.7%的腰椎、股骨颈和全髋部的骨丢失，其中差异在肝移植后 3 个月最大。在肝移植后 12 个月，差异只在全髋部仍然显著。另一项研究在肝移植后 1~6、9 和 12 个月使用 4 mg 唑来膦酸静脉注射也有类似发现。唑来膦酸组预防了脊柱（但不包括髋部）的骨丢失，且椎体骨折发生率更低[66]。在肝移植后给予双膦酸盐之前，应纠正维生素 D 缺乏，以防止低钙血症。

一项研究在基线和肝移植后 3 个月使用了两次静脉注射的帕米膦酸钠（90 mg），结果显示，帕米膦酸钠组的脊柱 BMD 增加，但帕米膦酸钠组的骨折更多[67]。肝移植后每 3 个月静脉注射一次伊班膦酸钠可以增加脊柱 BMD，减少股骨颈的骨丢失，并且伊班膦酸钠组骨折减少[68]。两项研究对阿仑膦酸钠对肝移植后骨的影响进行了研究。一项对 136 名肝移植患者进行的无对照前瞻性研究显示，阿仑膦酸钠可以预防骨质减少患者的骨丢失，并可增加 4 年以上骨质疏松症患者脊柱和股骨颈的 BMD[8]。另一项对 59 例肝移植患者进行的研究采用历史对照，观察了阿仑膦酸钠联合钙和骨化三醇每天 0.5 μg 的疗效[69]。结果显示，脊柱、股骨颈和全髋部 BMD 在 12 个月时高于历史对照组。

小肠移植

小肠移植正越来越多地用于治疗严重炎症性肠病。小肠移植也可能可以与肝、胰和胃移植同时进行。在一项横断面研究中，81 例患者有 2.2 年小肠移植史，与年龄和性别匹配的有类似小肠疾病的对照组相比，脊柱、全髋部和股骨颈的 BMD 降低了约 0.8 个标准差。接受小肠移植的患者长期有骨质疏松症（44%）和骨折（20%）的风险。在一项 9 名患者的小型纵向研究中，小肠移植术后 1.3 年，脊柱（2.6%）以及全髋部和股骨颈（约 15%）均发生了显著的骨丢失[70]。一项更大的纵向研究（n=24）证实了小肠移植后骨丢失加速（$p=0.025$），在 2.5 年内分别下降了 13.4%（股骨颈）、12.7%（全髋部）和 2.1%（脊柱）。阿仑膦酸钠可以减少骨丢失（$p<0.05$），但不能防止其发生[20]。

干细胞移植（SCT）

干细胞移植（stem cell transplantation, SCT）是许多血液系统恶性肿瘤患者的治疗选择，其中大多数患者可以存活多年。然而，高达 29% 和 52% 的生存者存在脊柱或股骨颈骨质减少[1]。骨质疏松症在股骨近端更常见。SCT 后骨质疏松症的发病机制是复杂的，既与治疗的影响有关，也与对骨髓基质细胞间室的影响有关[71-72]。细胞毒性化疗诱导的细胞因子促进骨吸收增加，而骨形成减少[1,73]，导致早期发生快速的骨丢失。除了骨质疏松症，骨软化和骨缺血性坏死也可能发生。

在同种异体 SCT 后的前 12 个月内，股骨近端会发生显著的骨丢失[1,74-75]。其中脊柱骨丢失较少。大多数研究表明，在这段时间之后，很少会出现额外的骨丢失。对 SCT 长期存活患者的研究表明，股骨近端的骨丢失无法恢复[76]。自体 SCT 后，股骨近端骨丢失较少（约 4%），但持续 2 年，而脊柱 BMD 会恢复到基线水平[77]。

SCT 后骨丢失与累积 GC 暴露和 CsA 暴露时间有关[74]。移植物抗宿主病（graft-versus-host disease, GVHD）本身也可能是对骨细胞有直接影响。SCT 后异常的细胞或细胞因子介导的骨髓功能可能会影响骨转换和 BMD[1]。清髓治疗和 SCT 都能刺激早期细胞因子的释放，包括 MCP-1[19]。SCT 对骨髓骨祖细胞也有不利影响。SCT 后骨细胞活性降低，骨髓基质细胞被大剂量化疗药物、全身放疗、GC 和 CsA 损害[78]。在这方面，成纤维细胞集落形成单位（fibroblastic colony-forming unit, CFU-F）在 SCT 后减少长达 12 年[1]。

10%～20% 的同种异体 SCT 存活患者发生缺血性坏死，中位时间为 SCT 术后 12 个月[72,79]。GC 治疗慢性 GVHD 诱导的成骨细胞凋亡是最重要的危险因素。缺血性坏死似乎与体外骨髓 CFU-F 数量减少有关[79]，并且可能与 SCT 后骨髓基质干细胞再生不足有关[78]。

预防和治疗

维生素 D 治疗可使 SCT 后 GVHD 的总体发病率在 12 个月中约减少 64%。SCT 后 12 个月使用利塞膦酸钠或静脉注射唑来膦酸可以预防脊柱和股骨近端的骨丢失[81-82]。唑来膦酸效应可能与 SCT 后成骨细胞数量增加有关，因为已有研究证实 CFU-F 可以在体外生长。

两项随机对照试验使用静脉注射帕米膦酸钠预防 SCT 后骨丢失。第一项研究对 99 名同种异体 SCT 受者进行了研究，该研究将患者随机分配到每天接受钙和维生素 D 治疗，女性接受雌激素治疗，男性接受睾酮激素治疗，或同样的治疗方案加上在 SCT 后第 1、2、3、6 和 9 个月静脉注射 60 mg 帕米膦酸钠[73]。在帕米膦酸钠组，脊柱 BMD 保持稳定，但对照组下降。12 个月时，帕米膦酸组的全髋部 BMD 和股骨颈 BMD 分别下降了 5.1% 和 4.2%，对照组分别下降了 7.8% 和 6.2%。因此，帕米膦酸钠比单纯使用钙、维生素 D 和性类固醇替代治疗的患者更能减少骨丢失。

一项更大的为期 12 个月的随机、多中心、开放标签的前瞻性研究比较了静脉注射帕米膦酸钠（90 mg/mon）与不使用的差异[83]。所有 116 名患者同时接受骨化三醇（0.25 μg/d）和钙治疗并持续一年。在 12 个月时，帕米膦酸钠显著减少了脊柱、股骨颈和全髋部的骨丢失。然而，使用帕米膦酸钠后，股骨颈和全髋部的 BMD 分别比基线水平低 2.8% 和 3.5%。24 个月时，两者之间只有全髋部的 BMD 益处仍然显著。帕米膦酸钠治疗的益处仅限于平均每日接受的泼尼松龙的剂量大于 10 mg 的患者。

一项小型、无对照、前瞻性研究显示，在同种异体骨髓移植后伴有骨质疏松症患者或快速骨丢失后进行同种异体骨髓移植患者，单次注射 4 mg 唑来膦酸显示可以减少脊柱和股骨颈的骨丢失[84]。一项包含 61 名患者的更大型研究显示，与钙和维生素 D 相比，3 次 4 mg 剂量的唑来膦酸使脊柱和股骨颈的骨丢失分别减少了 9% 和 8.2%[85]。另一项包含 55 名接受同种异体 STC 的女性的多臂研究显示，与钙和维生素 D 相比，仅 3 次 4 mg 剂量的唑来膦酸使脊柱和股骨颈 BMD 的骨丢失分别减少了 12.9% 和 9.6%[86]。一项开放标签的前瞻性随机对照试验显示，同种异体 SCT 术后每 3 个月静脉注射 3 mg 伊班膦酸钠，12 个月时可减少 4.2% 的脊柱骨丢失，但与单独使用钙和维生素 D 相比，并没有减少股骨颈或全髋部的骨丢失[87]。目前，试验数据显示，在同种异体 SCT 后，使用唑来膦酸仅在脊柱和股骨近端有有益作用。到目前为止，还没有研究使用地诺单抗。

小结

移植前骨病和免疫抑制治疗导致移植后骨量快速丢失和骨折发生率增加。此时，骨吸收增加，骨形成减少。在移植后后期，随着 GC 剂量的减少，骨形成开始增加。然而，潜在的高骨重塑会导致骨质疏松症。虽然最近的研究报告的骨丢失和骨折发生率与 10 年前相比有所下降，但仍然过高。应对移植候选者进行评估，并治疗移植前骨病。对于骨质减少或骨质疏松症的患者，应在移植后立即开始预防性治疗，因为移植后会立即发生进一步的骨丢失。长期器官移植受者也应该进行骨量测定和骨质疏松症治疗。

一个 meta 分析显示，在实体器官移植后的第一年内，使用双膦酸盐或活性维生素 D 代谢物治疗与骨折病例减少 50% 相关，其中椎体骨折减少 76%[38]。双膦酸盐治疗与骨折发生率降低 47% 相关[38]。总之，双膦酸盐是预防和治疗移植性骨质疏松症最有前景的方法。活性维生素 D 代谢物在减少甲状旁腺功能亢进症方面可能有额外的益处，尤其是在肾移植后。治疗移植性骨质疏松症的潜在新药物包括：刺激骨形成的促骨生成药物，即 PTH（1~34）或特立帕肽，以及强效抗骨吸收药物，人 RANKL 抗体（地诺单抗）。PTH（1~34）和其他 PTH1 受体激动剂在骨髓移植后可能在刺激骨髓基质干细胞向成骨细胞分化和减少脂肪形成方面具有特定的作用[88-89]。

关于双膦酸盐在治疗移植性骨病中的应用仍存在几个问题，包括最佳给药途径和治疗时间。心脏移植后的治疗时间可能只需要一年，但其他移植后的最佳治疗时间尚不清楚。在肾移植受者中使用双膦酸盐的另一个特殊考虑是无动力骨病。在此建议进行大型多中心试验，比较口服或肠外双膦酸盐和骨化三醇的治疗疗效，并在移植时开始，以比较骨折发生率的差异。也应该鼓励进行移植后使用地诺单抗的临床试验。关于移植性骨质疏松症，人们已经了解了很多。有了这些信息，现在采取行动预防和治疗这种致残疾病是至关重要的。

致谢

在此感谢 Elizabeth Shane 博士在这方面的指导。

参考文献

扫描书末二维码获取。

第 55 章
绝经前女性骨质疏松症

Adi Cohen 和 Elizabeth Shane

王俊玲　苏海容　邓伟民　译

引言

在本章中，我们将探讨有低创伤性骨折和（或）低骨密度（bone mineral density，BMD）的绝经前女性的诊断、临床评估和治疗方面的问题。

有低创伤性骨折史的绝经前女性

在有低创伤性骨折史的绝经前女性，骨质疏松症的诊断是最保险的。因外伤而发生的骨折（不包括面部、颅骨或指骨的骨折）相当于从站立高度跌落或更低高度跌落，可能是骨强度降低的迹象，与BMD无关。

一些研究表明，绝经前骨折可以预测绝经后骨折[1-3]。在骨质疏松性骨折研究（the Study of Osteoporotic Fracture，SOF）中，有绝经前骨折史的女性在绝经后早期发生骨折的可能性比没有绝经前骨折史的女性高35%[1]。这些发现表明，某些终身特征，例如跌倒频率、神经肌肉对跌倒的保护性反应、骨量或骨质量的各个方面的，都可能影响终身骨折风险[2]。

有低骨密度的绝经前女性

在绝经后女性来说，通过双能X线吸收测定法（dual-energy X-ray absorptiometry，DXA）评估BMD是用于制定治疗决策的骨折风险预测模型的基石，因为大量的纵向观察性研究和干预性研究都表明，绝经后女性的DXA BMD结果与骨折发生率相关（见第32章）。相比之下，绝经前女性骨折的发生率和发病率要低得多[1-2,4]，但尚无类似的纵向研究数据。因此，绝经前女性的BMD与骨折风险之间的关系尚不清楚。

多项研究表明，与BMD正常的年轻女性相比，BMD低的年轻女性发生骨折的风险更高[5-6]。对有Colles骨折的绝经前女性进行的研究发现，与无骨折的对照组相比，她们的未骨折的桡骨[7]、腰椎和股骨颈[8]的BMD显著性降低。与对照组相比，女性新兵和运动员的应力性骨折与较低的BMD有关[5-6,9]。此外，高分辨率成像和髂骨活检研究发现，健康、月经正常、无骨折且BMD低的绝经前女性其微结构破坏与有低创伤性骨折的绝经前女性相似（图55.1）[10-12]，这表明BMD极低可能代表了这一组骨质疏松症的症状前阶段，就像绝经后女性一样。

虽然这些横断面研究表明绝经前女性DXA测定的BMD与骨强度之间存在关系，但由于缺乏前瞻性数据，且绝经前骨折的发生率非常低，对绝经前BMD的解释不统一。不推荐进行BMD筛查[13-14]，也不应将BMD测定作为诊断和治疗骨质疏松症的唯一指导。世界卫生组织诊断骨质疏松症和骨质减少的标准不适用于绝经前女性BMD测定，且通常也不应该用于BMD测定值的分类。国际临床密度测定学会（the International Society for Clinical Densitometry，ISCD）建议使用Z-分数（与年龄匹配的参考人群进行比较）对绝经前女性的BMD测定值进行分类。BMD Z-分数≤-2.0的年轻女性应归类为BMD"低于年龄预期范围"，而Z-分数>-2.0的年轻女性应归类为BMD"在年龄预期范围内"[13-14]。由于使用的是Z-分数而不是T-分数，仅基于T-分数"骨质疏松症"和"骨质减少"的诊断标准不适用于绝经前女性。这些建议的一个例外围绝经期女性，她们可以使用T-分数[13-14]。

对于儿童、青少年、20岁以下以及20岁以上的青春期延迟的人群，国际骨质疏松症基金会（the International Osteoporosis Foundation，IOF）建议使用Z-分数<-2来定义低骨量。与ISCD相比，IOF建议在20~50岁的人群中使用T-分数，并建议以T-分数

	对照组	特发性低创伤性骨折；特发性骨质疏松症（IOP）	DXA 检测的特发性低 BMD
桡骨的高分辨率外周定量 CT	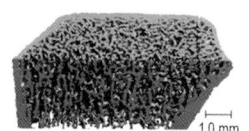	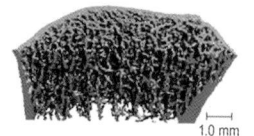	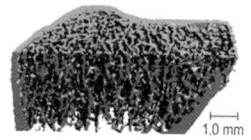
髂嵴活检样本的显微 CT	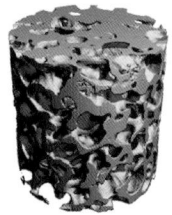	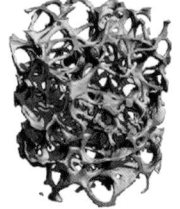	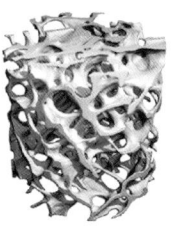

图 55.1　与健康、绝经前女性对照组相比，DXA 检测显示的特发性低 BMD 绝经前女性的骨微结构缺陷，并且其骨微结构与发生特发性低创伤性骨折的绝经前女性的相似，如桡骨的高分辨率外周定量 CT（pQCT）和髂嵴活检显微 CT（μCT）所示（Adapted from Cohen et al. [10] and Cohen et al. [12].）

<-2.5 来定义骨质疏松症，尤其是对于已知继发性原因的患者或在低创伤性骨折情况下提供了骨脆弱证据的患者[15]。

绝经前女性与骨密度测定相关的特殊问题

1. 虽然大部分的骨量获取发生在青春期，但 BMD 在 20~30 岁之间仍可能会小幅度增加[16]（见第 16 章）。因此，BMD 测定值低的非常年轻的女性可能是尚未达到其骨量峰值。
2. 骨量的变化还与妊娠和哺乳有关（第 20 章）。纵向研究表明，在腰椎，妊娠期间骨丢失 3%~5%，哺乳期前 6 个月骨丢失 3%~10%[17]，在随后的 6~12 个月骨量有望恢复[17-20]。因此，当解释绝经前女性的低 BMD 测定值时，临床医生必须考虑到其最近妊娠和哺乳的时间。
3. 妊娠和哺乳相关的骨质疏松症：对于一些女性来说，妊娠期和哺乳期可能是她们骨骼特别脆弱的时期。虽然很少见，但绝经前骨质疏松症可能首先表现为发生在妊娠最后三个月或哺乳期的低创伤性骨折，最常见的是椎体骨折[21]。对于患有妊娠期和哺乳期骨质疏松症的女性，仍需要评估其骨质疏松症的潜在继发性原因（见下文）。

绝经前女性骨质疏松症的继发性原因

大多数低创伤性骨折或低 BMD 的绝经前女性都有潜在的疾病或药物暴露，它们干扰了青春期骨量的积累和（或）在骨量达到峰值后导致过度的骨丢失。在美国明尼苏达州奥姆斯特德县的一项人口研究中，在年龄为 20~44 岁的骨质疏松性骨折患者中，90% 的男性和女性被发现有继发性原因[22]。相比之下，在三级中心评估的几例年轻女性骨质疏松症病例系列报告中，只有 50% 有继发性原因[23-24]，这可能反映了将更多疑似病例转诊给专家造成的偏倚。

表 55.1 列出了潜在的继发性原因。其中许多都在本书的其他部分讨论过。评估绝经前女性低创伤性骨折或低 BMD 的主要目的是确定所有继发性原因，并在继发性原因可纠正的情况下制订具体的治疗方案。虽然详细的生化评估可能是必要的，但通常也可以通过详细的病史询问和体格检查来完成。

特发性骨质疏松症

绝经前女性骨质疏松症，在详细评估后仍找不到明确的原因时，被称为特发性骨质疏松症（idiopathic osteoporosis, IOP）。据报道，IOP 主要见于白人，常见有骨质疏松症家族史[22,24-25]。IOP 确诊时的平均年

表 55.1　绝经前女性骨质疏松症的继发性原因

绝经前闭经（例如下丘脑闭经、垂体疾病、药物）
神经性厌食症
库欣综合征
甲状腺功能亢进症
原发性甲状旁腺功能亢进症
高钙尿症
维生素 D、钙和（或）其他营养不良
胃肠道吸收不良（乳糜泻、炎症性肠病、囊性纤维化、术后状态）
类风湿关节炎、系统性红斑狼疮、其他炎症性疾病
肾脏疾病
肝脏疾病
糖尿病
酗酒

结缔组织疾病：
- 成骨不全症
- 马方综合征和埃勒斯-丹洛斯综合征（Ehlers-Danlos syndrome）
- 低磷酸酯酶症

其他罕见病症（例如血色素沉着症、戈谢病、肥大细胞增多症、地中海贫血）

药物：
- 糖皮质激素
- 免疫抑制剂（例如环孢素）
- 抗癫痫药物（特别是细胞色素 P450 诱导剂，例如苯妥英、卡马西平）
- 癌症化疗
- 促性腺激素释放激素（GnRH）激动剂（用于抑制排卵）
- 肝素

特发性骨质疏松症（IOP）

龄为 35 岁。多发性椎体骨折和（或）非椎体骨折可在 5～15 年内发生；此外，也可能存在单一部位的、严重的骨质疏松性骨折，例如，低位创伤性脊柱、髋部或长骨骨折[22,24,26]。对绝经前 IOP 女性骨微结构的研究表明，不明原因的低 BMD 的女性和低创伤性骨折的女性存在相似的骨微结构异常：骨皮质更薄，骨小梁更薄、间距更宽、分布更不均[10,12]。通过四环素标记的髂骨活检评估，骨转换是不均匀的，可以观察到非常低、正常和高重塑，表明不同的病因可以解释骨微结构恶化。有高骨转换的女性具有类似特发性高钙尿症的生化模式［与对照组相比，24 小时尿钙轻度升高，血清 $1,25(OH)_2D$ 浓度升高］。在有低骨转换的女性中，骨微结构缺陷更严重，血清胰岛素样生长因子-1（insulin-like growth factor-1, IGF-1）浓度更高，成骨细胞似乎在每个重塑位点合成的骨基质更少，这表明成骨细胞对 IGF-1 具有抵抗性[10,26]。

有骨质疏松症的绝经前女性的评估

有低 BMD（Z-分数 ≤ -2.0 或 T-分数 <-2.5）的绝经前女性，以及那些有低创伤性骨折的女性（无论她们的 BMD 是不是低的），都应该接受彻底的评估，以确定骨丢失的继发性原因。确定病因通常有助于明确治疗方案。

详细的病史是必要的，包括家族史、骨折、肾结石或肾结石家族史、少经或闭经或其他与绝经前雌激素缺乏相关的病史、近期妊娠和哺乳的时间、节食和运动行为、轻微的胃肠道症状以及药物（包括处方药和非处方药）。在体格检查过程中，应寻找库欣综合征、甲状腺毒症或结缔组织疾病的迹象（例如，某些形式的成骨不全症中的蓝色巩膜，或埃勒斯-丹洛斯综合征中的关节过度活动）。

实验室评估（表 55.2）应旨在确定继发性原因，

表 55.2　实验室评估

初步实验室检查
- 全血细胞计数
- 电解质、肾功能
- 血清钙、磷
- 血清白蛋白、转氨酶、总碱性磷酸酶
- 血清促甲状腺激素（TSH）
- 血清 25-羟基维生素 D
- 24 小时尿钙和尿肌酐

其他实验室检查
- 雌二醇、黄体生成素（LH）、卵泡刺激素（FSH）、催乳素
- 甲状旁腺激素（PTH）
- 1,25-二羟基维生素 D
- 24 小时尿游离皮质醇
- 铁 / 总铁结合力，铁蛋白
- 腹腔检查
- 血清 / 尿蛋白质电泳
- 红细胞沉降率或 C-反应蛋白
- 类胰蛋白酶
- 骨转换标志物
- 髂嵴骨活检
- 基因检测

例如甲状腺功能亢进症、甲状旁腺功能亢进症、库欣综合征、过早绝经、肾脏或肝脏疾病、乳糜泻、吸收不良和特发性高钙尿症。对于有临床表现或家族史表明有遗传性疾病的患者，例如成骨不全症、戈谢病或埃勒斯-丹洛斯综合征，可以考虑进行基因检测。随访BMD测定可能有助于区分稳定的低BMD患者和可能具有较高短期骨折风险的持续骨丢失患者。在某些临床情况下，当需要在组织水平检查骨重塑、排除骨软化症、区分不同类型的肾性骨营养不良或完成罕见的继发性原因的检查时，使用四环素双重标记的髂嵴骨活检可能是有用的。

治疗问题

一般性措施

对于所有患者，应推荐一套有益于骨骼健康的一般性措施：适当的负重运动[27-28]、营养（蛋白质、卡路里、钙、维生素D；见第18章），以及改变生活方式（戒烟、避免过量饮酒）。然而，根据我们的临床经验，这些措施并不会使BMD显著增加。

作者认为，对于仅有低BMD而无骨折史且未发现继发性原因的绝经前女性，特别是Z-分数>-3.0，药物治疗很少是合理的。这些年轻女性的低BMD可能是由于遗传性低骨量峰值或过去有对生长中或成年骨骼的损害（营养不良、过量饮酒、药物、雌激素缺乏）所致。一项平均随访3年的小型研究表明，短期骨折风险较低：Peris及其同事报告，对于原因不明的骨质疏松症女性，仅服用钙（总摄入量为1500 mg/d）、维生素D（400～800 IU/d）和运动即可使BMD轻微改善，没有进一步骨折。1～2年后应重新测定BMD，以确认其是否稳定并识别有持续性骨丢失的患者。

对于有低BMD或低创伤性骨折且已知有一个继发性原因的女性，如果可能，应尽可能解决根本原因。在几例已知有一些继发性原因的绝经前女性，进行干预已经证明对BMD有益。有雌激素缺乏的女性应该接受雌激素治疗（除非有禁忌证）[30]；神经性厌食症的女性应该以营养康复和增加体重为目标进行治疗[31]；乳糜泻患者应该开始无麸质饮食[32-33]；原发性甲状旁腺功能亢进症患者可能可以从甲状腺旁腺切除术中获益[34]（见第82章）。虽然缺乏绝经前女性的数据，但特发性高钙尿症患者可能可以受益于噻嗪类利尿剂[35]。

在一些女性中，继发性原因不可能直接解决或减轻。需要长期使用糖皮质激素的绝经前女性和正在接受乳腺癌治疗的女性可能需要药物治疗来预防过度骨丢失或骨折。治疗选择包括：抗骨吸收药物[例如雌激素、双膦酸盐和地诺单抗（denosumab）]，或者促骨生成药物（例如特立帕肽）。选择性雌激素受体调节剂（例如雷洛昔芬）不应用于治疗经期女性的骨丢失，因为它们会阻断雌激素对骨骼的作用，可能导致进一步的骨丢失[36-37]。

双膦酸盐

双膦酸盐已被证明可以改善绝经前女性的BMD或预防许多情况下的骨丢失，包括糖皮质激素治疗、乳腺癌治疗、妊娠期和哺乳期相关骨折、神经性厌食症、囊性纤维化和地中海贫血[38-47]；在某些情况下，对绝经前女性有专门的研究[38-43,46-47]。读者也可以参考Ferrari及其同事最近对绝经前骨质疏松症治疗研究的综述[48]。

大型随机对照试验很少，美国食品药品监督管理局（the Food and Drug Administration, FDA）已批准口服双膦酸盐仅用于使用糖皮质激素的绝经前女性。由于双膦酸盐可以在母体骨骼中累积和穿过胎盘在胎儿骨骼中累积[49]，并且可以对妊娠大鼠产生毒性作用[50]，打算妊娠或可能妊娠的女性应谨慎使用。虽然有一些报告显示，接受双膦酸盐治疗的女性妊娠正常和胎儿结局正常[43,51-53]，但在给绝经前女性开双膦酸盐处方药时应考虑胎儿畸形的可能性。

由于关于双膦酸盐对年轻女性的长期疗效和安全性的数据很少，开始治疗的决定必须根据具体情况而定，同时要考虑到个体骨折风险，并制订尽可能短的使用时间计划。一般来说，双膦酸盐应该用于有脆性骨折或有持续骨丢失的患者。

人甲状旁腺激素（1～34）

关于特立帕肽或PTH（1～34）对绝经前女性的影响的数据更少，但这种药物在药物引起的闭经[54]、IOP[55]、神经性厌食症[56]、妊娠期和哺乳期相关的骨质疏松症[57]和使用糖皮质激素[58]的女性中进行了研究。在接受促性腺激素释放激素（gonadotropin-releasing hormone, GnRH）类似物萘法瑞林治疗子宫内膜异位症的年轻女性中，脊柱BMD下降了4.9%；在接受PTH（1～34）40 μg/d联合萘法瑞林治疗的年轻女性中，脊柱BMD增加了2.1%（$p<0.001$）[54]。目前尚不清楚这些结果是否适用于性腺功能正常的绝

经前女性。最近一项研究比较了特立帕肽和阿仑膦酸钠治疗糖皮质激素诱发的骨质疏松症的作用，研究对象包括一些绝经前女性。总的来说，与阿仑膦酸钠相比，特立帕肽与腰椎和髋部 BMD 显著增加相关，并且椎体骨折发生率显著降低[58]。绝经前女性的 BMD 变化与男性和绝经后女性相似，但绝经前女性均未发生骨折。

在一项观察性研究中，21 例患有 IOP 的绝经前女性每天使用 20 μg 特立帕肽，连续使用 18~24 个月，结果显示，腰椎 BMD 增加了 10.8%±8.3%，全髋部 BMD 增加了 6.2%±5.6%，股骨颈 BMD 增加了 7.6%±3.4%（所有 $p<0.001$）[55]。然而，在这个独特的队列中，一小部分基线骨转换非常低的患者在使用这种药物后 BMD 几乎没有增加[55]。由于特立帕肽对年轻女性的长期疗效尚不清楚，这种药物应该用于骨折风险最高的患者或复发性骨折患者使用。对于 25 岁以下的年轻女性，在考虑使用特立帕肽治疗之前，建议记录骨骺融合的变化，因为持续的骨生长被认为是使用这种药物的禁忌证。

几乎没有数据可用来指导绝经前女性停止使用特立帕肽后的治疗选择。一项研究记录了停止使用两种长效药物 GnRH 类似物和 PTH（1~34）后恢复月经的绝经前女性的 BMD 增加[59]。然而，在一项对 13 名患有 IOP 但性腺功能正常的绝经前女性进行的研究中，特立帕肽停用后随访 2.0±0.6 年，脊柱 BMD 下降了 4.2%±3.9%，虽然髋部 BMD 保持稳定[60]。这一发现表明，患有 IOP 的女性需要抗骨吸收治疗，以预防特立帕肽治疗后的骨丢失。

地诺单抗

地诺单抗目前已被批准用于治疗绝经后骨折风险较高的女性和男性骨质疏松症。虽然地诺单抗在绝经前女性中可能有一些优势，因为它的半衰期比双膦酸盐短，而且没有骨骼累积，但这种药物在这一人群中的有效性和安全性尚未明确。地诺单抗作为治疗骨质疏松症的上市药物，已被指定为妊娠 X 类药物；动物研究表明，地诺单抗可能会对胎儿造成伤害。

糖皮质激素在绝经前女性中诱导的骨质疏松症

双膦酸盐被批准用于预防和治疗绝经前女性糖皮质激素诱发的骨质疏松症。然而，在双膦酸盐治疗糖皮质激素诱发的骨质疏松症的相关大规模注册试验中，参与的绝经前女性相对较少，并且这些试验中没有绝经前女性骨折[61-64]。美国风湿病学会的指南建议，双膦酸盐或特立帕肽可以用于有生育能力且有脆性骨折史的绝经前女性，如果有糖皮质激素暴露——至少每天 7.5 mg 泼尼松或同等剂量的其他糖皮质激素，则持续 3 个月或更长时间。

小结

对于低创伤性骨折或低 BMD（Z-分数≤-2.0）的绝经前女性，应进行骨质疏松症和骨丢失的继发性原因的全面评估。在大多数情况下可以发现继发性原因，最常见的是糖皮质激素使用过量、神经性厌食症、绝经前雌激素缺乏和胃肠道吸收不良。在可能的情况下，识别和治疗根本原因应成为治疗的重点。虽然药物治疗在绝经前女性研究中很少被证明是合理的，但那些有持续性骨丢失的原因和曾经或继续发生低创伤性骨折的女性可能需要药物治疗，例如双膦酸盐或特立帕肽。几乎没有高质量的临床试验可以提供指导，也没有数据表明这种治疗干预可以降低未来骨折的风险。

参考文献

扫描书末二维码获取。

第56章
男性骨质疏松症

Eric S. Orwoll 和 Robert A. Adler

郝文卿　方　琨　陈柏龄　译

引言

男性骨质疏松症是一个重要的公共卫生问题，目前对其已经制定了有效的诊断、预防和治疗策略[1]。此外，对男性骨质疏松症的研究揭示了男女之间的差异，进而促进了人们对骨生物学的更好理解。虽然人们对骨质疏松症的认识有了很大提高，但男性骨质疏松症却常常没有被发现和治疗。

骨骼发育

男性的骨量累积在儿童期逐渐发生，在青春期急剧加速。峰值骨量（peak bone mass, PBM）与青春期发育密切相关，男性和女性在骨骼上的差异出现在青春期[2]。男孩的骨量的快速增长比女孩晚一些；大部分增长在女孩的年龄平均为16岁，在男孩的平均年龄为18岁。此外，虽然男孩和女孩的松质骨骨密度（BMD）的累积相似，但男孩的皮质骨通常更厚且骨尺寸更大，即使对体型进行调整之后。这些差异可能是男女之间生物力学差异的重要基础，在一定程度上决定了男性晚年骨折风险较低的原因。骨骼发育中这些性别差异的原因尚不清楚，但至少部分与性激素作用（雄激素可能刺激骨膜骨形成和骨扩张）、生长因子浓度和施加于骨骼上的机械力（例如，通过更大的肌肉运动或活动）的差异有关。已经报道了动物和人类中的一些基因位点存在性别特异性作用。虽然存在这些平均性别差异，在调整体型后，男性之间的骨量和结构仍然存在很大的差异，并且与女性的类似测定范围有相当大的重叠。

年龄增长对男性骨骼的影响

与女性一样，男性的骨量和骨骼结构也会发生巨大变化[3]。骨小梁丢失（例如椎骨和股骨近端）发生于中年，并在晚年加速。这些变化的幅度男性小于女性。与女性相比，男性有更多的小梁骨变薄和更少的小梁骨脱落。皮质内骨丢失导致的骨皮质变薄发生在长骨中，并且皮质孔隙度随着年龄的增长而增加，但这些过程可能伴随着骨膜骨扩张的增加，而骨膜骨扩张有利于保持骨的骨折强度[4]。一般来说，男性和女性年龄相关的骨丢失模式是相似的，但男性的骨丢失速度较慢，并且不存在与女性绝经期相关的加速期。无论男性还是女性，骨丢失的速度随着年龄的增长而加快。

骨折流行病学

骨折在男性中很常见，虽然男性骨折的数据主要来自对白人人群的研究。骨折的发生率呈现双峰状，在青春期和成年中期发生率最高，在40～60岁发生率较低，在70岁之后发生率急剧增加（图56.1）[5]。年轻男性和老年男性的骨折类型不同，年轻男性多发生长骨骨折，而老年男性多发生椎体骨折和髋部骨折。这些差异表明，这两个时期的骨折的病因是不同的。在年轻男性，创伤似乎起着更大的作用；而在老年男性，骨骼脆弱和跌倒倾向可能是主要原因。

随着年龄的增长，男性骨折发生率呈指数级增加，这与女性的骨折发生率相似，但其开始时间比女性开始时间晚5～10年。这种延迟，加上女性的期望

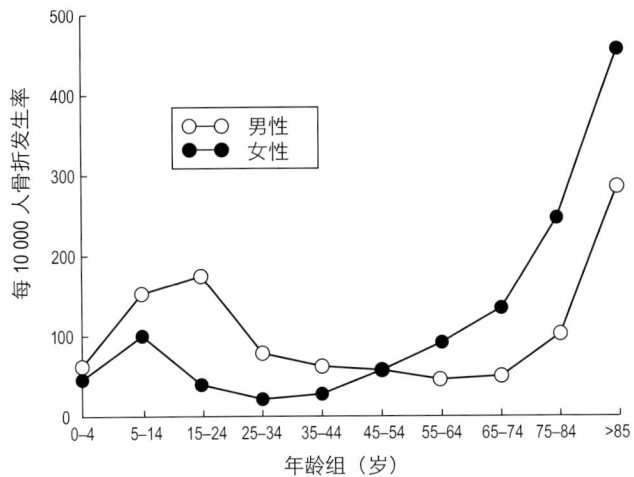

图 56.1 英国莱斯特市，按年龄组和性别分组，每10 000人的年平均骨折发生率

寿命更长，导致女性骨质疏松性骨折的负担更大。男性髋部骨折发生率为20%~25%，男性髋部骨折的年龄调整发生率是女性的1/4~1/3[3]。男性骨折的后果至少同女性一样严重，事实上，老年男性在髋部骨折后似乎比女性更容易死亡和残疾。老年男性发生长骨骨折的概率比女性低[6]。椎体骨折在男性中很常见[7]，但临床上常常没有被发现[8-9]。在年轻男性中，椎体骨折的发病率实际上高于女性，至少部分原因是男性脊柱创伤的发病率更高。虽然没有足够的数据，但男性骨折的流行病学似乎受到种族和地理因素的显著影响[10-11]。例如，与白人男性相比，黑人男性骨折的可能性要低得多，亚洲男性髋部骨折的可能性要低得多，关于这些差异及其原因还需要更多的信息。

在过去的几十年里，男性和女性的骨折发生率都发生了明显的变化。在直到大约10年前，在西方国家，髋部骨折的发生率急剧上升，但之后开始下降，尤其是在女性中[12-13]。发生这些改变的原因尚不清楚，但可能与骨质疏松症的筛查和治疗力度加大、肥胖患病率上升、吸烟减少等有关。相反，最近的数据表明，在亚洲国家，骨折发生率正在迅速上升[14]，这可能是因为城市化和其他文化变化所致。这些不同的趋势说明了环境影响对骨折成因的重要性。重要的是，虽然骨折发生率逐渐降低，但预期老年人口数量的增加将会导致更多骨折发生。

男性骨质疏松症的原因

男性骨折与多种危险因素有关。当然，骨骼脆弱更容易导致骨折。骨骼脆弱通常可以通过BMD降低判定，但几乎可以肯定也有其他成分的改变（骨几何形状、材料特性等生物力学上的重要改变）。变老和既往骨折史与未来骨折的可能性较高独立相关，体重较轻的男性骨折风险较高[3,15]。最后，随着男性年龄的增长，跌倒风险增加，而跌倒与骨折风险的增加密切相关[16]。

男性骨质疏松症的原因通常是异质性的，大多数骨质疏松症男性都有几个导致这种疾病的原因。1/2~2/3的男性骨质疏松症患者有多种危险因素，包括其他导致骨丢失和骨脆弱的疾病、药物或生活方式问题（表56.1）[3,10]。重要的合并症包括酒精滥用、过量使用糖皮质激素和性腺功能减退。然而，骨质疏松症患者中有相当一部分患有特发性疾病。在最近的一项研究中，当与双能X线吸收测定法（dual energy X-ray absorptiometry）结合时，危险因素对男性髋部骨折的预测有显著影响[17]。除了骨折风险评估工具（FRAX）中的危险因素外，还有一些危险因素，包括降糖药物、帕金森病、活动能力差和三环抗抑郁药物。

特发性骨质疏松症

病因不明的骨质疏松症可以出现在任何年龄的男

表 56.1 男性骨质疏松症和骨丢失的原因
原发性
变老
特发性疾病
继发性
性腺功能减退
糖皮质激素过量
酗酒、吸烟
肾功能不全
胃肠道、肝脏疾病，吸收障碍
甲状旁腺功能亢进症
抗惊厥药
甲状腺毒症
慢性呼吸系统疾病
贫血，血红蛋白病
制动
成骨不全症
高胱氨酸尿
系统性肥大细胞增多症
肿瘤和化疗
类风湿关节炎

性中[18]，但其表现（通常伴有椎体骨折）在不太可能受到骨质疏松症影响的年轻男性中最为明显。骨形成率低在这些患者中更为常见。目前已考虑了几种可能的病因，其中最突出的是遗传因素，因为 BMD 和骨折风险增加是高度遗传的。目前尚不确定具体的致病基因是哪些。

性腺功能减退

显然，性激素对男性的骨骼健康很重要，无论是在生长期和达到骨量峰值期，还是在成人骨骼强度的维持中[18]。性腺功能减退与 BMD 低有关，性腺功能减退可以导致骨重塑增加和快速骨丢失（至少在性腺功能减退的早期阶段）。睾酮替代可以增加性腺功能低下男性的 BMD。严重性腺功能减退的最重要原因之一是前列腺癌雄激素剥夺疗法（androgen deprivation therapy, ADT）；在这种情况下，骨丢失迅速，ADT 治疗 5 年后骨折的风险几乎为 20%[19]。男性的性腺功能和性激素水平随着年龄的增长而下降，有人推测，这种下降可能是与年龄相关的骨丢失和骨折风险的一个重要危险因素，但这种联系的强度尚不清楚。

虽然雌激素和雄激素都很重要，但两者在男性骨骼生理中的相对作用尚不确定[20-22]。雌激素对年轻男性的正常骨骼发育至关重要，芳香化酶缺乏的男性发育迟缓，骨量低，使用雌激素治疗可以逆转这一现象。此外，雌激素与老年男性的骨重塑、BMD 和 BMD 丢失率相关，且明显比睾酮水平更相关[23]。然而，睾酮与骨吸收和骨形成指标独立相关，并可能刺激骨膜骨[24-26]。低水平的雌二醇明显与老年男性骨折风险增加有关[27-28]。睾酮水平似乎与骨折的关系似乎不那么密切，但也可能有影响，特别是在浓度非常低时[29]。性激素-球蛋白（sex hormone-binding globulin, SHBG）浓度高也与骨折倾向增加有关[28]。必须更好地定义雌激素、雄激素和 SHBG 的相对作用，并且必须明确如何在临床情况下测定它们的水平。

男性骨质疏松症的评估

评估男性骨质疏松症的指南尚未得到很好的验证，但最近已提出了综合性建议[30]。

骨密度测定

BMD 测定在预测未来骨折风险方面至少对男性和女性同样有效[31]。鉴于男性骨质疏松症的患病率和骨折的高发率，BMD 测定很少进行。有两类男性将从 BMD 测定中获益：

- 50 岁以上曾发生骨折的男性，包括有脊椎畸形。对有低创伤性骨折的年轻男性也应进行评估
- 存在已知继发性骨丢失的男性应接受 BMD 测定。这些人包括接受糖皮质激素或其他与骨质疏松症有关的药物治疗的男性，任何原因的性腺功能减退的男性，包括接受 ADT 的男性，或酗酒的男性。其他许多危险因素也可能促使 BMD 测定（表 56.1）。

建议对老年男性（例如 70 岁以上）进行 BMD 筛查[32]，最近的成本效益分析表明，对该年龄段男性进行筛查可能是适当的，特别是在治疗成本下降的情况下[33-34]。虽然如此，美国预防服务特别工作组认为没有足够的证据证明仅仅根据年龄对男性进行 DXA 筛查是适当的[35]。

男性 BMD 减低的存在通常采用与女性相似的分级系统（BMD T-分数：$-1.0 \sim -2.5$ 为骨量低；BMD T-分数 < -2.5 为骨质疏松症）。虽然男性 BMD 测定是使用男性特定的 T-分数参考范围来解释，还是使用与女性一致的参考范围一直存在争议，但对大样本人口数据进行的分析表明，BMD-骨折风险的相关性在男性和女性中是相同的，并且使用女性特定参考范围对于两性来说已经变得很普遍。骨折风险评估工具（FRAX）或其他骨折风险计算器提供了可以将 BMD 以外的其他危险因素（例如年龄、BMI、既往骨折史）纳入骨折风险评估和筛选需要治疗的男性的重要方法。然而，目前还没有研究表明仅通过 FRAX 识别的男性对治疗的反应与通过 DXA 和（或）既往有脆性骨折病史识别的男性对治疗的反应相似。

选择 ADT 的男性需要特别注意，因为骨丢失和骨折的风险明显增加，特别是在性激素缺乏后的前 5 年[19,36]。开始大剂量糖皮质激素治疗的男性也面临同样的挑战，应该进行类似的管理。当抗雄激素（或糖皮质激素）治疗开始时，需要进行 BMD 评估。如果正常，则应采取常规预防措施。应该 1~2 年后复查 BMD；如果 BMD 在治疗开始时已降低，则应考虑更积极的预防措施（例如双膦酸盐治疗）。即使在抗雄激素（或糖皮质激素）治疗开始之前，对于已经患有骨质疏松症的男性，也需要通过药物来防止进一步的骨丢失或骨折。

临床评估

对发现有低 BMD 的男性进行的临床评估应包括仔细的病史询问和体格检查，以确定任何可能导致骨量不足的因素。应注意营养（特别是钙、维生素 D 和蛋白质营养）、酒精滥用和吸烟、活动水平和家族史等生活方式因素。同时应确定既往骨折病史，并评估跌倒风险。应将这些信息用于提出预防和治疗建议。

实验室检查

在接受骨质疏松症评估的男性中，实验室检查的目的是识别可纠正的骨丢失的原因。适当的实验室检查项目见表 56.2。虽然这些检查项目一直被提倡[30,37]，但它们的价值尚未得到证实[38]。

男性骨质疏松症的预防

预防男性骨折的要点与女性相似。在生命早期，良好的营养和运动似乎对骨量有积极的影响。这些原则和避免已知与骨丢失相关的生活方式因素（表 56.1）在一生中都很重要。钙和维生素 D 对男性和女性的骨量和骨折可能都有有益的作用。最近的研究建议，对于 30～70 岁的男性，建议每天摄入 1000 mg 的钙；对于 70 岁以上的男性，建议每天摄入 1200 mg 的钙；建议 70 岁前每天摄入 600 IU 的维生素 D；建议 70 岁以后每天摄入 800 IU 的维生素 D[39]。最近一项关于维生素 D 营养的研究可能也适用于男性[40]，即对于有跌倒风险的人（例如，力量减弱，平衡能力差，有既往跌倒史），尝试增加力量和平衡训练可能是有益的。

表 56.2 男性骨质疏松症的评估：实验室检查
血清钙、磷酸盐、肌酐、碱性磷酸酶、肝功能检查
全血细胞计数
血清 25(OH) 维生素 D
血清总睾酮
24 小时尿钙、肌酐、钠
对有继发性疾病体征、症状或其他适应证的男性进行有针对性的诊断性检查
当病因不能确定时可能需要进行额外的检查，包括：计算游离或生物可利用睾酮，游离 κ 和 λ 轻链血清蛋白电泳和（或）尿蛋白电泳，组织转谷氨酰胺酶抗体（用于乳糜泻），甲状腺功能检查和 PTH 水平

男性骨质疏松症的治疗

确保充足的钙与维生素 D 摄入以及适当的体育活动是保持和提高骨质疏松症患者骨量的必要基础。骨质疏松症的继发性原因应该被识别。此外，一些药物疗法被证明可以增强 BMD，在某些情况下，还可以降低男性骨折的风险。虽然现有的数据不像女性那样广泛，但这些疗法似乎在增加男性 BMD 和降低骨折风险方面同样有效。这些药物的治疗适应证在男性和女性中相似。虽然目前还没有针对男性的长期治疗研究，但有人认为针对女性的治疗建议也适用于男性[41]。与大多数针对女性的研究相反，一项针对大型男性数据库的回顾性分析没有发现双膦酸盐治疗时间和可怕的不良反应——非典型股骨骨折——之间的关联[42]。

特发性和年龄相关的骨质疏松症

无论年龄和性腺功能状况如何，阿仑膦酸钠、利塞膦酸钠、伊班膦酸钠、唑来膦酸盐、特立帕肽和地诺单抗对改善 BMD 都是有效的[43-45]。虽然试验规模相对较小，但治疗在降低椎体骨折风险方面也明显有效。唑来膦酸钠不但降低了男性椎体骨折的发生率[46]，而且还能降低男性和女性髋部骨折后复发骨折的风险[47]，虽然对男性的独立影响不能可靠地确定，但对男性和女性骨折风险的影响大小是相似的。评估治疗对男性的抗骨折疗效的研究显然是有必要的。

糖皮质激素诱发的骨质疏松症

双膦酸盐疗法（例如阿仑膦酸钠、利塞膦酸钠）可以有效改善 BMD，虽然数据并不广泛，但也可能减少骨折[48-49]。在一项研究中[50]，特立帕肽比阿仑膦酸钠能更有效地减少糖皮质激素诱发的骨质疏松性骨折。

性腺功能减退相关的骨质疏松症

双膦酸盐、地诺单抗和特立帕肽治疗对增加性腺功能减退男性的 BMD 有效。此外，双膦酸盐和地诺单抗治疗可以预防前列腺癌 ADT 后的骨丢失，地诺单抗可以降低这些患者的椎体骨折风险[51]。睾酮替代疗法可以使血清雌二醇和睾酮水平升高，并改善性腺功能减退男性的 BMD[52-53]，但是否能降低骨折风险尚不清楚。对于年龄相关的性腺功能减退较轻的老年男性，睾酮的有效性不太确定。在睾酮水平较低的老年男性中，肌内注射或透皮睾酮治疗与 BMD 和肌肉力量的增加有关[52-53]，但其对骨折风险的影响尚未得到研究。此外，老年男性接受睾酮治疗的长期风险尚不清楚。与已发表的指南[30]一致，睾酮替代疗法适用于老年男性性腺功能减退症状的治疗，但对于睾酮水平较低的老年男性骨质疏松症的治疗，更可靠的方法是使用抗骨质疏松症药物，因为有更多的数据表明，这种药物可以降低骨折风险（例如双膦酸盐或特立帕肽）。一种新的药物，罗莫索珠单抗，已经被证明可以增加男性脊柱和髋部的 BMD，但其批准和临床应用尚待批准。

参考文献

扫描书末二维码获取。

第 57 章
骨应力性损伤

Stuart J. Warden 和 David B. Burr

陈柏龄　袁伟权　译

引言

骨骼的生理结构可以承受惯常的和大多数偶然的应力负荷；然而，就像所有暴露在重复负荷下的结构一样，骨骼容易过度使用和疲劳。当低于骨折阈值的负荷重复作用于骨骼使骨微观结构损伤、降低骨骼硬度时，骨骼疲劳就会发生。1855 年，普鲁士军医 Breithaupt[1] 首次描述了一种骨过度使用综合征，表现为"与行军有关的脚痛肿胀"，病理上诊断为"跖骨骨折"，放射影像学上诊断为跖骨应力性骨折。

我们现在已知道，应力性骨折代表了包括应力反应、应力性骨折和最终的完全性骨折在内的连续病理变化的一部分[2]。在 MRI 上，应力反应表现为骨膜和（或）骨髓水肿相关的骨转换增加，而应力性骨折在影像学上有可识别的骨折线。因应力性骨折而机械受损的骨持续负荷最终可能会导致相对低创伤性完全性骨折。

从应力反应到应力性骨折和完全性骨折的连续病理过程被称为骨应力性损伤（bone stress injury, BSI）。BSI 可以定义为骨骼无法承受重复负荷，由于骨结构损伤导致进行性硬度丧失以及局部压痛和骨痛[2]。

病理生理学

BSI 的发病机制仍停留在理论层面；然而，人们一般认为，这涉及负荷诱导的微损伤形成和消除之间的不平衡（图 57.1）[3]。机械负荷可以导致骨变形（以应变表示），应变的大小取决于施加负荷的大小和骨抵抗变形的能力。微损伤可以随着反复的亚破坏骨变形而发展，损伤形成的阈值取决于骨应变重复次数、应变大小和应变引入的速率之间的相互作用[4]。

微损伤是一种正常的现象，有助于分散能量以避免完全性骨折，并可作为靶向重塑的刺激（图 57.2）。靶向重塑是指针对损伤区域的部位特异性重塑（可能由骨细胞凋亡引导）[5]，与激素驱动负责将钙释放到循环中的非靶向（随机）重塑形成对比[6]。靶向重塑涉及激活一个重塑单元，该单元维持损伤形成和消除之间的稳态，保持骨组织成分特性，使骨骼能够随着时间的推移适应不断变化的需求。

当微损伤的形成和消除之间不平衡时就会发生 BSI。一个不平衡会在以下情况下发生：①负荷以超过正常重塑速率的速度产生微损伤；②正常重塑速率被抑制时。这些机制被认为是健康、身体活跃的个体（例如运动员和军人）和使用抗重塑药物治疗骨质疏松症患者的老年人发生 BSI 的原因。

在健康、身体活跃的个体中，重塑通常与损伤发生的速度一样快，并且存在一个储备，在此基础上，额外的重塑单元可以被激活，以响应增加的损伤形成。因此，负荷的变化通常是可以容忍的。然而，重塑是时间依赖性的，如果没有足够的时间来适应新的机械刺激，由于重塑和损伤形成之间的正反馈重复，可能会逐渐形成更多的损伤。骨吸收先于重塑形成，因此，活跃的骨重塑单元数量的增加会降低局部骨量和能量吸收能力，从而加剧进一步损伤的形成。累积的微损伤可能结合或合并，以启动 BSI 病理进展。

在患者服用抗重塑药物的情况下，BSI 表现为股骨转子下和股骨干的非典型股骨（应力）骨折（atypical femoral fractures, AFF）。病理生理学上被认为与破骨细胞介导的消除受损引起的损伤累积[7]。

流行病学

BSI 在整个人群中是罕见的；然而，在身体最活跃的人群中，BSI 的发生率增加。BSI 的发生率在

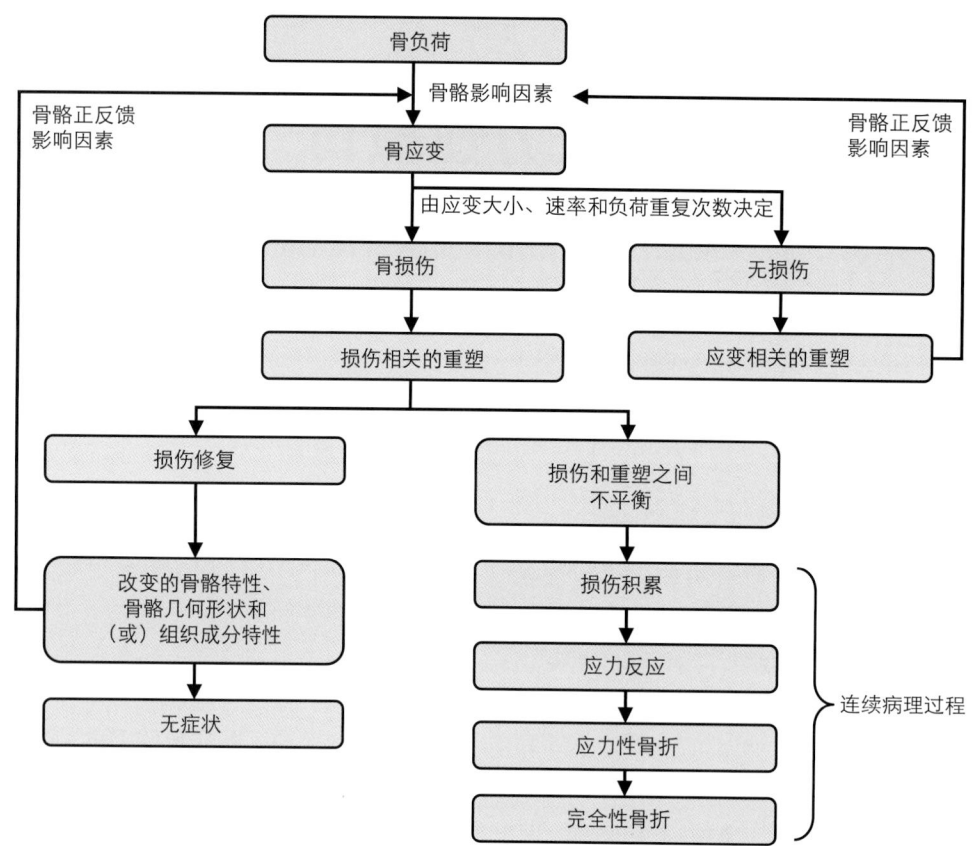

图 57.1 骨应力性损伤可能的病理生理学机制（Source: [3].）

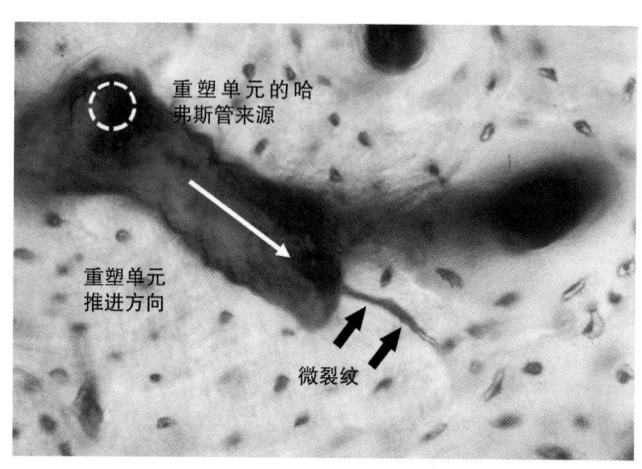

图 57.2 （也见彩图）骨的微损伤和靶向重塑。在皮质骨的基础碱性品红染色组织学切片上可见微裂纹。一个刺激（可能是骨细胞凋亡）触发了一个重塑单元的靶向重塑，该单元从附近的哈弗斯管向损伤方向推进（Source: [50]. Reproduced with permission of Elsevier.）

军队中最高，为 3.2～5.7 例 /(1000 人 - 年)。新兵占病例的大多数，发生率是老兵的 5 倍以上[8-9]。高达 5%～10% 的新兵在最初的 2～3 个月基础训练期间发生 BSI[8-10]。相比之下，运动员的预期 BSI 年发生率≤5%[10-11]；高中运动员中，每 10 万名运动员中有 1.5 名发生 BSI，1/3～2/3 的跑步运动员有 BSI 病史[12-14]。在使用双膦酸盐的人群中，非典型股骨骨折的发生率非常低（每 1000 人 - 年发生≤0.5 例）[15]。

危险因素

BSI 发生的频率相对较低，但其因其所导致的患病率而引起关注。对于运动员来说，BSI 会导致他们训练减少，并且是使他们感觉受挫的原因，尤其是在重大比赛前发生时。在军队中，由于 BSI 损失的训练时间、医疗费用和学员减员，每年都会造成数百万美元的损失。在老年人中，AFF 的发生率很高，通常需要手术干预，这与 AFF 自身的发生率和费用有关。

为了降低与 BSI 相关的发病率，有必要确定其发生的危险因素（图 57.3）。BSI 危险因素的识别不仅对预防首次损伤很重要，而且对降低复发风险也很重要。BSI 病史是未来受伤的最大单一危险因素，可使 BSI 的风险增加 5 倍[16]。

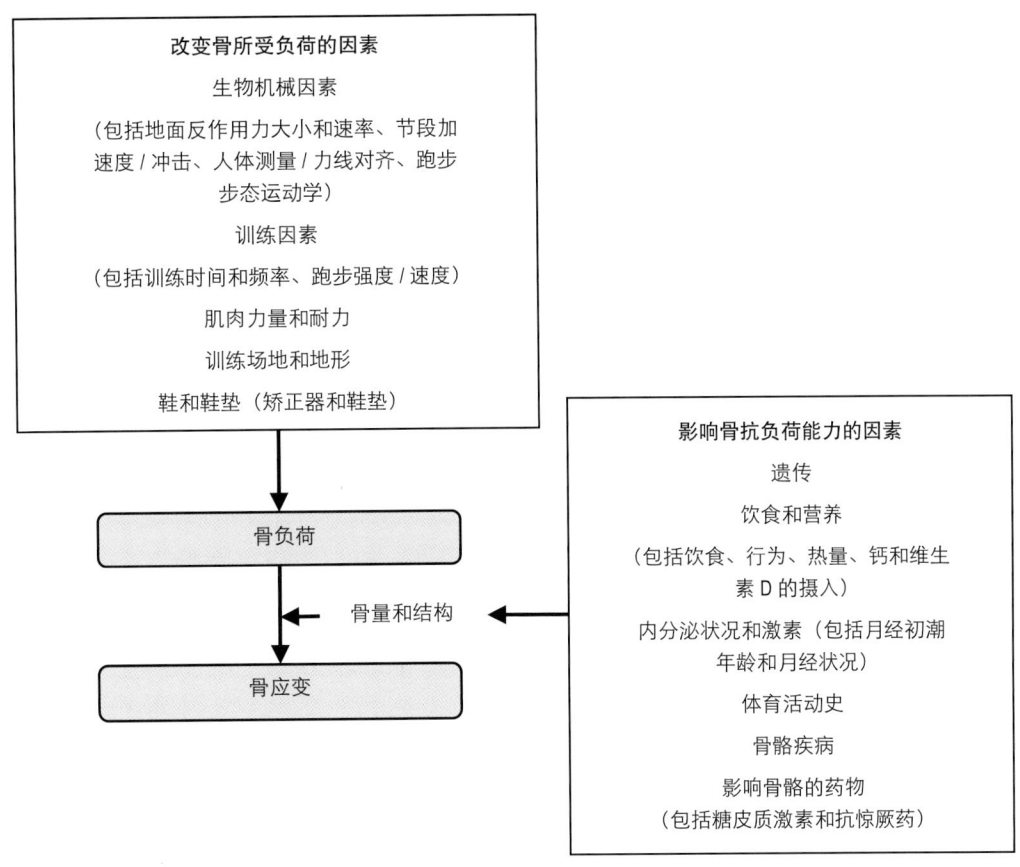

图 57.3　骨应力性损伤的危险因素

因为特定部位的重复负荷超过微损伤形成的阈值时就会发生 BSI，所以危险因素可以分为两类：①改变是骨所受负荷的因素；②在没有骨损伤累积情况下影响骨抗负荷能力的因素。

改变骨所受负荷的因素

BSI 是在重复负荷的反应，因此，增加体育活动会增加 BSI 的风险。然而，风险大小因活动类型而异。在短时间内引入高强度负荷的活动（例如短跑）由于高应变强度和速率而增加风险，而涉及大量重复负荷的活动（例如长跑、行军）由于更多次的疲劳会增加 BSI 的风险。由于不同的活动对骨骼不同部位的负荷不同，活动类型会影响特定部位的 BSI 易感性（表 57.1）。

特定部位的骨骼负荷不仅受活动类型的影响，还受特定活动进行方式的影响。受试者特定的生物力学与 BSI 风险有关，可分为与异常应力相关的生物力学和与异常运动相关的生物力学。地面反作用力的大小和速率增加，以及施加于正常排列的骨骼的高加速度，会增加骨骼负荷而增加 BSI 的风险[2,17-18]。另外，施加于错位骨骼上的正常应力可以改变骨内的应变分布，导致非惯用部位的负荷增加和异常。

当与活动相关的负荷启动过快或过于激进时，负荷大小、速率和重复次数的影响是最重要的。活动强度或速度的增加会增加负荷强度及其引入的速率[19]，而增加训练的持续时间和（或）频率会增加骨骼负荷重复的总数[19]。在骨的承载能力没有改变的情况下，活动的巨大变化和随后的骨骼负荷可能会导致损伤累积和 BSI 产生。

来自军事研究的证据证实，负荷的巨大变化增加了 BSI 风险。在标准化基础训练之前有较短常规体育活动的新兵（即体育活动水平变化较大的新兵）发生 BSI 的风险更大[20-22]。大多数运动员在增加骨骼负荷时不会像许多新兵那样，不会以极端的方式或速度进行；然而，增加负荷的活动仍然是提高活动能力的重要手段。相对于运动员的日常活动，过快或过于频繁地增加活动量被认为是破坏骨微损伤形成和损伤修复之间平衡的关键。

表 57.1 应力性骨折的部位和常见相关活动

骨骼	应力性骨折部位	常见相关运动或活动
肩胛骨	喙突	飞靶射击
	体部	手持重物跑步
肱骨	骨干	投掷、球拍运动、掰手腕
尺骨	骨干	球类运动（尤其是网球）、体操、排球、举重
	鹰嘴	投掷
肋骨	第 1 肋	投掷
	第 2~10 肋	划船 / 皮划艇
腰椎	峡部	体操、芭蕾舞、板球、快速保龄球、排球、跳板跳水
骨盆	耻骨支	长跑、芭蕾舞
股骨	颈	长跑、跳跃、芭蕾舞
	骨干	长跑
髌骨		跑步、跨栏
胫骨	平台	跑步
	骨干	跑步、芭蕾舞
	内踝	篮球、跑步
腓骨		跑步、健美操、竞走、芭蕾舞
距骨	外侧突	撑杆跳高
舟骨		短跑、中长跑、跨栏、跳远 / 三级跳远、足球
跖骨	常见部位	跑步、芭蕾舞、行军
	第 2 跖骨基底	芭蕾舞
	第 5 跖骨	网球、芭蕾舞
足籽骨		跑步、芭蕾舞、篮球、滑冰

活动负荷的加大可以独立地促进 BSI 的发生，但相关风险可能因肌肉因素而加剧。肌肉和骨骼之间存在着密切的力学关系，一般的共识是，肌肉通过偏心收缩来消散冲击力，以防止 BSI 的发生，尤其是下肢的 BSI 的发生。当肌肉功能失调（减弱、疲劳或激活模式改变）时，它们减轻负荷的能力就会受到损害，导致骨骼负荷增加。例如，疲劳导致减震能力降低[23]，加载率和峰值加速度增加[24-25]，骨应变大小和速率增加[26-27]。此外，疲劳会导致运动改变，可能会增加非惯用部位的骨骼的应变[28]。

影响骨抗负荷能力的因素

当负荷作用于骨骼时，产生的应变量和速率取决于骨抗变形的能力。对于给定的负荷，硬度较弱的骨比硬度较强的骨承受的应变更大且速度更快，因此，更容易出现微损伤形成和发生 BSI。

影响骨硬度的骨骼特征包括骨组织成分的质量、数量和分布。有初步证据表明，骨组织成分特性与 BSI 风险相关[29]，骨量和骨结构对 BSI 风险的影响也有良好的前瞻性证据[22,30-32]。因此，考虑可能与这些骨骼特征相关的可变因素是很重要的。

既往的体育活动史对 BSI 的发生具有保护作用，可能是由于骨机械适应和负重耐受性增强[20-22]。骨骼机械适应在骨负荷方向上可以增加硬度，最终结果是骨应变减少，疲劳寿命增加[33-34]。

女性发生 BSI 的风险是男性的 2 倍，这种风险的增加可能是能量可用性低与月经不调和骨丢失之间的相互关系（被称为女运动员三联征）的骨骼后果[10,16]。虽然可能存在三联征中一个或多个，但能量可用性低似乎是核心因素[35]。能量可用性低是由于饮食能量摄入低和（或）能量消耗过多造成的。月经不调和骨丢失与能量可用性低相关，降低了骨骼抗负荷能力和（或）损害了微损伤修复的能力。最终结果是 BSI 风险增加，尤其是在优秀的女性长跑运动员中。

骨特性和 BSI 风险也可能受钙和维生素 D 影响。前瞻性研究表明了这两种药物在 BSI 中的作用[36-38]。一项大型试验显示，每天补充钙和维生素 D 可以减少先前每天钙摄入量不达标的海军女性新兵 BSI 发生的 20%[39]。

导致骨丢失的激素变化，或者使用控制骨丢失的药物，也可以改变骨骼的机械性能。使用抗重塑药物来控制骨质疏松症的骨丢失可能会增加组织脆性，从而增加某些类型的骨折的风险。在 AFF 的情况下，这种增加的风险似乎随着双膦酸盐使用时间的延长而逐步上升[15,40]。

最后，其他全身性骨病的存在会影响骨抗负荷的能力，增加 BSI 的风险，在对患者进行鉴别诊断时应予以考虑。特别是，在中年表现出来的低磷酸盐血症（即成人低磷酸酶血症）最初可以表现为复发性、缓慢愈合的跖骨 BSI，随后出现疼痛、虚弱和股骨近端骨折或假性骨折[41]。在低磷酸酶血症病例中所见的 BSI，最好通过发现低血清碱性磷酸酶和经常有血清磷升高来筛选。其他病例，例如，肿瘤引起的骨软化症（TIO）和（或）低磷血症维生素 D 抵抗性佝偻病，主要与 FGF 引起的肾性磷酸盐耗损有关，也可能出现 BSI[23]。虽然 BSI 可能与上述每一种疾病有关，但它们的发病机制却截然不同。

诊断

BSI 表现为活动相关的疼痛。在早期阶段，疼痛可能被描述为轻度弥漫性疼痛，发生在一定数量的骨负荷活动后。疼痛不会随着活动而减轻，只有在骨负荷停止后才会减轻。随着病情的进展，疼痛可以变得更严重和局限，出现在活动的早期阶段，在活动结束后持续更长时间，并开始在日常生活活动中出现。在晚期，可出现活动受限，任何相关炎症反应都可能导致休息和夜间疼痛。

体格检查上，BSI 的最明显的特征是局部骨压痛。某些骨骼（例如胫骨、腓骨和跖骨）由于没有上覆的肌肉而易于触诊。在较深的部位（例如股骨和脊柱关节间部），直接触诊显然是不可能的，这些部位的症状可以由特定的骨骼负荷试验引起。

在有 BSI 症状和体征的患者中，放射影像学可以帮助做出更明确的诊断。普通 X 线片具有成本低和广泛可用性，因此仍然是 BSI 的首选成像手段；然而，X 线片受到平面特性和低空间分辨率的限制，它们的敏感性极低。计算机体层成像（CT）也缺乏敏感性，但可用于骨折线显示可能影响治疗的特定病例。骨闪烁成像具有很高的敏感性，但由于特异性低和使用极高的电离辐射剂量而受到限制。在目前可用的成像技术中，MRI 是首选技术，因为它具有较高的对比分辨率，不使用电离辐射，有较高的敏感性和特异性[42]。

分类

据报道，BSI 有许多分类系统，可用于指导管理决策和确定预后[43]。虽然尚无普遍接受的系统，但大多分类系统都考虑了疼痛、解剖部位和放射影像学表现。

疼痛可用于指导治疗，但似乎不能用于估计预后。仅有影像学改变而无疼痛症状的 BSI 患者很常见，即使持续进行高强度的体育活动，也未发现其可预测随后的症状[44-46]。因此，不建议常规对症状前 BSI 变化（即低风险）患者进行预防性影像学检查和治疗。对于进展为完全性骨折的高风险 BSI 患者，建议进行预防性影像学检查和治疗。

根据 BSI 发生的位置，可将 BSI 分为低风险类和高风险类（表 57.2）。低风险 BSI 主要发生在骨弯曲轴的受压侧，其并发症的发生率通常低，不需要积极干预[例如手术和（或）延长负重时间]。高风险 BSI 通常发生在骨弯曲轴的张力侧，因为它们容易发生延迟愈合或不愈合和（或）进展为完全性骨折，对其目前的治疗挑战需要特别关注。这是发生在股骨干外侧（张力侧）皮质的 AFF 的典型表现，有很高的发展风险，通常不能很快愈合。

BSI 也可以根据放射影像学表现分为低级别和高级别。表 57.3 显示了 BSI 的一种较新的、有一些变化的 MRI 分级系统[47]。在该分级系统中，1 级和 2 级 BSI 被归类为低级别 BSI，而 3 级和 4 级 BSI 被归类为高级别 BSI[48]。

结合 BSI 的解剖位置和影像学分级，可以为 BSI 的治疗和预后提供依据。一般来说：①归类为低级别的低风险部位的 BSI 具有最有利的结果和最短的活动恢复时间；②归类为高级别的低风险部位的 BSI 需要较长时间才能恢复活动；③高风险部位的 BSI 需要仔

表 57.2　低风险和高风险骨应力性损伤（BSI）

低风险 BSI	高风险 BSI 和休息外的一般管理
胫骨中后部	老年人股骨转子下或骨干不完全性骨折（伴皮质透光）：髓内固定
腓骨/外侧踝	股骨颈 - 无移位：最初卧床休息 1 周，然后逐渐负重；有移位：手术固定
股骨干	胫骨前皮质：不负重挂拐杖或髓内固定 6～8 周
骨盆	内踝：不负重石膏固定 6 周或手术固定
跟骨	距骨（侧突）：不负重石膏固定 6 周或手术切除碎片
第 2～4 跖骨骨干	舟骨：不负重石膏固定 6～8 周或手术
	第 5 跖骨骨干近端：石膏固定或经皮螺钉固定
	第 2 跖骨基底：2 周不负重；局部负重 2 周
	足籽骨：不负重 4 周

表 57.3　根据 MRI 表现进行的骨应力性损伤分级

分级	MRI 影像学表现
1 级	骨膜表面：T2 加权图像显示轻度至中度水肿。骨髓：T1 和 T2 加权图像显示正常
2 级	骨膜表面：T2 加权图像显示中度至重度水肿。骨髓：T2 加权图像显示水肿
3 级	骨膜表面：T2 加权图像显示中度至重度水肿；骨髓：T1 和 T2 加权图像显示水肿
4 级	骨膜表面：T2 加权图像显示中度至重度水肿；骨髓：T1 和 T2 加权图像显示水肿，骨折线清晰可见

Source: [47]. Reproduced with permission of Sage Publications.

细处理，无论其分级如何，都需要更长的时间才能恢复活动。

治疗

低风险 BSI

低风险 BSI 的治疗相对简单，因为它们很容易愈合，没有并发症。总体目标是在尽可能短的时间内使个体恢复到损伤前的功能水平，同时不影响组织的愈合。然而，BSI 的高复发率表明，需要对未来 BSI 的潜在危险因素进行识别和调整。

低风险 BSI 可以通过两个阶段的方法进行治疗，包括调整活动，然后逐步恢复活动。首先需暂时停止刺激性活动。早期的目标是使患者在日常生活活动期间和活动后无疼痛。如果无法实现无疼痛的正常活动，可以考虑使用辅助步态装置或在步行靴中进行一段时间来部分负重或不负重活动。然而，应尽快寻求无辅助的无痛步态的进展。

一旦患者在日常的活动中连续 5 天完全无疼痛，就可以开始渐进式、适当增加负荷的活动[2]。适当的负荷可以定义为在活动期间或活动后不会引起 BSI 症状的负荷。如果引起疼痛症状，则表明在愈合阶段负荷过大，需要减少活动频率和活动量。

在 BSI 愈合的早期阶段，可以考虑采用旨在加速组织水平愈合的技术来刺激骨形成，例如，采用引入低强度脉冲超声或使用 PTH 或抗骨硬化蛋白（sclerostin）抗体治疗。这些方法在促进骨形成方面有希望，但考虑到低风险的 BSI 通常容易愈合，临床应用最常限于高风险、延迟愈合或不愈合的 BSI 的治疗。

在早期的治疗中，身体状况可以通过诸如骑自行车、游泳、深水跑步和反重力跑步机训练等活动来维持。此外，应及早考虑确定潜在的受试者特异性致病危险因素。详细的活动史很重要，包括回顾通常和最近活动的类型、频率、持续时间和强度的变化。同样，可以对影响骨负荷的潜在生物力学因素进行初步评估和管理，包括静态姿势和机体协调、肌肉力量和耐力、关节范围和动态生物力学。应记录完整的饮食史，特别注意可能存在的能量、钙和维生素 D 摄入不足。可以评估骨骼健康，对女性详细记录其月经史，记住，BSI 的诊断可能是第一次确定与女运动员三联征相关的问题被确定。

随着活动的恢复和逐步进展，可以考虑采用旨在减少骨负荷的大小和速率的生物力学技术，特别是在那些有复发性 BSI 史的患者。例如，目前正在研究一些步态再训练技术，以减少跑步时的负荷，包括：①使用基于加速计的生物反馈来鼓励减少负荷的大小和速率；②增加步幅率以减少步幅长度，进而减少重心的垂直偏移和速度，以及地面反作用力和胫骨加速度；③改变脚接触地面的方式，鼓励更多的前脚掌触地，而不是脚跟或后脚的冲击模式触地[49]。然而，对这些步态再训练技术的使用不应掉以轻心，因为诱导步态的改变可能会改变其他部位的损伤风险。

高风险 BSI

高风险 BSI 存在的挑战包括①：诊断困难导致诊断延误；②有延迟愈合或骨不连倾向；③有进展为完全性骨折的高风险。表 57.2 详细列出了高危 BSI 的具体位置及其一般管理。治疗范围包括：长时间减轻活动到不承重活动，进行或不进行石膏固定和（或）手术固定。决定治疗选择的因素包括：BSI 的部位、影像学上是否存在皮质骨缺损、症状和（或）病变持续时间。

与低风险 BSI 相比，高风险 BSI 术后恢复活动通常需要更大程度的组织水平愈合，以尽量降低病情进展的风险。在大多数病例下，当影像学表现与皮质桥接或愈合相一致且患者在负重和触诊时无症状时，可逐渐恢复体育活动。然而，在某些部位（例如足舟骨）或在最初影像学上没有皮质缺损情况下，重复成像检查不能提供信息，在这种情况下，在完成最初的强制性治疗后，需要根据症状的消失来决定是否恢复活动。与低风险 BSI 相比，在高风险 BSI 的管理中，评估和处理潜在的 BSI 危险因素是很重要的。

小结

BSI 是由微损伤形成和消除之间的平衡被破坏引起的，由于其引起的发病率和高复发率，BSI 仍然是一个令人关注的问题。BSI 的风险既与施加在骨骼上的负荷有关，又与骨骼抵抗负荷的能力有关，前者最容易受到干预。虽然大多数 BSI 在经过一段时间的负荷减轻和逐渐恢复活动很容易愈合，但 BSI 的高复发率表明应该解决其发生的潜在原因。特别需要指出的是，有必要将负荷的过度变化视为 BSI 的唯一原因。旨在减少骨骼负荷的干预措施可能包括减少与冲击有关的力和增加局部肌肉组织的力量和（或）耐力的措施。同样，错位和异常运动模式也应加以探讨和解决。此外，虽然骨骼抵抗负荷的能力更难以干预，但也不应忽视；特别是，表现出女性运动员三联征体征和（或）症状的女性长跑运动员需要适当的治疗。此外，使用双膦酸盐的个体应意识到大腿疼痛是潜在 BSI 症状。

参考文献

扫描书末二维码获取。

第 58 章
风湿性疾病中炎症诱发的骨丢失

Ellen M. Gravallese 和 Steven R. Goldring

雷 晨 梁 江 魏秋实 译

引言

炎症性关节疾病包括一组不同的疾病，它们共同存在炎症性和破坏性变化，对关节和关节周围组织的结构和功能产生不利影响。在许多此类疾病中，以关节组织为靶点的炎症过程可能会影响关节外组织和器官，此外，可能会对全身骨重塑产生普遍影响。要特别关注类风湿性关节炎（rheumatoid arthritis，RA）、系统性红斑狼疮（systemic lupus erythematosus，SLE）和血清阴性脊柱关节炎，包括强直性脊柱炎（ankylosing spondylitis，AS）、反应性关节炎［以前称为莱特尔综合征（Reiter综合征）］、炎症性肠病关节炎、幼年发病型脊柱关节病和银屑病性关节炎。关于血清阴性脊柱关节炎的讨论仅限于 AS，因为这是典型的脊柱关节炎。

在 RA 和 SLE 中，滑膜衬里层是炎症过程的始发部位。在生理情况下，滑膜形成一层薄薄的膜，附在关节腔表面，负责产生滑膜液，滑膜液有助于关节润滑和滋养关节软骨中的软骨细胞。在有 RA 和 SLE 的患者中，滑膜成为强烈的免疫介导的炎症过程的一个部位，导致滑膜增殖以及炎症细胞因子和可溶性介质的产生，这是导致关节炎临床症状的原因[1-3]。在 RA 患者中，这种炎症过程最终导致关节组织被破坏。虽然 SLE 和 RA 的临床症状相似，但 SLE 相关的滑膜炎通常不导致关节软骨和骨的直接破坏。有趣的是，Nzeusseu Toukap 及其同事[4]报道，SLE 患者表现出一种不同于 RA 和骨关节炎患者的滑膜基因表达谱，提示不同的炎症和免疫过程参与了这些疾病滑膜的发病机制和生物活性。本章将对 SLE 和 RA 骨吸收差异效应的潜在机制进行讨论。

虽然没有破坏性的改变，关节畸形（称为 Jacoud 关节病）确实在 SLE 患者中发生，但这些被归因于关节周围肌腱和结缔组织完整性的改变，而不是关节软骨和骨的破坏[5]。然而，最近使用超声技术和计算机体层扫描的研究表明，一小部分 SLE 患者（所谓的 Rhupus 综合征）确实有关节骨质破坏的证据[6]。

血清阴性脊柱关节炎也存在滑膜炎症。与 RA 和 SLE 的关节炎模式不同，脊柱关节炎炎症通常是少关节和不对称的，包括远端和近端关节，重要的是，中轴骨也受累。解剖和组织病理学分析已经证实，关节窝是肌腱或韧带附着于骨骼的部位，是脊柱关节炎的始发部位[7]。随后，炎症过程延伸到滑膜和关节边缘，滑膜血管鞘的炎症可能伴随着边缘关节侵蚀的炎症。与 RA 的研究结果相反，脊柱关节炎的炎症过程可能与关节末端的钙化和骨化以及最终的关节骨强直有关[8-9]。类似的炎症过程可能影响中轴骨骼，导致骨形成增加，形成所谓的联合骨，以及相邻椎骨的融合或强直[8,10-11]。

类风湿性关节炎

RA 是一种以对称性多关节炎为特征的全身性炎症疾病。在这种疾病中可以观察到四种主要的病理性骨重塑形式，包括局灶性边缘关节侵蚀、软骨下骨丢失、关节周围骨量减少和全身性骨质疏松症[1-3]。局灶性边缘侵蚀是 RA 的放射影像学特征。对这些局灶性骨丢失部位的组织病理学检查显示，发炎的滑膜组织附着在骨表面，形成一层被称为"关节翳（pannus）"的覆盖层。关节翳和相邻骨之间的界面经常被含有单核和多核细胞的吸收陷窝所包围，这些细胞具有真正的破骨细胞的表型特征，因此提示破骨细胞是负责局灶滑膜吸收过程的主要细胞类型[12-13]。类似的局灶性骨丢失部位也存在于软骨下骨的骨内膜表面，具有破骨细胞表型特征的细胞也存在于这些骨表面[12-13]。软骨下骨在这些部位的侵蚀提供了进入关节软骨深层区域的通道，从而导致软骨破坏，关节软骨深层区域受到入侵的炎症组织的降解[14]。这些软骨下骨侵蚀区域通常与MRI显示的所谓骨髓水肿部位一致。对这些区域骨髓的组织学分析显示，骨髓已被充满炎症细胞的纤维血管基质所取代[15]。重要的是，骨髓病变的存在可以有力地预测在这些部位局部骨侵蚀的后续发展[16-17]。

更明确的证据表明，破骨细胞与局灶性关节骨侵蚀的发病机制有关，这一证据来自遗传学方法的使用，研究人员在缺乏形成破骨细胞能力的小鼠中诱导了具有RA特征的炎症性关节炎[14,18-19]。在这些模型中，虽然存在广泛的滑膜炎症，但无法形成破骨细胞可防止局灶性关节骨吸收。

RA滑膜病变诱导破骨细胞介导的骨吸收的倾向可以归因于炎症组织内细胞产生多种产物，这些产物具有招募破骨细胞前体并诱导其分化和激活的能力。这些产物包括一系列趋化因子，以及核因子-κB受体激活因子配体（receptor activator of nuclear factor Kappa B ligand, RANKL）、TNF、IL-1、IL-6、IL-11、IL-15、IL-17、M-CSF、前列腺素和PTH相关多肽[3,20-21]。在这些产物中，RANKL受到了特别的关注，它由滑膜组织内的滑膜成纤维细胞和T细胞产生[22-25]。RANKL在局灶性骨侵蚀发病机制中的关键作用是由观察到骨保护素（osteoprotegerin, OPG）可以阻断RA动物模型中RANKL的影响——导致关节侵蚀明显减轻——提示的[13,26-27]。在炎症性关节炎的遗传模型中，RANKL的缺失[14]或其信号通路[19]的破坏可以保护动物免受关节骨侵蚀，进一步支持了RANKL在吸收过程中的关键作用。最近，使用地诺单抗（一种阻断RANKL活性的单克隆抗体）阻断RANKL被证明可以显著减少RA患者的关节骨侵蚀，进一步证明破骨细胞和破骨细胞介导的骨吸收是预防RA关节骨破坏的合理的治疗靶点[28-31]。有趣的是，双膦酸盐在RA中显示出保护全身性骨丢失的有益作用，但在减少局灶性关节破坏方面却没有效果[32]，除了研究人员使用顺序唑来膦酸钠方案的研究报道外[32-33]。虽然在使用这些药物预防关节破坏方面可能存在局限性，但正如本章稍后讨论的那样，显然双膦酸盐在治疗和预防RA的全身性骨丢失方面具有作用[33]。此外，最近的一些研究也表明，地诺单抗靶向RANKL在预防RA患者全身性骨丢失方面具有有益作用，包括同时接受糖皮质激素治疗的患者[34-35]。

RA滑膜也是破骨细胞生成抑制因子的来源，包括干扰素γ、干扰素α/β、IL-4、IL-10、IL-12、IL-18，可能还有IL-23[36-37]。其中许多因子是由T细胞产生的，T细胞是RA滑膜的主要细胞成分。滑液中T细胞也是促破骨细胞生成因子（RANKL和TNF-α）的主要来源，但进行性局灶骨侵蚀和全身性骨丢失的持续进展表明，这些细胞因子的抑制作用不足以防止骨丢失。

在RA患者中发现了一类新的自身抗体，这为自身免疫和破骨细胞介导的骨吸收之间提供了一个链接。这些自身抗体直接作用于多种瓜氨酸蛋白，因此被命名为抗瓜氨酸化蛋白抗体（anticitrullinated protein antibody, ACPA）。某些ACPA识别破骨细胞及其前体细胞膜上的瓜氨酸化波形蛋白，两者结合导致破骨细胞生成增强[38]。有趣的是，ACPA的存在甚至在临床关节炎症开始之前就与骨丢失有关。重要的是，ACPA和类风湿因子对边缘关节侵蚀具有附加效应[39-40]。

RA患者局灶性边缘和软骨下骨丢失的另一个显著特征是：几乎没有骨修复。Matzelle及其同事[41]已经在一个类风湿关节炎动物模型中证实，一旦侵蚀部位的炎症完全消退，成骨细胞前体就会在侵蚀的表面排列、成熟并成骨来修复侵蚀的关节。因此，RA患者的侵蚀修复缺失可能反映了关节面持续存在低水平的炎症，或者可能表明成骨细胞前体细胞缺乏，无法成骨[41]。

Diarra及其同事[42]也对这种形式的炎症性关节炎的骨吸收和骨形成失偶机制进行了深入研究。他们的研究表明，细胞在发炎RA滑膜组织细胞产生dickkopf-1（DKK-1）——Wnt信号通路抑制因子，在成骨细胞介导的骨形成起着关键作用。Walsh及其同事[43]的研究证实了这些观察结果，并确定了一些其他Wnt家族的拮抗剂，包括RA滑膜中DKK成员和分泌型Frizzled相关蛋白家族。在Diarra的研究中，滑膜成纤维细胞、内皮细胞和软骨细胞是DKK-1的主要来源[42]，TNF-α被证明是DKK-1强效诱导物，因此暗示这种促炎细胞因子在骨侵蚀受损部位的骨形成受损。在Diarra的研究中，一个有点令人惊讶的观察结果是，用阻断性抗体抑制DKK-1不仅对骨形成产生有益的影响，而且还抑制破骨细胞介导的骨吸收[42]。抑制骨吸收的作用归因于炎症滑膜下调RANKL的生成和上调OPG的表达[44]。

除了产生DKK-1外，滑膜成纤维细胞还产生骨硬化蛋白（sclerostin）以响应TNF-α[45]。Chen及其同事在后续研究中发现，使用阻断骨硬化蛋白活性的抗体治疗人TNF转基因小鼠（hTNFtg小鼠）炎症性关节炎可以保护小鼠免受局灶性、关节周围破坏和全身性骨丢失[46]。最近，Wehmeyer及其同事[47]使用一个类似的人TNF转基因小鼠模型进行的研究发现，使用抗骨硬化蛋白抗体治疗这些小鼠加剧了关节炎症和骨丢失。他们的进一步研究显示，骨硬化蛋白抑制下游信号通路TNF诱导的炎症，并且这些信号通路在骨硬化蛋白抑制下增强。关于骨硬化蛋白在调节关节炎症和骨重塑中的不同作用，需要进一步的研究。

局灶性边缘骨侵蚀是RA放射影像学标志，但RA最早的骨骼特征是关节周围发生骨量减少。重要的是，有证据显示，关节旁骨丢失对手部边缘关节侵蚀的后续发展具有很高的预测价值[48-50]。很少有研究观察与关节周围骨量减少相关的组织病理改变。Shimizu及其同事[51]研究了一系列接受人工关节置换术的RA患者的关节周围骨，并基于组织形态学分析了骨吸收和骨形成增加的证据。关节旁组织的骨髓检查经常显示炎症细胞的局灶性聚集，包括淋巴细胞和巨噬细胞，这些细胞可能是细胞因子和相关的促炎介质的来源，可能会对骨重塑产生不利影响[21]。固定和减少机械负荷是关节周围骨丢失发病机制中涉及的其他因素。

RA的最后一个骨骼特征是存在全身性骨质疏松症。大量研究证明，与疾病对照组相比，RA患者BMD更低，骨折风险增加[52-55]。RA患者中存在多种影响骨重塑的混杂因素，这使得确定任何特定患者骨量减少的确切发病机制都很难。这些影响因素包括性别、年龄、营养状况、体育活动水平、疾病持续时间和严重程度，以及糖皮质激素等对骨重塑有不利影响的药物的使用。Lodder及其同事[53]对一组有低到中度疾病活动性的RA患者进行了骨量与疾病活动性关系的评估，观察到疾病活动性是全身性骨丢失的重要因素，支持了其他几位研究者早期的观察结果。Solomon及其同事[56]最近评估了一组绝经后RA女性的局灶性骨侵蚀和广泛性骨质疏松症之间的关系。虽然他们观察到髋部BMD降低和关节侵蚀之间存在相关性，但在多变量调整后，这种相关性消失了，这表明侵蚀和BMD之间的关系是复杂的，受多种疾病和治疗相关因素的影响。

已使用几种不同的方法来深入了解RA全身性骨丢失的机制，包括：骨活检的组织形态学分析，测量骨重塑的尿液和血清生物标志物，以及评估血清细胞因子水平。早期的研究采用组织形态学分析的研究表明，骨量的减少可归因于骨形成的抑制[57]。相比之下，Gough及其同事[58]以及其他几名研究人员，根据尿液标志物的评估，观察到骨吸收增加的存在。有趣的是，Garnero及其同事[59]观察到，高尿CTx-1（骨吸收标志物）水平可以预测关节损伤的影像学进展风险，独立于类风湿因子或红细胞沉降率。一些研究小组使用骨重塑和（或）血清细胞因子水平的指标来评估治疗干预对RA患者局灶性关节损伤和全身性骨丢失的影响[35,60-63]。结果表明，炎症症状的抑制和功能状态的改善可以反映在骨重塑指数水平的提高和模式的改善上。

RA全身性骨重塑的紊乱归因于从滑膜炎症部位释放到循环中的促炎细胞因子的不利影响。这些细胞因子以类似于内分泌激素的方式调节全身性骨重塑。虽然RA患者血清中多种破骨细胞因子水平升高，但应特别关注RANKL和OPG的水平。Geusens和其他人最近报道了RA患者超过11年的随访结果，显示早期RA的循环中的OPG/RANKL比例可以预测后续的骨破坏[63-65]。在另一项研究中，Vis及其同事[63]表明，使用英夫利昔单抗抗TNF治疗可以减少全身性骨丢失，这些作用与血清RANKL下降水平相关。也有证据表明，炎症性关节释放的细胞因子和介质会对全身骨形成产生不利影响。这一结论得到Diarra及其同事的观察结果的支持[42]，他们在RA患者的血清中检测到DKK-1（一种形成骨抑制因子）水平升高。其他作者也有类似的研究发现被报道[66-67]。有趣的是，在Diarra的研究中，作者观察到与对照组相比，AS患者的DKK-1水平没有增加，这与关节周围骨形成的局灶性增加有关，详见下一节讨论。

这些研究和前面讨论中描述的相关调查强调了监测RA患者全身性骨丢失证据的重要性以及建立早期治疗干预制度的重要性，这些干预已被证明可以降低骨折和残疾的长期风险。SLE及相关的炎症性关节炎患者也有发生全身性骨质疏松症和骨折的风险，对于这些患者应考虑采用类似的方法。

强直性脊柱炎

如上所述，强直性脊柱炎（AS）的特征是末节和外周关节以及骶髂关节滑膜内衬的炎症[68]。滑膜病变检查显示其有许多与RA滑膜相同的特征，包括滑膜内膜细胞增殖、淋巴细胞浸润和关节翳形成。与RA的关节骨重塑模式相反，AS患者的炎症过程可能伴随着骨形成的增加[9]。这在骨膜炎症部位尤其如此，例如在韧带和肌腱附着点处，尤其是脊柱。为了研究骨形成增加的机制，Braun 及其同事[69]对 AS 患者的骶髂关节进行了活组织检查。他们注意到淋巴细胞密集浸润的存在，类似于 RA 滑膜病变的浸润，但与 RA 滑膜不同的是，他们也观察到软骨内骨化灶。使用原位杂交技术，他们注意到 TGF-β2 mRNA 在这些区域的表达增加，并推测这种生长因子的上调可能是骨形成增加的原因。Bleil 及其同事[70]检查了一组 AS 患者小关节的组织，并注意到炎症组织和软骨之间的接触处有新骨形成的病灶。这些区域包含表达 RUNX-2 和 I 型胶原蛋白的细胞，与成骨细胞表型一致。Lories 及其同事[71]分析了一组 AS 或 RA 患者的滑膜组织，并注意到两组患者组织中骨形态蛋白-2（BMP）和 BMP-6 的水平均升高。他们推测，AS 中新骨形成的不同模式可能与炎症过程定位于关节处的骨膜骨有关。他们将这些观察结果扩展到自发发展为炎症性关节炎的 DBA/1 小鼠的研究，以及再现 AS 过多骨形成特征的端骨形成。他们发现，noggin（一种 BMP 拮抗剂）的系统性输送可以减少新骨形成[72]。通过对 AS 患者肌腱附着点活检物进行免疫组织化学分析，可以直接证明 BMP 在与 AS 相关的新骨形成中的作用，表明磷酸化 Smad1/5 的存在，与 BMP 信号通路的局部激活一致[72]。

Maksymowych 及其同事[73]观察了 AS 患者中轴骨炎症和新骨形成之间的关系。脊柱 MRI 和 X 线片显示，在有炎症的椎体边缘比在没有炎症的部位更频繁地出现新的韧带骨赘。Ramiro 及其同事[74]的最近的一项研究支持了这些观察结果，他们发现，X 线片上的侵蚀和硬化在同一部位先于症状的发展。早期的研究表明，虽然使用抗 TNF 治疗可以解决炎症，但症状仍会继续发展[75-76]。然而，Maas 及其同事的最近的一项研究显示，接受 TNF-α 抑制剂长期治疗的 AS 患者脊柱放射影像学进展减少。

虽然 AS 患者倾向于在炎症部位产生过多的骨形成，但许多患者显示脊柱骨量减少的证据[78-79]。这归因于脊柱强直导致的固定不良反应，尽管即使在没有骨性强直的患者中也可发现 BMD 降低[79-81]。这些作者和其他人认为，与其他形式的炎症性关节炎一样，骨丢失与炎症对全身骨重塑的不利影响有关。这一结论得到了 Rossini 及其同事[82]的观察结果的支持，他们观察到，AS 患者血清中 DKK-1 水平升高与低 BMD 和较高的椎体骨折发生率有关。这些观察结果支持风湿性疾病中炎症的解剖部位对骨骼的影响以及存在于骨骼内部和周围的独特微环境的重要性[43,83]。

系统性红斑狼疮

系统性红斑狼疮（SLE）与 RA 类似，是一种全身性炎症性疾病，除了累及关节结构外，还可能与广泛关节外器官损害有关。虽然 SLE 和 RA 的关节炎症的模式和分布相似，但 SLE 的关节炎症通常不会导致广泛的关节骨侵蚀或软骨破坏[84]。关节畸形和半脱位确实有发生，但这些主要归因于与持续的关节周围软组织炎症相关的韧带松弛。这种类型的关节炎（被称为 Jaccoud 关节病）的特征是掌骨桡侧出现"钩状"侵蚀[84]。这些局部骨改变不同于 RA 的边缘侵蚀。类似的关节畸形模式在其他炎症性疾病中也有描述，包括风湿热和结节病，因此这种情况并非 SLE 独有。

如前所述，对 SLE 患者滑膜组织转录组的分析显示，其基因谱与 RA 中所见的模式存在实质性不同[4]。在 SLE 滑膜组织中最突出的发现是干扰素诱导的基因的上调。与对照组相比，I 型干扰素信号已被报道出现在有 SLE 的患者的外周血细胞中[85-86]。令人感兴趣的是，干扰素-α 和 β 均可抑制体外破骨细胞生成，这些基因及其产物在 SLE 滑膜中的上调可能有助于防止骨细胞介导的骨侵蚀的发生[87]。Mensah 及其同事[88]在（NZB×NZW）F1 SLE 小鼠模型研究中提供了支持源自滑膜的干扰素-α 抑制 SLE 破骨细胞介导的骨侵蚀的实验数据。他们发现，干扰素-α 在体内和体外都能将破骨细胞前体向髓样树突状细胞分化，并远离破骨细胞的形成。与 RA 患者相似，SLE 患者也存在发生全身性骨质疏松症及其相关脆性骨折的风险[89-91]。除了慢性炎症对骨重塑的不利影响外，其他一些因素，例如糖皮质激素治疗、肾功能损害、维生素 D 缺乏，也可能导致低骨量。

致谢

SG 的研究得到了 Boehringer Ingelheim 的研究基金资助，EG 的研究得到了 AbbVie, Inc. and Eli Lilly and Company 的研究基金资助。

参考文献

扫描书末二维码获取。

第 59 章
糖皮质激素诱发的骨质疏松症

Kenneth Saag 和 Robert A. Adler

吕 雪 方 琨 陈柏龄 译

流行病学

药物引起的骨质疏松症是导致骨丢失骨折的最常见的继发性原因，其中，糖皮质激素是与这类骨质疏松症最典型相关的一类药物。虽然糖皮质激素的使用可能会被新的更直接的治疗方法取代，例如生物制剂，但仍有多达 1% 的人口长期使用口服糖皮质激素（定义为 3 个月或更长时间）[1]。基于人口的流行病学研究表明，40% 的长期使用糖皮质激素的个体会因糖皮质激素诱发的骨质疏松症（glucocorticoid-induced osteoporosis，GIOP）而发生骨折[2-3]。

骨密度改变与骨折发生率

当开始使用糖皮质激素时，骨量流失会迅速发生，在第一年内骨量流失高达 20%[2,4]。在随后的几年里，骨丢失的速度会减慢到每年 1%~3%。糖皮质激素对 BMD 测量的骨量和骨质量都有影响；因此，骨折是最值得关注的结果。骨折可以发生在任何骨骼部位，但最常发生在骨小梁密集处，例如股骨粗隆和腰椎。由于糖皮质激素对骨细胞和成骨细胞的直接毒性作用，在开始使用糖皮质激素后不久，骨折风险可能增加，但 BMD 相对于绝经后骨质疏松症患者来说更高一些[5]。事实上，在使用糖皮质激素的前 3 个月，骨折风险增加[6]。随机对照试验显示，在未被分配接受骨质疏松症治疗的、平均每日使用 10 mg 泼尼松的患者，形态计量学定义的椎体骨折发生率为 15%[7-8]。

糖皮质激素的给药剂量效应和途径

糖皮质激素与骨丢失的关系主要是线性的，但其对骨质损害的下限阈值尚未确定[9]。每天超过 20 mg 的泼尼松使用剂量可能对骨骼特别有害。累积的糖皮质激素剂量对 BMD 影响最大，而峰值剂量可能直接影响骨细胞和成骨细胞功能，导致骨折或潜在的骨坏死，而骨量相对保持良好。虽然与口服糖皮质激素制剂相比，吸入剂对骨骼更安全，但即使用于呼吸道疾病的吸入糖皮质激素，也可能对骨骼产生不利影响[10]。据估计，使用高剂量吸入糖皮质激素超过 7 年将导致 1 SD 即 10% 的 BMD 损失[11-12]。缓释布地奈德在肠道吸收较差，主要在胃肠道局部发挥作用，但其对骨仍有一定的全身性作用[13]。局部应用于皮肤的糖皮质激素对骨骼没有可测量的影响，除非在儿童中使用高剂量或放置在黏膜或非常薄的皮肤表面使用，例如在阴囊皮肤表面。一旦停止治疗，糖皮质激素的作用减弱，骨折风险恢复正常。

糖皮质激素诱发的骨质疏松症（GIOP）的高危人群

除了剂量外，糖皮质激素对骨骼的影响还受许多因素影响，包括年龄、性别、种族、绝经期状况、伴随疾病和用于糖皮质激素治疗疾病的合并用药。虽然绝经后女性在使用糖皮质激素时的骨折风险最大，但男性和绝经前女性也有骨折风险。例如，在对超过 6000 人-年的随访中发现，患有系统性红斑狼疮（SLE）的年轻女性的骨折风险超过 12%[14]。患有类风湿性关节炎（rheumatoid arthritis，RA）和慢性阻塞性肺疾病（chronic obstructive lung disease，COPD）是最常使用糖皮质激素的疾病。糖皮质激素的使用模式有相当大的差异，RA 的使用剂量较低且持续时间较长，而 COPD 的使用较短且剂量较高。RA 的基础疾病过程直接增加骨丢失，导致全身性和局限性关节周围的骨丢失，与糖皮质激素的使用无关。此外，考虑到在接受糖皮质激素治疗的 RA 患者中，对骨骼有害的促炎症细胞因子的减少和负重体育活动的改善也对骨骼有益处，糖皮质激素治疗 RA 对骨骼的可能保护作用存在一些争议[15]。糖皮质激素和 RA 都是骨折的重要的独立危险因素[16]。在 COPD，慢性吸烟、低体重指数（常见于肺气肿）和阳光照射减少都使糖皮质激素对骨骼的影响变得模糊不清[17]。与糖皮质激素相关的发病率较低的疾病有风湿性多肌痛和相关疾病颞动脉炎。这些疾病，特别是颞动脉炎，通常的泼尼松起始剂量为 60 mg/d，影响老年人，主要是白人成人。骨折的结果是普遍的，在某些情况下比潜在的发病率或显示的病情更严重。

发病机制

对骨的直接影响

GIOP 与大多数其他类型的骨质疏松症的区别在于，随着糖皮质激素水平过高，骨形成严重受损。事实上，骨形成的生化标志物，例如骨钙素，在口服、吸入甚至关节内使用的起始阶段迅速下降[18]。在 GIOP 的小鼠模型进行的研究表明[19-20]，糖皮质激素通过增加细胞凋亡来减少成骨细胞和骨细胞的分化和寿命。成骨细胞形成的改变可能是由 PPARγ 转录因子介导的[21]，而糖皮质激素抑制成骨细胞中的 Wnt 信号通路[22] 可能导致其功能降低。反映出这些通路的关键骨组织学改变是骨面积和类骨质减少，成骨细胞减少，骨重塑周期逆转阶段延长[23]。在对骨产生直接影响之前，11β-羟基类固醇脱氢酶（11β hydroxysteroid dehydrogenase, 11β-HSD）分流可能会改变活性（皮质醇）和非活性（可的松）糖皮质激素的浓度。据推测，11β-HSD 酶是临床发现的对给定剂量的外源性糖皮质激素的敏感性可变的原因。

众所周知，外源性糖皮质激素治疗对儿童的生长有不利影响，并且有证据表明生长激素的分泌可能会减少[24]。新的研究表明，外源性糖皮质激素与 IGF-1 的分泌可能有相互作用[25]。

糖皮质激素对破骨细胞的影响更有争议。临床上，有证据表明，在使用外源性糖皮质激素的最初几个月，骨吸收标志物增加，破骨细胞活性增强[26]。糖皮质激素可以增加核因子-κB 受体激活因子配体（receptor activator of nuclear factor Kappa B ligand, RANKL），降低骨保护素[27]。然而，许多增强的破骨细胞活性可能是糖皮质激素治疗炎症性疾病的应答反应[28]。由于基础疾病，例如 RA，对糖皮质激素治疗有效时，炎症减少，骨吸收的标志物也会减少。事实上，也有证据表明，糖皮质激素会降低破骨细胞的活性[28]。

糖皮质激素的间接影响

同样有争议的是，糖皮质激素对钙平衡和甲状旁腺活性的影响。虽然有证据表明糖皮质激素导致肠道钙吸收减少和尿钙排泄增加[29]，但这些效应的临床影响尚不清楚。例如，没有证据表明 PTH 水平会因这些效应而升高。正常男性每天使用 50 mg 泼尼松、持续约 4 个月，血清钙或 PTH 无变化[30]。虽然使用糖皮质激素的患者血清 25-羟维生素 D 水平通常被认为较低[31]，但没有证据表明这种水平与普通人群不同。

糖皮质激素对肌肉有影响，使用内源性或外源性糖皮质激素过量的患者会出现典型的肌肉量下降。蛋白质是糖皮质激素刺激的糖异生所需的氨基酸来源。下肢力量下降显然是跌倒和骨折的危险因素。库欣综合征和使用外源性糖皮质激素的患者也会出现性腺功能减退，并可能对骨骼产生间接有害影响（例如睾酮和肌肉的减少）或直接有害影响（例如降低雌激素的抗骨吸收作用）。组织学研究表明，糖皮质激素对骨骼的直接影响尤为重要，但糖皮质激素对钙流失、肌肉减少和性激素减少的间接影响可能在骨折风险中发挥一定作用[23,32]。最后，与年龄匹配的未使用糖皮质激素的同龄患者相比，使用糖皮质激素治疗基础疾病的炎症效应，加上基础疾病本身增加的骨折风险，都增加了使用糖皮质激素的患者骨折的显著高的可能性。

评估

病史和体格检查

GIOP 说明了详细的病史记录和仔细的体格检查对骨质疏松症评估的重要性。大多数卫生保健系统是分块的，因此，每个患者可能是由多名临床医生治疗的；口服或其他全身性糖皮质激素可能由许多不同的全科医生或专科医生开出处方，而没有其他临床医生知道这个处方。因此，糖皮质激素药物的核查是评估任何患者的主要部分，并可能揭示为什么给定的患者有低创伤性骨折。此外，使用糖皮质激素治疗的基础疾病可能是骨质疏松症和骨折的危险因素（见本章前述）。临床医生必须评估糖皮质激素给药的细节和估计的治疗时间。如前所述，在使用相当于 7.5 mg 泼尼松 3 个月的患者中发现骨折风险增加[9]。简要的饮食史可以帮助临床医生决定哪些患者需要补充钙。体格检查应包括测量身高（从达到最大值计算改变），或许能够发现全身无力或下肢力量下降。如果不借助手臂和手就不能从椅子上站起来，就很容易发现这种弱点。可能会发现糖皮质激素使用过量的迹象，例如，肌肉萎缩、向心性肥胖、满月脸、瘀斑、紫色腹纹以及所谓的水牛背，但没有此类发现并不意味着患者没有骨折风险。

实验室检查有助于内源性库欣综合征的诊断，例如地塞米松抑制试验。对于使用外源性糖皮质激素的患者，除了对大多数骨质疏松症患者进行的检查外，还可以根据基础的情况进行检查。大多数骨质疏松症患者需要检测血清和尿钙、肾功能和维生素 D 水平（25-羟维生素 D），而结节病患者可能还需要检测 1,25-二羟维生素 D。有 RA 或 COPD 的患者可能需要对的疾病活动性进行实验室检查或功能评估，以评估糖皮质激素治疗的持续时间。25-羟维生素 D 水平将帮助临床医生决定是否需要补充维生素 D，如果需要，补充多少。虽然血清骨转换标志物受到内源性和外源性糖皮质激素的影响，但在大多数患者中尚不确定是否应该检测它们。在使用糖皮质激素后早期，反映骨吸收的代谢产物（例如血清 CTx）可能会升高，而反映骨形成的标志物（例如血清 P1NP）可能降低。这些骨转换标志物随着糖皮质激素给药的时间以及其他因素的变化而变化，例如，绝经期状况和需要糖皮质激素治疗的基础疾病。因此，对于一个特定的患者，此类检测的结果不太可能影响是否开始骨质疏松症治疗的决定。

DXA 适用于有 GIOP 风险的患者。然而，与绝经后骨质疏松症患者相比，BMD 更高的患者可能发生骨折[5]。除了使用 DXA 来确定骨折风险和管理方案的选择外[33]，美国风湿病学会（the American College of Rheumatology, ACR）关于 GIOP 的指南还建议使用骨折风险计算器，例如骨折风险评估工具（FRAX）。该指南根据糖皮质激素剂量、DXA 结果以及 FRAX 评估的 10 年骨折风险预测，将患者分为低、中、高风险。FRAX 可以通过在免费网站（www.shef.ac.uk/FRAX/）来计算，即通过输入患者的年龄、性别、体重、身高、糖皮质激素暴露情况和股骨颈 BMD 等几个危险因素来计算。在该指南的最新版本中，可以对糖皮质激素的暴露程度进行调整。

虽然在某些情况下电离辐射暴露和（或）成本可能会阻碍 DXA 的广泛使用，但其他骨评估方法有望能够更好地估计骨折风险。对髋部进行定量计算机体层扫描和有限元分析（finite element analysis, FEA）[34]以及对椎体进行高分辨率定量计算机体层扫描[35]似乎对糖皮质激素引起的变化非常敏感。GIOP 患者的磁共振成像对骨折风险评估有一定的应用前景[36]。皮质骨（胫骨）的参照点压痕[37]可能反映糖皮质激素的效应。最近，骨小梁评分（一种测量脊柱 DXA 数据的骨结构测量方法）已被用于 GIOP 患者[38]。这些新技术将如何增强当前基于病史、体检、DXA 和 FRAX 计算的现有管理仍有待确定。

治疗和预防

钙和维生素 D

充足的钙和维生素 D 是必需的，但对于大多数长期使用糖皮质激素的人来说，钙和维生素 D 本身通常不足以维持足够的骨骼健康。通过饮食和补充来源每天摄入 1200～1500 mg 的元素钙可以部分减轻骨丢失。大约 800 IU 的维生素 D 可以通过含有胆骨化醇的钙补充剂来提供，但也可以通过复合维生素或单独的补充剂来获得。对于开始使用糖皮质激素（定义为 25-羟基维生素 D 水平为 30 ng/ml 或以下）时维生素 D 不足的患者，推荐间歇性地给予更高剂量的麦角钙化醇或胆钙化醇。与安慰剂相比，活性形式的维生素 D 可以显著保持或改善 BMD，但在 GIOP 中不如双膦酸盐有效[39-40]。负重体育活动和其他传统的骨质疏松症危险因素的改变可能对骨骼健康有一定影响。

GIOP 的临床试验包括新开始使用糖皮质激素的患者（预防）和长期使用糖皮质激素的患者（治疗）。由于使用糖皮质激素治疗的疾病不同，以及使用糖皮质激素之前影响基线骨健康的患者的年龄不同和存在其他因素，这些研究结果的解释会被干扰。

双膦酸盐类

针对糖皮质激素使用的临床试验使三种双膦酸盐——阿仑膦酸钠、利塞膦酸钠和唑来膦酸盐——得到了国际注册和广泛使用。数据也显示了依地膦酸盐[41-42]、帕米膦酸钠[43-46]和依地膦酸盐[47]的疗效，虽然这些药物要么未得到监管机构批准，要么很少被广泛使用。在一项安慰剂对照的临床试验中，阿仑膦酸钠在 5 mg/d 或 10 mg/d 的剂量下，在 2 年的时间里，在开始和继续使用糖皮质激素的患者中，使脊柱和髋部的骨量增加了 1%～4%，虽然幅度小，但有显著意义[8]。在绝经前女性的亚组中，阿仑膦酸钠在 5 mg/d 的剂量下对骨量的影响与在 10 mg/d 的剂量下相当。

两个治疗组的所有研究对象都补充了钙和维生素 D。研究发现，在接受安慰剂以及钙和维生素 D 的治疗组，腰椎和全髋部骨量相对于基线都有所保留，可能部分归因于大约 1/3 的男性和 1/3 的受试者在基线时骨量保存良好。这表明，对于骨丢失风险较低的人来说，钙和维生素 D 是一种合理的初始策略[48]。在阿仑膦酸钠临床试验基础上的进一步研究表明，其降低了椎体形态骨折的风险[49]。与安慰剂相比，阿仑膦酸钠组出现了更多的非严重上消化道不良事件。

利塞膦酸钠在两项独立的调查中进行了研究：一项是在新开始使用糖皮质激素的人群中进行的[7]，另一项则是在长期使用糖皮质激素的人群中进行的[50]。正如预期的那样，虽然在预防作用研究中，骨量流失更多或 BMD 增加较少，但利塞膦酸钠保存或增加 BMD 显著高于安慰剂组。在长期使用糖皮质激素的研究中，所有三个主要检测点的 BMD 都有较大的提高。这两项研究的事后结合显示椎体骨折发生率显著降低[51]。这些有关阿仑膦酸钠和利塞膦酸钠的初步研究中使用的是日剂量，虽然周剂量的阿仑膦酸钠的效果看起来与日剂量的相当[52]。由于使用更方便，双膦酸盐的周剂量治疗已成为 GIOP 的标准治疗方法。

最大的 GIOP 研究是使用一年一度的唑来膦酸 5 mg 注射与利塞膦酸进行的比较研究[53]。没有使用 BMD 的入组标准，因此，与先前的 GIOP 研究相比，所研究的患者人群的骨折风险有所较低。在预防和治疗人群中，接受唑来膦酸的治疗组的脊柱 BMD 增加明显大于接受利塞膦酸的治疗组。治疗组间骨折风险无显著性差异。

对双膦酸盐用于 GIOP 的 meta 分析显示，骨折风险降低的幅度与绝经后骨质疏松症相似。由于 GIOP 是一种低转换状态，关于罕见的不良反应的新问题，例如非典型股骨骨折和颌骨坏死，与双膦酸盐相关，是 GIOP 的额外关注。针对双膦酸盐对 GIOP 和椎体骨折的疗效研究表明，使用泼尼松治疗的绝经后女性需要使用双膦酸盐治疗以预防椎体骨折的人数很少，在 8～26 人[54]。此外，GIOP 的患者停用双膦酸盐可能会导致骨丢失率升高[55]。因此，当使用双膦酸盐类药物预防 GIOP 时，采取"药物假期"的适应证尚不确定，没有证据支持。

特立帕肽

由于 GIOP 在很大程度上是骨形成的问题，因此，一种直接作用于成骨细胞的药物在预防和治疗 GIOP 方面具有相当大的生物学合理性。在长期或新使用糖皮质激素的患者中，对使用促骨生成药物特立帕肽与每日使用阿仑膦酸钠的结果进行了比较研究[56]。结果显示，特立帕肽可使脊柱和髋部的 BMD 有更大的提高。虽然这项研究（以及所有其他 GIOP 研究）没有对骨折终点进行初步分析，但使用半定量方法随机分配到特立帕肽组的患者的椎体骨折明显减少。特立帕肽可能是骨折风险极高的糖皮质激素使用者的首选药物，但由于每天皮下注射的不便和增加的费用可能使其应用受到影响。虽然特立帕肽治疗 GIOP 研究是一项为期 3 年的研究，显示出了持续的有效性和安全性[57]，但正常使用期限仅为 2 年，这使得许多长期使用糖皮质激素并需要更长时间治疗的患者需要其他治疗。促骨生成药物治疗后应进行抗骨吸收治疗，以使新形成骨骼充分矿化并巩固 BMD 的获得。

地诺单抗

由于在 GIOP 中观察到 RANKL 的增加，在这种情况下使用地诺单抗（一种针对 RANKL 的单克隆抗体）是有生物学依据的。在一项对地诺单抗和利塞膦酸钠进行的比较试验中，地诺单抗可使脊柱和髋部的 BMD 有更大的增加，但在骨折发生率上没有显著差异[58]。一般来说，地诺单抗的耐受性良好，没有增加感染率，即使在使用生物制剂或免疫抑制药物的一小部分患者中也是如此。

其他治疗选择

选择性雌激素受体调节剂雷洛昔芬在一项小型随机对照试验中减轻了脊柱的骨丢失[59]。在血栓栓塞事件风险较高的人群中必须谨慎使用，例如在某些结缔组织疾病（例如系统性红斑狼疮）患者。睾酮治疗对男性 GIOP 也有一定的益处，但它的使用应该限制在那些需要睾酮治疗性腺功能不全的人[60]。

降钙素已被用于 GIOP，在一些研究中但并非在所有研究中有一定的疗效[61]。降钙素作为一种骨质疏松症治疗药物在很大程度上是不受欢迎的，因为它的抗骨吸收作用弱，总体上没有减少非椎体骨折，并且有关于可能的恶性肿瘤信号的新的安全顾虑。

治疗指南

美国风湿病学会（ACR）指南[33]和其他对糖皮质激素使用有既得利益的团体的指南已经在初次和长期糖皮质激素使用者中传播了骨健康保护的建议。大多数指南都主张在预期长期使用糖皮质激素且剂量大于最小剂量（泼尼松通常为 5 mg/d）时进行干预治疗。GIOP 治疗指南与其他形式的骨质疏松症指南的一个关键区别在于，它不推荐传统骨保护治疗的患者，例如，入院时骨量正常或轻微减少的患者，以及不需要传统骨质疏松症治疗的人，诸如绝经前女性。需要特别关注的是，指导绝经前有生育潜力的女性开始或维持长期糖皮质激素治疗。考虑到双膦酸盐的长期骨保留，特别是双膦酸盐对未来发育中的胎儿的影响的不确定性，这具有特殊的相关性。总的来说，鉴于在这种情况下缺乏安全性方面的数据，ACR 和国际骨质疏松症基金会 / 欧洲钙化组织学会指南（International Osteoporosis Foundation/European Calcified Tissue Society, IOF-ECTS）[62] 将这一决定留给了治疗临床医生，但糖皮质激素长期使用即使在年轻女性中也存在潜在的骨折风险。

参考文献

扫描书末二维码获取。

第 60 章
人类免疫缺陷病毒与骨

Michael T. Yin 和 Todd T. Brown

何 畏 何敏聪 译

引言

通过有效的抗逆转录病毒疗法（antiretroviral therapy, ART），人类免疫缺陷病毒（human immunodeficiency virus, HIV）携带者的预期寿命接近一般人群，主要死亡原因从机会性感染转移到与衰老相关的非获得性免疫缺陷综合征（non-acquired immunodeficiency syndrome, Non-AIDS）疾病，例如恶性肿瘤、心血管疾病和肝肾衰竭[1-3]。在美国，几乎一半的 HIV 携带者都在 50 岁以上[4]。骨质疏松症和骨折已越来越多地被认为是与 HIV 相关的疾病。本章概述了 HIV 相关的骨丢失和骨折的流行病学、发病机制、筛查和治疗，重点介绍了 ART 的作用。

骨质疏松症和骨折的流行病学

Brown 及其同事在 2006 年进行的一项 meta 分析估计，HIV 感染的成年人患骨质疏松症的可能性是未感染、年龄匹配的对照组的 3 倍[5]。从那时起，其他几项横断面研究在不同的研究人群中证实了这些发现。大型研究队列的可用性也提供了证据，表明与年龄、性别匹配的对照组或基于人群的对照组相比，HIV 感染的成年人骨折发生率更高［总的骨折相对风险（relative risk, RR）为 1.56；脆性骨折 RR 为 1.36][6]，并且随着年龄的增长，骨折风险相应增加[7]。这些研究的另一个重要观察结果是，暴露于抗逆转录病毒药物与降低的 BMD 和较高的骨折风险相关[8-9]。

假定的机制

HIV 相关的骨丢失很可能是一个多因素问题，其中包括可能在 HIV 感染者中更常见的传统危险因素、HIV 感染的直接和间接影响以及抗逆转录病毒药物的作用（图 60.1）。HIV 感染者更有可能是吸烟、使用鸦片类药物、使用糖皮质激素、性腺功能不全和体重较轻的人，所有这些都是已知的骨质疏松症和骨折的危险因素。然而，在控制了这些传统危险因素后，HIV 对 BMD 或骨折仍有显著的影响，这表明 HIV 对骨的影响不能仅仅用传统危险因素来解释。一些体外研究表明，HIV 蛋白具有激活破骨细胞和抑制成骨细胞的直接作用[10-12]，并且 HIV 对骨的直接作用在 HIV 感染的转基因大鼠模型中证实了[13]。人们越来越认识到，HIV 感染，即使是采取有效的 ART，也与免疫激活的长期升高状态有关，这可能是由于持续的低级别病毒复制或肠道微生物肽的易位引发的免疫反应[14]。研究已经将免疫激活的细胞标志物与心血管疾病的替代标志物的增加联系起来[15-18]，并且一些研究表明 T 细胞的激活与 BMD 降低有关[19-21]；然而，这些数据在所有研究中并不一致。

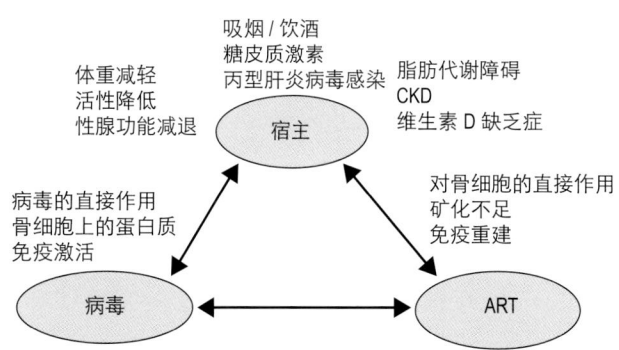

图 60.1 HIV 感染者骨丢失的多因素病因研究。ART：抗逆转录病毒疗法；CKD：慢性肾脏疾病；HCV：丙型肝炎病毒

抗逆转录病毒疗法的作用

20 世纪 90 年代中期，HIV 感染的自然病程由于联合抗逆转录病毒疗法（combination ART，cART，以前称为高效 ART）的出现而发生了改变。在过去的 20 年里，cART 不断发展，其复杂性和代谢毒性已经大大降低。现代 ART 通常由两种核苷/核苷酸逆转录酶抑制剂（nucleotide reverse transcriptase inhibitor, NRTI）以及非 NRTI（non-NRTI, NNRTI）、蛋白酶抑制剂（protease inhibitor, PI）或整合酶链转移抑制剂[（integrase stand transfer inhibitor, INST）或整合酶抑制剂]组成。新的不含 NRTI 的方案也在不断涌现。某些 ART 药物有特定的骨骼毒性，但随着新药物的出现，这种毒性也在不断减弱。

cART 开始的时间也发生了变化。以前，只有当 CD4 细胞计数下降到某一低阈值以下（例如 350/mm^3）时才建议开始治疗。然而，基于强有力的观察和临床试验数据，现在建议 cART 疗法在 HIV 一被诊断出来后立即开始[22-23]。一般来说，cART 的启动与瘦体重、性腺功能和全身性炎症的有益作用有关；然而，cART 启动对 BMD 的影响是不同的。通过许多不同的研究，在开始不同的 cART 方案之前和之后进行 DXA 测量，现在认识的，在 cART 开始后的最初 1~2 年是 HIV 感染者中骨丢失最显著和最活跃的阶段，并且最有可能带来骨折的主要风险。在 ART 开始后的第一年内，DXA 的面积 BMD（areal BMD, aBMD）通常下降 2%~4%，其中大部分骨丢失在腰椎发生在前 6 个月，在髋部发生在前 12 个月[24-26]。在那之后，BMD 通常稳定并逐渐增加；然而，平均 BMD 不会恢复到治疗前的 BMD 水平。对于少数最初方案失败的患者，ART 启动与二线治疗与类似的骨丢失相关[27]。

在接受 cART 治疗的第一年，骨转换标志物也急剧增加，骨吸收标志物的增加先于骨形成标志物的代偿性增加提示存在分解代谢窗口[28]。一些 ART 比其他疗法更容易导致骨丢失。在治疗 HIV 的一线药物中，富马酸替诺福韦二吡呋酯（tenofovir disoproxil fumarate, TDF）与 NRTI[8-9,25] 或替诺福韦艾拉酚胺（tenofovir alafenamide, TAF）相比，会导致 BMD 下降 1%~2%；TAF 是 TDF 的前体药物，其替诺福韦血药浓度较低[29]。虽然一些蛋白酶抑制剂的问题似乎比其他药物小，但它与 NNRTI[25] 和整合酶抑制剂[24] 相比也与更大的骨丢失有关。虽然 ART 治疗方案之间存在这些细微的差异，但无论何种方案，在开始 ART 治疗的每一项研究中都观察到了骨丢失。这导致一些人假设，由于 ART 对 T 细胞的数量和功能的免疫重建，它是部分由免疫介导的[30-31]。这一观点得到了观察结果的支持，即在 cART 开始前较低的 CD4 细胞计数和较高的 HIV RNA 水平与 cART 开始后更大程度的骨丢失有关[32]。

TDF 之所以引起了人们的特别关注，不仅是因为它是最常用的抗逆转录病毒药物之一，还因为它在预防未感染者感染[暴露前预防（pre-exposure prophylaxis, PrEP）]和治疗乙型肝炎感染方面的应用。在对未感染的男性和女性使用 TDF 或 TDF 加恩曲他滨进行 PrEP 的研究中，BMD 在第一年内下降了 1%~2%[33-34]。幸运的是，停止 PrEP 后，BMD 恢复到基线水平[35]；因此，在 HIV 感染风险较高的年轻人中，仅使用基于 TDF 的 PrEP 几年，不应该对骨骼产生负面的长期影响。虽然有大量证据表明 TDF 对 BMD 有负面作用，但其机制仍不明确。潜在的机制包括：①对成骨细胞有直接的负面影响，如体外研究所示[11,36]；②矿化不足，因为已知 TDF 会引起近端小管毒性，导致 30% 的患者出现不同程度的磷酸盐尿，虽然磷酸血症和骨软化罕见；③功能性维生素 D 缺乏引起的继发性甲状旁腺功能亢进症[37-38]。蛋白酶抑制剂也与骨丢失有关，其可能的机制与以下两方面有关：①蛋白酶抑制剂对抑制成骨细胞活性或促进破骨细胞形成的直接作用[39-42]；②通过抑制肝细胞和单核细胞中的 25α- 和 1α- 羟化酶来影响维生素 D 代谢的间接作用[43]。遗憾的是，目前还没有明确的骨活检研究来阐明其机制。

筛查

数据显示，较高的骨折高风险独立于传统骨质疏松症危险因素，人们意识到，在年龄较大的 HIV 感染成人中应该进行一些预防骨丢失或骨折的风险分层[44-47]。大多数指南倾向于对 50 岁及以上的所有 HIV 感染的绝经后女性和男性进行 DXA 筛查，无论他们是否存在其他危险因素。目前还没有研究评估供应商对这些指南的接受或遵守程度，也没有研究评估实施这些指南的成本效益比。欧洲 HIV 协会指南还推荐使用骨折风险评估工具（Fracture Risk Assessment Tool, FRAX）对 HIV 感染者进行风险分层。然而，一些研究表明，FRAX 使用临床危险因素低估了 HIV 感染成人的骨折风险[48]。在不测量 BMD 的情况下使用 FRAX 时，在计算中将 HIV 作为继发性骨质疏松症的原因时可以改善校准。

治疗

非药物治疗

与一般人群一样，评估骨质疏松症的继发性原因应该是管理 HIV 感染人群低 BMD 的第一步。在 HIV 感染患者中特别要强调的是：①评估 TDF 治疗患者的肾磷酸盐消耗（一般通过测量磷酸排泄分数，或磷酸盐的肾小管最大重吸收与肾小球滤过率之比值）；②评估 25OHD，因为某些抗逆转录病毒药物，例如依法韦仑（efavirenz，非核苷类反转录酶抑制药），可能会增加 25OHD 的分解代谢[49]；③男性性腺功能减退的评估。鉴于 HIV 感染男性的性激素结合球蛋白水平高于未感染 HIV 的男性[50]，评估 HIV 感染男性发性腺功能减退应使用可靠的游离睾酮测定。

推荐在 HIV 感染人群中优化钙和维生素 D 的摄入量，以及戒烟和酗酒的咨询。由于 HIV 感染者有很高的危险因素负担，可能导致跌倒，包括周围神经病、多重用药、失衡症状和肌肉萎缩，因此，应进行跌倒风险评估。对于有跌倒风险的人，建议将他们进行物理治疗，进行力量和平衡训练，并尽量减少导致跌倒的环境因素。

骨特异性药物治疗

HIV 感染患者骨特异性治疗的指南一般应遵循潜在的一般人群的指南。对于已经骨折或有极高骨折风险（例如，在美国，有脆性骨折史，骨质疏松症 T-分数，或有骨量减少、10 年 FRAX 评分所有主要的骨质疏松性骨折≥20% 或髋部≥为 3%）的患者，使用双膦酸盐治疗应被视为一线治疗。在对成人 HIV 感染者进行的随机对照试验中，阿仑膦酸钠或唑来膦酸治疗已被证明具有良好的耐受性、安全和提高 BMD 的有效性[51-52]。特立帕肽也已用于双膦酸盐治疗失败的患者，并在病例研究中报道过，但尚未在 HIV 感染人群中进行临床试验。由于担心感染风险增加，地诺单抗尚未用于 HIV 感染者，虽然在接受 ART 的 CD4 细胞计数较高的患者中，这通常不是问题。

切换使用 cART 来改善骨骼健康

最近的研究还表明，停用 TDF 或蛋白酶抑制剂（这两种药物与骨丢失最明显相关）可能会显著增加 BMD。从 TDF 切换到整合酶抑制剂雷特格韦（raltegravir），导致全髋部和腰椎 BMD 分别增加了 2.5% 或 3.0%[53]。用 TDF 替代阿巴卡韦是另一种选择[54]，虽然变化可能不那么明显。一种新批准的替诺福韦前体药物，称为 TAF，可以减少肾脏和骨骼毒性。在最近发表的三项研究中，研究人群略不同，从 TDF 切换到 TAF 导致 BMD 增加了 1.1%～2.5%[55-57]。虽然很少有研究评估从一种蛋白酶抑制剂切换到另一种药物后对 BMD 的影响，但一项研究发现，从洛匹那韦/利托那韦切换为雷特格韦治疗的患者的髋部 BMD 增加了[58]。

是否让患者停用 TDF 或蛋白酶抑制剂需要多方面考虑，包括与替代药物相关的费用、可获得性、毒性、其他合并症以及患者的偏好。如果已知患者有骨质疏松症或骨折史，或有尿磷酸盐消耗的证据，本章的作者建议基于骨骼方面的考虑停用 TDF 和蛋白酶抑制剂。其他考虑因素可能包括骨折、高龄、骨量减少、丙型肝炎（HCV）、同时使用影响骨代谢的药物或骨折家族史。如果 BMD 保持稳定或继续下降，我们建议在换药 1 年后重新评估 BMD，并考虑骨特异性治疗，例如双膦酸盐。

减少 ART 开始期间的骨丢失

由于 HIV 感染者骨丢失最活跃的时期发生在 cART 开始的时候，因此有人也研究了几种策略来减轻这种骨丢失。第一种策略是在 cART 方案中避免使用 TDF 或蛋白酶抑制剂，该策略涉及有骨质疏松症或既往有骨折的患者，或有多种骨质疏松症和骨折危险因素（例如，年龄较大、HCV 合并感染、使用糖皮质激素）的患者。对于 ART 启动，有关高效、低剂量负担和低毒性，有许多极好的选择，通常可以避免使用 TDF 和蛋白酶抑制剂。然而，对于哪种方案对骨骼健康是最好的，目前尚未达成共识，虽然一些方案可能是基于整合酶抑制剂的。另一种策略是在 ART 治疗中补充维生素 D 和钙。一项随机临床试验显示，在 TDF/恩曲他滨/依法韦仑后（一种常用的每日 1 次的 cART 治疗方案）开始 48 周后，每天服用维生素 D_3（4000 IU）和碳酸钙（1000 mg），与安慰剂组相比，BMD 下降减少 50%，骨转换标志物水平增加[59]。其他剂量的维生素 D 和钙，以及与其他初始 ART 治疗方案联合使用时，是否也会有同样的益处还有待观察。最后，最近的一项研究表明，单次静脉注射唑来膦酸 5 mg 可以有效预防与 ART 开始相关的骨丢失[60]。选择哪种策略取决于 ART 方案和其他药物的可用性，特别是在资源有限的情况下，通常只有一种一线和一种二线 ART 方案可用。

特殊人群

儿童和青少年

在全世界 3700 万 HIV 携带者中，大约有 1/4 是 24 岁以下的儿童和青少年。对于 HIV 感染和 ART 对骨代谢的直接和间接的负面影响，在围生期感染 HIV 或在青春期通过性传播感染 HIV 的儿童和青少年有最大的累积终身暴露（图 60.2）。即使与成年后感染 HIV 的成年人相比，儿童和青少年成年后的骨折风险可能也会增加，因为他们可能无法达到最佳峰值骨量，而骨量是晚年骨质疏松症和骨折风险的关键决定因素[61]。一项对 20～25 岁 HIV 感染男性进行的研究发现，无论是在围生期还是在青春期感染 HIV，与未感染的对照组相比，他们的 DXA BMD 更低，桡骨和胫骨的骨小梁和骨皮质微结构明显异常。这表明，早期感染 HIV 的年轻人的骨量峰值较低，骨强度受损[62]。在围生期感染 HIV 的儿童中进行了许多横断面和纵向研究，其中一些研究包括健康对照组[63-68]，但他们在解释骨骼大小和成熟延迟的方法上有所不同，包括年龄、性别、身高、体重、体重指数（bone mass index，BMI）、种族、青春期阶段和骨龄[63,65,69-70]。虽然对体型或生长迟缓采取了多种调整技术，但大多数研究发现，HIV 感染的儿童和青少年的骨量减少了[71]。

TDF 在某些资源有限的国家刚刚开始可用，并越来越多地用于青少年中，以提高耐受性和依从性。虽然 TDF 已被批准用于 2 岁的儿童，但人们仍担心它对儿童骨骼发育的影响。关于 TDF 对骨形成的影响的数据尚无定论。同样，子宫内 TDF 暴露对胎儿骨骼发育和对新生儿生长的影响也是一个持续关注的领域；一些研究发现母体 TDF 暴露与婴儿生长延缓之间存在关联[72-73]，另一些研究则没有发现[74-75]。

丙型肝炎病毒感染

丙型肝炎病毒（hepatitis C virus, HCV）感染比 HIV 感染更为常见，HIV/HCV 合并感染在 HIV 感染的成年人中相对常见。最近的数据表明，HIV/HCV 合并感染是偶发性骨折的独立危险因素[76-80]，与 HIV 单一感染相比，HIV/HCV 合并感染的骨折相对风险总体增加 2.05 倍（1.75～2.41）[9]。几项使用 DXA 和 QCT 的对照研究发现，HIV/HCV 合并感染患者的面积骨密度（aBMD）和体积骨密度（vBMD）显著降低，这表明，使真正的骨强度缺陷导致了更高的骨折发生率[81-83]。HCV 单一感染也与低 BMD 和骨质疏松症有关[84-86]，即使在没有肝硬化的情况下也是如此[87]。

虽然 HIV/HCV 合并感染对骨折风险的临床影响相当明确，但慢性病毒合并感染如何影响骨代谢的复杂机制需要进一步阐明，特别是炎症增加和免疫激活的作用。研究表明，HIV/HCV 合并感染个体的 T 细胞活化水平高于 HIV 单一感染的个体[88-89]，这可能

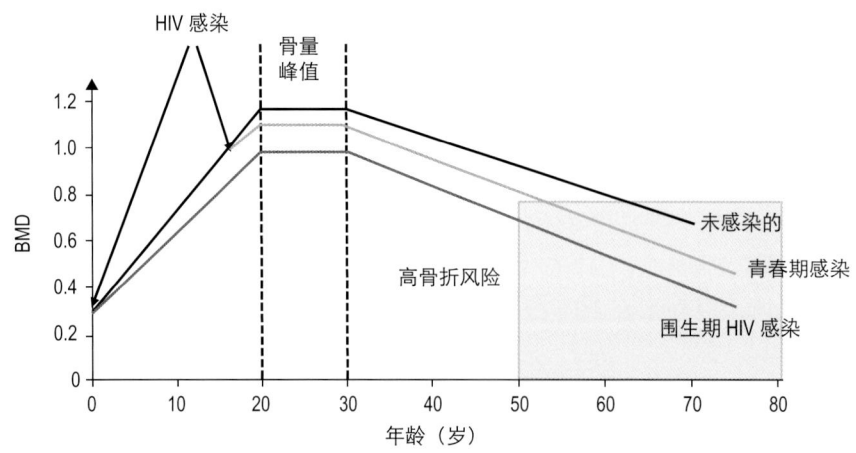

图 60.2　HIV 感染（围生期或青春期）对骨骼的潜在负面影响。BMD：骨密度（Source: [93]. Reproduced with permission of Oxford University Press.）

与 HIV/HCV 合并感染个体中微生物易位增加有关[90]。这可能会导致 HIV/HCV 合并感染个体的骨吸收增强，骨丢失和骨折增加。用干扰素和利巴韦林治疗 HCV 单一感染也能降低炎症和骨转换标志物，增加 BMD[91]，这表明 HCV 相关的骨丢失至少部分是由炎症和骨转换增加介导的，并受 HCV 感染的清除调节。研究发现，成功治疗 HCV 单一感染的绝经后女性的骨折风险降低[92]。随着口服、不需要干扰素、直接作用的抗病毒药物（direct-acting antiviral agent, DAA）用于治疗 HCV 的出现，人们对广泛检测和治疗 HCV 感染者产生了极大的热情。目前，还没有关于 DAA 对骨代谢、骨转换和 BMD 的影响的数据，但这可能是改善 HCV 感染和 HIV/HCV 合并感染者骨骼健康的最重要的单一干预措施。

小结

在过去的 15 年里，人们认识到 HIV 感染、ART 启动和 HCV 合并感染对骨骼健康的负面影响，这证明了 HIV 治疗取得了令人难以置信的进步，HIV 感染者的生存时间也延长了。对有骨质疏松症和骨折的 HIV 感染患者的治疗为跨学科合作和研究带来了独特的挑战和机遇。

参考文献

扫描书末二维码获取。

第 61 章
用于非骨骼疾病治疗的药物对骨骼的影响

Nelson B. Watts

曾 平 肖 欢 何敏聪 译

引言

治疗非骨骼疾病导致的医源性骨丢失是骨质疏松症日益严重的重要原因。糖皮质激素、孕激素、过量的甲状腺素、化疗药物和钙调神经磷酸酶抑制剂的骨骼效应在本书的其他部分已有描述。本章涵盖的药物包括对骨骼和骨折风险有不利影响的药物,包括芳香化酶抑制剂、雄激素剥夺疗法、噻唑烷二酮、卡格列净、质子泵抑制剂和肝素(表61.1),以及对骨骼有益处的噻嗪类利尿剂和β-肾上腺素能阻滞剂(表61.2)。

表 61.1 与骨丢失和(或)增加骨折风险有关的药物

糖皮质激素
超生理剂量甲状腺素
钙调神经磷酸酶抑制剂
减少性激素的药物
　雄激素阻断疗法
　芳香化酶抑制剂
治疗糖尿病的药物
　卡格列净
　噻唑烷二酮
胃酸抑制剂
　H_2 受体阻滞剂
　质子泵抑制剂
抗癫痫药物(在其他情况下经常超说明书使用)
5-羟色胺受体再摄取抑制剂
肝素

表 61.2 可能对骨骼有益的药物

噻嗪和其他近端利尿剂
β-肾上腺素能受体阻滞剂
他汀类药物

与骨丢失和骨折风险有关的药物

抗激素药物

雄激素阻断疗法

在许多前列腺癌患者中,降低睾酮水平是有益的。雄激素剥夺疗法(androgen deprivation therapy, ADT)可以通过手术或药物治疗来完成,包括促性腺激素释放激素(gonadotropin-releasing hormone, GnRH)类似疗法和抗雄激素药物,包括醋酸环丙孕酮、氟他胺和比卡鲁胺。ADT 与骨丢失增加[1-2]和骨折有关[2-3]。

接受长期 ADT 治疗的男性应通过 BMD 测量和临床危险因素进行骨折风险基线评估,根据临床提示,每 1~2 年重复 BMD 测量。有髋部骨折史或椎体骨折病史和(或)T-分数≤-2.5 的男性应开始骨保护治疗。此外,对于 T-分数低(-1.0~-2.5)以及骨折风险评估工具(Fracture Risk Assessment Tool, FRAX)评估的 10 年髋部骨折风险≥3% 或主要的骨质疏松性骨折风险≥20% 的男性,建议进行预防骨折治疗[4]。

许多干预措施已被证明对接受 ADT 治疗的男性的 BMD 有有益的影响。这些药物包括雷洛昔芬、托瑞米芬、利塞膦酸、帕米膦酸、唑来膦酸、阿仑膦纳和地诺单抗[5]。使用托瑞米芬和地诺单抗可以降低椎体骨折的风险[6-7]。

芳香化酶抑制剂

芳香化酶抑制剂(aromatase inhibitor, AI)阻断外周雄激素向雌激素的转化,可使内源性雌激素降低 80%~90%。它们在很大程度上取代了选择性雌激素受体调节剂他莫昔芬,成为降低早期雌激素受体阳性乳腺癌女性复发风险的首选治疗药物。最常用的 AI 是依西美坦、阿那曲唑和来曲唑[8]。

他莫昔芬对绝经后女性有骨质保护作用(但对绝

经前女性有相反的作用），与他莫昔芬相比，AI 增加骨丢失的速率[9] 和骨折风险[10]。由于在许多研究中使用他莫昔芬作为比较药物，并且在一些研究中，在 AI 治疗前使用他莫昔芬，因此，对 AI 对骨骼影响的研究的解释变得复杂。此外，没有关于不同 AI 对 BMD 和骨折率进行比较的数据。然而，现有的生物标志物数据表明，所有 AI 都能增加骨转换率。

静脉注射唑来膦酸[11]、口服利塞膦酸钠[12] 和地诺单抗[13-14] 已证实可以预防与 AI 治疗相关的骨丢失，但关于减少骨折发生率的数据尚缺乏。

建议对所有接受 AI 治疗的绝经后女性进行包括 BMD 测量在内的风险评估，根据年龄、BMD 和其他临床危险因素对有中度风险的女性每隔 1～2 年重复进行 BMD 测量似乎是合理的。由于缺乏有关骨保护治疗的抗骨折疗效的数据，干预的指征也不明确[15]。

治疗糖尿病药物

卡格列净

卡格列净是几种钠-葡萄糖共转运蛋白-2（sodium glucose cotransporter 2，SGLT-2）抑制剂之一，通过促进尿中葡萄糖排泄来降低血糖水平。前瞻性研究显示，全髋部（但不包括其他部位）的 BMD 损失较少，但具有统计学意义[16]，骨折发生率增加，主要是在外周部位[17]。骨折的发生率很小，但早在 6 周时就出现了增加，太早以至于不能用 BMD 的变化来解释，这表明非骨骼因素（例如跌倒）可能是骨折的原因。还需要对卡格列净和其他 SGLT-2 抑制剂进行更多的研究，以确定这些发现的重要性，以及它们是否是一类效应。

噻唑烷二酮类

噻唑烷二酮（thiazolidinedione，TZD）是 PPARγ 的配体，用于治疗 2 型糖尿病。激活 PPARγ 可以增加骨髓脂肪，增加胰岛素敏感性，并抑制骨形成[18]。抑制骨形成发生的机制尚未完全确定，但可能包括抑制 Wnt/β-连环蛋白信号通路、抑制成骨分化基因（包括 *Runx2* 和 *osterix*）以及抑制胰岛素样生长因子的产生[19]。

鉴于与 2 型糖尿病相关的骨折风险增加，TZD 对人类的影响尤为重要。在观察性研究和临床试验中，TZD 已被证明会增加骨丢失率[20] 和骨折风险[21]。目前还没有研究表明，当前的骨骼活性药物是否会保护骨骼免受 TZD 的负面影响；因此，对于骨折风险高的患者，应该避免使用 TZD。

抑酸类药物

据报道，使用 H_2 受体阻滞剂[22] 等抑酸药物治疗的患者骨折风险增加[22]，但主要使用质子泵抑制剂（proton pump inhibitor，PPI）[23-24]。总的来说，目前的数据支持抑酸药物与骨折之间的关联，虽然必须认识到观察性研究的局限性，特别是潜在但未测量的混杂因素的影响。

抑制破骨细胞质子泵有望对骨骼产生有益的影响，因此，骨折风险的增加是出乎意料的。目前尚不清楚 PPI 是否存在因果效应或不相关的关系。PPI 不会影响钙的吸收[25]，也不会导致骨丢失率增加[26]。最近的数据表明，PPI 使用者跌倒风险增加[27-28]，这可能至少在某种程度上是由于需要开 PPI 的潜在疾病，而不是 PPI 使用的直接影响。

鉴于 PPI 是否直接增加骨折风险的不确定性（并且缺乏明确的对策），尽量避免在骨折风险高的患者中使用 PPI 是合理的，要知道这并不总是可行的。目前尚不清楚当前的骨质疏松症治疗是否会降低 PPI 使用引起的骨折风险。

抗癫痫药物

据报道，抗癫痫药物（antiepileptic drug，AED）与骨丢失率增加和骨折风险之间存在关联[29-30]。其潜在的病理机制尚不清楚；维生素 D 缺乏症、癫痫发作时的创伤、跌倒风险增加以及包括糖皮质激素在内的药物都可能是病因。在少数严重缺乏维生素 D 的患者中，可能会出现骨软化或佝偻病。目前，还没有足够的数据来区分特定的 AED 方案对骨骼的影响。

已经提出了预防和治疗 AED 使用者的骨骼疾病治疗指南，虽然目前这些指南缺乏强有力的证据基础。高危人群（例如老年人或住院患者）应考虑常规预防维生素 D 缺乏症；服用某些 AED 的患者可能需要服用高于常规剂量的维生素 D，在这种情况下，还应考虑补充钙剂。目前对所有 AED 使用者进行常规 BMD 测量是不合理的，但对于那些出现骨折或其他临床危险因素的患者应进行 BMD 测量。在这一人群中，对骨质疏松症的治疗还没有特别的评估。

选择性 5-羟色胺受体摄取抑制剂

选择性 5-羟色胺受体摄取抑制剂（selective serotonin receptor uptake inhibitor，SSRI）被广泛用作

抗抑郁药，也用于其他适应证。抑郁症本身已被认为是骨折的危险因素，但 SSRI 似乎会进一步增加骨折的风险[31]。SSRI 还被证明会增加绝经后没有抑郁的女性的骨折风险[32]。SSRI 的使用与老年女性[33] 的骨丢失率增加以及青少年[34] 和男性[35] 的骨量降低有关。

SSRI 对骨骼的负面影响至少部分是由于 Wnt 信号通路的作用[36]。与 PPI 一样，似乎没有任何有效的措施来对抗 SSRI 增加的骨折风险；因此，合理的做法是尽量避免在骨折风险高的患者中使用它们，但要知道这并不总是能避免的。

肝素

长期肝素治疗是用于预防高危孕妇血栓栓塞的一种方法，与 BMD 降低的风险增加、骨丢失率增加和骨折风险增加有关[37-39]，虽然导致骨丢失的机制尚未确定。使用低分子量肝素和新的抗血栓药物（例如磺达肝素）可能与较少的骨骼不良反应相关，但已有使用依诺肝素发生骨质疏松症和骨折的报道[40]。虽然经常提倡补充钙和维生素 D，但与其他抑制吸收方案一样，在这种情况下还没有进行正式的评估。

可以预防骨质疏松症的药物

β-肾上腺素能受体阻滞剂

β-肾上腺素能阻滞剂治疗对骨折风险的保护作用已有报道[41-43]。这是一个值得注意的附带益处；然而，使用 β-肾上腺素能阻滞剂治疗来降低骨折风险是不可取的。

噻嗪类利尿药

噻嗪类利尿剂的使用似乎可以降低髋部骨折的风险[44]，并且前瞻性研究显示其使用使 BMD 有所改善[45-46]。肾脏对钙的重吸收增加被认为起了一定作用。噻嗪类利尿剂可用于高钙尿症患者的骨质疏松症治疗。

他汀类药物

他汀类药物抑制甲羟戊酸途径中的 3-羟基-3-甲基-戊二酰辅酶 A 还原酶，从而减少胆固醇的生物合成，但同时也阻止三磷酸鸟苷（guanosine triphosphate, GTP）结合蛋白的异戊二烯化，从而抑制破骨细胞的活性。他汀类药物对动物骨骼的有益作用已经在体外和体内实验中得到证实[47]，但在人体中的研究却产生了相互矛盾的结果。一项关于他汀类药物对骨折影响的 meta 分析显示，它们没有任何益处[48]。一项有关他汀类药物对 BMD 影响的 meta 分析显示，它们对 BMD 的影响不大，但在统计学上有显著的益处[49]，但一项使用临床相关剂量的阿托伐他汀的双盲随机安慰剂对照试验显示，他汀类药物对 BMD 或骨代谢生化指标没有影响[50]。

参考文献

扫描书末二维码获取。

第 62 章
糖尿病与骨折风险

Serge Ferrari、Nicola Napoli 和 Ann Schwartz

陈柏龄　陈志鹏　译

引言

糖尿病是一组以高血糖为特征的代谢性疾病，由胰岛素分泌缺陷、胰岛素作用缺陷或两者兼有引起。脆性骨折越来越被认为是糖尿病的另一种并发症。本章讨论糖尿病相关的骨病的病理生理学、流行病学、临床评估和药理学。

骨脆性的病理生理

糖尿病患者的骨脆性的病理生理是复杂的，一些改变在 1 型和 2 型糖尿病患者中都很常见，而另一些则是不同的，与不同的发病年龄和糖尿病发展的潜在机制有关[1-2]。

1 型糖尿病（type 1 diabetes，T1D）是一种自身免疫性疾病，也称为青少年型糖尿病，其特征是 β 细胞破坏和绝对胰岛素缺乏。胰岛素通过增强 Runx2 活性促进成骨细胞增殖，促进胶原蛋白合成，以及增加葡萄糖摄取[3]。链脲佐菌素诱导的糖尿病小鼠和非肥胖糖尿病（nonobese diabetic，NOD）小鼠是 T1D 最常用的动物模型，研究表明，胰岛素缺乏与低骨转换、低骨小梁 BMD 和低骨皮质 BMD 以及骨强度下降有关[4]。此外，T1D 与低 IGF-1 水平有关[5-6]，IGF-1 是成骨细胞功能的主要刺激因子。此外，T1D 儿童和青少年的特征性促炎状态、营养状况的改变，特别是钙和（或）蛋白质的摄入不足，以及体育活动水平的降低，都可能导致低峰值骨量（peak bone mass，PBM）[7]。因此，在糖尿病儿童中，通过糖化血红蛋白（HbA_{1C}）水平评估，骨钙蛋白和 P1NP 水平与慢性高血糖水平成反比[7]。因此，HRpQCT 记录了年轻成人 T1D 患者中骨小梁和骨皮质骨量的缺损，特别是那些以微血管并发症为特征的重症患者[8]。在这些患者中，显微核磁共振成像也有骨髓脂肪浸润的证据[6]。然而，需要注意的是，一项对 T1D 控制相对良好的年轻成人进行的骨活检研究未能证明与对照组相比骨形成指数降低[9]，但显示戊糖苷和其他晚期糖基化终末产物（advanced glycosylation end product，AGE）导致的非酶促胶原蛋白交联水平升高[10]，这可能会改变骨组织的特性。

2 型糖尿病（type 2 diabetes，T2D）通常是成人发病，也是最常见的糖尿病类型。T2D 患者通常肥胖、胰岛素抵抗且 BMD 正常或较高（受负荷增加、雌激素水平升高和高胰岛素血症的影响）。然而，随着时间的推移，β 细胞功能下降，血糖控制恶化，导致了慢性高血糖状态，从而导致器官损害和并发症风险增加，包括骨损伤。与 T1D 相似，T2D 通过对生化标志物检测和骨活检评估[11]；T2D 与低骨转换有关，有骨小梁和骨皮质骨缺损，特别是在脆性骨折和微血管并发症受试者中，骨皮质孔隙度明显增加[12]。此外，对胫骨的体内微压痕测试显示，60 名绝经后女性的骨矿物质强度（bone mineral strength，BMS）下降，其中包括 30 名诊断为 T2D>10 年的患者[13]。与 T1D 一样，T2D 可能反映了酶促胶原蛋白交联的减少和骨中 AGE 的累积。高血糖和 AGE 可能对骨强度产生负面影响的另一个潜在机制是改变成骨细胞和骨细胞的功能[2]。因此，体外和体内研究都表明，在这种情况下，骨硬化蛋白水平升高[14-15]。此外，脂肪形成和成骨细胞之间存在着良好的平衡，这主要受 Wnt 信号通路和 PPARγ 通路的调控。糖尿病小鼠模型显示骨骼组织中 PPARγ2 升高、骨骼形成减少和骨髓脂肪增多[16]。绝经后超重的 T2D 女性的骨髓脂肪组织与 BMD 呈负相关[17]。

最终，糖尿病患者表现出肠降血糖素作用的丧失。肠降血糖素的作用主要取决于两种肽：葡萄糖依赖性促胰岛素多肽（glucose-dependent insulinotropic polypeptide, GIP）和胰高血糖素样肽 1（glucagon-like peptide 1, GLP-1）。GLP-1 受体存在于骨髓基质细胞和成骨细胞中[18]，GLP-1 抑制间充质干细胞（MSC）向脂肪细胞的分化。GLP-1 受体敲除小鼠由于破骨细胞数量和活性增加以及机械和组织性能受损而导致皮质骨量减少。相反，在动物模型中，在对照组和链脲佐菌素诱导的糖尿病大鼠中或在果糖诱导的胰岛素抵抗大鼠中，GLP-1 的使用均增加了骨形成，这表明，GLP-1 的作用与胰岛素无关。在另一项研究中，在 T2D 动物模型中，给予 GLP-1 可以降低血清骨硬化蛋白水平并提高骨钙蛋白水平[19]。

骨折的流行病学

糖尿病患者骨折风险的流行病学研究已经从来自丹麦和女性健康倡议（the Women's Health Initiative, WHI）的几项大型病例对照研究发展起来。这些研究表明，糖尿病成年患者发生骨质疏松性骨折的风险增加了 0.5～2 倍[20-21]。在 T1D 中，这种风险实际上更大，并且在男性和女性的一生中都存在[22]，但在 40～50 岁之后出现髋部骨折的风险呈指数增长，即比非糖尿病人群早 15 年。最近的一项 Meta 分析显示，T1D 患者发生髋部骨折的风险增加了 5 倍[23]。在 T2D 中，风险较低，但随着病程持续和胰岛素的使用而增加，风险可增加 2 倍[24-25]，这可能是疾病持续时间和严重程度的标志，也可能是由于本体感觉问题和低血糖发作以及血糖控制不良（即较高的 HbA_{1C} 水平升高）导致跌倒的风险增加[26]。

骨折风险评估

在 T1D 中，较低的面积骨密度（areal bone mineral density, aBMD）和（或）调整骨折风险评估的可能性工具（Fracture Risk Assessment Tool, FRAX）对糖尿病（作为继发性原因）患者的骨折概率的估计，意味着其骨折风险与非糖尿病人群相似[1]。相比之下，在 T2D 中，两者的 aBMD（平均比正常人群高出 5%～10%）[21,27] 和 FRAX（目前尚未针对 T2D 进行校准）都低估了 30%～50% 的实际骨折风险[28-29]。因此，非脊柱（特别是髋部）骨折的 10 年发生率在 BMD T-分数为 –2 的 T2D 患者似乎与 BMD T-分数为 –2.5 的非糖尿病患者相等[28]。在这种情况下，评估脊柱骨小梁的 T-分数（与对照组相比，糖尿病患者的 T 略低）似乎骨折的一个较弱（与 aBMD 相比）但独立的危险因素[30]。

降血糖药物对骨骼的影响

噻唑烷二酮

噻唑烷二酮（thiazolidinedione, TZD）通过激活 PPARγ 可改善胰岛素的敏感性，但对骨骼也有负面影响。TZD 通过间充质干细胞（MSC）的转变减少骨形成，这有利于脂肪细胞分化而不是成骨细胞分化，并通过从造血干细胞中募集破骨细胞和增加间充质细胞中的核因子-κB 受体激活因子配体（receptor activator of nuclear factor Kappa B ligand, RANKL）的产生来增加破骨细胞的形成[31]。TZD 还可能通过依赖于 G 蛋白耦联受体-40 的不同通路增加骨细胞凋亡[32]。源于发现使用 TZD 会增加骨折风险，人们对降血糖药物对骨骼健康的潜在影响的认识还相对较新。2006 年发表的 ADOPT 试验结果首次提供了骨折风险增加的临床证据[33]，证实了动物[34] 和临床[35] 研究中关于使用 TZD 会增加骨丢失的担忧。一个对 22 项随机临床试验进行的 meta 分析发现，使用 TZD 的女性骨折风险增加了 1 倍，但男性的风险没有增加[36]。然而，对老年人群体的观察性研究表明，男性的风险可能会增加[37]。

一个对 18 项随机对照试验进行的 meta 分析发现，使用 TZD 平均持续 48 周后，患者全髋部和脊柱骨丢失的速度更快，约为 1%[38]。目前尚不清楚长期使用 TZD 是否会导致骨丢失。有趣的是，同一个 meta 分析无法确定 TZD 的使用对骨转换标志物有一致的影响。有限的证据表明，TZD 停药后，更快的骨丢失不会继续，但最初使用 TZD 时过量的骨丢失不会恢复[38]。在一项观察性研究中，女性在 TZD 停药后 2 年内骨折风险恢复到基线水平[39]。

T2D 患者的医疗指南建议，对于骨折风险较高的患者，避免使用 TZD 治疗[40]。关于长期使用 TZD 对骨骼和骨折风险的影响仍然存在悬而未决的问题。

基于肠降血糖素的疗法

GLP-1 是一种肠降血糖素胃肠道激素，在进餐后分泌，刺激胰腺分泌胰岛素，并被二肽基肽酶-4（dipeptidyl peptidase 4, DPP-4）迅速降解[31]。针对这一通路的 GLP-1 受体激动剂和 DPP-4 抑制剂已成功开发用于治疗 T2D。肠道激素（主要是 GLP-2 和 GIP）也会影响骨代谢，降低进食后的骨吸收。因此，基于肠降血糖素的疗法可能会对骨骼有积极影响。一个针对 DPP-4 抑制剂的随机临床试验（$n=28$）的初步 meta 分析报告显示，DPP-4 抑制剂对作为不良事件报告的骨折具有保护作用[41]。然而，最近的一个包含了 722 例骨折患者的更新更大规模的 meta 分析（$n=62$），将 DPP-4 抑制剂与对照组进行了比较，没有发现骨折风险的差异[42]。有关 GLP-1 受体激动剂的骨折效应的证据更为有限。公开发表的最大规模的 meta 分析（14 项试验和 38 例骨折事件）未发现 GLP-1 受体激动剂作为一个类别会增加骨折风险[43]。当单独分析时，艾塞那肽与骨折风险增加相关，而利拉鲁肽与骨折风险降低相关。然而，这种差异并没有明确的生物学基础，一项大型观察性研究的结果表明，利拉鲁肽、艾塞那肽和 GLP-1 受体激动剂作为一个类别与骨折风险无关[44]。要阐明 GLP-1 受体激动剂对骨折的影响还需要进行更大规模的研究，尤其是要监测骨折事件的其他随机临床试验。

钠-葡萄糖共转运蛋白-2 抑制剂

钠-葡萄糖共转运蛋白-2（sodium glucose cotransporter-2，SGLT-2）抑制剂可阻止肾脏对葡萄糖的重吸收，从而导致尿中葡萄糖排泄增加和血糖降低[45]。目前有几种基于这种降血糖机制的疗法，包括坎格列净、达格列净和恩格列净。依帕列净还可以降低高危糖尿病患者的心血管事件[46]。这类药物不太可能对骨骼产生直接影响，因为 SGLT-2 不存在于骨骼中，但可能可以通过改变钙和磷酸盐稳态和继发性甲状旁腺功能亢进症产生间接影响。SGLT-2 抑制剂还会导致与骨丢失和骨折相关的体重减轻，并导致更频繁的体积耗损不良事件发作，可能会增加跌倒风险。在一项随机对照试验中，与安慰剂组相比，卡格列净组使用 2 年与全髋部更大的骨丢失量（-1.2%）有关[47]。

一个精心设计的 meta 分析纳入了 9 项随机对照试验，将骨折（$n=246$）判定为不良事件，结果发现，使用卡格列净增加了骨折风险（危险比为 1.32；1.00~1.74）[48]。这个风险增加是由对心血管疾病高风险患者进行的 CANVAS 试验（151 例骨折）的中期结果分析出来的。相比之下，在平均随访时间为 3.1 年的 EmpaReg 试验中，恩格列净和安慰剂相比，骨折风险没有差异[46]。

目前，临床指南建议，对于骨折风险较高的 T2D 患者，避免使用 SGLT-2 抑制剂[40]。需要进一步的研究来阐明 SGLT-2 抑制剂作为一个类别和单独应用对骨折风险的影响。

胰岛素、二甲双胍和磺脲类药物

在观察性研究中，胰岛素治疗已被确定为骨折的危险因素[31]。胰岛素不太可能对骨强度产生直接的负面影响，但胰岛素的使用与更频繁的低血糖和跌倒有关，并且使用胰岛素的患者更可能有其他合并症，可以增加骨折风险。ADOPT 试验对二甲双胍和磺脲类药物进行了随机比较，结果显示，基于不良事件报告的骨折率在这两种疗法中没有差异[49]。

糖尿病患者骨质疏松症治疗的有效性和安全性

目前，老年糖尿病患者的骨折预防方法与普通人群相同，包括考虑对高危人群进行药物治疗。糖尿病的特征是骨转换较低，但骨折风险增加，因此人们担心采用抗骨吸收疗法抑制骨转换可能无法有效预防糖尿病患者的骨折[50]。现有的证据有限，但提示骨质疏松症治疗在 T2D 患者中具有相似的疗效[51-54]。对两项雷洛昔芬随机对照试验进行的事后分析发现，雷洛昔芬可减少糖尿病女性和非糖尿病女性的椎体骨折[53-54]。与安慰剂相比，阿仑膦酸[51] 和利塞膦酸[52] 改善了糖尿病女性的 BMD。双膦酸盐类药物治疗骨折的疗效尚无随机对照试验结果。基于大型队列的观察研究表明，双膦酸盐对骨折的影响在有和没有糖尿病的患者中是相似的[55-56]。对于促骨生成疗法，一项小型观察性研究发现，特立帕肽可以预防糖尿病患者和非糖尿病患者的骨丢失和骨折[57]。

由于骨骼对能量代谢的影响，人们担心通过使用抗骨吸收疗法来减少骨转换可能会增加糖尿病的风险[58]。然而，一个对这些疗法的随机对照试验进行的事后分析发现，进展为糖尿病的风险没有增加，空腹血糖水平也没有增加[59]。

参考文献

扫描书末二维码获取。

第 63 章
肥胖与骨骼健康

Juliet Compston

陈　凡　陈柏龄　译

引言

过去，肥胖被认为与骨折风险降低有关，因为肥胖个体被认为有更高的 BMD 以及更多皮下组织，对跌倒时的冲击可以起到保护作用。然而，最近的研究挑战了这一观点，表明肥胖个体的骨折对老年人的整体骨折负担有很大的贡献。鉴于肥胖在世界许多地区的发生率迅速上升，这一贡献将会增加，这使得我们有必要了解肥胖个体骨折的发病机制，并制定有效的预防策略。

肥胖者骨折的流行病学

体重指数和骨折之间的关系

体重指数（body mass index，BMI）与骨折风险呈负相关关系已被充分证明，并且主要（虽然不是完全）是由 BMI 和 BMD 之间的正关联来起作用的[1]。当 BMI<20 kg/m^2 时，骨折风险变化斜率最大，而当 BMI>25 kg/m^2 时，骨折风险只有小幅降低。然而，BMI 和骨折风险之间的关系一定程度上是有部位特异性的，上述的负性关系并不适用于所有骨折。

早期的证据表明，肥胖对骨折不具有保护作用，这个证据是由一个英国的骨折联络服务（Fracture Liaison Service）的一份审计报告提供的，该审计报告显示，28% 的绝经后女性在 2 年内发生偶发性临床骨折的人为肥胖个体[2]。这一情况在全球女性骨质疏松症纵向研究（Global Longitudinal study of Osteoporosis in Women，GLOW）中进行了进一步的研究，GLOW 是一项针对绝经后女性发大型、前瞻性、观察性、多国研究。在 2 年的随访中，肥胖女性的骨折分别占所有常见骨折和意外骨折的 23% 和 22%[3]。随后，其他研究也证实了肥胖个体对老年人群骨折负担的重要贡献。因此，在骨质疏松性骨折研究（Study of Osteoporotic Fractures，SOF）纳入的女性中，在平均 11 年的随访时间里，有 37.5% 的肥胖女性发生了临床非椎体骨折，而非肥胖女性的这一比例为 44%[4]。一项在 1 百万女性中进行研究表明，40% 的髋部骨折发生在肥胖或超重的女性中，而在男性骨质疏松症骨折研究（Osteoporotic Fractures in Men Study，MrOS）中，13% 的髋部骨折和 17% 的非椎体骨折发生在肥胖男性中[5-6]。在早期的研究中未能观察到这些关联，可能反映了近年来肥胖的日益流行以及人口中体重过轻个体比例的下降。

部位特异性

对这些研究的进一步分析清楚地表明，BMI 和骨折之间的关系是部位特异性的。高 BMI 与某些部位骨折风险增加有关，但在其他部位则具有保护作用。一些研究已经报告了肥胖个体踝关节、大腿（不包括髋部）、小腿和肱骨骨折风险增加，而肥胖对髋部和腕关节骨折具有保护作用也得到了一致的发现[3,7-12]。关于 BMI 和椎体骨折之间关系的数据有些矛盾，这可能反映了一些研究对椎体骨折的定义不同，并且一些研究只纳入了临床椎体骨折[13-14]。

一项对 52 939 名绝经后女性进行了为期 3 年随访的 GLOW 研究，分析了骨折部位与 BMI、体重和身高之间的关系[15]。BMI 与髋部骨折、临床椎体骨折以及手腕骨折呈负相关，而与踝关节骨折呈正相关。有趣的是，肋骨和骨盆骨折的风险与 BMI 之间的关系并非线性的，而是呈 U 形，即体重过轻或肥胖的女性比中等体重的女性风险更高。身高与锁骨和肩关节或上臂骨折呈负相关，但没有观察到与 BMI 或体重之间的关系。在一个包含 39 8610 名 20～105 岁的女性、平均随访时间为 5.7 年的 meta 分析中，再次观察到 BMI 与髋部骨折、前臂远端骨折和其他骨质疏松性骨折之间的负相关关系。此外，低 BMI 对小腿骨折有保护作用，而高 BMI 与上臂骨折的风险增加有关[16]。踝关节骨折未包含在这个 meta 分析中。

综上所述，这些研究表明，BMI 与不同部位骨折之间的关系存在明显差异，最一致的证据支持 BMI 与踝关节、小腿和肱骨骨折呈正相关，而与髋部和腕部骨折呈负相关。研究之间的差异也许可以部分归因于研究设计差异、研究人群中肥胖的流行程度不同、骨折发生率的地理差异以及骨折自我报告相关的不准确。不同部位的骨折风险差异的可能原因包括：某些部位的软组织垫的保护作用，尤其是髋部，以及肥胖和非肥胖受试者跌倒的方向和冲击力的差异。例如，与肥胖相关的活动能力降低可能更倾向于向后或侧向跌倒而不是向前跌倒，而且肥胖受试者对跌倒的保护性反应也可能受损。在踝关节骨折的情况下，肥胖个体更大的内向/外向压力可能是相关的。

肥胖者骨折的发病率和死亡率

虽然肥胖个体骨折不愈合的风险增加一直有报道，一些研究也报道了肥胖个体骨折后住院时间的增加，但与非肥胖个体相比，他们骨折后死亡率并没有增加，甚至可能更低[17]。后一发现与所谓的"肥胖悖论"是一致的，即肥胖与许多慢性疾病（包括心血管和肺部疾病）的死亡率降低有关。然而，骨折后的恢复时间可能会延长，并且在 GLOW 研究中，与非肥胖的绝经后女性相比，肥胖的绝经后女性骨折后自我报告的生活质量和功能状态都显著减低[18]。

肥胖者骨折的发病机制

临床危险因素

肥胖个体骨折的危险因素在某些方面与非肥胖个体是相似的，但也表现出一些差异。在 GLOW 研究中，肥胖女性和非肥胖女性发生偶发性骨折时，既往骨折、父母髋部骨折和糖皮质激素治疗的患病率都没有显著差异，但在过去 2 年里有 2 次或 2 次以上的跌倒以及使用手臂帮助从坐姿起身，在肥胖女性中都明显更常见。此外，某些合并症，包括自我报告的哮喘、肺气肿、骨关节炎、糖尿病在肥胖女性骨折患者中更为常见[3]。

跌倒与肌少症

虽然跌倒在肥胖人群中还没有得到很好的研究，但这很可能是增加骨折风险的重要因素。活动能力降低和肌肉内脂肪组织增加可能会增加跌倒的风险，如前所述，跌倒的方向和缺乏对跌倒的保护性反应可能对跌倒的后果产生不利影响。目前对肌肉减少性肥胖的定义并不让人满意，并且没能充分涵盖功能。然而，有一些证据表明，肌肉内脂肪组织和跌倒风险之间存在正相关关系。在健康、老龄和机体组成研究中，大腿肌肉内脂肪组织最高的女性发生髋部骨折和所有临床骨折事件显著高于大腿肌肉内脂肪组织较低的女性[19-21]。

骨密度

虽然发生骨折的肥胖绝经后女性的 BMD 通常正常或仅有轻度骨质减少，但这可能反映了其对体重增加的适当适应，并不一定表明她们的骨强度比 BMD 较低的体重较轻个体更好。然而，在 SOF 队列中，在年龄和 BMI 匹配的绝经后老年肥胖女性中，当与她们的未发生骨折的肥胖匹配者相比时，那些曾发生非椎体骨折的人的髋部和脊柱 BMD 都明显更低[4]。因此，较低的 BMD 可能在肥胖患者骨折的发病机制中起作用。骨和脂肪组织之间复杂的相互作用是目前大多数研究的重点，而肥胖是否会导致骨组成和基质组成改变还有待探讨。最后，其他因素也可能增加肥胖个体的骨质脆性增加，例如维生素 D 缺乏症、继发性甲状旁腺功能亢进症、缺少体育运动以及男性性腺功能减退[22-26]。

骨转换与骨结构

相对而言，目前人们对肥胖对于骨转换和骨结构的影响知之甚少。据报道，肥胖的老年人的血清骨转换水平降低；也有证据显示，绝经期肥胖女性的骨丢失率降低[27-28]。虽然一项研究显示胫骨皮质骨 vBMD 降低，但也有报道称桡骨和胫骨皮质骨厚度增加[27,29]。最后，在一项最近对绝经后老年女性进行的研究中，Sundh 及其同事报告了胫骨皮下脂肪与骨皮质孔隙度之间的正相关关系，以及 BMI 与通过微压痕测量的骨强度指数的负相关关系[30]。需要进行进一步研究，但现有的证据表明，虽然肥胖受试者的 BMD 和骨皮质厚度更高，但骨质量和可能的骨强度也许会受到损害。

临床管理

骨折风险评估

骨折风险评估工具（Fracture Risk Assessment Tool, FRAX）在评估肥胖绝经后女性的骨折风险方面表现还不错，虽然肥胖绝经后女性的BMI与BMD相对较高。在一项对纳入SOF队列的绝经后老年女性的研究中，判别和校准测试显示FRAX在肥胖和非肥胖女性中评估髋部骨折和主要骨质疏松性骨折方面的表现大致相仿[31]。另一项研究表明，FRAX的表现不受机体成分变化的影响[32]。然而，在肥胖患者中最常见的骨折部位没有包括在FRAX的输出中，因此可能低估了这些骨折。

生活方式倡导

虽然没有正式的测试，但在有骨折风险的肥胖女性中倡导与非肥胖女性相似的生活方式似乎是合理的。这些倡导的生活方式包括避免抽烟、控制饮酒和保持适当的体育运动。考虑到肥胖人群跌倒的风险增加，跌倒风险评估和建议应给予高度重视。应该保持足够的钙摄入量，最好是通过饮食补充，如果不可行，可以使用钙补充剂。也有一些证据显示，肥胖受试者比非肥胖受试者需要更高剂量的维生素D来维持足够的血清25-羟基维生素D水平[33]。

减轻体重

肥胖成年人减轻体重对健康有许多方面的益处，但对骨骼有不利影响。许多研究显示，体重减轻与骨丢失率升高和骨折风险增加有关。有意减轻体重或无意减轻体重的骨折模式不同，无意的减轻体重与髋部、上肢和椎体骨折的风险增加有关，而有意的减轻体重与小腿骨折的风险增加有关，但与髋部和中轴骨（髋部、椎体和骨盆）的骨折风险降低有关[34-38]。在GLOW研究中，绝经后女性的无意的体重减轻与减重1年内髋部、临床脊柱和锁骨骨折的风险增加相关，这种关联在5年的研究期间持续存在[39]（图63.1）。此外，手腕、肋骨和骨盆骨折的累积风险在5年中也有所增加。在这种情况下，骨丢失可能部分反映了对减轻机械负荷的生理性适应，但其他因素，包括无意的体重减轻个体的并发症，也可能起作用。也有一些证据表明，运动项目可以减少与体重减轻相关的骨丢失，但这种方法在年老体弱人群中的可行性和安全性还不明确[40]。

药物干预

脆性骨折高危人群的治疗不足是众所周知的，有证据表明，这种趋势在肥胖人群中更为明显。在GLOW试验中，发生过骨折的肥胖女性只有27%接受了骨质疏松症药物治疗，而这一比例在发生过骨折的非肥胖和体重过轻女性中分别为41%和57%[3]。低治疗率至少在一定程度上反映了肥胖女性的骨折不是真正的脆性骨折，因为她们的BMD较高。

骨质疏松症药物治疗的核心临床试验只纳入了相对较少的肥胖受试者，而且这些受试者的BMD通常较低，无论是否有骨折史。因此，治疗肥胖者的证据基础薄弱，临床实践中的决策主要是基于非肥胖者的干预措施的抗骨折效果。然而，也有一些证据表明，已批准的药物干预对于超重和肥胖女性

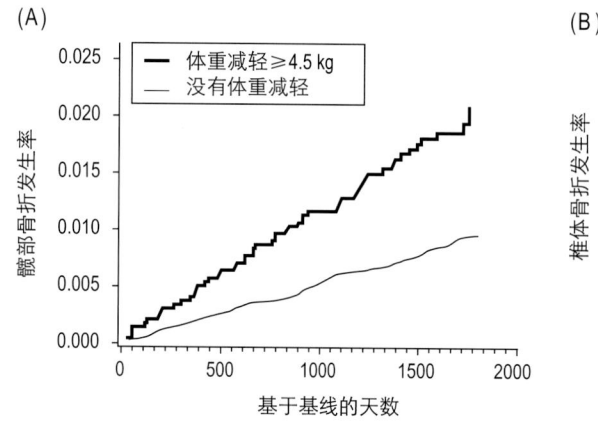
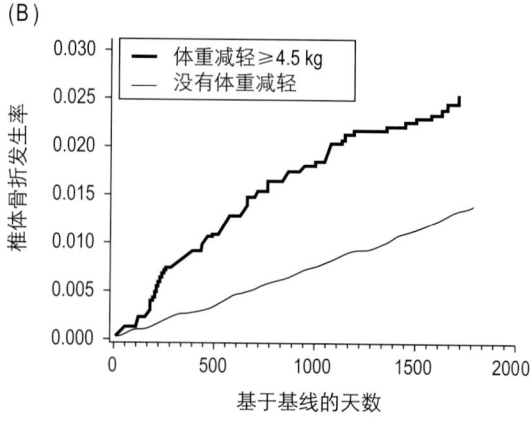

图63.1　Kaplan-Meier曲线显示绝经后女性5年内（A）髋部和（B）椎体的累计骨折率，基于基线体重减轻（Source: [39]. Reproduced with permission of John Wiley & Sons.）

的非椎体骨折的效果较差。在没有选择低 BMD 和（或）骨折的社区老年绝经后女性中，氯膦酸盐治疗显著减少了非肥胖女性的骨质疏松性骨折，但没有减少肥胖女性的骨质疏松性骨折[41]。研究人员也进行了核心临床试验的亚组分析，以调查干预措施对超重和肥胖女性的效果。在 HORIZON 关键性骨折试验（the HORIZON Pivotal Fracture Trial）中，接受唑来膦酸治疗的肥胖女性椎体骨折风险的降低明显大于非肥胖女性，但并未观察到 BMI 与非椎体骨折风险的关系[42]。在 FREEDOM 研究的亚组分析中，只在 BMI＜25 kg/m^2 的女性中观察到使用地诺单抗后非椎体骨折发生率明显降低，虽然椎体骨折的减少不受 BMI 的影响[43]。

由于与骨质疏松症相反，有报道几种治疗有骨量减少的非肥胖女性的方法降低了对非椎体骨折的疗效[44-45]，肥胖女性骨折患者的较高的 BMD 可能导致非椎体部位相对缺乏反应性。这反过来又增加了肥胖个体可能需要更高剂量的双膦酸盐或其他药物才能达到完全有效的可能性。

小结

肥胖绝经后女性的骨折对这一人群的总体骨折负担有贡献。这些骨折的病理生理机制尚不完全清楚，但跌倒风险的增加和机械负荷的改变可能是重要影响因素，这可能可以解释 BMI 对骨折风险影响的部位特异性。建立有效的策略来降低肥胖绝经后女性的骨折风险是未来研究的重点。

参考文献

扫描书末二维码获取。

第 64 章
肌少症与骨质疏松症

Gustavo Duque 和 Neil Binkley

魏秋实　姚放鸣　译

肌少症和骨质疏松症的一般发病机制

肌少症被定义为与年龄相关的肌肉量、力量和功能的下降，骨质疏松症可以类似地被定义为与年龄相关的骨量和力量的下降，但两者通常被认为是两个独立的过程，尽管它们的表型越来越被认为与衰老共同发生[1]。这些综合征可能对人体造成双重影响，从而导致跌倒、骨折和虚弱的风险增加[2]，伴随而来的是发病率和死亡率的增加。事实上，一些人认为，骨质疏松症和肌少症是分别反映在骨骼和肌肉中的相同过程的结果。

在这方面，近年来对这些并发综合征的病理生理机制的了解迅速增加[3]（图 64.1）。成骨细胞和肌细胞起源于一个相似的细胞谱系，其中，间充质干细胞（mesenchymal stem cell, MSC）是共同的亲本。因此，目前的理论认为，MSC 的病理性变化可能是引发这些疾病的关键，特别是在机体生理性衰老和脂毒性背景下[4]。

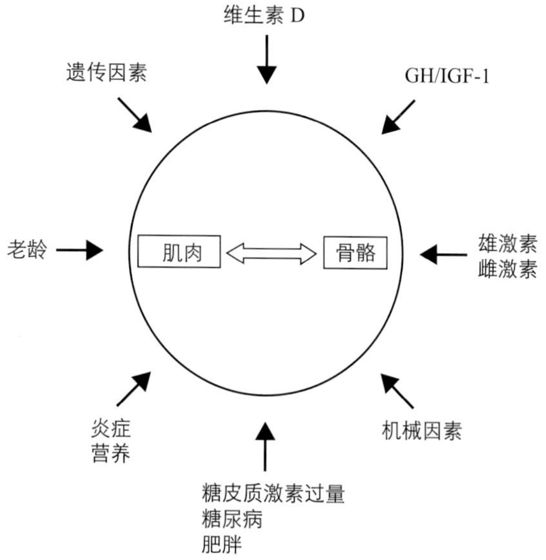

MSC 是一种多能细胞，可以分化成不同的细胞谱系，因此对于器官生长和修复至关重要[5]。随着年龄的增长，骨量和骨骼肌肌肉含量的丢失可归因于遗传、机械、系统和局部因素的改变，这些因素同时也改变了 MSC 所处的基质微环境以及肌肉和骨骼之间的信号转导（图 64.2）。因此，随着年龄的增长，

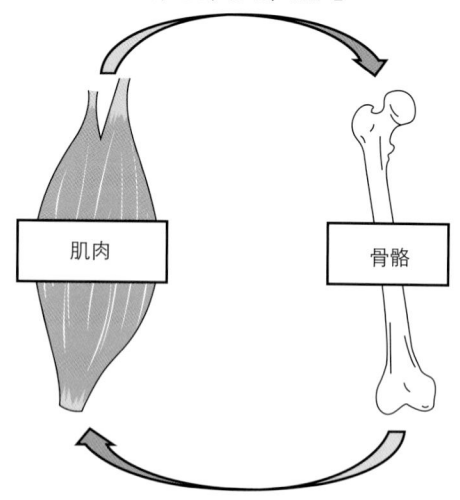

图 64.1　肌肉和骨骼受到多种因素的影响。GH/IGF-1：生长激素/胰岛素样生长因子-1（Source: [3]. Reproduced with permission of John Wiley & Sons.）

图 64.2　肌肉和骨骼之间的内分泌和自分泌信号转导。FAM5C：具有序列相似的家族 5，成员 C；FGF2：成纤维生长因子-2；HGF：肝细胞生长因子；IGF-1：胰岛素样生长因子-1；IL：白介素；MGF：机械生长因子；MMP-2：基质金属蛋白酶-2；VEGF：血管内皮生长因子（Source: [3]. Reproduced with permission of John Wiley & Sons.）

MSC稳态被改变，导致其自我更新和分化能力下降，其中观察到MSC成骨分化潜能和成肌分化潜能的下降，有利于成脂分化的增加[6-7]。这种细胞衰老的过程可以通过以下事实得到证明：与年轻人群相比，从老年人身上获取的MSC往往体积更大，更容易分化为脂肪细胞[4]。

此外，许多因素也有能力干扰MSC及其子代细胞的微环境。这些因素的一些关键例子是：轻度炎症、体内脂肪细胞因子浓度变化[8]、低水平的生长/分化因子[9-10]以及成骨细胞和骨细胞凋亡增加[11]。此外，骨髓微环境和肌纤维中的过量脂肪会增强MSC微环境中的炎症和脂肪生成信号，从而进一步改变MSC的稳态。最终可能导致骨量下降和骨骼肌肌肉含量下降。

肌少症和骨质疏松症的临床意义

很明显，许多老年人，尤其是体弱多病的老年人，会同时患有骨质疏松症和肌少症，导致他们的各类风险和并发症发生率增加，而这些风险又会因合并症而进一步恶化[12]。骨质疏松症和肌少症这两种疾病的结合加重了对健康的负面影响，已被描述为"危险二重奏"，会在骨质疏松症患者的骨骼脆弱上叠加与肌少症相关的跌倒倾向[13]。

骨骼和肌肉是相互联系的组织；不仅是因为它们彼此表面相邻的特征，而且两者在化学和代谢方面也存在诸多联系。由于骨质疏松症和肌少症密切相关，最近有人提出用骨-肌减少症（osteosarcopenia）这个术语来描述同时患有这两种疾病的个体的疾病状态[13]。

骨-肌减少症会增加跌倒、骨折、住院和生活质量下降的风险[2,12,14]。因此，老年人的骨折预防必须包括评估身体功能，最好是对肌肉质量进行评估，以明确是否存在肌少症。目前对于肌少症有很多共识性的定义，几乎所有的定义都包括瘦体重的测量和一些身体功能的评估。可以预期的是，对骨-肌减少症的单一共识定义将促进其诊断后的各种临床方法的应用。对于同时患有这两种疾病（骨-肌减少症）的个体，重要的是，计划的干预措施不仅要解决骨骼的强度，还要解决肌肉的强度。

最近有人提出将骨质疏松症的诊断范围扩大到骨折风险增加的个体[15-16]。从表面上看，这是一个合理的主张，因为许多骨量减少甚至BMD正常的老年人都发生过"骨质疏松症相关的"骨折[17]。因此，仅将BMD T-分数≤ -2.5的个体诊断为骨质疏松症并进行治疗不足以检测出许多随后会发生骨折的个体。相反，一些仅根据BMD诊断为骨质疏松症的个体的骨折风险较低；显然，不限于基于BMD T-分数的方法来指导骨折风险治疗开始是合适的。然而，持续关注"骨质疏松症"的诊断，甚至是基于估计骨折风险的骨质疏松症治疗干预阈值的方法，转移了对其他伴随问题的关注，例如肌少症，转移了对重要临床后果（脆性骨折风险）的临床关注。

事实上，骨质疏松症和与年龄相关的肌肉的量和质量的下降（例如肌少症）相呼应，并且通常与其他与年龄相关的疾病合并，这些疾病会对行走产生负面影响，例如神经病变、平衡能力下降、视力受损、药物滥用、骨关节炎以及其他导致跌倒风险增加的疾病，最终导致大多数"骨质疏松症相关的"骨折。这些与年龄相关的脆性骨折不仅仅是由骨量减少引起的，事实证明，大约1/6的脆性骨折发生在股骨近端BMD正常的人群中[17]。这些人是否真的存在骨丢失和骨微结构恶化（即骨质疏松症）尚不清楚。有重大临床后果的是，目前尚不清楚那些即使BMD正常但仍发生了"骨质疏松症相关的"骨折的患者能否从经典的骨靶向药物治疗中获益。此外，大量关于有效骨靶向药物治疗的严谨的前瞻性研究表明，椎体骨折只有50%~80%的减少，非椎体骨折减少约为35%[18-21]。由此可见，目前最好的治疗方法仅仅是为了改善骨骼，并不能预防很大一部分的脆性骨折。当其他因素导致跌倒时，这些骨折仍然会发生，这是因为跌倒时局部受到的应力甚至超过正常质量骨骼的承载能力。

很明显，除了骨丢失外，其他因素也会导致与年龄相关的骨折风险增加，因为脆性骨折随着年龄的增长而急剧增加，但骨量并没有相应的下降[22]。骨折风险增加的一个主要原因是跌倒。随着年龄的增长，跌倒变得越来越常见，大约95%的髋部骨折是由跌倒引起[23]。事实上，跌倒的危险因素，诸如先前的跌倒和慢速步态，都可以独立于BMD预测髋部骨折[24-25]。因此，较差的体能表现与髋部骨折风险增加有关就不足为奇了[26]。这些观察结果表明，将肌少症纳入降低脆性骨折风险的整体考虑因素是非常重要的。

肌少症被定义为"与年龄相关的骨骼肌质量和功能的损失……一种与肌肉质量损失单独相关或与脂肪量增加同时相关的复杂的综合征"[27]。随着年龄的增长，肌肉质量/功能的下降变得很普遍，并与行走障碍、跌倒和骨折有关[28]。

肌少症在临床上很少被诊断出来，这在很大程度上反映了目前缺乏一个被普遍接受的诊断定义。为了填补这一空白，最近的几次共识会议提出了一些可供参考的诊断定义，所有这些定义都包括肌肉质量和肌肉功能的测量[27,29-30]。最近由美国国立卫生研究院肌少症研究基金会提出的定义整合了对肌少性肥胖（本质上是相对于肌肉含量脂肪含量过高）的考虑[31]，建议采用一种独特的方法将肌肉质量定义为四肢（双腿＋双手）的瘦体重除以 BMI[30]。本质上，这是肌肉量/身高调整后的体重的比值。最终这种方法是否会被纳入肌少症的共识定义仍有待确定。

对于一些人来说，将肌肉减少性肥胖视为脆性骨折的危险因素似乎是违背直觉的，因为肥胖历来被认为可以通过增加机械载荷来预防脆性骨折[32-33]。然而，脂肪和骨骼之间的关系比单纯的载荷变化要复杂得多，这一点已被越来越多的人认识到[4,34-35]。此外，脂肪渗入肌肉或肌内脂肪组织（intramuscle fatty tissue, IMAT）可导致肌肉功能障碍[36]。因此，一些研究发现肥胖会导致骨折风险增加也就不足为奇了[37]。因此，在脆性骨折风险评估中考虑肥胖是合理的。

鉴于人口统计学、生活方式和病史已被纳入骨折风险评分工具中，例如，FRAX 和 Garvan，直接支持非骨相关因素在骨折风险中的重要性是显而易见的[38-39]。此外，最近对 FRAX 计算器中小梁骨评分系统（trabecular bone score, TBS）的调整表明，这些评分工具目前还不全面，需要进一步改进。TBS 是应用于腰椎双能 X 线吸收测定法（dual-energy X-ray absorptiometry, DXA）扫描的骨结构评估软件，其评估结果可以作为骨微结构的替代，独立于 BMD[40]。TBS 调整对骨折风险估计的影响进一步证实了非骨因素也是骨折风险随着年龄增长而增加的原因。具体来说，在 McCloskey 及其同事进行的一项研究中发现[41]，较低的 TBS 值对老年人骨折风险的影响不太深远（图 64.3），这表明骨脆性对更多老年人骨折风险的影响较小。对这一观察结果的合理解释是，随着年龄的增长，跌倒和其他与年龄相关的疾病发挥了更大的作用，而骨骼脆弱的作用则较小。

总的来说，考虑到脆性骨折被认为是涉及骨骼、肌肉和脂肪的更大综合征的一部分，"活动障碍综合征"一词已被提出作为一种包括骨‐肌减少症、肥胖

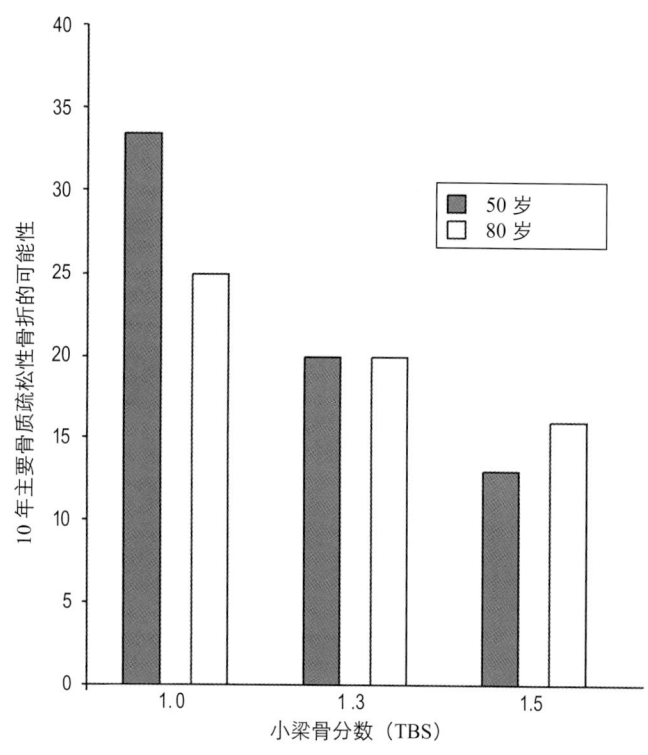

图 64.3　年龄对 FRAX 骨小梁评分（TBS）调整的影响。该图描述了低或高 TBS 对在 FRAX 估计的 10 年主要骨质疏松症相关的骨折风险的影响，两个个体（年龄分别为 50 岁和 80 岁）的未调整风险为 21%。很明显，根据 TBS 的估计，骨微结构状态对老年人骨折风险的影响要小得多，这表明非骨因素，例如跌倒，在老年人骨折的发生中起着更大的作用

和其他骨折危险因素的综合征，作为一种改进对有潜在骨折风险的老年人予以识别和治疗的方法，以降低他们跌倒和骨折的风险[42]。这种方法类似于被广泛认可的"代谢综合征"，其中各种情况（例如高血压、高脂血症）被认为是导致心血管疾病不良后果的因素（图 64.4）。

这里有一个符合逻辑的假设，但尚未经过验证，即患者会接受一种方法来降低骨折风险，类似于患者愿意接受目前常规采取的降低心肌梗死后风险的方法。然而，一个关键的因素是大众健康教育，让大众认识到脆性骨折发生通常表明存在多系统可治疗的问题，而不仅仅是"我摔倒了"。此外，迫切需要开展健康科普教育，强调与骨折相关的不良后果，特别是死亡，以及在脆性骨折后可能发生的同等的或更重要的独立生活能力的丧失。后者不仅对患者个人的生活质量造成破坏性影响，而且由于长期治疗费用，也会对社会产生巨大影响。

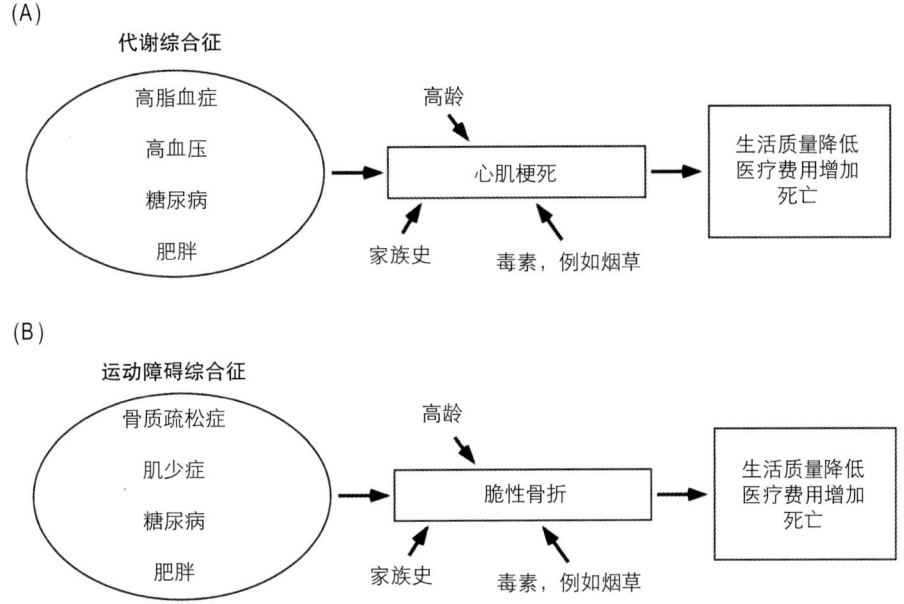

图 64.4 代谢综合征和运动障碍综合征的类似情况。（A）代谢综合征是临床医生所熟悉的一组疾病，有该综合征的个体更容易发展为心血管疾病。该综合征的每一个组成部分都是一个治疗目标，每个部分的优化都有助于降低心血管疾病风险。（B）同样的，运动障碍综合征包括易发生脆性骨折的情况。运动障碍综合征的每一个组成部分（不属于该综合征的其他因素也应一并考虑，例如骨关节炎、神经系统疾病）都应该进行优化以减少骨折风险。这种方法直接承认其他疾病也会导致"骨质疏松症相关"的骨折。这种模式直接表明，预防所有骨折的"失败"不仅与骨量有关，还与没有考虑到其他导致骨折风险增加的疾病有关。为了最大限度地降低骨折风险，需要一种综合方法来适当干预这些部分

除了认识到这一概念外，还需要对患有运动障碍综合征的个体进行临床诊断。运动障碍综合征的诊断可以通过以下指标的结合来进行：步态速度慢（<0.8 m/s），BMD T-分数≤-2.5，DXA 测量提示四肢肌肉含量低（女性<4.45 kg/m²，男性<7.26 kg/m²），握力降低（女性<20 kg，男性<30 kg），以及全身脂肪比例过高（肥胖）。

对于运动障碍综合征这个概念，除了最初提出的脆性骨折危险因素之外，还应当考虑其他对骨骼和肌肉不利影响的因素，这显然是合适的。除了其他危险因素外，两个合乎逻辑的候选危险因素是糖尿病和骨关节炎。糖尿病被认为对骨骼和肌肉有不利影响[43-44]，并可增加骨折风险，高于 FRAX 预测的水平[45]。同样，一些研究发现，骨关节炎与肌少症、骨质疏松症、跌倒和骨折的风险增加有关[46-47]。虽然运动障碍综合征的概念似乎是降低骨折风险的一种合乎逻辑的方法，但也许增加对骨-肌减少症的治疗可以朝着更全面地降低脆性骨折风险的方法迈出一步。

骨-肌减少症、运动障碍和不良健康结果

骨-肌减少症在高龄人群中往往预后不良。例如，一项对 680 名澳大利亚受试者（平均年龄为 79 岁，65% 为女性）进行的横断面研究显示，骨-肌减少症组的跌倒和骨折发生率明显更高[2]。此外，骨-肌减少症还与较高的衰弱[1]和死亡[48]风险相关。

已有研究评估了运动障碍综合征的临床结果。Clyne 及其同事在一项赫特福德郡的队列中对 398 名老年人进行的研究发现，运动障碍与跌倒有关，但有趣的是与骨折风险无关[49]。男性骨质疏松性骨折研究（Osteoporotic Fractures in Men Study, MrOS）随访了 5826 名老年男性，平均随访 6.2 年，发现有运动障碍的患者发生骨质疏松症相关的骨折和髋部骨折的风险大于没有运动障碍的患者，危险比分别为 3 和 2[50]。该研究报告指出，即使对 FRAX 评估结果

进行调整后，运动障碍仍是骨折的一个独立危险因素。最后，Looker评估了2975名年龄在50岁以上的全国健康和营养调查（National Health and Nutrition Examination Survey, NHANES）参与者，发现运动障碍与死亡风险增加有关，50~69岁的运动障碍患者的危险比最高（约为3）[51]。

综上所述，骨-肌减少症和运动障碍都与不良健康结果相关，但如果能够早期发现肌肉含量和骨丢失并实施有效的治疗干预措施，则这些不良健康结果是可以预防的。

综合治疗干预以增加肌肉和骨量

骨-肌减少症的治疗不仅对骨骼和肌肉质量有益处，而且对运动功能和力量也有益处。直观地说，增加肌肉含量应该能增加肌肉力量，恢复因肢体废用而导致的骨丢失。然而，大多数同时针对肌肉和骨骼的临床试验结果都是不确定的，因为诱导分离心肌细胞体积增大的药物策略并没有转化为增加肌肉力量或骨量[52]。

体育运动对骨骼和肌肉都有益处，并有降低BMI以及减少肌肉和骨骼中的脂肪渗透而改善机体平衡的额外益处[53]。正如预期的那样，一些研究发现，运动可以通过对骨骼、肌肉和活动能力的综合改善作用减少跌倒和骨折[54]。此外，全身振动也显示出在改善肌肉含量和骨量[55]方面的综合有益的效果。然而，振动疗法对肌肉功能的影响还需要进一步研究，以确定有关振动强度、持续时间和使用频率的有效方法。

营养补充可能是骨-肌减少症/运动障碍综合征治疗方法的关键组成部分。在这方面，蛋白质补充剂也可能对骨骼和肌肉有益。最好在体育运动后立即补充蛋白质补充剂，可改善肌肉含量和功能，并改善骨量[56-58]。然而，蛋白质补充剂本身并没有显现出任何抗骨折的作用。此外，维生素D缺乏与低肌肉含量和骨量减少有关。补充维生素D可能对肌肉和骨骼都有直接影响[54,57-59]。研究显示，血清维生素D水平高于60 nmol/L（24 ng/ml）的人群与较低的跌倒和骨折发生率相关[60]，维生素D对骨骼和肌肉具有双重作用可能可以解释这一效应。精心设计的营养补充研究，包括要求受试者在研究过程中限制某种营养素的摄入量，对于阐明营养补充在骨-肌减少症治疗中的作用是必要的。

最近，针对抗肌肉生长抑制素或激活素受体ⅡA和ⅡB（例如bimagrumab）的抗体已进入Ⅱ期临床试验[61]。这是一项概念验证、随机、安慰剂对照、双盲、多中心的Ⅱ期临床研究，在365名75岁或以上、过去1年有跌倒病史的患者中进行，测试了人源化抗肌肉生长抑制素单克隆抗体LY2495655对四肢瘦体重的影响，通过DXA测定，身体表现作为次要结果。结果显示，该抗体的有益作用仅限于脂肪量的减少，瘦体重的适度增加，以及肌肉力量功能测量的有限改善[62]。

虽然在上述研究中没有对骨量的变化进行评估，但使用动物模型的实验表明，抗肌肉生长抑制素抗体可能对骨量与肌肉含量具有双重作用。这一证据表明，这些药物可能成为治疗肌肉、骨骼和脂肪的"必杀技"[63]。

总之，针对肌肉、骨骼和脂肪的联合治疗似乎是治疗骨-肌减少症和运动障碍的一种非常合理的方法。骨折预防方法和骨折后管理包括评估和治疗肌肉含量减少和骨丢失，从而降低跌倒和骨折的风险。有确凿的证据表明，非药物治疗对骨骼和肌肉具有双重作用。然而，到目前为止，还没有任何药物治疗显示对这两种组织都有临床益处。

参考文献

扫描书末二维码获取。

第 65 章
慢性肾脏疾病患者的骨质疏松症的管理

Paul D. Miller

窦建新　柳　林　刘　丰 译

引言

慢性肾脏疾病（chronic kidney disease，CKD）与脆性骨折发生风险增加有关。与有相似 BMD 且随着年龄增长没有 CKD 的绝经后人群相比，CKD 各期患者的骨折风险均较高[1-10]。美国国家肾脏基金会（the National Kidney Foundation）根据肾小球滤过率（glomerular filtration rate，GFR）和（或）蛋白尿将 CKD 分为五期[11-12]。

Ⅰ期：肾损害，GFR 正常或升高（>90 ml/min）
Ⅱ期：肾损害，GFR 正常或下降（60~89 ml/min）
Ⅲ期：GFR 中度下降（30~59 ml/min）
Ⅳ期：GFR 重度下降（15~29 ml/min）
Ⅴ期：肾衰竭（GFR<15 ml/min 或正接受透析治疗）

对于Ⅰ~Ⅱ期，肾损害的定义是病理异常或检查有异常标志物，包括血液、尿液或放射影像学检查异常。CKD 定义中的蛋白尿部分包括持续性蛋白尿，而不是间歇性蛋白尿，后者是一种短暂的情况，可在剧烈运动或发热时出现。

慢性肾脏疾病患者的骨折风险

当 GFR≤60 ml/min 时（例如 CKD Ⅲ期），CKD 患者的骨折风险几乎是相同年龄、相同 BMD 人群骨折风险的 2 倍，并且随着肾功能的恶化，骨折风险的进行性。GFR 下降导致骨骼脆性增加的机制是多因素的，包括以下几个方面。

1. 继发性甲状旁腺功能亢进症常随着 GFR 下降而进展[13-17]。

2. 高磷酸盐血症可直接或间接改变骨矿化[18-19]。
3. FGF-23 的升高，除了在磷稳态中起主导作用外，还可能对骨矿化有重要影响[20-21]。
4. 主要在肾脏产生的血清 1,25-二羟基维生素 D 水平降低（即使是前体 25OHD 水平正常）[11-12,15]。
5. 慢性代谢性酸中毒，影响骨吸收和矿化[22]。
6. 肌少症，随之而来的是增加的跌倒风险。

在 CKD 患者中，脆性骨折发生后的发病率和死亡率都高得多，即使是在调整了年龄、BMD 和 BMI 之后，因为是多因素作用。CKD 患者，特别是Ⅳ~Ⅴ期患者，伴有多系统疾病，尤其是心血管疾病，这又增加了这些患者骨折后死亡的高风险。在被用于开发骨折风险评估工具（Fracture Risk Assessment Tool，FRAX）的人群中，有严重肾功能受损的患者太少，不足以评估 GFR 或估计的 GFR（estimated GFR，eGFR）与骨折风险之间的关系。

在全球肾脏疾病改善结果（Kidney Disease Improving Global Outcome，KDIGO）工作组创造出慢性肾脏疾病——矿物质和骨骼疾病（chronic kidney disease—mineral and bone disorder，CKD-MBD）一词以涵盖这一人群伴有骨转换改变的系统病变之前，CKD 伴有骨疾病的分类是通过定量骨组织形态测定法定义的[24]。目前这些组织形态分类方法仍然是科学和有效的。定量组织形态测定需要双四环素标记来定义动态骨转换参数，其中对各种类型的肾性骨营养不良（无动力骨病、甲状旁腺功能亢进症、混合性肾性骨病、骨软化症、骨质疏松症）都有特定的标准[25-27]。相比之下，CKD-MBD 在临床实践中很难定义，并且没有特定的国际疾病分类（International Classification of Diseases，ICD）诊断代码，包括第 9 版（ICD-9）或第 10 版（ICD-10）。虽然已知 CKD-

MBD伴随的生化异常会改变骨转换或矿化，从而影响骨强度，但主要的临床挑战是区分CKD伴随的疾病——所有这些疾病都可能具有低BMD和（或）与脆性（包括髋部）骨折相关[27-29]。治疗CKD患者脆弱性骨折的医生面临的挑战是：区分骨质疏松症所致骨折和CKD伴发的传统骨病所致骨折。

肾损害患者的骨质疏松症的诊断

Ⅰ～Ⅲ期慢性肾脏疾病

WHO骨质疏松症诊断标准可用于Ⅰ～Ⅲ期CKD（GFR 30～90 ml/min），原因有很多。第一，这类患者被列入WHO诊断标准确定的治疗绝经后骨质疏松症（PMO）注册试验中。在这些试验中，一些形式的肾功能评估方法被用来招募受试者。排除标准包括：①阿仑膦酸钠试验的基线血清肌酐浓度<1.27 mg/dL；②利塞膦酸钠注册试验中正常血清肌酐浓度上限的1.1倍；③伊班膦酸钠试验的血清肌酐浓度<2.4 mg/dL；④唑来膦酸和地诺单抗试验的eGFR>30 ml/min[30]。第二，可测量的骨和矿物质代谢紊乱提示存在CKD-MBD，诸如继发性甲状旁腺功能亢进症或高磷血症，在GFR>30 ml/min时不太明显，除非还有导致继发性甲状旁腺功能亢进症的非肾脏相关原因。第三，在骨质疏松症注册试验的整个人群中，血清PTH和血清磷都没有被系统性随机测定。与非CKD的骨质疏松症患者相比，CKD患者的骨生物学显然处于不同的环境中，因为影响骨代谢的分子（PTH、FGF-23、血清磷）的可检测的变化可在早期甚至CKD Ⅱ期观察到[11,20]。然而，这些血清磷调节肽的早期升高对骨质疏松症和CKD-MBD之间的临床关系有多大程度的作用尚不清楚。

Ⅳ～Ⅴ期慢性肾脏疾病

当患者进展到CKD Ⅳ～Ⅴ期时，骨代谢紊乱变得非常明显，WHO用于诊断骨质疏松症的标准或在未进行临床调整的情况下使用FRAX计算出的骨折风险是无效的。最近召开的国际临床骨密度学会（International Society for Clinical Densitometry, ISCD）共识会议讨论了关于如何将未经验证的数据（WHO原始数据）纳入FRAX的BMD测定，但目前仍然没有足够的数据将CKD添加到临床风险观察记录中以计算骨折风险[31]。然而，临床对严重（Ⅳ～Ⅴ期）CKD患者骨折风险较高的认识是有用的，因为它强调了CKD-MBD对骨代谢紊乱的额外风险，需要增加到旨在降低风险的管理决策中。

DXA会低估Ⅳ～Ⅴ期CKD的骨折风险[14]。与2D-DXA相比，在区分骨折和非骨折的Ⅳ～Ⅴ期CKD患者中，用于测量桡骨或胫骨皮质骨的更灵敏的方法，例如pQCT或其对应的HRpQCT，表现更好［受试者操作特征曲线（ROC曲线）0.78］[4,11-12]。这种更大的差异可能源于高分辨率3D模式在定义骨大小、骨微结构和皮质孔隙度的能力比2D-DXA测量有明显提高。

慢性肾脏疾病的骨转换标志物

在临床实践中，可以检测包括骨吸收和骨形成的多种血清生化骨转换标志物（bone turnover marker, BTM）[32-33]。研究表明，一些血清BTM水平，包括血清PTH，可能有助于不同类型的肾性骨病的鉴别[34]。有两种标志物不能被肾脏清除：破骨细胞数量标志物——抗酒石酸酸性磷酸酶（tartrate-resistant acid phosphatase, TRAP5b）和成骨细胞活性标志物——骨特异性碱性磷酸酶（bone-specific alkaline phosphatase, BSAP）。在汇总的特立帕肽临床试验数据中，血清成骨细胞标志物P1NP水平的变化与BMD和（或）骨微结构的改善相关[35]。P1NP目前是通过两种检测方法进行评估：一种是检测P1NP的完整形式（单体和三聚体）（Roche Diagnostics, Mannheim, Germany），另一种是检测P1NP的三聚体形式（Immunodiagnostic Systems, Gaithersburg, MD, USA）。三聚体形式不会被肾脏清除，而完整的分子会被肾脏清除。目前还没有足够的数据来确定这些差异对P1NP清除率的影响是否足以影响完整P1NP在测定成骨细胞活性方面的临床应用。

用于定量目的的骨活检

事先进行双四环素标记的经髂骨活检是鉴别各种肾性骨病的最敏感、最特异的手段[27-28]，通过排查可以诊断骨质疏松症。支撑定量组织形态检测方法的科学基础植根于定义正常和异常骨转换的可靠数据集。甲状旁腺功能亢进症的骨参数根据甲状旁腺功能亢进症的严重程度和病程有一系列的组织形态测量指标，而骨软化症有一套明确的定义标准。无动力骨病通常被认为是一种骨转换障碍，最好的定义是没有任何单一或双四环素标记[15]。

肾损害患者的骨质疏松症的治疗

骨质疏松症的管理和治疗应按分期进行，Ⅰ～Ⅲ期CKD患者应与无CKD患者相同，只要没有生化指标提示CKD-MBD的存在。美国食品药品监督管理局（FDA）批准的所有骨质疏松症药物治疗的注册试验都包含了Ⅰ～Ⅲ期CKD患者[12,16]。在理解FDA批准的治疗重度（Ⅳ～Ⅴ期）CKD患者骨质疏松症的药物的主要局限是，这些患者骨折风险降低的证据不足，只有少数注册队列的事后分析除外。

抗骨吸收药物

双膦酸盐和地诺单抗是治疗骨质疏松症使用最广泛的抗骨吸收药物，因此，这里重点介绍这两种药物。它们的作用机制和骨骼效应在其他地方讨论。

双膦酸盐通过肾小球滤过和近端肾小管分泌被肾脏清除。骨骼中保留的双膦酸盐的数量可能与基线重塑空间、骨转换的慢性速率和GFR有关[36]。口服双膦酸盐类药物的吸收剂量和静脉注射双膦酸盐的给药剂量的约50%由肾脏排出。口服双膦酸盐从未显示有肾毒性，而静脉注射双膦酸盐，特别是唑来膦酸，可通过造成类似于急性肾小管坏死的肾小管病变导致GFR迅速下降。临床试验或上市后报告均未显示静脉注射伊班膦酸钠对肾脏有负面影响，但迄今尚无对这两种双膦酸盐对正常、健康受试者和GFR受损患者的肾脏影响进行面对面的比较研究。即使唑来膦酸的给药速度比注册标签上建议的慢（15 min），在临床经验中似乎也是安全，即使对GFR受损的患者也是如此。来自唑来膦酸癌症研究的数据提供了一种认识，即这种药物的潜在的肾损害与输注的剂量和速率有关[37]。从药代动力学的角度来看，肾损害似乎与C_{max}（药物的峰值浓度）有关，而不是与药物的总剂量有关。然而，由于GFR<30 ml/min的受试者的肾脏清除率和临床试验数据的缺乏，对于GFR<30～35 ml/min的患者，双膦酸盐要么是警告，要么是带有禁忌证标签。在这方面，在Ⅳ～Ⅴ期CKD患者中使用双膦酸盐是一种非标签使用（超适应证用药），但是，如果使用，静脉注射剂量应该非常缓慢（60分钟）。

在汇总的利塞膦酸钠注册研究和阿仑膦酸钠骨折干预试验的单独事后分析中，对这两种口服双膦酸盐进行的每项试验都大约有600名患者（300名给予药物治疗和300名给予安慰剂），即治疗绝经后骨质疏松症注册试验受试者，使用Cockgroft-Gault方程计算的eGFR低于30 ml/min并降至15 ml/min。在肾功能受损的患者中，与安慰剂相比，两种双膦酸盐在平均2.6年的时间内均显著降低了形态测量性椎体骨折或所有临床骨折的发生率，而肾功能没有任何变化[36]。

地诺单抗是一种抗核因子-κB受体激活因子配体（receptor activator of nuclear factor Kappa B ligand, RANKL）抗体，在网状内皮系统中代谢，不通过肾脏排泄，没有肾毒性[38]。因此，地诺单抗在肾功能受损的患者中使用没有禁忌证。在最初注册试验的事后分析中，在eGFR低至15 ml/min的人群中，地诺单抗显著增加了受试者的BMD，降低了椎体骨折发生率[39]。虽然地诺单抗的药代动力学不受肾功能的影响[40]，但该药对透析患者骨骼的影响尚未进行充分评估。由于为地诺单抗在严重肾功能损害患者中使用出现低血钙症的风险似乎增加，有必要对这些患者的维生素D状况进行更仔细的关注。

促骨形成药物

特立帕肽和阿帕拉肽是目前已被批准用于治疗绝经后骨质疏松症的两种促进骨形成药物。特立帕肽也已被批准用于男性和糖皮质激素诱发的骨质疏松症[41]。与其他骨质疏松症的注册试验一样，特立帕肽的注册试验并没有随机分配已知的Ⅳ～Ⅴ期CKD受试者，但将eGFR低至30 ml/min的受试者单独分为一组[41-42]。在eGFR各组中，BMD和P1NP均有相似的增加。骨折数量太少，无法进行统计学分析。在注册试验期间，经批准的20 μg/d剂量或更高的40 μg/d剂量的特立帕肽，通过血清肌酐或血清钙浓度作为评估eGFR的函数的变化来评估肾功能，结果表明没有变化。虽然试验组24小时尿钙排泄量与安慰剂组相比平均增加了约50 mg/d，但临床肾结石的风险没有增加，尽管先前存在的肾结石是试验随机化的排除标准。

关于特立帕肽对Ⅳ～Ⅴ期CKD或无动力肾性骨病患者的作用的数据很少。1例活检证实的无动力肾性骨病患者使用特立帕肽治疗后，在配对骨活检中显示有新骨形成[43]。特立帕肽在已知无动力骨病中的应用前景是基于：特立帕肽可以促进骨转换和改善骨微结构，特立帕肽治疗与BMD增加和骨折风险降低密切相关，以及这是一种没有其他治疗选择的疾病[43]。目前还没有关于阿帕拉肽对CKD各期的作用的公开数据[44]。

小结

对于由于年龄相关的 GFR 降低而患有 I～III 期 CKD 且无 CKD-MBD 表现的骨质疏松症或脆性骨折患者的治疗，应与 eGFR 正常的患者没有区别。对于有脆弱性骨折的 IV～V 期 CKD 患者，第一步是做出正确的诊断。骨转换的生化指标，特别是血清 PTH 和组织特异性碱性磷酸酶，可以为活检证实的无动力骨病和甲状旁腺功能亢进性骨病和（或）骨软化症提供鉴别依据。只有在排除其他形式的代谢性骨病后，才能诊断 IV～V 期 CKD 的骨质疏松症。排除无动力肾性骨病尤为重要，因为使用抗骨吸收药物对无骨转换的患者可能一开始就没有益处。无动力骨病的诊断最好是通过定量组织形态测定法进行，这是一种尚未充分利用的临床技术。对于有低创伤性骨折的高危风险 IV～V 期 CKD 受试者，更需要从注册骨质疏松症治疗研究中获得相关知识和证据。

参考文献

扫描书末二维码获取。

第66章
骨质疏松症的其他继发性原因

Neveen A. T. Hamdy 和 Natasha M. Appelman-Dijkstra

黄思敏　郭海威　刘　丰　译

引言

骨丢失是衰老不可避免的结果，在女性从绝经前几年就开始了，在绝经后加速，并且在男性和女性的一生中持续下去。"骨质疏松症的继发性原因"代表异质性的基础疾病和药物的集合，这些疾病和药物可能通过许多不同的机制导致骨丢失和脆性骨折增加，而这些机制与年龄或雌激素缺乏无关。在临床实践中，确定骨质疏松症的继发性原因是很重要的，因为这些原因通常与更严重的骨丢失有关，也可能与通过改变骨质量而增加的脆性骨折有关，而与骨量的变化无关。这些继发性原因中很多是可以治疗的，因此是可逆的[1-2]。

在过去的十年里，人们越来越意识到这些继发性原因对骨质疏松症患者骨折风险的影响[3]。在骨折联络服务（the fracture liaison service）中，由于骨质疏松症的评估中实施了筛查这些继发性原因的政策，这些原因在骨质疏松症的评估中在 50%～80% 的男性[4]、超过 50% 的绝经前女性[5]以及高达 30% 的绝经后女性中被识别出来[6]。有趣的是，这些骨质疏松症的继发性原因在近期骨折的患者中普遍存在，与骨密度（bone mineral density，BMD）测量无关，即无论他们的 BMD 是在骨质疏松、骨量减少范围内，还是在正常范围内[7]。

骨质疏松症的继发性原因很多，从容易识别的特定疾病状态，例如全身炎症性疾病、血液系统疾病和内分泌失调，到药物的使用，特别是糖皮质激素的使用[2]。更"隐蔽"的情况是经常遇到的意外骨丢失的原因，例如维生素 D 缺乏、高尿钙症和甲状旁腺功能亢进症，只能通过高度怀疑来诊断，并且很容易通过适当的检查来证实[6,8]。

骨质疏松症的一些继发性原因在这本书的其他地方单独讨论。本章重点讨论除了风湿性疾病、系统性肥大细胞增多症和内分泌失调以外的全身性炎症性疾病，这些疾病是骨质疏松症患者骨丢失和（或）骨脆性增加的潜在促进机制。

与全身炎症性疾病相关的骨质疏松症

核因子-κB 受体激活因子配体（receptor activator of NF-κB ligand，RANKL）与骨保护素（osteoprotegerin，OPG）的比值是破骨细胞生成的主要决定因素，因此也决定了骨量的维持[9-10]。在炎症性疾病中，T 细胞的活化可导致 T 细胞衍生的 RANKL 表达增加，由此可通过增强破骨细胞生成的所有步骤来刺激骨吸收[11-12]。使用糖皮质激素控制炎症可能会进一步加剧潜在疾病活动导致的骨丢失，炎症过程主要是通过减少成骨细胞数量及降低其功能和抑制 OPG 表达来影响骨重塑的[13]。然而，在全身炎症性疾病中，糖皮质激素对骨重塑的最终影响是其在成功控制炎症过程时的有益作用和有害作用之间良好平衡的结果，特别是在需要大剂量来控制炎症时[14]。

炎症性关节炎

在这本书的其他地方讨论的类风湿性关节炎（rheumatoid arthritis，RA）代表了一种全身炎症性疾病的原型，其中炎症触发活化 T 细胞 RANKL 的表达增加，导致以关节周围侵蚀的形式出现的局部骨丢失，并以骨质疏松症的形式出现全身性骨丢失[15-16]。使用糖皮质激素和（或）生物药物（都会干扰炎症过程）已被证明与骨量的维持有关[14,17]。

炎症性肠病

在克罗恩病（Crohn's disease）中，病理生理上，骨质疏松症是多因素的，包括：介导疾病活性的炎症因子（IL-6、IL-1、TNF-α）的作用、疾病的活动性或肠道切除术导致的肠道吸收不良，糖皮质激素的使用，儿童期发病无法达到骨量峰值，营养不良，制动，低体重指数（body mass index, BMI），吸烟，以及性腺功能减退[18-20]。回肠切除术已被认定是骨质疏松症的最重要的危险因素之一，其次是年龄，这与预测克罗恩病的总体终身风险相关，因为克罗恩病病情在11~30岁达到高峰，因此，骨质疏松症只有在患者年龄变大时才有临床意义[21]。克罗恩病患者确实相对年轻，对骨骼有潜在危害的各种因素之间的确切关系尚不清楚。因此，对于这种炎症性疾病的骨折患病率和长期骨丢失的看法仍然存在分歧[22-27]。保持维生素D的充足状态有助于维持骨量。同在RA的情况一样，目前使用的抗TNF-α药物作为一线治疗不仅可以显著改善疾病活动的控制，而且还可以抵消细胞因子驱动的疾病活动对骨骼的有害影响[28]，虽然在某些情况下可能需要额外使用抗骨吸收药物。对双膦酸盐肠道吸收的担忧尚未得到药效学研究的证实，药效学研究表明，在控制良好的克罗恩病患者中，虽然有潜在的慢性炎症性肠道改变和（或）肠道切除术，但含氮双膦酸盐类药物阿仑膦酸钠仍能从肠道充分吸收并保留在骨骼中[29]。一项随机安慰剂对照试验在131例克罗恩病和骨量减少的患者中进行，证实了这些发现，与安慰剂治疗的患者相比，每周使用利塞膦酸钠35 mg治疗2年的患者的腰椎骨量显著增加，骨转换生化指标降低。然而，在整个研究人群中，骨折风险总体较低，并且在药物组和安慰剂组之间没有观察到差异[30]。一个关于使用双膦酸盐治疗炎症性肠病的有效性和安全性的meta分析进一步表明，虽然这些药物对骨折风险的有益影响仍有待证实，但在治疗这些患者的低BMD方面是有效的，而且耐受性良好[31]。

慢性阻塞性肺疾病

在慢性阻塞性肺疾病（chronic obstructive pulmonary disease, COPD）中，促炎细胞因子，尤其是TNF-α，是疾病过程中病理生理作用的主要促进因素[32]。炎症标志物的升高不仅反映了肺部疾病的严重程度，还反映了合并症风险增加的可能性，尤其是心血管疾病、糖尿病和骨质疏松症[33-34]。来自英国全科医学研究数据库（General Practice Research Database, GPRD）的2699名COPD患者，在确诊后的第一年观察到了骨质疏松症的高患病率[35]。来自美国1988—1994年间第三次全国健康和营养调查的9500多名受试者的数据也显示，与没有气道阻塞的人相比，气道阻塞与骨质疏松症的发病率增加有关，并且随着气道阻塞严重程度的增加而增加[36]。已发现，无论是单纯的BMD还是骨折风险评估工具（Fracture Risk Assessment Tool, FRAX）评分都不能预测不同严重程度的COPD患者椎体骨折的存在[36]。骨量的减少与胶原蛋白分解产物的排泄增加有关，这表明蛋白质分解状态不仅可能导致骨丢失，还可能导致骨骼肌量减少和功能降低以及进行性残疾[37]。COPD除了对骨量的影响外，还有证据表明COPD与骨微结构和组织组成改变有关[38-39]。与不使用糖皮质激素的人相比，持续使用糖皮质激素的人发生一处或多处椎体骨折的可能性增加1倍多[40]。在一项包括来自GPRD的超过10万例COPD病例的大型病例对照研究中，在调整疾病严重程度后，每日吸入相当于>1600 μg倍氯米松的皮质类固醇与骨折风险增加之间的关联消失了，这表明是疾病的严重程度而不是吸入皮质类固醇导致了慢性阻塞性气道疾病患者的骨折风险增加[41]。

除了慢性炎症和使用皮质类固醇外，其他因素也会导致COPD患者骨丢失和骨折风险增加，包括维生素D缺乏或不足、骨骼肌量和力量下降、制动、低BMI和机体成分变化、性腺功能减退、胰岛素样生长因子水平降低、吸烟、饮酒增加和遗传因素[42]。

在COPD患者中，与椎体骨折相关的发病率非常高，因为椎体骨折与肺功能限制性改变有关，用力呼气量显著减少，每增加一处胸椎压缩性骨折，预测肺活量减少可高达9%[43]。然而，骨质疏松症和骨折风险增加在不同严重程度的COPD患者中仍未得到充分的诊断和治疗，虽然他们的骨折发生率很高[44-45]。

与肥大细胞增多症相关的骨质疏松症

在所有形式的肥大细胞增多症中，肥大细胞均靠近骨重塑表面并产生大量能够调节骨转换的化学介质和细胞因子，因而可导致骨骼受损——从严重的骨溶解到严重的骨硬化，骨质疏松是其最常见的病理变化[46-48]。使用糖皮质激素也会加剧骨丢失。肥大细胞增多症相关的骨质疏松症的一个临床特征是骨痛，这通常是严重的，而且对常规的止痛方法有抵抗性，特别是在有广泛的骨髓受累和疾病迅速进展的情况下。这一临床特征应引起人们对骨质疏松症继发性原因的怀疑，特别是当它与肥大细胞活性增强的全身性表现（例如皮肤潮红和胃肠道症状）相关时[46-48]。骨质疏松症以外的骨骼异常包括溶解性改变、硬化性改变或两者的混合模式，主要见于中轴骨骼。骨质疏松症也可能是骨髓肥大细胞增多症的唯一表现，在这种情况下，骨质疏松症的过程可能是严重的和进行性的[49-50]。骨髓肥大细胞增多症已经被确定是男性骨质疏松症的一个重要"隐性"继发性原因，因为高达9%的男性"特发性骨质疏松症（IOP）"患者在骨活检中被诊断为骨髓肥大细胞增多症[50]。据报道，无痛性肥大细胞增多症患者的骨折发生率很高[48,51]。然而，在系统性肥大细胞增多症中，骨转换标志物可能是高、低或正常的，而且没有一种被评估的标志物被发现能够一致地预测骨折，这可能是因为各种化学介质对骨重塑的复杂影响。血清胰蛋白酶可能非常高——通常与弥漫性硬化症有关，血清胰蛋白酶也可能轻度升高或正常[48]。在诊断肥大细胞增多症和评估肥大细胞负荷程度时，检测24小时尿液中N-甲基组胺的含量被认为是替代骨髓活检的一种有价值的无创方法[50-52]。然而，系统性肥大细胞增多症的诊断只能通过骨髓活检的组织学检查来确定，其特征是，骨髓浸润具有大量形态异常的肥大细胞，以单独或超过15个细胞的聚集形式存在[46,50]。

有证据表明，双膦酸盐对骨丢失和骨折风险有积极作用[53-57]。虽然肥大细胞减量治疗可以用于更严重和侵袭性的系统性肥大细胞增多症，也许可以潜在地预防骨丢失和降低骨折风险，但目前还没有数据表明这些药物对骨转换标志物、骨丢失或骨折风险的影响[58]。

与内分泌失调相关的骨质疏松症

甲状旁腺功能亢进症和性腺功能减退在本书的其他地方讨论过，是内分泌源性骨质疏松症最常见的继发性原因，纠正内分泌失调可以改善骨骼健康。因此，在甲状旁腺功能亢进症患者甲状旁腺切除术后可以观察到，患者的BMD、骨微结构、皮质骨厚度和骨强度的改善与骨折风险的降低相关[59]。

甲状腺功能亢进症

正常的甲状腺功能对骨骼的正常发育、线性生长和达到峰值骨量（peak bone mass, PBM）至关重要。在儿童中，甲状腺素缺乏与骨骼发育受损和骨龄延迟有关，而在甲状腺功能亢进症中可观察到相反的情况。甲状腺素过度分泌通常与骨转换增加有关，可能导致严重的骨丢失和骨折风险增加，尤其是在绝经后女性中。亚临床甲状腺功能亢进症也可能与骨折风险的普遍增加有关，即使游离甲状腺素（T_4）水平保持在正常范围，补充甲状腺素也可能与骨折风险增加有关[60-61]。因此，在甲状腺功能亢进症中观察到的骨折风险增加是与低促甲状腺激素（thyroid-stimulating hormone, TSH）水平有关还是与高生理水平的游离甲状腺素有关，仍有争议[61-63]。

生长激素分泌紊乱

生长激素（growth hormone, GH）和胰岛素样生长因子-1（insulin-like growth factor-1, IGF-1）在人的一生中对骨骼生长和代谢中起着重要作用。IGF-1可以通过促进软骨内成骨和成骨细胞的形成和分化来调节骨骼的生长[63-64]。在成骨细胞中，IGF-1介导的通路的上调会导致皮质骨变厚和长骨长度增加，但对小梁骨没有显著影响。IGF-1还可以通过诱导RANKL的表达成为破骨细胞分化的共同调节因子。GH可以通过刺激成骨细胞的增殖和一定程度上刺激成骨细胞的分化对骨产生直接影响[63-64]。因此，GH和IGF-1对骨骼都有促骨生成作用。未经治疗的GH缺乏症的特征是骨转换低、BMD降低和骨折风险增加[65-66]。重组人生长激素（recombinant human growth hormone, rhGH）替代疗法已被证明可以增加骨转换，导致BMD在最开始时下降，随后在治疗的前2年小幅增加1%～2%，因为有利骨形成的正平衡，已经证明可以持续补充长达15年[67-70]。在肢端肥大症中，GH的过量生成与骨转换增加和通常无症状的椎体骨折的高发生率有关，这与疾病的持续时间和血清IGF-1水平的升高有关[71-73]。有多达1/3的肢端肥大症患者的X线平片显示有椎体骨折，但他们的BMD却没有显著下降，这表明观察到的骨脆性增加是由骨质量下降而不是骨量减少造成的[71-73]。因此，BMD测量在肢端肥大症骨折风险评估中的价值有限。考虑到，在常见骨折存在的情况下骨折风险增加，这些骨折在这些患者中大多是隐匿性的，虽然肢端肥大症的治疗确实能改善骨转换，但骨折风险在疾病治愈后仍然存在[73-74]，合理的建议似乎是，对所有肢端肥大症患者进行脊柱X线平片常规检查评估椎体骨折的存在与否，以及手术或药物治疗后，如果必要，及时使用抗骨吸收剂。还应注意纠正其他激素的缺乏，例如性腺功能减退，因为如果不及时治疗，可能会进一步增加骨折风险[73-76]。

皮质醇增多症：库欣综合征

糖皮质激素诱发的骨质疏松症（GIOP）在本书其他地方也有讨论，是继发性骨质疏松症的最常见的一种形式，很大程度上是由于使用外源性糖皮质激素治疗各种炎症和自身免疫性疾病引起的。内源性糖皮质激素的过量生成是皮质醇增多症的一种不太常见的原因，最常见的原因是促肾上腺皮质激素（adrenocorticotropic hormone, ACTH）产生的垂体腺瘤，比较少见的原因是肾上腺腺瘤或癌产生的皮质醇过量。糖皮质激素过量会增加骨丢失，但也会直接增加骨脆性，而不依赖于 BMD 变化。高达 50% 的内源性皮质醇增多症患者主要经历椎体骨折。这些骨折可能是皮质醇增多症表现出来的症状，也可能是隐匿性的，只有在常规脊柱 X 线检查中才能发现。骨折风险与疾病的严重程度和持续时间有关[77-78]。在患有库欣综合征的儿童中，皮质醇增多症对骨骼的危害可能是严重的，并且与生长衰竭、纵向生长减少和无法达到骨量峰值有关，通常是在 BMD 没有显著变化的情况下。对所有皮质醇增多症儿童和成人进行骨折风险评估是必要的，并且强烈建议进行常规脊柱 X 线片检查来评估椎体骨折存在与否。疾病治愈后，骨丢失的恢复是缓慢的，骨质脆弱可能持续存在，尤其是在存在常见骨折的情况下。与外源性糖皮质激素诱发的骨质疏松症类似，内源性皮质醇增多症患者可以从骨调节剂治疗中获益，尤其是在骨折风险高的情况下。

哪些人需要筛查骨质疏松症的继发性原因？

具有成本效益的实验室检查可以以 92% 的敏感性确定骨质疏松症的潜在可逆性继发性原因的高患病率[8]，这表明，大多数骨质疏松症患者在开始治疗前需要进行一系列基本的实验室检查。这些检查包括全血细胞计数、血清生化检查、24 小时尿钙排泄和 25-羟基维生素 D 的测量。对于年轻患者、绝经前女性、65 岁以下男性、所有意料之外或严重的骨质疏松症患者、骨丢失加速患者以及接受常规骨质疏松症治疗的患者，应该特别寻找骨质疏松症的继发性原因。应要求进行进一步的实验室检查以确认或排除性腺功能减退、甲状腺功能亢进症、乳糜泻、皮质醇增多症、肥大细胞增多症和多发性骨髓瘤。如果高度怀疑，或者在 BMD 正常的情况下发生了脆性骨折，则建议进行骨髓活检以诊断非分泌性骨髓瘤、肥大细胞增多症或其他骨髓异常等潜在的骨质疏松症的继发性原因。如果仍未做出诊断或怀疑存在隐匿性骨矿化缺陷，则需要进行较少使用的双四环素标记的经髂骨骨髓活检。

小结

骨质疏松症的继发性原因非常常见，尤其是在绝经前女性和骨质疏松症男性中，同时也是绝经后和年龄相关的骨质疏松症骨丢失加速的原因。除了在特定疾病（例如全身炎症性疾病、恶性疾病、骨髓疾病和内分泌失调）中代表着显著的合并症外，继发性骨质疏松症还经常与常常是静默的钙稳态紊乱有关，例如维生素 D 缺乏、高钙尿症和甲状旁腺功能亢进症，所有这些疾病都很容易通过标准的实验室检查检测出来。"继发性骨质疏松症"的普遍性表明，不同的医学学科需要更好地相互协作，以应对骨质疏松症作为特定疾病的慢性合并症所带来的一些挑战。骨质疏松症的继发性原因筛查应该是所有骨质疏松症患者最佳管理的一个固有组成部分。

参考文献

扫描书末二维码获取。

第 67 章
运动与骨质疏松性骨折的预防和管理

Robin M. Daly 和 Lora Giangregorio

杨 贞　胡流超　魏秋实 译

引言

运动可以促进儿童和青少年时期的骨骼健康，并在他们成年后减少他们的骨丢失，提高和保持他们的肌肉质量、强度和力量，降低他们发生跌倒的风险，所有这些都可以降低他们发生骨折的风险。然而，并不是所有的运动方式都能有效改善所有的骨折危险因素（跌倒风险、跌倒冲击、骨强度）。运动生理学的一个基本原则是特异性；生理上的适应与运动的方式、强度和量密切相关，或者说，运动应该根据预期的结果进行调整。为了使运动在降低跌倒和骨折风险方面最有效，运动的类型和量必须根据个人需求和治疗目标量身定制，并有高质量的证据支持。本章将总结现有的关于运动在预防和管理骨质疏松症、跌倒和骨折方面的作用的证据。

骨骼负荷对骨的重要性的理论基础和原理

在负反馈系统的控制下，骨通过建模和重塑来适应其负荷环境的变化，骨细胞可以通过检测和改变骨量、骨结构和强度来响应其负荷需求。已提出了几种理论来描述这种反馈系统。例如，Frost 的"机械稳态"理论，认为骨骼有一个适应设定值，或称为"最小有效应变"（minimum effective strain, MES），如果负荷诱导的应变超过（或低于）这个设定值，将导致骨形成（或吸收），从而导致骨强度增加（或减少）[1]。然而，Frost 的理论并没有详细说明刺激骨细胞引起适应性骨骼反应所必需的负荷特征。不过，许多动物研究表明，骨骼对机械负荷的反应受到关键负荷特征的影响：

1. 间歇性动态负荷（例如跳跃、跳绳）比低冲击或静态活动更能促进成骨作用[2]。
2. 快速施加的高强度负荷可以有效地引起骨的积极反应[3-4]。
3. 骨细胞适应惯常的负荷，因此新的或不同的负荷模式比重复的负荷更有刺激作用[5-6]。
4. 适应性反应需要相对较少的负荷周期（重复）引起（如果施加了足够的负荷），持续的负荷会降低骨的反应能力[6-7]。
5. 有休息时间的短负荷回合比连续负荷更有效[8]。

这些机械负荷原理构成了人类干预试验的基础，这些试验量化了不同类型的运动和运动量在整个生命周期对不同阶段的骨骼健康的影响。虽然本章将重点讨论运动在中老年人群中的作用，但重要的是要认识到，成长阶段是运动增强骨骼的质量、结构和强度的关键时期。一些关于儿童体育活动干预的综述和 meta 分析报道，有针对性的负重运动项目，包括动态和多样化的负荷冲击活动，可以增强骨矿物质的积累、结构和强度，在青春期前和青春期早期的益处最大[9-11]。然而，关于这种骨骼适应性是否会持续到以后的生活并转化为抗骨折功效的问题仍然存在。

运动与骨质疏松症、跌倒和骨折的预防

临床实践指南建议将运动作为降低骨折风险的一种策略[12-13]，但目前还没有大规模、长期和强有力的随机对照试验（randomized controlled trial, RCT）来说明这个问题，因为这需要对一个大约 7000 名高危者的样本量进行至少 5 年的随访[14]。目前最高水平的证据来自对骨折并不是主要结局的 RCT 进行的 meta 分析。例如，2013 年的一个对 45 岁及以上成年人的临

床试验（包括随机和非随机）进行的系统回顾和 meta 分析发现，运动使总骨折次数（10 项试验）减少了 51%［相对风险（relative risk, RR）为 0.49；95% 置信区间（CI）为 0.31~0.76］，使椎体骨折次数（3 项试验）减少了 44%（RR 为 0.56;95%CI 为 0.30~1.04）[15]。虽然该研究存在局限性，包括纳入的临床试验数量少、置信区间较宽以及有发表偏倚的证据，但一个包含 15 项 3136 名参与者的 RCT 的 meta 分析也发现，在 50 岁及以上的成年人中，运动使跌倒相关的骨折风险降低了 40%（RR 为 0.60；95%CI 为 0.45~0.84），几乎没有证据表明存在发表偏倚[16]。而来自其他 meta 分析的高水平证据表明，运动，特别是高挑战性的平衡运动，在社区老年人中使跌倒（和跌伤）的发生率减少了 20%~40%[17-19]，但平衡运动对 BMD 没有影响[20]。对于许多老年人来说，当他们同时进行一项运动或认知任务时，例如拿着东西走路，跌倒的风险就会增加，这被称为"双重任务范式"[21]。新出现的证据表明，双重任务训练，包括在执行次级认知或运动任务（例如随着音乐跳舞）的同时进行运动，可以改善双重任务的表现并减少跌倒[22-23]。因此，被证明对降低跌倒风险最有效的运动类型与那些被证明可以改变骨骼强度的运动类型是不同的。为了预防骨折，运动处方需要明确针对跌倒和骨折危险因素的类型和运动量（频率、强度和持续时间），并且可能需要一个多模式计划，以及包括针对多种危险因素的运动。

步行是一种可以改善有氧健身、身体组成和心脏代谢的运动，但在 RTC 中几乎没有证据表明步行可以抵消骨丢失[24]。对于大多数人来说，步行是一种习惯性的活动，对骨骼施加的负荷（应变）相对较小，这些负荷不太可能超过 MES 阈值，从而刺激骨骼的适应性反应。同样，游泳和骑自行车对骨骼健康也没有影响，即使它们包含强有力的肌肉收缩[25-26]。虽然有一些证据表明，快走和爬山，或步行与其他负重冲击运动或负重背心相结合，可能会减缓骨丢失[27-28]，但也有报道，频繁步行与跌倒[28]和骨折[29]的风险增加有关。强调步行而不包括以平衡为目标的运动干预也被发现在减少跌倒方面效果较差[17,30]。因此，不建议将步行作为预防骨质疏松症、跌倒或骨折的单一干预措施。

包括中高强度冲击力（超过体重的 2~3 倍）和新颖或多样化的多向运动在内的负重冲击运动项目已被证明可以维持或改善绝经前女性的髋部和脊柱 BMD，但对绝经后女性和老年男性的影响较小[31]。虽然 BMD 的增加不大（1%~3%），但相对较少的多向负荷冲击（每天 10~100 次跳跃，每周 3~7 次）似乎是刺激成骨反应所必需的[32-36]。成像技术的最新进展使研究人员能够探索负荷冲击是否可以改善髋部局部薄弱部位（包括股骨颈上部）的皮质骨和小梁骨 BMD，并获得了一些令人鼓舞的发现[32]（图 67.1）。然而，考虑到文献中报道的结果喜忧参半，以及老年人可能因合并症（例如骨关节炎）而疼痛，这可能影响长期坚持运动的依从性，关于高强度、新颖和多样化负荷冲击对老年人或骨质疏松症患者的安全性和有效性仍然存在疑问。虽然还需要进行进一步的研究，但在一项为期 12 个月的 RCT 中，在 88 名 50~66 岁的有轻度膝骨关节炎的女性患者得到了令人鼓舞的发现，该研究表明，逐步实施的高冲击运动计划不会影响软骨的生化成分，但确实改善了股骨颈骨量[37]。

渐进式阻力训练（progressive resistance training, PRT）是增加肌肉量、大小和力量的最有效的运动方式，包括对体弱或有骨折史的人[38-39]。然而，在绝经后女性和老年男性中，单用 PRT 对髋部和脊柱 BMD 的影响有不同的发现[40]。根据现有的证据，最有效的 PRT 方案是，应用中高负荷（最大强度的 70%~85%）结合渐进式负荷原则，每周至少进行 2 次，专门针对髋部和脊柱相连的或附近的肌肉的训练[12,31,41]。

阻力训练也经常被用于改善功能结果（例如平衡、步态、灵活性）和预防跌倒，然而，正如其他人所回顾的，在老年人中进行的 RCT 发现了不同的结果[30,42]。大多数 PRT 方案都是通过缓慢和有控制的运动来增加肌肉力量的，但许多常见的日常任务（例如快速恢复平衡的步伐）需要在 50~200 ms 内快速协调和动态收缩，这比达到肌肉力量峰值所需的时间（400~600 ms）要短。高速度 PRT（力量训练）包括快速同心肌肉收缩，已被证明对提高功能表现有效，包括运动速度和肌肉力量[43]，即使使用较低的外部阻力（最大力量的 40%）[44]。随着年龄的增长，下肢肌肉力量（即快速发力的能力）比肌肉强度下降得更早、更快[45]。此外，有证据表明，骨质疏松症与 II 型快速收缩肌纤维的优先萎缩有关，这与骨丢失的程度成正比[46]。力量训练可以针对 II 型肌纤维，并且由于高负荷率可能对骨强度有积极影响[47]，但这需要进一步研究。

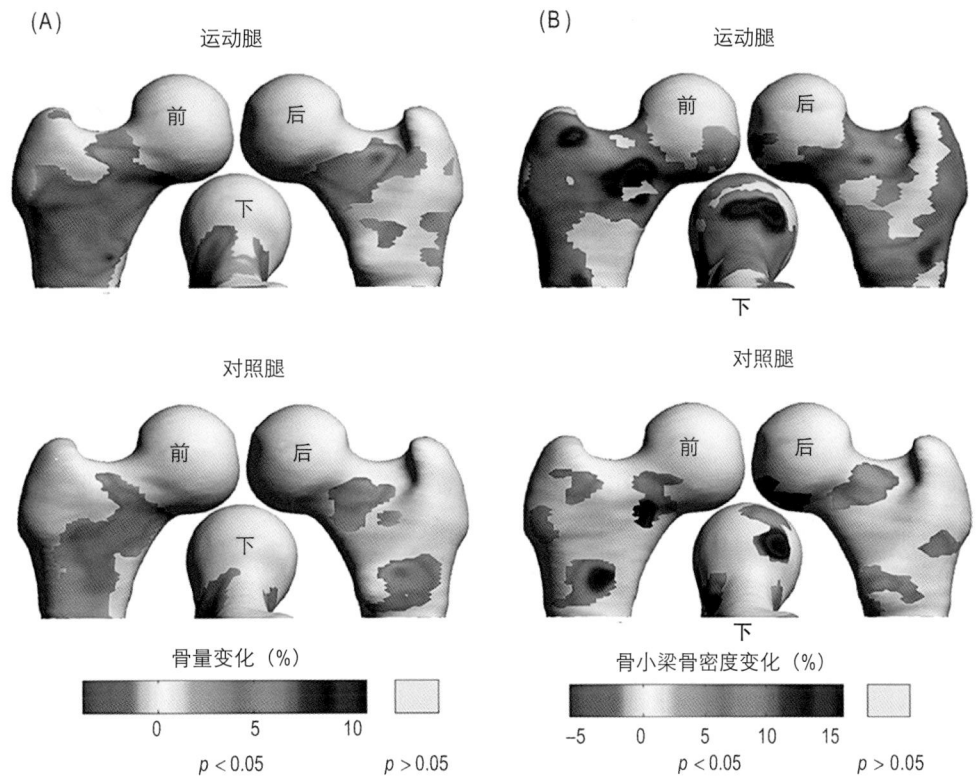

图 67.1 （也见彩图）在完成 12 个月的单侧运动计划（进行 50 次多向跳跃）后，健康老年男性的运动腿和对照腿的变化：（A）皮质骨表面 BMD（单位皮质骨面积皮质骨量）；（B）皮质内骨小梁 BMD 的变化。数据以干预前数值的百分比变化来表示。三维彩图显示平均右股骨近端的前、后和下解剖视图。统计学上没有显著差异的区域以灰色显示（Source: [32]. Reproduced with permission of John Wiley & Sons.）

根据目前的证据，在没有骨质疏松症的成年人中，针对多种跌倒和骨折危险因素的运动计划在设计上应该是多模式的，即应包括中高强度的 PRT 或力量训练、负重冲击、功能平衡和灵活性训练的组合[18,40]。表 67.1 列出了主要建议的摘要。在实施减肥计划的个体，在多模式运动计划中加入 PRT 可能有预防饮食引起的骨骼和肌肉损失的优势[48]。然而，为了获得最大的益处，运动强度或运动量随着时间的推移的增加是必要的。最后，确保摄入足够的钙、维生素 D 和蛋白质是很重要的，因为有证据表明，运动对骨骼和肌肉健康的益处可能会随着这些物质的摄入不足而减弱[49]。

运动与骨质疏松症和骨折的管理

目前，几乎没有直接证据表明运动可以预防骨质疏松症患者的骨折，但有间接证据表明，运动可以通过影响老年人的 BMD、跌倒和脊柱排列而与骨折风险有因果关系。迄今为止，只有很少的试验研究了运动对骨质疏松症、椎体骨折或继发性骨质疏松症患者 BMD 的影响，主要是因为骨质疏松症患者经常使用影响骨代谢的药物。然而，在有骨质减少和（或）骨质疏松症或跌倒危险因素的老年女性或男性中进行的 12～18 个月的试验表明，在监督下的多模式运动项目，包括中高强度的 PRT、冲击和平衡运动训练，可维持或改善 BMD，增加肌肉的量、力量和功能[50-53]。此外，一项为期 16 年的前瞻性研究将 59 名自行选择多模式运动组的骨质减少女性与 46 名骨质减少女性对照组进行了比较，结果显示，运动组髋部和脊柱的骨丢失减少了 3.1%～4.3%，骨折风险降低了 49%（RR 为 0.51；95%CI 为 0.23～0.97；$p<0.05$）[54]。只有两项研究调查了运动对椎体骨折患者 BMD 的影响。一项包含在家进行阻力运动和有氧拉伸运动的试验报告，运动对 BMD 没有有益影响[55]，而另一项研究报

表 67.1　针对骨质疏松症、跌倒和骨折的预防和管理的运动处方建议*

类型	频率	强度	运动量	运动/注意事项
渐进式阻力训练	每周≥2天	从缓慢而有控制的动作开始进展到70%~85%的1-RM（Borg 0~10点RPE量表的(5~7)/8或难/非常难）考虑进展到高速阻力和下肢的功能训练，以提高肌肉力量（轻到中等负荷，30%~70%的1-RM）	≥8次 2~3组 8~12次重复 每组之间休息1~3分钟	运动：深蹲、弓步、髋外展/内收、压腿、胸/腰椎伸展、足底/背屈、腹部/体位练习、侧向下拉/弯腰、墙壁/柜台/地板俯卧撑、肱三头肌撑体和侧肩举 强调站立时的运动（负重）；对于高于肩高的举重的安全性需要进行临床判断；使用脊柱保护策略来避免脊柱屈曲或扭曲
负重冲击运动	每周4~7次	在耐受范围内，中强度到高强度冲击运动（>2~4倍体重） 增加跳跃高度，增加重量/加重背心，改变运动方向 对于久坐不动或中/高危人群，从低冲击运动开始（见注意事项）	每次跳跃50~100次（3~5组，重复10~20次） 两组之间休息1~2分钟，对于高危人群，目标是进展到重复50次或作为负重运动的短回合的一部分（≥10分钟）	多向活动：跳跃、跳越着跑、跳绳、单腿跳跃、台阶跳和跳远 建议中/高风险个体仅进行低冲击训练，或冲击幅度和方向上的进展应谨慎
挑战平衡/灵活性	每周累积至少2~3小时的活动，包括挑战性平衡的活动	必须具有挑战性（接近平衡极限）	融入日常活动，或配合PRT或冲击性运动（例如，在等待水壶水烧开时保持10~30秒）	包括静态和动态运动：减少支撑基础，将重量转移到稳定的极限（例如，倾斜/伸展），扰动重心，跨过障碍物，改变表面（泡沫垫），多感官活动（例如减少视觉）和双重任务，可考虑太极运动 对平衡能力受损或骨折风险高的个体，从静态平衡开始，逐步进展到动态平衡练习

*根据大多数国家的体育运动指南，成年人每周应累积≥150分钟的中等至高强度的体育运动。为了切实实现上述所有治疗目标，可以将各种运动结合起来（例如，弓步作为一种加强腿部的运动，同时也挑战平衡；以及包括冲击运动和中度/剧烈有氧运动的阶梯课，同时挑战平衡）。
1-RM（one repetition maximum）：一次重复最大值；RPE（rating of perceived exertion）：自感劳累分级。

告，一种脊柱伸肌和核心肌群的运动在运动52周后对腰椎BMD有积极的影响[56]。

鉴于证据有限，召开了一个国际共识会议[被称为"过量运动导致骨折"（Too Fit to Fracture）]，以便为骨质疏松症或椎体骨折患者制订运动建议[13]。鉴于有大量的证据表明运动对绝经后女性和老年男性骨骼健康的影响，会议达成的共识是，运动对老年人BMD的影响因部位和运动模式不同而不同，应该将动态、负重、有氧运动与PRT和平衡运动结合起来。该建议也不鼓励除PRT和平衡训练以外的有氧运动。骨折高危人群，例如椎体骨折患者，应强调进行适度而不是剧烈的有氧运动，当进行PRT时应强调种类和协调而不是强度。在已有骨质疏松症的患者中，中高强度运动的安全性尚不清楚。骨质疏松症患者是否可以通过运动改善BMD也尚不清楚，因此，治疗的目标应该是防止骨丢失。

过量运动导致骨折的共识也考虑了运动对预防骨质疏松症患者跌倒的有效性。如前所述，在社区居住的老年人中，运动预防跌倒的效果已经得到了很好的证实，并且在中度或高度跌倒或骨折风险的个体中，这一效果预计不会有所不同。例如，在有帕金森病和认知障碍的个体中，运动可以使跌倒分别降低53%和45%[17]。然而，对于高危人群，在体育活动、运动或日常活动期间，需要考虑安全注意事项。已有运动导致骨折的研究报道（例如，俯卧运动时肋软骨骨折，或从仰卧位转到俯卧位时肋骨骨折）[57]。对于身体虚弱或身体状况复杂的老年人，例如那些住在养老院或出院的老年人，运动预防跌倒的效果还不太确定，运动干预可能需要成为多因素预防跌倒计划的一部分[17,58]。对于长期居住在护理机构的老年人，2013年对12项RCT进行的meta分析结果显示，阻力训练和平衡训练相结合的方案对预防跌倒有效（RR为0.71；95%CI为0.55~0.90），其中，每周至少2~3次的长期（>6个月）训练方案效果最好[59]。

有骨折中高风险的个体在运动和日常生活期间也需要考虑预防跌倒和骨折[13]。运动时预防跌倒的策略包括：穿着有良好牵引力的鞋子；避免快速移动或改变方向，特别是在地面表面坚硬或光滑时；在挑战平衡的运动中有一个可供使用的支撑物；平衡能力受损时使用辅助工具。鼓励采取脊柱保护策略，以降低椎体骨折的风险。最危险的运动类型是那些涉及脊柱的快速、重复、负重、持续或末端向前弯曲或扭转的运动。脊柱保护策略包括：髋部合拢（即髋部和膝关节弯曲，同时将髋部向后移至支撑底座，并保持头部高于支撑底座）；逐步转向；避免突然起立或坐下；缓慢的、有控制的扭转，而不是转动到极限；平衡身体两侧的负荷；弯曲时支撑躯干；保持重心贴近身体，而不是过身。因骨质疏松性椎体骨折而有疼痛的个体每天间隔15~20分钟做一次仰卧，这样可以促进脊柱伸展以及胸部和前肩肌肉的伸展。另一种选择是俯卧，这样可以促进脊柱伸展和髋屈肌的灵活性。采取坐姿时，应鼓励有疼痛或椎体骨折的个体在有适当腰部支撑的情况下坐直，并避免长时间采取坐姿。图67.2提供了一些针对有跌倒和骨折中高风险人群的初级锻炼示例。

椎体骨折、背伸肌无力、习惯性不良姿势或其他慢性疾病（例如帕金森病、强直性脊柱炎）均可导致脊柱后凸畸形，并可能导致下肢功能或平衡恢复受损，增加跌倒或骨折的风险[60-61]。例如，脊柱后凸畸形被发现与非椎体骨折的风险增加相关，即使在调整危险因素（例如椎体骨折）后也是如此[62]。虽然已经假设过度后凸的姿势会增加椎体骨折的风险，但一项研究在控制了常见的椎体骨折后未能发现两者之间的关联[63]。可能是脊柱在各种运动中的协调功能受影响，而不仅仅是脊柱后凸的存在，导致了椎体骨折的风险增加。虽然有些椎体骨折是在跌倒时发生的，但大多数是在日常活动中（例如在弯腰系鞋带中）发生的。然而，有证据表明，针对背部伸肌耐力或力量的运动干预可以改善后凸畸形患者的姿势[64-65]。骨质疏松症患者的治疗目标是提高背部伸肌的耐力还是提高背部伸肌的力量还存在争议，但关注点都是放在背伸肌上的[13]。综上所述，中度或高度骨折风险的个体除了PRT、平衡运动和负重有氧运动外，还应考虑脊柱保护策略、预防跌倒运动和针对背部伸肌的运动。

据推测，全身振动（whole body vibration, WBV）（例如，站在振动着的平台上或在振动平台上锻炼）可以刺激机械负荷和反射性肌肉收缩，有可能可以增加肌肉力量和骨骼强度并防止跌倒。然而，RCT的meta分析报告了它们对BMD的不一致的影响；这可能是由于WBV频率、强度或累积量、体位（例如站立与半屈膝）、振动类型、参与者的年龄或研究方法质量方面的差异导致[66-67]，或者阳性结果是虚假的。虽然一些研究表明，WBV可以改善平衡和跌倒风险[66]，但大多数WBV研究都集中在绝经后女性身上，因此很少有证据表明WBV对骨质疏松症患者的益处或危害。一项在老年骨质减少女性中进行的为期24个月的试验显示，每天10分钟的WBV对BMD没有显著影响[68]。临床医生在考虑是否推荐WBV时，应考虑患者的成本/效益（例如，消费成本、时间成本和WBV的潜在风险），并知道当前证据是模棱两可的，并不是所有的WBV方案都有类似的效果。目前，还没有足够的证据强烈推荐骨质疏松症患者使用，也不应取代多模式运动计划。

小结

对于所有可影响骨折风险的因素（跌倒风险、跌倒冲击、骨强度），运动是唯一有可能改善的策略，前提是它是根据每个人的需要量身定制的，并给出了正确的类型和运动量。为了预防社区健康成年人的骨质疏松症和跌倒，包括有针对性的PRT（或力量训练）、负重冲击运动、挑战性平衡和灵活性训练在内的多模式项目，对改善髋部和脊柱BMD以及肌肉的量、强度、力量和功能最为有效。规律步行对骨骼或肌肉的量或功能的影响不大甚或没有影响，而WBV的影响尚无定论。对于既往有低创伤性脆性骨折的人，或身体状况不佳的人，有并发症、脊柱后凸、姿势不良、躯干肌肉控制/力量差，和（或）行动不便的人，也推荐多模式项目，但除了PRT和负重（低冲击）有氧运

第六篇 骨质疏松症

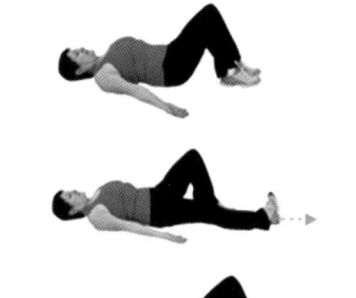

A. 手臂和腿的伸展

← 仰卧位开始

← 一只脚跟向下滑动,脚尖指向天花板。把脚跟推过去,好像要把腿拉长似的

← 一个手臂放在耳朵旁边。从肩膀开始伸展你的手臂,就像去够一个够不到的物体一样

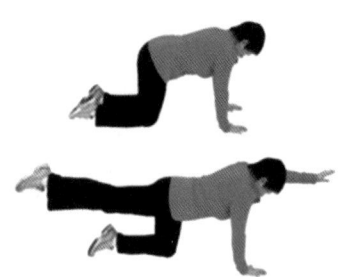

B. 鸟犬式

← 双手和膝盖着地,确保头部、颈部和背部在一条直线上,轻轻收腹

← 选择一条腿伸展。然后抬起另一侧的手臂。与脊柱保持同一水平

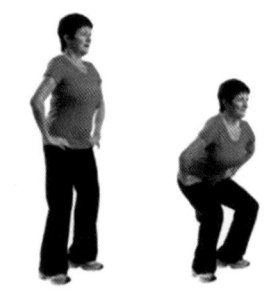

C. 深蹲

← 双脚分开与肩同宽站立。轻轻收腹

← 臀部向后移动。膝盖在脚踝之上且不要超过脚趾。尽可能深蹲,或直到你的大腿和地板平行。通过你的脚跟站起来

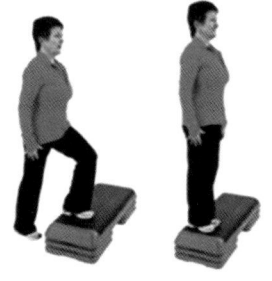

D. 踏板跳

← 把脚放在踏板上。保持膝盖与脚趾对齐,这样膝盖就不会向外或向内,然后站到踏板上。后退一步,用同一条腿重复要求的动作。为了让动作更难,可以增加踏板的高度或增加重量

图 67.2 初级胸椎和腰椎伸肌锻炼示例(A:手臂和腿的伸展;B:鸟犬式),以及初级下肢功能强化锻炼(C:深蹲;D:踏板跳)。锻炼应根据能力进行调整,并需要指导以确保正确的形式和协调

动之外,还应注重挑战性平衡和灵活性训练,躯干姿势训练和脊柱保护策略。对于这些人和有骨质疏松症的人来说,在开始和(或)实施运动计划时,监督和指导良好的协调和正确的技术尤为重要。

参考文献

扫描书末二维码获取。

第 68 章
跌倒的预防

Heike A. Bischoff-Ferrari

杨 贞 罗 骏 魏秋实 译

引言

近75%的髋部骨折和非髋部骨折发生在65岁及以上的老年人中[1]。值得注意的是，跌倒是髋部骨折的主要危险因素，超过90%的骨折发生在跌倒之后[2]。因此，预防老年人骨折的关键在于了解骨折与肌无力[3]和跌倒[4-5]的关系。事实上，在存在非骨骼骨折危险因素的80岁及以上患者中，单纯的抗骨吸收治疗也许不能减少骨折的发生，尽管可使骨代谢有所改善[6]。本章将回顾跌倒的流行病学及其在骨折风险方面的重要性。最后，基于随机对照试验（randomized controlled trial, RCT）的相关数据，对跌倒的预防策略以及如何将这些策略转化为减少骨折进行了评估。

跌倒的流行病学和相关费用

1/3的65岁及以上的老年人和1/2的80岁及以上的老年人每年至少发生1次跌倒[7]。9%的跌倒需要到急诊就诊[8]，10%~15%的跌倒发生严重损伤，这会导致5%的骨折，其中1%~2%的骨折是髋部骨折[4]。此外，跌倒是功能减退的一个独立决定因素，40%的养老院入院是因为跌倒所致[9]。此外，髋部骨折的主要危险因素是跌倒，超过90%的骨折发生在跌倒后[3]。与只跌倒一次者相比，反复跌倒者发生跌倒相关的骨折的概率可能增加4倍[10]。预计到2030年[11]，65岁及以上老年人的人口占比将从25%增加到40%，与跌倒相关的骨折数量将大幅增加。值得注意的是，即使在今天，75%的骨折发生在65岁及以上的老年人中[1]，到2050年，预计全球女性髋部骨折发生率将增加240%，全球男性髋部骨折发生率将增加310%[12]。由于老年人的人口占比不断增加，在美国，在65岁及以上的老年人，每年产生的与跌倒相关的伤害的费用预计将从1994年的203亿美元增加到2020年的324亿美元，其中包括治疗、康复和住院产生的费用以及与发病和死亡相关的费用[13]。事实上，跌倒伤害是20种最昂贵的医疗状况之一，每年因跌倒伤害产生的直接医疗费用达340亿美元[14]。因此，迫切需要有效的预防跌倒的治疗性干预措施。

跌倒的定义和将跌倒风险纳入骨折风险预测

Buchner及其同事为"脆弱和伤害：干预技术的合作研究（Frailty and Injuries: Cooperative Studies of Intervention Techniques, FICSIT）"试验的共享数据库设定了一个有用的跌倒定义[15]。跌倒被定义为"无意中落在地面、地板或其他较低的地方"。靠倒在家具或墙壁上不算跌倒[15]。由于跌倒如果没有出现严重伤害，往往会被遗忘[16]，准确评估跌倒的频率是一个挑战[16]。因此，高质量的跌倒评估需要前瞻性地确定跌倒及其情况，最好是在短时间内（<3个月）[16]，并对此进行日常记录[17]。

跌倒报告可以以明信片、电话、热线或日记/日历记录的形式来完成，虽然不同确定方法的有效性和全面性需要进一步研究[18]。一项针对居住在社区的老年人的研究表明，与日常日历相比，基于电话的回顾性3个月的跌倒次数漏报高达25%[17]。然而，在体弱提前的老年人或髋部骨折后体弱的老年人中，可能无法可靠地使用日记/病历记录，这些人可能需要通过每月的电话随访进行更密切的面对面跟踪来全面评估跌倒事件[19]。

值得注意的是，跌倒评估目前尚未通过RCT或大型流行病学数据集进行标准化[20]，这阻碍了将跌倒纳入 WHO 骨折风险评估工具（Fracture Risk Assessment Tool, FRAX）(http://www.shef.ac.uk/FRAX/, accessed May 2018)，以估计未来 10 年发生骨质疏松性骨折的概率[20]。因此，FRAX 可能会低估经常跌倒的老年人的骨折风险[21]。基于澳大利亚的一项队列研究，Garvan 模型图已开发出来成为一种替代的骨折预测工具，它已将跌倒纳入骨折的危险因素中（http://www.shef.ac.uk/FRAX/, accessed May 2018）。然而，在一项比较评估中，应用这两种工具对绝经后女性的骨折风险进行预测的准确性显示出相似的表现；而在男性中，Garvan 模型图可能优于 FRAX[22]。FRAX 和 Garvan 模型图的预测准确性相似的一个解释可能是，Garvan 模型图对跌倒的评估间隔时间相对较长（既往 12 个月的跌倒回顾），这可能导致与严重伤害无关的跌倒被漏报[16]。目前正在进行的欧洲健康试验正在评估 FRAX 算法中是否应将跌倒作为骨折的危险因素纳入。

跌倒的力学和骨折风险

从力学角度来说，跌倒的环境[2]和方向[23]决定骨折的类型，而 BMD 和减轻跌倒的因素，例如更高的骨强度或更好的保护，在很大程度上决定了跌倒者着地的某一根骨头是否会发生骨折[24]。此外，跌倒可能会间接影响 BMD，导致活动能力和自我限制能力下降[25]。众所周知，跌倒可能会导致心理创伤，即对跌倒产生恐惧[26]。大约 30% 的人在第一次跌倒后会对跌倒产生恐惧，从而限制自己的活动，导致生活质量降低[25]。克服跌倒恐惧的关键策略包括：优化视力和听力，在家中消除跌倒的危险，停止可能导致头晕和虚弱的药物治疗，通过力量和平衡训练以及服用维持肌肉健康的营养补充剂（例如维生素 D、乳清蛋白；见本章下文）[27]。图 68.1 显示了跌倒 - 骨折模式，描述了由老年人骨折的非骨骼危险因素引入的骨质疏松症预防的复杂性。

支持跌倒是骨折风险的关键决定因素这一观点的是，在存在非骨骼骨折危险因素的 80 岁及以上的个体中，单纯的抗骨吸收治疗可能不会减少骨折，虽然骨代谢得到改善[6]。此外，与骨无关的因素在骨折流行病学中发挥作用的理解一致的是，不同骨折的情况明显不同。髋部骨折往往发生在活动量较少人身上，从室内站立高度跌倒，没有向前的冲力，他们倾向于向一侧跌倒或臀部直接着地[24]。其他非椎体骨折，例如前臂远端骨折或肱骨骨折，往往发生在那些在户外活动较多的老年人身上，他们跌倒时会有一个更大的向前的冲力[28]。

与对照组相比，尽管有负重关节骨关节炎的个体的 BMD 有所增加，但其因跌倒导致骨折的风险增加，这一点支持不应该孤立地看待骨[29]。一项前瞻性研究发现，由骨关节炎引起的膝关节疼痛使跌倒的风险增加了 26%，使髋部骨折的风险增加了 2 倍[30]。另一项研究表明，下落力和软组织厚度可以预测髋部骨折风险，与通过 BMD 估计的股骨强度无关[31]。

肌少症与跌倒

跌倒是肌少症的一个公认的严重后果。在被 Rosenberg 定义为"肌肉缺乏"之后，肌少症的定义最初仅被认为与肌肉量丢失有关[32]。随后，在老年人队列进行的临床观察表明，仅凭肌肉量的减少并不能预测未来肌肉力量的下降[33-34]。这些重要的观察结果为后来使用组合因素的肌少症定义提供了理论基础，即为使用肌肉量低和存在肌肉力量/步态性能下降的组合因素来定义肌少症提供了理论基础[33]。最近一项为期 3 年的前瞻性研究在 445 名 65 岁及以上的社区老年人中比较了已发表的肌少症的七种操作性定义[35-41]和两种相关定义[42]在预测肌少症个体和非肌少症个体的预期跌倒率方面的有效性[43]。预测跌倒率的最佳定义是 Baumgartner 的定义[35][基于低四肢瘦体重（appendicular lean mass, ALM），相对风险（RR）为 1.54；95%CI 为 1.09～2.18]，以及 ALM 低加低步速或握力下降的 Cruz-Jentoft 的复合定义[39]（RR 为 1.82；95%CI 为 1.24～2.69）。值得注意的是，对于低 ALM 的临界值相同的情况，Cruz-Jentoft 的定义中对功能下降的额外要求将肌少症个体的跌倒率预测从 1.54（Baumgartner）增加到 1.82（Cruz-Jentoft），

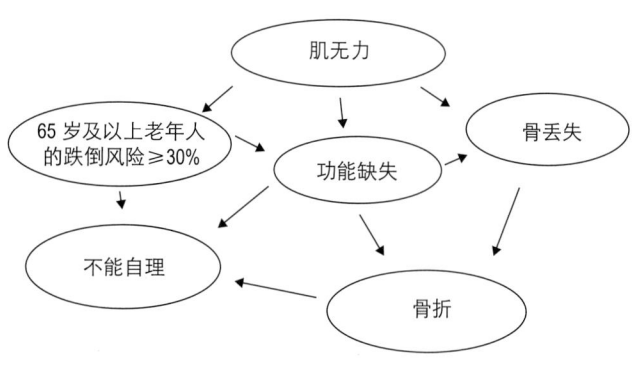

图 68.1　非骨骼因素的跌倒 - 骨折模式

并将肌少症的患病率从 11%（Baumgartner）降低到 7.1%（Cruz-Jentoft）[43]。作者指出，基于这些发现，通过 ALM 的减少和功能的下降（Cruz-Jentoft）的复合终点来预测跌倒率的适度增加被这个定义确定为肌少症的个体的低百分比抵消了[43]。这些个体可能代表了疾病的进展阶段，因此可能会错过肌少症的早期治疗和预防跌倒的机会。

目前正在努力就国际公认的肌少症的操作性定义达成共识。这些努力得到了 2016 年制定的《国际疾病及相关健康问题分类》第 10 版（ICD-10）肌少症（M62.84）的支持。

跌倒的危险因素

跌倒是老龄化和变得虚弱的标志，跌倒的前兆通常有：肌肉量减少和功能下降（肌少症[38-39]），步态不稳，视力受损或佩戴矫正视力的眼镜，服用抗抑郁、抗惊厥/巴比妥类和苯二氮䓬类药物，乏力，认知障碍，维生素 D 缺乏，心理健康状况不良，家庭安全隐患，或几种危险因素同时存在。一些研究表明，冰雪导致的跌倒可能在骨折的季节性原因中很重要，因为老年人在这一时期更容易滑倒和摔跤[44]。另一方面，髋部骨折多发生在室内[45]，与前臂远端、肱骨和踝关节骨折相比，髋部骨折受冰雪的影响可能较小，季节波动性较小[46]。

跌倒与不断恶化的健康状况似乎有着不可分割的关系，而且跌倒涉及的因素也很复杂，这使得医生面对跌倒，尤其是反复跌倒感到难以评估。然而，越来越多的文献鼓励对跌倒进行标准化的评估，并应用跌倒预防策略来预防骨折。

跌倒预防策略

通过减少危险因素来预防跌倒已经在许多方法中进行了检验。多因素方法——诸如医学和职业治疗评估或调整药物、行为指导和运动计划方面——已经在 PROFET［预防老年人跌倒试验（Prevention of Falls in the Elderly Trial, PROFET）][47] 和 FICSIT 试验[48] 中得到了验证。多因素方法可能特别适用于跌倒高危人群，例如护理机构中的老年人[49]。

许多研究表明，简单的负重运动项目可以改善社区居民和体弱老年人的步态速度、肌肉力量和平衡能力，从而减少 25%～50% 的跌倒[47-48]。因为跌倒是骨折的主要危险因素，所以理论上这些干预措施也可以预防骨折，虽然这还需要在大型临床研究中得到证实。

实施运动计划的主要障碍是其成本和实施时间。但如果运动计划做得好，在没有监督的情况下也可以实施，则其可以作为一种预防跌倒的策略以较低的成本应用。Campbell 及其同事在社区居住的 80 岁及以上的老年女性中进行了一项随机对照试验，结果显示，这样的家庭运动计划可以减少跌倒[50]。在超过 12 个月的随访中，在平均年龄为 84 岁的髋部骨折老年患者中，一个简单的没有监督的家庭运动计划在髋部骨折修复后的急性护理期使跌倒显著减少 25%[19]。虽然该研究没有将骨折终点纳入，但有迹象表明，没有监督的家庭运动计划有助于减少急性髋部骨折患者的重复骨折（与对照组相比，家庭运动计划组的骨折发生率差异为 56%；95%CI 为 –82%～+9%；$p=0.08$）[19]。

对于平衡性差、身体虚弱的老年人，需要注意的是，活动能力的提高可能会导致跌倒和骨折的可能性增高。太极拳在减少健康老年人[51]和缺乏体育活动的社区老年人[52]的跌倒方面已显示很成功，但体弱的老年人[53]和有跌倒史的人[54]可能不会从中受益。此外，太极拳可能不会改善 BMD[55]，并且骨折的预防也没有作为太极拳干预项目的终点进行研究。

作为运动的延伸，支持双重任务的项目可能对预防跌倒有很高的价值。早期的研究表明，不能边走边说话的老年人（"说话时停止走路"试验[56-57]）的跌倒风险是增加的。因此，双重任务评估可以最好地识别出那些跌倒风险最大的人，而改进双重任务完成的项目可能对预防老年人跌倒有用。这一观点已在一项试验中得到了验证，该试验表明，基于音乐的多重任务运动项目可以改善社区居住的老年人的步态和平衡，并使其跌倒风险显著降低 39%[58]。

跌倒预防策略与骨折减少的证据

在老年人中进行的两种干预措施可以减少跌倒和骨折。一种是白内障手术，有来自一项试验的有限的证据；306 名年龄在 70 岁以上的白内障女性患者被随机分配到加快手术组（约等待 4 周）和普通手术组（等待 12 个月）。在 12 个月的随访中，加快手术组的跌倒率下降了 34%（相对风险为 0.66，95%CI 为 0.45～0.96），同时，新发骨折的人数显著下降（$p=0.04$）[59]。

另一个是补充维生素 D。从机制上讲，肌无力是跌倒的一个重要危险因素，也是维生素 D 缺乏临床综合征的一个突出特征[60]。因此，维生素 D 缺乏引起的肌无力可能会通过增加跌倒的概率而增加骨折的发生。一些研究（不是所有研究）显示，维生素 D 受体（vitamin D receptor, VDR）在人体肌肉组织中表达[61]。肌肉组织中的维生素及其核受体结合可以导致新蛋白质的合成[62]，随后快速 II 型肌纤维的直径和数量相应增加[62]。值得注意的是，相对于慢速 I 型肌纤维，快速 II 型肌纤维随着年龄的增长而下降，导致跌倒的倾向增加。此外，在绝经后女性中，与安慰剂相比，补充 4000 IU 维生素 D 增加了肌肉组织中 VDE 的数量以及 II 型肌纤维的数量和直径[62]。

最后，需要注意的是，维生素 D 在跌倒 - 骨折模式中可能起作用的几个要素，包括力量[8]、平衡[63]、下肢功能[64]、跌倒[65]、BMD[66-67]、髋部骨折和非椎体骨折的风险[68-69]以及养老院入住的风险[70]（见图 68.1）。

根据几项双盲 RCT 的证据汇总的两个基于试验的 meta 分析和一个基于个人数据汇总的 meta 分析显示，对于存在维生素 D 缺乏风险的老年人，每天补充 800 IU 维生素 D 可以降低跌倒（-19%）[65]、髋部骨折（-30%）[68-69]和非椎体性骨折（-14%）[68-69]的风险。值得注意的是，较低剂量的维生素 D 对跌倒（<700 IU/d）[65]和骨折（<792 IU/d）[69]这两个终点的预防无效。当将 meta 分析扩展到有关不同维生素 D 的剂量、应用途径（每日口服、丸剂、肌肉注射）和试验质量的更全面的 meta 分析时，包括不同的研究设计（盲法和开放式）和跌倒确定（任何间隔、前瞻性和回顾性），在大多数同行评审的 meta 分析（见表 68.1）中，补充维生素 D 仍然显示可以显著降低跌倒风险，包括那些专注于测试活性维生素 D 代谢产物的试验。2014 年，Bolland 及其同事进行了一个综合 meta 分析，包含 25 项临床试验，结果显示，使用维生素 D 预防跌倒的益处仅有微不足道的 5%[71]。本次 meta 分析[71]与表 68.1 中列出的试验相比，主要不同之处在于其纳入了几项不被认为是真实疗效可靠指标的试验。Bolland 及其同事纳入了几项开放设计试验以及一些没有定义如何评估跌倒和（或）没有对跌倒进行前瞻性评估或跌倒是根据骨折数据估算的试验。此外，作者还纳入了一些试验，其中维生素 D 是多因素干预的一个组成部分，或者被应用于健康状况不稳定的老年人，例如那些在医院接受紧急医疗服务的患者或卒中或心力衰竭患者。此外，他们还纳入

表 68.1 补充维生素 D 对预防跌倒的影响的临床试验 meta 分析

年份	作者	使用维生素 D 减少跌倒的百分比	效应大小（95% 置信区间）
2004	Bischoff-Ferrari 等[77]	-22%：补充维生素 D 和活性维生素 D（仅双盲对照试验）	OR=0.78（0.64~0.92）
2007	Jackson 等[78]	-12%：补充维生素 D_3	RR=0.88（0.78~1.00）
2008	O'Donnell 等[79]	-34%：补充活性维生素 D	OR=0.66（0.44~0.98）
2008	Richy 等[80]	-21%：补充活性维生素 D	RR=0.79（0.64~0.96）
2009	Bischoff-Ferrari 等[65]	-19%：补充维生素 $D_{3/2}$ 700~1000 IU/d +10%：补充维生素 $D_{3/2}$ 200~600 IU/d（仅双盲随机对照试验）	RR=0.81（0.71~0.92） RR=1.10（0.89~1.35）
2010	Kalyani 等[81]	-14%：200~100 IU/d	RR=0.86（0.79~0.93）
2010	Cameron 等[82]	-28%：补充维生素 D	RaR=0.72（0.55~0.95）（率）
2011	Michael 等[83]	-17%：补充维生素 D	RR=0.83（0.77~0.89）
2011	Murad 等[84]	-14%：补充维生素 D	OR=0.86（0.77~0.96）
2014	Bolland 等[71]	-5%：补充维生素 D	RR=0.95（0.90~1.00）（任何质量试验）

OR（odds ratio）：优势比；RaR（rate ratio）：率比；RR（relative risk）：相对风险。

了几项口服或注射非生理性高剂量的 300 000 IU 或以上维生素 D 的试验，这些可能不等同于日常剂量或较低剂量。总之，Bolland 及其同事进行的最新的 meta 分析并没有否定总体发现，即在社区和机构中，每日服用日常剂量 800 IU/d 的维生素 D 可以降低有维生素 D 缺乏风险的老年人的跌倒风险[65]。

然而，800 IU/d 的维生素 D 可能不会减少维生素 D 充足的老年人的跌倒。2015 年，芬兰的 Uusi-Rasi 及其同事发表了一项为期 2 年的安慰剂对照试验，在 70~80 岁的维生素 D 充足的、前一年发生过跌倒事件的在社区居住的女性中检测了每天摄入 800 IU 维生素 D 的疗效[72]。结果分析显示，维生素 D 可以维持股骨颈 BMD，略微增加胫骨小梁 BMD，但并未减少跌倒。维生素 D 组没有获益可能是由于基线时所有参与者都不缺乏维生素 D。安慰剂组开始时的平均 25OHD 水平为 27.5 ng/ml，在 2 年的随访检查中保持在 27.5 ng/ml。接受维生素 D 治疗组的平均 25OHD 水平开始时为 25.1 ng/ml，在 2 年的随访中达到 37.0 ng/ml。相比之下，在另一项试验中，160 名过去一年中发生过跌倒事件且 25OHD 水平较低的巴西绝经后女性分别接受安慰剂和 1000 IU/d 维生素 D_3 治疗，试验持续了 9 个月[64]。结果显示，25OHD 水平在维生素 D_3 治疗组开始时为 15.0 ng/ml，治疗后达到 27.5 ng/ml；在安慰剂组开始时为 16.9 ng/ml，试验期间降至 13.8 ng/ml。在 9 个月的干预期内，安慰剂组的跌倒风险几乎是维生素 D 治疗组的 2 倍（RR 为 1.95；95%CI 为 1.23~3.08）[64]。

最近对 17 项 RCT 进行的 meta 分析表明，维生素 D 对下肢力量的益处可能主要见于维生素 D 缺乏（定义为 25OHD<10 ng/ml）的人群，支持补充维生素 D 预防跌倒的益处主要见于维生素 D 缺乏的老年人这一观点[73]。

关于高剂量的维生素 D，最近的临床试验并不支持对跌倒高风险的老年人有益。在 2016 年发表的最新试验中，参与者被随机分为三个治疗组：第一组每月接受 24 000 IU 的维生素 D，第二组每月接受 60 000 IU 的维生素 D，第三组每月接受 24 000 IU 的维生素 D+每月 300 μg 的骨化二醇。200 名入选的参与者在研究开始前的 12 个月内至少跌倒过一次，平均年龄为 78 岁，58% 的人缺乏维生素 D（25OHD< 20 ng/ml），并且他们都独立在家里生活[74]。在 200 名参与者中，60.5%（121/200）的人在 12 个月的治疗期间跌倒。2 个月高剂量组的下肢功能改善并没有比标准月剂量 24 000 IU 维生素 D 组更多，并且与 24 000 IU 组（47.9%）相比，参与者跌倒的百分比更高（分别为 66.9% 和 66.1%）。月剂量 24 000 IU（相当于 800 IU/d）维生素 D 组参与者的下肢功能改善最大，跌倒次数最少。达到 25OHD 血液水平的人也有相同的模式。在较低的 25OHD 四分位数范围内（21.3~ 30.3 ng/ml），观察到的功能改善最好，且跌倒最少；而在最高的 25OHD 四分位数范围内（44.7~ 98.9 ng/ml），没有观察到功能改善，且跌倒最多。值得注意的是，对于本研究检测的剂量，结果表明，两种较高剂量最有可能在随访 6 个月和 12 个月时达到有害的最高四分位，与起始水平无关。另一方面，标准月剂量 24 000 IU 维生素 D 组的参与者最有可能达到 21.3~30.3 ng/ml 的最佳较低的有效范围，而标准组的参与者都没有达到>45 ng/ml 的不理想的最高四分位数范围。

另外两项前瞻性跌倒评估试验[18,75]和一项回顾性跌倒评估试验[76]对高剂量口服维生素 D 与预防跌倒进行了评估。在一项对 173 名急性髋部骨折后体弱的老年人进行的试验中，在 12 个月的随访中，与 800 IU/d 的维生素 D 相比，2000 IU/d 的维生素 D 并没有改善下肢功能或减少跌倒（+28%；95%CI 为 -4%~+68%）[19]。值得注意的是，在 12 个月时，2000 IU/d 组的平均 25OHD 水平为 44.6 ng/ml，而 800 IU/d 组为 35.4 ng/ml[19]。在另一项对 2256 名有髋部骨折高风险的老年女性进行的试验中，与安慰剂组相比，每年服用 500 000 IU 维生素 D 增加了跌倒的风险（RR 为 1.15；95%CI 为 1.02~1.30）[75]。在 1 个月和 3 个月随访时，试验组的 25OHD 水平分别达到了 48 ng/ml 和 36 ng/ml，这是试验中出现大多数跌倒的时间范围[75]。值得注意的是，在这两项试验中，高剂量的维生素 D 使参与者的平均 25OHD 水平与之前概述的 2016 年试验中达到的最高四分位数重叠[18,75]。在对 2686 名 65~85 岁的在社区居住老年人进行的第三次试验中，连续 5 年每 4 个月服用 100 000 IU 维生素 D，使任何新骨折的风险显著降低了 22%，但没有降低跌倒的风险（RR 为 0.93；95%CI 为 0.76~1.14）[76]。然而，仅在随访的最后一年对跌倒进行了回顾性评估，治疗组的平均 25OHD 水平变为 30 ng/ml[76]。

值得注意的是，高剂量维生素 D 对肌肉功能和跌倒可能产生有害影响背后的生理学机制尚不清楚，需要进一步研究。两项正在进行的试验（VITAL 和

DO-HEALTH）每天使用 2000 IU 维生素 D。这些试验将为验证高剂量的研究结果并将其扩展到其他终点提供重要机会。

小结

降低跌倒风险是预防老年人骨折的一个重要组成部分，跌倒对公众健康的影响是显著的。几项 RCT 证实，通过运动和使用维生素 D 等多种干预措施可以降低跌倒风险，一些同样的试验还扩展到减少骨折。为了更好地研究不同干预措施和队列研究中的跌倒及其跌倒 - 骨折风险情况，需要在骨折确认队列中标准化跌倒的定义和确认方法。

参考文献

扫描书末二维码获取。

第 69 章
骨质疏松症的营养支持

Connie M. Weaver、Bess Dawson-Hughes、Rene Rizzoli 和 Robert P. Heaney

张志海　钟贤兴　何敏聪　译

引言

营养对于所有细胞生存都是至关重要的，包括骨细胞。然而，是整个饮食而不是单个营养素决定了许多影响骨骼的因素，包括：所有必需营养素的充足与否，单个营养素吸收和利用的抑制剂存在与否，维持骨生长和骨量的能量，肥胖，以及酸碱平衡。世界各地的饮食习惯和一些生活方式的选择会导致一些对骨骼特别重要的营养素（例如钙、蛋白质和维生素 D）的缺乏。由于评估饮食摄入的方法学限制和观察饮食对骨骼影响的时间滞后，我们无法准确地将单个营养素或整个饮食在骨骼构建和维持中的作用联系起来并加以量化。营养物质是治疗骨质疏松症的一个重要组成部分，这在本书的其他地方有提到。饮食，包括膳食补充剂，可能是药物联合治疗的最重要的补充。然而，饮食更重要的作用是预防。在整个生命周期中，饮食的累积效应影响峰值骨量（peak bone mass，PBM）的形成和后续的维持。骨质疏松症被称为儿科疾病，因为成人的 PBM 很大程度上是在儿童时期确定的。

饮食在峰值骨量形成中的作用

骨骼的快速生长发生在婴儿期和青春期。在生长过程中，人体对营养素的需求量很大。钙、磷和镁对骨矿物基质的形成尤为重要。维生素 D 的状态对肠道内活性钙的吸收很重要。许多营养素对胶原蛋白的合成也很重要，包括蛋白质、铜、锌和铁。美国国家骨质疏松症基金会（National Osteoporosis Foundation，NOF）的一项对 PBM 预测指标的系统性回顾对各种营养素、饮食模式和体育活动证据强度进行了等级评估[1]（表 69.1）。PBM 过低的问题是骨折的风险，特别是在晚年时期。骨折风险在儿童时期也是一个值得关注的问题，特别是在 BMD 相对较低、骨实变落后于生长的时期[2]。

在婴儿期，母乳喂养或精心研制的婴儿配方奶粉更容易满足营养需求。除了维生素 D 含量外，母乳的营养成分相对稳定，几乎与母体的饮食无关[3]。相反，青春期的快速生长发生在饮食习惯越来越受同龄

表 69.1　生活方式预测峰值骨量的证据等级

生活方式因素	证据等级*
宏量营养素	
脂肪	D
蛋白质	C
微量营养素	
钙	A
维生素 D	B
钙和维生素 D 以外的微量营养素	D
食物构成	
乳制品	B
纤维	C
水果和蔬菜	C
可乐和含咖啡因饮料的危害	C
婴儿营养	
母乳喂养时间	D
母乳喂养与配方喂养	D
浓缩配方奶粉	D
特殊营养问题	
酒精危害	D
吸烟危害	C
体育活动和运动	
对骨量和 BMD 的影响	A
对骨结构的影响	B

Source: [1]. Reproduced with permission of SpringerNature.

人影响的阶段。这是峰值骨量增长的一个极为重要的时期。在峰值骨量增长的4年内，获得的骨量大约为PBM的40%。一项对白人男孩和女孩进行的纵向研究确定的峰值骨量增长速度为：男孩409 g/d，女孩325 g/d[2]。一项对黑人和白人女孩的钙摄入量范围进行的对照喂养研究表明，在骨量增长的高峰期，钙的摄入量可以解释骨骼中钙保留差异的12.3%，种族可以解释13.7%，而性成熟的测量可以解释另外的4%[3]。仅一种营养素的巨大贡献就说明了营养在这个生命阶段的重要性。该研究还显示了遗传因素对骨骼的巨大影响，因种族是基因型的粗略指标[4]。

除了为生长提供原料外，饮食还可以改变能影响骨骼增生的生长调节因子。在一项随机对照试验中，青春期早期的女孩每天喝一品脱（约568 ml）牛奶能增加血清胰岛素样生长因子-1（insulin-like growth factor-1, IGF-1），这被认为是干预组相对于对照组BMD增加的部分原因[5]（图69.1A）。在测量的因子中，血清IGF-1是青春期白人男孩钙摄入后钙保留最大预测指标；钙摄入可以预测21.7%的钙保留，而血清IGF-1可以预测11.5%的钙保留[6]。饮食可能可以通过调节生长激素来改变月经初潮的时间。在一项对7~9岁的女孩进行的研究中，这些女孩被随机分配到食用添加乳制品矿物质的食品组中，随访了16年，直到骨量大约达到PBM[7]。那些接受矿物质复合物食品组的女孩虽然只持续了1年，但对照组相比，她们的月经初潮年龄平均提前了近5个月。月经初潮越早，雌激素暴露时间越长，六个骨骼部位的骨增生越多，骨强度估值也越高[8]。

营养在维持骨量中的作用

骨量基本由遗传决定，也会受当前和既往的机械负荷的影响，也会被营养状况限制或改善。如果必需营养素的摄入和吸收不足，就无法达到或维持遗传潜能。

钙离子是骨矿物质中的主要阳离子。骨是为一个非常大的钙的营养储备库，在进化的过程中，获得了一个次要的结构功能，对骨质疏松症很重要。骨强度随着骨结构密度的近二次方而变化。因此，骨量的任何减少都会导致骨强度的相应降低。骨吸收的整体活性是由甲状旁腺激素（parathyroid hormone, PTH）系统调控的，反过来，PTH会根据细胞外液中的钙离子稳态的需求做出响应，而不是对骨量的结构性需求做出响应。当吸收的钙摄入量不足以满足生长和（或）皮肤消耗以及排泄损失的需要时，骨吸收就会受到刺激，骨量就会减少，因为身体会清除骨吸收过程中释放的钙。这种储备只在需要的时候被使用，因此这种使用通常是暂时的。持续的、不平衡的提取会耗尽储备，从而降低骨强度。一旦骨量达到PBM，钙在骨骼中的主要作用就是抵消因汗液、皮肤脱落和排泄物造成的钙的不可避免的损失。除了消耗或限制骨量外，老年人低钙摄入量还会通过PTH刺激骨重塑的增加直接导致骨脆弱。骨小梁的吸收坑可以导致施加的负荷转移到邻近的骨上，导致局部应变增加。这样，除了对骨量产生影响外，过度骨重塑本身也是一个脆弱因素。当足够的钙被吸收时，PTH刺激的骨重塑会立即减少，随之骨脆性也降低[9]。

维生素D可以从饮食获得，也可以通过暴露在紫外线B射线照射下的皮肤合成。维生素D状况的

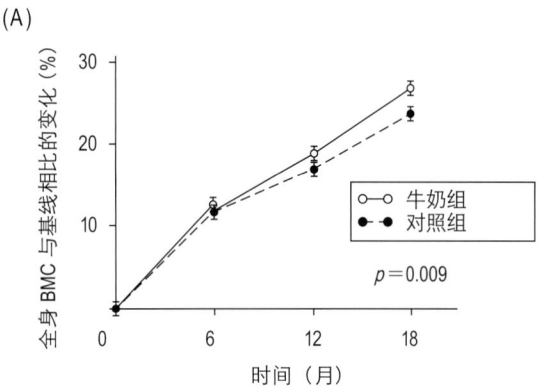

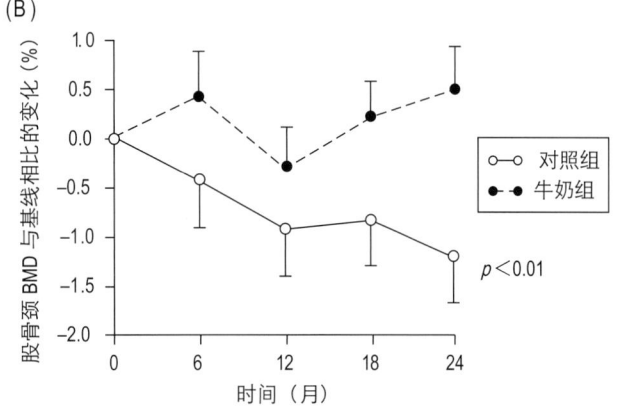

图69.1 在随机对照试验中，补充牛奶被证明可以：（A）增加生长期女孩的骨累积；（B）减少绝经后女性的骨丢失。BMC：骨矿物质含量；BMD：骨密度［(A) Source: [5]. Reproduced with permission of BMJ. (B) Source: [15]. Reproduced with permission of pringerNature.］

最佳临床指标是血清25OHD水平。血清25OHD水平随着年龄的增长而下降，因为皮肤的维生素D合成能力随着年龄的增长而下降。钙的吸收效率随着年龄的增长而下降，可能是由维生素D不足和肠道维生素D受体损失引起的。

饮食模式

食物

世界各地推荐的食物类型都试图满足各国民众对营养的需求，以促进健康和降低疾病风险。与骨骼健康最相关的食品是乳制品。这些食物可以提供20%~75%的推荐钙、蛋白质、磷、镁和钾量。全球推荐的乳制品摄取量为每天2~3份。大多数人的平均摄入量远低于推荐的水平。在世界上大部分地区的乳制品摄入量一直很低，这可能与乳糖消化不良的高发有关。在过去的半个世纪中，美国的牛奶消费量下降了，与此同时，软饮料的消费量增加了[10]。充足的牛奶摄入与儿童的多种营养素的充足相关，包括钙、钾、镁、锌、铁、核黄素、维生素A、叶酸和维生素D[11]。能替代这一整套营养素的其他来源营养物质的消耗量通常不足以取代牛奶[12]。不同文化背景下的牛奶的消耗量与骨骼健康呈正相关。在南斯拉夫[13]和中国[14]，与低乳制品消耗地区相比，高乳制品消耗地区的人群有更好的骨量测量值。在一项为期2年的牛奶（1200 mg/d钙）随机对照试验中，与对照组相比，173名绝经后中国女性的股骨颈BMD损失减少[15]（图69.1B）。在儿童[16]和成人[17]中，不喝牛奶者比喝牛奶者发生骨折的风险更高。回顾性研究表明[18]，儿童时期喝牛奶与晚年发生髋部骨折的风险呈负相关。一个欧洲小组得出的结论是，大多数人单次服用12 g乳糖是可以耐受的[19]。美国国家立卫生研究所健康共识会议得出的结论是[20]：大多数自我认为乳糖吸收不良的人并没有临床上的乳糖不耐症。由于自我感觉乳糖不耐受而不必要地避开食用乳制品，可能会导致个体骨量积累减少[21]。

其他食物也通过影响酸碱平衡与骨骼健康有关：水果与蔬菜有积极影响，谷物、肉类、鱼类和家禽有负面影响。谷物和肉类的富含硫的氨基酸倾向于生成酸性物质，这会增加尿钙；而蔬菜和水果倾向于生成碱性物质，主要是因为它们被代谢为碳酸氢盐。虽然蛋白质对酸性物质的分解有积极作用，但蛋白质对骨骼有积极的净影响。随着蛋白质摄入量增加导致的高钙尿会被钙吸收增加所抵消[22]。蛋白质摄入量与年龄相关的骨丢失呈负相关，补充蛋白质可以降低老年人的骨折发生率[23]。对一项随机对照试验进行的回顾性分析[24]发现了蛋白质和钙的相互作用。随后，在一项弗雷明汉研究中，动物蛋白质摄入最高的受试者（钙摄入量<800 mg/d）髋部骨折的发生率是动物蛋白质摄入最低的受试者的2.8倍（$p=0.02$），而当钙摄入量>800 mg/d时，较高的蛋白质摄入量与骨折发生率降低有关[25]。在一项老年男性和女性枸橼酸钾的剂量-反应研究中，由于尿钙减少，钙平衡随着枸橼酸钾摄入量的增加而改善，而钙吸收分数没有变化[26]。一些蔬菜和草药有降低骨吸收的作用，但这种作用与碱性载荷或钾含量无关[27]。

膳食盐是尿钙排泄的最大预测因素[28]。钠和钙在肾脏中共享转运蛋白。在青春期，与白人女孩相比，黑人女孩的钠排泄量更少，所以钙排泄量也更少，这可能是由于肾脏运输方面存在种族差异[29]。

生物活性膳食成分

人们对生物活性成分的兴趣与日俱增，这些活性成分可以取代或减少药物治疗的剂量，以预防方式改善骨丢失或促进骨骼健康。通常情况下，这些生物活性成分必须添加到食物中或作为膳食补充剂服用，因为食物中这些活性成分的天然含量可能无法达到有效剂量。

类黄酮是研究较多的一类生物活性成分。大豆异黄酮研究得最多，但对其改善绝经后骨丢失的支持证据很少[30]。在体外和动物模型实验中，在大豆以外的植物中提取的黄酮类化合物是在干李子和蓝莓中提取的。骨质疏松症和其他慢性疾病被认为是炎症性疾病。在一定程度上，类黄酮可以改变骨细胞中的活性氧和氧化还原状态，这些骨细胞参与骨转换的调节以及成骨细胞、破骨细胞和骨细胞的存活，因此，类黄酮在饮食中可能起到保护作用。关于生物活性成分的性质和剂量、作用机制以及在何种条件下可能有效，还有很多需要了解的地方。

某些碳水化合物和纤维在较低段的肠道中发酵，它们具有增强肠道吸收矿物质的能力，因而对骨骼有益[31]。这些益生菌经肠道菌群发酵后，产生短链脂肪酸，可溶解矿物质并影响微生物，增加双歧杆菌的比例。

补充钙和维生素 D 对骨骼的影响

骨密度

成年人补钙会使 BMD 小幅增加 0.54%～1.19%[32]。在一项试验中，来自食物（奶粉）和补充剂的钙对较老的绝经后女性的 BMD 有相似的影响[33]。较高的 25OHD 水平与较高的髋部 BMD 相关。单独补充维生素 D 可以适度降低老年人的骨丢失率，钙和维生素 D 的组合也是如此。

肌肉力量、平衡和跌倒

维生素 D 在预防骨折中的作用包括它对肌肉表现、平衡和跌倒风险的影响。较高的血清 25OHD 水平与较好的下肢功能相关，而 25OHD 水平 <50 nmol/L（或 20 ng/ml）与体育活动能力的较快下降有关[34]。然而，维生素 D 干预研究的结果是可变的。在一个包含 17 项试验的 meta 分析中，除非起始血清 25OHD 水平非常低（<25 nmol/L 或 10 ng/ml），否则补充维生素 D 对下肢肌肉力量没有明显影响。在一个包含 30 项试验的 meta 分析中，补充维生素 D 对肌肉力量有积极影响。维生素 D 影响肌肉表现/力量的机制尚不清楚，但可能是通过肌肉中的维生素 D 受体介导的。

补充维生素 D 似乎对老年人的身体平衡有有利的影响。内-外方向的摆动幅度是一个预测跌倒的重要指标。在两项独立试验中，与单独补充钙的人相比，每天补充 800 IU 的维生素 D_3 加 1000 mg 的钙的人，在 2 年和 12 个月的时间里，摆动幅度的减少达到了 28%[35-36]。维生素 D 影响平衡的机制尚未确定。

补充维生素 D 对跌倒风险的影响似乎是剂量依赖性的。高剂量试验（700～1000 IU/d）显示风险降低，而低剂量试验（200～600 IU/d）则没有显示风险降低[37]。在高剂量试验中，跌倒风险平均降低 34%[37]。在最近的试验中，在 25OHD 初始水平平均为 67.5 nmol/L 的老年女性中，连续 2 年每天服用 800 IU 的维生素 D_3 对跌倒风险没有影响[38]。相比之下，在 25OHD 初始水平为 37.5 nmol/L 的老年女性中，每天服用 1000 IU 的维生素 D_3，她们跌倒的次数显著减少[39]。最后，在老年急性髋部骨折患者中，与每天使用 800 IU 治疗的人相比，每天使用 2000 IU 并没有降低他们的跌倒风险，这表明，每天使用 800 IU 的治疗对于降低跌倒风险是足够的。血清 25OHD 水平估计要达到 60 nmol/L（或 24 ng/ml）才能降低跌倒的风险[40]。

骨折

一个包含 63 897 名 50 岁及以上男性和女性的 29 项试验的 meta 分析发现，单独补钙对骨折风险总体上有一个边际效应 [相对风险（relative risk, RR）为 0.90；95%CI 为 0.80～1.00][32]。然而，在日常钙摄入量 <700 mg/d 的老年人中，风险降低显著（RR 为 0.80；95%CI 为 0.71～0.89）[32]。

Chung 及其同事综合了 16 项试验的结果，这些试验检测了维生素 D 加或不加钙对骨折风险的影响[41]。维生素 D 和钙联合补充可以显著降低骨折风险（RR 为 0.88；95%CI 为 0.78～0.99），大多数获益发生在机构居住的环境中而不是社区居住的环境中。最近的一项试验级的 meta 分析发现，钙和维生素 D 联合可以减少 14% 的骨折总数和 39% 的髋部骨折[42]。一项个体受试者级的 meta 分析检验了维生素 D 对骨折风险的影响[43]。这个分析包含 31 022 人（平均年龄为 76 岁，91% 为女性）和 1111 例髋部骨折。总的来说，髋部骨折发生率减少了 10%，但差异无显著性 [危险比（hazard ratio, HR）为 0.90；95%CI 为 0.80～1.01］。然而，当通过实际摄入量的四分位数（剂量和依从性均考虑在内）进行检查时，髋部骨折风险只在最高的四分位数（平均维生素 D 摄入量 800 IU/d）时才显著降低。在检验的亚组中，血清 25OHD 水平的最高和最低四分位对应的值分别为 >61 nmol/L 和 <30 nmol/L。与降低跌倒风险所需的水平一致，25OHD 水平达到约 60 nmol/L 似乎足以降低骨折风险。

药物在治疗中的作用

有检测抗骨吸收和促骨生成疗法的抗骨折疗效的试验中，对照组和干预组均给予钙和维生素 D。因此，抗骨折疗效仅在钙和维生素 D 充足的患者中得到证实。然而，我们不能断定这些药物对钙和维生素 D 缺乏的患者有同样的疗效。

安全性

Bolland 及其同事报告，补充钙剂而不同时使用维生素 D 可能会增加心肌梗死的风险[44]；然而，随后的报告对这一观察结果提出了质疑[45]。美国 NOF 和美国心脏病预防学会的一份立场声明得出的结论是，有 B 级证据表明钙和维生素 D 补充水平与心血管疾病风险之间没有关系[46]。

一份来自女性健康倡议（the Women's Health Initiative, WHI）的详细报告显示，与安慰剂组相比，补充钙和维生素 D 组的女性的肾结石增加了 17%[47]。从食物中摄取高钙的人没有这种风险，事实上还可以降低肾结石的风险[48]。因此，尽可能从食物中获取钙是明智的。IOM 和其他机构已经确定，补充维生素 D 使血清 25OHD 水平高达 125 nmol/L（或 50 ng/ml）都没有危险[49]。

钙和维生素 D 的推荐摄入量

世界各地的钙摄入量建议各不相同。IOM 建议，对于 51～70 岁的人群，男性每天摄入 1000 mg，女性每天摄入 1200 mg；对于 70 岁以上的人群，每天摄入 1200 mg[49]。只有当食物不能满足钙的需求时，才应该补钙。碳酸钙中的钙在进餐时吸收得更好。从各种补充剂中吸收的总量达到 500 mg 比更高剂量更有效。每天需要量超过 500 mg 的人应该分次服用。

美国 IOM 推荐的维生素 D 摄入量为：51～70 岁者 15 μg/d（600 IU/d）；71 岁及以上者 20 μg/d（800 IU/d）[49]。美国 IOM 认为，血清 25OHD 水平达到 50 nmol/L 可以满足 97.5% 人口的需要[49]。上述证据表明，血清 25OHD 水平需要达到 60 nmol/L 才能最大限度地降低跌倒和骨折的风险。内分泌学会、国际骨质疏松症基金会和其他关注骨质疏松症患者的组织推荐的血清 25OHD 水平为 75 nmol/L。维生素 D 有两种形式，一种是植物来源的麦角钙化醇（维生素 D_2），另一种是动物来源的胆钙化醇（维生素 D_3）。维生素 D_3 比维生素 D_2 能更有效地提高血清 25OHD 水平。此外，并不是所有的 25OHD 检测方法都能准确测定维生素 D_2 水平。由于这些原因，当维生素 D_3 可用时，维生素 D_3 是临床应用的首选形式。

小结

骨骼健康依赖于机械负荷与巨量和大量宏量和微量营养素的摄入。钙、维生素 D 和蛋白质是对骨骼健康至关重要的三种必需营养素。大多数情况下饮食缺乏一种关键营养素就会有几种营养素不足。对骨骼的最佳保护需要富含所有必需营养素的饮食。单一营养素补充方案往往不足以确保骨骼健康的最佳营养保护。一些生物活性成分可以通过减少慢性炎症来改善骨骼健康。

参考文献

扫描书末二维码获取。

第70章
雌激素、选择性雌激素受体调节剂和组织选择性雌激素复合物

Tobias J. de Villiers

王俊玲　洪志楠　邓伟民　译

雌激素

Fuller Albright 在 1941 年发表了他关于绝经期雌激素缺乏与骨质疏松症之间因果关系的观察结果，并提出了绝经期激素疗法（menopausal hormone therapy, MHT）预防骨质疏松症的概念[1]。

1996 年，绝经后雌激素/孕激素干预（Postmenopausal Estrogen/Progestin Intervention, PEPI）试验是第一项采用双能 X 线吸收测定法（dual X-ray absorptiometry, DXA）的大型随机对照试验（randomized controlled trial, RCT），该试验表明，在绝经后早期，雌激素治疗干预可以保护髋部和脊柱的骨密度（bone mineral density, BMD）[2]。观察数据表明，MHT 可以预防骨折，但没有进行有骨折终点的 RCT。

2002 年，女性健康倡议（the Women's Health Initiative, WHI）的一项大型 RCT 结果为 MHT 的抗骨折疗效提供了具体的证据。在 WHI 的雌激素和孕激素组中，骨折发生率的降低被报道为危险比（hazard ratio, HR）：髋部骨折 0.66（95%CI 为 0.45~0.98），临床椎体骨折 0.66（95%CI 为 0.44~0.98），非椎体骨折 0.77（95%CI 为 0.69~0.86）[3]。在 WHI 的仅使用雌激素组中，HR 为：髋部骨折 0.61（95%CI 为 0.41~0.91），临床椎体骨折 0.62（95%CI 为 0.42~0.93），总骨折为 0.79（95%CI 为 0.63~0.79）[4]。这些结果是值得注意的，因为只有临床骨折被记录，没有应用常规的 X 射线片来检查椎体骨折的形态。此外，研究人群的骨折风险较低，结果是导致 MHT 的抗骨折疗效被低估了。MHT 已被证明可以对所有主要类型的骨质疏松性骨折（椎体和非椎体骨折，包括髋部骨折）都有效。激素替代疗法（hormone replacement therapy, HRT）在为有骨量减少的患者提供骨折保护方面实际上是独一无二的[5]。

MHT 还可以提供特殊的骨骼外益处，例如，它能最有效地治疗绝经期相关的血管舒缩症状，能改善阴道和泌尿系统健康，可能有益于心血管健康，降低全因死亡率（在 50~60 岁或绝经 10 年内开始接受治疗的患者中），以及降低结直肠癌的风险。但也有报告其有乳腺癌、冠状动脉疾病和血栓事件增加的风险[3]。

根据 WHI 的研究的这些初步结果，由于报告的获益/风险比不佳（每 10 000 人-年发生 19 起事件的超额风险），骨质疏松症患者对 MHT 的接受率仍然很低[6]。这减少了 MHT 在尽可能短的时间内以最低的有效剂量治疗血管舒缩症状的作用。在美国，额外批准的预防骨质疏松症的适应证仍然存在，但由于对使用期限的限制，这种批准毫无意义，因为停止治疗后对骨骼的任何益处都会迅速丧失。

近年来，主要的绝经期协会建议减少对 MHT 用于预防骨折指征的限制。这体现在所有主要国际绝经期协会最新的全球共识声明（Global Consensus Statement, GCS）中[7]：

- 包括替勃龙在内的 MHT 可以用于 60 岁前或绝经后 10 年内有骨折或骨质疏松症风险的绝经后女性。
- 与其他已批准的药物相比，60 岁后开始 MHT 作为预防骨折的适应证被认为是二线治疗，需要单独计算获益/风险比。
- 假如选择 MHT，则应使用最低有效剂量。
- 治疗的持续时间应与个体的治疗目标一致，并且每年需要重新评估个体的收益/风险比。这一点很重

要，因为新的数据表明，一些女性的血管舒缩症状（vasomotor symptom, VMS）持续时间较长。

这些更开明的建议是基于WHI的最终结果和后续结果，这些结果显示出更好的收益/风险比，并反映在以下GCS的声明中[8]：

- 如果MHT是在治疗窗内启动的（在50~60岁之间或绝经10年内），则至少对心血管系统有中性或可能的积极作用，并可以降低全因死亡率。
- 短期内单独使用雌激素治疗已被证明可以降低乳腺癌的检出率，而使用雌激素加孕激素治疗5年后可能会提高检出率。MHT导致乳腺癌的风险极低，相当于每1000名女性每年的发生率<1.0。这与久坐的生活方式、肥胖和饮酒等常见因素相关的风险增加相似或更低[7]。
- 虽然MHT口服药物会增加静脉血栓栓塞（venous thromboembolism, VTE）和缺血性卒中的风险，但在60岁之前开始MHT治疗引起的卒中的绝对风险很低。观察性研究和meta分析表明，与口服药物相比，经皮药物（每次0.05 mg，每周2次或更少）可以降低VTE和卒中的风险[7]。

在提出这些建议时，GCS考虑了WHI研究的一些特定的局限性，例如，MHT开始时的年龄，所用药物的剂量和类型，以及报告的统计分析的不一致[9-10]。

由于不确定使用MHT的一般原则，非妇科医生经常避免使用MHT。GCS提供的明确指南旨在克服这一障碍。这些原则是[7]：

- MHT的给药类型和途径应与治疗目标、患者偏好和安全性问题一致，并应个体化。
- 剂量应调整到最低、适当和最有效的剂量。
- 对于子宫切除术后的女性，雌激素作为单一的系统性药物使用是合适的，但在子宫存在的情况下，需要同时使用孕激素来保护子宫内膜，但结合雌激素可以与巴多昔芬联合使用以保护子宫。

本书上一版（第7版）有关MHT的章节得出的结论是，"雌激素可以缓解绝经期症状；对于短期或长期接受雌激素治疗的女性来说，其对骨骼的影响可能被认为是一种附带作用。"正是这位作者的这个观点，我们已经从这种非常限制性的观点转向更广泛的适应证，因为MHT预防骨质疏松症是GCS提倡的。在我们寻求减轻骨质疏松症相关骨折的负担过程中，我们需要使用所有可用的手段。在更年轻的绝经期女性，MHT是一个可以用于减少所有类型的骨质疏松症相关的骨折的强大工具，甚至在有骨质减少的女性中也是如此。鉴于已批准的骨特异性药物——基于不良反应不断变化——的使用受到了更多的限制，这一点很重要。口服双膦酸盐一般连续使用不超过5年的建议就说明了这一点。这为年轻女性提供了进行用MHT的机会，如果MHT停止，则随后可以进行双膦酸盐治疗。

选择性雌激素受体调节剂

选择性雌激素受体调节剂（selective estrogen receptor modulator, SERM）是一组复杂的合成药物，它们以组织特异性的方式充当雌激素受体（estrogen receptor, ER）的激动剂或拮抗剂。理想的SERM将作为一种ER激动剂作用于心血管系统、骨骼、阴道和膀胱，同时也作为一种ER拮抗剂作用于乳腺和子宫内膜[11]。

在美国，唯一批准用于骨质疏松症预防和治疗的SERM是雷洛昔芬，一种第二代SERM，每日口服剂量为60 mg。在一项大型RCT中，雷洛昔芬显示可以将椎体骨折风险降低34%~51%，虽然BMD的增加不明显[12]。雷洛昔芬没有显示出对非椎体骨折（包括髋部骨折）的保护作用。雷洛昔芬可以降低76%的侵袭性ER阳性乳腺癌的风险[13]。雷洛昔芬在预防非骨质疏松症女性乳腺癌方面与他莫昔芬（第一代SERM）同样有效[14]。雷洛昔芬用于心脏（Raloxifene Use for The Heart, RUTH）试验未能显示雷洛昔芬（在冠心病高危患者中）可以提供预防冠心病的保护。与安慰剂相比，接受雷洛昔芬治疗的参与者发生静脉血栓形成事件（危险比为1.44）和致命性卒中（危险比为1.49）的风险更高[15]。雷洛昔芬不会引起子宫内膜刺激或导致子宫出血[16]。与雌激素不同，雷洛昔芬不能治疗绝经期的血管舒缩症状，并可能引起潮热。雷洛昔芬通常用于有椎体骨折和乳腺癌风险的患者。雷洛昔芬的使用受到限制，因为缺乏表明它可以预防髋部骨折和其他非椎体骨折的证据，并且它还有本章前面所描述的不良反应和安全问题。

一些第三代SERM正在临床开发中，但大多数未能达到注册要求。与安慰剂相比，每天口服 5 mg 拉索昔芬可以显著降低椎体骨折、非椎体骨折、ER 阳性乳腺癌、主要冠心病和卒中的绝对风险[17]。尽管有这些非常有利的结果，但由于低剂量拉索昔芬组（0.25 mg）的死亡人数比安慰剂组多 25 人（$p=0.05$），美国当局的监管部门拒绝批准，要求提供更多的数据。虽然拉索昔芬在欧洲已获得了监管部门的批准，但申办者停止了该药的进一步开发；但目前有兴趣恢复它的开发。

巴多昔芬是第三代 SERM。它在美国以外已被批准作为骨质疏松症治疗的单一疗法。巴多昔芬已被证明可以保持 BMD 并减少骨转换。在绝经后的骨质疏松症女性中，巴多昔芬对新发椎体骨折和非椎体骨折风险较高的女性有显著的保护作用[18]。在为期 7 年的Ⅲ期研究中，巴多昔芬总体上是安全的，且耐受性良好，对乳腺的影响中性，对子宫内膜的安全性也很好[19]。VTE 的风险增加被证实是 SERM 的预期不良效应。

组织选择性雌激素复合物：结合雌激素 / 巴多昔芬

当在有子宫的女性使用 MHT 时，雌激素对子宫内膜的刺激需要使用孕激素来对抗。组织选择性雌激素复合物（tissue-selective estrogen complex, TSEC）的概念是基于对抗雌激素对子宫内膜的刺激而提出的。结合雌激素 0.45 mg 与巴多昔芬 20 mg 配合使用产生的组织选择性活性谱可以保护子宫内膜，减轻血管舒缩症状，防止骨丢失，对乳腺有中性作用，并且不会增加 VTE 的风险[20]。与安慰剂相比，TSEC 在 24 个月内使 BMD 增加 3.61%，在 18 个月和 24 个月时显著优于雷洛昔芬[21]。目前还没有关于骨折结果的试验。因此，TSEC 为有子宫的女性提供了一种不含孕激素的替代传统的雌激素 - 孕激素治疗的 MHT。结合雌激素 0.45 mg/ 巴多昔芬 20 mg 在美国已被批准用于有子宫的绝经后女性的绝经期症状缓解和骨质疏松症的预防。这种选择对有子宫的女性和非妇科医生都很有吸引力，因为这种治疗不会导致子宫出血，而传统的雌激素 - 孕激素 MHT 常常会导致子宫出血。

参考文献

扫描书末二维码获取。

第 71 章
双膦酸盐治疗绝经后骨质疏松症

Andrea Giusti 和 Socrates E. Papapoulos

陈艳婷　马　乐　陈柏龄　译

引言

双膦酸盐（bisphosphonate，BP）是一种对钙晶体具有高亲和力的合成化合物，选择性地集中在骨骼中，能减少骨吸收。第一个 BP 是在 19 世纪合成的，但在 20 世纪 60 年代才认识到它们与医学的相关性，并在 20 世纪 70 年代初首次用于骨质疏松症患者。目前，阿仑膦酸钠、伊班膦酸钠、利塞膦酸钠和唑来膦酸已在世界范围内被批准用于治疗骨质疏松症，而其他 BP 在一些国家也可获得。

药理学

BP 是无机焦磷酸盐的合成类似物，其中连接两个磷酸盐的氧原子被碳原子取代（图 71.1A）。这种取代使 BP 能抵抗生物降解，适合临床使用。BP 具有两个额外的侧链（R1 和 R2），附着在碳原子上，从而可以合成大量具有不同药理性质的类似物（图 71.1B）。R1 上的羟基取代增强了 BP 对钙晶体的亲和力，而 R2 上氮原子的存在决定了它们的药效和作用机制。整个分子负责 BP 对骨吸收的作用，并可能与它们对骨矿物质的亲和力有关[1-2]。

肠道对 BP 的吸收很差（<1%），并且在存在食物、钙或其他结合它们的矿物质时会进一步减少。口服 BP 应在饭前 30~60 分钟空腹用水吞服。BP 在循环中可以迅速被清除，约 50% 的给药剂量集中于骨骼，主要集中在骨重塑部位，而其余的则不经代谢随尿液排泄。BP 的骨骼摄取取决于骨转换率、肾功能和 BP 对骨矿物质的亲和力[3]。骨骼保持 BP 的能力很大，即使给药很长时间，治疗骨质疏松症所用的剂量也不可能使 BP 结合位点达到饱和。BP 在骨表面对骨吸收发挥作用后，嵌入骨内，随后在骨内停留很长时间，并且没有药理活性。BP 从体内的清除是多指数函数。计算出的从骨骼中清除的最终半衰期可长达 10 年，并且在停药达 8 年的患者尿液中仍可检测到帕米膦酸钠。BP 从骨骼中缓慢释放可能是停止治疗后其对骨转换的影响逆转速度缓慢的原因，这是它们与所有其他抗骨质疏松症药物的区别。影响逆转的速度可能因 BP 的药理性质而异，特别是它们对骨矿物质的亲和力。

由于骨形成和骨吸收这两个过程是耦合的，在 BP 抑制骨吸收的同时，骨形成速率下降的速度较慢，因此，在开始治疗后的 3~6 个月可以达到一个骨转换率较低的新稳态。在整个治疗期间，这种骨转换水平可以保持不变，在临床研究中长达 10 年，这表明骨骼中 BP 的积累与骨转换的累积效应无关。除了将骨转换率降低到绝经前水平外，BP 还可以维持或改善骨小梁和骨皮质结构，改善骨质疏松性骨的低矿化，增加面积 BMD（aBMD），并可能降低骨细胞凋亡率。这些作用的相关临床结果是降低了骨折风险（图 71.2）。

在细胞水平，BP 可以抑制破骨细胞的活性[1-3]。与骨羟基磷灰石结合的 BP 在破骨细胞下的吸收陷窝的酸性环境中释放并被它们吸收。分子结构中不含氮原子的 BP 与三磷酸腺苷（adenosine triphosphate，ATP）结合并产生诱导破骨细胞凋亡的代谢物。含氮原子的双膦酸盐（nitrogen-containing BP，N-BP）诱导破骨细胞的细胞骨架发生变化，导致其失活并可能导致细胞凋亡。这种作用主要是抑制法呢焦磷酸合成酶（farnesyl pyrophosphate synthase，FPPS）的结果，FPPS 是甲羟戊酸生物合成途径的一种酶。FPPS 负责形成类异戊二烯代谢物，这些代谢物是小鸟苷三磷酸酶（guanosine triphosphatase，GTPase）异戊二烯化所必需的，而 GTPase 对破骨细胞的细胞骨架完

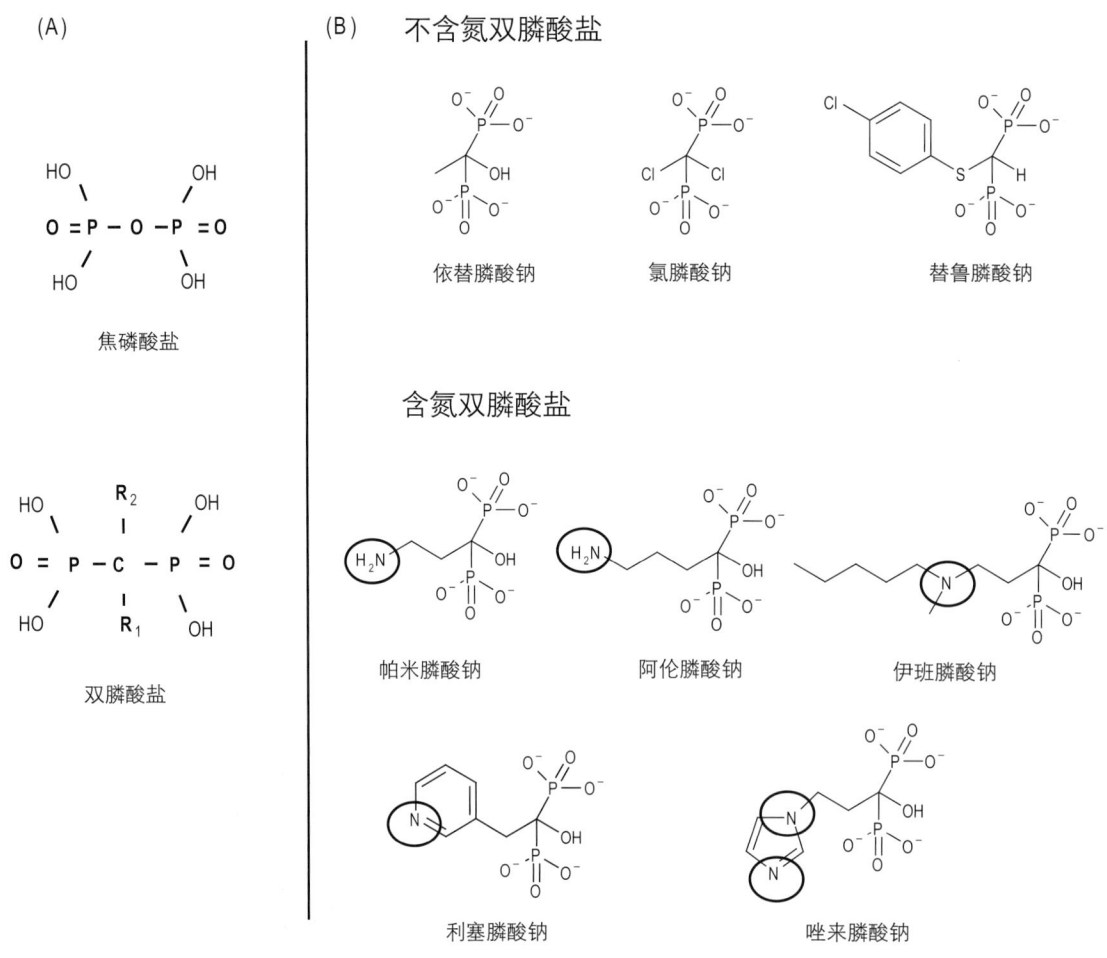

图 71.1 （A）焦磷酸盐和双膦酸盐的结构。（B）临床使用的双膦酸盐的结构（以酸的形式表示）

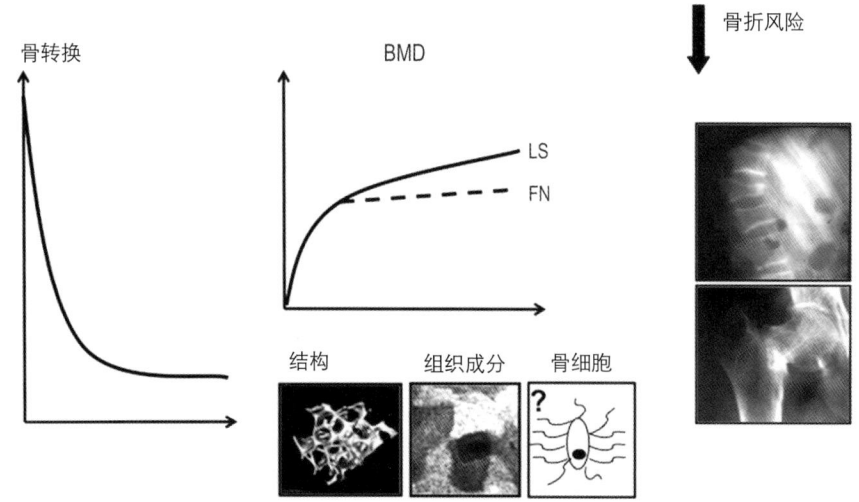

图 71.2　双膦酸盐对骨质疏松症患者骨代谢和骨强度的影响。BMD：骨密度；FN：股骨颈；LS：腰椎

整性和破骨细胞的功能至关重要。FPPS 的抑制程度与 N-BP 的抗骨吸收能力密切相关。此外，N-BP 对 FPPS 的抑制导致异戊烯基焦磷酸盐（FPPS 上游的代谢物）的积累，后者与单磷酸腺苷（adenosine monophosphate, AMP）反应，产生一种诱导破骨细胞凋亡的新代谢物。

抗骨折疗效

各种类型的 BP 如果每日给予足够剂量，均可使椎体骨折的风险显著降低 35%～65%[4-10]（图 71.3）。如图 71.3 所示，在不同的临床试验中，接受安慰剂治疗的患者椎体骨折的发生率差异很大。因此，不同研究获得的结果不能用于比较单个 BP 的疗效；因此，需要以骨折为终点进行头对头的比较研究。一个对阿仑膦酸钠和利塞膦酸钠的随机对照试验（randomized controlled trial, RCT）进行的 meta 分析证实，每日口服 BP 在降低椎体骨折风险方面的总体疗效和一致性[11-13]。在患者每年拍一次 X 线片的研究中（例如采用 X 线片评估利塞膦酸钠治疗椎体骨折疗效的研究），1 年后 BP 在降低椎体骨折风险方面的疗效已经很明显，表明其对骨骼完整性的快速保护[8]。在中度和重度椎体骨折患者中使用伊班膦酸钠治疗的研究[14]以及使用阿仑膦酸钠治疗临床椎体骨折的研究[15]也证实了这一点。

许多 RCT 评估了每日口服 BP 在降低非椎体骨折风险方面的疗效。应注意的是，非椎体骨折的定义和诊断标准在不同临床试验中有所不同。循证医学协作网的两个 meta 分析报告显示，治疗骨质疏松症女性，非椎体骨折的总体风险使用阿仑膦酸钠降低了 23%［相对风险（relative risk, RR）为 0.77，95%CI 为 0.64～0.92］，使用利塞膦酸钠降低了 20%（RR 为 0.80，95%CI 为 0.72～0.90）[12-13]；相应的髋部骨折的风险，使用阿仑膦酸钠降低了 53%（RR 为 0.47，95%CI 为 0.26～0.85），使用利塞膦酸钠降低了 26%（RR 为 0.74，95%CI 为 0.59～0.94）。这些结果与早期发表的 meta 分析结果一致[16-17]。事后分析显示[9]，在高危人群中（股骨颈 BMD T-分数<-3.0），每日服用伊班膦酸钠，非椎体骨折风险降低了 69%。与椎体骨折一样，BP 对非椎体骨折的影响在治疗开始后早期就可以观察到。

每日口服 BP 不方便，并且还可能存在胃肠道不良反应。这些会降低患者治疗的依从性，并可能降低治疗反应[18]。为了解决这些问题，已经研发出了阿仑膦酸钠和利塞膦酸钠每周一次的制剂，即一次给予 7 次的剂量，并被证明可以在保持每日治疗的疗效的同时显著提高了患者的依从性[19-20]。最近，每周一次的利塞膦酸钠（早餐后服用的缓释片）和阿仑膦酸钠（泡腾片和液体制剂）的新剂型也已问世，它们也可能可以改善胃的耐受性。每日一次和每周一次的 BP 在药理作用上是等效的，应被视为连续给药，而间歇性或周期性给药的术语应保留给药间隔超过 2 周的治疗[3]。

间歇性给药

虽然关于早期尝试间歇性使用 BP 治疗骨质疏松症的研究结果并不明确，但一个对周期性使用依替膦酸钠的研究进行的 meta 分析显示，椎体骨折的风险显著降低，而非椎体骨折的风险没有显著降低[21]。例如，在使用伊班膦酸钠的研究中，研究了 N-BP 间歇性给药的疗效。这些研究表明，剂量和给药间隔是 BP 间歇性给药治疗反应的重要决定因素，这反过来取决于给药剂量的安全性和耐受性[22]。每月口服一次的伊班膦酸钠制剂和每 3 个月静脉注射一次的伊班膦酸钠制剂，它们的年累积剂量高于每日一次的伊班膦酸钠制剂，可以显著降低 38% 的非椎体骨折风险[23-24]。每月口服一次的利塞膦酸钠的制剂也已研发出来。

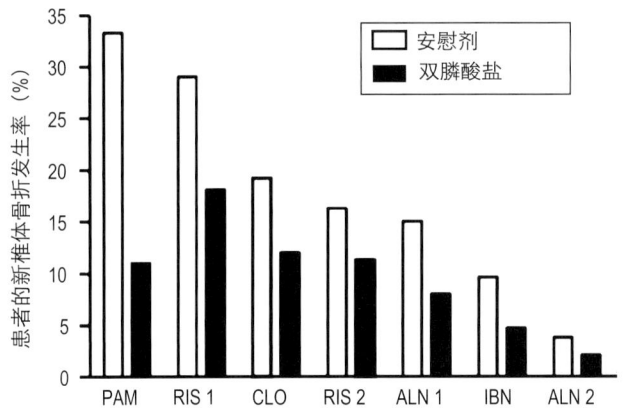

图 71.3 骨质疏松症患者每日服用安慰剂或双膦酸盐治疗 3 年后椎体骨折的发生率。PAM：帕米膦酸钠[4]；RIS 1：利塞膦酸钠（VERT 研究）[8]；CLO：氯膦酸钠[10]；RIS 2：利塞膦酸钠（VERT 研究）[7]；ALN 1：阿仑膦酸钠（FIT 1 研究）[5]；IBN：伊班膦酸钠（骨研究）[9]；ALN 2：阿仑膦酸钠（FIT 2 研究）[6]）

唑来膦酸每年一次的健康结果和发生率降低（Health Outcomes and Reduced Incidence with Zoledronic Acid Once Yearly, HORIZON）试验评估了间歇性服用唑来膦酸——最有效的 N-BP——在降低骨质疏松性骨折风险方面的疗效，该试验将绝经后骨质疏松症女性随机分为治疗组和对照组：唑来膦酸 5 mg 或等量安慰剂，每年一次 15 分钟输注[25]。治疗 3 年后，与安慰剂组相比，唑来膦酸组的椎体骨折的发生率降低了 70%，髋部骨折发生率降低了 41%，非椎体骨折发生率降低了 25%。唑来膦酸治疗椎体骨折的疗效 1 年后就已经显著。在另一项对照研究中，髋部骨折手术修复后 90 天内进行唑来膦酸输注可使新的临床骨折发生率降低 35%，并使患者生存率显著提高（全因死亡率降低 28%）[26]。流行病学研究也报道了口服 BP 治疗患者的生存获益[27-29]。

对骨骼脆性的长期影响

在长达 10 年的四项临床试验中，长期 BP 治疗对骨骼脆性的影响得到了评估[30-35]。这些扩展研究都没有专门设计用于评估抗骨折疗效，而是评估了替代终点的安全性和有效性以及 BP 在较长时间内效果的一致性。在所有研究中，非椎体骨折的发生率随着时间推移保持不变。在骨折干预试验（Fracture Intervention Trial, FIT）的扩展试验（FIT extension, FLEX）中，平均接受阿仑膦酸钠治疗 5 年的女性被随机分配到安慰剂（ALN/PBO）组或阿仑膦酸钠（5 mg/d 或 10 mg/d）（ALN/ALN）组，并再随访 5 年[32]。结果显示，阿仑膦酸钠的持续治疗使脊柱 BMD 进一步适度增加并髋部 BMD 保持稳定，而接受安慰剂治疗的患者髋部 BMD 缓慢进行性下降。在 10 年观察期结束时，ALN/PBO 组的非椎体骨折和髋部骨折发生率与 ALN/ALN 组相似，而 ALN/ALN 组的临床椎体骨折发生率显著下降（2% 对 5%）。在事后分析中，没有椎体骨折的女性如果股骨颈 BMD T-分数 <-2.5 则进入延续性试验，继续使用阿仑膦酸钠并 5 年随访，结果显示，非椎体骨折的风险显著降低了 50%[34]。类似的 BMD 和骨折数据在 HORIZON 试验第一次扩展中已报道，其中接受唑来膦酸治疗 3 年的患者被随机分配到另外 3 年的唑来膦酸组或安慰剂组[33]。继续 3 年治疗（总共 9 年）未发现额外的获益[35]。总之，BP 的长期扩展研究的结果是令人放心的，并表明骨组织长期暴露于 BP 可维持治疗效果，且不会损害骨强度。继续治疗能否带来额外的抗骨折益处尚未明确，但在研究的随访期内，数据强烈表明，骨折风险增加的患者可以从继续治疗中获益。

基于这些考虑，美国骨骼和矿物质研究学会（the American Society for Bone and Mineral Research, ASBMR）的一个特别工作组建议，在口服 BP 治疗 5 年后或静脉注射 BP 治疗 3 年后，应对女性骨折风险进行重新评估[34]。对于高危女性（例如老年女性、髋部 BMD T-分数较低以及既往发生过骨质疏松性骨折或治疗期间发生骨折的女性），继续 BP 治疗的时间最长可达 10 年（口服）或 6 年（静脉注射），并应定期进行评估。对于非高危女性，可考虑在 5 年或 3 年后停药 2~3 年（一个所谓的"药物假期"）。当然，这种建议是基于相当有限的证据，并不能取代临床判断。

与双膦酸盐治疗骨质疏松症相关的特殊问题

骨重塑的过度抑制

人们一直担心 BP 长期减少骨重塑可能会损害骨强度，导致骨脆性增加。在不同动物模型中，N-BP 在高剂量和时间间隔给予的大量研究一致显示可以保留或改善骨强度。先前有报道，健康犬在接受高剂量 BP 治疗后骨活检中微损伤累积增加，可能会损害骨骼的生物力学能力，但这一报道并未得到后来的动物和人体研究的证实[36-37]。

在骨质疏松症的人体对照研究中，非椎体骨折的发生率没有随着长期治疗而增加，并且骨转换标志物在停止治疗后的增加，表明骨代谢活跃。此外，对 FIT 数据的分析显示，骨转换的减少越低，非椎体骨折和髋部骨折的发生率的降低越多[38]，这一发现与前面提到的对伊班膦酸钠研究的分析结果一致[24]。此外，在对接受 BP 治疗后序贯接受特立帕肽治疗的患者的研究中，骨标志物水平在早期显著增加，这表明，接受 BP 治疗后骨骼可以很容易地对刺激产生反应[39]。这个结论得到了一项研究的进一步支持，该研究表明，在先前接受过阿仑膦酸钠治疗的患者中，使用唑来膦酸治疗的骨对紧急 BP 的使用反应正常，正如阿仑磷酸钠治疗所提供的那样，表明代谢活性得到了保留[40]。在从 BP 向地诺单抗过渡的动物和人体研究中也报道了类似的结果[41-43]。最后，在 FLEX 研究的患者骨活检中，阿仑膦酸钠治疗 5~10 年期间骨基质矿化没有增加[44]；同样，使用利塞膦酸钠治疗 3 年后观察到骨基质矿化增加在延长 2 年后也没有再增加[45]。因此，在绝经后骨质疏松症女性中，长期 BP 治疗不会导致骨异常高矿化（有时称为"过度矿化"）。

非典型股骨骨折

在过去的 10 年中，人们越来越关注低能量股骨转子下 / 股骨干骨折（被认为是骨质疏松症患者的非典型骨折）与长期使用 BP 之间的潜在关系。非典型股骨骨折通常有前驱疼痛，可以是双侧的，且愈合可能会延迟。ASBMR 的一个工作组提出了非典型股骨骨折的识别和诊断标准[46]。这些骨折很少见（约占所有股骨骨折的 1%），并且在接受 BP 治疗的患者中的发生率高于未治疗患者[46-47]（图 71.4）。然而，BP 与非典型骨折之间的因果关系尚未确定，但骨折风险似乎会随着使用时间的延长而增加。

颌骨坏死

颌骨坏死（osteonecrosis of the jaw, ONJ）是指在既往无下颌骨放疗或肿瘤转移的情况下，上颌骨、下颌骨或两者的持续 BP 骨暴露至少 8 周的 ONJ。据报道，ONJ 主要发生在恶性疾病患者接受高剂量静脉注射 BP 时。ONJ 在人口中的背景发病率及其发病机制尚不明确，与 BP 的因果关系尚未建立。在骨质疏松症患者中使用 BP 治疗发生 ONJ 是罕见的，估计发病率在 1/10 000 患者 - 年和 1/100 000 患者 - 年之间，并似乎随着治疗时间的延长而增加[48]。在两项每年静脉注射唑来膦酸钠的 RCT 中，3 年后 9892 名骨质疏松症患者报告了 2 例确诊的 ONJ 病例，1 例在安慰剂组，1 例在唑来膦酸钠治疗组[25-26]。

不良反应

BP 是一类相对比较安全的化合物，其益处大于潜在的风险。与骨质疏松症患者使用 BP 相关的特定不良反应包括：与 N-BP 口服剂型（特别是每日口服剂型）相关的胃肠道毒性和与急性期反应相关的症状（主要是在首次静脉后）。一些口服 BP 的仿制药剂型的胃肠道毒性似乎更高，导致依存性和有效性显著较差[49]。病例报告表明，口服 N-BP 治疗与食管癌之间存在关系，但这在大型数据库分析中并未得到证实；还有报道称，阿伦膦酸钠使用者中胃癌和结肠癌的发病率降低[29,50]。BP 主要通过肾脏排出，因此，肾功能受损的患者不适宜使用 BP。如果严格遵守用药的适应证和使用说明，则静脉注射 BP 的肾毒性不是一个问题。在一项研究中，与接受安慰剂的患者相比，在接受唑来膦酸的患者中观察到心房颤动的发生率显

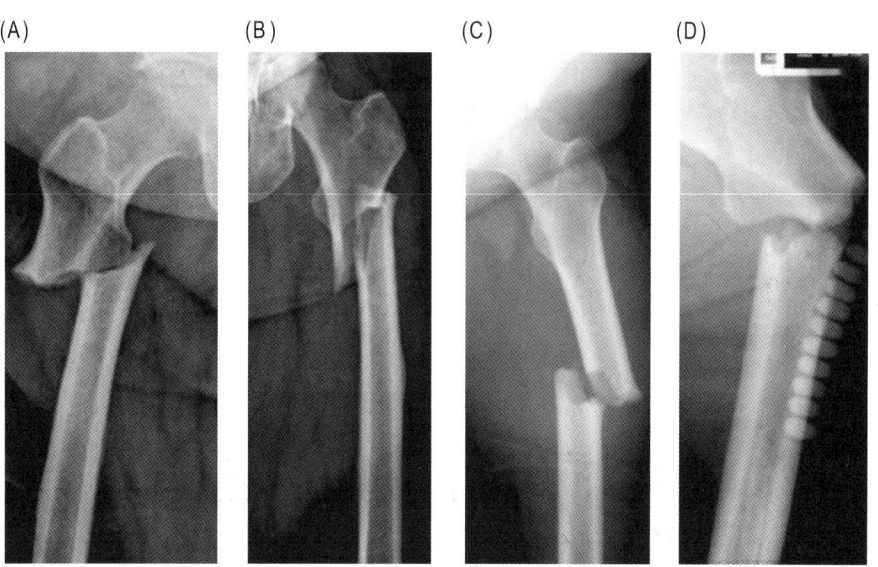

图 71.4 使用双膦酸盐治疗和未使用双膦酸盐治疗患者的非典型股骨转子下（ST）和股骨干（FS）骨折的 X 线片。（A 和 B）使用双膦酸盐治疗患者的非典型股骨转子下骨折 X 线片。（C）骨折前 5 年已停用双膦酸盐患者发生的非典型股骨干骨折 X 线片。（D）从未使用过双膦酸盐治疗的男性的非典型股骨转子下骨折 X 线片（Source: [47]. Reproduced with permission of Elsevier.）

著增加[25]，但在另一项研究中没有观察到[26]。这种效应的生物学解释尚不明确，对阿仑膦酸钠、伊班膦酸钠和利塞膦酸钠临床试验的进一步分析也并未证实这种关联。

小结

鉴于 BP 具有良好的获益/损害比和较低成本，BP 被认为是绝经后骨质疏松症女性的一线治疗药物。临床选用 BP 时，应结合其疗效和风险的证据以及患者的偏好进行综合考虑。

声明

A.Giusti 收取了 BP 制造商的咨询费用：Abiogen、Merck & Co 和 Chiesi。S Papapoulos 获得了 BP 制造商的研究支持和酬金：Merck & Co、Novartis、Procter & Gamble 和 Roche/GSK。

参考文献

扫描书末二维码获取。

第 72 章
地诺单抗

Aline Granja Costa、E. Michael Lewiecki 和 John P. Bilezikian

王俊玲　宋振杰　邓伟民　译

引言

地诺单抗（Prolia; Amgen, Inc., Thousand Oaks, CA, USA）是一种抑制核因子-κB 受体激活因子配体（receptor activator of nuclear factor Kappa B ligand, RANKL）受体激活因子的全人源单克隆抗体。它是一种相对较新的抗骨吸收药物，可用于治疗骨质疏松症。2010 年，地诺单抗被美国食品药品监督管理局（Food and Drug Administration, FDA）和欧洲药品管理局（European Medicines Agency, EMA）批准用于降低脆性骨折高风险的绝经后骨质疏松症女性的骨折发生率。随后，2012 年，地诺单抗又被批准用于骨折高风险的男性骨质疏松症患者，以增加骨量。其他适应证包括：乳腺癌患者接受芳香化酶抑制剂辅助治疗时，增加骨折高风险女性的骨量；以及接受雄激素剥夺治疗的非转移性前列腺癌患者，增加骨折高风险患者的骨量[1]。重要的是要指出，在欧洲，地诺单抗尚未被批准用于接受芳香化酶抑制剂治疗以增加骨量的女性。

作用机制

地诺单抗是一种 RANKL 的高度特异性抑制剂，RANKL 是一种强大的骨吸收细胞因子，也是破骨细胞骨吸收的主要调节因子（图 72.1）。通过阻止

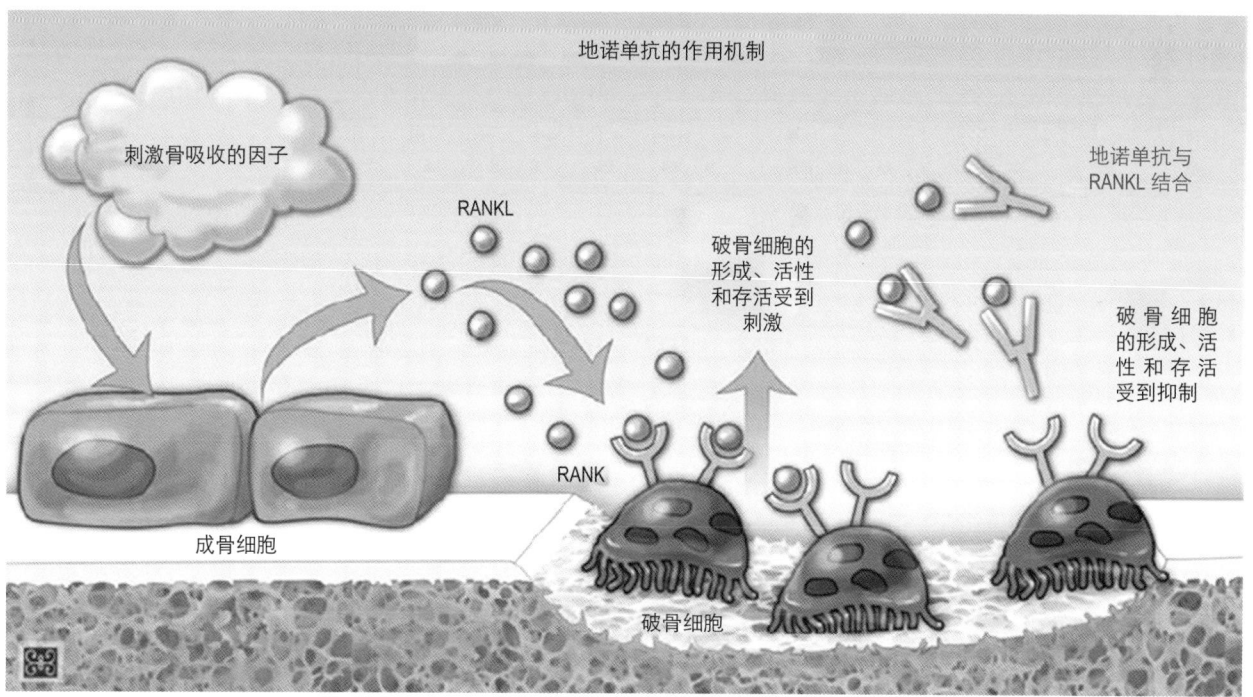

图 72.1 （也见彩图）地诺单抗是 RANKL 的抑制剂，RANKL 是破骨细胞骨吸收的主要调节因子（Source: [49]. Reproduced with permission of John Wiley & Sons.）

RANKL与其同源受体（在成熟破骨细胞及其祖细胞上）结合，骨吸收显著减少[2]。此外，地诺单抗给药后减少的骨吸收会减少骨形成，从而导致骨转换整体减少[3-5]。这一机制的结果是腰椎BMD显著增加，股骨颈、股骨近端和桡骨1/3的BMD适度增加。脊柱、髋部和其他非椎骨部位的骨折风险降低。

药效学、药物动力学和代谢

地诺单抗对骨转换标志物（bone turnover marker, BTM）的影响是显著的。CTx是一种骨吸收标志物，在皮下注射地诺单抗治疗剂量60 mg后的短时间内水平下降。在大多数患者中，CTx水平下降到低于检测限。当停用地诺单抗时，BTM会迅速升高到暂时超过原始基线值的水平。此外，BMD会快速下降[6]。最近的研究表明，停用地诺单抗后，随着BMD的显著降低，椎体骨折风险迅速恢复到基线水平，多发性椎体骨折的风险明显增加[7]。

在一项Ⅰ期剂量递增研究中，接受单剂量地诺单抗的健康绝经后女性显示，早在给药后12小时，NTx（另一种骨吸收标志物）就表现出水平降低了（平均降低：3.0 mg/kg组为77%，安慰剂组为46%）[8]。NTx水平最低点出现的时间随着给药剂量的不同而不同：0.01、0.03、0.3和1.0 mg/kg剂量组早在2周后即出现；0.1 mg/kg剂量组在1个月后出现，3.0 mg/kg剂量组在3个月后出现。高剂量组的患者表现出最长时间的NTx抑制，在6~9个月后恢复到基线水平。虽然骨形成标志物特异性碱性磷酸酶（bone specific alkaline phosphatase，BSAP）的水平有所下降，但其下降速度较慢，且程度与NTx的变化程度不同。

骨吸收抑制的时间过程显示，在6个月期间的最后2个月，降低的水平有轻微增加的趋势[9]。在地诺单抗给药的整个顺序中，重复的每6个月时，CTx水平都有提前上升的趋势，其意义尚不确定。在一项名为FREEDOM[地诺单抗每6个月一次治疗骨质疏松症的骨折减少评估（Fracture Reduction Evaluation of Denosumab in Osteoporosis every 6 Months, FREEDOM）]的关键注册试验及其扩展试验中，BTM在整个试验期间始终低于治疗前基线值[10]。BTM和BMD值的快速可逆性已引起关注[11]。

与单克隆抗体的一般特性相似，地诺单抗在很宽的剂量范围内表现出剂量依赖性的非线性药代动力学。单次皮下注射60 mg地诺单抗后，平均最大地诺单抗浓度（C_{max}）为6.75 μg/ml，达到地诺单抗最大浓度的中位时间（t_{max}）为10天。血清地诺单抗浓度在4~5个月内下降[6]。每6个月给予60 mg固定剂量的地诺单抗，与根据体重给药的RANKL抑制作用相似，因此无需根据体重调整剂量[12]。此外，肾功能受损患者的药代动力学和药效学参数无显著性差异，因此，在治疗这类患者时不需要调整地诺单抗的剂量[13]。

临床疗效

对健康绝经后女性进行的初步Ⅰ期临床试验显示，单次皮下注射地诺单抗（0.01、0.03、0.1、0.3、1.0和3.0 mg/kg），在抑制NTx的同时，血清钙浓度短暂降低（平均<10%），血清PTH短暂升高（3.0 mg/kg剂量组4天后可高达3倍）。

在一项Ⅱ期随机、安慰剂对照、剂量范围研究中[14]，地诺单抗使BMD增加了（48个月后，腰椎BMD增加了9.4%~11.8%，而安慰剂组从下降了2.4%）。BTM得到了快速、持续的抑制。停止治疗后可使BMD和BTM回归到基线值。上述主要变化与停药后一年内骨折发生率的增加有关[7]。

在FREEDOM关键Ⅲ期临床试验中，与安慰剂对照组相比，地诺单抗显著降低了椎体（68%）、髋部（40%）和其他非椎体部位（20%）的骨折发生率[15-16]。此外，地诺单抗在3年时可使腰椎（9.2%）和全髋（6%）的BMD进行性增加。桡骨前1/3处的BMD也有小幅增加[17]。这些结果以及良好的安全性，促使FDA批准地诺单抗用于治疗绝经后骨质疏松和骨折高风险的女性[18]。

有关地诺单抗的试验从开始到现在已经延续了10年，我们从中获取了更多有关信息[19]。该药似乎有一个独特特征，即可以使腰椎和全髋部的BMD持续增加。这一观察结果与所有其他类型的抗骨吸收药物的观察结果非常不同，在其他类型的药物治疗中，BMD的增加在大约3年后趋于稳定。此外，在腰椎，增加的斜率似乎可以维持较长时间。与基线相比，10年来腰椎（21.7%）和全髋部（9.2%）的BMD累积增加。在桡骨前1/3处没有看到下降。BTM持续显示显著低于基线值。

髂嵴骨活检的组织形态学分析显示，暴露于地诺单抗1~3年可使中位侵蚀面减少50%~80%[15]。只有约20%的患者可以检测到双重四环素标记，表明骨形成明显减少。未见破骨细胞。骨质量指标正常。

此外，显微CT分析显示，一部分活组织检查显示皮质骨孔隙度降低，体积骨密度（volumetric BMD, vBMD）增加[20]。在使用地诺单抗治疗5年后[21]，这些变化仍然存在[21]。最近，Dempster及其同事对连续接受治疗长达10年的受试者进行了经髂骨活检评估[22-23]。从这项纵向分析中得出以下结论：骨松质和骨皮质结构得以维持，并具有抗骨吸收作用。骨重塑保持低水平但稳定。骨小梁显示四环素标记增加，提示骨间隔的骨转换随着时间的增加而增加。骨基质矿化在第5年有所增加，但在接下来的5年里没有进一步增加[23]。当停药后，这些组织形态效应是可逆的。基于FREEDOM和从阿仑膦酸钠过渡到地诺单抗的研究（the Study of Transitioning from Alendronate to Denosumab, STAND）[24]，在12个月的治疗期后的1～3年内，通过14例或15例活检显示明显的四环素双标记表明，骨形成的减少几乎完全恢复。

在被称为DECIDE［确定疗效：开始使用地诺单抗对阿仑膦酸钠（Determining Efficacy: Comparison of Initiating Denosumab versus alEndronate, DECIDE）］的头对头比较研究中，与阿仑膦酸钠组相比，地诺单抗组在12个月时显示出比阿仑膦酸钠组更大的全髋部BMD增加（3.5%对2.6%；$p<0.0001$），股骨颈和腰椎的治疗差异分别为0.6%和1.1%[25]。在STAND试验中也得到了类似的结果，与阿仑膦酸钠组（+1.05%）相比，地诺单抗组（+1.9%）的BMD增加更大（$p<0.0001$）[26]。先前接受过阿仑膦酸钠治疗的绝经后女性被随机分配接受12个月的地诺单抗（每6个月一次皮下注射）或每月一次口服利塞膦酸钠150 mg[27]。在所有部位的比较中，使用地诺单抗与全髋部（2.0%对0.5%）、股骨颈（1.4%对0%）和腰椎（3.4%对1.1%）的BMD增加相关（$p<0.0001$）。就BMD而言，当新一代双膦酸盐（bisphosphonate, BP）药物伊班膦酸钠出现时，类似的比较也偏向于地诺单抗有利[28]。对于至少2年BP治疗反应不佳的患者，在他们改用地诺单抗治疗后，他们的腰椎和全髋部的BMD方面均有显著的改善[29]。

特立帕肽联合地诺单抗治疗骨质疏松症的结果显示有良好的应用前景。DATA［地诺单抗和特立帕肽治疗（Denosumab And Teriparatide Administration, DATA）］研究将94名绝经后骨质疏松症女性随机分配为三组，分别接受每天20 μg特立帕肽、每6个月60 mg地诺单抗或联合治疗[30]。与BP和特立帕肽的联合研究不同[31-32]，联合应用地诺单抗和特立帕肽治疗比单药治疗更有益。在12个月时，联合治疗的腰椎BMD（+9.1%）与单独使用特立帕肽（+6.2%；$p=0.0139$）或地诺单抗（+5.5%；$p=0.0005$）相比增益更大。在全髋部也观察到了类似的BMD变化（联合治疗+4.9%；特立帕肽治疗+0.7%，$p<0.0001$；地诺单抗+2.5%，$p=0.0011$）[30]。除了联合治疗对BMD的有益影响外，对胫骨远端和桡骨进行的HRpQCT骨骼微结构显示，联合治疗对比单药治疗改善更明显[33]。

地诺单抗也被证明对正在接受雄激素剥夺治疗的男性有效。激素消融骨丢失试验（Hormone Ablation Bone Loss Trial, HALT）研究探讨了地诺单抗在接受非转移性前列腺癌治疗的男性中的作用。地诺单抗组的腰椎BMD增加了5.6%，相比之下，安慰剂组的腰椎BMD减少了1.0%（$p<0.001$）。此外，在36个月时，治疗组的新椎体骨折发生率较低（治疗组1.5%对安慰剂组3.9%，$p=0.006$）[16]。

一项地诺单抗用于男性骨质疏松症患者的注册研究被称为ADAMO［比较地诺单抗和安慰剂在男性骨质疏松症患者中的疗效和安全的研究（Study to Compare the Efficacy and Safety of Denosumab Versus Placebo in Males with Osteoporosis, ADAMO）］[34-35]。在这项研究中，接受地诺单抗治疗的男性患者1年时腰椎BMD增加了5.7%，全髋部BMD增加了2.4%，股骨颈BMD增加了2.1%（与安慰剂相比，所有部位的BMD差异调整后的$p≤0.0144$）[34]。

一项研究在激素受体阳性的非转移性乳腺癌女性患者进行了试验，试验组接受地诺单抗辅助芳香化酶抑制剂治疗2年，结果显示，试验组的腰椎BMD在12个月时增加了5.5%，在24个月时增加了7.6%，显著高于安慰剂组。BMD的增加不受芳香化酶抑制剂治疗时间的影响。该试验使FDA批准了地诺单抗可以用于增加接受芳香化酶抑制剂辅助治疗乳腺癌的骨折高风险女性的骨量[36]。此外，对于正在接受芳香化酶抑制剂辅助治疗的绝经后早期激素受体阳性的乳腺癌患者，每年2次给予地诺单抗60 mg，临床骨折的风险降低。

不良事件

由于RANKL在免疫功能中起着重要作用，人们担心使用地诺单抗治疗的患者可能会有更大的感染风险[37]。虽然最初的试验显示在皮肤感染方面存在治疗组和安慰剂组之间的不平衡，特别是蜂窝织炎（严重的不良事件）和湿疹的发生，但两组之间的总体感染发生率是相似的[16]。来自 FREEDOM 延续试验的额外数据并没有证实早期关于组间感染不平衡的观察。目前的观点是，患者在接受地诺单抗治疗时的感染风险并不会更大[21]。

有使用常规剂量的地诺单抗治疗骨质疏松症患者出现了颌骨坏死（osteonecrosis of the jaw, ONJ）的报道，而当地诺单抗作为一种用于癌症的抗转移药物时使用剂量更大[38-39]。与 BP 的情况一样，ONJ 在接受每年 2 次的骨质疏松症治疗方案的患者中是罕见的事件。此外，与 ONJ 和 BP 之间的关系类似，危险因素包括近期拔牙、口腔卫生不良、糖尿病、使用可拆卸牙科用具或化疗[39]。

使用地诺单抗治疗后出现非典型股骨骨折事件也有几例报道[40-43]。在 FREEDOM 延续试验中，2 例非典型股骨骨折被证实。1 例患者在使用该药治疗 8 年后发生了非典型股骨骨干骨折，另 1 例则是在从安慰剂转换为地诺单抗治疗后的第 3 年发生了股骨干中部骨折[9]。

地诺单抗可以导致血清钙浓度降低。因此，在治疗前应确保维生素 D 充足（25-羟基维生素 D>30 ng/ml）。这对于肌酐清除率<30 ml/min 的患者尤为重要。据报道，有 5 例患者出现了过敏反应，但无致死后果[45]。绝经后女性最常见的不良反应是背部疼痛、四肢疼痛、高胆固醇血症、肌肉骨骼疼痛和膀胱炎。这些变化在数值上与安慰剂对照组中这些事件的发生率不同。

治疗时间

地诺单抗在 BTM、BMD 和近期的骨折保护方面的快速可逆性[6-7]引起人们对在没有过渡性药物干预的情况下停止治疗的关注。因此，对于即将停止地诺单抗治疗的患者，目前的想法是，患者应该在最后一次使用地诺单抗的 7~8 个月后，至少暂时使用另外一种药物，例如静脉注射唑来膦酸[46]。通过这种方式，地诺单抗治疗带来的相关获益可以持续[47]。由此看来，"药物假日"的概念不再适用于地诺单抗[48]。

地诺单抗在有转移性骨病患者中的应用

已有不同品牌（Xgeva; Amgen, Inc.）和不同剂量的地诺单抗被批准用于预防以下骨骼相关事件：①实体瘤骨转移；②成人和骨骼发育成熟的青少年的无法切除或手术切除可能导致严重并发症的骨巨细胞瘤；③对 BP 治疗效果不佳的难治性恶性肿瘤的高钙血症。这个主题在本书的其他章节有更详细的讨论。

小结

地诺单抗作为绝经后骨质疏松症、男性骨质疏松症以及患有前列腺癌和乳腺癌的男性和女性的特殊情况的有效治疗方法的出现，拓宽了维持和改善骨折风险患者骨骼健康的选择范围。

参考文献

扫描书末二维码获取。

第 73 章
甲状旁腺激素和阿巴洛肽联合使用治疗骨质疏松症

Felicia Cosman 和 Susan L. Greenspan

杨　帆　夏天卫　魏秋实　译

引言

由于其独特的作用机制，甲状旁腺激素（parathyroid hormone，PTH）作为现阶段唯一获得批准用于治疗骨质疏松症的促骨生成疗法，能够发挥比抗骨吸收疗法更强的增加骨量的作用（尤其是在脊柱部位）。PTH 治疗首先刺激骨形成，随后刺激骨吸收和骨重塑，并且在整个过程中保持倾向于骨形成的平衡[1-3]。PTH 在髂嵴部位可以通过促进新骨生长使骨微结构恢复，包括改善骨小梁连通性和增加骨皮质厚度[4-5]。骨形成在松质骨、皮质骨以及骨膜包膜是加速的[6-10]。最近的一项研究表明，与安慰剂对照组相比，在全髋关节置换术后患者中，特立帕肽（teriparatide，TPTD）可以快速刺激人股骨颈骨形成，提示 TPTD 的作用机制是改善髋部骨强度[11-12]。

本章重点介绍有关 PTH 的最重要的临床研究。TPTD 是重组或合成的氨基末端 PTH（1～34）片段。PTH（1～84）是完整的人重组因子。没有其他标注的 PTH 指代上述两种化合物之一。目前正在美国食品药品监督管理局（Food and Drug Administration，FDA）进行审核的阿巴洛肽（abaloparatide）是 PTH 相关蛋白（parathyroid hormone-related protein，PTHrP）的一种合成类似物，PTHrP 也可以通过 PTH1 受体产生强大的促骨生成活性。

促骨生成疗法的候选者

骨折高危患者，包括有常见椎体骨折的患者、有其他骨质疏松症相关的骨折伴 BMD 在低骨量或骨质疏松症范围或 BMD 非常低（即使没有骨折）的患者甚至没有骨折的患者（T-分数≤-3），都是接受促骨生成疗法的候选者。促骨生成疗法是现阶段临床一线的最理想的骨质疏松症治疗方法，但也应推荐给那些接受其他治疗时发生意外骨折或活动性骨丢失的患者，或者那些尽管接受过其他骨质疏松症治疗但仍有持续性骨质疏松症的患者。在骨肉瘤（接受过骨骼放疗和 Paget 病）和原发性或转移性骨癌、骨髓瘤、甲状旁腺功能亢进症或高钙血症高危患者，PTH 是禁忌的。PTH 的临床给药方式一般为每日皮下注射，持续 18～24 个月[13]。

绝经后骨质疏松症

特立帕肽（TPTD）单药治疗

Neer 及其同事将 1637 名绝经后发生椎体骨折的女性随机分配为 TPTD 20 μg 组、TPTD 40 μg 组或安慰剂组[13]。19 个月后，TPTD 20 μg 组的脊柱 BMD 增加了 9.7%，股骨颈 BMD 增加了 2.8%，全髋部 BMD 增加了 2.6%（$p<0.001$），但桡骨 BMD 降低了（-2.1%；没有显著性）。TPTD 20 μg 组的椎体骨折风险降低了 65%（绝对风险为 4%，安慰剂组为 14%），并且发生椎体骨折的患者的身高损失有所减少。与安慰剂组相比，非椎体骨折的发生率和非椎体脆性骨折的发生率分别降低了 40% 和 50%（与 TPTD 40 μg 组的结果类似）。虽然研究发现 TPTD 治疗组的桡骨 BMD 下降，但接受 TPTD 治疗的女性腕部和髋部骨折较少（例数过少，无法进行统计评估）。

在使用获得批准的 TPTD 20 μg 剂量治疗方案时，持续性的血钙上升很少出现（发生率 3%）。24 小时尿钙平均增加 40 mg，血清尿酸平均增加 25%，未发现相关的临床后遗症。总体而言，与安慰剂组相比，TPTD 组新发癌症诊断的例数明显较少[13]。在啮齿类动物中，长期高剂量 TPTD 会促进骨肉瘤产生，取决于给药剂量和持续时间[14-15]。在近 15 年的上市经验中，没有证据表明 TPTD 会增加骨肉瘤的风险，在美国和欧洲实施的几项长期监测研究也未显示 TPTD 与骨肉瘤发病之间存在关联[16-19]。

TPTD 引起的 BMD 变化不依赖于患者的年龄、基线 BMD 或既往骨折史[20]，而与基线生化骨转换水平有关[21]。早期 PTH 诱导的骨转换标志物的变化（给药 1 个月和 3 个月时）可以预测脊柱 BMD 和骨结构的最终变化[21-22]。TPTD 治疗时间越长（≥14 个月），非椎体骨折发生率越低，背部疼痛的减轻越多[23-24]。

McClung 及其同事进行的试验将 203 名绝经后骨质疏松症女性随机分配为 TPTD 组（20 μg/d）或阿仑膦酸钠组，为期 18 个月。在接受 TPTD 治疗的女性中，骨转换指标在给药 6 个月内达到峰值，表明出现耐药性，该结果与既往报道相似[13,25-26]。TPTD 组的脊柱 BMD 增加了 10.3%（DXA 测定）和 19%（QCT 测定），而阿仑膦酸钠组的脊柱 BMD 分别增加 5.5% 和 3.8%。在两组中，DXA 测定的股骨颈 BMD 的增量相似，但进行 QCT 测定时，TPTD 组的骨皮质 vBMD 下降了 1.2%，阿仑膦酸钠组则增加了 7.7%。两组的临床骨折发生率相似。TPTD 组的中/重度背部疼痛较为少见（发生率为 15%，阿仑膦酸钠组为 33%，$p=0.003$）。通过有限元模型评估，与阿仑膦酸钠相比，TPTD 能更显著地提高脊柱的骨强度。TPTD 组股骨骨强度增加（$p=0.06$），但没有组间显著性差异[27-28]。

Hadji 及其同事进行的研究将 710 名有急性疼痛性骨质疏松症相关的椎体骨折的绝经后女性随机分为 TPTD 组和利塞膦酸钠组，为期 18 个月。虽然两组之间在主要结果（给药 6 个月时严重背部疼痛症状减轻的女性比例）上没有差异，但在给药 6~18 个月期间，TPTD 组背部疼痛加重的比例显著较低。与利塞膦酸钠组相比，TPTD 组的脊柱、全髋部和股骨颈的 BMD 显著增加。此外，与利塞膦酸钠组相比，TPTD 组的新发椎体骨折的发生率降低了 50% 以上（TPTD 组 4%，利塞膦酸钠组 9%；$p<0.01$），且骨折程度较轻（$p=0.04$）。两组在非椎体骨折发生率上无差异。

PTH（1~84）单药治疗

在一项研究中，217 名女性被随机分为 50、75 或 100 μg PTH（1~84）组或安慰剂组。研究发现，PTH（1~84）组脊柱 BMD 呈剂量依赖性增加，但髋部和全身 BMD 未增加[30]。在另一项研究中，2532 名绝经后骨质疏松症女性（其中 19% 存在常见的椎体骨折）被随机分为 100 mg 重组 PTH（1~84）组或安慰剂组，接受注射给药 18 个月[31]。结果显示，与安慰剂相比，PTH（1~84）组的脊柱 BMD 平均增加了 7%。在每个遵循研究方案人群中（n=1870），安慰剂组和 PTH（1~84）组新发椎体骨折或既往椎体骨折症状恶化的发生率分别为 3.4% 和 1.4%（相对风险降低了 58%），但非椎体骨折的发生率没有降低。PTH（1~84）组的高钙血症发生率为 28.3%，安慰剂组为 4.5%[31]。PTH（1~84）疗法目前在欧洲已获得批准可以用于临床，但在美国尚未获得批准。

一项规模很小的研究应用 HRpQCT 比较了 PTH（1~84）和 TPTD 与胫骨和桡骨微结构的关系，治疗为期 18 个月。结果显示，两种药物均使骨皮质孔隙度增加，骨皮质 BMD 减少，而骨皮质厚度仅在 TPTD 组增加。通过有限元模型评估，TPTD 有助于维持骨强度，但 PTH（1~84）组骨强度有所下降。

停用 PTH 和抗骨吸收治疗的序贯治疗

观察性研究表明，在停用 PTH 后未服用抗骨吸收药物的个体中，BMD 会丢失，而抗骨吸收的序贯治疗有助于维持 PTH 诱导的 BMD 增加或进一步诱导 BMD 增加[25,30,33-36]。一项停用 TPTD 后 30 个月的观察性随访研究显示，与先前的安慰剂组相比，先前的 TPTD 治疗组的非椎体骨折的风险仍然较低（差异不显著）；然而，先前的 TPTD 治疗组中有 60% 的女性在随访期间使用了另外一种骨质疏松症治疗药物（通常是双膦酸盐）。停用 TPTD 后 6 个月内开始使用抗骨吸收药物的患者 BMD 变化最大，而未开始使用抗骨吸收药物治疗的患者全髋部和股骨颈 BMD 恢复到了用药前基线水平[37]。在随访 18 个月时，549 名接受 X 线复查且未使用抗骨质疏松症药物的女性中，安慰剂组有 16% 的人和 20 μg TPTD 治疗组有 10% 的人出现了一次或多次新发椎体骨折（相对风险降低了 37%；$p=0.08$）。在随访期间开始使用抗骨吸收药物的女性发生新发椎体骨折的风险降低程度略高（相对风险降低 41%；$p=0.004$）。在停用 TPTD 后 6 个月内开始使用抗骨吸收药物的女性的脊柱 BMD 增加最大，而未使用抗骨吸收药物的女性脊柱 BMD 显著下降[35]。

男性和绝经后女性接受 TPTD 治疗 24 个月后停药的随访显示，在接下来的一年里，男性和绝经后女性的脊柱 BMD 分别下降了 4.1% 和 7.1%。男性全髋部骨量稳定，女性髋部骨量下降[38]。

最初随机接受 1 年 PTH（1~84）治疗的受试者

随后被随机分配为接受阿仑膦酸钠组或安慰剂组，为期一年。在 2 年的试验中，接受 PTH（1~84）治疗后使用阿仑膦酸钠的女性的脊柱、全髋部和股骨颈 BMD 分别上升 12%、4% 和 4%，而接受 PTH（1~84）治疗后使用安慰剂的女性的脊柱、全髋部、股骨颈 BMD 分别上升 4%、0% 和 1%。

PTH 和抗骨吸收联合治疗

虽然 PTH 和抗骨吸收药物理论上可以对骨强度产生累积效应，但在研究中不同的骨骼部位（脊柱对髋部）、测量方法（DXA 对 QCT）、特异性抗骨吸收治疗以及患者是否有药物治疗史会导致不同的结果。此外，在有药物治疗史的患者中，在 TPTD 开始时是否继续或停用先前的抗骨吸收药物也会使治疗结果出现差异。

在初次接受治疗的女性：PTH 和双膦酸盐联合治疗

Black 及其同事将 238 名初次治疗骨质疏松症的女性患者随机分为 PTH（1~84）和阿仑膦酸钠联合治疗组或两种药物的单药治疗组[40]。结果显示，脊柱 BMD（DXA 测定）增量在 PTH（1~84）单药治疗组和联合治疗组相似（平均增长率分别为 6.3% 和 6.1%）。全髋部 BMD（DXA 测定）在联合治疗组增加了（1.9%），但在 PTH（1~84）单药治疗组无显著变化（增加 0.3%）。桡骨 BMD 下降为 PTH（1~84）单药治疗组（-3.4%）比联合治疗组（-1.1%）更多。QCT 测定脊柱和全髋部的 BMD 总体增量在 PTH（1~84）单药治疗组和联合治疗组相似；脊柱骨小梁 BMD 增加是 PTH（1~84）单药治疗组（25.5%）高于联合治疗组（12.6%）。相比之下，QCT 测定的髋部骨皮质 BMD 在 PTH（1~84）单药治疗组下降（-1.7%），但在联合治疗组无变化。这些研究结果表明，联合治疗没有明显的附加效应；然而，在髋部，联合治疗优于 PTH（1~84）单药治疗。

在一项研究中，93 名骨质疏松症女性被随机分为接受阿仑膦酸钠治疗 6 个月后再接受 40 μg TPTD 的序贯治疗组（与单独使用两种药物中的任何一种治疗相比较），与 TPTD 单药治疗组相比，序贯治疗组的脊柱和髋部 BMD（DXA 测定）的增加均较低[41]。然而，如果当将统计对象限制为未过早停用药物的患者，则各组间脊柱 BMD 差异不显著。该研究是为数不多的治疗时间持续 24 个月的 PTH 试验之一，结果显示，髋部和股骨颈 BMD 在后一年显著增加；然而，研究中使用的剂量是获批临床应用剂量的 2 倍。

Cosman 及其同事在他们进行的研究中将 412 名初次治疗的绝经后骨质疏松症女性随机分为三组：TPTD 单药治疗组、静脉注射唑来膦酸单药治疗组或两药联合治疗组[42]。结果显示，脊柱 BMD 增量在两药联合治疗组（7.5%）和 TPTD 单药治疗组（7.0%）相似，而全髋部和股骨颈 BMD 增加在联合治疗组更大（为 2.3% 和 2.2%，TPTD 单药治疗组为 1.1% 和 0.1%）。临床骨折被报告为不良事件。结果显示，骨折发生率在静脉注射唑来膦酸单药治疗组为 9.5%，在 TPTD 单药治疗组为 5.8%，在联合治疗组为 2.9%（与静脉注射唑来膦酸单药治疗组比较 $p<0.05$）。

在初次接受治疗女性：特立帕肽和雷洛昔芬联合治疗

Deal 及其同事进行的研究将 137 名绝经后女性随机分为两组，分别接受 TPTD 或 TPTD+雷洛昔芬，治疗 6 个月。结果显示，两组的脊柱 BMD 增量相似，而 TPTD+雷洛昔芬组[43]的髋部 BMD 增量更大。

在初次接受治疗女性：特立帕肽和地诺单抗联合治疗

Leder 等人进行的研究将 94 名绝经后骨质疏松症女性随机分为三组：每日 20 μg TPTD、每 6 个月地诺单抗 60 mg 或两药联合治疗，持续时间为 2 年[44]。结果显示，脊柱 BMD 增量在两药联合治疗组（12.9%）高于 TPTD 治疗组（9.5%；$p=0.01$）。髋部和股骨颈 BMD 增量在联合治疗组（分别为 6.8% 和 6.3%）也显著高于 TPTD 治疗组（2.8% 和 2%）。与单药治疗相比，联合治疗的 BMD 最大增量收益出现在开始治疗后的第一年。第二年的 BMD 增量在各组间无显著差异[44]。

在已接受抗骨吸收治疗女性的联合治疗

维持长期抗骨吸收治疗的患者是一个特殊但具有重要临床意义的人群，因为这些患者中许多人有骨折史或 BMD 未达到骨质疏松症范围以上，因此，他们可能可以受益于促骨生成治疗。对于初次接受和已接受过骨质疏松症治疗的女性之间存在的差异，可能解释包括：①治疗过程中活性骨表面减少；②初次治疗的个体使用强效抗骨吸收药物（可能对外源性 PTH 产生不同的反应）后，内源性 PTH 分泌增加长达 12 个月；③接受过的治疗对破骨细胞和（或）成骨细胞活化可能有独特的影响。对这些患者的研究遵循两种基本设计：开始使用 PTH 时停止使用抗骨吸收药物（即序贯单药治疗[45-48]）或在开始使用 PTH 时继续使用抗骨吸收药物（即联合治疗[49-50]）。研究结果显示，在开始使用 PTH 时停用双膦酸盐或地诺单抗，患者的髋部 BMD 在第一年持续下降，而在正在使用的双膦酸盐中添加 TPTD 的联合治疗未观察到这种效果。

停止抗骨吸收治疗后使用特立帕肽的序贯治疗研究

在一项观察性研究中[45]，在长期使用阿仑膦酸钠或雷洛昔芬后转为使用 TPTD 治疗，在先前使用阿仑膦酸钠的组中，转为使用 TPTD 治疗后 6 个月时观察到全髋部 BMD 显著降低（在先前使用雷洛昔芬的组中未发现此现象）。到 18 个月时，全髋部 BMD 恢复到基线水平。在既往接受过利塞膦酸钠治疗的女性（n=146）或阿仑膦酸钠女性（n=146）中，两组患者的全髋部 BMD 在转为使用 TPTD 后 1 年内均显著下降[48]。在另一项跨国观察性研究中，欧洲 Forsteo 研究（European Study of Forsteo，EUROFORS）观察到，在从双膦酸盐转换为使用 TPTD 治疗的女性中，第一年的全髋部 BMD 低于基线水平[47,51]。

Leder 及其同事进行的研究对 27 名患者进行了随访，这些患者在最初的随机分组是在接受地诺单抗治疗 2 年后改为接受 TPTD 治疗 2 年。结果显示，过渡到 TPTD 后，脊柱 BMD 增加，而全髋部和股骨颈 BMD 在第 1 年急剧下降。在改用 TPTD 第 2 年结束时，全髋部 BMD 仍然低于停用地诺单抗时的水平，股骨颈 BMD 略高于停用地诺单抗时的水平。该研究为期 4 年的连续观察结果可以直接用于比较先用 TPTD 2 年转为地诺单抗 2 年以及先用地诺单抗 2 年转为 TPTD 2 年两种不同顺序治疗组的 BMD。在 4 年的时间里，TPTD 转地诺单抗治疗组的全髋部和股骨颈 BMD 分别增加了 6.6% 和 8.3%，而地诺单抗转 TPTD 治疗组的全髋部和股骨颈 BMD 分别增加了 2.8% 和 4.9%（组间差异均具有显著性）。在脊柱部位，两组间 4 年的 BMD 变化没有显著性差异。

如髂嵴骨活检所见，在序贯治疗中，通过强效抗骨吸收疗法转换为 PTH 治疗，髋部 BMD 会短暂下降，这可能是由于过度的骨皮质重塑和骨皮质孔隙度增加所致。

开始特立帕肽治疗时继续抗骨吸收治疗的序贯/联合治疗研究

一项研究将 52 名已接受激素治疗（hormone therapy，HT）的女性随机分为两组：TPTD+HT 组，TPTD 单药组，为期 3 年，结果显示，两组的脊柱 BMD 增加了 14%，全身 BMD 和全髋部 BMD 均增加了 4%。与单独接受 HT 相比，TPTD+HT 组的椎体骨折发生率显著降低[25]。在一项研究中，42 名绝经后女性在接受雷洛昔芬 1 年多后被随机分为继续单独使用雷洛昔芬组和雷洛昔芬+TPTD 组。结果显示，联合使用雷洛昔芬+TPTD 后，脊柱 BMD 增加了 10%，全髋部 BMD 增加了 3%[50]。Cosman 及其同事进行的研究将 126 名长期使用阿仑膦酸钠的女性随机分组为三组：继续单独使用阿仑膦酸钠组，单独使用 TPTD 组，继续使用阿仑膦酸钠+TPTD 组[49]，治疗 15 个月后。结果显示，TPTD 单药治疗组和联合治疗组的脊柱 BMD 增加了 6.1%，而全髋部 BMD 在本研究期间任何时点均未发现下降。这些研究中均没有设置 TPTD 单药治疗（切换）组。

在一项随机对照试验中，Cosman 及其同事比较了 102 名先前使用阿仑膦酸钠的女性和 96 名先前使用雷洛昔芬的女性在开始使用 TPTD 时继续使用或停止使用抗骨吸收药物的情况[52]。每个抗骨吸收药物队列中的女性被随机分配到 TPTD 转换组或 TPTD 添加组。在从阿仑膦酸钠转换为 TPTD 的组中，全髋部 BMD 在前 6 个月下降（与前文同类型研究结果相似）。与改用 TPTD 的患者相比，在持续使用阿仑膦酸钠的同时添加 TPTD 的患者在 6 个月和 18 个月时脊柱和全髋部 BMD 的增量度更大，并且在研究期间任何时点上，联合使用 TPTD 的患者的全髋部 BMD 都没有下降。先前使用雷洛昔芬治疗的联合方案和切换用药方案之间 BMD 变化差异很小。

对有关停用抗骨吸收剂切换为 TPTD 治疗的研究结果和有关 TPTD 与正在使用的抗骨吸收药物联合使用的研究结果进行的比较提示，联合治疗可能会有作用。这一作用对于髋部 BMD 非常低和（或）在抗骨吸收治疗期间发生髋部骨折的患者尤为重要。在这些患者中，髋部 BMD 的任何下降都可能是有害的，而联合治疗更有利于髋部 BMD 的更大增加。

骨质疏松症男性的甲状旁腺激素治疗

Orwoll 及其同事的研究将 437 名患有原发性骨质疏松症或性腺功能低下的继发性骨质疏松症男性随机分为三组：TPTD 20 μg 组、TPTD 40 μg 组和安慰剂组[53]。1 年后，与安慰剂组相比，TPTD 20 μg 组和 40 μg 组的脊柱 BMD 分别增加了 5.4% 和 8.5%，在安慰剂组没有变化。两个给药组的全髋部和全身 BMD 呈剂量依赖性增加。在后续对 355 名男性进行的随访中，18 个月后的脊柱侧位 X 线片（受试者中许多接受了抗骨再吸收治疗）显示，与安慰剂组相比，最初接受 TPTD 治疗的男性的椎体骨折风险降低了 50%（$p=0.07$）。

Finkelstein 及其同事进行的研究将 83 名骨质疏松症男性随机分为三组：TPTD 40 μg（批准剂量的 2 倍）组、阿仑膦酸钠单药组或阿仑膦酸钠治疗 6 个月后改用 TPTD[54]。由于高钙血症或其他不良反应，许多 TPTD 组的男性需要调整给药剂量（降低 25%~50%）。24 个月后，与联合治疗组（14.8%）或阿仑膦酸钠单药组（7.9%）相比，TPTD 单药组脊柱 BMD 增量最大（18.1%）。三组中脊柱侧位和股骨颈 X 线检查有类似的变化趋势，但全髋部的变化趋势不同，并且全身 BMD 的增量相似。桡骨 BMD 在 TPTD 单药组下降，而在其他组略有增加。

Walker 及其同事进行的研究将 29 名男性患者随机分为三组：利塞膦酸钠组、TPTD 20 μg 组，两药联合组，治疗 18 个月。结果显示，脊柱 BMD 增量在各组间无差异，但与 TPTD 单药组相比，两药联合组的全髋部 BMD 增量更大。

糖皮质激素诱发的骨质疏松症的治疗

PTH 可能是糖皮质激素诱发的骨质疏松症的首选治疗方法，因为它可以改善成骨细胞功能的降低和寿命的减少。在一项对 428 名接受糖皮质激素治疗的女性和男性进行的积极的比较试验中，治疗 18 个月时，TPTD 治疗使脊柱 BMD 增加了 7.2%，全关节 BMD 增加了 3.8%，均显著大于阿仑膦酸钠组的 3.4% 和 2.4%[56]。与阿仑膦酸钠组相比，TPTD 组的新发椎体骨折发生率较低（0.6% 对 6.1%；$p=0.004$）。治疗 36 个月时，TPTD 组和阿仑膦酸钠组的腰椎 BMD 分别增加了 11% 和 5.3%，全髋部 BMD 分别增加了 5.2% 和 2.7%，股骨颈 BMD 分别增加了 6.3% 和 3.4%（所有 $p=0.001$），并且两组的椎体骨折发生率均较低（TPTD 组 1.7%，阿仑膦酸钠组 7.7%）[57]。在治疗 18 个月时和 36 个月时，两组的非椎体骨折发生率没有显著差异。Gluer 及其同事的研究显示，在 18 个月的男性糖皮质激素诱发的骨质疏松症中，与使用利塞膦酸钠治疗相比，使用 TPTD 治疗的患者的骨微结构和 BMD 更优越[58]。

其他与 PTH 有关的问题

PTH 再次给药

在持续使用阿仑膦酸钠的同时接受 TPTD 治疗的女性，在停用 TPTD 后继续单独使用阿仑膦酸钠一年中观察到，她们的 BMD 保持稳定[59]；并且她们在再次接受 TPTD 治疗后产生了与第一次 TPTD 疗程相似的生化和 BMD 变化。对完成了 2 年的 TPTD 疗程和治疗后 1 年随访的女性和男性再次使用 TPTD 治疗后，他们的脊柱 BMD 增加，但增量低于第一次 TPTD 疗程的增量[60]。

特立帕肽的每日给药与周期性给药

为了证实先前在接受阿仑膦酸钠治疗后序贯使用 TPTD 治疗的女性中的发现，最近的一项研究在初次接受治疗的女性的队列中和先前接受过阿仑膦酸钠治疗的女性的队列中，比较了分别接受每日 TPTD 给药治疗和每 3 个月为 1 个周期的 TPTD 间断式给药[61-62]，为期 24 个月。在后一组中，周期性给药的治疗结果与每日给药的治疗结果相似，尽管其实际累积的用药剂量仅为每日给药的一半。然而，在初次接受治疗的女性中，周期性治疗没有提高任何促骨生成治疗的优势；周期性给药组的 BMD 增量是每日给药组的一半，与实际接受的 TPTD 剂量相符[61-62]。

其他给药方式

一些透皮和口服给药系统未能重现必要的药代动力学特征，故而没有进一步推进研发。然而，在一项研究中，与皮下注射相比，经皮微针贴剂给药 40 μg TPTD 同样可以使脊柱 BMD 增加，并且使全髋部 BMD 增量更大[63]。

其他可能的应用

PTH（1~84）和 TPTD 均已成功用于治疗甲状旁腺功能减退症[64-65]。对于绝经后桡骨骨折女性，

TPTD 20 μg（而不是 40 μg）可以缩短骨折愈合时间[66-67]，PTH 也可能可以加速骨盆骨折的愈合[68]。TPTD 还可能在非典型股骨骨折和颌骨坏死的愈合中发挥作用[69-70]。其他潜在的骨科应用包括促进脊柱椎体融合和改善假体稳定性。

阿巴洛肽在骨质疏松症治疗中的应用

在阿巴洛肽在椎体终点的比较试验（Abaloparatide Comparator Trial in Vertebral Endpoints，ACTIVE）中，2463 名绝经后骨质疏松症女性被随机分为三组：盲法每日皮下注射阿巴洛肽组，安慰剂组，非盲 TPTD 组[71]。在治疗 18 个月时，脊柱 BMD 增量为阿巴洛肽组（11.2%）和 TPTD 组（10.5%）相似，全髋部 BMD 和股骨颈 BMD 增量分别为：阿巴洛肽组 4.2% 和 3.6%，高于 TPTD 组（分别为 3.3% 和 2.7%）。与安慰剂组相比，阿巴洛肽组和 TPTD 组新发椎体骨折发生率分别降低了 86% 和 80%（所有 $p<0.001$）。非椎体部位新发骨折发生率阿巴洛肽组降低了 43%（$p=0.049$），TPTD 组降低了 28%（$p=0.22$，差异无显著性）。与安慰剂组相比，骨质疏松症相关的骨折总体发生率阿巴洛肽组降低了 70%（$p<0.001$），TPTD 组降低了 33%（$p=0.14$，差异无显著性）；与 TPTD 组相比，阿巴洛肽组骨质疏松性骨折总体发生率降低了 55%（$p=0.03$）。治疗后首次发生非椎体骨折的时间显示，阿巴洛肽组与安慰剂组和 TPTD 组之间都分离得非常早。基于年龄、基线 BMD、常见椎体骨折比例或既往非椎体骨折亚组对骨折和 BMD 的治疗效果进行的预先评估显示，各因素之间没有显著的定性或定量相互作用[72]。ACTIV 研究目前正在扩展中，所以受试者已从阿巴洛肽组和安慰剂组过渡到非盲的阿仑膦酸钠组[73]。

小结

由于 PTH 对骨骼微结构、质量以及细胞更新存在潜在影响，与单独使用抗骨吸收药物相比，PTH 联合治疗可能可以确保更大的治疗强度和更长期的骨折保护作用。PTH 治疗后需要使用抗骨吸收药物来维持疗效。对于严重骨质疏松症患者，及早应用促骨生成治疗可能比单独使用抗骨吸收药物能更快地实现治疗目标，并且可能可以缩短整体治疗时间，有望最大限度地降低长期用药导致的不良后果的风险。

参考文献

扫描书末二维码获取。

第 74 章
促骨生成疗法和抗骨吸收疗法联合治疗骨质疏松症

Joy N. Tsai 和 Benjamin Z. Leder

窦建新　柳　林　刘　丰　译

引言

骨质疏松症是一种常见的、可治疗的疾病，预计到 2025 年，美国医疗保健系统每年对此支付的费用将达到 250 亿美元[1]。与高血压或糖尿病等其他慢性疾病不同，目前骨质疏松症的治疗标准通常是使用单一剂量的单一药物治疗，不论病情有多严重。由于目前没有一种药物能够使大多数已确诊的骨质疏松症患者的骨强度完全恢复，研究人员已将联合用药作为一种潜在的治疗方法进行了研究，特别是在骨折风险极高的患者中。早期研究对联合使用两种抗骨吸收药物（最常见的是一种激素药物和一种双膦酸盐联合使用）与单药治疗进行了比较，结果是，联合治疗通常没有显示出比单药治疗有显著的益处；考虑到新一代含氮双膦酸盐的效力，预期会发现新的疗效[2 12]。相反，抗骨吸收药物和促骨生成药物的联合治疗被假设能提供独特的益处，因为它们具有独特和潜在互补的作用机制。具体来说，希望通过同时使用这些药物，可在不伴随骨吸收的情况下刺激骨形成，从而使骨量和骨强度得到更大的改善。本章将回顾研究抗骨吸收治疗和促骨生成治疗的各种联合的临床试验，无论是组合应用还是序贯应用，重点关注它们在绝经后骨质疏松症女性中的疗效，这是研究的主要患者群体。

同步治疗疗法

在高危人群中，每天皮下注射甲状旁腺激素（parathyroid hormone, PTH）类似物可以在刺激骨形成、增加 BMD、降低骨折风险的同时，刺激骨吸收。虽然刺激骨吸收可能是这些药物发挥其合成代谢作用的一个重要的中间机制，但也可能限制它们的整体治疗潜能，特别是在皮质骨中[13]。临床试验中评估的抗骨吸收疗法和促骨生成疗法的组合包括 PTH 类似物［特立帕肽和 PTH(1~84)］联合：①口服和肠外给药双膦酸盐；②雌激素或选择性雌激素受体调节剂（selective estrogen receptor modulator, SERM）；③核因子 -κB 受体激活因子配体（receptor activator of NF-κB ligand, RANKL）抑制剂，地诺单抗[14-19]。

PTH 类似物和双膦酸盐联合

研究最深入的联合治疗方法是双膦酸盐和 PTH 类似物联合用药。Finkelstein 及其同事[14]和 Black 及其同事[15]在两项独立研究中分别研究了 PTH 类似物和口服阿仑膦酸钠的疗效。在 Finkelstein 及其同事进行的研究中，93 名绝经后女性被随机分为三组：每天服用 40 μg 特立帕肽（FDA 批准剂量的 2 倍）组，每天服用 10 mg 阿仑膦酸钠组，两者同时服用组，为期 30 个月[14]。虽然联合治疗组被假定获益最大，但特立帕肽单药治疗比联合治疗或阿仑膦酸单药治疗更能增加脊柱、股骨颈和全髋部 BMD。另外，特立帕肽单药治疗比联合治疗或阿仑膦酸单药治疗更能增加腰椎骨小梁体积骨密度（volumetric BMD, vBMD）（QCT 评估）。与预期一样，在特立帕肽组和阿仑膦酸钠组，骨形成生化指标（血清骨钙素和 P1NP）和骨吸收（CTx，一种骨吸收标志物）分别升高和降低。在联合治疗组，骨形成和骨吸收标志物水平比特立帕肽单药治疗组低 2~3 倍。值得注意的是，一项在特发性骨质疏松症（IOP）男性中进行的类似研究报告了基本相同的结果[19-20]。

在 Black 及其同事进行的研究（被称为 PATH 研究）中，238 名绝经后女性被随机分为三组：PTH(1~84)、100 g/d，阿仑膦酸钠、10 mg/d，同时接受两者治疗，为期 1 年[15]。在这项研究中，三组患者的脊柱 BMD 增量相似。联合治疗组和阿仑膦酸钠组的全髋部 BMD 增量相似，均大于 PTH(1~84) 单药治疗组。此外，通过 QCT 测量的脊柱骨小梁 vBMD 在 PTH(1~84) 组的增量是联合治疗组增量的近 2 倍。在所有治疗组中，髋部骨小梁总 vBMD 均增加，组间差异无显著性，而全髋部和股骨颈骨皮质 vBMD 在 PTH(1~84) 组减低，在联合治疗组无变化，在阿仑膦酸钠组升高。在同时接受阿仑膦酸钠和 PTH(1~84) 治疗的女性中，P1NP 在治疗的第一个月短暂增加，然后在研究期间保持抑制状态。CTx 早期没有显示升高，但在整个治疗期间同样受到抑制（虽然这种抑制不如阿仑膦酸单药治疗组的抑制完全）。

在一项为期 12 个月的随机对照试验中，412 名绝经后女性被随机分为三组：每天服用特立帕肽 20 μg 组，单次静脉注射 5 mg 唑来膦酸组，两者同时服用组，对联合使用特立帕肽和唑来膦酸的疗效进行研究[16]。虽然联合治疗在早期确实显示出一些益处，但在 1 年治疗期结束时，联合治疗组和特立帕肽组的脊柱 BMD 增量相似，而联合治疗组和唑来膦酸组的全髋部和股骨颈 BMD 增量相似。值得注意的是，同时接受两种药物治疗的女性的血清 CTx 最初是受抑制的，但随后升高，这种模式可能可以解释为什么早期的有益效果没有持续下去。

最后，在 PTH 和伊班膦酸钠联合研究（Parathyroid and Ibandronate Combination Study, PICS）中，44 名绝经后女性被随机分为两组：一组接受 3 个月 PTH(1~84) 100 μg 治疗，随后 9 个月每月口服伊班膦酸钠 150 mg，维持 2 个疗程；另一组接受 6 个月 PTH(1~84) 和伊班膦酸钠联合治疗，随后 18 个月单独使用伊班膦酸盐[21]。结果显示，两组间 DXA 测定的面积 BMD 均增加了，并且两组间任何测量部位 QCT 测定的 vBMD 增加值没有差异。

综上所述，虽然在所研究的双膦酸盐和 PTH 类似物的不同组合中存在微妙的差异，但总的结果令人失望，因为没有任何组合似乎可以提供优于单一疗法的显著优势。此外，这些研究中观察到的骨转换生化标志物的变化表明，双膦酸盐只能部分抑制 PTH 类似物的骨吸收促进作用。

PTH 类似物和雌激素或选择性雌激素受体调节剂联合

PTH 类似物和雌激素的联合应用已经在几项小型临床试验中进行了研究[22-23]。这些研究一般表明，在正在进行的激素替代治疗中添加 PTH 类似物会导致脊柱和髋部 BMD 持续增加，但由于缺乏 PTH 单药治疗比较，无法评估联合治疗的优势。Deal 及其同事研究了 SERM 和特立帕肽的联合应用，他们将 137 名绝经后女性随机分为两组：雷洛昔芬 60 mg/d 联合每天服用 20 μg 特立帕肽组，雷洛昔芬 60 mg/d 联合安慰剂组，为期 6 个月[24]。结果显示，联合用药组全髋部 BMD 增量较多，而两组的脊柱和股骨颈 BMD 增量相似。值得注意的是，虽然 P1NP 在两组中的增加相同，但特立帕肽单药治疗组的 CTx 水平的增加高于联合用药组。

特立帕肽和地诺单抗联合

与含双膦酸盐的联合用药相比，地诺单抗和特立帕肽的联合用药对 BMD 有叠加作用[17-18]。地诺单抗是一种有效的抗骨吸收药物，可以阻断 RANKL 与 RANK 的结合，从而可以抑制破骨细胞的分化、成熟、功能和存活[25]。在一项为期 24 个月的研究（地诺单抗和特立帕肽）中，94 名绝经后女性被随机分为三组：一组每天特立帕肽 20 μg，一组每 6 个月一次皮下注射地诺单抗 60 mg，一组同时应用这两种药物。结果显示，与接受单药治疗的两组相比，接受联合治疗的女性的全髋部、股骨颈和脊柱的 BMD 的增量更大且速度更快（图 74.1）。此外，地诺单抗可以防止桡骨远端 BMD 的丢失，这与特立帕肽单药治疗一致。有趣的是，联合治疗的大部分益处在治疗的前 12 个月就表现出来了，在此期间，腰椎 BMD 增加了 9.1%，股骨颈 BMD 增加了 4.2%，全髋部 BMD 增加了 4.9%。此外，股骨颈和全髋部 BMD 的增加超过了特立帕肽单药组和地诺单抗单药组 BMD 增加之和。

地诺单抗和特立帕肽的联合治疗也比两种药物的单药治疗更能改善外周骨骼的骨微结构（通过胫骨远端和桡骨远端 HRpQCT 评估）[26-27]。具体来说，联合治疗的胫骨总 vBMD、骨皮质 vBMD 和骨皮质厚度的增加比两种药物单药治疗都要更多，并且通过有限元分析（finite element analysis, FEA）评估，联合治疗的桡骨和胫骨骨强度增加比特立帕肽单药治疗更多。最后，地诺单抗和特立帕肽联合治疗时，完全阻止了特立帕肽单药治疗时的女性桡骨和胫骨皮质骨孔隙度的增加。

目前尚不清楚为什么地诺单抗/特立帕肽联合治疗可以增加 BMD，而双膦酸盐/特立帕肽联合治疗却不能。一种可能的解释是通过这些不同的方法观察到的骨转换的不同变化。具体来说，骨吸收标志物在

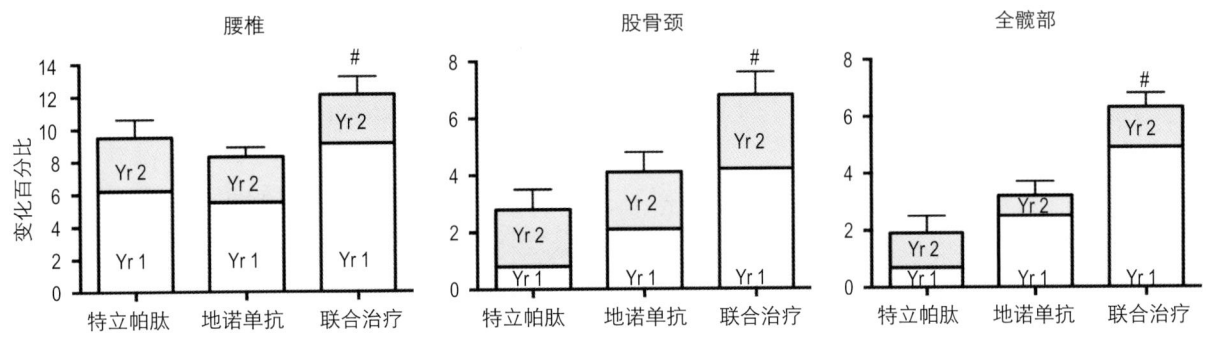

图74.1 特立帕肽、地诺单抗或联合治疗的女性0~12个月（白色）和12~24个月（灰色）期间BMD的平均百分比变化（SE）。#：24个月时与其他两组相比 $p<0.05$（Source: [17]. Reproduced with permission of Oxford University Press.）

地诺单抗单药治疗的患者和联合治疗的患者中同样受到抑制，而骨形成标志物在地诺单抗单药治疗的患者中受到的抑制比在两种药物联合治疗的患者中受到的抑制更大，尤其是在早期时间点。这种模式与双膦酸盐和特立帕肽共同给药时观察到的模式形成对比（在此期间，特立帕肽的促骨吸收作用仅被部分阻断）。因此，地诺单抗和特立帕肽联合治疗的显著疗效可能是由于（至少部分原因是）地诺单抗能够完全阻断特立帕肽的促骨吸收作用，同时即使在没有持续的骨吸收（基于模型的骨形成）的情况下，仍然存在特立帕肽诱导的骨形成刺激。

从抗骨吸收疗法转换为促骨生成疗法

促骨生成药物和抗骨吸收药物的处方何者先开/何者后开的重要性正变得越来越清楚。几项研究调查了使用抗骨吸收药物后使用促骨生成药物的疗效[28-32]。在Ettinger及其同事进行的研究中，受试的绝经后女性是先接受18~36个月的阿仑膦酸钠或雷洛昔芬治疗，然后接受18个月的特立帕特，每日20 μg[28]。与接受阿仑膦酸钠的受试者相比，接受雷洛昔芬治疗的受试者的全髋部和脊柱BMD增加得更多。事实上，接受阿仑膦酸钠治疗的受试者的脊柱BMD只有一定增加（4.1%），髋部BMD没有增加。随后的研究证实，在使用双膦酸盐后，特立帕肽的促骨生成作用会"减弱"。具体来说，脊柱BMD的增加通常低于重新给予治疗的预期，全髋部和股骨颈BMD在治疗的第一年略有下降或保持稳定之后略有增加[29-31]。

当地诺单抗治疗转换为特立帕肽治疗时，观察到一种不同的和更令人担忧的模式。在地诺单抗和特立帕肽治疗（Denosumab And Teriparatide Administration, DATA）研究的一项扩展研究（DATA转换）中，如第73章所述，在最初的DATA研究中接受2年地诺单抗单药治疗的绝经后骨质疏松症女性，随后被分配接受了2年特立帕肽治疗[32]。从地诺单抗转换到特立帕肽导致了脊柱BMD的短暂降低，以及更持久的全髋部和股骨颈BMD的降低（图74.2）。在桡骨远端，一个主要由皮质骨组成的部位，从地诺单抗转换到特立帕肽导致了24个月的持续BMD降低，同时伴有骨皮质孔隙度增加[33]。

值得注意的是，从地诺单抗转换到特立帕肽观察到的BMD的降低与骨转换生化标志物的大幅度增加相一致。具体来说，血清骨钙素和CTx的水平比先前未接受过地诺单抗治疗的患者使用特立帕肽时通常观察到的水平高2~3倍[32,34]（图74.3）。此外，这些加速的骨转换率在特立帕肽治疗的整个24个月中间持续存在。虽然DATA-转换研究的规模排除了任何有关骨折风险的结论，但医生在考虑对地诺单抗治疗的患者进行促骨生成治疗时，应考虑到这种快速高周转率骨丢失的潜在影响，特别是考虑到最近的多例椎体骨折病例报告，当停用地诺单抗而没有任何药物转接治疗时，骨代谢会出现更温和的加速[35-38]。

在正在进行的抗骨吸收治疗中加入促骨生成治疗与从抗骨吸收药物转换为促骨生成药物相比，在进行中的抗骨吸收治疗中加入促骨生成药物似乎不会导致BMD的短暂或持续降低[31,39]。在Casman及其同事进行的研究中，接受阿仑膦酸钠或雷洛昔芬治疗至少18个月的绝经后女性受试者被随机分为两组：转换为特立帕肽（每日20 μg）单药治疗，在抗骨吸收药物中添加特立帕肽，再治疗18个月[31]。在先前用

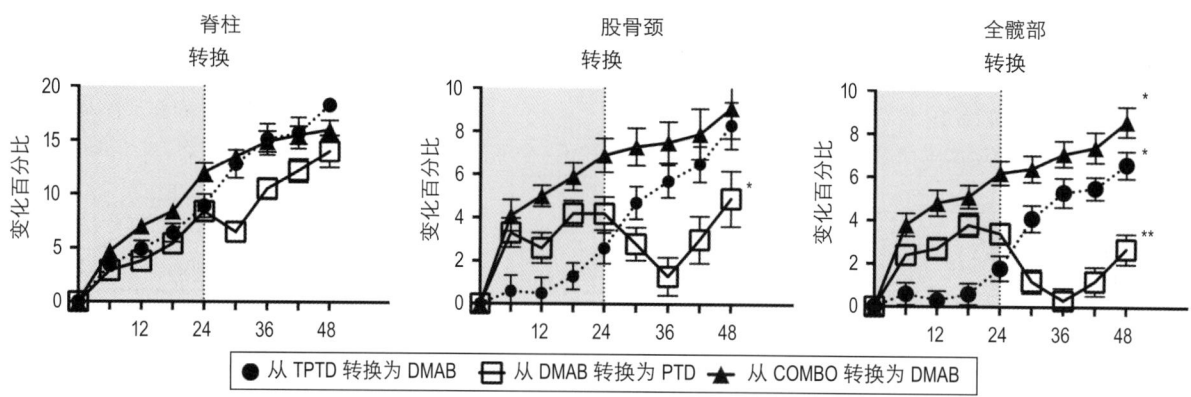

图 74.2 在先用特立帕肽再用地诺单抗（从 TPTD 转换为 DMAB）组、先用地诺单抗再用特立帕肽（从 DMAB 转换为 PTD）组以及联合治疗后再用地诺单抗（从 COMBO 转换为 DMAB）组的各治疗组，在第 0～48 个月时 BMD 的平均百分比变化（SE）。*：第 48 个月时，与其他两组相比 $p<0.05$。**：第 48 个月时，与其他两组比较 $p<0.0005$（Source: [32]. Reproduced with permission of Elsevier.）

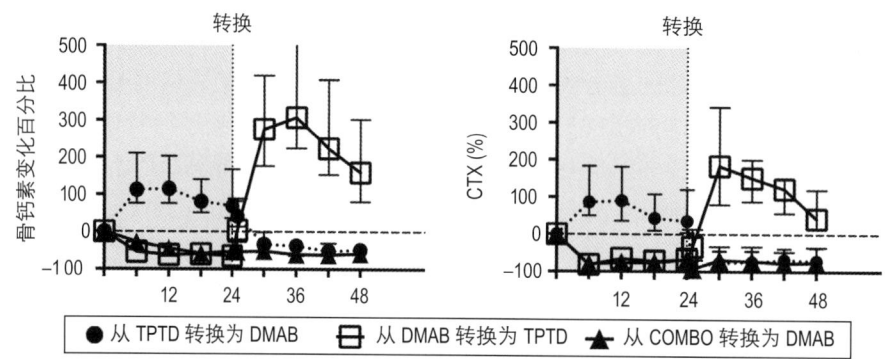

图 74.3 在先用特立帕肽再用地诺单抗（从 TPTD 转换为 DMAB）组、先用地诺单抗再用特立帕肽（从 DMAB 转换为 TPTD）和联合治疗后再用地诺单抗（从 COMBO 转换为 DMAB）组的各治疗组，在第 0～48 个月时血清骨钙素和 c 端交联肽（CTx）的平均百分比变化（SE）（Source: [32]. Reproduced with permission of Elsevier.）

雷洛昔芬的受试者中，两个治疗组的 BMD 变化相似。在先前用阿仑膦酸钠的受试者中，添入特立帕肽组比转换为特立帕肽组的脊柱和全髋部 BMD 增加更多。

从促骨生成疗法转换为抗骨吸收疗法

PTH 类似物治疗疗程后给予抗骨吸收治疗的重要性已经在临床试验中得到了证实。在 PATH 研究的一个扩展研究中，如第 74 章所述，绝经后女性在接受 PTH(1~84) 治疗 12 个月后，再随机给予安慰剂或阿仑膦酸钠治疗 12 个月[40]。结果显示，接受阿仑膦酸钠治疗的受试者的股骨颈、全髋部和腰椎的 BMD 增加，而接受安慰剂的受试者的股骨颈或全髋部 BMD 没有增加，且脊柱 BMD 下降了 1.7%。在桡骨远端，两组均无变化。

同样，在欧洲的 Forsteo 研究（the European Study of Forsteo, EUROFORS）中，将接受 1 年特立帕肽（每日 20 μg）治疗的绝经后严重骨质疏松症女性随机分为三组：一组第二年继续使用特立帕肽，一组转换为雷洛昔芬，一组不再进行进一步治疗[41]。结果显示，脊柱 BMD 在不再进行进一步治疗组降低，在雷洛昔芬组稳定，在继续使用特立帕肽组增加。股骨颈 BMD 在所有组有相似的增加，而全髋部 BMD 只有在接受积极治疗的组中是增加的。

从特立帕肽转换到地诺单抗似乎在任何序贯方法中获得的 BMD 收益最大。在先前讨论的 DATA-转换研究中，绝经后女性最初单独使用特立帕肽或联合使用特立帕肽和地诺单抗，然后转换为使用 2 年地诺单抗。在这两个治疗组中，脊柱 BMD 进一步增加了，4 年分别增长了 15%～18%（图 74.2）。在从特立帕肽转换为地诺单抗组，2年内全髋部BMD增加了额外的4.7%，使4年的总BMD增加了6.6%。在联合使用地诺单抗组，全髋部BMD增加了2.2%，4年的总BMD增加了8.6%[32]。

在正在进行的促骨生成治疗中加入抗骨吸收治疗

Muschitz及其同事研究了在持续的促骨生成治疗中添加抗骨吸收药物的疗效[42]。在这项试验中，先前接受过长期双膦酸盐治疗的125名绝经后女性，首先接受了9个月的特立帕肽单药治疗（20 μg/d），然后她们被随机分为三组：特立帕肽单药组，特立帕肽和雷洛昔芬联合治疗组，特立帕肽加阿仑膦酸钠组，再进行为期9个月的治疗。18个月后，与特立帕肽单药组相比，两个联合治疗组的脊柱BMD增加更多，而特立帕肽加阿仑膦酸钠组的全髋部BMD比其他两组增加更多。

小结

总之，与单一疗法相比，PTH类似物和口服或肠外双膦酸盐联合治疗似乎没有提供显著的益处。相反，特立帕肽和地诺单抗联合使用与单独使用两种药物的任何一种相比，更能增加髋部和脊柱的BMD，并能改善桡骨远端和胫骨的皮质微结构，提高它们的骨强度估计值。此外，在所有序贯疗法中，最初使用促骨生成药物后再使用抗骨吸收药物可以提供最大的骨量的净增加，对于最终可能使用促骨生成制剂的严重疾病患者，应强烈考虑这种策略。最后，从地诺单抗转换到特立帕肽的特异性转变似乎与高度加速的骨转换率和可快速骨丢失有关，在骨骼明显脆弱的患者应避免使用。

参考文献

扫描书末二维码获取。

第 75 章
雷奈酸锶和降钙素

Leonardo Bandeira 和 E. Michael Lewiecki

夏天卫　何敏聪　译

雷奈酸锶

锶是一种碱土二价阳离子，是人体内的一种微量元素（约占体重的 0.00 044%），主要沉积在骨组织中。它在化学上与钙分子相似，但其原子量是钙分子的 2 倍多。锶和钙都在肠道吸收和肾脏排泄中竞争，但锶的吸收和排泄不如钙好。锶的饮食来源主要来自蔬菜和谷物[1-2]。

雷奈酸锶（strontium ranelate，SR）由有机分子雷奈酸组成，后者能够与两个稳定的锶原子结合，可以促进元素生物利用度的提高[3]。在一些国家，这种分子已经被用来治疗骨质疏松症，但在美国还没有。在欧洲，SR 于 2004 年被批准用于临床[4]。其治疗剂量为 2 g，每日 1 次，口服，被制成小袋装。SR 应在两餐之间或睡前服用，因为锶与钙竞争肠道吸收，所以食物（尤其是牛奶和乳制品）会减少锶的吸收。

药理学

与大多数用于治疗骨质疏松症的药物不同，SR 可能在刺激骨形成的同时抑制骨吸收[3]，这使其从生理学角度来看是一种很有吸引力的药物。然而，其确切的作用机制尚不清楚。

SR 的肠道吸收较差，但骨生成活跃的骨骼部位对吸收的药物有更大的吸收，因此，可以观察到，与皮质骨相比，SR 在小梁骨上的沉积增加。影响 SR 骨结合的因素包括治疗时间和剂量[5]。当一种原子量比钙高的金属（例如锶）掺入骨中时，DXA 发射的光子束会有更大的衰减。因此，接受 SR 治疗的患者的 BMD 增加与骨折风险无关[6]。SR 在体内不代谢，主要通过肾脏排泄[5]。

临床疗效

脊柱骨质疏松症治疗干预（Spinal Osteoporosis Therapeutic Intervention, SOTI）是第一个研究 SR 临床疗效的 III 期试验；其主要目的是评估 SR 治疗椎体骨折（vertebral fracture，VF）的疗效。在这项研究中，1649 名有骨质疏松症和至少一个 VF 的绝经后女性被随机分配为 SR 治疗组或安慰剂组。与安慰剂组相比，SR 治疗组在 1 年和 3 年后的新发 VF 的风险分别降低了 49% 和 41%（两者 $p<0.001$）。此外，症状性 VF 风险在治疗 1 年（$p=0.003$）后和 3 年（$p<0.001$）后，分别降低了 52% 和 38%。3 年后需要治疗（needed to treat, NNT）以预防一个 VF 的患者数量为 9 例。SR 治疗组的身高损失≥1 cm（30.1% 对 37.5%；$p=0.003$），背部疼痛倾向减轻（17.7% 对 21.3%；$p=0.07$）。非 VF 的风险降低但无统计学意义[7]。

除了显示 VF 风险降低外，研究还发现，与安慰剂组相比，SR 治疗组的所有骨骼部位的 BMD 均有所增加（腰椎为 14.4%，股骨颈为 7.2%，全髋部为 8.6%；所有 $p<0.001$）。即使在调整腰椎锶含量之后，BMD 增加也保持不变（8.1%；$p<0.001$）。骨转换标志物变化不大，但 SR 治疗组个体表现出骨形成和骨吸收之间的分离。与安慰剂组相比，SR 治疗组的骨形成标志物骨特异性碱性磷酸酶（bone-specific alkaline phosphatase, BAP）升高（$p=0.003$），而骨吸收标志物（CTx）降低（$p=0.006$）。这些效应在治疗开始时更为明显，但在 3 年后仍然存在[7]。SOTI 的一项扩展研究显示，使用 SR 5 年的受试者的 BMD 继续增加，而 4 年后改用安慰剂的受试者的 BMD 下降。在安慰剂组 4 年并在第 5 年改用 SR 的受试者其 BMD 增加，与在试验第一年的 SR 治疗组相似[8]。

另一项研究，外周骨质疏松症的治疗（the Treatment of Peripheral Osteoporosis, TROPOS），旨在评估绝经后骨质疏松症女性的非 VF 风险。3 年后，使用 SR 的患者的所有非 VF 发生降低了 16%（$p=0.04$），主要非 VF 的发生降低了 19%（$p=0.031$）。在骨折风险高的亚组（年龄≥74 岁和股骨颈 T-分数 ≤–3）中，治疗与髋部骨折风险降低 36% 相关（$p=0.046$）。与安慰剂组相比，使用 SR 的患者的 BMD 也有所改善（股骨颈为 8.2%，全髋部为 9.8%；两者 $p<0.001$）[9]。

虽然这不是 TROPOS 研究的主要目标，但在该研究中也观察到了 VF 风险降低。SR 组 1 年和 3 年后发生 VF 的风险分别降低了 45% 和 39%。在从未经历过 VF 的患者中，首次发生 VF 的风险降低了 45%（发生率在 SR 组为 7.7%，在安慰剂组为 14%；$p<0.001$）。在先前发生过 VF 的患者中，再次发生 VF 的风险降低了 32%（SR 组为 22.7%，安慰剂为 31.5%；$p<0.001$）[9]。

在来自 SOTI 研究和 TROPOS 研究的一个受试者为 80 岁以上、SR 治疗时间为 5 年的亚组中，与安慰剂组相比，SR 治疗组的 VF（31%；$p=0.01$）、非 VF（27%；$p=0.018$）和主要非 VF（33%；$p=0.0005$）骨折风险都降低了。腰椎（23.1%）和股骨颈（12.8%）的 BMD 也有所增加[10]。与初次接受 SR 治疗的患者相比，先前接受过双膦酸盐治疗的受试者使用 SR 后其 BMD 增加较少[11]。

根据生活质量问卷的评估[12]，SR 似乎还可以通过改善身体和情绪功能以及背部疼痛而对生活质量产生有益影响。

显微计算机体断层成像（μCT）扫描和高分辨率外周定量计算机体层成像（HRpQCT）扫描显示，与使用阿仑膦酸钠的受试者相比，使用 SR 的受试者的骨微结构的各种参数都得到了更大的改善。虽然 SR 优先与骨小梁结合，但它对皮质骨也有影响。可以观察到皮质骨厚度、骨面积和 BMD、骨小梁数量和密度增加，骨小梁分离减少。在服用 SR 的患者中，通过有限元分析（finite element analysis, FEA）估计的失效负荷也更高。皮质骨孔隙度没有差异[5,13-15]。

不良事件

总的来说，在临床试验中，SR 的耐受性良好，在坚持治疗的患者中没有重大不良事件（adverse event, AE）的报道。主要不良事件与胃肠道有关（恶心、呕吐和腹泻）；头痛、皮炎和湿疹也有报道。不良事件主要发生在治疗开始时，并且是短暂的。一些患者显示有血清肌酸激酶（creatine kinase, CK）升高，但这是短暂的，没有相关的肌肉症状。在 80 岁以上使用 SR 的患者中，少数患者（少于 1%）发生癫痫发作，其发生率在统计学上高于安慰剂组[7,9-10]。

在报道了严重不良事件后，人们开始担心 SR 的安全性。SR 与罕见的皮肤反应（伴有嗜酸性粒细胞增多和全身症状的药物皮疹以及中毒性表皮坏死松解）和心血管疾病（例如心肌梗死和静脉血栓栓塞）有关[16-17]。因此，欧洲药品管理局（European Medicines Agency, EMA）将 SR 的推荐范围限定在没有禁忌证且不能用其他药物治疗的严重骨质疏松症患者。EMA 还禁止在有控制不良的高血压和（或）有缺血性心脏病、脑血管疾病或外周动脉疾病史的患者使用 SR。此外，建议患者在开始治疗前进行心血管评估，并在服用 SR 时定期进行心血管评估[17-18]。

2017 年，由于该药物的适应证和使用限制，生产 SR 的公司决定停止生产[19]。

降钙素

在人体中，降钙素（calcitonin）是一种由甲状腺 C 细胞（滤泡旁细胞）生成的 32 个氨基酸的肽[20]。降钙素最初是作为一种前激素（15 kDa）合成，经酶裂解后转化为成熟形式。1961 年，Copp 和 Cameron 首次将降钙素描述为一种在高钙状态下分泌的激素，可导致血清钙快速而短暂的下降[21]。由于降钙素是由甲状腺髓样癌产生的（medullary thyroid carcinoma, MTC），且与后者大小相关，目前在临床实践中是作为 MTC 的标志物用于其诊断、监测和预后[22]。

生理学和药理学

破骨细胞表达降钙素受体，可以对这种肽的刺激做出反应而使其数量和活性迅速降低。通过与降钙素受体结合，降钙素可以诱导破骨细胞皱褶边缘的形态变平而使其从骨吸收活跃部位撤出。降钙素受体也被发现存在于成骨细胞中，这表明降钙素通过作用于这些细胞对骨形成具有刺激作用[20]。在肾脏，降钙素与轻度磷化和钙化效应相关[20,23]。肾脏在肽的清除（例如降钙素）方面起着最重要的作用[24]。

与雌激素不同，缺乏雌激素会导致更多的骨吸收和骨丢失，增加骨折风险。没有证据表明降钙素对人体有显著的生理作用。血清中这种激素水平缺乏或升高的患者（例如，分别在甲状腺全切除术和 MTC 治疗后）没有骨骼或矿物质稳态异常[23,25]。然而，在其他生物中，这种激素对于维持钙和钠的体内平衡很重要，例如在咸水鱼类中[23,26]。

剂型

降钙素是最早被证明对骨具有抗吸收作用的药物之一[20]。来自鱼类、爬行动物、鸟类和哺乳动物的降钙素已被测试为潜在的药理学试剂。合成鲑鱼降钙素在临床实践中的应用最为广泛，因为它具有更高的效力（比人类降钙素高 50～100 倍）[20]。

1974 年，第一种可用的鲑鱼降钙素制剂是注射用的[20]。第二年，它被批准用于皮下注射治疗 Paget 病。1980 年，它被批准用于皮下、肌肉或静脉注射治疗高钙血症急症。1984 年，它被批准用于皮下或肌肉注射治疗绝经后骨质疏松症女性。用于治疗骨质疏松症的剂量为每天或隔天 50～100 IU（10～20 μg）[20,27]。

鉴于注射给药的不便，1987 年推出了一种降钙素鼻内喷雾剂。几年后，在 1995 年，它被批准用于绝经后骨质疏松症女性，剂量为 200 IU/d[20]。由于鼻内降钙素的生物利用度较低，通过该途径给予药物时需要给予较高的剂量[28]。

临床疗效

虽然使用降钙素治疗绝经后骨质疏松症女性已有数十年，但其临床疗效从未得到强有力的证明。使用注射鲑鱼降钙素的小型研究显示，其可以使腰椎 BMD 增加，尤其是当药物与激素替代疗法（hormone-replacement therapy, HRT）联合使用时。仅在一项回顾性研究中观察到该药与补钙药物联合使用可以减少髋部骨折[29-31]。雄激素联合治疗似乎比单独注射降钙素更能增加骨量[32]。此外，序贯肠外降钙素与 PTH 治疗没有协同作用，在这种情况下使用降钙素不能在骨转换标志物和组织形态学参数方面带来额外的益处[33-34]。

鼻内降钙素制剂的注册试验，即预防骨质疏松性骨折复发（Prevent Recurrence of Osteoporotic Fracture, PROOF）研究显示，使用 200 IU/d 的剂量可以使 VF 风险降低约 30%。然而，高剂量（400 IU/d）或低剂量（100 IU/d）均未观察到抗骨折效果。BMD 和骨转换标志物的变化是轻微的。腰椎 BMD 仅增加 1.5%，CTx 抑制为 12%[35]。这项研究受到广泛批评，退出率很高（1255 名受试者中有 744 名退出），并且没有显示出非 VF 的减少，但它鼻内降钙素制剂得到了批准[20]。

鲑鱼降钙素疗法的定性评估（Qualitative Evaluation of Salmon Calcitonin Therapy, QUEST）研究使用 MRI、3D 显微计算机体层扫描和骨活检，分析了绝经后骨质疏松症女性的骨微结构。无论 BMD 变化如何，与使用安慰剂的受试者相比，使用鼻内降钙素的患者的桡骨远端和转子下小梁骨微结构增加或维持，跟骨骨小梁数量增加[36]。因此，其抗骨折功效似乎更多地与减少骨吸收和保留小梁骨微结构有关[20]。

虽然不包括在治疗适应证中，但在某些情况下，例如在 Paget 骨病和糖尿病性神经病变，降钙素被认为具有镇痛作用[37-38]。这种效应可能是由循环中内啡肽的增加介导的。它似乎能促进 VF 后的早期活动和运动功能恢复[39]。研究表明，在绝经后骨质疏松症女性中，使用鳗鱼降钙素联合利塞膦酸钠比单独使用利塞膦酸钠能更有效地减轻背部疼痛[40-41]。

口服降钙素

目前正在研究一种口服降钙素制剂作为治疗骨质疏松症的一种可能方法。在绝经后骨量减少或骨质疏松症女性中，使用该制剂显示 CTx 抑制和 BMD 轻微增加，尤其是在腰椎。与鼻内降钙素组相比，口服降钙素组对骨转换标志物和 BMD 升高的抑制更大；然而，尚未证实其抗骨折效果。由于口服途径的生物利用度更低，研究中使用的剂量更高，范围为 0.15～2.5 mg，每日 1 次[42,46]。

一项随机、双盲、安慰剂对照的 III 期研究纳入 4665 名绝经后骨质疏松症女性，以评估口服降钙素在该人群中的疗效。虽然与服用安慰剂组的女性相比，服用降钙素组的女性的腰椎 BMD 略有增加（1.02±0.12 对 0.18±0.12%；$p<0.0001$），但降钙素组 3 年后对预防新发骨折无效果。在第 1 年和第 2 年，降钙素组的尿 CTx 水平比安慰剂组低 15%，但在第 3 年没有降低[46]。

不良事件

不良事件因降钙素剂型不同而不同。如果是皮下、肌肉或静脉注射,则高达20%的患者会出现注射部位反应、恶心和潮红。由于不良事件的高发生率以及这些途径的方便,鼻内降钙素一被批准用于治疗绝经后骨质疏松症,鼻内降钙素就取代了上述途径的使用[20]。鼻内降钙素通常耐受性良好,与该制剂相关的不良反应很少,包括轻度和过渡性鼻部反应[20]。在研究中,口服降钙素也表现出良好的耐受性。其不良事件为轻度或中度,多与胃肠道有关(恶心、腹痛、便秘、腹泻)[42-43,46]。

2010年,两项口服降钙素治疗男性骨关节炎患者的Ⅲ期临床试验显示,使用该药的患者前列腺癌比例失衡。为了评估这种关系,进行了两个meta分析,包括鼻内和口服降钙素研究。在使用降钙素的患者中,发现任何类型的癌症的风险都会增加,尤其是基底细胞癌。排除这种类型的癌症后,降钙素组和安慰剂组的恶性肿瘤的风险无统计学显著性差异。此外,该风险几乎完全归因于一项研究,即PROOF,这些meta分析并不是前瞻性地设计来评估恶性肿瘤的风险的[35,47]。一项纳入了5000多名参与者的前瞻性病例对照研究显示,接受高剂量鼻内降钙素的女性患肺癌和肝癌的风险增加。有趣的是,这项研究也显示了降钙素对乳腺癌的保护作用[48]。

考虑到有争议且不一致的数据,加上已知的药物作用机制及其受体的分布,对降钙素与癌症之间的因果关系仍然很难提出强有力的论据[47,49]。此外,如果降钙素确实致癌,则MTC患者将有获得继发性原发癌症的更大可能性。然而,在这些患者中并未观察到这种情况[50]。

鉴于恶性肿瘤风险存在不确定性,骨折风险降低的证据不足,EMA最近已经撤销了绝经后骨质疏松症作为治疗降钙素的适应证。美国食品药品监督管理局(the Food and Drug Administration, FDA)保留了降钙素在绝经后5年以上女性中使用的批准[27,51]。

小结

研究表明,SR可增加绝经后骨质疏松症女性的BMD,降低VF和非VF的风险(表75.1)。SR在理论上具有分离骨形成和骨吸收的优势。虽然如此,其作用机制从未得到充分阐明,该药物在美国也从未获得批准。对心血管疾病风险增加和严重皮肤反应的担忧限制了该药物的使用,即使在该药物获得批准的国家也是如此。

表75.1 雷奈酸锶和降钙素的益处和局限性

	益处	局限性
雷奈酸锶	口服途径	未经FDA批准
	诱导骨形成-骨吸收解耦联	确切的作用机制尚不清楚
	不能在体内代谢	高估了BMD
	降低椎体和非椎体骨折风险	与罕见的皮肤反应和心血管疾病有关
	增加腰椎和髋部BMD	2017年停产
	对生活质量有有益影响	
	改善骨小梁和骨皮质	
	耐受性良好	
降钙素	降低椎体骨折风险	口服剂型未获批准
	改善骨小梁微结构	临床疗效从未得到强有力证明
	有止痛作用	BMD和骨转换标志物轻度微变化
	鼻内耐受性良好	对非椎体骨折无影响
		可能与癌症相关

降钙素是最早发布的治疗绝经后骨质疏松症的药物之一。然而，它的抗骨折作用仅在脊柱中得到证实，并且只有一次鼻内途径给药。这种效应在一项研究中得到了证实，该研究有许多局限性。降钙素对 BMD 和骨转换标志物的影响很小（表 75.1）。此外，虽然不太可信，但降钙素和癌症之间可能存在联系。

因此，考虑到安全性问题和其他更有效药物的存在，SR 和降钙素不再作为绝经后骨质疏松症的一线治疗药物。对于有禁忌证或对其他药物不耐受的患者，应限制降钙素的使用。SR 不再由制造商生产。

参考文献

扫描书末二维码获取。

第 76 章
骨质疏松症治疗药物的不良反应

Bo Abrahamsen 和 Daniel Prieto-Alhambra

窦建新　柳　林　刘　丰译

引言

在这一章里，我们将讨论目前骨质疏松症的治疗药物的关键安全性问题，并简要介绍Ⅲ期试验中的新药。本章主要面对临床医生，更多关注风险评估，而不是病理生理方面，本章将在临床上重要的地方简要地加以说明。我们利用的是从临床试验和药物获得批准后的观察性研究中获得的数据。这篇综述不会涉及生殖安全，因为在这个阶段，这里讨论的任何疗法在妊娠或哺乳期都不能被认为是安全的。在开处方药之前，医生应参考生产商和政府机构的官方处方信息，因为由于篇幅有限，我们不能涵盖所有的注意事项/警告和禁忌证。雷奈酸锶一直是高血压或心脏病患者心血管安全性的重要关注对象，并且它从未在美国获得过批准/许可，本章不包括其有关内容。由于类似的原因，在这里我们也没有对降钙素进行评论——在欧洲其作为骨质疏松症治疗药物已被撤回——2012 年，欧洲药品管理局得出结论，降钙素有导致包括癌症在内的风险，这些风险可能超过了抗骨折的益处（见第 75 章）。本篇文献综述于 2016 年下半年完成。

药品安全性数据的来源

药物安全性研究中对观察性数据的需求

如果能进行良好的随机对照试验（randomized controlled trial, RCT），则可以提供药物疗效金标准证据。然而，RCT 的一些局限使其在研究一些有害的不良反应问题时不太有用：

1. 外部有效性/普遍性。众所周知，RCT 参与者并不一定代表所有的实际患者[1]。事实上，最近的一份报告表明[2]，实际上只有一半的阿仑膦酸钠使用者符合关键骨折干预试验（Fracture Intervention Trial, FIT）RCT 的条件[3]。
2. 效能。RCT 花费昂贵，而且多是为了研究疗效结果而进行，不良反应通常是次要的结果——幸运的是——严重的安全性问题通常是罕见的，并且可能有很长的潜伏期（参见非典型股骨骨折一节中的一个示例）。
3. 伦理学和组织工作。即使已知药物的潜在不良反应——或基于观察性数据怀疑——也很难想象可以通过进行一项 RCT 来研究安全性结果。伦理学（我们是否允许将患者暴露在这些可疑的风险中？）和组织工作（我们能为这样一项研究招募到受试者吗？）使得这种研究不可行。

所有这些问题都为药物获得批准后的安全性研究（postauthorization safety study, PASS）提供了充分的理由。大多数药品监管机构认识到了这一需要，有时也确实要求进行大规模的 PASS，作为持续安全性监测的一部分。通常情况下，这些 PASS 会使用广泛的纳入标准来评估在更广泛的社区和实际实践中使用药物的风险-收益（有关的示例参见 see http://www.encepp.eu/encepp/studiesDatabase.jsp; accessed May 2018）。在许多情况下，使用常规收集的数据源（例如电子医疗记录或索赔数据库），而其他研究则收集特别药物或疾病登记数据。

观察性药物安全性研究的优势和局限性

观察性 PASS 旨在评估药物在获得监管部门批准后在社区中使用时可能产生的不利影响所造成的公共卫生负担。安全性研究的主要优势是概况性和强大的统计效能，但也存在一些需要承认的局限性：

1. 信息偏倚。除了少数例外情况，PASS 越来越多地使用在实际实践条件下而不是在研究设定条件下收集的数据。虽然这在某种程度上是这类研究的关键优势之一，但人们认识到，这种常规收集的数据的好坏取决于编码员的记录质量。因此，需要努力识别高质量的数据源，有时也需努力识别某些安全性事件，特别是在没有特定诊断代码可用的情况下，例如非典型股骨骨折（atypical femur fracture, AFF）或颌骨坏死（osteonecrosis of the Jaw, ONJ）[4]。

2. 适应证混杂。在实际操作中，治疗方案/处方是临床判断的结果，自然会导致用药者和未用药者之间的差异（同样，药物 A 和药物 B 的使用者之间也存在差异）。这种所谓的"适应证混杂"是观察性药物安全性研究中偏倚的主要来源，与我们在随机性实验中看到的相反。先进的方法（包括多变量回归、倾向性评分方法、个案研究等）常常被用来最大限度地减少这种混杂和相关的偏倚，尽管有所有这些，但在解释观察性药物（药物流行病学）研究时总是要考虑这些偏倚。

3. 确认偏倚。此外，与未接受治疗的患者相比，接受治疗的患者（与一线/更便宜的药物相比）以及接受更昂贵的药物治疗的患者与为其开处方的医生的接触更频繁，即使只是为了重复处方。这会导致差异性编码，从而导致确认偏倚。

对骨骼/骨的不良反应

非典型股骨骨折（AFF）

AFF 是指股骨粗隆下或股骨干的低能量或自发性骨折，其特征符合一组特定的放射影像学标准，后者是 2010 年由 ASBMR 工作组针对 AFF 而定义的[5]。根据新的数据[6-7]，为了使诊断更加具体，对该标准进行了改进[8]。简而言之，AFF 实质上是起源于股外侧皮质的横向骨折。它们通常是非慢性的，通常有局部或全身的骨皮质增厚。关于 AFF 患者治疗前的 BMD 信息有限，但一个系列病例表明，许多患者的 BMD 可能在开始治疗时相对较高（骨量减少或轻度骨质疏松症）。骨折可能是双侧的，如果是这样，它们通常在位置上是对称的，不完全性骨折通常由于延迟愈合而需要固定[9-10]。在没有使用抗骨吸收药物治疗的患者，AFF 是罕见的，但也并非未知[11]。在 2018 年以前，AFF 没有可用于药品注册的药物安全监视的国际疾病分类（International Classification of Diseases, ICD）诊断代码，但由于它们局限于股骨近端和股骨干，至少有可能监测这类骨折的综合发生率，以考虑其危害/益处。

双膦酸盐

2012 年，Dell 及其同事[12]回顾了 Kaiser 加利福尼亚州放射影像学数据库中股骨骨折 X 线片，以估计使用双膦酸盐药物期间 AFF 的发生率。使用时间为 2 年的发生率为 0.2 例/10 000 患者-年，而使用时间超过 10 年的发生率为 10.7 例/10 000 患者-年，这表明使用时间与 AFF 风险呈指数关系。瑞典的研究人员认为，在使用 4 年以上后，风险增加的速度更快，他们报道了类似的发生率（每 10 000 人中有 11 人患病），与丹麦卫生保健数据中观察到的在相同使用时间的股骨转子下骨折和髋部骨折总数相比，这一发生率似乎很大但并非不可能[13]。如在其他地方所讨论的[14]，瑞典处方药登记册中对药物历史的短期回顾可能夸大了风险估计。瑞典报道的使用 4 年以上双膦酸盐的 AFF 的高发生率与报道的典型髋部骨折的发生率相比仍然较低（图 76.1），后者 151 例/100 000 患者-年，是 AFF 发生率的 12 倍[15]。然而，如果假设风险随时间呈指数增长，那么在 8~10 年的治疗后，AFF 的发生数量可以超过典型髋部骨折，虽然这与 Dell 研究中即使 10 年后 AFF 的较低发生数量形成对比。

最近丹麦的一项研究[16]并没有发现使用阿仑膦酸钠 10 年或更长时间后股骨颈或股骨骨折的净风险增加，这表明，AFF 风险的任何增加都被同一骨骼区域内常规骨折（非 AFF）风险的降低所抵消。目前尚不清楚 AFF 的风险是局限于特定的患者亚组，还是对所有接受双膦酸盐治疗的患者都构成风险。似乎进一步增加双膦酸盐诱导的 AFF 可能性的特定危险因素包括：亚洲裔[17]、糖皮质激素和质子泵抑制剂的使用[18-19]、股前外侧弯曲和低肌肉量[20]。

其他抗骨吸收药物

AFF 也在使用地诺单抗人中观察到；在 FREEDOM（地诺单抗每 6 个月一次治疗骨质疏松症的骨折减少评估）扩展研究中，累积暴露调整发生率为 1 例/10 000 人-年[21]，因此，在较早前报道的双膦酸盐范围的低端。在组织蛋白酶 K 抑制剂 odanacatib 的 II 期临床试验中，AFF 也被报道为为潜在的不良事件。由于危害/获益不如预期，该开发计

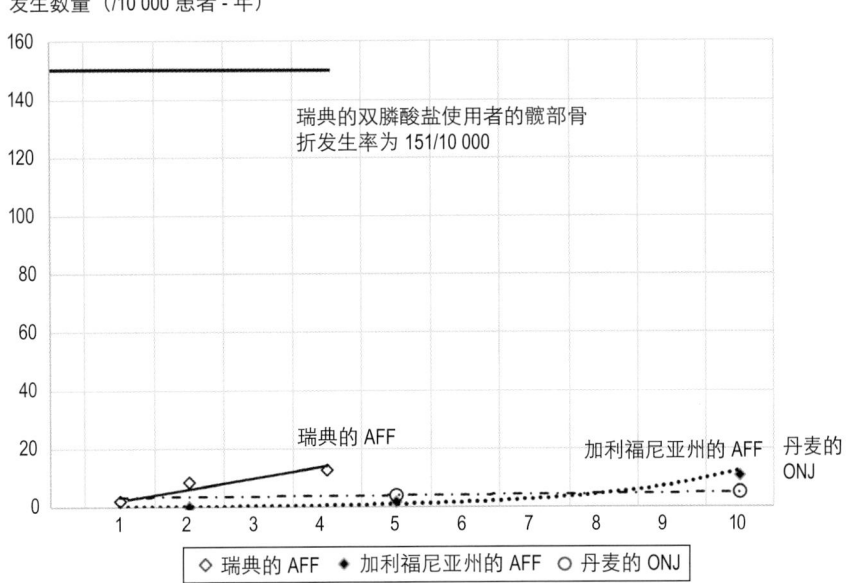

图76.1 基于观察性研究，非典型股骨骨折（AFF）[12-13]和严重颌骨坏死（ONJ）[30]的发生率与口服双膦酸盐（BP）治疗时间的函数关系，与瑞典口服双膦酸盐治疗的髋部骨折发生率进行了比较[52]

划不再推进。其他类型的抗骨吸收药物在文献中尚未与AFF发生相关。

颌骨坏死（ONJ）

这种情况有时也被称为双膦酸盐相关的ONJ。这个术语最好避免使用，因为它会使结果和暴露因素混淆，从而使关联研究变得含糊不清，而且ONJ也可见于使用非双膦酸盐，例如使用地诺单抗[22]，甚至见于使用骨领域外的其他药物，例如，在肿瘤治疗中使用血管生成抑制剂后也可观察到ONJ[23]。辐射诱导的骨坏死或骨放射性坏死被认为是不同的情况，因此ONJ可以通过颌骨区域的暴露来定义：该区域在健康提供者识别后8周内没有愈合。美国口腔颌面外科医师协会（the American Association of Oral and Maxillofacial Surgeons，AAOMS）对药物相关的ONJ的最新定义规定是：患者应没有接受过头部或面部的放疗，使用过抗骨吸收药物或抗血管生成药物[24]。

ONJ被认为是由于黏膜屏障退化而发生感染以及同时伴有局部骨愈合受损和血管生成减少引起的[25]。ONJ的病理生理和临床治疗在本书中有专门的章节介绍（见第120章）。

ONJ的绝对风险在治疗骨质疏松症的抗骨吸收过程中较低，但在肿瘤治疗过程中较高。这可能是由于受到用于预防或治疗骨骼转移的高强度的静脉注射抗骨吸收药物的影响，也可能是由于受到治疗区域同时使用抗肿瘤药物和高剂量糖皮质激素的影响[26]。

口服双膦酸盐

在口服双膦酸盐使用者中，ONJ的发病率范围为略低于0.1例/10 000患者-年（对安大略省口腔颌面外科医生进行的调查显示）[27]、1.5例/10 000患者-年[美国健康核心保险索赔数据库（HealthCore claims database）][28]到高达6.9例/10 000患者-年（瑞典口腔颌面临床调查）[29]。来自丹麦的初步观察显示，在依从性好的患者中，手术治疗颌骨和口腔骨坏死以及骨髓炎的比率从治疗时间在5年以内的4.0（3.1~5.0）例/10 000患者-年增加到治疗时间为5~10年的4.8（3.2~7.0）例/10 000患者-年[30]。根据基线特征的差异进行调整后，使用时间为5年以上的患者的ONJ风险比使用时间较短的患者更高。该分析不包括非手术治疗的轻症病例。

静脉注射双膦酸盐

据报道，骨质疏松症患者的ONJ发病率高达9例/10 000患者-年，而肿瘤治疗患者的ONJ发病率高达1222例/10 000患者-年，正如最近由ONJ国际工作组进行的详细回顾分析所述。ONJ在癌症人群中的发病率很大程度取决于癌症的类型和是否联合使用血管生成抑制药物[26]。

地诺单抗

在 FREEDOM 扩展试验中，在接受长达 8 年的地诺单抗的积极治疗组中，有 5 例确诊了 ONJ[21]，相应的发病率为 4.2 例 /10 000 患者 - 年，与双膦酸盐组的发病率相当。在前列腺癌和乳腺癌的肿瘤试验中，接受 1 年或更长时间治疗的患者 ONJ 事件发生率分别为 340 例 /10 000 患者和 290 例 /10 000 患者[31]。

除了这里提到的抗骨吸收药物外，没有其他类型的抗骨吸收药物的 ONJ 数据；罗莫索珠单抗将在本章后面的新的促骨生成药物部分讨论。

抗骨吸收疗法的骨骼外不良反应

胃肠道不良反应

口服双膦酸盐与胃肠道不良反应有关，例如食管溃疡、食管炎和上消化道出血。阿仑膦酸钠的产品特性摘要（summary of product characteristics, SmPC）中有："阿仑膦酸钠可引起上消化道黏膜局部刺激"，并列出以下"使用注意事项"：上消化道问题，例如吞咽困难、食管疾病、胃炎、十二指肠炎、溃疡或近期（过去一年内）有重大消化道疾病（例如消化性溃疡或活动性消化道出血）病史。

一些（但不是全部）关键 RCT 发现胃肠道症状的风险增加：口服伊班膦酸钠的研究发现，与安慰剂相比，胃肠道问题的风险增加了 1.7%～7.4%[32]。有趣的是，肠外唑来膦酸钠的 HORIZON[早期使用一次唑来膦酸的健康结果和降低发生率（Health Outcomes and Reduced Incidence with Zoledronic Acid Once early, HORIZON）]RCT 也表明，治疗组患者恶心、呕吐、腹泻和消化不良等胃肠道症状的发生率增加[33]。相反，在骨折干预试验（Fracture Intervention Trial, FIT）[3] 纳入的阿仑膦酸钠使用者中，甚或在其扩展试验（FIT extension, FLEX）（随访时间达 10 年）[34] RCT 中，没有发现胃肠道不良反应的风险增加。同样，在利塞膦酸钠治疗的椎体疗效（Vertebral Efficacy with Risedronate Therapy, VERT）的多国（VERT Multinational, VERT-MN）试验中，利塞膦酸钠组和安慰剂组之间在 5 年试验[35] 或扩展试验（总暴露 7 年）中发生这些不良反应的风险也无差异。

心房颤动和其他心血管事件

至少最近的一个对一组 RCT 数据进行的系统回顾和 meta 分析[37] 澄清了双膦酸盐治疗对整体心血管安全性的担忧（图 76.2）。

同样，对一些这类数据可获得或已经报道的

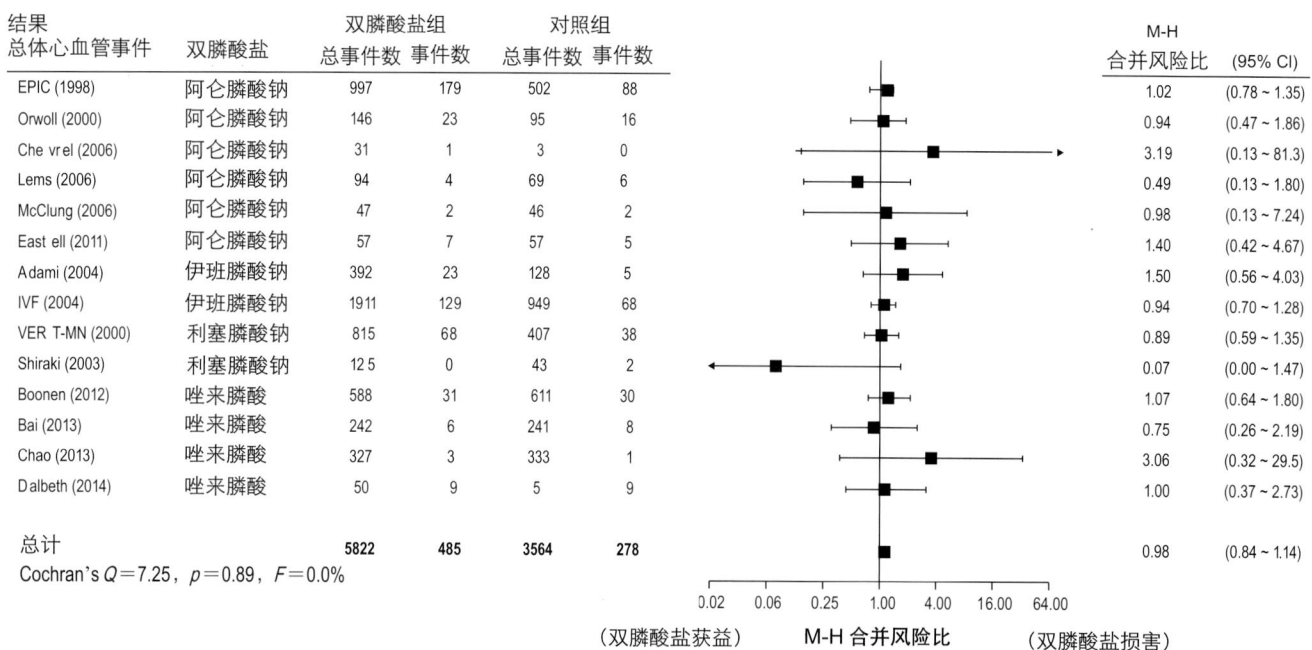

图 76.2 口服和静脉注射双膦酸盐的整体心血管安全性（Source [53]. Reproduced under Creative Commons license 4.0.）

RCT 进行的本研究和其他类似的研究[38]也未发现双膦酸盐使用者心房颤动的发生风险增加（图 76.3）。然而，包括观察性研究在内的其他系统性回顾发现心房颤动的风险有令人担忧的增加，特别是在静脉注射双膦酸盐的使用者[39]。与其他抗骨质疏松症药物相比，如果医生更倾向于对接受静脉注射双膦酸盐患者进行心律失常监测，那么确认偏倚可能会出现，但没有数据可以证实这种情况。因此，目前还不清楚这种超额风险（心房颤动，但不是卒中或其他心血管事件）是否存在于 RCT 中代表性不足的患者中，或者这些发现是否是观察性研究中未解决的混杂/偏倚的结果。

其他抗骨质疏松症药物已被发现与血栓栓塞和心血管（心肌梗死或卒中）事件的风险增加有关，例如，雷奈酸锶、雷洛昔芬，以及最近在上市前研究中的奥达那卡替。这些在这里虽没有涉及，但在开任何此类药物之前必须考虑这些不良事件，特别是在心血管（或血栓栓塞）风险高的患者。既往有血栓栓塞病史的患者禁用雷洛昔芬和雷奈酸锶，既往有心血管疾病或某些危险因素的患者也应避免使用雷奈酸锶。有关详细信息参见 SmPC 文件。

肾脏疾病和低钙血症

中度或重度肾功能损害是大多数抗骨质疏松症药物的禁忌证或慎用证，地诺单抗除外了。对于有急性肾损害报告的患者，静脉使用双膦酸盐（例如唑来膦酸钠）时应格外注意。

虽然地诺单抗没有正式的禁忌证或剂量调整的需要，但最近的安全性数据已引起了人们对该药物使用

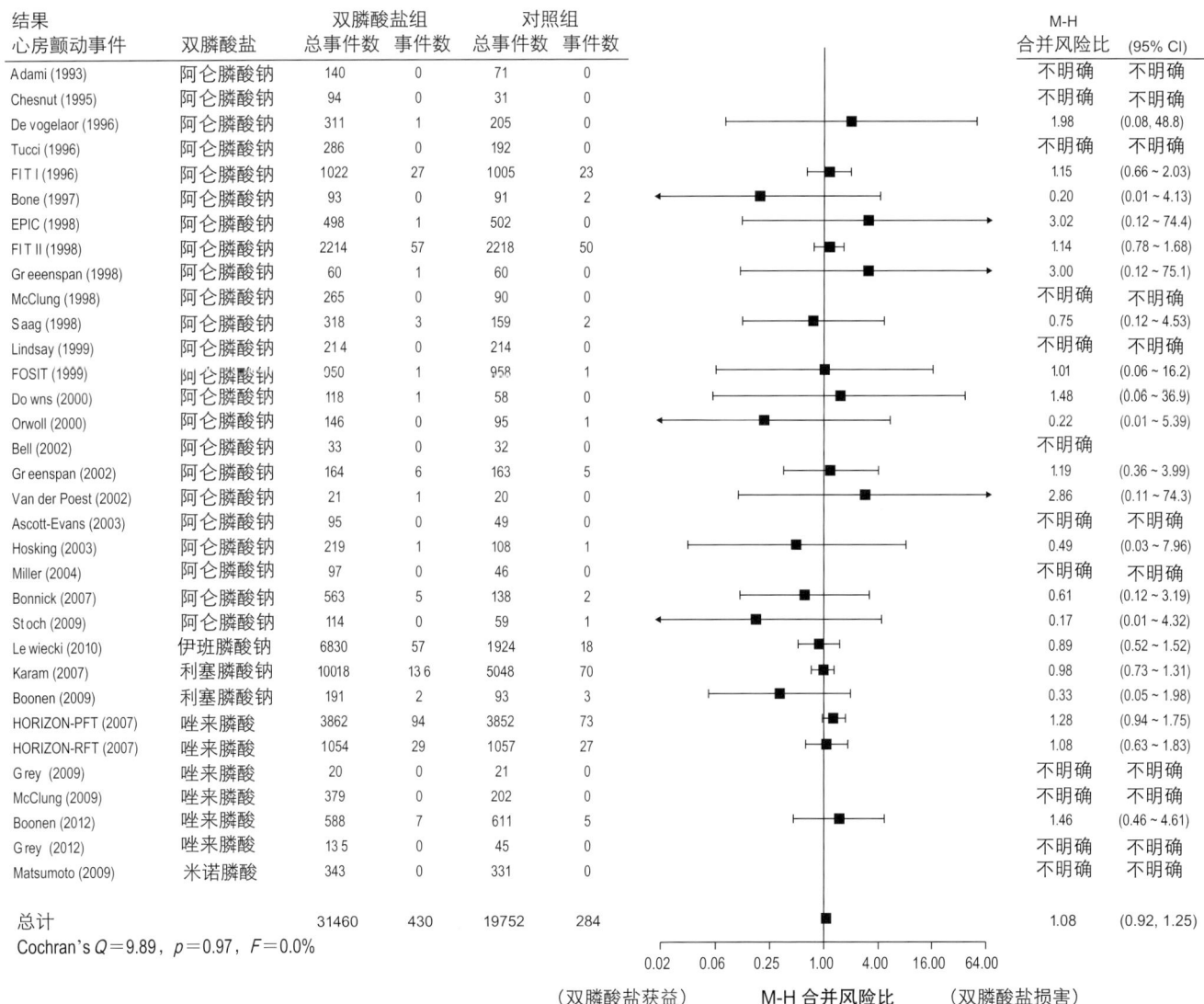

图 76.3 口服和静脉注射双膦酸盐与心房颤动的风险的关系（资料来源 [53]：Reproduced under Creative Commons license 4.0.）

者可能会出现严重低钙血症的担忧，特别是那些既往有肾脏疾病的患者[40]。此外，低钙血症是大多数抗骨质疏松症疗法（包括双膦酸盐）的已知不良反应和（或）禁忌证。监测和预防与药物相关的低钙血症的指南可在这些药物的 SmPC 文件中找到。

对于可能因严重 CKD 而发展为无动力骨病的患者，进一步减少骨转换（使用任何抗骨吸收药物，例如双膦酸盐或地诺单抗）不太可能是有益的。

其他不良反应

抗骨质疏松症药物的其他潜在不良反应在各自的 SmPC 文件中会提到（参见完整的 SmPC 文件，了解最新的安全性概况和适应证）。举例说明如下：

- 双膦酸盐类：肌肉骨骼疼痛（甚至相关的流感样综合征）和外耳道骨坏死。
- 地诺单抗：皮肤感染以及对干燥、天然橡胶、针套的过敏反应。
- 雷诺昔芬：潮热、腿抽筋、头痛（包括偏头痛）和血压升高。
- 雌激素：乳腺癌（可能仅限于与孕激素联合使用）[41]、子宫内膜癌（可通过适当使用孕激素预防）和深静脉血栓形成（见第 70 章）。

注意：下一节将讨论促骨生成（合成代谢）药物的安全性，因此这里不进行详细介绍。

促骨生成药物

特立帕肽

特立帕肽被批准用于人体已有十多年了。在大鼠中研中，特立帕肽的最严重的安全性问题与骨肉瘤的剂量和时间依赖性增加有关，这导致美国和欧洲药品监管机构对其应用发出了警告[42]。这些数据导致特立帕肽在有此类骨恶性肿瘤风险的受试者成为禁忌证，包括：①既往有骨癌病史；② Paget 骨病；③既往有放疗史（有骨骼组织暴露，不论是对骨骼还是对其他器官进行的放疗）；④在骨骺未闭合的儿童和年轻人[43]。但令人欣慰的是，灵长类动物实验并未发现特立帕肽会增加骨肉瘤的风险[44-45]。更重要的是，人体研究（包括 RCT[46-48] 和上市后的观察性研究[49]）均未报告使用特立帕肽会使骨恶性肿瘤发生的风险增加。

特立帕肽更常见但不那么令人担忧的不良反应（详见 SmPC 文件）如下所述：

- 一过性直立性低血压。
- 一过性血清钙浓度升高。
- 常见的不良反应有恶心、四肢疼痛、头痛和头晕。

新的促骨合成代谢药物

两种新的促骨生成药物[阿巴帕肽（abaloparatide）和罗莫索珠单抗（romosozumab）]最近已经在Ⅲ期 RCT 中进行了研究，因此很可能在未来几个月／几年内获得临床使用批准。

阿巴帕肽

在最近报道的Ⅲ期 RCT 中，导致阿巴帕肽组终药的最常见的不良事件是恶心（1.6%）、头晕（1.2%）、头痛（1.0%）和心悸（0.9%）[50]。高钙血症的发生率在阿巴帕肽组（3.4%）明显高于安慰剂组（0.4%），但低于特立帕肽组（6.4%）。

罗莫索珠单抗

在这项为期 12 个月的双盲、安慰剂对照的Ⅲ期 RCT 中，治疗组中 7 名受试者出现了可能与过敏反应有关的严重不良事件，187 例（5.2%）出现注射部位反应[安慰剂组为 104 例（2.9%）][51]。此外，在试验过程中还出现了 2 例归因性 ONJ（1 例在切换到使用地诺单抗后）和 1 例 AFF，他们都发生在罗莫索珠单抗组。心血管安全性正在审查中。

当这两种药物在临床（而不是在研究／RCT）中使用时的安全性需要更多的数据。

小结

在大多数骨质疏松症患者中，短期和中期使用抗骨质疏松症药物的获益／危害比是压倒性有利的。然而，基于一级预防而非二级预防的情况，以及仅考虑髋部骨折益处而不考虑其他预防骨折的情况，将导致需要治疗的人数（NNT）估计值很高。这会给决策者传递一种信号表明我们没有对正确的患者进行治疗，这进一步扩大了骨质疏松症的治疗差距。

有趣的是，最令人担忧的不良事件 ONJ 和 AFF 的发生率非常低，这延缓了获得确切的绝对风险评估的进展，而这些绝对风险评估可用于基于证据的临床指南。有人可能会说，这些风险太过罕见，无法在 RCT 中检测到，但有理由认为，对于最新的安全性结果，裁定程序不会到位。另一个挑战是，虽然抗骨吸收药物的益处可能会随着使用时间的延长而下降，因为较少的骨吸收周期保持活跃和靶向性，目前我们缺乏数据来反驳罕见的骨骼不良事件可能随着时间的推移呈指数级增加。因此，随着时间的推移，风险/收益比不太可能保持不变。此外，在没有资格纳入许可试验但我们不想拒绝骨质疏松症治疗的患者组中，不良事件的发生风险可能更高。在实践中，符合 RCT 排除标准的患者在骨质疏松症治疗的实际使用者中占很大比例[2]。

与长期安全性结果相反，短期不良事件（例如心房颤动、胃肠道症状、急性期反应和肌肉骨骼疼痛）通常可以在治疗过程的早期发现。它们在临床上造成的困难通常较小，因为患者通常可以切换使用其他不良反应与之不同的抗骨质疏松症药物，因此，这些药物的不良事件不会因为抗骨质疏松症药物在骨骼中的作用而必然发生。

参考文献

扫描书末二维码获取。

第 77 章
骨折的骨科治疗原则

Manoj Ramachandran 和 David G. Little

袁伟权　陈柏龄　译

引言

骨科和创伤外科医生需要处理大量多种骨折和相关的损伤问题。自古以来人们便知，骨折固定既能支持骨折的对位和愈合，又能最大限度地减少不适[1]。更现代的概念则涉及骨折碎片的内固定，目的是尽可能早地进行关节活动。损伤的能量、相应软组织的损伤和骨折的移位通常被用来指导骨折的实际治疗。

一旦完成对任何危及生命的损伤的初步评估、评价和处理，就要对患者的骨折进行初始处理，包括骨折复位和固定[2]。骨折治疗的目标是：以最小的并发症、在最适合的四肢或脊柱功能恢复的解剖位置获得骨折愈合。这个目标是通过获得骨折复位及其随后的保持来实现的，即采用固定技术使骨折愈合，同时为患者提供功能性的术后护理。非手术方法和手术方法都可以采用。任何手术技术，如果选择，应尽量减少额外的软组织和骨损伤，否则可能会导致骨折愈合延迟。因此，现代骨折固定方法的设计往往是微创的。

对于开放性骨折，除了上述治疗目标，预防感染也是至关重要的[3]。后者可以通过及时的伤口冲洗、清创（每 24~48 小时进行一次冲洗和清创，通常使用负压敷料，直到伤口清洁和闭合）、使用抗生素和接种破伤风疫苗来实现。如果损伤处软组织覆盖不足，则在伤口清洁且骨折完全固定后进行软组织转移或游离皮瓣移植。

骨折愈合相关的生物学

骨折愈合涉及炎症、血管、合成代谢和分解代谢事件的综合作用[4]。简单来说，急性骨折会通过募集多系细胞引发炎症反应。在没有感染的情况下，细胞反应迅速，包括巨噬细胞和破骨细胞的募集来处理骨碎片，而未分化的间充质细胞和未成熟胚芽则来自周围的骨膜、软组织，也可能来自血液循环。通过血管再生来积极地恢复受损的血液供应是任何成功的伤口修复的重要组成部分，血管生成的缺乏可能导致严重的局部组织损伤患者、吸烟者或糖尿病等全身性疾病患者的伤口修复失败，后者也与其他几个因素有关[5]。当骨折部位有运动时，骨折骨痂的中心区域分化为一种软骨模型。该模型通过软骨内成骨来实现骨愈合，这也是一种血管事件。绝对刚性的骨折愈合条件可能会阻止这种软骨模型的形成，导致膜内成骨愈合[6]。从长远来看，最初修复骨折的编织骨被重塑为板层骨。这个过程可能需要数年时间。

骨折愈合可能会因局部或全身因素而延迟。开放性和高能量骨折，尤其是胫骨骨折，容易延迟愈合，骨折固定有较大的碎片间隙也是如此。吸烟、糖尿病、长期使用皮质类固醇和营养不良是已知的影响骨折愈合速度的一些系统性因素。骨质疏松症尚未明确显示与骨折延迟愈合有关，上述合并症可能更为重要。美国食品药品监督管理局（Food and Drug Administration, FDA）将骨不愈合定义为：超过 9 个月未愈合，且在过去 3 个月没有进展。延迟愈合这个术语没有一个确切的时间框架，因为它取决于所涉及的骨折位置。延迟愈合仅仅是骨折愈合的延迟，超出了任何特定骨折的正常愈合时间。延迟愈合显然是骨不愈合的风险之一。骨不愈合的另一个定义是：不进行干预就无法愈合的骨折。

治疗原则

骨折治疗可分为非手术治疗和手术治疗。非手术治疗包括闭合复位（骨折明显移位或成角则需要），牵引受伤肢体长轴，然后逆转损伤机制[7]。这之后是用熟石膏或合成材料铸形后固定一段时间。石膏固定的并发症包括压疮、石膏硬化时的热烧伤和关节僵硬。单独牵引（皮肤或骨骼）现在很少用于明确的骨折治疗。

如果骨折不能复位（例如，由于软组织嵌入），则可能需要手术干预。手术适应证包括：非手术治疗失败，不稳定骨折不能充分保持在复位的位置，关节内移位骨折（>2 mm），即将发生的病理性骨折，不稳定或复杂的开放性骨折，骨骼不成熟个体的生长区域骨折有生长停滞风险增加，以及非手术治疗后的骨不愈合或畸形愈合[8]。内固定的禁忌证包括：活动性感染（局部或全身），软组织损伤上覆骨折或手术入路处骨折（例如烧伤和以前的手术瘢痕），禁忌手术或麻醉的病例（例如最近的心肌梗死），以及更适合截肢的病例（例如有严重的神经血管损伤）。

手术治疗选择

手术治疗的治疗目标，如内固定研究学会（the Association for the Study of Internal Fixation）（国际上统称为 AO）概述的，为解剖复位骨折碎片（用于矫正长度、成角和旋转和关节内骨折的关节面的修复），稳定的内固定以满足生理生物力学的要求，保存血液供应，以及邻近肌肉和关节的主动和无痛的活动[9]。切开复位和内固定的目的包括：骨折的暴露和复位，通过使用以下一种或几种方法的组合固定来稳定复位。

克氏针

经皮或经微小切口入路放置的克氏针，通常用于暂时性或永久性骨折治疗。然而，克氏针对扭力和弯曲力的抵抗能力较差，并且依靠与骨骼的摩擦来维持复位。因此，当克氏针被用作唯一的固定方法时，常需与石膏或夹板结合使用。克氏针常用于关节周围骨折的钢板和螺钉的辅助固定。

钢板和螺钉

钢板和螺钉通常用于关节骨折的治疗，因为它们可以提供可以抵消受伤肢体上的力量的强度和稳定性，从而实现术后功能性护理。钢板的设计不同，取决于其所使用的解剖区域和骨的大小。所有钢板的应用应尽量避免剥离软组织。钢板主要有五种板型设计：

- 支撑钢板（抗滑移钢板）：可以抵消通常发生在干骺端和骨骺骨折时的压缩和剪切力。支撑钢板通常用于骨折间螺钉固定，需要解剖塑形来实现稳定的固定。
- 加压钢板：通过钢板上偏心的加压孔在骨折处加压来抵消弯曲力、剪力和扭转力。加压钢板通用于长骨，特别是腓骨、桡骨和尺骨，以及骨不愈或畸形愈合手术。
- 中和钢板：与拉力螺钉固定联合运用。拉力螺钉在骨折部位提供加压作用。中和钢板能中和拉力螺钉的弯曲力、剪力和扭转力而增强稳定性。中和钢板通常用于腓骨、桡骨、尺骨和肱骨骨折的固定。
- 桥接钢板：用于治疗骨干和干骺端的多碎片性骨折。间接复位技术在桥接钢板中是首选的，不会破坏附着在骨碎片上的软组织。
- 张力带钢板：可以将张力转化为压缩力，从而提供稳定固定（例如斜形尺骨鹰嘴骨折）。

在固定装置中，锁定钢板现在很常见。锁定钢板就像一个内部固定器，不需要在骨头上精确地雕刻钢板的轮廓，因此，可以减少骨坏死，并且可以使用微创技术放置。锁紧螺钉直接锚定和锁定到钢板上，可以提供成角和轴向稳定性。这些螺钉不能更换、滑动或移位，因此可以减少二次移位的可能性，并且可以消除术中螺钉过紧的可能性。锁定钢板适用于骨质疏松性骨折、短骨和干骺端骨折以及桥接粉碎区。锁定钢板也适用于可能发生下沉或涉及假体的干骺端区域。

现在每个骨头都有各种各样的钢板可供选择。间接复位的微创经皮钢板内固定（minimally invasive percutaneous plate osteosynthesis, MIPPO）技术越来越受欢迎。这包括使用解剖预成型钢板和器械，经皮或通过有限的切口安全有效地插入钢板[10]。MIPPO 的优点可能包括：骨愈合更快，感染率更低，植骨需求更少，术后疼痛更少，康复更快，更美观。其缺点包括：间接复位困难、术中使用更多的 X 片而增加辐射暴露、畸形愈合、转移引起的假关节以及单纯性骨折弹性固定延迟愈合。

髓内钉

髓内钉就像一个内夹板，与骨头分担负荷。它们可以是弹性的或刚性的，可以是锁定的或非锁定的，还可以是扩髓的或非扩髓的。锁定髓内钉可以提供相对的稳定性，以保持骨的排列和长度，并限制旋转。理想情况下，髓内钉可以在骨折处施加压缩力，从而促进骨愈合。

髓内钉常用于股骨和胫骨骨干骨折，也可用于稳定肱骨骨干骨折。髓内钉的优点包括：微创手术，术后早期下床活动，以及允许邻近关节的早期活动。扩髓髓内钉也可以提高愈合率，可能是通过向骨折区域提供相当于骨移植的方法。由于认识的扩髓可以提高骨折的愈合率，非扩髓髓内钉的使用减少了。

外固定

外固定架在距离骨折部位一定距离处提供骨折的固定，而不会干扰骨折附近的软组织的结构。外固定技术不仅可以提供肢体的稳定性，在无需石膏的情况下还能保持骨的长度、对位和旋转，而且还允许对骨折愈合至关重要的软组织进行检查。外固定（临时或确定性治疗）的适应证如下所述[10]：

- 有明显的软组织破坏的开放性骨折（例如Ⅱ型或Ⅲ型开放性骨折）。
- 有软组织损伤（例如烧伤）。
- 骨盆骨折。
- 严重粉碎性和不稳定骨折。
- 伴有骨缺损的骨折。
- 肢体延长和骨搬运技术。
- 与感染或骨不连相关的骨折。

外固定的并发症包括：针道感染，针松动或断裂，针刺穿软组织干扰关节活动，针放置过程中损伤神经血管，以及定物放置不当导致对位不准、延迟愈合和畸形愈合。现代外固定架，例如泰勒空间支架（Taylor Spatial Frame），可以在就诊当天快速放置，并随后进行术后调整，以在干预后的几周内实现更多的骨折解剖复位。

骨质疏松症患者的骨折

椎体压缩性骨折、Colles（桡骨远端）骨折、髋部骨折和其他外周（非椎体）骨折均可发生于骨质疏松症患者。这些骨折可能提示需要对骨质疏松症进行治疗以预防继发性骨折。

骨质疏松性骨折通常是低能量损伤。有些骨折无明显的移位，例如骨盆的疲劳骨折。Colles骨折和髋部骨折通常发生移位，需要复位和固定。Colles骨折有时可以用石膏固定，但通常需要钢丝或小钢板固定以维持复位。Colles骨折几乎都能愈合，但明显的畸形愈合会影响功能。股骨粗隆间骨折通常采用滑动髋部螺钉固定，这种固定可以在负重时压紧骨折断端，髓内钉也可以提供类似的效果[9]。由于骨不连和缺血性坏死的发生率高，股骨颈骨折在大多数情况下需要进行某种形式的关节置换术。患者的功能状态可以决定是否需要进行半髋关节置换术、双极髋关节置换术或全髋关节置换术。近年来，锁定钢板技术的发展提高了外科医生对骨质疏松性骨折进行内固定的能力，但由于在许多情况下无法达到最佳的内固定效果，仍需进行进一步的研究。还引入了添加聚甲基丙烯酸甲酯（poly methyl methacrylate, PMMA）等增强技术来强化螺钉固定[11]。所有骨质疏松性骨折的治疗原则是尽快开始负重和功能训练，以尽量减少功能或活动能力的损失。

骨质疏松症患者的椎体骨折的治疗

急性椎体压缩性骨折会引起疼痛并导致残疾，而多发"无症状"压缩性骨折会导致脊柱后凸和椎体高度下降。虽然许多临床上明显的椎体压缩性骨折引起的疼痛会在几周内消退，但据估计1/3的骨折患者会有持续的慢性疼痛。虽然对大多数椎体压缩性骨折患者采用非手术治疗，但对疼痛性急性骨折采取干预措施可以减少发病率的增加。这些技术被称为椎体成形术或椎体后凸成形术。

在椎体成形术中，通过椎弓根或邻近椎弓根在透视下经皮入路将流体状态的骨水泥（通常是聚甲基丙烯酸甲酯）通过套管加压注入骨折处。这种方法在很大程度上可以稳定骨折并立即减轻疼痛，在许多情况下，这足以使患者立即恢复日常生活活动。疼痛的减轻被认为是源于骨折的稳定，虽然也有人认为水泥的放热固定会导致神经末梢的热坏死。

椎体成形术对脊柱的排列几乎没有影响，因为注入骨水泥通常对改变骨折的楔形畸形几乎没有作用。椎体后凸成形术旨在解决这些局限性。在这种技术中，套管通常被放置在双侧，以便引入球囊填充物，球囊通过注入不透射线的生理盐水来撑开。通过这种方法可以使终板在一定程度上抬高，从而矫正畸形。球囊膨胀会产生一个空隙，在此空隙中注入黏膜稠度比椎体成形术中所使用的略高的骨水泥。现有的文献表明，椎体形态矫正是可以达到的，总体脊柱平衡通常不受影响，因为形状的改变可以通过椎间盘间隙和其他节段的畸形来适应[12-13]。

当将椎体成形术和后凸成形术与非手术治疗进行比较时，这两种方法在大多数患者中都能在几天内有效地缓解患者的疼痛。一项非随机对照试验显示，与非手术治疗组相比，椎体成形术组患者的疼痛减轻明显，功能恢复迅速，住院时间缩短[14]。一个系统性回顾分析后支持椎体后凸成形术治疗效果优于非手术治疗效果和具有一些优势[15]。这一 meta 分析表明，与椎体成形术相比，椎体后凸成形术可能与更少的骨水泥泄漏事件相关。严重的并发症包括神经后遗症，据报道约占 1%。

最近的一项有关椎体成形术的随机对照试验对这些明显的益处提出了质疑。两项独立的假手术（椎体成形术）对照试验表明，与假手术相比，椎体成形术没有任何益处[16-17]。这些试验因纳入了不是"急性"的患者而被批评，然而，一项使用这两项试验数据的研究发现，即使在急性亚群中也没有差异[18]。一项研究表明，近 10 年来，美国椎体成形术和椎体后凸成形术的使用显著下降[19]。对椎体骨折的最佳循证治疗的进一步研究已在进行中。

参考文献

扫描书末二维码获取。

第78章
骨质疏松症治疗的依从性

Stuart L. Silverman 和 Deborah T. Gold

刘振峰　王壮壮　刘　丰 译

引言

骨质疏松症治疗可降低骨质疏松症相关的骨折的风险[1]。药物治疗需要及时开始并持续进行才能显效[2-3]。临床实践研究表明，持续进行骨质疏松症治疗的患者的骨折、住院和发病的风险都会降低[4-6]。与坚持治疗的患者相比，未能坚持治疗的患者发生骨折的风险可增高至45%[4-5,7-9]。

所有药物治疗的依从性差是一个绝对的公共卫生问题，引起了严重关切。对骨质疏松症治疗药物的依从性与对其他无症状或有症状性疾病（例如高血压，糖尿病或哮喘）的治疗药物没有什么不同[10]。对骨质疏松症治疗药物依从性较差的患者也不能坚持营养干预（例如补钙[11]）或治疗其他无症状疾病的他汀类药物[12]。

依从性差的定义

有关药物使用的行为的研究在其术语上一直是不一致的。为了最大限度地减少混淆，我们使用了2008年国际药物经济学和结果研究协会（the International Society for Pharmacoeconomics and Outcomes Research）建议的术语；我们将依从性定义为从开始治疗到停止治疗的持续用药[13]。鉴于这些文献的复杂性以及这些文献中使用术语的多种不同方式，明确整个定义似乎很重要。更具体地说，依从性差可以通过两种方式确定。

患者在没有医生建议的情况下开始用药，然后停药，这样的行为属于继发的依从性差。在过去的十年中，继发的依从性差受到了大量的研究关注。但最近的一些研究表明，对于骨质疏松症治疗药物的整体疗效，原发的依从性差可能与继发的依从性差同等重要，甚或更重要。原发的依从性差发生在患者甚至拒绝开始用药或甚至不按处方用药时[14]。根据Reynolds及其同事的说法，当医生给患者开了一种药物，却没有人取走药物或用药时，就会发生原发的依从性差。原发的依从性差比人们认识到的更为重要。在一个无需为处方药物付费的封闭式医疗系统中，高达30%的患者没有用过前一个处方药[14]。

依从性的优化

从历史上看，优化所有骨质疏松症治疗的依从性一直具有挑战性，特别是口服双膦酸盐，因为后者需要更短的给药间隔和更复杂的治疗方案［例如，早上第一件就是用8盎司（约237 ml）白开水送服药物，之后30~60分钟不吃和不喝］。患者发现这些要求是烦琐的。最近的研究发现，随着引入新药物和改变给药途径或延长给药间隔，总体依从性似乎有所改善[15-19]。然而，也有报道称，无论选择何种给药方式，大约一半的接受骨质疏松症治疗的女性在治疗的第一年就停止了[20]。在一项研究中，在每周或每月口服双膦酸盐治疗的患者中，只有44%的患者遵从给药说明[21]。大量研究调查了口服双膦酸盐的依从性，报道绝经后骨质疏松症女性12个月的依从性为16%~61%[9,22]。有关超过12个月的长期依从性研究数据很少。在一项对荷兰患者进行的长期研究中，口服抗骨质疏松症药物（包括阿仑膦酸钠、利塞膦酸钠、伊班膦酸钠、依替膦酸钠、雷洛昔芬和雷奈酸锶）的累积依从性随着时间的推移而下降，在女性中，6个月后为71%，1年后为60%，5年后为27%[23]。在一项使用美国医疗保险索赔数据库的研究中，在24个月的研究期间，口服双膦酸盐的依从性为20%[5]。

当由一名医护人员提供的注射用抗骨质疏松症药

物（静脉注射唑来膦酸、静脉注射伊班膦酸钠和皮下注射地诺单抗）可用时，许多人认为依从性会有所改善，因为用药管理将由医护人员管理。患者对注射药物的依从性确实比对口服药物的更好，但并没有显著改善用药行为。在两项每年静脉注射唑来膦酸的独立研究中，韩国老年患者的依从性（定义为再次输注）仅为36%[24]，而在美国老年人医疗保险（Medicare）的回顾性数据库分析中为68%[25]。静脉注射伊班膦酸钠显示出比口服双膦酸盐有更好的依从性[26]。在美国和欧洲的另外两项独立的依从性观察性研究中，患者12个月的对地诺单抗的依从性优于口服双膦酸盐的历史数据，但仍未达到最佳[27-28]。在瑞典的一项研究中，地诺单抗的依从性优于口服双膦酸盐[29]。令人惊讶的是，患者对每天自行注射的抗骨质疏松症药物确实有良好的依从性。在两项自我注射的特立帕肽（Forteo; Eli Lilly, Indianapolis, IN, USA）的观察性研究中，患者12个月的用药依从性在美国[30]和英国[31]分别为86%和87%。这可能与患者支持项目的可用性有关，也可能是因为该研究包括了那些用药动机较高的自我感觉骨折风险高的患者。

然而，依从性差是一个主要问题，它本身无法解决，或无法快速解决。坚持骨质疏松症药物治疗是一个复杂的动态过程，只能随着时间的推移而改变。患者可能会无明显原因地停止用药和重新开始用药[32]；或者他们可能会停止使用一种药物，转而使用另一种药物。不幸的是，转换药物可能会降低骨质疏松症治疗的总体依从性[33-34]。而且，更重要的是，早期停药的原因可能与晚期停药的原因明显不同[35]。

依从性差的原因

十多年来，研究人员一直在寻找抗骨质疏松症药物不持久的原因。这些作者强烈地感觉到，依从性差不仅仅是因为健忘，而是患者出于多种原因做出的选择[36]。医生评估骨质疏松症患者的用药依从性时不能假定患者没有努力遵医嘱。这种按处方用药是基于多方面的社会结构[37]，其中理解、选择、风险/收益比以及感知需求等综合作用，会导致不可预测的使用方式和接受性。我们现在也许比以往任何时候都更了解这种社会结构。我们现在明白，既有外部因素（媒体、社交媒体、互联网、家庭和同龄人群体），也有内部因素（个人对使用抗骨质疏松症药物的风险和收益的认知）。

患者对风险/收益比的认知受到感知和实际药物不良反应的影响。胃肠道不良事件等许多不良反应降低了患者用药的依从性[38]。对抗骨质疏松症药物风险/收益比的认知还取决于患者个体感知和需求的程度以及自我风险的评估。许多患者认为骨质疏松性骨折是衰老的自然结果，而不是慢性和可治疗疾病的表现。骨折不被认为是骨骼脆弱的结果，而是跌倒的结果。

此外，至关重要的是，作为医护人员，我们应尽一切努力了解患者的医疗保健信念和动机[39]。许多人可能认为他们可以用更自然的方法（例如，只补钙和维生素D）来预防或治疗骨质疏松症；他们可能还认为，作为个体，他们更容易受到药物不良反应的影响。一些患者可能对任何改变都有抵抗力。此外，治疗满意度可能在影响患者继续治疗的意愿中发挥作用[40]。

患者不仅受到媒体（印刷品、电视、广播）的影响[41]，还受到社交媒体的影响，并且可能依赖互联网和其他未经卫生保健培训的媒体来获得有关风险和收益的信息[42]。不幸的是，我们缺乏评估这些患者健康收益的工具。没有简单的流程来识别这些患者的依从性障碍或纠正它们。

概述

我们如何解决骨质疏松症药物治疗依从性不佳的问题呢？改善依从性的干预通常都失败了，单变量干预经常失败[43-44]。Clowes及其同事[45]在研究中看到的积极结果一直以来没有被重复过[46-47]。未来的一个干预点可能是医护人员和患者之间的沟通内容和方式。如果患者对医护人员缺乏信任，则患者将不会接受该医护人员提供的有关风险和收益的信息[48]。然而，我们知道，对于医护人员来说，向患者提供强有力的积极建议，让他们了解一般治疗的必要性，这一点非常重要。

解决重大的公共健康问题，例如抗骨质疏松症药物的依从性不佳，确实是一个智力和实务上的挑战。我们需要时间，有时甚至是很长时间，来实现这种程度的改变。人们不可能在一夜之间改变健康行为。例如，吸烟被认为是一个重大的公共卫生问题，并从1965年起就开始大力改变这种行为。然而，美国花了50多年的时间才显著降低了吸烟者在美国人口中的比例。虽然吸烟与肺癌和心脏病等重大健康问题之间存在明确的关系，但美国公众在接受这一变化方面行动缓慢。同样，虽然低 BMD 和（或）骨折史与未来骨折风险密切相关，但大多数有风险的患者尚未认识到这种相关关系并开始遵医嘱使用抗骨质疏松症药物[49]。

小结

与十年前相比，现在对骨质疏松症药物治疗依从性不佳的相关的因素有了更好的认识和影响，但有些因素仍然不得而知。鉴于患者从医护人员、媒体和社交媒体接收到的信息经常相互矛盾，改善依从性仍然是一个挑战。我们必须接受，我们不可能在患者中实现 100% 的依从性。有些患者就是抗拒我们的观念或建议。与其试图改善所有骨质疏松症患者的治疗依从性，我们不如把干预重点放在那些愿意和可能接受改变的患者身上。

由知识渊博且值得信赖的医护人员进行随访以加强治疗，并与患者交谈以发现和克服障碍是有帮助的。

参考文献

扫描书末二维码获取。

第 79 章
骨质疏松症治疗的成本效益

Anna N. A. Tosteson

马 韬 何敏聪 译

引言

骨质疏松症影响着很大比例的老年人口，并且与骨折有关，这在人力和经济方面都是昂贵的[1]。2005年，美国人口中估计发生了200万次意外骨折，造成的损失为169亿美元[2]。预计在未来十年内每年与骨折相关的支出将增加到253亿美元，人们普遍认识到，老年人口的不断增加和有限的卫生保健预算将继续挑战卫生保健系统，应该寻找具有成本效益的骨质疏松症治疗方法。成本效益分析是一种经济评估方法，它通过权衡干预成本的预期净增加与健康方面的预期净收益来估计干预的价值[3]。成本效益分析的基本原理是：当卫生保健资源有限时，应在现有的资源范围内规划支出以使健康结果最大化。新治疗方法相对于当前治疗标准的成本效益是政策制定者在制定处方覆盖决定时可能考虑的一个属性。本章描述了骨质疏松症治疗的成本效益的最新进展，并强调了主要发现。

成本效益分析方法概述

成本 / 效益比

增量成本 / 效益比（incremental cost-effectiveness ratio, ICER）估计每单位获得的健康的预期成本，是成本效益研究中用于表征价值的主要结果测量。考虑A 和 B 两种治疗方案，其中 A 的平均成本高于 B 的平均成本，则 ICER 定义为：

$$ICER = (成本_A - 成本_B) / (效益_A - 效益_B)$$

根据这个定义，每一项成本较高的干预措施的价值都是相对于其提供的健康改善程度来判断的，这种改善超过了与成本较低的替代措施相关的健康结果。

比较标准的选择

在评估一种新的骨质疏松症干预措施的成本效益时，用作比较的治疗标准（即比较标准）对干预措施的估计价值可能会有明显的影响。在2002年之前进行的骨质疏松症预防的成本效益分析［当时女性健康倡议（the Women's Health Initiative, WHI）研究结果发表了[4]］通常将激素治疗作为比较标准。现在比较标准的选择取决于治疗对象是男性还是女性，以及接受治疗者是否已经被诊断为骨质疏松症。除非成本效益是相对于合理的替代方案来衡量的，否则估计的ICER 可能无法提供对干预措施价值的有意义的估计。虽然相对于"无干预"计算的 ICER 对少数没有其他可行治疗选择的患者有意义，但对于大多数可能采用较低成本治疗的患者来说，它们可能会误导对价值的估计。一般来说，当将新的干预措施与"无干预"（技术上是平均成本 / 效益比而不是 ICER）进行比较时，与积极治疗的比较标准相比，它们具有更有利的价值。

基于模型的分析

估计 ICER 通常需要数学建模，以预测替代治疗在较长时间内的预期健康和成本影响，而不是在任何临床试验中观察到的[5]和（或）扩大治疗和（或）考虑的人群亚组。大多数分析使用 Markov 状态转换模型[6]，该模型由离散数量的健康状态组成，每个健康状态都有相关的成本和健康状态值（即健康效用），以及健康状态之间的年转换概率。其他详细描述与骨骼健康相关的生物过程的建模方法也被提出了[7]。

骨质疏松症治疗的成本估算

为了估计一种新的治疗方法相对于比较标准的净成本差异，应考虑几种类型的直接医疗成本（表79.1）。未来几年的医疗成本也可能包括在内。相对于这些成本，预防骨折可能产生的潜在节省也被考虑在内，包括急性骨折治疗、康复服务（如果需要）和骨折相关的残疾持续的成本（如果存在）。不同国家提供的卫生保健的成本存在差异，这使得在各国之间推广成本效益研究结果具有挑战性。

疾病的间接成本是由于发病和死亡导致的生产力损失相关的成本。此类成本可能由骨折患者和（或）其照护者承担。然而，目前还没有足够的证据来解决。在美国的一些疾病成本研究，人力资本方法已被用于评估基于收入损失的生产力变化[8]，也已被用于评估骨折的成本[9-11]，但迄今为止，此类成本尚未包括在骨质疏松症治疗的成本效益分析中。一些人认为，当使用质量调整生命年（quality-adjusted life years, QALY）来衡量效果时，生产力成本已充分反映在成本/效果比的分母中了[3]。

这些潜在的成本/节省是否包括在分析中取决于所采取的观点。为了向公共政策决策者提供信息，从社会的角度分析问题通常是最可取的。美国的医疗保健体系是不同的付款人负责不同年龄人群的医疗保健，因此，这种分析问题的角度可能会对骨质疏松症治疗的成本效益产生显著的影响，举个例子来说明一下谁为预防买单和谁实现潜在的长期费用节省之间的不同。从两个角度考虑对55岁高危女性的5年治疗：

①私人保险公司支付65岁之前的卫生保健服务费用；②政府保险公司支付65岁之后的卫生保健服务费用[例如，美国的老年人医疗保险（Medicare）]。对于支付治疗和监测费用的私人保险公司来说，由于避免了骨折，他们将实现有限的节省，治疗似乎并不具有成本效益。相比之下，政府支付方只从避免骨折中受益，并将治疗视为节省成本。这个简单的例子表明，公共卫生的最佳决策需要一个广泛的视角，考虑到整个时间范围内成本和收益。

骨质疏松症治疗的效益估算

质量调整生命年（QALY）

估算健康干预措施的效益的推荐指标是质量调整生命年（Quality-adjusted life years, QALY）[3]，它同时考虑了生命长度和生活质量。QALY的使用有助于对不同疾病领域的经济价值进行比较（例如，控制糖尿病的干预措施可以与骨质疏松症的治疗进行比较）。将ICER报告为获得的每QALY的成本的成本效益研究常被称为成本效用分析，因为为了估算QALY，使用了反映各种健康状态偏好的健康状态值或"效用"。

虽然QALY有可能纳入无形的骨折相关的疼痛和痛苦成本，但也需要有关骨折相关健康结果的健康状态值的数据。关于骨折对QALY影响的证据已经在几篇综述中进行了总结[12-13]。与骨折相关的绝对QALY损失取决于被询问的对象（例如，持续发生椎体骨折的患者与想象发生椎体骨折的患者）以及被询问方式（例如，视觉模拟量表，时间权衡），然而，已发表的研究一致报告，骨折相关结果的健康状态值明显低于理想健康水平。虽然越来越多的文献关注骨质疏松症患者基于偏好的健康指标，但许多成本效益研究仍然依赖于专家意见，即骨折对患者最初和长期生活质量的影响[14-16]。

在评估骨质疏松症治疗的价值时，重要的是要考虑治疗不良反应可能对质量调整预期寿命的估计产生的潜在不良影响。激素治疗在骨质疏松症预防中的作用研究首次强调了不良反应可能会抵消骨折预防所带来的生活质量改善[17-18]。

预防的骨折次数

骨质疏松症治疗的价值有时被报道为疾病特异性术语，例如，预防的骨折次数，这是有问题的，原因有两个。首先，一些骨质疏松症干预措施，例如雷洛昔芬，具有骨骼外的健康影响，当以预防每次骨折的

表79.1 评估骨质疏松症治疗的成本效益时需要考虑的直接医疗费用的组成部分

成本构成
药物
获得
用于常规监测的医疗保健服务
治疗不良反应/后遗症的保健服务
骨折
急性医疗服务
康复服务
残疾的持续服务
延长寿命年
卫生保健服务

成本来报告价值时,这些影响没有被考虑在内。其次,不同骨折类型(例如腕关节和髋部的骨折)的人力成本和经济成本存在内在差异,这使得解释每次骨折预防的成本具有挑战性。为了解决这个问题,分析人员有时会根据特定的骨折类型(例如,预防髋部骨折的每次成本或预防的椎体骨折的每次成本)或"髋部骨折当量单位"来报告成本[19]。

骨质疏松症治疗的成本效益

成本效益分析和临床实践指南

随着越来越多的人感受到卫生保健预算的限制,临床实践指南的制定者认识到不能完全忽视成本[20]。在骨质疏松症文献中越来越多地应用一种设定治疗阈值的方法,即确定每获得 QALY 的成本低于每获得 QALY 的"支付意愿"阈值时的骨折绝对风险[12,14-15,19,21-22]。国家骨质疏松症基金会(the National Osteoporosis Foundation, NOF)的一项研究使用了这种方法,确定了 10 年髋部骨折绝对风险,与无干预的成本相比,治疗获得的每 QALY 治疗成本为 60 000 美元或更低[22]。骨折风险评估工具(Fracture Risk Assessment Tool, FRAX)有助于对先前未接受治疗的人群进行此类风险预测[23],NOF 指南委员会的一份报告提供了对满足干预阈值的特定临床因素的见解(10 年髋部骨折风险为 3%,髋部、腕关节、脊柱和肩部骨折合并风险为 20%),结果基于 FRAX 对美国人群进行了调整[24-25]。虽然这种分析可以用于更新的药物和(或)治疗不良反应和治疗成本的改变证据,但 NOF 分析强调了绝对骨折风险在确定具有成本效益治疗阈值方面的重要性。

骨质疏松症治疗的成本效益

骨折风险、治疗成本、骨折对健康相关生活质量的影响、治疗持续性和治疗持久性[26]都会影响骨质疏松症治疗的价值。美国的一项对一种未指定的治疗方法进行的分析表明,与无干预措施相比,该治疗可将骨折发生率降低 35%[22],表明女性的平均骨折风险随着年龄的增长而增长,由于她们的绝对骨折风险较高,她们的治疗在成本效益方面显著提高(图 79.1)。例如,对于一名 10 年髋部骨折风险为 2.5% 的 50 岁女性,她每年花费 900 美元的治疗费用超过每 QALY 获得的 580 000 美元;相比之下,对于一名 10 年髋部骨折风险为 4% 的 80 岁女性,每 QALY 获得仅为

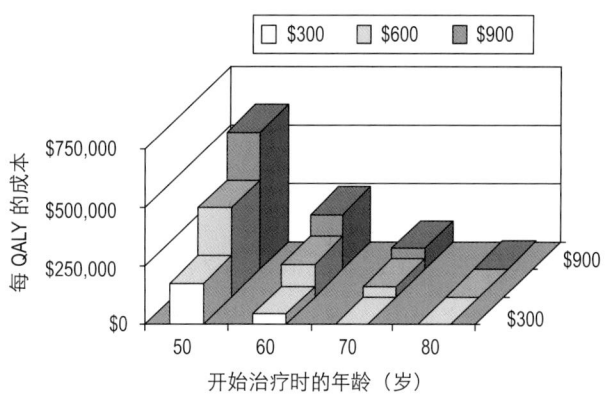

图 79.1 每年治疗成本(300、600 或 900 美元)的影响。当治疗使骨折发生率降低 35% 时,不同年龄开始治疗时获得的每 QALY 成本和骨折后 5 年健康相关生活质量的损失的模型(Source: [22]. Reproduced with permission of Springer.)

4000 美元。

在 1993 年之前,大多数骨质疏松症的成本效益研究都评估了激素治疗方法的价值[27-28]。一些综述和技术评估已经讨论了其他骨质疏松症治疗的价值,其中对双膦酸盐的评估是一个经常关注的焦点[28-32]。最近,一篇对 2008—2013 年间发表的针对绝经后骨质疏松症药物治疗的成本效益研究进行的系统性评估呼吁提供更高质量和更一致的成本效益报告[33]。该综述指出,对于年龄为 60~65 岁的骨量低的女性,尤其是既往有椎体骨折病史的女性,治疗通常是具有成本效益的。有关研究还涉及钙和维生素 D[34]、雷洛昔芬[14,35-39]、特立帕肽[40-41]、降钙素[42]、雷奈酸锶[43-44]、维生素 K[45]和地诺单抗[46]的价值,以及选择性治疗策略[47-49]和特殊人群[50]的成本效益。

双膦酸盐治疗在中高危人群(例如 65 岁以上骨质疏松症的女性)中通常是具有成本效益的[30]。虽然使用钙和维生素 D 治疗老年人群可能会节省成本[34],但雷洛昔芬的研究结果因纳入的比较对象、考虑的不良反应和个别女性的风险不同而不同[35-38,51]。在骨折风险高的女性中使用特立帕肽也有不同的结果报道[40-41]。由于药物的给药方式不同(例如,每周口服药物与每年注射药物),基于治疗持续性来区分药物的成本效益研究具有相关性[52]。同样,人们对支持持续性治疗的项目越来越感兴趣[53]。

小结

由于老年人群存在骨质疏松症相关骨折并发症的

风险，确定具有成本效益的骨质疏松症治疗方法势在必行。越来越多的文献阐述了针对不同人群亚群的特定治疗的价值，临床实践指南基于 10 年绝对骨折风险确定了成本效益干预阈值。对于美国人群，已推荐的成本效益治疗干预阈值为 10 年髋部骨折风险为 3% 或更高，髋部、腕关节、脊柱和肩部骨折综合风险为 20% 或更高[25]。用于预测 10 年骨折风险的风险评估工具[54]为那些从骨质疏松症治疗中获益最多的个体提供了一种有效的靶向治疗工具。

致谢

作者感谢 Loretta Pearson MPhil 女士和 Rebecca Smith 女士提供的研究协助和编辑支持。

参考文献

扫描书末二维码获取。

第 80 章
骨质疏松症的未来治疗

Michael R. McClung

黄宏兴 袁嘉尧 译

引言

目前可用于治疗骨质疏松症的几类药物的作用机制以及它们的有效性和安全性，已在前面几章中进行了详细的回顾。其中一些药物在降低绝经后骨质疏松症女性椎体骨折（无论是在形态上还是临床上）和髋部骨折的风险方面非常有效[1]。然而，这些药物保护患者免受非椎体骨折的功效是有限的。总的来说，患者对这些药物的耐受性良好，虽然每种药物都存在潜在的、有时甚至是严重的安全性问题，但如果治疗是针对并局限于骨折高危患者，则当前治疗的收益/风险比是非常有利的[2]。

然而，一些药物的给药方案被患者认为是尴尬的或不方便的；患者对口服双膦酸盐的不耐受很常见；患者对口服疗法的依从性很差；对理论上或罕见的不良事件的担忧限制了一些疗法的接受程度。我们当前疗法的这些局限性在某种程度上解释了为什么大多数被确定为治疗候选人的患者没有得到治疗[3]。这些问题也为开发新的治疗药物来解决这些未得到满足的需求提供了需要和理由。理想情况下，新的药物将比目前的治疗方法更有效，特别是在减少非椎体骨折方面。新的药物应该通过刺激新骨的形成、重建骨小梁微结构和纠正严重骨质疏松症引起的皮质变薄和疏松来改善或使骨强度正常化。新的药物也应该有良好的耐受性，没有严重的安全性问题，如长期使用双膦酸盐治疗对骨骼的影响等。它们的使用应该是容易和方便管理的，也许能够与现有疗法结合使用，无论是同时应用还是序贯应用，以优化它们对骨骼的好处。

本章将重点介绍两类新兴疗法：组织蛋白酶 K（cathepsin K, CatK）抑制剂和骨硬化蛋白抑制剂，并将重点介绍这两类药物中最近完成Ⅲ期注册试验的单个药物。第三种新药阿巴帕肽最近在美国获得了监管部门的批准，已在第 73 章中进行了讨论。虽然一些针对不同分子途径的其他疗法正在考虑中，但它们中没有一种已进入临床试验，因此不在这篇综述中讨论。

组织蛋白酶 K（CatK）抑制剂

CatK 是骨中主要的破骨细胞来源蛋白水解酶，可以水解 I 型胶原蛋白和其他骨基质蛋白[4]。该酶在破骨细胞中高度表达，而在其他组织中的表达相当有限。人类 CatK 基因的遗传性缺陷会导致致密性骨发育不全综合征，其特征是富含破骨细胞的骨硬化病，骨量高，骨吸收减少，但骨形成功能保留。在小鼠中，靶向破坏 CatK 基因会导致骨硬化骨骼的表型，表现为骨小梁和骨皮质骨量增加，骨质量良好[5]。组织形态学测量显示，骨形成率高，骨矿化正常，破骨细胞数量正常或增加，但破骨细胞吸收骨基质的能力下降。与正常动物相比，CatK 缺陷小鼠椎体和股骨中段的骨强度增加。

目前已开发出几种小分子量的人 CatK 抑制剂。这些抑制剂的临床前研究仅限于猴子和兔子。瑞卡替布是一种相对非特异性 CatK 抑制剂。在基于酶的分析中，巴利卡替是一种碱性、高选择性、基于腈的 CatK 抑制剂；但在全细胞研究中，由于其在溶酶体中的聚集（一种被称为溶酶体趋向性的特性），其中高浓度对非 K 组织蛋白酶产生影响，其选择性在很大程度上丧失了。ONO-5334 是一种有效的基于肼的非溶酶体性 CatK 抑制剂，具有高选择性。奥当卡替是一种非碱性、非溶酶体性腈的分子，在基于细胞的检测系统中能保持其高酶选择性[6]。

在去卵巢的兔子和猴子进行的临床前研究中，CatK 抑制剂诱导的剂量依赖性的骨吸收降低了骨小梁和骨皮质部位的骨吸收，并保留了面积 BMD（areal BMD, aBMD）[7-13]。通过组织形态学测量，使用 CatK 抑制剂治疗增加了破骨细胞数量，并增加了血清抗酒石酸酸性磷酸酶 5b（tartrate-resistant acid phosphatase 5bT, RAP5b）（一种破骨细胞数量的标志物）水平。CatK 抑制对骨形成的影响更为复杂。同其他骨吸收抑制剂一样，CatK 抑制剂减少了去卵巢猴子的骨小梁骨形成。然而，与阿仑膦酸钠相比，CatK 抑制对骨皮质骨形成率的降低更小。与双膦酸盐和地诺单抗的作用相反，CatK 抑制与维持股骨皮质内骨形成和增加股骨骨膜骨形成相关，从而增加髋部骨皮质的厚度和体积，提高长骨的抗弯强度。

临床前研究表明，CatK 抑制对骨重塑具有独特的作用。虽然抑制 CatK 会降低活的破骨细胞吸收骨的能力，但破骨细胞的数量和其他功能仍可保留。在 CatK 抑制的情况下，这些功能破骨细胞和成骨细胞之间的信号转导仍然完整[14]。成骨细胞功能的保存也可能是由于 CatK 减少了基质来源的生长蛋白［例如转化生长因子-β（TGF-β）和胰岛素样生长因子-1（IGF-1）］的降解。

良好的临床前研究结果进一步引领了四种 CatK 抑制剂的临床试验。由于与对乙酰氨基酚、布洛芬和阿托伐他汀的药物相互作用，瑞卡替布的开发在Ⅰ期研究后停止。在一项Ⅱ期研究中，使用巴利卡替治疗导致骨吸收标志物减少和 BMD 增加，然而，由于几例硬斑病样皮肤损害和严重的呼吸道感染，这种化合物的开发被停止了[15]。这些毒性可能是因为皮肤或肺中 CatK 的抑制或前面描述的溶酶体趋向性，导致皮肤和肺成纤维细胞中表达的其他组织蛋白酶的非靶点抑制[16]。

在一项Ⅱ期临床试验中，受试的绝经后骨质疏松症女性被分为五组：ONO-5334 口服剂量为 50 mg、每日 2 次，100 mg、每日 1 次，300 mg、每日 1 次，与安慰剂组和阿仑膦酸钠组（70 mg、每周 1 次）进行比较[17]。经过 12 个月的治疗，与阿仑膦酸钠组相比，300 mg、每日 1 次 ONO-5334 同样降低了骨吸收标志物，但骨形成标志物被 ONO-5334 抑制的程度低于阿仑膦酸钠。在动物研究中，阿仑膦酸钠可降低一种破骨细胞数量的标志物——RAP5b 的水平，但 CatK 抑制剂可增加 TRAP5b 的水平。300 mg 每日 1 次的 ONO-5334 对腰椎 BMD 的影响与阿仑膦酸钠的相当。试验过程中没有发现临床相关的安全性问题，包括皮肤不良事件的发生率。然而，这种化合物的开发也被叫停了。

奥当卡替是唯一一种在Ⅲ期骨折终点试验中被评估的 CatK 抑制剂。在年轻健康受试者中进行的单剂量药代动力学研究表明，在禁食或进食状态下，每周给药一次，药物的半衰期都较长，并且具有良好的生物利用度[18-19]。给药后骨吸收和骨形成标志物下降并迅速恢复到基线水平。与年轻人相比，老年男性和女性的药效学和药代动力学相似[20]。

Ⅱ期研究评估了奥当卡替的剂量范围，为 3～50 mg，每周口服一次（QW）[21]。除 3 mg QW 剂量外，早期骨转换标志物的降低和 BMD 的增加均呈剂量依赖性。在为期 2 年的研究中，骨吸收标志物降低并保持在基线以下。然而，骨形成标志物在奥当卡替治疗开始后很快下降，但在第二年结束时又恢复到基线值。在 24 个月时，与基线相比，腰椎和全髋部的 BMD 分别增加了 5.5% 和 3.2%。在日本的骨质疏松症患者中也观察到了类似的结果[22]。在这些结果的基础上，选择 50 mg QW 剂量进行Ⅲ期研究。奥当卡替对骨转换和 BMD 的作用被证明是完全、快速可逆的[23]。在长达 8 年的时间里，奥当卡替 50 mg QW 开放标签治疗显示出椎体和髋部区域的 BMD 的显著进行性增加[24-25]。在之前接受过双膦酸盐治疗的患者中，奥当卡替治疗增加了 BMD，降低了骨吸收标志物，同时增加了骨形成标志物，这表明，对于那些在接受双膦酸盐治疗数年后仍处于骨折高危状态的患者，奥当卡替是一种有吸引力的药物[26]。在接受奥当卡替治疗的患者中进行的放射影像学研究显示，骨皮质间室和骨小梁间室的骨几何形状、微结构和估计的骨强度均有所改善[27-29]。

奥当卡替对骨折风险的影响在Ⅲ期奥当卡替长期骨折试验（Long-term Odanacatib Fracture Trial, LOFT）中进行试验[30]。这项试验有几个方面都是独一无二的。这是规模最大和最复杂的骨质疏松症治疗试验。在 40 个国家和地区的 348 个研究地点，超过 16 000 名患者被纳入了这项长达 5 年的试验，他们被按 1∶1 的比例随机分配为接受奥当卡替 50 mg QW 组或安慰剂组。这是一项针对髋部骨折的安慰剂对照、随机、事件驱动的试验。该试验指定了新形态测量椎体骨折、非椎体骨折和髋部骨折为主要终点。由于髋部骨折为主要终点，并遵循不招募高危患者的伦理原则，大量受试者是必要的。在盲法、安慰剂对照部分研究之后，计划进行为期 10 年的开放标签延长治疗。

在计划的中期分析中，当达到 70% 的髋部骨折目标时，所有的疗效终点都达到了，数据监测委员会建议终止研究，但继续随访患者以获得进一步的安全性数据。所有参与研究的受试者在 2012 年 8 月至 10 月都结束了研究。那些完成了 LOFT 那部分的受试者（基础研究）和没有发生过脆性骨折的受试者都被邀请参加了盲法扩展研究。一些研究单位要么是伦理委员会不允许患者继续接受安慰剂治疗，要么是选择不参加扩展研究。在任何一次研究访问中，BMD 下降超过 7% 的患者都不允许参加扩展研究。结果显示，与积极治疗组相比，安慰剂组有更多的患者不符合延长治疗期限的条件。由于这些原因，应将基础研究结果视为主要数据集。

研究人员成立了几个独立的专家委员会来裁定特殊关注的不良事件，包括先前与 CatK 抑制剂治疗相关的不良事件（硬斑病样皮肤损害、严重的呼吸道感染）和可能与抗骨重塑治疗相关的不良事件（颌骨坏死、非典型股骨骨折、骨折愈合不良）。所有心血管不良事件均由临床前数据提示可能的治疗获益而判定。

在基础研究中，报告了新的形态测量性椎体骨折（54%）、临床非椎体骨折（47%）和髋部骨折（23%）的风险显著降低[31]。非椎体骨折风险与治疗时间呈正相关；治疗时间越长，骨折风险降低的程度越高。在所有患者接受安慰剂或奥当卡替治疗 5 年后，这些终点是相似的[32]。与安慰剂组相比，治疗组更常发生与全身特征和股骨干骨折无关的罕见硬斑病样皮肤损害。判定后，研究人员观察到奥当卡替治疗后患者的卒中风险略有增加，但有统计学意义[33]，这直接导致默克公司（Merck）停止奥达那替布的临床开发，并没有申请注册该药[34]。

抗骨硬化蛋白疗法

正如前几章所讨论的，骨硬化蛋白是一种成骨细胞抑制糖蛋白，主要在骨细胞中表达，受激素影响和骨骼负荷的调节。骨硬化蛋白通过阻断 Wnt 信号通路抑制成骨细胞活性。骨硬化蛋白基因的遗传缺陷会导致疾病的特征是：骨量很高，骨组织质量好（与骨质疏松症患者的脆性骨不同），骨折风险很低[35]。纯合子患者在发育过程中会出现颅骨和面部变形，成年后会出现骨过度生长，出现诸如颅基底管狭窄。杂合子人群具有中等水平的骨硬化蛋白，除了高骨量外，其他表型正常，这表明抑制骨硬化蛋白有望作为一种激活骨形成的治疗策略，作为骨质疏松症和其他骨病的治疗方法来改善骨量。骨硬化蛋白缺乏的小鼠也表现出高骨量，骨小梁和骨皮质的骨形成速率增加[36]。这些效应导致这些小鼠的骨骼比遗传正常的小鼠强壮得多。

临床前研究

使用一种抗骨硬化蛋白抗体去抑制动物体内的骨硬化蛋白活性，证明了这种治疗策略在改善骨量和结构方面的潜力。在去卵巢的老年大鼠中，给予骨硬化蛋白抑制抗体，观察到骨小梁、骨皮质内外和骨膜骨表面的骨形成增加[37]。同时，骨小梁和骨皮质骨厚度增加，皮质孔隙度降低。治疗 5 周后，大鼠的骨量和骨强度均超过了假手术对照组，并恢复了卵巢切除术引起的结构异常。在性腺完整的雌性食蟹猴中，每月一次人源骨硬化蛋白中和抗体治疗，2 个月后，骨形成标志物短暂增加，腰椎、股骨颈、胫骨近端和桡骨远端的 BMD 增加[37]。在所有骨骼表面均观察到基于建模的骨形成增加。这种疗法还增加了骨小梁在所有三个空间方向（轴向、斜向和横向）的厚度，并将杆状结构转变为机械性能更好的板状结构[38-39]。在腰椎和股骨干中观察到骨矿物质含量（通过 QCT 测量）与峰值负荷之间存在很强的相关性，骨强度显著增加。

与抗骨硬化蛋白治疗的潜在临床应用特别相关的临床前研究观察到，老年小鼠对骨硬化蛋白抗体治疗的合成代谢反应与年轻小鼠一样强烈[40]。此外，该疗法的促骨生成效果不受先前或同时使用双膦酸盐治疗的影响，并且可以在短的无治疗间隔后恢复[38,41]。与 III 期研究设计相关的是，当使用核因子-κB 受体激活因子配体（receptor activator of nuclear factor Kappa B ligand，RANKL）（破骨细胞分化因子）抑制剂治疗后，骨硬化蛋白抗体治疗获得的骨量增加可以维持或改善[38]。在一项使用罗莫索珠单抗（romosozumab，一种用于人体的抗骨硬化蛋白抗体）的大鼠终身致癌毒性研究中，未观察到与治疗相关的肿瘤发生率影响。

临床试验

Blosozumab

Blosozumab 是一种人源性 IgG4 单克隆骨硬化蛋白结合抗体，每 2 周（Q2W）皮下注射高达 270 mg 的剂量，在 12 个月的治疗期可使 BMD 呈剂量依赖性增加[43]。与安慰剂相比，270 mg Q2W 剂量组的腰椎 BMD 平均增加 17.7%，全髋部 BMD 平均增加 6.2%，全身 BMD 平均增加 7.3%。同时骨形成标志物迅速增加；血清 P1NP 在使用 270 mg Q2W 剂量时第 4 周升高到峰值，比基线高 160%。虽然研究中治疗持续进行，但 P1NP 值随后逐渐下降，在 6 个月时保持高于基线，但在 12 个月时下降到接近基线水平。治疗 2 周后，血清 CTx 下降到比基线低 40%，并且在治疗间隔的其余时间里保持低于基线和低于安慰剂组的值。在停止 bulozumab 治疗 12 个月后，所有治疗组的腰椎和全髋部 BMD 下降到或接近基线水平[44]。在治疗结束的一年里，骨形成和吸收标志物保持在基线附近。原计划要进行的 bulozumab Ⅲ 期研究尚未启动，礼来（Lilly）公司对该药物的进一步开发已被叫停，可能是因为更高浓度的药物制剂在患者的注射部位发生了更频繁或更严重的反应。

罗莫索珠单抗

罗莫索珠单抗是一种人源性 IgG2 单克隆抗体，对人骨硬化蛋白具有高度特异性。Ⅰ 期单剂量和多剂量罗莫索珠单抗研究显示，骨形成的生化标志物迅速显著增加，骨吸收标志物减少，BMD 增加[45-46]。在一项安慰剂对照的 Ⅰb 期研究中，对 48 名低骨量受试者（32 名女性，16 名男性）的腰椎进行了高分辨率外周骨定量 CT（HRpQCT）扫描，评估了罗莫索珠单抗对骨小梁和骨皮质结构参数的影响[47]。受试女性接受 1 mg/kg Q2W 或 2 mg/kg Q2W 或者 2 mg/kg Q4W 或 3 mg/kg Q4W 的积极治疗，而受试男性给予 1 mg/kg Q2W 或 3 mg/kg Q2W 的积极治疗，时长为 3 个月。将所有积极治疗组进行合并分析。3 个月时，观察到骨小梁骨密度显著增加（9.5%）以及表观密度加权的骨皮质厚度和硬度显著增加（26.9%）。这些结构参数的改善在 3 个月的治疗后随访期内保持不变。

罗莫索珠单抗剂量范围期 Ⅱ 的研究（NCT00896532）评估了 419 名 55~85 岁的低骨量绝经后女性的治疗效果，她们被随机分配为接受皮下注射（subcutaneous, s.c.）不同剂量的罗莫索珠单抗治疗组或安慰剂注射组，剂量范围为每 3 个月 70 mg（Q3M）到每个月（QM）210 mg[48]。其他患者被随机分配为接受开放标签的特立帕肽 20 μg/d s.c. 或阿仑膦酸钠 70 mg QW。12 个月时，210 mg s.c. QM 罗莫索珠单抗组患者的腰椎和全髋部 BMD 的平均增加分别为 11.3% 和 4.1%。这些增加明显大于在特立帕肽组或阿仑膦酸钠组观察到的。同时，桡骨前 1/3 处的 BMD 安慰剂组下降了 0.9%，罗莫索珠单抗组下降了 1.3%，特立帕肽组下降了 1.7%。

使用罗莫索珠单抗后，骨形成标志物迅速升高，在 1~3 个月时达到峰值，6 个月时恢复到基线水平，然后在 12 个月治疗间隔的剩余时间低于基线水平。研究的第二年，继续使用罗莫索珠单抗的患者的骨形成和骨吸收标志物仍低于基线[48]。与这些结果一致的是，在罗莫索珠单抗治疗的第二年，腰椎 BMD 增加了 3.8%，比第一年增加的幅度要小。2 年后，停止罗莫索珠单抗治疗，患者被随机分成两组，分别接受地诺单抗 60 mg s.c. Q6M 或安慰剂治疗 12 个月。在接受安慰剂的患者中，BMD 值下降到或接近基线值。同时，骨形成标志物也恢复到基线值，而血清 CTx 水平上升到显著高于基线值，然后下降到预处理值。在改用地诺单抗的患者中，腰椎 BMD 增加（3.7%）和全髋部 BMD 增加（1.1%），增量与罗莫索珠单抗治疗第二年的增量相似。在罗莫索珠单抗 Ⅱ 期研究的一部分患者中，通过 QCT 评估了体积 BMD[49]。与特立帕肽组相比，罗莫索珠单抗组的腰椎和全髋部的整体体积 BMD 的增加明显更多。

绝经后骨质疏松症女性骨折研究（the Fracture Study in Postmenopausal Women with Osteoporosis, FRAME）（NCT01575834）试验在 7180 名平均年龄为 71 岁的绝经后骨质疏松症女性中评估了使用 12 个月的 210 mg QM 罗莫索珠单抗组和安慰剂组的疗效，随后两组再使用 12 个月地诺单抗 60 mg Q6M[50]。大约 18% 的受试者有常见的椎体骨折（几乎都是轻度或 1 级畸形），21.7% 的有既往非椎体骨折病史。这项研究中受试者的地理分布与以往的骨折终点试验的受试者不同。43% 来自拉丁美洲，29% 来自中欧或东欧。89% 完成了 12 个月的试验，83.9% 完成了为期 2 年的随访。在罗莫索珠单抗治疗的 12 个月中，安慰剂组和罗莫索珠单抗组的新椎体骨折发生率分别为 1.8% 和 0.8%，相对风险降低了 73%（95%CI 为 53%~84%；$p<0.001$）。治疗效果在治疗后 6 个月尤为明显。在所有受试者都接受开放标签地诺单抗治疗的第二年结束时，最初接受罗莫索珠单抗治疗的受试者与接受安慰剂治疗的受试者相比，新的椎体骨折风险降低了 75%。在第二年，安慰剂组 3327 名受试者中有 25 名发生了新的骨折，而罗莫索珠单抗组 3325 名受试者中只有 5 名发生了新的骨折。

在 12 个月时，临床骨折风险降低了 36%（安慰剂组为 2.5%，罗莫索珠单抗组为 1.6%；$p=0.008$）。非椎体骨折风险降低了 25%，从安慰剂组的 2.1% 降至罗莫索珠单抗组的 1.6%（风险比为 0.75；95%CI 为 0.53~1.05；$p=0.10$）。在一个预先计划好的亚组分析中，观察到非椎体骨折风险降低与地理位置的显著相互作用。在事后分析中对此进行了更详细的探讨,结果显示,在没有观察到治疗效果的拉丁美洲亚组中,骨折风险 [通过骨折风险评估工具(Fracture Risk Assessment Tool,FRAX)进行评估] 和骨折发生率非常低。在其余的研究人群中,观察到骨折风险显著降低了 42%。与基线和安慰剂组相比,12 个月时,罗莫索珠单抗组的腰椎和全髋部 BMD 分别增加了 13.3% 和 6.8%。与原始基线相比,地诺单抗治疗 12 个月后,腰椎和髋部 BMD 分别增加了 17.6% 和 8.8%。FRAME 的这些结果已经提交给美国和欧洲的监管机构,有关注册的决定预计很快就会做出。在绝经后骨质疏松症女性中进行的第二项Ⅲ期骨折终点研究(NCT01631214)将比较皮下注射罗莫索珠单抗 210 mg QM 和口服阿仑膦酸钠 70 mg QW 的疗效,研究为期 12 个月,随后一年两个治疗组都将接受阿仑膦酸钠治疗。一项评估罗莫索珠单抗在骨质疏松症男性中的安全性和有效性的Ⅲ期注册研究结果即将公布(NCT02186171)。

安全性

除了轻微的注射部位反应外,罗莫索珠单抗的耐受性良好。在Ⅰ期研究中,一名受试者在接受 10 mg/kg 剂量的罗莫索珠单抗后 1 天出现了短暂但有症状的肝炎[45]。与安慰剂组相比,罗莫索珠单抗组受试者的肝功能检查异常的发生率并不高。使用最高剂量的罗莫索珠单抗时,血清钙出现轻微的、无症状的、一过性的降低,同时甲状旁腺激素(PTH)相应升高,这可能与治疗诱导的新骨基质快速形成和骨吸收抑制有关。

在 FRAME Ⅲ期研究中,治疗组和对照组之间的死亡率、不良事件和严重不良事件(包括心血管疾病)的发生率达到平衡[50]。注射部位的反应通常较轻,在罗莫索珠单抗组为 5.2%,在安慰剂组为 2.9%。FRAME 研究中的所有口服不良事件和股骨骨折都由专家小组裁定,以确定那些符合颌骨坏死(osteonecrosis of the Jaw,ONJ)或具有非典型特征的股骨骨折的既定标准的事件。罗莫索珠单抗组中有 2 名患者出现了符合 ONJ 定义的不良事件,这 2 名患者都有公认的危险因素。1 名患者在罗莫索珠单抗首次给药后的 3.5 个月发生了非典型股骨骨折(AFF),该患者在入组时骨折部位有前驱疼痛史。

在Ⅱ期研究中,20% 的患者在治疗的第一年检测到了抗罗莫索珠单抗抗体,3% 的患者在体外检测到中和活性的抗体[48]。在 FRAME 研究中,接受罗莫索珠单抗治疗的患者中分别有 18% 和 7% 的患者发现了结合性和中和性抗药物抗体[20]。抗体的存在对疗效没有可检测的影响,与注射部位反应或不良事件无关。在研究 blosozumab 时还观察了抗药物抗体和注射部位反应的发生[43]。在Ⅱ期 blosozumab 研究中,一名患者在治疗第 24 周时产生了中和抗体,并且在 12 个月的治疗期间抗体滴度持续上升。这位患者的 BMD 对药物的反应似乎是迟钝的,可能与抗体的存在有关。

概述

抗骨硬化蛋白抗体疗法具有新的促骨生成效应,为治疗骨质疏松症提供了巨大的希望。FRAME 研究第二年的结果首次证明,在使用促骨生成药物后再使用强效抗重塑药物进行序贯治疗优于使用抗重塑药物进行单药治疗[50]。这些数据,再加上阿巴帕肽Ⅲ期研究扩展的结果[51],为使用这种序贯疗法治疗严重骨质疏松症患者提供了强有力的理由。也将有很大的兴趣在探索使用抗骨硬化蛋白疗法治疗受损的骨形成。

小结

具有新靶点的新化合物的研究结果显示了治疗骨质疏松症药物开发的潜力和风险。人类和动物的遗传模型都表明,抑制 CatK 和骨硬化蛋白对骨骼有有益的影响。这一前景得到了非常全面和强有力的临床前项目的支持,这些项目显示出骨量和骨强度的显著增加,并在临床试验中得到证实。虽然有这样的背景,这里讨论的六种药物中有五种未能投入临床使用。在撰写本文时,罗莫索珠单抗的监管状况及其在治疗范例中的地位,是否能获得批准,仍然不确定。药物试验失败通常与偏离目标的安全性问题有关,这是所有用于治疗需要长期治疗的慢性疾病的药物的一个弱点,因为在这类疾病人群中,接受治疗的人的死亡率应该是很低的水平,因此对药物的安全性要求较高。

目前还没有其他正在进行临床试验的新药。新的分子途径终将被发现,这将为治疗提供有效的新靶点。人们希望设计和进行注册试验的新方法,使用经过验证的替代物治疗骨折,将简化药物开发过程。与此同时,我们的临床研究重点必须从等待新药转向充分利用现有的评估工具和广泛的治疗方案。

参考文献

扫描书末二维码获取。

第七篇

代谢性骨病

第七篇主编：Suzanne M. Jan de Beur 和 Peter R. Ebeling

第 81 章　甲状旁腺疾病的治疗　465
John P. Bilezikian

第 82 章　原发性甲状旁腺功能亢进症　469
Shonni J. Silverberg、Francisco Bandeira、Jianmin Liu、Claudio Marcocci 和 Marcella D. Walker

第 83 章　家族性原发性甲状旁腺功能亢进症　477
Andrew Arnold、Sunita K. Agarwal 和 Rajesh V. Thakker

第 84 章　非甲状旁腺性高钙血症　486
Mara J. Horwitz

第 85 章　低钙血症：定义、病因、发病机制、诊断和治疗　492
Anne L. Schafer 和 Dolores M. Shoback

第 86 章　甲状旁腺功能减退症　499
Tamara Vokes、Mishaela R. Rubin、Karen K. Winer、Michael Mannstadt、Natalie E. Cusano、Harald Jüppner 和 John P. Bilezikian

第 87 章　假性甲状旁腺功能减退症　504
Agnès Linglart、Michael A. Levine 和 Harald Jüppner

第 88 章　磷酸盐稳态失调　513
Mary D. Ruppe 和 Suzanne M. Jan de Beur

第 89 章　佝偻病和骨软化症　521
Michaël R. Laurent、Nathalie Bravenboer、Natasja M. Van Schoor、Roger Bouillon、John M. Pettifor 和 Paul Lips

第 90 章　慢性肾脏疾病——矿物质和骨代谢异常的病理生理和治疗　530
Mark R. Hanudel、Sharon M. Moe 和 Isidro B. Salusky

第 91 章　儿童的矿物质代谢障碍　538
Thomas O. Carpenter 和 Nina S. Ma

第 92 章　骨 Paget 病　544
Julia F. Charles、Ethel S. Siris 和 G. David Roodman

第 93 章　肾结石的流行病学、诊断、评估和治疗　550
Murray J. Favus 和 David A. Bushinsky

第 94 章　制动和烧伤：与骨质疏松症相关的其他疾病　557
William A. Bauman、Christopher Cardozo 和 Gordon L. Klein

第 81 章
甲状旁腺疾病的治疗

John P. Bilezikian

刘　峰　孙伟珊　何敏聪　译

引言

甲状旁腺疾病是矿物质代谢紊乱的重要考虑因素。在本篇中，各章将重点介绍由甲状旁腺激素（parathyroid hormone, PTH）分泌过量或分泌不足引起的许多疾病。本篇还介绍了作为对可以引发高钙血症或低钙血症的其他刺激性病理生理事件的正常生理调节，甲状旁腺过分泌PTH或PTH分泌不足。在原发性甲状旁腺疾病中，甲状旁腺活性本来就异常[例如在原发性甲状旁腺功能亢进症（primary hyperparathyroidism, PHPT）和甲状旁腺功能减退症中]；在继发性甲状旁腺疾病中，甲状旁腺活性升高或降低是对另一病理生理过程的正常调节（例如维生素D缺乏症、慢性肾脏疾病）；它们让我们对PTH的重要性有了新的认识，不仅在调节血清钙浓度方面，而且在骨骼健康方面。虽然本篇没有涉及，但在其他篇章有对PTH的讨论和相关的研究结果，即PTH治疗骨质疏松症的讨论的研究结果。基于我们对甲状旁腺已经扩展的知识，本章提供了治疗原发性和继发性甲状旁腺疾病的方法。更详细的信息可以在接下来的各个章节中找到。

由甲状旁腺的内在功能异常引起的PTH分泌过多

原发性PTH分泌过多：原发性甲状旁腺功能亢进症（PHPT）

PHPT是典型的与甲状旁腺功能亢进相关的内分泌疾病（参见第82章和参考文献[1]）。PHPT通常是散发的，4个甲状旁腺中只有1个涉及合成和分泌活性过度的良性腺瘤疾病。Arnold及其同事（参见第83章）对甲状旁腺功能亢进性疾病以许多其他表现形式出现时的遗传特征进行了全面讨论，例如，以家族性低尿钙高钙血症（familial hypocalciuric hypercalcemia, FHH）、甲状旁腺功能亢进-颌骨肿瘤综合征以及在诸如1型多发性内分泌肿瘤（MEN1）和MEN2多发性腺体综合征的表现形式出现时。

虽然早在20世纪20年代末就已为人所知，但PHPT的临床表现发生了相当大的变化，从一种症状性的"骨骼和结石"疾病到发生在世界上许多地方的无症状性疾病。PHPT通常是在常规生化筛查检查的钙测量过程中被偶然发现的[2]。在新技术的帮助下，骨骼可以被评估了，因此人们对PHPT这种疾病的这些和其他方面的兴趣比以往任何时候都更大了。

高钙血症是诊断PHPT的主要临床线索。几种非常有用的PTH检测可以加快诊断速度，并能清楚地将PHPT与非甲状旁腺性高钙血症的病因区分开来（参见第84章）。即使PTH水平没有明显升高，在PTH水平在正常范围内时也可确定诊断。钙对PTH的精细的生理调节表明，在高钙血症的情况下，容易检测到的甲状旁腺素水平基本上排除了高钙血症的大多数其他病因。这个有用的规则不适用于锂、噻嗪类利尿药和极为罕见的PTH异位分泌。

骨骼是PHPT的主要靶器官之一，是了解有关PTH作用的重要知识来源。首先通过双能X射线吸收法（dual energy X-ray absorptiometry, DXA）显示，然后通过骨活检的组织形态学分析显示，骨小梁骨架相对保存完好[3-4]。DXA和骨活检也已证实，首先显示退化的骨骼是骨皮质。这些发现表明，主要由皮质骨组成的非椎骨骨骼是本病发生骨折的最大风险。然而，流行病学和最近的骨折数据表明，PHPT的骨折风险在所有主要部位都会增加[5-6]，这表明骨小梁也参与PHPT。来自高分辨率外周CT[7]和间接来自骨小梁评分分数[8]的验证性微结构数据支持流行病学数据。随着手术的成功，如DXA[9]和高分辨率外周CT[10]所示，骨皮质和骨小梁均得到改善。

尽管这些骨骼特征值得注意，但肾结石是PHPT的最常见的显性并发症，在大多数病例研究中的发病率为20%左右[11-12]。

鉴于PHPT的表现历来是千变万化的，在无症状PHPT中，识别受甲状旁腺功能亢进特异性影响的非传统靶器官非常困难。假定的神经认知和心血管表现是否以及在多大程度上与疾病直接相关和（或）在甲状旁腺切除术成功后是否可逆目前仍不确定[13]。新的PHPT手术指南不包括这些假定的PHPT的非传统方面，但它们的潜在重要性得到了承认。相反，该指南是针对更容易测量的传统终点，例如骨密度（bone mineral density, BMD）、肾结石和肾功能[14]。

PHPT在血清总钙和离子钙始终正常的受试者中越来越多地被发现。"血钙正常型PHPT"与PTH水平持续升高有关[15]。PTH水平升高的继发性原因必须排除，然后才能认真考虑血钙正常型PHPT。一个重要的考虑因素是25-羟基维生素D（25-hydroxyvitamin D, 25OHD）水平，这是体内维生素D储存量指标。25OHD减少可导致PTH升高。关于如何定义维生素D充足性的争议性问题参见第89章。为了确定血钙正常型PHPT的诊断，许多专家要求25OHD＞30 ng/ml[16]。这个水平有助于确保患者没有表现出一些人认为不正常的轻微形式的继发性甲状旁腺功能亢进症，例如25OHD在20~30 ng/ml之间。

与PHPT伴有明显高钙血症的受试者相比，血钙正常型PHPT中的正常血清钙水平可能会导致人们认为靶器官受累的证据不足。然而，根据到目前为止血钙正常型PHPT的经验，许多受试者显示BMD降低[17]。这可能是因为大多数已发表的关于血钙正常型PHPT的文献都涉及因特定原因（例如BMD降低）正在进行评估的转诊人群。对未选择的人群进行血钙正常型PHPT筛查，可能会识别出轻微甲状旁腺疾病的血钙水平正常的队列[18]。

患者的治疗

在对PHPT患者进行评估后，可能会建议进行甲状旁腺切除术。手术干预的建议通常是基于符合最近国际研讨会提出的甲状旁腺手术的一个或多个标准[14]。然而，这些指南并不是规则。符合一个或多个标准的患者可以决定不进行手术；不符合任何标准的患者可能会选择手术[19]。如果没有手术禁忌证，后一种观点也是可以接受的。实际上，几乎所有的甲状旁腺外科医生现在都需要术前成功定位异常甲状旁腺。高分辨率成像技术（例如4D CT）的发展使得在绝大多数PHPT患者中识别异常甲状旁腺组织成为可能[20-21]。通过术前定位和经验丰富的外科医生，甲状旁腺切除术可以在局部麻醉和清醒镇静下进行，并有着不错的疗效记录[22-23]。甲状旁腺切除术成功的定义是：术中PTH水平在切除腺瘤病变后下降50%以上，进入正常范围。对于不符合或拒绝甲状旁腺切除术建议的患者，需要每年进行血清钙测量和定期BMD监测。对这些患者的药物治疗方法包括使用双膦酸盐[24]或拟钙剂西那卡塞[25]。

PTH分泌不足：甲状旁腺功能减退症

与相对常见的原发性PTH分泌过多相反，PTH分泌不足的甲状旁腺功能减退状态并不常见。事实上，甲状旁腺功能减退症被认为是一种罕见病，在美国，受其影响的人只有不到20万[26]。甲状旁腺功能减退症在症状学方面与其更常见的对应物形成对比。无症状的PHPT是高分泌综合征最常见的表现形式。生化检测筛选面板的广泛使用在很大程度上是造成这种现象的原因。另一方面，在甲状旁腺功能减退症患者通常并非无症状。只有在出现低钙血症的典型的体征和症状时他们才会被发现（参见第85章和参考文献[26]）。在甲状旁腺功能减退症中，血清钙通常低于正常范围，PTH水平要么无法检测到，要么低得不适当[27]。与非PHPT引起的高钙血症状态下抑制PTH的生理机制学相似，低钙血症的生理机制表明，如果不是由内在功能异常或甲状旁腺缺失引起的，PTH应该升高。当低钙血症与PTH水平升高无关时，甲状旁腺功能减退症的诊断是明确的。颈部手术的后遗症和甲状旁腺的自身免疫性损害是甲状旁腺功能减退症的两个最常见原因。自身免疫形式和其他不太常见的甲状旁腺功能减退症的遗传表现，无论是孤立形式的，还是涉及多器官系统的，都将在本篇（第86章）中进行回顾。

在几乎所有形式的甲状旁腺功能减退症中，这种情况都是永久性的。唯一的例外是严重的低镁血症。在这种情况下，明显的镁缺乏会损害甲状旁腺的分泌功能，类似于甲状旁腺功能减退（参见第23章）。然而，对于严重缺镁的患者，在服用镁后，这种分泌异常是可逆的。因此，在评估任何有低钙血症和低PTH水平的人时，都应测量血清镁。

甲状旁腺功能减退症的骨骼表现为解决与PTH

在骨骼代谢和结构中的作用相关的问题提供了机会。PHPT 中骨骼异常的详细信息提供了一个对照，使得可以对 PTH 本身的一些发现进行描述。PHPT 是一种高转换率疾病，甲状旁腺功能减退症是一种低转换率疾病。虽然它们是骨转换谱的高低两端，但并不总是能通过测量血液和尿液骨转换标志物（例如 P1NP、骨钙素、CTX 或尿 NTX）来了解，通过骨活检的动态组织形态测定则可以清楚地看出这两种疾病截然不同。通过双重四环素标记，甲状旁腺功能减退症患者的骨转换率非常低[28]，而 PHPT 患者的骨转换率通常较高（参见第 82 章和参考文献 [1]）。在甲状旁腺功能减退症，使用年龄特异性标准（Z-分数）或年轻人规范数据库（T-分数）衡量时，BMD 高于平均水平。这些甲状旁腺功能减退症患者显示 BMD 比正常值高 1~3 倍（Z-分数和 T-分数为 +1~+3）并不罕见。通过骨活检可以发现，甲状旁腺功能减退症的表现似乎以骨皮质变化为主，这与甲状旁腺功能亢进的骨骼变化以骨小梁为主形成对比[29]。这些发现表明，PTH 在帮助调节特定部位的皮质骨和小梁骨的分布方面发挥着作用。显而易见，皮质骨和小梁骨分布的整体部位特异性不太可能受 PTH 调控，但在特定部位（例如腰椎、髋部或前臂），PTH 可能是一个关键调节因子。在 PHPT 患者进行甲状旁腺切除术后以及在甲状旁腺功能减退症患者给予 PTH 后，这些骨骼间室异常的改善有助于将这种调节作用归因于 PTH[30]。

除了骨骼异常外，甲状旁腺功能减退症的患者还容易在肾脏、基底神经节和其他软组织中沉积钙 - 磷酸盐复合物[31-32]。与 PHPT 类似，在甲状旁腺功能减退症中有一个与疾病不明确相关的非特异性观察谱。在许多非特异性方面，甲状旁腺功能减退症患者会感觉不适。他们抱怨自己缺乏活力，容易疲劳，有关节炎症状（没有明显关节炎）和"脑雾"。目前对这些非特异性症状在多大程度上可以通过使用 PTH 治疗逆转尚不清楚。

使用 PTH 是治疗以 PTH 缺乏为特征的疾病的确定性治疗中的一个合乎逻辑的步骤。尽管多年来这一目标尚未实现，但情况已发生了变化，因为有关研究使 FDA 批准了用于治疗甲状旁腺功能减退症 rhPTH（1~84）（重组人 PTH）。使用特立帕肽 [PTH（1~34）] 和全长 PTH 分子 [PTH（1~84）][30,33-34] 治疗甲状旁腺功能减退症研究的早期有希望结果引发了一项确定性的临床试验，在该研究中，rhPTH（1~84）被证实可以在维持血清钙水平的同时有效减少对补充钙和活性维生素 D 的需求[35]。这些进展促成了一次国际研讨会的召开，并于最近发表了甲状旁腺功能减退症的诊断和治疗指南[36-37]。

患者的治疗

甲状旁腺功能减退症通常表现为一种症状性疾病，患者主诉从轻微麻痹到手足抽搐，甚至癫痫发作。对于从未做过颈部手术的患者（注意，颈部手术可能在几十年前做过），考虑多腺体自身免疫性内分泌缺陷综合征是很重要的（参见第 85 章）。评估患者存在异位钙化（基底神经节和其他大脑部位）、肾脏钙化以及关节钙化（如果有症状）的可能性也很重要。主要的治疗方法是补钙和活性维生素 D [1,25- 二羟基维生素 D（1,25-dihydroxyvitamin D, 1,25(OH)$_2$D）]。虽然患者可以通过使用钙、活性维生素 D 和噻嗪类利尿剂进行控制，但在某些情况下，由于无法解释的控制水平大幅波动，患者们可能会面临挑战。此外，许多患者需要非常大剂量的钙和 1,25(OH)$_2$D，这引起了对这种慢性治疗的长期后遗症的额外关注。使用钙和活性维生素 D [我更倾向于明智地选择维生素 D（麦角钙化醇或胆钙化醇）和 1,25(OH)$_2$D] 显然不等同于 PTH 的替代疗法。由于 PTH 替代疗法已可用于治疗甲状旁腺功能减退症，因此成为那些没有 PTH 就不能很好地控制病情的患者的一种选择。甲状旁腺功能减退症的诊断和治疗国际会议上提出了几种可能适合使用 rhPTH（1~84）的情况[37]。

非甲状旁腺内在异常引起的高钙血症性疾病和低钙血症性疾病

非甲状旁腺依赖性高钙血症：PTH 水平降低

如前所述，使用 PTH 检测后，由 PTH 或其他原因引起的高钙血症的鉴别诊断已很直观。一个无法检测到的异常 PTH 水平是对高钙血症的正常生理反应，以令人信服的方式证明了高钙血症是由非 PTH 依赖性机制引起的（参见第 84 章）。当高钙血症与 PTH 抑制相关时，下一步则是确定高钙血症的原因。最初的关注点通常是恶性肿瘤，特别是当患者出现体质体征时。如果恶性肿瘤是肺癌、乳腺癌、肾癌或骨髓瘤，则通常很容易确诊。如果 PTHrp（PTH 相关蛋白）水平升高，则鳞状细胞癌是最可疑的。其他恶性肿瘤可能需要更全面的诊断检测，例如胰腺癌或淋巴瘤。除非有临床或生化线索，否则通常不推荐这样做。例如，如果 1,25(OH)$_2$D 水平升高，则可能怀疑淋巴瘤或肉芽肿。另一方面，如果 25OHD 水平升高，则诊断的可能性集中在外源性维生素 D 摄入。也有非 PTH 依赖性高钙血症的病因在全面检测后仍不清楚的时候。在这种情况下，时间会给出答案。

低钙血症：PTH 水平升高

PTH 测定有助于区分由甲状旁腺功能减退状态引起的低钙血症和与低钙血症的正常生理反应相关的低钙血症。如果 PTH 水平升高，则开始寻找引起低钙血症的原因；这些原因通常都很明显，例如吸收不良综合征、肾衰竭或肝衰竭。在这些所谓的继发性甲状旁腺功能亢进状态下，血清钙可以很低，但通常处于正常的较低范围。治疗方法取决于对促 PTH 分泌刺激的充分控制。在肾脏疾病的继发性甲状旁腺功能亢进症中，病理生理机制和后续的治疗方法可能是复杂的，在本书的其他部分进行介绍（参见第 90 章）。对于肾衰竭的继发性甲状旁腺功能亢进症，主要目标是确定 PTH 水平，然后加以控制，以使其不太可能与继发性甲状旁腺功能亢进状态的不良影响有关。有各种官方指南建议将 PTH 水平维持在一定范围内[38-39]。然而，所有的指南都承认，在肾衰竭患者，可接受的 PTH 水平高于正常范围。肾衰竭时血液中存在无活性的 PTH 片段，这些片段可以通过常用的 PTH 完整检测方法检测到。本书中有新的一章重点介绍了慢性肾脏疾病和骨折风险（参见第 65 章）。

在 PHPT 中，血钙升高，而在继发性甲状旁腺功能亢进症（例如肾衰竭）中，血钙不升高，这一说法必须通过几点予以证明。首先，如前所述，我们现在认识到一种 PHPT（正常血钙 PHPT）其特征是血清钙水平正常。这就是为什么 PTH 水平升高的继发性原因必须在考虑血钙正常型 PHPT 排除之前排除。其次，由于肾脏疾病或严重的胃肠道疾病引起的甲状旁腺的长期刺激，血清钙可以升高到正常水平之上。在这种情况下，PTH 分泌的慢性刺激导致了甲状旁腺细胞克隆选择和增殖成单个腺瘤腺而导致一种半自主状态出现。因此，长期继发性甲状旁腺功能亢进症可以"变型"为 PHPT。当长期刺激 PTH 分泌使血钙逐渐升高时，应考虑这种可能性。

在没有肾脏疾病、肝脏疾病和明显的维生素 D 缺乏的情况下，确定刺激为高 PTH 水平是一个挑战。如果磷水平升高，则可以作为诊断假性甲状旁腺功能减退症的线索，这是一种与 PTH 抵抗相关的典型的遗传性疾病[40]。如果出现假性甲状旁腺功能减退症的体征（1a 型变异），则诊断就很简单。然而，还有其他形式的假性甲状旁腺功能减退症，它们没有经典的局部身体表型。这种假性甲状旁腺功能减退症的变型可以在没有任何身体表现的情况下出现。这个主题在本书的其他部分介绍（参见第 87 章）。

致谢

NIH 资助：DK 32333 和 DK 069350。

参考文献

扫描书末二维码获取。

第 82 章
原发性甲状旁腺功能亢进症

Shonni J. Silverberg、Francisco Bandeira、Jianmin Liu、
Claudio Marcocci 和 Marcella D. Walker

曾玉红　孙伟珊　译

引言

原发性甲状旁腺功能亢进症（primary hyperparathyroidism, PHPT）是一种由甲状旁腺中的一个或多个腺体分泌过多的甲状旁腺激素（parathyroid hormone, PTH）引起的疾病。在 90% 的病例中，高钙血症可以由 PHPT 或恶性肿瘤来解释。高钙血症的鉴别诊断参见第 84 章。

PHPT 是一种比较常见的内分泌疾病。PHPT 具有典型的症状，以骨骼、肾脏和神经肌肉表现为特征，直到 20 世纪 70 年代多通道自动分析仪的出现才揭示了其无症状表型的存在。在 20 世纪 70 年代和 80 年代诊断出以前未被确诊的 PHPT 病例后，其发病率似乎下降了，直到 20 世纪 90 年代中期才上升[1]。有关 PHPT 的数据的可用性和准确性在世界各地各不相同（参见下文"PHPT：全球视野"），但最近的一份报告指出，美国的 PHPT 发病率为 0.86%，而另一份报告显示，在过去 15 年中，PHPT 的发病率增加了 3 倍[2-3]。女性比男性更容易受到影响。在美国，PHPT 的发病率也存在种族差异（即黑人的发病率高于白人的发病率）[2]。虽然大多数 PHPT 患者是绝经后女性，但其可以出现在所有年龄段。当在儿童期诊断时，这是一种不寻常的事件，对此重要的是，要考虑这种 PHPT 可能是遗传性内分泌病的先兆，例如多发性内分泌肿瘤（multiple endocrine neoplasia, MEN）1 型（MEN1）或 2 型（MEN2）。

病因和发病机制

PHPT 在 90% 以上的患者中是一种散发疾病，85%～90% 的患者是由良性、孤立性的腺瘤引起的[4]。组织学上，一个甲状旁腺腺体腺瘤的表现为主细胞聚集，周围是正常组织边缘。这种甲状旁腺腺瘤患者的其余 3 个甲状旁腺腺体通常是正常的。大约 10% 的病例有多腺体受累，包括多发腺瘤或 4 个增生性腺体。极少数病例（<1%）存在甲状旁腺癌的病理证据[5]，恶性组织可能表现为有丝分裂、血管或包膜浸润以及纤维小梁。除非存在明显的局部或远处转移，否则甲状旁腺癌的组织学诊断是困难的。当标准方法不能明确诊断时，特异性遗传学检测和免疫组织化学分析（CDC73 基因和副纤维蛋白染色）可能有助于区分良性和恶性甲状旁腺组织[5]。

在大约 10% 的病例中，PHPT 可能是遗传性综合征（MEN1、MEN2 和 MEN4）、遗传性甲状旁腺功能亢进-颌骨肿瘤综合征（hyperparathyroidism-jaw tumor syndrome, HPT-JT）或非综合征［家族性孤立性甲状旁腺功能亢进症、家族性低尿钙高钙血症（familial hypocalciuric hypercalcemia, FHH）和新生儿重度甲状旁腺功能亢进症（neonatal severe hyperparathyroidism）]的一部分，其中多腺体受累更为常见。

PHPT 的病理生理机制与 PTH 合成和分泌失去正常控制有关。在甲状旁腺腺瘤中，甲状旁腺细胞对细胞外钙的抑制作用变得不那么敏感（"设定点"向右移动），且单个细胞分泌的 PTH 增加[6]。在甲状旁腺增生中，对于给定的甲状旁腺细胞，钙的"设定点"不会改变；相反，细胞数量会增加，而每个细胞分泌正常量的 PTH，导致循环中 PTH 增加。在几乎所有其他高钙血症的情况下，甲状旁腺存在反馈抑制，PTH 水平很低甚至检测不到。

PHPT 的病因仅在少数患者中是明显的。这些人包括儿童时期接受过颈部外部辐射或 20 多年前在辐

射泄漏期间暴露的人。切尔诺贝利核事故的受害者患PHPT的风险显著增加［比值比（odds ratio, OR）为63，置信区间（CI）为36～113］[7]。长期锂治疗可以降低甲状旁腺对钙的敏感性，但在一小部分患者中这可能与高钙血症和甲状旁腺功能亢进症有关[8]。

在绝大多数患者中，PHPT的分子基础目前仍未阐明（详见第83章）。大多数甲状旁腺腺瘤的克隆起源提示，调控甲状旁腺细胞生长或PTH表达的基因存在缺陷[9]。有几个基因已被证明与此有关（表82.1）。PHPT的种系突变以遗传形式存在。体细胞突变通常以散发形式出现，尽管在某些情况下已经描述了种系突变。20%～40%的散发性甲状旁腺腺瘤存在细胞周期蛋白D1过表达。在大约8%的病例中，着丝粒周围倒置导致CCND1（编码细胞周期蛋白D1的基因）与PTH基因重排，从而导致细胞周期蛋白D1的转录激活和过表达[9-10]。据报道，12%～35%的散发性甲状旁腺腺瘤病例存在MEN1基因失活突变[9,11]。这种肿瘤抑制基因及其基因产物menin在这些散发性腺瘤的发病机制中的作用尚不清楚。在一小部分甲状旁腺腺瘤中也检测到了其他遗传异常，包括CDC73、CDKN1B（编码MEN4中的p27Kip1）和芳烃受体相互作用蛋白（aryl hydrocarbon receptor-interacting protein, AIP）基因的突变[9,12]。关于编码β-连环蛋白的基因CTNNB1的突变的作用，已经报道了相互矛盾的结果。在HPT-JT中描述了失活种系CDC73突变，它们与甲状旁腺癌风险增加有关，该基因的体细胞突变也被报道出现在高达70%的散发性甲状旁腺癌患者中[5,9]。在22例甲状旁腺癌患者中，有4例（18%）检测到修剪同源体2（果蝇）（PRUNE2）基因的种系和体细胞突变[13]。其他两项研究也为microRNA 296作为一种新的抑制基因在甲状旁腺癌中的潜在作用提供了证据[14]。家族性甲状旁腺功能亢进综合征的遗传基础也不完全清楚。FFH和新生儿重度甲状旁腺功能亢进症是由钙敏感受体（calcium-sensing receptor, CASR）失活突变引起的，而在一些有家族性孤立性甲状旁腺功能亢进症家族中存在MEN1、CDC73、CASR和CDKN1B的突变。

表82.1 与遗传性和散发性原发性甲状旁腺功能亢进症有关的基因

基因[a]	染色体位点	遗传性		散发性[c]
		疾病[b]	遗传模式	
MEN1	11q13.1	MEN1，FIHP	常染色体显性	PA
RET	10q21.2	MEN2A	常染色体显性	-
CDKN1B	12p13.1	MEN4，FIHP	常染色体显性	PA
CDC73	1q31.2	HPT-JT，FIHP	常染色体显性	PA，PC
CASR	3q21.1	FHH1，FIHP	常染色体显性	-
		NSHPT	常染色体隐性	-
GNA11	19p13.3	FHH2	常染色体显性	-
AP2S1	19q13.2-q13.3	FHH3	常染色体显性	-
CCND1	11q13.3	-	-	PA
AIP	11q13.2	-	-	PA
CTNNB1	3p22.1	-	-	PA
PRUNE2	9q21.2	-	-	PC

[a] 缩写：MEN1：1型多发性内分泌肿瘤；RET：转染过程中重排；CDKN1B：细胞周期蛋白依赖性激酶抑制剂1B；CDC73：细胞分裂周期73；CASR：钙敏感受体；GNA11：G蛋白亚基α11；AP2S1：衔接子相关蛋白复合物2δ1亚基；CCND1：细胞周期蛋白D1；AIP：芳烃受体相互作用蛋白；CTNNB1：连环蛋白β1；PRUNE2：修剪同源体2。
[b] 缩写：MEN1、2A、4：1型、2A型、4型多发性内分泌肿瘤；MEN2A：FIHP，即家族性孤立性甲状旁腺功能亢进症；HPT-JT：遗传性甲状旁腺功能亢进-颌骨肿瘤综合征；FHH1、2和3：1、2和3型家族性低尿钙高钙血症；NSHPT：新生儿重度原发性甲状旁腺功能亢进症。
[c] PA：甲状旁腺腺瘤；PC：甲状旁腺癌。

体征和症状：从"典型的"疾病到"无症状"疾病

"典型的"PHPT是一种与典型的骨骼疾病（囊性纤维性骨炎）、肾结石和神经肌肉疾病相关的症状性疾病。如今，美国的绝大多数患者都没有这些症状[15]。囊性纤维性骨炎的特征是：远端指骨骨膜下骨吸收，锁骨远端变细，颅骨呈"盐和胡椒"状，骨囊肿，以及长骨棕色瘤，目前在不到5%的美国PHPT患者中被发现。

肾结石的发病率也有所下降，从20世纪60年代的33%下降到现在的15%~20%。然而，肾结石仍然是最常见的显性并发症，随着腹部影像学检查的普及，临床上无症状的肾结石也越来越多地被发现[16]。PHPT的其他肾脏相关改变包括：肾钙质沉着症和高钙尿症（女性钙排泄量>250 mg/d，男性钙排泄量>300 mg/d），后者在高达30%的患者中发现，而前者的发病率尚不清楚。PHPT也可能与肌酐清除率降低有关。

PHPT的典型的神经肌肉综合征包括一种明确的肌病，但现在实际上已消失了[15]。然而，许多患者仍主诉自己容易疲劳、虚弱和精神疲倦。对此，一些专家得出"无症状"PHPT是用词不当的结论。在这些PHPT患者中，一些精神方面的主诉（例如抑郁和焦虑）也更为常见，并且有证据表明他们存在特定可逆的轻度认知障碍（即非言语记忆和非言语抽象）[17]。然而，三项对轻度疾病患者进行手术治疗的随机试验的累计结果并不表明单个患者可以期望生活质量或精神症状在甲状旁腺切除术后发生特定的可逆变化[18-20]。因此，不推荐专门用于改善生活质量、神经心理或精神症状的手术干预[21]。

在典型的PHPT中，心血管特征包括心肌、瓣膜和血管钙化，导致随后心血管疾病死亡率增加。目前有限的可用数据表明，轻度疾病患者的心血管疾病死亡率并没有增加[22]。但有数据显示血管（主动脉和颈动脉）硬化增加，主动脉瓣钙化增加[23-24]。最近的一个meta分析显示，PHPT患者进行甲状旁腺切除术后左心室肌肉量下降，也支持甲状旁腺功能亢进状态对心血管有微妙的影响[25]。在没有MEN干预的情况下，随机临床试验数据表明，手术治疗成功后高血压并没有得到纠正或改善[26]。

既往受PHPT影响的其他器官系统如今很少被累及。胃肠道表现包括消化性溃疡病和胰腺炎。除非MEN1或MEN4存在，消化性溃疡病在病理生理学上与PHPT无关。因为高钙血症往往很轻微，胰腺炎不再是PHPT的并发症。轻度PHPT不会出现痛风和假痛风、贫血、带状角膜病变和牙齿松动等表现。

PHPT的临床表现

目前在美国，典型的PHPT已很难见到[15]。PHPT最常见的临床表现为轻度无症状高钙血症，它们通常在常规多通道生化筛查中被发现。大多数患者没有特定的主诉，也没有表现出任何靶器官损害的证据。

正常血钙型PHPT现在被认为是一种特殊表型[15,27-28]。在继发性甲状旁腺功能亢进症无明确病因的情况下，这类患者的血清总钙和离子钙浓度始终正常，PTH水平升高。血钙正常型PHPT的诊断往往是在因BMD低而接受骨骼筛查或评估的个体中做出的。为了做出这种诊断，必须排除其他可能使PTH升高的原因（例如维生素D缺乏、肾衰竭、高钙尿症、钙吸收不良）。维生素D缺乏可以将PHPT患者的高血钙降低到正常范围。在一些患者中，当仅存在PTH升高而血钙仍正常时，这些发现代表了高钙性PHPT的最早表现。尽管有些患者会迅速进展为高钙血症，但有些患者会维持正常的血钙多年。目前尚不清楚高钙血症的手术标准是否适用于正常血钙型患者[21]。

在极少数情况下，患者会出现危及生命的高钙血症，即所谓的急性PHPT或甲状旁腺危象[29]。这些患者都有症状。对于任何病因不明的急性高钙血症患者，都应考虑此诊断。其他少见的PHPT的临床表现型包括：多发性内分泌肿瘤，家族性PHPT不伴有其他内分泌疾病，家族性囊性甲状旁腺腺瘤病，以及新生儿PHPT。

PHPT的诊断和评估

体格检查很少能为PHPT的诊断提供明确的线索，但病史询问和体格检查可能提示引起高钙血症的其他病因。PHPT的诊断主要依靠各项实验室检查[28]。

生化指标

PHPT的生化特征是高钙血症（血钙正常型PHPT除外）和PTH水平升高。在高钙血症的情况下，

PTH 水平升高几乎可以确定诊断。在高钙血症的情况下，PTH 水平轻度升高或处于正常范围的中高值也支持 PHPT 的诊断。PTH 水平可以通过使用第二代免疫放射测定法（IRMA）、免疫化学发光测定法（ICMA）或第三代 PTH（1～84）特异性测定法检测进行测量。其中，第二代测定法检测也包括 PTH 的大羧基末端片段［PTH（7～84）］，会高估血清生物活性 PTH 的量，尤其是在肾脏疾病患者中。大多数数据表明，第二代或第三代 PTH 检测方法均可用于 PHPT 的诊断[28]。所有非甲状旁腺原因导致的高钙血症（包括恶性肿瘤）都与 PTH 水平被抑制有关。PTH 和 PTHrP（恶性肿瘤体液性高钙血症的主要致病因子）之间在上述的 PTH 检测方法中没有交叉反应。FHH 患者也存在 PTH 和血钙水平升高[30]。一些可逆性 PHPT 病例与使用锂剂或噻嗪类利尿药有关[8,31]，更为常见的是，噻嗪类利尿药通过抑制钙的排泄而使 PHPT 显现出来。如果停药是安全的，则持续的高钙血症和几个月后 PTH 水平升高支持 PHPT 的诊断。

血磷往往处于正常范围低值，坦率地说，在大约 1/3 的患者中较低。在有活动性骨病的患者中，骨转换标志物升高或在正常范围高值。1,25(OH)$_2$D 水平在 25% 的患者中升高，而 25-羟基维生素 D（25-hydroxyvitamin D, 25OHD）水平往往处于正常范围的最低端。大多数 PHPT 患者的 25OHD 水平始终 <30 ng/ml，经常 <20 ng/ml[32]。新近数据显示，美国 PHPT 患者中维生素 D 缺乏者较少，可能与患者自我补充维生素 D 有关[33]。

骨

虽然囊性纤维性骨炎并不常见，但影像学研究表明，骨骼仍然是 PHPT 的重要靶器官。对所有 PHPT 患者都应常规进行 BMD 测定。与对松质骨的显示相比，双能 X 射线吸收法（dualenergy X-ray absorptiometry, DXA）通常对皮质骨的显示更优（图 82.1），显示前臂远端 1/3 的 BMD 降低，这是一个富含皮质骨的部位；显示腰椎 BMD 相对保留，这是一个富含松质骨的部位[34]。前臂远端 BMD 的优先降低提示，前臂远端是测量 PHPT 患者 BMD 的重要部位。一小部分患者（15%）表现为非典型 BMD 特征，以柱体骨量减少或骨质疏松为特征。偶尔可见患者所有部位都表现出 BMD 降低[35]。

尽管数据显示 PHPT 患者松质骨（腰椎）的 BMD 保留，但一些研究表明，PHPT 患者椎体骨折

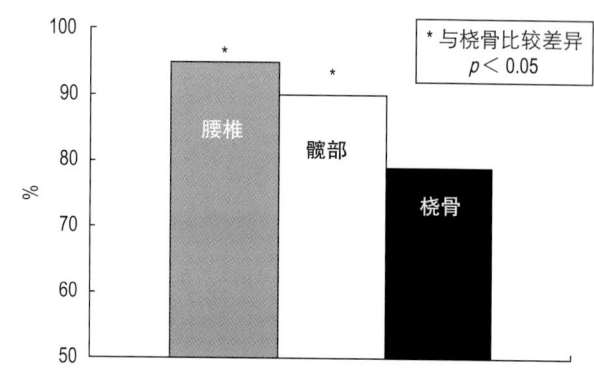

图 82.1 PHPT 的 BMD。数据以各部位预期的百分比表示（Source: [34]. Reproduced with permission of John Wiley & Sons.）

的风险增加，进行甲状旁腺切除术后风险降低[36-37]。因此，新的指南建议通过脊柱影像学检查来评估临床无症状椎体压缩性骨折（表 82.2）。有关非椎体骨折风险的数据并不一致[15]。

尽管 PHPT 患者的椎体 BMD 相对保持不变，但新的影像学技术为其椎体骨折风险的增加提供了新的见解。高分辨率外周定量体层成像显示，PHPT 患

表 82.2 无症状 PHPT 患者使用指南

检测指标	手术标准	非手术患者随访指南
血清钙	超过正常上限 >1 mg/dL	每年
骨骼		
DXA	T-分数 ≤-2.5	每 1～2 年检测腰椎、髋部和前臂
椎体影像学检查	椎体骨折	如果有临床指征（例如身高变矮，背部疼痛）
肾脏		
评估肾小球滤过率	<60 ml/min	每年
血清肌酐		每年
24 小时尿钙	>400 mg/d	如果怀疑肾结石
生化肾结石风险	升高	如果怀疑肾结石
肾脏影像学检查	存在结石	如果怀疑肾结石
年龄	<50 岁	

指南描述了需要手术干预的患者和非手术患者的随访标准。建议对所有有症状的患者进行甲状旁腺切除术。

者的骨小梁和骨皮质的微结构均被破坏[38]。腰椎的骨小梁评分（trabecular bone score, TBS）也显示了 PHPT 在部分退化范围内的值[39]。因此，很明显，即使是无症状的 PHPT，也对松质骨和皮质骨造成有害影响。

肾脏

对肾脏受累的评估包括获得：肾结石病史，估计的肾小球滤过率，24 小时尿钙测量值（以排除 FHH 和评估肾结石风险）[21]。一旦确诊为 PHPT，需要进行肾脏影像学检查以确认是否有隐匿性肾结石[21]。

其他

心脏和神经心理学检查不是 PHPT 患者常规评估的一部分。

PHPT 的治疗

甲状旁腺手术

手术是治愈 PHPT 的唯一方法。所有具有典型的 PHPT 症状的患者都需要手术治疗，四次全国和国际性会议（1990、2002、2008、2013）已经更新了对没有明显症状或体征的患者进行手术治疗的指南（表 82.2）[21,40-42]。

手术治疗指南（表 82.2）[21]

无症状患者如果有下列情况，建议接受手术治疗：①血钙高于正常范围上限 1 mg/dL；②肾脏指征——肌酐清除率 < 60 ml/min，影像学检查发现肾钙质沉着症或肾结石，24 小时尿钙 > 400 mg 或生化肾结石风险分析提示风险增加；③骨骼指征——任何部位的 BMD 达到骨质疏松症标准（T-分数 ≤ -2.5），或者认识到脊柱 DXA 可能不能准确反映骨折风险，影像学显示椎体骨折的证据；④年龄小于 50 岁但疾病进展风险大于老年人的患者。即使患者没有达到手术指南的标准，手术仍是一种可接受的治疗方法。医生和患者的偏好在这个决定中显然很重要。手术技术、疗效和安全性的进步也可能会改变干预偏好平衡，有利于一些患者及其医生做出选择[43-44]。

术前定位用于确定微创甲状旁腺切除术（minimally invasive parathyroidectomy, MIP）的候选患者以及手术后复发或持续存在疾病[43-44]。这些技术不应用于诊断，而是在 PHPT 诊断做出后应用于指导外科医生。最广泛应用的定位方法是 ^{99m} 锝 - 甲氧基异丁基异腈［伴或不伴单光子发射计算机体层显像（SPECT）］或 B 超。前者在单腺体疾病中表现良好，但在多腺体疾病中往往不准确。四维（4D）CT 扫描（第 4 个维度是时间，因为在对比后随着时间的推移获得了多幅图像）能清楚显示解剖细节。动脉造影和选择性静脉检查主要针对那些非侵入性检查不能定位者。对于先前手术不成功的患者，建议采取两种不同的方法进行定位。在这种情况下可以考虑 MRI，但它不是定位的早期选择。

手术

即使没有进行术前定位，有经验的甲状旁腺外科医生也能在 95% 的没有做过颈部手术的患者中找到异常的甲状旁腺腺体。众所周知，腺体的位置是可变的，需要外科医生了解典型的异位位置（例如甲状腺内、食管后、颈部外侧和纵隔）。长期以来，探查 4 个腺体的术式被认为是金标准的手术方式，仍然是那些术前定位未明确的患者和患有遗传性疾病或锂诱导疾病的患者的首选手术方式，在这些患者中多腺体受累是常见的。如今，对于术前定位为局限性单腺体疾病的患者，在能够进行术中 PTH 测定的医院，MIP 已成为首选手术[43-44]。利用 PTH 半衰期短（3～5 分钟）的优势，术中 PTH 水平在切除病变组织后不久即可检测到下降[44]。如果 PTH 水平下降 50% 且在正常范围内，则可以认为被切除的腺瘤是腺体活动异常的唯一来源。有一些人认为仅仅有 PTH 下降 50% 是不够的，因为如果 PTH 水平仍高于正常范围，需要考虑 PTH 的其他腺体来源可能仍然存在。在多腺体疾病的情况下，手术需要切除几乎所有甲状旁腺组织，仅留少许甲状旁腺组织碎片在原位或将其移植到非优势前臂。手术的潜在并发症包括：喉返神经损伤，可导致声音嘶哑和音量降低；也可以出现永久性甲状旁腺功能减退症，见于以前做过颈部手术或做过甲状旁腺次全切除术（多腺体疾病）的患者。

术后患者可能出现短暂性低钙血症，这是由于被抑制的甲状旁腺尚未恢复对钙的敏感性所致，在大多数情况下可以通过术后第一周每天给患者补几克钙来预防。由于术后钙快速沉积到骨内（"骨饥饿综合征"）导致的术后持续的症状性低钙血症目前已很少见了，但可能需要肠外补钙治疗。

手术成功后，患者可以痊愈。血清生化指标和 PTH 水平恢复正常。长期观察性数据证实了短期随机试验结果，表明 BMD 在术后的最初几年有所改善[18-20,45-46]。术后几年内腰椎和股骨颈骨量持续增加，累计增加可以高达 12%（图 82.2）。腰椎的显著改善在有椎体骨质疏松或骨量减少的患者中更为显著。因此，这类患者无论其高钙血症的严重程度如何，都应常规转介手术治疗。

非手术治疗

大多数不适合甲状旁腺切除术的患者在非手术治疗中的效果良好。在大多数此类患者中，生化指标和 BMD 在近十年的时间内均能保持稳定[45]。然而，随访时间超过这段时间的患者开始出现骨丢失的迹象，尤其是皮质骨较多的部位（髋部和桡骨）（见图 82.2）[46]。在一项长达 15 年的观察性队列研究中，37% 的无症状 PHPT 患者有生化或 BMD 测定证据表明疾病进展。50 岁以下的患者发生疾病进展的发生率远高于老年患者（65% 对 23%），这支持年轻患者应进行甲状旁腺切除术的观点[47]。最后，就像经典 PHPT 的时代一样，有症状的患者在没有手术的情况下表现不佳。因此，这些数据支持仅在选定的无症状

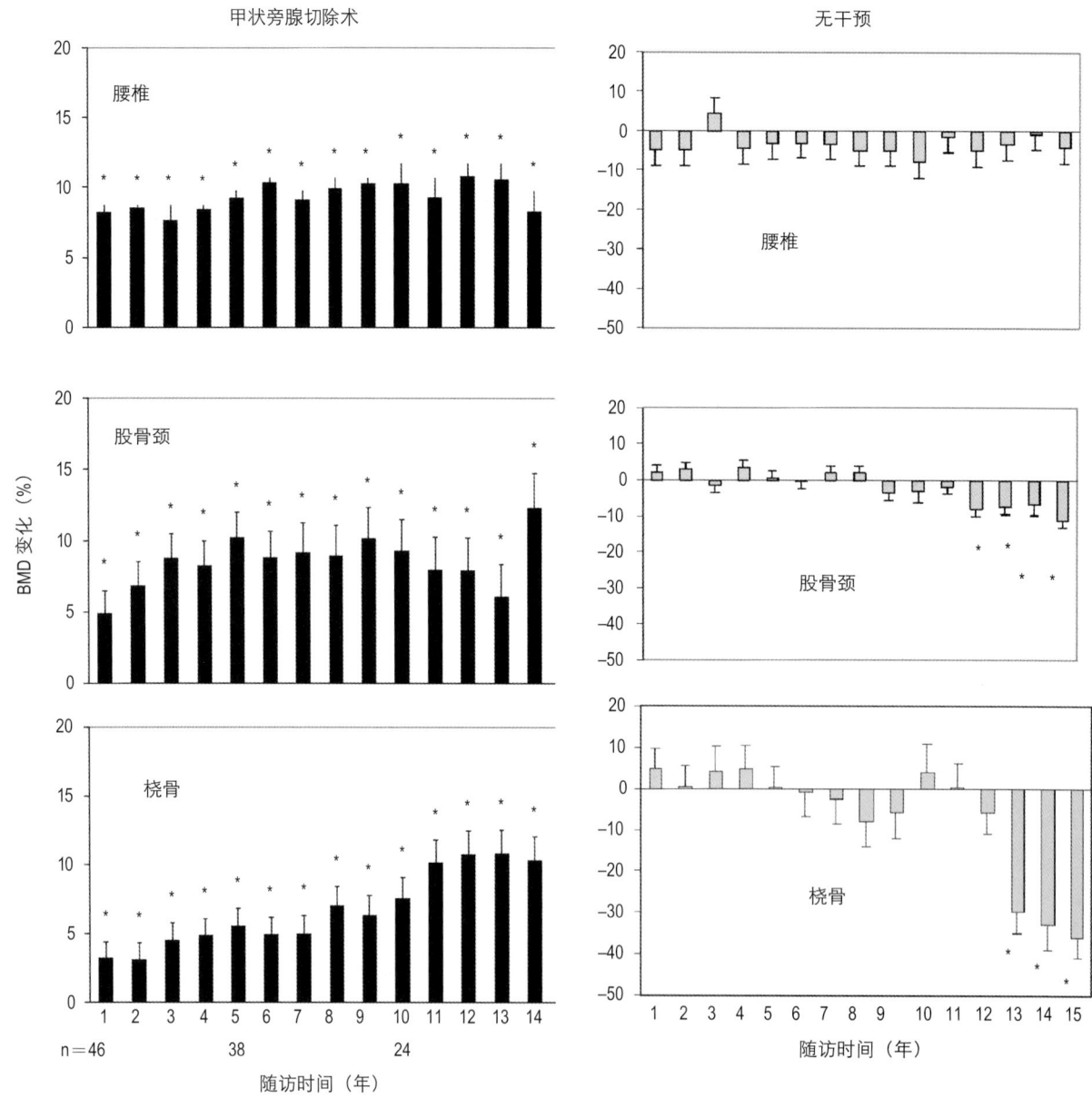

图 82.2 轻度原发性甲状旁腺功能亢进症患者手术（左图）与无干预（右图）的长期疗效比较（Source: [46]. Reproduced with permission of Oxford University Press.）

PHPT 患者中支持不手术而观察的安全性，并且即使在这些患者中，无限期观察也是不可取的。

对于不进行手术的患者，建议遵循一套一般的医学指南（见表 82.2）[21]。血清钙水平每年检测 1 次，每年评估血清肌酐，每 1～2 年测定一次脊柱、髋部和前臂远端 1/3 处的 BMD。如果怀疑有新的椎体骨折和肾结石，应进行脊柱和肾脏影像学复查。总是要鼓励适当的补水和走动。尽可能避免使用噻嗪类利尿药和锂剂。因此，饮食中的钙摄入量应该适度，因为从理论上讲，低钙饮食可能会进一步刺激 PTH 的分泌。1,25(OH)$_2$D 水平升高的患者应避免摄入过多的钙（>1 g/d）。目前的指南建议使用维生素 D 治疗，以使 25OHD 的水平 >20 ng/ml[21]。然而，最近的一项随机对照试验表明，较高的维生素 D 水平可能是有益的[48]。每天予 2800 IU 胆钙化醇（维生素 D$_3$）治疗可以使维生素 D 水平从 25 ng/ml 增加到 37 ng/ml，PTH 降低，腰椎 BMD 增加，同时血钙或尿钙无明显变化。

药物治疗

对于大多数 PHPT 患者来说，目前仍缺乏安全和有效的治疗药物[49]。口服磷酸盐会通过干扰饮食中钙的吸收、抑制骨吸收以及抑制肾脏产生 1,25(OH)$_2$D，使血清钙降低 0.5～1 mg/dL。然而，考虑到口服磷酸盐可以引起磷酸钙产物增加而导致软组织异位钙化，可能会进一步使 PTH 升高，以及口服磷酸盐的胃肠道耐受性差，目前并不推荐口服磷酸盐治疗。雌激素替代疗法仍然是绝经后女性希望用激素替代疗法治疗更年期症状的一种选择[50-51]。使用雌激素的理由是基于已知雌激素对 PTH 介导的骨吸收具有拮抗作用。虽然服用雌激素后血清钙浓度确实有下降趋势（下降 0.5 mg/dL），但 PTH 水平和血清磷浓度没有变化。雌激素替代也可能可以改善这些患者的 BMD。初步数据显示，选择性雌激素受体调节剂雷洛昔芬对绝经后 PHPT 女性的血清钙水平有类似的影响[52]。对于 BMD 低的患者，双膦酸盐是一种选择[49,53]。阿仑膦酸钠可以抑制骨吸收，改善椎体 BMD，但对 PHPT 无作用。拟钙剂可以增加细胞外 CASR 对钙的敏感性，导致随后 PTH 合成和分泌减少，最终导致血清钙水平下降。拟钙剂盐酸西那卡塞的临床试验显示，盐酸西那卡塞使血清钙正常化的时间可达 5.5 年，并且无论疾病轻重均能降低血清钙水平[54-55]。然而，这种药物不能提供相当于"甲状旁腺切除术"的效果，因为它不能改善 BMD 或减少尿钙。目前还没有关于拟钙剂对患者体质和神经精神症状以及骨折和肾结石的影响的数据。在欧洲，西那卡塞已被批准用于甲状旁腺癌和 PHPT 患者。2011 年，FDA 已经批准西那卡塞在 PHPT 患者中的有限使用，即用于治疗不能接受甲状旁腺切除术的严重高钙血症患者。

PHPT：全球视野

PHPT 在全球不同地方的表现并不相同。在许多国家，无症状 PHPT 并不是该病的主要形式[15]。以下是对不同地区现有数据的简要总结。

欧洲

与美国一样，无症状 PHPT 已经成为欧洲 PHPT 的主要表现形式[15,56]。基于人口的研究显示，PHPT 的患病率存在性别差异（瑞典成年男性为 0.3%，女性为 1.6%），并且与美国一样，在过去的几十年里，PHPT 的患病率呈上升趋势（苏格兰从 1.82‰增加到 6.72‰）[56-58]。捷克共和国的发病率也有所增加（过去 40 年里，从 0.08/1000 人 - 年增加到 0.24/1000 人 - 年）[59]。

几项研究比较了欧洲和美国 PHPT 患者的临床特征。一项回顾性研究显示，意大利与美国相比，PHPT 患者的离子钙和 PTH 水平相似，但总钙水平较高，体重指数（BMI）调整后的髋部 BMD 较低[56]。欧洲也报道了 PHPT 患者肾结石（55%）和椎体骨折（35%）的较高发生率，尤其是在无症状患者中提供影像学检查发现的发生率[16]。土耳其患者的血清钙和 PTH 水平高于美国或西欧患者的（平均 PTH：467 pg/ml；平均钙：11.9 mg/dL）[60]。最后，欧洲关于正常血钙型 PHPT 的数据非常有限，也没有使用国际指南中推荐的严格诊断标准。

拉丁美洲

在拉丁美洲，也观察到 PHPT 患者的表现发生了变化。尽管没有广泛的人群中 PHPT 患病率数据，但在巴西累西腓，4207 名内分泌科门诊患者中 PHPT 的患病率为 0.78%，其中 82% 无症状[61]。女性与男性比例为 7:1，并且 90% 的女性患者为绝经后女性。

有症状和无症状的 PHPT 患者同时存在[62]。与无症状患者相比，在重症患者中，BMD 更低，PTH 和骨标志物水平更高，维生素 D 缺乏更为常见，腺瘤更大[63]。在有囊性纤维骨炎的患者，在甲状旁腺切除术和补充维生素 D 后，BMD 显著增加[63]。肾结石比美国更为常见[64-65]。80% 以上的进行手术治疗的患者只有一个腺瘤[62-63,65]。在拉丁美洲，越来越多的血钙正常型 PHPT 被识别出来。一项研究报道，肾结石和骨折的发生率在高钙血症 PHPT 和正常血钙型 PHPT 相似，除了前臂 BMD 没有差异，正常血钙型患者的 BMD 高于高血钙患者的 BMD[66]。

亚洲和非洲

与西方国家相比，大多数亚洲国家（中国、印度、伊朗、巴基斯坦、沙特阿拉伯和泰国）和南非的 PHPT 仍有典型的高钙血症表现，包括囊性纤维性骨炎、骨质疏松症、骨折和肾结石[67-70]。生化指标异常同样比西方患者更为严重。最近，在中国和印度也有无症状 PHPT 的报道，可能是由于常规生化检查和颈部超声检查频率增加了[70-71]。甲状旁腺癌在亚洲的发病率高于西方，在中国和日本 PHPT 患者中甲状旁腺癌的发病率分别为 6% 和 12%[70,72]。与未进行甲状旁腺切除术的患者相比，进行甲状旁腺切除术可以提高亚洲患者的 BMD 和生活质量[73]。在亚洲，甲状旁腺癌在初次手术甚至在二次手术时整体切除肿瘤为患者提供了治愈的机会[74]。

致谢

这项工作得到了 NIH 基金 DK32333、DK074457、DK084986 和 DK104105 的部分支持。

参考文献

扫描书末二维码获取。

第 83 章
家族性原发性甲状旁腺功能亢进症

Andrew Arnold、Sunita K. Agarwal 和 Rajesh V. Thakker

邓伟民 李 博 译

引言

家族性原发性甲状旁腺功能亢进症（familial primary hyperparathyroidism, FPHPT）患者的特征是高钙血症和血清甲状旁腺激素（PTH）升高或不受抑制的结合，是所有 PHPT 病例中一个小而重要的亚组（大约占 5%）[1-2]。他们的家族性综合征包括多发性内分泌肿瘤（multiple endocrine neoplasia, MEN）（1、2A 和 4 型）、家族性（良性）低尿钙高钙血症（familial hypocalciuric hypercalcemia, FHH）、新生儿重度原发性甲状旁腺功能亢进症（neonatal severe primary hyperparathyroidism, NSHPT）、甲状旁腺功能亢进 - 颌骨肿瘤综合征（hyperparathyroidism-jaw tumor syndrome, HPT-JT）以及家族性孤立性原发性甲状旁腺功能亢进症（familial isolated primary hyperparathyroidism, FIHPT）[1,3-5]。这些综合征表现出孟德尔遗传模式，大多数的主要致病基因已被确定（表 83.1）。随着有关复杂表型的遗传贡献的更多知识的积累，更多基因的贡献也得到了证实，其中包括一些对 PHPT 外显贡献较小和易感性更隐匿的基因。

家族性低尿钙高钙血症

家族性良性低尿钙高钙血症（FHH）（OMIM #145980）是一种常染色体显性综合征[6-7]。FHH 的患病率与 1 型多发性内分泌肿瘤（MEN1）的相似；两者在 PHPT 病例中的占比均为 2%。

临床表现

FHH 患者通常症状较轻或无症状[6-7]。与典型的 PHPT 相比，容易疲劳、虚弱、思维障碍或烦渴不常见，也不严重。肾结石或高钙尿症与未受影响者一样不常见。骨骼的 X 线片检查通常是正常的，可能存在软骨钙质沉着或未成熟血管钙化，但在临床上通常无症状。骨量和骨折易感性正常。在所有年龄段，高钙血症都几乎 100% 外显。婴儿期发生 PHPT 十分罕见，这有助于诊断。血清钙水平的范围与典型的 PHPT 相似，血清中游离钙和结合钙的比例是正常的[6,8-9]。血清镁水平通常处于正常范围偏高值或轻度升高，而血清磷水平通常轻度降低。尿钙的排泄是正常的，有高钙血症但未受影响的家族成员也有类似的化验结果异常。尿钙水平正常伴高血清钙恰好解释了 FHH 中相对低尿钙的概念。此外，甲状旁腺功能，包括血清 PTH 和 1,25(OH)$_2$D 在内的相关测定通常是正常的，在 5% ~ 10% 的病例中，任一指标均有轻度升高[8-9]。这种"正常"的甲状旁腺功能指标在终身高钙血症的情况下是不正常的，诊断上是有用的，反映了甲状旁腺在引起这种高钙血症中所起的主要作用。

FHH 患者的甲状旁腺可能大小正常或轻度增大。FHH 患者在接受标准甲状旁腺次全切除术后只会出现短暂的血清钙水平降低，随后在术后几天内持续出现高钙血症[6]。

发病机制 / 遗传特征

大多数病例是由编码钙敏感受体（calcium-sensing receptor, CaSR）的 CASR 基因发生杂合子失活突变引起的[1,3,6,9-10]。在甲状旁腺细胞表面，这种 CaSR "报告"血清中离子钙的水平。大约 30% 的 FHH 先证者及其亲属缺乏可以检测到 CASR 的突变[6,9]。其中一些基因突变发生在 AP2S1 或 GNA11，但其他的在这些已被鉴定的基因中未检测到突变[8,11]。1 例罕见的病例有纯合子 CASR 突变，尽管只有轻微形式的 FHH；有杂合子 CASR 突变的父母及其亲属均为血钙正常的，提示杂合子（和纯合子）

表 83.1 家族性原发性甲状旁腺功能亢进症相关综合征的主要特征及其鉴别

综合征	主要基因和突变/变异类型[a]	甲状旁腺方面	甲状旁腺以外方面
FHH	$CASR^-$[b]	高钙血症始于出生 分泌水平增加而没有增生 次全 PTX 后仍然持续 避免 PTX	相对的低尿钙
NSHPT	$CASR^=$	高钙血症始于出生 钙>16 mg% 4 个甲状旁腺腺体增大 需要紧急施行完全 PTX	相对的低尿钙
MEN1	$MEN1^-$	发病年龄平均 20 岁 不对称的腺瘤 成功实施次全 PTX 后 12 年复发	肿瘤分布在 20 多个组织中（垂体、胰十二指肠、前肠、类癌、肾上腺皮质、真皮等）
MEN2A	RET^+	类似于 MEN1，但发病晚些，没有 MEN1 那么严重和那么对称	C 细胞癌是可以预防的 在甲状腺或甲状旁腺手术前发现并治疗嗜铬细胞瘤
MEN4	$CDKN1B^-$	类似于 MEN1	垂体、肾上腺皮质、神经内分泌组织、甲状腺和子宫的肿瘤
HPT-JT	$HRPT2^-$	高钙血症可发生在 10 岁前，通常更晚 甲状旁腺癌占 15% 良性或恶性 有时可见微囊性组织学表现	良性下颌肿瘤、肾囊肿和（或）子宫肿瘤
FIHPT	$MEN1^-$、$CASR^-$ 或 $HRPT2^-$ 占 30%，$GCM2^+$[c] 其他未确定的基因	无特殊特征	未明确 以后可能出现其他隐匿性综合征

FHH：家族性低尿钙高钙血症；FIHPT：家族性孤立性原发性甲状旁腺功能亢进症；HPT-JT：甲状旁腺功能亢进-颌骨肿瘤综合征；NSHPT：新生儿重度原发性甲状旁腺功能亢进症；MEN：多发性内分泌肿瘤（可为 1 型、2A 型或 4 型）；PTX：甲状旁腺切除术。
[a] 种系突变类型：-：杂合子失活；=：纯合子失活；+：杂合子激活。
[b] 相似或相同综合征已确定的其他基因：FHH 的 $AP2S1^-$ 和 $GA11^-$；MEN1 的细胞周期蛋白依赖性激酶抑制剂（CDKI）突变（$p27^-$、$p15^-$、$p18^-$ 或 $p21^-$）。MEN1 的 $p27^-$ 突变被 OMIM（在线人类孟德尔遗传系统）命名为 MEN4。
[c] 未确定外显率的特定相关变异种，在临床治疗中的影响尚未确定。

突变谱系有部分表现温和[12]。

由于 CASR 的失活突变，FHH 的甲状旁腺细胞对细胞外钙水平升高的敏感性降低。这导致钙对甲状旁腺分泌的抑制受损，通常甲状旁腺细胞增殖很少或没有增加[6]。

在 FHH 中，肾脏固有的钙感知功能也受到干扰。正常情况下，CaSR 在肾脏中的功能是通过维持肾小管钙的重吸收，以纠正血清钙水平的变化。PTH 的升高也可以增加肾小管钙的重吸收；在 FHH 中，患者肾小管钙的重吸收也是高的，即使在计划性或非计划性甲状旁腺全切除术后仍然很高[6,9]。CaSR 通常在甲状旁腺和肾脏以外的其他组织中正常表达，但其临床功能障碍在 FHH 或 NSHPT 患者中均未见报道[6,9]。

在某些情况下，或者在少数情况下，在整个家族的所有携带者中，典型的 PHPT 和 CASR 突变型 PHPT 之间的区别是模糊的[13]。尤其是在 CASR 中有种系错义突变的一个庞大家族中，受影响的成员有一个更典型的 PHPT 综合征，不像 FHH 特有的 PHPT[14]。其他几个 CASR 功能缺失突变的小家族包括一些具有一个或多个类似于典型的 PHPT 的特征的成员。低尿钙高钙血症也可以由抗 CaSR 抗体导致，也可能伴有其他自体免疫性疾病的特征；但这是没有 CASR 突变的；这是罕见的，通常不是家族性的[6]。

家族和携带者的诊断

在高钙血症的情况下，正常的 PTH，就像相对较低的尿钙一样，提示 FHH 的可能。家族诊断通常是通过家族中一个或多个成员出现典型临床特征而做出，例如高钙血症、相对的低尿钙以及甲状旁腺切除术无效[1,6]。在 10 岁之前对高钙血症的识别对于该家族 FHH 的诊断几乎是特异的。

FHH 特征的家族筛查对于在先证者和整个家族中确认该综合征，以及最终在其他亲属中诊断都非常重要[1,9]。由于高钙血症在所有 FHH 携带者中的高外显率，通常可以通过血清钙的测定（最好是电离法或白蛋白校正法）为每一位高危亲属进行精确诊断。

由于在一个固定时间间隔中的尿钙排泄很大程度上取决于肾小球滤过率（glomerular filtration rate，GFR）以及采集时间间隔，因此总尿钙排泄量并不是区分 FHH 和典型的 PHPT 的有效指标。肾脏钙清除率与肌酐清除率的比值对于鉴别来说是一个经验性的、有用的指标[1,6]。

$$Ca_{Cl}/Cr_{Cl} = [Ca_u \times V/Ca_s] / [Cr_u \times V/Cr_s] = [Ca_u \times Cr_s] / [Cr_u \times Ca_s]$$

在患有 FHH 的高钙血症患者中，肾脏钙清除率与肌酐清除率的比值平均为典型的 PHPT 患者的 1/3，<0.01（有效单位均会被抵消）的值提示患有 FHH[1]。

CASR 突变分析在该综合征的诊断中偶尔有作用，特别是在对该家族的临床评估不确定的情况下[1,9]。如果 CASR 突变位于被检测的编码外显子范围之外，则可能检测不到；这也许可以解释为什么在典型的 FHH 家族中 30% 的成员缺乏可以识别的 CASR 突变[3,6,10]。

治疗

尽管高钙血症伴随终身，FHH 患者仍可以活到八九十岁。FHH 的慢性高钙血症很少被治疗，并且对几种类型的药物（利尿药、双膦酸盐、磷酸盐或雌激素）具有耐药性[6]。拟钙剂，例如西那卡塞，是一种可以模拟 Ca^{2+} 的药物，通过刺激甲状旁腺细胞上的正常甚至突变的 CaSR 来减少 PTH 的释放。在极少数情况下，考虑适当治疗的 FHH 病例，它们可能是有效的（如超药品说明书使用）[9,15]。这种潜在的疗效取决于 CaSR 内突变残基的结构域。

由于其通常为良性病程，且对甲状旁腺次全切除术无反应，仅有极少数病例应行甲状旁腺切除术。在罕见的情况下，例如复发性胰腺炎、PTH 水平过高或血钙水平过高（维持>14 mg/dL），可能需要甲状旁腺次全切除术甚或甲状旁腺全切除术。

散发性低尿钙高钙血症

缺乏阳性家族史，或中没有 CASR、GNA11 或 AP2S1 基因突变，散发性低尿钙高钙血症的治疗是具有挑战性的。通常应将其视为典型的 FHH，除非另一种 PHPT 综合征的特征变得更加突出[6,9]。

新生儿重度原发性甲状旁腺功能亢进症

临床表现

NSHPT（OMIM #239200）是一种罕见的危及生命的新生儿疾病，表现为严重高钙血症、极高的 PTH 水平、肋骨骨折、肌张力低下、呼吸窘迫以及所有甲状旁腺腺体明显增大[6,9-10]。没有早期手术干预而存活下来的极个别病例很可能表现出广泛的发育障碍。NSHPT 的主要相关性在于了解 CASR 突变选择性破坏甲状旁腺的一些严重方式。

发病机制/遗传特征

NSHPT 通常是由 CASR 纯合子或复合杂合子失活突变导致的[6,9]。最初的分子遗传学分析表明，NSHPT 的甲状旁腺细胞高增殖是多克隆、广泛增生性肥大，而不是单克隆肿瘤[16]。

诊断

诊断通常基于独特的临床表现，常常伴有父母近亲婚姻和（或）一级亲属患有 FHH[6,9]。

治疗

对于有严重症状和体征的患者，紧急进行甲状旁腺全切除术以挽救患者生命[6,12]。这可能可以使患者在治疗继发性甲状旁腺功能减退症的情况下有一个正常生活。顽固性肾脏缺陷使甲状旁腺功能减退症的治疗更为简单。在患儿等待手术期间，可以使用西那卡塞来纠正高钙血症[9]。

1型多发性内分泌肿瘤

MEN1（OMIM #131100）是一种罕见的遗传性疾病，在非选择性人群中，估计的患病率为（2~3）/10万。大约2%的PHPT病例是由MEN1导致的。MEN1的公认的定义是：三个主要组织（甲状旁腺、垂体以及胰十二指肠内分泌腺）中的两个出现肿瘤；受影响的人的其他激素性和非激素性组织中也容易罹患肿瘤。引申开来，家族性MEN1定义为：MEN1患者有一个一级亲属的三个主要组织中至少有一个出现了肿瘤[4-5]。

临床表现

MEN1的激素性表现中最明显的是PHPT，后者也是大多数情况下MEN1的最初临床表现[4,17]。在MEN1中，PHPT与常见的散发性（非家族性）形式的PHPT有几个不同的特征。在MEN1中，女性与男性的比值约为1.0，而在散发性的PHPT中，女性约为男性的3倍[4]。PHPT在MEN1中出现的时间大约早30年，一般是在11~40岁之间，目前发现的年龄最小的病例是8岁[4]。PHPT发病较早，这可能可以解释为什么MEN1中骨质疏松症发病较早。

在MEN1中，多发性甲状旁腺肿瘤是典型表现；这些肿瘤的大小差别很大，最大和最小的肿瘤的平均比例为10:1。MEN1中存在着发生甲状旁腺肿瘤的强大驱动力，这一点可以从PHPT的复发率高得惊人看出来；甲状旁腺切除术后12年的平均复发率约为50%[17]。由于肿瘤位于多个甲状旁腺腺体内，异位位置的腺瘤更可能发生在MEN1中，而不是常见的腺瘤中[18]。

与MEN1相关的其他肿瘤包括十二指肠胃泌素瘤、胰岛素瘤、非激素性胰岛肿瘤、支气管或胸腺类癌、胃肠嗜铬细胞样瘤、肾上腺皮质腺瘤、脂肪瘤、面部血管纤维瘤和躯干胶原瘤[4-5]。在有少数和（或）主要年轻受影响成员的家族中，MEN1的肿瘤可能只在甲状旁腺表现，或者除在甲状旁腺中外另外在一个附加组织中表现。对于这类家族，应对MEN1的其他肿瘤的发生情况进行随访[4]。

发病机制/遗传特征

家族性MEN1表现为常染色体显性遗传模式，其主要的遗传基础是 *MEN1* 肿瘤抑制基因的种系杂合子失活突变[1,4-5]。*MEN1* 编码menin，其分子通路以及具体的功能还处于研究阶段。患有MEN1的个体通常是从受影响的父母那里遗传了 *MEN1* 基因的一个灭活拷贝，但高达10%的个体可能会有自发的或新的种系突变。肿瘤的生长源于正常的、剩余的 *MEN1* 基因拷贝的随后的体细胞（即获得性）失活。

在30%的MEN1先证者和MEN1家族中未发现 *MEN1* 基因突变[4-5]。该组中有几个病例的MEN1来自 *CDKN1B*，后者编码p27Kip1细胞周期依赖性激酶抑制剂（cyclin-dependent kinase inhibitor, CDKI）[19]。这种组合被命名为MEN4。剩余病例中还有少数有p15、p18或p21中的突变，由其他3种 *CDKI* 基因编码[20]；在一些散发性甲状旁腺癌患者中也可以发现这些基因的突变，显然外显率较低[21]。在散发但有真实的MEN1表型（仅限于甲状旁腺加垂体瘤）的病例中，可检测的 *MEN1* 或 *CDKI* 突变的检出率更低（大约为7%）；这提示在这个亚组中存在其他易感基因[5,22]。

携带者的诊断

对于种系 *MEN1* 基因突变的直接测序，虽然价格昂贵，已有市售的检测盒，但这种检测的适应证仍然值得商榷[1,4]。基因分析通常局限于编码区及其附近，无法在大约30%的典型的MEN1家族中检测到致病性 *MEN1* 基因突变。在这些家族中可能还有一些未被识别的 *MEN1* 缺陷，例如大段的缺失或小段的非编码区突变[4]。只有在先证者中发现了可检测的突变时，才能在这个家族中应用DNA检测进行症前携带者诊断。症状前诊断虽然不能明显改善MEN1的死亡率/发病率，但可以对患者的治疗产生重要影响[4]。例如，当MEN1的临床诊断不确定但有怀疑时，*MEN1* 基因检测对MEN1样先证者的诊断有帮助，或者在极少数情况下有助于其干预治疗，例如，在有散发性或家族性孤立性多腺体PHPT的年轻成人或在Zollinger Ellison综合征（Zollinger Ellison Syndrome, ZES）。在后者中，*MEN1* 基因突变发生在1/4的病例中，识别该突变可以避免在其他情况下需要进行的腹部手术。此外，DNA检测能够明确排除临床未受影响的MEN1亲属中有风险的成员是携带者的可能性，这一点值得赞赏[4]。

定期进行血清钙和PTH等筛查，可以为确定携带者提供一种不基于DNA的替代方法[4-5]。当 *MEN1* 基因突变在MEN1先证者或家族中未被发现或寻找时，或怀疑有临床MEN1时，可以使用经典的身体或生化特征的确诊性检查，例如，检查面部血管纤维瘤，或定期筛查血清钙和PTH。

其他肿瘤的诊断

对于MEN1样先证者或已确定的 *MEN1* 携带者，或者其他有MEN1风险的家族成员，建议在基线或对肿瘤进行随访时筛查肿瘤指标，因为这样似乎更有益于患者[4]。垂体、胰十二指肠和甲状旁腺以外的其他MEN1肿瘤的肿瘤筛查和其他治疗大多已超出了本章的涵盖范围。

治疗

一旦生化方面的诊断确定，转诊手术的指征与散发性PHPT相似[4]。骨质疏松症是一种手术指征，在35岁以上的MEN1女性患者中很常见。

由于MEN1患者有多个甲状旁腺腺体受累，不推荐行微创甲状旁腺切除术[4]。相反，在MEN1患者最常进行的初始手术是3.5个腺体的甲状旁腺次全切除术和经颈近全胸腺切除术。残余的甲状旁腺腺体通常被留置在颈部原有的血管蒂上，可以用夹子做标记。一些医疗中心可能认为，在甲状旁腺全切除术中，将甲状旁腺腺体自体移植于前臂是有益的（见下文）。经颈胸腺切除术在MEN1患者中有未经证实的益处，但已被广泛使用，因为它可以预防或治疗胸腺类癌（主要在男性中）；此外，胸腺在复发性PHPT的MEN1患者中是甲状旁腺肿瘤的常见部位。经验丰富的甲状旁腺外科团队的参与对获得最佳结果至关重要[4]。对于甲状旁腺手术失败的患者或有手术禁忌证的患者，西那卡塞作为CaSR的一种分子异构体，可以有效地控制高钙血症[23]。

需要强调的是，非甲状旁腺组织中的MEN1相关的癌导致了MEN1病例中整整1/3的死亡。对于这些癌症中的大多数，目前还没有有效的预防和治疗方法，部分原因是它们的位置有问题。新药和其他有希望的治疗方法，包括一些已经被FDA批准用于普通胰腺肿瘤的药物，在类似的MEN1肿瘤中仍需进行进一步的评估。

2A型多发性内分泌肿瘤

2型多发性内分泌肿瘤（MEN2）可进一步被细分为具有相同 *RET* 基因突变的3种临床综合征[4,10,24]，即MEN2A、MEN2B和家族性甲状腺髓样癌（familial medullary thyroid cancer, FMTC）。在这3种综合征中，MEN2A（OMIM #171400）最常见，也是唯一表现为PHPT的综合征。

临床表现

MEN2A是一种具有甲状腺髓样癌或C细胞癌（MTC）、嗜铬细胞瘤和PHPT遗传倾向的疾病[24]。这些肿瘤在MEN2A的成人携带者的发生率为：甲状腺髓样癌大于90%，嗜铬细胞瘤为40%~50%，PHPT为20%。

MEN2A中PHPT的中等外显率与其他家族性PHPT综合征的高外显率形成对比。

发病机制/遗传特征

MEN2A为常染色体显性遗传，男女受影响的比例相等；其基因缺陷为 *RET* 原癌基因功能性突变的杂合子种系获得[24]。种系 *RET* 突变在95%以上的MEN2A家族可以检测到。*RET* 在密码子634的突变占MEN2A的85%，且与PHPT的表现更为密切相关[24]。

MEN2A和FMTC的特异性 *RET* 基因突变既有差异，又有很大重叠；相反，MEN2B是由两种完全不同的 *RET* 突变之一导致的[24]。目前尚不清楚为什么后两种MEN2中未发生甲状旁腺疾病。与众多看似随机的不同的失活密码子不同，即与典型的肿瘤抑制机制不同，MEN2A中突变的 *RET* 密码子数量有限，这反映了激活RET蛋白需要在该癌蛋白的选择结构域发生高度特异性变化[24]。

RET蛋白是一种跨质膜受体酪氨酸激酶（receptor tyrosine kinase, RTK），正常情况下在发育组织（包括神经嵴周围）中转导生长和分化信号。对其分子通路的研究已使RTK抑制剂（例如凡德他尼和卡博替尼）在晚期MTC患者的Ⅲ期临床试验中进行了评估，这些RTK抑制剂的临床试验显示出了肿瘤反应和无进展生存期的改善[24]。

家族、携带者和甲状旁腺肿瘤的诊断

种系 *RET* 突变的基因测序是MEN2A临床治疗的核心，尤其是对于指导MTC的治疗和预防的甲状腺切除术[24]。MEN2A中的PHPT通常是无症状的，通常是在甲状腺手术中偶然被诊断和治疗的。此外，其生化诊断指标和手术适应证与散发性PHPT相似。

治疗

与 MTC 或嗜铬细胞瘤相比，MEN2A 的 PHPT 的表现不是一个那么紧急的临床急症。概念上与其遗传特征一致，MEN2A 中的 PHPT 涉及多个腺体，但一次可能出现少于 4 个腺体同时增大的情形。因此，对于确诊或疑诊 MEN2A 的患者，建议行双侧颈部探查以确定所有异常的甲状旁腺腺体；切除肿大的甲状旁腺腺体（最多 3.5 个腺体）是最常施行的术式。对未手术 MEN2A 患者表现出 PHPT 者进行术前肿瘤定位的要点与 MEN1 患者相似。

在儿童期进行 *RET* 检测可以确保进行预防性或治疗性甲状腺切除术（即尽早在儿童期进行干预，以尽量减少 C 细胞癌囊外转移的可能性）。

甲状旁腺功能亢进 - 颌骨肿瘤综合征

临床表现

HPT-JT（OMIM #145001）是一种罕见的、常染色体显性遗传性疾病组合，包括 PHPT，上下颌骨的骨化纤维瘤或牙骨质化纤维瘤，包含囊肿、错构瘤、肾母细胞瘤的肾脏疾病，以及子宫肿瘤[3,25-26]。在"典型的"HPT-JT 家族成人中，PHPT 是外显率最高的，为 80%；上下颌骨的骨化纤维瘤次之，为 30%；肾脏疾病略低。子宫肿瘤的外显率变化范围很大[25]。

HPT-JT 患者的 PHPT 可能早在 1～10 岁就出现[3,25]。虽然所有的甲状旁腺腺体都有病变风险，但手术探查可显示单发的甲状旁腺肿瘤（甚至单发非典型腺瘤或单发癌），而不是多腺体疾病。甲状旁腺肿瘤可以是大囊性或微囊性，虽然大多数肿瘤被归类为腺瘤，但在 HPT-JT 患者中，甲状旁腺癌（占 PHPT 的 15%～20%）的比例明显过高[3,25]。相比之下，甲状旁腺癌几乎从不发生在 MEN1、MEN2 或 FHH 中。在 HPT-JT 患者中，甲状旁腺癌肺部转移可能发生在 20 岁出头。在经过一段时间的甲状旁腺功能正常后，手术后的患者可能表现为复发性 PHPT，不同步起源于不同甲状旁腺腺体的一个孤立性肿瘤可能是这种现象的原因。

发病机制 / 遗传特征

HRPT2 基因（也称为 *CDC73*）的种系突变是 HPT-JT 的病因[1,3,25-26]。HPT-JT 家族中 *HRPT2* 基因突变发生率为 60%～70%；剩余亲属中的一些人或许多人可能还有其他 *HRPT2* 缺陷，例如大片段缺失或标准基因检测方法无法检测到的小片段非编码基因突变。*HRPT2* 突变通过使其蛋白质产物——parafibromin 失活或消除，导致包括甲状旁腺癌在内的肿瘤，其发生机制符合经典的"双重打击"肿瘤抑制机制。Parafibromin 在肿瘤发生中的正常细胞作用及其影响（通过功能丧失）仍处在研究阶段。

重要的是，许多看似散发的甲状旁腺癌（OMIM #608266）病例也存在 *HRPT2* 的种系突变，因此可能代表了新发现的 HPT-JT、隐匿性 HPT-JT 或另一种变异综合征[3,27]。

携带者和癌症的诊断

HPT-JT 中 PHPT 的生化诊断与散发性 PHPT 相同。在经典的或变异的 HPT-JT 中对种系 *HRPT2* 突变的识别，为先证者或散发性甲状旁腺癌个体的 DNA 诊断以及高危家族成员中的携带者的识别（旨在预防或治疗甲状旁腺恶性肿瘤）打开了大门[1,3,25]。

在对已知或疑似携带 HPT-JT 的患者进行甲状旁腺手术之前，外科医生应警惕甲状旁腺癌的可能性。

治疗

HPT-JT 的治疗侧重于监测和手术，以解决当前或未来甲状旁腺恶性肿瘤的高风险[1,25,28]。生化学检查结果提示 PHPT 是尽早手术的指征。所有甲状旁腺腺体均应在手术中找到，以查找恶性肿瘤的迹象并切除异常的腺体。由于存在发生恶性肿瘤的可能性，有人提出将预防性全甲状旁腺切除术（甚至对甲状旁腺功能正常的携带者）作为一种替代方法。鉴于切除所有甲状旁腺组织非常困难，终身甲状旁腺功能减退症的负担和不良后果，甲状旁腺癌在该综合征中的不完全外显，以及对复发性 PHPT 进行密切的生化监测可能会促进甲状旁腺癌的成功治疗和预防，目前不赞成这种方法[3,28]。

家族性孤立性原发性甲状旁腺功能亢进症

临床表现和诊断

FIHPT（OMIM #145000）的临床定义是：家族性 PHPT 不伴有甲状旁腺外临床表现的另一类综合征[1,4,10]。如果有另一种 PHPT 综合征表现，则 FIHPT 的诊断应有变化。部分原因是这一类综合征可能包含一些隐藏的甚至未知的原因，其 PHPT 的临床表现范围很广。

发病机制 / 遗传特征

FIHPT 具有遗传异质性，可由 MEN1、HRPT2 或 CASR 种系突变的不完全表达导致[3]。最近也报道了一些 FIHPT 患者有编码一种甲状旁腺特异性转录因子的胶质细胞缺失 2（glial cell missing 2, GCM2）基因的激活变异体[29-30]。然而，大多数家族在这些基因中都没有可检测到的突变。一种未知的基因可能位于 2 号染色体的短臂上（OMIM #610071）；一个或多个其他基因可能是这些家族的致病原因[3]。

应考虑进行基因突变检测，例如，当检查结果可能影响甲状旁腺或其他肿瘤的治疗合理性或治疗方式时，或者在亲属中进行更多的基因检测时[4]。

治疗

治疗与一般的 PHPT 的治疗非常相似。在监测和治疗方面必须认识到，一种基因定义的 PHPT 综合征或先前未发现的 PHPT 综合征的其他特征可能是可以检测出来的[4]。例如，如果可能有隐藏的 HPT-JT，在 FIHPT 中必须想到甲状旁腺癌的高发风险。

在所有形式的家族性原发性甲状旁腺功能亢进症中考虑共病

多灶性甲状旁腺腺体功能亢进

对于三种遗传性 PHPT 综合征（MEN1、MEN2A 和 HPT-JT），甲状旁腺细胞的种系突变会导致在出生后单克隆或寡克隆甲状旁腺肿瘤的易感性和逐渐过度生长[1]。对于另外两种综合征（FHH 和 NSHPT），它们的表型在出生前后就会完全表现出来（即没有出生后延迟）。换句话说，这五种多器官综合征的一个根本特征是，每一个甲状旁腺细胞都携带了相同的综合征种系突变；这种突变要么足以立即导致所有甲状旁腺细胞的功能亢进表型，要么使每一个甲状旁腺细胞都处于多年后产生克隆性增殖的风险之中。

无症状携带者的检测

一旦诊断出 PHPT 综合征，就应该考虑在无症状亲属中进行携带者检测（图 83.1）[1,4]。携带者的概念必须包括具有疾病倾向的亲属，即使在该家族中没有可识别的综合征突变。种系 DNA 检测通常是携带者检测的金标准；然而，通过使用早期表达且具有高外显率特征（例如 FHH 早期携带者的高钙血症）或低外显率特征（例如 HPT-JT 迟发甲状旁腺癌的高钙血症）的携带者检测，有时是一个有用的选择。

种系突变检测可能带来的好处包括可以为受试者、家族和医生提供信息[1,4]。

在所有 PHPT 综合征中，携带者检测仅针对 MEN2 可导致的一种主要干预，几乎可以肯定地降低死亡率（MTC）[24]。检测 HPT-JT 可以指导治疗，从而降低甲状旁腺恶性肿瘤的死亡率[1,3]。其他 PHPT 综合征的检测主要是为了给医生和患者提供信息，不太紧急。这些关于无症状携带者甚或受影响的携带者的信息已被广泛用于基线水平和随访期间的肿瘤筛查。

肿瘤的监测

肿瘤的监测最好采用综合征特异性方案进行；每一种 PHPT 综合征的携带者都应该进行[1,4]。对甲状旁腺肿瘤和其他组织肿瘤的监测，应为最初确定携带者时出现的肿瘤以及在定期随访过程中出现的肿瘤。监测计划必须兼顾成本和效益问题。

家族性甲状旁腺肿瘤手术中的特殊处理方式

当多个甲状旁腺腺体有过度活跃的可能时，甲状旁腺腺瘤手术在许多方面都需要进行修改[1,4,28]。手术中要力求切除足够的病变组织。传统上要求识别所有 4 个甲状旁腺腺体的原因就是这个。手术中快速检测 PTH，观察其从高位大幅下降也有助于迅速判断体内是否还有过度活跃的甲状旁腺组织残留，但当预期有多腺体疾病时，对于检测结果的解读必须非常慎重。

识别所有 4 个甲状旁腺腺体并切除几个腺体的操作会导致术后发生甲状旁腺功能减退症的概率增加[4]。为了尽量减少永久性甲状旁腺功能减退症，一些医疗中心会将最接近正常外观的甲状旁腺肿瘤的碎块立即自体移植到非优势前臂内。在其他医疗中心，由于完成这种移植比较困难，外科医生会在患者颈部留下一小块甲状旁腺的残余并使其附着在自身的血管蒂上。在采用以上任何一种方式的情况下，我们都可以冷冻保存最接近正常外观的组织碎块，以备因为术后甲状旁腺功能减退症可能需要进行二期自体移植之需。然而，由于担心法律责任，这种冷冻保存在许多医疗中心是不被允许的。一个正常大小的腺体并不足以提供令人满意的新鲜或冷冻保存的自体移植物；因此，采用了肿瘤组织。幸运的是，它可以维持甲状旁

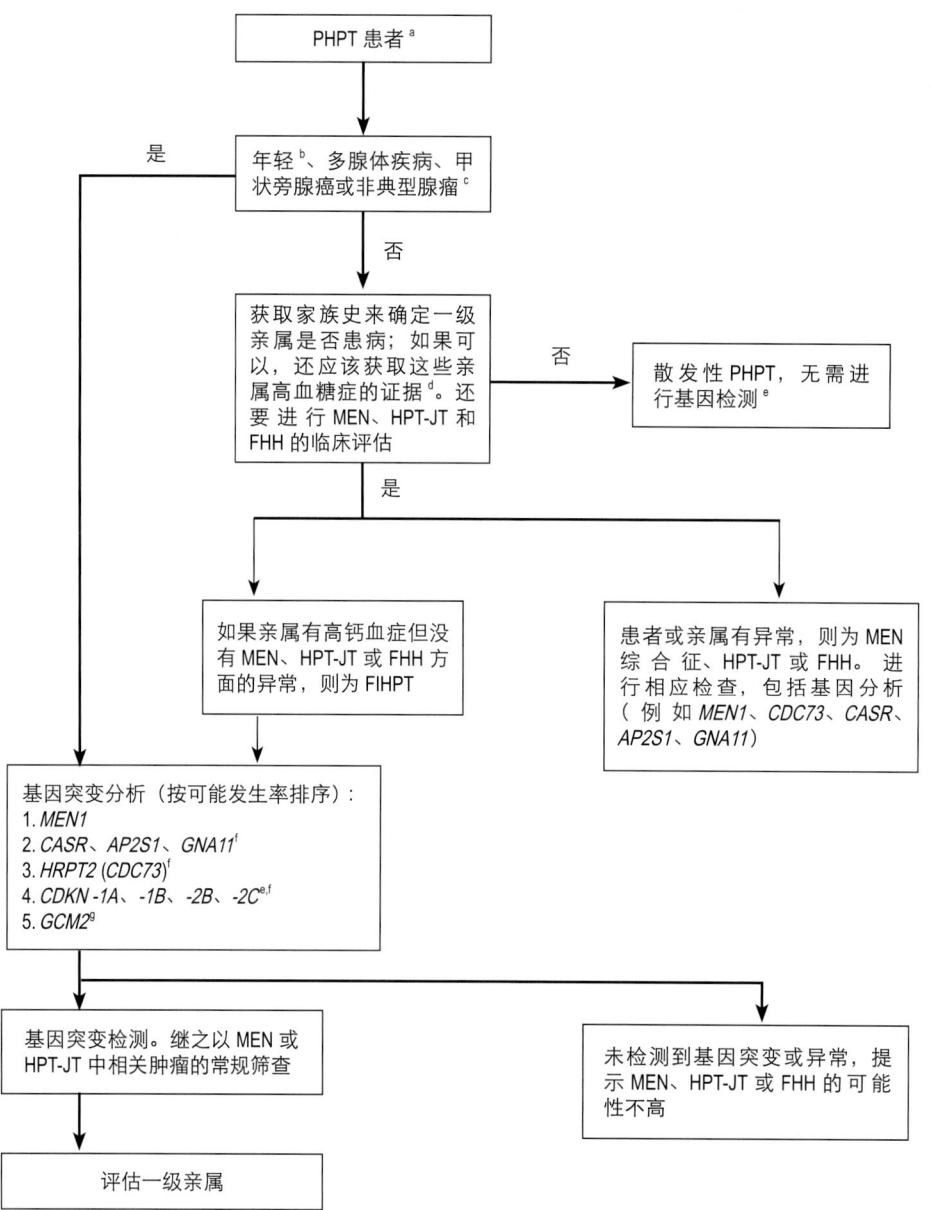

ᵃ 没有 MEN 相关肿瘤或 HPT-JT 相关肿瘤表现的 PHPT
ᵇ 有关 MEN1 的指南推荐在 30 岁之前发生的 PHPT 患者中进行 MEN1 突变分析，据报道，45 岁以下 PHPT 患者中约有 10% 存在涉及 MEN1、CASR 或 HRPT2（CDC73）基因的种系突变
ᶜ 非典型甲状旁腺腺瘤可能有囊肿或纤维带
ᵈ PHPT 可能分别是 90% 和 95% 的 MEN1 和 HPT-JT 患者的首发表现
ᵉ <5% 的表现为非家族性（散发性）和非综合征性 PHPT 的患者，由于在 60~90 岁之间出现单发甲状旁腺腺瘤，可能有罕见的 CDKN1A、CDKN2B 或 CDKN2C 的变异/突变
ᶠ CASR、AP2S1、GNA11、HRPT2（CDC73）、CDKN1B 和 RET 突变分别与 FHH1、FHH3、FHH2、HPT-JT、MEN4 和 MEN2 相关
ᵍ 一些没有 MEN1、CDC73 或 CASR 突变 FIHPT 患者可能出现 GCM2 激活变异体。特异性相关变异的外显率尚未确定，其在临床治疗中的作用也尚不明了

图 83.1 PHPT 患者基因检测的建议临床方法。AP2S1：衔接蛋白 2δ 基；CASR：钙敏感受体；CDC73：细胞分裂周期 73；CDKN：细胞周期蛋白依赖性激酶抑制剂；FIHPT：家族性孤立性原发性甲状旁腺功能亢进症；FHH：家族性低尿钙高钙血症；GCM2：胶质细胞缺失 2，一种甲状旁腺特异性转录因子；GNA11：G 蛋白 α11 亚基；HPT-JT：甲状旁腺功能亢进 - 颌骨肿瘤综合征；HRPT2：2 型甲状旁腺功能亢进症；MEN：多发性内分泌肿瘤；PHPT：原发性甲状旁腺功能亢进症；PTH：甲状旁腺激素；RET：原癌基因转染过程中重排（Source: [10]. Reproduced with permission of Elsevier.）

腺功能正常许多年。HPT-JT 中任何甲状旁腺组织均存在恶变的可能性，不能施行自体移植术。

除了甲状旁腺功能减退症以外，包括家族性 PHPT 在内的多腺体 PHPT 手术后的其他并发症也比腺瘤手术后更常见。这些并发症包括周围组织（例如喉返神经）的并发症和术后持续性 PHPT。后者最明显的原因是对多腺体病变的探查不充分。

真正的复发性 PHPT 是一种晚期并发症，在 MEN1 和其他家族性 PHPT 中比在普通腺瘤中更为常见[4,17]。为了方便起见，真正复发被定义为：手术后 3~6 个月甲状旁腺功能正常后出现的 PHPT。当一个小的肿瘤残存物变得过度活跃，或者当一个先前正常的甲状旁腺细胞进展为肿瘤克隆时，它可能出现。

致谢

本章得到了以下机构的部分支持：NIDDK（SKA）的校内项目；英国医学研究委员会，惠康信托基金会和英国国家卫生研究所（NIHR）UK（RVT）；默里 - 海利格分子医学基金（the Murray-Heilig Fund）（AA）的部分支持。我们还要对上一版本在本章中担任主要作者的 Stephen J. Marx 博士致以诚挚的感谢。

参考文献

扫描书末二维码获取。

第 84 章
非甲状旁腺性高钙血症

Mara J. Horwitz

邓伟民　李　博　译

高钙血症的病理生理机制

高钙血症的定义是：在特定的实验室，血清钙水平比实验室正常水平高出两个标准差（SD）以上，通常总血清钙水平为 10.5 mg/dL，血清离子钙水平为 1.25 mmol/L。目前还没有正式的分级系统来定义高钙血症的严重程度。然而，一般来说，血清钙浓度 <12 mg/dL 可视为轻度，12~14 mg/dL 为中度，>14 mg/dL 为重度。

血清钙浓度受血清离子钙进出四个生理区室（骨骼、肠道、肾脏和血清结合蛋白）的通量的严格调节。高钙血症只能由钙与血清蛋白质的异常结合或钙进入细胞外液的异常通量引起。了解高钙血症的机制对于准确诊断和有效治疗至关重要。例如，由维生素 D 中毒或乳碱综合征引起的高钙血症通常是由于胃肠道的钙吸收增加引起的，预计对双膦酸盐等抗骨吸收药物不会有反应。相反，恶性肿瘤的体液性高钙血症主要是由于骨吸收和肾脏钙重吸收增加，因此不受限制饮食钙摄入的影响。

高钙血症的临床体征和症状

高钙血症提高了细胞膜间的电位差，增加了去极化阈值。临床上，这可以表现为一系列神经系统症状，从轻度疲倦到反应迟钝到昏迷。神经系统症状的存在与否及其严重程度不仅取决于钙的水平，还取决于高钙血症发作的突发性、患者的年龄和潜在的神经系统问题以及存在的合并症和用药情况。

高钙血症直接作用于肾单位，阻止水的正常重吸收，导致肾源性功能性糖尿病和多尿症。这可能导致口渴、肾前性氮质血症和明显脱水，这些都是高钙血症的常见临床特征。高钙血症还可以引起肾间质（肾钙沉着症）、脉管系统、心脏传导系统、角膜（带状角膜病变）和胃黏膜中钙磷酸盐沉积。高钙血症还可以导致肾衰竭。

高钙血症还可以导致心电图异常，其中最典型的特征是 Q-T 间期延长。高钙血症增加了骨骼肌和平滑肌的去极化阈值，使其更难被神经元激活，临床表现为骨骼肌无力和便秘。恶心、厌食、呕吐和潮红也很为常见。最后，高钙血症还可以导致胰腺炎。

导致高钙血症的疾病

高钙血症的完整鉴别诊断见表 84.1。在本章中讨论的是非甲状旁腺因素引起的高钙血症。甲状旁腺激素（parathyroid hormone，PTH）依赖性疾病，包括原发性和三发性甲状旁腺功能亢进症以及家族性良性低尿钙高钙血症（familial benign hypocalciuric hypercalcemia，FHH），在第 83 章进行了讨论。

癌症

恶性肿瘤相关的高钙血症（malignancy-associated hypercalcemia，MAHC）占到住院患者高钙血症的 90%。MAHC 常见于临床表现明显的恶性疾病晚期患者，预后较差。MAHC 可分为四种不同机制的亚型：恶性肿瘤体液性高钙血症（humoral hypercalcemia of malignancy，HHM），局部溶骨性高钙血症（local osteolytic hypercalcemia，LOH），1,25(OH)$_2$D 诱导性高钙血症，以及真性异位甲状旁腺功能亢进症。偶尔，MAHC 患者在恶性肿瘤发生前也有未确诊的原发性甲状旁腺功能亢进症（primary hyperparathyroidism，PHPT）。

表84.1 高钙血症的鉴别诊断

PTH 依赖性高钙血症（参见第 81 章）
癌症
 恶性肿瘤体液性高钙血症（HHM）[1,9,50]
 局部溶骨性高钙血症（LOH）[1-2,6-9]
 1,25(OH)$_2$D 和淋巴瘤/无性细胞瘤 [10]
 真性异位 PTH 分泌症 [11-12]
 其他
肉芽肿性疾病 [10,13-15]
内分泌疾病 [16-21]
制动 [22-24]
乳碱综合征 [25-27]
全肠外营养 [28-29]
蛋白结合异常 [30-31]
药物 [32-43]
 维生素 D 或维生素 D 类似物
 噻嗪类利尿剂
 维生素 A
 锂剂
 PTH
 雌激素/SERM
 氨茶碱和茶碱
 膦甲酸
 生长激素
 8-氯-cAMP
慢性和急性肾衰竭 [44-45]
终末期肝病 [46]
锰中毒
纤维蛋白胶 [47]
低磷酸盐血症
儿科综合征（参见第 91 章）[48]

恶性肿瘤体液性高钙血症

HHM 是 MAHC 中最常见的类型，在一些大型对非选择性 MAHC 患者进行的研究中占到了 80%。HHM 是由 HHM 相关的肿瘤分泌 PTHrP（PTH 相关蛋白）引起的。引起 HHM 的最常见肿瘤类型是鳞状细胞癌、乳腺癌和肾癌。

肿瘤持续分泌 PTHrP，通过激活破骨细胞骨吸收和抑制成骨细胞骨形成，导致骨吸收与骨形成戏剧性分离。其结果是大量的钙（700～1000 mg/d）离开骨骼，引起明显的高钙血症。此外，PTHrP 的抗钙化作用阻止或限制有效的肾脏钙清除。为有趣的是，HHM 还伴有循环 1,25(OH)$_2$D 水平的下降，从而限制了肠道的钙吸收。因此，从病理生理的角度来看，HHM 是由骨骼吸收增加加上无法通过肾脏清除钙引起的。

这些观察结果与 PHPT 形成了鲜明对比，其中 1,25(OH)$_2$D 增加，成骨细胞和破骨细胞活性增强，但仍保持耦联。骨扫描、骨活检以及尸检极少见到 HHM 患者有骨转移。这一分析凸显了该综合征的体液特性，并与稍后描述的 LOH 患者形成对比。

据报道，在罕见的情况下，良性肿瘤性病变也可能通过全身 PTHrP 的过量产生导致高钙血症，这种情况被称为"良性肿瘤体液性高钙血症"。这种综合征的实例包括良性子宫肌瘤、良性卵巢肿瘤、胰岛素瘤和嗜铬细胞瘤。此外，还有在孕期和哺乳期由无恶性肿瘤的 PTHrP 生理性产生引起高钙血症的报道。

局部溶骨性高钙血症

最常引起 LOH 的肿瘤乳腺癌和血液系统肿瘤（骨髓瘤、淋巴瘤、白血病），这些肿瘤会有广泛骨转移。这类患者在 MAHC 患者中约占 20%。实际上，有证据表明，随着双膦酸盐在骨髓瘤和乳腺癌患者广泛使用以预防骨折、转移和骨痛，LOH 引起的 MAHC 可能正在下降。

LOH 患者在骨活检或尸检时表现为广泛的骨转移或骨髓浸润。在 LOH 中起作用的"破骨细胞活化因子"（osteoclast-activating factor, OAF）在第 6 章进行了回顾。在有实体肿瘤转移性病灶的患者，骨显像扫描通常呈多发性强阳性，但多发性骨髓瘤患者虽然有骨髓广泛受累，但可能完全呈阴性，这反映了骨形成的减少。

从机制上看，LOH 被认为主要是高钙血症的一种吸收性（骨源性）形式，其中骨骼中钙的大量释出超过了肾脏清除钙的正常能力。当脱水与这种明显的高钙血症发生时，高钙血症也会因典型的肾功能下降而加剧。

1,25(OH)$_2$D 诱导性高钙血症

在 20 世纪 70 年代，开始出现描述淋巴瘤患者由于 1,25(OH)$_2$D 生成增加导致高钙血症发生的报道。1,25(OH)$_2$D 诱导性高钙血症综合征的主要病理生理异常是恶性肿瘤细胞或邻近的正常细胞过度表达 1-α-羟化酶，导致循环中活性 1,25(OH)$_2$D 的浓度升高。虽然由高钙血症导致的脱水也可能导致肾脏钙清除率降低，但因为 1,25(OH)$_2$D 可以激活肠道的钙吸收，该综合征主要被视为高钙血症的一种吸收性形式。此外，1,25(OH)$_2$D 可能是通过直接激活 RANKL 通路增

加破骨细胞介导的骨吸收,从而加重高钙血症。值得注意的是,循环中的 1,25(OH)$_2$D 水平并不是总能反映在骨髓肿瘤受累患者中观察到的局部高浓度。

真性异位甲状旁腺功能亢进症

文献中有罕见的描述,肿瘤产生真正的 PTH,而不是 PTHrP,被证明是导致 MAHC 的原因。据报道,大约有 20 例病例有令人信服的证据表明,高钙血症是源于恶性肿瘤的 PTH 异位分泌。此外,还有 1 例同时分泌 PTH 和 PTHrP 的胃癌病例报道。

恶性肿瘤相关的高钙血症的其他机制

上述四种类型占 MAHC 患者的 99% 以上。然而,偶尔还会见到不符合这些类型的患者。例如,有罕见的病例报告表明,前列腺素 E2 的循环浓度升高可能是导致 MAHC 的原因,因为其可以诱导 RANKL 表达,进而激活破骨细胞活性。

肉芽肿性疾病

几乎每一种肉芽肿性疾病都有引起高钙血症的报道。最常见的是结节病,但结核、铍中毒、组织胞浆菌病、球孢子菌病、肺孢子菌等都与高钙血症相关。在结节病,大约 10% 的患者在病程中出现高钙血症,20% 的患者出现高钙尿高钙血症。

在大多数情况下,高钙血症的发病机制是由于巨噬细胞和淋巴细胞中 1-α-羟化酶活性增高,导致肉芽肿不适当产生 1,25(OH)$_2$D 所致。这种 1-α-羟化酶与肾脏酶不同,似乎是由 IFN-γ 刺激的而不是由 PTH 刺激的。这导致 1,25(OH)$_2$D 的循环浓度升高,进而导致肠道的钙的吸收增加、高尿钙以及最终的高钙血症。

随着肉芽肿的根除(例如,通过糖皮质激素或抗结核药物),以及通过口服或静脉补液同时降低饮食中维生素 D 和钙的摄入量,高钙血症会逆转。酮康唑也可以抑制结节病患者的巨噬细胞中 1-α-羟化酶的活性。由于阳光是维生素 D 的来源,应该减少阳光照射和外源性维生素 D$_2$ 或 D$_3$ 的使用。

其他内分泌疾病

甲状旁腺功能亢进症是典型的与高钙血症相关的内分泌疾病,但还有其他四种内分泌疾病也可以导致高钙血症。

1. 据报道,甲状腺功能亢进症可以引起近 50% 的患者出现离子钙或总血清钙的轻度升高。这被认为是由于甲状腺激素诱导的 RANKL 的增加导致破骨细胞性骨吸收增加所致,RANKL 是破骨细胞功能的关键调节因子。
2. 据报道,肾上腺皮质危象也会引起离子钙和总血清钙都升高的高钙血症。一般来说,高钙血症是轻微的,对肾上腺功能减退症的标准治疗有反应(液体复苏和静脉输注糖皮质激素)。其原因尚不清楚。
3. 嗜铬细胞瘤与高钙血症有关。在某些情况下,高钙血症是由 2 型多发性内分泌肿瘤(MEN2)中的 PHPT 引起的。然而,在其他情况下,肿瘤已被证明分泌 PTHrP,或者嗜铬细胞瘤分泌的儿茶酚胺足以激活骨吸收。
4. 血管活性肠肽(vasoactive intestinal polypeptide, VIP)-瘤综合征是由胰岛或其他神经内分泌肿瘤分泌 VIP 引起的,并与严重的水样腹泻("胰腺霍乱"),低钾血症和胃酸缺乏(WDHA 综合征)相关。有趣的是,据报道,90% 患有这种罕见综合征的患者都有高钙血症,虽然其机制尚不清楚。VIP 已被证明在体外可以刺激破骨细胞性骨吸收,表明这至少可以作为一种潜在的机制。

制动

与高骨转换的另一个原因(诸如年轻、甲状旁腺功能亢进症、骨髓瘤或乳腺癌骨转移和 Paget 病)相关的制动可以导致高钙血症。

有高骨转换的患者的制动可以抑制成骨细胞骨形成,并显著增加破骨细胞骨吸收,导致这两个通常紧密耦合的过程彻底分离。其结果是骨骼内的钙大量流失,导致高钙血症和 BMD 降低。在制动诱发的高钙血症中,PTH 水平通常较低或检测不到。有研究表明,这一过程是由骨硬化蛋白介导的,在接受制动的患者中骨硬化蛋白水平升高,似乎抑制骨形成。恢复正常的负重是逆转这一过程的最有效的方法。

乳碱综合征

乳碱综合征最初于 1949 年报道,这种综合征最初描述的是当使用大量牛奶(每日数升)和可吸收的抗酸药(例如小苏打或碳酸氢钠)治疗消化性溃疡病时出现中度或重度高钙血症的患者。乳碱综合征的其他特征是由使用抗酸药物引起的代谢性碱中毒以及高钙血症引起的肾衰竭。

当代的报告主要是因治疗消化性溃疡或食管反流

症状服用大剂量碳酸钙超过 4000 mg/d 的患者，这可以引起正常成人出现高钙尿和高钙血症。高钙血症可以通过水合作用和纠正过量钙摄入而逆转。然而，肾脏损害可能会是永久性的。

蛋白质结合异常

在某些情况下，高钙血症可能是"人造的"或"人为的"。一般来说，这是指总血清钙升高，但血清离子钙水平正常的情况。例如，严重脱水可以导致血清白蛋白浓度和血清总钙白蛋白结合成分的增加。这可导致总血清钙的升高，而不是血清离子钙的升高。

类似的情况在多发性骨髓瘤和 Waldenstrom 巨球蛋白血症患者中也有报道，他们的单克隆球蛋白可以特异性识别钙离子。在这些病例中，患者在没有高钙血症的症状和体征的情况下表现出现血清总钙的严重升高。在这些病例中，血清离子钙和尿钙排泄是正常的。

药物

许多药物可以引起高钙血症。含钙的抗酸药物包括在上述乳碱综合征部分中述及的药物。

据报道，标准维生素 D 制剂引起的维生素 D 中毒与乳制品或生产厂家在牛奶或婴儿配方奶粉中不适当地添加维生素 D 有关。维生素 D 中毒也可能发生在维生素 D 制剂使用量超过 50 000 单位、每周 2~3 次的人。使用维生素 D 类似物，例如骨化三醇[1,25(OH)$_2$D]，治疗甲状旁腺功能减退症、慢性肾衰竭和代谢性骨病也可能引起高钙血症。所有上述中毒的机制是，维生素 D 介导的肠道钙吸收和骨吸收增加以及脱水导致的肾脏清除钙的能力下降的结合。

维生素 A 中毒可引起高钙血症。这可能是由过量服用维生素补充剂造成的。使用维甲酸衍生物治疗皮肤疾病或作为化疗药物也与高钙血症的发生有关。

噻嗪类利尿剂，例如氢氯噻嗪或氯噻酮，一般会引起轻度高钙血症。这归因于它们能够独立于 PTH 增加远端肾小管钙重吸收。噻嗪类药物介导的高钙血症和 PHPT 之间可能存在关联。

据报道，锂剂的使用会导致 15% 的患者出现高钙血症。有研究表明，锂剂实际上可能是通过与甲状旁腺上的钙敏感受体（CaSR）结合而诱导甲状旁腺增生或甲状旁腺腺瘤。也有可能是锂剂的使用与甲状旁腺功能亢进症碰巧同时发生的巧合，也可能是两种常见的临床综合征同时发生而已。

PTH，包括用于治疗骨质疏松症的 PTH（1~34）和 PTH（1~84），在接受此类治疗的少数患者中与高钙血症相关。通常情况下，高钙血症是轻微的，极少需要或不需要治疗，或者减少 PTH 的剂量或补充钙剂，但高钙血症也可能是严重的，需要中断 PTH 治疗。

表 84.1 列出了其他已知可以引起高钙血症但其机制未知的药物。

急性和慢性肾衰竭

由横纹肌溶解症导致的急性肾衰竭在恢复期会伴有高钙血症。通常情况下，这是在急性少尿期的严重高磷酸盐血症和低钙血症发作之后发生的，并伴有严重的继发性甲状旁腺功能亢进症。这被归因于 PTH 对骨转换的残余影响，以及在早期的低钙血症和高磷酸盐血症阶段沉积于骨骼肌等软组织内的磷酸钙的释放。

慢性肾衰竭和透析与高钙血症有关。最常见的原因是使用了用于预防继发性甲状旁腺功能亢进症的骨化三醇或其他维生素 D 类似物，或者使用了口服钙结合剂和补充剂。如第 82 章讨论过的，这类患者的高钙血症也可能源于三发性甲状旁腺功能亢进症。肾移植术后也观察到高钙血症，特别是在中度到重度继发性甲状旁腺功能亢进症的患者中。

其他

其他与高钙血相关的几种疾病和综合征如表 84.1 所示。

诊断方法

虽然由于篇幅所限，无法详细描述表 84.1 中列出的每一种高钙血症病因的具体鉴别诊断方法，但将以下几个大致指导原则纳入考量是有帮助的。第一，导致高钙血症的原因可以分为两大类：与 PTH 升高的有关的原因（例如原发性和三发性甲状旁腺功能亢进症、异位性甲状旁腺功能亢进症、FHH 和偶尔的锂剂治疗）和 PTH 水平处于正常下限或明显抑制的原因。

第二，大多数疾病是常见病。因此，门诊患者中高钙血症最常见的原因是 PHPT，住院患者中最常见的原因是癌症。因此，在整个诊断策略中首先考虑这两种疾病是合理的。

第三，大多数 MAHC 患者的肿瘤体积较大，在最初的筛查检查和 CT 扫描中都很明显，因此，如果经过仔细的体格检查和适当的影像学检查后没有发现肿瘤，则应注意表 84.1 中不常见的条目。该指导意见的例外情况包括小的神经内分泌性肿瘤，例如嗜铬细胞瘤、支气管类癌和胰岛肿瘤，这些肿瘤可能很小且难以发现。

第四，尽管一开始很容易选择一个看起来很明显的诊断，并按照这个诊断来治疗患者，因为如果没有深思熟虑，表 84.1 中的许多不太常见的疾病会被忽略，因为其中许多是容易治疗的，所以对每一位患者考虑表 84.1 中的每一个诊断是至关重要的。例如，患有乳腺癌的患者也可能患有 PHPT，后者很容易治疗，并且可能改变整体的预后情况。同样，肺癌患者也可能患有结核，在这种情况下，高钙血症可以通过适当的抗结核治疗逆转，也可能改变整体的预后情况。另一个常见的例子是乳碱综合征，患者发生的高钙血症被错误地归因于一个共存的肿瘤。

第五，仔细记录高钙血症持续的时间是有帮助的。大多数高钙血症综合征是不稳定的，如果不及时治疗，会迅速变得严重（例如 MAHC、制动和维生素 D 中毒），而长期的（>6 个月）、稳定的高钙血症需要鉴别诊断的疾病较少，主要包括原发性和三发性甲状旁腺功能亢进症、FHH、噻嗪类药物和锂剂的使用以及偶发的类肉瘤病例。

第六，在完全确定诊断或治疗计划之前，考虑导致高钙血症的主要潜在病理生理机制是有用的。高钙血症是否主要发生在餐后（即胃肠道始发性），就像类肉瘤或维生素 D 中毒一样？或者高钙血症在空腹状态下也同样明显——这可能表明肾脏无法清除钙（见于 FHH 或噻嗪类药物使用）或过度骨吸收（见于 MAHC）？在以上这两种情形中，尿钙/肌酐比值非常高［提示胃肠道原因（例如类肉瘤，乳碱综合征或维生素 D 中毒），或者骨吸收（源于癌症、制动等）］？或者正常？患者是否口服了钙补充剂或抗酸药物？这些考量有助于缩窄诊断范围，并提示进行一些特定的实验室检查，例如 PTH、PTHrP、维生素 D 代谢物、甲状腺指标、血清 ACE、血清/尿蛋白电泳、锂水平、骨髓活检、肝活检等。

在考虑表 84.1 中的每一个诊断选项的同时考虑这些原则将有助于加速准确诊断。

治疗

高钙血症的治疗以针对其潜在的病理生理机制为最佳目标。当然，有时这些是不可能的，或者必须在做出明确诊断之前开始治疗。在这些情况下，针对其潜在的病理生理机制是最适合的。因此，对于高钙血症主要基于骨吸收加速的患者（例如 LOH、HHM、制动），治疗应该包括阻断骨吸收的药物，例如唑来膦酸盐、帕米膦酸钠或地诺单抗[49]。对于高钙血症主要源于胃肠道的患者（例如结节病、乳碱综合征、维生素 D 中毒、1,25(OH)$_2$D 分泌性淋巴瘤），减少或停止口服钙剂和维生素 D 的摄入量以及日光照射可能是最适合的。对于肾脏是高钙血症的重要原因的患者（例如脱水），通过输注生理盐水增加 GFR 来增加肾脏的钙清除率是至关重要的。使用呋塞米等袢利尿剂来阻断肾脏的钙吸收可能会进一步增加钙排泄，但这种方法存在一定的争议，因为这样可能会使血循环状态进一步恶化，只能在患者充分补充水分以后并在监护仪器的保障下进行。当然，许多患者的病因是多重性的，最佳治疗目标应该针对其中的每一部分。

对甲状旁腺功能亢进症及其变异型的针对性治疗请参见第 82 章。对于癌症患者，最有效的长期性治疗是肿瘤根除。如果这是不可能的，或者在等待化疗起效的反应，适合的治疗方式是积极的生理盐水输液治疗，并配合呋塞米等袢利尿剂，同时密切关注充血性心力衰竭的迹象。对于 HHM 和 LOH 来说，限制口服钙摄入并不重要，因为这些患者体内的 1,25(OH)$_2$D 浓度较低，导致肠道内钙吸收已经很低，同时这些患者通常都处于恶病质状态。另一方面，对于淋巴瘤患者的 1,25(OH)$_2$D 介导的高钙血症，减少口服钙剂和维生素 D 的摄入量是很重要的。然而，当血清钙水平 >12.0 mg/dL 时，有些医生要等到输液和利尿治疗引起的血清钙水平下降达到峰值，许多医生建议在输液治疗的同时使用静脉注射双膦酸盐（例如唑来膦酸盐或地诺单抗）进行抗再吸收治疗。

对于肉芽肿性疾病，在可能的情况下，纠正其潜在的诱因至关重要（例如结核）。对于类肉瘤，限制钙剂和维生素 D 的摄入和日光照射是很重要的，同时要配合口服补水或胃肠道外输液治疗。糖皮质激素治疗对于肉芽肿、减少肠道钙吸收以及降低 1,25(OH)$_2$D 浓度可能是必要的。

对于制动导致的高钙血症，负重活动是主要的治疗方法。然而，由于脊髓损伤或疼痛，这常常不可能做到。在这种情况下，积极补水治疗和静脉注射双膦酸盐是有效和重要的。

对于表 84.1 列出的其余诊断，纠正潜在的疾病、停用或减少致病药物的剂量可以纠正血清钙浓度。

致谢

本章得到了 NIH 基金 DK51081 和 DK073039 的资助。

参考文献

扫描书末二维码获取。

第85章
低钙血症：定义、病因、发病机制、诊断和治疗

Anne L. Schafer 和 Dolores M. Shoback

耿 燕 李 博 陈柏龄 译

定义

低钙血症是一种常见的临床问题，有多种原因，它的定义是：离子钙浓度低于正常范围的下限。正常离子钙的浓度（通常为 1.00~1.25 mmol/L）对于许多重要的细胞功能来说至关重要，包括激素分泌、骨骼肌和心肌收缩、心脏传导、血液凝结和神经传递。大约50%的总血清钙处于离子态，其余则处于蛋白质结合态（45%~50%，主要是与白蛋白结合），或者与循环中的阴离子（例如磷酸盐）结合（<5%）。总血清钙浓度通常是临床医生在初步确定患者的血清钙平衡状态时唯一值，因为离子钙的检测在大多数临床机构不是常规项目，因此，临床医生必须首先根据总血清钙浓度来进行评估。

在大多数情况下但并非在所有情况下，总血清钙浓度都是血清离子钙浓度的一个可靠指标。当出现低白蛋白血症时，总血清钙浓度不能很好地反映血清离子钙浓度。当血清白蛋白降低时，总血清钙浓度常降至低于正常值，这可能会被误认为是低钙血症。因此，对于有低白蛋白血症的患者，应进行校正后的床旁总血清钙浓度估计，以确定是否真的存在低钙血症。这种估计通常使用以下公式进行：总钙校正值（mg/dL）= 总钙测量值（mg/dL）+ 0.8 × [4.0 − 血清白蛋白测量值（g/dL）]。然而，如果有任何疑问，最好还是进行直接检测来确定离子钙浓度确实降低了。离子钙的估计值不能很好地代替实际测量值，因为除了白蛋白外，pH紊乱和其他循环物质（例如枸橼酸盐、磷酸盐、副蛋白）也会影响总血清钙，而这些混杂因素在该估计值中未被考虑。此外，当血清白蛋白非常低时，校正方程可能表现不佳。在对低钙血症的病因进行全面的检查之前，临床医生必须确定离子钙浓度确实降低了。如果没有或仅有微弱的证据显示血清离子钙浓度低于正常，则全面的检查可能是昂贵的，也是不合理的。

病因和发病机制

血清离子钙浓度降低有多种原因，相关疾病大致可分为甲状旁腺激素（parathyroid hormone, PTH）或维生素D不足、PTH或维生素D抵抗以及其他原因（表85.1）。最后一类包括临床医生在临床中遇到的各种各样的情况。临床医生有责任了解病因、发病机制、复杂的诊断性检查（包括突变基因测序和其他基因分析）以及治疗低钙血症的最佳方法。

甲状旁腺功能减退症是一种罕见的诊断。甲状旁腺功能减退症最常见的是甲状腺、甲状旁腺或喉部手术的后遗症，即在手术过程中，大部分或全部功能性甲状旁腺组织受损、失活和（或）无意中被切除。其次可能是由钙敏感受体（calcium-sensing receptor, CaSR）的组成性激活突变引起的轻度低钙血症和甲状旁腺功能减退症。在血清钙水平低于正常时，这些突变会导致PTH分泌的不正常抑制。这种疾病在家族中表现为常染色体显性低钙血症（autosomal dominant hypocalcemia, ADH），其低钙血症通常是轻微的，可能无法被识别。ADH的生化特征常常是高钙尿，当尝试使用钙盐和活化维生素D代谢物来治疗低钙血症时情况会加重。这些治疗措施可能导致高钙尿伴肾钙质沉着症和肾衰竭的恶化。此类肾脏并发症的发生原因是肾脏中组成性激活的CaSR感受到的血清钙浓度高于实际值，而这种误判会增加肾脏钙的排泄。人们已经认识到，患者可以产生能够激活甲状旁腺和肾脏CaSR的抗体。这样就产生了一种获得性低钙血症，伴有低PTH和高尿钙而类似于遗传性疾病。这些罕见的病例通常还有其他自体免疫性疾病。

表 85.1　低钙血症的病因

PTH 分泌不足
　手术后
　CASR 组成性激活突变（OMIM #145980）
　自体免疫性
　　孤立性
　　1 型多内分泌衰竭综合征（OMIM #240300 和 OMIM #607358）
　　激活 CaSR 的获得性抗体
　甲状旁腺发育不全
　　GCMB 突变（OMIM #603716）
　PTH 基因突变
　　常染色体隐性遗传（OMIM #168450.0002）
　　常染色体显性遗传（OMIM #168450.0001）
　X 连锁甲状旁腺功能减退症
　放疗后续治疗
　继发于浸润性疾病
　　铁超负荷：血色素沉着症，输血后地中海贫血
　　Wilson 病
　　转移性肿瘤
　镁过量
　镁缺乏

伴有甲状旁腺功能减退症的综合征
　DiGeorge 综合征（OMIM #188400）
　HDR（甲状旁腺功能减退症，耳聋，肾结构异常）综合征（OMIM #146255 和 OMIM #256340）
　Blomstrand 致死性软骨发育不全（OMIM #215045）
　Kenney-Caffey 综合征（OMIM #244460）
　Sanjad-Sakati 综合征（OMIM #241410）
　Kearns-Sayre 综合征（OMIM #530000）

维生素 D 或钙缺乏
　营养不良
　缺乏日光照射
　吸收不良
　胃旁路术后
　终末期肝病和肝硬化
　慢性肾脏疾病

PTH 抵抗
　假性甲状旁腺功能减退症
　镁消耗

维生素 D 抵抗
　假性维生素 D 缺乏性佝偻病（1 型维生素 D 依赖性佝偻病）
　维生素 D 抵抗性佝偻病（2 型维生素 D 依赖性佝偻病）

其他
　急性胰腺炎
　高磷酸盐血症
　　急性或慢性肾衰竭引起的磷酸盐潴留
　　灌肠、口服补充剂导致的磷酸盐过度吸收
　　肿瘤溶解或挤压性损伤引起的大量磷酸盐释放
　药物
　　双膦酸盐或地诺单抗治疗——尤其是维生素 D 不足或缺乏的患者
　　膦甲酸

表 85.1　低钙血症的病因（续表）
甲磺酸伊马替尼——降低钙和磷酸盐
"骨饥饿综合征"或再钙化手足强直
Grave 病甲状腺切除术后
甲状旁腺切除术后
慢性肾衰竭患者总钙测定时含钆造影剂的干扰（假性低钙血症）
快速大量输注含枸橼酸的血液
成骨细胞的转移
横纹肌溶解症
急性重症疾病——多种病因

由免疫机制造成的甲状旁腺腺体损害可以单独发生，或者作为 1 型自身免疫性多内分泌腺病综合征（type 1 autoimmune polyendocrine syndrome, APS1）的一部分。这是一种由自体免疫调节因子（autoimmune regulator, AIRE-I）基因突变导致的常染色体隐性遗传病。除了甲状旁腺功能减退症以外，APS1 包括最常见的皮肤黏膜念珠菌病和肾上腺功能不全，以及其他自体免疫表现。APS1 通常出现在儿童和青少年时期。APS1 中最主要的自身抗体是定向拮抗 1 型干扰素（例如 α 或 Ω）的抗体，可以在内分泌腺功能丧失很久之前出现。APS1 患者和孤立性自体免疫性甲状旁腺功能减退症患者通常有与 CaSR 反应的抗体。然而，CaSR 在组织破坏的发生机制中起什么作用（如果有的话）尚不确定。

甲状旁腺功能减退症有多重遗传模式，取决于所涉及的分子。B 型胶质细胞缺失（*GCMB*）——甲状旁腺腺体发育所必需的转录因子——的常染色体隐性基因突变，是甲状旁腺功能减退症的一种罕见病因。X 染色体上 *SOX3* 的邻近基因的突变是 X 连锁甲状旁腺功能减退症的发病机制。另一种综合征，HDR（甲状旁腺功能减退症、耳聋、肾结构异常），是由转录因子 *GATA3* 的突变引起的。已观察到肾结构异常和听力损害的外显率不同。相对常见的 DiGeorge 综合征是由第三和第四鳃囊引起的多种组织发育异常引起的，包括甲状旁腺功能减退症、胸腺发育不全和免疫缺陷、心脏缺陷、腭裂和异常面容。当患者表现出包括甲状旁腺功能减退症在内的一系列特征时，许多罕见的综合征就应该纳入考虑范围（例如 Kenney-Caffey 综合征、Kearns-Sayre 综合征、Sanjad-Sakati 综合征；见表 85.1）。

不同形式的 PTH 抵抗或假性甲状旁腺功能减退症都是罕见的。它们被描述为维生素 D 抵抗性疾病。

与甲状旁腺功能减退症的罕见性相反，维生素 D 缺乏和维生素 D 代谢紊乱是低钙血症的更常见的原因。低钙血症也可能是由钙摄入或吸收严重受损引起的营养性佝偻病的表现。然而，维生素 D 缺乏和不足可以发生在多种临床状况下（老年患者、绝经后骨折女性、养老院老人等），在这些患者中并不常见到离子钙浓度的明显降低，特别是当 25-羟基维生素 D（25OHD）水平只是轻度下降时。通常情况下，低血清离子钙值是由于长期严重的维生素 D 缺乏和血清 25OHD 水平长期低引起的，并伴有明显的继发性甲状旁腺功能亢进症。然而，在评估低血清离子钙值的患者时必须认真考虑维生素 D 缺乏、肾脏维生素 D 激活障碍 [包括慢性肾脏疾病（chronic kidney disease, CKD），见下文] 和维生素 D 介导的信号转导减少，这些可能是导致低钙血症的病因。

镁体内平衡失调值得一提，因为无论是镁过量还是镁缺乏都会导致低钙血症，这种低钙血症通常是轻微的，由功能性甲状旁腺功能减退症（和可逆性）引起。低镁血症通常是一过性和可纠正的，伴随着大量临床状况，特别是在生病和住院患者中（例如营养不良、胰腺炎、长期酗酒、腹泻、利尿剂和抗生素治疗以及顺铂衍生物等化疗药物）。与这些临床状况合并的低血清镁水平需要进行评估，通常至少也需要短期治疗。原发性肾性镁消耗，例如 Gitelman 综合征，由肾噻嗪类敏感性 NaCl 共转运体突变引起，病程更持久，需要进行长期的镁和其他电解质替代治疗以纠正生化指标和临床症状。其他涉及原发性肾性镁消耗的罕见情况包括常染色体隐性遗传病，由 *paracellin-1* 或钠-钾 ATP 酶亚基（*FXYDZ* 基因）突变引起。低镁血症可以干扰 PTH 在其靶器官、骨骼和肾脏上的生理作用，特别是通过刺激 G 蛋白 α 亚基（Gsα）干扰受体介导的腺苷酸环化酶的激活。镁是腺苷酸环化酶复合物的辅助因子。因此，慢性低镁血症会导致功能性 PTH 抵抗。重要的是，镁缺乏患者缺少对于低钙血症的正常生理应答。一旦镁的消耗得到纠正，甲状旁腺功能就会恢复正常。相反，高镁血症可以激活甲状旁腺的 CaSR，从而直接抑制 PTH 的分泌。镁的水平高到足以刺激 CaSR 的情况往往只发生在 CKD 患者，或者在罕见的情况下，镁被用于早产的保胎治疗。

低钙血症还可见于归类为"其他原因"的疾病（表 85.1）。按照发生率排列，胰腺炎是最常见的疾病，常与低血钙有关。这归因于炎症胰腺组织中含钙盐的沉淀和循环中过量游离脂肪酸的存在。胰腺炎患者的低钙血症通常与病情的严重程度相关，因为胰腺炎可迅速进展，并发出血、低血压和败血症。

急性和慢性高磷酸盐血症可引起总血清钙降低。慢性高磷酸盐血症最常见的原因是 CKD。CKD 的低钙血症有许多因素，包括 $1,25(OH)_2D$ 生成减少和营养不良。磷酸盐平衡的急性变化也可以降低血清钙。在任何情况下，大量磷酸盐被快速吸收到血循环中都有可能使血清离子钙下降，甚至达到出现症状的程度。这种情况可以在含磷酸盐灌肠剂和补充剂应用时发现，特别是当后者被用于静脉给予治疗低磷酸盐血症时。此外，在高级别恶性淋巴瘤、肉瘤、白血病和实体肿瘤的溶细胞治疗引起的肿瘤急性溶解情况下，细胞崩解与细胞内核苷酸快速释放磷酸盐可以迅速降低血清离子钙。

用氨基双膦酸盐（特别是静脉用的双膦酸盐，例如唑来膦酸和帕米膦酸）或地诺单抗治疗血钙正常型患者时，可以显著阻断骨吸收，有可能导致低血清离子钙。然而，除非伴随的维生素 D 缺乏 / 不足没有得到纠正，或者除非钙的吸收明显受损（例如在吸收不良的减肥手术后），否则这种情况相对较少。在晚期 CKD 的情况下，地诺单抗可能更容易引起低钙血症，即使在维生素 D 充足和推荐钙摄入量的情况下。用于治疗免疫力低下的难治性巨细胞病毒或疱疹病毒感染患者的膦甲酸，能使血清钙和镁都下降到出现症状的水平。用于治疗慢性髓性白血病和胃肠道间质肿瘤的酪氨酸激酶抑制剂甲磺酸伊马替尼，可以引起低钙血症和低磷酸盐血症，原因可能是其对骨骼的直接作用所致。

任何形式的甲状旁腺功能亢进症的甲状旁腺切除术后或甲状腺切除术后均可出现"骨饥饿综合征"或再钙化手足强直。由于相对缺乏矿物质的骨基质的存在，以及手术突然消除了维持较高骨吸收速率的刺激（PTH、甲状腺激素），骨骼对钙和磷酸盐的摄取是强烈的。基于骨饥饿的严重程度，低钙血症和低磷酸盐血症可持续数周，需要大剂量的钙剂和维生素 D 代谢物支持。如果甲状旁腺腺体没有永久性损伤，完整的 PTH 水平应相应地上升到高于正常的水平。然而，在某些情况中，先前显性腺瘤对剩余的甲状旁腺腺体的损害或者剩余腺体的功能抑制可能会使病情变得复杂。仔细的治疗以及反复的矿物质和 PTH 分析，通常会随着时间的推移使诊断变得清晰。

由于在 CKD 患者进行 MR 血管造影的频率，含钆 MRI 造影剂引起的假性低钙血症引起了相当多的关注。在 CKD 患者，钆的清除时间很长。用标准偶氮胂 III 试剂测定的总血清钙水平，在循环中使用含钆造影剂的患者中似乎偏低。钆与这种钙敏感性染料可以形成复合物而阻断钙的比色检测。因为离子钙的检测方法完全不同，所以这些患者的血清离子钙水平是正常的，而且没有低钙血症的症状。为了避免这个问题，大多数放射科已经改用不与偶氮胂 III 形成复合物的增强造影剂了。

急性和重症疾病通常需要入住 ICU，经常伴有低钙血症，包括血清离子钙水平的显著降低。这种疾病通常是多因素作用的结果，包括营养不良、维生素 D 不足、肾功能不全、酸碱平衡失调、细胞因子和其他因素。明智的做法是监测血清离子钙水平，并根据临床情况给予适当的治疗。

体征和症状

血清离子钙值低的患者可以没有症状，也可以表现出严重的症状（表 85.2）。临床表现取决于钙水平紊乱的严重程度和持续时间。慢性低钙血症，即使血清离子钙水平非常低，也可以没有任何症状。唯一的线索可能是 Chvostek 征（低钙击面征）的出现。诱发症状最常见的原因是神经肌肉激惹，包括手足搐搦、手足痉挛、肌肉抽搐和痉挛、口周刺痛、腹部痉挛，严重病例还会出现喉痉挛、支气管痉挛、癫痫发作，甚至昏迷。通过影像学检查可以看到基底节区和其他脑内部位的钙化灶。眼部表现包括白内障，特别是当磷酸钙产物长期升高时，可能出现假性脑瘤。长期的低钙血症也会引起心肌病和充血性心力衰竭，而对通

表 85.2　低钙血症的体征和症状
症状
感觉异常
口周和肢端刺痛
神经肌肉敏感性增加
手足搐搦
肌肉痉挛和抽搐
肌肉无力
腹部绞痛
喉痉挛
支气管痉挛
中枢神经系统功能改变
所有类型的癫痫发作：大发作、小发作、局灶性发作
精神状态和感觉的改变
注意力减退
视乳头水肿、假性脑瘤
舞蹈手足徐动症
抑郁
昏迷
全身疲劳
白内障
充血性心力衰竭
体征
Chvostek 征（低钙击面征）
Trousseau 征（低钙束臂征）
QTc 间期延长
基底神经节和其他脑内部位的钙化灶

常非常低的血清离子钙水平进行治疗则会逆转。低钙血症对心脏传导系统的影响是众所周知的，这在心电图上表现为 QTc 间期的延长。在严重的低钙血症中，室性心动过速和尖端扭转性室速的风险增加。此外，患者常常会感到全身无力、疲倦和抑郁，这些症状通常会随着电解质紊乱和可能合并的维生素 D 缺乏的成功纠正而解除。

诊断：检查与解读

主要的诊断性检查包括测定总血清钙和血清白蛋白或离子钙、总镁、完整 PTH、25OHD 和磷酸盐水平（图 85.1）。CKD 通常从患者病史中可以获知。在 CKD 不严重的患者，测定 25OHD 是排除维生素 D 缺乏的最好方法。现有的 25OHD 测定方法的可靠性以及与诊断相关的临床维生素 D 缺乏/不足的临界点，以及引起了相当大的关注。这些重要的临床问题详见第 90 章。在可靠的双位点测定法中，完整的 PTH 可以很容易地揭示出甲状旁腺功能减退状态下的不相称的低、正常下限甚或无法检测到值；而在 Mg^{2+} 耗竭患者中，PTH 水平通常是正常的（但不适当）。相比之下，维生素 D 缺乏或假性甲状旁腺功能减退症患者的 PTH 水平是升高的（继发性甲状旁腺功能亢进症）。维生素 D 缺乏患者的血清磷酸盐水平是降低的，甲状旁腺功能减退症或假性甲状旁腺功能减退症患者的血清磷酸盐水平是升高的或处于正常范围的高端，这是一个重要的区分指标。

准确测定低钙血症和低镁血症患者 24 小时尿钙或尿镁排泄量是非常有帮助的。轻度低钙血症患者的尿钙水平显著升高提示 ADH。甲状旁腺功能减退症患者的尿钙水平可以轻度升高甚至降低，取决于血清钙水平。相反，继发性甲状旁腺功能亢进症的维生素 D 缺乏一般会产生低钙尿，这是在 PTH 的作用下，肾脏努力保留钙以满足全身需要。低镁血症患者尿液中大量镁的存在强烈提示原发性肾脏镁消耗，而不是镁经胃肠道丢失。

低钙血症的治疗：急性和慢性

治疗的目标是缓解症状，维持可接受的血清离子钙或总血清钙，当出现骨软化时治疗骨骼脱矿，并（取决于低钙血症的病因）避免高钙尿。避免发生高钙尿（尿钙 > 300 mg/24 h）对于预防肾脏功能障碍、肾结石和肾钙质沉着症至关重要，虽然这一点从没有在实验中得到证实。当临床情况需要紧急治疗时，可以经静脉输注钙盐。癫痫发作、严重的手足搐搦、喉痉挛、支气管痉挛或精神状态改变是静脉输注钙盐的强力指标。相反，如果患者症状轻微，尽管检测数值较低，可以使用下文概述的口服治疗方案。

紧急治疗首选静脉用盐为葡萄糖酸钙 [10 ml（10% 溶液）= 1 g 葡萄糖酸钙 = 90 mg 元素钙 = 4.65 mEq]。在心电监护下，第一个 10 ml 缓慢注入，时间超过 10 min；随后可以在同样密切监护下，重复使用第二个 10 ml，缓慢注入，时间也要超过 10 min。在一般情况下，起始的给药途径还是注射。一种方法是做好准备，将 11 g 葡萄糖酸钙溶入 5% 葡萄糖水溶液中以提供 1000 ml 的总体积（大约每毫升 1 mg 元素钙），并以 0.5 ~ 2.0 mg 元素钙 /（kg·h）的速

第 85 章 低钙血症：定义、病因、发病机制、诊断和治疗

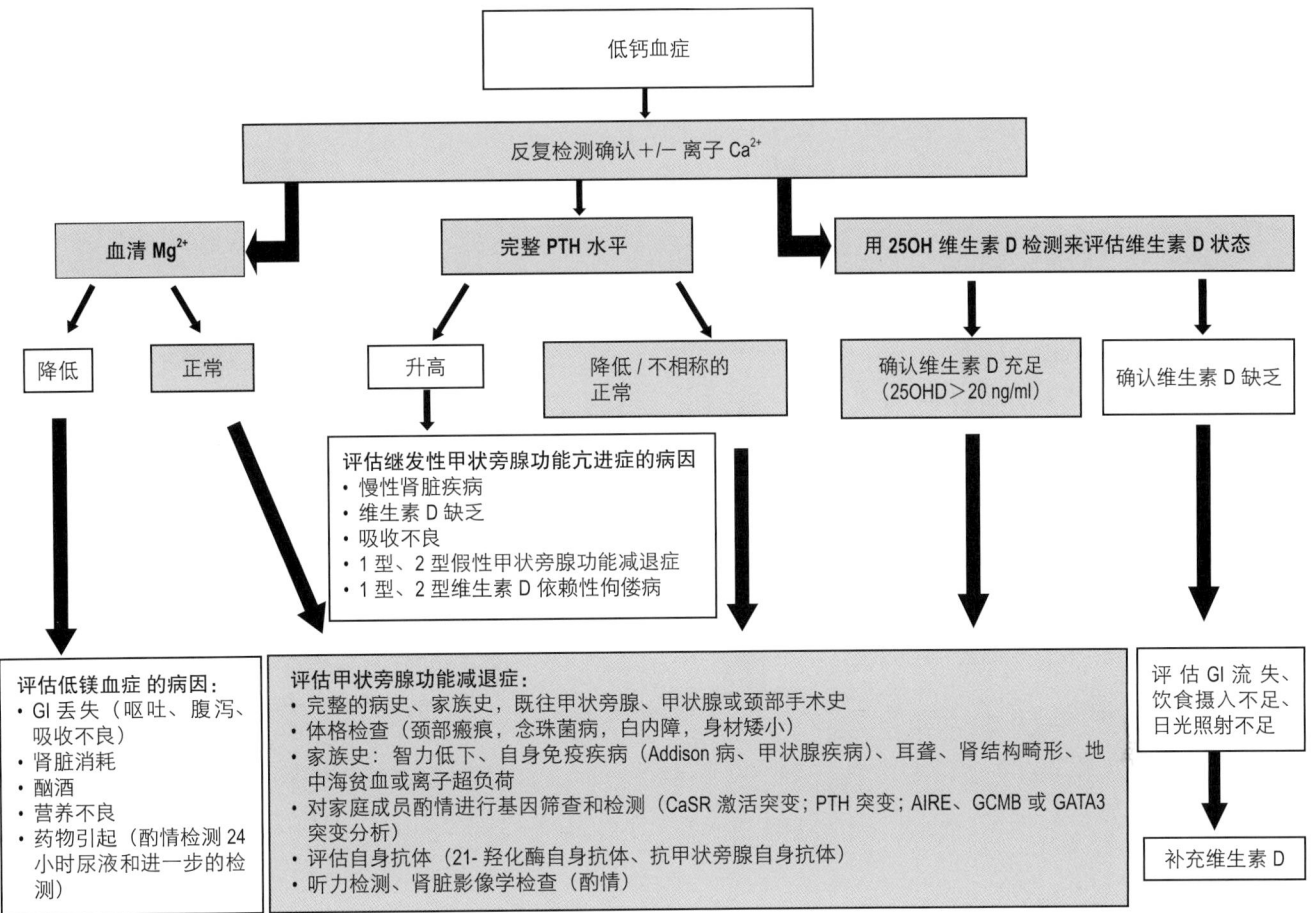

图 85.1 低钙血症的诊断方法。Abs：自身抗体；CKD：慢性肾脏疾病；GI 胃肠道；PTH：甲状旁腺激素［Source: Bilezikian, et al. (2011). Reproduced with permission of John Wiley & Sons.］

率进行注入。目标是控制症状，使离子钙恢复到正常范围下限水平（约 1.0 mM），并使 QTc 间期恢复正常。有时可能需要更高的剂量［高达 2.0 mg/(kg·h)］来稳定患者病情。应该密切监测血清离子钙水平（例如，治疗开始后 1 h 检测一次，然后每隔 4 h 检测一次）。一旦血清离子钙水平稳定，就改为长期口服治疗。当血清离子钙水平达到调控目标、症状得到缓解和口服药物耐受时，就可以降低输注速度。

慢性低钙血症的治疗一般使用口服钙剂，活性维生素 D 代谢物（骨化三醇或阿法骨化醇），有时需要配合使用噻嗪类利尿剂。当低钙血症与镁缺乏相关时，因为镁主要是细胞内阳离子，所以镁缺乏程度通常比较严重，但在血清镁水平上反映不来。通常需要长时间补充镁盐来补充全身镁的储备。经过治疗，几乎所有病例的血清钙水平和 PTH 分泌能力都将恢复正常，除非有持续和未解决的丢失。

各种类型的钙补充剂都适用于治疗低钙血症。有几个通用原则还是值得强调一下。最好将全天的补充剂量分配到每次进餐时，因为这样可以促进吸收（特别是碳酸钙的完全吸收需要胃肠道的酸性环境）。最有效的补充方法是以碳酸钙或枸橼酸盐的形式。以重量计，前者为约 40% 的元素钙，后者为约 21% 的元素钙。一般来说，每日 2～3 次，每次 500～1000 mg 的元素钙是合理的起始剂量，并可以逐步增加。具体要根据患者的耐受性、依从性和临床目标进行。

当单独使用钙补充剂不足以达到血清钙的目标时，医生会开活性维生素 D 代谢物的处方。骨化三醇（1,25(OH)$_2$D；0.25～1.0 μg，每日 1 次到每日 2 次）对于 1-α 羟化酶活性不足的患者是必需的。此外，大多数临床医生倾向于使用骨化三醇而不是维生素 D$_2$ 或 D$_3$ 来治疗低钙血症，主要是因为骨化三醇的起效和失效时间都很短（1～3 天），易于控制用量。这就

是说，当肾脏功能完好时，并且PTH足以使维生素D活化时，可以使用麦角钙化醇（维生素D_2）或胆钙化醇（维生素D_3）。治疗甲状旁腺功能减退症、假性甲状旁腺功能减退症或吸收不良引起的维生素D缺乏患者时，剂量可能需要达到每日25 000～50 000 IU（有时甚至更多）。使用时必须保持警惕，因为这种形式的维生素D会长期储存在脂肪组织中，具有很长的组织半衰期（几周到几个月），并且其毒副作用可能很难预测和治疗。

对于使用这些治疗方案后出现高尿钙和（或）难以安全达到血清钙目标的患者，可以利用噻嗪类利尿剂保钙作用。氢氯噻嗪的有效剂量通常为50～100 mg/d，虽然可以尝试较低的剂量。如果使用了维生素D_2或D_3治疗方案，应定期监测血清钙、磷、钾、肌酐和25OHD水平，以免发生毒副作用。

对于甲状旁腺功能减退症的治疗，存在用缺失激素治疗的机会。在成人和儿童中都进行了PTH治疗的研究。2015年，美国食品和药品监督管理局批准了重组人PTH（1～84）用于单纯使用钙补充剂和活性维生素D不能很好控制的甲状旁腺功能减退症成人患者。支持PTH（1～84）用于成人甲状旁腺功能减退症治疗的临床试验证据包括两项随机安慰剂对照试验和一项为期6年的开放标签研究。在第一项试验中，62名接受慢性钙补充剂和活性维生素D的患者接受PTH（1～84）100 μg/d（固定剂量）或安慰剂注射，持续24周。在第二项试验中，134名服用慢性钙补充剂和活性维生素D的患者接受PTH（1～84）或安慰剂注射24周，PTH（1～84）剂量从50 μg/d开始，逐渐增加到75 μg/d，最终增加到100 μg/d。在开放标签试验中，33名患者接受了6年治疗，开始为每隔一天注射一次（100 μg），后来增加到50～100 μg/d。甲状旁腺功能减退症的治疗详见第86章。

推荐阅读文献

扫描书末二维码获取。

第 86 章
甲状旁腺功能减退症

Tamara Vokes、Mishaela R. Rubin、Karen K. Winer、Michael Mannstadt、
Natalie E. Cusano、Harald Jüppner 和 John P. Bilezikian

范 帅 何敏聪 译

引言

甲状旁腺功能减退症是一种罕见的内分泌疾病，其特征是由于甲状旁腺激素（parathyroid hormone, PTH）缺失或异常降低引起的低血钙。2015 年，首届甲状旁腺功能减退症国际会议在意大利佛罗伦萨召开。源自该会议的指南和相关支持文件已在 2016 年发表，提供了有关甲状旁腺功能减退症这种罕见疾病的临床表现和治疗的详细信息 [1-4]。在大多数患者，甲状旁腺功能减退症是由甲状腺手术引起的，较少部分是由甲状旁腺或其他头颈部手术引起的 [1]。其余病例是由自身免疫、遗传和浸润性疾病引起的。虽然遗传原因相对并不常见（尤其是在成人中），但它们可以为深入理解 PTH 调节机制提供重要的见解，并有可能成为未来的治疗靶点。因此，本文将对引起甲状旁腺功能减退症的遗传原因进行更详细的讨论。

甲状旁腺功能减退症的遗传原因

甲状旁腺功能减退症的遗传原因在几个方面很重要：基因检测可以确认临床诊断，揭示未知复杂疾病的存在，并允许进行携带者筛查。甲状旁腺功能减退症的遗传病因学也可以为阐明甲状旁腺的发育和 PTH 分泌机制提供宝贵的信息。虽然遗传原因的甲状旁腺功能减退症仅占非手术甲状旁腺功能减退症患者的一小部分，但没有准确的患病率数据。在这类患者中，甲状旁腺功能减退症可以是复杂疾病的一部分（综合征形式），也可以是没有合并其他综合征的孤立的甲状旁腺功能减退症。在复杂疾病中（表 86.1），22q11 缺失综合征（也称为 DiGeorge 综合征）可能是最常见的 [5]；由 22q11 染色体部分微缺失引起，患者表现为典型的先天性心脏病、免疫缺陷和甲状旁腺功能

表 86.1 合并甲状旁腺功能减退症的复杂疾病

综合征	基因
22q11 缺失综合征	包括 Tbx1 在内的几个基因的微缺失
自身免疫性多腺体综合征（APS1）[自身免疫性多内分泌腺病 - 念珠菌病 - 外胚层营养不良综合征（APECED）]	AIRE
甲状旁腺功能减退症 - 感音神经性耳聋 - 肾发育不良综合征（HDR）	GATA3
Kenny-Caffey 综合征，Sanjad-Sakati 综合征	TBCE, FAM111A
Kearns-Sayre 综合征，MELAS, MTPDS	线粒体基因

减退症三联征，但也可能还有该疾病的许多其他临床表现。高达约 50% 的 22q11 缺失综合征患者会发生甲状旁腺功能减退症 [5]。导致甲状旁腺功能减退症的缺失基因是 Tbx1，它编码了一种转录因子，在甲状旁腺的发育中起作用。Tbx1 纯合子缺失的小鼠会出现甲状旁腺功能减退症 [6]。

自身免疫性多腺体综合征（autoimmune polyglandular syndrome, APS1），也被称为自身免疫性多内分泌腺病 - 念珠菌病 - 外胚层营养不良综合征（autoimmune polyendocrinopathy-candidiasis-ectodermal dystrophy syndrome, APECED），是另一种复杂疾病。它是唯一的单基因自身免疫性疾病，可伴有甲状旁腺功能减退症 [7]。受 APECED 影响的患者会发生皮肤黏膜念珠菌病、Addison 病、甲状旁腺功能减退症和其他几种自身免疫性疾病。

孤立性家族性甲状旁腺功能减退症（表86.2）是一组遗传异质性疾病。简单来说，该病发病机制可以分为三种不同的类别：在第一类，甲状旁腺不能形成，通常是由于一种必需转录因子的功能丧失所致。例如，GCM2（神经胶质细胞缺失2）纯合子功能缺失或杂合子显性失活突变的患者会发生甲状旁腺功能减退症，而不会发育为甲状旁腺[8-10]。X连锁的隐性甲状旁腺功能减退症患者在Sox3基因附近有缺失/插入，Sox3基因一种在甲状旁腺发育中起作用的转录因子[11]。

第二类，甲状旁腺形成正常，但由于基因突变导致了PTH分泌功能缺陷。最常见的例子是常染色体显性低钙血症（autosomal dominant hypocalcemia，ADH）1型，由钙敏感受体（calcium-sensing receptor，CaSR）的杂合激活突变引起[12]。甲状旁腺细胞表面的CaSR可以检测到，并且可以被细胞外钙浓度升高被激活，导致PTH分泌减少。CASR的激活突变会引起钙-PTH曲线左移，从而导致PTH在钙水平正常和降低时降低。此外，ADH1型患者有高钙尿症，这是由PTH的低循环水平以及肾小管中CaSR激活引起的。最近，在ADH2型（一种类似的家族性低钙血症）患者中识别出了Gα11（CaSR下游的信号传感器之一）杂合增益-功能突变[13]。令人惊讶的是，这些有普遍表达的G蛋白突变的患者只有甲状旁腺功能减退症和可能的身材矮小，没有其他器官功能紊乱。对这种疾病我们还需要进行进一步的研究。

最后，家族性孤立性甲状旁腺功能减退症可以由编码PTH的基因的罕见的常染色体隐性或显性突变引起。这些突变可以导致PTH的加工和分泌异常，或与TH活性降低有关[1]。

表86.2 孤立性家族性甲状旁腺功能减退症的疾病	
疾病	基因
ADH1	CASR
ADH2	Gα11
甲状旁腺功能减退症（常染色体显性遗传或隐性遗传）	GCM2
甲状旁腺功能减退症（常染色体显性遗传或隐性遗传）	PTH
X连锁甲状旁腺功能减退症	涉及SOX3的缺失/插入

目前对甲状旁腺功能减退症（包括遗传形式的甲状旁腺功能减退症）患者的治疗通常包括口服钙剂、骨化三醇或PTH注射。由于尿钙排泄量高，ADH1型患者发生肾钙质沉着症的风险较高，因此，应该仅在出现症状时才进行治疗。阐明甲状旁腺功能减退症遗传形式的机制可能有助于未来靶向药物的开发，例如钙受体拮抗剂或Gα11抑制剂。

临床特征

甲状旁腺功能减退症的许多症状和体征是由低钙血症引起的。最常见的是，甲状旁腺功能减退症的临床表现反映了慢性低钙血症的影响，低钙血症可导致不同程度的神经肌肉症状（感觉异常和麻木）。偶尔，症状轻微的患者是通过生化检查发现有低钙血症而被确诊的。相比之下，甲状旁腺功能减退症的低钙血症也可以在颈前手术后急性出现，或在已确诊为甲状旁腺功能减退症的患者中出现，他们或者是钙和活性维生素D的补充需求发生了变化，或者是依从性差。这种急性低钙状态可能是医疗急症，因为在这种情况下可能发生的癫痫发作和喉痉挛都可能是致命的。

低钙血症可影响身体大多数器官的功能，但在甲状旁腺功能减退症中，最明显的功能障碍器官系统是神经系统、认知系统、肌肉系统和心脏系统[14]。钙的失衡易使这些系统产生应激，可能是轻微的（表现为感觉异常，心电图的cQT间隔延长），也可能是危险的。

肾脏表现和骨骼外钙化

由于PTH对肾小管功能没有影响，虽然甲状旁腺功能减退症患者可能会出现高钙尿和低磷酸盐尿，但未经治疗的患者通常不出现高钙尿和低磷酸盐尿，因为患者的钙的滤过负荷通常低于正常水平。同样，高磷血症会使磷酸盐的滤过负荷增高。因此，未经治疗的甲状旁腺功能减退症患者的尿钙和磷酸盐排泄可能是正常的。然而，一旦接受治疗，这些患者中的许多人就会出现高钙尿，因为他们需要用大剂量的钙和（或）活性维生素D来控制血钙浓度。他们也有肾脏钙沉积的风险，要么是肾结石，要么是在肾实质内的钙，因为他们常因需要大剂量的钙和活性维生素D治疗而导致钙-磷酸盐产物升高（>55 mg^2/dL^2）[15]。然而，异位钙沉积不需要升高的钙-磷酸盐产物。随着时间的推移，肾功能也会受到威胁。在存在CASR

激活突变的患者中，甲状旁腺功能减退症对肾功能的威胁尤其高[15-16]。

随着时间的推移，慢性低钙血症和高磷血症以及血清钙-磷酸盐沉积升高可以导致患者发生软组织钙化。这种钙化既可以出现在未经治疗的患者中，也可以出现在大量补充钙和活性维生素D的患者中。这种钙化通常发生在肾脏（肾结石和肾钙质沉积症）和大脑（特别是基底节区）[17]，但也可以发生在关节、眼睛、皮肤和血管系统中[1,14-17]。异位钙化可见于钙-磷酸盐产物≤55 mg^2/dL^{2}的患者。治疗目标是使钙-磷酸盐产物尽可能接近正常水平。

甲状旁腺功能减退症的治疗

使用钙和活性维生素D治疗甲状旁腺功能减退症

甲状旁腺功能减退症的常规治疗包括补充钙和活性维生素D。治疗目标是：①改善低钙血症的症状；②维持血清钙在正常低值范围；③减少或尽量减少高钙尿；④维持血清磷在正常高值范围；⑤维持钙-磷酸盐产物低于正常上限（55 mg^2/dL^2）。在调整剂量期间，应每周至每月测量一次经白蛋白校正后的血清钙、肌酐和磷；在剂量稳定后，每年至少测量2次。在调整剂量期间，应关注尿钙和尿肌酐排泄量，并应每年至少测量一次，剂量稳定后评估肾毒性[3]。

在发生急性低钙血症时，通常使用葡萄糖酸钙治疗。首先给予1~2 g的大剂量葡萄糖酸钙（含90~180 mg元素钙），接着以0.5~1.5 mg/(kg·h)的速度缓慢滴注（参见第85章）。对于长期治疗的患者，口服碳酸钙和枸橼酸钙是两种最常用的钙剂，两者分别含有40%和21%的元素钙。碳酸钙价格较便宜，但一些患者口服可能会出现胃肠道不适，因此必须与富含蛋白质的食物一起服用以获得适当的吸收。枸橼酸钙可以不随餐服用，并应用于正在服用抑制碳酸钙吸收的抑酸药物的患者。患者一般每天需要补充钙500~2000 mg，每日2~3次，但有的患者可能需要更高的剂量或更多的给药次数[3]。不推荐使用"天然"钙制剂，例如白云石，因为它们可能含有铅[18]。

PTH是肾脏1-α-羟化酶活性的主要诱导剂。因此，甲状旁腺功能减退症患者也有必要补充活性维生素D和1,25(OH)$_2$D（骨化三醇），以促进钙的吸收[19]。患者通常每天需要补充0.25~2.0 μg。剂量>0.75 μg则需要分两次给药。骨化三醇的半衰期相对较短，为5~8小时，因此发生中毒后容易控制。在美国以外，其他国家也使用阿法骨化醇和双氢速甾醇。阿法骨化醇的起效时间与骨化三醇相似，为1~3天，但持续时间更长[20]。剂量通常为0.5~3.0 μg。

还建议使用母体维生素D（麦角固醇或胆钙化醇）将25-羟基维生素D（25-hydroxyvitamin D, 25OHD）的水平维持在30 ng/ml或以上。鉴于上述维生素D类似物的可用性和安全性，不再推荐使用高剂量的母体维生素D来代替活性维生素D。噻嗪类利尿剂对高钙尿症可能有帮助，但通常需要较高剂量（每天50~100 mg）来减少尿钙排出。通常不需要低磷酸盐饮食或使用磷酸盐结合剂，但可能推荐一部分患者使用[4]。

为了维持血清钙在正常低值范围，通常需要使用大剂量的钙和活性维生素D，这可能会引起一些潜在的并发症。常规治疗可导致泌尿系统出现肾钙质沉积症和肾结石以及软组织内钙积。常规治疗也不能直接解决甲状旁腺功能减退症患者缺乏PTH的问题，特别是在生活质量、神经认知和骨转换率降低方面。因此，当PTH制剂上市后，一些小组对应用PTH治疗甲状旁腺功能减退症进行了探索。

使用PTH（1~34）治疗甲状旁腺功能减退症

PTH（1~34）目前还未被批准用于治疗甲状旁腺功能减退症。然而，使用PTH治疗甲状旁腺功能减退症的初步研究使用了PTH（1~34）并提供了概念证明，促进了后续治疗选择的发展，例如使用PTH（1~84）治疗这种疾病。Winer及其同事研究了各种病因的甲状旁腺功能减退症的成人和儿童皮下注射PTH（1~34）替代疗法。接受PTH（1~34）治疗的患者没有同时接受骨化三醇、噻嗪类利尿剂或磷酸盐结合剂的治疗。在一系列随机对照研究中，首先将每日注射一次PTH（1~34）与常规疗法进行了比较[21]，然后与每日注射两次PTH（1~34）进行了比较[22-23]。在单独的研究中，接受每日两次注射PTH（1~34）和常规治疗的成人和儿童在一项为期3年的随机平行试验中进行了比较[24-25]。这些研究表明，每日两次皮下注射PTH（1~34）可将血清钙和尿钙维持在正常范围内，且肾功能稳定超过3年，并且没有损害儿童的线性生长[24-25]。

通过泵（Omnipod by Insulet）持续给药PTH（1~34）可以使血清钙、尿钙、骨转换标志物同时恢复正常[26-27]。在所有病因导致的甲状旁腺功能减退症患者中，包括患有术后甲状旁腺功能减退症的成人和患有 CaR 或自身免疫性多内分泌腺病的儿童，这种激素输送方法明显优于皮下注射。此外，与每日两次注射给药相比，泵入法给药可以使每日 PTH（1~34）用量减少 60% 以上。此外，通过提高血清镁水平，泵入法大大减少了对补镁的需求。由于持续泵入 PTH（1~34）的方法具有模拟正常甲状旁腺分泌节律的潜力，因而这种方法被认为是最符合生理机制的替代疗法。

使用 PTH（1~84）治疗甲状旁腺功能减退症

2015 年 1 月，PTH（1~84）获得美国食品药品监督管理局（Food and Drug Administration, FDA）批准用于治疗成人慢性甲状旁腺功能减退症。一些早期的研究提供了每天使用一次 PTH（1~84）治疗甲状旁腺功能减退症的概念证明。纽约哥伦比亚大学的一项研究报道了 30 名成人患者接受隔日注射 100 μg PTH（1~84）的固定剂量治疗 2 年的初步结果[28]。结果显示，接受 PTH（1~84）治疗的患者的血清磷酸盐能够降低，并且其血清钙能维持在目标水平，同时显著减少了口服钙和骨化三醇的剂量。同一研究组还报道了使用 PTH（1~84）治疗 4 年的结果[29]，最近还报道了治疗 6 年的结果[30]。随着时间的推移，给药方案从最初研究中的隔日固定剂量改为每日个体化注射给药（90% 的患者）[30]。在完成 6 年研究的 33 名患者中，48% 的患者采用每天注射 50 μg，20% 的患者每天注射 100 μg，10% 的患者每天注射 75 μg，只有少数患者每 2 天或每 3 天注射 1 次[30]。这说明在这种情况下需要采用个体化给药方案。采用 PTH（1~84）治疗可使钙和骨化三醇的剂量分别减少 53% 和 67%。尿钙排泄量也有所下降，尿钙水平在整个研究期间都保持在基线以下[30]。有趣的是，在研究的第一年后，不良事件似乎也少了，在研究的 6 年内，仅在 2.5% 的患者中观察到高钙血症（血清钙 > 10.2 mg/dL）。

第二项是在丹麦进行的研究，该研究将 62 名患者以双盲方式随机分为两组：一组接受每日 100 μg PTH（1~84）注射，一组为安慰剂注射，为期 6 个月[31]。只有当患者出现高钙血症或高钙尿症时，才减少钙和活性维生素 D 的剂量。在 PTH 治疗组，血清磷酸盐降低而血清钙增加，其中 19% 的血清钙测量值高于正常；11 名 PTH 治疗组患者出现了 17 次症状性高钙血症（1 例需要住院治疗），而安慰剂组中仅出现了一次症状性高钙血症[31]。这一经验强调了个体化治疗方案的必要性，即应给予每位患者适当剂量的 PTH（1~84）。

PTH（1~84）的注册试验，称为 REPLACE 研究，在 134 名甲状旁腺功能减退症的成年人（78% 为女性，74% 为手术病因）中进行，以 2：1 的比例随机分为两组，一组为每日在大腿注射 PTH（1~84），逐渐增加剂量，从 50 μg 开始，增加到 75 μg，直至 100 μg；一组为安慰剂注射组，持续 6 个月[32]。每次增加剂量时，钙和（或）活性维生素 D 的剂量都会减少，必要时会增加钙和（或）活性维生素 D 剂量，以使血清钙维持在目标范围内。该研究有三个主要研究终点，第一个治疗终点是在将血清钙维持在目标范围的情况下，钙和活性维生素 D 剂量至少减少 50%，其中 53% 的 PTH 治疗组患者和仅有 1 名（2%）安慰剂组患者达到了这一目标[32]。第二个研究终点是不依赖于活性维生素 D 和口服钙的剂量降至 500 mg/d 以下，其中 41% 的 PTH 治疗组患者和仅 2% 的安慰剂组患者达到了这一目标。研究结束时，52% 的 PTH（1~84）治疗组患者的剂量为 100 μg/d，27% 为 75 μg/d，21% 为 50 μg/d。PTH 治疗组患者的血清钙维持在目标范围内，血清磷酸盐降低，而安慰剂组患者没有降低[32]。两组间维持期不良事件的发生率相似。然而，在 4 周的随访中，当停止使用研究药物，患者恢复到研究前的补充剂量时，在研究期间接受过 PTH 治疗的患者中低钙血症的发生率明显更高。因此，如果 PTH 治疗出于任何原因停止了，必须严密监测患者血清钙水平，同时必须提前增加钙和活性维生素 D 的补充剂量。

特别关注的领域

骨骼表现

通过双能 X 线吸收法（DXA）测定甲状旁腺功能减退症患者各部位的 BMD 的结果通常高于性别、年龄匹配的对照者[30-31,33]。通过外周定量 CT 和高分辨率外周 CT 扫描成像以及经髂嵴骨活检对骨组织形态进行直接分析显示，骨皮质和骨小梁间室均发生了改变，皮质骨的体积 BMD 和骨小梁体积分数增加，皮质骨孔隙度降低[34-36]。经髂嵴骨活检的动态组织形态学分析显示，较低的骨转换是典型的。

骨重塑减少[1,33,37]与骨量正平衡相关[38]，这解释了甲状旁腺功能减退症的 BMD 和微结构高于平均水平的特征。甲状旁腺功能减退症患者的骨重塑异常低且骨密度高，提示甲状旁腺功能减退症的骨过于成熟，因此，理论上比甲状旁腺功能正常者更容易发生骨折。然而，因为这是一种较为罕见的疾病，骨折数据有限。一项小型队列研究表明，绝经后甲状腺功能减退症女性患者的椎体形态学骨折发生率增加。然而，在丹麦进行的更大规模的注册研究并未发现甲状旁腺功能减退症患者和对照组之间的总体骨折率存在差异[39-41]。

PTH（1~84）治疗会影响骨骼参数。迄今为止的历时最长的一项研究发现，PTH（1~84）治疗 6 年引起了特定部位的 BMD 变化[30]，腰椎 BMD 增加（3.8%）和全髋部 BMD 增加（2.4%），股骨颈 BMD 无变化，桡骨远端 1/3 处 BMD 降低（-4.4%）。骨转换标志物水平显著增加，在治疗 1 年时达到高峰，为基线值的 3 倍，随后下降，但仍高于治疗前水平。同一队列治疗 2 年后的组织形态测量数据显示，松质骨体积增加，其特征表现为骨小梁数量和隧道形成能力增加，同时皮质骨孔隙度增加[37]。显微 CT 模拟的骨强度显示有瞬时增加[42]，而矿化密度分布显示减少[43]。总体而言，尽管缺乏骨折的数据，但这些观察结果表明，PTH 能改善甲状旁腺功能减退症的骨组织，并有可能逆转异常的骨参数。

甲状旁腺功能减退症患者的生活质量

许多接受钙和活性维生素 D 常规治疗后的甲状旁腺功能减退症患者的主诉提示其生活质量（quality of Life, QoL）降低[1,14,16]。这些包括身体（疲劳）、神经肌肉（无力、抽筋、感觉异常、癫痫发作）、认知（"脑雾"）和情绪障碍（焦虑、抑郁、人格障碍）。直到最近，才有系统性研究了甲状旁腺功能减退症患者 QoL 降低的性质和发生率的报道[44-48]。与健康对照组或接受甲状腺手术但甲状旁腺功能正常的患者相比，手术后甲状旁腺功能减退症患者的总体主诉分数明显更高[44]，SF36 的身体总分数和肌肉功能较低[48]；QoL 分数低于由健康受试者给出的疾病描述的预期或经验丰富的内分泌外科医生的预期[46]。

PTH 治疗是一种替代缺失激素的疗法，其引入为改善患者的 QoL 带来了希望。然而，目前的研究结果并不一致。纽约哥伦比亚大学的一项开放标签研究（详见参考文献[28-30]）描述，尽管血清钙被控制在甲状旁腺功能减退症的可接受的范围内，但 SF36 评估的 QoL 在基线时在所有方面都较低[49-50]。PTH（1~84）治疗 1 年后，受试者在所有方面均有显著改善[49]，并且这些改善在完成 PTH（1~84）治疗 5 年的受试者中都得以保持[50]。意大利进行的一项 PTH（1~34）研究也报道了类似的结果[51]，尽管在该研究中许多患者在基线时存在低钙血症，但在研究期间有所改善[51]。上面提到的丹麦双盲、安慰剂对照研究得出了不同结论[31]，该研究纳入了控制相对较好的甲状旁腺功能减退症患者。该研究发现，与安慰剂组相比，PTH（1~84）治疗组 SF36 评分较低，实际上至少在一些肌肉功能测试中表现更差[52]。然而，我们应该认识到，许多接受 PTH（1~84）治疗的患者有高钙血症，这可能对他们的健康产生不良影响。最后，REPLACE 期间，采用 SF36 评估了 QoL，初步分析显示，PTH（1~84）治疗组的 QoL 评分有所改善，而安慰剂组的评分则没有改善，但两组间无统计学差异[53]。

未来发展方向

随着 PTH（1~84）作为 FDA 批准的甲状旁腺功能减退症的治疗方法的出现，甲状旁腺功能减退症的治疗方向可能会发生改变。PTH（1~84）治疗的适应证是那些常规治疗无法良好控制的患者。甲状旁腺功能减退症国际会议对 PTH 治疗的适应证进行了详细解释，包括以下几点：通过常规治疗不能可靠地控制血清钙；每日口服钙剂量＞2.5 g/d；或者骨化三醇的需要量＞1.5 μg/d（类似物＞3.0 μg/d）；严重的胃肠功能障碍（例如胃旁路手术）；高血清磷酸盐或高钙-磷酸产物；肾脏表现，例如高钙尿、肾脏钙化；肌酐清除率降低（＜60 cm³/min）；生活质量下降。随着 PTH（1~84）在甲状旁腺功能减退症患者中使用方面的经验越来越多，这些指南也会更新。随着 PTH（1~84）作为甲状旁腺功能减退症治疗方法的可及性，甲状旁腺功能减退症的治疗已被列入可使用激素替代疗法治疗的激素缺乏疾病中。

参考文献

扫描书末二维码获取。

第 87 章
假性甲状旁腺功能减退症

Agnès Linglart、Michael A. Levine 和 Harald Jüppner

范 帅 何敏聪 译

引言

假性甲状旁腺功能减退症（pseudohypoparathyroidism, PHP）是一个历史术语，是指一组相关的代谢和发育障碍，其中最突出的是生化特征，如低钙血症和高磷血症，是靶器官对 PTH 抵抗而不是 PTH 缺乏的结果。因此，区分 PHP 与其他不同形式的甲状旁腺功能减退症的一个关键因素是：前者的血清 PTH 水平升高，而后者的通常较低或异常。PHP 及相关疾病是由表观遗传和（或）遗传缺陷引起的，这些缺陷损害了第二信使 cAMP 的生成或反应。因此，近端肾小管中 cAMP 的作用降低或明显受损，导致磷酸盐重吸收增加，25-羟基维生素 D（25-hydroxyvitamin D, 25OHD）转化为 1,25- 二羟基维生素 D（1,25-dihydroxyvitamin D, 1,25(OH)$_2$D）的转化率降低。

与 cAMP 生成受损相关的 PHP 及相关疾病的广泛临床和生化表型主要反映了一种潜在的病理生理机制，其中，分子缺陷会降低七螺旋 PTH/PTHrP 受体（PTH1R）下游蛋白质的表达或功能，最值得注意的是异三聚体刺激性 G 蛋白的 α 亚基（alpha-subunit of the heterotrimeric stimulatory G protein, Gsα），它将七螺旋 PTH 受体和许多其他七螺旋受体耦联以激活腺苷酸环化酶（表 87.1）。

总体而言，日本[1] 和丹麦[2] 的研究估计的 PHP 患病率在 0.34~1.1/100 000 之间。然而，由于疾病表现的变异性极高以及生命早期往往有未被认识的症状，PHP 的患病率可能在很大程度上被低估了。

已经开发了几种用来区分 PHP 的形式及其变异型的分类系统。从历史上来看，这些分类是基于尿中 cAMP 和磷酸盐排泄对 PTH 治疗的反应（PHP 1 型或 2 型）；是否存在 Albright 遗传性骨营养不良（Albright osteodystrophy, AHO）的躯体特征（见下文）；和（或）Gsα 功能或表达的体外分析（PHP 1A、1B 或 1C 型）[3-5]。这些不同的分类如今受到了这些疾病的遗传和表观遗传病理生理学进展的挑战，因此，鼓励人们尝试开发一种更能反映疾病机制和分子变化的当代分类系统[6-7]。一个欧洲网络最近提出了一种新的分类系统，反映了这些问题[8]，但因为受到 PHP 及相关疾病影响的患者通常具有与 PTH 或 PTHrP 信号事件异常无关的代谢表型，所以这个分类系统仍有局限性。

假性甲状旁腺功能减退症和相关疾病

PHP 1 型是 PHP 的一种类型，给予 PTH 后，该类型患者尿中肾源性 cAMP 和磷酸盐的排泄明显减少或不增加。尽管明显的遗传和（或）表观遗传缺陷会降低 Gsα 的表达或功能，并降低七螺旋受体依赖性腺苷酸环化酶的激活，但 PHP 1 型的亚型不仅在生化上而且在临床表型上都可以表现出相当大的重叠。

GNAS 位点

Gsα 由 *GNAS* 编码，*GNAS* 是一个高度复杂的基因位点，不仅编码 Gsα（外显子 1~13），而且还通过使用可选择的第一外显子生成几个额外的转录本，这些转录本都拼接到 *GNAS* 外显子 2~13 上）。这些替代转录物包括 A/B（也称为 1A）、超大刺激性 G 蛋白（extra-large stimulatory G protein, XLαs）以及编码神经内分泌分泌蛋白 55（neuroendocrine secretory protein 55, NESP55）的转录物[9]。此外，*GNAS* 还衍生出一个反义转录物（antisense transcript, AS）。NESP55 和 XLαs 是蛋白质编码转录物，对其在人类

表 87.1 PHP 及相关疾病和主要鉴别诊断

疾病	常见临床特征	主要生化特征	可能存在的其他特征	主要表观遗传/遗传缺陷	鉴别诊断
PHP1A	手和足的短缩 E 型 成人身材矮小，但在婴儿期/儿童期发育正常 皮下骨化，皮下骨瘤 早发性肥胖 认知/行为障碍	PTH 抵抗伴低钙血症和（或）高磷血症 TSH 抵抗 GH 缺乏 降钙素抵抗	睡眠呼吸暂停 反应性气道疾病 中耳炎 腕管综合征 颅缝早闭，Chiari 1 代谢性酸中毒	编码 Gsα（母系等位基因）的 GNAS 外显子相关的功能缺失突变 罕见：GNAS 印记缺陷	单基因肥胖和综合征性肥胖 BDMR TRPS 特纳综合征
PPHP	手和足的短缩 E 型 身材矮小 皮下骨化，皮下骨瘤 小于胎龄		在极少数情况下，PTH 水平升高	编码 Gsα（父系等位基因）的 GNAS 外显子相关的功能缺失突变	PTHLH 突变 TRPS
POH	广泛性异位骨化 小于胎龄 瘦			编码 Gsα（父系等位基因）的 GNAS 外显子相关的功能缺失突变	FOP
皮下骨瘤	浅表异位骨化			编码 Gsα（父系等位基因）的 GNAS 外显子相关的功能缺失突变	
PHP1B	巨大胎儿 早发性肥胖 成人身高正常	PTH 抵抗，低钙血症，高磷血症 轻度 TSH 抵抗 降钙素抵抗	在某些情况下是短指 重量高于参考范围	母系 GNAS 甲基化印记的缺失 STX16 或 GNAS 的缺失，涉及 GNAS 区域反转	维生素 D 缺乏症 镁缺乏症
肢端骨发育不全	早发性和广泛性短指 身材矮小 认知/行为障碍[a] 肥胖症	早发性 PTH 抵抗[b] 轻度 TSH 抵抗[b] 降钙素抵抗[b]	颅骨早闭 Chiari 1 睡眠呼吸暂停 中耳炎 听力丧失	编码 PRKAR1A 或 PDE4D 的外显子突变	PTHLH 突变 TRPS

BDMR：短指精神发育迟缓综合征；FOP：进行性骨化性纤维发育不良；GH：生长激素；PTHLH：甲状旁腺激素样激素；TRPS：毛发-鼻-指（趾）综合征；TSH：促甲状腺激素。
[a] 与 PDE4D 突变相关。
[b] 与 PRKAR1A 突变相关。

中的确切功能仍有争议。XLαs 在体外[10]和体内[11-12]均能模拟或增强 Gsα 的作用。A/B 转录物可能编码一种截断形式的 Gsα，可以抑制全长信号蛋白的作用[13]。

这些不同 mRNA 的转录是由基因组印迹控制的，基因组印迹是一种抑制亲本等位基因转录的调节过程。除了 Gsα 转录所需的 GNAS 外显子 1 外，所有其他 GNAS 外显子的印迹都是通过位于每个外显子启动子序列中的差异甲基化区域（differentially methylated region, DMR）来调节的。因此，外显子 XL、A/B 和 AS 的启动子在母系 GNAS 等位基因上甲基化，转录主要来自父系等位基因；由于父系等位基因上的 NESP55 启动子的 DMR 甲基化，编码 NESP55 的转录物来源于母系等位基因[14]。虽然 Gsα 在大多数细胞中呈双等位表达，但这种无处不在的信号蛋白的表达仅限于母系 GNAS 等位基因在几个组织/细胞中的表达，包括近端肾小管、甲状腺、垂体生长激素和性腺[15-17]。Gsα 的主要母系表达可能受细胞特异性蛋白控制，这些蛋白质作用于父系 GNAS 等位基因中尚未确定的调控序列。在人类中，GNAS DMR 甲基化的建立和（或）维持已定位于 GNAS 内或接近 GNAS 的两个基因组区域。一个区域位于 STX16 基因内，仅控制 A/B DMR[18-19]；另一个区域包含外显子 3 和 4，控制整个 GNAS 位点内所有 DMR 的甲基化[20-27]。

假性甲状旁腺功能减退症 1A 型（PHP1A）（OMIM #103580）

PHP1A 是一种常染色体显性遗传病，由编码 Gsα 的母系 GNAS 外显子的失活突变引起。由于 Gsα 在某些组织（例如近端肾小管）中仅来自或优先来自母系 GNAS 等位基因，因此，母系等位基因上的 GNAS 杂合突变足以引起 PTH 抵抗。除了 PTH 抵抗外，受 PHP1A 影响的患者通常还表现出对其他激素［例如促甲状腺激素（thyroid stimulating hormone, TSH）、促性腺激素、降钙素、生长激素释放激素（growth hormone releasing hormone, GHRH）］的抵抗，其靶组织也优势表达来自母系 GNAS 等位基因的 Gsα。相反，对其他激素（例如促肾上腺皮质激素、加压素）的反应通常是正常的，因为表达这些激素受体的细胞表达来自亲本等位基因的 Gsα。

诊断 PHP1A 的平均年龄为 8.5±3.8 岁（平均值±标准差）[28-41]，除非因为有家族史阳性史而促使更早进行检查[42]。PTH 抵抗在出生时通常不存在，而是在出生后头几年缓慢发展出现的[42]。首先是磷酸盐和 PTH 水平升高，随后是血清钙水平降低。敲除小鼠母系或父系等位基因 GNAS 外显子 1 后的结果显示，迟发性 PTH 抵抗可能是由于来自近端肾小管父系等位基因 Gsα 的表达进行性减少所致[28]。低钙血症被认为是由于 1,25(OH)$_2$D 产生减少所致，尽管大多数患者并没有显示 1,25(OH)$_2$D 水平低。与近端肾小管相比，Gsα 似乎在远端肾小管中是由两个亲本等位基因表达。因此，尿钙重吸收对 PTH 仍有反应。

甲状腺功能减退症在 PHP1A 中很常见，是 TSH 抵抗的结果。因此，虽然 TSH 水平升高，但甲状腺并没有变大。血清 TSH 水平的升高是 PHP1A 的一个常见特征，如果不是一个恒定的特征，它常常在新生儿筛查中被检测到。临床上明显的甲状腺功能减退症并不常见。在年龄较大的儿童中，TSH 抵抗是轻微且无症状的，TSH 波动在 5～50 mIU/L 之间，游离甲状腺素（thyroxine, Thx, T4）处于正常低值。降钙素抵抗也很常见，但很少被评估，并且似乎不会引起任何临床表现。在没有进行其他检查的情况下，PHP1A 患者的血清降钙素水平升高不应被视为甲状腺髓样增生/癌的证据[15-16,43-44]。

50%～80% 的 PHP1A 儿童存在由 GHRH 抵抗引起的生长激素（growth hormone, GH）缺乏[45-46]。虽然 GH 缺乏症很常见，但它并不是导致 PHP1A 患者身材矮小的主要原因。患有 PHP1A 的女孩和女性也表现出促性腺激素的部分或完全抵抗，表现为闭经或月经稀少。许多患有 PHP1A 的超重女性会出现月经异常，类似于典型的多囊卵巢综合征。有关生育率的数据尚缺乏。隐睾在男性中很常见[47-49]。

Albright 遗传性骨营养不良（AHO）

当父系 Gsα 表达未降低时，软骨细胞的单倍体功能不全可能导致自身/旁分泌 PTHrP 依赖性信号转导减少。患者的临床特征类似于 PTHrP 单倍体功能不全［基因名称：甲状旁腺激素样激素（growth hormone releasing hormone, PTHLH）］，即手和足的短缩 E 型（特别是Ⅲ、Ⅳ、Ⅴ掌骨和 I 远节指骨缩短）、满月脸、股骨颈短和腰椎狭窄（图 87.1A）。短指/趾畸形在出生时并不存在，但随着时间的推移，由于骺板过早闭合而出现。PHP1A 患者出生时有轻度生长迟缓［46 cm[38-51]，（n=29）[31]］，通常身高正常，直到 10～15 岁才出现骨骺迅速过早闭合（图 87.1B）。

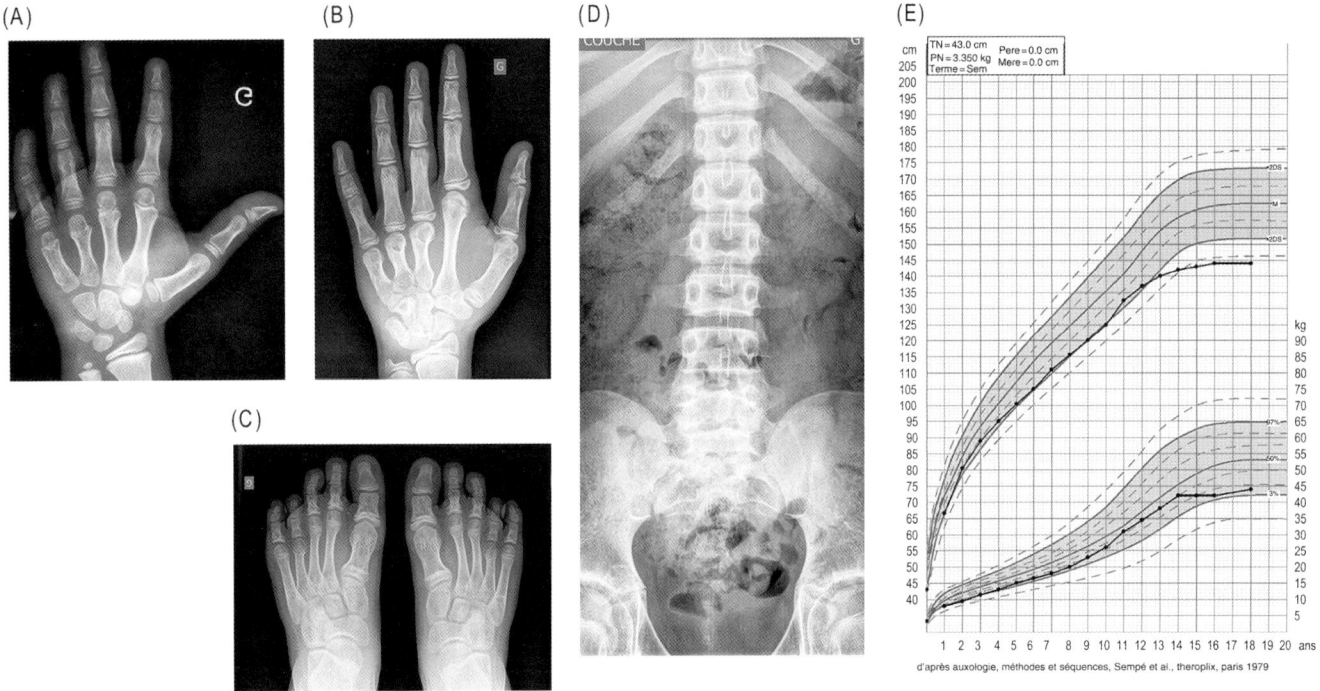

图 87.1 Albright 遗传性骨营养不良（AHO）的特征。（A 至 C）由 GNAS（A102V）功能缺失突变引起的一名 PHP1A 患者 5.5 岁和 11 岁时的短掌畸形以及短跖畸形。（D）同一患者的腰椎椎间隙狭窄。（E）受 PHP1A 和 GNAS 功能缺失突变影响女孩的生长和体重增加的典型模式（p.P144Sfs*5）

在婴儿期，骨龄通常不会提前。超过 75% 的成人 PHP1A 患者身材矮小，这可能是由肥大软骨细胞分化加速导致骺板过早闭合、青春期发育缺失和 GH 缺乏共同导致的[46,50-51]。

在 30%～60% 的 PHP1A 患者中会发现包括皮下骨瘤在内的皮下骨化的特殊表现，并且可以在出生时或在任何其他 AHO 症状出现之前表现变得明显。尽管在极少数情况下，PHP1A 患者也可能出现骨化斑块（图 87.2），但这些斑块通常是微结节状和浅表的[52]。在有 GNAS 缺陷的患者中，异位骨化代表细胞分化的异常过程，导致膜内骨的形成（见下文）。与进行性骨性纤维化发育不良（fibrodysplasia ossificans progressiva, FOP；OMIM #135100）过程不同，AHO 中异位骨的形成很可能与先前的创伤无关，在该病过程中，即使是轻微的组织损伤也会刺激广泛的异位软骨内骨形成。尽管如此，还是建议采取预防措施来防止压力依赖性骨化并避免手术干预。

肥胖

有几个因素已被确定是导致 PHP1A 患者肥胖的原因，例如外周组织对肾上腺素和其他激素的抵抗，以及静息能量消耗的减少和食物摄入量增加，这可能与下丘脑 MC4R 下游区域的 cAMP 依赖事件的减少有关，其中 Gsα 主要由母系等位基因转录[32,50,53-54]。患者在 2 岁前出现早发性肥胖，可以在没有明显的多食情况下发生。大约 2/3 的 PHP1A 成年人肥胖，体重指数的平均 Z-分数为 1.7 ± 0.2[29,32,37]。

认知功能

40%～70% 的患者存在发育迟缓和学习障碍，并且通常与精神症状发生率增加有关。

其他特征

最近，一些报道强调了腕管综合征、睡眠呼吸暂停、非典型哮喘、中耳炎、颅缝早闭、Chiari 1 畸形、代谢性酸中毒和腹泻的发生率[55-56]。牙齿结构异常伴牙齿萌出延迟或缺失，可能是由 PTHrP 信号缺陷引起的[57]。

小结

出现以下几种情况时应怀疑 PHP1A：①出现早发性肥胖、皮下骨化和 TSH 轻度升高的婴儿；②出

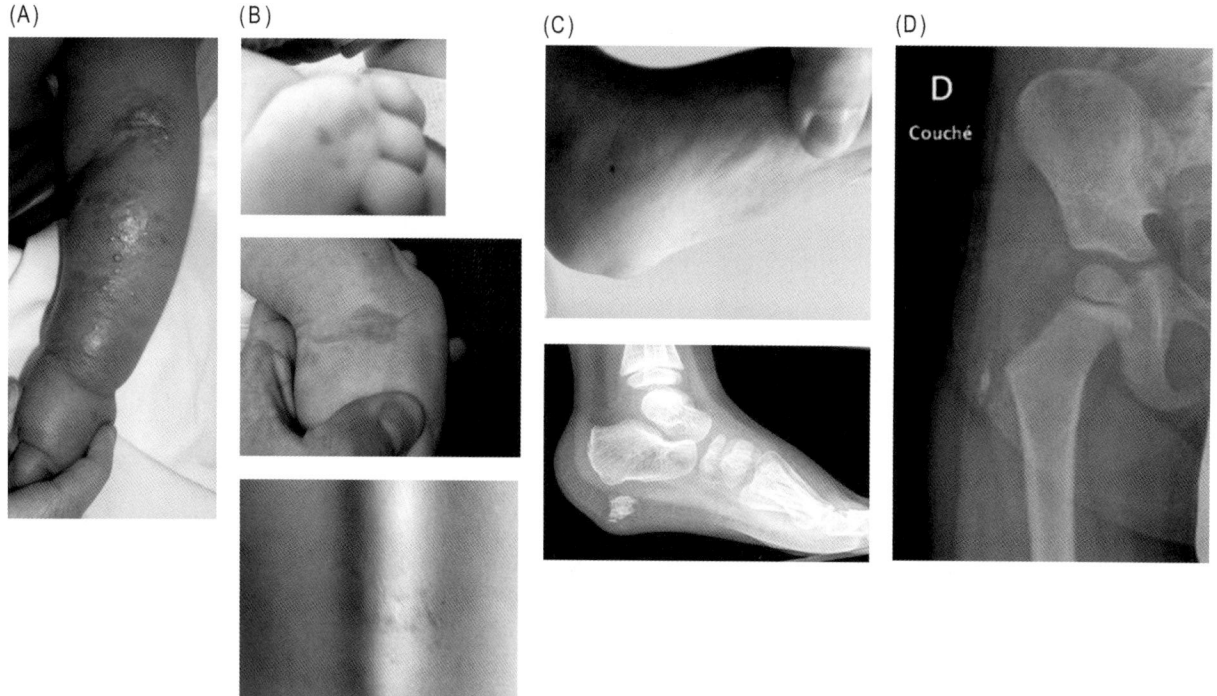

图87.2 （也见彩图）*GNAS* 功能缺失突变患者的皮下骨化。（A）患有PHP1A的新生儿的手臂的广泛骨化。（B）PHP1A患者的小结节性骨化的模式和演变。（C）结节性疼痛的跟骨骨化，可以通过手术切除。（D）皮下骨化的影像学表现

现低钙血症、短指畸形、肥胖、运动和（或）认知迟缓以及TSH轻度升高症状的儿童；③出现低血钙症、短指畸形、身高矮小、运动和（或）认知迟缓以及TSH轻度升高症状的青少年/成人。

PHP1A的分子诊断

PHP1A是由涉及母系 *GNAS* 等位基因（OMIM #610540，20q13.2-q13.3）的杂合失活突变引起的，可能涉及编码Gsα的13个外显子中的任何一个，尽管外显子13的突变更有可能导致PHP1C（见下文）。所有类型的突变都可以被发生[41]。在某些情况下，可能需要或有必要确认突变是否发生在母系 *GNAS* 等位基因上。在这些情况下，突变等位基因的亲本来源通常可以通过父母的基因分析来确定。在患者发生了新的突变或父母基因为杂合子/父母基因是嵌合体的情况下，亲本DNA检测结果将是阴性的，在这种情况下，检测患者的RNA通常能够确定有缺陷等位基因的亲本来源。在一些具有PTH抵抗和AHO特征不明显的患者，其编码区没有典型的 *GNAS* 突变，但在 *GNAS* 的DMR上显示甲基化改变（图87.3）[58-60]（见下文，PHP1B）。

假性甲状旁腺功能减退症1C型（PHP1C）（OMIM #612462）

除了在体外分析患者来源的Gsα蛋白活性时观察到的Gsα功能上的细微差异，PHP1C患者与PHP1A患者在临床和生化上难以区分。这种独特的Gsα活性模式的基础被认为是在母系衍生的 *GNAS* 等位基因的外显子13突变的位置。我们建议将PHP1C这个术语从术语中删除。

假性假甲状旁腺功能减退症或孤立性AHO

在最初描述PHP1的几年后发现了PHP1A患者的无症状亲属，他们表现出典型的AHO特征，但无PTH抵抗。这种形式的疾病被称为假性假甲状旁腺功能减退症（pseudopseudohypoparathyroidism, PPHP）。与PHP1A患者相比，PPHP患者对激素的反应完全正常，尽管在Gsα双等位基因表达的组织中Gsα蛋白活性/水平降低50%[3,5]。当观察到这些患者在编码Gsα的 *GNAS* 外显子的父系基因上携带杂合突变时，

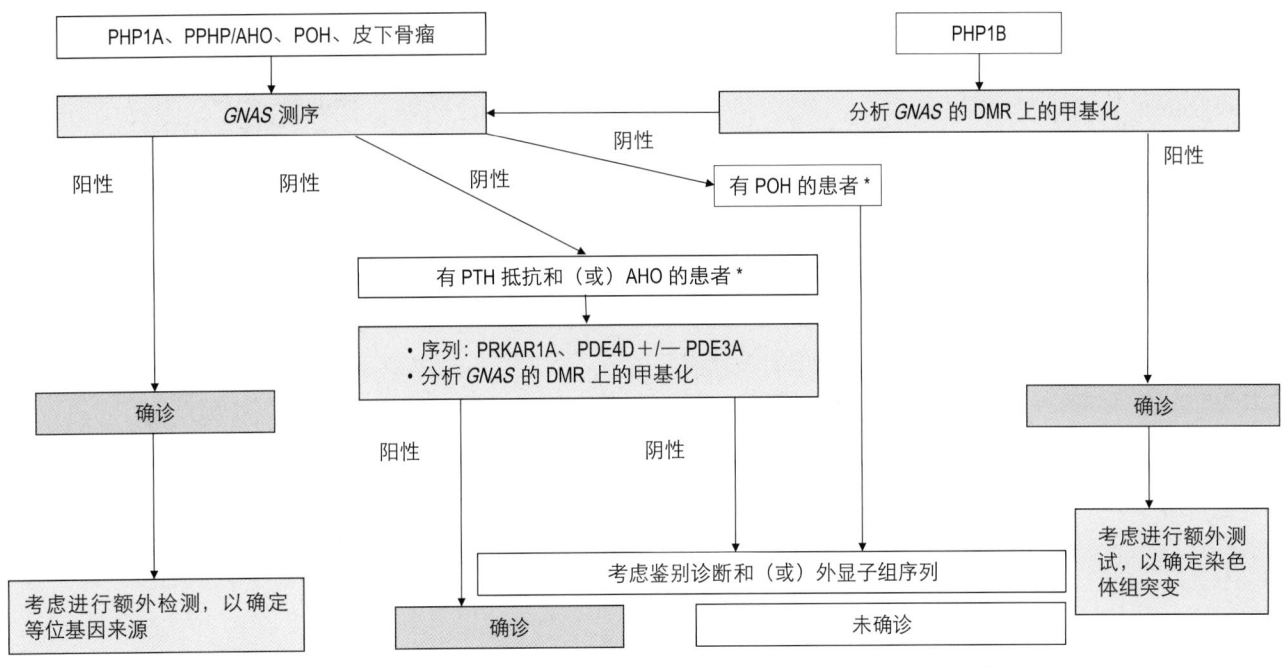

图 87.3 假性甲状旁腺功能减退症（PHP）及相关疾病的分子分析的决策树。AHO：Albright 遗传性骨营养不良；DMR：差异甲基化区域；POH：进行性骨发育异常；PPHP：假性假甲状旁腺功能减退症

这个悖论的基础得到了解决，因此，在母系 GNAS 等位基因优先表达 Gsα 的细胞和组织中，Gsα 水平正常。最近，在 PPHP 患者中发现了其他临床特征，包括低出生体重和低身长（即小于胎龄），这可能反映了 XLαs 的表达减少 [31,61]。

进行性骨发育异常（OMIM #166350）

进行性骨发育异常（progressive osseous heteroplasia, POH）的特征是存在于皮肤和深层结缔组织中的广泛的和临床显著的骨化。骨化通常至少有一块骨板。异位骨化是渐进性的，可以使人衰弱。POH 患者几乎没有其他 AHO 特征，通常不会出现 PTH 抵抗 [52]。POH 的特征包括：在出生后第一年内早期出现异位骨化、消瘦和皮肤瘤样病变。60%~70% 的病例存在 GNAS 父系等位基因的失活突变（主要是外显子 2~13）[62]。

值得注意的是，父系遗传的 GNAS 等位基因的类似突变也可以引起一种非常有限的异位骨化，称为皮下骨瘤，这种疾病的患者不会表现出 AHO 的任何其他特征。

父系 GNAS 等位基因的相同突变（包括皮下骨瘤、PPHP 和 POH）引起的显著表型差异尚不清楚。异位骨化可能反映了间充质干细胞分化受损。在杂合 GNAS 外显子 1 敲除小鼠，异位骨化发生虽然缓慢，但开始于皮下脂肪组织（很容易受到损伤和压迫）[63]。骨发育可能伴随着脂肪基质细胞向成骨细胞转分化的加速，至少在体外研究时是这样。Gsα 似乎是成骨细胞和脂肪细胞分化转换的关键因素。Gsα 下调可以促进 Runx2/Cbfa1、Ⅰ 型胶原蛋白、骨桥蛋白和碱性磷酸酶的表达。总的来说，GNAS 缺陷为异位成骨细胞分化提供了一个敏感的背景 [64]。

假性甲状旁腺功能减退症 1B 型（PHP1B）（omim #603233）

PTH 抵抗是这种 PHP 变异型的主要表现。与 PHP1A 一样，PTH 抵抗随着时间的推移而发展 [21]，低钙血症通常是该疾病的初始表现。平均确诊年龄为 16.7±10.0（平均数 ± 标准差）[18,35,41,58,65-75]。其他特征包括偶尔 TSH 轻度升高，血清甲状腺激素水平通常正常，这是存在部分 TSH 抵抗的证据。此外，一些患者还出现降钙素水平升高、早发性肥胖、巨大儿和短指畸形。小结节性骨化极为罕见 [67]。值得注意的是，这些患者似乎没有GHRH抵抗或促性腺激素抵抗[65,73]。与PHP1A患者相似，PHP1B患者在发生钙重吸收的远端肾小管中保留PTH反应性。除非血清PTH水平被抑制，否则高钙尿在骨化三醇治疗的儿童中不常见，但成人PHP1B患者的尿钙高于成人PHP1A患者的（个人数据和参考文献[76]）。

分子诊断

母系GNAS等位基因上GNAS外显子A/B:TSS-DMR的甲基化缺失与PHP1B患者是一致的，这解释了受影响等位基因的Gsα表达减少，从而产生了PTH抵抗[18,65,77]。

15%~20%的PHP1B病例是家族性的，其中母系的突变传播导致该病显性遗传（AD-PHP1B）。在大多数AD-PHP1B病例中，甲基化的丢失仅限于GNAS外显子A/B:TSS-DMR和GNAS AS2:DMR，它们是由一种反复出现的3千碱基缺失引起的，该缺失去除了包含STX16外显子4~6的GNAS上游基因组区域[18-19,21,23,78-79]。另一种缺失为一个位于GNAS外显子内NESP或其区域着丝粒内（调控外显子A/B甲基化）的顺式作用控制元件提供了证据[22]。调节所有差异性甲基化GNAS区域的甲基化的其他控制元件位于NESP和AS3-4区域内[20,25-26,72,80-81]。

然而，大多数PHP1B病例是散发的，这些非家族性PHP1B患者比大多数家族性PHP1B患者具有更广泛的甲基化缺陷，因此，GNAS外显子A/B:TSS-DMR和GNAS AS2:DMR的甲基化缺失通常与XL和AS1 DMR的甲基化缺失有关，并与NESP的DMR上甲基化的增加有关。在8%~10%的散发病例中，包含GNAS位点的20号染色体长臂（patUPD20q）的父系单亲失配是母系Gsα表达不足而出现PHP1B的原因[70,74,82]。通过分析评估从外周循环单核细胞中分离的DNA可以评估甲基化的变化，后者通常是完全的，但在某些情况下也可能是部分的，从而使分子缺陷的定义复杂化。循环细胞中部分甲基化缺陷的鉴定表明，至少在一些患者，这些分子缺陷可能发生在合子后，从而导致了嵌合体[83]。

在8%~10%的PHP1B患者中，多个基因位点出现了更广泛的印迹缺陷［即多基因位点印迹障碍（multilocus imprinting disorder, MLID）］，但这些额外的甲基化异常似乎不会引起明显的临床后果[70,83]。只有2例有MLID的患者被报道，其特征为PHP1B和Beckwith-Wiedemann综合征[84-85]。

家族性和散发性PHP1B患者似乎具有相似的临床和生化表型[65,68]。然而，如果母亲携带相同的分子缺陷，则STX16缺失的新生儿出生时体重会更高，但如果分子缺失存在于父系等位基因上，新生儿则不会受影响[86]。考虑到其他GNAS衍生转录本的作用（特别是XLαs和NESP），以及由该位点甲基化异常引起的差异表达，未来对生长和行为的描述可能会揭示这些亚型之间的细微差异。

小结

PHP1B的分子特征可能包括：①至少存在GNAS外显子A/B:TSS-DMR的甲基化缺失；②最理想的是，对所有GNAS DMR的甲基化进行全面分析；③在家族性PHP1B患者中识别遗传缺陷，包括STX16或NESP/AS缺失或倒置；④在GNAS位点内几个DMR甲基化出现异常（完全或部分）的情况下，应在GNAS内寻找缺失；⑤对于散发性PHP1B病例，应排除patUPD20q。值得注意的是，对于大多数散发性PHP1B患者，致病突变尚未确定。

肢端骨发育不全

由于在临床上与PHP1A有重叠，并且至少有一种变异型与PHP 2型的生化表现一致，本章将肢端骨发育不全纳入。PHP2的定义是对PTH的反应是肾源性cAMP的排泄保留，但尿磷酸盐缺乏对PTH的反应，这表明分子缺陷位于PTH1R信号通路下游cAMP生成的近端肾小管远侧。这种生化特征最初是在一名缺乏AHO特征的患者描述的[87]，随后的研究发现，由严重的维生素D缺乏引起的严重低钙血症是一种可逆性PTH抵抗的基础[88]。

肢端骨发育不全是一种软骨发育不良，包括严重的短指畸形、面部骨发育不良和鼻发育不良，这些特征也可在AHO中发现。与AHO的手和足的短缩E型不同，肢端骨发育不全中的短指/趾畸形通常累及所有指骨、掌骨和跖骨，并在出生时或出生后不久出现。骨成熟进展迅速，导致骨骺过早闭合。同时可以出现股骨颈短和腰椎变窄。与PHP1A一样，受影响的患者的身高在婴儿期和幼儿期可能是正常的，但随着生长速度的减慢和没有青春期的身高突增，身材矮小很常见，并且比PHP1A更严重（平均为-3.5标准差）[89-95]。

大多数肢端骨发育不全新生儿的身长短于同胎龄

儿[93,96-97]。肥胖已被报道是一个常见的特征，但耳部感染、睡眠呼吸暂停、隐睾、Chiari 1 和颅缝早闭的发生率仍然未知。在这些患者中未观察到异位骨化。

肢端骨发育不全患者在编码 PRKAR1A（cAMP 依赖性蛋白激酶 A 的调节亚基）的基因中存在杂合性种系突变[94,96]或 PDE2D（编码一种Ⅳ类 cAMP 特异性磷酸二酯酶，调节细胞内 cAMP 浓度）[96]。携带一个 PRKAR1A 杂合突变的患者的血液和尿液中 cAMP 浓度升高，对 PTH 治疗有充分反应，因此符合 PHP 2 型的定义。

10%~20% 的肢端骨发育不全患者的分子病因仍然未知。

由 PRKAR1A 突变引起的肢端骨发育不全常常与 PTH 抵抗和（或）其他通过 cAMP 信号途径介导其作用的激素抵抗有关。这些激素抵抗通常是轻微的，到目前为止还没有低钙血症发作的报道，甲状腺激素通常在正常范围低限。相比之下，由 PDE2D 突变引起的肢端骨发育不全患者没有内分泌异常或仅有极其轻微的内分泌异常，但表现出行为困难[92-93]。

鉴别诊断

鉴别诊断取决于转诊时的年龄和主要特征（表 87.1）。短指精神发育迟缓综合征（brachydactyly mental retardation syndrome, BDMR）（OMIM #600430）是由 2q37 染色体区域的缺失引起的，导致丢失一个 HDAC 拷贝。其特征是身材矮小、肥胖、发育迟缓、行为异常、孤独症谱系障碍、短指畸形以及与 AHO 相似的骨骼和颅面骨畸形，但没有异位骨化[98]。毛发-鼻-指（趾）综合征（tricho-rhino-phalangeal syndrome, TRPS）——TRPS Ⅰ型（OMIM #190350）、TRPS Ⅱ型（OMIM #150230）和 TRPS Ⅲ型（OMIM #190351）——是由 TRPS1 的单倍体功能不全引起的。TRPS 的特征是：外胚层异常，一些患者出现智力障碍，畸形特征，以及类似于 AHO 的骨骼异常（短指、锥形骨骺和身材矮小）。

治疗

内分泌缺陷

治疗 PTH 抵抗的目标是：①维持血清钙水平在正常范围（2.3~2.5 mmol/L）；②避免高钙尿症；③防止慢性 PTH 升高引起的过度骨吸收；④防止长期磷酸盐水平升高和钙-磷酸盐产物升高。为了实现这些目标，我们建议将血清 PTH 水平维持在正常范围高值或轻度升高的范围内，即 <150 pg/ml，因为过度抑制 PTH 水平会导致尿钙排泄过多，增加肾脏钙化的风险。治疗包括：给予活性形式的维生素 D（骨化三醇或阿法骨化醇）、口服钙补充剂和维生素 D 来维持循环中 25(OH)D 的正常水平[99]。与 PTH 缺乏性甲状旁腺功能减退症患者不同，用维生素 D 类似物治疗很少导致高钙尿症。与治疗其他形式的低钙血症一样，在婴儿期或青春期等快速生长期，活性维生素 D 的剂量可能需要增加。相反，在妊娠晚期可能需要减少活性维生素 D 的剂量。如果膳食钙摄入量不足和（或）为了逆转或预防高磷血症，建议补钙。任何镁缺乏症都应加以纠正。由 PRKAR1A 突变引起的肢端骨发育不全患者通常不会出现低钙血症，因此不需要维生素 D 类似物治疗，除非 PTH 水平升高或生长速度降低。

对患者应进行相关的内分泌缺陷的筛查，例如甲状腺功能减退症、性腺功能减退症和 GH 缺乏症，应适当采用左甲状腺素、性激素和 GH 的激素替代疗法。GH 疗法用于改善 PHP1A 患者的成年身高的疗效尚未完全确定。在一项研究中，Mantovani 及其同事发现，GH 治疗期间患者生长速度显著增加，但 6 名患者的近成人身高没有改善[46]。目前正在进行一项前瞻性试验（NCT00209235），以评估 GH 对 PHP1A 患儿的疗效。

早发性肥胖的治疗是 PHP1A 治疗中最具挑战性的方面，并且仅限于增加身体活动、替代激素缺乏和减少热量摄入的常规建议。对静息能量消耗的分析可以为推荐的每日热量摄入提供有用的指导。肥胖患者患睡眠呼吸暂停和非典型哮喘的风险增加，并可能可以通过适当的筛查检查获益。对于有认知和（或）运动迟缓的患者，重要的是要排除颅缝早闭和 Chiari 1，进行神经心理学评估，并提供支持性护理。

另一个挑战是对异位骨化的治疗。对于无症状骨化，不应进行手术切除，因为除非完全切除，否则会复发。同样，对于浸润性骨化、斑块和皮下骨瘤，也不应切除，因为存在复发和损伤性后遗症的风险。另一方面，如果骨化引起了疼痛或影响了功能，考虑手术切除骨化是合理的，特别是骨化的范围有限时（图 87.2C）。到目前为止，使用双膦酸盐或非甾体抗炎药物来限制骨化发展的药物治疗尝试尚未成功[100]。患者的新希望包括使用磷酸二酯酶抑制剂控制细胞内

cAMP 浓度。

小结

PHP 及相关疾病包括一系列损害 PTH/PTHrP 受体下游 cAMP 信号通路的疾病，以及其他几种 Gsα 耦联受体。患者表现为 AHO 症状和内分泌抵抗的不同组合，反映了该通路相关因子（例如 Gsα、PRKAR1A、PDE4D）的组织特异性和时间依赖性表达。目前普遍推荐检测潜在的遗传缺陷，以改善对患者的护理、监测和随访，并提供适当的遗传咨询[101]。

参考文献

扫描书末二维码获取。

第 88 章
磷酸盐稳态失调

Mary D. Ruppe 和 Suzanne M. Jan de Beur

邓伟民　李　博　译

引言

磷是骨骼发育、矿化、膜组成、核苷酸结构以及细胞信号转导的关键元素。血清磷浓度受饮食、激素、pH 以及肾脏、骨骼和肠道功能变化的调节。本章的重点是人类磷酸盐稳态失调的分子基础。

低磷酸盐血症

临床后果

在高达 5% 的住院患者中观察到低磷酸盐血症[1]。在酗酒患者和有严重脓毒症的患者中，低磷酸盐血症的患病率高达 30%~50%。低磷酸盐血症的临床表现与缺磷的严重程度和持续时间有关。严重的低磷酸盐血症可在多种临床情况下观察到，包括慢性酒精中毒、再喂养综合征、糖尿病酮症酸中毒和危重疾病。

低磷酸盐血症的症状是细胞内磷消耗的结果：①红细胞中 2,3-二磷酸甘油酸 (2,3-diphosphoglycerate, 2,3-DPG) 减少导致组织缺氧，血红蛋白对氧的亲和力增加；②组织中 ATP 含量减少导致细胞功能受损。

低磷酸盐血症的原因

低磷酸盐血症发生的三大机制是：磷从细胞外液重新分布到细胞内，尿液排泄增加和肠道吸收减少（表 88.1）。从病史来看，诊断往往是显而易见的。如果诊断仍不明确，可以通过夜间禁食后 2 小时，第二次排尿来计算肾小管对磷酸盐重吸收量。肾小管最大磷酸盐重吸收量 (tubular maximum of phosphate) / 肾小球滤过率 (glomerular filtration rate) (TmP/GFR) 可以由以下公式计算：TmP/GFR=P－PE/100.1loge (P/PE)，其中 PE=UP × SeCr/UCr (P：血清磷酸盐；Cr：肌酐；Se：血清；U：尿液)。TmP/GFR 与年龄和性别有关，但通常介于 2.6~4.4 mg/dL 之间。

继发于肾性磷酸盐消耗的低磷酸盐血症可以由原发性肾转运蛋白缺陷、高磷酸盐尿相关激素 [例如 PTH 和成纤维细胞生长因子 23 (fibroblast growth factor 23, FGF23)] 或药物引起（图 88.1）。本节的其余部分将着重于肾磷消耗综合征。

肿瘤诱发性骨软化症

肿瘤诱发性骨软化症 (tumor-induced osteomalacia, TIO)，或者称为肿瘤源性骨软化症，是一种获得性肾性磷酸盐消耗副肿瘤综合征[2]。

临床和生化特征

TIO 可能出现于任何年龄，尽管大多数患者在 51~60 岁时被诊断出来，并表现为渐进性肌无力、骨痛和骨折。儿童可表现出佝偻病的特征，包括步态异常、生长迟缓和骨骼畸形。从症状出现到最后确诊的平均时间往往超过 2.5 年[3]。一旦发现该综合征，平均需要 5 年时间才能发现潜在的肿瘤[4]。在确定潜在肿瘤之前，必须考虑其他肾性磷酸盐消耗综合征。先前正常的血清磷水平支持 TIO 的诊断，尽管在极少数情况下，常染色体显性低磷酸盐血症性佝偻病 (autosomal dominant hypophosphatemic rickets, ADHR) 可以出现在成人期。在必须排除遗传性低磷酸盐血症性佝偻病的情况下，需要进行基因检测。

TIO 的生化特征是血清磷酸盐水平降低，尿磷酸盐增多（继发于近端肾小管磷酸盐重吸收减少），以及在低磷酸盐血症时本应该升高的 1,25-二羟基维生素 D [1,25-dihydroxyvitamin D, 1,25(OH)$_2$D] 水平表现为明显下降或不相称的正常（表 88.2）。钙和 PTH 的水平通常是正常的。骨组织形态测量可以发现支持

表 88.1　低磷酸盐血症的原因
肠道吸收减少
维生素 D 缺乏或抵抗
营养不良
日照不足，饮食摄入不足
吸收不良
乳糜泻，克罗恩病
胃切除术，肠切除术，胃旁路手术
胰腺炎
慢性腹泻
慢性肝脏疾病
慢性肾脏疾病
分解代谢增加
抗癫痫治疗
维生素 D 受体缺陷
2 型维生素 D 依赖性佝偻病
维生素 D 合成缺陷
CYP27B1（1 型维生素 D 依赖性佝偻病）
CYP27A1
CYP2R1
营养不良
酗酒，厌食症，饥饿
含有铝或镁的抑酸剂
尿液丢失增加
肾性磷酸盐消耗性疾病（表 88.2）
原发性和继发性甲状旁腺功能亢进症
糖尿病酮症酸中毒（渗透性利尿）
药物
降钙素，利尿剂，糖皮质激素，碳酸氢盐
急性血容量扩张
细胞内转移
胰岛素升高
再喂养，糖尿病酮症酸中毒治疗，胰岛素治疗
骨饥饿综合征
急性呼吸性碱中毒
肿瘤消耗
白血病细胞危象，淋巴瘤
脓毒症
糖类
葡萄糖，果糖，甘油
代谢性酸中毒恢复期

骨软化症的明显证据，包括伴随骨矿化时间延长的矿化障碍和大量的类骨质（图 88.2）。与 $1,25(OH)_2D$ 合成功能受损相关的肾性磷酸盐消耗导致的结果是骨矿化较差和骨折[5]。

90% 以上的相关肿瘤为磷酸盐尿性间叶性肿瘤、混合结缔组织型[6]（phosphaturic mesenchymal tumor, mixed connective tissue type, PMTMCT）（图 88.2）。这种肿瘤的组织学特征是混合的梭形细胞、破骨细胞样巨细胞、突出的血管、软骨样基质和化生骨，在软组织和骨骼中均可发生。虽然混合结缔组织型肿瘤基本是良性的，但也有恶性病例的报道。这些间充质肿瘤异位表达和分泌 FGF23 以及其他磷酸盐尿性蛋白[7]。

FGF23 是一种主要由骨细胞产生的循环成纤维细胞生长因子[8]，主要有两种生理功能：① FGF23 促进磷酸钠共转运蛋白（NaPiIIa，NaPiIIc）从肾脏刷状缘膜内化，减少尿液磷酸盐的重吸收，导致低磷酸盐血症[9]；② FGF23 降低将维生素 D 转化为 $1,25(OH)_2D_3$ 的 25-羟基-1-α-羟化酶（CYP27B1）的蛋白表达[10]，同时增加分解代谢的维生素 D 24-羟化酶的活性，使 25-羟基维生素 D（25-hydroxyvitamin D, 25OHD）异化为 $24,25(OH)D$ 这种无活性形式。总之，这严重干扰了由低磷酸盐血症触发的 $1,25(OH)_2D$ 的代偿性增加[11]。FGF23 的生成受循环因子（PTH、$1,25(OH)_2D_3$、铁、含磷饮食）和骨源性因子（DMP1、PHEX、ENPP1、缺氧诱导因子-1α）的调控[12]。大多数 TIO 患者的 FGF23 循环水平是升高的[13]。手术切除后，FGF23 水平急剧下降。其他分泌蛋白如 MEPE（基质细胞外磷酸糖蛋白）、FGF7 以及 sFRP4（分泌型卷曲相关蛋白 4）在与 TIO 相关的间充质肿瘤中高度表达，但这些蛋白质在疾病过程中的作用尚不清楚。

治疗

由于手术切除肿瘤可以治愈疾病，对 TIO 的潜在肿瘤的检查和定位至关重要。然而，肿瘤通常很小，生长缓慢，并且可见于各种解剖部位，例如长骨、肢体远端、鼻咽部、鼻窦和腹股沟。因为这种肿瘤可发生于皮下组织，所以应进行彻底的体格检查以发现任何可触及的肿块。这种肿瘤很难用传统的影像学技术进行定位，通常需要结合功能和解剖方法。最近一项研究评估了 ^{68}镓-DOTATATE PET/CT、奥曲肽 SPECT/CT 和 ^{18}氟脱氧葡萄糖-PET 扫描在 TIO 中的应用价值，结果显示，^{68}镓-DOTATATE PET/CT 的敏感性和特异性最高[14]。由于体外实验表明许多间充质肿瘤表达生长抑素受体，一种使用放射性标记生长抑素类似物的扫描技术——^{111}铟 - 喷曲肽闪烁扫描法（奥曲肽扫描；图 88.2）——已被用于一些患者的肿瘤定位[15-16]。FGF23 的静脉标本检测也可以用于肿瘤

第 88 章 磷酸盐稳态失调

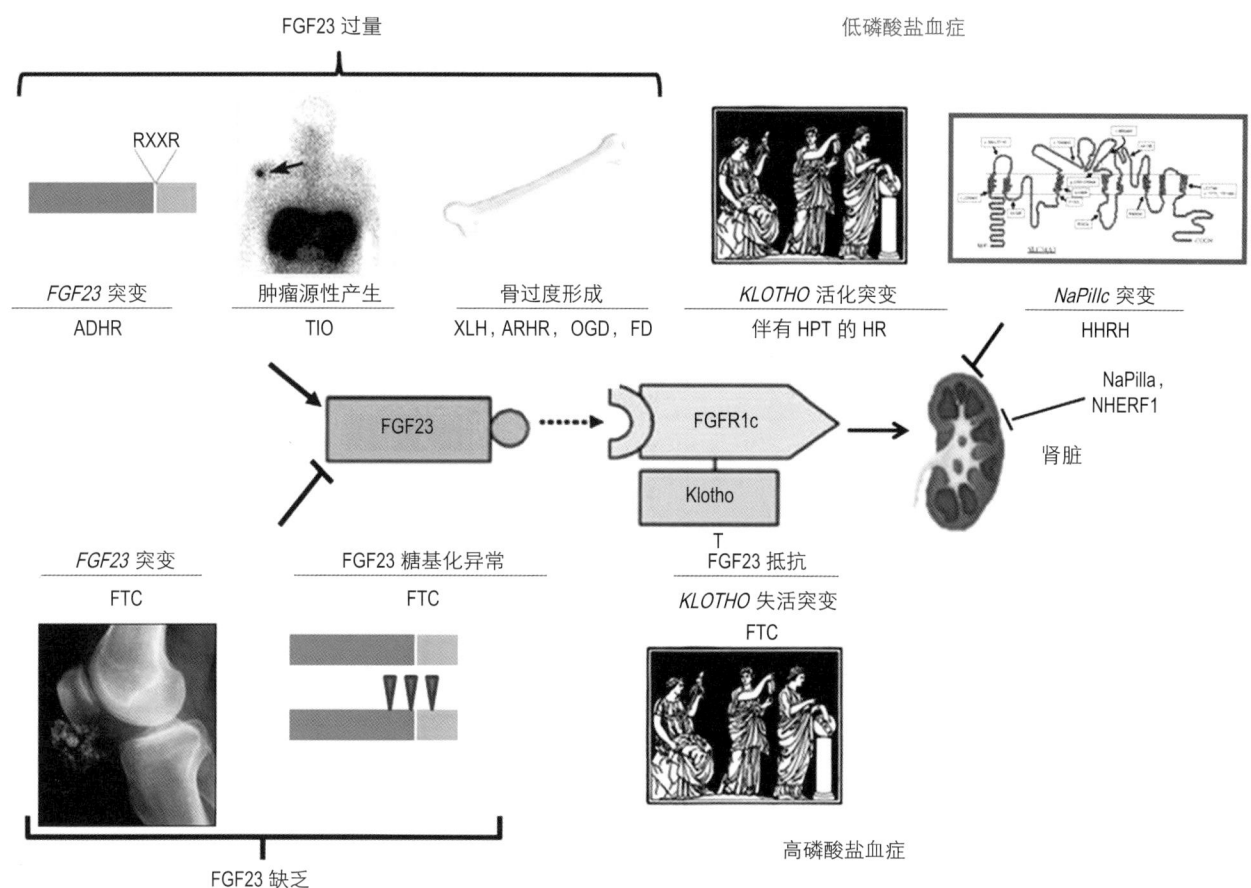

图 88.1 （也见彩图）磷酸盐稳态失调的分子机制。低磷酸盐血症的三大机制是 FGF23 过量：由于异位生成，如在肿瘤诱发性骨软化症（TIO）中；骨过度形成，见于 X 连锁低磷酸盐血症性佝偻病（XLH）、常染色体隐性低磷酸盐血症性佝偻病（ARHR）、常染色体显性低磷酸盐血症性佝偻病（ADHR）、纤维性结构不良（FD）和颅面骨发育不良（OGD）；以及 *FGF23* 基因发生突变，使 FGF23 具有抗失活能力。低磷酸盐血症也可能继发于 KLOTHO 过量，后者是 FGF23 信号转导必需的辅助因子，在 1 例低磷酸盐血症性佝偻病伴甲状旁腺功能亢进患者中发现。最后，编码 *NaPiIIc* 的 *SLC34A3* 的纯合失活突变，或编码 *NaPiIIa* 的 *SLC34A2* 的显性失活突变，都会导致由于钠-磷酸盐共转运蛋白缺乏导致的磷酸盐消耗。高磷酸盐血症是由 FGF23 缺乏导致，要么是因为 *FGF23* 的失活突变，要么是因为 FGF23 糖基化异常，要么是因为 *KLOTHO* 的失活突变导致的 FGF23 抵抗。FTC：家族性肿瘤样钙沉着症

的定位，但似乎更适合于确认观察到的肿块是否产生 FGF23，而不是对肿瘤进行定位[17]。

最终的治疗方法是切除大面积的肿瘤，从而迅速纠正生化指标和骨再矿化。据报道，射频消融术也是有益的[18]。然而，即使 TIO 已经确诊，肿瘤通常仍然无法明确或完全切除。因此，药物治疗往往是必要的。目前治疗 TIO 的方案是磷补充剂和骨化三醇。补充磷可以弥补持续的肾性磷酸盐流失，骨化三醇可以弥补肾中 1,25(OH)$_2$D 的合成不足，从而促进肾脏和胃肠道的磷的再吸收。一般给予患者磷制剂 1～2 g/d，共分 3～4 次；骨化三醇 1～3 μg/d。在某些情况下，单独使用骨化三醇可以改善生化指标异常并治愈骨软化症。用药方案和剂量应根据症状的改善和碱性磷酸

酶的正常化而调整。通过适当的治疗，肌肉和骨骼的疼痛会得到改善，骨软化症也会随之治愈。

监测治疗过程中的并发症对于预防发生高钙血症、高钙尿症、肾钙质沉着症和肾结石非常重要。治疗过程中甲状旁腺功能亢进症的发生率尚不清楚。为了评估治疗的安全性和有效性，一般推荐在治疗的初期每月检测一次血钙、尿钙、肾功能和甲状旁腺功能；在进入长期固定治疗后，每 3 个月检测一次。有报道称，对于不能耐受磷制剂和骨化三醇药物治疗的患者，可以使用西那卡塞治疗[19]。这样可以将磷制剂的剂量减少到可耐受的水平。据报道，奥曲肽的治疗显示出不同的反应[15,20]。也曾有在一位患者进行肽受体放射性核素治疗的个案报道[21]。目前有一项临床试验

表 88.2 肾性磷酸盐消耗性疾病的特征

疾病（OMIM）	缺陷	发病机制
肿瘤诱发性骨软化症	间充质细胞肿瘤	异位性不受调控的 FGF23 和其他磷酸化蛋白 sFRP4、MEPE、FGF7 产生
X 连锁低磷酸盐血症（307800）	PHEX 突变	骨不相称的 FGF23 合成
常染色体显性低磷酸盐血症性佝偻病（193100）	FGF23 突变	突变使 FGF23 抗裂解，循环中完整的 FGF23 增加
遗传性低磷酸盐血症性佝偻病伴高钙尿（241530）	SLC34A3 突变	NaPiIIc 突变后失去功能，导致不伴有 1,25(OH)$_2$D 合成缺陷的肾性磷酸盐消耗
1 型常染色体隐性低磷酸盐血症性佝偻病（241520）	DMP1 突变	DMP1 缺失导致骨细胞分化受损和 FGF23 产生增加
2 型常染色体隐性低磷酸盐血症性佝偻病（613312）	ENPP1 突变	FGF23 产生增加
低磷酸盐血症性佝偻病合并甲状旁腺功能亢进症（612089）	α-KLOTHO 易位	KLOTHO 和 FGF23 合成增加以及 FGF23 下游信号增强
纤维性结构不良（139320）	GNAS 突变	发育不良骨中 FGF23 产生增加
皮肤骨骼低磷酸盐血症综合征	FGF23 产生过量	发育不良骨和痣中 FGF23 产生增加
颅面骨发育不良（166250）	FGFR1 突变	发育不良骨中 FGF23 产生增加
NPHLOP1（612286）	SLC34A1 突变	不伴有 1,25(OH)$_2$D 合成缺陷的肾性磷酸盐消耗
NPHLOP2（612287）	SLC9A3R1 突变	PTH 介导的 cAMP 生成增强肾性磷酸盐消耗
Fanconi 综合征和低磷酸盐血症性佝偻病（613388）	SLC34A1 突变	不伴有 1,25(OH)$_2$D 合成缺陷的肾性磷酸盐消耗
Raine 综合征（259775）	FAM20C 突变	FGF23 产生增加

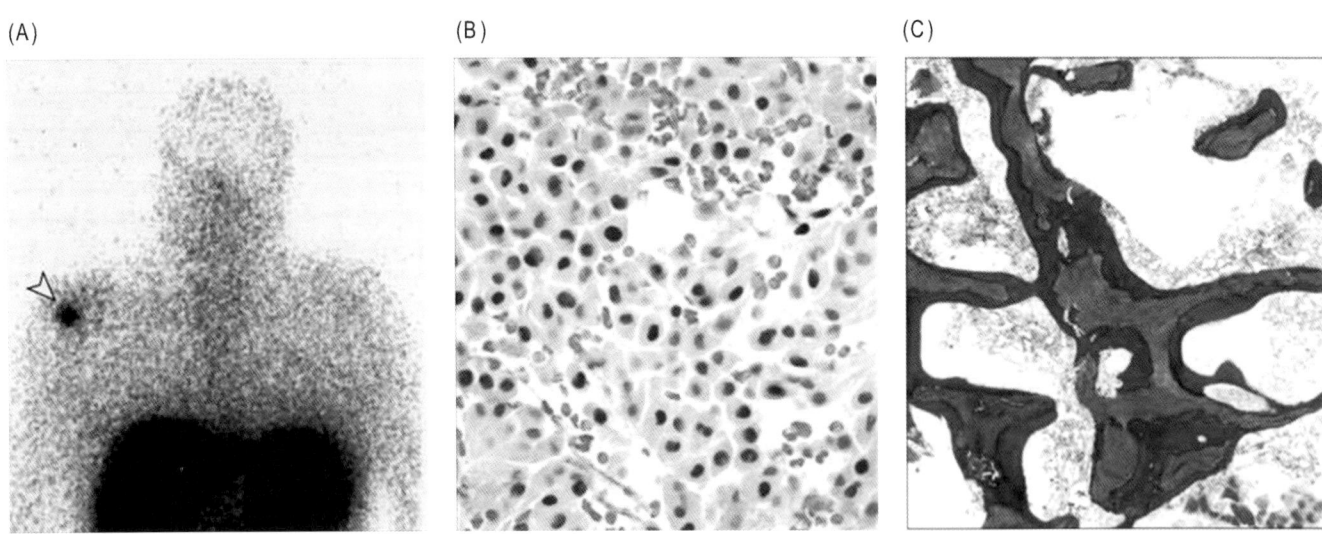

图 88.2 （也见彩图）TIO 的影像学和组织学特征。（A）奥曲肽扫描显示肱骨头部的小间质瘤。（B）伴有大量外周细胞和血管通道的血管外皮细胞瘤（HE 染色）。（C）骨活检 Goldner 染色。过多的类骨质或未矿化的骨基质主要由胶原蛋白组成，染为粉红色。矿化骨质染为蓝色。骨活检显示严重的骨软化症

正在评估使用 FGF23 单克隆抗体治疗成人 TIO 的效果（http://www.clinicaltrials.gov, KRN23）。

X 连锁低磷酸盐血症性佝偻病

X 连锁低磷酸盐血症性佝偻病（X-linked hypophosphatemic rickets, XLH）是由 Albright 于 1939 年首次报道[22]，其特征为生长发育迟缓、佝偻病、骨质疏松性骨和牙周脓肿。XLH 是最常见的肾性磷酸盐消耗性疾病，发生率为 3.9～例/10 万活产儿。

遗传特征

虽然 XLH 的 X 连锁遗传在 1958 年就明确了[23]，但直到 20 世纪 90 年代才发现其遗传学基础是 PHEX（与 X 染色体上的内多肽酶同源的磷酸盐调节基因）突变[24]。迄今为止，已经描述了 330 多种突变（PHEX 数据库：www.PHEXdb.mcgill.ca）。PHEX 基因编码一种未知功能的蛋白质，后者是膜结合金属蛋白酶 M13 家族的一员，存在于成骨细胞、骨细胞和成牙细胞，但不存在于肾小管中[25]。

临床和生化特征

在儿童开始走路之前，临床表现是有限的。在婴儿中进行的大多数检测是因为已知的家族史。在患儿开始走路后，渐进性下肢弯曲变得明显，并伴有身高增长速度下降和不同程度的骨和（或）关节疼痛。牙齿表现包括：牙齿非龋齿性脓肿，牙釉质缺失，牙髓腔扩大，以及长冠牙。伴有额部隆起的颅骨异常和前后颅骨长度增加表现各不相同。成人表现为身材矮小、骨和关节疼痛、假性骨折、起止点病（肌腱和韧带钙化）和牙齿表现。通常情况下，XLH 患者的脊柱 BMD 增高，可能反映了钙化的起止点病。目前尚不清楚长期骨折发生率是否会发生变化。

与 TIO 一样，XLH 的实验室检查结果（表 88.1）显示，血清磷酸盐水平降低，磷酸盐尿，以及血清 1,25(OH)$_2$D$_3$ 水平低或不相称的正常。钙和 PTH 水平正常。在婴儿中，诊断可能难以确定，因为磷酸盐水平最初可能是正常的。此外，婴儿的磷酸盐正常范围大大高于年龄较大的儿童的，因此低磷酸盐可能被忽视。骨生成增加导致的 FGF23 过量是 XLH 低磷酸盐血症的病因[13]。PHEX 缺乏是如何导致 FGF23 增加的是目前的研究热点。

XLH 的诊断是基于一致的病史和佝偻病的体格检查、放射学表现和适当的生化结果。家族史可以提示患者是多代遗传还是散发病例。虽然可以进行 PHEX 基因突变分析，但研究显示，这种突变只能在 50%～70% 的受影响个体中发现[26]。

治疗和并发症

治疗包括口服磷制剂，每日 3～5 次，以及骨化三醇。治疗通常从低剂量开始，以避免胃肠道副作用。然后将给药剂量调整为基于体重的剂量，骨化三醇为 20～30 ng/(kg·d)，磷制剂为 20～40 mg/(kg·d)[27]。

治疗可以使佝偻病的影像学表现改善，但不能达到正常生长。治疗启动时的年龄和身高甚或患者的性别，都可以影响最终的身高。除了药物治疗以外，有些患者可能需要手术干预以纠正下肢畸形。随着患儿进入成年期，由于骨转换率降低和骨骺板闭合，治疗需求急剧下降。在成人中，治疗方法是可变的，有些不需要干预，有些需要单独使用低剂量的骨化三醇，或同时使用骨化三醇和磷制剂。成人自发性不全骨折、骨科手术围手术期、骨软化症的生化证据和活动受限的骨骼疼痛需要予以治疗[27]。接受治疗的成人患者的牙齿疾病不会太严重，但牙根病不受治疗影响[28]。然而，骨化三醇和磷制剂治疗可以导致血清 FGF23 水平不必要的升高[29]。尽管在一般人群中血清 FGF23 升高与血管性和非血管性死亡风险增加之间有关，但其临床意义尚不清楚[30]。在一项成人 XLH 患者皮下注射降钙素的短期治疗的小型研究中，血清磷短暂升高，血清 FGF23 水平降低[31]。需要进一步的研究来确定这是否是治疗 XLH 的有效方法。在成人和儿童 XLH 患者中评估抗 FGF23 的中和单克隆抗体（KRN23）的早期临床试验显示，在治疗组，KRN23 使血清磷酸盐、TmP/GFR 和 1,25(OH)$_2$D$_3$ 升高了[32-33]，同时改善了成人生活质量测试中的身体功能和僵硬感[34]。与 TIO 一样，应用磷制剂和骨化三醇进行治疗时需要定期进行监测，以避免发生并发症。

常染色体显性低磷酸盐血症性佝偻病（ADHR）

ADHR 是一种罕见的低磷酸盐血症性佝偻病，其临床特征与 XLH 相似。

遗传特征

早期的报告记录了一种遗传性肾性磷酸盐消耗综合征，其区别于 XLH 的特征是男性对男性遗传[35]。已经在 ADHR 家族的患病成员中发现了 *FGF23* 基因中于 176 或 179 位点上两个精氨酸残基的错义突变[36]。位于相同的前蛋白转化酶裂解 *RXXR* 序列中的突变的精氨酸残基，可以阻止 FGF23 的失活，从而延长或增强 FGF23 的活性作用[37]。

临床和生化特征

ADHR 的临床和生化结果与 XLH 相似（表 88.2）。区别于 XLH 的表现是，ADHR 存在延迟发病的情况，以及磷酸盐消耗很少得到解决。在 ADHR 中，FGF23 水平已被证明随着疾病状态而发生变化[38]。在同一个家族中，可以存在两个受影响个体亚组的不同表现。在儿童期发病的成员的生化和临床表现与 XLH 类似，而发病较晚的成员通常没有下肢畸形，可能是因为生长板在发展为低磷酸盐血症之前就已经闭合了。最近的研究表明，缺铁状态在 ADHR 的晚期表现，并有一个病例报告详述了补充铁剂后异常的生化指标恢复正常了[39]。此外，ADHR 受试者的低铁水平与较高的 FGF23 水平相关[40]。

治疗

与 XLH 一样，治疗包括磷制剂和骨化三醇。对于药物治疗无效的患者，可能会需要手术干预来矫正弯曲的肢体。

伴高钙尿症的遗传性低磷酸盐血症性佝偻病

伴高钙尿症的遗传性低磷酸盐血症性佝偻病（hereditary hypophosphatemic rickets with hypercalciuria, HHRH）是一种罕见的遗传性低磷酸盐血症性佝偻病，其特征是低磷酸盐血症、肾性磷酸盐消耗以及 $1,25(OH)_2D_3$ 保持对低磷酸盐血症的反应（表 88.2）。适当增加 $1,25(OH)_2D_3$ 水平可导致胃肠道钙吸收增加，从而导致高钙尿症和肾结石。HHRH 的遗传缺陷是编码 *NaPiIIc*（*SLC34A3*）基因的功能丧失性突变[41-42]。后者既可以属于杂合的，也可以是纯合的。HHRH 区别于 XLH 的生化检测结果是 $1,25(OH)_2D_3$ 水平升高，并且存在高钙尿。治疗包括单独使用磷制剂。

常染色体隐性低磷酸盐血症性佝偻病

1 型常染色体隐性低磷酸盐血症性佝偻病（autosomal recessive hypophosphatemic rickets, ARHR）是由牙本质基质蛋白 1（dentin matrix protein 1, DMP-1）的功能突变缺失引起的[43]。DMP-1 具有两种功能：在骨细胞增殖的早期，DMP-1 易位进入细胞核调节基因的转录；可能是对钙通量的响应，DMP-1 经过磷酸化并输出到细胞外基质，以促进羟基磷灰石矿化，这一过程需要全长蛋白的适当切割。在 ARHR 中，DMP-1 的功能丧失导致血清 FGF23 水平适度和不同程度升高，骨中 FGF23 的表达急剧增加，骨细胞分化缺陷和骨矿化受损。

外核苷酸焦磷酸酶/磷酸二酯酶 1（ectonucleotide pyrophosphatase/phosphodiesterase 1, ENPP1）的突变引起 2 型 ARHR（ARHR2）[44-45]。ENPP1 调节细胞外焦磷酸酶，是骨矿化所必需的。除了佝偻病的临床表现，携带 ENPP1 突变的患者还会出现进行性早发性听力丧失[46]。与 XLH 一样，治疗包括磷制剂和骨化三醇，并且需要密切监测并发症。

纤维性结构不良

多骨性纤维性结构不良（fibrous dysplasia, FD）和纤维性骨营养不良综合征（McCune-Albright syndrome, MAS）是由 *GNAS* 基因的激活错义突变引起的，导致非激素依赖性 G 蛋白（Gsα）耦联信号的激活。在 FD 中，髓质骨和骨髓被矿化不良的骨和纤维化所取代。在 MAS 中，FD 是一个三联（例如，性早熟，以及其他功能亢进的内分泌失调和咖啡牛奶色素病变）的一部分。在某些情况下，当 FD 负担高时，FD 和 MAS 患者表现出 FGF23 介导的磷酸盐消耗。FD 的严重程度与磷酸盐消耗的严重程度相关。如果没有病理性佝偻病的证据，是否应该治疗低磷酸盐血症尚存在争议。治疗时，治疗和并发症考虑与 XLH 中相同[47]。

皮肤骨骼低磷酸盐血症综合征

皮肤骨骼低磷酸盐血症综合征是一种磷酸盐消耗性疾病，与一系列皮肤表现的疾病有关，包括线状痣皮脂腺综合征（也称表皮痣综合征）。患者的临床表现为多发性皮肤痣，影像学表现为 FD。该病与被称为 RAS 病的体细胞 RAS 突变有关。FGF23 水平升高是肾性磷酸盐消耗的原因[48]。与 XLH 一样，治疗包括磷制剂和骨化三醇，并需要对治疗并发症进行类似的监测。

其他肾性磷酸盐消耗性疾病

在1例低磷酸盐血症性佝偻病合并甲状旁腺功能亢进症的个案报道中[49]，患者出现了肾性磷酸盐消耗，不相称的正常水平1,25(OH)$_2$D$_3$，以及继发于基因易位的甲状旁腺功能亢进症，导致α-KLOTHO水平升高，α-KLOTHO是FGF23结合和激活其受体所必需的辅助因子（表88.2）。出乎意料的是，FGF23的血清水平在这种疾病中也显著升高，提示α-KLOTHO参与调节血清磷酸盐、FGF23表达和甲状旁腺功能。

颅面骨发育不良（osteoglophonic dysplasia，OGD）是一种罕见的常染色体显性遗传性侏儒症，由FGF受体1（FGFR1）的激活突变引起（表88.2）[50]。与FD一样，这些患者表现出非骨化性骨病变的高负担，产生FGF23，导致肾性磷酸盐消耗和1,25(OH)$_2$D$_3$水平低于预期。与FD和MAS一样，骨病变的程度与FGF23水平和磷酸盐消耗程度相关。

在2例继发于肾性磷酸盐消耗和骨量减少或肾结石的低磷酸盐血症患者（NPHLOP1），在其肾脏Ⅱa型钠-磷酸盐共转运蛋白基因（SLC34A1）中发现有杂合显性失活突变[51]。患者没有骨痛和肌肉无力。

与肾结石和低BMD（NPHLOP2）相关的低磷酸盐血症也被发现与钠-氢交换调节因子1（SLC9A3R1）的突变有关[52]。

2例常染色体隐性遗传肾Fanconi综合征合并低磷酸盐血症性佝偻病（FRTS2）患者携带SLC34A1的框内重复基因。患者表现为骨畸形、骨折和严重的身材矮小。与HHRH一样，可以观察到高钙尿和1,25(OH)$_2$D$_3$水平升高[53]。

Raine综合征（Raine syndrome，RAS）是一种常染色体隐性骨硬化性骨发育不良，与FAM20C突变有关。在一种严重的形式，患者出生后不久就会死亡。最近，一种与低磷酸盐血症相关的较温和的形式已被报道。突变的FAM20C可能会降低DMP-1的活性，导致FGF23产量增加[54]。

总之，无论是通过钠-磷酸盐共转运蛋白本身的突变、近端肾小管的损伤，还是通过FGF23的异常调节，肾脏钠-磷酸盐共转运蛋白的表达减少或功能下降，都可能是在这些综合征中观察到的肾性磷酸盐消耗的共同途径（图88.1）。

高磷酸盐血症

血清无机磷的水平在成人维持在2.5~4.5 mg/dL（0.81~1.45 mmol/L）之间，在2岁以下的儿童维持在6~7 mg/dL之间。口服高达4000 mg/d磷酸盐可以通过肾脏有效地排泄，而血清磷的增加很少，其机制是通过增加FGF23的产生导致近端肾小管中钠-磷酸盐共转运蛋白的下调。PTH的分泌也有助于肾脏磷酸盐的排泄。过量的磷与钙结合会导致离子钙水平降低，从而刺激PTH的分泌。共有四大机制可以使磷酸盐进入到细胞外液的速度超过肾脏排泄的速度：快速外源性磷酸盐摄入，细胞内磷酸盐重新分布到细胞外间隙，肾脏排泄减少，以及分析检测方法干扰引起的假性高磷酸盐血症。

高磷酸盐血症的临床表现

随着磷酸盐水平的快速升高，可以发生低钙血症和手足搐搦。当高磷酸盐血症抑制肾脏1α-羟化酶时，循环中1,25(OH)$_2$D$_3$浓度下降，影响肠道钙吸收，就会导致低钙血症的发生。

慢性高磷酸盐血症可以导致软组织钙化。在肾衰竭的情况下，可以发生继发甲状旁腺功能亢进症和肾性骨营养不良。高磷酸盐血症可以刺激血管细胞发生成骨分化，导致冠状动脉和心脏瓣膜的钙化。外周动脉的中膜钙化可以导致钙化反应，这是一种高死亡率和高发病率的疾病。

高磷酸盐血症的原因

高磷酸盐血症的主要原因如表88.3所示。

家族性肿瘤样钙质沉着

高磷酸盐血症性家族性肿瘤样钙质沉着（hyperphosphatemic familial tumoral calcinosis，HFTC）（OMIM #211900），有时也被称为骨质增生-高磷酸盐血症综合征，是一种常染色体隐性遗传性疾病，伴有关节周围间隙和软组织中磷酸钙结晶的进行性沉积。该病有血清磷酸盐升高型和血清磷酸盐正常型两种形式（NFTC；OMIM #610455）。

表 88.3　高磷酸盐血症的原因	
机制	病因
肾脏排泄减少	肾功能不全 / 肾衰竭 甲状旁腺功能减退症 假性甲状旁腺功能减退症 肿瘤样钙质沉着 肢端肥大症 双膦酸盐
急性磷酸盐摄入	含磷酸盐泻药 Fleet 磷酸钠盐灌肠剂 静脉输入磷酸盐 胃肠外营养
细胞外间隙的重分布	肿瘤细胞溶解 横纹肌溶解 酸中毒 溶血性贫血 恶性高热 重型肝炎 全身性感染
假性高磷酸盐血症	高球蛋白血症 高脂血症 溶血反应 高胆红素血症

遗传特征

在血磷酸盐正常型中，已描述了 SAMD9 的突变（OMIM #610456）。在血清磷酸盐升高型，在 UDP-N-乙酰基-α-D-半乳糖胺中发现了失活突变：多肽 N-乙酰半乳糖氨基转移酶 3（GALNT3；OMIM #601756）、FGF23 和 KLOTHO[55]（图 88.1）。这些突变导致 FGF23 蛋白水平和活性不足。

临床和生化特征

FTC 患者有异位钙化，通常无痛。如果有皮肤、骨髓、牙齿、血管和神经的浸润，则会出现疼痛和其他临床并发症。如果包块不是特别大，活动度不会受到影响。可能出现以短球根、牙髓结石和根状牙本质呈螺旋状沉积的牙病。在生化检测方面，除了高磷酸盐血症，还有 $1,25(OH)_2D_3$ 升高以及钙和碱性磷酸酶水平正常。尿中磷酸盐排泄量经常很低。X 线片可见大片致密的不规则钙化灶[56]。

高磷酸盐血症的治疗

治疗高磷酸盐血症应解决潜在的病因。在急性外源性磷酸盐过度摄入，及时停止补充磷并进行水化治疗可以迅速纠正高磷酸盐血症。在肿瘤细胞溶解和横纹肌溶解造成的跨细胞膜磷重分布，限磷饮食磷和利尿通常是有效的。在糖尿病酮症酸中毒，胰岛素治疗和酸中毒的治疗可以纠正高磷酸盐血症。在肾衰竭，推荐使用磷酸盐结合剂（钙盐、司维拉姆和碳酸镧），同时限制磷饮食。血液透析可用于肾功能不全的急性高磷酸盐血症。

在 FTC，可以使用氢氧化铝进行药物治疗，并配合禁磷禁钙饮食。

据报道，使用司维拉姆、乙酰唑胺、硫代硫酸钠和 IL-1 拮抗剂可以有效减轻肿瘤负荷。对于肿块疼痛、影响功能或美观上不能接受的患者，手术干预是一种选择。

参考文献

扫描书末二维码获取。

第 89 章
佝偻病和骨软化症

Michaël R. Laurent、Nathalie Bravenboer、Natasja M. Van Schoor、Roger Bouillon、John M. Pettifor 和 Paul Lips

何维新　邱世明　何敏聪 译

引言

佝偻病和骨软化症（源于希腊语 osteon 和 malakia，骨质软化）是一种以骨基质低矿化为特征的疾病。佝偻病只发生在儿童身上（在骨骺闭合之前），并会导致生长板发育异常、发育迟缓和骨畸形。这两种疾病的根本原因都与维生素 D、钙、磷酸盐严重缺乏和（或）骨质矿化过程的直接抑制有关。其组织学特征是骨质增生症和矿化滞后时间延长。由于其临床特征经常包括低骨密度（bone mineral density, BMD），且有时骨折，在成人中可能被误诊为骨质疏松症。然而，当出现骨痛、肌肉无力和生化异常［尤其是血清碱性磷酸酶（alkaline phosphatase, ALP）升高］时，应引起对骨软化症诊断的怀疑。骨软化症和佝偻病治疗的目的是纠正潜在的矿物质缺乏。在本章中，我们将回顾佝偻病和骨软化症的流行病学、病因学、病理生理学、临床特征、诊断和治疗。

定义

营养性佝偻病可以定义为"一种由儿童维生素 D 缺乏和（或）低钙摄入量引起的生长板软骨细胞分化和矿化缺陷以及类骨质矿化缺陷的疾病"[1]。与钙和（或）维生素 D 缺乏相关的佝偻病也被称为"缺钙"佝偻病，以区别于主要由磷酸盐缺乏引起的低磷酸盐性佝偻病（"缺磷"）（参见第 88 章）。

骨软化症的定义是同时存在骨质增生症和矿化延迟。然而，这种组织学定义是有问题的，因为：①骨软化症的确切组织形态测定标准仍存在一定争议（参见下文骨组织学）；②骨活检是一种侵入性操作；③在大多数临床环境中缺乏进行骨组织形态测定的条件和专业知识。

流行病学

佝偻病

17 世纪中叶，佝偻病在欧洲被称为英国病。在工业革命期间，严重的大气污染、没有阳光的狭窄阴暗的街道、童工和不良的饮食习惯都是导致维生素 D 缺乏和膳食钙缺乏的原因。在 19 世纪末 20 世纪初，佝偻病在欧美工业化地区的贫困婴儿中几乎无处不在[2]。随着维生素 D 的发现及其在佝偻病的预防和治疗中的作用，营养性佝偻病在美国和欧洲的一些国家几乎已被根除。然而，近些年来，佝偻病在这些地区的患病率有所上升，尤其是在来自印度次大陆、中东和非洲的移民儿童中以及非洲裔美国人中；在所有这些群体中，妊娠期和哺乳期的母体缺乏维生素 D 是很常见的[3-5]。

来自非洲和印度次大陆的研究强调了膳食中钙摄入量低在佝偻病发病机制中的作用。受影响儿童的钙摄入量通常 <300 mg/d。这些（亚热带）热带国家的饮食特征是不含乳制品和高磷酸盐[6]。

骨软化症

在亚洲和中东的成人中，钙的摄入量通常很低，严重的维生素 D 缺乏症非常普遍，尤其是在很少晒太阳的受试者中[7]。严重维生素 D 缺乏症与低 BMD、血清 ALP 升高、继发性甲状旁腺功能亢进症和（或）低钙血症有关，尽管只有少数严重维生素 D 缺乏症患者会发生骨软化症[7-8]。一项研究估计，巴基斯坦年轻成年女性中临床诊断的骨软化症患病率为 2%~3.6%[9]。

在西方国家，深色皮肤和（或）戴面纱的移民仍然是发生严重维生素 D 缺乏、低 BMD 和 ALP 升高的高危人群[10-11]。这在孕妇中尤其值得关注[12]，因为她们的新生儿有发生严重维生素 D 缺乏的风险，但这种情况很少会导致先天性佝偻病。老年人是骨软化症的另一个危险群体，在较早的研究中报告的患病率为 2%～5%[13-14]。历史上，老年人骨质疏松性骨折常与骨软化症有关，但目前很少发生这种情况了[15-16]。然而，一项德国的大型尸检系列发现，骨质增生症的患病率为 4.9%（＞5% 的类骨质体积/骨体积）[17]。25-羟基维生素 D（25-hydroxyvitamin D, 25OHD）的确切水平低于多少就会发生佝偻病和骨软化症仍不清楚，部分原因可能是在低 25OHD 浓度下免疫测定不准确。最后，骨软化症常见于有胃肠道疾病（例如乳糜泻）的患者[18]。此外，在胃旁路手术后，大多数患者有发生在维生素 D 缺乏症、钙吸收不良和继发性甲状旁腺功能亢进症的风险[19-20]。然而，在临床上怀疑为骨软化症的肥胖患者中，只有约 25% 的患者能通过严格的组织形态测定标准确诊[21-22]。

病因学

骨软化症和佝偻病的病因相似，可根据其潜在机制进行分类：①维生素 D 缺乏或耐药性；②与维生素 D 无关的缺钙；③低磷酸盐血症；④矿化抑制剂（表 89.1）。此外，某些胃肠道或肾脏疾病中的代谢性酸中毒可能会导致矿化受损。最近，骨细胞衍生激素 FGF23 被认为与特定形式的佝偻病或骨软化症有关（见第 88 章）。最后，在结缔组织疾病（例如Ⅳ型成骨不全症）中也可观察到未矿化的骨基质[23]。同样，极罕见的成骨不全症和中轴性骨软化症在骨活检中也表现为骨软化症，尽管它们的临床表现是硬化性骨疾病[24-25]（参见第 107 章）。

病理生理学

佝偻病

佝偻病中生长板异常的机制不同于类骨质低矿化的机制。低磷酸盐血症在生长板异常的发病机制中起着关键作用，其组织学特征为肥大软骨细胞区的宽度增加，柱状形态结构破坏，生长板软骨积聚，软骨矿化失败，以及缺乏血管浸润。正常的磷酸盐水平是通过调节软骨细胞凋亡和基质矿化来实现生长板的正常成熟的[27]。

在儿科实践中，虽然最近的一份共识声明建议：将血清 25OHD＜30 nmol/L 划分为维生素 D 缺乏，将血清 25OHD 为 30～50 nmol/L 划分为维生素 D 不足，但尚未就血清 25OHD 的下限来定义维生素 D 的状态达成全球共识[1]。在同一共识中，儿童期和青少年时期的饮食钙摄入量＜300 mg/d 则被定义为维生素 D 缺乏。

骨软化症

维生素 D 以其活性代谢产物 1,25-二羟基维生素 D[1,25-dihydroxy-vitamin D, 1,25(OH)$_2$D] 的形式促进肠道内钙吸收来维持血浆中的钙浓度[28-29]。维生素 D 缺乏和钙吸收减少[由低摄入量和（或）低分量吸收引起]可能发生在老年人，引起继发性甲状旁腺功能亢进症（PTH 平均增加约 15%）（表 89.2）和骨转换率增加，而 1,25(OH)$_2$D、血浆钙和钙尿通常保持正常（图 89.1A）。

然而，在严重的维生素 D 和（或）钙缺乏症中，1,25(OH)$_2$D 和肠道钙吸收会受到损害[29]。然后，促钙激素以牺牲骨骼完整性为代价维持血浆钙浓度，因为低钙血症会影响重要生理功能，例如神经肌肉和心脏兴奋以及血液凝固。在佝偻病和骨软化症中，继发性甲状旁腺功能亢进症会更加明显，导致低钙尿症、低磷酸盐血症和骨吸收增加。维生素 D 还能促进体外成骨细胞的矿化。因此，严重维生素 D 缺乏症中的矿化受损可能是由以下原因导致的：① 1,25(OH)$_2$D 受损；②低钙血症；③低磷酸盐血症（图 89.1B）。然而，尽管血清 25OHD 浓度正常，肠道钙吸收极低的患者也可能发生骨软化症。事实上，仅仅纠正维生素 D 缺乏可能不足以恢复钙的吸收，不仅在胃肠道疾病或减肥手术后[30]，而且在营养性骨软化症和佝偻病中[31-32]。在钙吸收低且血清 25OHD 浓度（相对）正常的情况下，1,25(OH)$_2$D 不仅会增加骨吸收和骨钙释放，还会上调矿化抑制剂，减少钙在骨中的结合（图 89.1C）[33]。骨软化症患者的血钙可以通过以下方式维持在正常低值范围内：①钙从骨骼生存库中净流出，吸收增加，矿化减少；②非常有效的肾脏钙处理；③从肠道吸收的任何少量残余的钙。然而，不慎使用抗骨吸收或促骨生成药物治疗可能会引发低钙血症。

表 89.1　佝偻病和骨软化症的病因

维生素 D 相关的佝偻病 / 骨软化症

严重的维生素 D 缺乏症：
- 日照少，膳食摄入低
- 吸收不良（钙吸收也可能受损）：减肥手术（衍生类型）、肠切除术、乳糜泻、胆汁淤积性肝病、胰腺外分泌功能不全、胃切除术、炎症性肠病
- 肝脏 25- 羟基化受损：严重肝硬化（罕见）
- 肾脏 1α- 羟基化受损：慢性肾脏疾病（肾性骨软化症）、甲状旁腺功能减退症
- 肾脏损失增加：肾病综合征
- 分解代谢增加：酶诱导药物（抗惊厥药、利福平、圣约翰草）

维生素 D 依赖型或耐药型佝偻病：
- 1A 型：1α- 羟化酶（CYP27B1）缺乏（OMIM #264700）
- 1B 型：25- 羟化酶（CYP2R1）缺乏（OMIM #600081）
- 2A 型：遗传性抗维生素 D 性佝偻病（VDR 突变）（OMIM #277440）
- 2B 型：维生素 D 依赖性佝偻病，VDR 正常（hnRNP 过表达）（OMIM #600785）
- 3 型：激活 CYP3A4 突变[26]

缺钙（维生素 D 正常）

营养方面：膳食钙摄入量极低

钙吸收不良（原因与维生素 D 吸收不良相似，见上文）

高钙尿症：合并肾性磷酸盐消耗（见下文）

低磷酸盐性佝偻病 / 骨软化症

胃肠道原因：营养摄入不良（例如母乳喂养的出生体重极低的婴儿）、慢性腹泻、磷酸盐结合剂过量

肾性磷酸盐消耗：
- 肿瘤诱发的（致癌性）骨软化症
- Fanconi 综合征［继发于替诺福韦、阿德福韦、异环磷酰胺之类的药物，轻链丙种球蛋白病，干燥综合征（Sjögren syndrome）］
- X 连锁显性低磷酸盐血症佝偻病（PHEX 突变）（OMIM #307800）
- X 连锁隐性低磷酸盐血症佝偻病（CLCN5 突变）（OMIM #300554）
- 常染色体显性低磷酸盐血症佝偻病（FGF23 突变）（OMIM #193100）
- 常染色体隐性低磷酸盐血症佝偻病 1 型（DMP1 突变）（OMIM #241520），2 型（ENPP1 突变）（OMIM #613312）
- 遗传性低磷酸盐血症佝偻病伴高钙尿症（SLC34A3）（OMIM #241530）
- 登特病 -1（Dent disease-1）（CLCN5 突变）（OMIM #300009），登特病 -2（OCRL 突变）（OMIM #300555），Lowe 眼脑肾综合征（OMIM #309000）

矿化抑制剂

代谢性酸中毒：肾功能不全、肾小管酸中毒（± 肾性磷酸盐消耗）、回肠造口术和尿路分流术（也称为肠钙流失）

铝毒性（例如来自抗酸剂、透析液）

氟中毒（包括由井水引起的地方性氟中毒）

铁（透析患者或 FGF23 介导的低磷酸盐血症）

依替膦酸钠过量（在 Paget 病中）

镉［骨痛病（Itai Itai disease）、± 肾性磷酸盐消耗］、锶等环境中毒

低磷酸盐血症（无机焦磷酸盐蓄积）（OMIM #146300）

基质异常

Ⅵ型成骨不全症（SERPINF1 突变）（OMIM #613982）

骨纤维发育不良

中轴性骨软化症

第七篇　代谢性骨病

表 89.2　维生素 D 缺乏状态的分类建议

	25OHD（nmol/L）	1,25(OH)$_2$D	PTH 增加	骨组织学
严重缺乏	<12.5	（相对）低	↑↑↑	早期或明显的骨软化症
缺乏	12.5~25	正常	↑	高转化率，有骨软化症风险
不足	25~50	正常	=或（↑）	正常或高转化率
充足	>50	正常	=	正常

Source: [14]. Reproduced with permission of Oxford University Press.

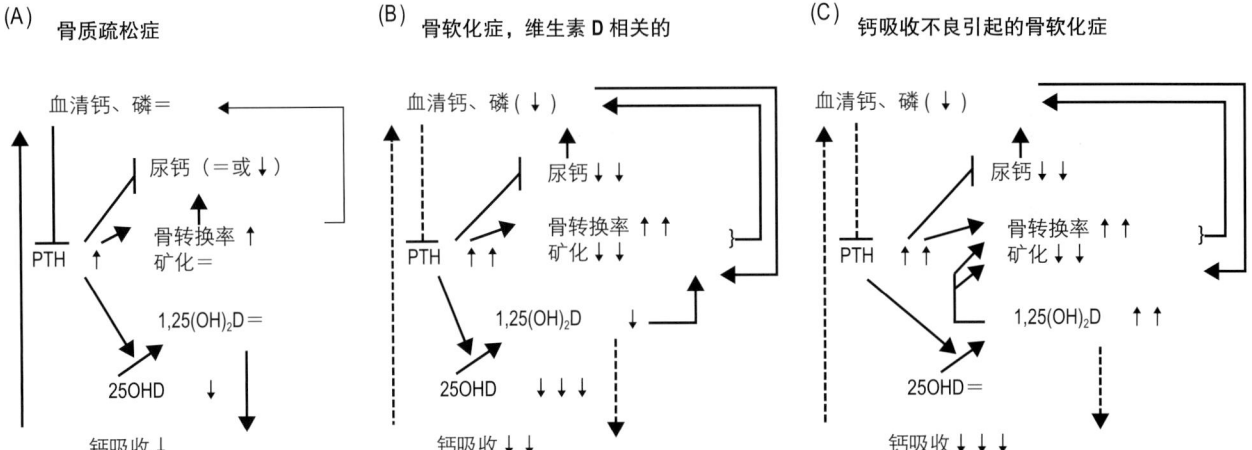

图 89.1　不同钙和（或）维生素 D 缺乏状态下钙和磷酸盐稳态的病理生理学。（A）在骨质疏松症（例如老年人）中，中度维生素 D 缺乏和（或）钙吸收受损会导致 PTH 升高，这增加了骨转换率，而 1,25(OH)$_2$D 和钙尿通常保持在正常范围内。（B）在与维生素 D 缺乏相关的佝偻病/骨软化症中，严重的 25OHD 缺乏会损害 1,25(OH)$_2$D 和肠道钙吸收，导致血清钙和磷酸盐水平降低到正常低值或明显下降，以及更明显的继发性甲状旁腺功能亢进症，这会部分恢复 1,25(OH)$_2$D，但也会增加骨吸收，减少矿化和钙尿。（C）在 25OHD 正常且主要为钙吸收受损的佝偻病/骨软化症患者中，降低到正常低值或明显下降的血清钙或磷酸盐也会引发更明显的继发性甲状旁腺功能亢进症，并伴有 1,25(OH)$_2$D 升高，它们会一同增加骨吸收，减少矿化和尿钙

临床特征

佝偻病

佝偻病的临床特征取决于发病年龄。典型症状包括纵向生长减少，干骺端变宽（图89.2），以及干骺端周围疼痛性肿胀[34]。

佝偻病在婴儿出生后的前3个月出现（先天性佝偻病）的情况是罕见的，因为胎儿在很大程度上不受母体维生素 D 缺乏的影响。在出生后的前6个月，临床维生素 D 缺乏症患者通常表现为低钙血症（惊厥、呼吸暂停、抽搐），而不是骨骼畸形（参见第91章）。典型的维生素 D 缺乏性佝偻病伴骨骼畸形最常见于6~18个月大的婴儿和幼儿，虽然这种疾病也可能发生在年龄较大的儿童中，第二个高峰出现在青春期的生长高峰期。

在6个月以上的婴儿中，颅骨畸形（伴有闭合延迟）、肋软骨连接处扩大（佝偻病性串珠）、胸部畸形（例如哈里森沟和小提琴盒样畸形）、手腕增宽和尾骨骨畸形变得明显。畸形的类型取决于儿童的运动发育以及当时哪些骨骼承重。与这些骨骼体征相关的是：牙齿萌出延迟，肌张力降低和运动发育迟缓，出汗增多，以及有下呼吸道感染倾向。在佝偻病发病较晚的儿童，例如膳食钙摄入量低或 X 连锁低磷酸盐血症佝偻病的儿童，其下肢畸形往往比胸部或上肢畸形更为严重。

骨软化症

骨软化症的临床特征包括骨痛、肌无力和行走困难。肌无力主要局限于肩部和骨盆带周围的近端肌群。它表现为从椅子上站起来或爬楼梯时有困难。病情可

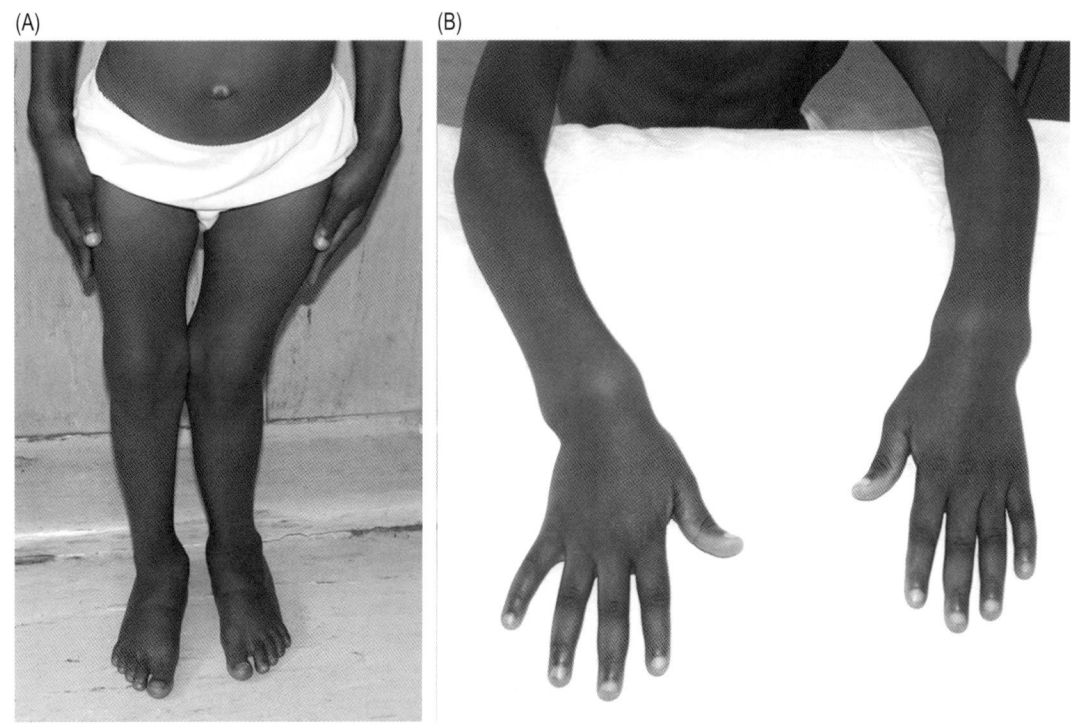

图 89.2 佝偻病的临床表现。(A) 一名幼儿的腿部顺风样畸形。注意其左膝的外翻畸形和右膝的内翻畸形。(B) 一名患有严重佝偻病的幼儿的前臂远端干骺端可见明显临床增宽

能严重到患者完全卧床不起。当血浆钙浓度很低时,可能会出现低钙血症的症状,例如隐匿性或明显的手足抽搐和痉挛。该病可能会发生骨折,包括应力性骨折,但也可能发生典型的"骨质疏松性"骨折,例如股骨或椎体骨折。

诊断

对于具有已知诱发条件的患者,应保持对骨软化症或佝偻病的临床、生化或影像学特征的高度怀疑(表89.1)。单纯的临床症状和体征对诊断具有高度的敏感性,但不幸的是,诊断并不具有特异性[35]。骨活检仍然是诊断骨软化症的金标准,但如前所述,这是有问题的(定义)。对于可能或明确的佝偻病和骨软化症,非常需要临床定义,例如最近在日本指南中所建议的那样[36]。也有人提出了一个类似的临床评分系统,可以用于筛查疑似膳食钙缺乏性佝偻病的儿童(>18 个月大)[37]。

实验室检查

与维生素 D 缺乏相关的佝偻病和骨软化症患者的血清 25OHD 浓度通常很低,<15~30 nmol/L[29]。然而,只有一组严重维生素 D 缺乏的受试者会发展为佝偻病或骨软化症,而其他受试者在血清 25OHD 浓度正常的情况下,当钙摄入或肠道吸收严重受损时可能发展为佝偻病/骨软化症[6, 31]。血清 ALP 活性升高是活检证实的骨软化症的最佳单一预测指标[35,38]。然而,应排除其他导致 ALP 浓度升高的原因,例如肝脏胆汁淤积、Paget 病或骨转移。升高的 ALP 和升高的甲状旁腺激素伴低钙或低磷酸盐的组合具有最佳诊断价值[35,38]。低钙血症是骨软化症的一个晚期特征;大多数受试者将出现正常低值血钙或间歇性低钙血症。继发性甲状旁腺功能亢进症是常见的,但不是特异性的[35]。在婴儿中,低钙血症可能是疾病早期的先兆特征;然而,随着继发性甲状旁腺功能亢进症增加骨钙动员和减少肾损失,这种情况可能会消失。在佝偻病的终末期,低钙血症会再次出现,这可能是由钙稳态机制代偿引起的[39]。低磷酸盐血症可能导致或促成佝偻病和骨软化症,尤其是在与磷酸盐相关疾病中(参见表 89.1)。在慢性低磷酸盐血症患者中,应同时评估空腹 2 小时晨尿(第二次晨尿)和血样中的肾小管磷酸盐重吸收(tubular reabsorption of phosphate, TRP)分数和肾磷酸盐阈值(TmP/GFR),以区分肾性磷酸盐消耗或胃肠道损失。低尿钙(定

义为 24 小时采集的尿液＜100 mg Ca²⁺/g 肌酐，但常＜50 mg Ca²⁺/g 肌酐，或者儿童 24 小时＜2 mg/kg 体重）是钙缺乏的敏感指标，且可用于监测治疗。虽然骨转换标志物通常会增加，但这对诊断过程并没有帮助，对 1,25(OH)₂D 的测量也是如此（除非是维生素 D 依赖型或抗药性佝偻病）。

影像学特征

佝偻病

最近的一份共识声明建议使用腕关节和膝关节生长板的影像学改变来确诊佝偻病[1]。佝偻病的早期变化包括骨皮质变薄的透光骨和正常小梁形态的丧失。钙化带消失，生长板随之变宽。随着病情加重，生长板变宽，干骺端边缘受损（图 89.3）。生长板异常与骨骺发育和闭合延迟（骨龄延迟）以及长骨轴的畸形（尤其是承重骨）有关。佝偻病严重程度评分（Rickets Severity Score, RSS）是评估佝偻病影像学异常的有效量表[40]。在婴幼儿中，下肢内翻畸形常见；但在年龄较大的儿童中，下肢外翻或顺风样畸形更为常见。在长期严重的钙缺乏性佝偻病中，可以发现继发性甲状旁腺功能亢进症的影像学特征。骨折可能与儿童的严重佝偻病有关，也可能可以观察到更疏松的区域（参见下文）。

骨软化症

在骨软化症中，X 线片的对比度和清晰度较低，就像患者在 X 线检查中移动过一样。骨软化症的典型征象是假骨折或疏松区。它是一条穿过一块皮质板的透光线，边缘常有硬化（图 89.4）。

骨显像可在肋骨、骨盆、干骺端和假骨折部位显示出多个热点，这些热点可能会被误认为是骨转移。BMD T-分数可能（非常）低，与骨质疏松症相似或更加严重[18]。非矿化骨（类骨质）的数量可能很高，在适当的治疗下会导致 BMD 大幅度快速增加（甚至超过 50%）。

骨组织学

四环素双标记后经髂骨活检（参见第 39 章）可以提供骨软化症的明确诊断或排除标准。虽然没有正式的指南，但大多数专家一致认为，骨软化症需要满足三个标准：类骨质体积＞10%，未矫正的类骨质厚度＞15 μm（或倾度矫正后＞12.5 μm），矿化滞后时

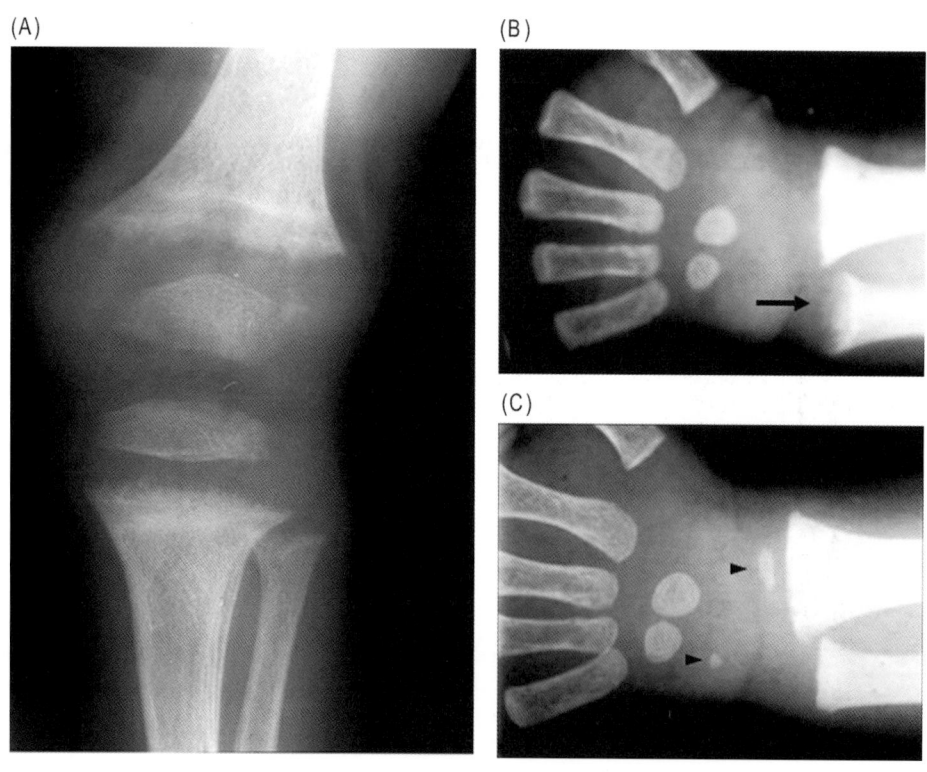

图 89.3 （A）严重佝偻病患者的膝关节影像学改变。可见生长板变宽，暂时钙化区消失，干骺端出现磨损和扩张。骨膜下新骨形成沿胫骨皮质可见。（B）一名 1 岁半儿童的营养不良性佝偻病。腕部 X 线片显示典型的尺骨边缘模糊凹陷（箭头所示）。（C）治疗开始后，佝偻病的愈合和新的骨化中心（箭头所示）出现

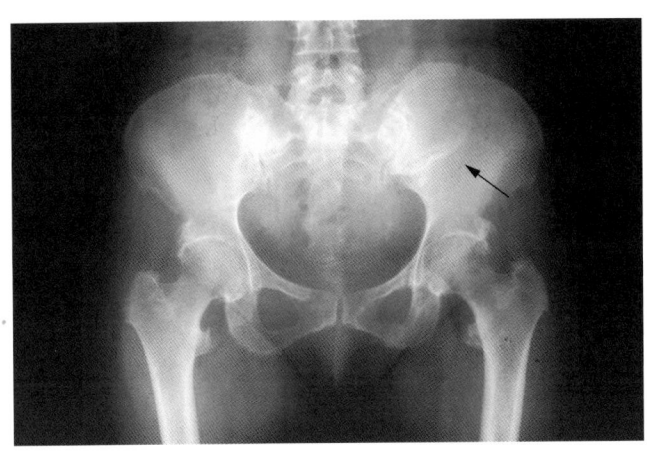

图 89.4　骨软化症患者左髂骨的假性骨折（箭头所示）

间＞100 天[41]。当类骨质表面延伸至 70% 以上，类骨质接缝包含四个以上的薄片时，四环素双标记通常不存在。骨吸收通常会增加。在许多多核破骨细胞中可见吸收腔隙（图 89.5）。基于类骨质厚度、类骨质体积、矿化率和骨形成率的矿化指数可能会有所帮助[42]。

治疗和预防

佝偻病和骨软化症的治疗主要涉及识别和治疗潜在的病因。

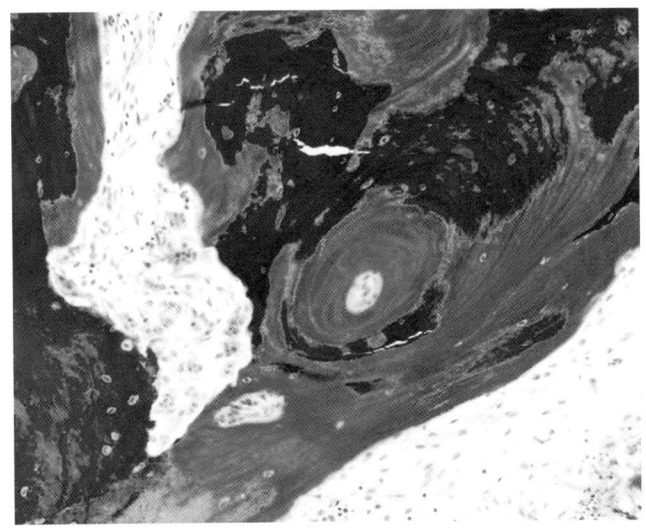

图 89.5　乳糜泻患者骨软化症的骨组织学表现。戈德纳染色（Goldner stain），矿化骨为黑色，类骨质组织为灰色。除了较厚的类骨质接缝外，可见多核破骨细胞骨吸收增加

第 89 章　佝偻病和骨软化症

佝偻病的治疗

缺钙性佝偻病应该同时服用维生素 D 和钙治疗。维生素 D 缺乏性佝偻病对小剂量维生素 D 有反应，但对于治疗 12 个月以下的婴儿，建议服用维生素 D 2000 IU/d，持续 3 个月；对于年龄较大的儿童，建议服用维生素 D 3000～6000 IU/d[1]。建议服用至少 500 mg/d 的钙补充剂，尽管 1000～2000 mg/d 的剂量可能会使佝偻病患儿获得更快的放射学愈合[43]。在儿童出现症状性低钙血症的情况下，应静脉给予钙负荷剂量，然后缓慢输注维持性钙，直到症状性低钙血症得到控制。营养性佝偻病对维生素 D 丸剂也有反应，这在不能保证依从性的情况下可能有用。口服丸剂治疗优于肌肉注射。专家意见推荐的剂量如下：3～12 个月月龄 50 000 IU，1～12 岁 150 000 IU，12 岁以上 300 000 IU，单次给药[1]。由于存在发生高钙血症的风险，不推荐更大的剂量。尽管有一些药理学原因（半衰期更长）表明维生素 D_3 在治疗营养性佝偻病方面可能优于维生素 D_2，但没有临床证据表明维生素 D_2 在治疗或预防佝偻病方面不如维生素 D_3。

佝偻病的预防

维生素 D 缺乏性佝偻病是完全可以预防的，但维生素 D 缺乏症及其临床后果仍然是全世界的一个主要的公共卫生问题。最近的全球共识建议，所有 12 个月月龄以下的婴儿都应接受 400 IU/d 维生素 D 补充剂（无论采用何种喂养方式）。此后，所有儿童和成人都需要通过膳食或补充剂来满足他们对维生素 D 的营养需求（600 IU/d）[1,44]。应特别关注高危群体中的儿童，以确保满足他们的需求。在维生素 D 缺乏和营养性佝偻病普遍存在的地区，政府应该认真考虑在常用食品中添加维生素 D。

骨软化症的治疗

营养性骨软化症可以用非常低剂量的钙（例如 1000 mg 基础钙）和维生素 D（例如 800～1200 IU/d）来治疗。对于维生素 D，可考虑使用较高的初始剂量（例如 2000 IU/d）或负荷剂量（例如每次 25 000～500 00 IU），以便能够更快地使血清 25OHD 浓度进入足够的范围，但这些不是维持所需的。应经常添加钙补充剂[31,33]。处方通常为枸橼酸钙或碳酸钙。虽然枸橼酸钙在某些情况下可能收更好，例如在胃酸缺乏患者，但碳酸钙可能具有优势，例如在同时存在代谢

性酸中毒的情况下。

相反,当胃肠道吸收严重受损时,一些患者可能需要大剂量到极大剂量的口服钙(例如1000~4000 mg/d)和维生素 D(例如4000~10 000 IU/d 的维生素 D_3)。在这种情况下,更频繁地监测对治疗的耐受性、依从性和生化反应是很重要的,可以避免治疗过度和治疗不足。大剂量的钙往往难以耐受,尤其是在减肥手术后。增加阳光照射或紫外线灯治疗可以提供额外的维生素 D 来源[45],尽管治疗的依从性可能更加困难[46-47]。如果可能的话,应避免服用大剂量的维生素 D(例如500 000 IU 肌肉注射或口服),因为在最初几个月有维生素 D 过多症的风险,这可能与患者跌倒和骨折的风险增加有关[48]。在有条件的国家,由于钙化二醇(25OHD)可能对脂肪吸收不良的患者有用,因为它是一种主要通过门静脉系统吸收的极性更强的代谢产物。这也适用于骨化三醇和阿法骨化醇,但由于它们的治疗范围较窄,在1α-羟基化正常的疾病中,通常应避免使用它们。如果可能的话,应始终治疗根本原因,例如乳糜泻患者坚持无谷蛋白膳食。

治疗的目标是改善症状,使血浆钙和磷酸盐浓度正常化,纠正继发性甲状旁腺功能亢进症,并将血清25OHD 控制在 20~30 ng/ml(50~75 nmol/L)的目标范围内。建议在随访期间进行定期监测。ALP 可能最初升高,但在几个月内逐渐恢复正常,低钙尿和影像学异常也是如此(与影像学改善更快的佝偻病相反)。尽管绝经后女性或老年男性可能仍存在一定程度的骨量减少,但 BMD 可能会迅速而显著地改善。重要的是,应禁用抗骨吸收或促骨生成药物,因为它们可能会导致低钙血症。

遗传性维生素 D 依赖性和抗药性佝偻病

由于观察到某些形式的佝偻病不能通过常规剂量的维生素 D 治愈,发现了罕见的维生素 D 代谢或维生素 D 受体(vitamin D receptor, VDR)的遗传性异常。这些先天性代谢异常已被多种小鼠敲除模型证实[28]。

1A 型遗传性维生素 D 依赖性佝偻病(HVDDR)

在发现1,25(OH)$_2$D 问题后,很明显,一些先天性佝偻病患者血清中1,25(OH)$_2$D 浓度极低且在补充维生素 D 后也没有升高[49]。这表明,这些患者存在1α-羟化酶基因失活突变。该病为常染色体隐性遗传病。1A 型维生素 D 依赖性佝偻病患者通常在婴儿期出现佝偻病,并伴有低钙血症、手足搐搦或抽搐的症状。血清25OHD 在正常范围内,但血清1,25(OH)$_2$D 非常低或无法检测到。影像学检查和骨活检显示出与营养性佝偻病难以区分的特征。这些患者应接受1,25(OH)$_2$D 或1α-羟基维生素 D 治疗,以使血清1,25(OH)$_2$D 恢复至正常水平,从而在几个月内治愈他们的佝偻病。

1B 型遗传性维生素 D 依赖性佝偻病

这种类型的佝偻病/骨软化症是由于肝脏25-羟化酶活性缺乏(CYP2R1 突变)引起,可以通过低剂量25OHD 治疗治愈[50]。

2A 型遗传性维生素 D 依赖性佝偻病

对1,25(OH)$_2$D 的真正耐药性是在一些遗传性佝偻病患儿对骨化三醇治疗无反应时发现的[51]。事实上,这些儿童的血清中1,25(OH)$_2$D 的含量很高,因此怀疑存在一个(后)受体缺陷。克隆 VDR 后,在 DNA 结合域、配体结合域和其他结构域中发现了突变[52]。2A 型遗传性维生素 D 依赖性佝偻病是一种常染色体隐性遗传病。

正常杂合子父母所生的患儿在生命早期就出现佝偻病和低钙血症症状,包括手足搐搦或抽搐。大多数亲属都伴有脱发,但这种疾病偶尔也可能发生在没有脱发的儿童。激素抵抗(例如低钙血症)的程度也可能有所不同。血清 PRTH 升高,血清1,25(OH)$_2$D 显著升高。

治疗的成功与否是可变的,取决于激素抵抗的程度。当存在一些 VDR 功能时,药理剂量的骨化三醇或阿法骨化醇可以改善钙的吸收并治愈佝偻病。在完全耐药的情况下,活性维生素 D 代谢产物是无效的。这种严重的患者可以通过注射钙来克服钙吸收缺陷[53]。因为从肠道吸收的钙也有一致被动的扩散成分——它与维生素 D 无关——所以非常大剂量的口服钙也是有效的。

2B 型遗传性维生素 D 依赖性佝偻病

这种罕见的2B 型遗传性维生素 D 依赖性佝偻病变异是由异质核糖核蛋白(heterogeneous nuclear ribonucleoprotein, hnRNP)的过表达引起的,hnRNP 作为维生素 D 反应元件结合蛋白,对 VDR 介导的基因反式激活产生明显的负面影响[54]。该病的临床和生化结果类似于 2A 型，但无 VDR 突变。

3 型遗传性维生素 D 依赖性佝偻病

最近，3 型遗传性维生素 D 依赖性佝偻病在两个不相关家族的儿童中被发现，这些儿童患有维生素 D 反应性佝偻病——由 CYP3A4 基因中一个相同的杂合激活突变引起，该突变以与酶诱导药物类似的方式增强 25OHD 分解代谢[26]。该病似乎是一种常染色体显性遗传病，可使用高剂量的 25OHD 治疗。

小结

佝偻病和骨软化症并不像人们普遍认为的那样"被遗忘"，即使在发达国家也是如此。需要对其现代流行病学、诊断标准和治疗进行更多的研究，特别是在移民儿童、老年人、减肥手术患者和这些疾病的罕见遗传形式等人群中。对于骨软化症的诊断，应增加骨活检的可用性，但与此同时，非侵入性诊断方法是研究的重点[55]。

参考文献

扫描书末二维码获取。

第 90 章
慢性肾脏疾病——矿物质和骨代谢异常的病理生理和治疗

Mark R. Hanudel、Sharon M. Moe 和 Isidro B. Salusky

陈镇秋　方汉军　魏秋实　译

引言

肾脏在骨骼和矿物质稳态中发挥着重要作用，调节着钙、磷酸盐、甲状旁腺激素（PTH）、成纤维细胞生长因子 23（fibroblast growth factor 23，FGF23）和骨化三醇 [1,25-二羟基维生素 D（1,25-dihydroxyvitamin D, 1,25(OH)$_2$D）] 的代谢。慢性肾脏疾病（chronic kidney disease, CKD）在早期病程中会出现矿物质代谢失调，导致骨建模、重塑和生长的病理性改变。这种变化被称为"肾性骨营养不良"，具体指与 CKD 相关的骨形态学改变，其特征是骨转换、矿化和体积等组织形态学参数改变。这些参数是通过骨活检来测量的，这是肾性骨营养不良诊断评估的金标准。

肾性骨营养不良

根据骨转换和矿化可以将肾性骨营养不良分为五种传统类型（轻症型、纤维性骨炎型、骨软化型、动力缺失型、混合型）[1]。轻症型、纤维性骨炎型和混合型的特征是骨转换率增加，但轻症型和纤维性骨炎型的矿化正常，而混合型的矿化异常。骨软化型和动力缺失型的特征都是骨转换率减少，骨软化型伴有矿化异常，动力缺失型伴有细胞减少。高骨转换骨病主要由继发性甲状旁腺功能亢进症引起，而低骨转换骨病可能是由于过度抑制 PTH 分泌和（或）骨骼对 PTH 的抵抗作用引起的。除了骨转换和矿化外，最后一个可以测量的骨活检参数是骨体积，尽管它对评估骨脆弱性有用，但传统上并不包括在肾性骨营养不良的表征中。

随着时间的推移，肾性骨营养不良的流行病学发生了变化。历史上，高转换率的甲状旁腺功能亢进性骨病占主导地位；然而，在过去 20 年中，已经观察到了更多的低转换率疾病，特别是动力缺失型骨病 [2-3]。许多因素可能会激活低转换状态的发病机制，包括 PTH 抵抗、1,25(OH)$_2$D 水平降低、性激素缺乏、糖尿病以及继发于 Wnt 拮抗剂（例如骨硬化蛋白和 Dickkopf-1）表达增加的骨细胞 Wnt（无翼相关整合位点）信号转导减少 [4]。然而，随着肾性骨营养不良的治疗模式从积极抑制 PTH 转变为警惕 PTH 过度抑制，低转换率疾病减少，高转换率疾病增多的。此外，在个别 CKD 患者中观察到的肾性骨营养不良的类型并不是一成不变的，而是可能随着 CKD 的进展发生改变 [4]。低骨转换率和矿化缺陷可在 CKD 病程早期观察到 [3,5]；但然而，随着 CKD 进展和 PTH 水平升高克服了外周 PTH 抵抗，可能会发生高转换率疾病 [4]。

慢性肾脏疾病——矿物质和骨代谢异常

肾性骨营养不良是被称为慢性肾脏疾病——矿物质和骨骼代谢异常（CKD—mineral and bone disorder, CKD-MBD）的系统性疾病的骨骼部分的一种情况。CKD-MBD 描述了一种更广泛的临床综合征，它是由 CKD 引起的矿物质和骨骼代谢的全身性紊乱，表现为骨骼和矿物质代谢的生化指标异常、骨骼紊乱（肾性骨营养不良、线状生长不良和骨折发生增加）和（或）骨骼外钙化 [6]。CKD-MBD 关注的是矿物质代谢紊乱、骨骼异常和软组织／血管钙化之间的相互关系，以及这些病理过程如何导致 CKD 患者的心血管疾病的发病和死亡（图 90.1）。例如，越来越多的肾性骨营养不良，即动力缺失型骨病，与动脉钙化有关 [7]，这是 CKD 患者心血管疾病和全

第90章 慢性肾脏疾病——矿物质和骨代谢异常的病理生理和治疗

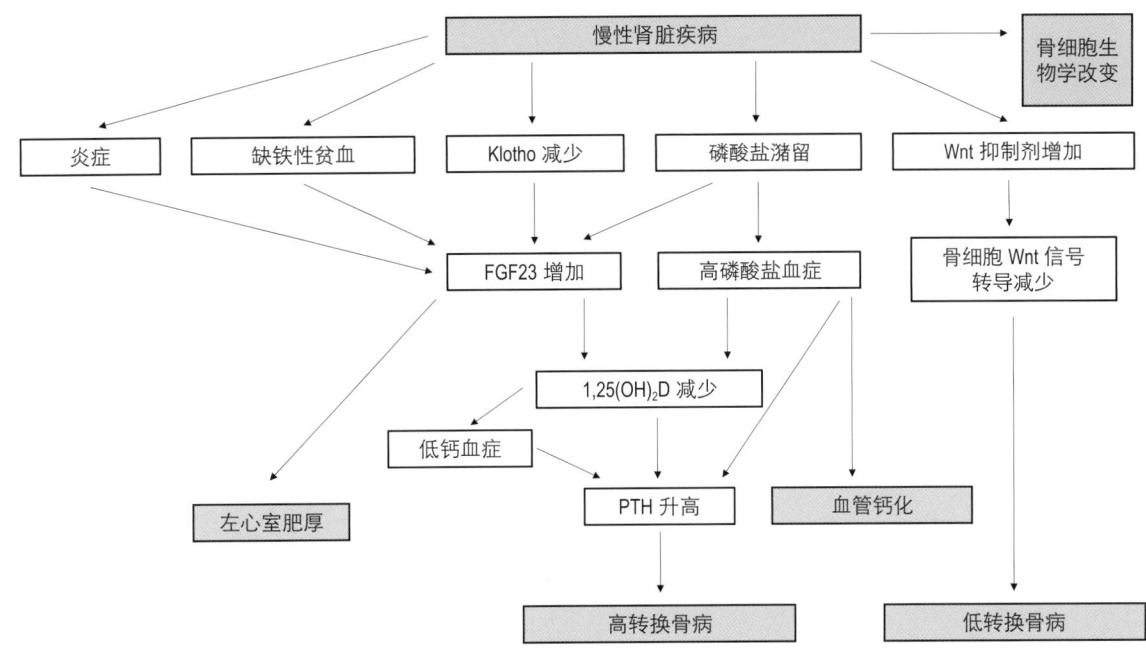

图90.1 慢性肾脏疾病——矿物质和骨骼代谢异常（CKD-MBD）的病理生理。CKD引起的变化导致循环中FGF23、磷酸盐和无翼相关整合位点（Wingless-related integration site, Wnt）抑制剂水平升高，从而诱发CKD-MBD的骨骼、血管和心脏疾病

因死亡率的一个强有力预测因素[8]。心血管疾病是成人[9]和儿童[10]CKD患者的主要死亡原因。值得注意的是，相对年轻的透析患者（20~30岁）的心血管疾病死亡率与普通人群中八九十岁的老人相似[11]。除了在普通人群中发现的传统心血管疾病危险因素（例如高血压、糖尿病、血脂异常）外，矿物质代谢异常是CKD患者心血管疾病的确定的危险因素。因此，优化CKD-MBD治疗模式可以改善CKD-MBD人群的临床结果和预期寿命。

CKD-MBD的发病机制

CKD-MBD的发病机制涉及肾脏、骨骼和甲状旁腺之间复杂的相互作用。随着功能性肾单位的丧失和肾小球滤过率（glomerular filtration rate, GFR）的下降，一连串的不良事件发生，导致骨病、骨外钙化和不良心血管结局。这种不良反应的发病机制涉及不同的因素，但主要的诱发因素仍有待确定。

传统模式

CKD中骨和矿物质代谢紊乱的传统模式认为，肾脏的功能降低会导致磷酸盐潴留和肾脏1α-羟化酶（CYP27B1）活性降低。磷酸盐潴留会降低1,25(OH)$_2$D的水平，以减少肠道内磷酸盐的吸收，而肾脏1α-羟化酶活性的降低会抑制25-羟基维生素D（25-hydroxyvitamin D, 25OHD）转化为1,25(OH)$_2$D。1,25(OH)$_2$D水平的降低会减少肠道对钙的吸收，而低游离钙浓度会刺激甲状旁腺中的钙敏感受体（calcium-sensing receptor, CaSR），增加PTH的表达。此外，由于PTH诱导肾脏1α-羟化酶的活性，1,25(OH)$_2$D水平的降低促进了PTH的分泌，这是经典反馈回路的一部分。此外，磷酸盐的增加也会刺激PTH的产生。骨中PTH活性增加会导致骨转换和骨吸收增加，从而削弱骨骼，增加钙-磷酸盐交叉产物，这可能会促进血管钙化。低1,25(OH)$_2$D水平、低离子钙浓度和磷酸盐潴留被认为是导致CKD相关的继发性甲状旁腺功能亢进症发展的关键因素，已经设计了相应的治疗方案来解决这些异常。

FGF23的作用

FGF23的识别、功能及其调控改变了传统模式，研究表明，FGF23的变化先于CKD相关的继发性甲状旁腺功能亢进症的发生。在成人和儿童CKD的早期病程中，骨骼[12]和血液[13]中的FGF23水平在其他矿物质代谢参数发生改变之前很早就升高了（图90.2A）。FGF23通过两种生理机制降低磷酸盐水平。

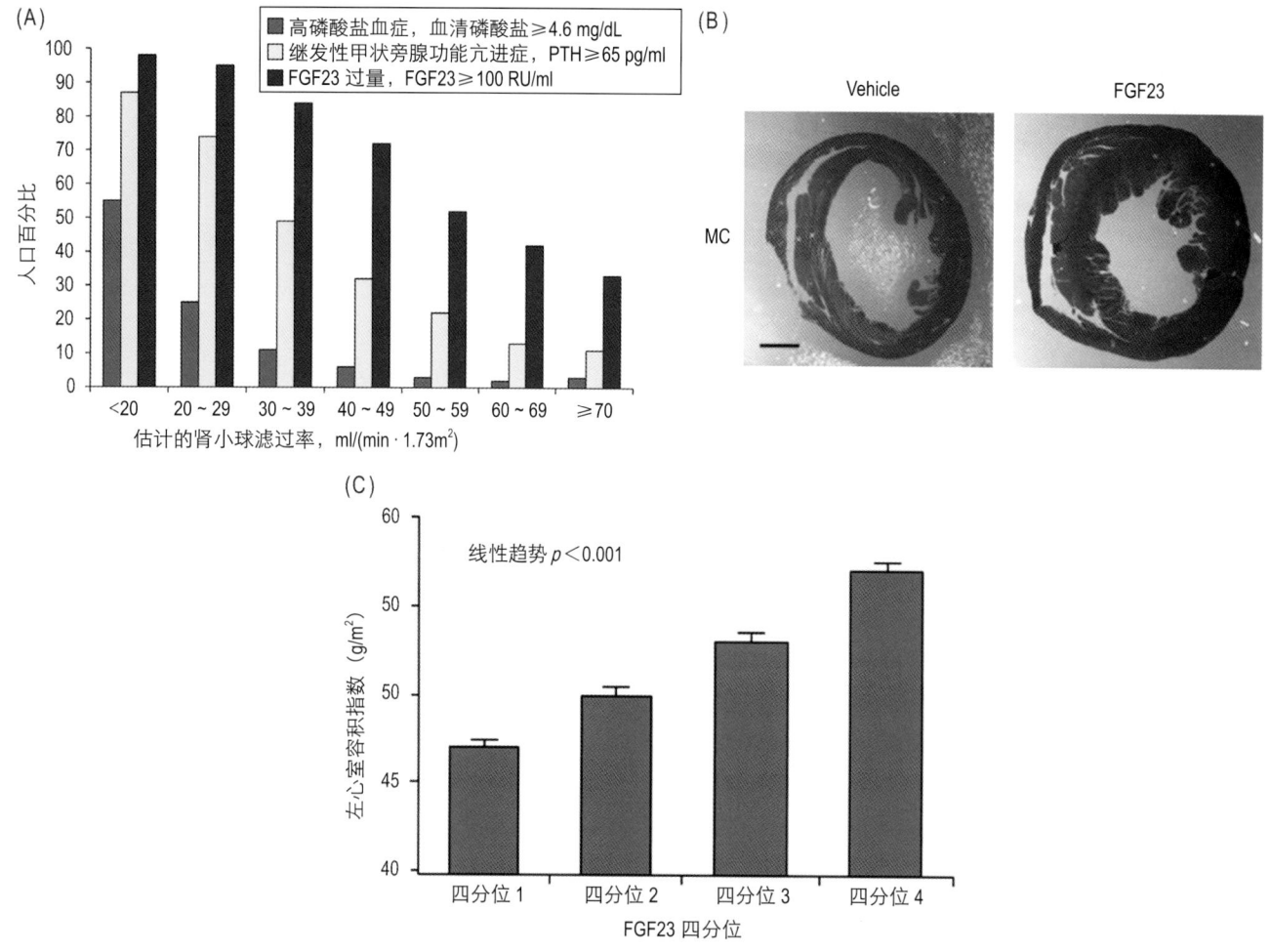

图90.2 （也见彩图）（A）在观察到其他矿物质代谢参数改变之前，FGF23水平在CKD病程早期升高[13]。（B）注射FGF23的小鼠出现左心室肥厚[22]。（C）在一个大型成人CKD患者队列中，较高的FGF23水平与左心室质量指数增加相关[22]

首先，FGF23通过减少肾脏近端小管Ⅱ型钠依赖型磷酸盐共转运蛋白（NaPi-2a和NaPi-2c）的表达减少尿磷酸盐的重吸收，直接影响磷酸盐浓度。其次，FGF23通过改变肾脏维生素D代谢间接影响磷酸盐水平。FGF23降低肾脏1α-羟化酶的表达，使25OHD转化为活性1,25(OH)$_2$D，并增加肾脏24-羟化酶的表达，肾脏24-羟化酶能将25OHD和1,25(OH)$_2$D转化为无活性代谢物。肾脏1,25(OH)$_2$D的生成减少可以导致肠道内磷酸盐吸收减少。已观察到FGF23水平在CKD过程中很早就升高了，这提示FGF23在CKD的矿物质代谢紊乱的"权衡"假说中起作用。"权衡"假说认为，在功能肾单位减少的情况下，维持磷酸盐平衡需要增加磷酸盐体液因子的分泌，以增加每个肾单位的磷酸盐排泄量，但与较高的循环激素水平相权衡，最终可能造成不良影响[14]。事实上，逐渐增加的FGF23水平有助于维持正常的血磷水平，直至CKD病程的晚期[13]，但也可能产生不利的、"脱靶"的心血管效应，如下所述。

随着CKD中GFR的降低，进一步的磷酸盐潴留会逐渐增加FGF23的产生。FGF23降低肾脏1,25(OH)$_2$D的产生，导致继发性甲状旁腺功能亢进症的发生。因此，在更新的以FGF23为中心的早期CKD矿物质代谢紊乱模型中，FGF23介导的肾脏1α-羟化酶活性的抑制对降低1,25(OH)$_2$D水平的作用与功能性肾单位减少的作用相当（如果不是更重要的话）。虽然在没有肾功能障碍的情况下，FGF23本身直接作用于甲状旁腺，降低PTH的表达，在CKD的情况下，甲状旁腺中FGF受体1（FGF receptor 1, FGFR1）和FGF23共受体Klotho的下调会诱导甲状旁腺对FGF23的抵抗，因此，FGF23水平升高并不会降低 PTH 的生成[15]。

Klotho 以膜结合形式和可溶性形式存在[16]，也影响 FGF23 水平。肾脏中的膜 Klotho 是 FGF23 的专性共受体，而可溶性 Klotho 作为多效性内分泌因子发挥功能[16]。Klotho 缺乏会增加 FGF23 水平[16]，CKD 的特征表现为 Klotho 缺乏，其肾脏 Klotho 表达减少，循环可溶性 Klotho 水平降低[16]。由于 1,25(OH)$_2$D 诱导 Klotho 表达，FGF23 介导的 1,25(OH)$_2$D 减少会抑制 Klotho 的产生，从而进一步增加 FGF23 水平，形成病理的恶性循环[16]。

非矿物质代谢因素也有助于 CKD 中 FGF23 的生成增加。炎症会增加骨骼和循环中的 FGF23 水平[17]。CKD 中常见的缺铁也会增加 FGF23 的表达。铁螯合增加体外 FGF23 的表达[18]，而肾功能正常[17-19]和肾功能受损[17,19]的缺铁小鼠可以使骨细胞 FGF23 表达增加。在小鼠模型中，低铁饮食诱导的绝对缺铁[17-19]和炎症或外源性 hepcidin 给药诱导的"功能性"缺铁[17]都会增加骨 FGF23 的表达。在一项对缺铁透析患者进行的小型研究中，补铁可以降低循环中的 FGF23 水平[20]。在非透析 CKD 患者中，使用枸橼酸铁降低了血清磷酸盐水平并改善了铁水平，有助于降低 FGF23 浓度[21]。

FGF23 不仅是 CKD-MBD 发生的催化剂，而且通过其对心脏的"脱靶"效应可导致与 CKD 相关的发病率和死亡率提高。体外和体内研究表明，FGF23 可直接导致心肌细胞肥大[22]（图 90.2B）。生理学上，FGF23 与其专性共受体 Klotho 结合并激活肾脏近端小管 FGFR1，诱导磷酸盐尿；然而，在病理性心肌肥大的发展过程中，FGF23 通过 FGFR4 起作用[23]，并且独立于 Klotho 起作用[22]。在人类 CKD 队列中，较高的循环 FGF23 水平与左心室容积增加[22]（图 90.2C）和死亡率增加有关[24]。虽然这些数据具有关联性，但也有研究表明，在接受西那卡塞［可降低 FGF23（以及 PTH、钙和磷酸盐）］治疗的透析患者中，FGF23 减少 30% 可降低心血管死亡率、心力衰竭事件和心脏猝死[25]。除了对心血管的不良影响外，较高的 FGF23 水平也与 CKD 的进展独立相关[24]。

Wnt 信号转导的抑制

除了 FGF23 参与 CKD-MBD 和心肌肥厚外，其他由原发性肾损伤/修复机制产生的循环因子直接影响血管系统、心肌和骨骼[26]。具体来说，涉及 Wnt 信号通路再激活的局部肾脏修复机制会产生自动调节的 Wnt 抑制剂，包括骨硬化蛋白和 Dickkopf-1（Dkk1）[26]。在早期 CKD 动物模型中，可以观察到循环中此类 Wnt 抑制剂的循环水平升高，同时伴有骨形成率降低和血管钙化增加；Dkk1 中和增加骨形成率和减少血管钙化，证明了循环 Wnt 抑制剂在 CKD-MBD 发病机制中的作用[27]。

血管钙化

矿物质代谢异常，包括高钙血症和高磷酸盐血症，是 CKD 患者血管钙化的确定的危险因素。然而，在一项对没有高钙血症或高磷酸盐血症的非透析成人 CKD 患者的研究中发现，40% 的患者存在冠状动脉钙化[28]。颈动脉壁厚度的改变在早期 CKD 患儿中也很明显[29]。这些早期 CKD 患儿不仅缺少透析人群常见的矿物质代谢相关危险因素，而且缺乏血管钙化的传统成人危险因素，包括高血压、糖尿病和血脂异常。这一观察结果表明，CKD 特有的因素，独立于循环矿物质代谢因素，能导致血管钙化。

CKD 患者钙化的病理生理明显不同于一般人群，尽管血管钙化发展的机制仍有待充分阐明。与肾功能正常的老年人血管内膜中出现的钙化动脉粥样硬化斑块相反，尿毒症会促进血管中膜的钙化。事实上，在晚期 CKD 患者中，钙化既可以发生在由传统危险因素（例如高血压和糖尿病）引起的动脉粥样硬化斑块中，也可发生在由 CKD 引起的中间层中。在 CKD 中，动脉周围的整个平滑肌层不仅可能被钙化沉积物取代，还可能被类似于骨骼的组织取代。事实上，成骨细胞和血管平滑肌细胞具有共同的间充质起源，并且在 CKD 患者中，核心结合因子-1（core binding factor-1, Cbfa1/Runx2）被认为可以触发间充质细胞向成骨细胞的转化。Cbfa1 缺乏的小鼠不能使骨骼矿化[30]，接受肾移植的患者获得的动脉血显示 Cbfa1 mRNA 表达增加[31]。此外，在尿毒症环境中，骨唾液蛋白、骨连接蛋白、碱性磷酸酶、I 型胶原蛋白和骨形态发生蛋白 2 等促矿化因子上调，而胎球蛋白 A 和基质 Gla 蛋白等钙化抑制剂下调[32]。

CKD-MBD 的治疗方法

目前 CKD-MBD 的治疗方法主要集中在治疗高磷酸盐血症和降低升高的 PTH 水平。治疗的目标是优化这些参数，限制 CKD-MBD 对不良 CKD 相关结果的贡献（包括骨折、CKD 进展以及心血管发病率和死亡率)。在儿科 CKD-MBD 中，进一步的治疗目标是最大程度地减少骨骼生长的并发症，并最大限度地提高线性生长。虽然目前的治疗方法已经使用了多年，但 CKD 患者的骨折和心血管疾病的发生率基本保持不变。因此，迫切需要开发新的治疗策略，这与我们对 CKD-MBD 发病机制理解的不断深入有关。

高磷酸盐血症

2017 年改善肾脏疾病全球结局 (Kidney Disease Improving Global Outcomes, KDIGO) 临床实践指南更新了对 CKD-MBD 的诊断、评估、预防和治疗的建议，对于 CKD 3 期 [估计的 GFR < 60 ml/(min·1.73m^2)] 至 5 期 [估计的 GFR < 15 ml/(min·1.73m^2) 且在接受透析治疗；终末期肾脏疾病)] 的患者，应将升高的血清磷酸盐水平降低到正常范围[33]。需要注意的是，目前还缺乏支持将磷酸盐维持在正常范围内的数据[33]，并且仍然缺乏能够证明降低磷酸盐治疗可以改善患者结果的试验数据[33]。在 CKD 儿童中，必须注意的是，磷酸盐的正常范围因年龄而异，婴儿和幼儿的正常血清磷酸盐浓度较高，因为磷酸盐正平衡是早期骨骼的最佳生长所必需的。

限制膳食中磷酸盐摄入

将血清磷酸盐浓度维持在接近正常水平通常需要限制膳食中的磷酸盐和肠内磷酸盐结合剂。2003 年的肾脏疾病结局质量倡议 (Kidney Disease Outcomes Quality Initiative, KDOQI) 指南建议，当血清磷酸盐水平升高时，饮食磷酸盐摄入量应限制在每天 800~1000 mg[34]。对于患有高磷血症的 CKD 儿童患者，建议将婴儿的膳食磷酸盐摄入量减少至婴儿特定年龄每日充足摄入量 (adequate intake, AI) 的 80%，或将大一点的儿童的膳食磷酸盐摄入量减少至推荐膳食摄入量 (recommended dietary allowances, RDA) 的 80%。然而，限制饮食中磷酸盐必须与摄入足够的蛋白质相平衡。特别是在体型较大的成人中，在提供足够的蛋白质的同时，将每日膳食磷酸盐摄入量限制在 1 g 以下是非常困难的。根据 KDOQI 指南，将推荐的每日蛋白质摄入量 (以克为单位) 乘以每克蛋白质中含 10~12 mg 磷酸盐，就可以估算出每日磷酸盐摄入量的合理范围[34]。每克蛋白质中磷酸盐含量最少的蛋白质应该是首选的 (KDOQI 表中列出了其中的例子)[34]。除了膳食中磷酸盐的摄入量外，还应考虑磷酸盐的蛋白质来源[33]。在一项对 CKD 患者进行的交叉研究中，对这些患者采用相同的蛋白质和磷酸盐浓度的素食和肉类饮食喂养，结果显示，素食者的血清磷酸盐和 FGF23 水平较低，表明植物蛋白相对于动物蛋白有一定的益处[35]。

肠内磷酸盐结合剂

尽管有膳食磷酸盐摄入限制，但进行性或持续性血清磷酸盐升高的患者可能需要使用磷酸盐结合剂[33]。随餐服用的肠内结合剂在肠道中与磷酸盐结合，可以通过阻断细胞外梯度的被动扩散来限制磷酸盐的吸收。有几种磷酸盐结合剂可供临床使用，KDIGO 建议，在选择磷酸盐结合剂时，应考虑 CKD 的分期、CKD-MBD 的其他成分的存在、联合治疗和副作用等情况[1]。

钙基磷酸盐结合剂被广泛使用，包括碳酸钙和醋酸钙制剂 (分别含 40% 和 25% 元素钙)，在降低血清磷酸盐水平方面很有效。然而，必须权衡钙基磷酸盐结合剂的益处 (尤其是与活性维生素 D 甾醇同时使用时) 与高钙血症和 (或) 骨骼外钙化的副作用。事实上，KDOQI 指南建议，钙基磷酸盐结合剂提供的元素钙总剂量不应超过 1500 mg/d，元素钙 (包括膳食钙) 的总摄入量不应超过 2000 mg/d[34]。最近的一项交叉钙平衡研究说明了超过这一推荐元素钙摄入量的影响。在这项研究中，CKD 3 期和 4 期的成年患者接受了为期 3 周的控制饮食 (957 mg/d 元素钙)，同时补充或不补充碳酸钙 (1500 mg/d 元素钙，提供总计 2457 mg/d 的元素钙)[36]。每日摄入 2457 mg 元素钙可以产生 508 mg 的正钙平衡，比安慰剂组高 447 mg[36]。此外，钙动力学模型表明，部分潴留的钙可能已沉积在骨外组织中，而没有进入骨骼[36]。对于患有 CKD 的儿童，建议通过钙基磷酸盐结合剂和膳食钙提供的元素钙的总剂量不超过年龄特定的钙的 AI 或 RDA 的 2 倍；然而，仍需要对儿童进行钙平衡研究，以确定最佳的钙摄入量。与磷酸盐一样，儿童血清钙的正常范围因年龄而异，婴儿和幼儿的正常血清钙浓度较高，因为最佳的早期骨生长需要正钙平衡。

考虑到使用钙基磷酸盐结合剂可能会引起高钙血症和骨骼外钙化，可以使用替代的非钙基磷酸盐结合剂。最常用的非钙基磷酸盐结合剂之一是司维拉姆——一种磷酸盐结合树脂，配制为盐酸司维拉姆和碳酸司维拉姆。司维拉姆能有效控制高磷血症而不增加高钙血症的发生率。在一些 (但不是所有) 临床试验中 (其中一些在参考文献 [1] 中进行了总结)，与钙基结合剂相比，司维拉姆可减缓 CKD 患者动脉钙化的进展。最近一个对钙基结合剂与非钙基结合剂的随机对照试验进行的 meta 分析（包括 25 项试验大约 8000 名患者）发现，使用钙基结合剂导致的全因死亡率高于司维拉姆，尤其是一般非钙基结合剂[37]。

其他非钙基磷酸盐结合剂包括镧、铝和铁盐。碳酸镧还能有效控制高磷血症而不增加高钙血症的发生率。然而，镧可以被吸收并可能在组织中积聚，包括在骨骼和肝脏中[38]，这限制了其作为一线结合剂的使用。对于儿童中，不建议使用镧，因为动物研究表明镧会沉积在发育中的骨骼中，包括生长板[38]。虽然目前缺乏镧对骨骼的直接毒性作用的证据[38]，但在缺乏长期安全性数据[38] 以及临床有效性的情况下，考虑镧可能在骨骼中蓄积是谨慎的。

氢氧化铝是一种非常有效的磷酸盐结合剂；然而，其使用受到铝毒性风险的限制，铝毒性表现为神经毒性和骨矿化损害。虽然一些最严重的铝中毒病例发生在接触被铝污染的透析液的患者中[1]，但已有研究表明，当使用推荐剂量的氢氧化铝时，可能会发生铝潴留和骨毒性[39]。由于无法预测安全的铝剂量，KDIGO 建议避免长期使用铝基结合剂[1]。

铁基结合剂，例如枸橼酸铁和氢氧化铁，可有效控制磷酸盐水平[21,40]。枸橼酸铁也被证明可以改善铁的水平[21]。鉴于最近有证据表明缺铁会增加 FGF23 的产生[17-19]，枸橼酸铁的使用，尤其是在缺铁的 CKD 患者中，可能会通过限制磷酸盐吸收和铁的递送来影响 FGF23 水平。

肠内 II 型磷酸钠盐共转运体（NPT2b）的抑制作用

肠内磷酸盐结合剂会限制被动的细胞外磷酸盐吸收。然而，这种结合剂诱导的效应导致肠内磷酸钠 NPT2b 转运蛋白的上调，增加肠内磷酸盐的活性吸收，抵消一些有益的结合剂效应[41]。在动物实验中，与野生型 CKD 小鼠相比，NPT2b 基因敲除的 CKD 小鼠的血清磷酸盐浓度显著降低（且 FGF23 的增加减缓）[41]。此外，使用碳酸司维拉姆治疗 NPT2b 缺陷小鼠进一步降低了其血清磷酸盐水平[41]。在一项对 CKD 成年患者进行的研究中，缓释烟酸（一种 NPT2b 抑制剂）降低了血清磷酸盐和 FGF23[42]。因此，在 CKD 患者中，NPT2b 抑制剂与结合剂联合使用可能是最大限度地抑制肠内磷酸盐吸收的最佳方法。正在进行的结合剂和烟酰胺的 CKD 优化治疗（COMBINE）研究的目的是评估在透析前 CKD 患者中，在磷酸盐结合剂中添加 NPT2b 阻断剂是否能改善磷酸盐和 FGF23 水平，以及是否是延缓心血管疾病和 CKD 进展的替代措施[43]。

肠内钠/氢交换异构体 3（NHE3）的抑制作用

特纳帕诺是一种肠内钠/氢交换异构体 3（NHE3）的小分子抑制剂，已被证明可以在高磷血症的血液透析患者中有效降低血清磷酸盐浓度[44]。目前正在研究特纳帕诺减少肠内磷酸盐摄取的机制。

频繁的血液透析

最后，KDIGO 指南建议，对于持续性高磷血症的透析患者，可以增加透析磷酸盐去除[1]。与通常的每周 3 次血液透析方案相比，每日血液透析可以显著降低血清磷酸盐水平和肠内磷酸盐结合剂剂量[45]。由于与肠内磷酸盐结合剂相关的每日药丸负担通常非常高，许多患者难以坚持结合剂治疗方案。在这些患者中，更强化的透析方案可能有用。然而，对于频繁进行血液透析的患者，应密切监测其血清磷酸盐水平，因为许多患者实际上可能需要在透析液中添加磷酸盐以防止低磷血症[45]。

继发性甲状旁腺功能亢进症

继发性甲状旁腺功能亢进症在 CKD-MBD 中很常见，可导致骨转换增加，这可能与骨髓纤维化和异常矿化、骨折、贫血恶化、高钙血症以及心血管发病率和死亡率有关[1]。因此，降低循环中升高的 PTH 水平一直是 CKD-MBD 数十年来治疗的重点。KDIGO 指南指出，对于未进行透析的 CKD 3～5 期患者，最佳 PTH 水平尚不清楚[1]。然而，在完整的 PTH 水平逐渐升高或持续高于正常上限的患者中，应该对潜在的可变因素（包括高磷血症、低钙血症、高磷酸盐摄入量和维生素 D 缺乏）进行评估[33]。对于透析患者，建议将完整的 PTH 水平维持在 2～9 倍正常上限的范围内[1]。在透析结果和实践模式研究（DOPPS）——一项包括 25 588 名透析患者的前瞻性队列研究中，与参考组 PTH 水平为 101～300 pg/ml 的患者相比，PTH 水平>600 pg/ml 的患者组全因死亡风险增加了 21%[46]。

对于未进行透析的 CKD 3～5 期患者，如果其完整的 PTH 水平持续升高，则评估其是否存在高磷血症、低钙血症和 25OHD 缺乏症[1]。正常化血清磷酸盐［通过限制膳食磷酸盐和（或）肠内结合剂］和血清钙（通过补充钙）可能有助于降低高PTH水平。此外，由于这些患者仍有一些功能正常的肾实质和完整的肾脏1α-羟化酶活性，25OHD水平的正常化将为其转化为$1,25(OH)_2D$提供足够的底物，从而抑制PTH的分泌。事实上，在维生素D缺乏的CKD患者中，麦角钙化醇治疗可以延缓继发性甲状旁腺功能亢进症的发展[47]。2017年更新的KDIGO指南建议，$1,25(OH)_2D$和维生素D类似物不应常规用于降低非透析CKD 3~5期患者的PTH水平，而应保留给CKD 4~5期患者和严重或进行性甲状旁腺功能亢进患者[33]。对于需要降低PTH治疗的透析患者，可使用活性维生素D甾醇［骨化三醇及其类似物］和（或）拟钙剂[33]。

活性维生素D甾醇

活性维生素D甾醇（骨化三醇及其类似物）可降低PTH水平，但也可以促进肠道对钙和磷酸盐的吸收。骨化三醇是一种常用的活性维生素D甾醇；然而，它与高钙血症和高磷血症的风险增加有关。因此，具有较少的降钙和（或）降磷作用的维生素D类似物已经被开发出来，包括帕立骨化醇和多西骨化醇。然而，所有活性维生素D甾醇都能提高血清钙和磷酸盐水平。因此，需要谨慎使用骨化三醇及其类似物，并仔细进行监测。此外，从钙基磷酸盐结合剂转换为非钙基磷酸盐结合剂，和（或）增加非钙基磷酸盐结合剂的剂量，可能有助于预防高钙血症和高磷酸盐血症，从而更好地优化活性维生素D甾醇治疗。

虽然活性维生素D甾醇能有效治疗继发性甲状旁腺功能亢进症，但它们也会增加骨骼和循环中FGF23的水平[48]。因此，这些药物的有益作用可能是以FGF23水平升高为代价的，而FGF23水平升高与CKD患者死亡率增加[24]以及高钙血症独立相关。事实上，2017年更新的KDIGO指南引用了最近两项帕立骨化醇与安慰剂在非透析CKD患者中的随机对照试验，这些试验显示，帕立骨化醇治疗组的高钙血症风险增加，但对心脏终点没有有益影响[33]。

拟钙剂

另一种用于治疗继发性甲状旁腺功能亢进症的药物是西那卡塞，这是一种口服片剂，通过对甲状旁腺上的钙敏感受体（CaSR）的变构激活，起到拟钙剂的作用。西那卡塞能有效降低血清PTH[49]和FGF23[25]。然而，一项EVOLVE研究（对透析患者进行的西那卡塞和安慰剂大型随机试验）发现，在初始的、未经调整的意向治疗分析中，死亡或主要心血管事件的风险没有显著差异[49]。然而，在调整基线特征后（西那卡塞组的平均年龄较高），西那卡塞组的主要复合终点降低了12%[49]。西那卡塞已被批准用于成人透析，但不包括儿童。西那卡塞对儿童患者的长期影响尚未被研究，由于CaSR在生长板软骨上表达，在推荐儿童使用西那卡塞之前必须阐明西那卡塞对生长的影响。西那卡塞可能导致低钙血症，因此必须经常监测血清钙水平并相应地改变剂量。

最近，一种静脉注射的拟钙剂——盐酸依特卡肽——已被批准用于治疗成人透析患者的继发性甲状旁腺功能亢进症。与西那卡塞相比，盐酸依特卡肽降低PTH的效果并不逊色[50]。盐酸依特卡肽也达到了次要优势终点（52%的患者随机分配到盐酸依特卡肽组，40%的患者随机分配到西那卡塞组，PTH水平较基线降低了50%），并且与FGF23更大幅度降低相关[50]。目前仍需要对盐酸依特卡肽进行进一步的研究，以评估其临床结果以及长期疗效和安全性。

关于继发性甲状旁腺功能亢进症的治疗方法，已经比较了单独使用活性维生素D甾醇与西那卡塞联合低剂量活性维生素D甾醇的疗效。在ACHIEVE研究中，血液透析患者被随机分为两组，一组接受西那卡塞联合低剂量帕立骨化醇或多西骨化醇，另一组接受灵活、逐步增加剂量的帕立骨化醇或多西骨化醇，主要终点是同时达到平均PTH水平150~300 pg/ml和平均磷酸钙交叉产物<55 mg^2/dL^2的受试者比例[51]。在各组之间主要终点无差异，这归因于西那卡塞组PTH的过度抑制[51]。在IMPACT SHPT研究中，血液透析患者被随机分为单独接受帕立骨化醇或西那卡塞联合低剂量活性维生素D甾醇两组，主要终点是达到平均PTH水平150~300 pg/ml的受试者比例[52]。与西那卡塞联合低剂量活性维生素D甾醇相比，帕立骨化醇可使更高比例的患者达到目标PTH水平[52]，但也会导致更高的FGF23水平[53]。值得注意的是，西那卡塞组的低钙血症发生率（约50%）高于帕立骨化醇组（<10%）[52]。根据当前数据，继发性甲状旁腺功能亢进症的一种治疗方法没有明显优于另一种治疗方法。因此，必须权衡每种药物或药物组合的益处和风险。KDIGO指南建议，初始药物选择应基于血清钙、血清磷酸盐和CKD-MBD的其他方面；并调整钙基或非钙基磷酸盐结合剂，以使

继发性甲状旁腺功能亢进症治疗不损害钙和磷酸盐水平[1]。

甲状旁腺切除术

最后,当继发性甲状旁腺功能亢进症严重且药物治疗无效时,建议进行甲状旁腺切除术[1]。严重的继发性甲状旁腺功能亢进症可定义为完整的 PTH 水平持续＞800～1000 pg/ml[1,34]。甲状旁腺次全切除术或甲状旁腺全切除术联合自体甲状旁腺组织移植可实现有效的手术治疗[34]。甲状旁腺切除术后,必须密切监测血清钙和磷酸盐,因为"饥饿骨骼综合征"(一种以骨骼钙和磷酸盐摄取急性增加为特征的疾病)可能导致明显的低钙血症和(或)低磷血症。治疗包括大剂量的活性维生素 D 和钙。补充磷酸盐可能会加重低钙血症,因此,除非低磷血症很严重,否则一般不建议补充磷酸盐。

致谢

作者的工作得到了 NIH/NIDDK K08 指导临床科学家研究职业发展奖(DK111980,给予 MRH)、NIH/NICHD K12 儿童健康研究职业发展奖(HD034610,给予 MRH)、加州大学洛杉矶分校临床与转化科学研究所以及加州大学洛杉矶分校儿童发现和创新研究所儿童健康团队科学奖(给予 MRH 和 IBS)、一项 NIH/NIDDK R01 拨款(DK35423,给予 IBS)、一项 NIH/NIDDK U34 拨款(DK104619,给予 IBS)以及 NIH R01 拨款(DK11087 和 DK100306,给予 SMM)的支持。

参考文献

扫描书末二维码获取。

第 91 章
儿童的矿物质代谢障碍

Thomas O. Carpenter 和 Nina S. Ma

郭月森　李子祺　邓伟民　译

引言

矿物质稳态失调在儿童的表现可能与成人不同。本章概述了矿物质代谢障碍在儿童年龄段的具体特征。

钙稳态失调

低钙血症
临床表现

新生儿出现急性低钙血症时，可能会出现神经紧张、听觉亢进、易怒和肢体抽搐，并逐渐进展为全身性或局灶性阵挛性发作。喉痉挛可能会被误诊为哮吼。有低钙血症的早产儿会发生房室传导阻滞，对伴有明显心动过缓的新生儿应进行心电图检查[1]。据报道，低钙血症新生儿会出现呼吸暂停、心动过速、呼吸急促、发绀、水肿和呕吐。感觉异常、神经肌肉过敏增加以及 Chvostek 征和 Trousseau 征阳性在年龄较大的儿童中可能很明显。

新生儿短暂性低钙血症

早期新生儿低钙血症发生在出生后的 3 天内，可见于早产儿以及母体合并有糖尿病的婴儿和有窒息史的婴儿。早产儿出生后存在循环钙（calcium, Ca）严重下降，血清总钙水平可能 <7.0 mg/dL，但离子钙的比例下降较小。甲状旁腺激素（parathyroid hormone, PTH）不足可能是导致早产儿早期低钙血症的原因。

晚期新生儿低钙血症表现为出生后 5~10 天内手足抽搐，足月儿比早产儿更常见，通常与产伤或窒息无关，可能与母体维生素 D 缺乏有关。

与镁（magnesium, Mg）缺乏相关的低钙血症可能表现为晚期新生儿低钙血症。严重的低镁血症（循环镁水平 <0.8 mg/dL）可发生在先天性小肠镁吸收缺陷或肾小管重吸收障碍[2]。在这种情况下，除非纠正镁水平，否则低钙血症可能难以治疗。

母体甲状旁腺功能亢进症可导致新生儿低钙血症。儿童的血清磷（phosphorus, Pl）常 >8 mg/dL，更高的血清磷可能会加剧症状。母体高钙血症导致胎儿钙转运增加，从而抑制甲状旁腺的反应性。因此，由于持续的甲状旁腺功能抑制，婴儿在出生后不能维持正常的血钙水平。

儿童时期出现的低钙血症
甲状旁腺功能减退症

先天性甲状旁腺功能减退症可引起儿童出现持续性低钙血症。参与甲状旁腺发育以及 PTH 生成、分泌、结构和抵抗相关的基因突变已被确定（参见第 27、86 和 87 章）。甲状旁腺发育中最常见的疾病是 DiGeorge 异常（OMIM #188400），即染色体 22q11.2 微缺失[3]，表现为甲状旁腺功能减退症，由胸腺部分或缺失引起的 T 细胞功能不全，以及圆锥状心脏缺陷（法洛四联症、动脉干）或主动脉弓畸形。可能出现腭裂和面部畸形。轻度甲状旁腺缺陷在婴儿期不明显，可能在以后的生活中的应激或代谢需求增加时出现低钙血症[4-5]。编码 T-box 转录因子的 *TBX1* 基因的缺失足以导致该综合征的心脏、甲状旁腺、胸腺、面部和舌咽部的特征性改变。然而，具有相似遗传缺陷的表型变异也会发生[6]。一个类似的表型被确定为 DiGeorge 2 综合征，是由于染色体 10p 远端缺失（601362）[7]；*GATA3* 可能是伴随该缺失的甲状旁腺功能减退症的致病基因，它可能代表 HDR（甲状旁腺功能减退症、感音神经性耳聋和肾发育不良综合征）的一种变体（146255）。其他遗传缺陷导致甲状旁腺发育中断［例如，微管蛋白伴侣 E 缺失、*TBCE* 缺失

（Sanjad-Sakati 和 Kenny-Caffey 综合征，241410 和 244460）、GCM2 缺失（603716）、SOX3 缺失（307700）]、PTH 合成和分子结构异常（PTH，168450）、PTH 分泌动力学异常（CaSR，601198，以及 GNA11，615361）以及对 PTH 作用的抵抗（GNAS，103580 和 603233）。由 Gsα 蛋白功能缺失引起的具有典型 PTH 抵抗的个体（假性甲状旁腺功能减退症），通常直到患儿几岁时才出现临床上明显的低钙血症。线粒体缺陷[例如 Kearns-Sayre 综合征（530000）、线粒体三功能蛋白突变（HADHB，143450）]和 Kenny Caffey 综合征 2 型（FAM111A 突变）（615292）是最近描述的甲状旁腺功能减退症的原因。

儿童获得性甲状旁腺功能减退症最常见的原因是自身免疫对腺体的破坏[自身免疫性多内分泌腺病综合征 1 型（autoimmune polyendocrinopathy syndrome type 1, APS1；240300）]。APS1 的表现包括肾上腺功能不全、黏膜皮肤念珠菌病和甲状旁腺功能减退症；AIRE 基因编码一种具有转录因子特征的自身免疫调节因子，其功能失活突变通常可在这些病例中被发现。已经确定了针对甲状旁腺特异性抗原（NALP5、CaSR）的自身抗体[8-9]。甲状腺切除术可能导致无意中切除甲状旁腺组织，引起获得性甲状旁腺功能减退症，以及地中海贫血和肝豆状核变性（Wilson 病）相关的重金属沉积。

维生素 D 相关性低钙血症

维生素 D 缺乏症在母乳喂养或乳制品摄入量有限的非裔美国婴儿中最为常见。年龄较大的人群可能会受到影响[10]。长期维生素 D 摄入量不足和（或）阳光照射不足可能会导致佝偻病。膳食缺钙可导致类似的临床表现，有些儿童同时有钙/维生素 D 缺乏症[11]。

维生素 D 代谢的遗传性缺陷可能类似于营养性佝偻病。主要的维生素 D 中 25-羟化酶的突变（CYP2R1，60081）极为罕见[12]。1-α-羟化酶（CYP27B1）突变（1-α 羟化酶缺乏症，或维生素 D 依赖性佝偻病 1 型，264700）已得到很好的描述；突变可能会由于与底物或与酶复合物的肾上腺素还原部分的结合中断而导致酶活性降低[13]。维生素 D 受体（vitamin D receptor, VDR）的突变（遗传性维生素 D 抵抗，或维生素 D 依赖性佝偻病 2 型，277440）也有很好的描述。

低钙血症的其他原因

儿童直肠或口服磷灌肠制剂后可能会出现严重的低钙血症[14]。由此产生的高磷血症可能极为严重（高达 20 mg/dL），并伴有严重的低钙血症和低镁血症。这种制剂禁止用于 2 岁以下的婴幼儿。高磷血症合并横纹肌溶解可导致低钙血症。轮状病毒感染和其他肠道疾病可引起与吸收不良相关的低钙血症[15]。重度佝偻病治疗后或甲状旁腺切除术后的骨饥饿综合征可导致一过性严重的低钙血症[16]。

婴儿骨硬化症可能表现为骨吸收受损引起的低钙血症[17]。在接受枸橼酸血液制品交换输注或脂质输注的婴儿中，离子钙会减少。枸橼酸盐和脂肪酸可能会与离子钙形成络合物而降低血清中游离钙水平。同样，EDTA 螯合疗法也会导致与病死率相关的急性低钙血症[18]。通气辅助调节引起的继发性碱中毒可能会引起离子钙向蛋白结合钙的转变。长期的骨吸收药物抑制，例如强效双膦酸盐治疗，也可能导致低钙血症[19]。

低钙血症的治疗

早期新生儿低钙血症通常在早产儿血清总钙 <6 mg/dL（1.25～1.50 mmol/L）（或离子钙 <3 mg/dL、0.62～0.72 mmol/L）或足月儿血清总钙 <7 mg/dL（1.75 mmol/L）时开始治疗。急性手足抽搐的治疗方法包括静脉注射（非肌肉注射）葡萄糖酸钙（10% 溶液）（<1 ml/min）；1～3 ml 通常会阻止癫痫发作。剂量不应超过 20 mg/kg 元素钙，并且每 24 小时最多可重复 4 次。在成功处理急性紧急情况后，维持治疗是通过每 24 小时静脉注射 20～50 mg/kg 元素钙来实现的。葡萄糖酸钙是一种常用的口服补充剂（大多数制剂提供元素钙 115 mg/5 ml）。晚期新生儿手足抽搐的治疗应包括低磷配方奶粉，例如 Similac PM 60/40，以及钙补充剂。治疗通常可以在几周后停止。

维生素 D 在治疗短暂性低钙血症中的作用尚不清楚。新生儿肠道钙吸收的很大一部分是通过不依赖维生素 D 的易化扩散发生的。因此，维生素 D 代谢产物对于短期治疗短暂性低钙血症可能不如补充钙有用。

在持续性甲状旁腺功能减退症中，骨化三醇[1,25(OH)$_2$D]长期使用。在年龄较大的儿童中，通常使用钙和活性维生素 D 代谢产物，以将血清钙维持在无症状范围内而不会引起高钙尿。对于甲状旁腺功能减退症患者，建议的目标血清钙水平为 7.5～9.0 mg/dL，因为较高的血清钙水平经常会导致高钙尿症。常染色体显性低钙血症是由钙敏感受体或其相关耦联蛋白（CaSR，GNA11）（601199，139313）的激活突变引起的，如果症状性低钙血症与高钙尿症共存，则噻嗪类利尿剂可能会有帮助。当血清钙维持在正常范围内时，高钙尿在 1a 型假性甲状旁腺功能减退症患者中并不常见。使用 PTH 治疗甲状旁腺功能减退症是一个有吸引力的选择，在第 86 章中讨论过。

维生素 D 缺乏性佝偻病的治疗是通过提供足够的口服维生素 D（根据儿童的年龄，每天 1000～10 000 单位）和提供足够的膳食钙 [30～70 mg/(kg·d) 元素钙，分 3 次服用][20] 来完成的。婴幼儿对维生素 D 药物治疗的临床反应需要监测，以避免维生素 D 过多症 [21]。每天服用 400～800 单位的维生素 D 可以预防早产儿和纯母乳喂养的婴儿缺乏维生素 D。

骨化三醇治疗 1-α-羟化酶缺乏症是有效的，但对于遗传性维生素 D 抵抗，可能需要特别高的剂量，甚至可能明显完全没有反应。静脉补钙在这种情况下是有用的，特别是在继发性甲状旁腺功能亢进症得到纠正之前，逐渐发展为肠内补钙治疗 [22-23]。

高钙血症

婴儿轻度到中度高钙血症（11.0～12.5 mg/dL）通常没有症状。更严重的高钙血症可导致发育不良、喂养不良、张力过低、呕吐、癫痫发作、嗜睡、多尿、脱水和高血压。高钙血症在第 81 章和第 84 章中有详细讨论。具体的儿童症状描述如下。

严重的新生儿甲状旁腺功能亢进症（severe neonatal hyperparathyroidism，SNHP；239200）在出生几天后即出现。血清钙水平可达 30 mg/dL。血清磷低，血清 PTH 升高。超声检查可能出现肾钙质沉着症。SNHP 是一种罕见的常染色体隐性遗传病，由 CaSR 纯合功能缺失突变引起 [24]，发生在家族性低尿钙高钙血症家族（familial hypocalciuric hypercalcemia，FHH；145980）；SNHP 是危及生命的，通常需要紧急切除甲状旁腺。有报道称，在 CaSR 杂合突变的新生儿中也有需要治疗干预的显著高钙血症。此外，最近报道了由 GNA11（145981）或 AP2S1（600740）的失活突变引起的 FHH2 和 FHH3；患有 FHH3 的婴儿可能有严重的高钙血症，需要治疗 [25-26]。

高钙血症发生在患有 Williams 综合征（194050）的婴儿中，通常与弹性蛋白基因位点的缺失有关。可能存在生长障碍、特征相、心血管异常（通常为瓣膜上主动脉狭窄或外周肺动脉狭窄）、精神运动发育迟缓和选择性智力缺陷。高钙血症通常会在 1 岁时自然消退，但偶尔会持续更长时间。治疗包括不含维生素 D 的低钙饮食，如有必要，可以添加高剂量的皮质类固醇。如果需要药物治疗，我们发现帕米膦酸钠比类固醇治疗更安全、更有效。

皮下脂肪坏死是婴儿期的一种自限性疾病，表现为高钙血症和皮肤红斑或皮损。当严重的高钙血症对饮食中的钙和维生素 D 限制没有反应时，帕米膦酸钠是有用的。

维生素 D 中毒可通过循环中 25OHD 水平升高来证明。总的 1,25(OH)$_2$D 水平通常是正常的，而游离的 1,25(OH)$_2$D 水平升高 [27]。维生素 A 中毒可表现为骨痛、高钙血症、头痛、假性脑瘤和剥脱性红斑性皮疹。可能会出现脱发和耳分泌物。高钙血症是由骨吸收增加介导的。应测定血清视黄酸酯水平以确定诊断。

其他在儿童中可能导致高钙血症的疾病包括唐氏综合征、骨骼发育不良（例如 Jansen 型，156400）、低磷酸酯酶症（241500，241510）、SHORT 综合征（269880）[28] 和成骨不全（120150 和其他）。内源性 1,25(OH)$_2$D 的过量生成发生在肉芽肿性疾病中，例如猫抓病。炎症性疾病可能会通过增加骨吸收导致高钙血症，例如克罗恩病。其他原因还包括那些成人常见的疾病：肢体制动、恶性肿瘤和获得性甲状旁腺功能亢进症。医源性原因包括肠外营养、透析和药物（例如噻嗪类药物、抗真菌药物）[29]。

将"特发性婴儿高钙血症"归因于维生素 D-24 羟化酶——CYP24A1（126065）功能突变缺失的越来越多的报告，已将 1,25(OH)$_2$D 分解代谢受损视为这种综合征的一个潜在机制 [30-31]。一些报告表明，相当大比例的不明原因的高钙血症患者和循环 PTH 水平受抑制的患者受到影响 [31]。一般来说，严重的表型在双等位基因突变中很明显，轻度表型可能在某些杂合突变中很明显。最近，编码肾脏磷酸钠共转运体（NaPi2a）的 SLC34A1（616963）突变已被确定为该综合征的另一个原因 [32]。

最后，在某些情况下，高钙血症可能伴有原发性低磷血症。

高钙血症的治疗

急性高血钙症的治疗包括静脉注射生理盐水，注意恢复正常血容量。呋塞米每隔 6～8 小时静脉注射 1 次（1 mg/kg）。然而，在心脏功能正常和有进一步损害容量的风险的情况下，呋塞米的使用已不再受欢迎了。肾脏对其他溶质（例如钾和镁）的处理可能会改变。双膦酸盐治疗儿童持续性高钙血症已被广泛接受[33]。降钙素通常在短期内是有效的，但反复使用可能会使患者产生耐药性。过去曾使用大剂量的糖皮质激素治疗，但这种方法的并发症可能比使用双膦酸盐更严重。

磷酸盐稳态失调

低磷血症

儿童的血清磷酸盐水平高于成人。不幸的是，儿童低磷血症的诊断经常出现失误，因为这种临床差异并不总是被人认识到（表91.1）。

低磷血症可能是由于磷供应减少、肾损失过多或在细胞内/细胞外的间隔运动所致。"供应"问题是由于饮食摄入不足或肠道吸收有限所致。母乳喂养的早产儿饮食摄入会减少，因为母乳中的磷含量相对较低。人们已经开发出了强化剂来恢复母乳中的矿物质含量，这些可能会导致高钙血症，因此，在使用时可能需要进行监测。由膳食磷含量不足引起的低磷血症可以用 20～25 mg/(kg·d) 元素磷治疗，分 3～4 次口服。患有复杂胃肠道疾病的儿童如果以氨基酸为基础的配方奶粉（特别是 Neocate）喂养，可能会出现低磷血症，这可能与骨折或佝偻病有关。尽管配方中的磷含量正常，但磷的生物利用度似乎受到了损害。因此，应该监测喂养这些配方奶粉的儿童的血清磷水平。治疗包括提供磷酸盐补充剂或在仔细观察下改变配方。

继发于肾损失的低磷血症发生在几种原发的磷消耗性疾病中，其中 X 连锁低磷血症性佝偻病（X-linked hypophosphatemia, XLH；307800）最为常见[34]。XLH 通常出现在出生后的第二、三年，伴有进行性腿部弯曲。儿童就诊时可能被误诊为其他疾病，例如典型的干骺端发育不良。XLH 的延迟诊断可能会导致儿童错过早期药物治疗（这对其生长和腿部对齐是有益的）。XLH 是一种 FGF23 介导的低磷血症，循环中 FGF23 的升高进一步限制了 $1,25(OH)_2D$ 的产生并增加了其周转。

药物治疗包括磷酸盐和骨化三醇联合用药。基于临床监测的剂量调整使剂量范围很广。骨化三醇通常每天服用 2 次，剂量为 20～50 ng/(kg·d)，磷剂量为 20～50 mg/(kg·d)，分 3～5 次服用。有关 XLH 的详细治疗指南请参阅参考文献[35]。甲状旁腺功能亢进症或高钙血症可能会使治疗变得更加复杂，建议每隔 3～4 个月监测儿童的血清钙、磷、碱性磷酸酶、PTH 以及尿钙和肌酐。检测值高和低时应进行定期监测。股骨远端和胫骨近端骨骺的 X 线片每 2 年检查一次，当患者骨骼疾病没有明显改善或进展时，应视情况相应增加 X 线检查。肾钙质沉着症（根据超声图像）可能由这种疗法引起，但轻度肾钙质沉着症患者通常没有明显的临床后遗症。

最近，研究了一种抑制性抗 FGF23 抗体（布罗单抗）在成人和儿童 XLH 患者中的治疗效果，结果显示，血清磷和 $1,25(OH)_2D$ 得到了纠正，并且先前接受常规治疗的儿童佝偻病患者有影像学改善[36-38]。布罗单抗最近已被美国 FDA 批准用于儿童和成人 XLH 的治疗，并已被欧洲医疗机构（the European Medical Agency, EMA）批准用于儿童 XLH 的治疗。其他 FGF23 介导的低磷血症疾病包括：肿瘤诱导发的骨软化症（由肿瘤过度产生 FGF23 引起）（参见第 83 章）；常染色体显性低磷血症性佝偻病（193100），由破坏 FGF23 蛋白水解裂解的突变引起；以及纤维发育不良/纤维性骨营养不良综合征（McCune-Albright syndrome）（174800）。常染色体隐性低磷血症性佝偻病（autosomal recessive hypophosphatemic rickets, ARHR；241520）是由牙本质基质蛋白 1（dentin

表 91.1 按年龄划分的血清磷酸盐的正常值，单位为 mg/dL（mmol/L）			
年龄（岁）	均值	第 2.5 百分位	第 97.5 百分位
0～0.5	6.7（2.15）	5.8（1.88）	7.5（2.42）
2	5.6（1.81）	4.4（1.43）	6.8（2.20）
4	5.5（1.77）	4.3（1.38）	6.7（2.15）
6	5.3（1.72）	4.1（1.33）	6.5（2.11）
8	5.2（1.67）	4.0（1.29）	6.4（2.06）
10	5.1（1.63）	3.8（1.24）	6.2（2.01）
12	4.9（1.58）	3.7（1.19）	6.1（1.97）
14	4.7（1.53）	3.6（1.15）	6.0（1.92）
16	4.6（1.49）	3.4（1.10）	5.8（1.88）
20	4.3（1.39）	3.1（1.01）	5.5（1.78）
成人	3.6（1.15）	2.7（0.87）	4.4（1.41）

Source: Brodehl J, Gellissen K, Weber HP. Postnatal development of tubular phosphate reabsorption. Clin Nephrol. 1982 Apr;17(4):163–71.

matrix protein 1, DMP1）突变引起的，在 Raine 综合征中由 *FAM20C* 突变引起，在 ARHR2（613312）中由外核苷酸焦磷酸酶/磷酸二酯酶 1（ectonucleotide pyrophosphatase/phophodiesterase 1, ENPP1）突变引起[41-43]。这组疾病在第 83 章中有详细讨论。最后，这一系列与甲状旁腺增生相关的生化结果被描述为 Klotho 的过表达（612089）[44]。

独立于 FGF23 的肾磷损失发生在遗传性低磷血症性佝偻病伴高钙尿症（hereditary hypophosphatemic rickets with hypercalciuria, HHRH；241.530），继发于肾 NaPi2c 共转运体（*SLC34A3*）的突变[45]。与 XLH 和其他 FGF23 介导的疾病不同，循环 1,25(OH)$_2$D 在 HHRH 中升高；高钙尿症很常见，并可能发生肾结石。骨质疏松症也可能出现。HHRH 用口服不含维生素 D 代谢产物的磷酸盐治疗。全身性肾小管功能障碍（Fanconi 综合征，134600）可能发生在胱氨酸病（219800）、Lowe 综合征（309000）和肝豆状核变性（Wilson 病，277900）。低磷血症可能发生在登特病（Dent 病，300009）中，这是一种由编码肾小管氯离子通道的 *CLCN5* 突变引起的 X 连锁隐性疾病。

细胞外磷向细胞内间隔的急性运动可导致低磷血症，例如在胰岛素诱导的磷摄取纠正糖尿病酮症酸中毒时发生的，或在长期营养剥夺后重新进食时发生的，如在神经性厌食症患者康复过程中发现的。血清磷水平在重新喂食后一周内达到一个最低点；缓慢的口服喂养可以将这种现象的严重程度降到最低。为减少青少年厌食症患者再进食的并发症，建议将 4 天的体重增加控制在 0.36～0.55 kg。

高磷血症

高磷血症在肾功能正常的儿童中并不常见。高磷血症可发生在使用含磷灌肠剂时，常伴有血清钙的降低，从而诱发手足抽搐和癫痫发作。血清磷可随着大体积的肿瘤的快速溶解（肿瘤溶解综合征）而升高。

高磷血症是甲状旁腺功能减退症和假性甲状旁腺功能减退症的生化标志，在慢性肾脏疾病中可以观察到，其中肾单位的进行性损失导致磷排泄受限。高磷血症性肿瘤钙质沉着（hyperphosphatemic tumoral calcinosis, HTC；211900）是由于 *FGF23* 的功能突变所致[47]，GALNT3（编码启动 FGF23 的 O-糖基化的一种酶）对防止蛋白水解加工和分泌很重要[48]，或对 Klotho（这是 FGF23 信号传递所必需的膜蛋白 FGF 受体）很重要[49]。正如 FGF23 活性受损所预期的那样，HTC 具有与 XLH［高磷血症是由磷重吸收的肾小管最大阈值增加和循环 1,25(OH)$_2$D 增加引起的］相反的生化表型。当血清磷和（或）钙浓度导致钙/磷产物慢性升高时，可能会导致软组织钙化的风险。国家肾脏基金会指南建议，钙/磷产物在 12 岁以下儿童应保持在 <65 mg^2/dL^2，在年龄较大的儿童应保持在 <55 mg^2/dL$^{2[50]}$。

镁代谢紊乱

低镁血症

家族性低镁血症伴继发性低钙血症（602014）是由 TRPM6 离子通道的突变引起的一种常染色体隐性遗传病，会导致新生儿期电解质异常[51]，表现为手足抽搐或癫痫发作。除非纠正镁水平，否则低钙血症可能难以治疗。连接蛋白（claudin）家族的、由 *CLDN16* 编码的肾小管细胞旁转运蛋白 paracellin 的突变，也可能导致低镁血症、低钙血症和高钙尿症（248250）[52]。CLDN19 是连接蛋白家族的另一个成员，被认为是遗传性低镁血症的病因（248190）[53]。Gitelman 综合征（263800）是一种由编码噻嗪敏感的钠-氯共转运体（*SLC12A3*）的基因突变引起的镁和钾消耗性常染色体隐性遗传病，伴有代谢性碱中毒和低钙尿症[2]。已知 *HNF1B* 基因突变在肾脏发育中起重要作用，表现为肾小管损耗引起的低镁血症[54]。低镁血症可能伴随着某些药物引起的肾小管病变：化疗药物、氨基糖苷类药物和环孢菌素在儿童是典型的罪魁祸首。再喂养综合征可导致低磷血症和低钾血症，也可能涉及低镁血症[55]。低血清镁水平也可能伴随甲状旁腺功能减退症。

低镁血症的治疗

对于急性症状性低镁血症，在心电监护下静脉给予硫酸镁，或者以 50% 的溶液肌肉注射，剂量为 0.1～0.2 ml/kg。一剂或两剂也许就可以治疗短暂性低镁血症：12～24 小时后可重复使用一剂。对于有原发性镁代谢缺陷的患者，给予长期口服镁，最好在 1 天中分几次服用，以避免腹泻。我们建议口服硫酸镁，初始剂量为 5 mg/(kg·d) 元素镁。有多种口服药物，其中使用氧化镁的并发症较少。

高镁血症

高镁血症在儿科并不常见，可能在胎儿暴露于治疗子痫/先兆子痫的母体镁输注后短暂发生，也可能与过量使用导泻剂有关[56]。严重的高镁血症可导致呼吸暂停、呼吸抑制和心律失常。低钙血症也可能由高镁血症引起。

钙和磷代谢紊乱的骨骼表现

在生长中缺乏可用的钙或磷的儿童的典型骨骼异常是佝偻病。临床使用的术语"佝偻病"是指在长骨中观察到的生长板软骨异常，X线片上表现为骺端增宽，干骺边缘不规则或"磨损"，以及干骺端呈"杯状"形变（图91.1）。

生长板X线片表现的组织学相关性是软骨细胞肥厚带的扩张[57]。佝偻病通常伴有骨组织中的骨软化。在矿化不足的骨架上施加的重量导致了特有的弯曲。患有明显佝偻病的儿童在行走前可能有轻微的腿部畸形。然而，腕部或肋软骨连接处肥大（"佝偻病串珠"）是典型的。可能出现骨软化头骨（颅骨软化）。

参考文献

扫描书末二维码获取。

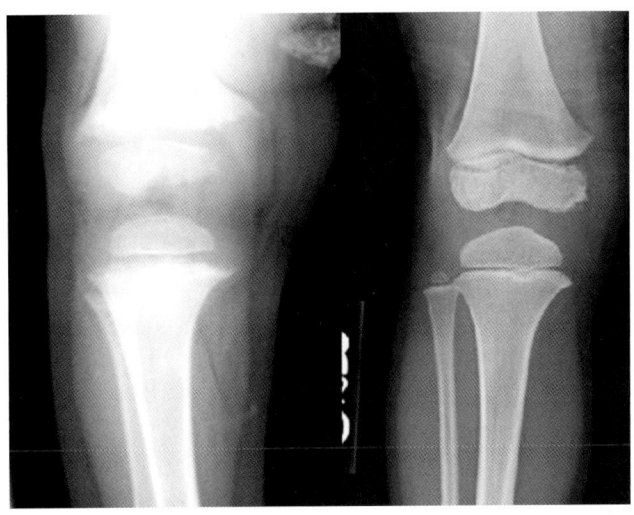

图91.1　左图，维生素D缺乏性佝偻病婴儿右膝的X线片。可以观察到典型的骨骺畸形，干骺端膨大，干骺端与生长板连接处边缘磨损。右图，为正常膝盖的对比图

第 92 章
骨 Paget 病

Julia F. Charles、Ethel S. Siris 和 G. David Roodman

崔红旺　周　驰　邓伟民　译

引言

骨 Paget 病是一种局部骨重塑障碍，是仅次于骨质疏松症的第二常见骨疾病。这种疾病是由破骨细胞介导的骨吸收增加引起的，伴随着新骨形成的代偿性增加。受影响的骨骼部位形成无组织的编织骨和板层骨嵌合体，导致骨尺寸扩大、致密性降低、血管增多，并且比正常骨更容易变形或骨折。骨 Paget 病的临床体征和症状因人而异，取决于受影响骨骼部位的数量和位置，以及异常骨转换的程度。大多数患者没有症状，但少数患者会出现症状，包括骨痛或畸形、继发性关节炎、骨折、血管增多导致的骨过度发热以及骨旁神经组织受压。

病因学

骨 Paget 病的发病机制与遗传和环境因素有关。Paget 病通常具有家族性，可以以常染色体显性方式垂直传播。15%～30% 的 Paget 病患者有阳性家族史[1]，在美国人群中进行的家族聚集研究表明，Paget 病患者的一级亲属患 Paget 病的风险是没有患病亲属的人的 7 倍[2]。最近的全基因组关联研究已经确定了 Paget 病的多个易感位点，包括 CSF-1、RANK、PML 等基因的变异[3-5]。

与 Paget 病相关的最常见的突变基因是编码泛素结合蛋白、隔离酶体-1 的基因，SQSTM1/p62。家族性 Paget 病患者中有 30% 发生 SQSTM1 突变，其中 P392L 突变最为常见[6]。SQSTM1 基因突变与 Paget 病的严重程度有关，携带者发病年龄较早，通常需要手术和双膦酸盐治疗[7]。Sequestasome-1 在 NF-κB 信号通路中发挥重要作用。SQSTM1 突变患者的临床表型可以是不同的（包括至少一个或两个携带者没有 Paget 病的证据），并且在杂合子和纯合子个体之间没有观察到基因剂量效应。最近的研究表明，在实验动物模型中，$SQSTM1^{P392L}$ 突变要么是 Paget 病的易感突变，要么可以导致 Paget 病[8-9]。然而，将正常 SQSTM1 基因替换为 $SQSTM1^{P392L}$ 的小鼠要么主要在其股骨中发生 Paget 病[8]，要么不发生 Paget 病[9]。

Paget 病的发生有一定的地理分布。Paget 病在欧洲、北美洲、澳大利亚和新西兰的盎格鲁-撒克逊人后裔中最为常见，在亚洲、非洲和斯堪的纳维亚半岛极为罕见。最近的一些研究报道，在英国和新西兰，Paget 病在发病率和严重程度均明显下降[10-11]。虽然对这种下降的原因还不清楚，但这种变化太快，不能用遗传因素来解释，也不能用 Paget 病易感人群的迁徙模式来解释。

30 多年来，有关研究提出，Paget 病可能是由慢性副黏病毒感染引起的。这是基于 Rebel 及其同事[12]的超微结构研究提出的，他们发现，在 Paget 病患者的破骨细胞中存在类似于副黏病毒的核衣壳的核内包涵体和不太常见的胞质包涵体。Mills 及其同事[13]也报道了麻疹病毒核衣壳抗原存在于 Paget 病患者的破骨细胞中，但不存在于有其他骨疾病患者的破骨细胞中。在部分标本中，免疫细胞化学连续切片显示麻疹病毒和呼吸道合胞病毒的核衣壳蛋白。也有人报道，Paget 病患者的破骨细胞表达犬瘟热病毒（canine distemper virus, CDV）核衣壳转录本[14-15]。

Kurihara 及其同事[16]提供了麻疹病毒在体外和体内在 Paget 病的破骨细胞异常活动中起病理生理作用的证据。将编码麻疹病毒核衣壳蛋白（measles virus nucleocapsid protein, MVNP）的基因转染到正常人破骨细胞前体细胞中，可形成表达 Paget 病破骨细胞许多特征的破骨细胞。然而，其他工作人员无法证实麻疹病毒或 CDV 在 Paget 病破骨细胞中的存在[17]。Kurihara 及其同事[18] 还将 MVNP 基因定位到转基因小鼠的破骨细胞谱系中，发现 29% 的转基因小鼠出现了与 Paget 病患者相似的局部骨病变，而同时表达 MVNP 基因和 $SQSTM1^{P392L}$ 突变的小鼠会出现旺盛的 Paget 病病变[19]。他们发现，在这些小鼠中观察到的 MVNP 的许多效应都被 IL-6 所缓和[19]。最近，Teramachi 及其同事[20] 确定了表达 MVNP、$SQSTM1^{P392L}$ 的破骨细胞或正常破骨细胞是否刺激了成骨细胞分化，因为以破骨细胞为靶点的治疗同时阻断了 Paget 病骨吸收和骨形成（见下文）。他们发现，MVNP 诱导的高 IL-6 水平增加了破骨细胞的 IGF1 产生和耦联因子的表达，特别是破骨细胞上的 ewitinB2 和成骨细胞上的 EphB4。IGF1 进一步增强了破骨细胞上 ewitinB2 的表达，并促进了成骨细胞的分化。重要的是，与对照组相比，在 Paget 病患者表达 MVNP 的破骨细胞中和 MVNP 转导的人破骨细胞中，ewitinB2 和 IGF1 的水平升高。

要了解环境和遗传因素对 Paget 病的影响，仍有许多问题需要解释，其中包括：①既然麻疹病毒等副黏病毒感染在全世界都有发生，为什么 Paget 病的地理分布非常有限？②麻疹病毒感染通常发生在儿童而非成人，并且 Paget 病通常是在 55 岁以上的患者中诊断出来，该病毒是如何在免疫功能正常的患者的破骨细胞中持续存在这么长时间的？③为什么 Paget 病在诊断后在患者中仍有如此高度局限性？④家族性 Paget 病患者（尤其是那些携带突变基因但即使已年满 70 岁也未患 Paget 病的患者）的表型表现变化的原因是什么？

病理学

骨 Paget 病的始发病变是受影响部位破骨细胞异常引起的骨吸收增加。Paget 病骨含有比正常骨更多的破骨细胞，这些破骨细胞含有比正常破骨细胞多得多的细胞核。为了响应骨吸收的增加，大量成骨细胞被招募到快速形成新骨的部位。一般认为，成骨细胞本质上是正常的[21-22]。

在骨 Paget 病的早期，骨吸收增加占主导地位，在 X 线片上可以发现溶骨性改变。在此之后，这些部位大量成骨细胞产生的吸收增加和相对紧密耦合的新骨形成相结合。在这个阶段，可能是因为骨形成的加速性质，形成的新骨是不正常的。新沉积的胶原纤维是随意而不是线性方式排列的，形成了更原始的编织骨。最终产品是所谓的镶嵌样改变的编织骨加上不规则的板层骨，以一种无组织的方式由无数的水泥线连接，这些水泥线代表了先前骨吸收区域的范围。骨髓被过多的纤维结缔组织和增加的血管浸润，这解释了骨骼的高血管状态。骨基质通常矿化，四环素标记显示矿化率增加。然而，在 Paget 病区域活检中发现类骨质接缝明显增宽并不罕见，可能反映了局部钙/磷产物不足。

随着时间的推移，在受累骨部位，细胞增生现象可能会减少，留下硬化的最终产物，没有活跃骨转换证据的 Paget 病镶嵌样改变，即所谓燃尽 Paget 病。在典型病例中，在同一时间在特定主题的不同部位可以观察到 Paget 病进展的所有阶段。在 Paget 病骨中发生的混乱的结构变化导致了结构完整性的丧失。

骨 Paget 病的生化指标

骨转换的生化标志物的测量在临床评估未治疗状态下疾病的范围和严重程度以及监测对治疗的反应是有用的[23-24]。破骨细胞介导的骨吸收增加反映在骨吸收生物标志物水平的增加，例如，胶原蛋白的 C- 和 N- 末端肽、CTX 以及 NTX。成骨细胞活性的继发性增强与骨形成标志物水平的升高有关，包括血清总碱性磷酸酶（serum total alkaline phosphatase, SAP）、骨特异性碱性磷酸酶和前胶原蛋白 1 型 N- 末端前肽（P1NP）。在未经治疗的患者中，血清 CTX 或尿 NTX 和 SAP 的值成比例上升，反映了吸收和形成的耦合保留。标志物增加的幅度提供了对异常骨转换的范围或严重程度的估计，较高的水平反映了更活跃的、正在进行的局部代谢过程。活动性单骨多裂病的 SAP 值可能低于多骨多裂病。较低的数值（例如，低于正常上限的 3 倍）可能表明病变部位较少或受影响部位的骨转换增加的程度较轻。然而，局部和高度局限性疾病（例如胫骨近端）患者的轻度升高仍可能与该部位的症状和明显的疾病进展有关。即使是所谓的"正常" SAP 值（例如，在正常范围的上限）也可能不是真正的正常。为了确信 SAP 值反映的是静止性疾病，结果可能需要在正常范围的中间。

监测生化指标有助于评估治疗效果。通过放射性核素评估，所有骨转换标志物与疾病活动性都有中度到高度的相关性[25]。强效双膦酸盐能够使大多数患者的生化指标正常化，并使大多数其他患者的生化指标接近正常。CTX 或 NTX 可能在双膦酸盐治疗开始后几天到几周内恢复正常。然而，单独监测 SAP 值通常是足够的，治疗前要进行基线检测，在治疗完成后 1~3 个月进行治疗后检测，此后每隔 6~12 个月进行一次，以确定该治疗疗程的效果持续时间。内分泌学会临床实践指南建议通过生化指标（特别是 SAP）来评估和监测疾病的活动性[24]。

在未经治疗的骨 Paget 病中，血清钙通常是正常的，但在一些接受强效双膦酸盐治疗的患者中，可能会出现继发性甲状旁腺功能亢进症和血清钙的短暂性下降。这是由于在新骨形成尚未减少的情况下早期抑制骨吸收所致[26]。随着时间的推移，耦合恢复，PTH 水平下降。只要确定这些患者的钙和维生素 D 都足够，这个问题在很大程度上是可以避免的。

临床表现

Paget 病男女均可罹患，大多数系列描述了轻微的男性优势。该病的临床症状很少在 25 岁以下的个体中观察到，大多数情况下被认为在 40 岁以后才表现出来。在一项对美国 800 多名患者进行的调查中，其中 600 人有临床表现，诊断时的平均年龄为 58 岁[27]。事实上，Paget 病往往是偶然发现的，似乎许多患者在诊断前已经患病一段时间了。

Paget 病可以是单纯性的，仅影响单个骨骼或部分骨骼（图 92.1），也可以是多骨性的，累及两个或更多的骨骼。疾病部位通常是不对称的。最常见的受累部位包括骨盆、股骨、脊柱、颅骨和胫骨。肱骨、锁骨、肩胛骨、肋骨和颌面骨受累不太常见，手和脚很少受累。临床观察表明，在大多数病例中，当被诊断为 Paget 病时，受影响的部位是唯一会随着时间的推移表现为 Paget 病改变的部位。虽然病情在给定的骨骼中可能会发生进展，但在最初诊断数年后突然出现新的受累部位是不常见的。

大多数 Paget 病患者无症状，诊断常常是在常规筛查中发现 SAP 升高或因不相关问题拍摄的 X 线片显示典型的骨骼改变时才做出。骨 Paget 病的症状或并发症的进展受特定受累部位、受累骨骼与相邻结构之间的相互关系、代谢活跃程度以及受累部位是否存在疾病进展的影响。

症状和体征

骨痛可能是最常见的症状，无论是在休息时还是在运动时都会出现。与高转换状态相关的 Paget 病骨

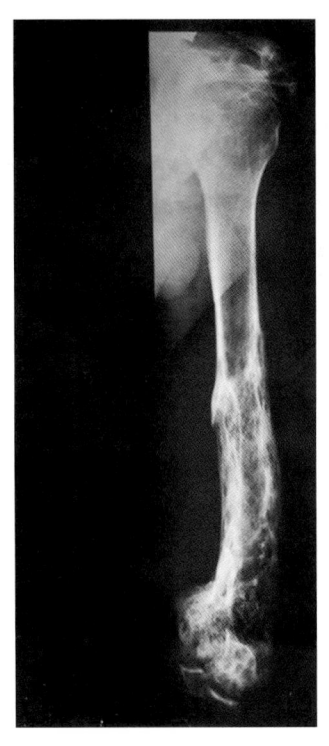

图 92.1 肱骨 X 线片显示，肱骨远端骨有典型的 Paget 病改变，伴有皮质骨增厚、膨大、透明和硬化混合区，与近端正常骨形成对比

病变有增加的血管，导致覆盖骨（例如头骨或胫骨）的皮肤有一种温暖的感觉，给患者一种不适的感觉。小的横向透光沿着受累承重骨的扩展骨皮质或推进的、溶解的、草叶状病变有时会引起疼痛。

股骨或胫骨的弯曲畸形可引起相应的临床问题。弯曲的肢体通常会短缩，导致异常步态，而这又会产生异常的机械应力。临床上，严重的继发性关节炎可发生在邻近 Paget 病骨的关节（例如髋部、膝关节或踝关节）。

脊椎骨增大可能会引起的背部疼痛。骨的质量不佳可能导致椎体压缩性骨折的发生。腰椎管狭窄伴神经撞击可能会出现，导致神经根性疼痛和可能的运动障碍。可能会出现脊柱后凸，或上背部前倾，特别是当存在压缩性骨折或椎管狭窄时。胸椎的骨 Paget 病偶尔可能会引起直接的脊髓压迫，从而引起运动和感觉改变。有几例有明显的脊髓直接受压的病例报道，已经被证明是由动脉盗血综合征引起的，即血管增生的 Paget 病骨从神经组织中"窃取"血液[28]。

颅骨 Paget 病可能没有症状，但多达 1/3 的弥漫性颅骨受累患者的常见主诉可能包括头部增大，伴有或不伴有额部隆起或畸形，或者头痛，有时被描述为

头部周围带状收紧感。听力受损可能是单独或联合的神经传导或神经感觉异常的结果；颞骨受累引起的耳蜗损伤与耳蜗囊内 BMD 丢失可能是一个重要组成部分[29]。脑神经麻痹（例如第Ⅱ、Ⅵ和Ⅶ对脑神经）偶尔发生。随着颅骨的广泛受累，颅底的软化可能导致颅底扁平和内陷，因此当颅骨向下沉入时，齿状突开始向上延伸。颅底凹陷偶尔会导致脑干直接受压或梗阻性脑积水，脑脊液阻塞可导致颅内压升高。面部骨骼的局部受累可能会导致面部畸形、牙齿问题并且在极少数情况下还会导致气道狭窄。

受累骨骼可发生骨折，特别是在有进展性溶骨疾病活跃区域的长骨中，最常见的部位是股骨干或转子下区域[30]。高转换病灶骨的血管增加在创伤性骨折时可能会引起大量失血。骨折也可能发生在有恶性变性的区域，这是骨 Paget 病的罕见并发症。更为常见的是沿着弯曲的下肢凸面发生的小裂隙骨折。这些裂隙可以无症状、稳定的，可以持续数年，但有时一个范围较广的横向透亮带从骨皮质向中央延伸，通常伴有不适症状，其随着时间的推移可能导致临床骨折。这些疼痛性病变需要治疗和仔细的影像学随访。尽管一些研究小组报道过高达 10% 的不愈合率，但病灶骨的骨折通常能正常愈合。

Paget 病骨肿瘤变性是一种相对罕见的事件，发生率不到 1%。这种病变通常表现为严重的新发疼痛，预后往往很差。虽然也有纤维瘤和软骨肉瘤的报道，但大多数肿瘤被归类为骨肉瘤。最常见的肉瘤改变部位是骨盆，其次是股骨和肱骨[31]。虽然这些病变涉及成骨细胞系细胞，但骨肉瘤通常是溶骨性的[32]。

不太常见的是，良性骨巨细胞瘤也可能发生在 Paget 病骨中。在 X 线片上可能表现为受累部位的局部肿块并伴有溶骨性改变。骨活检可见成团的大破骨样细胞，一些学者认为这是修复性肉芽肿[33]。这些肿瘤通常对大剂量糖皮质激素表现出显著的敏感性，在泼尼松或地塞米松治疗后，这些肿块会缩小甚至消失[34]，但有些肿瘤在治疗结束后会重新生长。

诊断

当怀疑骨 Paget 病时，诊断评估应包括详细的病史，包括与疾病相关的家族史和症状史，以及有针对性的体格检查。体格检查应注意颅骨、脊椎、骨盆和四肢是否存在皮温升高、压痛或骨畸形，以及主要关节是否有活动障碍或下肢长度不一致的情况。

实验室检查包括检测 SAP、血清钙和 25-羟基维生素 D（25-hydroxyvitamin D，25OHD）（如果考虑双膦酸盐治疗）。如前所述，骨吸收的标志物可能对疾病负担有限且 SAP 正常的患者有用[24]。影像学检查（骨扫描和常规 X 线片）被用作最初的诊断性检查。因为在大多数情况下，影像学和实验室检查结果是诊断性的，所以通常不需要进行骨活检。

骨扫描是最敏感的确认可能的 Paget 病骨病变的影像学检查，但不是特异性的，它在退行性关节或更不详的转移性疾病中可能有阳性表现。骨扫描活动增强区域的 X 线平片能提供最特异性的信息，因为 X 线平片的发现通常是特征性的。可观察到骨增大或膨胀，骨皮质增厚，骨小梁斑纹变粗，以及典型的溶骨性或硬化性改变。X 线片还能显示病变周围关节的状况，显示溶解性或硬化性病变的主要程度，并显示是否存在畸形或骨折（包括裂隙骨折）。

除非出现新的症状或现有症状明显恶化，引起骨折或骨肉瘤样改变的担忧，否则通常不需要重复影像学检查。在常规病例很少需要 CT 或 MRI 检查。在 X 线片不充分的情况下，CT 成像可能有助于骨折的评估。MRI 扫描可用于评估骨 Paget 病部位发生的肉瘤、巨细胞瘤或转移性癌的可能性。以往的文献显示，对骨 Paget 病患者硬化性病变进行正电子发射体层成像（PET）扫描可能有助于区分 Paget 病病变和肿瘤骨转移，因为与骨转移观察到的明显的高代谢变化相比，前者可能是最低代谢状态的[35]。

骨 Paget 病的 X 线片和临床表现通常可以排除鉴别诊断问题。然而，老年患者可能偶尔会出现严重的骨痛、SAP 升高、骨扫描阳性以及非特征性的溶解性或囊状改变的 X 线片区域。此时必须考虑骨转移性疾病或其他形式的代谢性骨病（例如继发性甲状旁腺功能亢进症的骨软化症）的可能性。在这种情况下，旧的 X 线片和实验室检查会非常有帮助，因为一年前的正常检查可以作出骨 Paget 病诊断的可能性很小。当已明确诊断为骨 Paget 病的患者出现多个新发疼痛部位时，也会出现相似的难题，此时同样，必须仔细考虑转移性疾病的可能性，并且可能需要进行骨活检进行组织学诊断。

治疗

特异性抗 Paget 病治疗方法包括能够抑制 Paget 病破骨细胞活性的药物治疗，其治疗目的是减轻症状和预防并发症的发生。目前的指南建议是，对于大多数有发生并发症风险的活动性疾病患者，可以采用高效双膦酸盐进行治疗，静脉注射唑来膦酸，或口服阿仑膦酸盐/利塞膦酸盐[24]。然而，也可以使用其他双膦酸盐，一篇关于双膦酸盐治疗的详细综述已经发表，包括给药方案、临床试验结果和副作用的信息[36]。病例报告显示，地诺单抗是一种能阻断RANKL（负责破骨细胞形成的细胞因子）的抗骨吸收药物，可用于治疗有双膦酸盐禁忌证患者的骨Paget病[37]。

研究表明，任何一种抑制骨Paget病的有效药物都能明显改善大多数患者的某些症状。骨痛、病灶处皮温升高、颅骨受累引起的头痛、椎体病变继发的腰痛和一些神经压迫综合征（例如，神经根病和一些缓慢进展的脑干或脊髓压迫）最有可能得到缓解。继发性关节炎引起的疼痛，包括脊柱、髋、膝、踝或肩关节，抗Paget病治疗可能有效，也可能无效。据报道，在一些病例使用降钙素或双膦酸盐治疗后，承重骨的溶骨性草叶样病损得到填充。另一方面，弯曲的骨或其他骨骼畸形在治疗后不会改变，临床经验表明，耳聋不太可能改善，尽管有限的研究表明听力损失的进展可能会缓慢[38]，甚至在1个案例中，帕米膦酸钠治疗可以逆转[39]。

治疗的第二个适应证是预防晚期并发症的发生，即基于受累部位和疾病活动证据在高危患者中进行。虽然目前还没有证据表明抑制Paget病的骨转换可以预防未来并发症的发生，但在抑制Paget病活性后，在活检标本上可见正常结构的新骨沉积模式[40-41]。随着时间的推移，未经治疗的活动性疾病伴多年持续性骨转换异常可能会导致严重的骨畸形。事实上，较老且效果较差的治疗方法对升高的骨转换指数的实质（例如50%）但不完全的抑制与疾病进展有关[42]。因此，一些治疗指南建议，在可能出现后续问题或并发症的部位（例如承重骨、主要关节周围区域、椎体、广泛累及的颅骨病变）治疗无症状但活动性疾病（即SAP高于正常）[24,36]。其他人认为有并不支持这种治疗的证据，在PRISM临床试验中，双膦酸盐抑制疾病未能减少短期并发症或改善生活质量。然而，中位观察时间仅为3年[43]。

虽然没有对照研究证明在这种情况下的有效性，但也建议在行择期手术前使用强效双膦酸盐治疗代谢活跃的Paget病骨[24,44]。目的是减少与中度活动性疾病（例如SAP升高3倍或以上）相关的血管增多，以减少手术时的失血。

在美国[24,36]、英国[44]和加拿大[45]，关于骨Paget病的管理建议已由协商一致小组作为指南或管理文件发表。

双膦酸盐

对阿仑膦酸盐[47]、利塞膦酸钠[48]、帕米膦酸钠[49]和唑来膦酸（也称为唑来膦酸盐）[50]的研究都显示了这些药物在抑制局部骨转换异常和改善骨Paget病患者的许多症状方面的疗效。在大多数情况下，根据药物的有效性和患者对静脉注射或口服方案的偏好，选择静脉注射唑来膦酸盐或口服利塞膦酸钠。通用阿仑膦酸盐，每天40 mg，持续6个月（可能在停药后重复使用），以及通用帕米膦酸钠，根据患者的病情有几种可能的给药方法[36]，也可以以较低的价格获得，但给药方案不太方便。

利塞膦酸钠每日口服剂量为30 mg，疗程为2个月——请注意，这与骨质疏松症的给药方案不同。这种口服药是在每天早上起床后，在禁食一晚后用225 ml白开水送服。患者必须保持身体直立，30分钟内不能口服任何其他药物，30分钟后再进食。在完成疗程后1~2个月对SAP进行随访检测是有用的；如果该值尚未正常或接近正常，则可以给予第3个月或第4个月的利塞膦酸钠治疗，此后各项指标恢复正常或接近正常的可能性很大。在一项关键性临床试验中，80%的患者在开始治疗2个月后6个月SAP恢复正常，随后疾病抑制期长达18个月[49]。应定期监测SAP（每6~12个月1次），如果SAP高于正常水平，或者如果没有达到完全缓解，SAP升高25%以上，则建议再次治疗。

唑来膦酸剂量为5 mg，单次静脉输注15分钟。一项关键性临床试验比较了一次5 mg唑来膦酸输注与2个月每天口服30 mg利塞膦酸钠的效果，结果显示，96%的唑来膦酸受试者的SAP达到正常水平，而利塞膦酸受试者的这一比例为74%[50]。在实践中，如果患者的SAP预处理水平非常高，在输液后几个月后仍未达到正常或接近正常，则可以提供第二次输液。唑来膦酸治疗后的生化缓解可延长，87%的患者在5~6年仍保持缓解[41]。对于在一次（或两次）剂量后进入生化缓解或接近缓解的患者，建议进行6~12个月的SAP随访测量，一旦SAP开始上升到正常水平以上，或者如果没有达到缓解，SAP升高25%以上，如果基于症状或对并发症的担忧再次需要治疗，则可以提供另一种剂量。同样，请注意，基于生化缓解和复发的可变间隔治疗使用的方案与唑来膦酸治疗骨质疏松症时的不同。

重要的是要强调，在使用强效双膦酸盐进行治疗之前和治疗期间，需要充分补充钙和维生素D，以避免低钙血症和继发性甲状旁腺功能亢进症。作为一般原则，这些患者此后应保持钙和维生素D的补充。

阿仑膦酸钠和利塞膦酸钠的副作用包括少数个体中出现与食管刺激症状一致的上消化道症状。在未预先使用过含氮双膦酸盐药物治疗的患者，首次使用帕米膦酸钠或唑来膦酸治疗时可能会有1~2天的流感样症状，并伴有发热、头疼、肌痛和关节痛，这些症状在使用对乙酰氨基酚或非甾体抗炎药（NSAID）后会有所改善；这些反应在随后的给药中不太会出现，最后，相对罕见的葡萄膜炎或虹膜炎在使用含氮双膦酸盐治疗的患者中曾有报道。对于这些患者，可以选用依替膦酸钠，给予6个月的疗程，因为这些药物不含氮原子。

颌骨坏死已有描述是双膦酸盐治疗的并发症。据报道，至少有7名骨Paget病患者出现了这种并发症，其中大多数是给予了指南常规处方之外的长时间的非常高的剂量[51]。这个主题将在第120章的其他部分详细讨论。

降钙素

人工合成的鲑鱼降钙素可以皮下注射使用。其效果不如含氮双膦酸盐，适用于对所有双膦酸盐都不耐受或对双膦酸盐治疗有禁忌的罕见患者。其通常的起始剂量是100 U（0.5 ml；该药可以放置于2 ml的小瓶中），通常是皮下注射，最初是每天一次。症状改善可能在几周内显现，生化改善（患者SAP通常比基线降低约50%）通常是在治疗3~6个月后观察到。在此之后，许多临床医生将剂量减少到每隔1天或每周3次50~100 U。鲑鱼降钙素的疗效有时会在一段不同时期的受益期后消失。注射鲑鱼降钙素的主要副作用包括少数患者出现恶心或反胃，并伴有或不伴有面部和耳朵皮肤潮红。鼻腔内降钙素不适用于骨Paget病，但坊间经验表明，它可以缓解一些症状，降低轻度疾病患者升高的骨转换标志物。

其他治疗方法

可以经验性地尝试对乙酰氨基酚、阿司匹林和非甾体抗炎药（NSAID）等止痛药，加或不加抗Paget病疗法来缓解疼痛。尤其是由关节炎引起的疼痛（也就是由关节间隙的骨变形引起的骨关节炎）通常可以通过这些药物得到缓解。

对于已经发生或即将发生的骨折，手术矫形治疗可能是必要的[52]。与典型的骨关节炎相比，骨Paget病中选择性关节置换术更复杂，在缓解顽固性疼痛方面往往非常成功。很少采用截骨术来改变胫骨的弯曲畸形。对于脊髓受压、椎管狭窄或颅底内陷并伴有神经损伤的病例，有时需要神经外科干预。虽然在某些情况下医疗管理可能是有益的和适当的，但对所有有严重神经损伤的病例都需要立即进行神经科和神经外科会诊，以便制订适当的治疗方案。

参考文献

扫描书末二维码获取。

第 93 章
肾结石的流行病学、诊断、评估和治疗

Murray J. Favus 和 David A. Bushinsky

张 旗　刘石勇　魏秋实 译

引言

主动排出肾结石的患者的体征和症状可能与有肾结石的体征和症状但结石成分和治疗要求不同的患者难以区分（表 93.1）。因此，医生必须注意在尿路中发现的几种类型的结石，它们的患病率，以及可用来从尿晶体、血液和尿液化学成分中识别结石化学成分的方法（表 93.2）。

例如，西方医学认为，70%~75% 的结石含有纯草酸钙或磷酸钙，或者两者的某种组合。最终尿液中草酸钙和磷酸钙晶体的形成和聚集是由多种离子的浓度（包括高钙尿和高草酸尿、低枸橼酸尿和

表 93.1　按成分分类的结石的性质和表现

结石类型	草酸钙	尿酸	磷酸铵镁	胱氨酸
结石通道	++	++	--	++
尿液结晶	++	++	--	++
单独的小结石	++	++	--	+
放射性密度	++	--	+	++
鹿角形结石	--	++	+++	++
肾钙质沉着	++	--	--	--
沉渣和梗阻	--	++	--	++

表 93.2　按成分列出的结石类型和频率

成分	频率[b]（%）	晶形
草酸钙	15~35	一水草酸钙为哑铃形；二水草酸钙为双锥体形
磷酸钙[a]	5~20	细长的，狭窄的
混合草酸钙/磷酸盐	40~45	混合
尿酸	2~13	扁菱形
磷酸铵镁	20~30	圆柱形
胱氨酸	1~3	六边形
尿酸铵	0.5~1.0	扁菱形
混合草酸钙/尿酸	2~5	混合

[a] 磷酸钙又称透钙磷石或磷灰石。
[b] 频率是指从五个系列报告的所有结石中发现的晶体的发生率，共有 2668 名患者。

高尿酸尿）以及尿pH值和尿量决定的[1-2]。另外10%~15%的结石是在感染革兰氏阴性脲酶产生菌（通常是变形杆菌[1,3]）的尿液中形成的磷酸铵镁组成。尿酸结石占结石的5%~10%，通常在低尿量和低pH的尿液中出现高尿酸尿，从而降低尿酸的溶解度[1,4]。胱氨酸尿症约占所有肾结石的1%，是由肾小管胱氨酸转运的遗传性缺陷导致尿胱氨酸水平过高引起的。胱氨酸肾结石通常在儿童时期被发现，并且通常在青少年时期进展为肾衰竭[5]。

极少数情况下，结石是由排出的药剂或代谢物（例如碱、碳酸酐酶抑制剂和托吡酯）形成的结晶引起的。

患病率和发病率的地理分布

在美洲、欧洲和亚洲的许多国家，肾结石的患病率和发病率在过去20~30年里持续上升[6]。在美国，肾结石的患病率因性别、种族和地理位置而异。在此期间，男性的发病率从4%到9%不等，新结石发病率从每年每10万人中78.5例上升到123.6例。女性的结石发病率从近2%到4%不等；1974年的发病率为每年每10万人中36例[7]。在白种人，结石形成的风险是非裔美国人的几倍。梅奥诊所追踪的肾结石发病率表明，结石的发病率自1950年以来有所增加[8-9]。NHANES Ⅲ（1988—1994）调查报告的美国人群中肾结石的患病率（有病史）从3.8%（1976—1980年）上升到5.2%。在美国，男性终身患结石的风险为12%，女性为5%。新结石形成的复发率很高。如果不治疗，结石在5~10年内的复发率为50%[9]。

在最近的NHANES美国人口调查中，肾结石的发病率在2007—2010年间为8.8%，其中男性为10.6%，女性为7.1%[10]。肾结石在肥胖人群中更为常见（11.2%），而在非肥胖成年人中为6.1%。黑人、非西班牙裔和西班牙裔成年人的结石发生率低于非西班牙裔白人（黑人、非西班牙裔为0.37%；西班牙裔为0.60%）。肥胖和糖尿病与肾结石病史密切相关也有报道。结石复发率高达75%；其中40%~50%的复发发生在最初结石事件的5年内[11]。在已经形成两处或两处以上结石的患者，每次新结石发生的时间间隔往往较短[12]。决定复发性结石形成速度加快的因素尚不清楚。因此，对于任何一个结石患者，人们都无法预测谁会复发。然而，对于结石疾病的自然病史和高复发率需要进行仔细的诊断评估、早期治疗和长期随访。

营养与生活方式

饮食选择可能会因为过量食用动物蛋白质、盐、快速吸收的单糖，以及摄入少量富含钾的水果和蔬菜而增加肾结石形成的风险。尿液中草酸钙、尿酸和磷酸钙的过饱和（supersaturation, SS）可能会随着尿液中溶质浓度的变化而升高。例如，过量的蛋白质摄入可能会导致尿液pH值低，导致尿钙和尿酸高，尿枸橼酸低。高热量摄入量和低液体摄入量可能会导致尿液溶质浓度升高。

气候、职业和液体摄入量

高液体摄入量可以通过稀释尿液和降低尿液中的钙、草酸和其他重要尿离子种类的临界浓度来减少草酸钙肾结石[13]。美国东南部炎热潮湿的气候是导致肾结石当地性/区域性高患病率的一个例子。

钙摄入量

钙摄入量对新肾结石形成的作用是复杂的。膳食钙的高摄入量似乎可以降低症状性肾结石的风险，而补充钙的摄入量可能会增加结石的风险[14]。由于膳食钙可以减少草酸的吸收，钙的形式所引起的明显不同的影响可能与钙摄入的时间和草酸的摄入量有关。高钙摄入是肾结石的罕见原因。然而，在一项由美国国立卫生研究院发起的女性健康倡议的大型绝经后女性研究中，在日常钙摄入量的基础上，每天补充700 mg钙的女性与没有补充钙的女性相比，肾结石形成增加了17%[15]。因此，有证据表明，膳食钙与肾结石的出现呈负相关，而钙补充剂的摄入与肾结石的出现呈正相关。

盐

在西方国家，饮食中食盐摄取量的增加对健康有多种影响，包括尿钙排泄量增加以及女性和男性的首次结石形成的易感性。

草酸盐

饮食中草酸盐的变化对草酸钙肾结石形成的风险影响不大。然而，尿中草酸盐排泄是草酸钙结石形成的重要因素[16]。此外，尿中草酸盐的排泄量可能不完全由膳食中的草酸盐决定。根据一项小型前瞻性研究，最近发现的一个潜在的草酸盐调节因子是肠道微生物群[17]。与没有肾结石的人相比，草酸盐肾结石患者具有独特的肠道微生物群（gut microbiome, GMB）。丰富的 GMB 真细菌含量与尿草酸盐水平呈负相关，但与尿酸结石或钙基结石患者的样本无关[17]。如果在其他实验室复制，那么 GMB 操作可能代表着肾结石疾病的一种新的治疗或预防方法。

蛋白质

关于蛋白质摄入在肾结石形成中的作用的人口调查得出了不同的结果。蛋白质摄入会降低尿液 pH，从而改变可溶性和不溶性盐的浓度，促进结晶尿和肾结石的生长[16]。

遗传贡献

一些证据支持某些结石疾病具有遗传基础。一项对有肾结石家族史的男性进行的前瞻性研究发现，他们发生结石的风险是没有肾结石家族史男性的 2 倍[18]。一项双胞胎研究显示，同卵双胞胎中肾结石发生的一致性接近异卵双胞胎的 2 倍。根据这些数据，遗传性估计占肾结石偏好的 56%。另一项大型双胞胎研究显示，同卵双胞胎中肾结石的一致性几乎是异卵双胞胎的 2 倍[19]。根据这些数据，遗传性被估计占肾结石患病率的 56%。

对结石患者的评估

临床

在美国，肾结石的症状和体征是人们去急诊室就诊的第九大常见原因。急性发作的腰部疼痛可能是由肾结石引起的腹内内科或外科急症的最初征兆。提示结石引起急性肾内或输尿管梗阻的临床体征包括：伴有间歇性渐强的腰部疼痛，随时间的推移逐渐加重，然后消失，然后再复发（肾绞痛）。疼痛可向腹股沟下移，提示输尿管结石梗阻向更远的膀胱移动。肉眼或显微镜下可见的血尿很常见。使用 CT 或超声对肾脏和输尿管进行快速成像是目前诊断肾结石最常用的方法。

影像学检查：CT 和超声

所有疑似有尿路结石的患者都应该接受影像学检查，以确定新结石是否位于肾实质、肾盂、输尿管上段或下段或膀胱内，以及是否存在输尿管梗阻。结石的定位在选择药物、手术或碎石术时也很重要。与以前使用腹部 X 线平片、静脉肾盂造影（intravenous pyelography, IVP）的技术相比，最新的腹部 5 mm 切口非灌注 CT 是确定肾实质内或上、下尿路的结石数目和位置的最敏感的成像技术（图 93.1 和图 93.2）[20]。使用这项技术的敏感性和特异性都在 95% 以上[21]，并且可以将结石与非结石结构（如肾组织或血凝块）区分开来。

肾钙质沉着症可以通过沿肾盏排列的无数微小的、几乎是显微镜下的放射性密集的钙斑确定（表 93.1）。直径 <1 cm 的小的、独立的、放射性密集的结石提示为钙结石或更少见的胱氨酸结石。

放射性致密的结石提示其由钙或鸟粪石（磷酸铵镁，感染性结石）组成，但鸟粪石结石通常较大，可填满肾盏系统（见表 93.1）。胱氨酸结石似乎是放射性致密的，但其密度低于含钙结石。小而透光的结石提示尿酸成分（见表 93.1）。尿酸结石在 IVP 上表现为充盈缺损。占据肾盂的充盈缺损是鹿角形结石，可能是由鸟粪石、尿酸或胱氨酸的。污泥样结石可能含有尿酸或胱氨酸，可填满肾盂并造成阻塞（见表 93.1）。腹部 X 线平片可发现 >3 mm 的大结石。超声可能不能准确地显示所有结石，因此不能用于随访以确定新结石的外观。当肾结石不存在时，应寻找引起急性腰痛或腹痛的其他原因。

在美国，肾结石发病率的上升增加了患者到急诊室的就诊的人数（从 1992 年到 2009 年，从每 10 万人 178 次增加到 340 次），随之而来的是影像检查的使用[22]。与此同时，在结石患者中，影像学检查，尤其是 CT 检查增加了 3 倍多，从 21% 增加到 71%。大部分增加的 CT 检查用于评估复发性结石患者，占所有结石患者的 20% 以上。一项多中心研究将在急诊室环境中评估肾结石引起的急性腹痛的患者招募到该研究中，该研究将患者随机分为超声组和 CT 组两组。该研究的结论是，虽然超声诊断肾结石的敏感性不及 CT，但对于疑似肾结石患者的初始检查，超声可作为诊断肾结石的重要手段（根据需要可使用其他影像学检查），由此可见大多数患者不需要进行 CT 检查，这样可使累积辐射暴露较低，并且在后续发生严重不良事件的风险、疼痛评分、返回急诊室就诊或住院方面没有显著性差异[23]。

尿晶体分析

使用标准的临床显微镜可以很容易地在低倍镜下直接检查尿液中的晶体结构（图 93.3 和图 93.4）。

第 93 章 肾结石的流行病学、诊断、评估和治疗

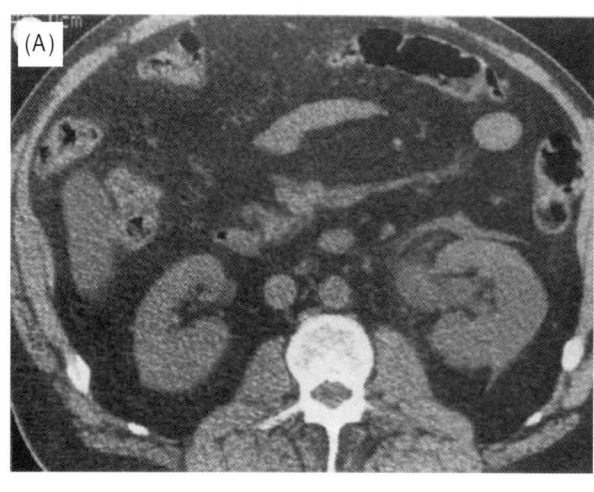 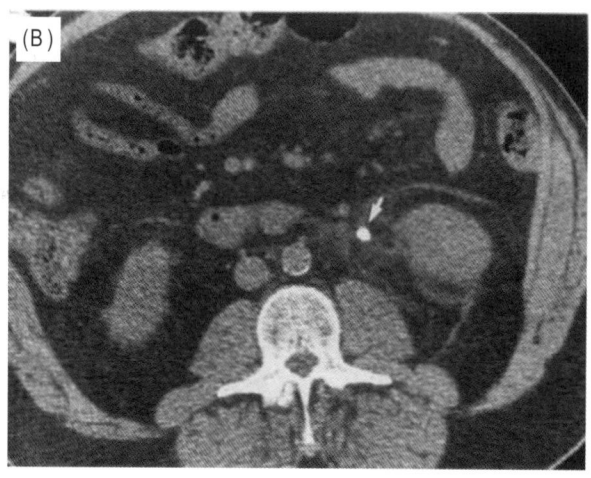

图 93.1 一位表现为左腰部疼痛的 48 岁男性的平扫 CT 图像。（A）左肾增大、集合管扩张和肾周搁浅提示尿路梗阻。（B）左输尿管近端结石（7 mm）（箭头所示）。左肾下极和左输尿管近端周围脂肪处可见炎症性改变。ESWL 失败后，放置肾造瘘管并进行肾镜取石术。没有进行对比增强检查（资料来源：参考文献 [20]）

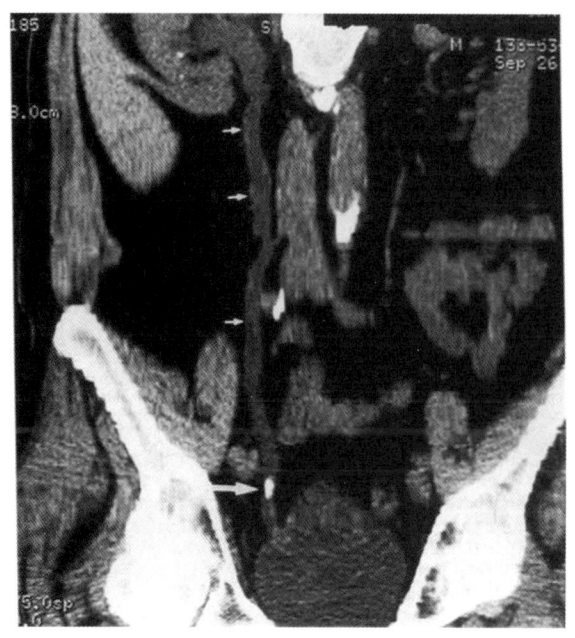

图 93.2 一位有右侧腰痛的 71 岁男性患者的螺旋 CT 数据，允许在冠状面重建弯曲的重构图像。未增强螺旋 CT 轴向图像（未显示）显示右侧输尿管远端有一结石。扩张的右侧输尿管（小箭头所示）显示为梗阻性结石（大箭头所示）（资料来源：参考文献 [20]）

对新收集的清晨尿液沉淀物进行分析的方法包括偏光显微镜分析。该方法使用带有偏振光的标准显微镜来识别晶体，这种方法成本低廉，足以用于临床诊断[24]。偏光显微镜分析在鉴别草酸钙和尿酸晶体方面是有效的，但在鉴别磷酸钙晶体和混合成分的结石方面不太可靠。红外光谱分析是一种高度专业化的方法，可用于识别不寻常的晶体，它是基于红外光与结石分子结构的相互作用的一种分析方法。这种分析方法的过程比较耗时，但能识别少量的微小晶体（单个结石的 5%）。X 射线衍射晶体分析方法依赖于 X 射线与结石晶体结构的相互作用，但不能识别结石中的非晶体物质。化学分析不能提供独特的晶体结构，因此具有相似分子量但结构不同的晶体可能无法区分。

实验室生化检查

急性症状出现后数小时内的初步实验室检查可显示原发性甲状旁腺功能亢进症（PHPT）、痛风、脱水和肾功能状况。实验室生化检查应包括血钙、电解质、尿酸、肌酐和估计的肾小球滤过率（eGFR）。

急性结石排出恢复后的检查

在急性结石事件和任何外科手术恢复后，以及在营养恢复稳定状态后恢复正常饮食 4~6 周后，可以采集血液和尿液进行实验室检查。

24 小时尿液采集

每天从食物中摄取的钙应该是 900~1000 mg。维生素 D 的摄入量应以摄入量为基础，以维持血清 25OHD 水平在目标范围内。24 小时尿液采集完成后应禁食抽血。血清样本的检查应包括：钙、磷酸盐、镁、肌酐、甲状旁腺激素、25OHD、尿酸、电解质和白蛋白。

对于 24 小时的尿液采集，需要一个适当的容器

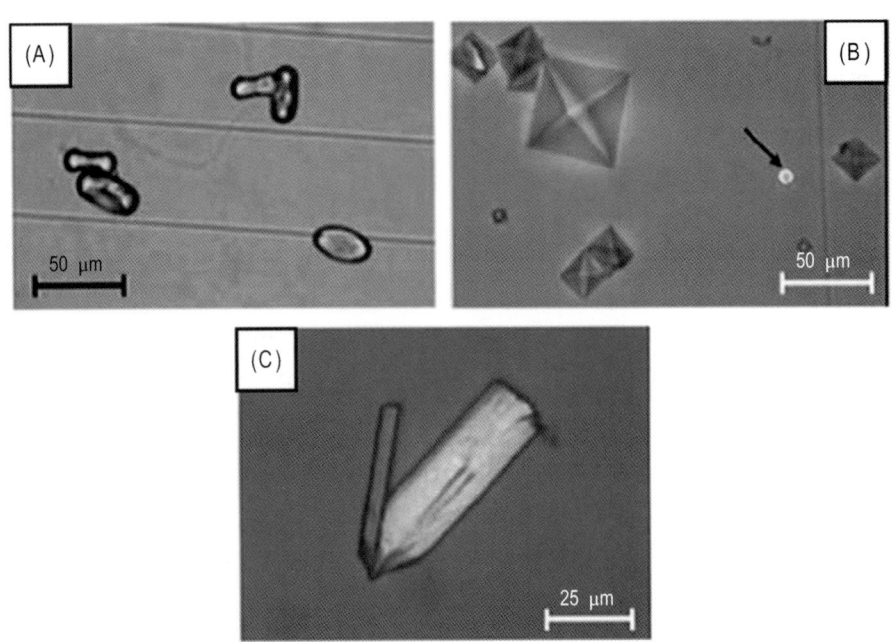

图93.3 （也见彩图）草酸钙和磷酸钙晶体。（A）一水草酸钙晶体，呈典型的卵形。含钙肾结石的主要晶体是由 $Ca(C_2O_4) \cdot H_2O$ 组成的。（B）典型的由 $Ca(C_2O_4) \cdot 2H_2O$ 组成的二水草酸钙的八面体（双锥体）晶体。（C）化学式为 $CaHPO_4 \cdot 2H_2O$ 的二水磷酸钙（电刷石）的棒状淡黄色晶体（资料来源：参考文献 [24]）

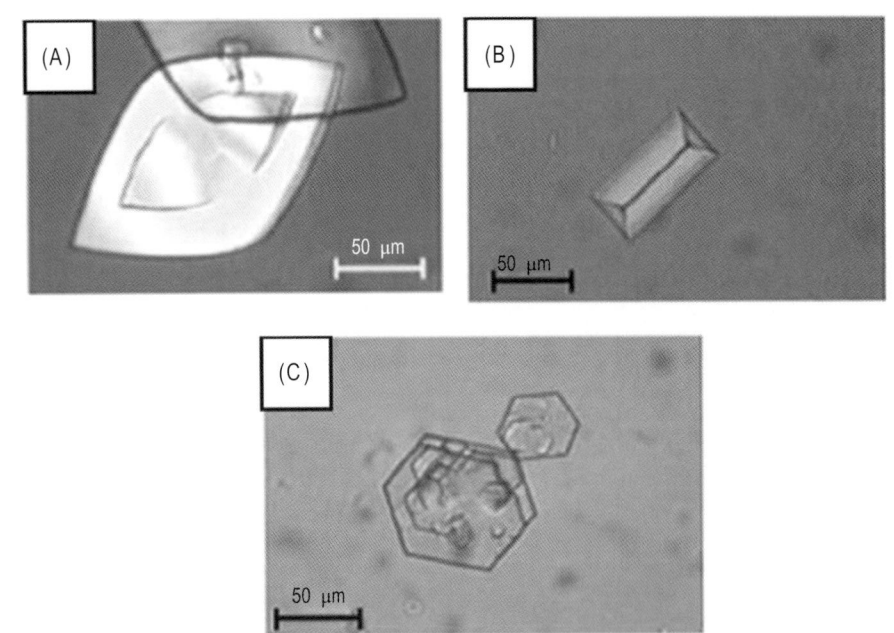

图93.4 尿酸、鸟粪石和胱氨酸晶体。（A）典型的尿酸二水晶体含片。（B）磷酸铵镁（鸟粪石）的棺材状晶体。（C）胱氨酸晶体（资料来源：参考文献 [24]）

和适当的防腐剂。尿液检查包括：体积、pH 值、钙、磷、镁、钠、钾、氯化物、碳酸氢盐、尿酸、草酸盐、枸橼酸盐、铵、硫酸盐，以及草酸钙、磷酸钙和尿酸的过饱和度（SS）计算。

过饱和度

尿液中晶体随离子种类、pH 值、蛋白质以及天然晶体抑制剂和促进剂的浓度而变化。尿液中形成的络合物溶解度不同的多种离子预示着形成许多潜在的独特晶体。尿液中的每一种离子在任何时候都可能以可溶或固相形式存在。每种盐都有其独特的离子活性产物（activity product，AP）。离子络合物的溶解产物（solubility product，SP）是低于其结晶不发生的AP，也称为形成产物（formation product，FP）或发生固相或结晶的AP。过饱和（supersaturation，SS）值是AP/SP的比值。当SS值<1.0时，物质的晶体会溶解；当SS值>1时，物质的晶体可以自发形成和生长。相变是由SS驱动的，SS通常由其在尿液中的浓度与其溶解度之比来近似。利用计算机算法求解23个联立方程，计算草酸钙、磷酸钙（包括磷灰石）和尿酸的SS值[25]。FP可能会受到尿液中存在的抑制剂或促进剂的影响，它们通常是小的、高电荷分子。这些促进剂和抑制剂在SP和FP之间形成过饱和的亚稳态。对于钙离子种类，晶体形成的促进剂包括钙、草酸盐、钠、pH值和低尿量，而晶体形成的抑制剂包括高尿量、枸橼酸盐、镁、钾和焦磷酸盐。

含钙结石的形成最终是由于钙与可能形成可溶性盐（枸橼酸盐）或不可溶性盐（草酸盐、磷酸盐）的离子发生相变。不溶性复合物可以从将尿液的（可溶性）相转变为固体（潜在的结晶），形成草酸钙、钙磷石或磷灰石的结晶聚集体，导致大量物质能够沿着上尿路锚定、生长并成为临床结石[26]。因此，患者形成的晶体和结石与他们尿液中测得的SS值相关。

对于草酸钙SS值，主要决定因素是尿量、钙和草酸盐浓度。对于磷酸钙（钙磷石）SS值，尿钙浓度和pH值是主要的决定因素。对这些种类的钙离子SS状态的测量对于结石形成的原因和评估减少SS的治疗有临床意义。对患者SS值的定量评估是一种强有力的诊断工具，可用于确定结石成分，并为结石预防管理提供一种合理的方法。

高钙尿症

高钙尿症是草酸钙和磷酸钙肾结石最常见的原因之一。高钙尿症是基于对男性和女性的尿钙排泄量的测定定义的，这些男性和女性的饮食是自我选择的，其钙摄入量属于平均水平，并且他们没有骨质疏松和其他骨骼、甲状旁腺或维生素D疾病。由于年龄、饮食钙摄入量和身体对钙的需求引起的钙吸收效率的个体差异很大，因此24小时尿钙排泄率的变化在人群中的差异很大。儿童的尿钙排泄率较低，有自己的正常值。

Hodgkinson和Pyrah建议将男性尿钙排泄率>300 mg/24 h、女性尿钙排泄率>250 mg/24 h定义为高钙尿症[27-28]。Coe提出了一个更严格的定义，建议将每天随意进食>4.0 mg/kg体重的男性和女性定义为高钙尿症，而无论性别或年龄[29]。高钙尿症的第三种定义是每克瘦体重的尿钙排泄量，以每克尿肌酐中钙的毫克数表示（正常值为<140 mg）。这一估计对身材瘦小的男性和女性尤其有用。一个体重49 kg的娇小女性24 h的尿钙为160 mg/24 h（以毫克/24小时尿钙计算），当以瘦体重计算时，其尿钙可能升高至>140 mg/g尿肌酐。

在健康成人中，随着饮食钙的增加，尿钙的相对增加（斜率）平均约为8%。相比之下，在特发性高钙尿症患者中，在相似的钙摄入量范围内，尿钙排泄量增加2倍。使用相同的临床研究，当对肾结石患者和健康成人进行比较时，每日的尿钙排泄量呈连续的非双峰分布。该研究包括175名肾结石患者和373名健康成年人的数据。大约40%的钙结石患者的每日钙排泄量为≥300 mg/24 h，而只有10%的健康成人有这样的高排泄率。此外，与健康成人相比，结石患者的尿钙排泄率的分布更高且右移[27-28]。

特发性高钙尿症的治疗

噻嗪类利尿剂通过促进肾小管重吸收来降低尿钙已被广泛应用于刺激钙滞留和降低尿钙排泄。钙平衡研究表明，噻嗪类药物（氯噻酮）可使钙平衡由负向正改善[30]。在噻嗪类药物治疗期间，钙应从食物中摄入，避免补钙。钙的摄入量应足够，每天应在800~1000 mg。钙的摄入量不应被限制在非常低的摄入量，而应避免高的钙摄入量。充足的水分很重要，因为脱水可能会使血清钙升高。由于氯噻酮和其他噻嗪类利尿剂具有钾损耗作用，应监测血清钾，并补钾来治疗低钾水平。为使氯噻酮达到最佳效果，每日盐的摄入量应控制在100 mmol/L。高盐摄入会增加尿钙排泄，可以抵消噻嗪对尿钙的降低作用[31]。在降低尿钙的同时，氯噻酮等噻嗪类利尿剂可改善低骨量的特发性高钙尿症患者的BMD。

高草酸尿症

正常尿草酸排泄量<45 mg/24 h，大多数高草酸尿症患者的尿草酸排泄量远>45 mg/24 h，主要原因是饮食中过量摄入草酸或中间代谢产生的草酸过量[1,16]。富含草酸的食物包括茶、巧克力、深绿叶蔬菜、大豆、成熟的大黄、豆类、坚果和浆果。意外摄入抗冻剂（乙二醇）会产生大量草酸，导致尿中草酸排泄量接近 100 mg/24 h，这足以促进草酸钙肾结石和草酸钙在肾脏中的沉积，导致急性肾衰竭[16,26]。

预防继发结石的治疗重点主要是通过减少饮食中的草酸来降低 SS 草酸 Ca。如果还存在高钙尿症，则可加用噻嗪类利尿剂。

低枸橼酸尿症

低枸橼酸尿症的定义是女性尿枸橼酸 <500 mg/24 h，男性尿枸橼酸<350 mg/24 h。低尿枸橼酸症在有钙石症的女性中很常见。在尿液中，枸橼酸钙是可溶的，减少了可与草酸钙结合并形成不溶性草酸钙复合物的钙含量[32]。全身性酸中毒会减少枸橼酸盐的排泄，而碱中毒则会增加尿液中的枸橼酸盐。其他导致低枸橼酸尿症的原因包括饮食蛋白质过高、酸负荷、低钾血症、远端肾小管酸中毒、腹泻、感染和使用乙酰唑胺。高水平的尿枸橼酸盐可降低尿钙草酸 SS 和减少草酸钙结石形成的风险。

尿液 pH 值

尿液中的一些离子复合物对 pH 值是敏感的，包括磷酸钙和尿酸晶体。慢性碱性尿伴低枸橼酸尿提示远端肾小管性酸中毒[33]。

提高尿液 pH 值的尝试应谨慎进行，因为高尿液 pH 值会增加磷酸钙 SS，增加 CAP SS，并增加磷酸钙[$Ca_3(PO_4)_2$]结石形成的风险[34]。以高尿硫酸盐、尿尿素氮和蛋白质分解率为标志的高饮食蛋白质摄入量是饮食酸负荷的指标。骨是酸负荷的主要缓冲，骨缓冲可能导致高钙尿和骨丢失。

高尿尿酸

高尿尿酸的定义是女性尿尿酸>750 mg/24 h，男性尿尿酸>800 mg/24 h。高尿酸排泄会增加尿酸 SS，并有助于尿酸肾结石的形成。在尿尿酸 SS 升高的情况下，草酸钙结石的形成也可能增加，形成草酸钙 - 尿酸混合结石[35]。尿酸 SS 对尿液 pH 值敏感，因为酸性尿会降低尿酸浓度及其溶解度。

感染性结石

尿铵水平在尿路感染产生脲酶的革兰氏阴性细菌时升高。持续感染和高尿液 pH 值可促进磷酸铵镁晶体的形成，这些晶体的生长促进结石的形成，并使双肾肾盏系统充满大鹿角形结石。

由于鹿角形结石内部感染很难用抗生素根除，且存在肾衰竭的高风险，因此需要手术彻底切除所有感染的结石碎片以对肾盂进行消毒。

有创与无创取石技术

结石引起梗阻、出血、剧烈疼痛或严重感染的可能需要手术治疗。这些结石的去除取决于它们的大小和位置，可采用膀胱镜、碎石术或经皮肾镜取石术。直径<5 mm 的结石可以自发通过上尿路和下尿路，不需要手术；而直径>7 mm 的结石不太可能通过上尿路和下尿路。体外冲击波碎石术（extracorporeal shock wave lithotripsy, ESWL）可将肾盂以及上尿路和下尿路的结石粉碎成小块而使其顺利通过。ESWL 对于直径<2 cm 的结石是有效的，在含有一个结石的肾脏中成功率最高。此外，ESWL 可以将输尿管上 2/3 处<2 cm 的结石粉碎。膀胱镜检查可以有效地清除位于输尿管下 1/3 处的结石[37]。

肾盂输尿管交界处或上尿路肾盏憩室内的结石最好通过腔内技术取出。因为过多的冲击波可能会导致肾损伤，所以非常大的结石和鹿角形结石不能采用 ESWL 治疗。输尿管下段结石取出的首选方法是输尿管切开取石术而不是 ESWL。>2 cm 的结石需要 ESWL 和经皮肾镜取石术。总体而言，35%~55% 的 ESWL 手术不能去除结石碎片。开放性手术的适应证包括：切除大的感染性鹿角形结石；当解剖结构复杂时；当梗阻物阻碍 ESWL 时；或通过输尿管下部入路进入受限。

参考文献

扫描书末二维码获取。

第94章
制动和烧伤：与骨质疏松症相关的其他疾病

William A. Bauman、Christopher Cardozo 和 Gordon L. Klein

沈耿杨　戴　杰　邓伟民　译

神经系统疾病与制动性骨质疏松症

制动性骨质疏松症可发生在多种疾病中，其表现为轻度步态障碍到完全卧床休息的一系列不活动。制动的病因和相关疾病的严重程度决定着骨骼退化的位置、程度和特征。然而，所有形式的继发性骨丢失的共同决定因素是骨骼机械负荷的减少和制动的持续时间。其他可能决定骨丢失的因素包括年龄、性别、遗传因素、营养摄入、维生素D充足性、激素合成代谢状态、神经系统完整性、酒精摄入量以及肌肉力量和功能。在更严重的制动形式中，骨折风险增加与短期内骨丢失的程度成正比；如果制动的程度较轻或时间较短，则骨折风险随着年龄的增长而增加的可能性较小。由于缺乏对骨折预防方法的认识，已被证明在卒中或帕金森病（Parkinson disease，PD）后可以保持骨量和完整性的干预措施可能不会实施。对因脊髓损伤（spinal cord injury，SCI）导致严重神经功能损害的患者，已经尝试了多种药物和（或）康复治疗方法，但在最易发生骨折的解剖部位膝关节未被证实有效。然而，新型药物有望安全有效地预防或逆转由运动完全性瘫痪引起的骨丢失。

脊髓损伤

脊髓损伤后的骨丢失

最严重的制动相关的骨退化发生在完全性脊髓损伤之后。据报道，在瘫痪后的最初几个月，股骨远端和胫骨近端——主要由松质骨组成的区域——每周骨丢失高达1%，导致在脊髓损伤的最初2年里，这些部位的骨丢失达到50%~60%[1]；与其他与骨丢失相关的情况（包括航天飞行、卧床休息或绝经后骨质疏松症）相比，这种骨丢失的程度令人震惊。病变水平以下的骨骼区域也有明显的BMD损失。正如预期的那样，神经系统不完全的脊柱损伤，特别是那些允许负重活动的脊髓病变，与较轻程度的骨退化相关[2]。据报道，在瘫痪后的最初5~7年中，股骨骨干和胫骨骨干的BMD损失分别为35%和25%，皮质包膜变薄约0.25 mm/y；值得注意的是，长骨总骨量的80%位于皮质区。严重的制动造成的骨丢失可能是最明显的，也可能是骨丢失的最重要的原因。然而，其他机制也可能起作用。男性在创伤性脊髓损伤后通常会出现血清睾酮水平快速持续下降，以及随之而来的血清雌激素水平的下降，而女性在创伤性脊髓损伤后通常会出现月经周期暂时中断，人们可能会认为这也会导致相对的性腺功能减退状态[4-5]。也有脊髓损伤后血清生长激素的分泌受到抑制并因此加剧分解代谢的报道[6]。

由于骨吸收增加会导致血浆钙离子浓度增加，PTH-维生素D轴会受到严重抑制[7]，由此会导致PTH介导的肾小管钙吸收和肠道钙吸收减少，并可能导致骨硬化蛋白生成增加。另一个可能的因素是，在发生重大灾难性事件后，人体局部和全身产生炎症介质。此外，肌动蛋白和其他肌源性物质，例如microRNA，可能具有骨代谢特性，可能会从经历快速萎缩的肌肉组织中释放出来。最后，在急性脊髓损伤后有时会立即使用大剂量糖皮质激素治疗，以尽可能保护神经功能。

脊髓损伤后骨折

2014年，美国脊髓损伤患者估计约为28万人[8]，且以每年约1.2万例的速度增长。据报道，在脊髓损伤后的第一年，骨折的风险为每年1%，而在脊髓损伤20年后，骨折的风险上升到每年4.6%[9]。无论性别，最常见的骨折部位是股骨远端和胫骨近端，下肢的其他部位也有较高的风险。在一项使用退伍军人事务部患者数据库的大型研究中，男性和女性脊髓损伤患者发生意外骨折的频率分别为 10.5% 和 11.5%[10]。骨折的风险与骨骺的 BMD 相关[11]，并且可能与以下情况有关：运动损伤的完全性（例如，运动完全性大于运动不完全性）、损伤程度较低（例如，截瘫大于四肢瘫痪；使用手臂/手和躯干平衡较好时活动水平通常更高）、损伤持续时间较长（>10 年）、BMI 较低（<19 kg/m²）、饮酒、服用抗惊厥药物以及有既往骨折病史[9,12]。

因此，医生和治疗师应将脊髓损伤特有的危险因素（尽管这些辅助危险因素在多大程度上独立于 BMD 导致骨折风险尚未确定）与亚部位的 BMD 结合起来制订治疗方案。由于脊髓损伤患者通常在损伤水平以下缺乏感觉，骨折发生后的主诉可能是骨折部位的不明原因的肿胀、痉挛加剧、发热或自主神经反射障碍（例如，一种对有害的外部或身体刺激不受控制的交感神经反应，通常发生在第 6 胸椎或以上的脊髓损伤患者中）。在脊髓损伤患者中观察到了骨折延迟愈合和不愈合，但没有关于其发生率的流行病学资料。下肢骨折的长期并发症包括疼痛和痉挛加重、活动范围缩小以及生活质量下降。据报道，与老年身体健全男性的情况一样，老年脊髓损伤男性患者的髋部骨折与死亡率的大幅增加有关。

在合并骨折的脊髓损伤患者中，Charlson 共病指数每增加一个点，其死亡风险就会增加 10%[10]，这一观察结果支持骨折和并发症都是导致患者死亡的因素这一观点。

骨的康复和药物治疗方法

在发生急性脊髓损伤时如何保存骨量和骨结构已被证明是一个棘手的医学问题。最初对使用双膦酸盐的热度已经消退，因为有报道表明，这类药物对于运动完全性脊髓损伤患者的膝关节骨丢失无明显疗效[13-14]。一些病例系列研究表明，早期使用双膦酸盐在有运动不完全性病变且还能走动的患者也许可以减少下肢骨丢失。解读文献的一些困难源于实验设计中充分控制受试者的运动损伤和功能能力的完整性[15-16]。

瘫痪后不久使用帕米膦酸钠或唑来膦酸对于预防运动完全性脊髓损伤或不能行走的患者的膝关节骨丢失缺乏疗效[13-14]。地诺单抗是一种人单克隆抗 RANKL 抗体，是一种有效的抗再吸收药物，给平均受伤时间为 15 个月且坐轮椅的脊髓损伤患者（14 名受试者中有 13 名患者为运动完全性损伤）使用 12 个月后，他们的全髋（2.4±3.6%）、股骨颈（3.0±3.6%）和腰椎（7.8±3.7%）BMD 均显著增加了。

与基线值相比，BMD 显著升高[17]，但膝关节 BMD 未被评估。目前正在进行一项对急性运动完全性脊髓损伤后 3 个月内的临床试验，以测试地诺单抗预防股骨远端和胫骨近端 BMD 损失并保留骨小梁微结构（ClinicalTrial.gov 标识符：NCT01983475）的安全性和有效性。关于特立帕肽（重组 PTH 1~34；Forteo, Eli Lilly, Indianapolis, IN, USA）或 abaloparatide（一种重组甲状旁腺激素相关肽类似物，于 2017 年获得 FDA 批准；Radius Health, Waltham, MA, USA）疗效的数据很少。一项对 12 名慢性脊髓损伤受试者进行 6 个月和 12 个月的特立帕肽治疗联合机器人辅助步态训练的研究并未得到髋部或脊柱 BMD 改善的结果[18]，这项工作在研究设计上存在局限性。在啮齿类动物脊髓损伤模型中进行的临床前研究表明，尽管伴有肢体肌肉的严重萎缩，但骨硬化蛋白拮抗剂对膝关节和股骨干中部的 BMD 损失有保护作用[19]。抗骨硬化蛋白人单克隆抗体（罗莫单抗，Amgen, Inc., Thousand Oaks, CA, USA）的Ⅲ期临床试验正在绝经后骨质疏松症受试者中进行，其初步结果已相当令人鼓舞。

通过多种方法使亚部位骨形成增加已被评估并被认为是一种预防或逆转脊髓损伤后骨质疏松的手段。在脊髓损伤后通过站立训练或部分负重支持的跑步机训练并不能有效减少亚部位长骨 BMD 的损失。然而，使用电刺激（electrical stimulation, ES）引起周期性肌肉收缩的方法已被证明对骨量是有益的。当在急性脊髓损伤后几个月内开始时，在 4~6 年的时间里，比目鱼肌的等长收缩部分保留了胫骨后方的骨小梁，ES 在那里施加的力最大[20]。另一项对早期 SCI 受试者进行的研究表明，当 ES 结合站立训练时，这种双重康复方法比单独使用 ES 对髋部和膝关节的 BMD 有更大的益处（未发表的观察结果）。ES 对增加慢性脊髓损伤患者的下肢长骨 BMD 的效果较差。尽管对 ES 的前景看好，但将其转化为临床治疗方法一直很困难，因为它是劳动密集型的，而且当 ES 训练减少或终止时，使用 ES 所累积的骨量会迅速丢失。

低强度高频振动（low intensity high frequency vibration, LIV）正在被评估能否作为一种治疗骨质疏松症的机械干预措施。在一项对 9 名运动完全性脊髓损伤受试者进行的试验中，患者的损伤持续时间为

2年或以上，在6个月的时间里，受试者接受了每周5天、每天20分钟的LIV机械干预，结果显示对BMD或骨小梁结构没有影响[21]。还需要进一步的研究来确定LIV在脊髓损伤人群中可能的有益作用。

卒中

卒中的发生率和相关的骨丢失

据美国心脏协会2016年行动纲要，卒中是美国第五大死亡原因，约有80万人患有新发卒中或复发卒中[22]。对于许多患者来说，因为有持续的步态障碍，卒中会增加跌倒的风险，而老年人可能会因为平衡能力差、视力障碍以及卒中后可能发生的癫痫发作而加剧这种情况。骨丢失多发生在偏瘫一侧，功能障碍越严重，骨丢失量越大，跌倒而骨折的风险也越大[23]。功能活动分类评分较高的患者其偏瘫侧股骨颈的BMD下降相对较少，而功能损失较大的患者其偏瘫的对侧也有骨丢失[24]。据报道，偏瘫侧股骨近端BMD的降低高达14%，这与继发活动减少的非偏瘫侧肢体骨丢失有关[23]。根据斯堪的纳维亚卒中量表分类，在更严重的病例中，偏瘫侧的肱骨BMD下降高达27%[25]。在33例每天行走较多步数且具有较高垂直地面反作用力的非卧床卒中患者中，股骨近端BMD值也高于活动量较少的患者[26]。在横断面研究中，瘫痪持续时间越长，骨丢失量越大，且对上肢的影响大于下肢。然而，到目前为止，还没有对瘫痪持续时间超过12个月的卒中患者的骨丢失量进行纵向研究。据报道，卒中幸存者的骨折风险通常比相同年龄和性别的健康人群高2~4倍[28]。在2.5年的时间里，在瑞典国家登记处追踪的273 288名卒中患者中有24 263例骨折；其中14 263例（占观察总数的59%）发生在瘫痪侧的髋部[29]。在一般人群中，髋部骨折被认为与残疾、发病率和死亡率增加有关，这种关联也适用于卒中患者。因此，卒中后维持髋部BMD应被视为标准的医疗实践，尽管文献表明这对保持健康和幸福很重要，但这很难做到。

维持骨量的康复和药物治疗方法

努力使卒中患者瘫痪后早期活动起来似乎可以改善其下肢骨骼的骨量。与久坐不动的对照组相比，在社区实施健身和活动锻炼计划可以维持卒中后患者髋部的BMD[30]。在两项研究中，双膦酸盐药物治疗似乎是有效的[31-32]。不论性别（男性=280；女性=374），卒中患者接受利塞膦酸钠而非安慰剂后其髋部骨折的发生率显著降低了[31]。在另一项受试者有限的研究中（n=14），与安慰剂相比，在偏瘫后不久给患者使用唑来膦酸减少了瘫痪侧髋部BMD损失。因此，康复和（或）药物干预，特别是在灾难性神经事件发生后早期开始，似乎可以保护骨骼健康，应该在所有伴有肢体运动损伤的卒中患者加以考虑。

帕金森病

帕金森病的患病率和骨丢失

据估计，帕金森病的患病率为每年1.5~22人/10万人，由于高危人群、诊断标准和用于识别病例的方法不同，疾病范围存在差异[33]。一项对1988—2007年间包括美国20%的医疗中心入院患者的人群样本的研究发现，3.6%的髋部骨折住院患者患有帕金森病，其患病率是年龄和性别匹配的一般人群样本的4倍[34]。

随着时间的推移，帕金森病患者的骨丢失大于健康对照者。在一项对5937名65岁以上男性进行的平均随访时间为4.6年的研究中，帕金森病患者经年龄调整后的髋部BMD的年损失率为1.08%，而对照组为0.36%[35]。65岁以上的女性帕金森病患者的骨丢失率与男性相似，为每年1.3%，而对照组为0.6%[36]。其他规模较小的研究报告显示，平均患帕金森病3.0年或4.6年的患者髋部骨丢失速度更快，分别为2.5%和3.9%[37-38]。

帕金森病患者骨丢失的病因可能是由神经肌肉功能障碍、营养不良、维生素D缺乏和抗帕金森病药物（特别是左旋多巴）引起的行动能力下降和（或）障碍所致。体重已成为与帕金森病患者髋部BMD相关的可靠而有力的因素，并且与疾病的严重程度直接相关；据报道，体重占帕金森病组经年龄调整后的髋部BMD差异的58%，占多因素调整后的髋部BMD差异的72%[36]。据报道，帕金森病患者的血清维生素D水平低于阿尔茨海默病患者或健康对照者，这可能是由于日照减少所致。据报道，在一般人群中，高同型半胱氨酸血症与较低的BMD值有关，这可能是由于骨形成减少和骨吸收增加而影响骨重塑所致。在帕金森病的治疗中，较高剂量的左旋多巴可导致同型半胱氨酸的产生增加，这被认为是由于多巴脱羧酶活性增强所致；与未使用左旋多巴的帕金森病患者或健康对照者相比，接受左旋多巴治疗的帕金森病患者的血浆同型半胱氨酸水平更高[39]。

维持骨量的康复和药物治疗方法

有一些证据支持在帕金森病患者中使用抗骨吸收类药物治疗，尽管文献相当有限。在一项对接受利塞膦酸钠加补充维生素D治疗的女性帕金森病患者进行的研究中，观察到骨折风险显著降低[40]。一项对272名接受利塞膦酸钠治疗的男性帕金森病患者（两组均接受补充维生素D）进行的研究显示，他们的BMD显著增加，骨吸收标志物减少，但髋部骨折的数量没有显著减少[41]。由于帕金森病患者的食管功能障碍和相关的吞咽困难，似乎应该考虑静脉注射抗骨吸收药物，例如唑来膦酸或地诺单抗。

因此，帕金森病患者由于骨质疏松症和跌倒的风险增加，骨折的风险也显著增加，尤其是在髋部。与匹配的队列相比，帕金森病人群中与髋部骨折相关的发病率和死亡率预计会增加。医疗服务提供者应意识到并确定骨质疏松症的继发危险因素，以便患者接受治疗。应制定预防跌倒的策略，包括积极的身体康复和适当的营养。应在病程早期考虑抗骨吸收药物的药物干预，可以通过静脉给药，以防止随着疾病严重程度的增加而发生的隐性骨退化。

烧伤后的骨和钙代谢异常

引言

因为人类没有进化出一种对烧伤的特定保护方法，所以这种反应是非特异性的，并且会产生意想不到的后果。对烧伤的两种主要适应性反应是炎症反应和应激反应。

炎症反应

严重烧伤后24小时内会出现全身性炎症反应，包括循环中高水平的促炎细胞因子白细胞介素（interleukin, IL）-1β和IL-6[42]。这两种细胞因子都会刺激成骨细胞RANKL的产生，随后骨髓干细胞会分化为破骨细胞，从而增加骨吸收。这种情况发生在烧伤后的早期，可以从烧伤后10天内急性给予双膦酸盐帕米膦酸钠预防全身和腰椎骨丢失来推断，无论是急性的还是急性干预后长达2年的。相比之下，未接受帕米膦酸钠治疗的患者在随后的6个月内损失了大约3%的全身BMC，在烧伤后的前6周内损伤了7%的腰椎BMD[43]。

此外，严重烧伤的儿童会出现急性持续性低钙血症和甲状旁腺功能减退症，并伴有尿钙流失[45]，这些表明细胞因子介导的甲状旁腺钙敏感受体（calcium-sensing receptor, CaSR）表达上调。在绵羊烧伤模型中，CaSR在48小时内出现了50%的上调[46]，这表明CaSR的上调可能有助于清除细胞因子介导的骨吸收后进入血液的过量钙。

应激反应

在烧伤后的前24小时内，尿中游离皮质醇增加了3~8倍[42,47]，这可能在前2周内与炎症细胞因子在刺激成骨细胞RANKL的产生和随后的骨吸收方面有很好的协同作用。然而，到烧伤后第二周，骨活检切片上没有可见的表面成骨细胞[45]，表面四环素标记的摄取明显减少，双标记消失[42,47]，并且从烧伤儿童的骨活检标本培养中培养的骨髓基质细胞不能显示正常数量的成骨细胞分化标志物[47]。随着骨形成的显著减少，作为骨吸收的标志物尿脱氧吡啶酚也下降了[42]，尽管骨吸收细胞因子的血循环水平持续较高，但仍形成了一种动态的骨。

因此，烧伤后的骨丢失似乎有两个阶段：一是由炎症细胞因子和内源性糖皮质激素共同介导的原发性骨吸收阶段；二是主要由内源性糖皮质激素介导的继发性骨吸收阶段（a secondary adynamic stage）。

烧伤后12个月骨重塑恢复，但未立即接受双膦酸盐治疗的烧伤患儿的腰椎BMD Z-分数仍明显低于立即接受双膦酸盐治疗的患儿。

其他可能的影响因素

维生素D缺乏始于烧伤后第一年的某个时候，由至少两个因素引起：缺乏常规补充[48]和皮肤无法将正常数量的7-脱氢胆固醇转化为维生素D_3[49]。这种缺乏是进行性的，在烧伤后第二年，虽然所有的血清25OHD水平都很低，但所有的$1,25(OH)_2D$水平都是正常的。到烧伤后7年，不仅所有受试者的血清25OHD水平都很低，而且半数的受试者的$1,25(OH)_2D$水平也很低[48]。

烧伤后的制动对骨丢失的影响还没有进行充分的研究。在每周一次的皮肤移植之间，患者的活动都会受到限制，但制动的效果是由交感神经系统通过成骨细胞上的β肾上腺素受体介导的[50]。到烧伤后2周，在成骨细胞凋亡的情况下，交感神经驱动对骨的影响尚不清楚。

治疗

目前的治疗包括 1 年的口服奥沙那胺（oxandrolone）疗程，这种治疗可以增加骨矿物质含量和骨面积增加后的瘦体重，但不增加 BMD[51-52]。这种治疗是通过 IGF-1 刺激起作用，尽管目前尚不清楚信号通路的其余部分[51]。虽然帕米膦酸钠已被用于预防烧伤后的骨丢失，但其并未普遍用于治疗烧伤后的患者。

参考文献

扫描书末二维码获取。

第八篇

癌症和骨骼

第八篇主编：Theresa Guise 和 G. David Roodman

第 95 章　溶骨性和成骨性骨骼病变的机制　565
G. David Roodman 和 Theresa Guise

第 96 章　骨转移性疾病的临床和临床前影像学　568
Siyang Leng 和 Suzanne Lentzsch

第 97 章　转移性骨肿瘤　575
Juile A. Sterling 和 Rachelle W. Johnson

第 98 章　骨髓瘤与其他血液系统恶性肿瘤　580
Claire M. Edwards 和 Rebecca Silbermann

第 99 章　成骨性骨肉瘤　586
Yangjin Bae、Huan-Chang Zeng、Linchao Lu、Lisa L. Wang 和 Brendan Lee

第 100 章　乳腺癌和前列腺癌治疗后的骨骼并发症　591
Catherine Van Poznak 和 Pamela Taxel

第 101 章　骨癌和疼痛　596
Denis Clohisye 和 Lauren M. MacCormick

第 102 章　放疗诱发的骨质疏松症　601
Laura E. Wright

第 103 章　儿童癌症的骨骼并发症　604
Manasa Mantravadi 和 Linda A. DiMeglio

第 104 章　骨转移瘤的药物预防和治疗　608
Catherine Handforth、Stella D'Oronzo 和 Janet Brown

第 105 章　骨转移瘤的放疗　616
Srinivas Raman、K. Liang Zeng、Oliver Sartor、Edward Chow 和 Øyvind S. Bruland

第 106 章　转移性骨疾病的概念和外科治疗　620
Kristy Weber 和 Scott L. Kominsky

第 95 章
溶骨性和成骨性骨骼病变的机制

G. David Roodman 和 Theresa Guise

张　鹏　易春智　陈柏龄 译

引言

骨骼是实体瘤转移和多发性骨髓瘤（multiple myeloma, MM）累及的常见部位。60%～70% 的乳腺癌和前列腺癌患者以及 85% 的 MM 患者在疾病晚期会有骨骼受累[1-2]。在美国，有超过 45 万的患者患有骨癌（cancer in bone, CIB）[3-4]。肿瘤骨转移可以是溶骨性的，例如 MM 和乳腺癌（breast cancer, BCa）骨转移，也可以是成骨性的，例如前列腺癌（prostate cancer, PCa）骨转移，尽管 PCa 骨转移患者的骨吸收标志物水平可以非常高[5]。溶骨性和成骨性骨转移瘤是一个连续过程的极端，大多数患者的病变中都混合有溶骨性和成骨性成分。CIB 中破骨细胞和成骨细胞的数量和活性的显著失衡会导致衰弱性骨骼相关事件（skeletal-related event, SRE），给患者带来灾难性的后遗症。这些后遗症包括骨剧痛、病理性骨折、脊髓和神经压迫综合征以及钙和磷稳态紊乱[6]。骨骼受累是晚期恶性肿瘤患者发生严重癌症相关疼痛的主要原因[7]。SRE 不仅会增加患者的发病率和死亡率，还会降低患者的生活质量[7]。重要的是，一旦癌症累及骨骼，大多数患者是无法治愈的。因此，为了改善 CIB 患者的预后，需要新的基于机制的治疗方法（mechanistic-based therapies）来控制骨中癌细胞的生长，预防或抑制 CIB 相关的可怕后遗症。本章将概述肿瘤溶骨性和成骨性骨转移的机制，并举例说明它们的识别如何推动治疗 CIB 患者的新治疗方法的发展。这些机制的详细信息将在本篇后面的章节提供。

骨是转移瘤的好发部位

Stephen Paget 最早提出了"种子和土壤"假说，即肿瘤细胞由于其独特的性质而优先转移到特定的部位，例如骨骼，而不仅仅是转移到与原发肿瘤邻近的部位[8]。多种机制有助于肿瘤细胞转移至骨骼和随后的骨病变的发展。Kang 及其同事发现，BCa 细胞只需要表达 3～4 个基因就能优先转移到骨骼[9]。这些基因包括*白细胞介素 11*（interleukin 11, IL-11）、*结缔组织生长因子*、*CXCR4* 或*骨桥蛋白和基质金属蛋白酶 1*（matrix metalloprotease 1, MMP1），它们分别编码一种溶骨因子、一种血管生成因子、一种黏附因子和一种金属蛋白酶。转化生长因子（transforming growth factor, TGF）是通过肿瘤细胞诱导的破骨细胞活性增强而从骨基质中释放和激活的，并进一步上调这些基因的表达。此外，肿瘤细胞与转移部位细胞之间的多重相互作用可诱导多种因子的分泌，例如赖氨酰氧化酶，这些因子可促进肿瘤细胞向转移部位的迁移、增殖和分化[10]。此外，肿瘤细胞释放的外泌体可以为肿瘤转移的未来位点做好准备[11]。

肿瘤细胞上表达的黏附分子和肿瘤细胞产物也会增加骨转移。Shiozawa 及其同事的研究表明，骨髓基质细胞上的黏附分子和骨内皮造血干细胞生态位中的成骨细胞，允许造血干细胞和表达这些黏附分子受体的 PCa 细胞回到干细胞生态位[12]。重要的是，当癌细胞回到干细胞生态位时，它们会取代并诱导造血干细胞最终分化。最近，Lawson 及其同事的研究表明，当骨髓瘤细胞与干细胞结合时，它们会进入休眠状态，随后可通过破骨细胞骨吸收被激活和释放而成为活跃的肿瘤细胞[13]。

溶骨性转移瘤的骨重塑

在正常情况下，骨吸收和骨形成紧密相连，骨形成发生在先前骨吸收的不同部位[14]。这种"耦合"的骨重塑在很大程度上依赖于破骨细胞和成骨细胞之间的通信，这是通过成骨细胞前体上表达的 Eph 受体和破骨细胞上表达的 ephrins 之间的双向信号转导实现的[15]。在溶骨性转移和 MM 中，骨重塑过程是不平衡或不耦合的，破骨细胞骨吸收增加是由肿瘤细胞产生的破骨细胞激活因子驱动的，或者是由骨微环境中的细胞对肿瘤细胞的反应驱动的[16]。例如，肿瘤细胞使骨微环境中 RANKL 和 IL-6 水平升高，而骨保护素（osteoprotegerin, OPG）水平受到抑制。此外，在单纯溶骨性肿瘤中，例如在 MM 中，会产生多种成骨细胞抑制剂，包括 Wnt 抑制剂 DKK1 和分泌的卷曲相关蛋白 2(secreted frizzled-related protein 2, sFRP2)、IL-7 和阻碍骨修复的骨硬化蛋白[17]。

成骨性转移瘤的骨重塑

诸如 PCa 患者中骨转移所见的骨病变被归类为成骨性病变，主要是由于它们在 X 线或 CT 扫描上的特征性骨硬化表现。骨形成标志物，包括骨特异性碱性磷酸酶和Ⅰ型前胶原蛋白 C 前肽，在 PCa 骨病患者中升高。然而，形成的新骨质量很差。成骨性肿瘤细胞分泌 BMP、PDGF、IGF-1、内皮素 1（endothelin-1, ET-1）、FGF 和 VEGF 等因子，直接或间接增强成骨细胞活性[18]。ET-1 也被证明可以激活 Wnt 信号通路并抑制 Wnt 拮抗剂 DKK1 的表达[19]，从而进一步促进骨形成。

恶性循环假说

"恶性或前馈循环"假说认为，骨中的肿瘤细胞是通过分泌直接或间接诱导破骨细胞形成的因子来刺激破骨细胞骨吸收的。骨吸收的增加反过来释放并激活骨基质中的固定化生长因子，例如 TGF-β 和其他生长因子，以刺激肿瘤细胞的生长[20]。如前所述，一些肿瘤，特别是 PCa，也会产生促进骨形成的成骨细胞刺激因子。成骨细胞数量增加释放的细胞因子和趋化因子也会进一步刺激肿瘤生长。此外，骨髓基质细胞与肿瘤细胞之间的黏附作用增强了肿瘤细胞对化疗药物的耐药性，从而进一步防止了骨内肿瘤细胞的死亡。

骨细胞与骨转移

最近的研究表明，除了破骨细胞和成骨细胞对骨肿瘤生长有贡献之外，骨细胞也有助于骨肿瘤的生长[21-22]。骨细胞占骨骼内细胞的 95% 以上，尽管它们嵌入骨基质中，但它们可以通过骨细胞陷窝-导管网络与骨中的肿瘤细胞通过接触相互作用。骨细胞是通过产生骨硬化蛋白（一种成骨细胞抑制剂）以及 RANKL、M-CSF 和 OPG（调节破骨细胞发生和骨吸收的细胞因子）来调节正常的成骨细胞和破骨细胞的形成和活性的。此外，Sottnik 及其同事的研究显示[21]，在 PCa 骨转移中，骨微环境中肿瘤诱导的压力上调了骨细胞中的 CCL5 和 MMP，这也促进了骨中肿瘤的生长。此外，最近的研究表明，骨髓瘤患者的凋亡的骨细胞增加并产生升高的 IL-11 刺激破骨细胞形成[23]。Delgado-Calle 及其同事的研究表明，MM 细胞和骨细胞之间的直接细胞间相互作用可导致骨细胞和 MM 细胞之间的双向 Notch 信号转导。这触发了骨细胞凋亡、Sost（编码骨硬化蛋白的基因）上调、Wnt 信号转导减少、OPG 下调和骨细胞产生的 RANKL 增加以及肿瘤细胞生长的增加[22, 24]。

免疫细胞在骨转移中的作用

骨髓中的免疫细胞，包括间充质基质细胞、造血细胞、T 细胞、B 细胞和巨噬细胞来源的细胞，可刺激骨破坏或增强肿瘤细胞归巢到骨骼[25]。在骨中 MM 细胞存在的情况下，树突状细胞和骨髓抑制细胞可以分化为破骨细胞[26]。此外，Th17 细胞是 CD4$^+$ T 辅助细胞的一个重要亚群，有助于肿瘤细胞在骨中的生长。在正常骨髓中，能够保护癌症患者免于转移的 Th1 细胞（产生干扰素的 T 细胞）的数量，超过了 Th17 细胞（白介素-17 产生的 T 细胞）的数量[27]。然而，在骨髓瘤中，骨髓中 Th1 细胞与 Th17 细胞的比例相反，导致 Th17 细胞比 Th1 细胞多 10 倍[28]。这种 T 细胞亚群分布的变化引起了微环境的变化，增强了破骨细胞的激活。骨髓中 IL-17 水平的升高也支持骨髓瘤细胞的生长和破骨细胞的形成，因为 IL-17 可以诱导 T 细胞产生 RANKL。IL-17 也是 PCa 细胞的生长因子[29]，在 PCa 骨转移中起作用[30]。Lin 及其同事的研究表明，宿主免疫细胞或肿瘤细胞产生的 INF-α、IL-6 和 IL-17 也会导致抗肿瘤免疫功能丧失和肿瘤生长增强[31]。间充质间质细胞也有助于骨肿瘤的生长。它们产生大量的 IL-6，促进 MM 细胞的生长和防止其凋亡，刺激破骨细胞的形成，并产生 RANKL。最后，免疫细胞与肿瘤细胞的相互作用可以抑制抗肿瘤免疫反应，是抑制肿瘤生长的新兴治疗靶点[32]。此外，针对肿瘤细胞分泌的细胞因子和表面受体的抗体，以及能结合促进肿瘤生长和骨破坏的细胞因子受体的小分子抑制剂正在开发中。

小结

肿瘤骨转移的发生机制多种多样，使骨成为转移的好发部位。针对骨中肿瘤细胞的作用机制的药物目前正在开发或正在临床试验中，用于治疗 CIB 患者。这些治疗方法包括新型抗体、免疫调节剂和抑制导致骨转移的基因表达的 microRNA。这些治疗方法应该能够改善 CIB 患者的生活质量并提高他们的生存率。

参考文献

扫描书末二维码获取。

第 96 章
骨转移性疾病的临床和临床前影像学

Siyang Leng 和 Suzanne Lentzsch

宋立稳　柳林　刘丰译

引言

骨转移是实体恶性肿瘤及血液恶性肿瘤的常见并发症在晚期骨髓瘤中的发生率超过95%，在晚期乳腺癌或前列腺癌中的发生率超过65%，在甲状腺癌、肺癌、黑色素瘤和肾癌中也很常见[1]。骨转移的发生与不良预后相关，它们会导致高发病率，主要表现为疼痛、骨折、高钙血症、脊髓压迫和活动能力受损[2-3]。

骨转移可分为溶骨性、成骨性/硬化性或混合表型。它们的形成取决于成骨细胞、破骨细胞与骨髓基质之间的动态破坏。有关骨转移的病理生理学的综述不在本章范围内，读者可以直接阅读有关这方面的综述[3-4]。

影像学在骨转移性疾病的检测、评估、监测中起着非常重要的作用。影像学常被用于判断临床分期、评估病理性骨折的风险以及监测对系统治疗的反应。相关影像学成像模式大致可分为检测形态或解剖改变的模式以及评估异常代谢活动的模式。基于代谢活动的方法的优势在于，除了临床直接应用外，还可以用于研究肿瘤的生长、转移、血管形成和药代动力学等过程。

形态/解剖成像技术

X线平片

X线平片影像学是测量X射线通过组织时的衰减。X线平片可用于评估骨/椎体的排列、是否存在骨折，并可通过测量骨皮质的厚度来评估骨折的风险[5]。因为获得X线平片所用的时间短、费用低，它们通常被用于骨相关症状的初步评估。此外，它们仍然是多发性骨髓瘤骨病的标准筛查方法。它们与骨扫描相比的一个优势是（在本章稍后部分进一步讨论），它们能够识别溶骨性病变和成骨性病变。

X线平片通常不被用于筛查其他恶性肿瘤引起的骨疾病，因为它们的敏感性低——高达30%~75%的骨组织被破坏时才能被检查出来，即它们的敏感性比CT、放射性核素骨闪烁显像（radionuclide bone scintigraphy, RBS）、MRI或正电子发射扫描（positron emission tomography, PET）差[6]。X线平片由于是二维成像（2-dimensional, 2D），不能提供肿瘤或骨损伤的空间定位或结构细节，通常需要额外的影像学成像。

双能X线吸收测定法

双能X线吸收测定法（dual-energy X-ray absorptiometry, DXA）是一种用于评估BMD的方法，不仅广泛用于骨质疏松的评估，而且也有新兴的癌症相关的应用。这项技术是用一个放射线管产生两束不同能级的光子束通过人体组织，用在患者另一侧的探测器测量光子束穿过人体组织时的衰减；通过测定两束射线衰减的差异可将骨与其他组织区分开并测定矿物质密度。

DXA对特定的癌症的BMD监测具有明确的作用，包括接受芳香化酶抑制剂治疗乳腺癌的女性或发生卵巢功能衰竭的女性，以及接受雄激素去势治疗的前列腺癌患者[7]。虽然目前尚未确定，但DXA对于多发性骨髓瘤患者的风险分层的作用正在研究中。与正常人群相比，有意义未明的单克隆丙种球蛋白病（monoclonal gammopathy of undetermined significance, MGUS）和抑制性多发性骨髓瘤（smoldering multiple myeloma）（均为多发性骨髓瘤的前兆）的患者有更高的骨折风险，MRI或PET上骨成像异常也更多[8]。应用DXA和其他成像技术来识别骨量减少患者和其他发生骨髓瘤骨病的高危人群是有收益的。DXA常被选择用于测定多发性骨髓瘤相关的骨病。

计算机断层扫描

计算机断层扫描（computed tomography, CT）需要使用一个可旋转的聚焦辐射源，以及在其对面的探测器，以测量 X 射线穿过组织时的衰减率，衰减率的大小取决于组织的密度。采集到的二维图像可组合形成三维（3-dimensional, 3D）结构。由于骨骼和软组织之间的天然对比，CT 很适合用于骨骼和软组织成像。例如，在骨髓瘤中，CT 可显示骨病变以及远处转移。CT 可以在不使用对比剂的情况下检查出溶骨性和成骨性病变。

CT 常用于迫切需要结果、需要骨破坏程度或部位的详细信息以及制订术前计划时。CT 广泛可用，而且通常比这里讨论的其他模式更便宜。CT 的一个主要局限是，它不能充分显示脊髓病变；MRI 则能更清晰地显示脊髓、邻近间隙、脑膜及骨髓[6]。CT 的另一重要限制是，其有辐射暴露和增加继发性癌症的风险，这对那些存活多年并反复接受扫描的患者，以及那些已有效治愈并正在接受监测随访的患者来说是一个重大问题[9]。

目前临床应用中已对 CT 做了一些改良。定量计算机断层扫描（quantitative CT, QCT）是一种利用 CT 测量 BMD、将 Hounsfield 单位转换为 BMD 值的方法。与 DXA 相比，QCT 有更高的辐射强度且不那么广泛可用，但它也有一些优势，包括 BMD 的 3D 表达，以及避免由于骨质增生或钙的骨外沉积所致的不准确性。一种名为高分辨率外周 QCT（high-resolution pQCT, HRpQCT）的 QCT 改良技术仅限于桡骨和胫骨等外围骨，它可以分别精确测量皮质骨和小梁骨。目前，QCT 的主要应用是骨质疏松症，但在有重要骨成分的癌症中使用 QCT 具有重要的临床和研究意义[10-11]。

全身低剂量 CT 是一种用于多发性骨髓瘤的方法，它使用的辐射剂量与骨骼测量相当，易于实施，采集时间短（75 秒），不需对比剂，并能提供骨骼系统的 3D 视图。它的敏感性明显高于骨骼检查，因为它能识别更多的溶骨性病变。但与 MRI 相比，因为它无法检查出骨髓中的异常信号，其特异性较低[12]。

显微 CT（micro-CT, μCT）是一种主要用于小动物和组织标本成像的成像技术，其设备与普通 CT 相同。μCT 具有高的空间分辨率（立体像素 50～100 μm³）和快速的数据采集时间（分钟）。可以测量各种骨参数，包括矿物质密度、体积、表面比和小梁厚度（图 96.1）。最近的创新研究多集中在非碘对比剂的开发上，例如金或铋纳米颗粒，它们能对肿瘤和血管系统产生更大的增强作用。纳米颗粒可以加入治疗药剂——例如，金纳米颗粒很容易吸收辐射，既可以用于诊断肿瘤，也可以向肿瘤输送射线。与 CT 一样，μCT 的一个关键限制是辐射暴露，尽管通常是有限的，但对于高分辨率扫描来说，辐射暴露可能具有生物学意义，可以改变肿瘤的生长以及环境生物和免疫途径[13-15]。

磁共振成像

磁共振成像（magnetic resonance imaging, MRI）是基于不同的组织对电磁能量的吸收和发射的差异来可视化不同的组织。这通常是通过在一个振荡磁场中激发氢原子来实现的。当氢原子回到平衡状态时，它们会发出射频信号，而这些信号可以被接收线圈捕获。不同组织可以通过它们恢复平衡的不同来区分。位置信息是通过利用磁场中的梯度来确定的[16]。

MRI 特别适用于评估亚临床骨病或较小的骨病变，即当骨髓和（或）皮质骨存在异常但症状尚未出现时[17]。如前所述，MRI 在脊柱成像方面优于其他检查模式，其中骨组织和软组织的可视化非常重要[18]。此外，MRI 有助于区分应力性骨折和病理性骨折，特别是对那些尚未明确癌症病史的患者。骨折周围明确的低信号 T1 加权异常被认为是病理性骨折的鉴别特征[19]。

MRI 的最大优势在于检测骨转移性疾病。研究普遍表明，在检测各种骨转移方面，MRI 的敏感性和特异性比 CT 更高。例如，一项研究表明[20]，MRI 的总和敏感性和特异性分别为 90.4% 和 96.0%，而 CT 分别为 77.1% 和 83.2%。一个对全身 MRI 进行的 meta 分析显示，MRI 检测骨转移的总和敏感性为 89.9%，特异性为 91.8%[21]。MRI 的另一优点是，没有辐射暴露，这对需要重复影像学复查和有延长生存期的癌症患者是最重要的。

如果不是存在一些限制，MRI 可能会得到更广泛的应用。MRI 不适用于装有某些心脏起搏器、人工耳蜗和体内植入其他金属物体的患者。MRI 对移动很敏感，患者移动会影响其检测结果，这种情况并不少见。有严重幽闭恐惧症的患者可能无法进行这种检查。MRI 检查的采集时间较长，并且其费用通常比 CT 更高。骨髓刺激因子的使用可能会改变骨髓信号，使扫描结果无法解释[18]。

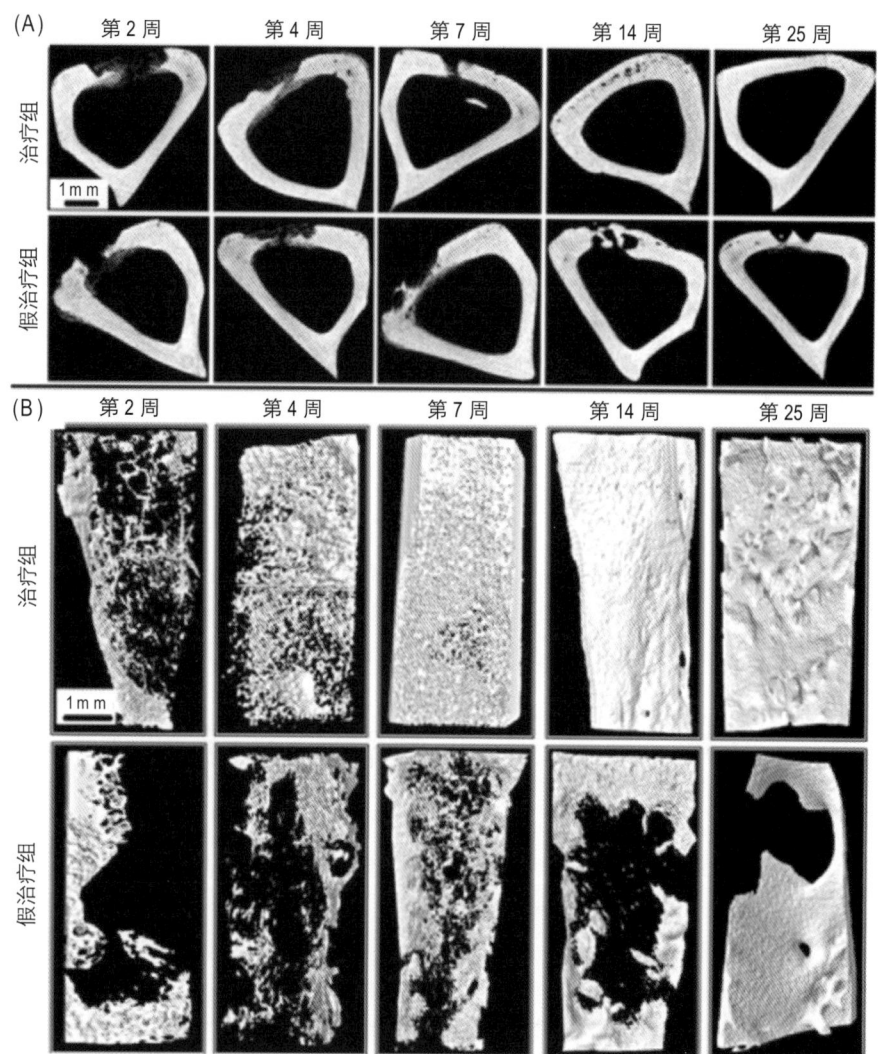

图 96.1 骨诱导凝胶支架治疗前后胫骨骨缺损的显微CT（μCT）成像。新西兰雄性小白兔接受了一次手术，造成了它们胫骨上一个缺损。应用μCT进行治疗评估。轴向图（A）和3D重建图（B）显示，使用骨诱导凝胶支架治疗后，小白兔的手臂骨愈合明显加快（Source: [50]. Reproduced with permission of Sagar, http://journals.plos.org/plosone/article?id=10.1371/journal.pone.0077578.）

显微磁共振成像（micro-MRI, μMRI）与μCT相似，主要用于小动物和组织标本的成像，但也可用于人类四肢的成像。μMRI具有良好的空间分辨率，特别适用于识别骨组织和软组织病变[22]。μMRI没有辐射暴露，因此无需关注由于辐射造成的组织损伤。尽管有这种优势，μMRI的使用频率不如μCT，因为其费用更昂贵且图像采集时间更长。对动物进行μMRI时因为必须麻醉，这可能会导致其发生体温和其他生理变化，这限制了μMRI在解剖学研究中的应用[13]。

分子/功能成像技术

放射性核素骨显像

放射性核素骨显像（radionuclide bone scintigraphy, RBS）是通过静脉注射放射性核素 ^{99m} 锝（^{99m}technetium, ^{99m}Tc）标记的磷酸盐化合物［最常见的亚甲基双膦酸盐（methylene diphosphonate, MDP）］进行骨显像的技术。RBS通常在给药3小时后，使用平面γ相机对患者进行成像，该相机可捕获 ^{99m}Tc

表96.1 不同成像模式的比较，包括来源、适用范围以及每种技术的优点和局限性。斜体表示出现临床表现前的应用

成像模式	来源	适用范围	优点	局限性
X线	射线	溶解性或成骨性病变的结构、解剖信息	费用低 用途广	敏感性低 检查时患者会因需要重新定位而不舒服
MRI	电磁波	溶骨性或成骨性病变 脊髓和椎管显像 评估骨髓 结构、解剖信息 制订手术计划（procedure planning）	高敏感性和特异性 高空间分辨率 软组织对比良好 没有辐射暴露	低通量（例如，整个脊柱的MRI需要1~2小时，而整个脊柱的CT需要10~20分钟） 受移动伪影影响 有幽闭恐惧症或体内植入装置的患者可能无法进行 费用昂贵
CT	辐射（X射线）	溶骨性或成骨性病变 BMD和结构分析 结构、解剖信息 测量和监测肿瘤负荷 骨骼结构与健康 制订手术计划（procedure planning）	采集时间短 应用广泛 高空间分辨率 与X线相比，敏感性更高 描述骨髓外疾病 比PET或MRI便宜 舒适	辐射暴露*（胸部CT：5~10 mSv；腹部及骨盆CT：10 mSv；WBLDCT：4~7 mSv） 比X线更贵
PET	辐射（高能量γ射线）	溶骨性或成骨性病变 突出显示活动性肿瘤区域 测量和监测肿瘤负荷 对某些癌症具有预后价值 *分子和代谢过程的可视化（例如全身药代动力学或受体表达）* *实时信号通路活性（报告结构）*	高敏感性 高渗透深度 描述骨髓外疾病	有限的空间分辨率 辐射照射*（PET/CT：25 mSv） 假阳性的可能性 高费用 有限的可用性；通常不可用
SPECT	辐射（低能量γ射线）	仅限于成骨性病变 测量和监测肿瘤负荷 *分子和代谢过程的可视化（例如细胞凋亡或受体表达水平）*	高敏感性（低于PET） 高渗透深度	有限的空间分辨率 辐射暴露（4 mSv） 不能定量
BLI	生物荧光	*早期细胞定位和骨归巢，小细胞数量* *长期监测细胞活力和转移性* *骨肿瘤负荷（功能和药物反应研究）* *实时信号通路活动[报告构建（reporter constructs）]* *分子和代谢过程的可视化（例如VEGFR活性）*	高敏感性 高处理量 低费用 小细胞数量成像可能	有限的空间分辨率 有限的渗透深度 目前不能临床应用
FI	荧光	*早期细胞定位和骨归巢* *长期监测细胞活力和转移性骨肿瘤负荷（功能和药物反应研究 NIRF）* *实时信号通路活动[报告构建（reporter constructs）]* *骨转移过程的实时监测[智能探针，例如，MMPSense]* 图像引导手术	高敏感性 高处理量 低费用	有限的空间分辨率 有限的穿透深度 自发荧光 目前不能临床应用

*所提供的辐射照射剂量是以毫西弗（mSv）为单位的估计剂量。当暴露量超过50~100 mSv时，患癌症的风险被认为会显著增加。BLI：生物发光成像；CT：计算机断层扫描；FI：荧光成像；MMP：基质金属蛋白酶；MRI：磁共振成像；NIRF：近红外荧光；PET：正电子发射断层摄影术；SPECT：单光子发射计算机断层扫描；WBLDCT：全身低剂量计算机断层扫描（whole body low dose computed tomography）。

示踪剂放射性衰变产生的 140 keV γ 射线。收集前后视图[2]。

在 RBS 中，通过放射性示踪剂标记的磷酸盐基团与骨基质中的羟基磷灰石结合，RBS 可以显示活跃的骨重塑区域。成骨细胞转移，表现为局部骨转换增加，比正常骨积累的 ^{99m}Tc-MDP 更多。现有的证据可以最有力地支持使用 RBS 检测常见的实体肿瘤的骨转移，也推荐将 RBS 用于某些情况下乳腺癌和前列腺癌的分期[20]。

研究表明，在主要的实体恶性肿瘤中应用 RBS 的敏感性和特异性通常在 80% 至 90% 之间[20]。RBS 对微小的变化很敏感，甚至可以检测到 5% 的骨转换变化，而 X 线平片或 CT 则在矿物质损失高达 40%~50% 时才能显示出异常信号。RBS 的劣势包括：不能显示主要为溶骨性病变的肿瘤（例如多发性骨髓瘤）；极具侵袭性的肿瘤，其中骨破坏速度快于骨重塑的速度；以及因退行性改变、炎症、创伤或 Paget 病引起的假阳性[5]。

单光子发射计算机断层扫描

单光子发射计算机断层扫描（single-photon emission computed tomography, SPECT）是 RBS 的一种 3D 变体，其探测器是围绕患者旋转，以记录放射性示踪剂的体积分布。SPECT 通常被用作 RBS 的补充技术，以增加敏感性和进行椎体病变的定位。SPECT 可以与 CT（SPECT-CT）结合使用以增加敏感性[23]。最近的一个关于检测椎体转移的 meta 分析显示，该方法具有良好的整体敏感性和特异性，其总体性能仅次于 MRI（高于 RBS、PET 和 CT）[24]。尽管如此，SPECT 在美国并没有像其他检测骨转移的方法那样经常使用。

显微 SPECT（micro-SPECT, μSPECT）是一种 SPECT 的临床前技术，用于动物的扫描。由于敏感性高，μSPECT 只需要用少量的放射性示踪剂，并且可以使用多种示踪剂对多个分子事件进行成像。μSPECT 的缺点包括费用高、辐射暴露和分辨率有限，目前低至 1000 μm[25-26]。

正电子发射断层扫描

正电子发射断层扫描（positron emission tomography, PET）是一种可以检测由正电子发射的放射性原子间接发射的沿相反方向行进的高能 γ 射线对的成像技术。成像时给患者注射放射性示踪剂并使其经过一圈探测器。当环形两端的探测器元件同时被触发时记录下一个信号，并生成衰变事件的一个 3D 图像[2]。PET 使用的主要放射性示踪剂是 ^{18}氟-氟脱氧葡萄糖（^{18}fluoride-fluorodeoxyglucose, ^{18}F-FDG）。癌细胞改变了代谢通路,依靠需氧糖酵解（Warburg 效应）来维持其增殖率[27]。它们优先积累 ^{18}F-FDG，在磷酸化后细胞摄取[28]。

FDG-PET 具有广泛的临床和临床前应用。当与 CT 相结合使用时，由于其能够显示远处和髓外转移，FDG-PET 对许多实体和血液系统恶性肿瘤的分期非常有用。FDG-PET 可用于检测溶骨性骨病，而这是 RBS 的一个主要受限之处，并且越来越多地成为抑制性骨髓瘤（全身 MRI 也可接受）和多发性骨髓瘤（评估活动性疾病和髓外转移，骨骼检查均无法发现）的首选成像技术。FDG-PET 也可被用于区分良性和恶性骨病变[29]。FDG-PET 的敏感性和特异性因组织学而异，通常在以溶骨性骨病为主的癌症中表现更好，特别是联合使用 FDG-PET 与 CT 时。先前引用的 meta 分析（包括 PET 或 PET/CT 的研究）显示，PET 的总和敏感性为 86.9%（MRI 为 90.4%，CT 为 77.1%，RBS 为 75.1%），特异性为 97.0%（MRI 为 96.0%，CT 为 83.2%，RBS 为 93.6%）[20]。

尽管 PET 的整体性能良好，但由于 PET 有许多限制，其实用性降低了。与 RBS 相比，PET 对成骨性病变或混合性病变的检测敏感性较差[29]。它可能会忽略小于 8~10 mm 的病变，除非病变是非常高代谢的。有些发现可能很难解释，例如，低摄取水平可能来自治疗后的疾病、早期复发、慢性炎症、感染或生理摄取；并且存在假阳性。PET 的费用可能会比其他方法昂贵。由于放射性核素具有时间依赖性衰变，并且由于肿瘤竞争性摄取患者体内的葡萄糖与 FDG（患者应进行 6~8 小时的禁食以使血糖处于正常状态），检查需要提前安排好。化疗后骨髓反弹或使用骨髓刺激因子可导致 PET 检查假阳性。PET 有辐射暴露，特别是当其与 CT 联合使用时[30]。

基于替代代谢底物的放射性示踪剂已经被开发出来，例如那些参与脂质（细胞膜）代谢的物质：醋酸盐和胆碱，它们可与 ^{11}C 或 ^{18}F 络合[30]。基于醋酸盐和胆碱的示踪剂主要用于前列腺癌的研究，由于其在合成方面的挑战、半衰期限制以及与 ^{18}F-FDG 相比的临床适用性所限，目前仍处于试验研究阶段[2]。另一种正在研究的放射性示踪剂是 ^{18}F-氟化钠（^{18}F-sodium fluoride, ^{18}F-NaF），它与 ^{99m}Tc-MDP 一样，在矿化过程中纳入骨骼。越来越多的证据表明，它在检测前列腺癌骨转移方面优于 ^{99m}Tc-MDP RBS[32]。与 FDG 相比，它的性能尚不清楚，可能因组织学而异[33]。多种其他靶向肿瘤代谢和血管生成的放射性示踪剂正在开发中。

显微 PET（micro-PET, μPET）是一种用于动物的临床前 PET 技术。其优点是：采集时间快，具有类似于 PET 的优良性能特点。与 μSPECT 一样，μPET 通常只需要微量的放射性示踪剂。μPET 的缺点包括：费用高，常用示踪剂的半衰期短，以及辐射暴露。与 μCT 或 μMRI 相比，μPET 的分辨率在 1000 μm 时较差[26, 34]。

光学成像

光学成像包括一系列新兴的技术，使用可见光、紫外线和红外光来检查解剖和细胞过程。尽管临床试验已在进行中，目前所有技术都处于临床前阶段。光学成像根据对比剂不同分为生物发光成像（bioluminescence imaging, BLI）和荧光成像（fluorescence imaging, FI）。BLI 使用荧光素酶等天然发光蛋白来追踪体内某些细胞或过程的位置；FI 使用在受到外部光源刺激后发光的荧光染料。BLI 或 FI 的选择取决于所研究的问题。当评估体内代谢活动时，BLI 更受青睐。除了对比剂的选择外，还有成像技术的选择。许多商售的检查系统已经存在，其特点各不相同，例如，照射和检测的波长、检测技术以及对多模态成像的支持等特点各不相同[25, 35-36]。

光学方法越来越受欢迎是因为它们有以下几个优点：总体敏感性和特异性高，无创，不涉及辐射，费用低，以及解释相当简单。它们的主要不足是：穿透深度较低——信号只能检测到距离表面几厘米的组织，以及空间分辨率有限，达到 1000 μm[35]。

BLI 是基于检测由酶促反应发出的光子，在酶促反应中，底物被荧光素酶氧化。该系统的许多应用已被描述。例如，在一项研究中，乳腺癌细胞用荧光素酶标记后被引入小鼠的胫骨。然后，将小鼠随机分配到不同的治疗组，治疗后注射荧光素进行 BLI 成像，可以检测到骨骼和肺部的肿瘤生长（图 96.2）[37]。研究人员也已经描述了检测肝细胞癌、前列腺癌和其他恶性肿瘤骨转移的系统[38]。

BLI 具有敏感性高、背景信号低、信噪比高、采集时间短等优点。然而，它主要提供的是信号定位和确定深度能力有限的平面成像。此外，这项技术仅限

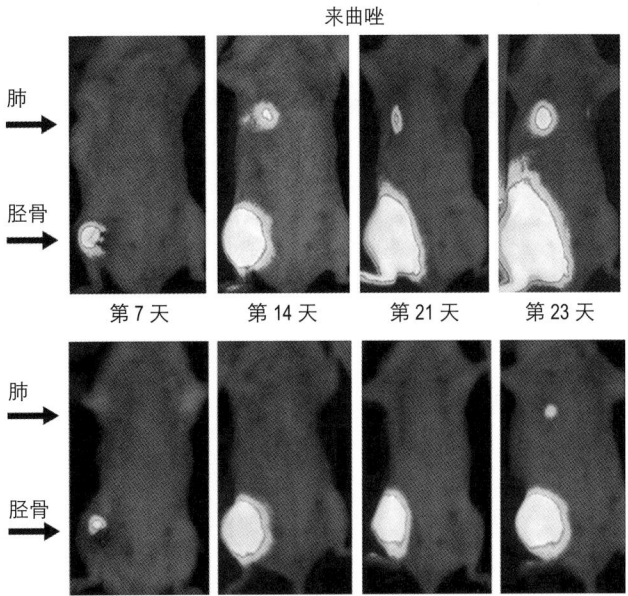

图 96.2 （也见彩图）生物荧光成像显示的 BALB/c 小鼠中 4T1 乳腺癌细胞的转移进展。首先给 BALB/c 小鼠右胫骨注射了 4T1 小鼠乳腺癌细胞，然后对它们进行了不同处理，并进行一系列的生物发光成像检测。每一组的 1 只动物的代表性图像如图所示，显示肿瘤呈进行性生长。OVX：卵巢切除术（Source: [37]. Reproduced with permission of Springer.）

于小动物，因为它只能非常浅显地用于较大的物体。动物的颜色也很重要，因为深色的皮肤色素沉着或皮毛的颜色会减弱生物荧光的光（荧光灯也是如此）[39]。

FI 是利用合成的荧光化合物靶向特定的细胞区室或分子。在给予荧光分子后，施加特定波长的光，通过探测器记录被激发的荧光分子发出的光。有多种级别的荧光分子，但对于骨骼，最常用的是四环素（例如 BoneTag）和荧光标记的双膦酸盐（例如 OsteoSense）[36, 40-41]。ProSense 是一种组织蛋白酶激活的荧光分子，可作为破骨细胞活性的标志物。破骨细胞活性的增高增加了组织蛋白酶，组织蛋白酶裂解并释放荧光分子，使它们能够被检测到[42]。MMPSense 是一种被 MMP 2 和 MMP 9 活化的荧光分子，因此可以用于检测 MMP 的活性[43]。

FI 不需要代谢活跃的生物体来产生光子，这意味着它可在体外或体内离体使用。FI 的缺点包括：自身荧光、组织吸收、深度信息有限（局限于小动物）和空间分辨率较差[35]。使用光谱中远红外线或近红外线区域的荧光蛋白有助于进行更深层次的成像，因为自发荧光在这些波长处不明显[44]。

这里讨论的光学成像的优点引起了研究者们寻找其临床应用的兴趣，其中一个是其在外科中的应用。在应用荧光引导的手术中，FI 被用于检测表达荧光分子的癌细胞，在小鼠模型进行的研究中已被证明有助于识别转移和提高生存率[45-46]。许多人体临床试验已在进行中，其结果的验证正在被急切地期待着。

多模态成像

鉴于每种成像方式都有优点和局限性，将两种或两种以上的成像方式组合起来可能会产生更好的性能，尽管这样会带来更高的费用和协调方面的不便。目前临床上，PET/CT 是主要的多模态成像技术。2010 年，PET/MRI 作为一种替代的多模态技术出现，这种组合具有改善软组织成像和功能性 MRI 的潜在优势。但目前这种组合仅被有限的国家采用，而且还没有制定国家级别的应用指南。目前的研究表明，PET/MRI 组合与 PET/CT 组合大致相当，但在肺病变方面，有研究表明 CT 更好，在前列腺癌和其他有骨病变的癌症方面，MRI 可能更好[47]。

在临床前背景下，μCT 与光学成像组合可以提供有关骨基质变化和溶骨性活动的补充信息[48]。这种组合也可以用来避免使用放射性示踪剂。这种组合的一个限制是，这种组合无法克服光学成像的有限的组织穿透。

小结

在临床和临床前背景下均有几种对骨转移病变进行成像的方法。每种方法都有其局限性，有时需要多种方法联合应用来帮助解决临床疑难问题。由于影像学并不能完全反映癌症的功能和存在，因此，进行活检并结合临床特征和实验室检查，仍然是非常必要的。

骨病是癌症中的常见疾病，常需要给予紧急关注，持续细化成像技术的费用、采集时间和性能特征，这些都有助于癌症的治疗。然而，我们也意识到，影像学的使用本身并不能改善患者的结局[49]。在临床精确度和过度使用影像学之间找到适当的平衡将继续是癌症治疗的一个关键挑战。

参考文献

扫描书末二维码获取。

第 97 章
转移性骨肿瘤

Juile A. Sterling 和 Rachelle W. Johnson

宋立稳　柳　林　刘　丰译

转移性骨肿瘤的重要性

尽管对骨转移性疾病进行了数十年的研究，但骨转移仍然是一些最常见癌症（包括乳腺癌、前列腺癌、肺癌和肾癌）患者面临的一个重要并发症。例如，大约 70% 的乳腺癌和前列腺癌患者以及 20%~40% 的肾细胞癌、黑色素瘤和肺癌患者会死于这些疾病发生的骨转移[1-2]。一旦出现骨转移，微环境中的许多因素（细胞相互作用、物理相互作用、应激状态等）会刺激肿瘤细胞分泌诸如 PTHrP 等因子，从而增加成骨细胞产生 RANKL，刺激破骨细胞介导的骨破坏[304]（图 97.1）。在患者中，骨病可能包括溶骨性（骨破坏）和成骨性（骨形成）活动性的证据，但在任何一种情况下都会导致骨骼疼痛和骨骼相关事件（skeletal-related event, SRE）增加，包括脊髓压迫和骨折。虽然使用双膦酸盐等姑息性治疗在减轻疼痛和推迟 SRE 发生时间方面非常有效，但它们并不能治愈疾病。因此，许多研究团队正在致力于研究肿瘤诱导的骨病（tumor-induced bone disease, TIBD），以便更好地了解骨骼中肿瘤形成和随后的骨病过程。更好地了解 TIBD 可能有助于制定治疗策略来抑制肿瘤在骨中生长和由此产生的破坏。

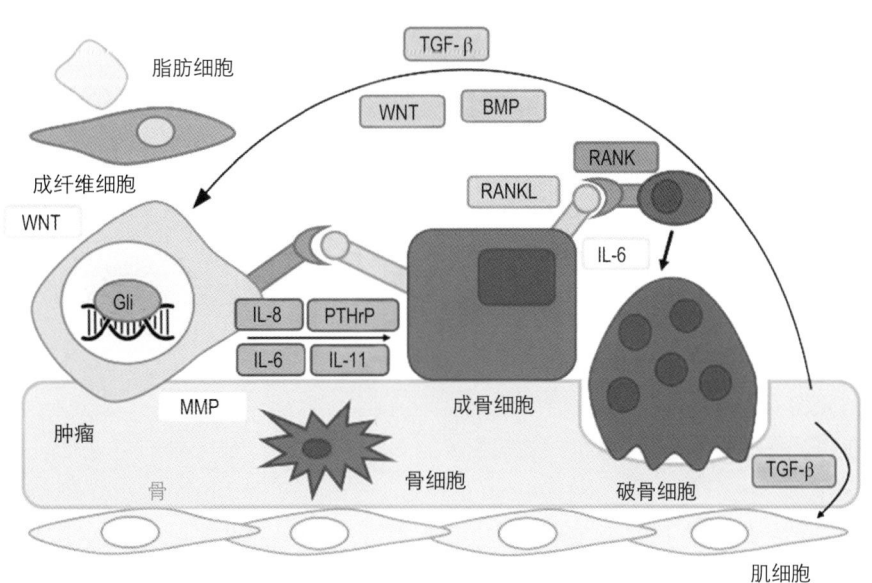

图 97.1 （也见彩图）肿瘤诱导的骨病的最新概念。肿瘤细胞扩散到骨髓，在骨髓中表达/分泌信号分子（例如 PTHrP、IL-8、IL-6 和 IL-11），改变骨微环境，包括成骨细胞和骨细胞。成骨微环境中骨细胞系细胞、肌细胞、成纤维细胞和脂肪细胞之间的信号使肿瘤细胞能够在骨上定植并诱导肿瘤诱导的骨破坏，从骨基质中释放生长因子，例如 TGFβ、Wnt 和 BMP，进而直接或间接（例如通过脂肪细胞、成纤维细胞和肌原细胞）作用于肿瘤细胞。所有分泌的分子——蓝色：骨源性；紫色：肿瘤来源；黄色：间充质细胞系来源

肿瘤诱导的骨病的概念

TIBD 最初被描述为以肿瘤细胞分泌 PTHrP、白细胞介素（IL）等细因子刺激成骨细胞生长因子产生 RANKL 和激活破骨细胞为中心的"恶性循环"[5-6]。随着破骨细胞降解骨，生长因子（例如 TGF-β、Wnt、BMP）从骨中释放，进一步刺激肿瘤细胞的生长和肿瘤生成因子的分泌。这些反过来又通过增强破骨细胞生成和释放更多的生长因子来刺激骨破坏。虽然这一理论在很大程度上是成立的，但我们现在知道，这是一个更加复杂和动态过程，因此通常被称为肿瘤诱导的或癌诱导的骨病。目前关于 TIBD 的观点包括骨和骨髓微环境的相互作用，无论是细胞的还是物理的，都是肿瘤生长和骨破坏的关键因素。虽然肿瘤与骨/骨髓微环境之间的相互作用被认为是重要的，但为了获得治疗 TIBD 的更有效的措施，仍然需要做大量的工作以了解这些因素之间的相互作用。

肿瘤与骨骼/骨髓微环境之间的相互作用

从早期对 TIBD 的描述来看，骨转移瘤细胞需要与骨微环境相互作用才能定植和侵袭骨的事实是明确的，但由于骨/骨髓微环境的复杂性，要充分描述这些相互作用极具挑战性。事实上，早期的研究仅仅关注肿瘤细胞与破骨细胞和成骨细胞之间的相互作用，并且能够证明这些细胞类型之间的相互作用的重要性。通过这些研究，建立了基本的信号通路，包括 TGF-β、Wnt、BMP 和其他信号通路，这些信号通路似乎在肿瘤与骨微环境中其他细胞/特征之间的相互作用中非常重要。许多这些早期信号通路被注意到可以调节 PTHrP，这是早期确定的 TIBD 的关键驱动因素[7]。这些研究持续至今，并揭示了更多能够介导肿瘤-破骨细胞相互作用的分子，例如，肿瘤分泌的可溶性细胞间黏附分子 1（intercellular adhesion molecule 1, ICAM1），它是通过抑制 mRNA 来刺激破骨细胞生成的[8]。

肿瘤与髓系细胞的相互作用

骨髓是免疫细胞和其他祖细胞的丰富储存库。虽然这些细胞类型多年来在很大程度上被忽视，但许多研究团队最近开始研究免疫祖细胞在 TIBD 中的作用。

在 TIBD 中第一个被研究的免疫细胞类型是骨髓来源的抑制细胞（myeloid-derived suppressor cell, MDSC），因为它们在许多其他肿瘤细胞中被发现有助于建立转移前生态位[9-10]。在骨转移性乳腺癌和前列腺癌中，它们已经被证明具有促进肿瘤生长和骨破坏的作用[11-12]。在前列腺癌中，肿瘤源性 PTHrP 被证明可间接增加 MDSC 的血管生成的潜能，促进肿瘤转移和骨内生长[11]。在乳腺癌中，Danilin 及其同事[12]证实，MDSC 是通过激活肿瘤中的 Gli2 和 PTHrP 的表达来刺激骨破坏，从而导致骨破坏。两项研究还表明，来自瘤荷小鼠的 MDSC 具有破骨细胞分化的潜能，因此，该细胞群的扩大使破骨细胞祖细胞池扩大，这可能解释了 MDSC 有助于骨破坏的能力[12-13]。虽然 MDSC 和肿瘤细胞之间的相互作用所涉及的信号通路仍在研究中，但 PLCγ2 与 β-连环蛋白之间的相互作用已被证明可促进骨内 MDSC 的扩大[14]。

另一种已被证明在 TIBD 中起重要作用的细胞类型是巨噬细胞。例如，骨髓巨噬细胞已被证明促进前列腺癌在骨中的生长[15]并调节成骨细胞活性[16]。另一组研究显示，肿瘤相关巨噬细胞（tumor-associated macrophage, TAM）可能会吸收结合在原发部位与钙化结节上的双膦酸盐[17]。这种吸收是否会改变 TAMS 的行为或骨转移仍有待确定。

肿瘤与间充质细胞系的相互作用

肿瘤细胞与骨髓中的许多间充质细胞系相互作用，包括成骨细胞、骨细胞、肌细胞、成纤维细胞和脂肪细胞。这些相互作用可以影响 TIBD 的发病率和病理生理，近年来已经有相当数量的关于这些相互作用的数据。特别值得注意的是，研究发现，骨髓中的肿瘤细胞可以通过雷诺丁受体 1（ryanodine receptor 1, RyR1）的氧化来破坏肌肉功能并促进恶病质或肌肉萎缩[18]。研究显示，TGF-β 是癌症相关肌无力的驱动因子，这一发现尤为重要，因为除 TIBD 外，TGF-β 抑制剂目前也处于乳腺癌转移的临床试验中（http://clinicaltrials.gov, accessed May 2018），因此，TGF-β 抑制剂可能涉及疾病的多个方面。

目前在了解肿瘤细胞与间充质细胞系之间的分子相互作用，特别是在肿瘤与成骨细胞的相互作用方面已取得了很大进展。例如，我们现在知道，交感神经系统传导的增加可刺激成骨细胞谱系细胞上 RANKL 的表达，而成骨细胞的 RANKL 和肿瘤细胞的 RANK 的直接相互作用可促进乳腺癌的骨定植[19]。有趣的是，衰老的成骨细胞似乎也在疾病进展中发挥作用，并可促进乳腺癌细胞的骨定植[20]。这被认为可能是通过分泌衰老相关的分泌表型因子 IL-6 介导的，IL-6 是由衰老和活跃的成骨细胞分泌的，可促进破骨细胞生成。这些 IL-6 介导的效应已被一独立的研究团队证实[21]，该团队发现，IL-6 中和对前列腺癌诱导起的骨破坏也有类似的积极作用。人乳腺癌细胞产生的 IL-6 也会刺激肿瘤产生 RANK，并进一步刺激 IL-6 的分泌和 TIBD[22]。骨髓成纤维细胞也被证明可以促进乳腺癌的骨定植，这部分是由成纤维细胞分泌的 Wnt3a 介导的[23]。

除了成骨细胞外，肿瘤与骨细胞的相互作用在该领域中也日益引起重视。随着乳腺癌细胞在骨髓微环境内的扩张，它们被认为可能会增加骨髓内压力，从而促进骨细胞 MMP 和 RANTES［活化调节，正常 T 细胞表达和分泌（regulated on activation, normal T cell expressed and secreted, RANTES，也称为 CCL5）］信号转导，进一步促进前列腺癌细胞的生长[24]。多发性骨髓瘤细胞也可与骨细胞相互作用并诱导骨细胞凋亡和骨溶解，从而加剧溶骨性骨病[25]。

脂肪细胞与肿瘤细胞的相互作用也引起了人们的极大兴趣[26-27]，虽然目前许多研究团队正在研究骨髓脂肪细胞在对骨定植与疾病进展中的意义，但迄今发表的相关文献很少。骨髓脂肪细胞已显示可通过激活缺氧诱导因子 1α（hypoxia-inducible factor 1α, HIP-1α）增强前列腺癌细胞中的 Warburg 效应，而肿瘤细胞反过来促进脂肪细胞的脂解[28]。这在体外已进行了广泛的测试，但尚未在体内进行功能测试，因此其在促进骨定植中的作用仍不明确。为证实脂肪细胞在疾病进展中的作用，在癌症治疗期间，骨髓脂肪细胞（marrow adipose tissue, MAT）和血清脂联素增加[29]，提示骨髓脂肪细胞可能在癌症进展中发挥内分泌作用，人们对这一领域的这些相互作用很感兴趣，关于这些相互作用还有许多知识需要学习。

肿瘤与物理微环境的相互作用

除了肿瘤细胞与骨/骨髓细胞之间的相互作用外，一些研究小组已证明，与物理骨微环境的相互作用也会影响 TIBD[30-31]。例如，骨硬度已被证明能够介导整合素 β3 和 TGF-β 信号通路的相互作用[32-33]，引起 Gli2 和 PTHrP 表达的增加和相应的骨破坏。有趣的是，骨硬度不仅影响肿瘤细胞内的基因表达，还影响成纤维细胞[23]和间充质干细胞[34]的基因表达。除了骨对肿瘤细胞行为的影响外，已知肿瘤细胞和药物治疗都能改变骨质量和骨结构[35-37]，这提示肿瘤细胞和骨的物理结构之间可能存在双向的相互作用。因此，一些研究小组正致力于肿瘤细胞如何改变骨骼的生物力学特征的研究。刚发表的研究只是该研究领域的开始，因为骨骼是一个复杂的三维结构，除了刚性外，还有许多结构参数可能影响肿瘤细胞的行为与基因表达[38-39]。需要进行更多的研究去充分了解这些相互作用，但许多信号通路似乎与已知对骨愈合和骨转换至关重要的机械负荷反应所需的信号通路相似。

肿瘤休眠

肿瘤休眠是指肿瘤细胞从原发肿瘤转移到其他器官并进入静止状态，随后以临床可检测到的转移形式重新出现。虽然对"休眠"肿瘤细胞没有标准化的定义，但人们普遍认为，这些细胞要么处于缓慢生长状态，要么处于真正的静止/非复制状态，要么处于平衡的周转状态，即肿瘤以相同的速度微转移复制和死亡[40]。肿瘤细胞可在包括骨髓在内的许多组织中进入休眠状态，它们可为肿瘤细胞提供一个独特的、具包容性的微环境。有许多信号通路和环境与促进肿瘤休眠状态相关[41]。但正如 Croucher 及其同事[42]进行的详细回顾研究那样，目前对骨中调节肿瘤休眠的细胞和分子机制知之甚少。这些机制实际上可能不同于那些促进骨肿瘤细胞在骨中形成的机制。

基于多组研究团队的数据，人们清楚地发现，成骨细胞可能是前列腺癌、乳腺癌和多发性骨髓瘤的肿瘤细胞休眠的关键调节因子，这些相互作用揭示了，骨髓中成骨细胞产生的 Gas6/Axl 信号通路[43-44]、CXCR4/CXCL12 轴[45]和白血病抑制因子（leukemia inhibitory factor, LIF）可能提供旁分泌和自分泌信号来维持骨髓中肿瘤细胞处于休眠状态[46]。尤其是成骨细胞所在的骨内膜微环境，也被证明可以容纳低周期或静止的骨髓瘤细胞，并且骨内膜微环境的调节可以将这些休眠的肿瘤细胞推向增殖状态[47]。同样，血管周围生态位与维持乳腺癌细胞处于休眠状态有关，其中内皮细胞产生的血小板反应蛋白 1 负责维持乳腺癌细胞的休眠状态，TGF-β 信号转导和骨膜蛋白促进这些肿瘤细胞的生长[48]。与骨髓瘤-成骨细胞相互作用（维持细胞处于休眠状态）相反，在乳腺癌细胞休眠的背景下，成骨细胞已被证明可通过黏附连接促进休眠状态乳腺癌细胞增殖[49]。因此，在肿瘤休眠中可能有竞争机制在起作用。然而，不同组织类型之间的通路和基因表达特征似乎存在一些重叠，前列腺癌、头颈鳞状细胞癌和乳腺癌之间的休眠特征重叠就证明了这一点[50]。

迄今为止最有意义的发现之一是，用于原发肿瘤的靶向治疗方法可能在肿瘤-骨微环境中对播散性肿瘤细胞（disseminated tumor cell, DTC）产生不同的作用。例如，在前列腺癌，我们现在知道，矛盾的是，雄激素去势疗法促进骨髓 DTC 的生长，而这可以通过辅助双膦酸盐治疗来预防[51]，有丝分裂静止与播散到骨髓的前列腺癌细胞更具致瘤性的表型有关[49]。这些发现突出了休眠问题的复杂性，并表明用于原发肿瘤的靶向治疗方法可能会以惊人的不同形式影响 DTC。有研究数据进一步支持了这些数据，通过 STAT3 的 LIF 受体信号转导在乳腺癌细胞中维持了一种休眠表型，STAT3 信号的下调虽然对原发肿瘤有益，但促进了乳腺癌细胞向骨髓播散的生长[46]。有趣的是，在骨髓中处于休眠状态的前列腺 DTC 与癌症干细胞（cancer stem cell, CSC）之间似乎存在一些重叠[49,52]。需要进一步阐明骨髓中不同肿瘤类型的 CSC 与 DTC 之间的联系。靶向休眠癌细胞的问题仍然很复杂，是将休眠肿瘤细胞作为一种慢性疾病来治疗以维持其休眠状态，还是将它们从休眠状态中驱逐出来以根除它们，哪种更有临床益处目前仍存在广泛的争议[48]。对于一些人来说，这可能将是一场争论。

肿瘤诱导的骨病的新模型

TIBD 研究一直以来很大程度上依赖于动物和体外模型。最被广泛接受的体内模型可能是心内介入模型，是将肿瘤细胞注射到左心室并在体内循环[53-54]。使用该模型时，肿瘤细胞通常归巢，但并未真正转移至后肢，在那里它们可以很容易地使用 faxitron 和荧光/发光成像进行定量测定。在该模型中，最常用的细胞系是骨转移性 MDA-MB-231 人乳腺癌细胞，这些细胞是由数个小组研发的[54-59]。MDA-MB-231 细胞的骨转移变异体细胞也已被培育出来，其中细胞是被注射到尾静脉中，比心内注射能更快地诱导骨转移[60]，尽管心内模型在该领域更为常见。其他可用于该模型的细胞包括前列腺（PC-3[61-62]）、肺（RWGT2[59]）和小鼠乳腺脂肪垫（4T1[53,63]）的骨转移变异体。大多数模型不易定位于骨，特别是成骨性前列腺癌，因此，胫骨内注射也是一种常用的模型（包括 LN 系列、ACE-1 等）[62]。该模型是骨内复制建立肿瘤模型的良好替代物，但与心内模型一样，不是真正的转移模型。少数细胞系确实会从原发部位向骨转移，包括 4T1-5T2（以及其他类似的 4T1 模型）[12,19,63,64]。这些原位转移模型是理想的，因为它们可复制转移的所有步骤，而且它们也可以在免疫能力强的小鼠中应用，但目前还没有建立起从原发部位转移到骨的人类模型。目前乳腺癌模型的另一个问题是，那些侵袭骨的细胞系都是雌激素受体阴性（estrogen receptor negative, ER⁻）模型，而 ER⁺ 和腔型乳腺癌亚型患者的骨转移发生率高于其他任何乳腺癌亚型[65-66]。因此，一些研究小组正在努力开发能够转移到骨的 ER⁺ 模型。例如，Capietto 及其同事开发了一个可转移至骨的 SSM2 细胞的 ER⁺ 变异体[14]，目前几个研究小组正在使用的 ER⁺ 的 MCF7 人乳腺癌细胞系，该细胞系被用作心内[46,67]和髂窝[68]注射后肿瘤在骨内休眠的理想模型。

虽然患者来源的异种移植（patient-derived xenograft, PDX）模型在研究患者肿瘤细胞的其他领域已经取得了巨大成功，但骨转移瘤通常不像 PDX 那样生长良好。一个研究小组通过在 3D 水凝胶中将患者肿瘤细胞与成骨细胞中一起生长，成功地在 PDX 模型中复制了骨转移性前列腺癌细胞[69]。其他研究小组已经证明，骨骼的物理刚性和压缩力是引起 TIBD 的重要因素。一项研究显示，后肢负荷（压迫）可刺激 PTHrP 的表达，诱导更多的骨破坏和肿瘤生长[70-71]。另一项研究表明，骨微环境的刚性可以刺激 PTHrP 的表达，导致更多的骨破坏[32,72]。这说明微环境的结构对于肿瘤细胞的生长非常重要。因此，其他几个研究小组一直在致力于开发出更多的骨样模型，以复制骨微环境中肿瘤的结构、刚性和流体流动参数。例如，一组在使用丝支架在体外培养骨髓瘤细胞[73]，因为这些支架类似于骨小梁的结构和刚性。另一组在使用不同孔径和刚性的聚氨酯支架来复制骨骼[74]。这些研究[32,69-73]以及 Lynch 及其同事[75]的研究表明，刚性、孔径和流体流动速率都有助于骨形成和 TIBD。

关于肿瘤转移和转移生态位中的休眠，Pieatn 实验室提出了一个有趣的概念模型，该模型认为人体是一个生态系统，肿瘤细胞在这个生态系统中会创造自己的生态位，并最终导致该生态系统的崩溃和死亡[76-78]。这个概念，虽然不是一个新的物理模型，但对于肿瘤-微环境相互作用是一个有趣的看法，因为它考虑了转移性生态位和肿瘤-骨微环境对身体其他系统的影响，反之亦然，从而促进了在更大的生态系统背景下思考肿瘤细胞的作用。

有前景的临床目标

破骨细胞抑制剂，例如双膦酸盐（唑来膦酸）或 RANKL 抑制剂（地诺单抗），仍然是治疗骨转移患者的标准治疗方法[79-80]。然而，虽然这些治疗方法在减少 SRE 和骨转移进展方面非常成功，但它们并不能持续延长无病生存时间[80]。因此，许多研究小组正在研究其他可能比单独使用破骨细胞抑制剂更有效的潜在治疗方法。其中许多仍处于临床前阶段，在未来几年很可能成为研究重点。许多疗法正在多种类型的肿瘤中进行临床上试验，但尚未在乳腺癌骨转移患者中进行，包括 TGF-β 抑制剂，多个研究小组的研究已经表明，它们可以阻断 TIBD 并改善荷瘤动物的骨质量[35, 37, 81-84]。整合素抑制剂也很有应用前景，似乎可以减少骨转移和破骨细胞介导的骨破坏[32, 57]。此外，整合素抑制剂似乎可以增强荷瘤小鼠的免疫抑制[85]，这表明它可能是一种强大的多潜能治疗方法，可以减少肿瘤和骨破坏。其中一些抑制剂已进入癌症患者的临床试验，但尚未在骨转移患者中进行试验[86]。同样处于前沿的还有针对骨硬化蛋白、src 激酶信号转导、激活素 A 和组织蛋白酶 K 的抑制剂，这些抑制剂已经在低骨量的临床模型中得到了广泛的测试[87]。组织蛋白酶 K 抑制剂阻断骨转移的研究可能会停止，因为组织蛋白酶 K 抑制剂 odanacatib 最近在骨质疏松症的临床研究中评估，并被发现会增加卒中风险，这一点在 ASBMR 的 2016 年年会上有过报告。这类药物的制造商已经决定不再寻求美国食品药品监督管理局（Food and Drug Administration, FDA）的批准。

其他研究小组正在致力于通过纳米颗粒或其他靶向方法来改善药物的递送，以提高现有的或新的药物的效果[88-90]。虽然这些方法取得了迅速进展，但这仍然是一个新兴领域，未来十年可能会有许多新的发展。

致谢

作者感谢以下资助基金：W81XWH-15-1-0622（JAS）、1I01BX001957（JAS）、1R01CA163499（JAS）和 4R00CA194198（RWJ）。

参考文献

扫描书末二维码获取。

第 98 章
骨髓瘤与其他血液系统恶性肿瘤

Claire M. Edwards 和 Rebecca Silbermann

宋立稳 柳 林 刘 丰译

引言

血液系统恶性肿瘤可以对骨骼产生多种直接和间接影响，包括病理性骨折、骨痛和高钙血症。与这些恶性肿瘤相关的骨骼受累的发生率因基础诊断的不同而差异很大。近 80% 的多发性骨髓瘤（MM）患者在发病过程中会发生骨受累，并显著影响患者的生活质量、发病率、表现状态和生存率。在罕见的人 T 细胞白血病病毒 1 型（human T-cell leukemia virus type 1，HTLV-1）相关的成人 T 细胞白血病和淋巴瘤（影响骨骼的第二常见血液恶性肿瘤）中，骨骼并发症最常表现为高钙血症，大约 70% 的患者在其病程中会受到影响。相比之下，霍奇金病和非霍奇金淋巴瘤的骨受累是罕见的。

在正常的生理条件下，骨吸收细胞、破骨细胞（osteoclast, OC）和成骨细胞（osteoblast, OB）之间的相互作用是平衡的，从而可以实现正常的骨重塑和造血功能。正常骨重塑过程的失调可发生在恶性肿瘤的背景下，导致溶骨性、成骨性或溶骨性/成骨性混合病变。此外，破骨细胞骨吸收增加导致肾小管钙吸收增加，这会破坏肾小球的滤过功能，导致高钙血症。

本章讨论血液系统恶性肿瘤中的骨骼病变的病理生理学，重点是目前对其相关骨病的理解，并包括骨骼病变的影像学检查、药物治疗以及其他影响骨骼的血液系统恶性肿瘤的简要讨论。

多发性骨髓瘤

多发性骨髓瘤（multiple myeloma, MM）是一种浆细胞恶性肿瘤，其特征是终末分化的浆细胞产生的单克隆副蛋白（paraprotein）和溶骨性骨病。实验室检查结果包括血清和（或）尿液中单克隆副蛋白升高和正常免疫球蛋白水平降低。骨髓中浆细胞群的增加导致白细胞减少、贫血和血小板减少。

MM 在恶性疾病中骨受累的发病率最高，是第二常见的血液系统恶性肿瘤，约占所有血液系统恶性肿瘤的 15%。据美国癌症协会（American Cancer Society）估计，2016 年美国将新增约 3 万例 MM 病例，估计有 12 650 例死亡[1]。虽然最近在治疗 MM 方面取得的进展使 2001—2005 年诊断出的患者的总生存期中位数从 2001—2005 年的 4.6 年提高到 2006—2010 年的 6.1 年，但这种疾病仍然是无法治愈的[2]。约有 70% 的患者在诊断时出现骨痛，85% 的患者在病程中出现骨损伤，高达 60% 的患者出现病理性骨折[3]。虽然骨髓瘤的临床表现各不相同，约有 20% 的患者在首发时没有症状（这些患者的疾病通常是通过常规的实验室检查发现的），但骨痛是最常见的首发症状，通常以胸背部为中心，并随着活动加剧。MM 的骨骼表现，尤其是溶骨性病变，是疼痛和残疾的最主要原因，然而 MM 骨病也可导致弥漫性骨量减少。溶骨性病变最常累及中轴骨、颅骨和股骨。重要的是，即使患者临床症状完全缓解，这些病变也很难治愈。因此，骨髓瘤骨病的治疗仍然是 MM 患者长期治疗的重要组成部分。相比之下，与其他累及骨的肿瘤相比，骨髓瘤很少与成骨性病变相关，除非是在 POEMS 综合征——一种多系统疾病［多神经病变、器官肿大、内分泌病变、单克隆丙种球蛋白病和皮肤改变（polyneuropathy, organomegaly, endocrinopathy, monoclonal gammopathy and skin changes, POEMS）］，但很少发生在浆细胞异常的情况下[4]。

15%~20% 的新诊断为骨髓瘤患者患有高钙血症（定义为校正后的血钙浓度 > 11.5 mg/dL），原因是骨吸收增加、骨形成减少和肾功能受损，所有这些通常会因不活动而加剧。与其他导致骨转移的恶性肿瘤不同,骨髓瘤细胞很少过量产生 PTHrP。骨髓瘤患者的高钙血症的严重程度与血清 PTHrP 水平无关,反映的是肿瘤负荷[3]。症状性高钙血症可导致厌食、恶心、呕吐、意识模糊、乏力、便秘、肾结石、抑郁和多尿,提示肿瘤负荷高。

MM 的微环境也参与肿瘤的生长和骨破坏过程。MM 的微环境由细胞内和细胞外成分组成,包括 OB、OC、骨细胞、内皮细胞、免疫细胞、脂肪细胞和 MM 细胞。MM 细胞与其骨髓微环境之间的相互作用受到严格的调控。在正常生理条件下,骨髓微环境内平衡的相互作用会导致耦合的骨重塑(图 98.1)。在 MM 中,骨重塑是不耦合的,其特征是广泛的 OC 的激活和 OB 功能抑制,骨形成减少。此外,骨破坏过程从骨基质中释放的生长因子促进了 MM 细胞的增殖。这导致了骨破坏的"恶性循环",导致肿瘤体积增加和进一步的骨破坏(图 98.2)。

MM 患者的骨髓活检显示肿瘤负荷、OC 数量和再吸收表面之间存在相关性[5]。MM 细胞不直接吸收骨组织,而是在骨髓微环境中产生或诱导多种破骨因子,直接增加 OC 的形成和活性。这在一定程度上是通过增加 NF-κB 受体激活因子配体(RANKL 是骨髓基质细胞和 OB 产生的一种关键的 OC 分化因子)的表达以及减少骨保护素(osteoprotegerin, OPG,一种 RANKL 的可溶性诱饵受体)的基质生成来实现的[6]。骨髓瘤细胞附着在骨髓基质细胞[即前成骨细胞(pre-osteoblast, preOB)]上,通过与表面极迟抗原 4(very late antigen 4 integrin, VLA-4; α4β1 整合素)与基质细胞上表达的血管细胞黏附分子 1(vascular cell adhesion molecule 1, VCAM-1)结合。这导致骨髓基质细胞源性的破骨细胞因子(例如 RANKL、M-CSF、IL-11 和 IL-6)的产生以及 MM 细胞源性破骨细胞因子[例如巨噬细胞炎症蛋白 1α(macrophage inflammatory protein 1α, MIP-1α)]和 IL-3 的产生[7-10]。此外,作为最丰富的骨细胞,其凋亡与正常的生理和病理骨重塑密切相关。骨细胞凋亡可诱导 OC 前体的募集和分化,据报道,与健康对照组或无骨病变的 MM 患者相比,有骨骼疾病的 MM 患者的骨活检显示,活骨细胞较少,骨细胞凋亡较多。这提示凋亡骨细胞数量与 OC 数量之间存在一定的相关性[11]。

无论是在正常生理条件下,还是在 MM 中,RANKL 与 OPG 的比率对于溶骨活性的调节都至关重要[12]。RANKL 通过与 OC 前体细胞和 OC 上的受体 RANK 结合,增加 OC 的形成和存活。在 MM 患者中,可溶性 RANKL 水平升高并与疾病活动相关,然而,RANKL 在 MM 骨髓微环境中的主要来源尚不清楚。虽然 MM 细胞本身表达 RANKL 并诱导基质细胞表达 RANKL[通过黏附相互作用,MM 细胞产生的可溶性因子,包括 TNF-α 和 Dickkopf 1(DKK1)],但新的证据也表明 MM 细胞可上调骨细胞中 RANKL 的表达[13]。由于 OB 的抑制,骨髓基质细胞产生的 OPG 减少,进一步增强了 MM 中 RANKL 增加的作用[14-15]。MIP-1α 作为 OC 前体的趋化因子,可以诱

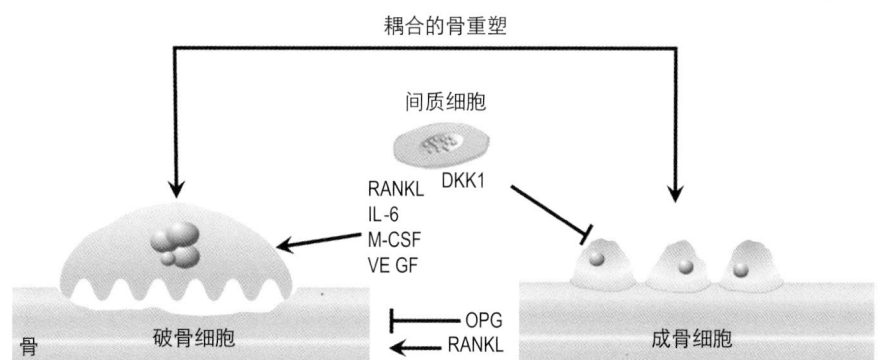

图 98.1 在骨髓微环境中,生理骨重塑的特点是骨髓微环境中破骨细胞(OC)和成骨细胞(OB)之间相互作用的平衡。局部产生的细胞因子和全身激素调节 OC 的形成和活化。全身激素(图中未显示)通过诱导骨髓基质细胞和 OB 上的 RANKL 的表达来刺激 OC 的形成。基质细胞也产生刺激 OC 的因子,包括 IL-6、巨噬细胞集落刺激因子(M-CSF)和血管内皮生长因子(VEGF),从而诱导 OC 的形成。此外,基质细胞产生一种 OB 抑制因子 Dickkopf-1(DKK1)。由 OC 产生的耦合因子,例如 ephrins(未显示),也驱动 OB 分化,同时抑制 OC 的进一步形成和活化。OB 产生骨保护素(OPG),OPG 是一种可溶性 RANKL 抑制剂。在生理条件下,OB 和 OC 活性是平衡的,部分原因是 OPG/RANKL 比率(Source: [56]. Reproduced with permission of American Association for Cancer Research.)

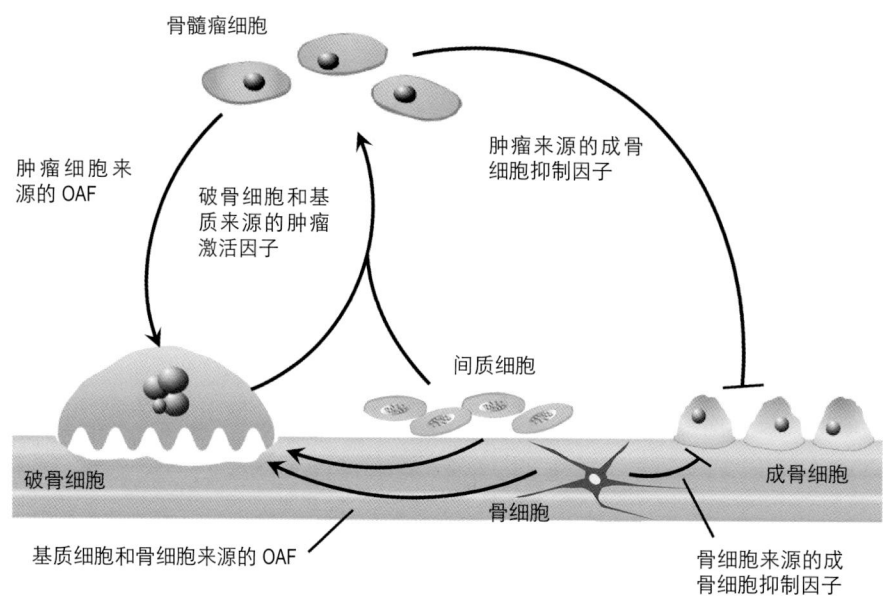

图 98.2 骨髓瘤骨病的"恶性循环"。骨髓瘤骨病有利于破骨细胞（OC）的形成，而成骨细胞（OB）的生长受到抑制。骨髓瘤细胞产生 OC 激活因子（OAF），直接或间接激活 OC，刺激骨髓基质细胞和 T 细胞进一步增加 OAF 的产生，减少 OC 抑制因子的产生。骨髓瘤细胞来源的 OAF 包括 MIP-1α、IL-3、RANKL 和 TNF-α。骨髓瘤细胞还可诱导骨髓基质细胞产生 OPG，例如 RANKL、M-CSF、IL-6、TNF-α，并降低 OPG 的表达。这导致 RANKL/OPG 比率增加，从而促进 OC 的发展。骨髓瘤在骨微环境中的肿瘤生长受 OC 和基质细胞来源的可溶性因子（例如 IL-6、骨桥蛋白、BAFF 和 APRIL）的刺激。此外，骨髓瘤细胞可诱导骨髓基质细胞发生改变，增加支持骨髓瘤细胞的因子（例如 IL-6、VEGF 和 IGF-1 等）骨髓瘤细胞因子的产生，部分是通过骨髓基质细胞上的 VCAM-1 和骨髓瘤细胞上的 α4β1 的黏附相互作用。骨破坏过程本身从骨基质中释放生长因子，进一步促进骨髓瘤细胞的生长。这些生长因子包括 IGF、FGF、PDGF、BMP 和 TGF-β（图中未显示）。成骨细胞（OB）分化的抑制是由可溶性肿瘤衍生因子 [例如骨硬化蛋白、DKK1、IL-7、肝细胞生长因子（HGF）、TNGF-α、分泌型卷曲相关蛋白（secreted frizzled-related protein, SFRP）和 IL-3] 介导的。骨基质来源的 OC 刺激因子 TGF-β 也抑制 OB 的分化。骨髓瘤细胞诱导骨髓微环境中的其他细胞增加 OB 抑制因子的产生。例如，骨细胞产生骨硬化蛋白和 DKK1，基质细胞产生 TNF-α。最后，骨髓基质细胞中 OC 中 ephrin B2 及其受体 EphB4 之间的双向信号转导（图中未显示）负向调节 OC 的形成并促进 OB 的分化。在骨髓瘤中，ephrin B2 和 EphB4 均降低（Source: [57]. Reproduced with permission of Massachusetts Medical Society.）

导 OC 前体细胞分化，促进 OC 的形成，同时增强 RANKL 的作用[16]。MIP-1α 还通过诱导对 MM 细胞的生长和存活至关重要的多种信号通路，直接促进 MM 细胞的生长、存活和迁移[17]。

MM 骨病中 OC 活性的增加伴随着 OB 活性的高度抑制或缺失，尽管骨吸收增加，但骨形成和钙化减少[5, 18]。结果是，骨髓瘤骨受累患者的血清碱性磷酸酶和骨钙素水平正常或下降。骨细胞来源的分子，例如骨硬化蛋白（一种典型的 Wnt 信号拮抗剂）和 DKK1，也能调节 OB 活性，可能有助于 MM 骨病中的 OB 的抑制[19]。OB 还可以通过调节 OC 间接影响骨髓瘤细胞生长。共培养实验表明，与 OC 或骨髓基质细胞相比，OB 的存在降低了骨髓瘤细胞的增殖[20]。这一发现已在小鼠骨髓瘤骨病模型中得到证实[21]。

MM 患者的 OB 抑制的机制具有重要的临床意义，因为目前还没有适用于 MM 患者的普遍有效的促骨生成药物。目前正在研究的机制包括：①通过 MM 和 OB 前体细胞之间的直接细胞间接触，下调成骨转录因子 Runt 相关转录因子 2（runt-related transcription factor 2, Runx 2）；② Wnt 信号抑制剂，例如 DKK1、分泌型卷曲相关蛋白 3（sFRP3）和骨硬化蛋白，可抑制成骨[22]；③ TGF-β 超家族成员（包括 BMP-2[23]）、激活素 A[24] 和 TGF-β 本身对 OB 分化的调节[25]。DKK1 让人感兴趣的是，它在有骨病变的 MM 患者的骨髓中高表达，似乎参与早期骨病，并在 OC 和 OB 的功能调节中发挥作用。重要的是，在没有活动性病变的情况下，MM 患者的溶骨性骨病仍然存在，这表明 OB 的持续抑制是由 OB 分化的可溶性抑制剂以及 MM 细胞诱导的 OB 前表观遗传变化调节的。与此一致的是，Gfi1，一种 Runx2 的转录抑制因子，直接与 Runx2 启动子结合，在 OB 前期招募染色质共抑制因子，诱导 Runx2 的表观遗传抑制。Gfi1 在 MM 患者骨髓基质细胞中升高，并被 MM 细胞诱导进入骨髓基质细胞[26-27]。

骨髓瘤细胞和骨细胞之间的相互作用现在也被认为有助于控制休眠[28]。骨髓瘤细胞在骨内膜生态位定植后，进入一种可逆的休眠状态，在这种状态下，它们具有相对的化学耐药性。骨髓瘤细胞的休眠是通过与骨内膜的 OB 接触而诱导的，并通过骨内膜生态位的 OC 重塑而关闭（重新激活骨髓瘤细胞）。因此，骨髓瘤细胞和骨细胞之间的相互作用不仅可驱动骨病的发展，而且是疾病休眠和复发的关键步骤。

多发性骨髓瘤骨病的成像

多种影像学方法可用于鉴别 MM 骨病。虽然常规的全身骨骼 X 线检查仍是评估骨髓瘤患者的传统金标准，但这种方法可能会低估溶骨性骨病（溶骨性骨病的识别需要至少损失 30% 的骨小梁体积）。^{18}F-氟代脱氧葡萄糖（^{18}F-fluoro-Deoxyglucose, FDG）PET/CT 在 MM 中的应用已被评价，其敏感性约为 85%，特异性约为 90%[29]。国际骨髓瘤工作组推荐更新的高敏感性的成像方式的应用，包括低剂量全身 CT、MRI 和 PET/CT 用于骨髓瘤患者的评估[30]。然而，重要的是，骨质疏松症和椎体压缩性骨折的诊断标准不能单独用于活动性骨髓瘤的诊断。BMD 测定，例如 DXA 扫描，通常不作为 MM 患者常规诊断检查的一部分。传统的锝骨显像扫描会低估骨病的程度，因此不推荐用于 MM 患者[31]。

多发性骨髓瘤骨病模型

为了研究 MM 骨病并确定疾病发病机制和治疗靶点的新机制，模拟人类疾病的临床前模型，包括溶骨性骨病，是非常有必要的[32]。5T Radl 骨髓瘤模型是一种可有效模拟骨内肿瘤生长、溶骨性骨病和贫血的同质模型，多年来已经具有很高的应用价值。基因工程小鼠，例如 Vk*MYC 和 Eu-xbp-1s 模型与骨内肿瘤的发育和骨病证据相关。允许接种人类细胞系（例如 JJN-3 和 U266）的异种移植模型也与溶骨性骨病有关，但受到免疫系统受损的限制。在免疫缺陷小鼠体内植入胎儿人骨、兔骨或合成骨支架，可使原发性骨髓瘤细胞在植入骨内生长，但也有一些局限性。最近，基因人源化小鼠在体内支持骨髓瘤患者和意义未明单克隆丙种球蛋白病（monoclonal gammopathy of undetermined significance, MGUS）患者的原代浆细胞生长的研究取得了进展[33]。

多发性骨髓瘤骨病的治疗

目前，MM 骨病的药物治疗依赖于全身抗骨髓瘤和抗骨再吸收治疗的结合，以阻断持续的骨破坏。双膦酸盐是破骨细胞（OC）活性的有效抑制剂，仍然是预防和控制 MM 骨破坏的标准药物。双膦酸盐抑制法呢基二磷酸（Farnesyl diphosphate）合成酶，后者抑制蛋白质异戊二烯化——一个 OC 形成和存活所必需的过程。这减少了骨周转，降低了骨骼相关事件（skeletal-related event, SRE）的发生率，包括溶骨性病变、病理性骨折、高钙血症和骨痛的发生，以及首次 SRE 的发生时间[34]。此外，双膦酸盐治疗可用于治疗与缓解与骨病相关的疼痛[35]。重要的是，美国医学研究委员会 IX 试验报告，静脉注射双膦酸盐（唑来膦酸，与口服氯膦酸相比）联合全身性骨髓瘤治疗可延长无骨病放射学证据的 MM 患者的中位无进展和整体存活[36]。这表明双膦酸盐具有直接的抗骨髓瘤作用，这一假说得到了体外实验数据的支持。包括美国临床肿瘤学会、欧洲骨髓瘤网络、国际骨髓瘤工作组和美国国家综合癌症中心网络在内的多个国际组织都发布了治疗指南，建议无论是否发现溶骨性病变，MM 患者都应开始双膦酸盐治疗[37]。迄今为止，关于双膦酸盐治疗 MM 的理想持续时间或后续骨吸收标志物的应用来确定双膦酸盐治疗的理想剂量的数据是有限的。

地诺单抗是一种与 RANKL 结合的人单克隆抗体，具有高亲和力和特异性，在双膦酸盐治疗难治性患者可抑制患者的骨吸收并防止 SRE[38-39]。地诺单抗于 2010 年获得美国 FDA 批准用于预防实体肿瘤骨转移患者的 SRE，其对于 MM 骨病的治疗目前还处在研究阶段。

硼替佐米是一种抗 MM 的蛋白酶体抑制剂，是通过降低骨髓瘤患者血清中 RANKL 和 DKK1 的水平，直接改变 OB 和 OC 的活性[40]。在新诊断和复发的骨髓瘤患者的临床研究中，硼替佐米治疗，无论是单独使用还是与其他药物联合使用，都显示出了 OB 活性和 OC 抑制标志物的改善[41]。硼替佐米对 OB 分化的作用已被广泛研究。一些临床试验显示，骨髓瘤患者的肿瘤对该药物有反应，骨特异性碱性磷酸酶（alkaline phosphatase, ALP）增加，ALP 是一种 OB 活化的标志物。一些作者将这些发现解释为硼替佐米直接刺激 OB 和抑制 OC 的证据。也有人认为，骨形成的生化标志物在硼替佐米治疗后 6 周达到峰值，这是由于 OC 对骨吸收的直接抑制作用抵消了硼替佐米最初的 OB 直接刺激作用。另外，硼替佐米对骨髓微环境中骨髓瘤细胞的直接抑制作用可使 OB 和 OC 功能正常化，因为这些作用只出现在对硼替佐米治疗有反应的骨髓瘤患者中。目前关于第二代蛋白酶体抑制剂卡非佐米或口服蛋白酶体抑制剂伊沙佐米对骨骼的疗效的数据有限。

意义未明单克隆丙种球蛋白病

意义未明单克隆丙种球蛋白病（monoclonal gammopathy of undetermined significance, MGUS）是一种没有明显的症状癌前单克隆浆细胞疾病，但每年进展为骨髓瘤的风险约有 1%。越来越多的证据表明，MGUS 与骨健康和骨代谢的紊乱有关，MGUS 患者的骨折风险增加，骨质疏松患者 MGUS 患病率增加。最近使用高分辨率 QCT 的研究表明，MGUS 患者的骨微结构存在显著差异，与椎体 BMD 降低、皮质孔隙度增加和生物力学强度下降有关[42]。此外，MGUS 患者与骨溶解相关的循环因子水平升高，包括 DKK1 和 MIP-1α[43]。

成人 T 细胞白血病 / 淋巴瘤

成人 T 细胞白血病 / 淋巴瘤（adult T-cell leukemia/lymphoma, ATLL）是一种由人 T 细胞白血病病毒 1 型（human T-cell leukemia virus type 1, HTLV 1）感染引起的 CD4⁺T 细胞恶性肿瘤。ATLL 最初在日本南部报道，在 HTLV-1 感染罕见的地区也有零星报道，包括美国。在日本和牙买加，HTLV-1 携带者发生 ATLL 的终身风险在 1% 到 5%。ATLL 的侵袭性表现以及白血病或淋巴瘤的表现发生在大约 80% 的患者中，并可包括溶骨性病变和约 70% 的患者伴有严重的高钙血症症状[44]。与骨髓瘤患者中常见的高钙血症不同，ATLL 相关的高钙血症是由 PTHrP 和 IL-1 介导的[45]。据推测，HTLV-1 和 HTLV-2 tax 蛋白是通过细胞转录因子激活蛋白 2（activator protein 2, AP-2）和 AP-1 来反式激活 PTHrP[46-47]。然而，PTHrP 转录的增加也以一种不依赖 tax 蛋白的方式发生[48]。

ATLL 细胞产生影响骨重塑的趋化因子，包括 IL-1、IL-6、TNF-α 和 MIP-1α/MIP-β。循环 ATLL 细胞通过 MIP-1α 诱导整合素介导的内皮细胞黏附和随后的转运浸润多种组织[46]。与骨髓瘤一样，ATLL 中的 MIP-1α 对于单核细胞（包括 OC 前体细胞）的趋化性以及成骨细胞或基质细胞生成破骨细胞因子 IL-6、PTHrP 和 RANKL 非常重要[49-50]。MIP-1α 被认为是 ATLL 高钙血症的介质，是通过自分泌方式促进 OC 的形成和诱导 ATLL 细胞上 RANKL 的表达[51]。此外，据报道，IL-1 和 PTHrP 也可介导 ATLL 中的骨破坏，患者体内 PTHrP 水平升高，体外 ATLL 细胞调节培养基中 IL-1 和 PTHrP 浓度升高[45]。

骨受累在更经典的急性淋巴细胞性白血病中也有少量报道，并且被认为同样是由恶性细胞产生 PTHrP 介导的[52]。

非霍奇金淋巴瘤

非霍奇金淋巴瘤（non-Hodgkin lymphoma, NHL）是最常见的血液系统恶性肿瘤，其骨受累是罕见的。不到 10% 的 NHL 患者出现骨受累，7%~25% 的 NHL 患者最终在发病过程中出现骨表现。有骨表现的 NHL 的最常见的组织学亚型包括组织细胞型、未分化型和低分化型 NHL。此外，溶骨性病变更常见于弥漫性而非结节性淋巴结受累的患者，并且经常累及中轴骨骼[53]。与 ATLL 一样，有高钙血症的 NHL 患者的血清 PTHrP 水平也升高。

霍奇金病

霍奇金病（Hodgkin disease, HD）的骨受累也不常见，在临床上很少遇到。受累部位包括脊柱、骨盆、股骨、肱骨、肋骨、胸骨、肩胛骨和颅骨底部；然而，与在 NHL 一样，椎体和股骨受累最为常见[54]。HD 患者的骨病可以是溶骨性的、成骨性的，也可以是混合性的。肿瘤细胞刺激 OB 活性增加新骨形成发生在先前 OC 活性的部位。HD 患者确实会出现高钙血症，并且与淋巴瘤细胞过度产生 $1,25(OH)_2D_3$ 或 PTHrP 有关[55]。

最常见的表现是混合细胞性结节性硬化症患者的局部孤立的 OB 肿块。影像学表现可包括椎体硬化伴骨膜反应和肥大性肺性骨关节病[54]。与在 NHL 一样，放射影像结果不能预测 HD 的组织学类型或预后，必须结合临床分期来预测预后。骨活检常显示纤维化和罕见的非典型细胞混合炎症浸润。

小结

在恶性肿瘤环境中,生理性骨重塑的失调会导致溶骨性、成骨性或混合性病变。PTHrP 常介导非骨髓瘤性骨病。除多发性骨髓瘤外,血液系统恶性肿瘤中的骨受累是罕见的,然而,骨病变可显著增加患者的发病率和疼痛。因此,考虑血液系统恶性肿瘤骨骼表现的潜在后果是这些患者的治疗的重要组成部分。

参考文献

扫描书末二维码获取。

第 99 章
成骨性骨肉瘤

Yangjin Bae、Huan-Chang Zeng、Linchao Lu、Lisa L. Wang 和 Brendan Lee

宋立稳　柳　林　刘　丰 译

引言

骨肉瘤（osteogenic sarcoma，OS，又名成骨肉瘤），是最常见的骨原发性恶性肿瘤[1,2]。然而，骨肉瘤是一种罕见疾病，在美国每年只有大约900例新确诊病例，在所有癌症中的占比不到1%[3]。骨肉瘤在所有年龄组均可发生，但其发生率有两个高峰，第一个高峰出现在青少年中（15～19岁年龄组每百万人中有8人），第二个高峰出现在老年人（75～79岁年龄组每百万人中有6人）[1,4]。骨肉瘤在儿童癌症中的占比为5%（每年新发病例约为400例）[5]。骨肉瘤与Paget病的发生有很高的相关性，并在老年人中作为第二或晚期发生的癌症出现的比例很高[1,4]。虽然骨肉瘤可以发生在任何骨骼，但它优先影响快速骨重塑的解剖部位，例如长骨干骺端（股骨远端＞胫骨近端＞肱骨近端）[6]。在儿童和青少年中，这些解剖区域骨肉瘤占原发性肿瘤的大部分。然而，在老年人中，骨肉瘤的解剖区域的分布更加多变，可以包括中轴骨和颅骨[1]。

骨肉瘤的诊断需要活检，有几种不同的组织学亚型，包括常规型、毛细血管扩张型、小细胞型、高级别表面型、低级别中央型、骨膜型和骨旁型[7]。常规型骨肉瘤是儿童和青少年最常见的亚型，约占所有亚型的85%。根据恶性细胞的主要组织学特征，骨肉瘤又可分为成骨细胞型、成软骨细胞型和成纤维细胞型[8,9]。骨肉瘤的特征是肿瘤细胞产生类骨质。大约20%的骨肉瘤患者最初就会出现转移，肺是最常见的转移部位，其次是其他骨骼。治疗包括手术切除原发肿瘤和高剂量化疗治疗微转移性疾病。一般来说，25岁以下年轻患者的5年生存率约为70%，60岁及以上患者的5年生存率约为45%。有远处转移的患者的5年生存率更低，约为30%或更低[1,4]。引人注目的是，

在过去几十年里，两组患者的生存率都没有实质性的提高[10]。显然，需要新的治疗策略和药物。

骨肉瘤的病因在很大程度上仍不清楚。然而，人们对骨肉瘤的分子生物学和发病机制的研究已经有了新的进展[2]。近年来，有关骨肉瘤患者的家族综合征、标本、细胞系的研究综述描述了可能参与几个关键致病过程的遗传因素和信号转导通路，包括发生、发展、侵袭和转移[2,5,11]。一些遗传学因素已被评估为潜在的疾病诊断和预后生物标志物以及治疗靶点。基于这些发现，新型药物已经在多项I期和II期临床试验中进行了验证[12]。近年来，研究人员又通过基因工程骨肉瘤小鼠模型的建立，尝试阐述人类疾病[13,14]。了解这些模型将拓宽我们对骨肉瘤分子基础的认识，并将推进新的治疗策略的临床前研究。本章更新了目前对骨肉瘤生物学的理解，并通过新一代测序和动物模型回顾研究了最近发现的骨肉瘤驱动基因。

骨肉瘤治疗中的挑战

目前的标准治疗

手术和化疗是骨肉瘤治疗的两个基本组成部分。与其他高级别肉瘤不同，骨肉瘤对放疗具有相对的抗性。在20世纪70年代之前，在引入化疗治疗骨肉瘤之前，手术（通常是截肢手术）是唯一的治疗方法，5年生存率只有10%～20%[8]。尽管肿瘤被完全切除，大多数患者术后仍出现远处转移[9]。因此，尽管只有20%的患者最初表现为临床可检测的转移性疾病（通过计算机断层扫描、骨显像和磁共振成像等现代成像技术可以观察到），但几乎所有患者在诊断为骨肿瘤时都已经出现了转移[8]。在20世纪70年代，在手术基础上引入了辅助（术后）化疗，患者生存率显著提高，由此确立了化疗在骨肉瘤治疗中的关键作用[15,16]。

目前治疗骨肉瘤最有效的化疗药物包括多柔比星（或阿霉素）、甲氨蝶呤、顺铂和异环磷酰胺[10]。在20世纪70年代末，新辅助（术前）化疗概念被引入，其优势在于早期根除微转移、缩小肿瘤体积（使手术更为可行）等优点，重要的是能够在最终切除时确定肿瘤坏死的程度[17]。肿瘤坏死百分比（或组织学反应）已被认为是一个预后因素，大于90%的肿瘤坏死被认为是一个良好的反应和预后因素[9]。除了评估组织学反应外，新辅助化疗的实施为骨科医生计划进行肢体保留手术提供了帮助[8]，这在很大程度上取代了肢体肿瘤的截肢手术。

虽然化疗对骨肉瘤的治疗很重要，但手术仍是治疗的主要手段，对患者的生存至关重要。骨肉瘤的完全切除可能是困难的，这取决于肿瘤的位置，例如在脊柱和骨盆骨，局部复发的风险很高。盆腔骨肉瘤患者的5年生存率仅为19%[18-19]。目前一个主要挑战是治疗那些无法切除转移瘤的患者；在这种情况下，效果较差的放疗和姑息性化疗可用于减轻疾病的负担[8]。因此，尽管使用强化化疗和改进的手术技术提高了生存率，但仍然需要新的治疗方法。

目前标准治疗的局限性

尽管目前的治疗方法相对是成功的，但约有40%的患者会在2年内复发，其中半数会在5年内死亡[2,8]。这在很大程度上归因于肿瘤细胞对化疗药物的耐药性。目前治疗方法的另一个限制是与化疗相关的毒性，化疗药物不仅会杀死肿瘤细胞，也会杀死正常组织，造成严重的肾脏、血液系统和心脏毒性[2]。其中一些毒性发生在给药期间，而另一些药物毒性，例如阿霉素引起的心脏毒性，可能在许多年以后出现。最近的儿童癌症幸存者研究（Childhood Cancer Survivor Study, CCSS）对733例儿童癌症患者的长期生存者（5年以上）进行了平均21.6年的随访，结果显示，86.9%的骨肉瘤幸存者经历了至少一种慢性疾病。对幸存者进行的前瞻性研究对于评估目前治疗的短期和远期效果及其对生存率的影响至关重要[20]。化疗的另一个潜在的晚期效应是继发恶性肿瘤，特别是使用烷基化剂时，例如异环磷酰胺。继发恶性肿瘤大多发生在确诊后10年左右，发病率为3%～5%[20-21]。

鉴于骨肉瘤的药物治疗存在化疗耐药性、器官毒性和继发性恶性肿瘤等问题，研究人员已经在寻求其他的治疗途径。研发治疗这种疾病的新的活性药物一直是一项挑战，部分原因是临床试验的主要终点传统上是使用WHO标准或实体瘤反应评估标准（Response Evaluation Criteria in Solid Tumors, RECIST）[22]的放射学疗效。鉴于骨肉瘤是一种伴有基质组织矿化的骨形成肿瘤，其X线影像学表现可能低估了治疗效果。因此，目前正在对儿童肿瘤组进行几项Ⅱ期研究，主要终点是与既往治疗对照相比是否能够延长无进展生存期[23]。正在研究的药物包括RANKL抑制剂（地诺单抗）、抗GD2抗体（dinutuximab）和针对1型跨膜糖蛋白NMB的抗体-药物耦联物（glembatumumab-vedotin）。

免疫调节剂三肽磷脂酰乙醇胺（muramyl tripeptide phosphatidyl ethanolamine, MPT-PE）是治疗骨肉瘤的一种有前景的药物。它已与标准辅助化疗药物一起安全使用，并显示出对总生存率的一些益处。然而，没有证据显示它能提高骨肉瘤患者的无事件生存率[24-5]。MTP-PE是巨噬细胞和单核细胞的激活剂，是纳入标准治疗的有希望的药物。然而，该药物需要进一步的研究，目前尚未被批准在美国使用[26]。最近的一种免疫方法涉及使用宿主T细胞去识别和根除表达特异性肿瘤相关抗原的骨肉瘤细胞。一项在骨肉瘤患者中特异性识别人表皮生长因子受体2（human epidermal growth factor receptor 2, Her2）抗原的嵌合抗原受体T细胞的Ⅰ期研究表明，这些细胞可以安全使用，并且对几例骨肉瘤患者的应用取得了令人鼓舞的反应[27]。T细胞免疫治疗和基于免疫的方法仍在研究中，例如PD1和PDL1免疫检查点抑制剂，为该疗法提供了希望。

骨肉瘤的遗传学因素

家族性癌症易感综合征的种系突变

TP53、*RB1*、*RECQL4*、*BLM*和*WRN*的基因种系突变分别导致Li-Fraumeni综合征、遗传性视网膜母细胞瘤、Rothmund-Thomson综合征、Bloom综合征和Werner综合征，所有这些综合征患者都易于发生骨肉瘤[5]。此外，*EXT1*、*EXT2*和*SQSTM1*的基因突变分别与遗传性多发性骨软骨瘤病（hereditary multiple exostoses）和Paget病有关。这些基因也被认为可能促进骨肉瘤的发展[28-29]。*TP53*基因突变只在15%～20%的散发性骨肉瘤中观察到[30]。另外10%～20%的散发性骨肉瘤是由于*MDM2*和*COPS3*的扩增和过表达导致p53功能失活所致[31-32]。最近对骨肉瘤肿瘤的二代测序研究发现，*TP53*常发生结构

改变（缺失和基因重排）[33-34]。约 70% 的散发性骨肉瘤包含 *RB1* 基因改变，但很少发现点突变，40% 的病例存在缺失突变或结构改变[35]。在小鼠中单独使 Rb1 失活不会导致骨肉瘤，因此 Rb 在骨肉瘤形成过程中很可能起促进作用[15]。RECQ 蛋白家族在维持基因组完整性方面发挥作用。虽然对这些蛋白质在骨肉瘤发生中的直接作用知之甚少，但具有 *RECQL4* 突变的 Rothmund-Thomson 综合征患者发生骨肉瘤和骨骼发育不良的发生率极高[36-37]。最近的两项研究表明，小鼠骨骼细胞中 RECQL4 功能的完全丧失会导致骨发育性异常和骨质疏松症，但不会诱发骨肉瘤的发生[38-39]。Lu 及其同事认为，RECQL4 是通过调节 p53 的活性影响骨骼发育[38]。Ng 及其同事进一步指出，*RECQL4* 的等位基因突变而非基因沉默可能是抑制肿瘤和骨肉瘤易感性的原因[39]。进一步研究 RECQL4 在骨肉瘤的形成中与 p53 的相互作用可能会为阐明骨肉瘤形成提供更详细的分子机制信息。

通过二代测序发现骨肉瘤中的体细胞突变

二代全基因组测序研究发现，散发性骨肉瘤中存在多种基因改变。很大比例的 *TP53* 基因改变是由于体细胞结构的变化，例如 *TP53* 基因中带有断点的缺失和转位[33]。有趣的是，在 *TP53* 中看到的这些遗传学事件在大多数其他癌症中并不典型，它们是骨肉瘤基因组不稳定的结果。除了 *TP53* 基因外，*RB1* 和 RB1 相互作用的蛋白基因在骨肉瘤中也失活[35]。其他经常改变的基因包括 *ATRX* 和 *DLG2*[33]。Perry 及其同事发现，在骨肉瘤中，参与 P13K/ 西罗莫司哺乳动物靶蛋白（mammalian target of rapamycin, mTOR）通路的 *PTEN*、*TSC2* 和 *AKT1* 基因在骨肉瘤中发生改变[40]。此外，其他受影响的基因包括生长因子受体酪氨酸激酶（*PDGFRA*、*PDGFRB*、*JAK1*、*ALK*、*KDR*、*FGFR4*）、Wnt 通路成员、细胞周期调节分子和参与 DNA 修复的基因[40]。此外，一项在小鼠中使用睡美人（Sleeping Beauty）转位子前向基因筛查的研究确定了数百个潜在的骨肉瘤驱动基因。这些基因的很大一部分在 PI3/AKT（丝氨酸 / 苏氨酸激酶 1）/mTOR、MAPK 和 ErbB（酪氨酸激酶受体）通路中富集[41]。其中，*PTEN* 是筛选中最常被发现的基因，PTEN（磷酸酶和紧张素同源物）在骨肉瘤发病机制中的作用是在遗传小鼠模型通过与 *TP53* 结合得到进一步证明的。此外，轴突导向蛋白 *Sema4d* 和 *Sema6d* 被证实是致癌基因。

总之，最近通过二代测序发现了驱动骨肉瘤的基因中的多个体细胞突变和结构变异，表明了骨肉瘤的遗传复杂性。描述这些基因功能的分子机制及其在骨肉瘤发病机制中的作用需要严谨的体内实验验证。

信号通路改变对骨肉瘤形成的贡献

一些进化上保守的信号通路与骨肉瘤的发病和转移有关。它们包括 Wnt（wingless-type mouse mammary tumor virus integration site, Wnt）、Notch、TGF/BMP、SHH（Sonic hedgehog）和生长因子（growth factor, GF）信号通路。到目前为止，Wnt 和 Notch 信号通路的研究最为广泛。胞质和（或）胞核内 β-连环蛋白水平升高是经典 Wnt 信号通路的关键介质，已在大多数骨肉瘤中检测到，还有 β-连环蛋白的三分性突变[11]。Wnt 拮抗剂 DKK3 的异位表达可抑制骨肉瘤细胞系的侵袭和活性[42]。失活的 Wif1——一种分泌的 Wnt 拮抗剂——可增加小鼠 β-连环蛋白水平并加速骨肉瘤的发展[43]。Notch 信号通路的改变与人类的几种癌症有关。最近的一项研究表明，RBPJk（Notch 通路的一种经典转录因子）的缺失，可完全阻断成骨细胞特异性 cNICD 小鼠的肿瘤形成，但很少影响 p53 突变小鼠的肿瘤形成[14]。此外，在该小鼠模型中，*Wif1* 的表达显著下降，表明 Wnt 和 Notch 通路在骨肉瘤进展中存在干扰。与其他 TP53、RB 和 TP53/RB 的小鼠模型一样，成骨细胞中 Notch 信号通路的获得导致自发性骨肉瘤发生。基于使用全外显子组、全基因组和 RNA 测序的互补基因组方法，PI3K/mTOR 通路被确定为骨肉瘤的治疗靶标通路[38]。Hedgehog 通路被发现与骨肉瘤转移有关。沉默关键的下游 Hedgehog 转录因子 GLI2 可抑制转移[44]。因此，骨肉瘤涉及多种通路，这突出了骨肉瘤发病机制的多样性。

非编码 RNA 和骨肉瘤

最近的研究表明，长链非编码 RNA（long noncoding RNA, LncRNA）在包括骨肉瘤在内的各种类型癌症的肿瘤发展中发挥作用。LncRNA 是一组长度约为 200 个核苷酸的非编码转录本。Li 及其同事利用骨肉瘤组织和配对的邻近非肿瘤组织，通过微阵列技术发现了一组差异调节的 LncRNA[45]。MALAT1 最初被发现是非小细胞肺癌早期转移的预测性生物标志物[46]，在 MG-63 骨肉瘤细胞系中，MALAT1 的表达被 MYC-6 的抑瘤功能和抑制细胞增殖所抑制[46]。

Dong 及其同事证实，MALAT1 在骨肉瘤肿瘤中表达升高，并与肺转移呈正相关[47]。此外，MALAT1 的下调可抑制体内肿瘤的生长，抑制 RhoA 和含 Rho 相关蛋白激酶（Rho-associated protein kinase, ROCK）的表达[48]。越来越多的证据表明，H19 在癌症的发生和发展中起着重要作用。H19 在骨肉瘤中通过上调 Hedgehog 信号和 Yap1 表达而异常表达并诱导[49]。

microRNA 也通过调节下游靶点作为癌基因或肿瘤抑制因子参与骨肉瘤生物学。miR-34 家族被认为是 p53 的直接靶点，通过诱导细胞凋亡、细胞周期阻滞和衰老，发挥与 p53 相似的功能。对 *miR-34* 基因的进一步分析显示，其启动子在原发性骨肉瘤中存在表观遗传沉默。此外，*miR-34* 基因在原发性骨肉瘤中发生了微小缺失突变。*miR-34* 基因的这些遗传失调与骨肉瘤样本中的 miR-34 低表达有关[50]。miR-143 在骨肉瘤细胞系和原发肿瘤样本中被发现出现下调，miR-143 的修复通过靶向 B 细胞淋巴瘤 2（B-cell lymphoma 2, Bcl-2）（一种抗凋亡因子[51]）促进细胞凋亡和抑制肿瘤发生。有趣的是，研究表明，miR-143 的下调与人骨肉瘤细胞通过细胞侵袭发生肺转移相关，可能是通过 *MMP13* 表达升高实现[52]。多项研究表明，microRNA 可能是骨肉瘤的潜在治疗靶点。然而，还需要进一步研究 microRNA 在骨肉瘤中的分子功能、治疗效果以及 microRNA 在肿瘤细胞的传代。

骨肉瘤的细胞来源和癌症干细胞

细胞起源

正常成骨分化过程的失调，例如通过增殖增加或分化受阻，在早期阶段可导致骨癌[11]。利用不同谱系特异性启动子控制的 Cre 重组酶条件敲除肿瘤抑制基因 *p53* 或 *Rb1* 的小鼠模型表明，骨肉瘤的细胞起源是间充质干细胞（mesenchymal stem cell, MSC）衍生的骨形成细胞。胚胎肢芽早期间充质组织中 *p53* 和 *Rb1* 的纯合子缺失导致肉瘤的发生率非常高[53]。成骨前细胞中 *p53* 和 *Rb1* 的缺失可导致具有高转移率的早发性骨肉瘤[54]。此外，成骨细胞中 *p53* 的缺失也会导致骨肉瘤的高发生率[13]。当 p53 失活时，在成骨细胞中具有组成性 Notch1 细胞内结构域活性的转基因小鼠发生骨肉瘤的发生率升高[14]。在 p53 杂合背景下，通过去除成骨细胞中的负调控因子 Patched1 上调 Hedgehog 信号也会诱导骨肉瘤的形成[49]。这些研究表明，来自未分化的 MSC 或成骨系细胞的细胞都有可能发展为骨肉瘤，而决定肿瘤形成的关键因素可能在于哪些细胞类型经历癌基因或肿瘤抑癌基因的失调。

癌症干细胞

在过去的几十年里，各种癌症的化疗导致了癌症干细胞（cancer stem cell, CSC）的发现，CSC 是一种耐药的癌细胞亚型，与肿瘤的复发和转移有关。CSC 最初在急性髓性白血病中被发现，后来又在包括骨肉瘤在内的不同类型的癌症中被发现[55]。这些细胞具有多种特性，包括药物外排转运蛋白的高表达、异常的细胞代谢、广泛的 DNA 修复机制以及自我更新通路的管制解除。

骨肉瘤的假定 CSC 能够重新启动肿瘤发生的全部过程。它们不仅会发生成骨分化，还会发生成软骨分化和成脂肪的谱系分化，以响应适当的环境条件。几种 CSC 特异性表面标志物，包括 CD117、CD133、CD248、CD271 和 STOR1，已被用于从骨肉瘤中分离 CSC[56]。这些 CSC 显示了多能干细胞标志物表达的增加，例如 SOX2、OCT3/4 和 NANOG，并具有自我更新和产生耐药性的特性[56]。

骨肉瘤中的微环境生态位为 CSC 维持干细胞性提供了环境。多种生长因子刺激的信号通路，例如 IGF-1、BMP、FGF 和 TGFβ，在微环境中被解除调控[57]。与其他类型的实体瘤相似，骨中的低氧状态也通过缺氧诱导因子 1（hypoxia inducible factor 1, HIF1）信号通路使骨肉瘤中的 CSC 具备干细胞特性。

综上所述，CSC 在骨肉瘤中的重要特性与化疗药物的耐药和转移有关，这直接影响患者的生存。因此，进一步研究骨肉瘤的 CSC 特征对开发靶向治疗至关重要。

讨论

骨肉瘤是一种极其复杂和极具侵袭性的恶性肿瘤，在其发生、发展和转移过程中，其是由多种遗传因素和信号通路的多种功能相互作用而发展。近年来，在利用基因组学、转录组学分析和小鼠遗传模型发现骨肉瘤驱动基因及其在骨肉瘤形成中的致病作用方面取得了很大进展。其中一项发现是在患者和小鼠模型中发现了高度的基因组不稳定性，这是骨肉瘤的一个特征。与其他类型的癌症相比，与 *TP53* 和 *RB1* 相关的结构变异（缺失和易位）在骨肉瘤中被证实是独特的。这一现象提示，不依赖于p53的先前存在的基因组不稳定性可能是骨肉瘤发展的复杂的遗传机制。因此，揭示p53的上游因子（通路）或控制基因组不稳定性的p53独立机制对于阐述骨肉瘤形成的复杂性至关重要。总之，我们对骨肉瘤发展生和转移的驱动基因的作用的新认识将有助于为骨肉瘤定制基于基因的靶向治疗。此外，越来越多的证据表明了非编码RNA（lncRNA和microRNA）在骨肉瘤中的重要性。由于非编码RNA具有多种功能，它们作为治疗工具很有吸引力。尽管现在有大量的基因组数据可用，但将它们转化为直接的患者治疗仍为时尚早，并且持续不断发展的小鼠基因模型和大型动物模型将有助于阐明驱动基因的病理作用，为新的治疗方法提供临床前试验研究平台。

致谢

这项工作得到了以下支持：Eunice Kennedy Shriver国家儿童健康和人类发展研究所的BCM智力和发育障碍研究中心（HD024064），由美国国立卫生研究院资助的BCM先进技术核心（AI036211、CA125123 RR024574），得克萨斯州的癌症预防和研究计划（CPRIT拨款RP170488），得克萨斯州的Rolanette和Berdon Lawrence骨病项目，以及BCM骨骼医学和生物学中心。

参考文献

扫描书末二维码获取。

第 100 章
乳腺癌和前列腺癌治疗后的骨骼并发症

Catherine Van Poznak 和 Pamela Taxel

宋立稳　柳　林　刘　丰 译

引言

对于早期乳腺癌（breast cancer, BCA）和前列腺癌（prostate cancer, PCA），为了根除隐匿的肿瘤细胞，增加治愈的可能性，可给予辅助抗癌治疗。在疾病的晚期，抗癌治疗是用于控制已知的肿瘤负荷，这样可能会提高生活质量和延长生命。BCA 和 PCA 的抗癌治疗通常包括化疗和激素治疗。雌激素和雄激素对骨代谢的影响已明确[1]，类固醇对骨的影响也已明确[2]。对 BCA 和 PCA 的抗癌治疗通常包括对骨代谢和骨骼健康产生负面影响的干预措施。这类患者可能有骨丢失的特别风险。

BCA 和 PCA 肿瘤通常分别表达雌激素、孕激素和雄激素受体。当肿瘤被认为是激素敏感时，这些激素受体经常作为早期和晚期 BCA 和 PCA 抗癌治疗的一部分。在癌症治疗过程，抑制这些性激素治疗通常会产生意想不到的后果，例如，BMD 所反映的骨丢失加速，以及脆性骨折的风险增加。化疗及其辅助治疗也可能加速 BMD 的损失。放疗无论是用于治疗或姑息治疗，都与治疗区域内发生骨折的风险小幅增加有关。BCA 和 PCA 患者人数众多；在美国，癌症幸存者中大约有 350 万 BCA 患者和 330 万 PCA 患者[3]。本章回顾了 BCA 和 PCA 治疗后的骨骼并发症。

非转移性乳腺癌

大约 1/8 的女性会被诊断为 BCA，在美国，BCA 的平均诊断年龄为 61 岁[4]。2018 年，预计将有超过 26.8 万新的侵袭性 BCA 病例被诊断出来[3]。在早期（非转移性）BCA，癌症治疗的目标是治愈。在这种情况下使用的治疗包括手术、化疗、放疗和（或）内分泌治疗。一般来说，化疗可将 BCA 的复发风险降低约 1/3，而抗雌激素治疗可将复发风险降低约 1/2。大约 75% 的侵袭性 BCA 表达雌激素受体（estrogen receptor, ER）或孕激素受体（progesterone receptor, PR），被认为是激素受体阳性（hormone receptor positive, HR+）。

女性健康倡议观察性研究（the Women's Health Initiative Observational Study）表明，有 BCA 病史的女性骨折发生率比无 BCA 病史女性更高[5]，且研究显示化疗与 BMD 损失有关[6]。接受化疗治疗的绝经前 BCA 女性有 21%~100% 的闭经风险[7]。闭经率受年龄和化疗方案的影响。在化疗诱导卵巢功能障碍的情况下，腰椎 BMD 损失率约为 1 年 6.7%[8]。同样，在手术切除卵巢 2 年后，腰椎 BMD 损失率也很快，约为 17.7%，而在使用促黄体激素释放激素（leutinizing hormone-releasing hormone, LHRH）激动剂戈舍瑞林对卵巢进行化学抑制后，腰椎 BMD 损失率下降了 5%[9]。这些与 BCA 相关的激素变化对骨折风险的影响尚不明确。

绝大多数被诊断为早期 BCA 的女性有激素受体阳性（HR+）疾病，使用他莫昔芬或芳香化酶抑制剂（aromatase inhibitor, AI）进行内分泌治疗将作为癌症治疗方案的一部分。美国临床肿瘤学会（American Society of Clinical Oncology, ASCO）关于 HR+BCA 使用辅助内分泌治疗的指南建议，视临床情况使用内分泌治疗 5~10 年。内分泌治疗可包括他莫昔芬、芳香化酶抑制剂或这些药物的序贯使用[10]。最近发表的 III 期临床试验 MA-17-R[11] 表明，使用 AI 治疗 10 年比 5 年更能改善 BCA 的结局，但在中位随访时间 6.3 年时没有生存获益。然而，使用 AI 治疗 10 年患者的骨折风险为 14%，而 5 年的骨折风险为 9%（$p=0.001$）。

非转移性前列腺癌

约有 12.9% 的男性将在其一生中的某个阶段被诊断为 PCA，后者在美国占所有新发癌症病例的 10.7%，是全球男性第二大常见癌症。PCA 是导致美国男性癌症死亡的第二大原因，每年有超过 26 000 人死亡。据估计，2018 年的新发病例将超过 16.4 万例[3]。PCA 主要影响 55～75 岁的男性，诊断时平均年龄为 66 岁。PCA 更好发于非裔美国男性以及有 PCA 家族史的男性。90% 以上的病例是在病变原位阶段确诊的，5 年的生存率为 100.0%[12]。

雄激素是通过雄激素受体促进 PCA 细胞的生长和增殖的，因此，可以通过抑制雄激素的产生来减慢肿瘤生长。这可以通过雄激素去势治疗（androgen deprivation therapy, ADT）来实现，包括去势和抗雄激素治疗。自 LHRH 激动剂或促性腺激素释放激素（gonadotrophin-releasing hormone, GnRH）激动剂的化学去势出现以来，手术去势已不再常用。这些激素药物作用于垂体水平，下调促性腺激素受体，从而在数周内双双抑制睾酮和雌激素[13-14]。

癌症内分泌治疗对腰椎的影响

总的来说，可以说抗雌激素和抗雄激素治疗对 BMD 均有负面影响，除了他莫昔芬对绝经后女性的作用。表 100.1 显示了在绝经后早期 BCA 女性和接受抗雄激素治疗的 PCA 患者中采用标准治疗措施后，腰椎 BMD 变化的总体趋势。这里所选用的研究都是短期研究，并不代表所有的研究。除了 MA-27-B 研究[15]比较了阿那曲唑和依西美坦的研究外，无法对药物对 BMD 的影响进行交叉比较。值得注意的是，他莫昔芬（一种选择性雌激素受体调节剂）有望适度改善绝经后女性的 BMD。然而，他莫昔芬对绝经前女性的 BMD 有负面影响，任何方式的卵巢抑制也都有负面影响[16]。一项研究表明，使用他莫昔芬后，2 年的总体 BMD 下降了 1.5%，而对照组的 BMD 仅下降了 0.3%[9]。

除了显示 BMD 的变化外，还有数据表明，内分泌治疗 BCA 或 PCA 会增加骨折的风险。Amir 及其同事的 meta 分析表明，使用 AI 与 7.5% 的绝对骨折风险相关，而使用他莫昔芬与 5.2% 的绝对骨折风险相关[17]。对 1778 名接受 ADT 治疗的 PCA 患者与 1157 名未接受 ADT 治疗的 PCA 患者的分析显示，脆性骨折的发生率分别为 9.0% 和 5.9%［调整危险比（HR）为 1.65；95% 的置信区间为 1.53～1.78，$p=0.0001$］[18]。值得注意的是，该分析没有特别指出使用 ADT 的特定阶段或适应证，这些数据可能不直接适用于早期 PCA。

筛查继发于乳腺癌和前列腺癌的骨质疏松症

美国国家综合癌症网络（National Comprehensive Cancer Network, NCCN）癌症医疗骨健康工作组[16]建议考虑癌症患者以及由于癌症治疗或年龄增长导致骨丢失或骨折风险增加的人群的骨骼健康问题。这个评估包括获取涵盖骨相关特征、体格检查、实验室数据（如果有）、使用骨折风险评估工具（Fracture Risk Assessment Tool, FRAX）和 BMD 的病史。同样，ASCO 关于 BCA 生存率[19]和 PCA 生存率[20]的指南指出，与癌症治疗相关的骨丢失的速率和程度高于正常年龄相关的骨丢失。因此，骨骼健康评估是生存者治疗的一个组成部分。这些建议与其他国家专业协会、卫生保健机构和个人研究者的建议是一致的，特别注意到的是，癌症治疗是骨质疏松症和脆性骨折的次要危险因素。

这些指南以及其他研究人员的工作将有望增加患者骨质疏松症的筛查频率。几项大型数据库研究表明，BMD 测定的使用率很低。在一项研究中，BCA 女性患者的 BMD 测定率低于 20%[21]，而接受 ADT 治疗的 PCA 患者在基线时或治疗 1 年内的 BMD 测定率在 10%～15% 之间[22]。

表 100.1　与正常范围（斜体）相比，不同癌症疗法治疗下腰椎估计的年骨丢失量

疗法/人口	骨质疏松
正常衰老的成年男性骨丢失	*0.5%*
PCA 患者的去势治疗	4.6%
正常衰老，绝经早期骨丢失	*2%*
正常衰老，绝经晚期骨丢失	*1%*
绝经后女性使用芳香化酶抑制剂	2.6%
LHRH 激动剂加芳香化酶抑制剂治疗	7.0%
卵巢衰竭与化疗有关	7.6%

LHRH：促黄体激素释放激素；PCA：前列腺癌。

美国食品药品监督管理局（Food and Drug Administration, FDA）批准的用于治疗无癌症人群的骨量减少或骨质疏松症的标准疗法已被证明对 BCA 或 PCA 的癌症治疗有效。此外，也有研究使用标准剂量或更大剂量的抗骨吸收治疗显示出了相同的效果（图 100.1）[8, 24-28]。在对 BCA 或 PCA 患者进行抗激素治疗情况下，抗骨吸收治疗的骨折数据有限。一项名为 AZURE 的随机对照试验采用了高频剂量方案，即在 6 个月内每月 1 次给予唑来膦酸，然后每 3 个月 1 次给予唑来膦酸，连续 8 次，然后再每 6 个月 1 次给予唑来膦酸 5 次，总治疗时间为 5 年，作为降低 BCA 复发风险的实验性辅助治疗。接受多种抗癌治疗的患者被随机分配到上述唑来膦酸治疗方案组或对照组。84 个月时，唑来膦酸治疗组的骨折发生率为 6.2%，而对照组的骨折发生率为 8.3%[23]。

两项临床随机对照试验在 BCA 和 PCA 患者中检查了每 6 个月使用地诺单抗 60 mg 的结果，并报道椎体骨折发生率发生下降[24]。在 BCA 研究中，接受 AI 治疗患者被分为使用或不使用地诺单抗两组。使用地诺单抗组的新椎体骨折发生率为 3.2%，而对照组为 6.1%，优势比为 0.53（95% 的置信区间为 0.33～0.85；$p=0.009$）[24]。在第二项研究中，接受 ADT 治疗的 PCA 患者被分为使用或不使用地诺单抗两组，也观察到了相似的结果。在 36 个月时，地诺单抗治疗组的椎体骨折发生率为 1.5%，而对照组中有 3.9% 发生了新的椎体骨折，相对风险为 0.72（95% 的置信区间为 0.19～0.78；$p=0.006$）[25]。

除了 FDA 批准的治疗 PCA 患者 BDM 或骨转移的药物外，还有其他药物在该患者群体中进行了研究。

选择性雌激素受体激动剂托瑞米芬在 ADT 治疗中显示出抗骨折疗效。在一项Ⅲ期试验中，800 多名接受 ADT 治疗的男性被随机分为每日接受托瑞米芬组和安慰剂组，持续 24 个月。该研究采用椎体骨折为主要终点，进行形态计量学评估。托瑞米芬组椎体骨折的发生率为 1%，而安慰剂组的发生率为 4.8%。这表明使用托瑞米芬的新发椎体骨折的相对风险降低了 79.5%（$p<0.005$），绝对风险降低了 3.8%。托瑞米芬组各部位 BMD 均增加[29]。因此，地诺单抗和托瑞米芬是仅有的显示对 PCA 患者骨折有效的两种药物。托瑞米芬尚未被 FDA 批准用于骨量的治疗。

转移性乳腺癌

当 BCA 转移时，骨骼通常是第一个转移部位，也是最常见的远处转移器官。大约 70% 的 BCA 的转移患有骨骼病变[30]。骨转移与骨骼相关事件（骨折、脊髓受压、恶性肿瘤性高钙血症，以及需要手术或骨放疗）的发生有关。此外，骨转移与显著的发病率和死亡率相关。为了降低骨转移引起的骨骼并发症的风险，BCA 骨转移患者通常使用骨调节剂，例如地诺单抗、帕米膦酸钠或唑来膦酸[31]。关于骨转移瘤的治疗的讨论不是本章讨论的范围，在其他章讨论。

转移性 BCA 的抗癌治疗包括用于局限性 BCA 的干预措施（化疗、内分泌治疗、放疗和手术），以及 FDA 标记的用于转移性疾病的其他药物。转移性疾病的治疗多为姑息性治疗。转移性肿瘤的内分泌治疗可包括他莫昔芬或 AI，以及雌激素受体下调剂氟维司群。新的内分泌联合治疗方案包括依维莫司（雷帕

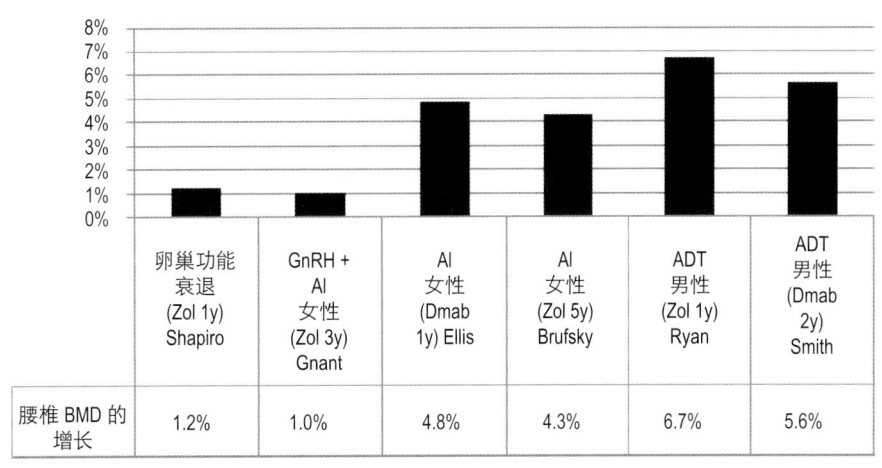

图 100.1　当与内分泌治疗联合使用时，抗骨吸收治疗可维持或改善腰椎 BMD[8, 24-28]

霉素或 mTOR 抑制剂的哺乳动物靶点）与依西美坦（一种 AI）联合使用，以及帕博西尼与来曲唑或氟维司群联合使用[32]。

全身治疗对转移性患者的 BMD 和骨折的影响尚不明确。这些患者可能存在影响骨完整性的骨转移，因此很难将继发于治疗后的继发事件与肿瘤相关的事件区分开来。用于预防骨骼相关事件的高剂量破骨细胞抑制剂的使用远远超过用于预防和治疗骨质疏松症的剂量。在晚期 BCA 但没有明确骨转移证据的患者中，骨折风险增加的危险比为 22.7（95% 的置信区间为 9.1~57.1；$p<0.0001$）[33]。然而，进行本研究时采用的鉴别骨转移的方法远不如目前使用的方法敏感。放疗无论在治疗或姑息治疗中，都与治疗区域内发生骨折的风险的小幅度增加有关。

雄激素去势治疗（ADT）以及促黄体激素释放激素（LHRH）激动剂和拮抗剂在前列腺癌中的作用

33%~70% 的 PCA 患者在（新辅助）或（辅助）其他治疗之前，或在手术治疗或放疗治疗失败后出现前列腺特异性抗原（prostate-specific antigen, PSA）升高的患者，接受 GnRH 激动剂联合或不联合抗雄激素治疗局部疾病[34]。新辅助治疗和辅助 ADT 在疾病特异性生存、进展时间和全因死亡率方面均显示出益处[35]。

地加瑞克是第三代 GnRH 拮抗剂，可用于雄激素依赖性晚期 PCA 的一线治疗。它直接作用于垂体受体，阻断 LHRH 的作用。使用这种药物后，促性腺激素和睾酮水平不会像使用 GnRH 激动剂那样出现激增[36]。临床试验表明，与 GnRH 激动剂相比，用 PSA 无进展生存期来衡量，地加瑞克治疗的疾病控制效果更好。地加瑞克可能会延缓去势抵抗性疾病的进展，并且耐受性通常良好，毒性有限[37]。它已在 2008 年获得了 FDA 的批准。

晚期前列腺癌的额外抗癌治疗

在 LHRH 激动剂治疗出现之前，口服雌激素治疗作为药物去势的主要手段被用于治疗 PCA。然而，美国退伍军人管理局的一项大型研究表明，口服雌激素虽然能够达到药物去势，治疗 PCA 有效，但会增加血栓栓塞的风险，因此该疗法已被禁止使用了[38]。雌激素透皮贴剂给药已经进行研究，而其对于 BMD 和骨折的影响有待进一步的随访[39]。

阿比特龙是一种肾上腺激素合成抑制剂，目前已被批准用于治疗去势抵抗性 PCA，即在睾酮水平较低（<50 ng/dL）的情况下病情仍进展。阿比特龙能抑制细胞色素 P450c17，一种在睾丸外和睾丸雄激素合成中至关重要的酶[40]。阿比特龙已被证明可以提高去势抵抗性 PCA 患者的生存率，目前已被批准用于多西他赛（一种化疗药物）治疗后使用[41]，或用于化疗初期的患者[40]。由于抑制肾上腺激素的生物合成，泼尼松需与之联合使用，剂量为每次 5 mg，每日 2 次。

关于代谢对骨转换的影响，一项对 49 名接受阿比特龙治疗的男性进行的小型研究表明，与基线值相比，阿比特龙治疗患者在第 3 个月、6 个月和 9 个月时的血清 C 末端肽值显著下降，碱性磷酸酶在第 3 个月时升高[42]。然而，49 名受试者中有 20 名在观察期间接受了唑来膦酸治疗，结果（效果）可能难以确定。迄今为止，关于 BMD 和骨折的研究尚未见报道。

恩杂鲁胺是一种雄激素受体靶向抑制剂，已被 FDA 批准用于治疗去势抵抗性 PCA。这种药物可以在化疗前或化疗后使用。一项大型安慰剂对照双盲试验在转移性去势抵抗性 PCA 患者中进行，结果表明，与安慰剂相比，既往未接受化疗的，恩杂鲁胺能够延缓疾病进展（放射影像学上可见），总生存率提高，死亡风险降低 30%，起始化疗时间平均延迟 17 个月[43]。在一项小鼠研究中，恩杂鲁胺和睾丸切除术显示均降低了中轴骨骼的骨量，主要表现为腰椎 BMD 降低[44]。目前还未进行人体研究。

镭-223 是一种释放 α 粒子的放疗药物，最近已被批准用于去势抵抗性 PCA 伴症状性骨转移而尚未出现内脏转移的治疗。镭-223 是一种直接作用于骨的类钙化合物，并可将细胞毒性辐射传递到骨转移部位。在最近的一项 III 期试验中，镭-223 降低了 30% 的死亡风险，并将首次出现症状性骨骼事件的时间延长了 5.8 个月[45]。此外，镭-223 显示出总体良好的安全性，并且与显著的骨髓抑制无关。这是首个对去势抵抗性 PCA 的治疗，显示出总体生存获益。然而，除骨骼相关事件之外，镭-223 对骨的完整性的影响尚不明确。

小结

到 2026 年，预计 BCA 和 PCA 幸存者的数量将分别达到大约 460 万和 450 万[47]。大约 9 万名女性发生 BCA 骨转移，大约 6.3 万名患者发生 PCA 骨转移[48]。因此，该人群的骨骼健康是一个公共卫生问题。标准的干预措施可以改善早期以及晚期 BCA 和 PCA 患者的骨完整性。需要额外的治疗和实践来降低骨骼并发症的风险。人们越来越认识到骨骼健康在癌症生存中的重要性，需要更多的研究数据来确定对这一脆弱人群的最佳治疗模式。

参考文献

扫描书末二维码获取。

第 101 章
骨癌和疼痛

Denis Clohisye 和 Lauren M. MacCormick

李延平　柳　林　刘　丰　译

骨癌疼痛的流行病学

骨癌疼痛是最难治疗的疼痛之一，严重影响骨癌患者的生活质量。疼痛是骨转移患者最常见的表现症状，其严重程度与对癌症患者的生活质量的影响成正比[1-2]。癌症疼痛主要有两种类型：进行性疼痛和突破性疼痛。进行性疼痛通常被描述为一种钝痛和酸痛，这种疼痛在疾病的整个过程中持续存在并逐步进展。突破性疼痛最常与骨转移相关，其特征是锐痛、间歇性疼痛，并且活动后加重。突破性疼痛难以治疗，通常具有顽固性，在高达 80% 的晚期癌症患者都会出现[3-4]。随着新的动物模型和最新的临床试验的发展，人们对骨癌疼痛的认识和开发新的骨癌疼痛治疗策略有了更深刻的理解。

骨癌疼痛的发生机制

随着新的动物模型的发展，人们现在对骨癌疼痛的原因有了更多的了解；啮齿类动物和犬类的骨癌疼痛已经在文献中描述过。每种模型在肿瘤细胞接种途径、肿瘤类型、宿主的免疫力以及宿主物种等方面存在差异[5]。尽管存在这些差异，但还是得到了关于导致骨癌疼痛的病理生理机制的大量信息。最终得出了，骨癌疼痛是一个多因素过程的一部分，是由受到影响骨骼的宿主细胞以及影响外周和中枢神经系统的肿瘤细胞之间的复杂相互作用引起的。

骨癌疼痛存在伤害性和神经性成分。伤害感受性疼痛通常发生于组织受损期间，是受损细胞、邻近血管和神经末梢释放出神经递质、细胞因子和因子的结果。疼痛是在支配周围组织的初级传入神经纤维水平上传递的。骨骼受骨髓、矿化骨和骨膜内的感觉神经纤维和交感神经纤维密集支配[6-7]（图 101.1 和图

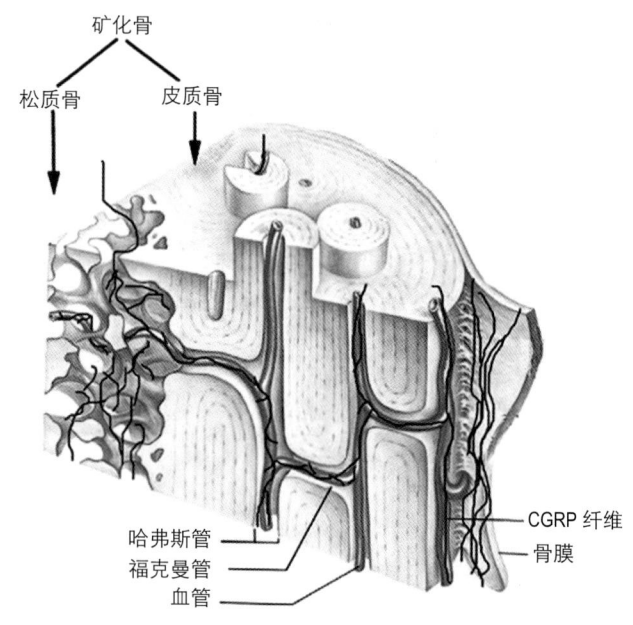

图 101.1 （也见彩图）骨膜、矿化骨和骨髓中的神经分布的示意图。在骨癌疼痛的不同阶段，这三种组织都可能被致敏。CGRP：降钙素基因相关肽（Source: [6]. Reproduced with permission of Elsevier.）

101.2）。神经病理性疼痛继发于肿瘤生长，这种肿瘤生长直接破坏正常支配骨骼的神经纤维远端，并诱导交感神经纤维和感觉神经纤维萌生病变[8-11]。

大多数转移性骨恶性肿瘤本质上是破坏性的，并产生区域骨溶解（骨破坏）。这种破坏是通过破骨细胞的激活、募集和增殖发生的，其特征是在荷瘤部位发现的破骨细胞的数量和大小增加[12-15]。破骨细胞的激活和增殖是由破骨细胞表达的 RANK 和成骨细胞表达的 RANKL 相互作用介导的。在荷瘤部位发现 RANK 和 RANKL 的表达都增加。应用双膦酸盐或 RANKL 的可溶性诱导受体，例如骨保护素（osteoprotegerin, OPG）选择性抑制破骨细胞，可抑

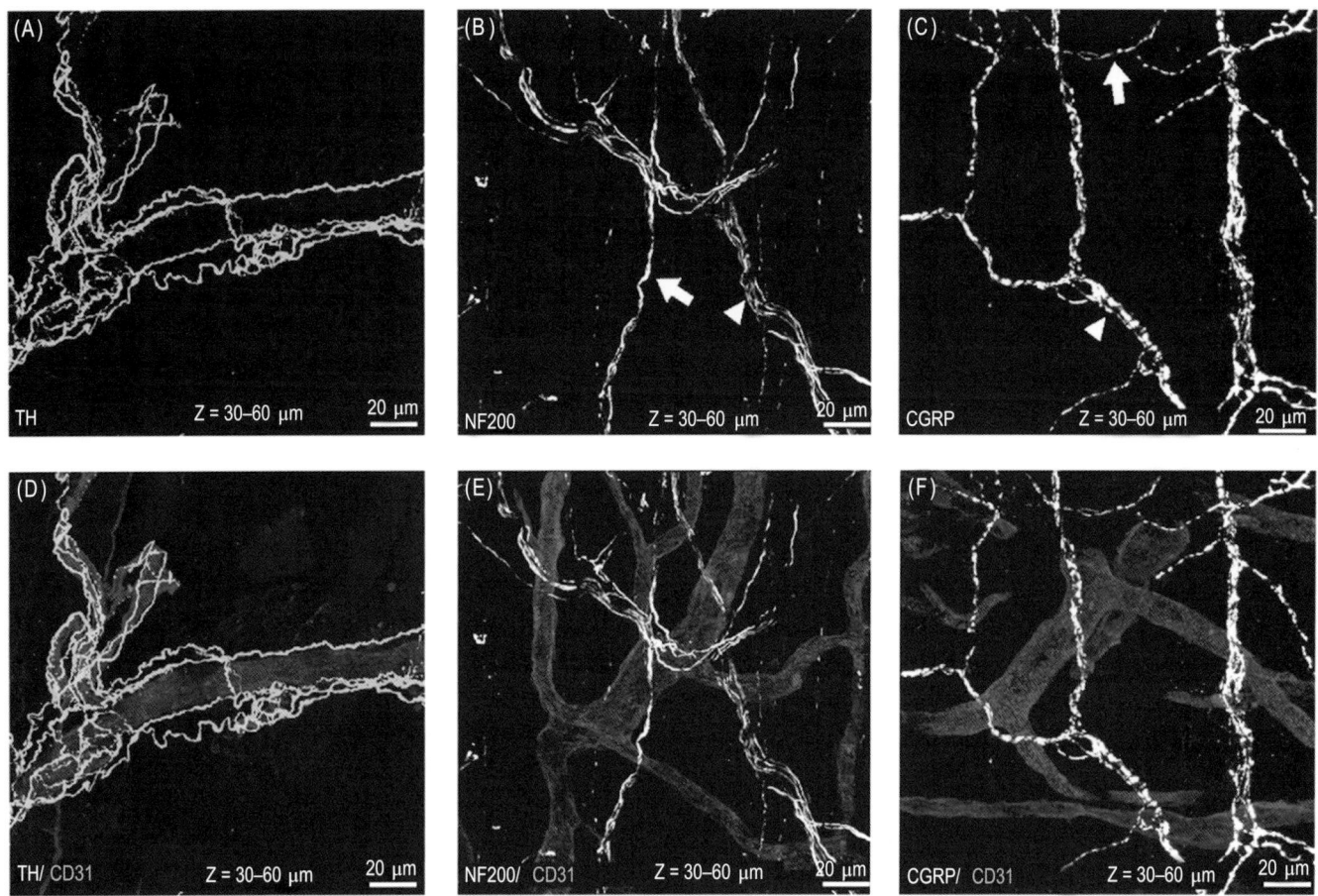

图 101.2 高功率 CT 扫描显示骨膜中感觉神经纤维和交感神经纤维与血管的关联。（A）包裹在骨膜中的 CD31$^+$ 血管周围的交感神经纤维（D）。（B）神经元纤维神经丝阳性（NF200$^+$）和降钙素基因相关肽阳性（CGRP$^+$）感觉神经纤维（C）与 CD31$^+$ 血管没有关系，分别见（E）和（F）（Source: [7]. Reproduced with permission of Elsevier.）

制癌症诱导的骨溶解、癌症疼痛行为以及外周和中枢敏化的神经化学标志物[16-20]。

肿瘤产生的细胞因子、生长因子和多肽已被证明可以激活支配骨骼的初级传入神经纤维。前列腺素、白介素、氢离子、缓激肽、趋化因子、肿瘤坏死因子-α、神经生长因子（nerve growth factor, NGF）和内皮素都是肿瘤细胞或宿主免疫系统释放的化学介质，这些化学介质可以敏化神经末梢，引起癌症疼痛[5, 21-23]。每一种介质都有特定的受体，将化学信号转化为电信号（图 101.3）。在骨癌疼痛中，化学介质被释放，与各自的受体结合，引起疼痛的传导。当持续的神经刺激导致兴奋阈值降低、神经末梢受体上调或原来处于失活状态的痛觉受体发生募集时，外周就会发生敏化[9-10, 24-25]。

中枢敏化

中枢敏化是指中枢神经系统神经元在面对持续的外周神经输入时的反应性增强。虽然中枢敏化可能发生在丘脑和大脑皮质，但研究主要集中在脊髓背角。电生理学和解剖学研究证明，背角神经元的活性和反应性在持续疼痛刺激下会发生变化。痛觉超敏是一种通常非伤害性的刺激引起的疼痛，是一种由中枢敏化引起的症状[26]。

持续刺激无髓鞘 C 纤维导致接受刺激的无髓鞘 C 纤维输入的脊髓神经元的活性和反应性增强。这种增强的反应性的持续时间很短，被称为激惹[27]。当持续刺激导致邻近未接受持续疼痛刺激的神经元发生表型变化时，也会发生致敏。通常，这些神经元接收

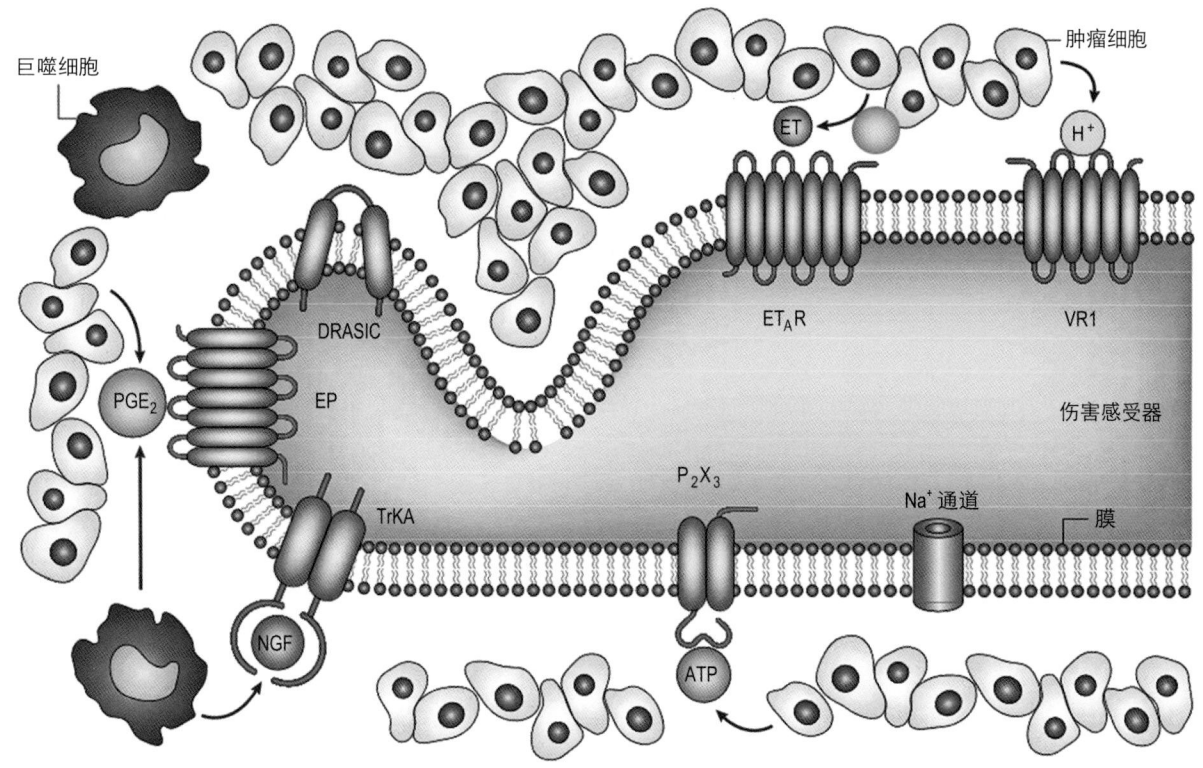

图 101.3 （也见彩图）外周疼痛纤维表达受体与离子通道的示意图。神经递质和化学介质及其同源受体之间的相互作用导致疼痛的转导和信号传递。ATP：三磷酸腺苷；DRASIC：背根酸敏感离子通道；EP：前列腺素 E 受体；ET：内皮素；ET_AR：内皮素 A 受体；H^+：氢离子；Na^+：钠离子；NGF：神经生长因子；PGE_2：前列腺素 E_2；P_2X_3：嘌呤能离子门控受体；TrKA：高亲和神经生长因子酪氨酸激酶受体 A；VR1：香草酸受体 -1（Source: [51]. Reproduced with permission.）

通常不转导疼痛刺激的 Aβ 纤维的输入。然而，一旦发生敏化，这些神经元能够传递非疼痛性和疼痛性信息。中枢敏化部分是由谷氨酸、P 物质、前列腺素和生长因子介导的。相关受体和通道分别为 N-甲基-d-天冬氨酸（N-methyl-d-aspartate, NMDA）、神经激肽 -1（neurokinin-1, NK-1）、前列腺素 E 受体（prostaglandin E receptor, EP）和酪氨酸激酶 B（tyrosine kinase B, trkB）。瞬时受体电位（transient receptor potential, TRPV1）和钠通道的上调在中枢敏化中也曾被报道过[28-29]。

重组的周围和中枢神经系统对癌症疼痛的反应

几项研究表明，在实验模型中，伤害性感受器外周敏化发生在癌症疼痛动物身上[5,9,24]。在正常小鼠中，当对其股骨施加有害的机械应力时，神经递质 P 物质是由伤害性感受器合成并在脊髓中释放。反过来，P 物质结合并激活由脊髓神经元亚群表达的 NK-1 受体，引发反应。在患有骨癌的小鼠中，痛觉神经纤维的重组会引起机械性痛觉超敏，而非痛觉水平的机械性压力会导致 P 物质的释放，产生有害刺激[24]。

在外周神经的敏化过程中，荷瘤骨神经支配的表型改变伴随着广泛的神经化学物质重组。可能介导疼痛的特定神经改变包括星形胶质细胞肥大和谷氨酸再摄取转运蛋白表达降低。细胞外谷氨酸水平升高导致中枢神经系统兴奋性增高，这是神经元因其受体过度激活而受损的病理过程，并导致神经病理性疼痛的发展[30-31]。

几项检查乳腺癌和前列腺癌小鼠模型的研究表明，新的感觉神经纤维和交感神经纤维有明显的长入，表现出独特的形态和高密度的纤维[8-9]（图 101.4）。为了进一步评估新的伤害性纤维的驱动力，对 NFG 进行的逆转录聚合酶链反应分析表明，在疼痛肿瘤中，周围肿瘤相关的炎症细胞、免疫细胞和基质细胞是 NFG 的主要来源[9]。局部抗 NFG 可以阻断这些伤害性纤维的异位长入和病理重组，这表明预防性治疗可能能够预防骨癌疼痛的一个重要方面[10]。

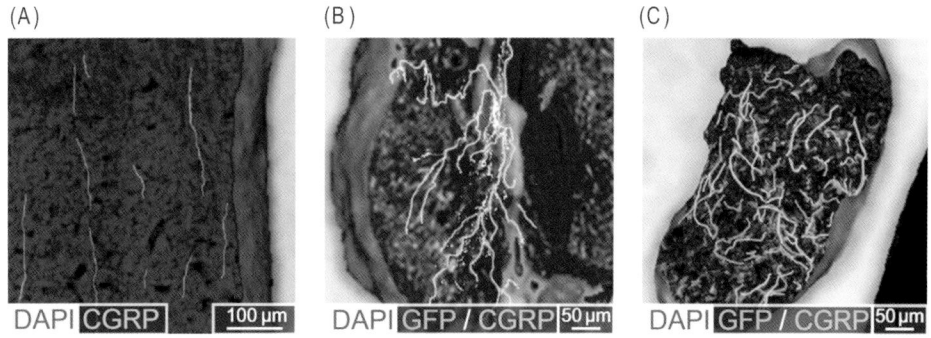

图 101.4 （也见彩图）高功率 CT 扫描显示，前列腺癌细胞引起骨中感觉神经纤维生长，这是由共聚焦图像覆盖的骨骼横截面。4,6-二脒基 -2-苯基吲哚（DAPI）染色的细胞核呈蓝色，表达前列腺癌细胞的绿色荧光蛋白（GFP）呈绿色，降钙素相关基因肽阳性（CGRP+）的感觉神经纤维呈黄色或红色。（A）假股骨在特征性线性形态上显示的神经生长控制水平。（B）转移性疾病早期死亡小鼠的前列腺肿瘤荷瘤股骨显示的肿瘤克隆和明显高度分支的感觉神经生长。（C）显示高密度感觉神经纤维的转移性疾病晚期死亡小鼠携带前列腺肿瘤的股骨（Source: [9].）

治疗策略

对疼痛进行的研究大大提高了我们对急性和慢性疼痛机制的理解。通过强调疼痛转导的关键分子机制，目前正在研究新的药物作为潜在的新的可选择的治疗方法。目前可用的药物充满了副作用，例如阿片类药物，可能会限制其临床疗效和患者的生活质量。明确的研究重点是限制全身并发症的神经系统内特定受体和通道靶点。

生长因子和细胞因子

NFG 调节炎性和神经病理性疼痛状态。在慢性疼痛中，外周组织中 NFG 水平升高。抗 NGF 的中和抗体在减轻慢性疼痛和在某些情况下预防慢性疼痛方面是有效的[32]。体外研究显示，依赖 NFG 的感觉神经细胞系的生长和分化可以被天然中和抗体抑制。这些抗体已被证明可以抑制前列腺癌细胞的体外迁移和转移[25]。在动物模型中，抗 NGF 抗体通过阻断与外周或中枢神经系统中的致敏相关的疼痛刺激来减少进行性和突破性疼痛[32]（图 101.5）。在乳腺癌、前列腺癌和肉瘤的骨癌疼痛模型中，与静脉注射硫酸吗啡相比，抗 NFG 抗体治疗在减少疼痛相关行为方面更有效[32-33]。最近，一项评估抗 NFG 抗体他尼珠（tanezumab）对骨转移癌症患者疗效的研究发现，与安慰剂对照组相比，8 周内疼痛略有减轻。该效应无统计学意义，但在基线疼痛较高、基线阿片类药物使用较低的患者中，疼痛改善程度增加[34]。此外，已经进行了一项为期 16 周的 II 期试验，以测试坦尼珠作为阿片类药物辅助治疗骨转移相关疼痛患者的有效性和安全性，但该试验（标识符 NCT00545129）尚未报道结果。

除了 NFG，神经胶质源性生长因子（glial-derived growth factor, GDGF）和脑源性生长因子（brain-derived growth factor, BDGF）被认为在癌症相关骨疼痛中也起作用。BDGF 与中枢敏化的调节有关，因为在周围神经病变模型中，它伤害性神经元中的表达增加。BDGF 使 C 型纤维活性增敏，导致痛觉过敏和痛觉超敏。抑制 BDGF 及其同源受体 trkB 可导致 C 型纤维放电减少和疼痛行为减少[35-36]。GDGF 在感觉神经元和支持细胞的存活中起重要作用。慢性疼痛动物模型中常见的神经病理性疼痛行为在给予 GDGF 后得到预防或逆转。GDGF 的镇痛作用表现出较强的时间调节作用，给药时机直接决定了治疗是保护性的还是治疗性的[36-37]。

内皮素是一个血管活性肽家族，在多种肿瘤中表达，其水平似乎与疼痛严重程度有关。内皮素直接作用于周围神经可诱导初级传入纤维的激活和疼痛特异性行为[38]。选择性阻断内皮素受体可以阻断骨癌疼痛相关行为和反映外周和中枢敏化的脊髓改变[39-40]。最近，一项涉及激素抵抗性前列腺癌患者的 III 期临床试验评估了内皮素 A 拮抗剂联合标准化疗与单纯标准化疗的效果，并没有发现健康相关的生活质量的改善或疼痛进展的减缓（标识符 NCT00617669）。

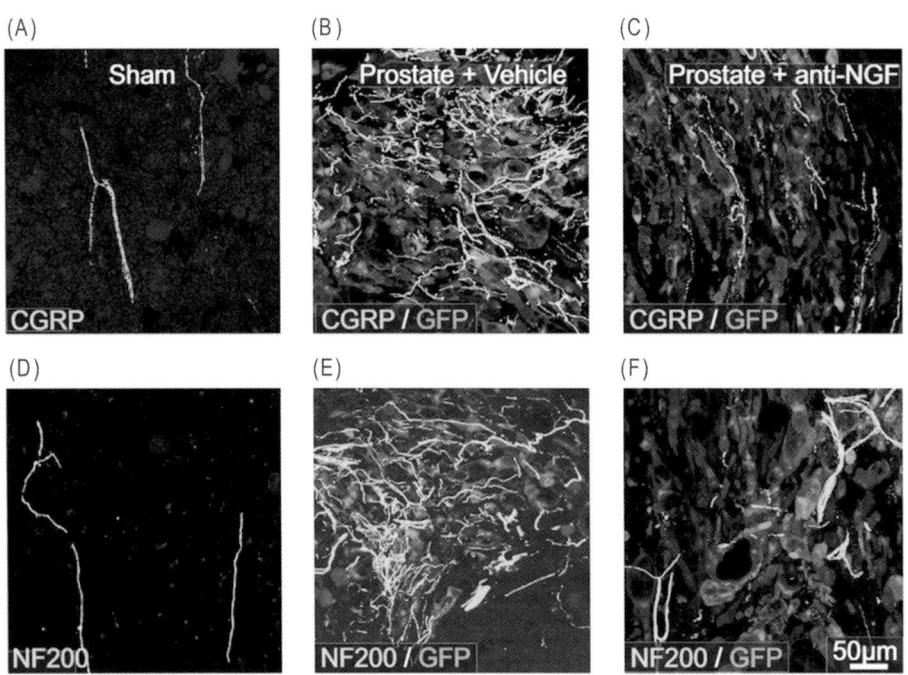

图 101.5 （也见彩图）高功率计算机断层扫描的骨在共聚焦图像覆盖的横截面显示，抗神经生长因子抗体（抗 NGF 抗体）治疗可以抑制前列腺癌中痛觉神经的网络生长。降钙素基因相关肽阳性（CGRP$^+$）和神经元纤维（NF200$^+$）神经纤维分别呈橙色和黄色，表达前列腺癌细胞的绿色荧光蛋白（GFP）呈绿色。（A 和 D）假手术小鼠显示出两种类型的神经纤维对骨骼有正常的神经分布：（A）CGRP$^+$ 和（D）NF200$^+$。（B 和 E）GFP 转染的前列腺癌细胞 26 天后在骨内生长，具有 CGRP$^+$ 和 NF200$^+$ 神经纤维。（C 和 F）抗 NGF 抗体治疗对 CGRP$^+$ 和 NF200$^+$ 神经纤维生长的预防作用（Source: [9].）

离子通道

TRPV1 通道家族位于无髓鞘 C 纤维和介导疼痛传递的脊髓伤害性神经元上。TRPV1 通道可被热毒（noxious heat）、辣椒素和酸激活。缺乏该通道的小鼠无法发展成慢性疼痛状态，当 TRPV1 拮抗剂口服或鞘内间隙给予时，慢性疼痛明显减轻[22, 41-42]。有趣的是，在犬骨癌模型中，鞘内注射树脂毒素（一种强效辣椒素类似物）可减少疼痛行为并选择性破坏小的感觉神经元[43]。在溶骨性骨癌的部位，破骨细胞-骨界面处的酸性微环境会介导疼痛。骨内 TRPV1 通道接收到的酸信号被认为会刺激细胞内的伤害性信号。TRPV1 拮抗剂是通过在这些信号通路中形成激活的细胞内转录因子的分子阻断来抑制疼痛传递[23, 41]。一项评估 TRPV 1 拮抗剂的人体试验表明，这种药物具有有效的抗痛觉过敏作用[44]。

破骨细胞

破骨细胞在癌症诱导的骨丢失中起重要作用，并构成骨癌疼痛的病因。应用双膦酸盐和地诺单抗治疗都可以抑制骨吸收，是骨转移癌患者的标准治疗。在肺癌、乳腺癌和前列腺癌患者的临床试验中，应用这两种药物都显示出患者报告的生活质量改善[19-20, 45-47]。在一项评估乳腺癌骨转移患者骨骼相关事件预防的随机临床试验中，对地诺单抗与唑来膦酸（双膦酸盐）的疗效进行了评估。虽然这两种疗法都有良好的耐受性，并能延迟或预防骨骼相关事件，但地诺单抗在减少患者报告的疼痛和改善生活质量方面表现更好[48]。这两种药物都被推荐用于伴有或不伴有疼痛的实体肿瘤和骨转移患者[49]。需要进行持续的评估，以确定剂量和给药间隔，并考虑到患者的具体因素[50]。

参考文献

扫描书末二维码获取。

第 102 章
放疗诱发的骨质疏松症

Laura E. Wright

李延平 柳 林 刘 丰 译

引言

放疗（radiotherapy, RT），无论是作为单一治疗，还是作为与手术治疗或化疗联合的治疗，会在 50% 以上的癌症患者的病程中使用[1]。随着有效的癌症治疗方法不断提高患者的生存率，放疗对骨骼系统的长期副作用已经出现。临床研究显示，接受放疗的癌症患者发生骨质疏松症和病理性骨折的风险增加。许多因素可以影响骨骼组织对辐射照射的反应，包括总吸收剂量、辐射能量、每部分剂量和患者的发育阶段。放疗诱发的骨质疏松症和由此导致的骨折风险增加似乎是由于骨吸收的急性期，随后是由于骨形成的长期抑制，最终阻止了骨量的恢复并损害了骨质量。本篇综述将阐述我们目前对癌症患者受到的辐射照射对骨骼影响的理解，以及辐射诱发的骨丢失的潜在细胞和分子机制。

放疗后的骨折风险

据估计，与受辐射肿瘤相邻的健康骨骼可吸收高达一半的放疗剂量，妇科恶性肿瘤可超过 50 Gy[2]。尽管努力通过保护健康组织来尽量减少剂量限制性副作用，但在癌症患者和幸存者中，相对于未照射的骨骼部位来说，治疗性直接照射部位的病理性骨折发生率增加[3-10]。与单独接受手术治疗或化疗的肿瘤患者相比，接受放疗的盆腔肿瘤（包括宫颈癌、直肠癌和肛门癌）患者发生髋部骨折的风险增加[3-7]。在接受前列腺癌治疗的患者中，骨折发生率约为 7%，平均诊断时间为 20 个月[8]。同样，在乳腺癌患者中，辐射和肋骨骨折发病率之间也存在剂量依赖关系[9]，据报道，在接受辐射照射人群中，肋骨骨折的发生率高达 19%[10]。据报道，除了有证据表明放疗对骨骼有直接影响之外，接受放疗的乳腺癌患者诊断后 4 年的髋部骨折发生率比乳腺癌患者报告的平均骨折发生率高 20 倍[11-13]。综上所述，这些显著的临床发现提示，辐射照射在辐射诱发的骨丢失病理过程中有直接和系统的机制在起作用。

辐射照射后骨量和骨质量的变化

在癌症患者接受放疗的第一年内发现全身 BMD 降低[4, 14-15]。有文献记载的辐射引起的骨缺损包括脱矿、变薄、硬化和骨小梁体积损失[4, 15-17]。Nishiyama 及其同事进行了一项相对全面的前瞻性研究，通过 QCT 评估了一组子宫或子宫颈恶性肿瘤患者队列中第三腰椎（L3）BMC 的变化[18]。在这项研究中，未接受放疗的患者的 BMC 在评估的一年中没有明显的变化。接受放疗的患者的 BMC 的平均损失在 5 周时为 32%，3 个月时为 40%，6 个月时为 47%，12 个月时为 49%。这些发现强调了放疗引起的骨骼损伤是一种急性事件，并可转化为长期缺失。

在动物模型中，早在暴露在电离辐射（2 Gy）后 3 天，就发现了骨小梁的急性恶化[19]。小鼠暴露于低至 2 Gy 电离辐射 1 周后，其胫骨近端、股骨远端和第 5 腰椎的骨小梁微结构受损，体积减小[19-20]。骨小梁的早期丢失似乎转变为骨量和骨质的长期缺陷：在光子和带电粒子照射后，骨小梁的丢失持续数月[21-22]。此外，小鼠后肢单部位照射（2 Gy）会使受照射部位和对侧屏蔽部位的骨小梁体积减小，类似于在许多癌症患者接受放疗后观察到的全系统骨质减少[20]。

动物辐射模型中的骨强度的丢失

光子辐射对骨小梁网的损伤似乎比对骨皮质的

损伤更大[21]。然而，在相对较低剂量（50 cGy）下，高线性能量转移（linear energy transfer, LET）的重离子辐射确实会增加骨皮质的孔隙度率、骨皮质面积和极惯性矩[23]。迄今为止，虽然研究有限，但关于辐射诱导的骨强度降低的最直接评估来自啮齿类动物和兔模型。在 50 Gy 总剂量辐射后 4 个月和 12 个月，观察到兔胫骨的骨皮质的极限强度降低[24]。小鼠股骨远端的压缩试验显示，5 Gy 和 12 Gy 急性辐射剂量 X 线照射后 12 周，骨强度减低[25]。随后的骨强度损失可通过压缩试验确定，并由有限元分析（finite element analysis, FEA）估计，尽管骨体积短暂增加，皮质 BMC 持续升高，这种情况说明骨似乎更加脆弱。辐射后骨强度的变化可能由骨结构和骨组成特征两者共同影响的。此外，2 Gy 剂量的重离子辐射在压缩载荷试验和有限元分析中会导致椎体硬度损失[26]。

辐射对破骨细胞的影响

破骨细胞骨吸收的升高被认为在放疗诱导的骨丢失的急性阶段起重要作用。体外研究表明，8 Gy 的辐射剂量能够刺激小鼠巨噬细胞 RAW264.7 细胞分化为多核破骨细胞[20]，提示电离辐射可能对破骨细胞前体细胞有直接影响。在临床前研究中，包括白细胞介素（IL）-1、IL-6、IL-17 和 INF-α 在内的促骨吸收炎症因子在辐射照射后 24~48 小时内升高[27]，这些因素可能导致骨吸收全身性增加[28-29]。在可测量的骨丢失之前，小鼠全身照射后 24 小时血清抗酒石酸盐酸性磷酸酶（tartrate-resistant acid phosphatase, TRAP）增加，骨组织学评估显示，早在辐射照射后 3 天，破骨细胞的数量和活性就增加了[19, 28-29]。其他临床前研究也同样显示，照射部位的 TRAP⁺ 破骨细胞数量在放疗（2 Gy）后 7 天迅速增加[20]。使用抗骨吸收的双膦酸盐利塞膦酸盐和唑来膦酸能有效阻断辐射诱导的破骨细胞活化，防止多个骨骼部位的骨丢失[29-30]，这表明破骨细胞是在放疗后骨丢失的急性期起重要作用。

辐射对成骨细胞的影响

通过成骨细胞凋亡抑制骨形成被认为是辐射引起的骨骼长期损伤的主要原因。受到辐射后成骨细胞的数量和活性的总体下降以及骨基质形成的减弱已被广泛报道[20, 29, 31]。体外和体内数据证实了骨形成受损，这可能是由于成骨细胞周期阻滞、DNA 损伤、胶原合成减少和细胞凋亡增加所致[20, 32-35]。此外，最近的体外研究表明，激活 Wnt/β-连环蛋白通路可以克服辐射诱导的 DNA 损伤和成骨细胞凋亡[36]，促骨生成药物特立帕肽（重组人甲状旁腺素 1-34, rhPTH 1-34）是通过促进成骨细胞 DNA 双链断裂的修复来保护大鼠局灶性放射损伤后的松质骨[36-37]。这些研究为放疗诱导的成骨性骨形成受损提供了机制基础，并支持促骨生成药物在预防放疗诱导的骨丢失中的潜在应用。

辐射对骨细胞的影响

据报道，低至 2~4 Gy 的辐射剂量可诱导骨细胞凋亡[4, 16, 20, 38]，这证明骨细胞对辐射暴露高度敏感。辐射暴露后，骨细胞功能受损和（或）细胞死亡可降低骨的机械敏感性及其对动态载荷的响应，减缓骨的生长和修复，从而降低其组织强度。体外研究显示，骨细胞在增殖和凋亡方面比成骨细胞表现出更强的放射敏感性[20]。重要的是，最近发现，体内骨局部辐射可以增加骨细胞的 Wnt 拮抗剂硬蛋白生成，单克隆骨硬化蛋白抗体（sclerostin antibody, Scl-Ab）治疗可以通过加速 DNA 修复来保护成骨细胞免受辐射诱导的凋亡[37]，这与特立帕肽治疗的结果相似[36]。此外，Scl-Ab 可以改善照射后骨细胞的存活并恢复骨细胞小管结构[37]。辐射诱导的骨细胞表达骨硬化蛋白可能是癌症患者长期骨丢失和骨折风险增加的一个以前未被认识的促进因素。总的来说，对于有辐射诱导的骨质疏松症风险的癌症患者，这些数据支持将 Scl-Ab 作为一种潜在的治疗方法继续研究。

辐射对骨髓脂肪的影响

临床上已经发现，接受放疗的癌症患者的骨髓脂肪和骨体积之间存在反比关系[3-4, 39]。与这些临床发现相一致的是，临床前研究证实了辐射照射的骨中骨髓脂肪的迅速增加[20]。辐射诱导的间充质干细胞（mesenchymal stem cell, MSC）DNA 损伤与细胞衰老有关，导致成骨潜能降低和成脂潜能增加[40]。Wnt/β-连环蛋白通路转录因子 Runx2 和 Osx 的表达水平在辐射照射的 MSC 中均降低，而 Runx2 和 Osx 分别是成骨细胞谱系转化和成骨细胞分化的关键介质[40-44]。通过抑制 Wnt/β-连环蛋白通路，这种辐射诱导的 MSC 谱系从成骨细胞的后代中转移，有利于脂肪形成谱系[40,43]，并可能有助于减少放疗后成骨细胞的形成。与这些发现一致，Scl-Ab 治疗部分减弱了辐射诱导的 MSC 谱系向脂肪细胞的转化，并保护了骨骼[37]。虽然辐射暴露后骨髓脂肪浸润的潜在机制仍待阐明，但可以明确的是，这种骨髓缺陷与骨丢失和骨折风险增加密切相关[40]，放疗后 MSC 的损伤可能导致人类癌症患者出现这种缺陷。

辐射对血管系统的影响

自进入 20 世纪以来，辐射引起的骨损伤（以前称为"骨炎"）被认为主要是由骨中血管的减少引起的[45]。这类血管损伤的特征是骨单位内内皮细胞的肿胀和空泡形成，以及骨髓腔内硬化结缔组织沉积和纤维化[15-16,46]。这些变化可导致血管腔的收缩和随后的局部缺氧。由于头盖骨和颌骨位置较浅且相对缺乏血管，它们被认为特别容易发生血管损伤[46-47]。在辐射照射后的动物模型中，已有骨髓腔和哈弗斯系统的血管损伤、炎症和活性氧类（reactive oxygen species, ROS）产生的报道，这些被认为是辐射对骨骼部位有害影响的原因[27,31,46]。

小结

综上所述，辐射诱导的骨质疏松症和骨折风险增加的病因似乎是多因素的。破骨细胞活性的急性增加导致快速骨丢失，随后由于骨细胞表达骨硬化蛋白导致骨形成的长期减少，成骨细胞功能受损，以及 MSC 向脂肪生成的转变可能导致临床放疗后骨骼并发症的发生。在癌症患者中，通过使用靶向抗骨吸收剂（例如双膦酸盐药物）或骨形成促进剂（例如特立帕肽、Scl-Ab），可能会降低骨质疏松性癌症患者和幸存者的骨折风险。

致谢

这项工作获得了美国国防部乳腺癌研究项目的支持（BC134025 LEW）。

参考文献

扫描书末二维码获取。

第 103 章
儿童癌症的骨骼并发症

Manasa Mantravadi 和 Linda A. DiMeglio

欧阳晓俊　易春智　陈柏龄 译

引言

自 20 世纪 70 年代以来，随着治疗方法的改进，儿童癌症患者的生存率稳步上升。目前，5 年生存率为 83.5%，其中近 45% 的儿童生存 20 年甚至更长时间[1]。急性淋巴细胞白血病（acute lymphocytic leukemia，ALL）是最常见的儿童恶性肿瘤，其生存率接近 90%[1]。来自美国国家登记处的数据显示，截至 2011 年 1 月，美国约有 388 501 名儿童癌症幸存者[2]。这些人中许多都有癌症及其治疗的长期后遗症。在 ALL 幸存者中，诊断癌症后 30 年慢性健康状况的累积发生率达到 73.4%（95% 的置信区间为 69.0%~77.9%），由慢性疾病引起的严重、致残或危及生命的疾病或死亡的累积发生率为 42.4%（95% 的置信区间为 33.7%~51.2%）[3]。本章的重点儿童期癌症的骨骼并发症。

儿童癌症通常与多种对骨骼健康有不利影响的因素有关[4]。癌症可能会导致长期营养缺乏、不理想的身体活动，以及在生长发育和骨生长的关键时期的青春期中断。癌症治疗也可能更直接与骨骼并发症相关，例如 BMD 降低、骨骺生长改变和缺血性坏死[5-8]。继发于颅骨辐射的激素缺乏可导致生长激素缺乏和（或）中枢性腺功能减退，或者性腺辐射可导致继发性性腺功能减退，可能会进一步损害骨生长[4]。此外，直接骨照射可能对骨骼健康有害，因为它对骨骺软骨细胞具有细胞毒性[9]，增加低血管性，并导致骨强度降低[10-11]。最后，化疗药物，包括糖皮质激素和甲氨蝶呤，会干扰钙的吸收、骨矿物质的沉积和骨骼发育[4,12]。本章的其余部分将分别探讨这些因素/并发症。

骨密度降低

儿童癌症幸存者的 BMD 缺陷已有大量文献报道[13-15]。关于癌症对儿童 BMD 影响的大多数数据来自 ALL 儿童群体。在诊断为 ALL 的儿童患者中已经发现有 BMD 降低和骨形成标志物减少[4,16]。13%~21% 的新诊断患者已经出现 BMD 下降[16]。在加拿大儿童类固醇相关性骨质疏松症（Steroid-Associated Osteoporosis in the Pediatric Population，STOPP）研究项目中，16% 的新诊断的 ALL 患者存在椎体压缩性骨折，且骨折儿童的下腰椎 BMD（lower lumbar spine BMD，LSBMD）Z-分数较低[13]。这种低 BMD 可能部分是由白血病细胞直接浸润引起的；这些细胞会扩展到髓腔中，可损害松质骨并导致骨痛[16-17]。此外，白血病细胞分泌的因子（例如刺激破骨细胞的 IL-6 和 IL-8）以及 25OHD 转化为 1,25(OH)D 的减少被认为对骨骼矿化具有有害影响[18-19]。

在 ALL 治疗过程中，BMD 也显著下降[20-21]。有许多与 BMD 下降相关的因素，包括高累积类固醇剂量、甲氨蝶呤的使用、造血干细胞移植（hematopoietic cell transplant，HCT）、颅骨照射和睾丸照射，这些通常是 ALL 治疗所固有的[12]。ALL 患者在 3 年内接受的皮质类固醇剂量超过 9080 mg/m^2（相对于泼尼松），或在其他长度的方案中接受每年超过 3000 mg/m^2 的治疗，似乎有 BMD 下降的风险[18,22]。甲氨蝶呤等抗代谢物化疗对成骨细胞具有细胞毒性作用，可导致骨体积和骨形成减少；甲氨蝶呤的总剂量大于 40 000 mg/m^2 会增加风险[18]。烷基化剂（例如异环磷酰胺）可以通过对性腺的毒性降低性激素的生成来降低 BMD[12]。

患有脑瘤的儿童也可能特别容易受到生长激素缺乏症（growth hormone deficiency, GHD）以及垂体和（或）颅骨照射引起的原发性肿瘤效应引起的性腺功能减退的影响，从而导致 BMD 降低。接受 18 Gy 或更高剂量的颅骨辐射的患者发生 GHD 的风险增加。HCT 中超过 12 Gy 的人体总辐射剂量也会增加 GHD 的风险[4]。生长激素（growth hormone, GH）治疗可以改善 GHD 患者 BMD[4]。

直接肿瘤照射是对实体肿瘤［例如横纹肌肉瘤、尤文氏肉瘤（Ewing's sarcoma）、肾母细胞瘤（Wilms' tumor）和神经母细胞瘤］治疗的一部分。辐射不仅会导致血管减少，而且会对骨骺软骨细胞有直接细胞毒性[9-11]。在骨肉瘤患儿中，骨矿物质缺乏最初可能并不存在，可能是随着时间的推移而发展。新诊断的尤文氏肉瘤和骨肉瘤患者在完成新辅助化疗后未显示腰椎 BMD 下降，但在下肢肿瘤患者中发现有局部 BMD 下降，与健侧相比患侧股骨颈 BMD 较低[23]。然而，在缓解后平均 5 年多的时间里，有骨肉瘤幸存者（包括尤文氏肉瘤和骨肉瘤幸存者）出现骨矿物质下降的报道[24]。

除了与治疗相关的风险和并发的内分泌疾病（例如 GHD 和性腺功能减退）外，与 BMD 下降相关的因素还包括白人、男性、诊断时年龄较小和维生素 D 缺乏[25-27]。营养不良、饮酒、体力活动少和吸烟也是危险因素[27-30]。

在圣犹大儿童研究医院治疗的 862 名儿童癌症幸存者（平均年龄 31.3 岁）的终生队列研究的最新数据显示，低 BMD（通过椎体 QCT 测量）和虚弱/脆弱与 GHD、吸烟和饮酒有关[31]。与一般人群相比，长期 ALL 幸存者不太可能达到疾病控制和预防中心推荐的体力活动标准，而且更有可能报告闲暇时间体力活动较少[32]。与其他癌症相比，缺乏体育活动可能在儿童实体瘤幸存者的低 BMD 中起着更大的关键因素。在儿童癌症幸存者研究（Childhood Cancer Survivor Study, CCSS）中，对 1970—1999 年间诊断的 35 923 名儿童癌症幸存者进行了回顾性分析，发现在脑肿瘤（36.9%）、骨肿瘤（26.6%）和霍奇金病（23.3%）的幸存者中，身体活动受限的患病率最高[33-34]。Marinovic 及其同事在一项为期 1 年的纵向研究中观察到，ALL 患儿在接受无颅骨照射治疗后的前 3 年，BMD 显著增加[35]。这些发现提示，长期完全治疗和增加体力活动对 ALL 治疗患者的 BMD、身体成分和骨代谢有积极作用[35]。营养在骨矿物质的积累中起着重要作用。然而，在治疗后至少 5 年的 ALL 幸存者中，只有不到 30% 的人达到了维生素 D 和钙的推荐膳食摄入量[36]。

这些发现表明，所有幸存者都应该接受生活方式咨询，并进行激素缺乏筛查，以最大程度地降低 BMD 低和衰弱的风险[31]。儿童肿瘤学组（国家癌症研究所支持的临床试验组）的长期随访指南建议，所有接受易降低 BMD 治疗（例如糖皮质激素、颅骨放疗、甲氨蝶呤或 HCT）的患者在化疗完成 2 年后均应进行定量 BMD 测量[4]。测量应使用 DXA 或 QCT[4]。

癌症幸存者应在年度随访中评估是否有性腺功能减退。临床医师还应将饮食、运动和生活方式的情况作为年度随访的基本组成部分。在治疗期间和治疗后立即确保最佳营养可能很重要，因为补充胆钙化醇和钙对于缓解期至少 5 年的 ALL 青少年和年轻成人幸存者的腰椎 BMD 的营养咨询没有额外的益处[37]。

骨折

在儿童和青春时期未能积累足够的骨矿物质会增加儿童癌症幸存者早期发生患骨质疏松症的风险，使他们面临骨折的风险，尤其是在他们以后的生活中。16% 的 ALL 患儿在接受 STOPP 治疗开始 12 个月后发生椎体骨折事件[13]。腰椎 BMD Z-分数偏低或发生任何级别的椎体骨折都与椎体骨折发生率显著增加有关[13]。发生椎体骨折的患儿在 6~12 个月之间的腰椎 BMD Z-分数有较大的增加，表明骨折可能发生在观察期早期，随后 BMD 有一个一定程度的增加恢复[13]。一项类似的研究发现，ALL 诊断后 4 年内发生椎体骨折的儿童比例为 26.4%，大多数发生在第一年（GC 暴露最高时），并且可以在诊断前后和化疗期间确定离散的临床预测因子（包括诊断时的椎体骨折、低腰椎 BMD Z-分数和较低年龄，以及 GC 暴露和低腰椎 BMD Z-分数）[38]。

关于儿童癌症幸存者未来骨折风险的数据存在矛盾。较早的研究报道，与健康对照组相比，幸存者的骨折发生率增加了 6 倍，且往往发生在化疗期间或停药后不久[8,16]。这些都是小样本研究，在治疗后仅对患者进行了 1 年的随访。最近来自 CCSS 队列的数据显示，与兄弟姐妹相比，ALL 幸存者的骨质疏松症风险增加，但骨折发生率并未增加[27]。幸存者随访时的中位年龄为 36.2 岁[27]。在一项研究中，ALL 患儿骨折风险增加 17.8% 的原因是诊断时和治疗期间的低腰椎 BMD，而不是治疗相关的腰椎 BMD 下降[39]。目前需要更多的长期数据来评估这些儿童成年后的骨折发生率是否增加。

生长变化

生长缺陷是儿童癌症的另一个重要的内分泌后遗症。它们可能是短期的（随后会出现追赶性生长），也可能是终生，这取决于癌症及其治疗方式。化疗通常与治疗过程中的某些生长减慢有关；虽然许多儿童在停止治疗后会经历一段快速的补偿性生长期[6,40]，但有时化疗和癌症也可能与这段时期的生长减慢有关。

化疗通过多种方式直接干扰骨生长，包括抑制软骨细胞破坏（软骨细胞死亡和相关的生长因子的释放是纵向骨生长的重要组成部分）[12,41-43]。在大多数情况下，躯干长度比站立高度受到的影响更大（导致身材不成比例），这是由多个椎骨骨骺生长减慢的累加效应所致[44]。作为 ALL 治疗的一部分，长期使用糖皮质激素也会通过抑制垂体 GH 分泌来限制生长[11,41,43]。

在所有化疗药物中，抗代谢物 6-巯基嘌呤和甲氨蝶呤与 ALL 治疗后的追赶生长减慢最相关[12,41-43]。从长期来看，使用阿霉素、放线菌素 D、顺铂或高剂量糖皮质激素等药物进行强化化疗可显著降低身高[6,12,40]。

颅骨辐射对线性生长有明显的不良影响，主要是通过对下丘脑-垂体轴的影响。如上所述，18 Gy 及以上剂量的下丘脑-垂体辐射和 10 Gy 及以上单次剂量或 12 Gy 及以上分次剂量的全身放疗（total body irradiation, TBI）均与 GHD 的风险相关[20,45-46]。蝶鞍上的肿瘤的手术切除也会增加 GHD 的风险。GH 替代疗法可以改善儿童癌症 GHD 幸存者的最终身高[47-49]。

长骨和脊柱的直接照射也会延缓骨的生长。先前接受过超过 20 Gy 脊柱辐射剂量的儿童对 GH 治疗的反应较差，因为线性生长缺陷与辐射诱发的骨骼发育不良有关[49]。

超过 18 Gy 的颅骨辐射可导致中枢性性早熟（central precocious puberty, CPP），CPP 可诱导骨骺闭合加速并导致身高累计降低[47,50-51]。促性腺激素释放激素（gonadotropin-releasing hormone, GnRH）激动剂可用于延缓 CPP 儿童的青春期发育，以提高其最终成年时的身高，尤其是当结合 GH 治疗同时发生的 GHD 时。甲状腺功能减退症，例如，颅骨放疗引起的促甲状腺激素（thyroid-stimulating hormone, TSH）缺乏，或局部放疗、TBI 或 ^{131}I-MIBG 和 ^{131}I 标记的单克隆抗体引起的原发性甲状腺功能减退，也可导致生长不足[52-54]。

因为患有癌症的儿童有上述所有生长不足的风险，儿童肿瘤学小组建议在治疗期间和每年对幸存者进行体检，尤其要注意生长速度和青春期的进展。此外，建议每年进行 TSH 和 T4 筛查[25]。对于那些临床表现令人担忧的患者，应进行额外的激素评估和（或）影像学检查（例如骨龄）。

缺血性坏死

缺血性坏死（avascular necrosis, AVN），也称为无菌性骨坏死，是已知的化疗和糖皮质激素使用的并发症。AVN 的特征是缺血相关的骨组织破坏，导致严重的并发症，包括关节功能受损、疼痛和骨骼生长发育中断[55]。尽管 AVN 可以影响其他关节，但最常见于股骨头。AVN 通常起初没有症状，直到疾病进展才出现明显的临床表现。在这一点上，AVN 通常表现为非特异性骨或关节疼痛。虽然确切的发病机制尚不清楚，但糖皮质激素暴露，特别是地塞米松，一直与 AVN 有关[5,56-57]。可能的机制包括髓内脂肪增多，引起血管内皮生长因子下调，从而干扰了血管骨糖皮质激素诱发的灌注不足[58-59]。

虽然纵向研究有限，但报道的发病率从 1% 到 72% 不等[5,55-57,60-61]。在使用 MRI 筛查从而确定无症状疾病或早期症状性疾病的研究中，总发生率要高得多。据报道，在 ALL 患者中，症状性 AVN 的发生率从 1.8% 的 5 年累积发生率[60]到 9.3% 的 3 年生存期发生率[56]。HCT 后，报道的任意关节的 AVN 发生率为 3.9%~44.2%[62-64]。

近来，人们越来越认识到需要高度怀疑由治疗引起的 AVN，并促使对高危患者人群进行前瞻性监测[55]。MRI 是检测和监测骨坏死最敏感、最特异的方法[65]。Sansgiri 及其同事描述了在最早报道的骨坏死 MRI 征之前的细微信号变化，并且似乎还预测了白血病患者在后续 MRI 检查中广泛性骨坏死的后续发展[66]。在另一项前瞻性研究中，大约 15% 的 ALL 或晚期非霍奇金淋巴瘤儿童在接受大剂量泼尼松治疗后，在治疗的第一年后出现了与 AVN 一致的 MRI

改变，主要在膝关节[67]。对于无症状患者的 AVN 监测，尚无建议。然而，根据最近的文献，Kaste 及其同事建议，暴露于糖皮质激素的老年患者（>10 年）或进行骨髓移植的患者即使在没有症状的情况下也可能需要监测骨坏死[55]。青少年比年幼的儿童有更高的风险，因为在青春期骨骼成熟和骨转换的速度更快[5,68]。

目前的治疗方案包括限制身体活动的保守治疗和更严重病例的手术干预。双膦酸盐治疗在保持关节形状方面的作用可能有限；这种疗法的研究已在进行中。

小结

如上所述，儿童癌症及其治疗对骨骼健康的有害影响是一个重要的长期后果。如果骨量累积不足持续到成年期，则可能会增加儿童发生骨质疏松症和骨折的风险。患者应在长期生存诊所进行随访，对于 DXA 检测提示 BMD 降低（Z-分数<-2）、复发性骨折、GHD 或疑似性腺功能减退的儿童，建议进行内分泌转诊[25]。

用于治疗这些癌症的糖皮质激素、化学疗法和放射疗法在很大程度上是导致低 BMD 风险增加的原因。然而，还有许多可控因素，例如营养、运动、吸烟和饮酒。了解各个治疗阶段对 BMD 的时程和长期影响，有助于指导进一步的筛查和预防策略，以及与儿童癌症存活相关的骨骼疾病的治疗方案。

参考文献

扫描书末二维码获取。

第 104 章
骨转移瘤的药物预防和治疗

Catherine Handforth、Stella D'Oronzo 和 Janet Brown

刘 晔　欧阳晓俊　陈柏龄　译

引言

转移性骨病是一种毁灭性的并发症，对癌症患者的发病率和死亡率有重大影响。尽管骨转移瘤（bone metastases，BM）的类型、发生率和后果可能因原发癌部位而异，但所有骨转移瘤患者都需要考虑如何管理其原发肿瘤和骨病，以避免并发症，并最大限度地提高生活质量和生存率。本章首先阐述正常的骨转换、BM 的病理生理特征以及最常见的临床转归，然后阐述目前最嗜骨的肿瘤（乳腺癌、前列腺癌、肺癌和肾癌）的 BM 的预防和治疗证据。

正常骨转换

正常骨骼处于动态代谢状态，并不断进行重塑。破骨细胞对旧骨的吸收与成骨细胞介导的新骨基质合成是动态平衡的。这一过程的关键是破骨细胞前体细胞表达的核因子 κB 受体激活因子（receptor activator of nuclear factor kappa-B，RANK）与其配体 RANKL（主要由成骨细胞产生）相互作用并激活破骨细胞[1]。负调控是以成骨细胞产生的骨保护素（osteoprotegrin，OPG）的形式存在，OPG 是一个 RANKL 的可溶性诱导受体[2]。

骨转移瘤的病理生理特征

目前对癌症骨转移的理解是基于 Paget 的"种子和土壤"假说，即癌细胞（种子）优先与骨微环境（土壤）和其中的细胞相互作用，以促进其生长和存活。原发肿瘤能够在骨中形成转移前生态位，通过分泌外泌体和生长因子（例如血管内皮生长因子和胎盘生长因子）募集基质和骨髓来源的细胞[3]。这种相互作用对于创建良好的微环境至关重要，在这种微环境中，在检测到 BM 之前，弥漫性肿瘤细胞（disseminated tumour cell，DTC）可以在静息状态下存活一段时间。

当 DTC 在骨骼中变得活跃时，一个自我增殖的"恶性循环"就会生效。DTC 分泌多种因子，例如甲状旁腺素相关肽（parathyroid hormone related peptide，PTHrP），使成骨细胞 RANKL 表达增加，OPG 水平降低，导致破骨细胞形成[4]。I 型胶原蛋白分解释放生长因子，例如 TGFβ、PDGF 和 IGF，促进肿瘤细胞进一步增殖（和 PTHrP 释放）[4]。相反，通常与前列腺癌相关的骨形成转移导致主要的骨硬化表现。虽然骨吸收增加，但激活成骨细胞的信号分子也有上调，例如 BMP、TGFβ、FGF、Wnt 家族成员和内皮素-1[5]。

骨转换的生物标志物

在正常的骨转换过程中，蛋白质、蛋白质片段和骨矿物质成分会直接释放到血液和尿液中。转移性骨病加速了这一过程，改变了骨转换生物标志物（bone turnover biomarker，BTM）的水平。BTM 通常依据它们是来源于骨形成还是骨吸收进行分类[6-7]。骨吸收的标志物包括 I 型胶原蛋白的 N 末端和 C 末端交联的端肽分解产物（NTX 和 CTX），而骨形成的标志物包括骨源性碱性磷酸酶（bone-derived alkaline phosphatase，BALP）和由 I 型前胶原蛋白分子裂解形成的 N 末端和 C 末端前肽（P1NP 和 P1CP）。

骨转移瘤的临床后遗症

BM 的发病率很高，鉴于目前癌症生存率的提高，这是一个越来越重要的考虑因素。临床后遗症统称为骨骼相关事件（skeletal related event，SRE），包括病理性骨折、骨痛放疗、手术治疗或预防即将发生的骨折、脊髓或神经根受压和高钙血症。SRE 不仅对生活质量产生负面影响，而且还与远期的 SRE 和较差的生存结局相关[8-9]。其他社会心理后果可能包括抑郁/焦虑、丧失行动能力和自理能力的风险增加，以及对健康和社会医疗服务的需求增加。

骨靶向药物

几种骨靶向药物（bone-targeted agent, BTA）可用于 BM 的治疗。双膦酸盐对矿化骨基质有很高的亲和力，它们选择性地与羟基磷灰石结合，并在吸收过程中释放。破骨细胞摄取双膦酸盐可通过诱导细胞凋亡（不含氮双膦酸盐，例如氯膦酸盐）或抑制破骨细胞形成所需的 HMG CoA 还原酶途径（含氮双膦酸盐，例如唑来膦酸盐、伊班膦酸盐和帕米膦酸钠）来抑制破骨细胞。大多数双膦酸盐是口服或静脉内输注的。最常用的静脉注射双膦酸盐是唑来膦酸盐，常用剂量为 4 mg，但在肌酐清除率低于 60 ml/min 的患者需要调整剂量。

地诺单抗是一种完全人源化的单克隆 IgG_2 抗体，靶向 RANKL 并阻止其与破骨细胞前体上的 RANK 相互作用，抑制破骨细胞分化和激活，导致骨吸收迅速减少。对于 BM 患者，地诺单抗每 4 周皮下注射一次，通常剂量为 120 mg。

BTA 通常耐受性良好。最常见的不良反应是轻度和自限性流感样综合征、低钙血症（可通过补充钙和维生素 D 来避免）和肾功能损害。最严重的不良事件是颌骨坏死（osteonecrosis of the jaw, ONJ），双膦酸盐和地诺单抗都可发生。例如，在一项前列腺癌研究中，在盲法研究阶段，地诺单抗导致 ONJ 的频率与唑来膦酸盐相似（每 100 患者年 1.1% 对 0.7%），但随后对开放标签扩展期的分析表明，随着地诺单抗的持续治疗，发病率上升至约每 100 例患者年 4.1%[10]。BTA 治疗的频率越高、持续时间越长、口腔卫生状况较差、有创牙科手术（例如拔牙）和伴随用药（例如类固醇），都会增加 ONJ 的风险[11]。指南中有关于降低 ONJ 风险的相关内容，强调了患者教育、定期牙科评估以及在双膦酸盐或地诺单抗治疗期间避免进行牙科手术的重要性。

除上述 BTA 外，还有一系列可用于治疗 BM 的发射 α- 和 β- 粒子的亲骨放射性药物。例如镭-223（α）、锶-89 和钐-153（β）。它们主要是通过使双链 DNA 断裂引起细胞凋亡，并且鉴于它们对高骨转换区域的亲和力，它们具有选择性毒性。与它们的使用相关的最重要且通常是限制性的毒性是深度骨髓抑制，特别是对于可能已经接受或正在接受其他细胞毒性治疗的癌症患者。与锶-89 或钐-153 相比，镭-223 引起的骨髓抑制问题要少得多，因为 α-粒子只有很短的穿透范围，这将对包括骨髓在内的健康组织的毒性降低到最低。

前列腺癌骨转移

前列腺癌是男性最常见的非皮肤恶性肿瘤，欧洲每年有超过 42 万例新发病例和 9 万例死亡。超过一半的病例发生在 70 岁以上的男性中[10]，由于人口老龄化，预计发病率在未来的 20 年中将大幅增加。骨是最常见的转移部位；70%~80% 的晚期前列腺癌患者和 90% 死于前列腺癌的患者会有骨受累[11-12]。如果没有特定的骨靶向治疗，大约 50% 的前列腺癌 BM 患者在诊断后 2 年内会发生 SRE[8]。虽然最近采用的新疗法提高了生存率，但这些药物并不能具体解决 BM 的局部后果，转移性前列腺癌仍然无法治愈。

骨转换的生物标志物

BTM 在前列腺癌和 BM 患者中经常升高。一些研究表明，它们可能与骨受累程度、确定骨靶向治疗的需要以及预测与骨相关的不良事件和生存率相关[13]。然而，目前尚无足够的证据证明它们可用于常规临床实践，需要在大型前瞻性研究中进行进一步评估。

骨靶向药物治疗前列腺癌中的骨转移瘤
去势敏感型前列腺癌

两项大型研究试图确定双膦酸盐在激素敏感性前列腺癌伴 BM 患者中的作用。第一项研究比较了唑来膦酸盐和安慰剂，主要终点是首次出现 SRE 的时间[14]。由于赞助者撤回支持，该研究提前终止，但在 299 例记录的 SRE 中，唑来膦酸盐组和安慰剂组首次出现 SRE 的中位时间无显著性差异（31.9 个月对 29.8 个月，$p=0.39$）。正在进行的多组多阶段 STAMPEDE 试验〔所有患有激素敏感性的局部晚期、高风险或转移性前列腺癌的患者接受雄激素去势疗法（androgen deprivation therapy, ADT）± 实验性治疗〕的结果表明，在一线 ADT 治疗中加用唑来膦酸盐并不能提高总生存期（overall survival, OS）[15]。因此，没有证据支持在前列腺癌患者出现去势抵抗之前使用双膦酸盐。

去势抵抗型前列腺癌

在一项对 643 例转移性去势抵抗性前列腺癌（metastatic castration resistant prostate cancerm, CRPC）患者进行的随机对照试验（randomized controlled trial, RCT）中，以 SRE 发生率为主要终点，比较了唑来膦酸盐和安慰剂[16]。安慰剂组的 SRE 显著高于唑来膦酸盐组（49% 对 38%，$p=0.028$）。在唑来膦酸盐治疗组中，首次 SRE 的次要终点时间和每年 SRE 的发生率也显著降低。在 SRE 后连续使用唑来膦酸盐，它降低了之后发生 SRE 的风险，并且还与 BTM 的显著下降有关。随后的一项 RCT 在患有 mCRPC 的男性中比较了单独使用化疗与唑来膦酸盐和与锶的作用，发现唑来膦酸盐既没有改善无进展生存期（progression-free survival, PFS），也没有改善 OS，但确实延长了中位无 SRE 间期，表明它可能具有化疗后的维持作用[17]。

在局部 CRPC 患者中，前列腺特异性抗原（prostate-specific antigen, PSA）大于 8 ng/ml 和（或）PSA 翻倍时间小于 10 个月，地诺单抗在无 BM 生存时间（29.5 个月对 25.2 个月，$p=0.028$）方面和 BTM 下降方面优于安慰剂[18]。然而，在该研究中，PFS 或 OS 没有改善，而且不良反应的发生率很高。

一项大型 RCT 在 1904 例 mCRPC 患者中比较了唑来膦酸盐和地诺单抗的临床效果[19]。首次发生 SRE 的时间是主要终点，该研究发现，地诺单抗组患者首次发生 SRE 的时间比唑来膦酸盐组长（20.7 个月对 17.1 个月，HR 为 0.82，$p=0.0008$，具有优势）。与随机分配的唑来膦酸盐组相比，地诺单抗组的 SRE 更少，BTM 下降更大。两组间 OS 和 PFS 无差异。地诺单抗组低钙血症（通常无症状）和 ONJ 更为常见。

目前，依据上述试验的结果，mCRPC 患者有发生 SRE 的风险，通常每 3～4 周接受 BTA 治疗一次。治疗的选择取决于可获得性、给药难易程度、潜在不良事件以及患者和临床医生的偏好。

骨转移瘤治疗中的放射性药物

锶-89 和钐-153 是经许可用于治疗骨痛的放射性药物，但它们不能提高前列腺癌患者的生存率[20]。它们主要用于姑息治疗，但一系列禁忌证（例如最近接受放疗或有肾功能损害）限制了它们的使用。

ALSYMPCA 试验在 921 名有 BM 症状的 CRPC 患者中比较了镭-223 和安慰剂。与安慰剂相比，镭能显著改善患者的 OS（14.9 个月对 11.3 个月，$p<0.001$），骨髓抑制的发生率相同[21]。次级终点在镭治疗方面也是有利的，首次出现骨骼症状（SSE）的时间更长（15.6 个月对安慰剂组 9.8 个月，HR 为 0.66，$p<0.001$），碱性磷酸酶和前列腺特异性抗原水平升高的时间也更长。当镭-223 与双膦酸盐一起给予时没有安全问题（在试验开始前接受双膦酸盐治疗的 41% 的患者继续作为标准治疗）。这项试验因疗效而提前终止，镭-223 获得了快速通道的批准。

目前已有多项涉及镭-223 的临床试验正在开放招募（表 104.1）[22]。这些研究包括联合阿比特龙、恩扎鲁胺、体外照射放疗、sipuleucel-T 和 ADT 的 II 期和 III 期研究。多项观察性研究也在寻求确定镭-223 主要用于 CRPC BM 的安全性和有效性。最常见的研究终点是：OS、PFS、不良反应发生率、SRE 发生时间、PSA 反应、BTM 改变、生活质量和疼痛反应。

骨靶向药物预防骨转移瘤

已有研究对氯膦酸盐和唑来膦酸盐预防 BM 进展的效果进行了研究。氯膦酸盐在缩短 BM 进展时间上并不比安慰剂更有效，而且与更多的不良事件相关[23]。

有一项研究在近期进展为 CRPC 的男性中对唑来膦酸盐与安慰剂进行了比较。低事件发生率导致该研究未能招募到目标，但对部分队列进行的比较显示，在首次 BM 的发生时间上没有显著性差异[24]。由于影像学随访密切，获得了有关 CRPC 自然病程的重要信息。经过 2 年的随访，接受安慰剂的 201 例患者中有 33% 发生了 BM，中位时间为 30 个月。该研究发现，低基线 PSA 和 PSA 速度可预测无转移生存期。随后的一项随机 III 期临床试验比较了唑来膦酸盐组和观察组，共纳入 1433 例有高风险局部疾病的男性，结果显示，唑来膦酸盐在预防 BM 方面没有任何益处[25]。

骨健康评估

整体骨健康是所有前列腺癌患者的重要考虑因素。除 BM 外，还有很多因素与 BMD 丢失和 SRE 风险增加相关。首先是 ADT，它是前列腺癌治疗的基石。它最常通过使用促黄体激素释放激素（luteinizing hormone releasing hormone, LHRH）激动剂（例如戈舍瑞林和亮丙瑞林）、LHRH 拮抗剂（例如地加瑞克）和抗雄激素药物来实现，可在 2～4 周

第 104 章 骨转移瘤的药物预防和治疗

表 104.1 正在进行的镭-223 治疗前列腺癌的 II/III 期研究

试验标识	地点	试验设计	试验规模（例）	主要终点	开始时间和预计完成时间
NCT02194842 mCRPC PEACE III	国际多中心	III 期随机开放标签试验，比较了恩扎鲁胺单独治疗与镭-223 和恩扎鲁胺联合治疗无症状或轻症 CRPC 伴 BM 的效果	560	主要：rPFS 次要：OS，前列腺癌特异性生存率，首次 SSE，开始下一次全身治疗的时间，在首次疾病进展后选择的治疗方法，连续治疗方案中的第二次 PFS 间隔，疼痛，疼痛进展时间，AE 发生，首次使用阿片类镇痛药的时间，生活质量	2015.10～2021.4
NCT02043678 (ERA223)	国际多中心	III 期随机、双盲、安慰剂对照试验，比较了镭-223 联合阿比特龙和泼尼松龙与安慰剂治疗无症状或轻症状纯化疗 mCRPC 的疗效	800	主要：无 SSE 生存率 次要：OS，使用阿片类药物的时间，疼痛进展的时间，细胞毒性化疗的时间，rPFS，AE	2014.3～2017.12
NCT02346526	美国	II 期开放单臂标签试验，研究了镭-223 治疗 mCRPC 的疗效	22	主要：2 个月时骨扫描指数相对于基线的变化 次要：18 个月生存率，18 个月状态下骨病变面积的平均百分比变化，CTC 和 BTM 数的变化	2015.5～2021.7
NCT02023697	国际多中心	II 期三臂、随机、开放标签临床试验，比较了镭-223 50 kBq/kg、80 kBq/kg 以及 50 kBq/kg 的延长给药方案对 CRPC 伴 BM 的疗效	389	主要：无 SSE 生存率 次要：OS，首次 SSE 开始的时间，rPFS，影像学进展的时间，疼痛改善和疼痛进展的时间，AE，镇痛药/24 小时使用的变化	2014.3～2018.7
NCT02463799	美国	II 期随机试验，比较了 sipuleucel-T 加或不加镭-223 治疗无症状或轻症状 CRPC 伴 BM 男性的疗效	34	主要：通过外周血 PA2024 T 细胞增殖检测对 sipuleucel-T 治疗的免疫反应 次要：各种免疫终点，联合使用镭-223 和 sipuleucel-T 的安全性，PSA/ALP/疼痛/影像学或临床进展的时间，首次使用阿片类药物的时间，放射影像学进展的时间，首次 SRE 化疗的时间	2015.12～2020.12
NCT02225704	爱尔兰	II 期干预试验，研究了镭-223 和恩扎鲁胺治疗 mCRPC 的疗效	44	主要：AE 次要：临床和 PSA 进展的时间，PSA 反应，首次 SRE 的时间，疼痛评估，OS	2015.6～2017.12
NCT02278055	美国	II 期观察试验，研究了镭-223 治疗有症状 mCRPC 的疗效	63	主要：疼痛反应改变 次要：BTM/ALP 的变化	2014.10～2018.10
NCT02582749	美国	II 期随机试验，比较了 ADT 与 ADT 联合镭-223 治疗新诊断的前列腺癌伴 BM 的疗效	204	主要：rPFS 次要：AE 发生率，首次 SRE 开始的时间，继发性恶性肿瘤，PSA CR 和 PR，去势抵抗的时间，OS，疼痛评分和镇痛药使用	2016.4～2020.1

表 104.1 正在进行的镭-223 治疗前列腺癌的 II / III 期研究（续表）

试验标识	地点	试验设计	试验规模（例）	主要终点	开始时间和预计完成时间
NCT02484339	德国	II 期开放标签试验，比较镭丁-223 + EBRT 与单用 EBRT 治疗 CRPC 伴局限 BM 的疗效	274	主要：到 rPFS 的时间 次要：局部和远处 BM 进展的时间，OS，SRE 时间，疼痛控制，PSA 反应，ALP 反应的时间	2014.12～2017.12
NCT02803437	日本	II 期前瞻性观察队列研究，研究丁镭-223 治疗 mCRPC 的安全性	300	主要：AE 次要：BTM 的变化，止痛药使用的时间	2016.7～2018.12
NCT02199197	美国	II 期随机试验，比较丁镭-223 联合恩扎鲁胺与单用恩扎鲁胺治疗 mCRPC 的疗效	50	BTM 的变化	2014.6～2019.6
NCT02141438 REASSURE	国际多中心	观察性前瞻性队列研究，研究丁镭-223 治疗 mCRPC 的安全性，并评估丁发生第二个原发癌的风险	1334	主要：发生第二个原发恶性肿瘤的发生率，SAE 发生率，骨髓抑制 次要：OS，疼痛评分和使用简易疼痛量表的疼痛干预评分	2014.8～2023.12
NCT02450812 (URANIS)	德国	观察性，前瞻性，单臂队列研究，研究丁镭-223 治疗单纯化疗 mCRPC 的疗效	500	主要：OS 次要：无 SSE 生存率，下次肿瘤治疗时间，AE 发生率，生活质量，ADL 和功能	2015.5～2020.1
NCT02398526 PARABO	德国	观察性，前瞻性，单臂队列研究，评估丁伴骨转移患者镭-223 治疗的疼痛	300	主要：疼痛反应 次要：OS，首次 SSE 发生时间，AE，其他各种疼痛终点，生活质量，阿片类药物的使用，骨病变与疼痛缓解的关系，下一次肿瘤治疗时间	2015.3～2019.12

ADT：雄激素去势疗法；AE：不良事件；ALP：骨特异性碱性磷酸酶；BM：骨转移；BTM：骨转移的生物标志物；CR：完整反应；CRPC：去势抵抗性前列腺癌；CTC：循环中的肿瘤细胞；EBRT：体外照射放疗；mCRPC：转移性去势抵抗型前列腺癌；OS：总体生存率；PFS：无进展生存期；PR：部分反应；PSA：前列腺特异性抗原；QoL：生活质量；rPFS：无放射影像学进展生存期；SAE：严重不良事件；SRE：骨骼相关事件；SSE：有症状的骨骼事件。

内使循环中的雄激素和雌激素水平迅速下降到去势水平。BMD 的丢失在治疗的第一年最快,一些研究报道,BMD 的丢失在 5%~10% 之间[26]。

除了 ADT 以外,其他直接影响骨的前列腺癌治疗方法包括:糖皮质激素与阿比特龙并和化疗一起使用;合并症和用于治疗合并症的药物;以及与年龄相关的正常 BMD 丢失(通常每年 0.5%~1.0%)。BMD 丢失 10%~15% 会使骨折风险增加一倍[27],会使男性更容易发生后续骨折并增加死亡风险。

对于前列腺癌患者,应通过 DXA 扫描进行骨健康评估,并应使用经过验证的工具(例如 FRAX)进行骨折风险评估[28]。应该通过改变生活方式(例如戒烟和减少酒精摄入)、补充钙和维生素 D 以及规律运动来优化骨健康。对于筛查有骨折高风险的患者,应考虑进行 BTA 治疗。

小结框 1　前列腺癌中骨转移瘤的治疗和预防

- 尚无证据支持在前列腺癌转移患者中常规使用 BTM
- SRE 在前列腺癌患者中很常见,会对其生活质量、功能和独立性产生不利影响
- 没有证据支持在前列腺癌和骨转移瘤患者出现去势抵抗之前使用 BTA
- 唑来膦酸盐或地诺单抗均可用于降低 CRPC 患者 BS 的 SRE 风险
- 镭-223 可以用于治疗骨痛,并可提高 CRPC 患者的生存率并减少 SRE
- 目前不建议使用 BTA 预防 BM
- 评估和优化整体骨健康对于降低 SRE 的风险非常重要

乳腺癌骨转移瘤

流行病学

乳腺癌是女性中最常见的癌症,也是癌症相关死亡的主要原因。在欧洲,每年有超过 46 万例新发病例和 13 万例死亡[29]。由于最近在诊断和治疗策略方面取得的进展,乳腺癌的发病率和患病率都持续增高,但死亡率有所下降。乳腺癌预期寿命的延长使转移性疾病的发展成为可能,包括骨骼受累;后者影响到高达 70% 的乳腺癌患者,构成了主要的临床、社会和经济问题[30]。

乳腺癌骨转移瘤的预防

双膦酸盐对乳腺癌 BM 的预防作用已有相关研究,因为双膦酸盐有可能影响 BM 发展的不同阶段。双膦酸盐可以减少肿瘤细胞向骨骼聚集[31],并被内化到乳腺癌细胞中,从而发挥促凋亡作用[32-34]。双膦酸盐还能抑制破骨细胞活性并剥夺肿瘤细胞骨源性生长因子。

多项试验研究了双膦酸盐在乳腺癌辅助治疗中的作用[35],但主要贡献来自 ABCSG-12 和 AZURE 研究。ABCSG-12 研究显示,唑来膦酸辅助治疗在接受卵巢抑制和内分泌治疗的绝经前女性中具有无病生存(disease-free survival, DFS)优势[36]。AZURE 研究的结果也显示,已确定绝经的患者的 DFS 有所改善,但未发现绝经期患者如此[37]。这可以部分解释为绝经后女性体内雌激素的减少,这是促进 DTC 在 BM 生态位存活和增殖的必要条件。一项对 36 项试验的 22 982 例患者进行的大型 meta 分析也发现,与对照组相比,唑来膦酸盐与绝经后女性远处复发的下降显著相关(18.4% 对 21.9%)[38]。

当前基于证据的指南建议,对于乳腺癌复发中高风险的绝经后患者和接受辅助卵巢抑制的绝经前患者,应给予辅助双膦酸盐(唑来膦酸盐、氯膦酸盐或伊班膦酸盐),并补充维生素 D 和钙[35]。根据复发和 SRE 风险,治疗应持续 3~5 年。

地诺单抗目前也在对其进行预防乳腺癌患者 BM 的研究。正在进行的两项试验(ABCSG 18 和 D-CARE)正在尝试根据骨特异性终点评估不同疗程地诺单抗的辅助治疗方案。

乳腺癌骨转移瘤的治疗

乳腺癌 BM 治疗的目的是控制骨痛和预防 SRE。双膦酸盐类药物目前一般用于这种临床状况,尤其是阿仑膦酸盐已被证明对溶骨性病变有效[39]。治疗第一年最初以每 4 周一次进行,随后可以减少到每 12 周一次而不会失去疗效[40]。通常建议将疗程限制为 2 年,以降低不良反应的风险。然而,如果认为治疗具有临床意义并密切随访患者,则可以延长治疗时间。建议同时服用钙剂和维生素 D,以降低低钙血症的风险。

对唑来膦酸和地诺单抗进行的比较研究发现,对于有乳腺癌和 BM 的患者,地诺单抗首次 SRE 时间上存在优势(HR 为 0.82,$p=0.01$,OS 和不良事件发生率相似)[41]。但是,关于最佳治疗时间目前尚无共识。

有关研究已经在乳腺癌的临床前期模型中对

镭-223进行了评估,发现它可以预防与癌症相关的恶病质,减少全身肿瘤负荷和溶骨性病变的数量[42]。后续的一项Ⅱ期非随机试验研究了镭-223对23例有乳腺癌转移性骨病患者的有效性和安全性。FDG PET-CT显示,BTM和BM代谢活性持续降低[43]。疼痛也明显减轻,并且治疗耐受性良好。

目前正在进行几项临床试验,以研究镭-223与其他多种乳腺癌治疗(例如激素疗法以及依维莫司和卡培他滨的化疗)联合使用的疗效和安全性。

小结框2　乳腺癌骨转移瘤的预防和治疗

- BM影响高达70%的晚期乳腺癌患者,主要是溶骨性的,并且局限于中轴骨
- 对于绝经后女性和卵巢抑制的绝经前患者,建议辅助使用唑来膦酸盐或氯膦酸盐(同时补充维生素D和钙)
- 对于乳腺癌骨转移瘤患者,唑来膦酸盐或地诺单抗可与维生素D和钙一起使用
- 地诺单抗辅助治疗仍在研究中
- 有Ⅱ期临床试验正在研究镭-223在骨转移瘤中的作用

肺癌骨转移瘤

肺癌治疗的进步改善了患者生存率,但也导致了更多的骨骼受累。30%~40%的肺癌患者在疾病过程中会发生BM。

一项对661例非小细胞肺癌(non-small cell lung cancer, NSCLC)患者进行的大型回顾性研究发现,BM累及了57.7%的患者,中位生存期为9.5个月[44]。以溶骨病变为主,占74.3%,混合性病变占14.3%,成骨性病变占11.4%。该研究的作者提出了一个评分来预测BM诊断后的OS,确定了4个预后因素:年龄>65岁,合并内脏转移,ECOG表现状态(>2),以及非腺癌组织学。这些因素中存在两种以上提示预后较差(中位生存期5个月对8个月,$p=0.001$)[44]。

骨靶向药物治疗肺癌骨转移瘤

一项对773例骨转移性实体恶性肿瘤(包括肺癌)患者进行的Ⅲ期随机试验对唑来膦酸盐和安慰剂进行了比较[45]。21个月后,与安慰剂相比,唑来膦酸盐使SRE风险降低了31%(RR为0.693),延迟了首次SRE的中位时间(236天对155天,$p=0.009$),并降低了SRE年发生率(1.74/年对2.71/年,$p=0.012$)。

一项小型回顾性研究显示,与安慰剂组相比,帕米膦酸钠组的OS改善了(15.4个月对2.1个月,$p=0.001$)且毒性作用较小[46]。

一项更大型的研究对702例骨靶向药物治疗的NSCLC患者进行了亚组分析,比较了唑来膦酸盐和地诺单抗的疗效,该研究发现,地诺单抗组的OS改善了(9.5个月对8个月,$p=0.01$)[47]。目前正在研究地诺单抗加一线化疗治疗NSCLC的疗效。

小结框3　肺癌骨转移瘤

- 肺癌是第三大常见的骨转移恶性肿瘤
- 高达30%~40%的肺癌患者在其一生中会发生骨转移瘤,主要是溶骨性骨转移,75%的非小细胞肺癌患者累及中轴骨
- 唑来膦酸盐可有效预防SRE并延迟其首次发生时间
- 地诺单抗在预防SRE方面不逊于唑来膦酸盐
- 肺癌的全身治疗,包括化学疗法和靶向治疗,可能有助于骨骼健康的维持

肾细胞癌骨转移瘤

骨是晚期肾细胞癌(renal cell carcinoma, RCC)远处转移的第二常见部位。大约1/3的患者在诊断时已经有BM或将进展为BM[9]。RCC的BM具有高度溶骨性,并且比其他肿瘤的BM更具侵袭性。靶向治疗和免疫治疗的进步提高了RCC患者的生存率,但有BM的患者的生存率仍然相当差[48]。

骨转换的生物标志物

在其他各种类型肿瘤类型中,已发现BTM可用于诊断BM,并能够预测结局,包括SRE和生存期[49-51]。RCC有关的研究较少,并且报道了相互矛盾的结果。BTM目前尚未用于RCC患者的管理中,尚需在更大规模的前瞻性研究中进行进一步的验证。

骨靶向药物用于肾细胞癌骨转移瘤的管理

没有证据支持使用BTA预防RCC的BM。唯一获准用于RCC的双膦酸盐是唑来膦酸盐。一项包含74例RCC患者的大型RCT对唑来膦酸盐和安慰剂进行了比较,显示了唑来膦酸盐的临床获益。在这74例患者中,唑来膦酸盐组的SRE发生率降低了(37%对安慰剂74%,$p=0.014$)。唑来膦酸盐治疗也

延长了首次 SRE 发生的时间，并显著延长了 BM 进展的中位时间[52]。尽管如此，与其他肿瘤患者相比，RCC BM 患者并未充分使用唑来膦酸盐[53]。

一项大型研究比较了唑来膦酸盐和地诺单抗，发现在 SRE、疾病进展、不良事件和 OS 方面，地诺单抗都不逊于唑来膦酸盐[54]。目前地诺单抗已在美国和欧洲获得了治疗 RCC BMA 许可。

当 RCC 患者使用 BTM 时，考虑治疗毒性尤为重要。肾脏损害很常见，因此应谨慎使用双膦酸盐，并适当降低剂量和密切监测。地诺单抗不会加重既往的肾脏损害，可能是一种更安全的治疗选择。也有报道称，同时给予抗血管生成治疗和双膦酸盐会增加 ONJ 的风险[55]。

最近研究显示，新型治疗 RCC 的药物，例如卡博他尼布，具有生存益处，并且在特定的骨终点方面也可能具有优势[56-57]，希望这些发现能通过更大型的研究予以证实。目前正在 RCC 中进行许多免疫检查点抑制剂（例如 PD-L1 抑制剂）的早期试验。至于这些是否会在转移性骨疾病的未来的管理中发挥作用还有待证明。

> **小结框 4　肾细胞癌骨转移瘤**
>
> - RCC 的 BM 具有侵袭性，经常导致 SRE
> - 证据不支持在晚期 RCC 中使用 BTM 或使用 BTA 预防 BM
> - 唑来膦酸盐已获批准用于预防 SRE，但在 RCC 中使用率相对较低
> - 地诺单抗不逊于唑来膦酸盐，且在易于给药和较少的肾脏损害方面具有优势
> - 各种转移性 RCC 的新治疗方法对骨终点的影响尚未确定

参考文献

扫描书末二维码获取。

第 105 章
骨转移瘤的放疗

Srinivas Raman、K. Liang Zeng、Oliver Sartor、Edward Chow 和 Øyvind S. Bruland

欧阳晓俊　易春智　陈柏龄 译

引言

骨是癌症最常见的有症状的转移部位。2/3～3/4 的乳腺癌和前列腺癌的晚期患者有骨转移瘤[1]。疼痛是这些患者最常见的表现性症状[1-2]，其他并发症包括病理性骨折、神经卡压/脊髓受压（spinal cord compression, SCC）、骨髓功能不全和高钙血症，可对患者的生活质量带来破坏性的影响[1,3]。SCC 对癌症患者来说特别令人担扰[4]，因为这些患者可能会因神经损伤而产生严重的后果。

骨转移瘤的最佳治疗涉及药物治疗、放疗、手术、骨靶向放射性药物、双膦酸盐和地诺单抗的组合，具体取决于疾病生物学特性、累及的范围以及患者的预期生存时间。本章讨论体外照射放疗（external beam radiotherapy, EBRT）和放射性药物在骨转移瘤治疗中的重要性。

体外照射放疗

骨转移瘤是姑息性放疗的最常见适应证，EBRT 可缓解局部骨骼转移瘤的疼痛[5-6]。然而，缺乏肿瘤选择性限制了其临床应用。此外，骨转移瘤通常是沿着中轴骨多发的，因此通常需要大剂量和大范围的照射[1-2,4]。表 105.1 概括了对骨转移瘤进行姑息性放疗时考虑的因素。

疼痛缓解

有超过 25 项随机临床试验（randomized clinical trial, RCT）和最近的 3 个 meta 分析表明，对于非复杂性骨转移瘤的疼痛缓解，单次（single-fraction, SF）EBRT 的效果与多次（multifraction, MF）EBRT 的效果相当[6-8]。

表 105.1　对骨转移瘤进行姑息性放疗（EBRT）时需要考虑的因素

EBRT——单次	EBRT——多次
适应证："疼痛缓解"	适应证："局部肿瘤控制"
预期寿命短	预期长期生存
伴有内脏转移	主要是或只有骨转移
状态不佳	状态良好
炎症性疼痛	神经病理性疼痛
费用问题和不便利	脊髓受压
	在选择病例骨科手术术后
	没有手术适应证者的即将发生的骨折

在首批 RCT 之一中，90% 的患者的疼痛在一定程度上得到了缓解，54% 的患者的疼痛达到了完全缓解[10]。该试验最初得出的结论是，低剂量、短疗程方案与高剂量延长方案同样有效。英国骨痛试验工作组将 765 例有骨转移瘤的患者随机分为 SF 组和 MF 两组[11]。在随机分组后 12 个月内，两组患者在首次疼痛改善时间、完全疼痛缓解时间、首次疼痛加重时间上均没有显著性差异，并且两组患者在恶心、呕吐、SCC、病理性骨折的发生率上均没有显著差异。然而，SF 组放疗后的再治疗率是 MF 放疗后的 2 倍。该研究得出的结论是，SF 放疗在缓解骨转移瘤疼痛方面至少在 12 个月内是安全有效的，比 MF 放疗更方便，费用更低。

一项大型荷兰骨转移瘤研究纳入了 1171 例患者，得到了相似的结果[12]。在该试验中，单次 8 Gy 放疗组的再治疗率是 25%，MF 组是 7%，SF 组中病理性骨折较多，但绝对百分比较低。在该 RCT 的成本效用分析中，两组的生存期或生活质量校正的生存期没有差异。放疗的估计费用，包括再治疗和非医疗费用，SF方案显著低于M方案[13]。

一项斯堪的纳维亚的RCT计划纳入1000例有骨转移瘤疼痛的患者，并将他们随机分为单次8 Gy治疗组或10次共30 Gy治疗组[14]。由于中期数据分析显示两个治疗组的结果相似，在纳入376例患者后，数据监测委员会要求终止试验。在前4个月，两组在疼痛缓解程度方面是相同的，而且在疲乏、总体生活质量和生存率方面无差异[14]。

2003年发布的2个meta分析显示，对于骨转移瘤的患者来说，SF方案和MF方案在完全和总体疼痛缓解方面没有显著性差异[6-7]。类似的结果是，Wu及其同事报道，SF方案和MF方案的完全缓解率分别为33%和32%；Sze及其同事报道，SF方案和MF方案的完全缓解率分别为34%和32%。两个meta分析的SF方案和MF方案的总缓解率分别为62%和59%[7]以及60%和59%[6]。大多数患者的疼痛在EBRT后的2~4周得以缓解[7]，副反应相似，通常为恶心和呕吐。

一个近期的meta分析回顾了25项RCT[8]，共包含SF方案组2818例和MF方案组2799例[8]。SF方案组的总体缓解率是60%，完全缓解率是23%，MF方案组是61%和24%，两组没有显著性差异。在急性毒性、病理性骨折或脊髓压迫方面两组也没有发现差异，与2003年的系统性回顾的结论相似。然而，与MF方案组相比，SF方案组的再治疗率较高（20%对8%）。美国放射学会（American College of Radiology, ACR）放射肿瘤学适当标准专家小组和美国放射肿瘤学会（American Society for Radiation Oncology, ASTRO）的最新的骨转移瘤治疗指南也认可了这些研究结果[15-17]。

神经病理性疼痛和脊髓受压

某些有神经病理性疼痛的患者可以从延长的治疗方案中获益。一项研究对272例有神经病理性疼痛的患者进行了给予单次8 Gy放疗和20 Gy分5次放疗的疗效比较[18]，发现SF组不比MF组有效；然而，也没有导致病情明显恶化。作者建议将MF方案作为有神经病理性疼痛的患者的标准治疗方案，但当患者生存期短或临床状况差以及顾虑MF方案的费用或不便时，可以使用SF方案[18]。另外，在放疗中加入抗神经病理性疼痛药物普瑞巴林没有发现对癌症骨痛有效[19]。然而，这还没有在有神经病理性疼痛的特定人群中进行测试。

在治疗肿瘤性SCC中，至少有三项RCT显示，在预后差的患者中，短期放疗可以提供与较长疗程治疗方案相同的缓解效果。Maranzano及其同事发现，在生存预后少于6个月的患者中，短疗程放疗（16 Gy分2次）的疗效与疗程分次放疗（30 Gy分8次；5 Gy×3次+3 Gy×5次）的疗效相当[20]。在一项类似的研究中，Maranzano及其同事发现，在生存预后少于3个月患者中，单次8 Gy剂量照射的疗效与16 Gy分2次的疗效相当[21]。最近，Redes及其同事的研究显示，20 Gy分5次治疗的疗效相当于30 Gy分10次的疗效[22]。对于有SCC和预后差的患者，应考虑单次放疗或短疗程放疗。更长疗程的放疗也许可以带来更好的SCC控制局部[23]，并且应考虑用于有较好预后的患者。

Patchell及其同事的一项具有里程碑意义的试验中显示，手术和EBRT的功能结果优于单独的EBRT[24]。这项研究的结果因其样本量小及原始设计的局限性而备受挑战。最近的病例匹配的比较研究显示，两种治疗方案是等效的[25]。美国放射肿瘤学会的指南建议考虑多种因素，采取个体化方案，包括肿瘤组织学、受累程度、患者预后、活动能力、脊柱稳定性和既往治疗。

即将发生的骨折和风险预测

即将发生的骨折有很大的可能发生骨折。虽然一些人认为对于所有有股骨近端转移的患者都应进行预防性手术，但这可能会导致大量不必要的手术[27]。而且，一部分患者不能耐受手术或拒绝手术。通常需要最小的预期生存期，合适的临床状态，可以处理的并发症，以及有足够的剩余骨来支持植入的金属材料，以证明发病和死亡风险是合理的[28]。在手术候选者中，术后放疗有助于减少后续局部肿瘤生长并避免为固定松动而进行进一步的骨科手术[29]。

如果患者不适合接受骨科手术，患者可以单独接受EBRT。虽然EBRT可以缓解疼痛和控制肿瘤生长，但它不能恢复骨骼稳定性，放疗后患者骨骼的再矿化需要几周到几个月的时间[30]。医生要提醒患者，在围放疗期间，其肿瘤周围的充血反应会暂时削弱邻近的骨骼，从而增加骨折的风险。疼痛缓解可能会使患者活动更灵活，因此患者的骨折风险更大。因此，在此期间，医生常规建议患者使用诸如拐杖、吊带或助行器等来减少病变解剖压力的措施。

虽然目前在分次放疗的合适剂量上尚未达成共识，但大多数作者都认为对于即将或已经发生骨折的患者，应采用多次放疗方案[31]。一个回顾性研究分析了27例有不同部位病理性骨折的患者，他们的治疗剂量为40~50 Gy，治疗时间为4~5周。接受再矿化治疗患者的治愈率为33%，疼痛缓解率为67%[31]。Koswig和Budach报道，再矿化在接受30 Gy分10次放疗的患者组（173%）和接受8 Gy单次放疗的患者组（120%，$p<0.0001$）有显著性差异[32]。

再放疗

由于整体治疗的进步，现在转移性疾病患者的预期生存期比过去的更长，可能超过他们最初接受姑息性EBRT提供的。这可能就需要对先前进行过放疗的部位进行再次放疗[32]。

SF放疗后再治疗率从18%到25%不等，而MF放疗后的再治疗率为7%~9%[11-12, 14, 34]。Sande及其同事发现，SF放疗组患者接受的再放疗比MF放疗组更多（27%对9%，$p=0.002$）[35]。荷兰的骨转移瘤研究组的发现类似[36]。在对初始治疗没有反应的患者中，66%的最初接受单次8 Gy放疗的患者对再放疗有反应，而33%的最初接受多次放疗疗程的患者对再放疗有反应。在最初接受SF放疗的患者中，疼痛进展后再治疗的成功率为70%，而最初接受MF放疗的患者再治疗的成功率只有57%。总体来说，再放疗对63%的治疗患者有效。Jeremic及其同事还注意到，已接受过2次SF放疗的疼痛性骨转移瘤患者第二次接受单次4 Gy再放疗的疗效[37]。

NCIC、CTG、SC.20评估了再放疗的照射剂量、疗效和安全性[38]。先前接受过场内辐射（n=850）的患者被随机分为8 Gy一次治疗组和20 Gy分多次治疗组。结果显示，8 Gy组的应答率为28%，20 Gy组的应答率32%；该差异在统计学上没有显著性，并且在预定的非劣效性范围内。两种治疗方案的总毒性均在可接受范围内。重要的是，要考虑转移性骨痛部位的再放疗，尤其是在EBRT后的初始反应期。然而，同一试验的数据也表明，一定比例的初始无应答者会对再放疗有反应，因此，在安全可行的情况下，所有患者都必须考虑再放疗[38]。

疼痛加重

姑息性放疗并非没有副作用。疼痛加重很常见，据报道，常规EBRT后的发生率为2%~44%，在体部立体定向放疗（stereotactic body radiation therapy, SBRT）后的发生率为10%~68%[39]。一个关于疼痛加重的定义是：与基线最严重疼痛相比，在止痛剂摄入量没有减少的情况下，最严重疼痛评分（0~10）增加2分，或者在每日口服吗啡当量剂量（oral morphine equivalent dose, OMED）的止痛药增加25%的情况下，最严重疼痛评分没有减少[40]。

最近的一项Ⅲ期试验结果显示，地塞米松作为预防放疗引起的疼痛加重的药物是有效的[41]。地塞米松（8 mg/d，连用5天）可使疼痛加重的发生率从35%降低到26%。一项Ⅱ期观察性研究同样支持在SBRT中使用地塞米松[42]。

生存预测

骨转移的进展通常与癌症本身有关。准确预测晚期癌症患者的预期寿命可以指导制定适当的临床决策，直接规划支持性服务，帮助患者和家属处理临终问题，指导资源分配，并确定患者是否有资格接受临终关怀转诊或被纳入临床试验。

已经开发了专门预测骨转移患者的预期寿命的模型。Zhou及其同事开发了一个预测预期寿命的模型，可用于预测姑息性放疗诊所患者的生存[43]。统计学上发现了六个影响生存的因素：原发癌部位，转移部位，Karnofsky功能状况评分（Karnofsky Performance Status, KPS），以及疲劳、食欲和呼吸短促评分。该模型后来被简化为三个因素，分别为原发癌部位、转移部位和KPS，简化后的预测能力类似[44]。已采用生存预测评分法（survival prediction score, SPS）和危险因素数量法（number of risk Factor, NRF）对三组患者进行了生存预测。该预测生存的模型在其他机构得到了外部验证[45-46]。Krishman及其同事还开发了TEACHH模型，用于预测不同终末预后谱的预期寿命：1年以上和3个月以下[47]。TEACHH这个缩写代表预测较短预期寿命的因素：原发性肿瘤（T）、ECOG状态（E）、年龄（A）、既往姑息化疗疗程（C）、近期住院（H）和肝转移（H）。基于出现或缺乏这些危险因素，三个预后组的中位生存期不同，分别为19.9月、5个月和1.7个月。

类似的预测生存期的模型已经被开发用于其他各种临床情况，包括脊柱转移[48-49]、SCC[50-51]和骨转移的再放疗[52]，并且可以帮助指导制定骨转移患者的临床决策。

亲骨放射性药物

亲骨放射性药物（bone-seeking radiopharmaceutical, BSR）治疗对特定患者是一个有益的选择。在成骨细胞活性增强的区域静脉注射核素后，电离辐射的优先传递将同时靶向多个（有症状和无症状）转移瘤。其靶点是Ca-OH-磷灰石（羟基磷灰石），在前列腺癌的成骨性转移中尤其丰富，但在乳腺癌的混合成骨性/溶骨性转移中也存在，尽管分布更不均匀。这一点可以从所有BSR常见的生物分布图像中明显看出，例如，在常规诊断性骨扫描图像中可见的"热点"（通过 ^{99m}TC-MDP；一种放射性标记的双膦酸盐）。许多文献报道，BSR可有效缓解疼痛[53-57]。在他们的市售配方中，所用的放射性同位素过去是β核素：锶-89二氯化物（Metastron, GEHealthcare, Cardif, UK）或者 ^{153}Sm-EDTMP（Quadramet, Schering AG, Berlin, Germany, and Cytogen Co., Princeton, NJ, USA），但随着Xofigo的批准，一个新的时代已经出现，Xofigo是一种含镭-223的骨靶向α放射性药物（Bayer Healthcare, Whippany, NJ, USA）。

由于发射电子在毫米范围内，骨髓的交叉辐射引起了关注。静脉注射后，骨髓是剂量限制器官，疾病相关骨髓抑制已经存在于这些患者中，往往导致恢复延迟和结果不可预测。这限制了β核素BSR的使用，特别是当剂量增加以达到潜在的抗肿瘤辐射水平和（或）尝试重复治疗时[58-61]。迄今为止，一些临床研究已经报告了将BRS与化疗结合的可行性[58-61]。

在成骨细胞或成骨性转移瘤的基质中，亲骨钙模拟物镭-223是与羟基磷灰石结合。发射的α粒子辐射诱导双链DNA断裂，在含有转移性癌细胞及其微环境的靶区域产生强烈的和高度局部的细胞毒性效应，高能α粒子的短射程意味着对邻近健康组织的毒性最小化，特别是对正常骨髓。

在一项Ⅰ期研究中，25例乳腺癌和前列腺癌骨转移患者接受了天然亲骨剂镭-223的单剂量递增给药[62]，没有观察到剂量限制性血液学毒性。一项Ⅱ期RCT，去势抵抗性前列腺癌骨转移患者接受了EBRT加生理盐水或镭-223注射（每隔4周给药4次），结果显示，与安慰剂相比，骨碱性磷酸酶和前列腺特异性抗原均较基线有统计学显著性下降[63]。在接受镭-223治疗的患者中，观察到不良事件较少，骨髓毒性最小。重要且令人惊讶的是，该Ⅱ期试验的生存分析显示了镭-223的生存获益[63]。Ⅲ期ALSYMPCA试验随后确定了镭-223在有骨转移而没有内脏疾病的CRPC患者中的有效性和安全性[64]。重要的是，所有患者都接受了标准的治疗，包括各种二线激素治疗加安慰剂或镭-223。在这种情况下，在意向治疗分析中，镭-223显著改善了OS（中位数为14.9个月与11.3个月；HR=0.70；95%的置信区间为0.58～0.83），首次出现骨骼症状事件的时间显著延长（中位数为15.6个月与9.8个月；HR=0.66；95%的置信区间为0.52～0.83）。无论是未给予多西他赛的患者，还是随机给予多西他赛的患者，OS都得到了改善。其安全性良好，次要终点（包括tALP增加时间、tALP响应率和tALP正常化率）有利于镭-223治疗[64-65]。该试验对于世界各地多个监管机构批准镭-223的商业应用至关重要。

放疗或放射性药物治疗与双膦酸盐的联合已有文献回顾[65]，并且在ALSYMPCA中进行了研究[66]。鉴于机制上相似性，地诺单抗的作用可能与双膦酸盐相似。有趣的是，非随机试验表明，与镭-223单独使用相比，镭-223联合地诺单抗使用可改善OS[67]。总的来说，可以假设双膦酸盐和地诺单抗等药物与镭-223有协同作用，但这需要进行前瞻性Ⅲ期随机研究提供有力证据。这两者之间的协同作用有很强的理论基础，在动物研究中，转移性疾病的愈合增强可带来更好的生化强度、稳定性和骨微结构。此外，羟基磷灰石沉积的增加可能会改善骨转移疾病部位的镭-223沉积。

参考文献

扫描书末二维码获取。

第 106 章
转移性骨疾病的概念和外科治疗

Kristy Weber 和 Scott L. Kominsky

刘晔　欧阳晓俊　陈柏龄　译

引言

每年有超过 160 万人被诊断患有癌症[1]，其中约 50% 的人会发生骨转移。随着原发性和转移性疾病治疗方法的改进，患者的生存时间延长了。这经常导致他们经历与相关骨骼疾病相关的疾病。尽管最令人担忧的临床问题是骨骼的进展性疾病，但患者也可能经历与治疗相关的骨质疏松症。骨转移患者的其他生理紊乱包括贫血和高钙血症。骨病变本身会引起严重疼痛，并使患者面临病理性骨折的风险。患者的活动能力降低，可能会在较低水平上进行功能活动。疼痛或骨折风险导致的长期固定会产生血栓栓塞性疾病或褥疮等潜在问题。椎体区域的病变可引起进行性神经功能恶化，患者的整体生活质量常明显下降。

转移性骨疾病的综合治疗超出了本章的范围。重要的是，全身化疗、靶向生物治疗和免疫治疗的进展对潜在的原发性癌症越来越有效。不同形式和不同剂量的辐射被用来靶向治疗骨内的转移性癌细胞，以提供姑息性疼痛缓解，有可能消除手术干预的需要。微创治疗，例如冷冻消融、椎体后凸成形术，在手术和（或）进一步放疗不可行的情况下，可以有效缓解疼痛。本章介绍的重点是影响肿瘤进程以及骨微环境的治疗。本章将简要回顾与转移性骨疾病相关的分子事件，也将总结在这些情况下使用双膦酸盐治疗、抗核因子 κB 受体活化因子配体（anti-receptor activator of nuclear factor-κB ligand, anti-RANKL）治疗以及手术稳定化治疗。

转移性骨疾病的生物学

肿瘤 - 骨的相互作用

肿瘤细胞在骨中的定植和生长分为三个阶段：定植、休眠和增殖（图 106.1）。

首先，在到达骨血管系统后，播散性肿瘤细胞通过成骨生态位间充质细胞产生的信号（例如 SDF-1）被诱导至骨微环境中[2-3]。其次，与原发性肿瘤治疗和骨复发之间经常辐射的长潜伏期一致，有证据表明，最初的肿瘤 - 骨细胞相互作用导致肿瘤细胞静止 / 休眠。在前列腺癌中，骨衬细胞表面的膜联蛋白 Ⅱ 刺激前列腺癌细胞表面的膜联蛋白 Ⅱ 受体，可诱导肿瘤细胞表达酪氨酸激酶受体 AXL[4-5]。AXL 反过来可以被其在骨衬细胞表面的配体生长阻滞特异性蛋白 6（growth arrest-specific protein 6, GAS6）激活，尽管 GAS6 也可能在骨环境中的各种间充质细胞中被发现。肿瘤细胞休眠也可能存在其他机制，目前也是研究的主题。在骨转移的第三阶段，肿瘤细胞从休眠中苏醒并形成不断增大的肿块。尽管尚不清楚肿瘤细胞从静止状态中释放出来的机制，但人们认为这是一个改变生长抑制环境的外在事件，例如骨重塑的启动。

肿瘤细胞一旦分裂活跃，就会改变骨微环境，使正常平衡的骨重塑过程向净骨破坏或净骨形成方向倾斜，从而导致显著的发病率[6-11]。大多数旨在阐明肿瘤 - 骨相互作用的研究都是在乳腺癌骨转移领域进行的，这是一种主要的溶骨性疾病。使用小鼠模型的研究提供了转化生长因子 β（transforming growth factor beta, TGF-β）驱动肿瘤生长和骨破坏的"恶性循环"的证据。在正常的骨重塑过程中，TGF-β 被释放，刺激乳腺癌细胞分泌甲状旁腺激素相关蛋白（parathyroid hormone-related protein, PTHrP）[12]。然后，PTHrP 刺激成骨细胞前体增加 RANKL，从而促进破骨细胞的分化。活化的破骨细胞的增多会破坏更多的正常骨结构。除了 TGF-β 外，它还会释放出许多生长因子，包括碱性成纤维细胞生长因子（basic fibroblast growth factor, bFGF）、胰岛素样生长因子（insulin like

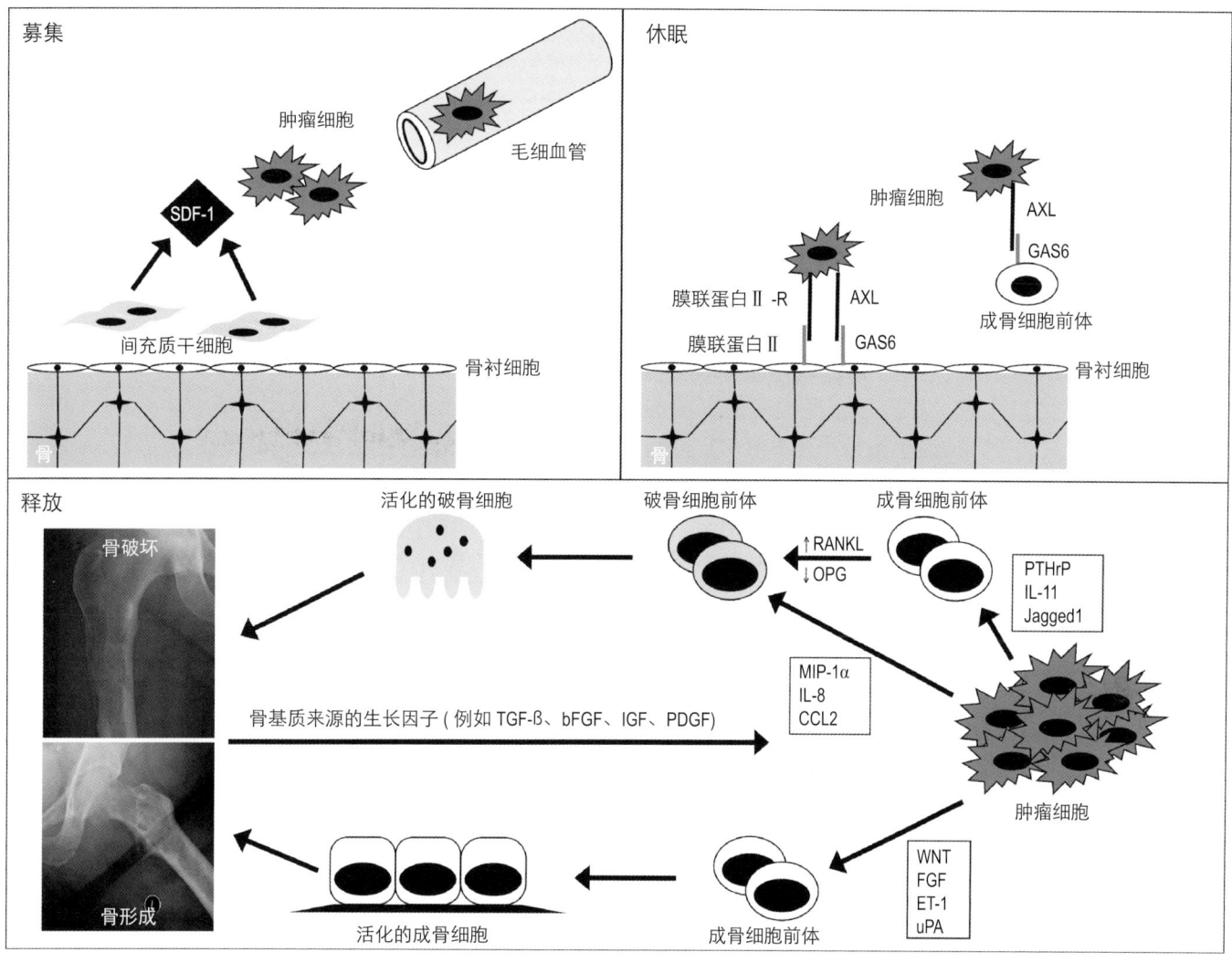

图 106.1 肿瘤细胞的募集、休眠和骨破坏的一般周期（溶骨性骨转移——乳腺癌、肺癌、甲状腺癌和肾癌）和骨形成（成骨性骨转移——前列腺癌）

growth factor, IGF）和血小板衍生生长因子（platelet derived growth factor, PDGF），从而促进肿瘤生长并重启周期。令人惊讶的是，除了PTHrP，还有许多其他TGF-β调节的基因已被证明可促进溶骨性骨转移，包括白细胞介素11（interleukin-11, IL-11）、结缔组织生长因子（connective tissue growth factor, CTGF）、环氧化酶2（cyclooxygenase-2, COX-2）、Jagged1和含凝血酶敏感素1型基序的解聚素样金属蛋白酶（ADAMTS1）[13-16]。基于其对骨转移的广泛作用，TGF-β信号通路已成为各种实验性治疗药物的靶点[17]。除了TGF-β调节的基因外，研究表明，在乳腺癌和骨髓瘤的小鼠模型中，趋化因子IL-8、CC族趋化因子配体2（CC chemokine ligand 2, CCL2）和巨噬细胞炎性蛋白-1α（macrophage inflammatory protein 1α, MIP-1α）也可以促进溶骨性转移[18-20]。这些因子不是通过对成骨细胞的作用来增加破骨细胞的数量，而是直接影响破骨细胞前体，刺激它们募集并分化为成熟的破骨细胞。

与影响骨骼的其他常见癌症类型不同，前列腺癌主要导致骨骼的成骨细胞病变。利用前列腺癌小鼠模型，已经明确了几种肿瘤产生的可刺激成骨细胞形成新骨的旁分泌因子。内皮素-1（endothelin 1, ET-1）已显示可直接刺激成骨细胞前体的增殖和分化[21]。除了其直接作用外，ET-1还通过降低WNT抑制剂Dickkopf同源物1（Dickkopf homolog 1, Dkk1）的表达来增强成骨细胞前体中WNT信号的激活[21]。此外，据报道，成骨细胞前体有丝分裂原FGF的产生可促进前列腺癌的生长和骨硬化性病变[22]。尿激酶纤溶酶原激活剂（urokinase plasminogen activator, uPA）也被报道影响前列腺癌骨转移，其中 uPA 诱导的蛋白酶能够执行多种功能，包括降解 PTHrP 和从其抑制性结合蛋白中释放 IGF-1，从而有利于成骨细胞的分化和活性[23-24]。

骨转移的药物治疗

目前，有几种药物可用于骨转移患者的治疗，这些药物在本书中的其他地方有更详细的介绍。双膦酸盐和 RANKL 抑制剂目前用于降低转移性骨病患者骨骼相关事件的发生率。在美国，最常用的双膦酸盐是唑来膦酸。此外，地诺单抗是一种 RANKL 抑制剂，已被批准用于治疗骨转移患者，并且显示既安全又有效。在对转移性骨病患者进行的系统评估中，地诺单抗在预防骨骼相关事件方面通常比唑来膦酸更有效[25-28]。

双膦酸盐和地诺单抗已被成功用于治疗乳腺癌、前列腺癌和骨髓瘤的骨痛和高钙血症，并且当作为全身性癌症治疗的辅助治疗时最为有效[25-28]。因为它们可以显著延迟首次发生骨骼相关事件的时间，建议在首次诊断出骨转移时就使用地诺单抗。颌骨坏死是骨转移患者使用双膦酸盐的一种罕见但严重的并发症，估计发生率为 0.6%~6.2%[29]。其危险因素包括累积剂量高、口腔卫生差和拔牙史，因此建议患者在开始使用双膦酸盐治疗前进行常规口腔检查。使用抗骨吸收剂也有非典型股骨骨折的风险，目前有相关指南明确了持续治疗时长以减少这种潜在的并发症的发生[30]。

镭-223 二氯化物是一种已被批准用于治疗前列腺癌骨转移的放射性药物。镭-223 作为一种钙的模拟物，在新骨形成的区域积聚，半衰期为 11.4 天。在临床试验中，镭-223 已被证明可提高患者的生存率并延迟发生首次骨骼相关事件的时间[31]。

骨转移性疾病的外科治疗

即将发生的骨折

由于骨转移患者不太可能通过手术治愈，骨科肿瘤专家关注的重点是提高患者的生活质量。如果骨病变在早期发现，则放疗或全身药物治疗可以防止进一步的骨破坏，避免手术治疗。然而，如果病变在非手术治疗后仍有进展，或者在大量的骨皮质破坏和疼痛后才被发现，则应考虑手术予以稳定[32]。在肢体实际骨折前进行预防性固定的患者的住院时间更短，恢复发病前功能的速度更快，并发症更少[33]。选择性固定还允许肿瘤内科医生和外科医生协调手术治疗和全身化疗。困难在于如何可靠地确定哪些骨骼病变最终会导致骨折。现在已经提出了几种分类方法，包括确定疼痛、皮质破坏和骨病变的大小/位置[34-35]。在最近的一项研究中，基于 CT 的结构刚度分析预测骨转移患者骨折风险的敏感性为 100%，特异性为 90%[36]。

手术治疗

骨转移患者手术治疗的目的是改善功能和减轻疼痛。继发于骨转移疾病的即将发生的或实际发生的骨折的治疗原则与常规外伤性骨折的治疗原则不同[32]。这种患者的基础骨质量往往很差，尽管接受治疗，但仍可能有进行性的骨破坏。

上肢的骨转移比下肢的少见，往往可以非手术治疗。然而，如果患者需要上肢承重（例如，有下肢病变引起的疼痛，或者没有辅助装置无力承重），则应考虑手术治疗以改善活动能力。肩胛骨和锁骨的病变一般采用非手术放疗或微创治疗，因为大多数手术治疗并没有改善这些区域的功能。肱骨近端大面积的骨破坏如果能实现安全固定，可以采用肱骨近端假体置换或使用带或不带甲基丙烯酸甲酯的髓内装置固定治疗。肱骨骨干病变可采用髓内装置或偶尔使用髓间金属垫片治疗[37-38]。肱骨远端病变较少见，可以采用交叉髓内针、双钢板或节段性肱骨远端假体重建来稳定。肘关节远端骨转移极为罕见，治疗需个体化。

下肢骨转移比上肢骨转移更常见，由于承重的需要，其对生活质量有更大的影响。如果髋臼不受影响，则盆腔病变通常采用非手术或微创技术治疗。髋臼病变的具体的分类治疗方案取决于骨丢失的范围和位置[39]。有髋臼严重骨丢失的患者应该有一个合理的较长的预期寿命和良好的功能状态，以使手术和恢复有价值。股骨颈骨转移很常见，常导致髋部骨折[40]。治疗方法可根据髋臼疾病的情况选择双极半关节置换术或全髋关节置换术[41]。不建议使用钢板和螺钉内固定，因为随着该区域疾病的进展，内固定失效的风险很高。在转子间和转子下区域，根据骨丢失的程度和位置以及肿瘤组织学，可以选择假体重建或髓内固定（图 106.2 和 106.3）。

对全身治疗或放疗不敏感的肿瘤（例如肾细胞癌）通常采用更积极的手术切除治疗（图 106.3）。股骨干病变采用髓内固定治疗[41]。重要的是，为避免未来的髋部骨折，髓内固定要注意股骨颈的稳定性。股骨远端病变可采用髓内固定、钢板固定或假体重建治疗。膝关节远端病变不常见，治疗应个体化。

最常见的骨转移部位是胸椎。如果患者神经功能完好，没有骨折碎片撞击脊髓，通常选择放疗。如果患者有顽固性疼痛、进行性神经功能缺损或畸形进展，则应考虑手术固定治疗[42-43]。

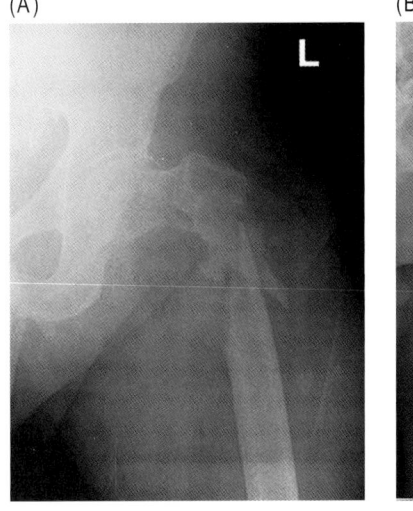
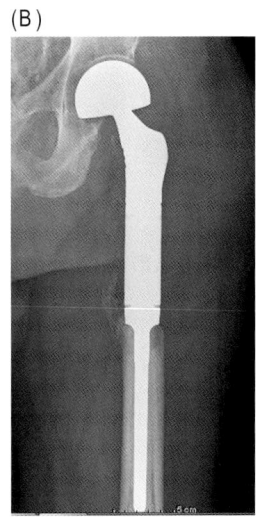

图 106.3 （A）一名 68 岁男性左髋部转移性肾细胞癌的 X 线片，显示股骨转子下区的溶骨性病变导致的病理性骨折。（B）股骨近端骨水泥大型假体重建和稳定髋部术后的左髋部 X 线片。患者术后接受了包括整个重建在内的放疗

微创治疗

在选定的患者中，微创治疗可以替代传统手术，并且可以产生持久的疼痛缓解。对于有溶骨性脊柱转移但无神经损伤的患者，脊柱后凸成形术和椎体成形术是常用的方法。这两种方法都可以安全进行，稳固塌陷的椎体，并迅速缓解疼痛[44-45]。射频消融术、冷冻消融术或类似的技术被用于治疗多部位的骨转移，大多数患者获得了一定程度的疼痛缓解[46]。射波刀治疗是一种用于脊柱骨转移的门诊微创放射手术。一项与体外照射放疗（external beam radiation, EBRT）进行比较的研究显示，EBRT 更具成本效益，但其有更大的急性毒性，且需要在相同椎体水平进行进一步的后续干预[47]。

小结

总之，随着对于癌症诱导的骨破坏机制的发现越来越多，越有可能发现有效的药物来维持骨骼的完整性并抑制肿瘤生长。对于有病理性骨折风险或已发生骨折的患者，有多种手术方式来稳定骨骼，重点是控制疼痛和恢复功能。

参考文献

扫描书末二维码获取。

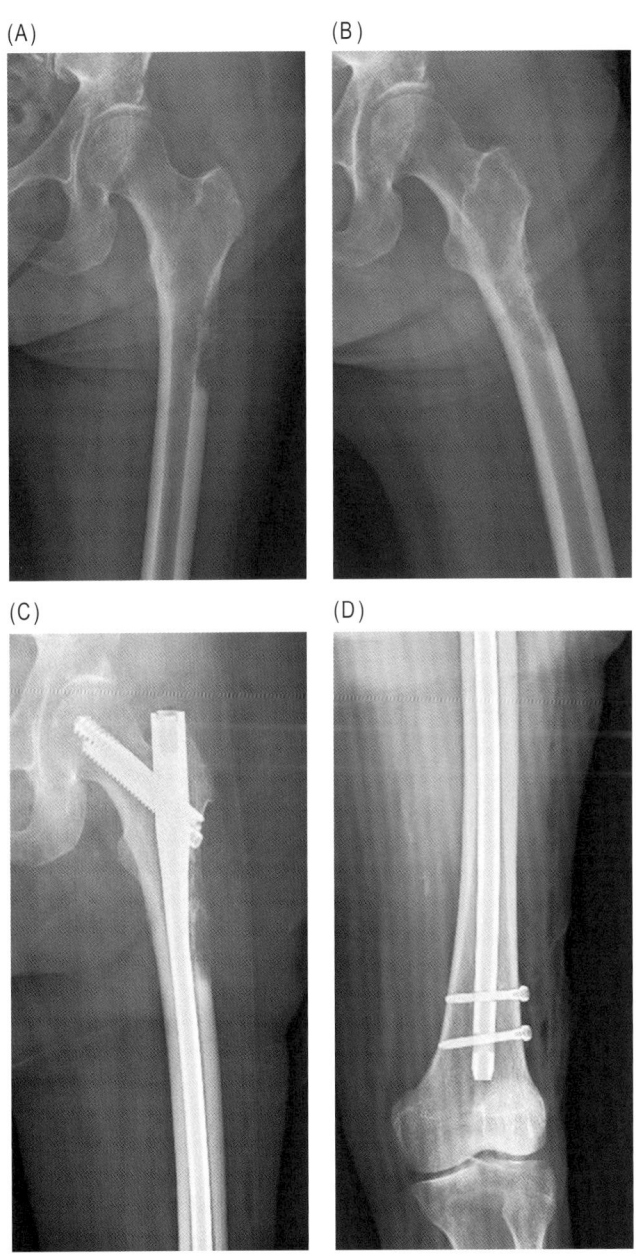

图 106.2 （A）和（B）一名 62 岁女性的转移性肺癌患者的左股骨近端正位和侧位 X 线片，显示转子下区外侧的皮质骨存在溶骨性病变，病理性骨折的风险很高。股骨其余部位没有明显病变。（C）和（D）用重建型髓内钉固定股骨后的正位 X 线片。术后切口愈合后，患者接受了股骨的放疗

第九篇

硬化性和发育不良性骨疾病

第九篇主编：Michael P. Whyte

第 107 章　硬化性骨疾病　627
Michael P. Whyte

第 108 章　纤维结构不良　638
Michael T. Collins、Alison M. Boyce 和 Mara Riminucci

第 109 章　骨软骨发育不良　644
Fabiana Csukasi 和 Deborah Krakow

第 110 章　缺血性和浸润性骨病　648
Michael P. Whyte

第 111 章　肿瘤样钙质沉着症——皮肌炎　654
Nicholas J. Shaw

第 112 章　异位骨化相关遗传性疾病：进行性骨化性纤维发育不良和进行性骨发育异常　657
Frederick S. Kaplan、Robert J. Pignolo、Mona Al Mukaddam 和 Eileen M. Shore

第 113 章　成骨不全症　661
Joan C. Marini

第 114 章　纤维蛋白病：马方综合征和马方综合征相关疾病的骨骼表现　667
Gary S. Gottesman 和 Michael P. Whyte

第 115 章　低磷酸酯酶症和其他影响骨骼的酶缺乏症　674
Michael P. Whyte

第 107 章
硬化性骨疾病

Michael P. Whyte

张大光　董路珏　译

引言

骨骼的骨量增加是由许多罕见的骨软骨发育不良[1]以及各种饮食、代谢、内分泌、血液、感染性和肿瘤性疾病引起的（表107.1）。本章将阐述主要的孟德尔遗传疾病。

骨硬化病

骨硬化病（osteopetrosis, OPT）（OMIM #：166600，259700，259710，259720，259730，607634，611490，611497）[2]，又称为"大理石骨症"，是1904年由Albers-Schönberg发现的[3]。所有真正的OPT都是生长过程中破骨细胞（osteoclast, OC）介导的骨吸收失败的结果。传统上，我们讨论的是两种主要的临床形式：一种是常染色体隐性（autosomal recessive, AR）婴儿型（恶性），如果不及时治疗，患儿通常在早期即死亡[4]；另一种是常染色体显性（autosomal dominant, AD）成人型（良性），该型症状相对较少[5]。30年来，文献中的AD OPT经常被混淆[6]，因为所谓的AD OPT 1型（ADO 1）实际上是由脂蛋白受体相关蛋白5（lipoprotein receptor related protein 5, LRP5）基因激活和其对骨形成的合成代谢作用引起的高骨量疾病；而AD OPT 2型（ADO 2）才是真正意义上的AD OPT，或许更恰当的说法是Albers-Schönberg病（A-SD）。传统上，一些OPT也被认为是"中度""致死""婴儿一过性""感染后"或伴有神经元贮积症的疾病[7]。伴肾小管酸中毒和脑钙化的OPT是第一个从分子层面上理解的OPT，是一种先天性代谢错误——碳酸酐酶Ⅱ缺乏引起的（见下文）。OPT、淋巴水肿、无汗性外胚层发育不良和免疫缺陷（OPT, lymphedema, anhydrotic ectodermal dysplasia, and immunodefficiency, OL-EDA-ID）为X连锁遗传，影响男性[8]。目前，大多数OPT的遗传缺陷是已知的（见下文），并支持反映OC病理生物学的分类方法[9]。2003年首次报道了双膦酸盐暴露引起的非遗传性（医源性）OPT（见下文）[10]。初级骨松质（软骨内骨形成过程中沉积的钙化软骨）的持续存在提供了这一诊断的组织病理学特征[10]。可以理解的是，"OPT"多年来一直被广泛地用于描述不透射线的骨骼。然而，现在精确的诊断是至关重要的，因为真正的OPT的治疗［例如骨髓移植（bone marrow transplantation, BMT）］不适用于其他硬化性骨病。

临床表现

婴儿型OPT的临床表现主要出现在出生后的第一年[4]。鼻窦发育不良引起的鼻塞是早期症状。可出现颅孔不增宽，以及视神经、动眼神经和面神经可能受损；听力受损也很常见。有些患者会因为颅内压升高或视网膜变性而出现失明。有些患者会出现脑积水或睡眠呼吸暂停。同时还存在牙齿萌出迟缓，无法正常生长，以及骨致密而脆弱的临床表现。体格表现包括大头畸形、额部突出、"腺样体"面容、眼球震颤、肝脾肿大、膝外翻和身材矮小。出现反复感染以及自发性瘀伤和出血反映了由过多的骨、丰富的OC和纤维组织拥挤于骨髓间隙引起的脊髓痨。脾功能亢进引起的溶血可加重贫血。如果不进行治疗，患者通常在10岁前死于肺炎、出血、严重贫血或败血症[4]。

成人OPT（adult osteopetrosis, A-SD）一般在儿童时期就有影像学表现，但一些"携带者"在成年后才有生化表现[5,11]。潜在的并发症包括面瘫、视力或听力受损、精神运动发育迟滞、下颌骨骨髓炎[11]、腕管综合征、股骨头骨骺滑脱和骨关节炎。长骨骨脆

表 107.1　导致局灶性或广泛性骨量增加的疾病

骨发育异常和发育不全	代谢	其他
常染色体显性骨硬化	碳酸酐酶 II 缺乏	中轴性骨软化症
中央型骨硬化伴外胚层发育不良	氟中毒	弥漫性特发性骨肥厚症（diffuse idiopathic skeletal hyperostosis, DISH）
颅骨骨干发育异常	重金属中毒	多发性硬化性组织细胞增生症（Erdheim-Chester 病）
先天性硬化性骨软化伴脑钙化（Raine 综合征）	丙型肝炎相关的骨硬化	骨纤维发育不全
颅骨干骺端发育不良	维生素 A、维生素 D 过多症	肥大性骨关节病
骨硬化性发育不良	甲状旁腺功能亢进、甲状旁腺功能减退和假性甲状旁腺功能减退	电离辐射
骨内膜骨质增生（van Buchem 病和硬化性狭窄）	低磷酸盐血症性骨软化症	白血病
额骨骨骺发育异常	*LRP5* 和 *LRP6* 激活（高骨量表型）	淋巴瘤
婴儿骨皮质增生症（Caffey 病）	乳 - 碱综合征	肥大细胞增生症
青少年 Paget 病（骨异常扩张症伴高磷酸酯酶症）	肾性骨营养不良	多发性骨髓瘤
Lenz-Majewski 综合征	X 连锁低磷酸血症	骨髓纤维化
蜡泪样骨病		骨髓炎
干骺端发育不良（Pyle 病）		骨坏死
混合性硬化性骨营养不良		Paget 骨病
眼 - 齿 - 骨发育不良		肉样瘤病
Melnick-Needles 骨发育不良		镰状细胞病
条纹状骨病		骨转移
骨硬化病		系统性红斑狼疮
骨斑点症		结节性硬化症
进行性骨干发育不良（Camurati-Engelmann 病）		
致密性骨发育障碍		
毛发 - 牙齿 - 骨综合征		
管状骨狭窄症（Kenny-Caffey 综合征）		

性增加，易发生骨折。

儿童时期的中度 OPT 可导致身材矮小、颅神经缺损、固连牙（易患颌骨骨髓炎）、复发性骨折以及轻度或偶尔中重度的贫血。目前对其预后知之甚少。伴有 OPT 的神经元贮积症尤其严重，其特征为癫痫和神经退行性病变[7]。致死性 OPT 在子宫内就出现表现，并导致死胎。一过性婴儿 OPT 会在出生后前几个月内自行消退，这一现象的原因目前不明。

影像学特征

在 OPT 中，骨骼发育的所有三个组成部分（生长、塑造和重塑）均被破坏[10]。弥漫性矿化骨量增加是主要表现。骨小梁和骨皮质的增厚分别被称为"骨硬化"和"骨增生"。在恶性 OPT 中，伴随继发性甲状旁腺功能亢进的低钙血症可导致生长板的佝偻病样改变（"骨硬化佝偻病"）。鼻旁窦和乳突窦充气不足。

椎骨可以呈现"骨内骨"（endobone）结构。在成人OPT中，交替的硬化带和透光带可平行于髂骨和长骨，脊柱呈"橄榄球衫"状[6]。长骨干骺端变宽，可以进展为棒状或"锥形瓶"畸形（图107.1）。偶尔，远端指骨被侵蚀。长骨的病理性骨折（"粉笔棒"）反映了骨骼的脆性。颅骨增厚且致密，尤其是在其底部。放射性核素骨显像有助于诊断骨折和骨髓炎。MRI可以评估骨髓移植物是否扩大了髓腔。小儿患者的头颅CT和MRI表现已被详细报道[12]。

实验室检查

在婴儿OPT中，骨吸收失败可导致低钙血症和循环钙（Ca）水平依赖于膳食摄入量[13]。继发性甲状旁腺功能亢进伴血清骨化三醇升高是常见的。在成人OPT中，这是轻度的[11]。有缺陷但过多的OC导致的血清酸性磷酸酶和脑肌酸激酶同工酶（brain isoenzyme of creatine kinase, BB-CK）升高是大多数OPT的生物标志物[14]。几种乳酸脱氢酶（lactate dehydrogenase, LDH）同工酶在成人OPT中也是升高的[14]。

组织病理学检查

OPT的影像学特征是独特的，但OC在软骨内成骨过程中的失败提供了一个组织病理学发现。初级骨松质的未吸收残留物以钙化软骨的"岛"或"条"状形式嵌入骨小梁内（图107.2）。OC数可能增加、正常或（罕见）减少或不存在[15]。在婴儿OPT中，OC通常位于骨表面，其细胞核特别多，没有褶皱边缘或清晰区。纤维组织经常挤满骨髓腔。成人OPT可能表现为类骨质增加，少数OC也缺乏褶皱边缘，或者OC可能特别多且大[6]。未成熟的"编织"骨很常见。双膦酸盐诱导的OPT的特征为骨表面的圆形、多核OC[10]。

病因和发病机制

OPT的病因和发病机制复杂。干细胞或可生成OC的微环境、单核前体细胞或成熟的异核体都存在缺陷。也有人提出了成骨细胞（osteoblast, OB）效应，理论上骨骼基质可以抵抗骨吸收。白细胞介素-2（interleukin-2, IL-2）或超氧化物的生成缺陷被认为是由于婴儿OPT中的白细胞功能可能是异常的。在伴有蜡样脂褐素的神经元贮积病的OPT中，溶酶体可能是存在缺陷的[7]。在轻度OPT的OC中发现了意义不确定的病毒样包涵体。最终，骨骼吸收受损导致骨脆性，因为未吸收的软骨组织堆积，胶原蛋白纤维不能与骨单元相互连接，编织的骨很难形成致密的骨，微裂缝无法愈合。

现在，大多数OPT和患者的遗传基础是已知的[9]。突变分析通常会发现TCIRG1（T细胞免疫调节因子1）或CLCN7（氯离子通道基因7）缺陷[15]。成人OPT是由CLCN7中的杂合突变引起的氯离子通道基因7的破坏导致的[16]。偶尔，双等位

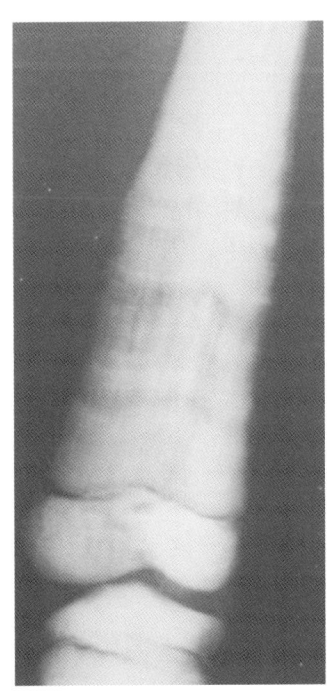

图107.1 骨硬化病。一名10岁男孩的股骨远端正位X线片，显示了一个增宽的干骺端，呈典型的致密和透光交替带

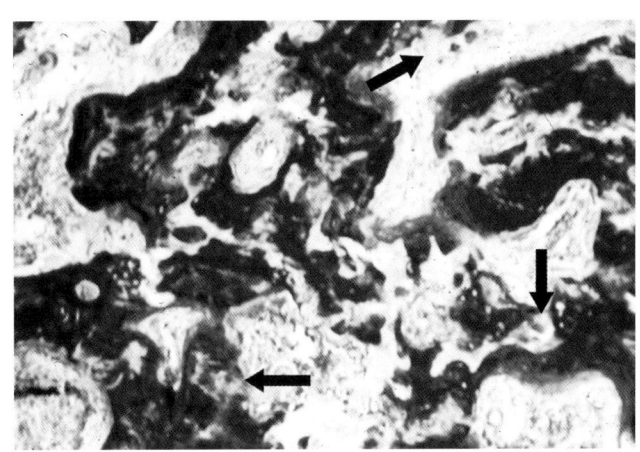

图107.2 （也见彩图）骨硬化病。在深染的矿化骨内可见浅染钙化的特征性初级骨松质（箭头所示）

基因 CLCN7 缺陷导致了恶性或中度 OPT。然而，恶性 OPT 通常涉及编码液泡质子泵 α3 亚基的 ATP6I 的 TCIRG1（T 细胞免疫调节因子 1）的双等位基因突变。CAII 突变解释了碳酸酐酶（carbonic anhydrase, CA）Ⅱ 缺乏 OPT。编码 OPT 相关的跨膜蛋白 1（OPT-associated transmembrane protein 1, OSTM1）的基因的功能丧失导致了特别严重的 OPT。值得注意的是，这四个基因的突变会破坏吸收骨的 OC 产生的盐酸。OL-EDA-ID 反映了 NF-κB 的一个关键调节因子（NEMO）IKBKG 的失活[8]。其他 OPT 是 SNX10 或 PLEKHM1 缺陷导致的，特别是罕见的对骨髓移植无效的婴儿 OPT 反映了编码 RANKL 的 TNFSF11 的失活[15]。其他 OC 较少的 OPT 包括 RANK（TNFRSF11A）失活和涉及 SLC29A2 的骨硬化性发育不良[17-18]。

诊断

传统上，OPT 的诊断需要考虑并发症、进展和家族调查。现在，它包括商业实验室提供的基因突变分析[9]。

治疗

由于 OPT 的病因、OC 破坏和结果各不相同，准确的诊断对于治疗至关重要。放射影像学检查有时可以发现妊娠晚期的恶性 OPT。早期产前超声诊断通常不成功。

骨髓移植

来自人白细胞抗原（human leukocyte antigen, HLA）相同的供体的骨髓移植（bone marrow transplantation, BMT）基本上治愈了一些婴儿 OPT 患者[19]。来自 HLA 不同供体的 BMT，包括来自亲代血液的祖细胞，其成功率已经提高了[19-20]。重要的是，BMT 并不会使所有的 OPT 受益，因为基本缺陷有时是 OC 谱系的外在缺陷（例如 RANKL 缺陷）[15]。骨的组织形态测定有助于预测 BMT 的结果。髓腔严重阻塞的患者似乎不太可能进行 BMT，所以早期进行 BMT 似乎是最好的[19]。高钙血症可在 OC 功能开始时发生。严重的急性肺动脉高压是常见的并发症[21]。

激素、饮食和其他治疗

据报道，钙缺乏的饮食在某些方面取得了成功，如果患者有"骨硬化佝偻病"，可能需要补充钙。高剂量的骨化三醇刺激静止的 OC，而饮食钙在预防高钙尿症和高钙血症方面的作用有限，所以已基本被放弃。美国的一项研究发现，OPT 患者的白细胞产生的超氧化物不足，所以使用重组人干扰素 γ-1b（Actimmune, Horizon Pharma, Inc, USA）治疗可以作为减缓恶性 OPT 进展的一种手段。高剂量糖皮质激素治疗可缓解全血细胞减少和肝大，有 1 例病例报道描述了泼尼松治疗后恶性 OPT 逆转[22]。当 BMT 首次被用于治疗时，泼尼松和低钙/高磷饮食曾被讨论作为一种替代治疗[23]。小干扰 RNA 可能有一天会帮助治疗成人 OPT。目前正在研究恶性 OPT 的基因治疗[24]。可溶性 RANKL 的递送正在进行体外实验。

支持治疗

对视神经、面神经和听道进行手术减压可能对部分患者有益[25]。高压氧疗有助于治疗颌骨骨髓炎[26]。关节置换术虽然是困难的，但也是可行的[27]。对于骨折，内固定可能是必要的，但同样具有挑战性[28]。

碳酸酐酶 Ⅱ 缺乏

1983 年，AR OPT、肾小管酸中毒（renal tubular acidosis, RTA）和脑钙化被鉴定为碳酸酐酶 Ⅱ（carbonic anhydrase Ⅱ, CA Ⅱ）缺乏[29]（OMIM #611492）[2]。

临床表现

CA Ⅱ 缺乏的严重程度存在很大差异。在婴儿期或幼儿期，患者会出现骨折、生长受限、发育迟缓、身材矮小、视神经压迫导致的失明和牙齿错位咬合，并且 RTA 可以解释患者肌张力减退、冷漠和肌肉无力，发生周期性低钾麻痹。这类患者发生精神失常很常见，但并非不可避免。复发性长骨骨折虽然不常见，但可引起严重的病症。尽管目前报道的最年长病例是年轻人，但患者的预期寿命似乎并没有缩短。

影像学特征

骨骼出现异常在出生时难以察觉。儿童时期的骨硬化和形态异常可逐渐消失。此外，脑钙化出现在 2~5 岁之间，常影响脑皮层和基底神经节灰质，这类似于甲状旁腺功能减退症中的表现，并在儿童时期逐渐加重。

实验室检查

代谢性酸中毒早在出生时就表现出来了。近端和远端 RTA 均有报道,其中远端(Ⅰ型)RTA 有更好的文献记载。任何贫血通常都是轻度的。

病因和发病机制

CA 存在于脑、肾、红细胞、软骨、肺、胃黏膜等多种组织中,并加速 $CO_2+H_2O<->H_2CO_3<->H^++HCO_3^-$ 中的第一步。CA Ⅱ 缺乏的 OPT 在骨、肾,可能还有脑中具有重要意义[30]。敲除小鼠模型中杂合载体红细胞的 CA Ⅱ 水平约为正常水平的 50%[29,31]。

治疗

输注健康红细胞并不能改善患者全身性酸中毒[31]。长期使用 HCO_3^- 治疗 RTA 对骨骼的影响尚不清楚。据报道,BMT 虽然纠正了 OPT,减缓了脑钙化,但 RTA 仍然存在[32]。

致密性骨发育障碍

致密性骨发育障碍是常染色体隐性疾病,画家 Henri de Toulouse-Lautrec(1864—1901)可能患有这种疾病。自 1962 年以来,已发现 100 多名患者,其中大部分来自欧洲或美国,还有一些来自以色列、印度尼西亚、印度、非洲,特别是日本。只有不到 30% 的病例记录了父母的血缘关系。

临床表现

致密性骨发育障碍通常在婴儿期或幼儿期诊断,原因是患者有不成比例的身材矮小和相对较大的颅骨、额枕突出、面颊小、下颌角钝、高腭弓、乳牙滞留的牙齿咬合不正、眼球突出以及喙和鸟嘴状尖钩鼻等特征性表现。前囟门和颅缝通常是未闭合的。巩膜可呈蓝色。由于末端指骨的骨溶解或发育不全,手指较短而呈杵状,手较小且呈方形。胸廓狭窄,有时伴有漏斗胸、脊柱后凸和腰椎过度前凸。复发性骨折通常累及下肢,导致膝外翻。佝偻病也有描述。成年后身高从 4 英尺 3 英寸至 4 英尺 11 英寸(约 130~150 cm)。少于 10% 的病例有精神发育迟滞。慢性上呼吸道阻塞引起的反复呼吸道感染和右心衰竭可能会并发于微颌症。

影像学特征

致密性骨发育障碍可被认为是一种 OPT(见下文)。均匀的骨硬化出现在儿童期,并随着年龄增长而增加。颅骨和颅底硬化,眶嵴呈放射密集。然而,尽管长骨的髓腔狭窄,但并未出现明显的 OPT 骨塑造缺陷。其他发现包括颅缝和囟门闭合延迟(尤其是前者)、下颌角变钝、缝间骨、锁骨纤细伴末端发育不全、舌骨部分缺失以及远端指骨和肋骨发育不全。没有内生性骨和放射性致密条纹。可发生复发性骨折。

实验室检查

血清钙(calcium, Ca)、磷(phosphorus, P)和碱性磷酸酶(alkaline phosphatase, ALP)水平通常无明显异常。无贫血。

电子显微镜显示骨胶原蛋白降解有缺陷。软骨细胞中的包涵体和 OC 中的病毒样包涵体已被报道。据报道,生长激素分泌减少与低循环胰岛素样生长因子 1 水平有关[34]。

病因和发病机制

1996 年,在编码组织蛋白酶 K 的 *CTSK* 基因中发现了功能丧失性突变[35]。组织蛋白酶 K 是一种溶酶体半胱氨酸蛋白酶,在 OC 中高表达[36]。胶原蛋白降解受损似乎是一种致病缺陷[35]。

治疗

目前尚无确定的治疗方法。BMT 似乎不适合本病的治疗[37]。生长激素缺乏症的替代疗法是有益的[37]。长骨骨折通常是横向的,尽管可能延迟愈合并形成大量骨痂,但愈合良好[38]。由于骨骼硬度的问题,进行长骨内固定或拔牙等操作具有挑战性。下颌骨骨髓炎可能需要抗生素和手术治疗。

进行性骨干发育不良(Camurati-Engelmann 病)

1920 年,Cockayne 描述了进行性骨干发育不良(progressive diaphyseal dysplasia, PDD)(OMIM #131300)[2] 的特征[39]。Camurati 认识到了 PDD 的 AD 遗传特征。1929 年,Engelmann 描述了严重病例的特征。PDD 为长骨的骨膜表面和骨内膜表面逐渐发生骨质增生。严重时,中轴骨和颅骨也受累。其临床和实验室特征以及对糖皮质激素治疗的反应表明,重度 PDD 被认为是一种炎症性结缔组织疾病[40]。2001 年,有研究发现在编码 TGF-β1 的基因的特定区域内存在基因突变[41]。

临床表现

所有种族都可受累,并且严重程度变化很大。PDD通常在儿童时期出现跛行或摇摆步态、腿部疼痛和肌肉萎缩,四肢皮下脂肪减少,酷似肌营养不良。严重受累者有特征性的体型,包括身材高大、头部较大伴前额突出、眼球突出以及伴骨疼痛增厚、肌肉减少的四肢瘦削。颅骨受累时可发生颅神经麻痹。青春期可能会延迟。可发生颅内压升高。体格检查结果包括骨骼有明显增宽和压痛。一些患者出现肝脾肿大、雷诺现象和其他提示血管炎的表现[40]。病程是可变的,有时在成年后会有所改善[42]。一些基因突变携带者缺乏放射影像学改变,但骨显像结果异常。

影像学特征

胫骨和股骨最常受累;桡骨、尺骨、肱骨、肩胛骨、锁骨和骨盆较少受累,偶尔也有短管状骨受累。通常情况下,骨骼疾病会进展。大的长骨的骨肥大相当对称,累及骨膜表面和骨内膜表面,并逐渐扩展到干骺端,但不累及骨骺(图107.3)。骨干缓慢增宽,表面不规则。发病年龄、进展速度和骨改变程度是高度可变的。对于轻度疾病,尤其是在青少年或年轻人,放射影像学表现和核素显像异常可仅累及下肢。在严重受累的儿童,可能出现局部骨量减少。

临床、放射影像学和核素显像结果是通常一致的。骨扫描通常显示局灶性放射性核素积累增加,但在晚期静止期疾病中可能不明显[43]。相反,放射性同位素积累显著增加而放射影像学表现不明显可能代表早期疾病[43]。颅骨的MRI和CT发现已有描述。

实验室检查

部分PDD患者的血清碱性磷酸酶和尿羟脯氨酸水平升高。重度疾病患者有时会出现轻度低钙血症和低钙尿症,可能反映了正钙平衡[42]。骨骼和矿物质稳态的其他生化参数通常正常。已有轻度贫血、白细胞减少和红细胞沉降率升高的报道[40]。骨干组织病理学显示新生编织骨向心性成熟并融入骨皮质。肌肉的电子显微镜显示了肌病和血管的改变。

病因和发病机制

PDD反映了 *TGFβ1* 一个区域内的突变。因此,其潜在相关肽仍保持结合,使TGF-β1在骨骼基质中保持活性。PDD在随后几代中被描述为越来越严重("预测")[44],但 *TGFβ1* 突变相反。然而,PDD可能存在基因座异质性[45]。

治疗

这个过程有些难以预测。在青春期或成年期,症状有可能缓解。隔日使用小剂量泼尼松对骨痛、肌无力有效,并可纠正骨组织病理表现[46]。皮质"开窗"切除术可减轻局部骨痛。双膦酸盐治疗可能有益,但可能有一过性疼痛加重。氯沙坦可能有帮助,但其副作用可能会限制其使用[47]。有报道显示,1例患者使用鼻内降钙素后疼痛减轻了。

骨内膜骨质增生

1955年,van Buchem及其同事描述了AR全身性骨皮质肥厚[48]。随后,它和另外两种(也具有显著指导意义的)疾病[49]共同被归类骨内膜骨质增生。第二种AR和特别严重的疾病是硬化性狭窄。AD遗传的相对轻度的形式最初被称为Worth病[50],后来被称为ADO 1[6],现在被称为"高骨量"。

Van Buchem 病

Van Buchem 病(OMIM #239100)[2]主要影响荷

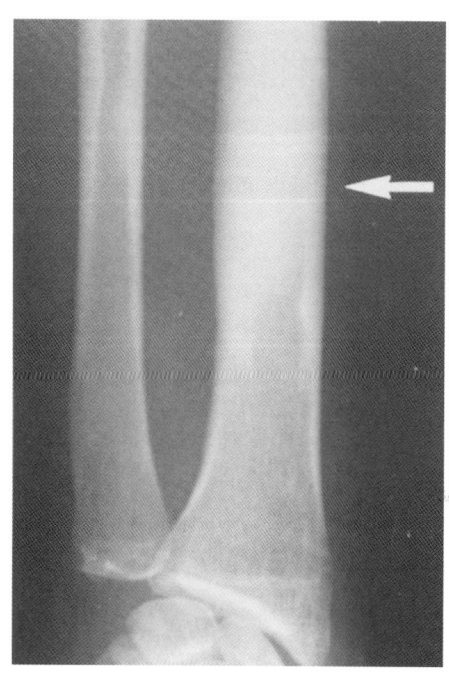

图107.3 进行性骨干发育不良(Camurati-Engelmann病)。一名20岁女性桡骨远端骨膜表面和骨干骨内膜表面有典型的斑片状增厚(箭头所示)

兰血统的人[48]。

临床表现

青春期出现进行性不对称增大和明显的颌骨增厚，但没有下颚突出。牙齿错颌畸形不常见。复发性面神经麻痹、耳聋和由颅孔狭窄引起的视神经萎缩是常见的，并且可以早在婴儿时期就出现。长骨受压可能会出现压痛，但骨骼脆性并未增加，关节活动范围不会受到影响。Van Buchem 认为，过量的骨基本上是正常质量的[48]。硬化性狭窄（见下文）更严重，伴子宫内出现并指畸形，然后有过高的身高。

影像学特征

骨内膜骨质增生在影像学上显示骨皮质致密，髓腔狭窄。然而，长骨的塑造是正常的。骨硬化还可累及颅底、面部骨骼、下颌骨、椎骨、骨盆和肋骨。

实验室检查

血清 ALP（骨同种型）可能升高，而血钙和血磷正常。

病因和发病机制

最初，van Buchem 病和硬化性狭窄病被认为是具有不同修饰基因的等位基因疾病。但后来发现，硬化性狭窄病是编码骨硬化蛋白的基因 SOST 的功能丧失性突变导致的[51]，而 van Buchem 病是由 SOST 下游增强子的 52 千碱基缺失引起的[52]。在健康情况下，骨硬化蛋白与 LRP5/6 结合，拮抗经典 Wnt 信号，促进 OB 凋亡，从而抑制骨形成。

治疗

目前尚无特定的治疗方法。对于狭窄的椎间孔，减压可能有助于减轻颅神经麻痹。手术可以重塑下颌骨轮廓[53]。

硬化性狭窄病

硬化性狭窄病（OMIM #269500）[2]与 van Buchem 病一样，主要影响南非荷兰人或荷兰血统的人，不同之处是身高过高和并指/趾畸形[51-52]。

临床表现

出生时，可能仅可观察到不同严重程度的并指（中指和食指的皮肤或骨融合）。在儿童早期，由于骨骼过度生长，患儿变得又高又重，尤其是颅骨，导致面部畸形。耳聋和面瘫是本病的突出表现。下颌骨呈方形。骨不易骨折。小颅腔可使颅内压升高，引起脑干压迫而引起头痛。如果不进行治疗，通常会显著缩短预期寿命[54]。

影像学特征

除并指畸形外，儿童早期骨骼表现正常。而后，进行性骨获取使颅骨和下颌骨增宽（图107.4）。长骨的皮质增厚。椎弓根、肋骨、管状骨和骨盆也可出现致密影。听小骨可能会融合，内耳道和耳蜗导水管变窄。

组织病理学检查

未脱钙的颅骨的动态组织形态测定显示，骨形成加速、骨小梁增厚和骨样增生，而骨吸收呈静止状态[55]。

病因和发病机制

SOST 功能丧失性突变导致 1 型硬化性狭窄病[51]。LRP4 错义突变是罕见的 2 型硬化性狭窄病的基础[56]。OB 活性增强，OC 失代偿，这可以解释致密骨的形成[55]。钙稳态或垂体功能未见异常。神经缺陷的发病机制已有描述[55]。

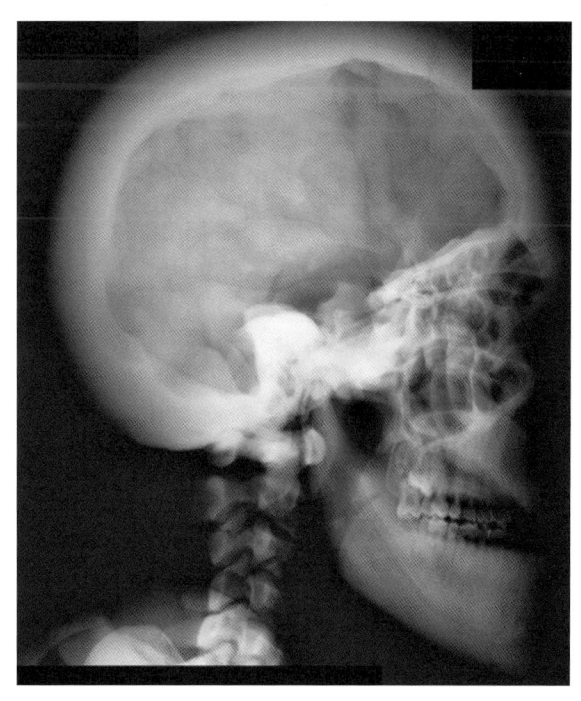

图 107.4 硬化性狭窄病。一名受累年轻男性的颅骨侧位片显示弥漫性增厚影

治疗

目前尚无确定的治疗方法。如果是 2 型硬化性狭窄病的骨融合，手术矫正并指畸形是困难的。有研究者已对神经系统并发症的处理进行了综述[55]。

高骨量疾病

作为 AD 遗传的高骨量疾病（OMIM #607636）是由于低密度脂蛋白受体相关蛋白 5 基因（lipoprotein receptor-related protein 5，*LRP5*）和 *LRP6* 的某些突变增强 Wnt 信号，刺激 OB，并增加具有良好骨质量的骨量造成的[2,57]。一些患者有腭隆凸[57]，其他患者有口咽外露和颅神经麻痹[58]。

骨斑点症

骨斑点症（osteopoikilosis, OPK）（OMIM #166700）[2] 是一种有"斑点骨"影像学特征的 AD 遗传疾病。当存在结缔组织痣时，这种疾病被称为 Buschke-Ollendorff 综合征（Buschke-Ollendorff syndrome, BOS）[59]。患者可出现关节短缩和肢体不等长，尤其是如果同时伴有蜡泪样骨病改变的患者（见下文）。2004 年，研究发现 OPK 和 BOS 出现了 *LEMD3* 失活突变[60]。

临床表现

OPK 通常是偶然发现的。其骨病变是无症状的，但如果误诊，可能会转向对骨转移性疾病的检查[61]。家庭成员应在成年早期通过腕部和膝部 X 线片进行筛查。BOS 的结缔组织痣通常累及躯干下部或四肢近端，为无症状的小丘疹，但有时为黄色或白色的圆盘或斑块、深结节或条纹[61]。

影像学特征

在短管骨的末端、长骨的骨骺以及跗骨、腕骨和骨盆骨，常见大量的、小的、通常为圆形或椭圆形的骨硬化灶，并保持数十年不变（图 107.5）。骨扫描无异常[61]。

组织病理学检查

骨硬化病病灶是与周围正常骨融合的增厚骨小梁或包括哈弗斯系统在内的皮质骨岛。成熟的病变似乎正在缓慢重塑。皮肤病变，即播散性豆状皮肤纤维瘤

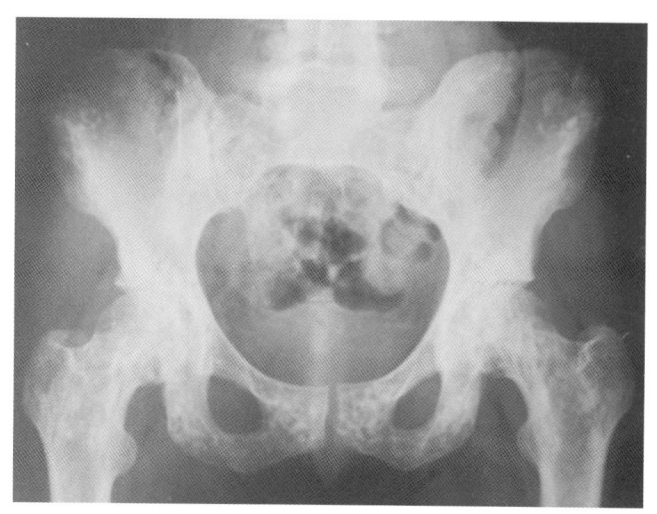

图 107.5 骨斑点症。特征性表现是此处显示的骨盆和股骨骨骺端区域的斑点状外观

病，由真皮内异常宽大、明显分支、交错的弹性蛋白纤维组成；表皮正常[59]。

条纹状骨病

条纹状骨病（OMIM #166500）的特征是长骨末端和回肠出现线性条纹。与骨斑点症（OPK）或 Buschke-Ollendorff 综合征（BOS）一样，它通常是一个影像学上的罕见表现，但也可以发生在重要疾病中，包括伴有颅骨硬化的条纹状骨病（OMIM #300373）[2] 和伴有局灶性皮肤发育不全的条纹状骨病（Goltz 综合征）（OMIM #305600）[2]。目前尚缺乏其骨的组织病理学研究。

临床表现

条纹状骨病是一种 AD 遗传特征疾病。导致其被发现的症状可能与本病是不相关的。然而，当它伴 *WTX* 基因突变引起的颅骨硬化时[62]，颅神经麻痹很常见。伴局灶性真皮发育不全的条纹状骨病是一种严重的 X 连锁隐性遗传的男性疾病，表现为广泛的线性皮肤发育不全区，脂肪组织域可借此突出，并且可见四肢的各种骨缺损。

影像学特征

在松质骨中可见纤细的线性条纹，尤其是在主要长骨的骨骺和髂骨的周围。腕骨、跗骨以及手和足的管状骨较少受累，而且影响更为微小。这些条纹多年不变。在骨闪烁显像中，放射性核素积累未增加[61]。

治疗

在年轻成人时期对家庭成员的膝关节进行放射影像学筛查可能是审慎的。产前超声检查可以发现条纹状骨病伴颅骨硬化，此时已存在 *WTX* 突变。

蜡泪样骨病

蜡泪样骨病（melorheostosis, MEL）（OMIM #155950）[2] 源自希腊语，指的是"流动性的骨质增生"。成熟病变的 X 线表现类似于蜡烛上滴下的蜡泪。自1922 年发现以来[63] 约已报告了 200 例病例。2016 年发表了一项对梅奥诊所 24 例患者的回顾性研究[64]。

临床表现

MEL 偶尔发生，包括当它伴有 AD 遗传的骨斑点症时（见上文）。本病通常在儿童期出现，通常为单侧受累；累及双侧时通常是不对称的。皮肤变化可能掩盖骨骼病变，包括线状硬皮病样斑片以及多毛症。通常在骨质增生之前会观察到软组织异常，包括纤维瘤、纤维脂肪瘤、毛细血管瘤和淋巴管扩张。也可有动脉瘤。疼痛和僵硬是主要症状。骨骺融合过早可导致下肢不等长。受影响的关节可能短缩。骨病变一般在儿童期进展得最快。在成人中，MEL 可能进展，也可能不进展。然而，疼痛会变得更严重，特别是如果骨膜下骨形成进展时。

影像学特征

MEL 的标志是单一骨或相邻几个骨的骨膜和骨内膜表面出现致密、不规则和偏心性的骨质增生（图107.6）。任何骨均可能受累，但最常见的是下肢。骨化也可发生在骨病变附近的软组织，特别是关节附近。在骨扫描过程中，MEL 骨充血且"发热"。

实验室检查

血清钙、磷和 ALP 水平正常。

组织病理学特征

MEL 的特征是生长过程中骨内膜增厚和成年后骨膜新生骨形成。受累骨硬化，伴有不规则、增厚的骨板。可能存在骨髓纤维化。在皮肤中，与真性硬皮病不同，硬皮病样病变的胶原蛋白看起来正常，因此被称为线状蜡泪样硬皮病。

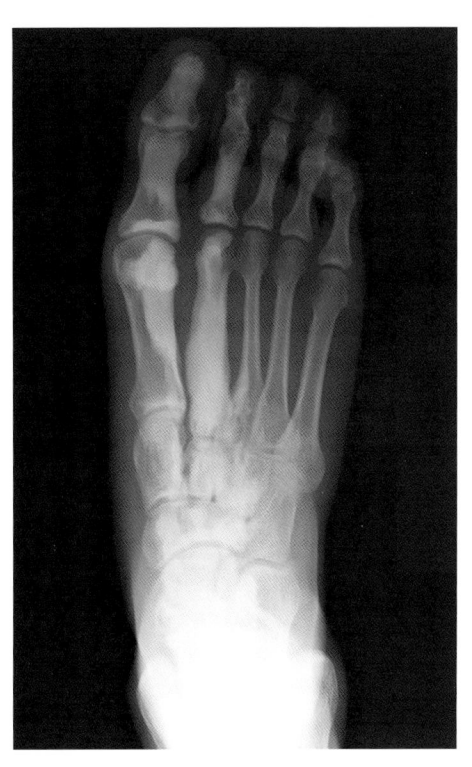

图 107.6 蜡泪样骨病。右足 X 线片显示特征性的硬化和骨质增生区域

病因和发病机制

MEL 的病因和发病机制正在逐渐被了解。骨和软组织病变的分布提示可能是合子后嵌合体造成的节段性胚胎缺陷。在一些患者中发现了 *KRAS* 和 *MAP2K1* 突变[65-66]。线状硬皮病可能是一种延伸到骨骼并改变了骨骼的基本异常。在受累皮肤中，可能有几种黏附蛋白的表达发生改变。然而，*LEMD3* 的生殖系功能丧失性突变可导致骨斑点症和 Buschke-Ollendorff 综合征（见上文），并不能解释典型的散发性 MEL[60]。

治疗

手术矫正挛缩可能很困难，而且可能适得其反；复发性或更严重的畸形是常见的。肢体缩短通常涉及较长的肢体。牵引技术似乎很有前景[67]。

中轴性骨软化症

中轴性骨软化症（OMIM #109130）[2] 的特征性表现是中轴骨骨小梁粗化，而不是四肢骨[68]。目前已描述的病例不到 20 例。除一对受影响的是母子病例外[69]，所有病例均为散发病例。

临床表现

大多数患者为中老年男性。表现为中轴骨（常在颈椎）钝痛、隐痛、慢性疼痛，通常需要 X 线检查发现。

影像学特征

病变基本局限于脊柱和骨盆，其中粗化的骨小梁类似于骨软化症。一般颈椎和肋骨最易受累。然而，未见有骨软化症的特征性假骨折线报道。四肢骨骼无异常。一些患者有强直性脊柱炎表现。

实验室检查

血清 ALP（骨同型）可能升高。在少数患者中，循环磷水平有降低趋势。对于其他患者，尽管钙、磷、25-羟基维生素 D 和 1,25-二羟基维生素 D 水平正常，但仍发生骨软化。

组织病理学检查

髂嵴标本有明显的皮质 - 髓质连接，但皮质可特别宽且多孔。总骨量可能增加。有过量的类骨质，但胶原蛋白具有正常的板层结构。四环素标记证实有矿化缺陷。OB 是扁平的"衬里"细胞，但 ALP 染色显示强烈。不存在继发性甲状旁腺功能亢进的改变。

病因和发病机制

中轴性骨软化症可能反映了 OB 的缺陷。

治疗

目前还没有确定的治疗方法，但病程似乎相对良性。一项长期随访显示，症状和影像学表现没有变化。应用甲基睾酮和己烯雌酚或维生素 D_2（3 年每天高达 20 000 U）没有帮助。补充钙和维生素 D_2 后，骨组织表现略有改善，但无症状上的缓解。

骨纤维发育不全

骨纤维发育不全（fibrogenesis imperfecta ossium, FIO）于 1950 年被发现。目前已报告了大约 10 例 FIO 病例。FIO 的放射影像学研究提出其有广泛性骨量减少，但出现的粗而致密的骨小梁解释了其被包括在骨硬化疾病中的原因。其临床、生化、放射影像学和组织病理学特征已被与中轴性骨软化症进行了仔细对比[68]。

临床表现

FIO 的临床表现出现在中年或老年。男女均有发病。其特征性的表现是顽固性骨骼疼痛逐渐发作，然后迅速恶化。这个过程随着逐渐丧失行动能力而使人衰弱。FIO 常发生自发性骨折。查体显示明显的骨压痛。

影像学特征

除颅骨外，其余骨骼均可发生病变。最初可能存在骨量减少和骨小梁外观轻微异常。随后的发现与骨软化症一致，表现为骨小梁的形态进一步改变，BMD 不均匀，以及骨皮质变薄。骨皮质 - 骨髓质连接变得模糊不清。骨骼的某些区域可能有溶解和硬化的混合外观。剩余的骨小梁呈"鱼网"状粗糙致密。可能出现假性骨折。部分患者的脊柱呈"橄榄球衫"状。骨干可出现骨膜反应。Waldenstrom 巨球蛋白血症的表现与 FIO 类似[70]。广泛性和中轴性的变化可以区分 FIO 和中轴性骨软化症。组织病理学表现也存在差异[68]。

实验室检查

血清钙和磷水平以及肾小管功能通常正常，但血清 ALP 水平升高。尿羟脯氨酸正常或升高。急性粒细胞缺乏症和巨球蛋白血症曾有报道。

组织病理学检查

这是一种骨软化症。在矿化缺陷部位，胶原蛋白缺乏双折射。电子显微镜显示薄且随机排列的胶原蛋白纤维呈"缠结"状。股骨和胫骨的骨皮质受累最少。OB 和 OC 可能很丰富。在一些区域中已观察到直径为 300～500 nm 的基质结构[70]。除非用偏振光或电子显微镜观察骨骼，否则 FIO 可能会被误诊为骨质疏松症或其他形式的骨软化[70]。

病因和发病机制

本病病因不明。遗传因素尚未牵涉其中。

治疗

目前尚无公认的治疗方法。暂时性改善可自发发生。使用维生素 D（或活性代谢物）、钙、鲑鱼降钙素或氟化钠治疗无效。事实上，异位钙化使高剂量维生素 D 治疗变得困难。使用美法仑和泼尼松龙治疗似乎对 1 例患者有益，最近也有使用血浆置换治疗的[71]。

厚皮性骨膜病

厚皮性骨膜病（肥大性骨关节病；原发性）可导致杵状指、皮肤增厚和多汗，特别是在面部和前额（回状头皮），以及骨膜新骨形成，特别是在远端肢体。已经确定具有可变表达的 AD 遗传（OMIM #167100）[2]和 AR 遗传[72]。

临床表现

黑人男性似乎受到的影响最为严重。发病年龄不同，但通常发生在青春期[72]。所有的主要特征［杵状指、骨膜炎和厚皮症］在一些患者身上大多表现出来；其他患者仅表现其中 1 或 2 个症状。临床问题在十年内出现，有时会逐渐缓解[72]。手足的进行性增大可导致爪子一样的外观，并且出汗过多。肢端骨溶解可能发生。常见肘关节、腕关节、膝关节和踝关节的疲劳和疼痛。四肢骨骼和中轴骨骼可能发生僵硬。颅神经或脊神经受到压迫。皮肤变化包括皮肤粗糙、增厚、皱纹、凹陷和油腻，特别是在头皮和脸部。可能发生伴有髓外造血的骨髓病性贫血。预期寿命不受影响。

影像学特征

重度骨膜炎使远端管状骨增厚，通常是在桡骨、尺骨、胫骨和腓骨，但有时也会使掌骨、跗骨/跖骨、锁骨、骨盆、颅底和指骨增厚。脊柱很少受累。杵状变明显，可发生肢端骨溶解。关节强直，尤其是手足强直，可能严重影响老年患者。主要需要与继发性肥大性骨关节病（肺性或其他）进行鉴别诊断。然而，此处的 X 线表现通常为平滑起伏的骨膜反应，而厚皮性骨膜病的骨膜增生旺盛、不规则，常累及骨骺。两种情况下的骨扫描均显示沿长骨皮质边缘的对称、弥漫性、有规律的摄取，尤其是在腿部，会出现"双条纹"征。

组织病理学检查

新生骨膜骨使骨皮质表面粗糙，同时骨松质压实并与原骨皮质混合。静止期形成的骨小梁也可能出现骨量减少。滑膜附近可见轻度细胞增生和血管增厚，但滑液无异常。电镜下可见层状基底膜。

病因和发病机制

一个有争议的假说认为，一些循环因子作用于血管，引起充血和软组织改变，但最终使血流量减少。2008 年，AR 遗传性厚皮性骨膜病被解释为编码15-羟基前列腺素脱氢酶的 HPGD 功能丧失性突变[72]。随后，发现了 SLCO2A1 突变[73]。这些缺陷会使前列腺素 E2 水平升高。

治疗

最近有研究者对本病的治疗进行了综述[74]。滑膜积液疼痛可能对非甾体抗炎药有反应。据报道，秋水仙碱对一名患者有效。骨硬化病变引起的挛缩或神经血管压迫可能需要手术干预。多种治疗方法可能有助于改善多汗症。

丙型肝炎相关的骨硬化

1992 年，有报道称，有既往药物滥用者存在重度全身性骨硬化和骨质增生[75]。已报告了大约 20 例病例，并且丙型肝炎病毒感染是所有病例的共同点。除颅骨外，其他骨骼均可发生骨膜、骨内膜和骨小梁增厚。在疾病活动期间有前臂和腿部疼痛。随着BMD 的降低，可以出现逐渐的、自发缓解[76]。胰岛素样生长因子（insulin-like growth factor, IGF）系统的特征是 IFGF 结合蛋白 2 和"大"的 IGF Ⅱ 在循环血中显著增加[77]。在疾病活动期间，过多优质骨骼的重塑似乎加速，疼痛可能对抗再吸收治疗有反应或出现暂时加重。抗病毒治疗改善了 1 例患者的病情[78]。

其他硬化性骨疾病

表 107.1 列出了与局灶性或全身性骨骼质量增加相关的其他许多疾病。结节病的特征是在粗网状骨内引起囊肿。然而，硬化区偶尔出现在中轴骨或长骨。虽然多发性骨髓瘤的典型特征是广泛性骨量减少和溶骨病变，但惰性形式也可以表现为广泛的骨硬化。淋巴瘤、骨髓纤维化和肥大细胞增多症也可增加骨量。转移癌，尤其是前列腺癌的转移癌，可引起成骨性病变。弥漫性骨硬化反映继发性甲状旁腺功能亢进而非原发性甲状旁腺功能亢进（例如肾脏疾病）。

参考文献

扫描书末二维码获取。

第 108 章
纤维结构不良

Michael T. Collins、Alison M. Boyce 和 Mara Riminucci

易春智　张　鹏　陈柏龄　译

引言

骨纤维结构不良（fibrous dysplasia of bone, FD）（OMIM #174800）是一种罕见的骨骼疾病，具有一个广谱的临床表现。在疾病谱的一端，患者可能是在成年期偶然被发现，无临床症状，可因无临床意义的影像学表现被确诊。在疾病谱的另一端，患者的FD在生命早期就是致残疾病。FD可累及单骨（单骨性FD）、多骨（多骨性FD）乃至整个骨骼（全骨性FD）[1-3]。FD可能与广泛的骨骼外表现有关，其中最常见的是皮肤色素沉着斑块，通常被称为咖啡斑（Cafe-au-lait）。这些病变的大小差异很大，但通常具有锯齿状的"缅因州海岸"边界等特征，一些与中线有某种联系，有时遵循布拉什科（Blashcko）发育线（图108.1A至E）。其他骨骼外表现包括内分泌功能亢进，例如性早熟、甲状腺功能亢进、生长激素过多和库欣综合征。伴有一种或多种骨骼外表现的FD被称为纤维性骨营养不良综合征（McCune-Albright syndrome, MAS）[4-7]。由发育不良的骨细胞产生的过量成纤维细胞生长因子23（fibroblast growth factor 23, FGF23）导致的肾性磷酸盐丢失是较为常见且具有临床意义的骨骼外表现之一[8]。最近有报道称，FD可能与胰腺的癌前囊性病变（导管内乳头状黏液性瘤）有关，并且正在成为更常见的骨骼外表现之一[9]。更为少见的是，FD可能与肌内黏液瘤（Mazabraud综合征）[10]或无肌内黏液瘤背景下的心脏、肝脏或其他器官功能障碍有关[11]。

病因和发病机制

从遗传学上讲，FD是一种由刺激G蛋白（G protein, Gαs）α亚基的错义突变引起的体细胞镶嵌疾病，Gαs在染色体20q13.3上的 GNAS 位点编码[12-14]。这种突变最常发生在第8外显子，可能是胚胎发育早期CpG二核苷酸的异常甲基化的结果[15]，其中第201位的精氨酸被转化为组氨酸或半胱氨酸（p.R201H, p.R201C）。偶尔有该病有其他密码子替换（例如 p.R201S）或突变（p.Q227L）的报道[16-19]。Gαs是cAMP依赖性信号转导通路的一个核心成分。所有FD相关的基因突变都是功能性突变的获得，这些基因突变会损害蛋白质的内在GTP酶的活性，导致细胞内过量的cAMP的产生[20]。基于缺乏证实的垂直传播，单卵双胞胎的不一致性[21]，以及一名死于重症MAS的婴儿的许多组织中存在野生型Gαs（未发表的数据），体细胞嵌合被认为是突变胚胎存活所必需的。然而，最近有Gαs^{R201C}的种系传递报道——在组成启动子控制下表达突变序列的FD转基因小鼠模型中[22]。这些小鼠品系的存活表明，至少在小鼠中，Gαs的功能性突变的种系获得不一定是胚胎致死性的。有趣的是，尽管转基因在发育中的胚胎中普遍表达，但这种FD小鼠模型的骨骼病变直到出生后才明显；在大约2个月大时才首次被发现（大约相当于人类的20岁）。这可能与该模型中调节表型的发育的下游表观遗传/非遗传决定因素是一致的。有可能是相同的决定因素在人类疾病中发挥作用，除了遗传嵌合体外，这个结果还可以解释在FD/MAS患者中观察到的临床表型的变异性。

骨骼中Gαs的组成性活化导致纤维组织的生长，这种组织在骨髓空间扩张，占据了骨髓脂肪细胞、造血细胞和正常的小梁骨的空间。在这些纤维组织内，可见异常的病理性结构沉积，使这些组织的机械性能不同于正常的骨骼组织。乍看之下，典型FD病变的显微镜下表现可能使人想起许多不同的影响骨骼的肿瘤性和非肿瘤性纤维性骨病。然而，骨小梁在不同骨骼部位的特定分布模式（图108.2A和B），以及FD

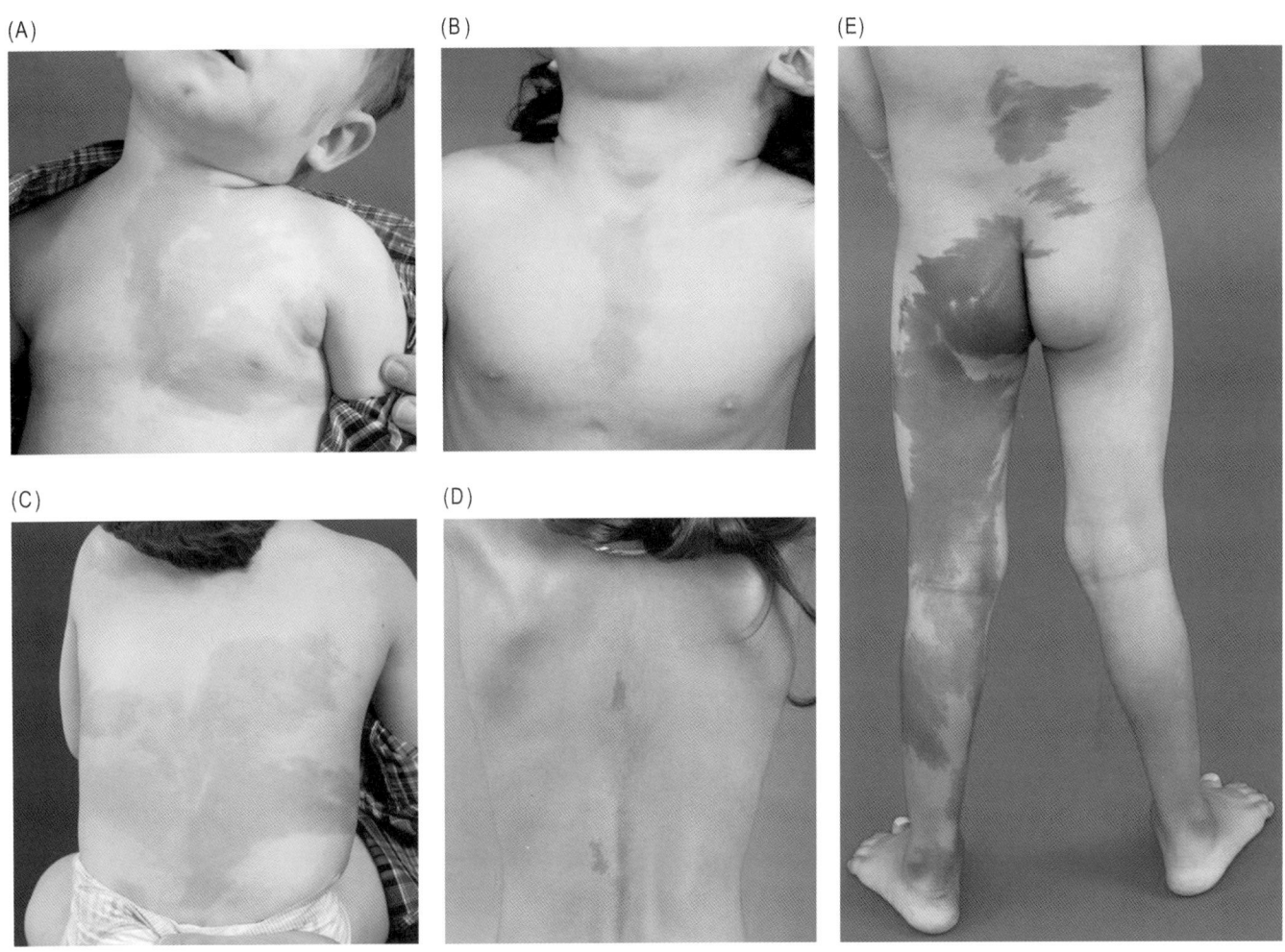

图 108.1 （也见彩图）咖啡斑皮肤色素沉着。（A）面部、颈部和胸部的典型大色斑，呈锯齿状的"缅因州海岸"边界，并倾向于在身体的中线。（B）位于胸部中线的较小病变也显示有不规则边界。注意与 MAS 甲状腺疾病有关的甲状腺肿。（C）背部沿着布拉什科发育线的大病变。注意，病变横穿中线。（D）沿脊柱中线分布的小但典型的病变。（E）累及背部、臀部和左下肢的广泛色素沉着，可见病变倾向于起源于中部并向远处延伸

骨的一些复发性、与部位无关的显微镜下特征（图 108.2C）[23]可能有助于该病的鉴别，特别是在孤立的、单一病变患者。在 FD 患者通常可以观察到骨吸收增加和骨基质低矿化（图 108.2D），以及由此可能导致的骨的机械不稳定，从而导致复发性骨折和骨畸形。尽管大多数 FD 病变具有这些组织病理学特征，但也有该病导致一些罕见的组织学变异的报道，例如纤维软骨的发育不良（图 108.2E 和 F）[24]。

认识到 FD 是一种整个骨骼/骨髓器官的疾病，以及基于骨骼干细胞的实验模型的发展，我们对 FD 的发病机制有了更多的认识[25-26]。FD 病变反映了 Gαs 突变的骨髓骨祖细胞的异常分化，由此产生了缺陷的成骨细胞[27-28]。支持 FD 中成骨细胞分化紊乱是 FD 的致病因素的概念，得到了从 FD 中分离出骨祖细胞的实验研究[29]，以及被 Gαs^{R201C} 转导的正常人类骨骼干细胞表现出与 FD 细胞/组织患者一致的病理特征的实验研究所证实[26]。FD 的大多数基本组织病理学特征可归因于病变组织的成骨性变化，包括 FD 骨的骨软化改变，这是由成骨组织产生过多的磷酸化激素 FGF 所致[14,30]。在 FD 病变中发现的不适当的破骨细胞生成依赖于通过分泌 IL-6 的成骨细胞[31]，并可能通过上调 RANKL[26]。此外，FD 的临床表现可能受到与骨祖细胞特别相关的生物学机制的调节。例如，在骨骼克隆细胞中生理上发生的两个 Gαs 等位基因的不对称和随机表达[32]可能会影响突变等位基因的表达水平，从而影响患病的可能性。此外，随着

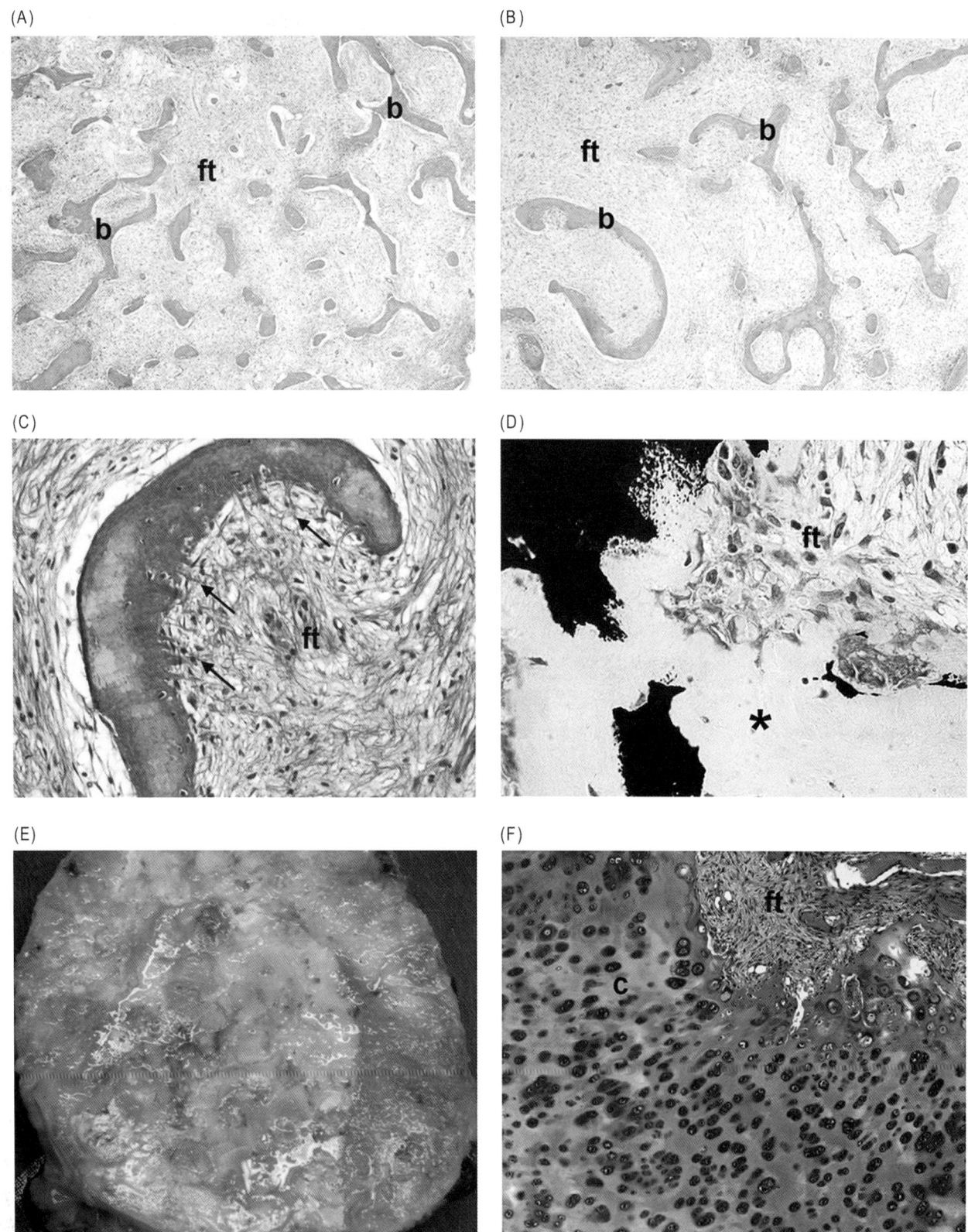

图 108.2 （也见彩图）纤维结构不良（FD）的组织病理学。（A 和 B）FD 典型的"汉字书写"组织学模式。（C）FD 骨小梁表面排列异常的胶原蛋白纤维[夏皮氏纤维（sharpey fiber），箭头所示]。（D）FD 骨中过量的未矿化类骨质（星号所示）。（E 和 F）FD 软骨变异体的宏观和微观特征。A、B 和 F：苏木素-伊红染色；C：天狼猩红染色；D：冯库萨染色；b：骨；ft：纤维组织；c：软骨

患者年龄的增长，FD 病变中发生的进行性、年龄相关的、细胞凋亡依赖的携带突变的克隆祖细胞丢失[33]可能导致病变活动性降低（"耗竭"），这在临床上经常在 FD 病变中观察到。

近年来，已经开发了在不同启动子的控制下表达 $G\alpha s^{R201C}$ 序列的转基因小鼠品系。具有转基因组成型表达的小鼠品系产生了与人类疾病具有组织学相似性的 FD 样组织，包括通过不同的组织病理学阶段的进化[22]。相比之下，以成熟成骨细胞为目标的转基因表达的小鼠不会产生 FD，而是展现出高骨量的表型[34-35]。这些结果进一步支持了 FD 是整个骨骼谱系疾病的概念，表明 FD 的基本致病特征并不依赖于成骨细胞中 Gαs 突变本身的直接影响。然而，发生 FD 病变的骨/骨髓器官中的细胞群的确切身份仍然未知。为了解决这一点并阐明疾病的细胞（和分子）发病机制，还需要额外的组织特异性转基因模型。

临床表现

FD 的临床表现是可变的，取决于骨骼疾病的位置和严重程度。股骨近端干骺端和颅底是最常受累的两个部位。然而，骨骼的任何部分或组合都可能受到影响[36]。在四肢骨骼中发生的 FD 通常表现为跛行、骨折和（或）疼痛。畸形是常见的，特别是影响承重骨时，例如股骨近端，其典型临床表现为髋内翻的"牧羊人的弯曲"畸形（图 108.3B 和 C）[37]。在下肢广泛受累的患者中，复发性骨折和严重畸形可能会导致患者行动不便，需要辅助装置。颅面骨骼发生的 FD 可导致骨扩张，导致不同程度的面部畸形和罕见的功能障碍。视神经管受累是常见的，但很少导致视力障碍[38]。同样，颞骨的 FD 也较为常见，但一般不引起听力和（或）耳功能障碍[39]。鼻窦受累往往会导致慢性鼻充血[40]，上颌骨和下颌骨的牙槽骨受累可能会影响牙的咬合[41]。中轴骨受累导致的脊柱侧凸很常见，在极少数情况下疾病可能是进行性的，甚至可能是致命的。因此，与 FD 相关的脊柱侧凸的检测、监测和治疗非常重要[42-43]。

FD 患者的骨骼受累部位（受影响组织的"地图"）在早期就可确定。虽然骨病通常在出生时的临床上表现并不明显，但 90% 的颅面 FD 病变会在 5 岁之前显现出来，75% 的发病在 15 岁之前就明显了[44]。其临床意义是，基本上所有重大疾病在生命早期都很明显，可能是在 5 岁之前[3]。功能障碍也相对较早出现；大多数患者会在儿童期或青少年时期发病，进而需要辅助行走[44]。

疼痛是 FD 的共同特征。通常受影响的部位包括肋骨、长骨和颅面骨，而脊柱和骨盆的病变通常不那么疼痛[36]。FD 引起的疼痛通常在成人中更为常见；然而，儿童时期的疼痛没有得到充分的诊断和治疗[45]。

FD 病变的影像学表现也具有部位和年龄特异性特征（图 108.3A 至 E）。在幼儿和儿童中，颅面和四肢骨骼的 FD 病变在 X 线平片和计算机断层扫描（CT）上往往表现出异质性（图 108.3A）[46]。年龄较大的儿童和青少年的病变表现出特征性的均匀外观，通常被定义为"磨砂玻璃"外观（图 108.3B 和 D）。然而，在老年人体中，影像学表现趋向于变得"硬化"和异质性，这可能反映了与年龄相关的疾病活动性下降（图 103.3C 和 E）。脊柱、肋骨和骨盆的病变很常见，但在 X 线平片上很难发现。这些病变更容易通过 CT 或骨闪烁显像法检测到，后者是一种检测 FD 病变的敏感成像技术（图 108.3 F 和 G）。

继发性病变可能与先前存在的 FD 相关。例如，包括肌内黏液瘤（Mazabraud 综合征，图 108.3H），充满液体的囊肿（动脉样骨囊肿，图 108.3I）和恶性肿瘤，这与 *GNAS* 突变相关的肿瘤发生风险小幅增加一致[47]。恶性肿瘤是罕见的 FD 继发性病变（发生率 <1%），更可能发生于暴露于高剂量外照射的患者，包括进行垂体放疗治疗 MAS 有关的生长激素过量[48-49]。在 X 线片上发现病灶的快速扩大和皮质骨破坏，应引起临床医生的重视，这一般提示肉瘤的可能（图 108.3J 和 K）。成骨肉瘤是最常见的，但不是唯一可能使 FD 复杂化的骨肿瘤。这种伴发肿瘤的临床表现往往是侵蚀性的，手术是主要的治疗方法，化疗似乎不能显著改善预后。

管理和治疗

FD 的诊断是基于专家对临床症状、影像学以及病理特征的评估。建议所有患者在诊断时均应进行全身骨骼检查，以评估该病的整体影响。最好首先通过全身骨显像来确定 FD 的区域（图 108.3 F 和 G），然后进行 X 线片检查以从解剖学上评估病变[50]。骨外并发症的筛查和治疗是 FD 患者管理的关键组成部分，因为未经治疗的内分泌病变会导致较差的预后[38,42,51-52]。特别是，生长激素过量与颅面病变发病率密切相关[38,51]，

第九篇　硬化性和发育不良性骨疾病

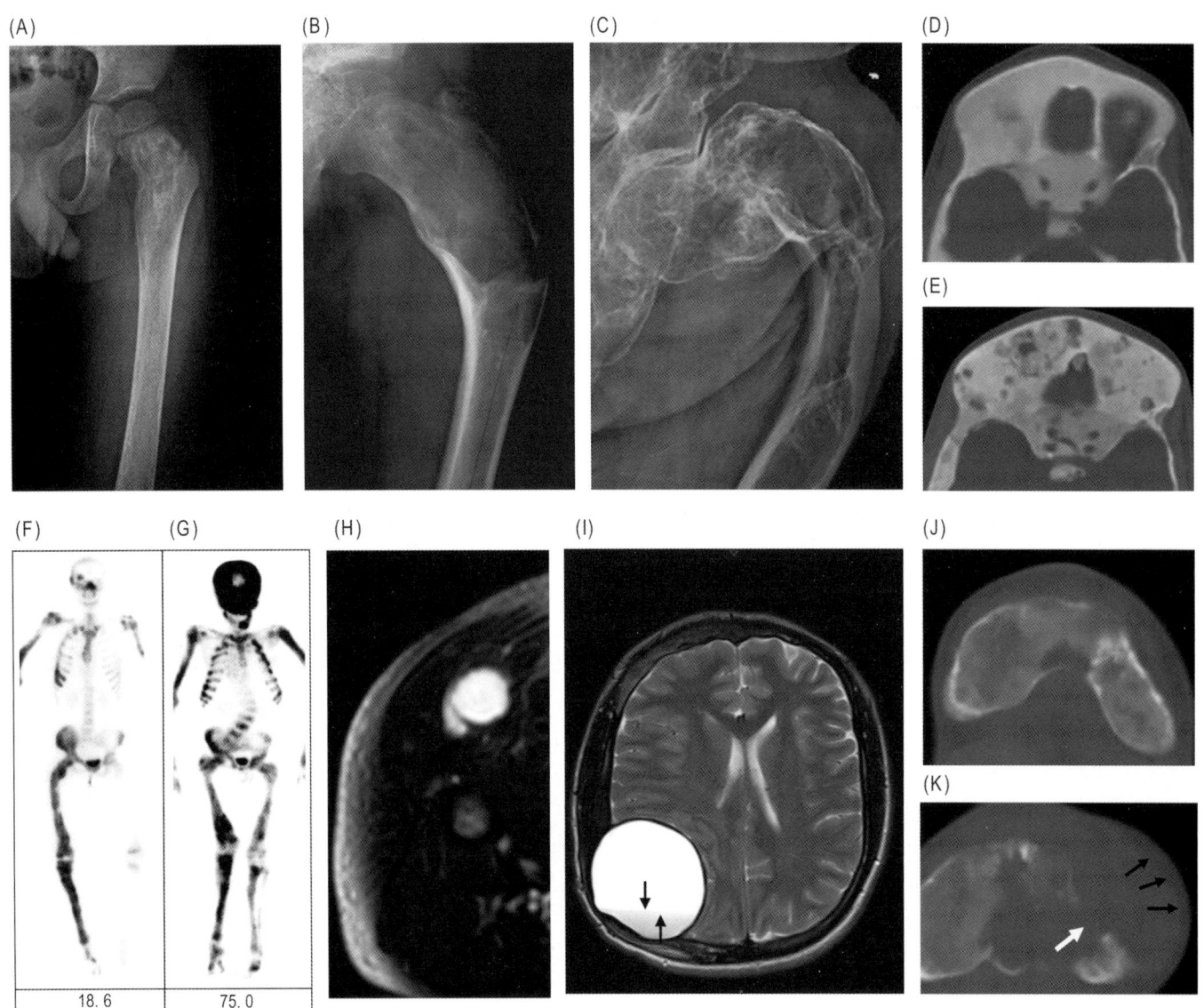

图 108.3　纤维结构不良（FD）的典型影像学特征。（A 至 E）FD 的与年龄相关的外观变化。在幼儿期（A：患者为 3.5 岁），可见不均匀的条纹状外观。在儿童时期（B：患者为 12 岁），可见经典的磨砂玻璃外观。随着患者年龄的增长（C：患者为 60 岁），可见明显的硬化症，BMD 增加。此外，B 和 C 显示了常见的经典"牧羊人的弯曲"表现。（D 和 E）颅面 FD 发生的与年龄相关的变化。4 岁儿童（D）的主要特征是典型的磨砂玻璃。然而，随着年龄的增长（E：同一患者，15 岁），颅面病变在外观上变得更加有溶解的表现。（F 和 G）^{99}Tc-MDP 骨扫描图像显示了 FD 区域的放射性示踪剂摄取。斑驳的摄取显示了这种疾病的镶嵌性质。如文献 [50] 所述，下方的数字表示骨骼疾病负担的量化数值。（H）在 FD 患者中也可观察到肌内黏液瘤。它们可以是单个的（白色箭头所示），也可以是多个的，通常没有症状，是偶然发现的。（I）充满液体的囊性病变在现有的 FD 中较少发生。MRI 最能显示病变的充满液体的性质。黑色箭头勾勒出诊断动脉瘤性骨囊肿样病变的液体/液面。（J 和 K）从先前存在的 FD 转化为肉瘤。（J）可见 FD 的罕见但严重的特征。（K）可见一个标志性的影像学特征：软组织肿块（黑色箭头所示）穿透了骨皮质（白色箭头所示）

而低磷血症会增加骨折和骨痛[42]。

基因检测可能有助于区分孤立的、单一性 FD 与不相关的骨骼纤维性病变，后者在临床上和影像学上可能都与 FD 的发病特征相似（骨纤维结构不良，颌骨骨化纤维瘤；参见参考文献 [53] 综述）。孤立的股骨近端病变可能会被错误地诊断和分类为不同的纤维性病变。例如，所有被称为"脂质硬化性黏液纤维瘤"的病例放射影像学上与 FD 相似，其中 DNA 被分析为 *GNAS* 阳性突变，因此容易被诊断为单骨发病的 FD[54]。多发性非骨化性纤维瘤、骨骼血管瘤病和奥利尔病（Ollier's disease）有时也会被误诊为 FD。这些疾病的鉴别诊断主要依靠组织学和突变分析。鉴于这种疾病的镶嵌性质，在进行疾病诊断时必须对病变组织进行基因组分析。

FD 管理的重点是治疗内分泌疾病，预防骨折和畸形，优化功能，以及治疗疼痛。股骨近端 FD 通常最好通过髓内钉内固定治疗，在儿童可能需要用专门设计的髓内钉或对现有的器械进行改造[55-57]。临床医生应该意识到，用于其他骨科疾病的技术在 FD 中可能无法成功。特别是植骨和外固定是目前已知的在 FD 中经常无效的技术[58-59]。颅面骨手术的适应证可能包括美容、视力下降或听力下降。在任何情况下，手术都应谨慎进行，并且只能由经验丰富的外科医生进行。对面部骨进行的塑型或"消减"通常都会引起快速的骨再生，特别是在儿童和生长激素过多的患者中[60]。视力丧失时进行手术通常不能成功[61-62]，不提倡做预防性手术防止视力丧失[38,62]。

根据观察性研究，提倡使用双膦酸盐（帕米膦酸钠、唑来膦酸盐等）治疗，以减轻疼痛，降低骨吸收的血清和尿液代谢标志物，改善疾病的影像学表现[63-65]。然而，一项具有适当组织学、影像学和临床终点的开放标签的前瞻性研究显示，帕米膦酸钠可以缓解疼痛，但在影像学或组织学上无益处[66]。口服阿仑膦酸钠的安慰剂对照试验并未显示其对 FD 病变的疼痛或影像学表现有益处。值得关注的是，最近的证据表明，FD 患者有发生双膦酸盐相关的颌骨坏死（osteonecrosis of the jaw, ONJ）的风险[67]。因此，根据目前的文献，静脉注射双膦酸盐可能有利于治疗 FD 相关的骨痛。然而，它们的使用应谨慎，应以最低的治疗剂量和最长的时间间隔，以尽量减少 ONJ 的风险。

未来的治疗

对于 FD 的治疗，目前可用的内科和外科疗法并不令人满意。外科手术技术，特别是大型保肢技术，需要进一步的发展。此外，应为有严重残疾的老年患者以及儿童提供型号合适的器械。应考虑药物治疗，包括对现有药物进行改造，例如托珠单抗[68]（应尽快获得对照、盲法试验的结果）、地诺单抗，以及靶向疼痛通路或突变的 Gαs 的新药[69-70]。目前人们正在努力阐明体外和体内模型中骨骼干细胞中致病基因沉默的影响[71]，正在设计将干细胞作为治疗工具或治疗靶点的策略[71]，开发干扰等位基因特异性寡核苷酸，以及鉴定特异性靶向组成活性 Gsα 或其功能作用的新型药物。作为这些方法的一部分，阐明突变的 Gsα 的下游疾病表型的其他分子介质也非常重要。建立一个由临床研究者组成的国际联盟，与患者支持团体进行合作，并与各公立、私立的学术/行业联盟建立合作伙伴关系，将有助于提高对 FD/MAS 患者的认识和治疗。

致谢

这项工作部分得到了校内研究部、国立牙科和颅面研究所、美国马里兰州贝塞斯达国立卫生研究院的支持。这项工作还得到了宾夕法尼亚大学孤儿疾病中心与纤维结构不良基金会（MDBR17-114 和 MDBR18-114）和 Telethon（GGP15198）的支持。

参考文献

扫描书末二维码获取。

第 109 章
骨软骨发育不良

Fabiana Csukasi 和 Deborah Krakow

张 鹏 李子祺 陈柏龄 译

引言

骨骼发育不良或骨软骨发育不良是一组至少有450种已明确描述的主要影响骨骼和软骨的遗传性疾病，但这些疾病也会对肌肉、肌腱和韧带产生重大影响[1]。根据定义，骨骼发育不良表现为软骨和骨骼的全身性异常，而骨发育不全往往是单个或一组骨的异常[2]。然而，进一步深入的临床表型和分子研究结果表明，这些分类之间的区别是相当模糊的。基因技术的进步有助于确定其中至少75%的疾病的分子基础，为我们提供了将分子发现转化为临床应用的可能。通过了解导致这些疾病的基因可以：①使我们能够描绘疾病的谱系；②为有复发风险的家庭提供诊断服务；③提供预测自然病史和治疗选择的线索；④促进我们对骨骼发育和维持的潜在通路的理解。

骨骼发育包括骨骼的生长、建模和重塑，并通过软骨内骨化和膜内成骨两个不同的过程发生。软骨内骨化形成四肢骨骼和部分中轴骨骼，涉及一系列精密的发育级联反应。这些过程包括肢芽的形成、间充质细胞的形成，然后间充质细胞的凝聚引发软骨分化，随后发育中的骨骼骨化，最后是软骨生长板的生长和成熟[3-4]。膜内成骨是由间充质干细胞凝聚而成，几乎直接发育成骨。颅骨、锁骨外侧骨和耻骨是通过间充质骨化形成。软骨内骨生长是由软骨生长板介导的，在软骨生长板中，部分静止的软骨细胞增生、肥大，然后凋亡（以及潜在的转分化）成为骨的生长支架[5]。多种分子机制（基因和通路）协同作用，调节骨骼形成，而这些高度协调的过程往往受到遗传干扰，导致骨骼发育不良[6]。

骨软骨发育不良的遗传方式分为常染色体隐性遗传、常染色体显性遗传、X连锁隐性遗传、X连锁显性遗传和Y连锁遗传[7]。许多病例以散发病例出现。识别遗传方式很重要，因为这可以为家庭提供有关未来复发的信息。一些骨骼发育不良的一种不常见的遗传模式是体细胞嵌合体，当基因缺陷从种系传播时，父母中的一方症状轻微，而他们的后代发病严重[8]。性腺嵌合体也可导致已知显性疾病的家族性复发，因为虽然父母中有一方临床上无症状，但构成他/她的前体生殖细胞池的一个细胞系的突变的杂合子被遗传了[9]。这些情况很少发生，但解释了家庭中"散发性"疾病复发的不一致性。Ⅱ型成骨不全是一个很好的例子（见第113章）。

分子遗传学知识的激增使得超过2/3的骨骼发育不良患者的基因鉴定成为可能[1]。这一技术的进步使得更精确的诊断成为可能，并根据每种疾病的自然史改善患者的治疗。它还提供了可影响骨骼的一系列基因的分子信息。骨软骨发育不良的传统诊断方法包括通过物理评估和放射影像学检查进行临床诊断，然后进行定向分子检测，现在许多中心已经通过使用骨骼发育不良基因芯片或外显子组分析来加强诊断，这些分析在一定程度上不受临床结果的影响。这种方法的局限性包括诊断延迟、成本增高和可能无法诊断。然而，它的好处包括对这类罕见的、难以诊断的、有时受多基因影响（位点异质性）的疾病可以进行分子水平的确认。随着技术的进步，它的成本、精确度和实用性会越来越好。

分子诊断对于与等位基因和位点异质性相关的疾病尤其重要。对于某些疾病，致病基因（蛋白质）内突变的类型和位点可以传递长期的自然病史信息，例如，无意义或蛋白质突变的丢失（单倍体缺乏）可能导致相对于错义突变不同的疾病严重程度。这一点可以从16种不同的软骨发育不良归因于编码Ⅱ型胶原蛋白的基因（*COL2A1*）突变的杂合性得以证实，这些软骨发育不良对人体的影响从严重的致死性到早发性骨关节炎（"Ⅱ型胶原蛋白病"）[10]。Ⅱ型胶原蛋白的单倍体功能不足或功能丧失会导致相对轻微的斯蒂克勒综合征（Stickler syndrome），而三螺旋内的甘氨酸取代会导致围产期致命性软骨发育不全Ⅱ（图109.1）[10-11]。虽然Ⅱ型胶原蛋白疾病的分子和表型谱相当宽泛，但大多数疾病都有一个共同的影像学特征，即骨骺中心异常。

对骨骼发育不良个体进行初步评估的临床方法

许多接受骨骼疾病评估的人是新生儿或儿童。患有致命性骨骼疾病的新生儿（至少有50例）[1]应接受姑息治疗。患有骨骼发育不良的个体通常表现为某种程度的比例失调。根据疾病的不同，他们可能有相对的大头畸形，通常是相对于腹部的小或胸部外观的窄而言的，有短上肢、短中段肢体，经常指过短（包括指骨的短手）。患者的面相通常是正常的，但许多疾病有扁平的鼻梁和中脸发育不全，包括许多致命性疾病，以及软骨发育不全、躯干发育不全、点状软骨发育不全（所有形式）、Ⅱ型胶原蛋白紊乱、拉森综合征（Larsen syndrome）和黏多糖贮积症（大多数形式）。小颌畸形发生在以下一些情况：Ⅱ型胶原蛋白紊乱、肢端面部发育不全、Robinow综合征和许多致命的骨骼发育不良。

诊断是基于临床、放射影像学和任何可用的分子数据。评估包括：全面的体格检查，记录所有异常特征，尤其是面部特征，以及以下关键的测量结果，包括头围、体重、身高/长度、胸围（如果偏小）以及手掌和中指骨长度[12]。应仔细描述任何畸形的面部特征，包括评估囟门、鼻梁、中脸、人中、下颌骨、上颚和耳朵。通常，颈部会显得很短。如果胸部小，乳头的间隔可能就相对增大。在许多疾病中，手会显得很小，而指骨之间的距离会显得很宽，因为它们很短。要注意上肢和中肢的比例。在骨骼疾病中，手臂上中段的比例常常失调。短上肢是软骨发育不全和脊椎骨骺发育不良的特征，这是两种常见的非致命性疾病。相对于短上肢，非常明显的短中段肢体提示一组特殊的疾病，肢中部骨发育不良。当存在短上肢与短中段肢体时，皮肤皱纹和皮肤皱褶的增加常常反映其下骨长度的异常。明显弯曲的长骨可能比X线片上观察到的要短得多。

在临床评估之后，进行骨骼的遗传性检查至关重

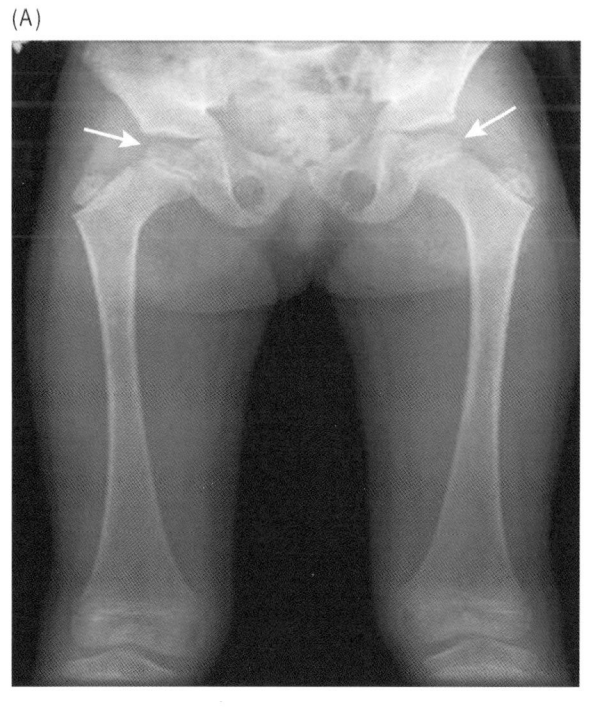
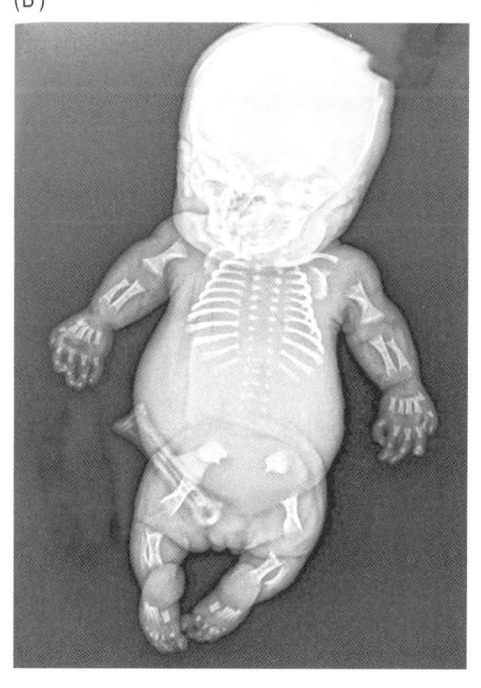

图109.1 *COL2A1* 突变谱的X线片。（A）一名5岁女孩骨盆正位X线片，可见由 *COL2A1* 突变杂合引起的斯蒂克勒综合征。箭头指向不规则的小髋部骨骺。（B）一名33周龄胎儿的子宫外正位X线片，可见由 *COL2A1* 杂合突变引起的Ⅱ型软骨发育不全

要[13]。这包括头骨、四肢（包括手和脚）和脊柱的影像学检查。放射影像学评估应从骨骺骨化的全面评估开始，以确定它们是否因年龄而延迟或不规则，然后应考虑骨骺骨化是否有发育不良。如果干骺端变宽，呈喇叭状或不规则，则应考虑诊断为干骺端软骨发育不良。如果出现骨干异常，例如增宽和（或）皮质增厚，或骨髓腔扩张，则意味着骨干发育不良。上述异常的任何组合都有助于对疾病进行分类和诊断（例如，干骺端发育不良）。如果椎体受到影响，则根据"脊椎"组成进行进一步的疾病分类。一旦确定了放射影像学的异常程度并形成了一个分类（例如，脊椎骨骺发育不良），则可以细化诊断[1]（图109.2）。

骨骼以外的器官系统异常偶尔会出现，可以协助诊断。生殖器异常和先天性心脏缺陷在骨骼纤毛疾病[软骨外胚层发育不良（chondroectodermal dysplasia）、窒息性胸廓发育不良（asphyxiating thoracic dysplasia）、短肋多指综合征（short rib polydactyly syndromes）]、躯干发育异常（campomelic dysplasia）、四肢发育不良（omodysplasia）、罗宾诺发育异常（Robinow dysplasia）、Antley-Bixler 和严重的胆固醇代谢紊乱中常见[14-19]。免疫缺陷和先天性巨结肠可发生在干骺端软骨发育不良、麦库西克型（McKusick type）（软骨毛发育不良）疾病中[20-21]。

患者的长期随访

骨骼发育不良患者最好通过多学科方法进行治疗，包括儿科、新生儿科、医学遗传学、内科、内分泌科、神经外科、耳鼻喉科和骨科。应鼓励患者及其家庭寻求致力于侏儒症等福利的组织[例如美国小矮人（Little People of America）]的支持。应告知儿科医生和内科医生，免疫系统正常的儿童和成人应按常规接受标准剂量的疫苗接种。除已确诊的免疫缺陷骨骼疾病的受累个体外，均应接种活疫苗[20]。具体的诊断应根据已知的自然病史指导专科治疗。其中许多疾病有呼吸系统并发症、早发性骨关节炎、脊柱畸形以及进行性狭窄，治疗应基于内科和手术治疗并发症。

骨软骨发育不良涉及的分子信号通路

目前已有450多种不同类型的骨骼发育不良，且已经提出了多种分类方案[1]。使用不同的方法根据临床、放射影像学、病理、生化、分子和发育标准对这些疾病进行分类。没有一种方案能够完全解决它们巨大的分子多样性问题。临床和放射影像学分类不能解决软骨和骨的病理生物学问题，而如果有共同的表型发现，病理、生化和分子分类不能提供鉴别诊断依据。目前，遗传性骨骼疾病的分类根据遗传位点有42个不同的骨骼组，但也参考临床和放射影像学发现，因此，这些疾病是基于一个混合分类方案进行分类的[1]。

骨软骨发育不良的突变基因说明了软骨和骨生物学的复杂性[1]。它们编码以下缺陷：①细胞外基质中的蛋白质；②代谢途径（酶、离子通道、转运体）；③大分子折叠、运输和降解过程；④调节纤毛功能；

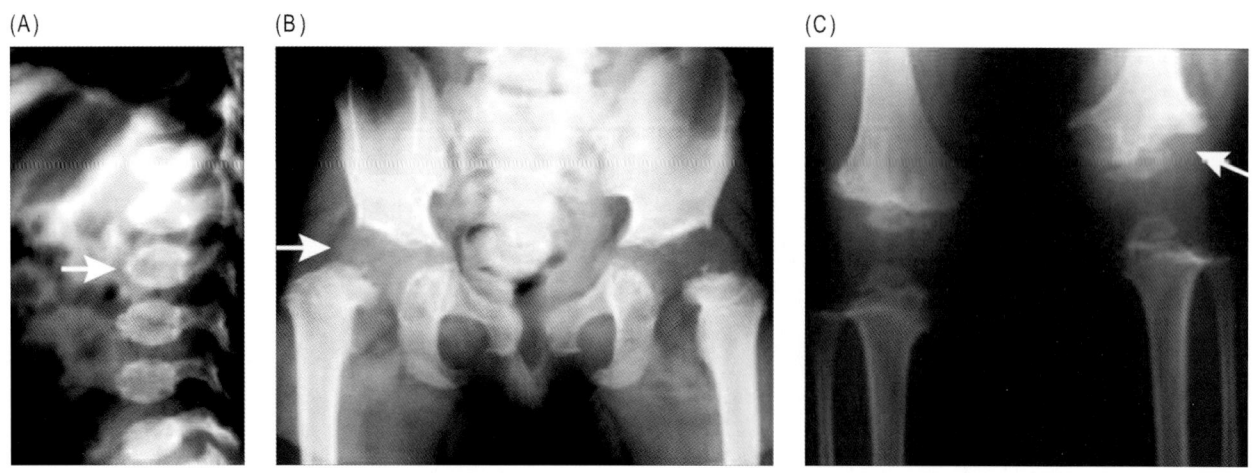

图109.2 脊椎-股骨骨骺发育不良的放射影像学表现。（A）侧位脊柱 X 线片显示圆形椎体伴终板侵蚀（箭头所示）。（B）骨盆正位 X 线片显示髋部骨骺发育延迟和异常（箭头所示），以及髋臼顶和股骨近端干骺端边界不规则。（C）膝关节正位 X 线片显示不规则的干骺端（箭头）和小而不规则的骨骺

⑤具有核作用（转录因子）；⑥ RNA 加工；⑦控制细胞骨架活性；⑧编码激素、生长因子、受体和信号通路成分，最后是编码功能不明确的成分。许多相关基因具有多重作用，例如，*SOX9* 对骨骼的模式至关重要，并且在发育后调节从增生到肥大软骨细胞的转变。根据基因或蛋白质功能对这些疾病进行分组可以深入了解疾病。例如，常染色体显性遗传性多发性骨骺发育不良（multiple epiphyseal dysplasia, MED）（图109.3）会导致轻度身材矮小、骨骺异常和早发性关节炎[22]。编码细胞外基质蛋白 [包括软骨寡基质蛋白、基质蛋白3、Ⅸ 型胶原蛋白（COL9A1、COL9A2 和 COL9A3）和 COL2A1] 的基因的显性遗传突变都会产生难以区分的多发性骨骺发育不良[22-23]。隐性遗传性 MED 涉及 *SLC26A2* 的突变，但有一些发现将其与显性形式区分开来。这些显性遗传性 MED 突变编码在软骨细胞外基质中相互作用形成高阶大分子的蛋白质，暗示基因位点异质性产生基于共享功能的表型相似性。在产生骨骼纤毛病、Ellis van Creveld 综合征、窒息性胸廓综合征、短肋多指综合征和颅骨外胚层发育不良（cranioectodermal dysplasia）的基因中也发现了类似的生物学现象。这些疾病有着共同的临床表现，例如高致死率和多指畸形，在许多情况下，存在重叠的影像学特征，例如，狭长的胸腔，以及肢体骨骼缩短和弯曲（图109.4）。所有这些疾病都有明显的基因位点异质性，但都是由参与纤毛功能的基因突变引起的。

在骨骼发育不良的疾病基因的发现提供了深入了解数以百计的分子在骨骼中的重要功能的线索。在小鼠中建立模拟候选基因的功能丧失和获得的模型也促进了我们对骨骼形成以及软骨和骨维持的遗传调控的理解，从而为骨软骨发育不良提供了候选基因，同时揭示了关键的生物学过程。

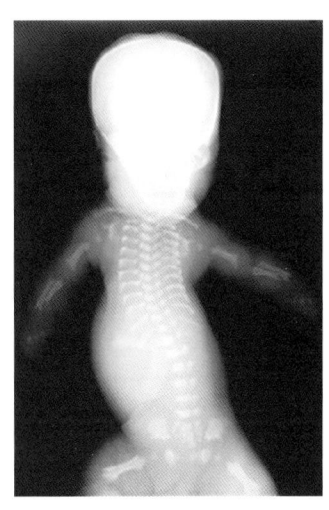

图 109.4　孕 34 周新生儿的 Ⅱ 型短肋多指畸形的 X 线片，表现为胸围狭长，肋骨短，四肢骨缩短，干骺端边界不规则

致谢

研究由美国国立卫生研究院（National Institutes of Health，NIH）基金 RO1 AR066124、DE019567 和 AR062651 以及儿童骨科研究所 / 骨科医院研究中心支持。

参考文献

扫描书末二维码获取。

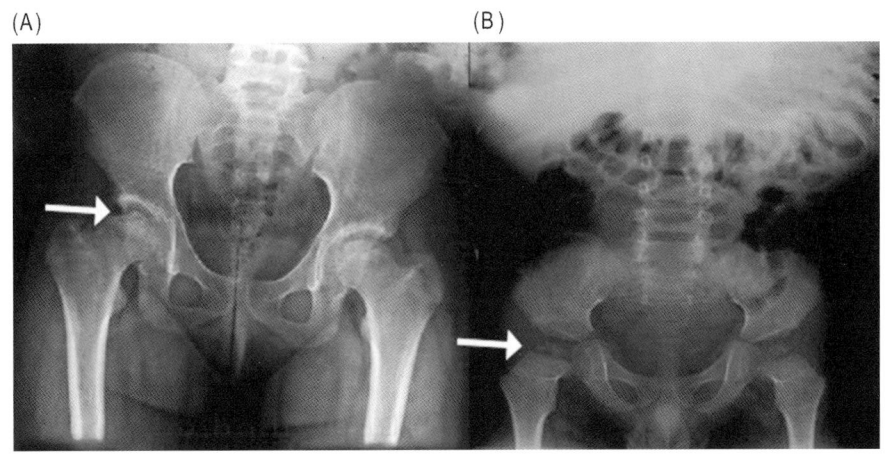

图 109.3　多发性骨骺发育不良（MED）的 X 线片。(A 和 B) 2 例 MED 患者的髋部正位片，可见随年龄增长的髋部骨骺变小或延迟（箭头所示）。(A) 成年人；(B) 12 岁儿童

第 110 章
缺血性和浸润性骨病

Michael P. Whyte

魏秋实 杨 帆 译

引言

骨骼血流中断可引起缺血性（无血管性或无菌性）坏死 [ischemic (avascular or aseptic) necrosis, IN]，这是一种可破坏骨和软骨的局灶性疾病[1-5]。如果缺血足够严重且持续时间足够长，则会杀死骨细胞和成骨细胞。坏死骨会发生骨吸收，如果骨骼修复不充分，会出现严重的临床问题[3]。骨骼强度的降低可能足以导致骨折[1,3]。另外几种重要的骨骼疾病是由骨髓腔内特定细胞类型的增生或浸润引起的[6-7]。本文简要回顾了系统性肥大细胞增多症（systemic mastocytosis, SM）[6]和组织细胞增多症 X——现在称为朗格汉斯细胞组织细胞增多症（Langerhans cell histiocytosis, LCH）[7]。

缺血性坏死

缺血性坏死（IN）与多种疾病相关（表 110.1）[1,5]，并且相当多的临床表现主要基于受影响的骨骼部位（表 110.2）[2,4]。骨密度的局灶性变化是主要的影像学特征[4]，但这可能需要几个月的时间才能出现。特征性影像学征象包括斑块状硬化区域和骨质减少、新月形软骨下透亮区、骨塌陷和骨干骨膜炎[4]。最初，尽管骨骺受损，关节间隙仍得以保留，但如果存在潜在骨折，则关节间隙可能会受损[3]。儿童股骨头骨骺缺血性坏死（Legg-Calvé-Perthes disease, LCPD）是缺血性坏死的一种典型形式，将在下一节讨论。第 120 章回顾了颌骨坏死。

儿童股骨头骨骺缺血性坏死（LCPD）

LCPD 是一种相对常见、复杂且有争议的儿童股骨头骨骺缺血性疾病[8-9]。男孩的发病率高于女孩（约

表 110.1 软骨和骨缺血性坏死的原因
内分泌/代谢性
酗酒
双膦酸盐治疗
糖皮质激素治疗
库欣综合征
痛风
骨软化
贮积病［例如戈谢病（Gaucher's disease）］
血红蛋白病（例如镰状细胞病）
创伤（例如脱臼、骨折）
减压病
胶原蛋白血管疾病
HIV 感染
辐射
胰腺炎
肾移植
家族特发性

为 5∶1）。家族性发生率从 1% 到 20% 不等[10-11]，但双胞胎研究表明，尽管存在家族聚集性，但没有发现任何确切的遗传基础[12]。LCPD 通常出现在 2～12 岁之间（平均年龄为 7 岁）。当其在童年后期出现时，称之为"青春期缺血性坏死"，与成年期发病相比，其预后较差。LCPD 通常累及一侧髋部，但约 20% 的患者有双侧病变，鉴别诊断时应考虑骨骺发育不良。

尽管 LCPD 的病因并不总是很清楚[13]，但其发病机制是相当清楚的[3]。股骨头骨骺的血流中断可能由多种原因，包括先天性或发育异常引起的囊内压升高、滑膜炎、静脉血栓形成，或者可能是血液黏度增加[8,10-11]。此时，大多数（如果不是全部的话）股骨头骨骺呈现缺血，可能导致成骨细胞、骨细胞和骨髓

表 110.2　骨软骨病和骨缺血性坏死的常见部位
成人骨骼
剥脱性骨软骨炎（König）
月骨软骨病（Kienböck）
股骨头骨折（Axhausen，Phemister）
腕舟状骨骨折近端骨折块
肱骨头骨折
距骨骨折
膝关节骨坏死（自发性或特发性缺血性坏死）
股骨头特发性缺血性坏死
发育中骨骼
股骨头骨骺缺血性坏死（LCPD）
股骨骨骺滑脱
影响次级骨化中心的椎体骨骺炎（Scheuermann）
原发性骨化中心椎体骨软骨病（Calvé）
胫骨粗隆骨软骨病（Osgood-Schlatter）
舟状骨跗骨软骨病（Köhler）
胫骨内侧髁骨软骨病（Blount）
髌骨初级骨化中心骨软骨病（Köhler）和次级骨化中心骨软骨病（Sinding Larsen）
骨钙骨软骨病（Sever）
第二跖骨头（Freiberg）以及其他跖骨和掌骨骨软骨病
肱骨小头骨软骨病（Panner）
Reproduced with permission from Edeiken J, Dalinka M, Karasic D (eds). 1990 Edeiken's Roentgen Diagnosis of Diseases of Bone, 4th ed. Williams & Wilkins, Baltimore, MD, USA, p. 937.

细胞死亡。此外，由于流向生长板的血流被阻断，软骨内骨化会暂时停止。然而，由于滑液可以提供营养，关节软骨在最初可以保持完整。随后，随着骨骺坏死区域的血运重建由外周到中心开始，新骨沉积在中央骨小梁骨碎片和软骨下皮质骨上。然而，随着坏死骨组织也开始被吸收，骨吸收可能超过修复性骨形成。如果是这样，软骨下骨就会变弱。如果修复性骨吸收部位没有发生骨折，可以在无进一步症状的情况下进行愈合。如果发生骨折，会出现一系列症状，骨小梁的塌陷可能导致缺血性坏死再发作[8,10-11]。由此导致的骺板功能障碍，包括生长板过早闭合，股骨近端生长可能会受阻。

患有 LCPD 的儿童通常跛行，主诉膝关节或大腿前部疼痛，并且髋部活动受限（尤其是外展或内旋）。单足站立试验（Trendelenburg sign）可能呈阳性。如果治疗（见下文）不成功，髋部的内收和屈曲挛缩可导致大腿肌肉萎缩。

用于诊断和随访的 X 线片应包括髋部正位片和"蛙式"侧位片。通常，患有 LCPD 的儿童的骨龄会延迟 1～3 年[4]。序列研究显示，患有 LCPD 的儿童股骨头骨骺存在生长停止、坏死骨吸收、在骨化和最终愈合，但有时会出现软骨下骨折（图 110.1）。MRI 是比较好的检查方法，因为检查结果 LCPD 会随着循环障碍而改变，MRI 可以观察软组织和骨骼，并评估股骨头的包容性（见下文）[14]。一般来说，股骨头骨骺受累范围越广，预后越差。女孩的情况似乎比男孩更糟，因为她们的股骨头骨骺破裂更严重，因为她们成熟得更早，在生长板闭合之前为股骨头建模提供的时间更少。同样，2～6 岁发病的 LCPD 导致的股骨头畸形的发生率最低，但并不总是预后良好[15]，而

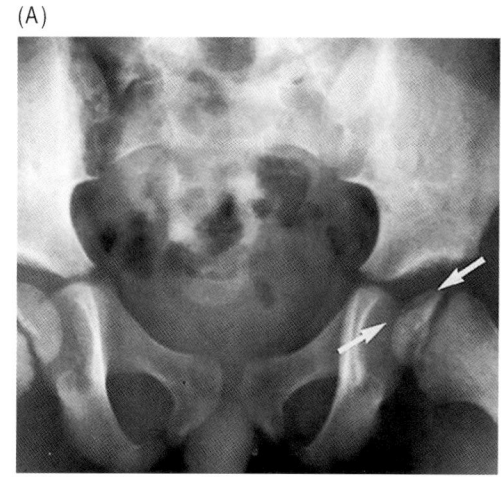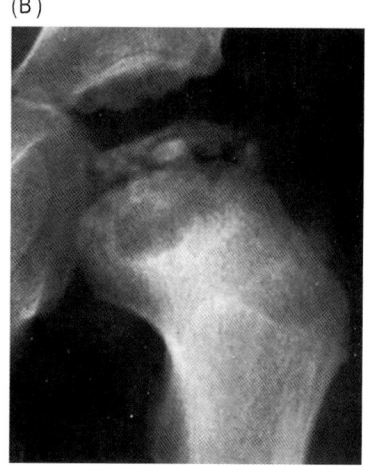

图 110.1　儿童股骨头骨骺缺血性坏死。（A）该 4 岁男孩的受累左股骨头骨骺比对侧正常侧更致密、更小。放射透光区"新月征"（箭头所示）表明有软骨下骨塌陷。（B）7 个月后，股骨头骨骺变平，股骨颈变宽、不规则

10岁以后发病的LCPD的股骨头畸形预后较差[8,10-11,16]。LCPD的短期预后反映了愈合期结束时股骨头畸形的严重程度,长期预后则取决于退行性骨关节炎的发展程度。

重要的是,随着骨骺再骨化的进行,股骨头将根据撞击机械力塑形[4,8,10-11],因此,骨科评估和管理至关重要[17-18]。预防股骨头畸形是一个主要目标,因为股骨头的严重扭曲易诱发骨关节炎,尤其是对于失去髋臼"包容"股骨头的儿童来说。因此,在修复性再骨化过程中,应把髋臼对股骨头的覆盖作为一种塑型的模具[8,10-11]。LCPD的治疗方法包括观察、定期卧床休息、对症治疗、伸展运动以维持髋部活动范围,以及早期或晚期手术预防或矫正畸形[8,10-11,17,19]。放射影像学检查随访至关重要,关节造影、骨闪烁显像,尤其是MRI是必要的[10-11,14]。然而,各种治疗方法的长期结局仍存在争议[17,19]。后期,髋部可能发生骨关节炎[20],可能需要进行关节成形术治疗[21]。

缺血性坏死的其他表现

在导致缺血性坏死的大量和多样的病变中(表110.1),现在包括成人和儿童的HIV感染[22-23],成人的骨转换抑制剂,以及有许多不同表现[4-5]的区域性迁移性骨质疏松[24](表110.2)。明确诊断需要综合考虑患者的年龄、受累部位和受累骨面积的大小。血管功能不全的发病机制主要包括(血管)创伤性破裂、内部栓塞或外部压迫导致血流中断。动脉、静脉或血窦均可能受累,从而出现"缺血性""无血管性""无菌性"或"特发性"坏死[1,4-5]。然而,血流中断的发病机制尚不完全清楚[1,4-5]。非创伤性因素致病时,易感部位似乎反映了随着年龄的增长,红骨髓转化为黄骨髓时,四肢骨骼从远端到近端的生理性骨髓血流量减少[4]。因此,在髓腔的关键区域内增加脂肪细胞的大小和(或)数量的疾病(例如酒精滥用、库欣综合征)最终均可能导致血管压迫和骨梗死。此外,脂肪栓塞、出血和骨组织本身质量的异常也可能导致创伤性或非创伤性骨坏死[1,3]。经历数月或数年,死骨可能会也可能不会缓慢再吸收。如果新骨包裹死骨和(或)出现骨质疏松,则会发生骨硬化。

梗死后,坏死骨至少在10天以内没有影像学密度变化。目前,MRI是检测骨缺血性坏死最敏感的方法,尽管可能出现假阴性,但在早期尤其有用[25-27]。骨显像虽然是非特异性的检查,但其可能在放射影像学改变明显之前也可以显示坏死区域[28-30]。在血运重建之前,骨梗死区域显示放射性同位素摄取减少。血运重建之后,梗死区域示踪剂摄取增加。CT对检测股骨头骨坏死尤其有帮助,因为股骨头的中心区域呈"星号"状,会因新骨形成而扭曲[31]。组织病理学研究证实了这一发病机制,即骨骼的各种死亡和修复过程均是局灶性的,并且可能同时发生(图110.2)。

LCPD的症状主要是由骨骼解体引起的。缺血性坏死的各种临床表现(表110.2)[2,4]有时被分为两大解剖学类别:骨干的和干骺端的[2]。骨干缺血可能反映出减压病、血红蛋白病、胶原血管病、血栓栓塞问题、痛风、贮积症(例如戈谢病)、急性或慢性胰腺炎、嗜铬细胞瘤和其他疾病。通常累及长骨(尤其是股骨远端或胫骨近端),X线片改变延伸至干骺端。病变通常是对称的;然而,它们的大小可以有很大的不同。短骨可能也会受累(例如,患有镰状细胞性贫血的婴儿的手部骨和足部骨)。放射影像学检查可以较好地显示梗死区域的新的骨沉积。干骺端梗死可反映减压病、镰状细胞病、库欣综合征、痛风、创伤、贮积问题和其他疾病。儿童和年轻人的缺血性骨坏死可以无相应的外伤史,病变范围通常较小,但可能存在隐匿性创伤。血栓形成、动脉壁疾病或相邻骨异常(例如戈谢病、LCH)可引起这种类型的骨缺血性坏死。

骨软骨病是指影响骨化("生长")中心的非创伤性骨缺血性坏死。剥脱性骨软骨炎是一种干骺端梗死,可导致关节间隙附近的骨折。放射影像学检查时,这种病变表现为一个小的、致密的、纽扣状的骨组织

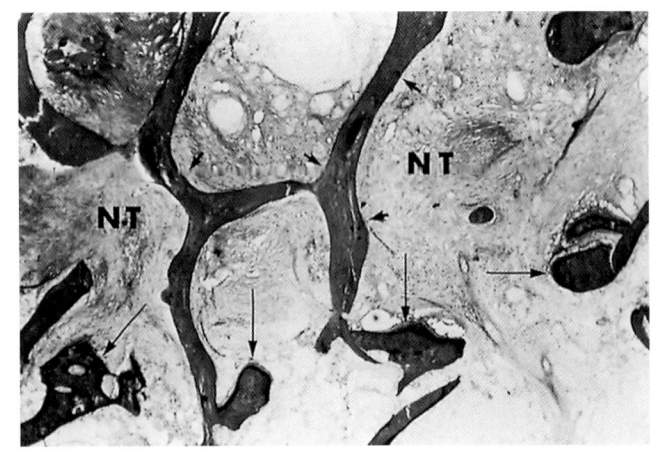

图110.2 缺血性骨坏死。股骨头的未脱钙切片可见典型的死骨区域(箭头所示),表面光滑无细胞。可见坏死组织带(NT),周边可见修复性骨形成,其中深染的、新合成的类骨质被成骨细胞覆盖(箭头所示)。[戈德纳(Goldner)染色,×160]

区域，由一个透光带与完整的骨分隔开，该骨折块可以就地愈合，也可以变得松动并进入关节。较大片的梗死常常是特发性的，常见于成人，通常累及髋部和股骨髁。大面积的骨缺血性坏死会发生塌陷，使关节面变平，破坏关节软骨，这最终将导致骨关节炎（图110.3）。大范围的干骺端梗死由创伤或全身性疾病引起，常累及股骨头[2]。

骨缺血性坏死或骨软骨病的具体表现的同义词仍然众多且流行［例如，布朗特病（Blount disea）、休门病（Scheuermann disease）］。然而，根据病变所在的解剖部位进行分类能够提供更多的有益信息。表110.2根据病变累及的部位对病变进行了分类，有助于表明患者年龄是危险分级的重要因素[2]。

缺血性坏死的治疗方法因病变的部位和大小以及患者的年龄而有所不同，但在许多方面还存在争议。目前，保守治疗和手术方法是相对被人们所接受的治疗方式[5,32-33]。骨形态发生蛋白的效用尚不确定[34]。

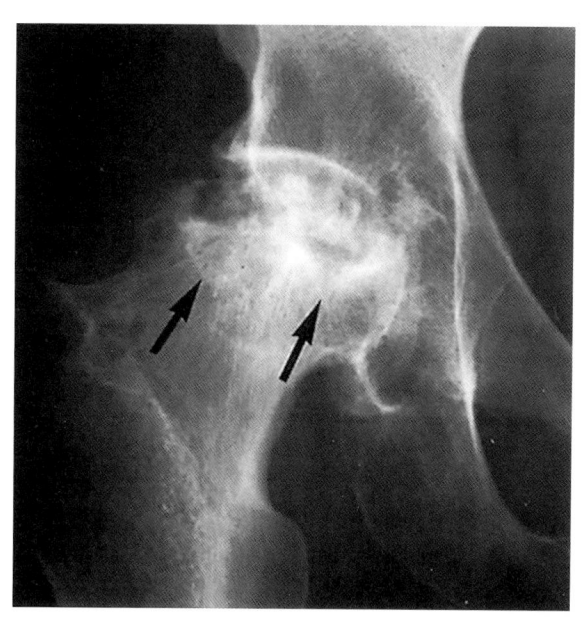

图110.3　缺血性坏死。这名50岁的男性患有晚期股骨头缺血性坏死。可见股骨头大部分发生了骨吸收，导致关节面塌陷。坏死区域呈碎片状。在正常组织与坏死组织间可见修复组织的硬化区（箭头所示）。髋臼软骨局部变薄，表明患者发生了继发性骨关节炎

浸润性疾病

系统性肥大细胞增多症

系统性肥大细胞增多症（systemic mastocytosis，SM）包括几种以肥大细胞数量增加为特征的疾病[6,35-36]。它是8种骨髓增生性肿瘤之一[37]，主要累及内脏（主要是肝、脾、胃肠道和淋巴结）[6,37-41]。肥大细胞聚集在皮肤可导致大量色素沉着斑，被称为色素性荨麻疹（图110.4）。骨髓通常也会受累，并可能引发一系列骨骼病变。

SM的症状主要由肥大细胞释放的中介物质引起，可引起包括全身瘙痒、荨麻疹、潮红、阵发性低血压、晕厥、腹泻、体重减轻和消化性溃疡在内的一系列症状[37-41]。当皮肤受累时，钝器摩擦皮肤可引起组胺释放，导致皮肤肿胀、瘙痒和发红（Darier征）。骨骼并发症相对少见，但包括骨折引起的畸形导致的骨痛或压痛[37-45]。血清类胰蛋白酶升高是SM的一个很好的但不是特异性标志物[35]。尿N-甲基组胺升高提示骨髓受累[38]。SM的诊断方法比较复杂[6]。

SM患者中骨骼影像学异常很常见（约70%的患者）。研究结果已被很好地描述[46-47]。通常情况下，可在红骨髓内发现弥漫性、界限不清的、硬化和透明的区域（即轴向骨架）（图110.5）。局限性病变也可发生，尤其是颅骨和四肢骨。这种局灶性表现可能会被误认为是转移性疾病。溶骨病变通常

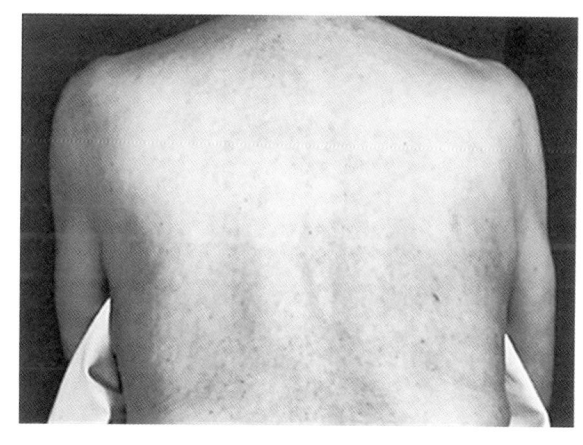

图110.4　系统性肥大细胞增多症。这位61岁女性的背部出现了许多特征性的色素沉着斑（色素性荨麻疹）

很小，周围有骨硬化；偶尔它们很大病并导致骨折。影像学改变的进展可能提示广泛性受累[46-47]，但尽管有这种受累，但可能没有局灶性骨改变。血清IL-6水平升高可能是疾病进展的标志物[48]。广泛性骨质减少（无离散性的骨异常）也是一种常见的疾病进展表现[42-43,45]，但预后相对较好[49]。骨闪烁显像有助于检查受累的骨骼区域[50]，并可提供有关疾病活动性和预后的信息[51]。据报道，髋部

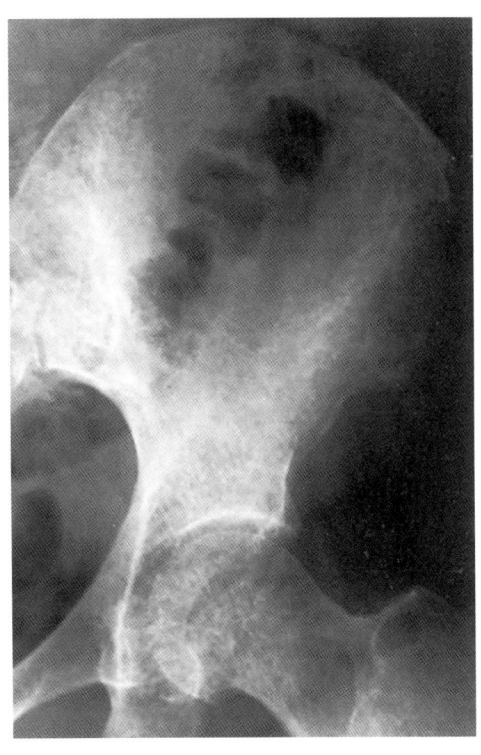

图 110.5 系统性肥大细胞增多症。这位 81 岁女性的左骨盆和髋部有典型的弥漫性、间断性透光,表明其骨髓渗透过程

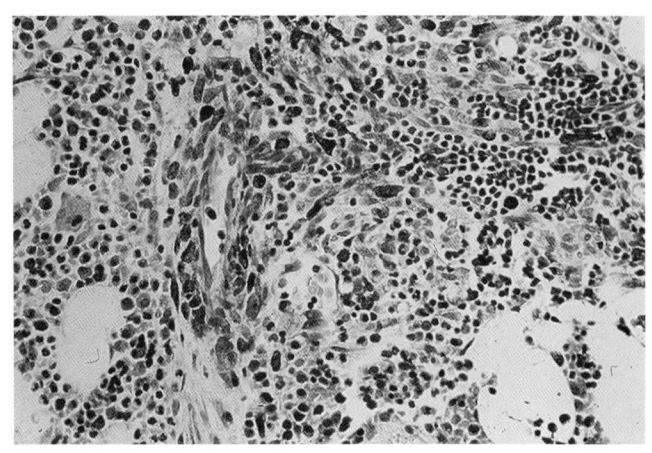

图 110.6 （也见彩图）肥大细胞肉芽肿。未脱钙、异染染色的髂嵴切片显示出特征性的肥大细胞肉芽肿,包含大量梭形肥大细胞（吉姆萨染色；×250）

的骨密度与尿中组胺代谢物甲基咪唑乙酸的排泄有关[44]。

SM 在骨骼中的组织病理学相关性也得到了很好的描述[38,42,52-53]。检查异染技术染色的未脱钙骨切片是一种特别有效的诊断方法。经髂嵴穿刺活检可能优于骨髓穿刺或活检[42,52-53]。髂嵴的未脱钙切片可见直径为 150～450 μm 的结节,类似于肉芽肿（即肥大细胞肉芽肿）。它们含有嗜酸性粒细胞、淋巴细胞、浆细胞和典型的椭圆形或梭形肥大细胞,这类细胞类似于组织细胞或成纤维细胞,但含有异染性颗粒,实际上是肥大细胞的一种（图 110.6）。此外,骨髓中可见这些肥大细胞单个或以小聚体形式存在的数量增加[42,52-53]。基于四环素的组织形态学测量可见快速骨重塑[52-53]。血清 I 型胶原蛋白 C-端肽水平升高与 BMD 降低相关[54]。

SM 的病因尚不清楚[6,55]。它在骨髓移植（因另一种疾病）后持续存在表明,有缺陷的骨髓前体细胞不是问题所在[56-57]。SM 似乎是一种细胞学或功能异常的组织肥大细胞在多部位的单克隆增生[39]。SM 患者通常死于粒细胞性肿瘤[35,38-39,58-59]。许多患者的异常肥大细胞的 C-KIT（酪氨酸激酶）原癌基因中携带突变[60]。对于所有高度怀疑 SM 的成人,无论 KIT 突变状态如何,都必须进行骨髓检查[6,61]。晚期 SM 患者存在其他基因的体细胞突变[62]。

最近有综述[35,38-41,62-66]讨论了 SM 的治疗,认为 SM 的治疗必须针对不同的患者进行"量身定制"[65-66]。据报道,晚期骨骼病变引起的重度骨痛对放疗有反应[67]。在早期试验中,双膦酸盐可以减少疼痛并改善 BMD[68-70]。地诺单抗也可能有效[71]。KIT 突变状态可能有助于选择使用伊马替尼治疗的候选人[72]。米哚妥林对晚期 SM 患者有疗效[73]。

朗格汉斯细胞组织细胞增生症

组织细胞增生症-X（histiocytosis-X）是 1953 年提出的术语,用来统一曾被认为是三种不同疾病——莱特勒-西韦病（Letterer-Siwe disease）、汉德-许勒尔-克思斯琴病（Hand-Schüller-Christian disease）和嗜酸性肉芽肿——的同一种疾病[7,74]。一种未成熟的克隆朗格汉斯细胞被认为是现在被称为朗格汉斯细胞组织细胞增生症（Langerhans cell histiocytosis, LCH）的病理特征和连接特征[7,74]。在美国,每年大约有 1200 例确诊病例,男女发病率相等。北欧裔比西班牙裔更容易患此病,而黑人很少患此病。由于通常有不同的临床病程和预后,这三种情况的区别仍然存在[7,74]。

莱特勒-西韦病患者在出生后数周到 2 岁即可出现淋巴结病、肝脾肿大、贫血、出血倾向、发热、生长障碍和骨骼病变,在出现症状后仅仅几周后往往就死亡[7,74]。

汉德-许勒尔-克思斯琴病是一种始于儿童早期的慢性疾病,尽管症状可能直到 30 岁才表现出来[7,74]。

其典型的三联征症状包括眼球突出、尿崩症和骨病变。然而这种情况只发生在 10% 的病例中。最常见的骨骼表现是颅骨溶骨性病变，病变表面覆盖有软组织结节（图 110.7）[7,75]。眼球突出与眼眶骨的破坏有关，可发生自发性缓解或加重。软组织结节可以不经治疗而消退。

嗜酸性肉芽肿最常发生于 3~10 岁的儿童，15 岁以后较为少见[74]。扁平骨的孤立性疼痛性病变是最常见的表现[7,75]。可能有软组织肿块。尽管任何骨都可能受累，但颅骨通常会受累。嗜酸性肉芽肿的预后良好，单灶性病变可自发愈合或对 X 线治疗反应良好。

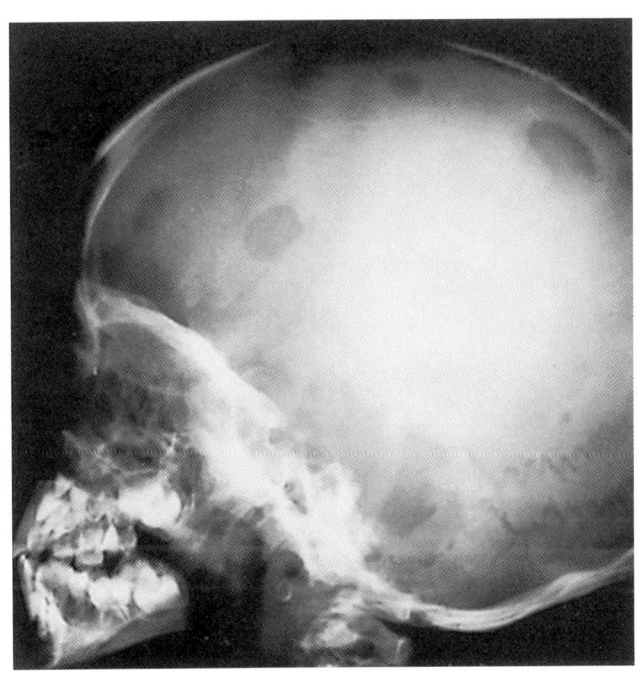

图 110.7 汉德 - 许勒尔 - 克思斯琴病。这名 2 岁男孩的颅骨内可见多个边界清楚的斜边透亮病变。注意鼻窦和颅底的广泛破坏

三种情况的骨骼放射影像学表现相似[7,46,75]。单个骨病灶最常见。然而，偶尔也可累及多个区域，并在影像学上表现为进行性扩大的病灶。单个病变边界清晰（即"穿凿样"改变、溶骨性改变和破坏性改变伴扇形边缘）。它们的直径从几毫米到几厘米不等。只有不到 50% 的放射透光片显示边缘性反应性骨硬化表现。扁骨和长骨均可受累。在长骨中，髓管缺损发生在骨内膜皮质侵蚀处（通常发生在干骺端或骨骺区）。骨膜反应常出现，并在新生骨质上产生一层坚硬的外壳。在颅骨中，骨片可能会被侵蚀。眼眶骨的破坏可能伴或不伴眼球突出。椎骨扁平（即椎体扁平）可由幼儿脊柱受累引起。骨扫描时，放射性核素蓄积较差[46]。矿物质稳态的生化参数一般是正常的。

LCH 似乎反映了一些鲜为人知的免疫系统功能障碍[74]。研究发现，病灶中的肿瘤坏死因子-α 和其他细胞因子升高[7]。LCH 是一种极其异质性疾病，可包括主要的先天性畸形。本病可累及许多组织和器官，包括脑、肺、口咽、胃肠道、皮肤、骨髓。尿崩症因垂体浸润而常见。LCH 的预后与年龄相关，婴儿和老年人的预后较差。LCH 的三种主要临床形式和症状也不同。

当无全身受累时，LCH 往往是良性的和自限性的。严重 LCH 的治疗包括化疗、放疗和免疫治疗[76-78]。中枢神经系统受累通常用放疗方法治疗。据报道，同种异体骨髓移植在预后不良的严重病例中取得了成功[79]。病灶内注射甲泼尼龙是有效的[75]。地诺单抗似乎对成人多系统 LCH 有用[80]。

参考文献

扫描书末二维码获取。

第 111 章
肿瘤样钙质沉着症——皮肌炎

Nicholas J. Shaw

何敏聪　易春智　陈柏龄　译

肿瘤样钙质沉着症

肿瘤样钙质沉着症（tumoral calcinosis，TC）是一种罕见的代谢性疾病，其特征是磷酸钙晶体在关节周围间隙和软组织中的进行性沉积。其生化特征是由肾小管对磷酸盐的重吸收增加而引起的高磷血症。这种形式的 TC 被称为家族性高磷酸盐 TC（hyperphosphatemic familial tumoral calcinosis，HFTC）（OMIM #211900），是一种常染色体隐性遗传病。TC 在没有血浆磷酸盐升高的情况下也可以被描述为家族性正常磷酸盐 TC（normalphosphatemic familial tumoral calcinosis，NFTC）（OIM #610455）。虽然这个疾病的首次描述是在 1898 年，但 TC 这个术语直到 1943 年才使用[1]。

临床特征

矿物质沉积表现为主要关节周围的软组织肿块。在一份报告中，首先发生病变的频率依次为髋部、肘部、肩部和肩胛骨[2]。发病时间从 22 个月到成年不等，大多数在 20 岁时出现。在黑人血统很常见，许多病例来自非洲。软组织肿块通常是无痛的，可以扩大到橙子或柚子大小。虽然它们在关节周围，但因为它们是囊外的，所以它们通常不影响活动范围。它们可以压迫邻近的神经结构，例如坐骨神经，也可能引起覆盖皮肤的溃疡，包括渗出白垩质液体的窦道，并可能发生感染。有些患者有弹力纤维性假黄瘤的特征（即皮肤改变、血管钙化和视网膜血管样条纹）。一种特殊的牙齿异常可能会发生，即牙齿发育不良，包括牙根呈短球状，牙髓腔几乎完全被牙髓石堵塞。另一相关疾病是骨质增生-高磷血症综合征，其特征是反复出现骨痛和骨肿胀，尤其是长骨。然而，最近的证据表明，尽管 GALNT3 有相同的突变，但这两种情况代表了同一疾病的不同表现[3]。在 2 例有骨质受累的受试者中，TC 破坏了肩关节和尺骨生长板。另外 3 名受试者有系统性炎症，血清 C-反应蛋白水平升高。

影像学特征

X 线片可以显示滑囊附近的早期以及微小病变，它们通常沿着大关节的伸肌表面分布[4]。它们包括由可透射线的纤维隔膜分离的多个球状非晶形钙化成分。液体平面有时可提示囊性成分（图 111.1）。在 X 线片、CT 或 MRI 上可以观察到炎症过程，即"骨干炎"，通常发生在长骨的中部。也曾有 X 线片或 CT 上存在血管钙化的表现的报道。骨扫描是检测、定位和评估钙化肿块范围的最可靠和最简单的方法。放射影像学表现上与 TC 难以区分的关节周围肿块可见于慢性肾衰竭。骨质增生-高磷血症可引起骨膜反应和骨皮质肥厚。

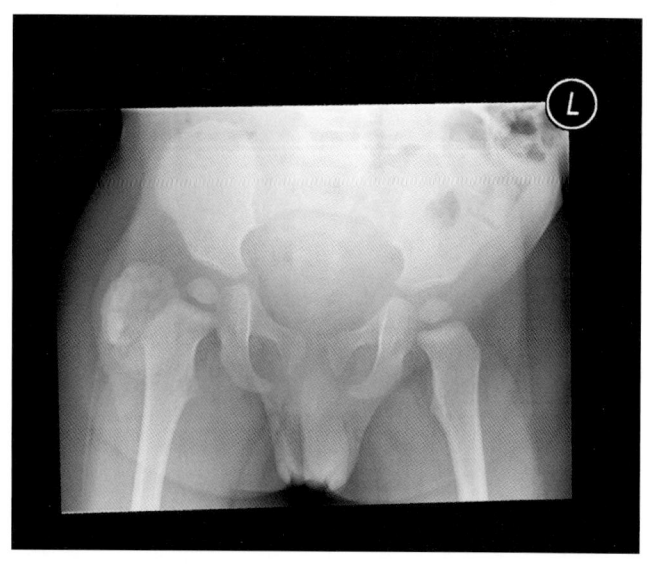

图 111.1　一名幼儿的右髋部上有一个肿瘤样钙质沉着区域

生物化学特征

许多 TC 患者的血清磷酸盐水平升高，而 1,25 二羟基维生素 D 水平不适当升高或正常[5]。肾小管对磷酸盐的最大重吸收量（$TmPO_4$/肾小球滤过率）升高，但肾功能其他方面正常。然而，TC 也可以表现为血清磷酸盐水平正常。在这部分患者中，血清钙、碱性磷酸酶和甲状旁腺激素水平通常正常。钙和磷的正平衡是由胃肠道吸收增加和肾脏排泄减少引起的。

组织病理学特征

研究表明，TC 的早期病变是由出血引发的，然后是泡沫状组织细胞聚集，然后转变为囊腔，内衬破骨细胞样巨细胞和组织细胞。由于它们位于关节周围，关节周围的运动和摩擦似乎是转变的关键。在对来自扎伊尔的 111 例病例进行的回顾中，组织学发现，在典型的囊腔附近有大量的细胞增生[6]。这包括不明确的反应性样血管周围细胞巢与单核和含铁巨噬细胞的混合，或组织良好的大小可变的纤维组织细胞结节嵌入致密的胶原蛋白基质中。成熟的病变是在黏稠的乳白色液体中充满了钙质物质。

病因和发病机制

对 TC 的遗传基础的阐述始于 2004 年，当时对德鲁兹人和非裔美国人家族进行的大型调查发现，在 TC 患者中，位于 2q24-q31 的 *GALNT3* 基因中存在双等位基因突变[7]。假常染色体显性遗传在一个家族中得到了证实，在该家族中，表达完整表型的个体在 *GALNT3* 中存在双等位基因突变，而突变的杂合个体表现为不完全表达，血清磷酸盐或 1,25 二羟基维生素 D 水平升高，但没有钙化沉积[8]。因此，其被证实是常染色体隐性遗传。随后，在 *GALNT3* 突变阴性的受影响个体中发现了 *FGF23* 基因的功能缺失性突变[9-10]。当血浆中完整 FGF23 水平低的个体出现 FGF23 升高时，表明其具有生物活性的完整 FGF23 的加工增加。

现在已知 *GALNT3* 可以产生一种酶，该酶可以选择性地对 FGF23 中的一个类似于呋喃酮的转化酶识别序列进行 o-糖基化，从而阻止 FGF23 的蛋白水解加工，并允许分泌完整的 FGF23。因此，*GALNT3* 的功能缺失性突变导致完整 FGF23 的分泌缺陷，引起高磷血症和 1,25 二羟基维生素 D 的合成增加。此外，还报道了一名患有 TC 的女孩存在 *KLOTHO* 基因突变，该女孩除了血清磷酸盐和 1,25 二羟基维生素 D 水平升高外，还有高钙血症和血清甲状旁腺激素水平高[11]。有证据表明血清中存在 C 端和完整的 FGF23，但 FGF23 的生物活性降低了。*KLOTHO* 是 FGF23 结合 FGF 受体并通过其发出信号所需的一个辅助因子[12]。因此，*GALNT3*、*FGF23* 和 *KLOTHO* 这三个基因的突变导致了 TC 的临床和生化特征，这些特征是由功能缺陷或对完整的 FGF23 产生抵抗引起的。患有骨质增生-高磷酸盐综合征的个体的 *GALNT3* 基因上有纯合或复合杂合突变[13-14]，从而证实这两种情况代表了同一疾病的不同方面。现在有证据表明，家族性正常磷酸盐 TC 可由编码不育 α 基序结构域-9 蛋白（sterile alpha motif domain-containing-9 protein，*SAMD9*）的基因突变引起[15]。

治疗

如果钙化肿块疼痛、影响功能或出于美观等原因，可能需要手术予以切除。已经报道了几种不同的治疗方法，尽管通常是病例报告。据报道，氢氧化铝联合限制饮食中的磷酸盐和钙是成功的[16]。降钙素已被用于增加磷从尿液中排泄[17]。据报道，一名患者联合应用乙酰唑胺与氢氧化铝 14 年，病变得到改善[18]。据报道，使用阿仑膦酸钠治疗在 12 周内缓解了一名患者的症状[19]。用于终末期肾衰竭的磷酸盐结合司维拉姆（sevelamer）也是一种可能的治疗选择。它与乙酰唑胺和低磷酸盐饮食联合应用于一名因 FGF23 纯合突变引起的有肘部肿块的女孩，结果显示该疗法降低了血清磷酸盐并缩小了肿块[20]。最近报道的队列中有几名患者接受了低磷酸盐饮食、司维拉姆和乙酰唑胺治疗，治疗效果差异较大，但有 1 名受试者的 TC 完全消退了[3]。

使用 FGF23 或增强其活性的方法可能有助于今后治疗 TC。

幼年型皮肌炎

幼年型皮肌炎（juvenile dermatomyositis，JD）是一种罕见的皮肤和肌肉的特发性炎症性疾病，主要表现为近端肌肉的进行性无力和皮疹，特别影响面部和四肢。JD 与成人皮肌炎的不同之处在于，它通常与皮肤、肌肉和胃肠道的小血管炎有关，与恶性肿瘤无关。尽管钙/磷代谢正常，但萎缩性软组织钙化或"钙质沉着症"会使组织受损或失去活力（图 111.2）。

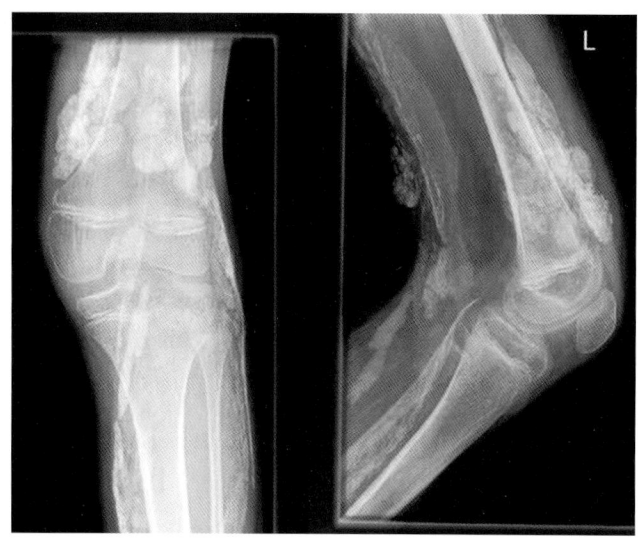

图 111.2　一名 JD 患儿的皮下钙化

矿物质是结晶不良的羟基磷灰石[22]或碳酸盐磷灰石，其矿物质含量相对高于基质，其组成更类似于牙釉质而不是骨。骨基质蛋白，例如骨桥蛋白、骨唾液酸糖蛋白和骨连接素存在于钙化沉积内，其中骨连接素比在骨中发现的要多。

影像学特征

可发生四种类型的营养不良性钙化：

1. 皮肤浅表肿块
2. 关节附近的深的、离散的、皮下结节性肿块，可影响运动（钙化性限制）
3. 肌内筋膜平面内深的、线状片状沉积物（广泛性钙化）
4. 蕾丝状或网状皮下沉积物包裹骨干，形成广泛的"外骨骼"

"钙乳"液体积聚是钙质沉着症的罕见并发症[25]。虽然钙化可以很容易地从放射影像学上看出，但 MRI 是一种检测和定位肌炎和水肿的敏感方法。它也是监测疾病进展或缓解的一种很好的方法[26]。

临床表现

据估计，每 100 万名 16 岁以下的儿童中有 1.9 ~ 2.5 人患有 JD，女孩比男孩更常见（比例为 2∶1）。在英国的一项调查中，发病年龄中位数为 6.8 岁，女孩在 6 岁和 11 岁时有两个高峰[21]。在报告的病例中，88% 为白人。钙质沉着症通常在发病后 1 ~ 3 年出现，据报道，20% ~ 40% 的患者会出现钙质沉着症[22]。未经治疗的 JD 持续时间与病理性钙化有关，因此显示出与慢性炎症有明确的联系[23-24]。萎缩性钙化可引起疼痛、皮肤溃烂、关节活动受限、挛缩，并容易形成脓肿。钙化一旦出现，通常会保持稳定，但也有极少数自发缓解的报道。儿童 JD 的临床过程是多变的，有些人有长期的复发或持续性疾病，而另一些人则可以恢复。

生物化学和组织病理学特征

血清中的钙、磷酸盐和碱性磷酸酶的水平通常是正常的。据报道，尿液中的 γ-羧基谷氨酸水平升高，特别是在有钙质沉着症的情况下。钙化沉积物中的

治疗

在症状出现后立即使用大剂量的皮质类固醇仍然是主要的治疗方法，并通过抑制炎症过程来降低钙质沉着症的风险。其他药物包括甲氨蝶呤和英夫利昔单抗。在既往的病例报告中评估了几种可能有益的治疗方法，包括双膦酸盐、地尔硫卓和手术切除[27-28]。然而，对 32 年来发表的文献进行的回顾显示，没有一种治疗方法可以令人信服地预防或减少钙质沉着症，目前仍然缺乏系统性研究和临床治疗试验[29]。

参考文献

扫描书末二维码获取。

第 112 章

异位骨化相关遗传性疾病：进行性骨化性纤维发育不良和进行性骨发育异常

Frederick S. Kaplan、Robert J. Pignolo、Mona Al Mukaddam 和 Eileen M. Shore

何帮剑　霍少川　陈柏龄 译

引言

进行性骨化性纤维发育不良（fibrodysplasia ossificans progressiva, FOP）（OMIM #135100）是一种罕见的遗传性结缔组织疾病，其特征是先天性大脚趾畸形，以及在特定解剖模式下的进行性异位软骨内骨化（progressive heterotopic endochondral ossification, HEO）[1]。HEO 也可能在关节置换术、中枢神经系统创伤、运动损伤、战争创伤、动脉粥样硬化和瓣膜性心脏病之后散在发生[2]。

FOP 是人类最罕见的疾病之一，估计发生率为每 200 万人 1 人。所有种族都会受到影响。常染色体显性遗传，具有完全的外显率，但表达不一。然而，生殖适应性较低，而且大多数情况是偶发的。也有关于性腺嵌合现象的报道[3]。

临床表现

所有典型的受影响个体在出生时都有大脚趾畸形（图 112.1）。通常情况下，导致 HEO 的软组织肿胀（"暴发"）的发作开始于生命的前十年（图 112.1）[4]。FOP 通常在发现 HEO 的影像学证据时被诊断；然而，误诊是普遍存在的，并且可能导致不必要的活检和其他侵入性手术，造成永久性伤害[5]。

不同患者的 FOP 的严重程度有很大差异[1,3]。大多数人到 21～30 岁时就变得无法活动，只能使用轮椅[6]。即使在同卵双胞胎中，疾病进展的速度也存在很大差异，这证明了环境因素的重要性[7]。

病情发作可以是自发的，或在肌肉疲劳、轻微创伤、肌肉注射或流感样病毒性疾病后发生[1,8-9]。肿胀在几个小时内迅速发展。腱膜、筋膜、肌腱、韧带和随意肌的结缔组织可能受到影响。虽然有些病变会自动消退，但大多数病变通过软骨内途径成熟，形成带有骨髓成分的异位骨[10]。发作是不可预见和偶发的。一旦发生骨化，就是永久性的。残疾是逐渐导致的[4,6]。

FOP 产生的骨块使关节固定，引起挛缩和畸形。臀部周围的骨化通常在 30 岁左右出现，常常妨碍行走[6]。咀嚼肌受累（经常在局部注射麻醉剂后或在牙科手术中过度拉伸下颌后）会使下颌强直，损害营养，降低生活质量[11-12]。脊柱侧凸很常见，与肋骨和肋椎关节畸形或异位骨不对称连接肋骨和骨盆有关[13]。脊柱和肋骨的强直以及下巴在胸前的畸形进一步限制了活动能力，并可能危及心肺功能（图 112.1）[14]。胸壁的活动受限可引起早期死亡[15]。声带、平滑肌、膈肌和眼外肌以及舌头和心脏不受影响[1]。听力障碍也是常见的[16]。

影像学特征

骨骼异常和软组织骨化是 FOP 的影像学特征[17]。畸形几乎总是涉及大脚趾，尽管其他骨骼异常也常发生。在一些病例中，拇指短得惊人[1]。骨软骨瘤很常见[18]。颈椎的渐进性融合可能与 Klippel-Feil 综合征混淆[19]。颞下颌关节畸形和肋椎关节融合是常见的[11,15]。股骨颈可能宽而短。早期退行性关节炎很常见[1,20]。

放射影像技术和骨扫描显示 HEO 的建模和重塑正常[21]。骨折不会增加，但当骨折发生时，异位骨或正位骨均可通过正常过程修复[22]。

第九篇　硬化性和发育不良性骨疾病

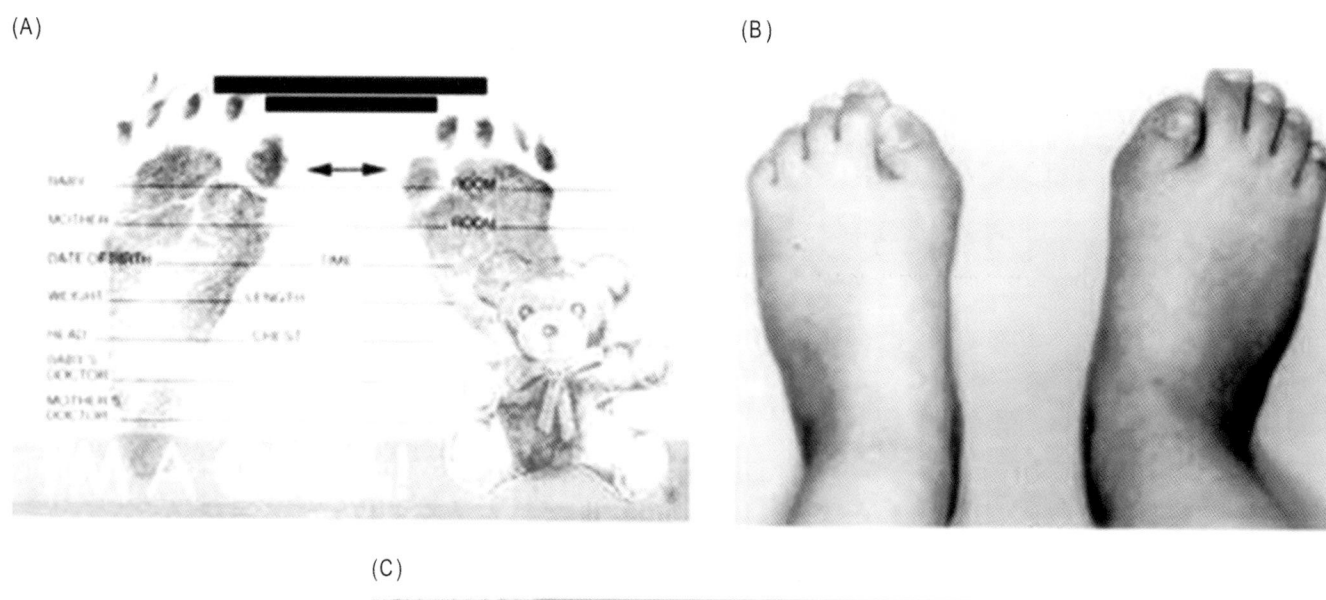

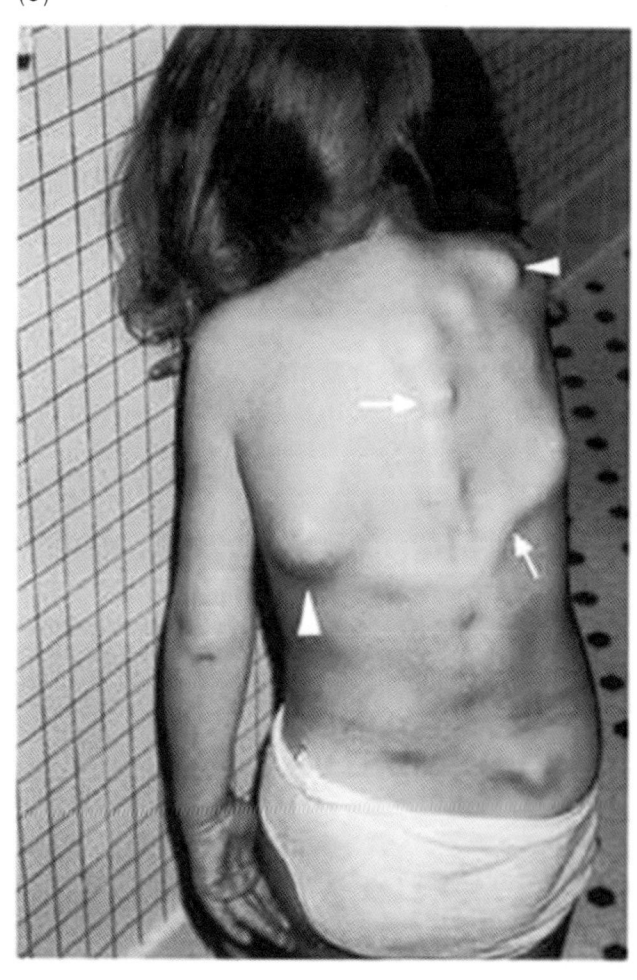

图 112.1 （也见彩图）进行性骨化性纤维发育不良（FOP）。FOP 的特征出现在儿童早期。（A）出生时短而畸形的大脚趾（箭头所示）预示着（B）后来颈部和背部的骨前软组织病变（箭头）的自发出现，甚至在它们转变为异位骨（箭头所示）之前就应该引起 FOP。（C）检查脚趾是否有蹈外翻和（或）进行 ACVR1 的 DNA 序列分析可确认诊断，避免可能加剧病情的病理活检（创伤）（Source: Kaplan FS, Smith RM. Clinical vignette – fibrodysplasia ossificans progressiva (FOP). J Bone Miner Res. 1997; 12: 855. Reproduced with permission of John Wiley & Sons.）

骨扫描检测到软组织异常后，HEO 才能被放射影像技术证实[22]。

实验室检查

常规生化检查一般正常，尽管血清前列腺素、碱性磷酸酶以及尿液中碱性成纤维细胞生长因子的水平在急性发作的炎症期、纤维增生期和成骨期可能会增高[23-24]。在早期发作期间，循环中的骨祖细胞数量增加[25]。

组织病理学特征

早期未骨化的 FOP 病变包括水肿肌肉的血管周围间隙中淋巴细胞、巨噬细胞和肥大细胞等单核炎症性细胞的强烈聚集[26-27]。在肌肉细胞死亡的分解代谢期之后，高度合成代谢的纤维增生期（通常被误认为是侵袭性幼年纤维瘤病）部分由来自 Tie2⁺ 细胞的间充质样干细胞组成，这些干细胞通过软骨内途径分化为成熟的异位骨[28-29]。

病因和发病机制

BMP 信号转导通路在 FOP 中高度失调[30-33]。FOP 细胞过度表达 BMP4，在应对 BMP 挑战时不能上调多种 BMP 拮抗剂的表达[30-31]，并表现出 BMP 受体内化缺陷和下游靶点激活增加，这表明 BMP 受体信号的改变参与了 FO 中 HEO 的形成[32]。

2006 年，全基因组连锁分析将 FOP 的致病基因定位在染色体 2q23-24 号上，该位点含有编码 BMP I 型受体的活化素 A I 型受体/活化素样激酶 2（activin A type I receptor/acting-like kinase 2, ACVR1/ALK2）基因[34]。在所有具有散发性或遗传性 FOP 的典型特征的受影响个体中，复发性杂合错义突变（c.617G>A；R206H）在 ACVR1/ALK2 的甘氨酸-丝氨酸（glycine-serine, GS）激活结构域中都已被鉴定出来，使分子证实成为可能[34-35]。随后，将确定的突变基因敲入小鼠模型再现了 FOP 的表型[36]。蛋白质模型预测了 GS 结构域的不稳定，这与 ACVR1/ALK2 受体的激活增强是 FOP 的异位软骨形成、成骨和关节融合的基本发病机制相一致[34]。GS 结构域是 FKBP1A（又称为 FKBP12）的特异性结合位点，FKBP1A 是一种高度保守的抑制性蛋白，可在没有配体的情况下防止 I 型受体发生泄漏性激活。在没有 BMP 的情况下，ACVR1/ALK2（R206H）蛋白与 FKBP1A 的相互作用较少，这表明这种受损的 FKBP1A-ACVR1/ALK2 相互作用部分地促成了 BMP 非依赖性信号通路的转导[37]。基底和配体刺激的 BMP 通路信号失调是 FOP 患者以及体外和体内 FOP 模型的结缔组织祖细胞的特征[37-43]。ACVR1（R206H）受体导致 FOP 的部分原因是对 BMP 配体的过度反应以及对通常拮抗的配体激活素 A 的过度反应[44-45]。此外，早期 FOP 病变通过细胞内不依赖配体的 HIF-1α 机制显著增强了 BMP 信号通路[46]。罕见变体和非典型形式的 FOP 个体已经被描述，并且都存在 ACVR1/ALK2 的激活突变，与常见的 R206H 突变一样，导致受体活性的增强[47-48]。

治疗

没有针对 FOP 的既定治疗方法；其罕见性、可变性和波动性的临床过程在评估实验性治疗方法时构成了很大的不确定性。目前主要是支持性治疗为主[49]。大剂量糖皮质激素的作用有限，但对早期炎症发作的治疗最为有效。骨髓移植是无效的，因为在一个基因易感的嵌合体患者中，即使是正常的免疫系统也会引发 FOP 发作[24]。FOP 治疗方法的研究[50-51]主要集中在靶向抑制 ACVR1/ALK2 受体和 BMP 通路信号上[52]，和（或）抑制 HEO 的骨质软骨原蛋白[53-54]，未来有希望取得一定成果。激活维甲酸信号通路和维甲酸受体 γ（retinoic acid receptor gamma, RARγ）可以抑制软骨形成和 HEO[53]，RARγ 激动剂 palovarotene 正在 FDA 批准的 FOP 临床试验中使用。有关 FOP 的临床试验的信息可在 http://clinicaltrials.gov/ 查找。

切除 FOP 的病变后，HEO 往往会出现明显的复发。手术解除关节挛缩是无效的，而且有新的创伤引起 HEO 的风险[49]。脊柱支具是无效的，手术干预会引起许多并发症[13]。牙科治疗应避免下颌阻滞和下颌拉伸[11]。有关全身麻醉的指南已有报道[55]。虽然维持关节活动的物理治疗可能会引发或加重病变而有害，但职业疗法评估往往是有帮助的[56]。应避免肌内注射[8,49]。预防跌倒、流感、复发性肺部感染和限制性胸壁疾病的并发症很重要[49]。

预后

尽管有广泛的 HEO 和严重的残疾，但一些患者仍能积极地活到 70 岁。然而，大多数患者较早死于严重限制性胸壁受累的心肺并发症[15]。

进行性骨发育不良

对 FOP 的研究使进行性骨发育不良（progressive osseous heteroplasia, POH）（OMIM #166350）得以发现，这是一种明显的异位骨化发育障碍[57-58]。与 FOP 一样，POH 是一种常染色体显性遗传的异位骨化的遗传病。然而，与 FOP 不同的是，POH 的异位骨化通常开始于真皮层，并通过膜内途径而非软骨内途径向更深层的组织发展[59]。2000 年，对 2 名 POH 患者和 Albright 遗传性骨营养不良症特征的鉴定表明，这两种疾病具有共同的遗传病因[60]，后来在第 3 名患者身上得到证实[61]。这些发现迅速导致父系遗传的 *GNAS* 基因失活突变被确定为 POH 的病因[62]。最近的一篇报道称，在鸡胚体细胞中破坏 *GNAS* 可模拟 POH 样骨化，这表明体细胞 *GNAS* 失活可能是 POH 中病变的马赛克分布的原因[63]。

没有特定的表型-基因型相关性来区分 POH 和更良性的局限性真皮骨化[64]。Gsα 是 *GNAS* 编码的几种蛋白质之一，其表达的减少可以在小鼠、人和小鼠间充质干细胞中诱导成骨细胞样表型[65-68]。通过破坏 Gsα 特异性外显子 1 而使 *Gnas* 杂合失活，改变了 *Gnas*$^{+/-}$ 小鼠的成骨细胞分化，并通过膜内过程表现为皮下异位骨化[67]。*GNAS* 编码的 G 蛋白和下游的 cAMP 信号似乎在早期细胞定型阶段参与调节细胞分化谱系，并且似乎至少部分地通过与 BMP 信号通路的相互作用调节成骨[66]，这引起了对 FOP 的治疗是否也可适用于 POH 的讨论。

Gsα 通过抑制间充质祖细胞中的 Hedgehog 信号转导来限制骨的形成，并且在 POH 动物模型和人类 POH 成骨细胞和祖细胞中，异位成骨细胞和祖细胞中的 Hedgehog 信号转导上调，这表明 Hedgehog 抑制剂可用于治疗 POH[68]。

目前，POH 的治疗是支持性治疗[69]。切除深层 POH 病变后，往往会出现明显的异位骨化复发。手术解除关节挛缩是无效的，而且有新的创伤引起异位骨化的风险。

参考文献

扫描书末二维码获取。

第 113 章
成骨不全症

Joan C. Marini

崔红旺 贾承明 邓伟民 译

引言

成骨不全症（osteogenesis imperfecta, OI），又称为脆骨症，是一种结缔组织的遗传性疾病，其特征是骨骼脆弱，易因轻度创伤而骨折[1]。OI 患者在临床上和遗传上都有多样性表现。OI 的表型范围从围产期死亡到早期骨质疏松症的细微表现。OI 患者有不同程度的组合，包括生长缺陷、牙齿形成缺陷（牙本质发生不全）、听力损失、蓝巩膜、大头畸形、脊柱侧凸、桶状胸和韧带松弛。经典 OI 是一种常染色体显性遗传病，由编码 I 型胶原蛋白（骨和皮肤基质的主要结构蛋白）的基因（*COL1A1/COL1A2*）的缺陷引起[2]。经典 OI 的病理组织学分类标准使用 1979 年提出的 Sillence 分类法（是在 OI 基因缺陷被发现之前提出的）[3]。随后的研究表明，相对轻度的 I 型 OI 是由于 I 型胶原蛋白缺乏引起的[4]，而中重度 OI 是由于 I 型胶原蛋白的结构缺陷引起的[2]。临床上健康的父母的后代中出现经典 OI 类型的复发是由双亲的嵌合体引起的[5]。从 2006 年开始，发现了导致罕见（大多数）隐性 OI 的基因，将 OI 的范式从胶原蛋白结构疾病转变为胶原蛋白相关疾病[6]。目前，18 种 OI 类型从致命到轻度不等，几乎占所有病例（表 113.1）。它们可以被分为 I 型胶原蛋白缺乏和结构缺陷加上四个功能组，包括骨矿化（*IFITM5*、*SERPINF1*）、胶原蛋白修饰（*CRTAP*、*P3H1*、*PPIB*）、胶原蛋白加工和交联（*SERPINH1*、*FKBP10*、*BMP1*）以及成骨细胞分化和功能（*SP7*、*TMEM38B*、*WNT1*、*CREB3L1*、*SPARC* 和 *MbTPS2*）的遗传缺陷。

临床表现

由于这 18 种类型的 OI 在症状和出现时的年龄上差异很大，鉴别诊断可能会有所不同[7]。OI 一般没有阳性家族史，因为大多数突变是隐性的或首发的。在产前，严重的 II、III、VII、VIII、IX、X、XIII、XVI 或 XVIII 型 OI 可能很难与致死性发育不良（thanatophoric dysplasia）、躯干发育异常（campomelic dysplasia）和 I 型软骨发育不全区分开。新生儿时，III 型或 VIII 型 OI 与围产期低磷酸酯酶症可能有重叠特征，但围产期低磷酸酯酶症具有血清碱性磷酸酶活性低的生化区别。在儿童时期，对于轻度的 OI，主要的鉴别诊断是青少年低磷酸酯酶症、特发性骨质疏松症和儿童虐待。

OI 的关键诊断特征是广泛的结缔组织缺陷，其特征包括面部特征、相对大头畸形、胸廓构型（桶状胸或漏斗胸）、关节松弛、体压迫和生长缺陷等多种组合。在隐性 OI 中，由胶原蛋白 3-羟基化复合物缺陷引起的 OI 在临床上与 II 型和 III 型重叠，而由 *SERPINH1*、*SERPINF1*、*FKBP10*、*TMEM38B*、*WNT1*、*CREB3L1* 和缺陷引起的 OI 在临床上与 II 型、III 型和 IV 型重叠。所有隐性 OI 几乎总是有白眼巩膜和不明显的齿列，而显性 OI 可能有蓝眼或白眼巩膜和牙本质发生不全[6]。然而，现在对 OI 的最终诊断是分子水平的，使用显性和隐性 OI 基因的 DNA 测序面板进行，有时辅以胶原蛋白的生化指标检测。

临床表型

OI 的 Sillence 分类法（表 113.1）采用临床和放射影像学标准[3]。现在，目前的基因分类将原有的 I ~ IV 型分配给胶原蛋白结构突变，并根据新发现的 OI 基因扩展了分类的数量。

I 型 OI 是最常见和最轻微的 OI 类型。骨折发生在出生后，通常在可行走后，但有时在中年表现为

表 113.1 成骨不全症（OI）的疾病分类

OI 类型	遗传	缺陷基因	缺陷蛋白质
胶原蛋白合成与结构缺陷			
Ⅰ、Ⅱ、Ⅲ、Ⅳ型	AD	COL1A1 或 COL1A2	_1（Ⅰ）或 _2（Ⅰ）型胶原蛋白
骨矿化缺陷			
Ⅴ型	AD	IFITM5	BRIL
Ⅵ型	AR	SERPINF1	色素上皮衍生因子
胶原蛋白修饰缺陷			
Ⅶ型	AR	CRTAP	软骨关联蛋白
Ⅷ型	AR	LEPRE1	P3H1
Ⅸ型	AR	PPIB	PPIB（CyPB）
胶原蛋白加工和交联缺陷			
Ⅹ型	AR	SERPINH1	热休克蛋白 47
Ⅺ型	AR	FKBP10	FKBP65
未分类型	AR	PLOD2	LH2
Ⅻ型	AR	BMP1	BMP1
成骨细胞分化与功能缺陷			
ⅩⅢ型	AR	SP7	SP7（OSTERIX）
ⅩⅣ型	AR	TMEM38B	TRIC-B
ⅩⅤ型	AR/AD	WNT1	WNT1
ⅩⅥ型	AR	CREB3L1	OASIS
ⅩⅦ型	AR	SPARC	SPARC（骨粘连蛋白）
ⅩⅧ型	XR	MBTPS2	S2P

AD：常染色体显性遗传；AR：常染色隐性遗传；XR：X 连锁隐性遗传。

早发性骨质疏松症。青春期后骨折发生率明显下降。Ⅰ型 OI 患者的巩膜通常呈蓝色，容易擦伤。他会出现听力丧失（最早出现在童年晚期，但通常在 20 岁左右出现）、牙本质发育不全和关节过伸。生长缺陷和长骨畸形通常是轻微的。

Ⅱ型 OI 通常是致命的，由围产期呼吸系统原因引起，尽管存活几个月也并不少见。这些婴儿通常是早产儿和小于胎龄的婴儿。他们的腿通常保持在蛙腿姿势，臀部外展，膝盖弯曲。放射影像学上，长骨骨量严重减少，伴有子宫内骨折和低管状骨重塑。颅骨矿化严重不足，前后囟门宽。巩膜呈蓝灰色。他们的骨主要由所谓的"编织骨"组成。

Ⅲ型 OI，即"严重进行性畸形"型，在出生时出现，与Ⅱ型 OI 谱系的轻度末端重叠。患者的骨骼非常脆弱，一生可能经历几十到上百次骨折。他们柔软的长骨由于正常的肌肉张力和骨折而变形。极度的生长缺陷导致这些患者的最终身高就维持在青春期前儿童的水平。几乎所有Ⅲ型 OI 患者都会出现脊柱侧凸。放射影像学上表现为干骺端膨胀和生长板"爆米花"状钙化[8]。这些患者需要密集的物理康复训练和骨科护理，以协助行走；许多人需要使用轮椅出行。Ⅲ型 OI 会持续一生，虽然很多人在中年时出现呼吸功能不全和肺心病，一些人因为呼吸的问题死于婴儿和儿童时期。

Ⅳ型 OI 是 Sillence 分类法中的中度严重类型。其诊断可能在出生时或学龄期就很明显。巩膜颜色是可变的，这些患儿每年有数次骨折和长骨弯曲。青春期后骨折发生率降低。最终的身高就维持在青春期前儿童水平；许多患儿对生长激素的反应是显著增加身高和改善骨组织[9]。放射影像学上，他们的骨量减少，并有轻度的骨重塑异常。他们可能有脊柱平直、椎体压迫和脊柱侧凸。通过康复干预和骨科管理，他们一般都能获得独立的活动能力。Ⅳ型 OI 会持续一生。

OI/EDS 是一个独立的亚型，既有 OI 的骨骼表现

（Ⅳ型或Ⅲ型），又有 Ehlers-Danlos 综合征的关节松弛[10]。髋部发育不良和早期脊柱侧凸经常出现。骨组织柔软易碎，脊柱固定时需要格外小心。患者的基因突变发生在Ⅰ型胶原蛋白链的氨基末端区域，并干扰胶原蛋白 N-末端前肽的加工[10]。

Ⅰ型胶原蛋白 C-末端前肽的突变也会引起 OI，尽管前肽是在胶原蛋白被纳入骨基质之前加工的[11]。这些病例的严重程度可从轻微至致命不等。C-末端前肽裂解位点本身或 C-前肽酶的突变导致矛盾的高骨量 OI，同时伴有 DXA BMD Z-分数升高和骨矿化过度[12]。

Ⅴ型和Ⅵ型 OI 在功能上是相关的，因为它们的致病基因相互影响并影响骨矿化，但它们在临床上有很大的不同[13]。Ⅴ型 OI 的定义是基于其骨组织以及增生性骨痂、致密干骺端带和骨间膜骨化的临床三联征[14]。常染色体隐性Ⅵ型 OI 的特征是白色巩膜、独特的鱼鳞状骨片层和宽的骨样条带，在遗传学上被定义为 *SERPINF1* 缺陷，生化上定义为血清中 PEDF 含量低或无。Ⅵ型 OI 在出生时并不明显，但在儿童期发展为伴有脊柱侧凸的严重 OI。

Ⅶ型、Ⅷ型和Ⅸ型 OI 属于常染色体隐性遗传，分别由前胶原蛋白-脯氨酰 3-羟基化复合物、CRTAP[15]、P3H1[16] 和 CyPB[17] 的组分缺乏引起。Ⅶ型和Ⅷ型 OI 表现极其相似无法鉴别，均伴有严重到致命的骨发育不良、正常的颅骨大小、肢体形态和白色巩膜。Ⅷ型 OI 的幸存者在 11～30 岁有严重的生长缺陷和白巩膜，DXA BMD Z-分数<-6 分。由一名西非始祖突变引起的Ⅷ型 OI 几乎均在围产期去世[18]。报道的Ⅸ型 OI 病例只有不到 10 例[6]，大多数是在围产期去世，但有 2 例是中等严重程度，都没有肢体近端部位相对较短（rhizomelia）。

Ⅹ型和Ⅺ型 OI 分别由胶原蛋白伴侣蛋白、HSP47[19] 和 FKBP10[20] 缺乏引起。Ⅹ型 OI 的特征为儿童期严重的骨骼发育不良、蓝色巩膜和牙本质发生不全。*FKBP10* 的缺陷可表现为单纯严重的 OI、OI 加先天性挛缩（Bruck 综合征）和单纯先天性挛缩（Kuskokwim 综合征）[21-23]。挛缩是一个可变的特征，即使是在兄弟姐妹之间也是如此。受影响的个体有变形 OI 伴骨折、椎体受压和身材矮小的表现，牙齿和巩膜正常。

Ⅻ型 OI 是一种严重的常染色体隐性遗传形式，由 C-末端前肽加工蛋白酶 BMP1 缺乏引起[24]。患者有多发骨折、脊柱后凸、身材矮小伴肢体近端部位相对较短。一些患者的 DXA BMD 升高，与高骨量型 OI 有重叠[12]。

最近发现的一组导致 OI 的基因导致成骨细胞分化和功能的缺陷。虽然患者有正常的牙齿、听力和巩膜颜色，但他们之间的表型有很大的差异。一个有趣的发现是，内质网阳离子通道的缺陷影响钙流动力学，导致中度严重的 OI，临床上很难将其与Ⅳ型 OI 区分开，尽管心脏缺陷可能是另一个关注点[25]。WNT1 的缺陷可能是显性的，导致成人骨质疏松；WNT1 的缺陷也可能是隐性的，导致进行性变形的 OI 伴脊柱后凸[6,26]。2 例有 SPARC 缺陷的患者为进行性变形 OI 伴肌张力过低[27]。在 RIP（受调节的膜内蛋白水解）途径中的两个基因 *CREB3L1*[28] 和 X 连锁的 *MBTPS2*[29]，各自导致类似于Ⅲ型 OI 的骨骼表型。

放射影像学和双能 X 线吸光测定法（DXA）的特征

典型的 OI 的骨骼检查显示广泛性骨量减少。长骨皮质薄，外形纤细。在中重度患者中，长骨出现弯曲和骨重塑畸形，特别是管状下突起、干骺端膨大和干骺端呈"爆米花"状[8]。上肢的长骨的严重程度似乎经常比下肢长骨的轻。即使在轻度Ⅰ型 OI 中，椎体也经常出现中心性压迫，这种压迫通常首先出现在 T12 至 L1 水平。在中度到重度 OI 中，椎体会出现中部和前部压迫，并可能出现整个椎体压迫。压迫通常与患者的 L1～L4 的 DXA Z-分数一致，但通常与脊柱侧凸不一致[30]。在脊柱侧位片中，椎体的不对称塌陷不容易评估，这与椎旁韧带松弛一起是 OI 脊柱侧凸的原因。OI 患者的颅骨，尽管严重程度的表型范围很广，但存在虫蚀样骨。Ⅲ型和Ⅳ型 OI 患者也可能有颅底平直症，这应该通过 CT 检查颅底压痕和内陷。

在一些 OI 类型中还注意到了一些不同的特征。在Ⅴ型 OI 中，可见致密的干骺端带、前臂骨间膜骨化和肥厚的骨痂[14]。Ⅶ型和Ⅷ型 OI 的长骨有一个囊性和结构紊乱的表现，骨骺呈"爆米花"状钙化；肢体显示近端部位相对较短[15-16]。

使用 DXA（L1～L4）进行 BMD 测定通常与 OI 的严重程度相关[7]，并且有助于跟踪其进程。重要的是，通过 Z-分数比较了 OI 与基质结构和晶体排列正常的骨的矿物质含量[31]。在 OI 中，许多突变导致异常基质内晶体不规则排列。DXA 不测量骨质量，它反映了骨的几何结构、组织形态和力学性能。

实验室检查

在 OI 患者中，与骨和矿物质代谢相关的血清化学物质通常是正常的。骨折后碱性磷酸酶可能升高，碱性磷酸酶在儿童时期的Ⅵ型 OI 中显著升高[32]。据报道，PEDF 在Ⅵ型 OI 中低至不存在，这提供了一种有用的筛查试验[33]。酸性磷酸酶在Ⅷ型 OI 中升高，在Ⅶ型 OI 中也可能升高[34]。生长轴激素水平正常[35]。骨组织形态计量显示在骨重塑和骨小梁数量存在缺陷[36]。所有类型的皮质骨宽度和松质骨体积都降低。骨重塑的速率增加，成骨细胞和破骨细胞的表面也增加。在偏振光下观察，OI 患者的骨板比对照组更薄且更不光滑；Ⅵ型 OI 的骨板具有鱼鳞外观[32]，而 V 型 OI 的骨板具有网状外观[14]。矿物质堆积率正常；晶体排列紊乱可能导致骨骼脆弱。

病因和发病机制

80%～85% 的 OI 患者主要遗传 I 型胶原异常，而 I 型胶原蛋白是骨细胞外基质的主要结构蛋白质[37]。在罕见的 OI 类型中，只有 V 型有一个在 *IFITM5* 的 5' 末端的复发突变，具有显性遗传[38]。隐性遗传 OI 可分为四个功能组：矿化缺陷型，前胶原蛋白脯氨酰 3-羟基化复合物组分缺乏型，胶原蛋白加工和交联缺陷型，以及成骨细胞分化和功能缺陷型。OI 现在被更广泛地理解为一种 I 型胶原蛋白相关疾病，因为所有的缺陷/缺陷蛋白要么直接与胶原蛋白相互作用，要么影响胶原蛋白的合成、交联或合成水平[6]。

典型的 I 型胶原蛋白型 OI 的病理生理包括多个层次的功能障碍，从异常的胶原蛋白折叠、过度修饰和内质网应激，到骨基质中的交联异常，与非胶原蛋白的相互作用受到干扰作用，骨细胞分化和功能改变，以及骨矿化过度，所以这些都会导致骨组织脆化[7]。小鼠研究已经涉及骨细胞功能障碍（成骨细胞内质网的应激表达，CHOP 和 GRP78 表达水平增高，细胞骨架功能障碍，基质生成受损，以及破骨细胞数量增加和活性增强）[7,39]。

由于 *COL1A1* 等位基因缺失，I 型 OI 患者合成的结构正常的 I 型胶原蛋白数量减少，显示 COL3/COL1 比值相对增加，通常通过培养成纤维细胞研究来检测[4]。临床上重要的Ⅱ型、Ⅲ型和Ⅳ型 OI 先证者合成正常胶原蛋白和结构缺陷胶原蛋白的混合物[2]。除了极少数例外，结构缺陷要么是发生在链上每 3 个位置的甘氨酸残基之一的氨基酸取代，这是正确的螺旋折叠（80%）所必需的，要么是外显子的选择性剪接（20%），导致框外转录比框内转录更频繁。结构异常会延迟三螺旋折叠，使组成链暴露于修饰酶的时间更长，导致电泳迁移较慢而可检测到的过度修饰。然而，生化测试不能准确检测到 α1（I）的 1/3 的氨基或 α2（I）链的一半氨基的异常[40]。在Ⅶ型[15] 和Ⅷ型[16]OI 中培养的成纤维细胞以及在部分Ⅸ型[17,41] I 型胶原中培养的成纤维细胞，也产生链螺旋区域的过度修饰的胶原蛋白，这表明缺乏 3-羟基化复合物会延迟螺旋折叠[7]。

胶原蛋白螺旋突变的基因型-表型模型表明，α1（I）和 α2（I）链在维持基质完整性方面发挥着不同的作用[2]。α1（I）中大约 1/3 的氨基取代是致命的，特别是当引入支链或带电的侧链时。两个完全致命的区域与胶原蛋白单体与整合素、基质金属蛋白酶（matrix metalloproteinase, MMP）、纤连蛋白、软骨低聚物基质蛋白（cartilage oligomeric matrix protein, COMP）的主要配体结合区域是一致的。至于 α2（I）链，只有 1/5 的取代是致命的，它们聚集在 8 个有规律间隔的区域，与胶原蛋白纤维上的蛋白聚糖结合区域一致。

这两种表型是由于无法加工 N-末端或 C-末端前肽导致的，具有不同的病因和发病机制。在螺旋体的氨基端，联合的 OI/EDS 综合征是由未裂解的 pN-胶原蛋白掺入原纤维引起的，这导致原纤维直径减小和基质完整性受损[10]。在 C-末端，PC-胶原蛋白掺入原纤维导致看似矛盾的骨矿化增加导致的骨脆性，导致高骨量 OI[12]。C 前肽自身的突变具有一系列表型，这取决于它们在 X 射线晶体学定义的"花状"结构中的位置[11]。这些突变延迟了链的结合，并可能干扰加工。

V 型和Ⅵ型 OI 的基因 *IFITM5* 和 *SERPINF1* 通过与骨矿化相关的途径连接在一起[13]。V 型 OI 的独特的 *IFITM5* 的 5' 端基因突变导致 BRIL 功能增加，导致成骨细胞 *SERPINF1* 表达和 PEDF 分泌增加，以及多种成骨细胞标志物表达增加[42]。相反，杂合的 BRIL p.S40L 替代会导致不典型的Ⅵ型 OI，其成骨细胞、SERPINF1 转录本和 PEDF 合成减少，其他成骨细胞标志物的表达减少[13]。然而，这两种 BRIL 突变都会降低 I 型胶原蛋白的表达和分泌。该通路显然从 PEDF 连接回到 BRIL，因为 PEDF 水平影响 IFITM5 的表达（Kang 和 Marini，尚未发表的观察结果）。

Ⅶ型、Ⅷ型和Ⅸ型 OI 的致病基因编码内质网定位的前胶原蛋白脯氨酰-3-羟基化复合物、CRTAP、脯氨酰-3-羟化酶 1 (prolyl 3-hydroxlase 1, P3H1) 和 CyPB[7] 的组分。CRTAP 和 P3H1 在复合物中是相互保护的，因此一种组分的零突变导致两种蛋白质的缺失[43]。该复合物修饰特定的脯氨酸残基；α1(I) P986 通常是完全羟基化的，而 α2(I) P707 是部分修饰的[7]。复合物中的缺陷会导致 3-羟基化严重减少或缺失，但也会导致整个胶原蛋白螺旋的过度修饰，这表明在复合物缺乏伴侣功能的情况下，折叠也会减慢。3-羟基化修饰本身已被提出用于微调原纤维中胶原蛋白单体的排列[6,44]。

X 型和 XI 型 OI 的基因 SERPINF1 和 FKBP10 也有相互功能连接的蛋白质产物 HSP47 和 FKBP65[45]。HSP47 是一种胶原蛋白特异性伴侣蛋白，优先与折叠的胶原蛋白螺旋结合，在分泌运输过程中阻止前胶原蛋白聚集。HSP47 支持 FKBP65 的稳定化，FKBP65 可能调控 HSP47 的定位[45]。此外，FKBP65 作为赖氨酰羟化酶 2 (lysyl hydroxylase 2, LH2) 的 PPIase，并支持二聚体形成其活性形式[46]。在其缺失的情况下，细胞外基质中胶原蛋白交联所需的末端肽赖氨酸的 LH2 羟基化严重减少，损害了胶原蛋白的基质结合。

最近描述的 6 个 OI 基因（SP7、TMEM38B、WNT1、CREB3L1、SPARC 和 MbTPS2）会导致成骨细胞分化和功能的缺陷。虽然它们的蛋白质产物不直接与胶原蛋白相互作用，但它们会间接影响胶原蛋白的分泌，在某种情况下，它们还会影响胶原蛋白的修饰。XⅣ型 OI 是由 TMEM38B 的零突变引起的，TMEM38B 编码钾离子的内质网膜通道，影响钙离子通量动力学[25]。多种胶原蛋白相关酶是钙依赖性的，这些突变会全面扰乱胶原蛋白的合成。此外，螺旋赖氨酰羟基化减少，胶原蛋白羟基化不足。这一功能类别中的另外 2 个基因 MBTPS2[29] 和 CREB3L1[28] 是调节性膜内蛋白水解（regulated intramembrane proteolysis, RIP）途径的组成部分，该途径也影响胆固醇代谢。这些 OI 类型表明，RIP 对骨骼发育至关重要，并表明存在细胞特异性 RIP 底物以及涉及内质网应激反应的一般途径。

治疗

早期和持续的康复干预是最大限度发挥 OI 患者身体潜能的基础[47-48]。对于最严重的类型，物理治疗应该在婴儿期开始，加强肌肉力量，如果可能的话，进行保护行走。在使用等张力和有氧训练的任何矫形干预之间，应该保持确保患儿有肌肉力量举起肢体对抗重力的训练。也应该鼓励游泳来进行有氧运动。

骨科治疗应该由有 OI 治疗经验的外科医生进行。为了避免功能丧失，骨折不应在没有复位前就让其自行愈合。骨科手术的目标是矫正畸形，使患者能够行走，并防止骨折复发。截骨术需要使用髓内钉固定。当前可使用的内固定器件包括伸缩棒（Bailey-Dubow[49] 或 Fassier-Duval[50] 棒）和非伸缩棒（Rush 棒）。选择适合情况的最小直径的棒有助于避免皮质萎缩。对于有显著生长潜力的患者，使用可伸缩棒可减少翻修。

OI 的并发症，包括肺功能异常、听力损失和颅底凹陷症，最好有专业的和协调的管理计划。在大约一半的Ⅳ型 OI[9] 和大多数 I 型 OI[51] 中，严重的生长缺陷对外源性的生长激素有反应；一些接受治疗的患儿可以达到正常身高。重组生长激素（rGH）的应答者的 L1~L4 的 DXA BMD 也增加了，骨活检可观察到骨体积/总体积（bone volume per total volume, BV/TV）和骨形成率（bone formation rate, BFR）增加。生长激素（rGH）对 OI 的骨骼的影响仍在研究中。

在过去的二十年中，抗骨吸收的双膦酸盐类药物在儿童 OI 的治疗中发挥了重要作用，其基本原理是通过增加骨体积和 BMD 来增加患者对骨折的抵抗力。4 项对照试验和最近的几个 meta 分析[52] 一致认为，双膦酸盐治疗增加了椎体 BMD Z-分数，改善了椎体几何形状[6,53-54]。然而，长骨骨折率的任何降低都是模棱两可的，骨折相对风险的降低是由骨硬度和承载力增加与骨骼质量下降（脆性增加）之间相互作用决定的。此外，椎体几何形状的改善并没有降低脊柱侧凸的发病率，即使在 5 岁之前接受双膦酸盐治疗的儿童中也是如此[30]。非对照试验中报告的行走、肌肉力量和骨疼痛的功能改善在对照试验中没有得到支持。研究表明，BMD 和组织学的最大获益是在治疗 2~4 年后实现的[6,53-54]。NICHD 目前使用双膦酸盐治疗典型的 OI 的方法是治疗 2~3 年，然后停药，同时继续随访患者。

停药后 8 年，帕米膦酸钠在患儿体内的半衰期延长和再循环可能会对患儿的骨骼和生殖造成风险[55]。高累积剂量的双膦酸盐可能会形成有缺陷的骨重塑的无功能骨，并可能引起骨微损伤积累[6]。在蒙特利尔协议剂量下，观察到截骨愈合延迟和牙齿萌出。这引起了人们对短效抗骨吸收药物的兴趣，例如 RANKL 抗体地诺单抗以及促骨生成药物，例如实验性抗骨硬化蛋白抗体。

参考文献

扫描书末二维码获取。

第 114 章

纤维蛋白病：马方综合征和马方综合征相关疾病的骨骼表现

Gary S. Gottesman 和 Michael P. Whyte

霍少川　易春智　陈柏龄　译

引言

纤维蛋白病是结缔组织疾病，具有一系列共同的特征，但它们因有特定的临床和分子表现而有所不同。本章讨论了它们最常见类型的表型、分子基础、发病机制和治疗，同时强调它们的骨骼表现。

马方综合征

马方综合征（Marfan syndrome，MFS）（OMIM #154700）在每5000人中至少1人患病，是一种常染色体显性（autosomal dominant，AD）遗传病，由原纤维蛋白-1（fibrillin-1，FBN1）缺陷引起，导致主要涉及心血管、肌肉骨骼、皮肤和视觉系统的多种并发症。MFS的分类学在过去30年中不断完善，最近一次更新是在2010年（表114.1）[1-3]，使MFS能够与其他20多种其他表型相关疾病（OMIM编号见表114.2）区分开来，包括：①先天性挛缩性蜘蛛样指（congenital contractural arachnodactyly）；②家族性主动脉瘤；③二尖瓣脱垂伴主动脉、骨骼和皮肤表现；④二尖瓣脱垂综合征；⑤孤立性（家族性）晶状体异位；⑥最近描述的马方脂肪营养不良综合征（表114.2）。其他一些与MFS表型相似的疾病反映了蛋白质与FBN1的相互作用的改变（例如Loeys-Dietz综合征1～5伴TGF-β信号转导改变）[4-5]。还有一些FBN1纤维蛋白病具有独特的临床特征[例如身材矮小、圆脸、颅缝早闭（craniosynostosis）、肢端缩短（acromelia）、趾骨宽大、关节活动度降低、皮肤厚、肝脏肿大、神经发育迟缓、嗓音嘶哑、肌肉无力和神经病变]（表114.3）。先天性挛缩性蜘蛛样指（又称为9型远端关节弯曲）是一种FBN2纤维蛋白病，包括MFS的几个特征（例如马方综合征体型、细长指、二尖瓣脱垂、晶状体异位），但也会出现骨质减少和先天性脊柱后凸，伴有骨皮质厚度减少，骨小梁稀疏，躯干骨的矿化程度与四肢骨相比降低，同时伴有小腿肌肉发育不良、运动发育迟缓和特征性的耳廓皱缩[6-7]（表114.2和114.3）。

MFS的最新诊断标准需要严格遵守，并取决于特定的解剖特征、家族史和系统评分（systemic score，SS）结果（表114.1）[3]。SS反映体格检查和临床表现，需要至少7分（最多20分）来判定系统性受累。错误的诊断有可能导致不适当的医疗干预，限制身体活动而损害其健康益处、造成社会孤立、增加经济负担以及改变职业或生育选择[3]。MFS的特征性骨骼特征在SS中很重要，包括手腕（1分）和拇指（1分）征象，如果两者都存在，则分值增加（共3分）[3]（图114.1）。如果拇指和第五指能环绕对侧手腕，并且拇指至少能超过第五指指甲的角质层，则"手腕征"（由手指长得不成比例、骨骼肌和皮下脂肪减少所致）[8]为阳性。如果整个拇指的远端指骨可以折叠到手掌的尺侧边界之外，则"拇指征"（由拇指长和手部活动过度所致）[8]为阳性。如果有中足下陷（踝关节内旋），并伴有明显的后足外翻和前足外展（abduction）（2分），则附加1分，这与典型的扁平足（1分）和先天性肘关节挛缩导致伸直度降低（≤170°）（1分）的标准不同。中轴骨骼标准包括胸廓畸形（由纵向肋骨过度生长引起）[9]，其中鸡胸（2分）超过了漏斗胸（1分），以及脊柱侧凸或胸腰椎后凸（1分）。髋臼内陷（放射影像学上明显的内侧突出超过髂坐线至少3 mm）为2分。硬脑膜异位症（2分）是脑膜囊的

表 114.1　马方综合征（MFS）的修订诊断标准

Ⅰ.在没有家族史（FH）的情况下
1. DAoD（Z≥2）和 EL：MFS
2. DAoD（Z≥2）和 FBN1：MFS
3. DAoD（Z≥2）和系统评分（≥7）：MFS[a]
4. DEL 和 *FBN1* 有已知的 AoD：MFS
   - EL 伴有或不伴有系统性评分（≥7 分），和无 *FBN1* 或伴有 AoD 和 *FBN1* 未知：EL 综合征
   - AoD（Z<2）和系统评分（≥5），至少有一个骨骼特征而没有 EL：MASS
   - MVP 和 AoD（Z<2）和系统评分（>5），没有 EL：MVPS

Ⅱ.在有家族史（FH）的情况下[b]

5. DMFS 的 EL 和 FH：MFS
6. D 系统得分（≥7 分）和 MFS 的 FH：MFSa
7. DAoD（Z≥2 的 20 岁以上或≥3 的 20 岁以下）和 MFS 的 FH＝MFS[a]

Ⅲ.系统评分（SS）（≥7 分为系统性受累；最高＝20 分）

中轴骨：
- 面部特征（任何 3/5）：1 分（长头症、眼睑下垂、睑裂下垂、颧骨发育不良、反颌畸形）
- 鸡胸：2 分
- 漏斗胸或胸廓不对称：1 分
- 脊柱侧凸或驼背：1 分
- 硬脑膜异位症：2 分
- 髋臼内陷：2 分

四肢骨：
- 腕征和拇指征：3 分；腕征或拇指征：1 分
- 伸肘受限：1 分
- 后足畸形：2 分
- 扁平足：1 分
- US/LS 降低和手臂/身高增加，没有严重脊柱侧凸：1 分

其他系统：
视觉：
- 近视度数>300 度：1 分

肺：
- 气胸：2 分

心脏：
- 二尖瓣脱垂（所有类型）：1 分

皮肤：
- 皮肤条纹：1 分

AoD：Valsalva 窦处的主动脉直径；EL：晶状体异位；*FBN1*：原纤维蛋白-1 突变；MASS：近视、二尖瓣脱垂、主动脉根部扩张、骨骼表现、条纹综合征；MVPS：二尖瓣脱垂综合征；US/LS：上段/下段比率；Z：Z-分数。

[a] 如果出现 Shprintzen-Golberg 综合征、Loeys-Dietz 综合征或血管性 Ehlers-Danlos 综合征的鉴别特征，则需要进行 *TGFBR1/2*、*TGFB2/3*、*SMAD3* 和 *SKI* 检测以及胶原蛋白生物化学检测和 *COL3A1* 检测。

[b] 当一个家庭成员使用上述标准被独立诊断时。

Source: adapted from [3] and [9].

扩张，可能是由于脑脊液产生的压力使硬脑膜最容易受影响的部分变弱引起。它可能使神经管变宽，使椎体和后部骨质变薄，使神经孔扩张，使硬脑膜突出于神经管外[10]。硬脑膜异位症最好通过 CT 或 MRI 检测，但有时 X 线片上也很明显，可将 MFS 与所有其他纤维蛋白病和 MFS 相关疾病区分开，但 TGF-β 相关疾病、Loeys-Dietz 综合征和血管性 Ehlers-Danlos 综合征（*COL3A1*）除外[3]。症状包括：头痛，腰部

表 114.2　马方综合征和表型相关疾病

疾病	遗传	OMIM 编号	位点	突变基因
马方综合征（MFS）	AD	154700	15q21.1	FBN1
肢端发育不良（acromicric dysplasia, ACMICD）	AD	102370	15q21.1	FBN1
Shprintzen-Goldberg 颅缝早闭综合征（Shprintzen-Goldberg craniosynostosis syndrome, SGS）	AD	182212	15q21.1	FBN1
皮肤僵硬综合征（stiff skin syndrome, SSKS, SSKS）	AD	184900	15q21.1	FBN1
Weill-Marchesani 综合征 2（Weill-Marchesani syndrome 2, WMS2）	AD	608328	15q21.1	FBN1
Geleophysic 发育不良 2 型（Geleophysic dysplasia 2, GPHYSD2）	AD	614185	15q21.1	FBN1
马方脂肪营养不良综合征（Marfan lipodystrophy syndrome, MFLS）	AD	616914	15q21.1	FBN1
远端关节弯曲 9 型（arthrogryposis, distal, type 9, DA9）	AD	121050	5q23-q31	FBN2
Geleophysic 发育不良 1 型（Geleophysic dysplasia 1, GPHYSD1）	AR	231050	9q34.2	ADAMTSL2
Weill-Marchesani 综合征 1（Weill-Marchesani syndrome 1, WMS1）	AR	277600	19p13.2	ADAMTS10
Weill-Marchesani 样综合征（Weill-Marchesani-like syndrome, WMLS）	AR	613195	15q26.3	ADAMTS17
Weill-Marchesani 综合征 3（Weill-Marchesani syndrome 3, WMS3）	AR	614819	14q24.3	LTBP2
牙齿异常和身材矮小（dental anomalies and short stature, DASS）	AR	601216	11q13.1	LTBP3
皮肤松弛症，AR，IC 型（Cutis Laxa, AR, Type IC, ARCL1C）	AR	613177	19q13.1-q13.2	LTBP4
Shprintzen-Goldberg 颅缝早闭综合征（Shprintzen-Goldberg craniosynostosis syndrome, SGS）	AD	182212	1p36.33-1p36.32	SKI
Camurati-Engelmann 病（Camurati-Engelmann disease, CED）	AD	131300	19q13.2	TGFB1
Loeys-Dietz 综合征 1（Loeys-Dietz syndrome 1, LDS1）	AD	609192	9q22.33	TGFBR1
Loeys-Dietz 综合征 2（Loeys-Dietz syndrome 2, LDS2）	AD	610168	3p24.1	TGFBR2
Loeys-Dietz 综合征 3（Loeys,-Dietz syndrome 3, LDS3）	AD	613795	15q22.33	SMAD3
Loeys-Dietz 综合征 4（Loeys-Dietz syndrome 4, LDS4）	AD	614816	1q41	TGFB2
Loeys-Dietz 综合征 5（Loeys-Dietz syndrome 5, LDS5）	AD	610380	3p22	TGFB3

AD：常染色体显性；AR：常染色体隐性。
远端关节弯曲 9 型＝先天性挛缩性蜘蛛样指＝Beals 综合征。
皮肤松弛症，AR，IC 型＝Urban-Davis-Rifkin 综合征（URDS）。
牙齿畸形和身材矮小（DASS）＝牙齿缺失综合征（tooth agenesis syndrome）（STHAG）。
OMIM 编码的重新分配：
Loeys-Dietz 1B 610168 移至 LDS2 610168。
Loeys-Dietz 2A 608967 移至 LDS1 609192。
Loeys-Dietz 2B 610380 移至 LDS2 610168。
牙齿缺失综合征 613097 移至 DASS 601216。
Source: [9]. Reproduced with permission of John Wiley & Sons.

和下肢近端疼痛，以及下肢麻木和无力的神经根性症状[10-11]，发生率高达 90%[10-15]。最后，中轴/四肢骨骼比例失调（即白人成人的上节段与下节段之比＜0.85，黑人成人＜0.78，亚裔成人数据不详），加上臂展与身高之比增加，而无严重脊柱侧凸（成人＞1.05），为 SS 加分 1 分[3]。

对 SS 有影响的还有面部特征：长头畸形、眼球内陷、睑裂下垂、颧骨发育不良和下颌畸形，这些可能是由颅骨、眼眶、上颌骨和下颌骨的变化造成的[16-17]。这五个常见的面部特征中有三个则需要在 SS 上加

表 114.3　马方综合征和马方相关疾病的骨骼特征

	MFS	MFLS	SGS	AD	GD	WMS	DA9	LDS
中轴骨异常								
驼背	++	+	++	−	−	−	+++	++
漏斗胸	+++	++	+++	−	−	−	++	++
脊柱侧凸	+++	++	++	++	−	−	+++	+++
硬脑膜异位症	+++	++	−	−	−	−	−	+++
四肢骨异常								
蜘蛛样指	+++	+++	+++	−	−	−	+++	+++
短指症	−	−	−	+++	+++	+++	−	−
先天性指屈曲	+	+	++	−	−	++	+++	++
马蹄内翻足	−	−	+	−	−	−	−	−
细长指趾症	+++	+++	+++	−	−	−	++	+++
关节活动度过高	++	++	++	−	−	−	+/−	−
关节挛缩	+/−	++	−	+	+++	−	++	−
扁平足	++	++	−	−	−	−	−	−
髋臼内陷	+++	+/−	−	−	−	−	+	+
身材矮小	−	−	−	+++	+++	+++	−	−
低 BMD	++	−	+	−	−	+/−	++	+/−
颅面异常								
大头畸形	−	++	−	−	−	−	−	−
高拱形的上颚	+++	+++	+++	−	−	−	++	+++
悬雍垂裂	−	−	+	−	−	−	−	⟷
腭裂	−	−	+	−	−	−	+/−	⟷
颅缝早闭	−	+	++	−	−	−	+/−	⟷
长头畸形	+++	+++	−	−	−	−	−	+
睑裂下垂	++	+++	+++	−	+	−	−	++
眼球内陷	++	−	−	−	+/−	−	−	+
眼球突出	−	+++	+++	−	−	−	−	−
眶距过宽	−	−	−	−	++	−	+/−	+++
长上唇	−	−	−	−	+++	−	−	−
颧骨发育不良	+++	++	+++	−	−	−	+	+++
小颌畸形/反颌畸形	++	+++	+++	−	+	−	+	+++

−：不相关；+/−：罕见或不易察觉；+：偶尔观察到；++：常观察到；+++：普遍观察到；⟷：不同基因型的表型谱不同。
AD：肢端发育不良（acromicric dysplasia）；DA9：远端关节弯曲 9 型（distal arthrogryposis type 9）（又称先天性挛缩性蜘蛛样指）；LDS：Loeys-Dietz 综合征 1~5。
Source: [9].

1 分[3]。此外，气胸和二尖瓣脱垂的心肺检查结果分别增加 2 分和 1 分。明显的近视（即屈光度＞3 度）增加 1 分。皮肤存在条纹加 1 分[3]。

明确诊断 MFS 需要在 Valsalva 静脉窦处有主动脉扩张（直径 Z-分数≥2）或过去有主动脉夹层（表 114.1）。晶状体异位是另一个关键的发现（无论是否

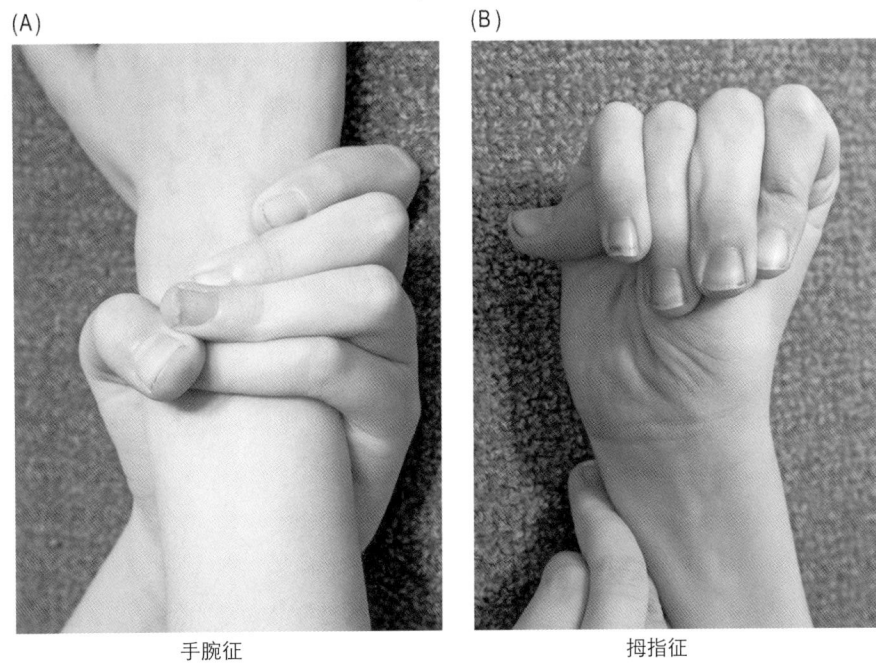

| 手腕征 | 拇指征 |

图 114.1 （也见彩图）马方综合征的特征性骨骼特征包括（A）手腕征（1分）和（B）拇指征（1分）

有主动脉受累）。*FBN1* 突变分析现在已成为 MFS 诊断的一个组成部分（表 114.1）[3]。

MFS 与骨质减少或低 BMD 之间的任何关联一直难以评估，特别是在儿童中。常规的 X 线片通常显示"骨质减少"[18]。然而，DXA 的面积测量（g/cm^2）的局限性，而不是体积 BMD（g/cm^3），影响了这种评估。儿童骨骼在生长过程中会改变大小和形状，这给 DXA 带来了挑战 [19-20]。根据 DXA，高个子和矮个子的受试者的骨骼密度分别较高或较低。较新的 DXA 研究对 MFS 进行了身高、体重、年龄、性别和种族的调整，结果显示全身和腰椎的 BMC 和 BMD 明显降低 [21-22]。一项 MFS DXA 研究调整了身高-年龄的 BMD（BMD for height-age，BMD_{HAZ}），显示腰椎和股骨的 BMD_{HAZ} 明显减少。随访显示，脊柱的 BMD_{HAZ} 基本稳定，股骨颈的 BMD_{HAZ} 略有增加，而整个股骨的 BMD_{HAZ} 则明显下降 [22]。10 岁以下的人的股骨颈 BMD_{HAZ} 较低（-1.41），而年龄较大的人的股骨总 BMD_{HAZ} 明显降低（-1.94）。原因尚不清楚 [22-23]。2015 年，将患有 MFS 的儿童、青少年和年轻成人与健康对照组进行了比较。在患有 MFS 的儿童中，中轴骨和四肢骨的骨量和肌肉量减少，并在成年后持续减少，最终导致骨量峰值受损 [23]。然而，成人 MFS 的骨折发生率尚不清楚。如果使用与他们身高匹配的对照组，则他们的肌肉质量的减少可能会更明显 [23]。有一种可能性是由于担心主动脉扩张而减少体力活动，这可能会对肌肉的生长产生负面影响 [23]。另外，肌肉量的减少可能使骨骼的机械应变保持在一个恒定的设定点上。*FBN1* 基因过早终止密码子可能导致单倍体功能不全，与框内突变预测具有显性/负面影响的患者相比，患者的骨量减少 [23]。

先天性挛缩性蜘蛛样指

先天性挛缩性蜘蛛样指（congenital contractural arachnodactyly，CCA）是一种罕见的 AD 遗传病，它与 MFS 的区别在于它有耳廓皱缩、多种先天性屈曲挛缩，通常没有长头畸形、近视、晶状体异位和主动脉扩张 [24-25]。这两种疾病的共同点是蜘蛛样指、脊柱侧凸、进行性脊柱后凸（有时在 CCA 出生时就存在）和肌肉量减少。骨量减少被认为在 CCA 更为常见 [26]（表 114.3）。挛缩可以缓解，但先天性指屈曲（camptodactyly）持续存在 [26]。据报道，患者寿命一般是正常的，除非出现明显的心脏或脊柱畸形。在重症新生儿病例中，CCA 和 MFS 的临床表型是相似的，这表明分子诊断是必要的 [27]。

马方综合征相关疾病

与FBN1纤维蛋白病相关的各种临床表型似乎反映了 *FBN1* 特定结构域的突变[28]。Shprintzen-Golberg综合征（Shprintzen-Golberg syndrome, SGS）是一种罕见的 AD 遗传病，其骨骼特征与MFS 和 Loeys-Dietz综合征重叠（表114.3）。颅面异常（前额高或突出、突眼、耳朵后旋和颅缝早闭）和神经发育迟缓至轻度至中度智力障碍是 SGS 的特征。最近的报道将大多数SGS患者与SKI（一种负向调节SMAD依赖性TGF-β信号转导的原癌蛋白）联系起来[29-30]。在两名SGS患者的一个特定 *FBN1* EGF 样结构域中发生了 *FBN1* 突变。SKI 和 FBN1 都调节 TGF-β 功能，它们的重叠表型可能是由影响TGF-β信号转导的特定蛋白质改变导致的[29,31-32]。

马方脂肪营养不良综合征（Marfan lipodystrophy syndrome, MLS）是最新的 FBN1 纤维蛋白病，其特征包括早产、先天性脂肪营养不良、线性生长速度超过体重增加、早衰面容以及符合 MFS 诊断的最新标准[33-34]。骨骼表型可能很严重，表现为颅面异常、脊柱后凸、脊柱侧凸、髋臼内陷和硬脑膜异位，但主动脉弓扩张和（或）晶状体异位仅在大约50%的病例中报道[34]。

还有其他 FBN1 纤维蛋白病具有独特的临床特征（表114.3）。Weill-Marchesani 综合征表现为 AD遗传的身材矮小、短指症（brachydactyly）、指屈曲（camptodactyly）、早期和严重的近视以及晶状体异位。肢端发育不良（acromicric dysplasia）和 geleophysic 发育不良2型（geleophysic dyplasia 2, GD2）的特征为指过短和身材矮小。GD2的特征进一步表现为面部遗传和心脏受累。皮肤僵硬综合征（stiff skin syndrome, SSKS）表现为全身性皮肤变厚、结痂，可限制关节活动并导致挛缩，没有任何 MFS 的骨骼特征。导致 SSKS 的 *FBN1* 突变涉及一个 RGD 基序，一个推定的整合素结合位点。这些等位基因疾病都是由 *FBN1* 结构域的突变导致的，这些突变被预测在编码的微纤维内相互靠近，表明它们改变了整合素结合和微纤维功能[28,35]。

除了 FBN1 和 FBN2 纤维蛋白病外，还有几种疾病与 MFS 的表型明显重叠，并与FBN1马方相关疾病相似。Loeys-Dietz综合征（Loeys-Dietz syndromes 1-5, LDS 1~5）在遗传上是异质性的，但具有三个共同的临床特征：动脉迂曲和动脉瘤，宽位眼，以及悬雍垂裂或腭裂。颅缝早闭也很常见。LDS可引起免疫相关疾病，增加食物过敏、哮喘、鼻炎和湿疹的发病率[4]。

TGFBR1 或 *TGFBR2*、*TGFB2* 或 *TGFB3* 和 *SMAD3* 这五个基因中的任何一个发生突变都可以解释LDS——由TGF-β信号转导改变引起的[4-5,36]。具体的临床标准似乎缺乏，诊断主要依靠分子检测[4]。最令人关注的特征是快速进展的主动脉瘤疾病，可能发生在比MFS更年轻的年龄和更小的主动脉尺寸。

同型半胱氨酸尿症（homocystinuria）是一种先天性代谢紊乱，由于与MFS的表型相似，值得一提。这种常染色体隐性（autosomal recessive, AR）遗传病是由胱硫醚β-合成酶基因（cystathionine β-synthase, *CBS*）突变引起的，导致酶活性不足。未经治疗的同型半胱氨酸尿症会导致近视、晶状体异位、智力低下、骨骼变化（身高和肢体长度过长），并有血栓形成和血栓栓塞的风险。大约50%的患者对药物剂量的维生素 B_6 有反应，这强调了区分同型半胱氨酸尿症和MFS的重要性[37]。

发病机制

MFS 的发病机制很复杂。MFS 是由位于15q21.1染色体的 *FBN1* 编码的[8,37-38]细胞外基质10-nM微纤维的主要结构元件 FBN1 的结构或表达改变导致的[8-9,28]。*FBN1* 有多个功能域，具有完整的、重复的富含半胱氨酸的基序。微纤维的组装取决于原纤维蛋白（fibrillin）单体的长度[8]。原纤维蛋白含微纤维，作为弹性纤维或不含弹性蛋白的结构成分，有助于组织各种组织。FBN1还通过与整合素受体相互作用以及与TGF-β和BMP络合来改变细胞行为[9]。MFS和相关表型代表了1000多种FBN1致病变体[37]。FRN1被纳入弹性和非弹性组织中的大型微纤维结构中，并在以下方面起作用：①弹性基质的形成和动态平衡；② 基质细胞的附着；③ 可能调节选择的生长因子。MFS 动物模型已经阐明了微纤维调节、基质隔离和TGF-β的激活[37]。TGF-β信号在FBN1缺陷的小鼠中升高，使用血管紧张素1受体阻滞剂、洛沙坦或TGF-β中和抗体的药物治疗可以减轻或防止肺、二尖瓣、骨骼肌和血管的变化。通过丝裂原激活的蛋白激酶级联反应的非经典TGF-β信号转导（不依赖于Smad），可能是驱动主动脉瘤和夹层发展的另一种机制[39]，并且可能适合于药物干预[39]。该信号转导与 MFS 的其他表现和 MFS 主动脉疾病中基质降解酶的相关性正在研究之中[37]。

突变的 *FBN1* 被认为会对正常的蛋白质产物产生显性负性干扰。*FBN1* 的单倍体功能不足也被认为是致病性的，因为一些患者的唯一 *FBN1* 突变是过早终止密码子[37]。

管理和治疗

MFS 及其相关疾病的多变性需要多学科管理，包括定期监测。为多位专家确定一位主要协调医生是成功的关键。通常情况下由医学遗传学家、儿科医生、内科医生或心脏病医生承担这一领导角色。其他医生应包括眼科医生、骨科医生和心胸外科医生。视力问题通常可以通过戴眼镜来解决。偶尔需要做手术植入人工晶体，但最好在生长停止后进行。如果弯曲度超过 25°，MFS 脊柱侧凸支具的作用有限，但手术干预有可能导致疾病本身并发症的风险[40-41]。脊柱滑脱症也发生在 MFS 中。简单的干预措施，例如支持性矫形器或鞋中插入楔形插入物可以减少足畸形带来的疲劳和肌肉不适。驼背畸形很少严重到需要进行手术修复的程度，但如果有影响心肺功能的证据，则应向心胸外科医生咨询。

在过去的 40 年里，MFS 患者的长期生存率有了很大的提高，这主要得益于预防主动脉夹层的新的手术技术。对于年龄较大的儿童和成人，当主动脉根部的直径接近 5 cm 时，建议对主动脉扩大进行手术治疗，但如果主动脉扩大的速度很快（每年 0.5~1.0 cm），则可能需要更早进行手术[42]。此外，对于伴有主动脉瓣功能障碍和进行性严重的主动脉瓣反流的患者，可能需要在到达 5 cm 的阈值之前进行修复。对于有主动脉夹层家族史者，应加强对其主动脉根部扩张的监测。严重的二尖瓣受累是儿童早期干预的一个指征[42]。

药物治疗可以改善充血性心力衰竭患者的心血管功能。血管并发症的预防包括减少血流动力学应激对主动脉壁的损伤。在诊断和进行性主动脉扩张时，通常推荐使用 β-受体阻滞剂[37]。如果不能耐受 β-受体阻滞剂，可以使用其他降压药；然而，它们在 MFS 中的有效性和安全性仍在调查中[37]。为预防亚急性细菌性心内膜炎，牙科工作需要使用抗生素[37]。

对 MFS 患者的常规监测应包括每年的眼科检查和超声心动图检查，当主动脉根部扩大轻微或缓慢增大时监测升主动脉。当出现以下情况时，应进行更频繁的无创性评估：① 成人主动脉根部直径接近 4.5 cm；② 主动脉扩张率超过每年约 0.5 cm；③ 出现明显的主动脉反流。建议从成年早期开始用 CT 或 MR 血管造影对整个主动脉进行监测[37]。

应避免接触性或竞争性的运动或等长运动，以减少对心血管系统的压力，并进行调整以避免创伤、关节损伤和疼痛。刺激心血管系统的药物（减充血剂和咖啡因）或导致血管收缩的药物（包括曲普坦类）是禁忌的。此外，不建议使用 LASIK 矫正屈光不正，因为角膜屈光手术可能导致眼压短暂升高，从而导致医源性近视[37,43]。对于有气胸风险的人，应避免呼吸阻力或正压通气。为了防止灾难性的心血管事件，怀疑患有 MFS 的 MFS 患者的亲属都应进行超声心动图检查。如果首例病例的临床发现不明显，所有近亲都应进行超声心动图检查。患有 MFS 的孕妇需要由高危产科医生进行强化监测，包括在产后初期[37]。

因为血管紧张素受体阻滞剂（例如氯沙坦）在动物模型中显示出对主动脉扩张的良好保护作用，目前正在儿童和成人中对使用该类药物治疗 MFS 进行研究（见 clinicaltrials.gov）[39]。多项前瞻性试验显示，β-受体阻滞剂与洛沙坦联合使用比单独使用任何一种药物都能对儿童和成人 MFS 患者的主动脉根部扩张提供更好的保护。然而，中和 TGF-β 的干预措施可能会对主动脉生长有不利影响（在小鼠模型中发现）[7]。新的药物疗法有望纠正过度的 TGF-β 信号转导对心血管和肌肉骨骼系统的致病作用，同时在主动脉的生长和发育过程中保持 TGF-β 的活性。

MFS 相关疾病的医学监测和治疗目前还没有得到很好的描述，但由于这些疾病的多效性，但范围大体上是相似的。

参考文献

扫描书末二维码获取。

第 115 章
低磷酸酯酶症和其他影响骨骼的酶缺乏症

Michael P. Whyte

彭 鹏[2] 易春智 陈柏龄 译

引言

以酶缺乏为特征的先天性代谢紊乱会严重损害骨骼[1]。这里回顾了五种这样的疾病。

低磷酸酯酶症

低磷酸酯酶症（hypophosphatasia, HPP）是一种罕见的遗传性佝偻病或骨软化症（OMIM #146300、#241500、#241510）[1]，其生化特征是组织非特异性（骨/肝）（bone/liver）碱性磷酸酶（tissue-nonspecific isoenzyme of alkaline phosphatase, TNSALP）的同工酶活性低于正常水平[2-3]。尽管在健康情况下，所有组织中都存在一些TNSALP[4]，但HPP主要影响骨骼和牙齿，并且在所有骨骼疾病中严重程度最高[5]。许多病例和一些家族报告已经确定了其临床、放射影像学、生化和组织病理学特征，根据患者骨骼疾病或其他重要并发症出现时的年龄，HPP可分成六种主要类型：围产期、婴儿期、儿童期（轻度或重度）、成人期和牙型HPP（odonto HPP）[6]。一般来说，发病越早，临床进展越严重[2-3]。

围产期HPP在子宫内就有表现[7-9]。出生时，极度的骨骼低矿化表现为囟门宽大和四肢短小。呼吸系统的损害是致命的，存活罕见[7-9]。其X线特征是能确定诊断的[2]。有时骨骼钙化程度很差，只能找到几块骨头[10]，或颅骨只在中心部位骨化，脊柱节段缺失，四肢有严重的佝偻病样改变[2-3]。重要的是，患有"良性产前"HPP的患者在子宫内表现出弯曲，并在出生后纠正，然后表现范围很广，从婴儿期到牙型HPP（见下文）[9]。

婴儿期HPP在6个月前出现[3,10-11]。在出现佝偻病畸形、喂养不良、体重增加不足、肌张力低下和囟门宽大之前，发育似乎正常。维生素B_6依赖性癫痫发作预示着致命的病程[12]。高钙血症可引起反复呕吐，高钙尿症有时会引起肾钙质沉着和肾损害[10,13]。低矿化的颅骨可能给人一种囟门敞开的错觉，但实际上存在功能性颅缝早闭。连枷胸容易引起肺炎[8]。X线片上的改变是典型的，但不像在围产期HPP中那么明显[2]。从相对正常的干骺端突然过渡到低矿化的干骺端可以提示突然的代谢恶化。骨骼损害可自发改善或进行性加重[10]，其中约50%的婴儿在婴儿期死亡[7-8,10]。进行性骨骼脱矿伴骨折和胸廓畸形进展通常预示着致命的结局[7,10-11]。

儿童期HPP（轻度和重度）[6]导致乳牙过早脱落（5岁之前），没有牙根吸收，原因是牙骨质的矿化不足[14]。下门牙通常首先脱落，但所有牙齿都会受到影响。恒牙情况较好。典型的并发症包括身材矮小、长头畸形、肌肉无力和行走时间推迟且步态不稳[15]。儿童期的临床病程通常不变[16]。然而，青春期后患者似乎有所好转，但骨骼并发症有时会在中年复发[2-3,17]。X线片显示有特征性的"舌状"透光影从生长板突入干骺端（图115.1）[2]。真正的颅缝过早融合伴颅缝早闭可导致颅骨出现"铜打碗"外观[2-3]。

成人期HPP通常在中年时出现复发性、愈合不良的跖骨应力性骨折[17]。有时患者会回忆起在儿童时期出现的佝偻病和（或）乳牙过早脱落[23,17]。随后，臀部或大腿的不适可能提示股骨假性骨折[17-20]。焦磷酸钙二水合物晶体沉积或焦磷酸酯关节病（包括假性痛风）可能导致软骨钙质沉着发生[21]。X线片也可显示骨质减少[2-3,17-20]。

牙型HPP仅代表牙齿的表现[2-3]。

HPP是一种显著的佝偻病/骨软化症，因为循环

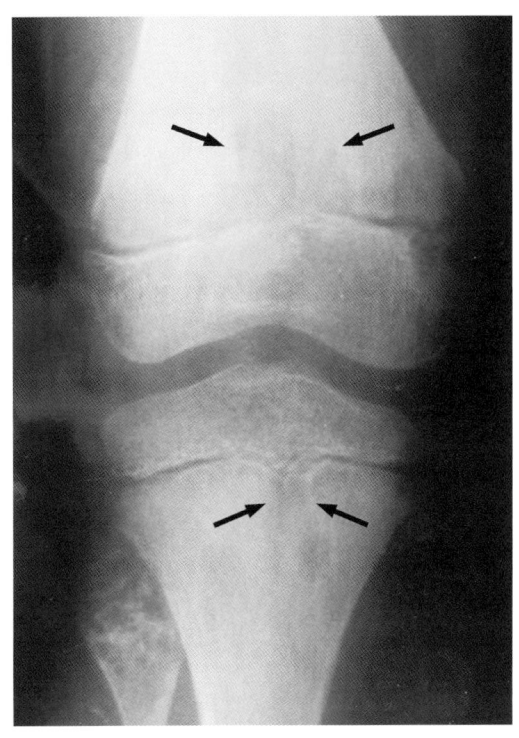

图 115.1 这名 10 岁男孩的胫骨近端干骺端显示出轻微但典型的"舌状"透光（箭头所示）。然而，注意，他的佝偻病并没有随着生长板的扩大而显现

中的钙（Ca）或磷（P）水平不低，血清碱性磷酸酶活性低而不高[2-3]。事实上，高钙血症在婴儿期 HPP 中常发生[10-11,13]，这由肠道钙吸收与骨骼生长和矿化缺陷之间的不协调作用引起的[2-3]。如果存在高钙血症，血清甲状旁腺激素和 1,25(OH)$_2$D 的浓度会被抑制。在儿童期和成人期 HPP 中，许多患者的高磷血症是由肾对磷的吸收增强（TmP/GFR 增加）引起的[2-3]。非脱钙的 HPP 的骨表现为佝偻病或骨软化，而无继发性甲状旁腺功能亢进[22]。

三种 TNSALP 磷化合物底物在 HPP 中会在细胞外积累[2-3]：磷酸乙醇胺（phosphoethanolamine, PEA）、无机焦磷酸（inorganic pyrophosphate, PPi）和 5'-磷酸吡哆醛（pyridoxal 5'-phosphate, PLP）。如果没有补充维生素 B$_6$，血浆 PLP 升高是 HPP 的一个敏感和特异的生化标志物[2-3]。事实上，HPP（低血清碱性磷酸酶活性）和血浆 PLP 水平升高反映了 HPP 的临床严重程度[2-3]。

围产期和婴儿期 HPP 是常染色体隐性遗传[2,9-10]。较轻的形式通常代表常染色体显性遗传[6]。携带者的父母和兄弟姐妹的血清碱性磷酸酶活性通常较低或为正常低值，有时血浆 PLP 水平轻度升高。口服吡哆醇可使所有患者和一些携带者的血浆 PLP 升高[2-3]。

HPP 的诊断依据是一致的临床病史和体格检查结果、佝偻病或骨软化症的影像学或组织病理学证据，以及 HPP 和 TNSALP 底物（PLP）的积累[2-3,22]。*TNSALP（ALPL）*的突变分析已经有商售产品。目前已知至少有 340 个突变（约 80% 为错义）[23]。

胎儿超声检查和 X 线检查在妊娠中期就能发现 HPP[9]。然而，产前诊断通常需要进行 *TNSALP* 突变分析[2-3,5]。

HPP 中维生素 B$_6$ 代谢异常表明，TNSALP 是一种细胞表面酶[2-3]。细胞外积累的 PPi 是羟基磷灰石晶体生长的抑制剂，会损害骨骼和牙骨质的矿化[2-4]。目前，PPi 仅在研究实验室进行检测。

除非有证据证明存在缺陷，否则对于 HPP 来说避免传统的佝偻病或骨软化症的治疗似乎是最好的，因为循环中的钙、磷和 25OHD 水平通常不低[2-3]。事实上，补充剂可引发或加剧高钙血症或高钙尿症[13]。限制饮食中的钙对围产期或婴儿期 HPP 患者的高钙血症可能有作用[10]，鲑鱼降钙素和（或）糖皮质激素治疗也可能有作用[2-3,13]。骨折可以自行愈合，但愈合可能会延迟，包括截骨后。在成年期 HPP 患者中，使用负荷分担型髓内钉治疗骨折和假性骨折似乎比使用负荷分担型钢板效果更好[20]。专业的牙科护理很重要。软性食物和假牙甚至对一些儿科患者也是必要的。

骨髓细胞移植似乎拯救了 2 例严重受影响的婴儿[11]。特立帕肽可刺激成骨细胞合成 TNSALP 并使成人 HPP 骨折愈合[18-19]。*TNSALP* 基因敲除小鼠表现为婴儿期 HPP，这有助于阐明 *TNSALP* 的作用，并为 TNSALP 缺乏症的实验治疗提供了一种方法[4]。使用重组骨骼靶向 TNSALP（asfotase alfa）进行 HPP 的酶替代治疗，首先在受影响严重的婴儿和幼儿中显示出了良好的疗效和安全性[10]，然后在受影响严重的较大儿童中显示出了良好的疗效和安全性[15]。2015 年，asfotase alfa 在国际上被批准通常用于儿科发病的 HPP[5]。这提供了新的机遇，但也带来了新的挑战[5]。

黏多糖症

黏多糖病（例如 Hunter、Hurler、Morquio 病）是

由降解糖胺聚糖的溶酶体酶的活性降低引起的[24-25]。这些复杂的碳水化合物在骨髓细胞内的积累以某种方式扭曲了骨骼，形成了一种称为"多重骨发育不全"的特征性X线影像学模式，表现为大头畸形、J形蝶鞍、锁骨增宽、椭圆形或钩状椎骨、桨状肋骨、股骨干骺端发育不良、髋内翻、骨骺和干骺端发育不良、第二和第五掌骨近端变细以及骨质疏松伴骨小梁变粗[25-27]。关节挛缩也很常见[24-25]。BMP[28]或其他生长因子信号转导[29]可能被破坏[30]。骨骼并发症的临床范围和病理生理学已有综述[29]，这些酶病和致病基因突变的严重程度和表现各不相同[31]。事实上，每种疾病都表现出广泛的严重性[24-25]。

酶的检测和基因检测是可用的[1]。越来越多的治疗是通过骨髓细胞移植或特定的酶替代疗法，有时在疾病刚开始时使用[32-35]。相关骨骼疾病的治疗已有综述[36-37]。

同型半胱氨酸尿症

同型半胱氨酸尿症是一种罕见的常染色体隐性遗传病（OMIM #236200），由胱硫醚β合酶缺乏引起[38]。因此，同型半胱氨酸——一种蛋氨酸代谢的中间体——内源性积累。这可引起血栓形成和栓塞，并改变骨膜和软骨膜内的结缔组织蛋白，包括原纤维蛋白。主要的并发症包括眼睛、中枢神经系统、血管和骨骼[38]。晶状体脱位可能首先发生，然后是精神异常和血栓事件。患者看起来像"马方综合征"，但关节活动受限。可能会出现漏斗胸或鸡胸、蜘蛛样指和膝外翻[38]。发生广泛性骨质疏松伴有"鳕鱼"样椎骨和脊柱后侧凸[26-27]。骨被拉长和过度管状（狭窄）[26-27]。受影响的儿童和成人发生骨量减少[39]。据说轻微的表现可以预测对吡哆醇（维生素B_6）治疗的有效性（包括骨骼疾病），但这是有争议的[40-41]。治疗可能包括低蛋氨酸-半胱氨酸饮食和甜菜碱[40,42-43]。血浆中同型半胱氨酸升高。目前正在研究同型半胱氨酸血症的其他原因与常见骨质疏松症的关系[41-45]。

尿黑酸尿症

尿黑酸尿症是一种常染色体隐性遗传病，由AKU中的基因功能缺失性突变导致尿黑酸氧化酶缺乏引起[46]。其患病率低于1/250 000（OMIM #203500）[1]。由于苯丙氨酸和酪氨酸的降解受阻，导致组织中积累。尿黑酸可能是通过损害赖氨酰羟化酶而抑制胶原蛋白的合成[46-47]。过量的尿黑酸的氧化和聚合可以解释其暴露在空气中时特有的黑色尿液和结缔组织变色的特征[46]。"褐黄病"是指巩膜、颊黏膜、牙齿、皮肤、指甲、心内膜、大血管内膜、大关节的透明软骨和椎间盘的色素沉着[46]。在老年患者中，这种色素沉着在肋骨、喉软骨和气管软骨以及纤维软骨、肌腱和韧带中也很明显。脊柱的放射影像学改变几乎是典型的，表现为椎间盘剩余组织致密钙化。耳软骨的钙化也可发生。肩部和臀部最可能发生骨关节炎。尽管其发病机制还不是很清楚，但由组织脆弱性引起的严重退行性疾病发生在椎间盘钙化和椎骨融合的脊柱，以及四肢大关节，特别是髋部和膝关节[47]。患者可能表现为腰部疼痛并逐渐加重，随后出现伴有脊柱侧凸的四肢关节疼痛[48]。

目前还没有成熟的治疗方法[49]，但低蛋白饮食或其他特殊饮食似乎值得一试。抗坏血酸可阻断尿黑酸的聚合[46]。

铜转运紊乱

Wilson病（OMIM #277900）和Menkes病（OMIM #309400）[1]是铜（Cu^{2+}）代谢的遗传性疾病，由不同组织中的跨高尔基体中的Cu^{2+}转运ATP酶的缺陷引起[50]。

在美国，大约每55 000人中就有1人患有Wilson病，导致Cu^{2+}的胆汁排泄障碍，并导致肝脏损伤和Cu^{2+}在其他组织中储存。严重程度各不相同。眼内Kayser-Fleischer环、肝炎和肝硬化、肾小管功能障碍和结石、神经系统疾病和甲状旁腺功能减退都是潜在的并发症[50]。骨骼相关并发症包括骨质疏松症、骨软化症和软骨钙质沉着伴骨关节炎和关节活动障碍。可发生高钙尿症、高磷尿症，有时还可发生肾小管酸中毒[51]。DXA一般显示BMD正常[52]或以轴向骨量减少为主[53]，可能涉及复杂的发病机制[54-55]。功能缺失性突变会破坏ATP酶、Cu^{2+}转运、β-多肽基因*ATP7B*[1]。使用青霉胺进行Cu^{2+}螯合通常是有效的。

Menkes病是一种X连锁隐性遗传疾病[1]，男孩出现Cu^{2+}缺乏症，导致头发卷曲稀疏和中枢神经系统疾病，包括智力低下、癫痫发作和颅内出血[50]。

骨骼后遗症包括身材矮小、小头畸形、短头畸形、虫蚀样骨质破坏、以增宽和骨刺为特征的干骺端发育不良、关节松弛和骨质疏松症[26-27]。患者通常在3岁前死亡。一种轻微的形式称为"枕角综合征"[50]。血清Cu^{2+}和铜蓝蛋白的水平低是由于ATP酶、Cu^{2+}转运、α-多肽基因 *ATP7A* 的突变[1]。

声明

作者声明了此前获得了来自美国康涅狄格州纽黑文市Alexion制药公司的研究资助、酬金和差旅费。

参考文献

扫描书末二维码获取。

第十篇

口腔颌面生物学和病理学

第十篇主编：Laurie McCauley

第116章　颅面的形态发生　681
Erin Ealba Bumann 和 Vesa Kaartinen

第117章　牙齿与牙周组织的发育和结构　687
Petros Papagerakis 和 Thimios Mitsiadis

第118章　影响牙列的遗传性颅面疾病　695
Yong-Hee Patricia Chun、Paul H. Krebsbach 和 James P. Simmer

第119章　颌骨硬组织病理学　700
Paul C. Edwards

第120章　颌骨坏死　707
Sotirios Tetradis、Laurie McCauley 和 Tara Aghaloo

第121章　健康与疾病的牙槽骨稳态　711
Chad M. Novince 和 Keith L. Kirkwood

第122章　代谢性骨病的口腔表现　717
Erica L. Scheller、Charles Hildebolt 和 Roberto Civitelli

第123章　口腔中牙种植体与骨愈合　722
Takashi Matsuura 和 Junro Yamashita

第116章
颅面的形态发生

Erin Ealba Bumann 和 Vesa Kaartinen

黄思敏　卢文曦　林　华 译

引言

颅面骨骼的形成和生长是一个漫长而复杂的过程，从胚胎早期发育开始，到青春期晚期面部和颅骨发育结束。它涉及不同组织来源的细胞之间的协调相互作用，包括外胚层、中胚层、内胚层和神经嵴。每个人都有独特的面部特征，这些特征是由颅骨和面部结构的生长和模式化的微妙变化导致的。这些发育过程中的障碍通常会导致先天性颅面畸形，这是人类最常见的出生缺陷之一。在本章，我们综述了颅面形态发生的关键发育步骤以及会导致这些过程失败的常见出生缺陷。

前后轴形成和头部诱导

颅面发育的种子是在胚胎植入后的早期胚胎发生过程中被植入的，此时胚胎由三种类型的细胞组成：滋养外胚层、原始内胚层和外胚层[1]。外胚层产生胚胎组织，形成胚胎本身；而原始内胚层和滋养外胚层产生胚胎外组织。在小鼠胚胎发生过程中，早期的植入后胚胎伸长形成卵圆体，其中外胚层被远端的原始内胚层衍生的内脏内胚层（visceral endoderm，VE）和近端的滋养外胚层衍生的胚外外胚层包围[2]。不同类型的组织彼此靠近的这种排列对于早期面部形成至关重要。虽然卵圆体最初看起来是对称的，但 VE 在植入后不久就显示区域基因表达。一种重要的形态发生蛋白 Wnt3 在预期的后部 VE 中表达，而编码 Hhex（一种同源框转录因子）的基因在胚胎远端表达[3-4]。表达 Hhex 的 VE 细胞迅速迁移到预期的前部区域，并产生前部内脏内胚层（anterior visceral endoderm，AVE）[5]，形成一个重要的上层组织（图116.1A）。通过在预期的前胚胎中分泌 Nodal（Lefty1、Cer1）和 Wnt（Dkk1）拮抗剂，AVE 沿着前侧-后侧（A-P）轴建立了一个 Nodal 和 Wnt 信号梯度，从而将胚胎前侧的原始条纹形成部位对角线限制在胚胎预期后端的 AVE 上[6]。通过切除小鼠胚胎中的 AVE 细胞，导致前脑和其他关键头部结构的缺失，突出了 AVE 在头部诱导中的重要性[7]。

原始条纹（primitive streak，PS）是外胚层中最先形成的形态上独特的结构，由来自 VE 和（或）后外胚的 Wnt 和 Nodal 信号诱导形成[8]。在一个称作原肠胚的形成过程中，PS 中的外胚层细胞经历上皮细胞向间充质细胞的转分化，形成中胚层细胞，并迁移到外胚层和 VE 之间的空间[8-9]。PS 沿着 A-P 轴伸长，逐渐形成不同的中胚层细胞群。最后出现的细胞群形成轴向中胚层，产生前脊索板、脊索和前最终内胚层。前脊索板和前最终内胚层作为重要的信号中枢，在神经发育和颅面发育早期控制大脑、头部和下颌的模式[10-11]（图116.1B 和 C）。

颅面外胚层间充质（神经嵴）的形成

颅面发育早期的一个关键步骤是神经嵴的形成、迁移和分化[12]。这种多能细胞群形成于神经外胚层和非神经外胚层间期的所有轴向水平。在诱导后，神经嵴细胞经历上皮细胞到间充质细胞的转分化，在神经管关闭前从神经管背脊层分离，并沿常规迁移途径向腹外侧迁移到其目标组织，在那里它们分化为多种不同类型的细胞（例如黑素细胞、外周神经神经节和肾上腺髓质的细胞）[13-14]。在前胚胎中形成的从中脑到后脑水平的神经嵴细胞迁移到颅、面部和颈部区域，在那里它们形成颅神经嵴（cranial neural crest，CNC）（图116.2）[15]。这些细胞统称为外胚间充质，分布在额鼻突（frontonasal process，FNP）的间充质中、第一

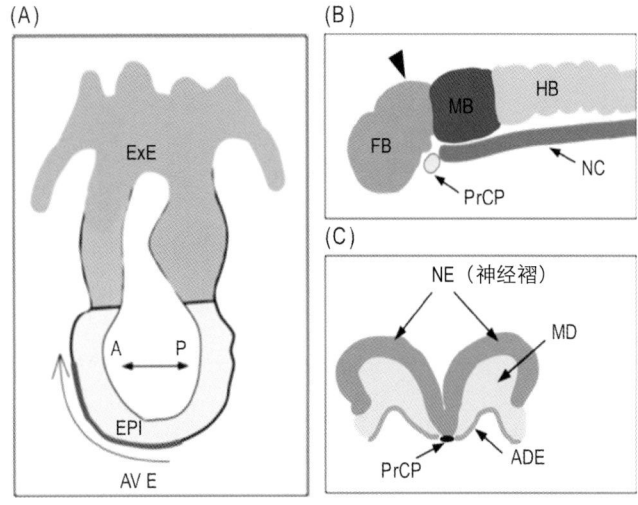

图 116.1 （也见彩图）头部组织者。（A）小鼠胚胎在前条纹期（pre-streak stage）时的前体内胚层（AVE）。ExE：外囊胚胎外胚层（extra-embryonic ectoderm）；A：前侧；P：后侧；EPI：外胚层。曲线箭头表示 AVE 向预期的前部区域迁移，在那里它作为一个头部组织者发挥作用。（B）在小鼠胚胎的神经形成期的前脊索板（prechordal plat, ePrCP）。FB：前脑；MB：中脑；HB：后脑；NC：脊索；黑色箭头表示图 C 中所示横截面水平。（C）在小鼠胚胎的神经形成期的前最终内胚层（anterior definitive endoderm, ADE）（绿色线条所示）。NE：神经外胚层；MD：中胚层（Source: [11]. Reproduced with permission of John Wiley & Sons.）

咽弓的上颌突（maxillary process, MXP）和下颌突（图 116.2 和图 116.3），并形成大部分颅面结缔组织（例如软骨细胞、骨细胞、周细胞和真皮细胞）。大部分颅骨和面部骨骼都来自 CNC（图 116.2）。来自神经嵴的组织的先天性缺陷形成了不同类型的疾病，称为神经嵴病[16]。

面中部发育和腭形成

在人类胚胎发育的第 5~8 周，面中部发育、上颌成形和唇融合发生。CNCC 从中脑/后脑前区迁移到前脑周围，形成额鼻突（FNP）（图 116.3）。在额下外侧区，CNCC 产生上颌突（MXP）间充质、马蹄形鼻内侧突（medial nasal process, MNP）和鼻外侧突（lateral nasal process, LNP）。这些过程以一种模式化的方式生长并形成适当的联系。MNP 和 MXP 之间的融合形成上唇和下颌，而 MNP 之间的融合（图 116.3 中的双箭头，6 周）形成了人中、鼻中部和初级上腭（图 116.3A，12 周）。

面中部的生长受前脑腹侧、FNP 外胚层和神经嵴细胞之间的相互作用控制[17]。Shh 在前脑神经外胚层的表达使得邻近的 FNP 外胚层在神经嵴细胞进入

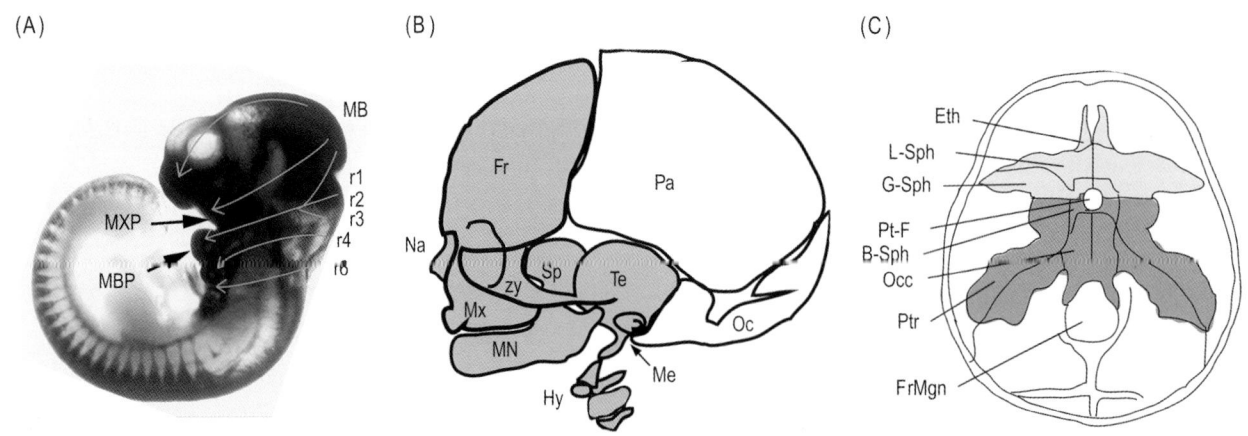

图 116.2 （也见彩图）（A）在胚胎第 10 天，小鼠胚胎的颅神经嵴细胞（cranial neural crest cell, CNCC）迁移到预期的颅、面部和颈部区域（使用 R26 报告基因试验进行谱系追踪）。蓝色染色为神经嵴细胞，用 lacZ 染色可见。MB：中脑；r：菱脑原节；MXP：第一咽弓的上颌突；MBP：第一咽弓的下颌突。绿色箭头表示颅神经嵴（CNC）的迁移模式。（B）新生儿（人类）颅面骨示意图。灰色代表来自 CNC 的骨骼。Fr：额骨；Na：鼻关节；Mx：上颌骨；Mn：下颌骨；Zy：颧弓；Sp：蝶骨；Te：颞骨；Pa：顶骨；Oc：枕骨；Me：中耳；Hy：舌骨。（C）颅骨基底部示意图。浅灰色代表来自 CNC 的骨骼，深灰色代表来自近轴中胚层的骨骼。Eth：筛骨；L-Sph：蝶骨小翼；G-Sph：蝶骨大翼；Pt-F：垂体窝；B-Sph：蝶骨体；Occ：枕骨基底；Ptr：颞骨岩部；FrMgn：枕骨大孔

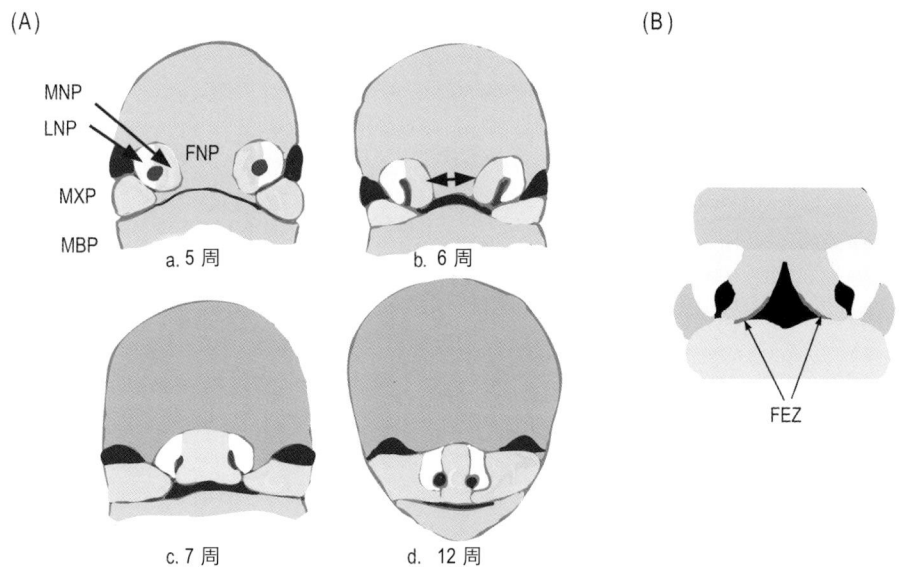

图 116.3 （也见彩图）面部融合。（A）妊娠 5、6、7 和 12 周时人类面部融合示意图。FNP：额鼻突；MNP：鼻内侧突（绿色所示）；LNP：鼻外侧突（黄色所示）；MXP：第一咽弓的上颌突（蓝色所示）；MBP：第一咽弓的下颌突（灰色所示）。（B）额鼻外胚层区（frontonasal ectodermal zone，FEZ）（红色所示）

时能够表达 Shh。这些事件诱导在 Shh 表达细胞附近的面部外胚层形成一个信号中心，称为额鼻外胚层区（frontonasal ectodermal zone，FEZ）（图 116.3B）。FEZ 通过调节关键形态因子（例如 Bmps 和 Fgfs）的表达，控制面中部 FNP 的适当生长和定形，从而引导上颌的适当发育[18]。此外，在唇融合过程中，Shh 和 Wnt 之间的拮抗相互作用控制 MXP 和 MNP 的生长和模式[19-20]。在上颌骨发育的后期，就像大多数颅面骨一样，上颌骨的骨形成是通过膜内骨化进行的，受 Notch（Jagged1）和 BMP 信号调控[21]。

次级腭将口腔和鼻腔分开。它的形成（腭形成）开始于人类妊娠第 7 周，此时称为腭架的双侧嵴从上颌突中显露出来[22]。它们首先沿着舌两侧向下生长，然后迅速上升，成为附着物，在中线形成接触，最终在人类妊娠第 11 周融合（图 116.4）。腭架的生长和模式受腭上皮和间充质之间复杂的信号相互作用控制[23]。前腭，即所谓的硬腭（骨腭），在解剖学和功能上都不同于后腭（软腭），后腭是肌肉性的，在说话和吞咽时起作用。由于结构和功能的不同，控制前腭和后腭形成的分子机制不同。在预融合前腭中，上皮中的 Shh 刺激下层间充质中 Bmp2 和 Osr2 的表达。Osr2 正调控间充质中 Fgf10 的表达，进而控制 Shh 的表达。在后腭中，一组不同的转录因子（例如 Tbx22 和 Meox）调节腭架的生长和模式。

腭架融合是腭形成的最后一步，人们已经对其进行了深入的研究，并提出了几种不同的替代过程来解释融合的机制，例如细胞凋亡、上皮 - 间充质的转分化和迁移[24-27]。然而，最近使用体内动物模型和实时成像的研究表明，腭架附着的建立和随后的融合涉及表皮细胞（periderm cell）和上皮细胞的嵌入、融合和挤压的协调损失（如下文所述）。在口腔发育早期，口腔上皮，包括腭架的上皮，都被扁平的表皮细胞单层覆盖。这些细胞已被证明是通过保护下面的上皮细胞和防止异常的（不必要的）融合，在口腔发育中起着至关重要的作用[28]。然而，最近的研究表明，在腭架的顶端，TGF-β3-触发覆盖内侧边缘上皮（medial edge epithelium，MEE）的表皮细胞的剥离是双侧腭架的适当附着所必需的[29-30]（图 116.5）。一旦建立附着，MEE 掺入并形成中线上皮缝（midline epithelial seam，MES）[31]。多细胞肌动蛋白索收缩并推动 MES 细胞进入口腔和鼻腔上皮三角形，其中一些细胞由于细胞挤压而发生程序性细胞死亡。这些收缩的细胞事件最终导致中线接缝的完全降解，需要 rho 激酶和肌球蛋白轻链激酶激活肌球蛋白 ⅡA[31]（图 116.5）。

影响面中部发育的畸形是人类最常见的出生缺陷之一。前脑未能分裂成大脑半球导致前脑无裂畸形（holoprosencephaly，HPE）（每 250 例妊娠中有 1 例），其特征是严重的大脑、颅骨和面中部缺陷[32]。它可

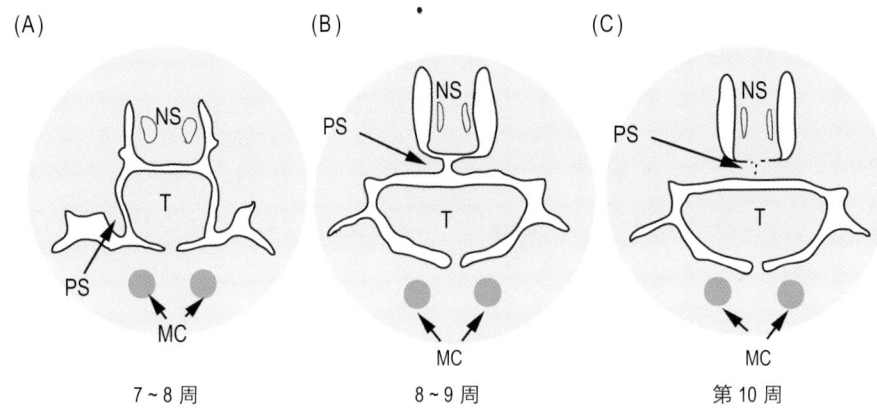

图 116.4 示意图显示腭架(正面朝向)的生长(A,妊娠7~8周)、升高(B,妊娠8~9周)和融合(C,妊娠10周)。NS:鼻中隔;T:舌;PS:腭架;MC:Meckel 软骨

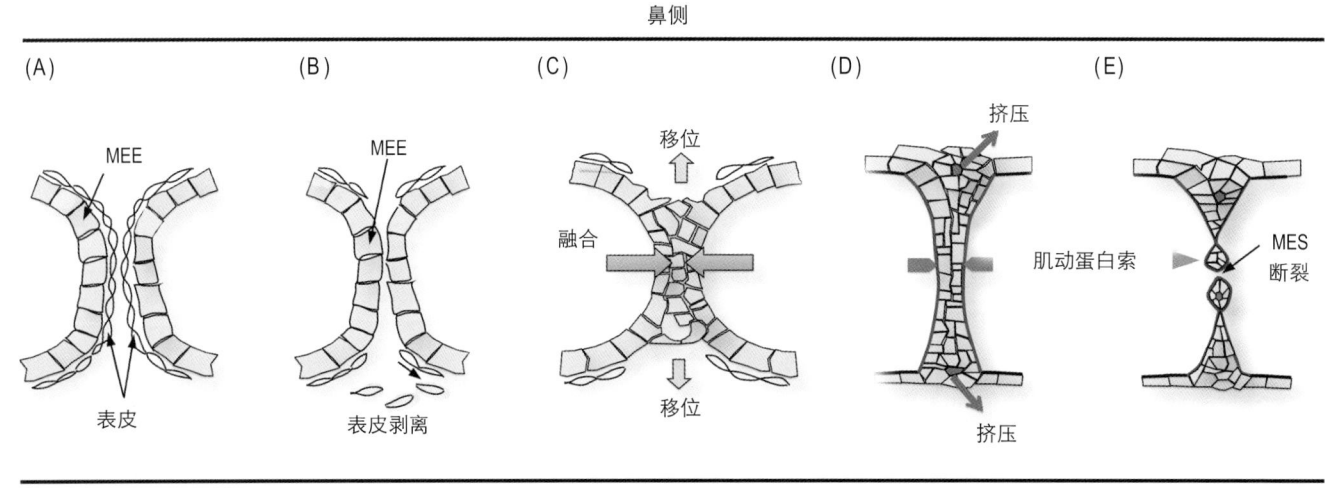

图 116.5 腭架融合的示意图模型。(A)相邻的腭架被表皮细胞覆盖。(B)表皮细胞脱落后,腭架附着。(C)内侧边缘上皮(MEE)细胞汇聚并移至口腔和鼻上皮三角形。(D)伴随的肌动蛋白索收缩和细胞挤压进一步使中线上皮缝(MES)缩小,导致其断裂(E)

能是由涉及头部、大脑或面部发育的几个形态发生过程的失败引起的。这些信号包括 Nodal 和 Cripto 信号,它们在前脊索板的生长和分化中很重要[33,34]。此外,在动物模型和人类中,编码 Shh 或其信号蛋白的基因突变已经被证明均可引起 HPE;然而,它们只能解释一小部分人类 HPE 病例[32]。还有其他重要途径,包括维甲酸和成纤维细胞生长因子(fibroblast growth factor,FGF)[35]。相比之下,前脑中过多的 Hh 信号转导已经被证明会导致 FNP 中 CNC 细胞的异常增殖和面部中线的扩张,这种情况被称为额鼻发育不良。最近的研究表明,编码鞭毛内转运蛋白的基因突变导致初级纤毛的功能缺陷和 Shh 功能的获得,在额鼻发育不良的发病机制中起主要作用[36]。

口面裂[例如,唇裂伴或不伴腭裂(cleft lip with or without cleft palate,CL/P)和单纯腭裂(palate only,CPO)]影响约 1/1000 的活产婴儿[37]。它们的病因复杂,涉及环境和遗传因素。此外,CL/P 的病因与 CPO 不同。大约 70% 的病例属于孤立病例(即与已知的综合征无关),受影响的个体没有表现出其他缺陷的迹象,比如认知障碍或心脏畸形。目前已知有近 300 种综合征,其中口面裂是主要特征之一[38]。其中大约 75% 是由已知的遗传原因引发的,大多数是以孟德尔方式遗传的。与动物模型一起,唇腭裂综合征(CL/P 和 CPO 综合征)在揭示 CL/P 融合的分子机制中发挥了至关重要的作用。在综合征病例中,许多与口面裂有因果关系的基因也被证明在非综合征病例中

发挥了作用[38]。其他危险因素包括环境和生活方式因素，例如饮酒、吸烟、娱乐和一些处方用药。

颅底的发育

颅底，或称为头盖骨的腹侧部分，由枕骨、蝶骨、筛骨和额骨组成。在发育过程中，由于其胚胎起源的不同，颅底分为前颅底和后颅底。前颅底（蝶骨的大翼和小翼、筛骨以及额骨）起源于颅神经嵴（CNC），后颅底（蝶骨体和枕骨）起源于轴旁中胚层[39]（图116.2C）。这些不同的起源表明它们的形态发生、发育和生长受到独特的遗传控制。

颅底成角是现代人特有的颅骨特征，被认为可以容纳更大的脑容量，使头部适应两足行走，并影响面部形状[40]。颅底弯曲可见于蝶鞍，后者是蝶骨体中的一个鞍状凹陷，用于容纳脑垂体，对应于前颅底和后颅底的连接处。目前人们已经知道，前颅底在上/中面部的发育和面部骨骼的生长中起作用，特别是影响上颌骨的发育。前颅底的生长贯穿整个成年期[40]。后颅底的生长速度大约为前颅底的一半，并与下颌骨相连。因此，后颅底在下颌骨的位置中起着更大的作用[40]。人们已经在综合征和发育缺陷中注意到前颅底和后颅底的异常。

颅底中线有三个软骨联合或软骨连接，它们被命名为蝶-枕、蝶间和蝶-筛软骨联合[41]。蝶间软骨联合在出生之间就已经融合，因此对出生后的生长不起作用。蝶-筛软骨联合在青春期融合，起源于CNC。蝶-枕软骨联合是最后融合的，来源于CNC和近轴中胚层[42]。蝶-枕软骨联合被认为在引导颅骨生长中起最重要的作用[41]。

颅底异常已被确定只影响前颅底或后颅底。具体来说，前颅底异常综合征包括Pfeiffer综合征、Down综合征和Williams综合征。后颅底异常见于Saethre-Chotzen综合征和Turner综合征。还有包括前颅底和后颅底异常的综合征，例如Crouzon综合征[40]。有趣的是，某些基因在前颅底和后颅底的正常形成中起着重要作用。目前已经知道，PTHrP在软骨细胞分化中起着关键作用[43]。PTHrP缺陷小鼠的后颅底与野生型小鼠有显著差异，而前颅底几乎没有观察到任何变化[43]。这表明颅底可能在颅面畸形中起主要作用，并且可以针对特定的前颅面和后颅面缺陷开发不同的治疗方法。

下颌的生长发育

第一咽弓分为上颌突和下颌突。下颌骨由下颌突形成，受三叉神经下颌支支配[44]。它上颌骨有很多不同之处，包括下颌骨不是固定的，它可以通过颞下颌关节向多个方向移动，它的正确形成对于正确咀嚼和发声至关重要[44]。下颌骨也是颅面骨骼中最大、最坚固的骨骼。

下颌骨的成骨细胞和软骨细胞来源于CNCC，而破骨细胞和肌细胞来源于近轴中胚层。Meckel软骨在胚胎发育的第6周开始形成[44]。它在下颌骨附近形成，但对下颌骨的形成没有直接的贡献；相反，它形成了蝶下颌韧带以及内耳的砧骨和锤骨。下颌骨的初级骨化中心在发育的第6周开始于Meckel软骨的外侧，下颌骨的膜内骨化开始于第7周[44]。

下颌骨的大小不一，从小下颌骨到大下颌骨。经典的Darwin雀类被用于研究，以分析下颌骨长度的差异。下颌骨的长度的差异可见于自然变异中，但这种差异在综合征情况下会被放大。Pierre Robin序列就是这样一种情况，其特征是小颌畸形，导致腭裂和舌下垂[45]。这些患者有与呼吸和进食相关的危及生命的疾病。Meckel软骨生长和伸长的中断被认为是导致小颌畸形的主要原因。Pierre Robin序列的多重综合征在已知对软骨形成的重要的基因中有突变，这一事实支持了这一观点。最值得注意的是，SOX9及其增强子区的基因突变已在具有Pierre Robin序列的患者中发现，并已在小鼠模型中得到了证实[46-47]。

下颌骨的三个次级软骨分别是髁软骨、冠状软骨和联合软骨。髁突软骨在发育的第9周开始形成[44]。髁突软骨在出生后下颌骨的生长和颞下颌关节的形成中起着重要作用。冠状软骨在发育的第10周开始形成，在出生前消失[44]。此外，联合软骨在出生后的第一年消失，使下颌骨的两半完全融合。

颅盖骨的发育

除枕骨外，几乎整个颅盖骨都是由膜内骨化形成的。在发育的第9周，额骨、顶骨、颞骨和顶骨间枕骨开始骨化。额骨和颞骨起自CNC，顶骨和枕骨起自近轴中胚层（图116.2）。每块骨头的骨化都在持续进行，直到它们在缝合线处彼此靠近，缝合线是连接颅骨的纤维带。缝合线是支持大脑生长所必需的，也是成骨细胞分化的主要部位。从颅盖骨的背面可以看到四条缝合线,包括人字缝合线(将顶骨与枕骨分开)、冠状缝合线(将额骨与顶骨分开)、矢状缝合线(将顶骨分开)和鳞状缝合线(将额骨分开)。人的大脑在出生时大约是其最终成人体积的40%,到3岁时增长到后者的80%。这种出生后颅盖骨的持续生长非常重要,并将持续到孩子7岁左右[48]。

硬脑膜在发育的第7周首先被发现。它包围着发育中的大脑,并与颅盖骨直接接触。研究表明,硬脑膜在颅骨发育和缝合线的形成中起着关键作用,但缝合线一旦形成,它对硬脑膜维持正常生长的依赖性就大大降低了[48]。这表明在整个颅盖骨发育过程中,硬脑膜和缝合线之间存在不同的信号通路。

颅缝早闭是指一条或多条颅缝过早融合,导致头部形状异常。活产婴儿颅缝早闭的发生率为1:2000的。最常见是只有一条缝合线融合,具体原因不明,这些婴儿在其他方面往往是健康的。当多个缝合线融合时,颅缝早闭通常是综合征的一部分,约20%的颅缝早闭病例发生这种情况[48]。许多综合征有导致FGF受体的组成性激活的基因突变,包括Apert综合征、Crouzon综合征和Pfeiffer综合征[49]。目前治疗颅缝早闭的方法通过手术来矫正畸形的面部和颅骨形状以及颅内压。

小结

颅面形态发生是一个复杂的发育过程,涉及所有形态发生信号通路和所有三个生殖细胞层。虽然颅面发育的大多数基本关键步骤(例如头部诱导和面中部融合)发生在妊娠的前3个月,但一些关键过程(例如颅缝融合和颅颌生长)发生在产后,最终在成年早期完成。正常发育事件的失败,无论是在早期胚胎发育还是在出生后成熟,往往都会导致先天性颅面畸形,这是人类最常见的出生缺陷之一。

参考文献

扫描书末二维码获取。

第 117 章
牙齿与牙周组织的发育和结构

Petros Papagerakis 和 Thimios Mitsiadis

黄思敏　卢文曦　林　华 译

引言

牙齿的发育或形成是牙齿矿化组织形成的复杂过程，在这个过程中，胚胎细胞分化为分泌牙釉质的成釉细胞、产生牙本质的成牙本质细胞（odontoblast）和产生牙骨质的成牙骨质细胞（cementoblast）。牙釉质是上皮组织形成的，覆盖着每颗牙齿的牙冠。牙本质和牙骨质是间充质来源的。牙本质构成牙齿的主体，并在牙冠和牙根内延伸。牙本质呈黄色，与更白、更坚硬的牙釉质形成对比。牙骨质只在最近矿化的牙本质基质的牙根区域沉积。牙齿通过牙周韧带（periodontal ligament, PDL）固定在牙槽骨（牙窝）上，PDL 是一种围绕牙根的结缔组织结构，通过一组专门的胶原纤维将每颗牙齿与牙槽骨连接起来。

牙齿的形态发生阶段及其分子调控

哺乳动物的牙齿具有独特的牙冠和牙根形态，高度适应其特殊的咀嚼功能。单个牙齿的形成依赖于口腔上皮细胞和源自颅神经嵴细胞（cranial neural crest cell, CNCC）的间充质细胞之间的相互作用。它们的形成涉及一系列准确安排的分子和形态发生的事件。尽管不同的物种存在许多不同类型的牙齿，但非人类牙齿的发育与人类牙齿的发育大致是相同的，因此，我们在这里使用小鼠牙齿发育的例子作为理解人类牙齿形成的原型模型。在可能的情况下，我们试图将小鼠牙齿的病理与人类牙齿的病理联系起来。

在形态学上，牙齿的发育始于口腔上皮的增厚，形成一种称为牙板的结构。在牙板内，细胞开始增殖并在精确的位置内陷到下方的间充质内，形成牙基板（牙基板决定牙齿在颌骨中的位置）。牙齿的发育经历了一系列连续有序的形态学阶段，这是口腔上皮细胞及其下方颅神经嵴细胞衍生的间充质细胞的相互作用的结果。在小鼠中，其口腔上皮细胞在胚胎第 10.5 天（E10.5）开始增厚，并逐渐获得芽（E13.5）、冠（E14.5）和钟构型（E16.5）（图 117.1）。在钟构型期，可以区分出两种间充质细胞群：牙囊（dental follicle）和牙髓。牙髓上皮旁的牙髓细胞分化为成牙本质细胞，牙髓旁的上皮细胞分化为成釉细胞[1-2]。牙囊分化为成牙周膜细胞（periodontal cell）。

信号分子通过协调细胞的增殖、分化、凋亡、细胞外基质合成以及矿化物质的沉积，控制牙齿形成的所有阶段。相同的信号分子在牙齿发育的不同阶段重复使用，并根据准确的定时机制进行调控[3-4]。如果调控牙齿发育的相应信号分子在错误的时间产生，则会引起异常的细胞增殖、分化和凋亡，从而会影响牙齿的整体发育和形态。

大量研究表明，骨形态生成蛋白（bone morphogenetic protein, BMP）在牙齿形成初始阶段调节上皮-间充质的相互作用[3]；Wnt[4]和 Shh（sonic hedgehog）[5]调控细胞的增殖、迁移和分化；成纤维细胞生长因子（fibroblast growth factor, FGF）调控牙齿特异性基因表达和细胞增殖[6]（图 117.1）。

哺乳动物牙齿的位置很早就确定了，在任何明显的牙齿发育迹象出现之前。最早确定的决定牙齿生长的口腔上皮区域的标志物是转录因子 Pitx2[7]。人类的 PITX2 基因突变会导致 Rieger 综合征，其特征是眼睛和牙齿的缺陷，包括无齿症（缺乏牙齿）。

牙齿间充质细胞来源于颅神经嵴细胞（CNCC），形成一个多潜能祖细胞池。CNCC 自神经管的背侧部迁移，随后产生具有特有结构和功能的颅面结构，如牙齿[8]。由于神经嵴细胞发育缺陷引起的畸形和综合征统称为人类神经嵴疾病。

口腔上皮内的牙齿区域是由上皮来源的信号

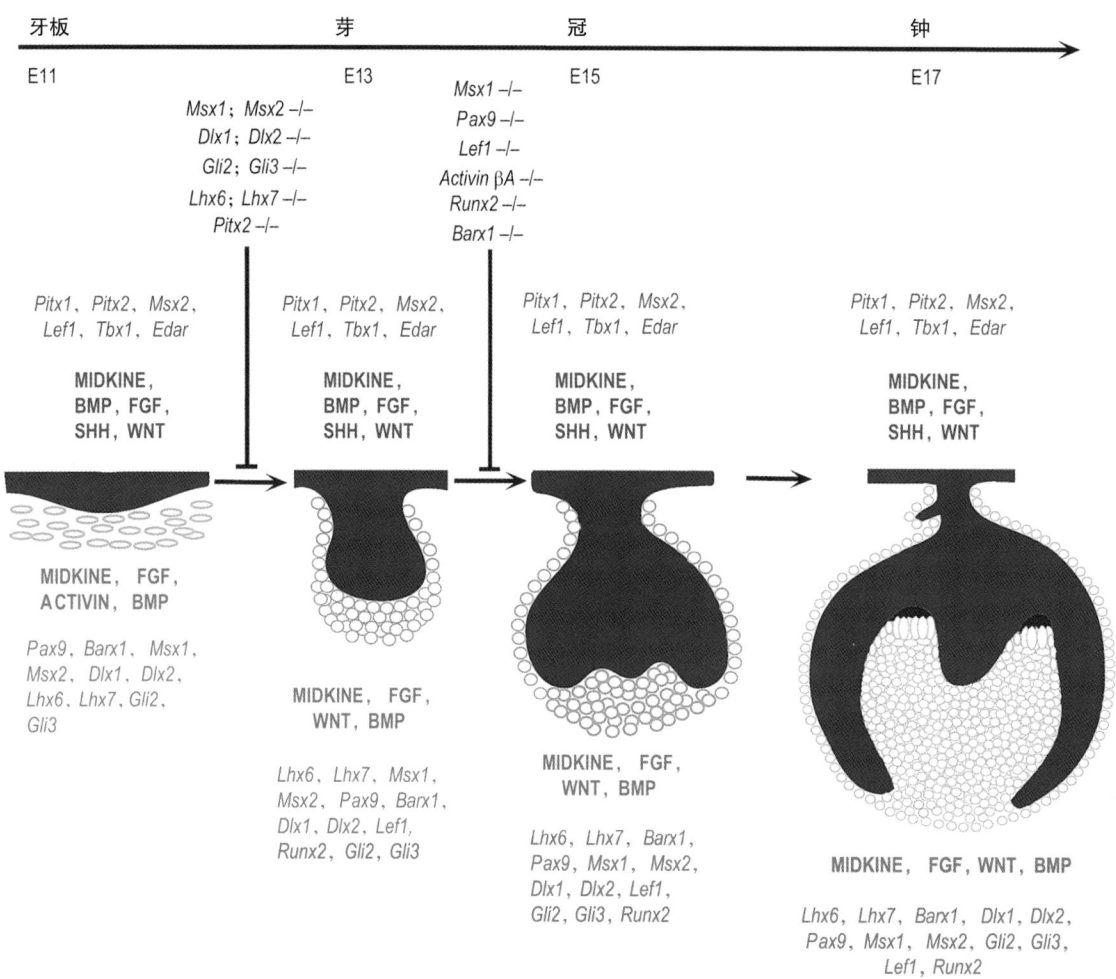

图 117.1 （也见彩图）小鼠胚胎磨牙发育的各个阶段的示意图。图中显示了牙齿上皮细胞（红色所示）和间充质细胞（蓝色所示）中表达的最重要的信号分子（粗体大写字母）和转录因子（斜体）

建立的，这些信号形成形态发生梯度，提供位置信息[1]。这些信号决定了 CNCC 的表现和分化，导致不同牙齿形状的产生。例如，外异蛋白 A（ectodysplasin A，EDA）信号分子已被证明参与决定口腔上皮内牙齿区域的大小，从而决定牙齿大小和数量的比例[9]。非综合征型牙齿缺失或缺失一颗或多颗恒牙是人类牙齿发育的常见异常。EDA 基因突变与 X 连锁隐性遗传性少汗性外胚层发育不良（X-linked recessive hypohidrotic ectodermal dysplasia，XLHED）有关。XLHED 是一种遗传性疾病，其特征是牙齿、毛发和汗腺形态发生缺陷[10]。

控制牙齿细胞分化的信号

牙齿细胞分化形成三种牙齿矿化组织（牙釉质、牙本质和牙骨质），它们通过 PDL 与牙槽骨相连。

在牙齿细胞分化过程中，各种牙齿细胞类型的分化（即中间层、星形网状组织、外和内牙上皮细胞、成釉细胞、牙髓成纤维细胞、成牙本质细胞和 PDL 成纤维细胞）涉及在牙形成过程中有发育和昼夜节律模式限制的特化基因的差异表达。牙齿细胞分化的决定可能是通过相邻牙齿细胞之间的相互抑制作用来实现的。这些相互作用主要通过 Notch 信号通路介导。

BMP 和 FGF 对牙组织中 Notch 受体和配体（即 Delta 和 Jagged）的表达有相反的影响[11]，表明牙齿形成过程中细胞分化的选择是在 Notch 和 BMP/FGF 信号通路的共同控制下进行的。Notch 介导的横向抑制在牙齿形态的建立中具有关键作用，如 Jagged2 基因突变小鼠所示，其牙齿的整体发育和结构受到严重影响[12]。Notch 信号通路成员的基因突变会引起发育表型的变化，影响人类肝脏、骨骼、心脏、眼睛、面部、肾脏和脉管的发育[13]。这些患者的牙齿表型尚不清楚。此外，基因研究发现，Notch 信号靶点 Tbx1 在上皮细胞向成为成釉细胞转变的早期决定中起着重要作用。事实上，在 *Tbx1* 基因缺失的小鼠中，可以观察到缺牙釉质后发育不良的门牙[14]。此外，人类 *TBX1* 基因突变与 DiGeorge 综合征有关，其特征为细胞异常分化，导致包括心脏和牙齿在内的许多器官出现缺陷[15]。

牙齿矿化组织的形成

牙本质

在牙齿发育过程中，牙髓细胞在牙尖 - 牙釉质交界处（dental-enamel junction, DEJ）开始分化为成牙本质细胞。早期的成牙本质细胞呈柱状，分泌一种叫做牙本质前体的覆牙基质，富含Ⅰ型胶原蛋白和基质囊泡。牙本质沉积后，与内牙釉质上皮相关的基底层崩解[16]，随后是牙釉质基质蛋白和 MMP-20 的产生和分泌的显著上调[17]。

牙本质坚硬而具有弹性，其主要特征是被成牙本质小管穿透，这些小管从牙髓向外放射到周围（图 117.2）。牙本质内的小管中保留着许多侧分支，这些分支类似于骨小管中容纳骨细胞过程的小管。功能性成牙本质细胞是一种高度极化的细胞，具有特化的细胞过程，即成牙本质细胞过程，它在牙本质小管内跨越初级牙本质的异质层[18]。

初级牙本质在牙根萌出之前就形成了牙齿的大部分。初级牙本质由小管周围或小管内牙本质组成（形成牙本质小管壁）；在小管之间发现小管间牙本质；覆牙基质（在牙齿内形成的第一种前牙本质，无小管）；以及牙髓周围的牙本质（是牙髓外壁周围的牙本质内

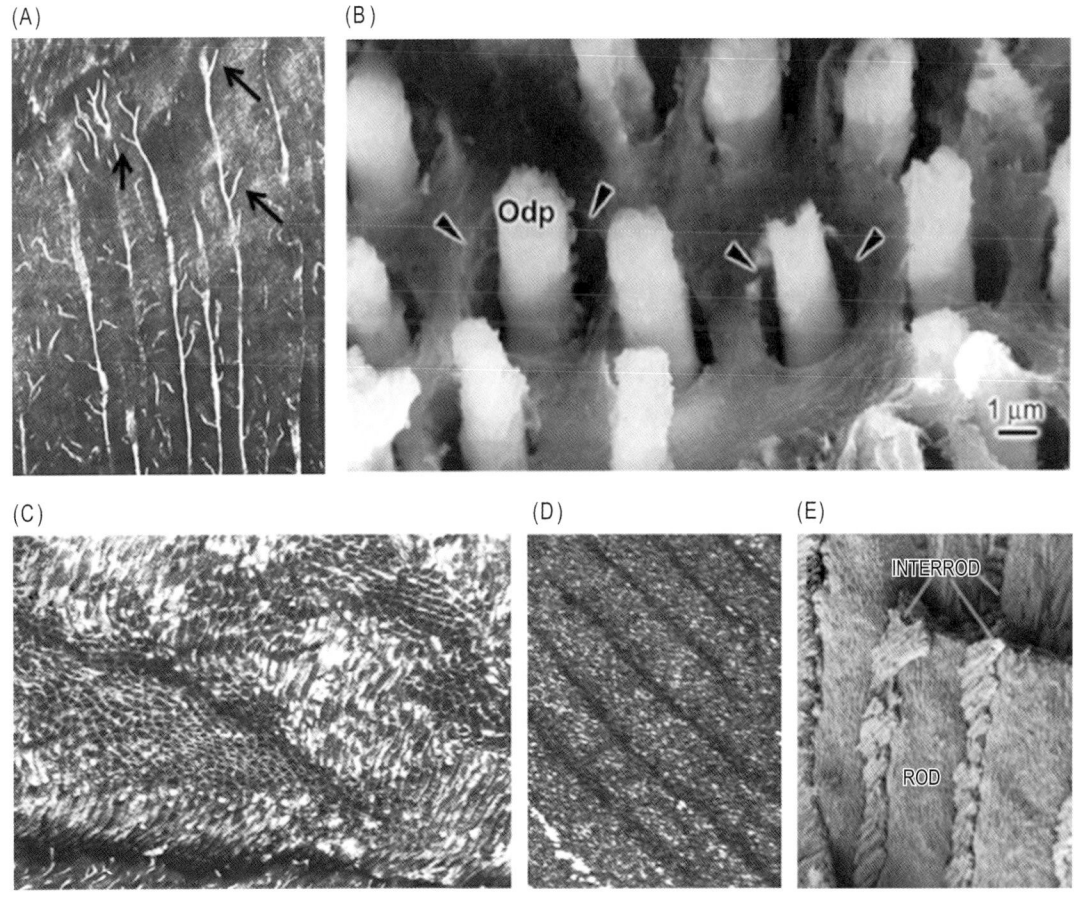

图 117.2 （A）牙本质突起横贯整个初级牙本质基质。可以观察到许多分支（箭头所示）。（B）近距离高倍镜拍摄到成牙本质细胞突起（odontoblast process, Odp），显示小管周围（箭头所示）和小管间牙本质。（C）牙釉质棱柱的交叉（呈"X"形交叉），在对比鲜明的 3D 图上可以看到形成 Hunter-Schreger 带的棱柱区。（D）牙釉质棱柱。（E）牙釉质柱（ROD）及其之间（INTERROD）。牙釉质柱及其之间的晶体结构相似，但方向不同（Source: [32]. Reproduced with permission of John Wiley & Sons.）

层）。牙本质基质（称为"正牙本质"）的持续分泌与成牙本质细胞突发逐渐延长和成牙本质细胞向牙髓的内缩有关。相反，在人类的生理病理情况下，形成了几种其他类型的牙本质，例如硬化/反应性正牙本质，其中小管可能会被闭塞、纤维化或骨化。

成牙本质细胞分泌牙齿相关蛋白质，例如，牙本质唾液蛋白（dentin sialoprotein, DSP）、牙本质磷蛋白（dentin phosphoprotein, DPP）和牙本质糖蛋白（dentin glycoprotein, DGP），这些蛋白质都是由一个称为牙本质唾液磷蛋白（dentin sialophosphoprotein, *DSPP*）的单基因编码而成的[19]。然而，大部分牙本质是由牙本质和骨质共有的蛋白质组成的，这些蛋白质包括：Ⅰ型、Ⅲ型和Ⅴ型胶原蛋白，骨唾液蛋白（bone sialoprotein, BSP），骨桥蛋白（osteopontin, OPN），牙本质基质蛋白1（dentin matrix rotein-1, DMP-1），骨钙素（osteocalcin, OC），以及骨粘连蛋白（osteonectin, ON）[20]。一些参与钙和磷酸盐处理的蛋白质也由成骨细胞和成牙本质细胞共同生成，包括钙结合蛋白-D28k[21]、钙泵[22]和碱性磷酸酶[23]。

牙本质即使在牙齿萌出和牙根完全形成后仍会继续缓慢沉积。牙本质可以是规律沉积的次级牙本质，也可以是不规则的三级牙本质，这是牙髓-牙本质复合体对磨损或疾病的反应[24]。神经从成牙本质细胞之间的牙髓中穿过，并以不同的距离延伸到牙本质小管中。

牙髓可显示出老化的迹象[25]，这可能包括弥漫性或局部钙化、牙结石的形成以及修复性牙本质的有限形成。

牙釉质

牙釉质是哺乳动物中发现的最坚硬的矿化组织。成熟的牙釉质中含有的有机物质不到1%。牙釉质是无细胞的，且不含胶原蛋白。牙釉质形成于由成釉细胞排列的细胞外空间，牙釉质控制着成釉细胞外空间的离子浓度和有机物含量[26]。釉质的矿化主要由羟基磷灰石钙化形成，其晶体具有独特的尺寸和组织。牙釉质晶体大约只有25 nm厚、65 nm宽，但被认为可以不间断地从牙尖-牙釉质交界处（DEJ）延伸到牙齿表面[27]。成釉细胞的分泌端以六面金字塔状突起结束，称为Tomes突（Tomes' process）。Tomes突将牙釉质晶体组织成杆状（棱柱状）。Tomes突与牙釉质柱之间形成的角度方向很重要。牙釉质的形成分为分泌期、转化期和成熟期三个阶段[28-29]。其各期如图117.3所示[30]。

在分泌期，牙釉质基质的沉积是由前成釉细胞和分泌性成釉细胞共同完成的。成釉细胞分化始于牙胚牙部，在那里首先由上皮细胞分化为前成釉细胞。驱动成釉细胞分化的信号来源于新分化的成牙本质细胞[18]。前成釉细胞是一种分泌细胞，尚未形成Tomes突，它们在牙本质表面形成一层薄薄的棱柱状牙釉质基质。随后，分泌性成釉细胞引发棱柱状牙釉质沉积。在分泌期，矿物质迅速沉积在牙釉质晶体的顶端，而非常缓慢地沉积在牙釉质晶体的侧面（详见参考文献[31]）。随着牙釉质晶体的延伸，牙釉质层也随之扩张。在分泌期，成釉细胞主要分泌成釉原蛋白、釉蛋白和成釉蛋白[32]。这些釉质特异性蛋白质催化由矿物钙羟基磷灰石组成的带状牙釉质晶体的延伸。成釉原蛋白是主要的牙釉质基质蛋白，它们通过聚集成球体，占据晶体带间隙，起到分离和支撑晶体带的作用[33]。成釉蛋白被认为对成釉细胞附着在矿化基质上很重要[34]。牙釉质可能是矿化前沿矿化开始的原因[35]。当成釉细胞分泌成釉蛋白并延伸矿化带时，成釉细胞从现有的牙釉质表面移出，从而增加牙釉质细胞外间隙的厚度。与基于胶原蛋白的矿化过程不同，这是两个步骤的过程（有机基质分泌，然后进行基质矿化），牙釉质分泌和矿化发生在一个步骤中。

成熟期的特征是无晶体形成，在此期间，矿物只沉积在晶体的两侧。晶体在宽度和厚度上增长，直到与相邻晶体接触而阻止其进一步增长。成熟期的成釉细胞在光滑端和皱褶端之间摆动（图117.4C）。快速矿化发生在皱褶端的成釉细胞下方，这与pH值的大幅下降有关（矿物质沉积产生了酸性物质）[36]。光滑端的成釉细胞通过分泌碳酸氢盐来中和这种酸。

在成熟期，成釉细胞通过逐渐去除阶段特异性蛋白酶［即分泌期的MMP-20和成熟期的激肽释放酶4（kallikrein 4, klk4）］逐渐降解的牙釉质蛋白，为矿物质体积的持续增加创造必要的空间[37]。成熟期的成釉细胞分泌并组装一个特殊的基膜，将它们牢固地附着在牙釉质表面，以确保其矿化[38]。最近发现了两种成釉细胞特异性基膜蛋白：釉成熟蛋白和Apin[39]。转化期和成熟期的成釉细胞也表达牙釉质矿化必需的基因，如碳酸酐酶Ⅱ（carbonic anhydrase II, CA2），它可以使细胞释放碳酸氢盐，以中和羟基磷灰石形成、钙结合蛋白（calcium binding protein, Calb1）、钙敏感受体（calcium sensing receptor, CaSR）、阴离子交换蛋白Ae2（SLC4a4）和碱性磷酸酶（TNAP）产生的

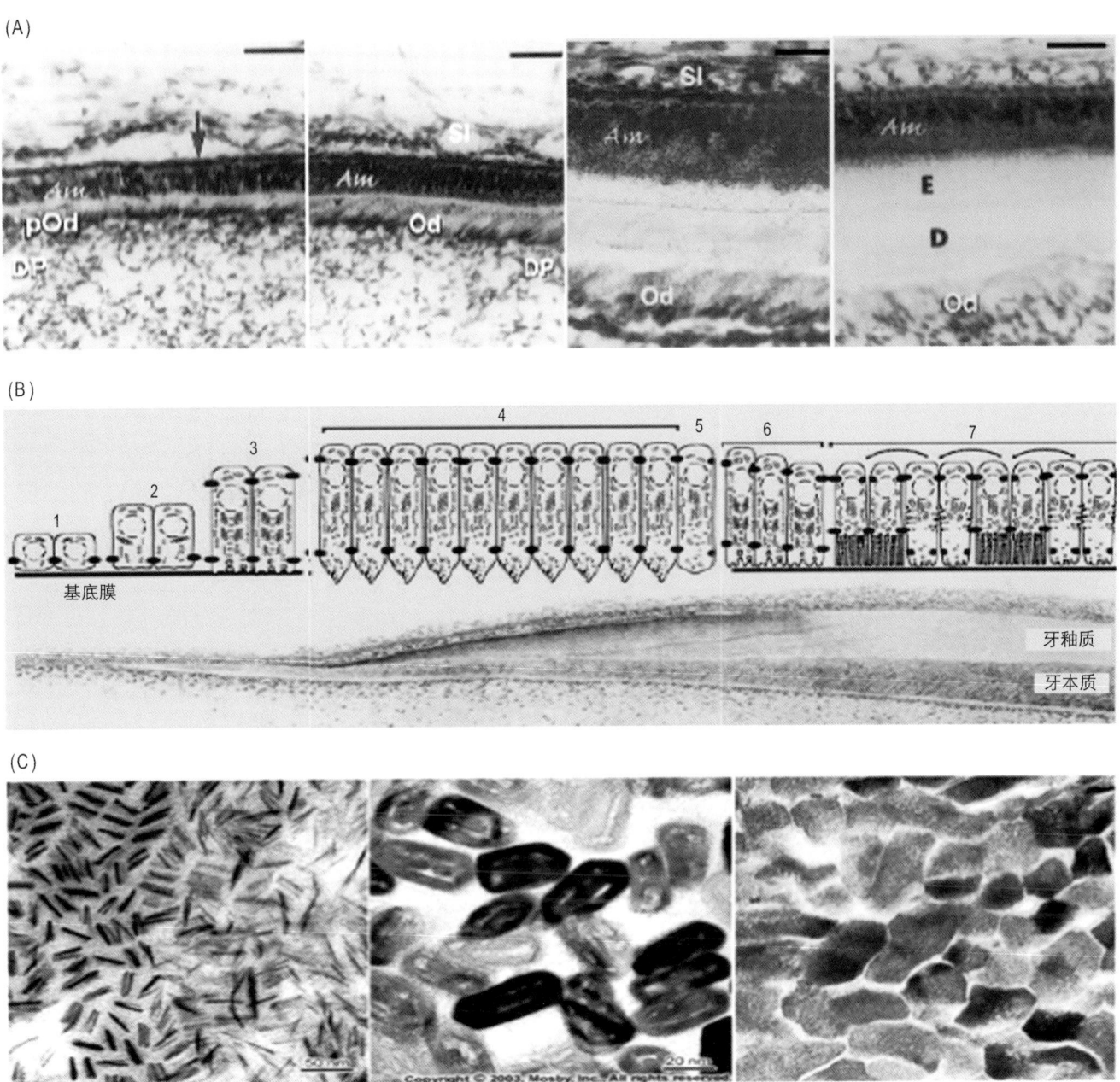

图 117.3 （也见彩图）（A）各其特异性基因表达是成釉细胞发育的一个特征。例如，成釉原蛋白 mRNA 在前成釉细胞和成釉细胞成熟期显示低表达。相比之下，原位杂交显示分泌期成釉细胞强表达成釉原蛋白 mRNA（黑点所示）。Am：成釉细胞；D：牙质；DP：牙髓；E：成釉质；Od：成牙本质细胞；pOd：前成牙本质细胞；SI：中间层。（B）成釉细胞在牙釉质形成过程中的变化。内牙釉质上皮（1）的上皮细胞位于基底膜上。当成釉细胞在牙本质前基质上分化时，这些细胞的长度会增加（2）；当分泌前成釉细胞启动在牙本质表面釉质蛋白分泌时，它们的突起穿过退化的基底膜（3）；在牙尖 - 牙釉质交界处（DEJ）建立和一层薄薄的棱柱状牙釉质矿化后，分泌性成釉细胞形成分泌特化，即 Tomes 突。沿着 Tomes 突的分泌面，成釉细胞在牙釉质晶体生长的矿化前沿分泌蛋白质，以取代缺失的基底膜（4）。在分泌期结束时，成釉细胞失去其 Tomes 突并产生一层薄薄的牙釉质（5）。此时，牙釉质已达到其最终厚度。在牙釉质形成的过渡阶段，成釉细胞经历了一次主要的重组过程，其分泌活性降低，分泌的蛋白质类型也发生了变化（6）。蛋白酶在基质中被分泌，以降解累积的牙釉质蛋白质，并形成新的基底膜。在成熟期，成釉细胞在皱褶面和平滑面之间进行调节（7）。成釉细胞通过促进分泌期形成的牙釉质晶体两侧矿物质的沉积,使牙釉质层继续变硬。（C）牙釉质晶体在分泌期较薄（左图），在成熟期变厚（中间和右侧图）（Source: [54]. Reproduced with permission of Elsevier.）

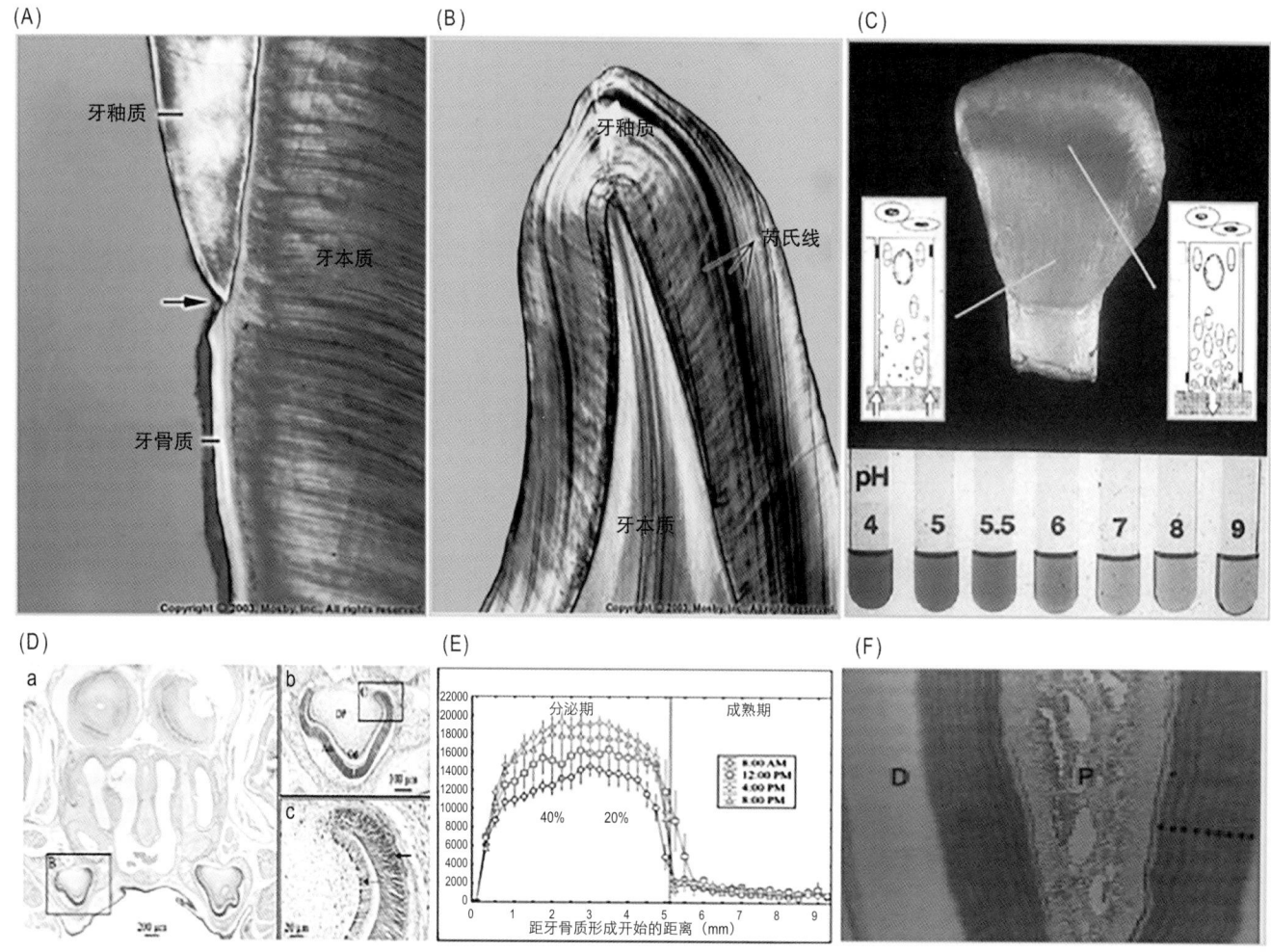

图117.4 （也见彩图）（A）牙釉质、牙本质和牙骨质是构成牙齿的三种矿化组织。这三种组织都受生理节律控制。（B）牙釉质中可见芮氏线（striae of retzius, SR）（又称为长周期增量生长线）。在 SR 之间的纵向上可以观察到大约有 7 条横纹。（C）成熟成釉细胞在皱褶端和光滑端之间交互。在皱褶端的成釉细胞下面，晶体迅速矿化，pH 值降至 6.0 以下（红色所示）。在光滑端的成釉细胞下面，牙釉质被中和，pH 值上升至 7.0 以上（橙色所示）。（D）出生后 4 天龄的小鼠生物钟蛋白的免疫组织化学。（a）在发育中的第一磨牙中检测到生物钟蛋白的表达。（b 和 c）高倍镜显示成釉细胞（Am）和成牙本质细胞（Od）的细胞核（箭头所示）相对于牙髓（DP）细胞具有很强的生物钟蛋白的表达。（E）成釉细胞中含蛋氨酸蛋白质分泌的每日变化。在整个分泌期，与清晨（早上 8 点，蓝色所示）相比，下午晚些时候（下午 4 点，绿色所示）牙釉质蛋白的分泌活性显著增加。内牙釉质形成（0.5～3.0 mm）的差异（高达 40%）明显大于外牙釉质形成的差异（20%）。（F）与牙釉质类似，牙本质（D）也含有短周期和长周期生长线的痕迹。欧文线（Lines of Owen），相当于 SR，可以追踪到相当远的距离，并且在不同的个体中相隔 6～10 天。牙本质横切面的 X 线片显示在注入标记的脯氨酸 10 天后，牙髓周围有 9 条密集标记的带。P：纸浆（Reproduced with permission of Elsevier.）

酸。几种生长因子、激素以及转录因子的表达也是成釉过程中的特征[40]。有趣的是，最初发现仅在成釉细胞中表达的基因也在成牙本质细胞内被检测到[41]，反之亦然，成牙本质细胞特异性基因被发现在成釉细胞中也表达[42]。

当成釉细胞离开牙本质时，它们会成群结队地穿过它们所形成的表面。这导致了牙釉质棱柱的交叉（以 X 的方式交叉），在对比鲜明的 3D 图上具有棱柱区，形成 Hunter-Schreger 带。未破裂的牙釉质被一层被称为"减少的牙釉质上皮"的细胞保护而不被吸收，这种细胞是由成熟的成釉细胞残余物产生的。一旦牙齿萌出，这些残细胞就会消失。

牙骨质和牙周韧带

牙囊是一种松散的结缔组织囊，它将正在发育的牙齿与其骨隐窝分开，对牙齿萌出至关重要，并将成为牙齿萌出的牙周韧带（PDL）。

牙骨质是一种无血管、无神经的矿化组织，其超微结构与骨相似，覆盖整个牙根表面。牙骨质是牙本质和PDL之间的界面，有助于牙周组织的修复和再生。牙骨质的有机细胞外基质含有选择性增强PDL间隙内细胞群附着和增殖的蛋白质[43]。

牙骨质最初通过来自牙囊的细胞或（和）根鞘上皮细胞的上皮-间充质转化沉积在新矿化的牙根牙本质基质上[44]。来自上皮根鞘细胞的分泌蛋白质可能包含在最初形成的牙骨质基质中。从胚胎学上，牙骨质可分为两种类型：初级牙骨质（是脱细胞的，随着牙齿的萌出而缓慢发育）和次级牙骨质（在牙齿咬合后形成）。在牙骨质沉积非常迅速的地方，它是细胞性的，含有类似于骨的骨细胞的牙骨质细胞。

牙骨质的外在和内在纤维主要为Ⅰ型胶原蛋白。牙骨质的非胶原蛋白与骨基质蛋白相似，这使得牙骨质与其他钙化的结缔组织难以区分。迄今为止，只有牙骨质黏附蛋白（cementum attachement protein，CAP）可能对牙骨质具有特异性，但这一特异性存在争议。

在牙根发育过程中，牙囊很快发育成PDL，PDL可以支持牙齿，为其提供营养和机械感觉并使其可以进行生理性运动。PDL在人体的各种韧带纤维和肌腱系统中是独一无二的，因为它是唯一一种连接两种硬组织——即牙骨质和牙槽骨——的软组织[45]。

通过由Ⅰ型和Ⅲ型胶原蛋白组成的PDL纤维群，正常运转的牙齿彼此相连，包括牙龈和牙槽骨。在PDL的两侧，其主要纤维与牙骨质和牙槽骨结合。在韧带内部，软组织不断进行适应性重塑。PDL胶原纤维根据其沿牙齿上的方向和位置进行分类。PDL纤维的完整性和活力对于牙齿的功能至关重要。

牙槽骨是牙周组织的一部分，其作用是将牙根固定在牙槽上，吸收咀嚼时产生的力。负责牙槽骨形成的祖细胞位于骨膜区、PDL或血管周围。牙槽骨髓被认为是一种有用且容易获得的祖细胞来源，因为它们与来自髂嵴的祖细胞具有相似的成骨潜能[46]。骨膜也被认为是骨再生的合适细胞来源。

当恒牙萌出时，牙槽骨被吸收以允许其通过、其牙根发育和其牙冠穿过口腔黏膜，这有助于在牙冠和牙根交界处附近的牙釉质上上皮细胞形成一个紧密的环状密封。控制牙冠萌出和牙根发育的复杂信号级联尚不清楚。牙齿萌出时，牙根尚未完全形成，人类乳牙的牙根发育需要至少18个月,恒牙则需要3年以上。

恒牙的牙骨质几乎没有重塑，但牙槽骨的表面不断吸收和形成，以使牙齿能够随着萌出、生长移动或功能力量的变化而移动。乳牙牙根的吸收在乳牙完成后不久就开始了，在相邻的乳牙侧面上首先出现且最多出现。

牙齿矿化组织的昼夜节律性形成

牙齿矿化组织是通过累加式的生长模式形成的，这种模式在硬组织中保存了短周期和长周期的增量生长线。在牙釉质中有两种规律发生的增量标志物：每日交叉线和长周期芮氏线。在成釉细胞发育分泌期的精确时间点，这些线条与牙釉质表面相对应（图117.4B）。在牙本质中也观察到每日增量线（称为Von Ebner线）。牙釉质中的交叉纹和牙本质中的von Ebner纹反映了每日的沉积矿物量。已经通过使用^{3}H-脯氨酸示踪剂标记牙本质形成中胶原蛋白证实了这种昼夜节律性变化[47]。白天12小时分泌的胶原蛋白量是夜间12小时的2倍（图117.4E）。与胶原蛋白类似，成釉原蛋白显示出昼夜节律[48-49]。成釉细胞和成牙本质细胞一致强烈表达生物钟基因[50]。

虽然牙骨质是从牙骨质-牙本质交界处离心沉积的，并以增量线为标志，但关于牙骨质形成的昼夜节律控制却知之甚少。

阐明昼夜节律控制在牙齿矿化组织形成中的作用可能有助于理解个体之间牙齿的结构和形态的表型差异。生物钟基因的表达改变或其表达的多态性也可能与牙齿疾病的易感性有关，正如其他疾病（如糖尿病和癌症）所显示的那样。

干细胞在修复牙齿中的作用

干细胞在维持组织稳态和组织修复中起着至关重要的作用。它们的分化受到细胞内在决定因素和来自特定微环境的信号的调节。牙齿损伤后的修复机制涉及一系列高度保守的过程，这些过程在胚胎发生过程中共享遗传程序（详见参考文献[51]）。在严重的牙齿损伤中，垂死的成牙本质细胞被干细胞/祖细胞取代，这些细胞分化成新一代的成牙本质细胞，产生修复性牙本质[49]。在牙齿损伤部位释放的信号分子可能会吸引牙髓干细胞，从而启动愈合过程。Notch分子和神经上皮干细胞蛋白参与了牙髓损伤引起的牙髓修复的动态过程[51]。Notch分子在邻近损伤部位的细胞以及位于根尖的细胞中被激活，这表明这些部位代表牙髓内的干细胞生态位。牙齿受损后的血管内皮细胞中 Notch 分子的激活可能反映了另一个干细胞池。上皮干细胞也存在于人类牙齿的牙根区域（Athanassiou 等，未发表的数据），并可能与牙骨质和 PDL 的组织再生有关[52]。

小结

阐明牙齿萌生、发育模式和矿化的控制需要在细胞和分子水平上对它们有透彻的了解。理解信号分子何时以及如何控制这些事件将会打开新的视野并带来新的挑战。尽管已经发现了许多关于牙齿形态发生的信号通路，但关于牙齿细胞分化和随后的基质形成的控制却知之甚少。对牙齿形态发生和分化过程中复杂的通路之间的相互作用进行多维数学模型，可能有助于更好地理解牙齿的发育和牙齿的疾病[53]。新的科学知识和组织工程方法可能会指导牙科新的治疗方法的发展。

致谢

我们要感谢密歇根大学牙科研究实验室的所有成员，特别是 Dr. Hu, Simmer 和 Dr. Yamakoshi 对这项研究进行的交流、讨论和资料共享。本研究得到了美国国立卫生研究院（NIH）通过 DE018878-01A1 给予 Petros Papagerakis 的部分资助。Thimios Mitsiadis 的工作得到了苏黎世大学的资助。

参考文献

扫描书末二维码获取。

第118章
影响牙列的遗传性颅面疾病

Yong-Hee Patricia Chun、Paul H. Krebsbach 和 James P. Simmer

黄思敏　卢文曦　林　华 译

影响牙列的遗传性疾病

早期发育的外胚层器官（例如头发、牙齿和许多外分泌腺体）的调控源于上皮细胞和间充质细胞之间相似的顺序发生的和交互的相互作用[1]。在牙齿发育过程中，有四种保守的信号通路介导上皮-间充质的相互作用：BMP、FGF、Shh和Wnt。此外，外胚层特异性外异蛋白A（ectodermal-specific ectodysplasin A，EDA）信号通路通过调节牙上皮中Fgf20的表达来控制牙齿数量和牙齿形状[2]。改变牙齿发育早期事件的遗传性疾病可能局限于影响牙列的表型，或影响其他外胚层器官的发育，例如在一些综合征中所见。

骨骼包含人体内五种矿化组织中的两种：骨和钙化的软骨。其他三种矿化组织——牙本质、牙釉质和牙骨质——都存在于牙齿中。这些硬组织中的矿物质是一种生物磷灰石，在结构上类似于钙（Ca）羟基磷灰石 $Ca_{10}(PO_4)_6(OH)_2$，最常见的取代基团是碳酸盐（CO_3^{2-}）取代磷酸盐（PO_4^{3-}）以及氟化物（F^-）取代羟基（OH^-）基团。因此，钙和无机磷酸盐代谢紊乱可能影响多种硬组织。在某些情况下，口腔表现可能是涉及骨和矿物质代谢的更广泛问题中出现最早的或最明显的症状，并可能有助于诊断。

本章主要概述了牙齿遗传畸形，这些畸形提供了未诊断的骨和矿物质综合征或全身状况的早期证据。

影响牙齿数量的遗传性疾病：家族性牙齿发育不全和多生牙齿

家族性牙齿发育不全很常见，可以是孤立出现的，也可以表现在综合征中[3]。家族性牙齿发育不全最主要的原因是Wnt信号系统的遗传缺陷，即无翼型MMTV整合位点家族成员10A（WNT10A，2q35）、低密度脂蛋白受体相关蛋白6（LRP6，12P12.3）和轴抑制蛋白2（AXIN2，17q23-q24）的遗传缺陷[5]。有单个WNT10A等位基因突变的个体表现为磨牙根畸形和轻度牙齿发育不全，在恒牙列中不完全外显，而有这两个等位基因突变会导致严重的牙齿发育不全和磨牙上的齿尖数量减少[6]。特定的AXIN2基因突变虽然罕见，但会导致常染色体显性（autosomal dominant, AD）形式的家族性牙齿发育不全，与肠道息肉相关，并在31～40岁时变为恶性[5]。

Msh同源框1（MSX1，4p16.1）和配对框9（PAX9，14q12-q13）表达相互作用的转录因子，这些转录因子对萌芽期后牙齿发育的进展至关重要[7-8]。MSX1和PAX9基因突变会导致类似的家族性牙齿发育不全的AD遗传模式，并且PAX9基因突变更可能涉及第二磨牙，而MSX1基因突变更可能涉及缺失牙齿中的上颌第一双尖牙（前磨牙）[9]。

少汗性外胚层发育不良（hypohidrotic ectodermal dysplasia，HED）是一种遗传性疾病，其特征是牙齿缺失、毛发稀疏、汗腺缺失以及指甲和唾液腺缺陷。X连锁隐性少汗性外胚层发育不良（X-linked recessive hypohidrotic ectodermal dysplasia，XLHED）仅影响男性，由外异蛋白A基因突变引起（EDA，Xq12-q13.1）。在轻度病例中，缺牙是唯一的表现[10]。编码外异蛋白A受体（EDAR，2q13）和EDAR相关死亡结构域（EDARADD，1q42.3）的基因突变会导致外胚层发育不良。此外，与仅存在这些基因中的一个的杂合子缺陷的兄弟姐妹相比，存在EDAR、EDARADD和（或）WNT10A（双基因遗传）基因的杂合突变的组合会大大增加牙齿发育不全的严重程度（增加缺牙的数量）[11]。

综合征性牙齿发育不全可由FGF10（5p13）及其受体（即FGFR3，4p16.3）基因突变引起，并涉及泪腺和唾液腺发育不全（aplasia of the lacrimal and salivary, ALSG）[12]，或引起泪腺-耳-牙-指（lacrimo-auriculo-dento-digital, LADD）综合征[13]。LADD的特征是与多种牙齿表型有关的泪腺和唾液腺系统发育不全或发育不良：上颌侧切牙发育不良（缺牙）或小牙（微牙）和锥形牙发育不全，轻度牙釉质发育不良，以及牙齿萌出延迟。

牙齿数量的变化也可能包括多余的牙齿。约1%的乳牙和约2%的恒牙存在非综合征性多生牙，且多为家族性多生牙，但病因未知。多生牙也出现在综合征中[14]。颅骨锁骨发育不良是一种由runt相关转录因子2（RUNX2，6p21）基因突变引起的AD遗传病。其最显著的综合征特征为锁骨发育不良或发育不全，体检时可发现肩部锁骨异常靠拢。多个多余的牙齿形成，且不能萌出，但它们对正畸移动反应良好[15]。

家族性腺瘤性息肉是一种由结肠腺瘤性息肉病（APC，5q21-q22）的截断基因突变引起的疾病，其特征是颌骨的不透射线性病变，包括成簇的小牙齿（牙瘤）和胃肠道息肉，通常在31~40岁发生恶变改变[16]。发现牙瘤或家族性牙齿发育不全应引起对胃肠道息肉的关注，特别是当口腔息肉似乎是自发出现时（即在父母双方都没有观察到），因为该家族不会表现出肠癌。

影响牙本质的遗传性疾病：成骨不全、牙本质形成不全和牙本质发育不良

遗传性牙本质缺陷可以是孤立性的，也可以是综合征性的[17]。牙本质畸形最常见的疾病是AD成骨不全（osteogenesis imperfecta, OI），这是由编码Ⅰ型胶原蛋白的基因缺陷引起的[18]。在一些OI病例中，牙本质缺陷是唯一突出的表现[19-20]。非综合征性牙本质缺陷主要是由牙本质唾液磷蛋白（dentin sialophosphoprotein）（DSPP，4q21.3）的显性负效应突变引起[21]。

遗传性牙本质缺陷的Shields分类将遗传性牙本质畸形分为牙本质发育不全（dentinogenesis imperfect, DGI，Ⅰ~Ⅲ型）和牙本质发育不良（dentin dysplasia, DD，Ⅰ型和Ⅱ型）两组、五个亚型：所有五个亚型均显示AD遗传[22]。Ⅰ型DGI是对伴有DGI的OI的统称，为了遵从当前的OI分类法，现在基本上已被废弃了。然而，Ⅱ型DGI更为常见。在临床上，Ⅱ型DGI患者的牙齿呈琥珀色外观（图118.1）。此外，患牙在颈缘较窄，因此呈球根状或钟形冠状。Ⅲ型DGI是一种罕见的形式，也被称为"白兰地酒型"，以在马里兰州白兰地酒发现的原型亲属命名。这种形式的特征是：乳牙有多处牙髓暴露，在X线片上有相当大的差异，范围从壳状牙到正常牙髓腔到牙髓闭塞；恒牙与Ⅱ型DGI是一样的。在Ⅰ型DD中，恒牙和乳牙的形状和颜色看起来都很正常。然而，牙齿X线片显示无髓牙的牙根短小，根尖周透射线。乳牙显示牙髓完全闭塞。Ⅱ型DD似乎是Ⅱ型DGI的一种轻度形式，其特征是：乳牙呈琥珀色，牙髓完全闭塞；恒牙呈蓟管状，牙髓结石普遍存在，恒牙颜色正常或接近正常。

对于显示恒牙第一磨牙磨损的DGI患者，牙科医生通过在其恶化的第一磨牙上放置不锈钢牙冠覆盖进行干预以保持其垂直尺寸，从而防止前牙的快速磨损很重要。当牙髓腔足够后退以避免在准备牙冠时暴露时，使用铸造金牙冠替代不锈钢牙冠。

影响牙釉质的遗传性疾病：成釉不全

成釉不全（amelogenesis imperfecta, AI）是一种异质性、孤立的、存在于牙釉质层的遗传性缺陷。这种疾病患者的牙釉质可能薄、软、粗糙和（或）有色素沉着。AI的遗传方式可以是AD、常染色体隐性（autosomal recessive, AR）、X连锁显性（X-linked dominant, XLD）或X连锁隐性（X-linked recessive, XLR）遗传[23]。当考虑到各种牙釉质的表型和遗传模式时，可识别出14种亚型[23]。孤立性牙釉质缺陷与AMELX、ENAM、AMBN、AMTN、MMP20、FAM83H、KLK4、SLC24A4、WDR72、ITGB6、C4orf26、GPR68、ACP4、COL17A1、LAMA3和LAMB3基因缺陷相关。AI患者的牙釉质可以薄（发

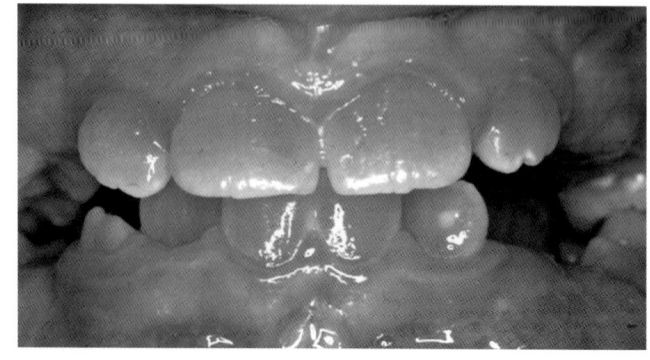

图118.1 （也见彩图）牙本质发育不全（DGI）的牙齿特征。该患者的这些恒牙表现出与牙本质发育不全相关是典型的蓝灰色或乳白色外观（Courtesy of Dr. Jan C-C. Hu.）

育不良）或缺失，厚度正常但质软且有色素沉着（发育不良），或既薄又软（钙化不足）[24]。氨基磷灰石蛋白（AMELX，Xp22.3）基因突变会导致 XLD，杂合子女性通常会显示正常和缺陷牙釉质交替出现的垂直条纹，而半合子男性通常牙齿上很少或没有牙釉质[24]。

AI 也指综合征中的釉质缺陷。当 COL17A1、LAMA3 或 LAMB3 基因发生致病突变时，患有 AD 牙釉质畸形的人是 AR 遗传交界性大疱性表皮松解症的携带者。细胞周期蛋白和 CBS 结构域的二价金属阳离子转运介质 4 基因（CNNM4，2q11）的等位基因突变可导致视锥 - 视杆细胞营养不良和 AI。CNNM4 编码一种将镁离子从成釉细胞中转运出来的蛋白质[25]。视锥 - 视杆细胞营养不良会导致失明。序列相似家族 20 成员 A（FAM20A，17q24.2）的基因突变可导致牙釉质肾病综合征[26]。这种疾病的口腔表现的独特组合包括：严重的牙釉质发育不良，与冠周透射线相关的磨牙未萌出，髓内钙化，以及牙龈增大[27]。Porcupine（PORCN，Xp11.23）基因突变可引起局灶性皮肤发育不良，这是一种男性在子宫内死亡的 XLD 遗传病。由于随机的 X 染色体失活导致基因缺陷复制的嵌合现象（lyonization），牙釉质缺陷显示出垂直条带[28-29]。

导致唇腭裂的遗传性疾病

唇裂和（或）腭裂（cleft lip and/or palate, CL/P）是相对常见的颅面畸形（每 700 名新生儿中就有 1 例），会对营养、语言、牙齿和心理发育产生深远的影响。大多数唇裂出生缺陷是多因素的和非综合性的，尽管有近 300 种公认的综合征可能包括唇裂作为一种表现。15%~50% 的 CL/P 发生在确定的综合征中。更常见的伴腭裂的综合征包括 Apert（FGFR2，10q26.13）、Stickler（COL2A1，12q13.11）和 Treacher Collins（TCOF1，5q32）综合征。Van der Woude（IRF6，1q32.2）和 Waarden Berg（NECTIN1，11q23.3）综合征与 CL/P 相关。在 Van der Woude 综合征中，基因突变分析可以识别与唇裂风险增加相关的干扰素调节因子 6 基因变异[30]。

一些引起综合征性 CL/P 的基因也与非综合征性 CL/P 相关，如 TBX22（Xq21.1）、NECTIN1 和 IRF6[31]。虽然大多数非综合征性 CL/P 病例的病因复杂，涉及遗传和环境因素，但在某些病例中，CL/P 是由特定基因的高度外显的有害变异引起的，并表现出家族遗传模式[32]。

遗传性代谢性骨病的口腔表现

骨代谢性疾病属于骨重塑障碍，其特征涉及整个骨骼，通常口腔中会表现出来，这可以导致潜在的全身性疾病的诊断。大量研究表明，钙稳态和骨代谢的亚临床紊乱也可能导致多种牙齿异常，包括易感个体的牙槽嵴吸收和牙周骨丢失。在未来几十年内，随着人口中老年人比例的增加，这一系列疾病的重要性及其对口腔健康和牙齿管理的总体影响可能会增加[33]。

低磷酸盐血症

磷的体内平衡目前还不完全清楚（见第 25 章）。虽然磷受多种激素（包括 PTH）、降钙素和维生素 D 的调节，但现在已经发现了磷 - 调节因子。FGF23 由骨细胞分泌进入循环，可抑制肾脏对磷的重吸收和 $1,25(OH)_2D$ 的产生（见第 27 章）。FGF23 基因（ADHR，12p13）的特异性缺陷导致 AD 低磷血症性佝偻病。磷酸盐调节性中性内肽酶（phosphate-regulating neutral endopeptidase, PHEX）（一种肽链内切酶）和牙本质基质蛋白 1（dentin matrix protein 1, DMP1）（一种参与骨矿化的蛋白聚糖）均能抑制 FGF23 的表达。PHEX（Xp22.2）和 DMP1（4q21）基因的功能性缺失突变分别导致 XLD 遗传和 AR 遗传低磷血症[34-37]。

在家族性低磷酸盐血症中，牙齿的表现通常都是主要的临床表现，类似于佝偻病和骨软化症中常见的表现。患者可能表现为牙釉质发育不全、牙釉质变色、牙本质矿化不良、牙髓腔和根管扩大以及乳牙或恒牙脓肿但无龋齿迹象[38-40]。牙髓的微生物感染被认为是由于牙釉质磨损或牙釉质微裂导致微生物侵入暴露的牙本质小管而发生的[41]。提高对磷酸盐稳态机制的理解已为低磷酸盐血症的遗传病因提供了新的见解[42]。

高磷酸盐血症

高磷酸盐血症家族性肿瘤性钙质沉着症（hyperphosphatemic familial tumoral calcinosis, HFTC）是一种 AR 遗传代谢疾病，其特征为：高磷酸盐血症，牙根缺损以及钙/磷晶体在关节周围间隙、软组织渐进性沉积，有时也会在骨骼中渐进性沉积（建第 115 章）。HFTC 可由多肽 N-乙酰半乳糖氨基转移酶 3（*GALNT3*，2q24-q31）、*FGF23* 或 Klotho（*KL*，13q12）的基因失活突变引起[43]。由此引起的高磷酸盐血症的早期症状是牙根明显的局部增厚、牙髓结石和牙髓腔部分闭塞[44-46]（图 118.2）。如果有必要进行根管治疗，这些牙根畸形会使牙科治疗复杂化。

低磷酸酯酶症

低磷酸酯酶症（hypophosphatasia, HPP）是由骨骼碱性磷酸酶（*ALPL*，1p36.1-p34）基因功能性缺失突变引起的（见第 115 章）。成骨细胞表现出 ALPL 最高水平的表达，严重的 HPP 会发生严重的骨骼矿化不足。然而，对缺陷最敏感的硬组织似乎是牙骨质[47]。儿童期 HPP 的典型口腔表现是乳牙全根提前脱落（图 118.3）。组织学检查显示，牙根表面缺乏牙骨质，由于牙周韧带纤维不能将牙槽骨与牙根连接，附着装置失效。在恒牙中，经常观察到牙髓间隙大，萌出晚，根尖闭合延迟。骨质流失会均匀地影响牙齿附近的区域（水平模式），在成人 HPP 中，可能存在广泛的龋齿。

致谢

作者感谢密歇根大学的 Dr. Jan C.-C. Hu 提供了图 118.1 和图 118.3。这项工作得到了美国国立卫生研究院、美国国立牙科和颅面研究所 DE015846（JPS）、DE022800（YPC）、DE025758（YPC）和 DE026769（YPC）的支持。

本文提供的数据网址如下：Online Mendelian Inheritance in Man (OMIM) http://www.ncbi.nlm.nih.gov/Omim/（2018 年 5 月访问）。

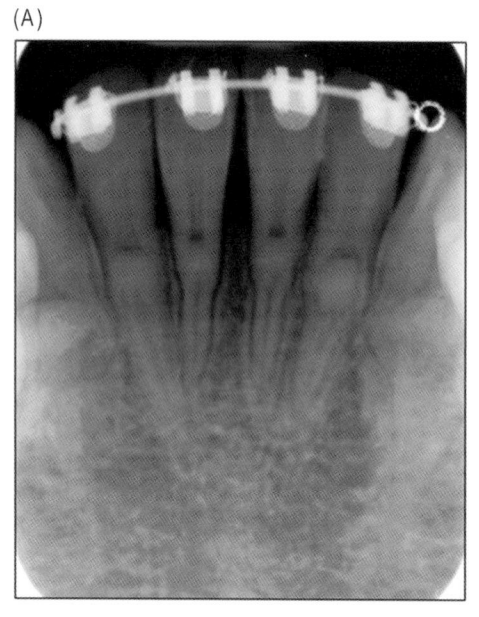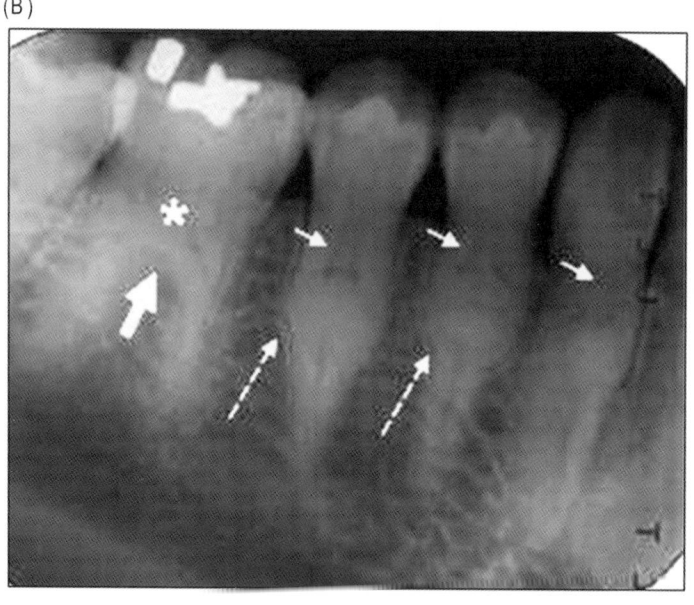

图 118.2 牙齿异常患者的牙齿 X 线片。（A）一名其 *FGF23* 基因有纯合错义突变（p.Ser71gly）的患者的下切牙 X 线片，显示了该牙髓腔内圆形钙质沉积物。（B）一名其 *GALNT3* 基因有复合杂合突变（p.Arg438Cys 和 p.GLN592*）的高磷酸盐血症家族性肿瘤钙质沉着症（HFTC）患者的下切牙 X 线片，显示有球根状牙根（虚线箭头所示）、蓟形牙髓（小箭头所示）、长根干（粗箭头所示）和牙髓结石（星号所示）[(A) Source [48]. (B) Source: [46] Reproduced with permission of Springer.]

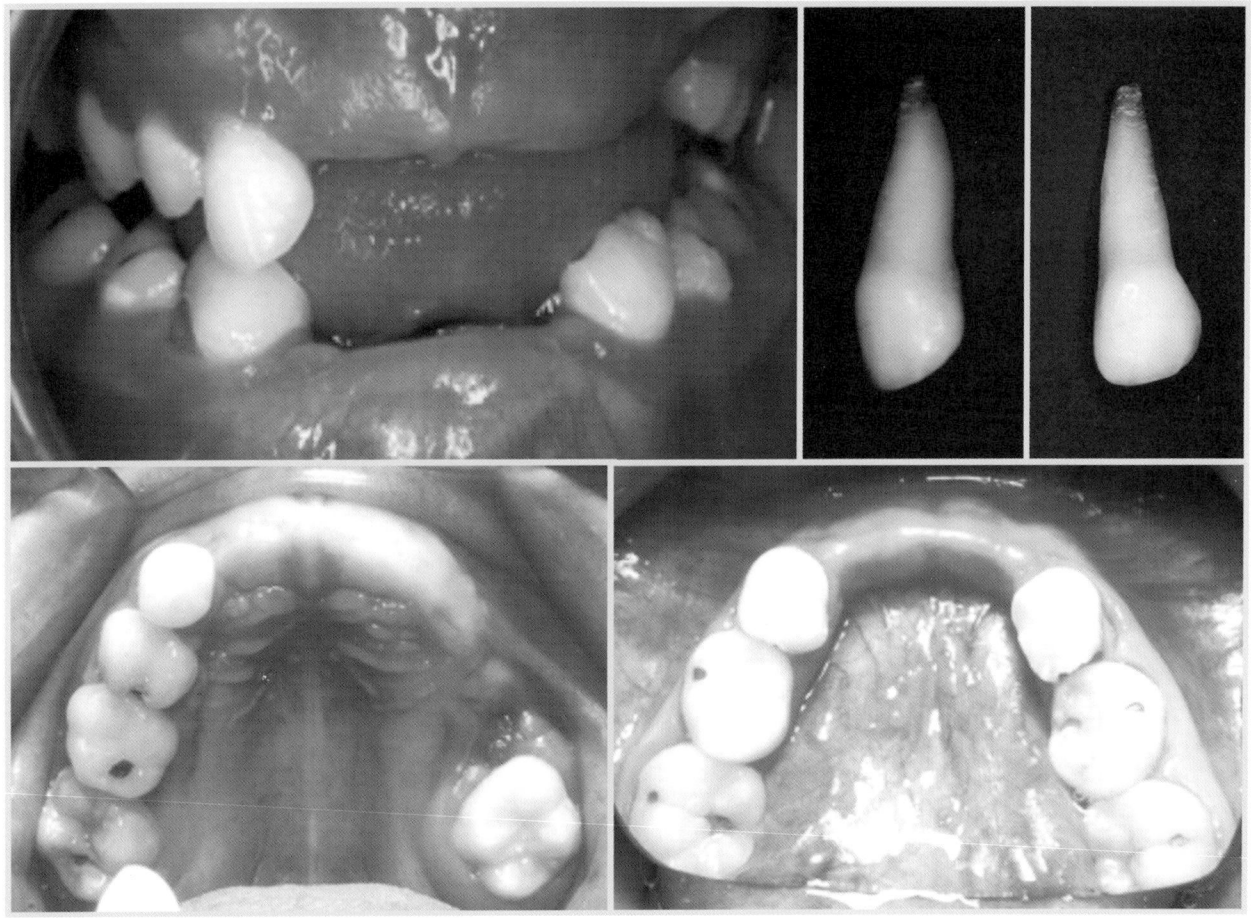

图 118.3（也见彩图）一名 6 岁儿童低磷酸酯酶症（HPP）患者的全根乳牙脱落情况。其父母带来的其上颌尖牙和门牙（右上）是在 2 年前无外伤性脱落的。该患者的乳牙后牙活动，牙周附着也有问题。一些儿童期 HPP 患者还伴有牙釉质发育不良表现。这些牙科检查结果往往是儿童 HPP 诊断的第一个征兆（Courtesy of Dr. Jan C-C. Hu.）

参考文献

扫描书末二维码获取。

第 119 章
颌骨硬组织病理学

Paul C. Edwards

黄思敏　杨　帆　林　华译

引言

颌骨的独特之处在于牙齿的存在，牙齿是由牙槽突支持的专门的硬组织器官。牙齿是由独特的硬组织（牙釉质、牙本质和牙骨质）组成，这些组织在身体内的其他部位都未发现存在，并且是通过口腔上皮和外胚层间充质之间的顺序发生的和交互的相互作用过程发育而来。在人类中，这包括两种牙列的发育，即乳牙和恒牙，这一过程从胎儿期持续到青少年晚期，以适应颌骨的生长。

由于牙齿发育的特殊发育过程，以及这些特殊的矿化组织持续暴露于恶劣的口腔环境中，下颌骨和上颌骨是一系列独特的疾病的家园。本章概述了这些疾病的一些较为常见的问题：牙齿脱矿、龋齿、牙根吸收、牙源性囊肿以及颌骨的牙源性肿瘤和非牙源性肿瘤。

牙齿脱矿、龋齿和牙根吸收

龋齿（"蛀牙"）是影响现代社会最普遍的慢性疾病之一，据估计，全世界有24亿人患有未经治疗的恒牙龋齿[1]。一度主要被视为儿童期疾病的龋齿，自从引入水氟化、含氟牙膏和牙科保健以来，西欧和美国许多儿童的牙齿脱落率急剧下降了[2-4]。这一转变的结果是成年人可以保留更多的牙齿，龋齿已经从儿童期的急性疾病转变为成年期缓慢发展的慢性疾病。

龋齿发生过程是口腔中可传播的致龋菌群（主要是变形链球菌和乳酸杆菌）与可发酵的膳食碳水化合物之间多方面的相互作用的最终结果[5]。口腔菌群可通过母亲垂直传播给儿童，通过牙釉质表面的细菌表面蛋白和唾液成分在牙齿上定殖[6]。通过致龋口腔菌群的作用，产生了一种粘着的胞外多糖基质，即牙齿生物膜。这种生物膜内的精制碳水化合物的代谢产生乳酸，导致生物膜-牙齿界面的pH值下降，引起牙齿矿物质成分溶解。这种脱矿可被再矿化所抵消，再矿化涉及磷酸盐和钙离子的扩散，当局部的pH值通过唾液的缓冲能力上升时，它们会回到牙齿的羟基磷灰石矿物成分中。当脱矿速率超过再矿化速率时，就会产生龋齿（图119.1）。

除了暴露于可发酵膳食碳水化合物的频率和持续时间之外，与个体发生龋齿风险有关的其他因素包括：定殖的变形链球菌的特定致病基因型的毒力，宿主免疫反应，以及唾液的蛋白质和矿物质组成及其缓冲能力[7]。通过破坏牙齿表面的生物膜，保持口腔卫生习惯可以降低患龋齿的风险。

氟化羟基磷灰石和氟磷灰石是在牙釉质暴露于微量（~1 ppm）氟离子时形成的，增加了牙釉质抗酸溶解的能力。无论是专业提供，还是通过自行使用牙膏，或通过社区饮水氟化，氟化物对儿童和成人的总龋齿减少率平均为25%。

尽管牙齿高度矿化的釉质外层的龋齿过程（图119.1A和B）主要是一个物理化学过程，但底层牙本质含有20%的有机基质，主要为I型胶原蛋白和少量的非胶原蛋白。牙本质矿化成分的持续溶解会导致有机基质暴露于细菌胶原酶和宿主来源的基质金属蛋白酶的酶降解状态下[8]。由于成牙本质细胞突起从牙髓延伸至牙本质内的小管，在这个紧密结合的"牙本质-牙髓复合体"内发生炎症，要么是由于细菌直接延伸到牙髓组织，要么是由于静脉血流的继发性阻滞，容易导致牙髓坏死。牙髓坏死后，由于细菌降解和坏死的牙髓组织产生炎症介质，导致大量慢性炎症性肉芽组织块形成和牙髓尖的进行性骨破坏（根尖周肉芽肿）。

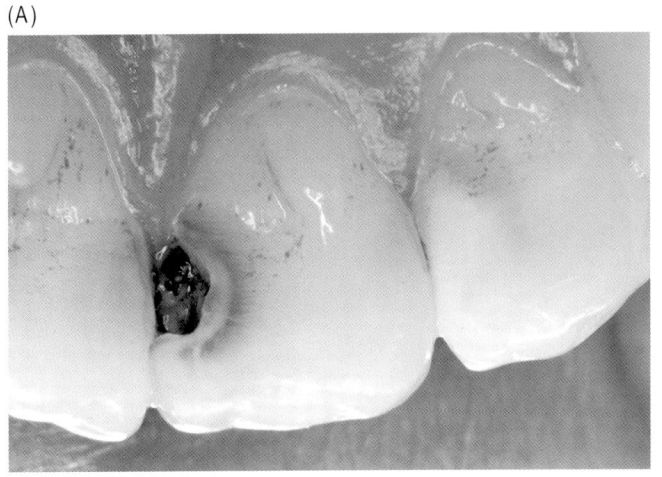
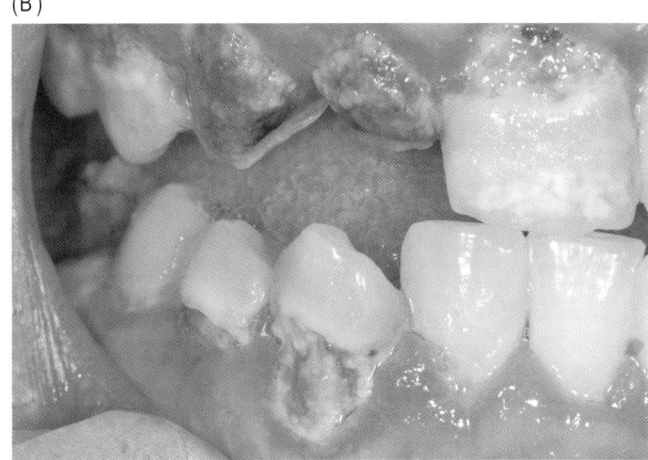

图119.1 （A）上颌中切牙的局部"空腔"龋齿，损害延伸到了牙本质。（B）有严重龋齿的患者。这个患者是一名长期滥用甲基苯丙胺（冰毒）者。（C）一名10岁的女孩，其四颗第一恒磨牙的近中牙根均有形成减少。还要注意，患者患牙的牙髓腔变窄。从X线片上看，这与外部牙根吸收非常类似。然而，没有该患者没有正畸治疗史或外伤史［（B）Source: [56]. (C) Courtesy of Dr. Charles Scanlon.］

牙根外吸收是一种非常常见的、几乎是普遍的过程，其特征是牙根内骨质和牙本质的丧失。大多数人表现出轻微的牙根吸收，没有临床意义。然而，在一小部分接受正畸治疗后的患者中，可以看到明显的牙根吸收。其他病因包括：外伤，根尖周炎，咬合力过大，牙源性囊肿和肿瘤的直接影响，以及甲状旁腺功能亢进症。外牙根吸收是由巨噬细胞来源的破骨细胞、破牙质细胞、牙周韧带来源的细胞、牙骨质、炎症细胞因子和牙髓的调节[9]。

最近有研究描述了一种新定义的牙齿表型，即磨牙根-切牙畸形（molar root-incisor malformation，MRIM），临床上可能会被误诊为牙根吸收[10]。MRIM是一种发育性牙齿缺损，其特征是第一恒磨牙牙根形成减少，受影响的牙髓腔变窄（图119.1C）。虽然健康人也会受影响，但MRIM似乎在有肾脏疾病、硬脊膜膨出或脑膜炎病史的患者中更常见。

颌骨囊肿和肿瘤

起源

颌骨囊肿和肿瘤分为牙源性的（包括牙齿发育过程中涉及的结构）和非牙源性的。根据定义，牙源性囊肿和肿瘤是口腔和颌面区域独有的。

在牙齿发育过程中，有一种被称为牙板的线性上皮结构，是单个牙齿最终形成的基础，由这种表面上皮向内生长到下面的结缔组织而形成[11]。随着牙齿的发育，这些上皮结构发生凋亡。然而，残留的"上皮休眠体"被认为是产生若干牙源性囊肿的上皮来源。参与这些牙源性病变发展的分子事件仍知之甚少[12-13]。

临床和影像学表现

牙源性囊肿和肿瘤起源于颌骨的牙齿承载区（例如，在支持牙齿的牙槽骨和下颌骨的下牙槽神经管的上方），其特征是由软组织替代骨，或者不太常见的是软硬组织混合物替代骨。在没有继发感染或明显扩张的情况下，牙源性囊肿和肿瘤通常很少引起症状，并且通常是在常规牙科X线检查中被发现（图119.2）。

这些病变的影像学和临床表现虽然通常是特征性的，但并不是典型的。与颌骨外病变一样，通常需要将影像学特征与组织病理学联系起来才能做出明确的诊断。

牙源性囊肿

牙源性囊肿可进一步细分为炎性囊肿和发育性囊肿。

炎性牙源性囊肿：根尖周肉芽肿和根尖周囊肿

根尖周肉芽肿和根尖周围（根状）囊肿是一种常见的、密切相关的、生长缓慢的病变，发生在牙尖顶端或牙根中区域，表现为牙髓坏死，通常是龋齿扩展到牙髓或先前牙髓外伤的最终结果。持续的骨破坏可导致皮质骨穿孔（图119.3A），并在口腔内形成大量急性和慢性炎性肉芽组织（牙龈脓肿；图119.3B）

根尖周肉芽肿，包括慢性炎性肉芽肿组织，是根尖周囊肿的前体。据认为，坏死牙髓组织降解过程中单核炎症细胞和邻近基质细胞释放的炎症介质、细胞因子和生长因子可刺激残留的上皮细胞休眠体增殖[14]。虽然其机制尚未完全了解，但最终结果是形成囊肿衬里（根尖周囊肿）。

当保留足够的牙齿结构以便于牙齿修复时，有提示根尖周肉芽肿或囊肿的放射可透性病变的非活性牙齿（图119.2A）应接受根管治疗，即从牙髓腔和根管中机械去除降解产物。或者，这些病变可以通过拔

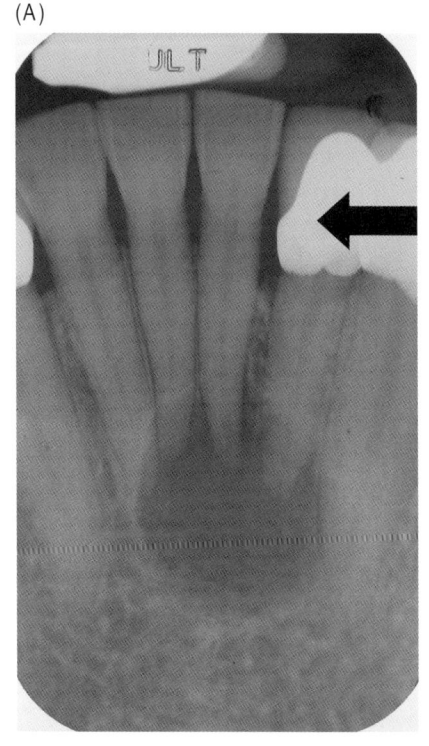

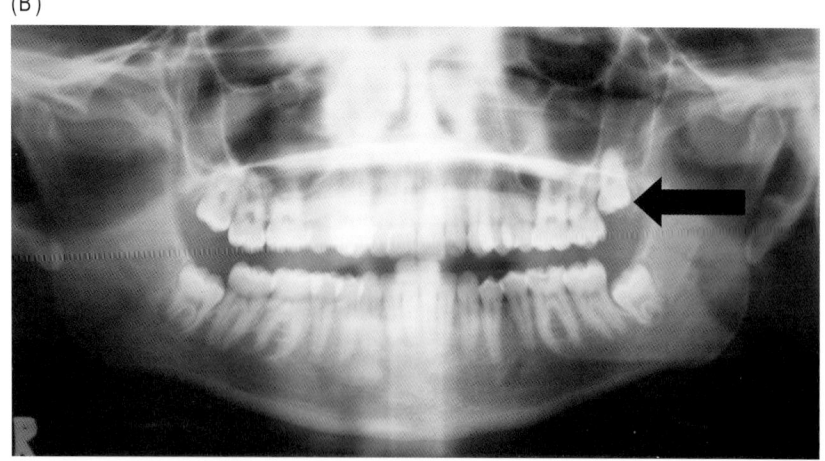

图119.2 牙医的经典放射成像技术包括口腔内放射线成像和口腔外全景X线片。（A）口腔内X线片（根尖片）显示下颌前牙和周围牙槽骨的轮廓。在中间的门牙顶端，可见一个明显的单一X线放射可透性病变，具有清晰的皮质边界。左侧切牙（箭头所示）是失活的。鉴别诊断为根尖周囊肿和根尖周肉芽肿。（B）口腔外全景X线片提供了上颌骨和下颌骨其邻近结构的完整概况。这种放射成像技术被广泛用作筛选工具。这张全景X线片，摄于一名18岁的患者，显示了未萌出的第三磨牙（智齿）的存在。上颌左侧第三磨牙（箭头所示）的牙冠周围可见一小块界限清晰的放射可透性区域，边缘有皮质。由于放射可透性区域的宽度小于4 mm，并且与之相关的第三磨牙尚未完成其牙根发育，这很可能代表发育中的牙齿周围有一个正常的牙囊

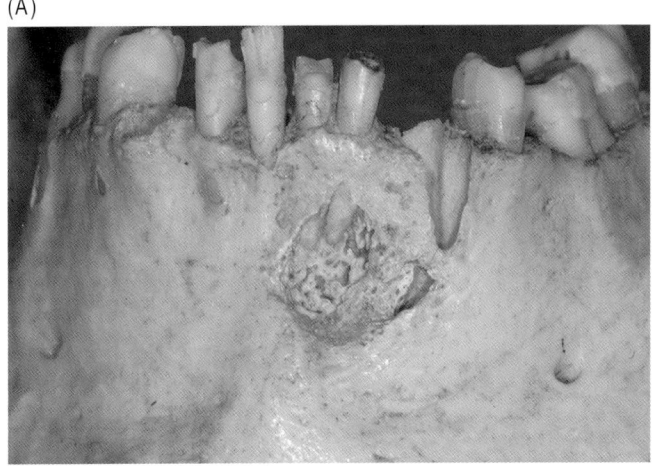 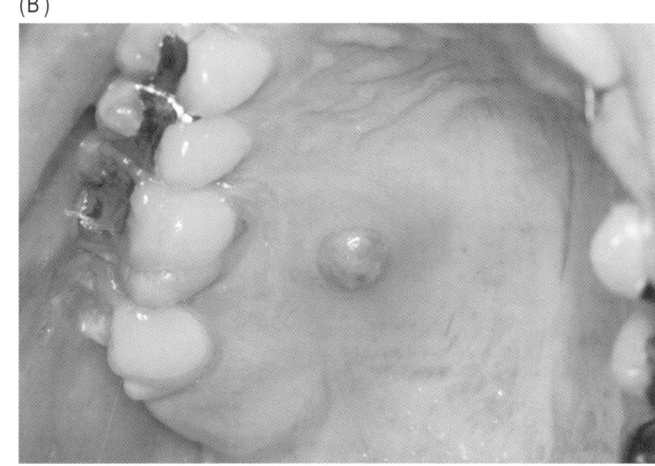

图 119.3 （A）缺失颊侧皮质板的尸体下颌骨。下颌切牙的牙冠断裂，可能导致牙髓坏死和随后的炎性根尖周肉芽肿或囊肿的发生。（B）患者为 25 岁男性，其右上颌第一磨牙坏死，出现软组织结节，由炎性上皮衬里肉芽组织和脓肿组成，与牙龈脓肿一致，覆盖在腭根上。需要注意的是，上腭是牙龈脓肿发生的一个不常见位置，因为它们通常在牙槽突的颊侧

除致病牙齿和保守刮除任何囊肿衬里来明确治疗。如果囊肿衬里切除失败，可能导致病变持续扩大，导致囊肿残留。在极少数情况下，根尖周囊肿或残留囊肿的上皮衬里会发生恶性转化[15]。

发育性牙源性囊肿
含牙囊肿

含牙（滤泡）囊肿是一种生长缓慢的发育性囊肿，见于未萌出（阻生）牙齿的牙冠。如果不治疗，含牙囊肿会导致严重的骨破坏。第三磨牙和上颌尖牙是最常发生含牙囊肿的牙齿，这反映了这些牙齿最容易受到阻生的事实，因为它们是正常牙齿萌出系列中最后进入口腔的牙齿[16]。

治疗包括剜除和囊肿内衬并拔除相关的阻生牙。在极少数情况下，囊肿内衬会转化为牙源性肿瘤，最常见的是囊性成釉细胞癌[17]或鳞状细胞癌[18]。

牙源性角化囊肿（角化囊性牙源肿瘤）

牙源性角化囊肿（odontogenic keratocyst, OKC）表现出优先选择发生在后下颌骨。其特征是容易造成明显的骨破坏（图 119.4A 至 C），保守治疗后复发率高[19]。OKC 的大小不等，从小的、单房的放射可透性病变（有时与阻生牙有关）到大的、破坏性的、多房的放射可透性病变。

大约 5% 的 OKC 与痣样基底细胞癌综合征（nevoid basal cell carcinoma syndrome, NBCCS，或 Gorlin 综合征）相关，这是一种 AD 遗传病。其他一些特征包括：幼年时暴露在阳光下的皮肤发生多发性基底细胞癌，手掌和脚底面出现小的坑状发育缺陷，以及包括髓母细胞瘤和脑膜瘤在内的肿瘤的发病率增加[20]。NBCCS 与 patched-1（PTCH1）基因的种系功能缺失突变有关，PTCH1 是一种肿瘤抑制基因，是 Shh 通路的一个组成部分[21]。即使没有这些特征，25 岁以下患者出现单个 OKC 或任何年龄的患者出现多个 OKC，都需要进一步调查以排除 NBCCS。

PTCH1 基因突变在传统的（散发性）非综合征相关的 OKC 中也有记载[22-23]。世界卫生组织的一个工作组已将牙源性角化囊肿更名为"角化囊性牙源性肿瘤"，以强调其侵袭性、肿瘤样行为[24]。支持肿瘤性质的其他研究结果包括：上皮内衬增殖活性增强[25]，以及 p16 和 p53 肿瘤抑制基因相关位点的杂合性缺失[26]。然而，这个新术语并没有被普遍接受。有人反对将 OKC 重新归类为"良性囊性肿瘤"的论点，其论据是在其他发育性牙源性囊肿中也发现了 PTCH1 基因突变[27]，事实上，仅靠分子遗传学标准并不一定能够定义肿瘤，最值得注意的是，组织学上 OKC 仍然是发育起源于上皮内衬的病理腔（即囊肿）。

最近的一项研究发现了两种不同的非 NBCCS 相关的 OKC 分子亚型[28]：一种更常见的亚型表现出与分泌性成釉细胞相似的基因表达谱，另一种较小的亚型表现出与成牙本质细胞更密切相关的基因表达谱。PTCH1 的表达被发现在这两种分子亚型中都是下调的。

治疗方案多种多样，从辅助化学固定的手术刮除到积极的手术切除[29]。在手术切除可能会毁容的特定病例中，可以在最终治疗前尝试进行造袋术和减压，以减小病变的大小（图119.4D）。然而，必须明确地向患者解释，在造袋术之后仍然需要进行明确的手术干预。

无论选择哪种治疗方法，有OKC病史的患者都应进行不确定时间的影像学随访，因为即使在治疗后几十年仍有复发的情况[30]。

牙周外侧囊肿

牙周外侧囊肿（lateral periodontal cyst, LPC）是一种罕见的发育性囊肿，其生长潜力有限，在临床鉴别诊断中常被忽略，因为它是沿前牙根侧表面发生的单个放射可透性囊肿[31]。与根尖周囊肿相比，其与牙髓坏死没有因果关系。治疗包括保守清创病变并保留相关牙齿。葡萄状牙源性囊肿（botryoid odontogenic cyst, BOC）在组织学上与LPC相同，表现为多房的放射可透性病变。BOC的复发率高于其单个对应病变，如LPC。

为了避免不必要的根管治疗或拔牙，有必要评估所有有放射可透性病变的牙齿的牙髓活力。

腺牙源性囊肿

腺牙源性囊肿（glandular odontogenic cyst, GOC）是一种罕见的病变[32]，一项研究在55 000多个口腔活检中仅检测出了11例。GOC表现出不同的组织学特征和临床行为，从良性过程（类似于牙周外侧囊肿）

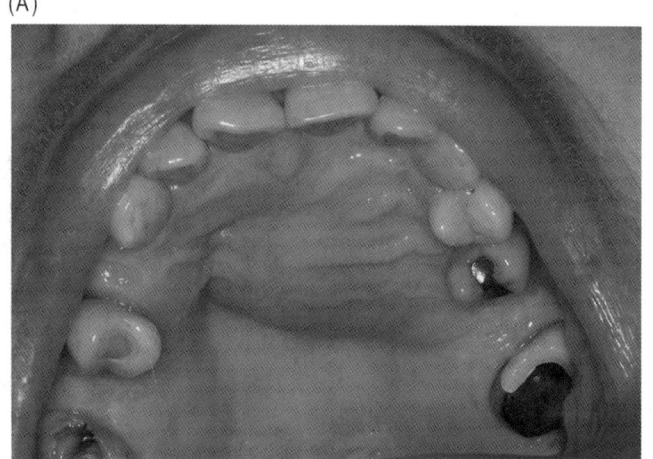

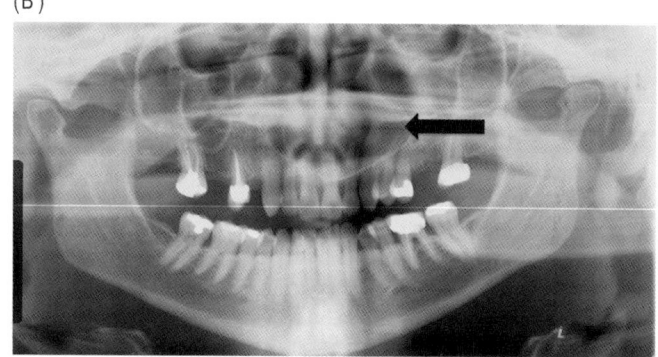

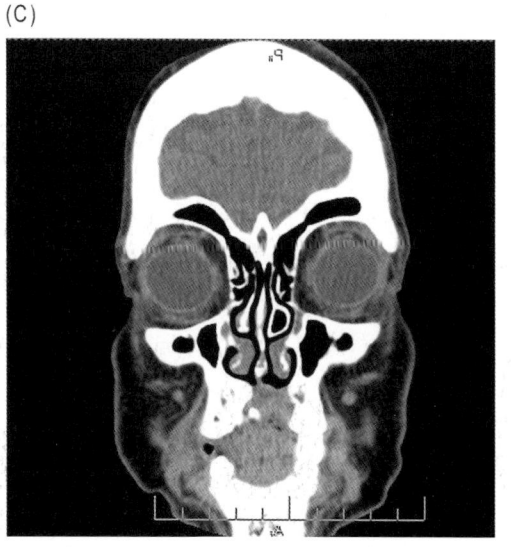

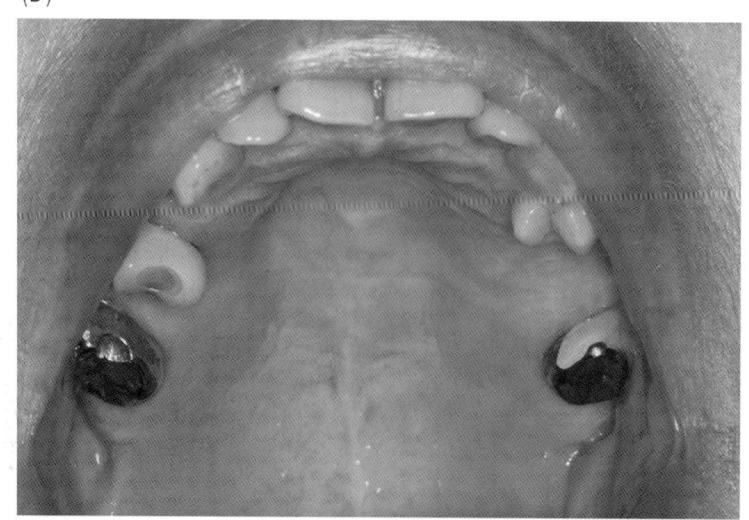

图119.4 一名患有牙源性囊肿（角化囊性牙源性肿瘤）的56岁女性。（A）注意上颌前腭骨的明显扩张。（B）全景X线片显示从上颌右尖牙延伸到左第二前磨牙区域有一个大的、清晰的、放射可透性皮质病变（箭头所示）。（C）锥形束CT扫描显示腭骨广泛破坏，并延伸到鼻底。（D）造袋术后6个月，腭骨明显重塑。尽管有骨重塑，造袋术后仍必须进行明确的手术治疗

到更多提示恶性过程的破坏性病变（类似于低度中心性黏液表皮样癌）。大多数 GOC 发生在前下颌骨，通常跨越中线 [34]。

牙源性肿瘤

良性牙源性肿瘤

成釉细胞瘤是一种局部破坏性肿瘤，具有引起明显的皮质扩张的倾向，其特征为复发率高。通过免疫组织化学方法评估，表达 BRAF-V600E 的成釉细胞瘤可能表现出更具侵袭性的临床行为 [35]。

虽然成釉细胞瘤表现出对后下颌骨的明显偏好 [36]，但它们可以发生在颌骨牙齿承载区内的任何地方，尤其在早期，临床上和影像学上可能会被误认为侵袭性较低的病变（图 119.5）。

据估计，成釉细胞瘤的发病率约为每年新发 0.2~2.3 例/百万人 [37]。

单囊性成釉细胞瘤主要见于青少年，发病年龄平均比传统的成釉细胞瘤早 20 岁，是传统的成釉细胞

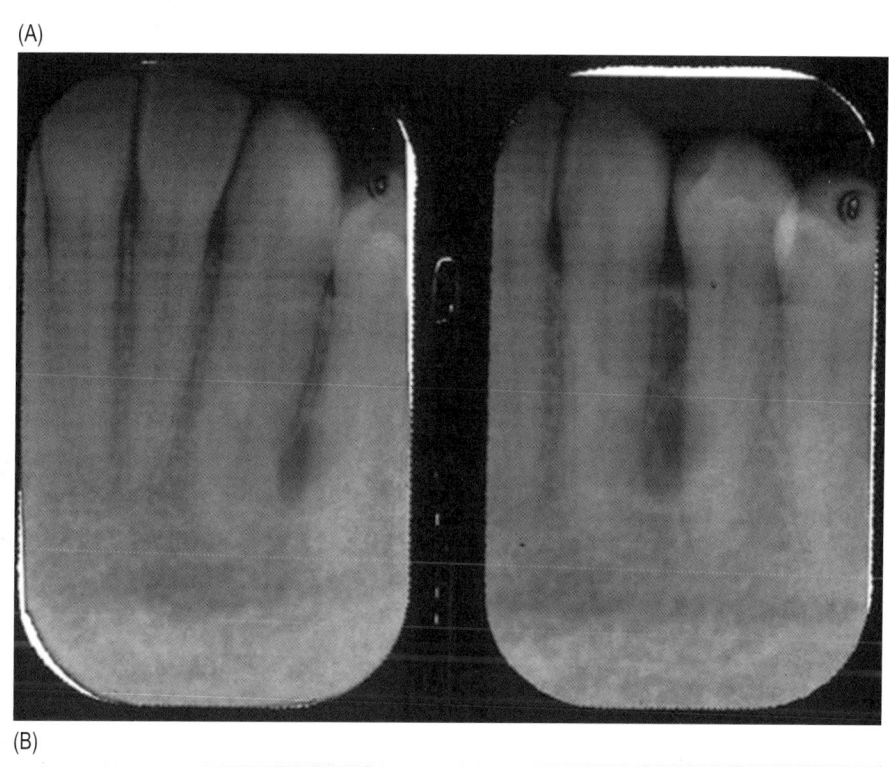

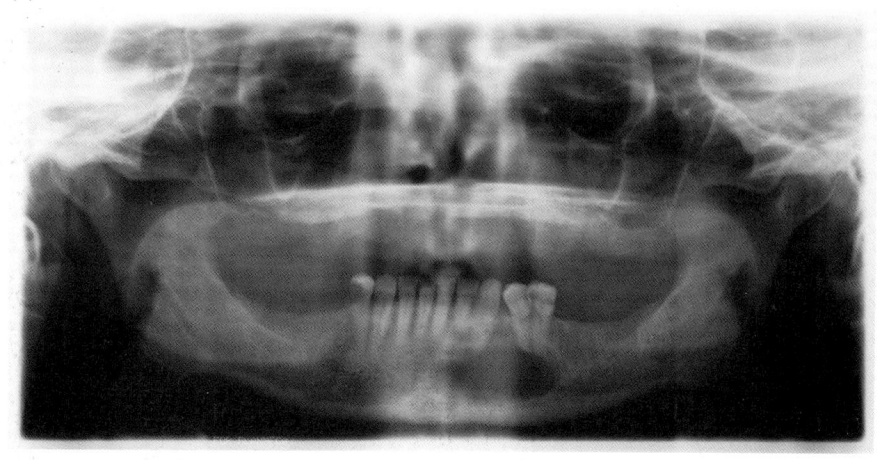

图 119.5　一名患有前下颌骨成釉细胞瘤的 48 岁女性。（A）初诊时发现了一个多房放射可透性病变，在下颌左尖牙和第一磨牙之间的中根部。所有与此相关的牙齿都很重要。影像学鉴别诊断包括葡萄状牙源性囊肿（BOC）、牙源性角化囊肿（OKC）和中央巨细胞病变。患者未能按照建议进行手术切除和活检。（B）3 年后拍摄的全景 X 线片显示病变部位的大小显著增加。还要注意相邻牙齿的移位。组织学活检显示为成釉细胞瘤

瘤的囊性变异，可能具有较低的复发风险[38]。单囊性成釉细胞瘤常伴有下颌第三磨牙阻生，影像学上常被误诊为含牙囊肿。

恶性牙源性肿瘤

恶性牙源性肿瘤极为罕见[39]。影像学上，它们通常表现为不规则的、边缘模糊的破坏性病变。其特征性表现是疼痛、感觉异常和早期淋巴结转移。更常见的是，颌骨恶性肿瘤起源于邻近软组织的直接扩散（如口腔鳞状细胞癌），起源于口腔外部位（尤其是转移性乳腺癌、结肠癌和前列腺癌），或者是原发性非牙源性肿瘤。偶尔，上颌窦恶性肿瘤可以模拟牙源性疼痛[40]。

颌骨非牙源性肿瘤：中心性巨细胞病变

大量的非牙源性囊肿、假性囊肿和肿瘤也可发生在颌骨。在这些病变中有一个颌骨特有的病变：中心性巨细胞病变（central giant cell lesion, CGCL）。有趣的是，其组织学上的相同病变与甲状旁腺功能亢进症（甲状旁腺功能亢进症的"褐色肿瘤"）有关。

典型的 CGCL 是一种侵袭性不同的非肿瘤反应性病变，据估计，每年发病率约为 1.1 例／百万人[41]。CGCL 的组织学特征是存在多核巨细胞，通常集中在出血区域，并且被认为是在梭形间充质细胞的背景下由单核吞噬细胞融合发展而来[42]。虽然这些多核巨细胞与破骨细胞有相似之处[43]，但它们存在表型差异[44]。有时会发现，CGCL 与其他中心性发生的颌骨病变有关，主要是中心性牙源性纤维瘤[45]，这使得骨内出血和骨骼修复异常成为潜在发病因素[46]。

孤立性病变通常通过手术刮除术来治疗。对于大面积或多发性病变，治疗包括：病灶内注射糖皮质激素[47]，皮下或鼻内降钙素给药[48]，以及 IFNα-2a 治疗[49]。

颌骨的 CGCL 样病变也是颌骨增大症的特征，颌骨增大症是一种由 *Sh3bp2* 基因突变引起的 AD 遗传病。然而，*Sh3bp2* 基因突变似乎并未在散发性 CGCL 的发病机制中发挥作用[50]。

几种面部和骨骼特征重叠的综合征已被确认为会增加 CGCL 样病变的倾向。这些综合征包括 Noonan 综合征（*PTPN11*、*KRAS*、*NRAS*、*RAF1*、*BRAF*、*MAP2K1*、*SHOC2* 和 *CBL* 基因突变）[51-52]、Ⅰ 型神经纤维瘤病（*NF1* 基因突变）[53-54]、心面-皮肤综合征（*RAF*、*MAP2K1*、*MAP2K2* 和 *KRAS* 的基因突变）以及 Noonan 综合征伴多发性雀斑（*PPN11*、*RAF1* 和 *BRAF* 的基因突变）。这些疾病最近被认为代表了一组相关的综合征，即 RAS/MAPK 综合征或 RAS 病变，由 Ras/MAPK 通路不同位点的基因突变引起。尽管 RAS/MAPK 通路在骨稳态中起重要作用，但 Ras/MAPK 信号转导的改变与 CGCL 样病变发展之间的确切机制尚不完全清楚[55]。CGCL 很可能代表了一组不同的病变，所有这些病变都以破骨细胞过度活跃为特征，在易感人群中发病率更高，这是对其他尚未确定的诱发因素（如创伤和血管损害）的反应。

参考文献

扫描书末二维码获取。

第 120 章
颌骨坏死

Sotirios Tetradis、Laurie McCauley 和 Tara Aghaloo

周明旺 黄思敏 林 华 译

定义

颌骨坏死（osteonecrosis of the jaw, ONJ）的首次描述是在 15 年前[1-2]，但由于人们对其过程知之甚少，其诊断并不是基于客观测量或实验室检查，而是基于临床观察，且患者的治疗大多是经验性的[3]。因此，ONJ 的定义存在相当大的分歧也就不足为奇了。大多数有关 ONJ 定义的提议都认为，如果患者具有以下所有特征，则其患有 ONJ：①经卫生保健提供者鉴定后 8 周内，其颌面部存在骨外露而未愈合；②目前或以前接受过抗骨吸收治疗；③颅面部无放射治疗史[4-5]。

这个定义有两个值得注意的修改：①包括没有明显的骨外露，但有可通过口内或口外瘘管探查到骨；②包括未暴露于抗骨吸收药物但有抗血管生成药物治疗史[4]。第一组患者的纳入看起来似乎是合理的，因为他们虽然没有临床可看到的外露骨，但他们口腔中有明显可触及的骨。然而，是否相同的机制可导致接受抗骨吸收药物和抗血管生成药物患者骨外露，以及是否接受这些不同药物的患者的 ONJ 管理需要类似的干预目前尚不清楚[5]。

此外，基于高达 50% 的患者进展为骨外露和临床 ONJ 的研究结果，研究人员提出将无骨外露但有非特异性症状、无牙源性临床和影像学表现的接受抗骨吸收治疗的患者纳入 0 期 ONJ[4]，但这一建议目前仍有争议[5]。有趣的是，ONJ 可发生在未使用抗骨吸收药物或抗血管生成药物的患者[4,7]。缺乏普遍接受的 ONJ 定义，不仅给患者的识别和管理带来了困难，也给临床流行病学研究中 ONJ 患者的识别和判定带来了不确定性[3]。关于 ONJ 的流行病学方面的详细信息见第 76 章。

病因学

ONJ 的确切病因目前尚不清楚，可能很复杂。在这里我们描述了受到最广泛支持的理论。抗骨吸收药物与 ONJ 有关，特别是双膦酸盐和地诺单抗。其他药物，包括免疫调节剂和抗血管生成药物，会增加 ONJ 的风险。临床导致 ONJ 的多因素可能包括：①潜在的骨损害；②使骨组织暴露的创伤；③感染。有几项研究表明，早在临床 ONJ 出现之前，抗骨吸收药物治疗就有可能导致骨坏死和（或）生物力学完整性改变[8-10]。值得注意的是，在没有临床 ONJ 的情况下，长期使用唑来膦酸钠治疗后，在皮质骨中发现了空骨细胞腔隙。这是支持 0 期 ONJ 分类的基本前提之一[4]，但类似的发现尚未在人类中得到令人信服的验证。

通过抑制破骨细胞活性来抑制骨转换是发生潜在的骨坏死和生物力学完整性改变的核心；然而，单独抑制骨转换并不足以引起 ONJ。破骨细胞功能的抑制很可能会损害牙槽骨对外来局部因素的反应能力和维持正常内稳态的能力[11]。

创伤在 ONJ 的发病机制中占有显著地位，46%~79% 的 ONJ 患者在出现 ONJ 临床表现之前有牙槽损伤情况，尤其是拔牙[12]。ONJ 的自发性发生也可能归因于正常咀嚼功能或牙齿修复装置相关的创伤，以及覆盖在骨上的口腔黏膜非常薄。一旦骨组织外露，感染可能是一个关键因素[13]。口腔内有超过 750 种细菌，它们组成了复杂的群落，主要存在于牙齿、假体、牙龈和舌头表面的生物膜中[14]。免疫系统对口腔微生物群的反应对伤口愈合有害，再加上骨的完整性受损和破骨细胞重塑的缺乏，可能尤其对临床 ONJ 的发展是毁灭性的。除破骨细胞外，还有几种类型的细胞也被认为与 ONJ 的发生有关，包

括 γδT 细胞、巨噬细胞、上皮细胞等[15]。最近的证据表明，双膦酸盐治疗可以导致调节免疫功能、屏障功能、组织重塑和淋巴管生成的基因表达存在显著差异[16-17]。因此，骨结构变化的趋同、刺激伤口愈合偏离正常以及炎症和免疫反应的激活可能会导致骨骼和黏膜受损的 ONJ 临床表现。

危险因素

一般来说，破坏口腔软组织和硬组织的完整性的局部因素或损害愈合的全身性因素已被证明会促进 ONJ 的发生、发展和严重程度。已提出报道的危险因素有[4-5]：

- 局部：
  - 侵入性牙科操作
  - 假牙的使用
  - 牙周或根尖周疾病
  - 口腔卫生差
  - 解剖因素
- 全身性：
  - 抗骨质吸收治疗
  - 抗血管生成药物
  - 糖尿病
  - 糖皮质激素治疗
  - 吸烟

强效抗骨吸收药物是 ONJ 的危险因素，如唑来膦酸钠、阿仑膦酸钠和地诺单抗，因为它们对骨组织有潜在的负面影响。接受侵入性牙科手术的患者有明显的创伤。佩戴假牙者通常会由于假牙不合适产生的异常的力通过覆盖在骨组织上的薄黏膜传递而遭受创伤。有牙周病的患者的局部骨转换增加，这使致病菌群在发炎的黏膜和骨组织中定殖的机会增加。糖尿病患者、吸烟者和接受其他治疗（如抗血管生成药物和癌症化疗药物）的患者在感染后可能更容易出现伤口愈合受损和（或）免疫反应改变，因此易出现非典型骨外露和限制骨外露修复所必需的上皮化。

临床表现和分期

ONJ 患者呈现出从轻度到重度的一系列症状（图 120.1）。患者的症状从几乎无症状到轻度压痛再到剧烈疼痛和不适等[18]。临床上其共同点是，存在未被口腔黏膜覆盖且暴露于口腔的骨。虽然上颌骨和下颌骨均可受累，但下颌骨受影响更常见：70%～75% 的病例受累的是下颌骨，只有 20%～25% 的病例受累的是上颌骨，4%～5% 的患者是双颌骨受累[19]。骨外露的面积可以从很小到相当大，包括牙槽嵴的大面积区域。可能会出现感染和炎症、口内或口外瘘、移动性骨粘连、口腔 - 窦道互通甚至病理性骨折[4-5,18]。

自最初描述该疾病以来，ONJ 的具体分期就一直是争议和讨论的来源。因为临床表现是最初发现 ONJ 的方式，所以其分期主要是基于其临床标准也就不足为奇了。然而，影像学发现有助于确定疾病的程度和与重要结构的接近程度。多个团体，最著名的 ASBMR 和美国口腔颌面外科医师协会（American Association of Oral and Maxillofacial Surgeons, AAOMS），已经发表了较为全面的立场文件，并对这些文件进行过修订，以描述 ONJ[4-5]。1 期 ONJ 定义为外露的坏死骨或可以通过瘘管探查到的骨，但没有感染的症状或体征（图 120.1A）。2 期 ONJ 的特征是外露的坏死骨或可以通过瘘管探查到的骨，伴有疼痛或感染的临床证据，如肿胀、红斑或化脓。3 期 ONJ 包括大面积外露、坏死骨以及疼痛和感染证据的患者。在这里，暴露的坏死骨延伸到牙槽骨以外的结构，包括：①上颌窦产生了口 - 窦通道；②鼻腔产生了口鼻通道；③下牙槽神经管表现出感觉异常；④下颌骨下缘引起病理性骨折或口外瘘；⑤颧骨。虽然诊断标准在很大程度上是临床的，但人们普遍认为，仅使用临床标准来划分 ONJ 可能会大大低估其严重程度[4-5]。因此，影像学评估在评估疾病的程度方面起着重要作用。

影像学上，也许可以观察到拔牙窝愈合不全、硬膜和皮质轮廓增厚、不规则骨溶解区域、骨皮质侵蚀或破坏、骨小梁弥漫性和广泛性硬化、旺盛的骨膜骨和隔离带[20-21]（图 120.1B）。这些发现在所有的放射影像学检查方式中都存在，但在高级的 3D 成像方式［如锥形束 CT（cone beam computed tomography, CBCT）和多排 CT（multidetector computed tomography, MDCT）］中更容易发现，而在 2D 影像中［如全景和根尖周 X 线片］中则不太明显[20,22]。因此，建议对 ONJ 患者进行 CBCT 或 MDCT 的高级 3D 成像检查[5]。其他先进的成像方式，如 MRI、闪烁成像、单光子发射计算机断层扫描（single-photon emission computed tomography, SPECT）或 PET，可以进一步描述 ONJ

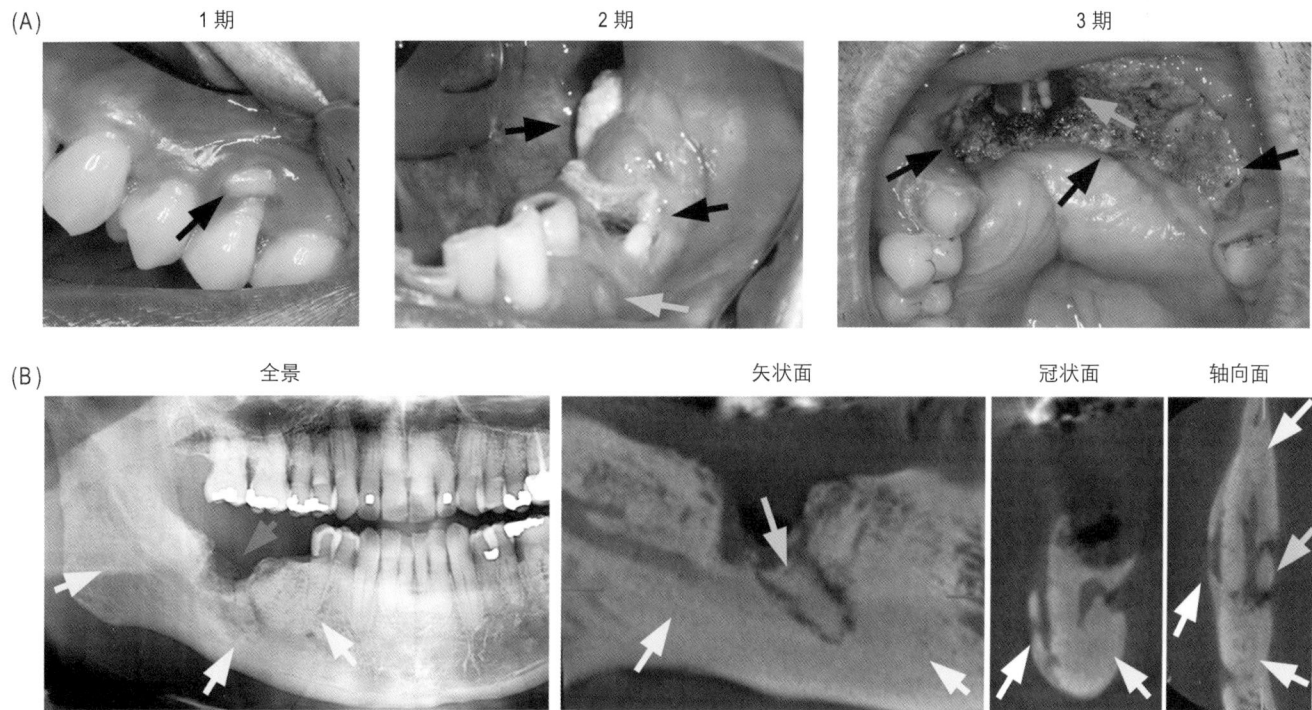

图 120.1 （也见彩图）（A）ONJ 各个阶段的典型例子。在 1 期 ONJ 患者的第一幅图中，可看到第二前磨牙颊面有一小块骨外露区域（黑色箭头所示），没有感染迹象。在 2 期 ONJ 患者的第二幅图中，可看到较大面积的骨外露区域（黑色箭头所示），周围软组织水肿，瘘管形成（绿色箭头所示）。在 3 期 ONJ 患者的最后一幅图中，可看到广泛外露的骨，包括左右上颌牙槽嵴（黑色箭头所示），并延伸到鼻腔中，伴有一个鼻 - 口通道（红色箭头所示），并暴露出鼻中隔。（B）ONJ 患者的典型影像学表现。第一幅图是全景 X 线片的一部分，显示了右后牙槽嵴和下颌骨体的骨硬化（黄色箭头所示）和未愈合的拔牙窝（洋红色箭头所示）。同一患者的锥形束 CT 扫描矢状面、冠状面和轴向面更详细地显示了骨硬化的变化（黄色箭头所示），也显示了骨痂形成（青色箭头所示）和骨膜形成（白色箭头所示）

病变周围的骨和软组织变化，有助于 ONJ 患者的早期诊断和治疗计划的制订[20,23-24]。

治疗

对 ONJ 的治疗仍有争议；治疗方案包括从保守的口腔微生物的清洁到具有微血管重建的积极节段切除术[4-5]。首先，也是最重要的，建议通过定期的牙齿检查、适当的卫生清理以及修复和牙周维护来预防疾病[25]。多项研究表明，牙科筛查和预防性治疗可降低 ONJ 发生的风险[19,26-28]。牙周病和根尖周病都会增加 ONJ 的发生风险，并且是拔牙或牙槽手术干预的最常见原因，这加强了全科牙医在 ONJ 的预防和管理中的作用[4,29-30]。

如果牙病得不到控制，口腔健康得不到维持，ONJ 就可能会出现并需要治疗。治疗通常根据疾病的严重程度或分期进行。公认的指南提倡进行保守治疗，包括抗菌漱口、密切的临床随访和患者教育，并定期评估持续使用抗骨吸收药物或抗血管生成药物治疗。不幸的是，随着疾病严重程度的增加，保守治疗在改善疼痛或感染的体征或症状方面更难预测[4,31-34]。

对于 1 期和 2 期 ONJ 患者，建议在考虑手术干预前，用抗菌棉签在外露的坏死骨区域进行局部伤口护理，以治疗或预防疼痛或感染[4]。

对于包括感染迹象或症状的 2 期 ONJ 患者，需要保守治疗，包括全身抗生素的使用和疼痛的控制。对于较晚期疾病，已发布的指南提倡进行浅表清创术，以减轻软组织刺激并促进感染控制[4]，因此，考虑患者在医学上是否能够接受手术和麻醉干预是很重要的。与保守的非手术治疗类似，采用隔离切除术和清创，可以提供 15% 到 100% 不等的疼痛缓解和（或）黏膜闭合的成功率[35-40]。因此，在进行任何手术干预前，保守治疗通常作为一线治疗[41]。

3 期 ONJ 是最严重的一种，可能需要晚期手术清创或切除，以提供长期的姑息治疗[4]。手术切除可改善疼痛并使 72%～95% 的病例的软组织愈合[39,42-45]。

然而，在切除方面可能会受到技术上的挑战，因为通常很难确定健康的骨骼作为手术的边缘。此外，切除手术需要延长住院时间，并且医疗状况不佳的患者存在潜发病的风险。由于这些原因，替代疗法继续被研究，如 PTH[46-47] 和干细胞疗法[48-49]。然而，这些干预措施仍处于早期阶段，仅有个别病例报告显示治疗效果有所改善，它们仍需要在更大规模的临床研究中进行验证。

研究方向

ONJ 的病理生理、进展和治疗的几个方面在很大程度上仍然不清楚。需要在多个方面进行研究来提高对该疾病特征的了解并改善临床治疗效果。

临床研究为了解不同患者队列中的 ONJ 发病率以及确定局部和全身危险因素提供了有价值的信息[19,50-52]。在未来，利用大数据"组学"方法可能会带来标志物的发展，这些标志物将可以识别高风险患者并在早期诊断疾病。对口腔微生物和唾液诊断的最新进展为实现这一目标的个性化方法提供了巨大的机会[53-54]。目前，还需要前瞻性流行病学研究来验证这些发现，并建立有效的治疗观察和管理 ONJ 患者的最佳实践。然而，由于使用抗骨吸收药物的患者中 ONJ 的发生率相对较低，这种临床方法受到限制。

转化研究需要提供对照实验设计，以阐明 ONJ 的发生和发展机制，评估治疗干预措施，并最终为临床工作提供信息和补充。已经建立了 ONJ 动物模型，这些模型捕捉了该疾病的一些临床、放射影像学和组织学发现。在 ONJ 的发病机制中，这些模型指出了通过双膦酸盐或 RANKL 抑制剂抑制破骨细胞来降低骨转换的核心作用，以及牙槽外伤的贡献，特别是拔牙，并且牙周或根尖周疾病与相关感染/炎症的关系[55-57]。利用这些模型，在抗骨吸收药物的存在下，免疫反应失调和口腔伤口愈合缺陷已被涉及[58]。重要的是，已经提出了潜在的药物或干细胞治疗方法[59]。这些研究的进一步完善和扩展将揭示事件的发展顺序，并揭示 ONJ 发展和建立的多方面过程中的分子和细胞因素，这些过程涉及破骨细胞功能减弱、免疫反应改变以及黏膜和黏膜下伤口愈合受损。

ONJ 涉及多种类型的细胞和组织的功能异常以及相互作用和通讯缺陷。尽管体外实验似乎不太可能捕捉到 ONJ 病理过程的复杂性，但这些方法为了解双膦酸盐对参与口腔组织功能和完整性的各种类型的细胞的分子作用提供了重要途径[55,60]。进一步的体外研究可以对导致细胞功能改变的分子信号和转导级联提供重要的见解，从而补充转化和临床研究，以全面理解 ONJ 的病理生理学和建立有效的干预方法。

参考文献

扫描书末二维码获取。

第 121 章
健康与疾病的牙槽骨稳态

Chad M. Novince 和 Keith L. Kirkwood

卢文曦　于　博　陈柏龄 译

引言

牙周病是一系列影响牙周组织健康的多种炎症性疾病,其主要病因是微生物牙菌斑生物膜。由牙菌斑诱发的牙周炎一般分为牙龈炎和牙周炎[1]。牙龈炎是存在的牙龈炎症,没有失去结缔组织附着。牙周炎是指牙龈炎症伴牙周韧带胶原纤维从牙骨质病理性脱离,可发展为牙槽骨骨丢失[2-3]。虽然认识到由牙菌斑诱发的炎症性牙周病受遗传、系统和环境因素的影响是至关重要的,但本章的范围主要集中在由牙菌斑生物膜局部病因因素导致的牙周组织病理变化上。将考虑正常共生口腔菌群在牙周健康中的骨免疫调节作用,以及在牙周炎疾病状态下口腔微生物群病原性转变对牙槽骨代谢和稳态的影响。

牙周组织的解剖结构

牙槽骨是一种独特的骨组织,因为它与牙齿结合紧密,与口腔内的微生物群关系密切。牙周组织是牙齿的支撑结构,由牙槽骨、牙骨质(覆盖牙根表面)和其间的牙周韧带组成(图121.1)。

牙周韧带纤维的附着从牙根覆盖的牙骨质延伸到牙槽骨,将牙齿悬吊在牙槽骨的骨性牙槽中,起到缓冲咬合力的作用[4]。牙槽骨处于稳定的生理性重塑状态,这是由于咀嚼咬合力通过牙周韧带纤维骨性连接处传递到牙槽骨[4]。

口腔微生物群与牙槽骨的空间关系是独一无二的,因为没有其他微生物群落定殖在与骨组织直接结合的体外表面上。牙槽骨通过浅表牙龈结缔组织和上皮与口腔生物膜直接接触[4-5]。上皮组织通常作为微生物群定殖体外表面的不可渗透的屏障,牙齿的接合上皮附着是独特的,因为它是高度多孔的。无论是在健康状态还是在疾病状态,牙周固有免疫系统都通过趋化因子梯度的协调表达,来抵御微生物对可渗透接合上皮的入侵,这导致多形核白细胞持续进入牙龈缝隙[4-5]。趋化因子 [包括 E-选择素、细胞间黏附分子 (intercellular adhesion molecule, ICAM) 和白细胞介素-8 (IL-8)] 的表达驱动多形核白细胞从高度血管化的牙龈结缔组织归巢和转运到接合上皮[5-6]。据计算,每分钟大约有 30 000 个中性粒细胞通过牙龈组织[6-7],多形核白细胞通过接合上皮进入牙龈缝隙,在宿主组织和牙菌斑生物膜之间形成屏障壁。在牙周健康中,重要的是要注意,通过牙周组织转运的中性粒细胞并不存在于细胞外基质中[6,8]。

牙周炎的发病机制

先前的经验观点认为,牙周组织破坏是致病细菌对牙周组织基质的直接分解代谢的结果,但广泛的分子研究表明,宿主免疫反应是牙周组织破坏的主要介质[9-11]。虽然实验性牙周炎研究已经清楚地表明,口腔致病性细菌诱导宿主免疫反应机制驱动病理生理性牙槽骨骨丢失[9-11],但最近在无细菌与无特异性病原体小鼠模型中的研究发现,正常的共生口腔菌群具有免疫调节作用,显著影响健康状态下的牙槽骨稳态[12-13]。

历史和当前的观点

牙周病发病机制的理论随着时间的推移而发展,因为研究技术的进步加深了人们对微生物生物膜生态系统和宿主免疫反应的了解。早期观察发现,细菌菌斑积累的增加与牙周病部位有关,这形成了非特异性菌斑假设,即细菌数量的增加,与特异性细菌的存在无关,会介导牙周组织的破坏[14-15]。细菌培养技术和

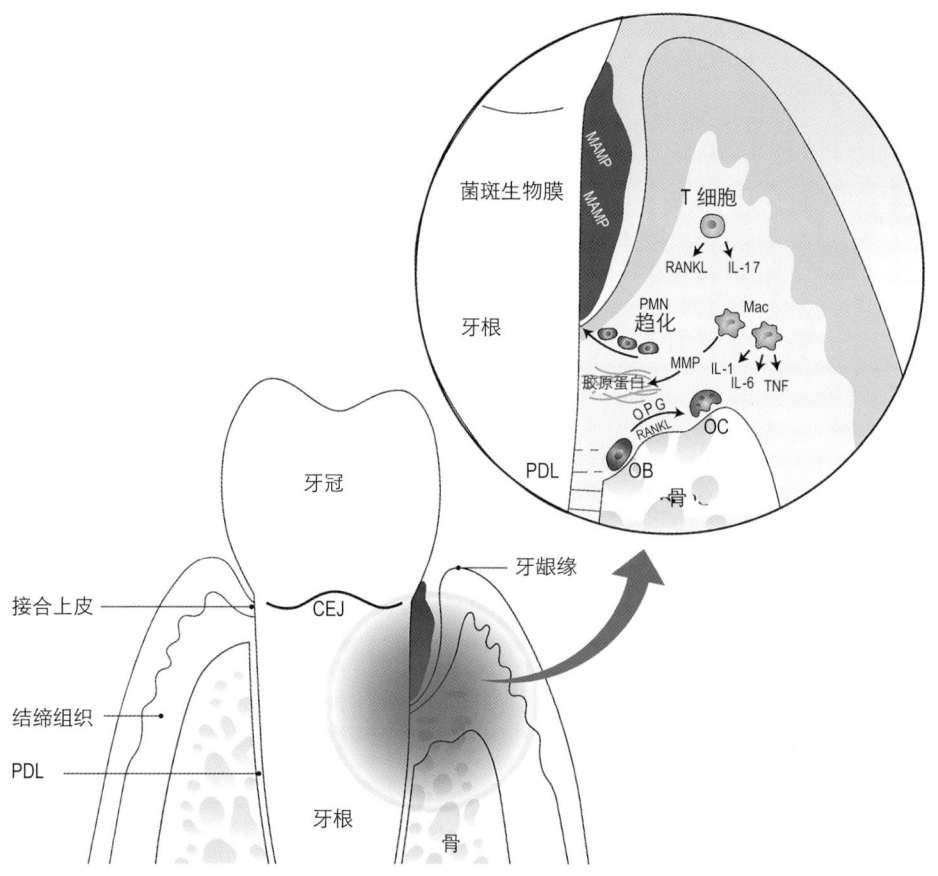

图 121.1 牙周健康（左）和牙周疾病（右）中支撑牙齿的牙周组织的解剖图。牙龈下菌斑生物膜上调宿主免疫反应机制，导致牙周炎介导的支持结缔组织和牙槽骨的破坏（右）。插图描述了来自牙龈下菌斑生物膜的微生物相关分子模式（microbe-associated molecular pattern, MAMP）对宿主免疫反应的刺激。多形核白细胞（polymorphonuclear leukocyte, PMN）从结缔组织向牙周袋内衬的上皮细胞迁移。巨噬细胞（macrophage, Mac）分泌基质金属蛋白酶（matrix metalloproteinase, MMP）和促炎细胞因子，如肿瘤坏死因子（tumor necrosis factor, TNF），这些因子具有促代谢作用，破坏正常的结缔组织重塑/稳态。成骨细胞（osteoblast, OB）和淋巴细胞分泌的 RANKL 和其他炎症信号分子增加，从而驱动破骨细胞（osteoclast, OC）分化并加剧牙周炎微环境的前吸收性质。IL-1：白细胞介素 -1；IL-6：白细胞介素 -6；IL-17：白细胞介素 -17；OPG：骨保护素；PDL：牙周膜；CEJ：牙釉质 - 牙骨质接合处；RANKL：核因子 -κB 受体活化因子配体

全基因组 DNA 探针的应用，使研究人员能够识别从临床牙周袋疾病部位分离的菌斑沉积物中存在的主要菌群，从而产生了特异性菌斑的假说。这一经典的牙周发病机制理论表明，一种特定的推测的牙周致病细菌（如牙龈卟啉单胞菌、放线菌聚集菌）或一小群相互作用的推测的牙周致病细菌复合体（如 "红色复合体" ——牙龈卟啉单胞菌、福赛斯坦纳菌、齿垢密螺旋体）的感染会导致牙周炎相关的牙槽骨骨丢失[15-16]。细菌基因组测序的进展，使共生细菌群落（微生物群）和相应的基因组（微生物群）的特性得以阐述，但最近人们开始质疑牙周炎是否是经验定义的牙周致病菌感染的结果。认识到口腔微生物群是一个由 700 多种已知细菌组成的多样性群落[17]，并且认识到在健康和疾病状态中均存在牙周致病菌[15,18]，这意味着牙周炎的发病机制是继发于正常口腔菌群的生态变化。目前，牙周炎被认为是一种多微生物疾病，其特征是从健康时主要的革兰氏阳性菌转变为疾病时主要的革兰氏阴性菌[19]，据推测，这支持假定的牙周致病菌理论[5,15]。

宿主与微生物相互作用的分子基础

宿主通过在模式识别受体（pattern-recognition receptor, PRR）上直接识别微生物相关分子模式（microbe-associated molecular pattern, MAMP）来区分自身和共生/致病性微生物群[20-22]。在高等真核生物中不存在 MAMP，MAMP 包括微生物细胞壁大分子、

核酸和其他微生物中特有的进化保守分子基序[20-22]。MAMP作为独特的分子配体，对相应的PRR具有高亲和力，这些PRR由宿主牙周固有免疫细胞（中性粒细胞、单核细胞、巨噬细胞、树突状细胞、自然杀伤细胞）、适应性免疫细胞（T淋巴细胞、B淋巴细胞）和细胞外基质细胞（上皮细胞、成纤维细胞、成牙骨质细胞、成骨细胞）表达[23-27]。MAMP-PRR识别诱导宿主细胞信号转导，诱导促炎细胞因子和Ⅰ型干扰素的表达，从而促进宿主对定殖/入侵微生物产生免疫防御反应[20-22]。尽管MAMP-PRR信号通路的免疫调节在健康和稳态中的共生微生物的平衡调节中起着关键作用，但牙周的研究主要集中在宿主细胞PRR中与牙周致病菌相关的细菌的MAMP识别上[23-27]（表121.1）。

在牙周炎中，研究最广泛d两个PRR家族是Toll样受体（Toll-like receptor, TLR）和核苷酸结合寡聚化结构域（nucleotide-binding oligomerization domain, NOD）样受体（NLRS）。TLR是识别细胞外MAMP的跨膜受体，而NLR是识别细胞内MAMP的细胞质受体[20-22]。TLR2和TLR4识别细胞表面的细胞外细菌细胞壁成分，而TLR9感知核内体中的细菌核酸（CpG-DNA）。识别细胞质中入侵病原体的细菌肽聚糖结构的专门NLR包括NOD1（负责感应γ-D谷氨酰-内消旋二氨基庚二酸）和NOD2（负责感应胞壁酰二肽）[20-22]（表121.1）。

TLR4特异于革兰氏阴性菌外膜上的脂多糖（lipopolysaccharide, LPS），而TLR2识别多种大分子，因为它与TLR1和TLR6形成异源二聚体蛋白复合物[21,28-29]。TLR2/6复合物识别来自革兰氏阳性细菌的肽聚糖、脂磷壁酸和二酰化脂蛋白，而TLR2/1复合物识别来自革兰氏阴性菌的三酰化脂蛋白[21,28-29]。考虑到牙菌斑生物膜从牙周健康时主要的革兰氏阳性菌群转变为牙周炎时主要的革兰氏阴性菌群[15,19]，革兰氏阴性菌诱导的分解代谢作用可能是通过TLR2/1与TLR2/6受体复合物的信号转导增加以及伴随的TLR4受体被LPS激活介导的。考虑到牙周致病菌表达在不同的TLR和NLR上识别的大量异质性MAMP（表121.1），这些MAMP通常激活下游的有丝分裂原活化蛋白激酶（mitogen-activated protein kinase, MAPK）和NF-κB信号转导通路[20-21]，正在进行的研究表明，协同PRR信号的相互作用如何通过促进促炎细胞因子的病理生理表达，驱动牙周组织破坏。

牙周组织的宿主免疫反应

健康时，PRR在牙周组织中表达，有报道称，在牙周炎患者的牙周组织中，PRR表达明显上调[30-32]。尽管口腔菌群-宿主的共同防御反应被认为处于动态稳定状态，支持健康牙周组织的稳态[33]，但口腔微生物群的革兰氏阴性牙周致病菌迁移可以在病理生理上上调PRR信号转导。慢性上皮层PRR刺激会导致

表 121.1 宿主细胞模式识别受体（PRR）结合牙周细菌来源的微生物相关分子模式（MAMP）配体			
受体 PRR	受体的定位	MAMP 配体	牙周细菌
TLR2/1	细胞膜	脂蛋白	牙龈卟啉单胞菌
或		脂蛋白	福赛斯坦纳菌
TLR2/6		脂蛋白	*A. viscosus*
		肽聚糖	内氏放线菌（*A. naeslundii*）
		蛋白脂磷壁酸肽聚糖	*S. gordonii*
TLR4	细胞膜	脂多糖（LPS）	牙龈卟啉单胞菌
			A. Actinomycetemcomitans
			F. nucleatum
TLR9	内溶酶体	鸟嘌呤二核苷酸	龈卟啉单胞菌
			福赛斯坦纳菌
NOD1	细胞质	γ-D谷氨酰-内消旋二氨基庚二酸	牙龈卟啉单胞菌
NOD2	细胞质	胞壁酰二肽	*A. Actinomycetemcomitans*
			F. nucleatum

促炎介质的过度产生，最终会对平衡的组织重塑过程产生分解代谢作用[5,23]。牙周炎驱动的超生理免疫和炎症反应过程导致从上皮细胞、成纤维细胞、成骨细胞、多形核白细胞、单核细胞、巨噬细胞或其他宿主细胞中释放出来各种前列腺素、细胞因子、蛋白酶、基质金属蛋白酶（matrix metalloproteinase, MMP）和其他宿主酶达到病理生理水平[11,34]。在牙周健康中，细胞外基质降解 MMP 及其内源性组织金属蛋白酶抑制剂（tissue inhibitor of metalloproteinase, TIMP）的平衡表达促进成纤维细胞介导的结缔组织稳态重建。相反，在牙周炎疾病状态下，MMP/TIMP 比值的增加会导致结缔组织降解[11,34]。牙周韧带膜胶原纤维从牙根骨质脱落会导致连接上皮的根尖迁移，从而促进牙龈下生物膜的根尖延伸（图 121.1）。随着牙周袋的加深，厌氧微环境有利于革兰氏阴性牙周致病菌的繁殖，增加了牙周袋疾病进展的风险[2-3]。

牙周炎导致的牙槽骨骨丢失是继发于宿主细胞炎症从牙菌斑生物膜的顶端的辐射浸润[35-36]。据估计，牙龈下牙菌斑导致牙槽骨骨丢失的有效性范围约为 2.5 mm[3]，这是由于破骨细胞 - 成骨细胞介导的平衡骨重塑过程的局部分解代谢的破坏[37-38]。

牙周炎患者结缔组织内的炎症浸润可以通过调节局部因子和细胞因子刺激破骨细胞形成和（或）抑制成骨细胞形成，从而引发牙槽骨破坏。据报道，牙周炎可改变 RANKL 和（或）其诱变受体骨保护素（osteoprotegerin, OPG）的表达，导致 RANKL/OPG 比值升高，有利于破骨细胞骨吸收[39-40]。尽管有相互矛盾的报道，但在牙周炎微环境中 RANKL 表达上调的来源主要归因于淋巴细胞[41-43]。牙周组织中许多细胞表达强效的促炎细胞因子，已知可增强 RANKL 介导的破骨细胞生成——白细胞介素（interleukin, IL）-1β、肿瘤坏死因子 α（tumor necrosis factor-α, TNF-α）、IL-6 和 IL-17[11,34]——加剧破骨细胞的骨吸收过程（图 121.1）。虽然牙周炎的研究主要集中在促进破骨细胞的形成上，但研究已经清楚地表明，牙周致病菌 - 宿主免疫反应机制会损害成骨细胞的形成[44-45]。Baron 和 Saffar[37] 的实验性牙周炎 - 牙槽骨重塑研究揭示了牙周炎诱导的牙槽骨骨丢失是继发于破骨细胞介导的骨吸收增强和成骨细胞介导的骨形成抑制，牙周骨破坏是由正常破骨细胞 - 成骨细胞介导的骨重塑过程的分解代谢破坏引起的。

诊断

无法获得预防性牙科保健的牙周炎患者通常不会寻求专业治疗，直到疾病发展到最严重的阶段。牙周炎是一种无痛的慢性炎症，牙槽骨骨丢失的症状（即牙齿移动、牙齿移位）通常在疾病进展的晚期才在临床上表现出来，这一事实强调了早期诊断和干预的重要性。2009—2012 年国家健康和营养调查（National Health and Nutrition Examination Survey, NHANES）显示，46% 的美国成年人患有牙周炎，这凸显了牙周炎的患病率和牙周炎治疗的必要性[46]。

在牙周检查中常规收集的信息包括病史和牙周病史（包括既往 / 当前牙周病），以及全面的临床检查。尽管我们对牙周病的分子 / 细胞病理生理学的了解有所进步，但诊断仍然依赖于临床评估。临床探诊深度测量使用牙周探针进行，用于测量从牙龈边缘到牙周附着的线性距离（图 121.1）。临床附着水平（clinical attachment level, CAL）测量是测量从牙釉质 - 牙骨质接合处（cementoenamel junction, CEJ）到牙周附着的线性距离，更准确地反映牙周支持的缺失，因为除了探测深度外，它们还评估牙龈退缩 / 过度。评估 X 线片以确定牙周骨骨丢失的程度、严重程度和形态，这应与临床探测深度和 CAL 表现相关。评估菌斑控制的临床参数（菌斑 / 牙石增生）作为局部危险因素，评估炎症的临床参数（出血）作为牙周病进展的风险指标。

牙周病治疗

虽然遗传和环境因素可以影响牙菌斑诱发的牙周病的发生和进展的易感性，但牙周治疗主要是针对局部牙菌斑生物膜的破坏，以解决炎症。重要的是要明白，牙菌斑诱发的牙龈炎和牙周炎在很大程度上是可以预防的，依赖于个人和专业措施来破坏牙菌斑生物膜的成熟。未能进行彻底的个人牙菌斑控制和（或）常规专业清创（去除钙化牙菌斑沉积物所必需的牙垢 / 牙石）会导致微生物菌斑群落变为更致病的革兰氏阴性菌，最终引发宿主病理生理性促炎免疫反应。

牙龈炎治疗

牙龈炎是指存在的牙龈炎症，无结缔组织附着或牙槽骨损失。牙龈炎是一种可逆性疾病，治疗的目的是减少病原菌斑生物膜因素，促进牙龈组织的愈合。牙龈炎的治疗通常仅限于专业的牙龈上菌斑/牙石清除（即牙科预防）和个人菌斑控制（即口腔卫生）指导[47]。

牙周炎治疗

牙周炎是指牙龈炎症伴牙周韧带胶原纤维从牙骨质不可逆脱落，可进展为牙槽骨骨丢失[2-3]。由于牙菌斑诱发的牙周炎介导的附着/牙槽骨骨丢失主要是由局部牙菌斑生物膜驱动的，非手术和手术治疗干预的主要目标都是减少局部菌斑病因。手术干预（通常在非手术治疗结果不满意后进行）是为了可以更多地接触和清除龈下菌斑生物膜的残留，以进一步解决炎症和减轻疾病进展[47]。

非手术牙周炎治疗

牙周炎的最有效的非手术治疗方法是洁治和根面平整，即对牙菌斑/牙石进行龈上/龈下机械清除[使用手动器械和（或）超声动力器械]。已经证实，洗牙和根面平整结合个人菌斑控制有明显的好处，包括减少炎症、将龈下菌群改变为致病性较低的菌群、减少探测深度、增加临床附着以及减少疾病进展[47]。

美国食品药品监督管理局（FDA）已经批准了几种控释的局部给药抗菌药物，作为非手术洁治加根面平整治疗的辅助药物。目前美国可用于牙周袋局部递送的抗菌药物包括：1.0 mg 米诺环素微球，2.5 mg 凝胶基质氯己定，以及 10% 生物可吸收聚合物水合多西环素。使用局部抗菌药物作为洁治加根面平整治疗的辅助手段已被证明在临床牙周参数方面可以提供明确但边际的改善[48]。

全身性给药的抗生素疗法已被用于牙周炎治疗，作为洁治加根面平整治疗的辅助治疗，以及那些尽管遵守牙菌斑控制方案但对常规治疗方案无效的患者[47]。虽然微生物培养和 DNA 探针可以用于识别特定的牙周致病菌的存在，但由于目前的了解，即牙周炎是由牙菌斑生物膜中的微生物群改变引起的，这些技术并没有被常规应用。抗生素的选择、剂量和治疗间隔在很大程度上是经验性的。据报道，联合抗生素治疗是有效的，这可能是由于扩大了针对与牙周炎相关的革兰氏阴性菌群的抗菌谱。建议谨慎使用全身性抗生素，以避免出现微生物耐药以及艰难梭菌感染和药物相关毒性等不良反应。

全身给予亚抗菌剂量的盐酸多西环素（doxycycline hyclate）（20 mg，Bid）是 FDA 批准用作洁治加根面平整治疗牙周炎的一种辅助宿主免疫调节疗法。亚抗菌多西环素是作为一种宿主胶原酶抑制剂。另一种旨在调节宿主免疫反应的全身治疗包括使用非甾体抗炎药。虽然上述宿主免疫调节治疗方法已证明对牙周炎的临床参数有有益的影响，但长期使用任何全身性药物都有潜在的不良反应[47]。

手术牙周炎治疗

牙周手术治疗用于清除牙根表面的龈下菌斑/牙石沉积，因为它们不能通过非手术器械有效清除。虽然牙周手术的主要目的是为彻底清除龈下细菌提供便利，但根据附着物/骨丢失的解剖位置、严重程度和形态以及矫正病变牙周解剖结构，手术治疗方法有很大差异。牙周皮瓣手术可以用于清创龈下牙根面，而不改变牙周解剖结构。牙龈切除术通过切除多余的颌上牙龈组织可以减少牙周袋的深度。骨切除手术可以矫正牙槽骨的病理改变，并结合切除多余的牙龈组织而更有效地减少牙周袋深度。再生牙周手术包括骨移植（自体移植、同种异体移植、异种移植、同种异体移植）和引导组织再生（guided tissue regeneration，GTR）。GTR 使用屏障膜（可吸收、不可吸收）、带或不带骨移植物和（或）生物制剂（血小板衍生生长因子、骨基质蛋白、牙釉质基质衍生蛋白），目的是恢复失去的牙周支持组织。虽然不同的手术治疗方法在立即减少牙周袋深度和获得临床附着水平方面有所不同，但手术治疗的长期成功取决于患者彻底的口腔卫生措施和定期的专业维护治疗[47]。

牙周炎维护治疗

个人牙菌斑控制和定期的专业牙周维护治疗对于预防先前牙周炎患者的牙周组织炎症复发和进行性破坏至关重要。牙周维护治疗是在初次牙周治疗后开始的。牙周维护包括：更新医疗和牙科记录，全面的临床评估，影像学检查，清创龈上/龈下菌斑/牙石，根据情况进行根面平整，以及回顾患者使用的口腔卫生技术。根据牙周炎患者的病史和牙周疾病进展的风险，牙周维护治疗的时间间隔各不相同。通常每 3 个月进行一次牙周维护治疗，这与研究表明龈下菌斑生物膜可在治疗后 2~3 个月变为治疗前病原菌群水平符合[49]。

未来展望

牙周研究目前主要集中在了解有关牙菌斑生物膜中的微生物群落如何变化以及如何改变微生物群落相互作用和宿主免疫反应。目前正在积极开展无细菌和无特异性病原体的动物研究，以研究共生菌群如何影响正常的宿主免疫应答机制，这对于了解致病菌群的变化如何破坏牙周组织的健康和稳态至关重要。先进的微生物基因组测序技术，识别与牙周健康和疾病相关的特定微生物，将为口腔微生物组的非侵入性治疗干预提供机会。临床唾液诊断旨在测量宿主细胞/分子生物标志物，预测牙周病易感性和（或）进展，相关研究也在积极开展。

牙周研究的另一个新兴领域是快速发展的骨免疫学领域，即研究免疫细胞与骨细胞的相互作用。阐明对牙槽骨重塑具有分解代谢作用的骨免疫学机制，可以为预防和治疗牙周炎相关的牙槽骨破坏提供新的治疗干预方法。值得注意的是，重组 PTH 1-34（一种具有骨免疫调节作用的合成代谢药物）最近被证明可以改善牙周炎治疗的临床结局。间歇性接受 PTH 1~34 治疗的患者的结果显示，他们的牙槽骨缺损的消退更明显，口腔骨伤口愈合更快[50]。组织工程和再生仍然是活跃的研究领域，因为新的生物制剂正在进行临床试验，以提高再生疗法的可预测性。

致谢

作者感谢 Johannes Aartun 对图片设计的支持。

参考文献

扫描书末二维码获取。

第 122 章
代谢性骨病的口腔表现

Erica L.Scheller、Charles Hildebolt 和 Roberto Civitelli

卢文曦　于　博　陈柏龄　译

颌骨的形态

口腔骨骼由两块主要骨骼组成：下颌骨和上颌骨。下颌骨是由膜内骨化形成，是面部骨骼中唯一可移动的骨。上颌骨，或上颌，形成口腔顶部并容纳上颌窦。下颌骨和上颌骨的结构与身体其他骨骼相似：海绵状松质骨被皮质骨壳包围。然而，颌骨也有其独特之处，它们的功能是支撑牙齿及其相关的牙周韧带。因此，除了生物力学和骨密度外，牙齿固位被认为是口腔骨骼健康的重要组成部分。

颌骨的临床评估

牙医通常使用临床测量方法来评估牙周附着的丢失：牙龈、牙周韧带、牙槽骨和牙骨质。为了测量牙周附着损失（attachment loss, AL），可将一个牙周探针沿着牙齿插入，直到它遇到来自牙龈沟底部的坚固阻力（图 122.1）。在探头上，测量从牙槽底到牙齿的牙釉质 - 牙骨质接合处（cementoenamel junction, CEJ）的距离为 AL。由于牙槽骨高度的降低会导致 AL 升高，因此这一测量通常被用作颌骨骨丢失的替代测量。然而，AL 也可能因炎症或牙齿过度长出而增加。牙齿脱落后，牙槽骨吸收加速，这种现象称为剩余牙槽嵴骨吸收。

虽然 AL 作为一种临床工具是有用的，但它是对牙槽骨损失的一种间接测量。更直接的口腔骨骼健康评估可以通过放射影像学方法获得，尽管其中许多方法不适用于常规临床环境。最常用的指标是牙槽嵴高度（alveolar crestal height, ACH），通过测量牙咬合X线片上 CEJ 到牙槽嵴顶部的距离来确定（图 122.2）。该指数通常报告为所有牙齿测量的 ACH 的平均值。已经开发了先进的定位技术来跟踪长期的

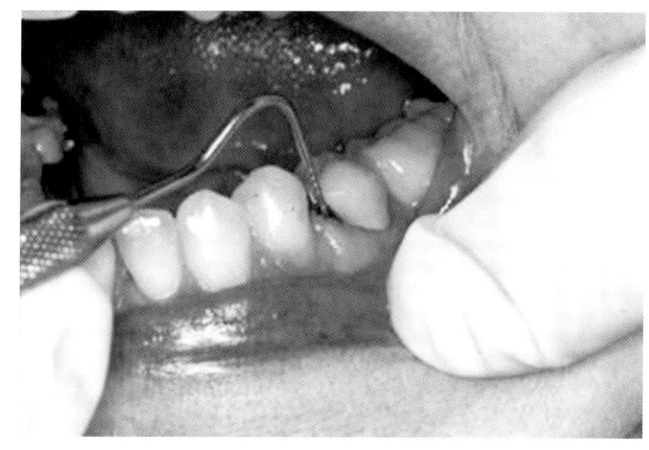

图 122.1 （也见彩图）牙周附着损失的临床测量。将牙周探头（带毫米标记）插入到牙龈沟中，直到它遇到来自牙龈沟底部的坚固阻力，从牙龈沟底部到牙釉质 - 牙骨质接合处（cementoenamel junction, CEJ）的距离为牙周附着损失（AL）。探测深度是指从牙龈沟深度到牙龈嵴的距离

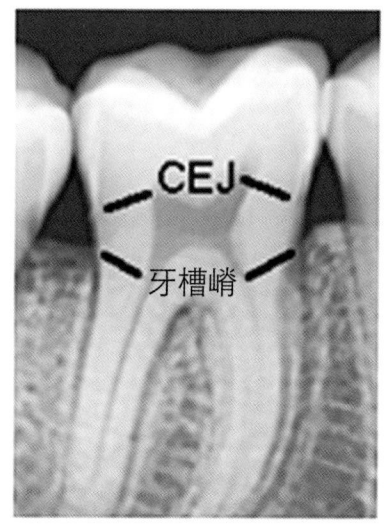

图 122.2　在牙科 X 线片上，牙釉质 - 牙骨质接合处（CEJ）和牙槽嵴被用于测量牙槽嵴高度（ACH）。对数变换图像，增强显示

X线片骨丢失情况。使用自定义重新定位装置，通过最小化骨小梁噪声并进行相减，可以对不同时间拍摄的两个图像进行配准（图122.3和图122.4）。使用这种方法，有可能实现波峰高度变化的最小显著变化（95%置信区间下的真实变化的阈值）为0.06 mm，相比之下，常规X线片上CEJ-AC的变化为0.49 mm[1]。

显示整个颌骨的全景X线片也被用于临床评估骨丢失。大多数研究量化了颌骨下缘皮质厚度的某些方面，相对于其他放射影像学标志，例如在下颌角点、前角切迹或颏孔处[2-3]。还开发了一种自动化的计算机辅助系统[4]。然而，全景X线片不像根尖周X线片和咬合X线片那样被广泛使用，并且测量值随受试者的体位而发生变化。

目前有多种技术可用于评估BMD，包括DXA[5]、单光子吸收测定法、双光子吸收测定法和CT。DXA对不同颌骨部位的BMD测定存在差异，下颌骨的BMD测定值最高[5]。然而，有齿受试者的定位、重复性和牙齿阻挡使得DXA测定BMD变得困难。即使在有牙齿的区域，QCT也可以用于评估BMD。然而，QCT的测定费用是昂贵的，且涉及相对较高的

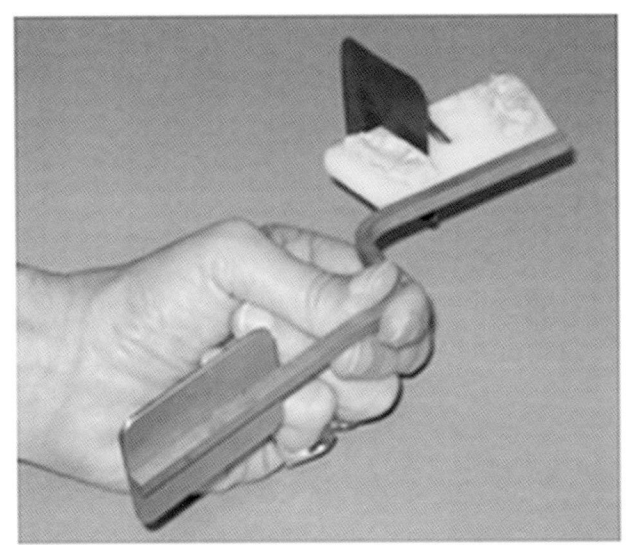
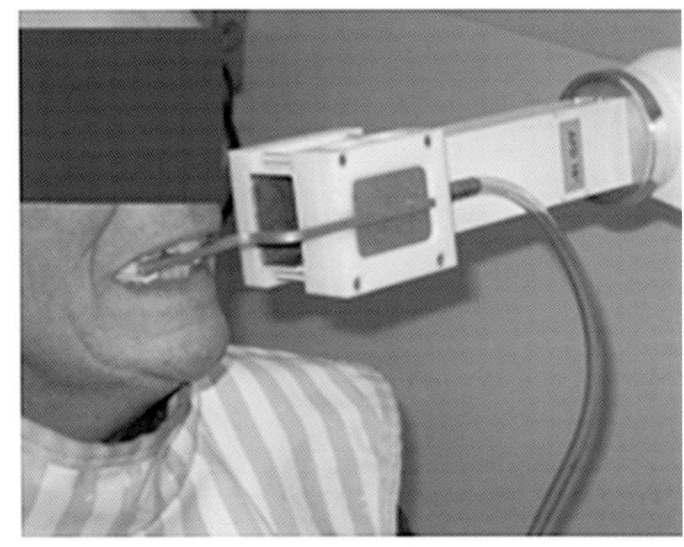

图122.3 一种用于磨牙-前磨牙区域精确定位的十字弓杆。该器械用咬合配准材料定位；定位环通过真空耦合与X线管刚性对准。在化脓性屏障外壳中，由两个铅反向散射箔支撑的荧光屏被固定在一个垂直槽中

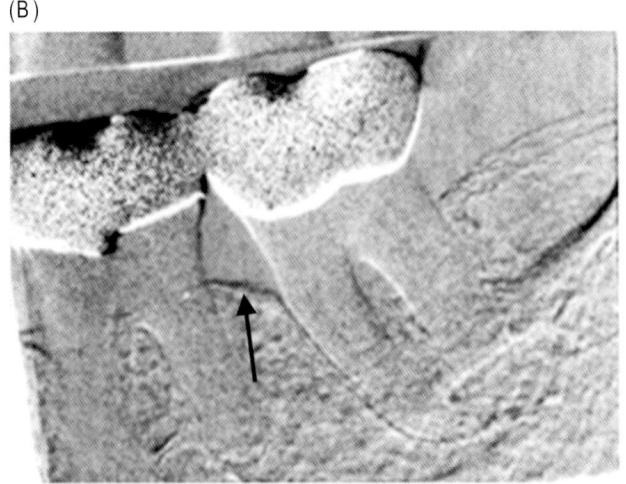

图122.4 用数字减影成像测定牙槽骨骨丢失。（A）高通滤波图像（特征去除 > 40像素）。后续图像通过最小化小梁噪声来配准。（B）减影图像。箭头指向一个暗区，表示两幅原始图像之间波峰脊高度的变化为 -0.084 mm（Adapted from [1]. Reproduced with permission from Elsevier.）

辐射剂量暴露。锥形束CT已广泛应用于牙科。实际上，使用该技术的线性测量是准确和可靠的，并且口腔骨骼图像可以在三维空间进行研究。然而，存在大量的散射辐射，这对BMD的测定会产生不利影响。所有成像技术都受到成本、准确性、可靠性、精确性和（或）实用性的限制。

实验动物的下颌形态及相关评估

与人类不同的是，啮齿类动物的中门牙不断地长出来，并延伸到臼齿根部下方的下颌。当定义皮质骨和松质骨的适当分析区域，这是一个独特的挑战。更大的动物，如狗和非人类灵长类动物，其牙列更接近于人类牙列，但没有得到普遍研究。

微型计算机断层扫描是实验室动物颌骨分析中应用最广泛的方法，已被用于研究下颌骨和上颌骨的牙槽骨重构、牙周韧带厚度、皮质骨和小梁骨的形态以及骨骼再生（综述见参考文献[6]）。然而，标准化的分析方案仍然很少。迄今为止发表的最全面的研究为小鼠、大鼠、兔子、狗和非人类灵长类动物的下颌磨牙区域的松质骨分析提供了建议[7]。

口腔与颅后骨量的关系

随着年龄的增长，颌骨骨小梁减少，皮质变薄，孔隙率增加[8-9]。这一过程的严重程度取决于所研究的口腔骨的面积。例如，颊皮质的孔隙率和下颌骨的小梁密度取决于牙齿的存在与否。

早期研究证实，绝经后女性口腔骨BMD与全身总钙和其他部位（如前臂和椎骨）的BMD显著相关[10]。此外，DXA测量的四肢（前臂）或躯干（椎体、股骨近端）的BMD与牙科X线片获得的口腔测量值之间有良好的相关性[8,11]。同样，基于CT的方法证实了下颌骨和腰椎骨量之间的显著相关性[12]，纵向研究显示，牙槽嵴高度（ACH）和所有放射密度参数与股骨和腰椎BMD的变化相关[13-15]。因此，口腔骨BMD及其微结构在很大程度上反映了骨骼其他部分的情况。

几项研究还报道了下颌骨皮质指数与骨转换的生化标志物之间的显著相关性，特别是血清总碱性磷酸酶和尿Ⅰ型胶原蛋白N-端肽，在女性和男性中都是如此[16]。这种相关性很重要，因为骨转换率随着年龄、更年期甚至在一天内波动很大；然而，这种相关性表明口腔骨骨丢失与活跃的骨重塑有关。

口腔骨骨丢失的机制

总的来说，引起颅后骨骼年龄相关性骨丢失的生理过程也发生在颌骨中。这一过程增加了牙周病的影响，导致ACH的渐进性减少和牙周的附着松动[17]。易发生全身性骨丢失的遗传因素也易使人发生牙槽骨丢失。同样，某些生活方式因素，例如，吸烟、钙和（或）维生素D摄入量不达标，以及易引起局部感染的疾病（如糖尿病），都可能会增加全身性骨丢失和牙槽骨恶化的风险。牙周病是导致牙槽骨丢失的主要原因。在这种情况下，炎性细胞因子（包括IL-1、IL-6和TNF-α）的分泌可激活破骨细胞生成和骨吸收，以应对细菌感染[18]。因此，牙周病中牙槽骨吸收的基本发病机制是由异常局部条件（感染引起的炎症）激活正常的生物过程（破骨细胞形成和活性）所致。

通过评估口腔骨作为骨质疏松症或骨折风险的筛查工具

在美国，62%的成年人和83%的儿童每年至少看一次牙医[19]。这种访视包括对患者进行病史回顾、口腔健康筛查和牙科X线片检查。因此，使用牙科健康参数来估计全身性骨丢失和（或）脆性骨折的风险已被视为普通人群骨骼健康的一种潜在筛查工具。

已提出应用全景式X线片测量皮质骨的方法。然而，最初的研究显示其可重复性较差，可能是因为需要人工评估[20]。对牙科从业人员的专门培训略微提高了口腔测量的预测价值[21]。实际上，当获得良好的可重复性时，通过下颌骨放射测量预测骨质疏松症的敏感性大于80%[22]。还开发了一种半自动计算机辅助系统来分析全景式X线片。尽管与人工测量相比，这种系统并没有显著改善相关的预测值，但它确实改善了其常规临床应用的适用性[4,23]。

来自OSTEODENT协会的数据表明，颏孔处全景式下颌骨皮质厚度测量在预测骨质疏松症方面的诊断价值仅略低于基于临床危险因素的算法[24]。两种方法的结合提高了特异性，但降低了敏感性。已经在OSTEODENT项目中研究了不同的放射测量参数，总体来说，测量皮质厚度似乎在筛选推荐进行骨质疏松症DXA检测的患者方面表现最佳[25]。纳入临床数据可能会改善这些测量的诊断性能[26]。

骨小梁形态也已被用来评估口腔骨。根尖周 X 线片上的骨小梁粗糙度与前臂 DXA 测量值高度相关[27]。根据根尖周 X 线片，口腔骨小梁的形态学特征在鉴别骨质疏松和对照组方面的准确率为 92%[28]。在一项对 598 名女性进行的扩展研究中，使用骨小梁特征预测髋部骨折的准确性与使用标准风险评估工具获得的结果相似。这些方法在用于全景式 X 线片时并不成功。一项基于 OSTEODENT 的研究还发现，在全景式 X 线片上确定的骨小梁形态在识别骨质疏松症女性方面是准确的，其成功率略高于根尖周 X 线片[30]。

最近，将皮质宽度的自动测定与其他临床危险因素结合在 OSTEODENT 指数中，对 339 名女性进行了对照世界卫生组织骨折风险评估工具（fracture risk assessment tool，FRAX）的测试。OSTEODENT 指数与 FRAX 在不纳入 DXA 的情况下具有相同的预测价值，可用于确定应接受骨质疏松症治疗的受试者[32]。随着进一步的改进，OSTEODENT 指数的预测值可能会增加，从而为在牙科诊所进行骨质疏松症筛查提供了新的平台[33]。

骨质疏松症和牙齿缺失

骨质疏松症会导致颌骨 BMD、牙周附着和牙槽骨高度的丧失[8,34]，但全身性骨丢失是否会直接导致牙齿缺失仍存在争议[8,17]。骨质疏松症导致牙齿脱落的程度本来就难以确定，因为牙齿的脱落主要是由蛀牙和外伤所致。此外，牙医使用不同的阈值来确定何时应该拔牙齿。然而，现有的数据表明，至少在老年人群中，低 BMD 通常与较少的牙齿数量有关[35]，这种情况即使在年轻人和早期绝经女性中可能并非如此。

在牙齿脱落后，牙种植治疗越来越常见。在这个过程中，一个生物工程改良后的柱被植入骨中，然后用替换的牙齿或牙冠盖住。一个常见的问题是，在骨质疏松症患者中，牙种植体骨整合和骨再生是否会受到损害。一项对 98 例患者（其中一半为骨质疏松症）进行的病例对照研究发现，通过 DXA 测定的 BMD 与种植牙治疗失败之间没有相关性[36]。骨质疏松症患者的种植牙成功率也很高，在一些研究中约为 97%[37]。因此，骨质疏松症的诊断目前不是牙科种植治疗的禁忌证。

骨 PAGET 病

高达 17% 的骨 Paget 病患者有口腔表现，主要表现在上颌骨，较少出现在下颌骨[38]。经常观察到牙槽嵴扩大，在某些情况下，牙面中部的 1/3 增大导致牙齿扩张和咬合模式异常。这种牙槽嵴增大可能需要无牙 Paget 病患者更频繁地安装义齿。Paget 病的另一个并发症是牙骨质增生（牙根的矿化牙骨质结构过度沉积），这可能会导致牙槽骨粘连（tooth ankylosis）。相反，Paget 病可能导致牙齿在其溶骨期松动[38]。BMD 降低可能类似于牙釉质骨发育不良（cemento-osseous dysplasia）。在更晚期的骨硬化阶段，许多不规则的不透射线区域变得明显，在典型的骨 Paget 病的"棉絮"外观中出现。组织学上，早期的溶骨期与破骨细胞数量的增加有关，而在后期，成骨细胞活跃导致骨硬化区域靠近骨溶解区，形成典型的"马赛克"骨模式。关于口腔定位骨 Paget 病的系统治疗疗效信息很少。一份病例报告显示，一名 Paget 病患者接受阿仑膦酸钠 6 个月疗程治疗对牙种植体植入没有明显的负面影响[39]。

原发性甲状旁腺功能亢进症

口腔内可出现多种甲状旁腺功能亢进症的表现。这些包括：齿槽骨板部分或完全丧失，牙周韧带宽度增加，牙槽骨 BMD 降低，以及在更晚期形成棕色肿瘤[40]。齿槽骨板丧失并不是该病的一个典型症状，因为它也见于库欣综合征和骨软化症。然而，甲状旁腺骨病的典型特征，如肢端骨溶解、骨膜下骨吸收和扇形骨吸，可以发生在牙槽骨和指/趾骨。棕色肿瘤现在很少被观察到，因为原发性甲状旁腺功能亢进通常在 PTH 过量的长期使用且变得严重之前就可被诊断出来。在最近的一项研究中，原发性甲状旁腺功能亢进症患者的牙周健康参数，如附着损失（AL）、探诊深度和探诊时出血是正常的；牙周韧带增宽与血清甲状旁腺激素（PTH）水平呈正相关。还报道了皮质骨 BMD 降低和出现更多骨赘（tori）的现象[41]。

肾性骨营养不良

肾性骨病营养不良的口腔表现主要是继发性甲状旁腺功能亢进症的结果，并具有原发性甲状旁腺功能亢进症的许多特征，包括齿槽骨板丧失、骨"磨玻璃"外观、骨小梁丧失和棕色肿瘤形成[42]。可能由于 PTH 对骨膜骨形成的刺激作用，肾性骨营养不良患者可能出现颌骨增大，与牙骨质吸收有关[43]。然而，肾性骨营养不良不会导致牙周韧带增宽，慢性肾衰竭继发性甲状旁腺功能亢进症患者的牙周疾病指数没有变化[44]。

骨质疏松症治疗对口腔骨健康的影响

可能导致年龄依赖性骨丢失的一个可变因素是维生素 D 摄入不足。许多研究指出，维生素 D 对牙周健康的有益影响（综述见参考文献 [45]）。在一项对 562 名男性（平均年龄为 63 岁）进行的为期 12 年研究中，与每天摄入维生素 D 低于 400 IU 的男性相比，每日摄入 800 IU 或更多维生素 D 的人患牙周病和骨丢失的概率更低[46]。作为洁治加根面平整的一种辅助手段，补充 500 mg 钙和 250 IU 维生素 D 改善了牙龈和口腔健康指数，但没有改善探诊深度、AL 或 BMD[47]。在另一项研究中，与不服用补充剂的受试者相比，每日服用至少 1000 mg 口服钙和至少 400 IU 维生素 D 的受试者有更好的牙周健康临床参数和更少的骨丢失[48]。然而，持续的牙周护理（洁治加根面平整）会使维生素 D 补充的明显益处降至最低[49]。

临床研究表明，雌激素缺乏会降低牙槽骨 BMD[50]。一项对切除了卵巢的猴子的研究显示，下颌骨组织学切片中的骨内膜表面被侵蚀，皮质骨 BMD 降低，与哈弗斯管增大有关[51]。因此，雌激素替代疗法有利于口腔骨骼健康。在 Leisure World Cohort and the Nurses' Health 研究中，雌激素的使用减少了牙齿脱落[52-53]，第三次美国国家健康和营养调查（Third United States National Health and Nutrition Examination Survey, NHANES III）的数据表明，与非使用者相比，使用雌激素的女性的 AL 较少[54]。此外，在一项双盲、随机、3 年对照试验中，激素/雌激素替代治疗改善了牙槽骨质量以及股骨和椎骨 BMD[13,55]。

双膦酸盐是骨吸收的有效抑制剂，理论上可以防止牙槽骨骨丢失和全身性骨丢失，因为这两个过程基本相似。在一项有关牙周病的研究中，接受牙周维护治疗的患者被随机口服阿仑膦酸钠（10 mg，每日一次）或利塞膦酸钠（5 mg，每日一次），治疗一年，与安慰剂组相比，他们在 AL、探诊深度和牙龈出血都有显著性改善[56]。然而，在另一项随机试验中，阿仑膦酸钠（70 mg，每周一次）没有显著改善同时接受牙周护理的男女受试者（71% 有牙周病）的牙槽骨骨丢失，尽管在基线时牙槽骨骨量较低的受试者亚组中有可检测到的积极效应[57]。有趣的是，与安慰剂相比，阿仑膦酸钠以 1% 的凝胶形式局部递送给患有侵袭性慢性牙周病的患者，显著改善了牙周健康的临床参数，作为洁治加根面平整的辅助治疗[58]。然而，使用双膦酸盐治疗牙槽骨骨丢失被目前报道的使用双膦酸盐与颌骨坏死之间的关联所引起的担忧所掩盖。这种严重的副作用似乎主要与癌症患者使用非常高剂量的双膦酸盐有关，而在使用双膦酸盐治疗骨质疏松的患者中，这一事件的发生率相当低[59]。还有人担心，双膦酸盐会增加牙种植治疗失败的风险；然而，研究表明这种风险很低[60]。

小结

关于全身性骨量和口腔骨骨量之间的相关性仍有几个重要问题。我们仍然需要更好地了解颌骨的骨丢失率相比其他部位的骨骼随着年龄的增长以及更年期和其他系统性疾病的影响。牙槽骨骨丢失的纵向进展和不同治疗方法对颅后骨 BMD 与其他部位的骨骼的影响也有待确定。评估口腔骨 BMD 和牙槽骨骨丢失的方法需要进一步完善和改进，特别是那些基于放射密度测量方法的方法。在常规临床环境中，应用相对简单和可靠的方法来评估口腔骨骼状态也有助于识别患有骨质疏松症或有骨质疏松症风险的受试者。对可能应用的口腔骨骨量评估的进一步研究将具有重要意义。代谢性骨病和牙周病是美国的主要健康问题，特别是在老年人群中。因此，提高我们对代谢性骨病影响口腔骨骼健康的机制的理解的研究将与改善这些高度流行疾病影响的受试者的生活质量高度相关。

参考文献

扫描书末二维码获取。

第 123 章
口腔中牙种植体与骨愈合

Takashi Matsuura 和 Junro Yamashita

卢文曦　于　博　陈柏龄 译

引言

当牙种植体（通常由钛或钛合金制成）被植入颌骨中并通过骨伤口愈合成功地与活骨结合时，骨整合就发生了（图123.1）。牙种植体植入过程中引起的骨创伤可引发一系列生物学事件：蛋白质吸附到种植体表面、血凝块形成、炎症反应、编织骨形成、编织骨成熟为板层骨以及随后的骨重塑。牙种植体周围的伤口愈合模式在很大程度上与骨折和拔牙后发生的典型骨伤口愈合相当。然而，由于牙种植体周围的骨伤口愈合涉及一侧的宿主骨和另一侧的生物相容性金属或陶瓷，因此确实存在差异，并且存在导致差异的因素。这些包括但不限于种植体表面和宿主骨之间的空间、种植体表面形貌和化学成分、表面处理、种植体微运动和种植体宏观设计。骨重塑对于维持骨整合的长期稳定至关重要。在咀嚼过程中，来自牙种植体的机械刺激通过骨重塑在维持骨整合和邻近骨方面起着重要作用。本章的重点是牙种植体周围的骨伤口愈合。

牙种植体周围伤口愈合

牙种植体周围的骨伤口愈合可分为四个主要阶段：止血、炎症、增殖和重塑。虽然这些阶段是连续的，但也有一些重叠。

止血期

在牙种植体植入手术中截骨术会导致出血。一旦种植体接触到血液，血浆蛋白如白蛋白、玻璃体凝集素和纤维连接蛋白就被吸附到种植体表面。这种蛋白质吸附为血细胞（如白细胞、红细胞和血小板）的黏附提供了基础。出血后，凝血酶将纤维蛋白原转化为不溶性纤维蛋白。然后，因子ⅩⅢ刺激纤维蛋白链的交联，形成稳定的3D纤维蛋白网状基质。纤维连接蛋白黏附在纤维蛋白基质上，支持细胞附着。通过这种方式，纤维蛋白基质充当细胞构建骨组织的支架。在种植体表面形成稳定的血凝块是骨创面成功愈合的关键[1]。当血细胞到达该部位时，它们被激活，释放多种生长和分化因子。血清素从血小板中释放，促进止血[2]。PDGF、TGF-β、VEGF和IGF被释放，趋化性吸引免疫细胞和间充质祖细胞并刺激其有丝分裂以进行随后的组织修复。

炎症期

在止血期之后，通过活化血小板释放的缓激肽、组胺和P物质的作用，血管舒张发生[3]。血管通透性增加刺激血清、蛋白质和白细胞的流入。多形核白细胞（polymorphonuclear leukocyte, PMN）通过细菌蛋白、纤维蛋白肽和促炎性白细胞介素的浓度梯度被趋化性吸引至伤口部位[4]。PMN通过吞噬作用、ROS和颗粒酶的释放、组织消化酶（如MMP）的分泌以及中性粒细胞胞外陷阱（neutrophil extracellular trap, NET）的产生来对抗细菌。PMN也刺激巨噬细胞。活化的巨噬细胞接管并进一步清除组织碎片和细菌。巨噬细胞释放促炎细胞因子，进一步协调炎症过程，随后分泌细胞因子和生长因子，如MMP（TIMP）、VEGF和FGF的组织抑制剂，以阻止基质降解并促进血管生成和细胞外基质形成。

增殖期

增殖期的特征是肉芽组织和血管的形成。成纤维细胞通过细胞因子［如PDGF、TGF-β、bFGF和结缔组织生长因子（connective tissue growth factor, CTGF）］的浓度梯度，被趋化性吸引到血凝块中的种植体表面。当成纤维细胞迁移时，它们通过分泌基质

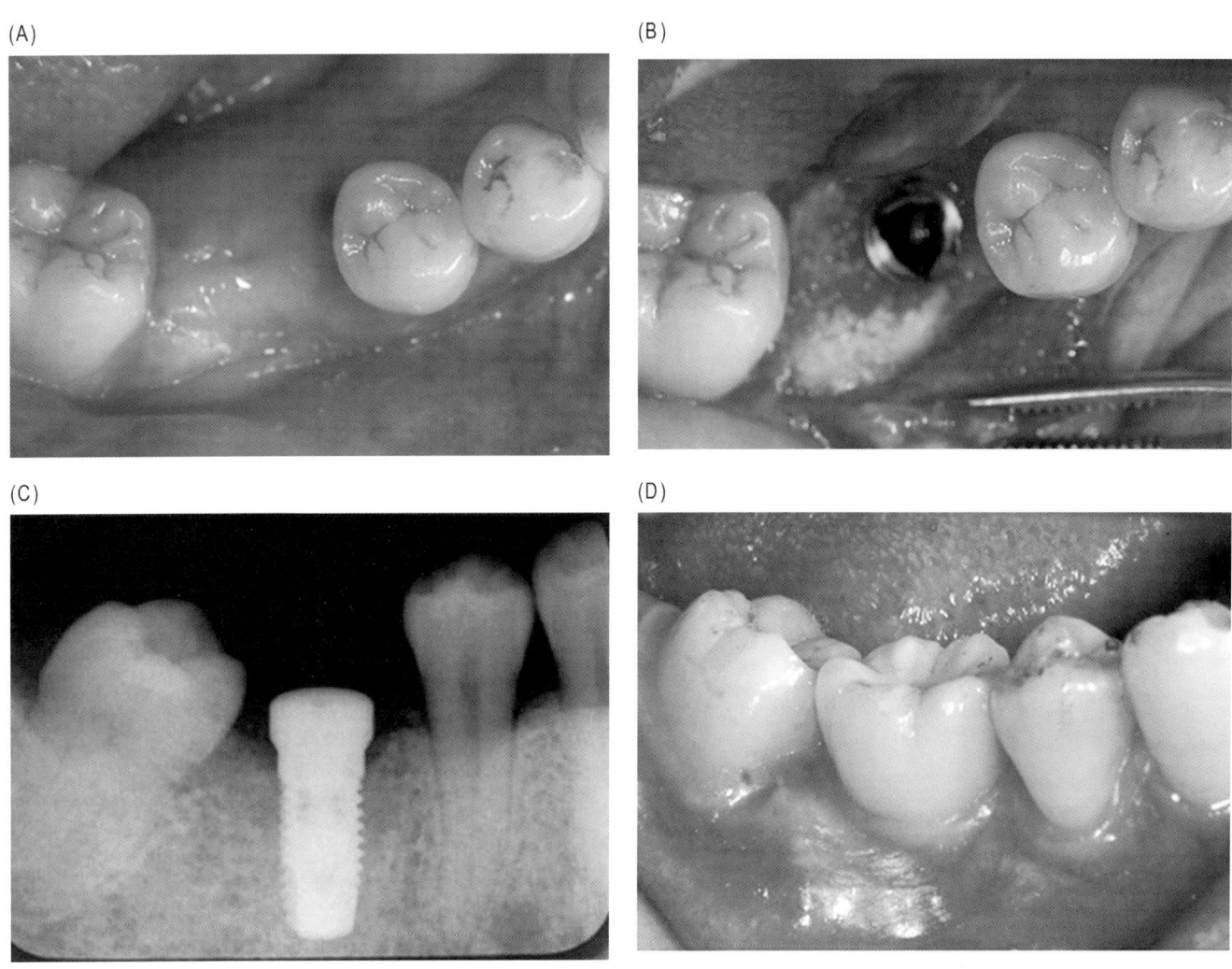

图 123.1 （也见彩图）种植牙治疗取代下颌第一磨牙。(A) 下颌第一磨牙缺失。(B) 行截骨术，在牙槽骨内植入牙种植体。(C) 牙种植体植入 3 个月时的 X 线片。实现了骨整合。(D) 在牙种植体上放置一个瓷冠。骨整合得到了良好的维持，种植体支持的牙冠功能良好

金属蛋白酶（MMP）降解纤维蛋白凝块，然后沉积纤维连接蛋白、胶原蛋白和装饰蛋白（decorin）[5]。低氧组织环境吸引巨噬细胞，巨噬细胞也被刺激表达 VEGF[6]。血管周围细胞根据 VEGF 梯度从血管外壁迁移到缺氧部位，并启动血管形成[7]。新形成的血管恢复附近的氧供应，这是成骨发生的先决条件，因为成骨细胞需要附近的血管才能存活。因此，新骨的形成发生在接近血管的位置。Burkhardt 等报道，在牙种植体表面的血凝块中发现 VEGF 分泌显著增加[1]，从而促进种植体表面的骨整合。种植体植入截骨术会使周围骨损伤至距切割面 500 μm 处，导致骨坏死形成。这种坏死的骨是由破骨细胞和成骨细胞共同修复的。破骨细胞来源于单核细胞/巨噬细胞谱系。破骨细胞前体在细胞因子 [如基质细胞衍生因子-1（stromal cell-derived factor 1, SDF-1）、IL-8 和单核细胞趋化蛋白 -1/CCL2（monocyte chemotactic protein 1, MCP-1/CCL2）] 的作用下离开血管，向种植体表面迁移[9]。破骨细胞由前体融合形成，在截骨部位吸收受损的骨，启动骨修复。这种早期骨吸收降低了种植体的初步稳定性[10]。随着破骨细胞骨吸收的进行，生长因子如 BMP、TGF-β 和 PDGF 从骨基质中释放出来。这反过来又吸引成骨细胞，从而形成骨。成骨细胞在种植体表面和破骨细胞吸收区沉积一种主要由 I 型胶原蛋白组成的有机基质。这些基质随后矿化形成编织骨，这被认为是组织较少的未成熟骨。

重塑期

同样，一组成骨细胞和破骨细胞一起工作，用板层骨取代编织骨，在前者中胶原蛋白基质和矿物结构组织良好且成熟[11]。牙种植体周围的板层骨在咀嚼过程中受到反复的机械应力，并且在整个生命过程中被不断地重塑。在狗的种植体实验中，由于容纳牙齿和种植体的牙槽骨在咀嚼期间接受机械刺激，因此认为牙槽骨的重塑比其他骨更坚固[12]。然而，这在人类中尚未得到证实。骨细胞在机械转导中起主要作用，骨重塑主要受机械转导控制。功能应力可引起骨细胞胞质过程中的细胞周液移位[13]。这种液体移位可触发细胞内信号转导[14]。因此，由局部骨细胞感知的功能过程中的机械应力可被转换成分子信号，通过间隙连接传递给邻近的骨细胞，最终与位于远处骨表面的成骨细胞和破骨细胞共享[15]。骨细胞的这种通讯涉及小信使分子的运输，如一氧化氮和前列腺素信号转导[16]。通过这种方式，种植体周围的骨状况，例如应力水平和微裂纹的形成，被传递给远处的破骨细胞和成骨细胞，这些细胞接受指令后将启动骨重塑。

骨愈合后骨 - 种植体界面的超微结构

骨整合被定义为在功能愈合期间实现异体材料临床无症状固定并维持在骨内的过程。在光镜下可以看到骨和种植体表面之间的直接接触。然而，在电子显微镜下，在骨和种植体表面之间有两个薄层。种植体表面的第一层的厚度为 20~40 nm，不含胶原蛋白，矿物质含量低。它被一层 100~500 nm 的胶原纤维和矿物梯度随机排列的层所包围[17]。第一层可以用钌红染色。软骨素酶降解蛋白聚糖的糖胺聚糖（glycosaminoglycan, GAG）链，削弱了骨和种植体表面之间的钌红界面染色强度，表明第一层存在蛋白聚糖。然而，蛋白聚糖在这一层的存在尚未通过免疫化学分析证实[18]。第二层由真正的胶原原纤维而不是胶原纤维细丝组成[19]。其胶原原纤维比周围骨中的胶原原纤维少、薄、密度低。然而，至少在第二层可以观察到钙化。从这些发现可以清楚地看到，种植体表面的胶原纤维比周围骨的薄得多。

已经进行了大量的研究，并提出了假设来阐明第一层的组成。有人提出，种植体表面的第一层可能由胶原蛋白结合的富含亮氨酸的小蛋白聚糖（small leucine-rich proteoglycans, SLRP）组成，例如饰胶蛋白白聚糖（decorin）、纤调蛋白聚糖（fibromodulin）和光蛋白聚糖（lumican）。SLRP 由核心蛋白和 GAG 链组成。SLRP 通过其核心蛋白特异性地与胶原原纤维结合。结合位点为羟基磷灰石成核位点，其中矿物质在矿化早期优先沉积[20]。另一方面，SLRP 的 GAG 链位于原纤维之外，抑制胶原原纤维生长[21]，并与种植体表面的其他蛋白聚糖和（或）吸附蛋白相互作用[22]。在 SLRP 中，饰胶蛋白聚糖是骨中最多的蛋白聚糖。实际上，分化成骨细胞表达饰胶蛋白聚糖的水平高于其他 SLRP[23]。有研究表明，诱导过表达核心蛋白多糖的成骨细胞沉积薄的胶原原纤维并抑制矿化[24]。由于这些原因，核心蛋白多糖可能是种植体表面和骨之间的薄层，特别是第一层的主要成分。另一个假设是，胶原蛋白赖氨酸残基的过度羟基化使胶原原纤维变薄并抑制矿化。特定赖氨酸残基经过酶促羟基化和糖基化，生成半乳糖 - 羟赖氨酸（galactose-hydroxylysine, G-Hyl）和葡萄糖 - 半乳糖 - 羟赖氨酸（glucose-G-Hyl, GG-Hyl）[25]。因此，赖氨酸的过度羟基化导致 G-Hyl 和 GG-Hyl 的过量生成。因为 G-Hyl 和 GG-Hyl 都会干扰胶原纤维的形成[26]，赖氨酸的过度羟基化可能是种植体界面第二层薄胶原纤维的机制。

种植体表面粗糙度与骨整合

直到 20 世纪 90 年代，牙科种植体主要是光滑的机械加工的表面。为了提高骨整合的成功率，开发了微纹理（粗糙）的种植体表面。表面粗糙度通常在 0.5~8.5 μm 的 RA［轮廓粗糙度平均值（profile roughness average）］的范围内，其中骨 - 种植体接触（bone-to-implant contact, BIC）值随之增加[27]。采用酸蚀、阳极氧化、喷砂以及喷砂和不同的涂层工艺来制造粗糙的种植体表面[28]。与光滑表面相比，粗糙表面通常可促进骨伤口愈合，因为具有更好的血清蛋白吸附、更稳定的纤维蛋白凝块形成和更增强的成骨细胞功能（黏附、增殖、分化、细胞外基质形成和矿化）[1]。由于这些生物学优势，表面粗糙的牙种植体比表面光滑的牙种植体能更快地实现骨整合并改善 BIC[27]。

另一个影响骨整合成功的重要因素是种植体表面的亲水性。钛种植体的表面主要由二氧化钛（titanium dioxide, TiO_2）层覆盖。虽然这一层的表面能最初很好，但由于 TiO_2 层从环境空气中吸收碳氢化合物和碳酸盐，它的表面能逐渐减少。这种碳氢化合物沉积会阻碍血清蛋白的吸附并抑制成骨细胞的功能[29]。此外，种植体的粗糙表面处理也降低了表面能[30]。体外研究显示，与疏水性表面相比，亲水性种植体表面具有更有组织和分层的结构，可形成更厚的血凝块[31]。亲水性表面的血凝块表现出大量的活化血小板和活跃的补体活化。在这些血凝块中，血细胞与成纤维细胞协同作用，产生临时胶原蛋白基质，促进骨愈合和血管生成[1]，从而增强骨整合。体内研究证实，在种植体植入后2~4周，亲水性表面比疏水性表面表现出了更高的骨-种植体接触[32]。事实上，与疏水性表面的种植体相比，拔出亲水性表面的种植体需要更高的扭矩，这表明骨整合得到了改善[33]。一旦用碱或紫外线介导的光功能化处理疏水性表面，将其转化为亲水性表面，高血清蛋白吸附和随后的骨形成就会恢复[34]。因此，亲水性表面有利于骨整合。

口腔黏膜愈合

在牙种植体植入过程中，软组织撕裂是不可避免的，这种创伤组织的修复在手术后立即开始。种植体周围软组织创面的修复过程与牙齿周围软组织创面的修复过程基本相似；凝血、炎症反应、再上皮化、肉芽组织形成、基质合成和组织重构。由于牙种植体是没有牙骨质的生物材料，软组织附着在种植体表面的方式与附着在牙齿上的方式不同。在牙齿的情况下，接合上皮是身体内部和外部之间的至关重要的密封。结缔组织上皮通过半脂质体紧密地附着在牙齿表面。这种生物密封也在种植体周围形成。种植体周围的接合上皮在种植体的经黏膜颈部周围形成。它在结构上与牙齿周围的接合上皮相似[35]，但种植体周围的密封要弱得多。此外，附着在牙齿和种植体之间的结缔组织存在差异。在牙齿中，结缔组织通过特殊纤维黏附在牙骨质上，如牙龈纤维、牙周纤维、跨隔纤维和周纤维。血液供应来自牙周韧带和骨膜。在种植体中，纤维主要平行于种植体表面延伸，种植体周围结缔组织的微血管发育不良。愈合的种植体周围结缔组织或多或少是瘢痕组织袖带。因此，尽管种植体周围的软组织密封在宏观上类似于牙齿周围的软组织密封，但组织微观结构却有很大的不同。

机械生物学

植入牙种植体时，初级稳定性（primary stability）是骨整合成功的先决条件[36]。初级稳定性相当于种植体植入时的适当机械稳定性，它来自种植体螺纹与周围骨的纯机械接合。在功能状态下，作为对种植体表面的反应，机械应力影响早期骨愈合。当未获得初级稳定性且种植体机械不牢固时，种植体周围会形成纤维组织，导致骨整合失败。随着愈合的进行，机械稳定性降低，因为骨的破骨细胞吸收接合种植体螺纹发生。在种植体截骨术中，在距切割表面约500 μm范围内发生骨坏死。坏死的骨正是与种植体螺纹接合的骨。由于坏死的骨被吸收以进行修复，随着骨吸收的进行，种植体失去了机械性初级稳定性。种植体周围骨形成所保证的二级稳定性（secondary stability）大约在种植体植入后2周开始。因此，初级机械稳定性的丧失比新骨形成所建立的二级稳定性的发展要快。这导致这两个过程之间的稳定性下降（图123.2）[37]。当由于骨质疏松症和糖尿病等骨退行性疾病而需要更多的时间建立二级稳定性时，第二次曲线右移，可能无法获得成功的骨整合。另一方面，当促进二级稳定性的建立时，第二条曲线左移，成功实现了骨整合。因此，成功的骨整合的一个好策略是防止稳定性下降或减少下降。控制种植体的微动和减轻伤口的应力也是临床上重要的[38]。然而，我们也知道，在骨创面愈合过程中促进骨整合的适应性机械变形确实存在，尽管其大小、方向和频率尚未明确[39]。

在骨整合的维持过程中，接受适当的机械刺激对骨重塑有积极的影响是公认的[40]。种植体在功能状态下产生的机械应力被骨细胞感知，转化为分子信号，并通过骨细胞网络传递给远处的破骨细胞和成骨细胞[41]。众所周知，维持骨骼健康需要适当范围的机械应力（变形）。Frost提出，这种变形在400~3000 με的窗口内[42]。的确，一项先前的研究报道称，在通过种植体施加3400~6600 με应变的机械刺激的动物中观察到了骨附着。超过6700 με的应变导致骨吸收加速。因此，为了持续维持骨整合，调整和适当的机械刺激是必不可少的。

骨整合失败

据报道，牙种植体的长期成功率超过96%，但当考虑到患病的种植体时，成功率会下降[44]。这是因为种植体周围炎的发病率很高[45]。严格地说，种植体周围炎并不完全是骨整合的失败。它是一种慢性炎症性疾病，会导致边缘骨逐渐丢失（图123.3）。虽

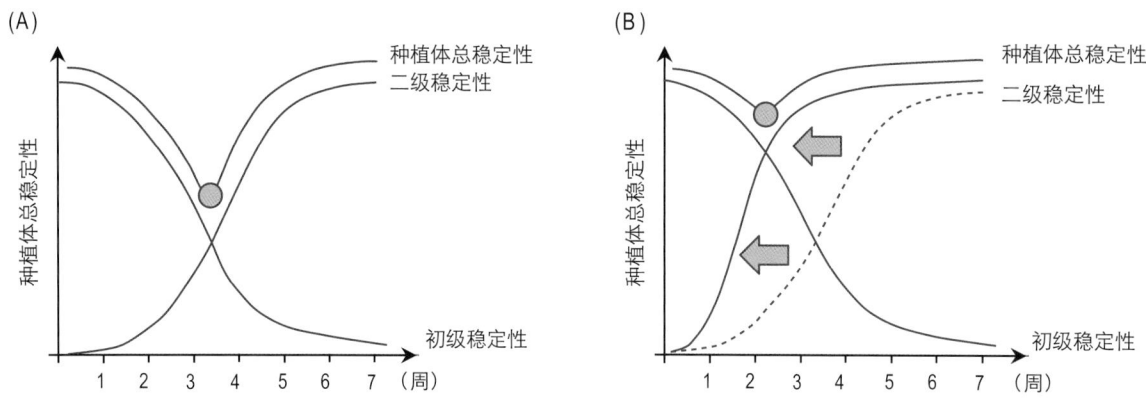

图 123.2　种植体的总稳定性源于初级稳定性和二级稳定性之间的平衡。（A）种植体植入后不久，初级稳定性开始下降，而二级稳定性在种植体植入后约 2 周逐渐增加。实心圆表示两条曲线相遇的稳定性下降。（B）当二级稳定性曲线向左移动时，稳定倾角向上移动（Source: [37]. Reproduced with permission from Wolters Kluwer.）

然钛牙种植体的短期成功率更高[46]，但也有由于骨整合失败而导致种植体丢失的情况。在骨创面愈合过程中，种植体被颗粒状纤维组织包裹，可见早期骨整合失败。失败的原因与手术操作、过度的生物力学应力和宿主生物反应有关[47]。骨整合的晚期失败通常发生在种植体植入后一年内。来自诸如握紧和磨牙等功能习惯的生物力学过度应力可能是导致晚期骨整合失败的原因[48]。为了预防骨整合失败，可以修改和改进手术操作和生物力学应力的控制。虽然目前我们对宿主生物反应的理解还不丰富，但通过应用生物活性分子和改变表面形貌来修饰种植体表面已经取得了进展。目前这些修饰促进了骨整合的积极结果，但显然更多的了解对于应对宿主生物反应至关重要[49]。

小结

过去，钛和钛合金一直被认为是生物惰性材料。然而，现在已经很清楚，钛种植体被宿主识别为异物。植入后，周围的活组织与种植体相互作用。这些种植体的表面形貌和化学性质对骨伤口愈合过程中宿主的生物反应有很强的影响。机械刺激转化为分子信号，调节伤口愈合和骨整合的维持。由于我们对骨整合及其维持过程中的分子事件的了解仍然很少，有必要在细胞和分子水平上对种植体的生物反应进行进一步的广泛研究。

参考文献

扫描书末二维码获取。

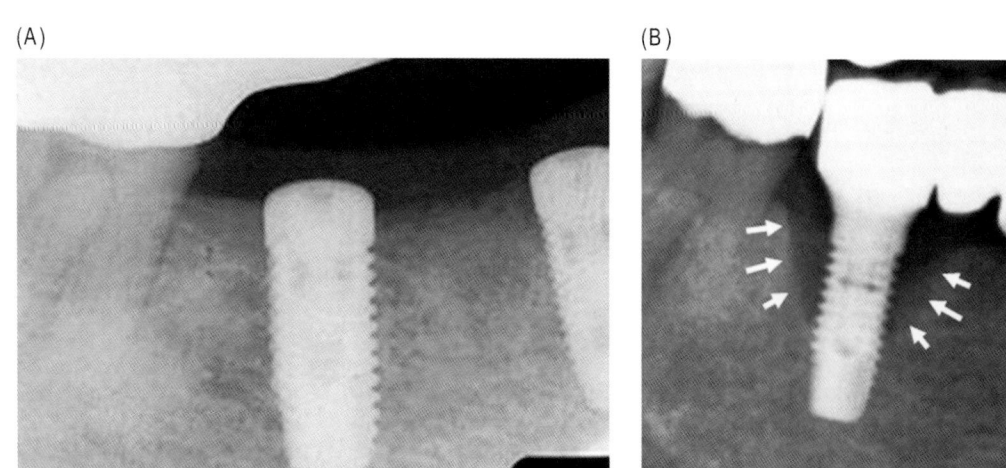

图 123.3　种植体周围炎。（A）将牙种植体植入下颌后缺牙部位。实现了骨整合，种植体支撑的假体功能正常。（B）使用 3 年后，一个种植体发生种植体周围炎。可见种植体周围有广泛的骨吸收（箭头所示）

第十一篇

骨骼的综合生理学

第十一篇主编：Mone Zaidi 和 Clifford J. Rosen

第 124 章　骨骼的综合生理学概述　729
Clifford J. Rosen 和 Mone Zaidi

第 125 章　造血生态位与骨骼　734
Stavroula Kousteni、Benjamin J. Frisch、Marta Galan-Diez 和 Laura M. Calvi

第 126 章　脂肪细胞与骨骼　739
Clarissa S. Craft、Natalie K. Wee 和 Erica L. Scheller

第 127 章　血管系统与骨骼　746
Marie Hélène Lafage-Proust 和 Bernard Roche

第 128 章　免疫生物学与骨骼　753
Roberto Pacifici 和 M. Neale Weitzmann

第 129 章　骨的细胞生物能量学　762
Wen-Chih Lee 和 Fanxin Long

第 130 章　骨的内分泌生物能量学　768
Patricia F. Ducy 和 Gerard Karsenty

第 131 章　中枢神经对骨重塑的调控　774
Hiroki Ochi、Paul Baldock 和 Takeda

第 132 章　周围神经对骨重塑的调控　779
Katherine J. Motyl 和 Mary F. Barbe

第 133 章　垂体-骨骼轴在健康和疾病中的变化　786
Mone Zaidi、Tony Yuen、Wahid Abu-Amer、Peng Liu、Terry F. Davies、Maria I. New、Harry C. Blair、Alberta Zallone、Clifford J. Rosen 和 Li Sun

第 134 章　神经精神疾病与骨骼系统　793
Madhusmita Misra 和 Anne Klibanski

第 135 章　肌肉和骨骼的相互作用　798
Marco Brotto

第 124 章
骨骼的综合生理学概述

Clifford J. Rosen 和 Mone Zaidi

陈柏龄　林　玮译

引言

在21世纪，肥胖和骨质疏松症这两种截然不同的身体构成疾病已经达到了近乎流行病的程度，并对我们的科学资源构成了挑战。这些疾病的日益流行也促使了研究人员从分子、细胞和遗传决定因素的新视角进行探索，因为这些决定因素调节着这两种疾病共有的身体组成和能量稳态[1]。这反过来也使我们对控制体重和能量利用的多种机制的理解发生了巨大变化，特别是当它们与骨骼有关时。骨骼和脂肪的共同调节发生在几个层面，包括骨骼。骨骼和脂肪的获取和维持也通过中枢和外周机制介导，包括多种内分泌和旁分泌决定因素，其中一些来自骨骼[2]。重要的是，下丘脑通过神经元［例如交感神经系统（sympathetic nervous system, SNS）］和激素介质是这些靶组织的主要控制者[3]。在前者的作用下，下丘脑通过两个主要途径调节脂肪和骨组织：① SNS 激活，调节食欲、胰岛素敏感性、能量利用和骨骼重塑；②下丘脑分泌的旁分泌和内分泌激素因子。就后者而言，促肾上腺皮质激素（ACTH）释放激素和促甲状腺激素释放激素等垂体旁分泌激活激素可以通过它们的次级靶腺体——肾上腺和甲状腺——来改变代谢稳态。同样，下丘脑可以分泌 FGF-21、脑源性神经营养因子（brain-derived neurotrophic factor, BDNF）、催产素、神经调节肽 U（neuromedin U）、神经肽 Y（neuropeptide Y, NPY）、褪黑激素和 IL-6 等因子，这些因子以系统性的方式影响骨骼和脂肪[4-5]。循环血清因子，例如 TNF-α 和 PTHrP，也可能在决定身体如何利用能量并将其分配到其他器官中发挥作用，特别是在恶病质状态下[6]。肌肉来源的生长因子可以影响骨骼和脂肪组织，特别是腹股沟储存（或人体皮下储存）。目前最令人兴奋的肌肉因子之一是鸢尾素，鸢尾素是运动后肌肉裂解的蛋白质产物，可诱导白色脂肪组织变大，并对骨皮质产生积极影响[7]。

除了骨骼和脂肪之间共同的调节决定因素以及来自下丘脑的共同中枢信号外，骨骼和脂肪细胞起源于相同的间充质衍生祖细胞——它们主要存在于骨髓中[8]（图 124.1）。有新的证据表明，这两种谱系之间存在显著的可塑性，一些证据表明，这些终末分化的成体细胞可能存在转分化。骨髓中的细胞分化的决定对于确定总脂肪和骨量至关重要，特别是最近的研究表明，骨髓移植后，外周储备中大约 10% 的脂肪细胞可能来源于骨髓[9]。骨髓中的细胞分化在能量供应不足的情况下也与能量特别相关，例如在神经性厌食症中[10]。来自小鼠基因工程和神经性厌食症等临床疾病的新见解使研究人员能够研究将骨密度的获取和维持与能量利用和脂肪重塑联系起来的生理机制。神经性厌食症是一种矛盾的现象，在这种疾病中，外周脂肪量缺失，但骨髓脂肪量高，并伴有成骨障碍。另一方面，利用全基因组关联研究，人类体骨骼和脂肪的遗传决定因素加强了身体组成和骨骼之间的密切关系。最后，或许也是最重要的是，Karsenty 研究组的开创性发现，即骨特异性蛋白可调节葡萄糖稳态、睾酮生成和肌肉功能（参见第 130 章），证明了骨骼是综合生理学的一个关键因素。在本章综述中，我们将重点介绍脂肪和骨骼生物学的一些进展，这些进展已经改变了我们对骨骼在全身稳态中的作用的思考。

脂肪和骨细胞的共同来源

骨髓在骨骼中围绕着骨小梁组成成分分布，由多种多能细胞组成[11]。除了包括红细胞、白细胞、血小板及其祖细胞的造血因素外，骨髓基质或结缔组织还含有间充质干细胞，这是一种具有广泛自我更

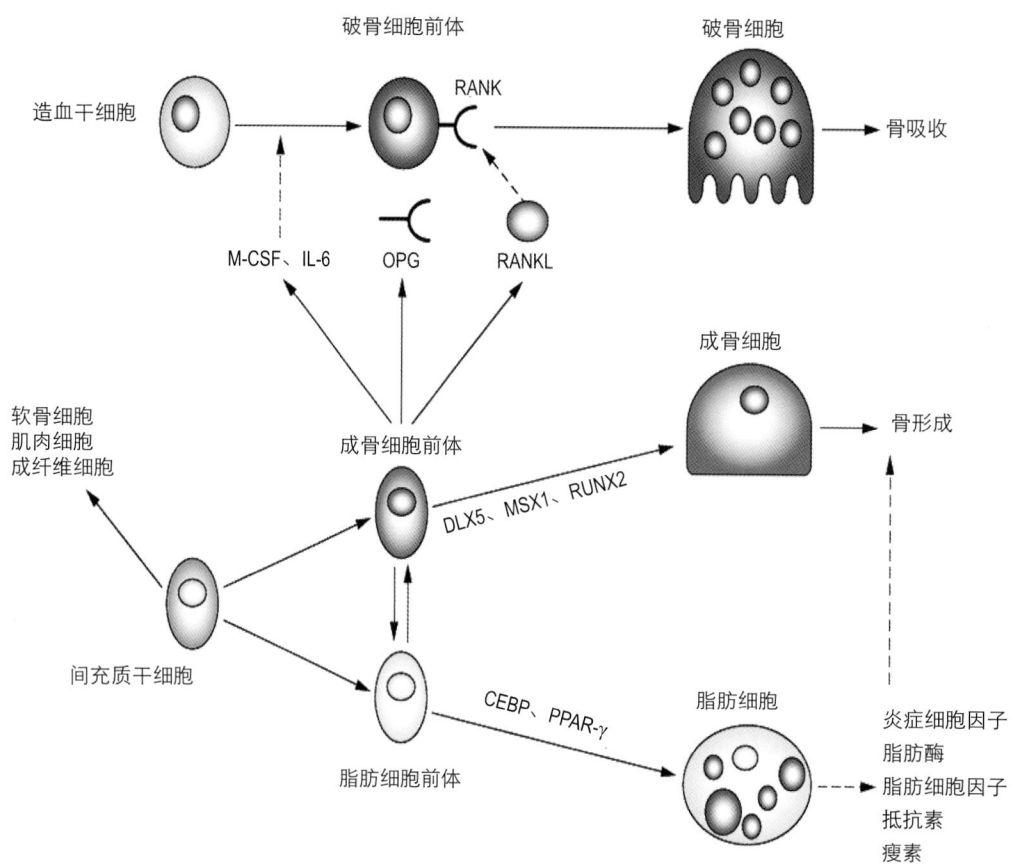

图 124.1 （也见彩图）骨和脂肪细胞的间充质来源

新和可塑性的成体干细胞[12]。干细胞受内分泌、旁分泌和自分泌信号的调节，并根据内源性转录因子的激活，作为响应，可以进入骨、软骨或脂肪谱系[12]。干细胞向成骨细胞的分配，其中一些可能进入循环，在骨骼损伤后以及青春期的快速生长阶段和给予 PTH 1-34 干预时加速[13-14]。Runx2/Cbfa1 和 osterix 是这一过程所需的几种骨特异性转录因子中的两种。相反，基质细胞进入脂肪谱系是通过内源性脂肪酸或外源性配体激活核受体 PPAR-γ2（见图 124.1）[16]。干细胞进入脂肪或骨通路通常被认为是"非此即彼"的模式，也就是说，这些细胞的趋向是一种谱系或另一种谱系所独有的，主要是基于一类被称为噻唑烷二酮（thiazolidinediones，TZD：罗格列酮或吡格列酮）的药物激活的 PPAR-γ2 复合物[17-18]。这些药物可改善胰岛素敏感性，促进骨吸收，同时将间充质细胞从成骨前细胞转移为脂肪前细胞[19]。使用 TZD 治疗的临床结果通常表现为葡萄糖耐量的改善，伴有适度的体重增加和骨髓脂肪增加，以牺牲骨骼量为代

价[18-19]。但在其他情况下，骨髓脂肪生成的增强可以与活跃的骨形成共存，例如，在近交系小鼠 C3H/HeJ 中，或在某些 PPAR-γ 激动剂治疗后[18-20]。在这种情况下，新出现的证据表明，可能存在一种混合的细胞群，它们具有在脂肪和骨细胞中发现的转录特征。Westedolf 及其同事注意到，在 HDAC3 缺失小鼠中，一些 Runx2 阳性细胞具有大的脂滴包被蛋白（perilipin）阳性脂滴，这与这些细胞是"骨脂肪细胞"的假设一致[21]。Lanske 等人进行的研究表明，一些骨髓脂肪细胞表达 RANKL，这是成骨前细胞的一种基质细胞因子[22]。因此，干细胞向脂肪或骨谱系的进展或"转换"可能不是相互排斥的，在分化决定过程中肯定存在可塑性。此外，遗传决定因素可能在生理和病理状态的这个关键节点上都很重要（见下文）。

虽然我们对间充质干细胞的"转换机制"的了解大多来自基础研究，但临床经验也很能说明问题。例如，糖皮质激素以牺牲成骨细胞分化为代价促进骨髓脂肪生成的作用是显著的[23]。在糖皮质激素诱发的

骨质疏松症中,当脂肪量增加时,骨丢失非常迅速,特别是在中央储存中。同样,TZD 降低骨量并增加外周骨折的风险,主要是因为干细胞分配转换为脂肪细胞谱系[24]。另一个不太为人所知的"转换的"例子发生在衰老过程中。椎骨骨髓脂肪浸润是老年人的一个特征,通常是在 MRI 上偶然发现的。然而,在许多情况下,它的存在与骨密度和骨骼完整性呈负相关[25]。重要的是,细胞分化的决定也与它们的代谢程序有关(见本章后面的内容),代谢程序与能量可用性有关,如神经性厌食症综合征的症状所示。因此,骨细胞和脂肪细胞有着共同的起源,它们的分化以特定的方式交织在一起。通过对间充质干细胞进行药学研究来减少脂肪生成或促进成骨是一种很有前景的新治疗研究,但尚未进行试验。

骨髓生态位细胞的生物能量学与能量需求和全身代谢的关系

细胞在生态位中的分化很可能与祖细胞的代谢灵活性和编程有关。为了生存,骨髓生态位中的每一个细胞都有其自身特定的营养需求,特别是在缺氧环境中,而这些又与对二磷酸腺苷(adenosine diphosphate, ATP)的需求有关。一般来说,细胞分化程度越高,对能量的需求就越大。然而,在这种情况下,成熟成骨细胞和脂肪细胞之间存在主要差异。首先,当考虑骨髓相对缺氧条件下间充质干细胞的生存和维持时,需要代谢适应。干细胞可以形成一个稳定的祖细胞库,可以在许多情况下被调用,特别是在损伤和炎症状态下[26]。缺氧诱导 HIF1α 的稳定,HIF1α 是干细胞和祖细胞的主要转录因子,也是多个下游靶基因特别是 VEGFα 的主要转录因子[27]。

静止细胞的代谢重编程是防止分化所必需的,这是通过从氧化磷酸化到糖酵解的转变发生的。重要的是,糖酵解虽然产生 ATP 的效率低于线粒体氧化,但可以减少氧化应激和活性氧(ROS)的产生,这是驱动干细胞分化的关键因素。虽然糖酵解是间充质干细胞中 ATP 产生的主要驱动因素,但进入一个特定的分化程序,无论是成脂还是成骨,都需要不同的代谢要求,这是非常具体的[28]。对于脂肪细胞分化,一些研究表明,脂肪酸的线粒体氧化和 ROS 的产生是实现完全成熟所必需的。通过 Krebs 循环的葡萄糖进入和脂肪酸氧化过程比糖酵解(2∶1)每摩尔葡萄糖产生更多的 ATP 分子(36∶1),但这是有代价的,因为线粒体呼吸导致电子传递链(electron transport chain, ETC)产生 ROS。ROS(例如 H_2O_2、超氧化物)可以进一步抑制线粒体呼吸,促进脂肪生成过程,这与更多的胰岛素抵抗和更少的脂肪分解有关[29-30]。脂肪细胞中过量的 ROS 也可能导致线粒体 DNA 损伤或 ETC 复合体 I 进一步改变,导致代谢功能障碍[31]。虽然一些 ROS 在正常脂肪细胞分化过程中产生,但在成骨细胞成熟的早期阶段产生的 ROS 要少得多。

在成骨细胞分化过程中,糖酵解是主要的 ATP 产生过程,尽管其每摩尔葡萄糖的效率较低[32]。糖酵解可迅速发生,在缺氧和常氧状态下均可发生(即 Warburg 效应)。在糖酵解过程中,两种关键蛋白,Glut 1(主要的葡萄糖转运蛋白)和乳酸脱氢酶(lactate dehydrogenase, LDH)(将丙酮酸转化为乳酸的酶),是必不可少的。Karsenty 及其同事发现,在成骨细胞中,通过 Glut 1 转运蛋白摄取葡萄糖可抑制 5' 腺苷一磷酸活化蛋白激酶(adenosine monophosphate-activated protein kinase, AMPK),从而阻止 runt2 相关转录因子(runt-related transcription factor 2, Runx2)的泛素化。在前驱系统中,Runx2 启动成骨细胞的分化程序并增加 Glut 1 的表达。此外,成骨前细胞在各种配体的影响下分化,特别是 Wnt 和 IGF。Long 及其同事证明了糖酵解是 Wnt3a 诱导的成骨细胞分化的一个主要特征[33]。最近,Long 研究小组报道,对干细胞发育很重要的 HIF1α 也是糖酵解的一个关键转录调节因子,部分是由骨髓生态位的相对缺氧触发的。值得注意的是,Neuman 及其同事的更早的离体研究表明,甲状旁腺激素(PTH)治疗在颅骨成骨细胞中产生乳酸,这支持了成骨细胞利用糖酵解产生乳酸并促进胶原合成和矿化的观点[35]。Guntur 等人进行的研究也表明,糖酵解对于成骨细胞的终末分化是必不可少的,并且氧化磷酸化在分化机制的早期更为重要[36]。因此,很可能存在一个独特的代谢过程,其特征是糖酵解后的短暂氧化磷酸化阶段,然后当糖酵解作为 ATP 的主要驱动因素重新出现时,该阶段被关闭。事实上,最近的研究表明,氧化磷酸化和糖酵解都发生在分化细胞中,并且贡献 ATP 的相对比例决定了最终的能量产生。过多的氧化磷酸化或糖酵解可以抑制另一种代谢途径,所以显然必须有一个很好的平衡,这种平衡具有很强的情境特异性。

线粒体呼吸的短暂阶段对时间非常敏感,可能发生在体外成骨细胞分化的第 3 天和第 9 天之间。在这段时间内,AMPK 被激活,这可能会诱导脂噬和氧化磷酸化[37]。其他研究表明，二甲双胍，上调 AMPK，可以增强分化，但只在特定的时间内。同样，其他已经证明，谷氨酰胺降解也是通过 Wnt 信号系统实现成骨细胞分化所必需的[34]。因此，至少有三种底物可以促进间充质干细胞（MSC）的 ATP 产生和分化：谷氨酰胺，通过 α-酮戊二酸进入 Krebs 循环；葡萄糖，通过糖酵解可以通过磷酸戊糖分流产生乳酸盐和核糖核苷酸；脂肪酸，通过线粒体中的乙酰辅酶 A（乙酰 CoA）代谢。乙酰 CoA 的生成也可以导致核乙酰化增强，从而影响统一蛋白质生产和能量利用过程的转录过程。最后，自噬作为细胞的一种运作机制不能被忽视，特别是在压力或营养缺乏的时候。AMPK 刺激自噬和糖酵解，抑制哺乳动物西罗莫司靶蛋白（mTOR）和整体蛋白质合成[37-38]。这也会导致更多的脂肪酸进入线粒体产生 ATP，因为脂噬作用也会受到刺激。

总之，骨髓生态位具有组织特异性和时间特异性的显著能量需求。成骨细胞或脂肪细胞谱系的分配是由多种转录因子决定的，而这些转录因子又必须由特定的代谢程序及其固有的灵活性来控制。能量可用性的变化肯定会改变细胞分化的决定，而这些反过来又会影响代谢稳态。总之，确定骨髓脂肪细胞是伪装成骨细胞还是一种新的脂肪细胞，是一个关键问题，因为脂肪生成和骨骼重塑之间存在密切关系，特别是在能量不足的状态下。代谢程序的遗传决定因素肯定与骨骼和脂肪代谢有关。

骨和脂肪组织重塑的控制

骨和脂肪组织重塑在功能上是通过一个复杂的神经内分泌回路相互关联的这个神经内分泌回路涉及大脑、脂肪库和骨骼。在哺乳动物中，SNS 可以通过释放去甲肾上腺素来驱动脂肪分解，去甲肾上腺素激活 β-肾上腺素能受体，其中脂肪细胞中有三种受体（β1AR、β2AR、β3AR）。SNS 对骨骼的影响更为复杂，主要是通过激活 β2AR 来驱动的。与骨和脂肪的神经调节相关，一些激素因素也受到调节，特别是在青春期。例如，在线性生长和获得峰值骨量期间，生长激素和性腺类固醇分泌的激增为骨骼扩张和干细胞募集到软骨和骨提供了刺激。这些过程是通过白色脂肪组织的脂肪分解提供燃料的。因此，营养不良或营养不足会导致身材矮小和骨量峰值严重下降。因此，在考虑脂肪和骨骼受全身因素和局部因素的调节时，将这些因素分类为外周介质或中枢介质是有帮助的。外周介质是通过中枢神经系统（central nervous system, CNS）调节交感神经向脂肪和骨组织流出的脂肪因子。中枢介质作为神经肽或旁分泌因子产生于中枢神经系统。

瘦素是脂肪细胞生成的一种脂肪因子[39]。瘦素的循环水平与总脂肪量直接相关。瘦素可以穿过血脑屏障与下丘脑的受体结合，调节食欲、生殖和能量利用。在下丘脑腹内侧核，瘦素触发 SNS 的激活。在啮齿动物和人类中，瘦素缺乏或抵抗可导致肥胖、生育能力受损和食欲改变[40-41]。令人惊讶的是，即使在总瘦素缺乏的动物模型（ob/ob 小鼠）中，性腺激素明显受到抑制，瘦素的缺乏也会导致高骨量。对这些小鼠的研究表明，瘦素缺乏导致的高骨量是成骨细胞中支配 β2-肾上腺素能受体的交感神经张力降低的结果（见图 124.2）。这些观察提供了证据，表明骨重塑是由通过 SNS 的下丘脑中继调节的，并由瘦素启动，瘦素是脂肪库中外围燃料状态的传感器。不出所料，该系统比最初认为的更复杂，包括其他下丘脑网络，例如神经肽可卡因和安非他明调节转录物（cocaine-and amphetamine-regulated transcript, CART）、黑素皮质素 4 受体、神经肽 Y 受体系统和神经调节肽 U[42-43]。调节食欲和能量平衡的大麻素受体也通过阻断交感神经支配中枢和外周调节骨转换。Karsenty 等人报道，骨特异性蛋白骨钙素在羧化不足时调节胰岛素分

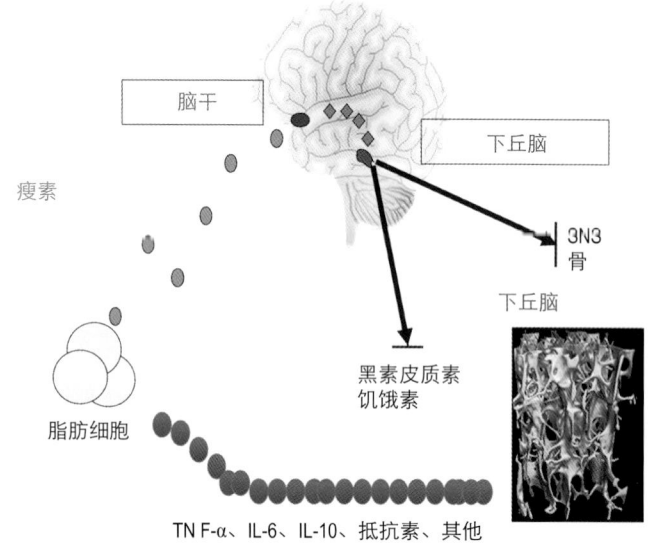

图 124.2 （也见彩图）传入信号 I 期：瘦素通过抑制 5-羟色胺合成和增加交感神经系统（SNS）活性来控制骨量和能量代谢。TNF-α：肿瘤坏死因子-α

泌、性腺状态和肌肉活动[44]。如果在人体中得到验证，这种联系将在调节身体成分的复杂综合回路中提供另一个步骤，尽管在这种情况下，主调节器是骨骼。

脂联素是一种由分化的脂肪细胞生成的分泌肽，主要来自白色脂肪组织。它的表达发生在脂肪细胞分化的晚期，受主转录因子 PPARG 的调控。脂联素可以诱导胰岛素敏感性，被认为是葡萄糖转运的调节剂。它被 TZD 类抗糖尿病药物上调。Cawothn 及其同事证明，脂联素分泌也发生在骨髓脂肪组织中，这可能调节神经性厌食症（一种与低能量摄入但高胰岛素敏感性相关的疾病）的葡萄糖水平[45]。在实验动物中，脂联素已被证明对骨量有直接和间接的双重作用。就前者而言，脂联素已被证明可抑制骨髓中成骨细胞的分化；另一方面，脂联素可以下调交感神经张力，从而间接增强骨量。Karsenty 及其同事认为，瘦素和脂联素在中枢神经系统中以正负模式起作用[46]。因此，从实验证据可以明显看出，对身体组成的一个控制位点是通过 SNS 调节的。

交感神经系统对脂肪和骨重塑控制

有几条线索的证据表明，从大脑传出交感神经通路控制着骨骼代谢。β2-肾上腺素能受体（β2AR）的整体缺失和条件性缺失的基因工程小鼠在 8 周和 16 周时骨量较高。用异丙肾上腺素（一种 β-肾上腺素能受体激动剂）处理的小鼠会丢失骨量，而用 β-肾上腺素能受体拮抗剂普萘洛尔处理的小鼠可以防止卵巢切除引起的骨丢失[5,46-47]。反射性交感神经营养不良是一种以交感神经张力高为特征的疾病，其患者容易出现骨量低，至少在某些情况下，这种情况可以通过 β 受体阻滞剂缓解[48]。交感神经过度活动也被认为是太空飞行期间微重力引起的骨丢失的一种促进机制，尽管尚未进行长期研究[49]。

Elefteriou 等人通过在脑室内注入瘦素后 B2AR 缺陷小鼠的高骨量表型未能逆转，建立了瘦素与骨之间通过交感神经传出的联系[50]。成骨细胞中 B2AR（Adrβ2）的表达为下丘脑和成骨细胞之间的通路提供了另一个链接，选择性敲除成骨细胞上 Adrβ2 的小鼠由于骨形成增加和骨吸收减少而具有高骨量（见图 124.2）。研究还表明，成骨细胞中的交感神经信号转导通过昼夜节律钟基因抑制成骨细胞增殖来调控成骨细胞功能，SNS 还通过增加 RANKL 的表达来促进骨吸收[51-53]。慢性应激诱导的交感神经活动引起的骨形成和再吸收的平衡可能会向有利于骨吸收的方向转变，正如在小鼠中观察到的，使用低剂量激动剂慢性刺激 β-AR 主要通过增强骨吸收诱导骨丢失[54]，这表明 SNS 对每种细胞类型的控制都是暂时的。第二代抗精神病药物，例如利培酮，也可上调交感神经张力和解除耦联重塑；普萘洛尔也可以阻断这些作用[55]。

小结

越来越多的证据表明，骨骼与其他组织紧密结合，特别是脂肪库和中枢神经系统。新的证据支持一种允许不同类型细胞之间进行通信的双向信息系统。进一步的研究必然会支持这一前提，即骨骼是综合生理学的主要组成部分。

参考文献

扫描书末二维码获取。

第 125 章
造血生态位与骨骼

Stavroula Kousteni、Benjamin J. Frisch、Marta Galan-Diez 和 Laura M. Calvi

陈柏龄 陈志鹏 译

引言——造血干细胞及其生态位的异质性

陆生脊椎动物骨骼的一个重要而独特的功能是：为造血祖细胞和前体细胞的储存和分化提供解剖空间。能够形成整个造血系统的最不成熟细胞的是造血干细胞（hematopoietic stem cell, HSC），它们也存在于骨髓（bone marrow, BM）中。一个真正的 HSC 被定义为能够在成人的整个生命周期中形成整个造血系统的细胞。HSC 在自我更新、寿命和分化方面代表了一种功能异质性细胞群。自我更新的异质性表现为：长期和短期再生 HSC 在移植到受照射宿主中以及长时间维持多系造血功能或连续移植方面表现出不同的能力[1]。单个纯化 HSC 的特点是其对髓系和淋巴系的贡献波动较大[2]。对小鼠的研究表明，HSC 具有形成淋巴细胞或髓系细胞或血小板的不同倾向[3-4]。后者的一个亚群也可能被引导向巨核细胞系发展。

目前对 HSC 亚群的外在调控知之甚少。然而，在没有支持基质细胞层的情况下培养的 HSC 表现出长期植入能力的丧失。此外，一些研究表明，微环境的破坏可导致小鼠造血异常甚至造血系统恶性肿瘤[5-8]。这些观察结果导致了一个假设，即特定的微环境或生态位对于维持和调节正常成人造血和 HSC 功能是必要的。由于 HSC 向骨髓空间的单向归巢，长期以来人们一直怀疑骨骼中包含的非造血细胞及其分泌产物（包括基质）可能形成对造血和 HSC 调节至关重要的细胞和分子成分。此外，HSC 的功能异质性可能表明，淋巴细胞、骨髓细胞或巨核细胞偏向的 HSC 的生态位中存在匹配的异质性，这些 HSC 在支持这些 HSC 亚群的功能和行为方面发挥着不同的影响。

本章将回顾主要细胞类型和骨骼信号，这些细胞类型和骨骼信号与 HSC 生态位的调节细胞成分有关。这些成分不仅说明了骨骼组织的非凡复杂性，而且还为 HSC 在清髓性损伤或血液肿瘤中恶性转化的情况下扩增提供了新的治疗靶点的关键线索。

造血干细胞生态位

成骨细胞

成骨细胞系的细胞早期参与了 HSC 功能的调节（图 125.1）。最近的研究可能表明，它们对造血的支持作用取决于成骨细胞分化的阶段。对小鼠的研究表明，移植的 HSC 优先在骨内膜表面植入，并与成骨细胞紧密接触[9-11]，并且发现具有高增殖和长期植入潜力的 HS 与骨内膜表面紧密黏附[12]。此外，当与 HSC 共移植时，成骨细胞可提高其植入率[13]。

成骨细胞系细胞数量的改变可以刺激[10,14-15]或限制 HSC 的扩增[16]，促进静止和 HSC 的动员[17-18]，支持红系细胞的扩增[10,15]，并调节 B 淋巴细胞的形成[14]。骨细胞通过破坏 Gas 信号通路来扩增髓系[19]。同样，成骨细胞功能障碍通过不同的机制导致全血细胞减少。成骨细胞缺失小鼠显示正常的长期 HSC 自我更新减少[20]，并形成有利于髓系但抑制淋巴系和红系扩增的血液学表型[8]。在存在白血病的情况下，这种表型可能会因为允许用白细胞母细胞替代健康的造血细胞而导致骨髓衰竭。相反，破骨细胞（即骨吸收细胞）似乎不参与 HSC 的维持和动员[21]。

成骨细胞生成许多生长因子和细胞因子，已知这些因子和细胞因子对造血至关重要[15,22]（图 125.1）。尽管 HSC 不表达 PTH 受体 PTH1R，但 PTH 治疗能够刺激 HSC 的自我更新，增加 HSC 数量，这表明微环境介导的作用[15]。除了增加 HSC 外，利用 PTH 治疗或组成性激活 PTH1R 对成骨细胞的研究表明，

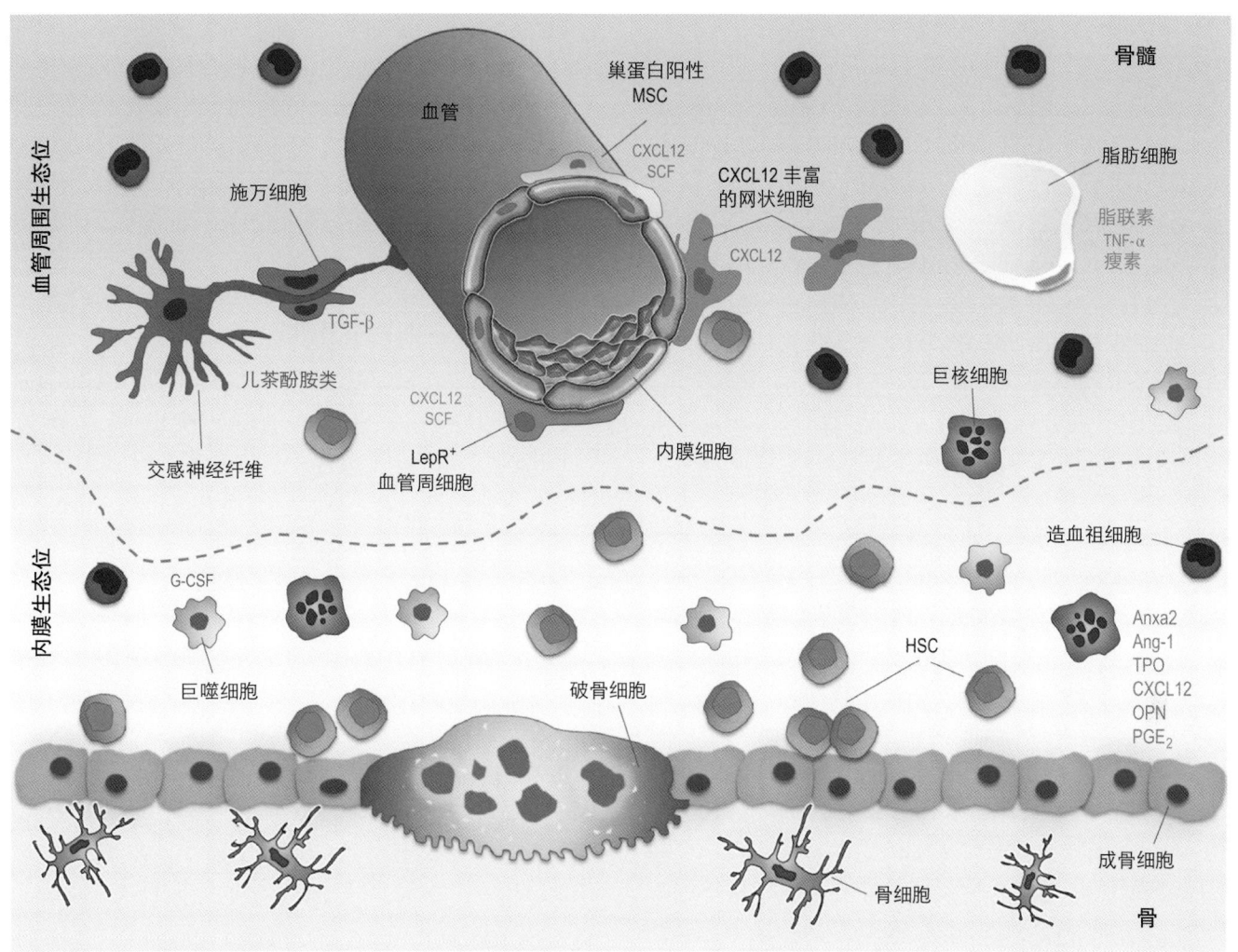

图 125.1 （也见彩图）骨髓生态位。参与骨髓微环境控制的主要细胞类型和骨骼信号在这里沿着两个主要的生态位（内膜和血管周围生态位）呈现。生长因子、细胞因子和其他短寿命的分泌信号在它们的来源附近被描述。TGF-β：转化生长因子 β；G-CSF：粒细胞集落刺激因子；CXCL12：CXC 趋化因子配体 12；SCF：干细胞因子；LepR⁺：表达血管周围细胞瘦素受体；MSC：巢蛋白⁺间充质干细胞；TNF-α：肿瘤坏死因子 -α；Anxa2：膜联蛋白 2；Ang-1：血管生成素 -1；TPO：血小板生成素；OPN：骨桥蛋白；PGE₂：前列腺素 E₂

PTH 信号可以增加骨体积和 Notch 配体 Jagged1 在成骨细胞上的表达[15,23]。已知 Notch 信号在其他干细胞系中支持干细胞自我更新，并与 HSC 的支持有关[24]。此外，对 Notch 信号的抑制抑制了 PTH 依赖性 HSC 数量的增加。其他研究进一步表明，成骨细胞和 HSC 之间的 Notch 信号在维持再生潜能方面发挥作用[25]，并且在激活 β-连环蛋白的情况下，在诱导髓系恶性肿瘤方面发挥作用[7,26]。另一项研究质疑 Notch 信号在 HSC 生态位中的重要性[27]，而要阐明 Notch 信号在 HSC 维持中的确切作用仍有待进行进一步的研究。

骨髓中的成骨细胞和内皮细胞都表达膜联蛋白 2（Anxa2），用 Anxa2 抑制剂处理小鼠会损害 HSC 的归巢和植入[28]。血管生成素-1（Ang-1）由成骨细胞表达，通过与受体酪氨酸激酶 Tie2 的相互作用促进 HSC 更强的黏附和静止[17]。小鼠中 Tie1 和 Tie2 的基因缺失会导致骨髓中 HSC 的维持丧失，这再次表明了 Ang-1 在造血调节中的作用[29]。成骨细胞也表达血小板生成素，这是抑制 HSC 静止的调节因子[18]。此外，间充质祖细胞和骨系细胞产生局部 C-X-C 基序配体 12（C-X-C motif ligand 12, CXCL12），这是 HSC 归巢和维持的关键调控因子。骨桥蛋白是一种成骨细胞分泌的蛋白质，参与 HSC 的定位，是其增殖的负调节因子[16]。

短寿命分泌信号也是潜在的成骨细胞依赖性HSC调节因子。前列腺素E_2（prostaglandin E_2，PGE_2）是一种花生四烯酸衍生物，由骨髓中的多种细胞类型产生，包括成骨细胞。用PGE_2处理小鼠可增加HSC的短期再生[30]，用二甲基-PGE_2离体处理HSC可增加小鼠骨髓和人脐带血样本中的HSC再生潜力[31-32]，这是第一个证明如何识别HSC调节信号可用于药理学治疗目的的例子之一。

尽管大量使用体内和体外实验模型的研究都明确地表明了成骨细胞系在HSC的维持和调节中起作用，但支持HSC的骨系细胞的分化阶段已经出现，这支持了成骨细胞系中的未成熟细胞对HSC调节至关重要的假设。骨髓中自我更新的骨祖细胞可以形成支持性的HSC生态位[33]。巢蛋白阳性的假定间充质干细胞（mesenchymal stem cell，MSC）表达与HSC维持相关的高水平基因。此外，这些巢蛋白阳性细胞在空间上与HSC共定位，并且巢蛋白阳性细胞的消耗导致HSC动员[34]。相反，在终末成熟骨细胞中激活PTH1R，尽管在成骨细胞池中扩大，但并没有增加对HSC微环境支持[35]的。其他研究表明，成熟的成骨细胞并不直接影响骨髓中HSC的维持[36]。因此，使用osterix-Cre或Col2.3-cre小鼠删除Scf或Cxcl12并不会改变HSC数量，反而会减少B淋巴样祖细胞的数量[37-38]。同样，在Col2.3-TK转基因小鼠中，成骨细胞消融减少了骨髓中的前体前B细胞（pre-pro-B cell）和前体B细胞，而不影响HSC。因此，分化成骨细胞在调节HSC活性方面具有双重功能；而最不成熟的成骨细胞亚群影响HSC的增殖，成熟的成骨细胞亚群沿着淋巴系、髓系和红系调节HSC的分化。负责支持HSC的骨系细胞的精确特性是非常有意义的，因为它们可以预测刺激成骨细胞的治疗策略是否也能实现有益的HSC作用。

内皮细胞

内皮细胞在发育的胚胎中形成第一个确定的HSC，越来越多的证据表明，内皮细胞在成人骨髓中HSC的维持中也发挥重要作用（图125.1）。HSC和造血祖细胞定位于内膜表面附近的内皮结构[39]。内皮细胞生成的血管分泌因子支持骨髓消融后的HSC[40-41]，并在体外扩增未成熟的造血细胞。体内成像显示，HSC定位于血管内皮细胞和骨内成骨细胞之间空间关系密切的区域，这表明这两种结构可能是单一生态位的必要组成成分[9]。最近的数据表明，内皮细胞可能不会直接支持HSC群体，因为缺失一个关键的HSC调节信号，干细胞因子（stem cell factor，SCF），不会导致HSC功能的丧失[37]。然而，其他内皮信号，例如Notch配体Jagged1，已被证实是维持HSC静止所必需的。事实上，无论是小动脉还是窦状细胞群，都可能协调在它们附近发现的间充质细胞群，然后负责HSC支持（参见参考文献[43]）。

CXCL12丰富的网状细胞

CXCL12也被称为基质细胞衍生因子（stromal cell-derived factor 1，SDF1），是一种由成骨细胞和内皮细胞生成的趋化因子。CXCL12通过其受体——C-X-C基序受体4（C-X-C motif receptor 4，CXCR4）——在HSC上发出信号，诱导向骨髓中迁移和滞留（参见参考文献[43]）。HSC被证明与CXCL12丰富的网状（CXCL12 abundant reticular，CAR）细胞密切相关，而CAR细胞又与内皮细胞密切相关（图125.1）。最近，在体内实验中，在CXCL12启动子控制下表达GFP的转基因小鼠（最初导致了CAR细胞的识别）与预期能靶向成熟成骨细胞（骨钙素-Cre）的品系杂交，结果显示，CXCL12-GFP在大多数CAR细胞中表达，这表明这些细胞中一个重要亚群可能属于成骨细胞系[44]。

交感神经系统神经细胞和胶质细胞

骨髓微环境中的HSC和细胞可以接收和响应交感神经系统（SNS）的信号（图125.1）。由交感神经产生的儿茶酚胺通过血液循环或由神经末梢以旁分泌方式分泌到骨髓生态位。同时，HSC表达儿茶酚胺能受体，表明它们能够直接响应来自SNS的信号。事实上，在G-CSF存在的情况下，用多巴胺激动剂或去甲肾上腺素处理HSC可促进体外集落形成，并促进HSC在体内移植的能力[45-46]。SNS还通过直接作用于HSC以及间接通过微环境影响HSC从骨髓向血流的迁移。SNS神经元协调骨髓中HSC数量的昼夜节律振荡，SNS神经元的消融导致HSC向外周的昼夜节律控制性释放丧失。反过来，骨髓中的成骨细胞可以通过SNS调控的过程影响HSC的表达，并抑制CXCL12的产生。小鼠一侧胫骨交感神经切除可下调CXCL12的表达，而假手术对侧胫骨不受影响[47]，尽管它不影响HSC的数量，但它损害了G-CSF反应的动员[48]。抑制CXCL12可能通过诱导细胞因子诱导动员的关键途径来促进HSC迁移[48]。

在骨髓中，胶质细胞与 HSC 密切相关，并产生许多先前被确定为在 HSC 生态位中发挥作用的因子[49]（图 125.1）。这些包括激活的 TGF-β，它调节 HSC 的体外休眠。因此，骨髓中消融这一群体会导致 HSC 休眠的丧失，最终导致 HSC 数量的减少[49]。这些研究表明，SNS 在调节 HSC 生态位的功能中起着重要的作用。

脂肪细胞

在最近的研究中，脂肪细胞在骨髓中的调节作用已经出现（图 125.1）。骨髓脂肪细胞分泌细胞因子、脂肪酸和激素，它们有可能通过旁分泌机制影响骨髓微环境中其他邻近细胞的功能，这些机制仍在研究中。骨髓脂肪细胞通过分泌脂联素和 INF-α 来维持 HSC 库，这两种物质可以在保留 HSC 的再生潜力的同时促进 HSC 的增殖[50]。另一种脂肪因子瘦素被认为可以维持骨髓生成和淋巴生成，而饮食诱导的肥胖小鼠骨髓中瘦素水平的升高与造血功能的增强相关[51-52]。同时，脂肪细胞阻止 HSC 扩增，并可能抑制 HSC 功能和造血重建[53]。骨髓脂肪细胞的遗传或药物消融可增强 HSC 的植入，并改善清髓性损伤后的造血恢复。脂质填充的骨髓脂肪细胞与抑制 HSC 的生长和分化有关。最后，药物抑制小鼠脂肪生成可改善化疗后造血功能恢复[54]。除了更好地阐明它们在生态位中的作用机制外，了解骨髓脂肪细胞在不同条件下（例如肥胖或衰老）的作用是否不同也很有趣。

巨噬细胞和单核细胞

巨噬细胞和单核细胞是最近添加到 HSC 生态位的细胞环境中的（图 125.1）。它们参与了依赖于 G-CSF 的 HSC 向骨髓外的动员，巨噬细胞群的耗竭导致成骨细胞的丢失，增加了 HSC 向外周的动员[55-56]。此外，骨髓中单核吞噬细胞的减少减少了巢蛋白阳性细胞中与 HSC 保留相关的基因的表达，并且巨噬细胞群的特异性消融导致 HSC 从骨髓中流出[57]。此外，巨噬细胞在干扰素作用下负性调节 HSC[58]，这是感染调节 HSC 库的一种机制。目前尚不清楚巨噬细胞和单核细胞是否与 HSC 特异性相互作用或仅支持其他生态位成分。

B 淋巴细胞发育的生态位

除了 HSC 外，越来越多的证据表明 B 淋巴细胞生成受骨髓中的微环境因素调节（图 125.1）。B 细胞前体与骨髓空间中表达 CXCL12 的基质细胞直接接触。在体外，成骨细胞支持 HSC 中 B 淋巴细胞的发育，是 B 淋巴细胞发育和成熟是必要和充分条件[59]，而消融成骨细胞导致 B 淋巴细胞在 HSC 丧失之前丧失[59-60]。成骨细胞对 B 淋巴细胞生成的支持可能与 $G\alpha_s$ 信号转导有关，因为骨生成细胞中 $G\alpha_s$ 的缺失会导致骨髓中 B 淋巴细胞前体的减少[14]。同样，人骨髓基质细胞与人 CD34$^+$ 脐带血细胞共培养也能支持 B 淋巴细胞生成[61]。最近，G-CSF 被认为可以重新编程小鼠骨髓基质细胞特性，从而抑制小鼠 B 淋巴细胞生成[62]。有趣的是，在骨髓中，基质成骨细胞是具有髓系支持能力的主要细胞，这是由 G-CSF 的持续释放介导的[63-64]。因此，骨髓基质细胞，特别是成骨细胞，支持 B 淋巴细胞生成，抑制这种能力可能有利于骨髓细胞生成。

恶性肿瘤与 HSC 生态位

尽管癌症转移在本入门指南的其他地方描述了，但值得注意的是，最近的数据表明，转移性癌症起源于良性 HSC 生态位[65]。因此，当通过操纵生态位成分来确定 HSC 扩增的治疗靶点时，应监测其对恶性细胞的刺激作用，特别是在先前癌症诊断的情况下。

异种移植和同基因模型都表明，白血病细胞与良性 HSC 竞争进入 HSC 生态位，并破坏 HSC 与其微环境之间的正常相互作用[66-67]。此外，这些与 HSC 生态位的相互作用可以保护白血病细胞免受化疗导致疾病复发[68-69]。在急性髓细胞性白血病（acute myelogenous leukemia，AML）模型中，这种保护可以通过抑制 CXCL12/CXCR4 轴而消失[70-71]，而在急性淋巴母细胞性白血病（acute lymphoblastic leukemia，ALL）模型中，研究证明，化疗后，残留的白血病细胞驻留在一种依赖于白血病产生的 CCL3 和 TGF-β1 的特定生态位中[72]。

间充质细胞系在调节良性 HSC 和恶性 HSC 方面的作用特别令人感兴趣。在几种小鼠白血病模型[包括 AML、慢性髓性白血病（chronic myeloid leukemia，CML）、慢性骨髓单核细胞性白血病（myelomonocytic leukemia）和淋巴母细胞性白血病（lymphoblastic leukemia）]中，成骨细胞消融可导致白血病进展加速[8]。此外，在急性 CML 的同基因模型中有证据表明，白血病细胞可能是通过趋化因子 CCL3 等炎症介质积极抑制成骨细胞[73-74]。事实上，CML重塑了骨内皮生态位，从而加强和自我维持了急性危象[74]。同样，AML和骨髓增生异常综合征（myelodysplastic syndrome，MDS）患者以及AML小鼠模型的成骨细胞数量减少[8]。使用肠源性5-羟色胺合成抑制剂维持成骨细胞数量可减轻AML负担并延长寿命[8]。在某些条件下，骨系细胞也被证明具有白血病起始细胞的功能。骨系细胞中的遗传改变，诸如使用osterix启动子删除 *Dicer1*（是microRNA生物合成机制的主要调节因子）[5]，使用2.3 kb的胶原蛋白1启动子过表达组成活性（ca）β-连环蛋白[7,26]，或使用巢蛋白启动子激活间充质干细胞/祖细胞和骨祖细胞中的酪氨酸磷酸酶SHP2蛋白突变[75]，都被证明能诱发血液恶性肿瘤。在组成活性β-连环蛋白过表达的情况下，AML样造血恶性肿瘤的发展完全依赖于成骨细胞上notch配体jagged1的过表达，并导致以复发性染色体畸变和体细胞突变为特征的克隆性扩增[7,26]。因此，AML可以转移至健康的受辐射受体。在38%的AML和MDS/AML患者中检测到成骨细胞激活β-连环蛋白/Jagged1白血病发生过程。在小鼠骨髓增生性肿瘤中，间充质干细胞/祖细胞和骨祖细胞中酪氨酸磷酸酶SHP2蛋白有激活突变，通过给予CCL3受体CCR1和CCR5的小分子抑制剂来拮抗CCL3信号转导，可以完全逆转该疾病。这些研究强调了骨系细胞对于维持良性HSC群体的重要性，以及许多血液系统恶性肿瘤的主要缺陷可能在于支持性骨髓微环境的潜力。

因此，需要进一步发现正常和恶性生态位的细胞和分子成分，以安全地操纵恶性肿瘤的微环境。

小结

骨骼微环境在造血调控中的重要性开始被阐明，并在造血恢复和造血系统恶性肿瘤以及转移性疾病的治疗中具有极大的前景。

先前和新兴的研究表明，骨髓微环境中的多种细胞群参与了HSC功能的复杂调节。许多细胞类型可能协调提供一个调节生态位，同样可能存在单独的生态位，为不同的和单独的HSC群体和（或）不同的潜在HSC分化提供支持。我们对健康的HSC生态位的了解的提高应该可以促进对骨髓疾病中改变的HSC生态位的研究。在不同的生理条件下，来自支持生态位的外在影响的平衡也可能有所不同。新生儿、成人和老年HSC具有不同的生理需求。对骨髓微环境老化的探索将揭示与年龄相关的骨髓疾病治疗的重要信息。同样，需要了解在应激情况下，例如在感染、放疗和化疗期间，生态位如何控制HSC的功能。这一领域的进一步研究得益于造血与骨生物学领域的相互作用，并有可能继续迅速发展，以增加我们对骨髓内复杂细胞关系的理解和治疗应用。靶向生态位本身是治疗血液系统学疾病的一种有吸引力的潜在可能性。这项工作中的一个巨大挑战是将动物研究转化为人类研究。提高人体组织样本的可用性对实现这一目标至关重要，并将促进我们对骨髓微环境对HSC功能的重要性和复杂性的理解。

参考文献

扫描书末二维码获取。

第 126 章
脂肪细胞与骨骼

Clarissa S. Craft、Natalie K. Wee 和 Erica L. Scheller

林 玮 陈柏龄 译

引言

骨骼内有大量的脂肪细胞，它们被统称为骨髓脂肪组织（bone marrow adipose tissue，缩写为 MAT 或 BMAT）。近年来，这两个缩写词都受到了关注，反映出人们认识到，骨髓内的脂肪细胞不仅仅是脂质结节，而且在许多方面都可以表现得像周围的脂肪组织[1]。本章将回顾 MAT 命名法的演变，从黄骨髓到骨髓脂肪再到骨髓脂肪组织，并讨论这种演变是如何被我们对 MAT 在骨骼内外的功能的发展的理解来驱动的。

骨髓脂肪组织分布与发育

成人骨骼中 MAT 的分布与组织学主要是在 20 世纪 30 年代被定义的[2-5]（图 126.1A 和 B）。早期的研究恰如其分地认识到，骨髓的颜色是不同的，根据其在体内的位置，可以是红色的或黄色的，因此使用了红骨髓和黄骨髓这两个术语[6]。红骨髓主要由造血细胞和散在的脂肪细胞组成（图 126.1C）。它集中在中轴骨骼：颅骨、椎骨、肋骨、胸骨和骨盆，以及四肢骨骼的近端[7-8]。相比之下，黄骨髓充满了 MAT 脂肪细胞。黄骨髓主要存在于四肢骨骼（手、脚、胫骨、桡骨/尺骨以及肱骨远端和股骨）。这种分布是一种向心分布模式，其中，黄色的富含脂肪细胞的骨髓集中在外周，红色的造血骨髓主要分布在身体的中央（图 126.1A）。红骨髓的范围与黄骨髓的数量相平衡，但也因人而异，并且随疾病状态不同也会有所不同，这一点将在下文讨论。然而，平均而言，成人骨骼中大约三分之二的骨髓是由脂肪组织组成的[7]。

在人体中，脂质填充的 MAT 脂肪细胞在出生前或稍早的时候开始在远端肢体（例如脚趾）形成[9]。远端骨髓的脂肪转化在 4~8 周龄之间加速，四肢持续发生从红色骨髓到黄色骨髓的转化，似乎是从外周向中央进行，直到 20~25 岁[6,8-9]。此后，MAT 的扩充减慢，在整个生命过程中在红骨髓区域经历更缓慢的、与年龄相关的积累（图 126.1B）。这种发育模式在许多脊椎动物物种中都存在，包括小鼠[10]、大鼠[11]和兔子[12]。然而，MAT 的发育时间差异很大。在家兔中，骨髓成熟的 MAT 转化发生在 4~6 个月龄时[12]。在小鼠中，这一过程早在 12~16 周龄就发生了[10]。红骨髓中 MAT 的绝对体积在不同物种之间也有显著差异，小鼠的绝低至 0.7%，而人类的高达 70%[1]。红骨髓中 MAT 脂肪细胞的密度似乎与动物的大小成正比，可能反映了代谢率和（或）造血需求的潜在差异（即人>兔子>大鼠>小鼠）[1-2]。

骨髓脂肪组织扩充与代谢性疾病

直到 20 世纪 50 年代和 60 年代，MAT 才被认为是具有脂肪组织样特征的潜在脂肪库[2,13]。这导致"黄骨髓"一词被废弃，而更流行的说法是"骨髓脂肪"或"脂肪骨髓"。与外周脂肪组织一样，MAT 有可能经历细胞数量和（或）大小的增加[14]，分别被称为增生或肥大。MAT 扩充发生在各种情况下，包括衰老、糖尿病、肥胖、厌食症、雌激素缺乏、骨质疏松症和糖皮质激素的使用（参见参考文献[1,15]）。特别值得注意的是，MAT 在高脂肪饮食引起的肥胖状态下[16]和在人类的厌食症或小鼠的热量限制状态[17-18]中都有积累，这是看似相反的两种情况。这突出了 MAT 在某些情况下表现出与周围白色脂肪组织不同的潜能。从机制上讲，新出现的临床证据表明，MAT 的形成可能是由循环中脂质（例如甘油三酯）的增加所驱动的[19-20]。胰岛素抵抗[21]、雌激素耗竭、循环糖皮质

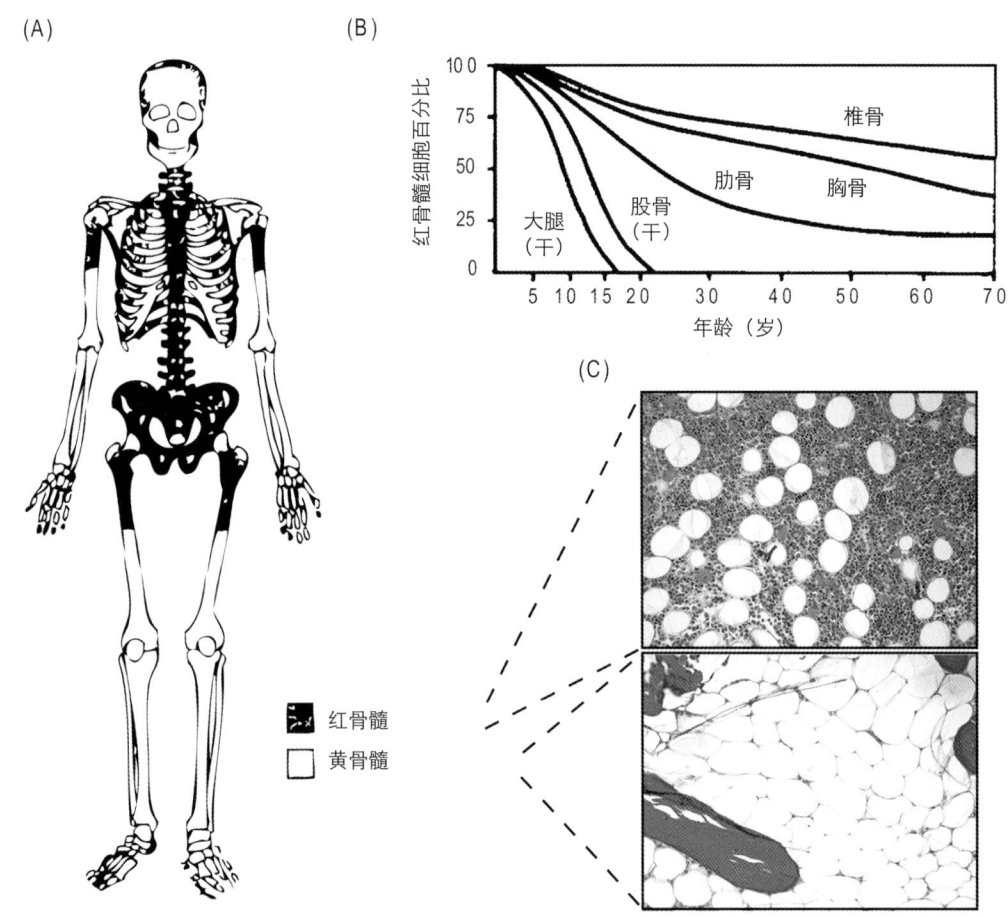

图 126.1 （也见彩图）人体的骨髓脂肪组织。（A）成人骨骼中红骨髓和黄骨髓的分布（reprinted from [8] with permission from Springer）。（B）随着时间的推移，五个骨骼部位的红色造血细胞骨髓向黄色脂肪骨髓的转变。红骨髓细胞比例越高，说明造血细胞越多（reprinted from [8] with permission from Springer）。较低的细胞百分比表明造血细胞已被脂肪细胞所取代。（C）人体的红骨髓和黄骨髓的代表性组织学，HE 染色

激素增加[22-23]和性腺功能障碍也可能导致代谢性疾病的 MAT 扩充。

至于功能，目前尚不清楚 MAT 的增加是一致的生理性适应，还是在某些情况下具有病理破坏性。例如，目前的研究表明，在热量摄入限制期间，MAT 的形成促进了代谢改变[18]。然而，相比之下，MAT 的增加与骨质疏松等情况下的骨丢失反复相关[24]。这至少可以部分解释为 MAT 脂肪细胞根据其在骨骼中的位置表达不同表型特征的能力[10,25]。

骨髓脂肪组织脂肪细胞的部位特异性变异

在 20 世纪 70 年代，对 MAT 的研究向前迈出了重要的一步，这在很大程度上要归功于 Mehdi Tavassoli 博士的工作。基于对兔子的实验，他提出 MAT 不是以一种形式存在，而存在两种独特的形式，通过刺激造血需求进行差异调节[25]。这项研究最近在小鼠、大鼠、兔子和人类身上得到了证实和扩展[1,10]。调节性骨髓脂肪组织（regulated MAT, rMAT）和组成性 MAT（constitutive marrow adipose tissue, cMAT）这两个术语被提出来就是为了解释这种复杂性的（图 126.2A）。rMAT 目前被定义为散布在红骨髓中造血活跃部位的单个脂肪细胞。相比之下，cMAT 脂肪细胞构成了黄骨髓内汇合的细胞"储存库"。值得注意的是，在兔子和人类等较大的物种中，rMAT 样脂肪细胞和 cMAT 样脂肪细胞可能是并存的（图 126.2B）。

本质上，rMAT 脂肪细胞与前面讨论过的红骨髓中的脂肪细胞是相同的。它们在整个生命过程中逐渐积聚在骨骼的近端和中央区域。rMAT 脂肪细胞的脂

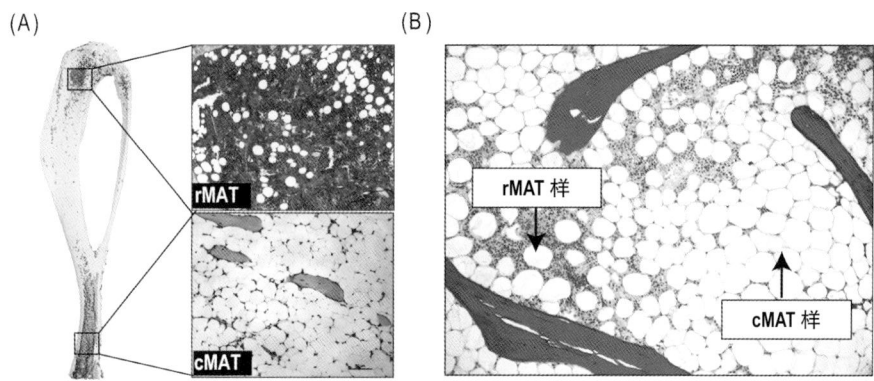

图 126.2 （也见彩图）调节性骨髓脂肪细胞和组成性骨髓脂肪细胞。（A）锇染色小鼠胫骨，其骨髓脂肪呈深灰色，骨呈浅灰色，具有相应的典型组织学特征。胫骨近端的调节性骨髓脂肪组织（rMAT）脂肪细胞被定义为散布在红骨髓中造血活跃部位的单个脂肪细胞。相比之下，组成性骨髓脂肪组织（cMAT）脂肪细胞融合成片，位于骨骼的较远部分。（B）在较大的物种中，这些表型可以同时存在（人体活检标本，苏木素伊红染色）

质成分和转录因子表达模拟周围白色脂肪组织（white adipose tissue, WAT）[10]。顾名思义，rMAT 脂肪细胞在外力的作用下容易发生细胞数量和（或）大小的变化，例如啮齿动物的长期低温暴露[10]、脑内瘦素诱导交感神经紧张[26-27]，以及刺激溶血[25]。相比之下，黄骨髓中的 cMAT 脂肪细胞不易改变，脂质不饱和度增加，体积较大，转录因子 Cebpa/Cebpb 表达较高[10]。目前还不清楚 rMAT 和 cMAT 之间的差异是细胞自主决定的还是由它们周围的微环境决定的。未来的工作是要在这些差异的背景下确定，MAT 与骨转换、造血功能的关系。

骨髓脂肪组织的进化为其功能提供了线索

在脊椎动物进化的背景下，对 MAT 进行研究可以为其相对于骨骼、脂肪和造血组织的功能提出假说（参见参考文献 [28]）（图 126.3）。MAT 的第一个证据是在硬骨鱼身上发现的。斑马鱼等硬骨鱼没有造血骨髓，而是由脾脏、肾脏、肠黏膜下层和胸腺生成血细胞[29]。然而，即使在没有造血骨髓的情况下，破骨细胞也有助于软骨内骨吸收和骨骼的异速生长。在斑马鱼中，这一过程生成的空间缺乏造血活性，但也均匀地充满了 cMAT 样脂肪细胞[30]。相比之下，辐鳍鱼类（ray-finned fish）[刚果墨头鱼（Garra congoensis）]具有造血骨髓和相关的脂肪细胞，在组织学上类似于"rMAT"型[28]。这些发现表明，rMAT 和 cMAT 脂肪细胞大致在同一时间进化，并支持了功

能差异至少部分是由它们周围的微环境决定的假设。

与大多数鱼类不同，大多数两栖动物和爬行动物都有造血骨髓。据报道，单房 MAT 脂肪细胞存在于蝾螈目动物、蝾螈、豹蛙和壁虎等物种中[28]。尤其是豹蛙提供了一个有趣的例子，说明了 MAT 经受季节性变化的能力。具体来说，脂肪黄骨髓通常在初夏转化为造血红骨髓[31]。类似的骨髓转化模式也发生在九带犰狳的真皮板中（图 126.3）。真皮板骨髓的体积在春、夏、秋三季最大，并且含有造血功能高度活跃的区域[32]。然而，到了冬天，骨髓变得暗淡无光，充满了脂肪细胞。因此，在某些情况下，MAT 似乎可以平衡造血的季节性变化。这与最近在小鼠身上所做的研究是一致的，这些研究表明，高 MAT 部位（即尾椎）增加了造血祖细胞的沉默状态，抑制 MAT 扩充可以加速辐射照射后的造血重建[33]。这一进化和实验的证据支持 MAT 主动与骨髓内的造血细胞相互作用的假设。

骨髓脂肪组织与骨丢失

MAT 和骨的关系是怎样的呢？如前所述，目前的证据表明，MAT 的进化与软骨内骨吸收的出现是一致的[28]。事实上，MAT 甚至在斑马鱼等物种的骨骼造血定植之前就已经存在了。因此，用 MAT 填充骨骼而非用液体填充，可能会为骨骼生物力学或骨转换调节提供一些进化优势。

在 20 世纪 80 年代，对 MAT 和骨骼健康之间关系的研究迅速发展，研究者们对 MAT 的负面评价——

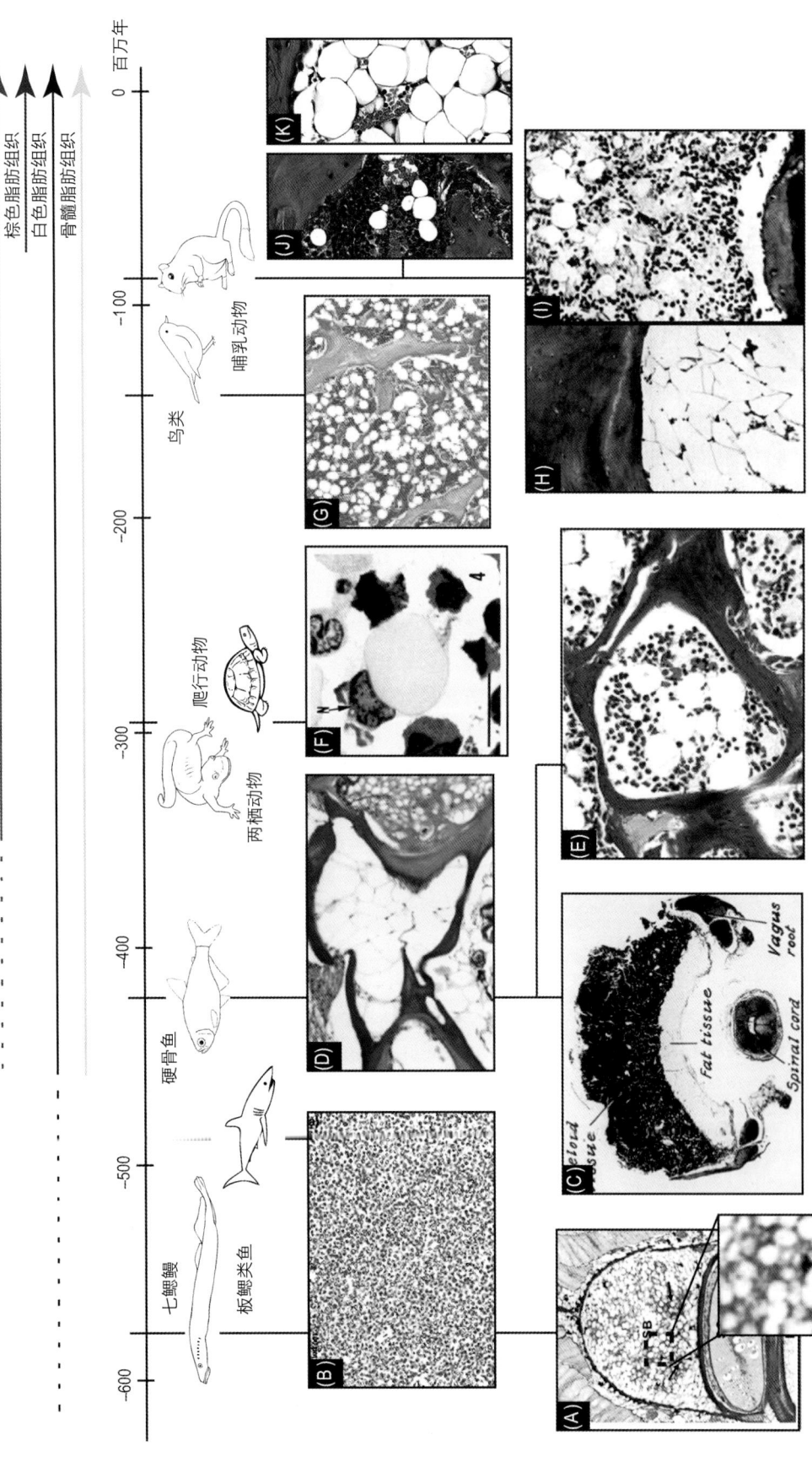

图 126.3（也见彩图）脊椎动物骨髓脂肪组织相对于骨髓和外周脂肪组织的进化。脊椎动物中白色脂肪组织（WAT）的第一个证据出现在七鳃鳗中，在骨化骨骼进化之前。板鳃类鱼是一类软骨鱼，其骨骼部分骨化，但没有骨髓，骨髓脂肪组织（MAT）或白色脂肪组织（WAT）。无论有无造血骨髓，MAT 首先在硬骨鱼中变得明显，在骨肾收进化之后。相比之下，棕色脂肪组织只存在于哺乳动物中。棕色脂肪组织和骨发育中的粒细胞组成，没有脂肪细胞。（A）变态后的七鳃鳗神经上肾脂肪组织中的造血细胞群。（B）正常骨的壁囊器（epigonal organ），由相对均匀的成熟和发育中的粒细胞组成，没有脂肪细胞组织。（C）阿米亚硬骨鱼的髓系器官与邻近脂肪组织的横断面。（D）斑马鱼骨髓的半薄塑料切片（右）的脂肪填充。（E）在硬骨鱼刚果墨头鱼下颌的松质骨，有大量的骨髓脂肪细胞（Image credit: Franck Genten）。（F）黏滑的蝾螈目动物白斑蝾螈，骨髓中脂肪细胞和丰富的脂肪细胞。（H）12 月份雌性来亨鸡的骨髓，显示性来亨鸡的骨髓。（G）一只雌性来亨鸡的骨髓，造血骨髓和丰富的脂肪物质。（I）10 月份机抗性涂的真皮板状骨髓。（J）一只 C3H/HeJ 小鼠股骨尾椎的黄色脂肪骨髓，含有组织成性骨髓脂肪组织脂肪细胞夹着脂肪细胞。（K）一只 C3H/HeJ 小鼠骨髓。有少量造血细胞存在，含有调节性骨髓脂肪组织脂肪细胞。（Source: [28]. Reprinted with permission from Springer.）

即其被认为是骨质疏松症等疾病中的"恶棍"[34-36]。事实上，许多研究表明，MAT体积与人体骨量或骨密度呈负相关[24,37-41]。然而，最近几年，我们已经意识到，MAT扩充和骨丢失之间的关系更加微妙，受到骨骼部位和疾病状态的变化的影响。例如，将MAT积累与骨密度或形成减少和骨丢失增加联系起来的报道通常是基于富含rMAT的部位，例如股骨近端、髋部和腰椎（参见参考文献[2]）。相反，研究表明高MAT部位对骨丢失都具有抵抗性，这些研究都选择了富含cMAT的部位作为他们的兴趣区域（例如胫骨远端和尾椎）[42-44]。

事实上，更多的MAT并不一定意味着更少的骨。远端黄骨髓区域充满cMAT样脂肪细胞，但与近端红骨髓区域相比，黄骨髓区域实际上具有相当甚至更高的基础松质骨体积和增加的骨小梁厚度[42-44]。对小鼠品系的考究也是有用的。例如，C3H/HeJ小鼠的MAT含量明显高于C57BL/6J小鼠的[10]；而且C3H/HeJ小鼠也有更多的骨，这与MAT导致骨丢失的假设相违背[10]（图126.4）。

此外，MAT的积累并不是疾病期间骨骼完整性丧失所必需的。对绝经前特发性骨质疏松症女性的髂骨活检样本的分析发现，尽管患者的MAT脂肪细胞数量和大小增加了，但这与骨形成和骨体积的测量结果并不相关[39]。同样，在卵巢切除导致骨质疏松症的大鼠中，骨丢失先于MAT扩充。在一项研究中，在卵巢切除后4周观察到，胫骨干骺端的骨小梁体积减小了47%，但MAT脂肪细胞体积没有相应增加，直到12周时间点才出现脂肪细胞体积的增加[45]。在小鼠中，卵巢切除[46]、1型糖尿病[47]和高脂肪饮食喂养[16]会导致MAT扩充和骨丢失。然而，在这三种情况下已经证明，骨丢失可以独立于MAT积累而发生。因此，MAT扩充并不是在这些情况下骨丢失的必要前兆。显然需要更多的研究来确定MAT在哪些点和什么情况下具有直接调节骨转换和体内平衡的能力。

最后，有一些关于MAT和骨的见解可以从先天性全身性脂营养不良（congenital generalized lipodystrophy, CGL）患者那里获得（参见参考文献[2]）。患有CGL1和CGL2的患者没有MAT。在婴儿期有高发的快速生长和骨硬化，随着骨龄的增长和高骨密度持续到青春期[2]。青春期通常是人类MAT快速扩充的时期，高达70%的CGL1或CGL2患者会出现骨囊肿[2]。相反，CGL3和CGL4患者似乎保留了MAT，没有发生骨硬化或囊肿，但值得注意的是，目前的病例报告在数量和范围上都有限[48-50]。综上所述，这表明MAT不是最初骨骼发育和骨骼生长模式的必要组成部分。然而，MAT的扩充可能对生长过程中骨骼稳态的维持很重要。

MAT和骨之间的关系有许多不同的机制。RANKL的过表达可以驱动小鼠MAT的扩充，这意味着成骨细胞可能有能力通过一种保守机制同时刺激破骨细胞和脂肪生成[51]。相反，脂肪细胞释放可溶性信号介质和脂质可能直接影响骨骼细胞的功能[52]。本文综述了脂质在骨骼中的作用和含量[53]。

外周脂肪细胞与骨骼

除了MAT与骨骼的相互作用外，外周脂肪储备库，例如WAT，还可以影响骨骼稳态。机械上，增加的脂肪可以在骨骼中产生负荷反应，因此通常被认为是骨密度的正向调节因素（参见参考文献[54]）。脂肪细胞分泌的因子也可能独立地影响脂肪和骨骼之间的关系。例如，瘦素和脂联素等脂肪因子已被证明对包括骨骼在内的远处组织起作用。

瘦素作为一种饱腹感信号，调节食物摄入和能量平衡。瘦素对骨骼的影响是在2000年首次被发现，当时Ducy及其同事报道，瘦素在大脑中作用增加交感神经紧张，导致松质骨骨量减少[55-56]。相比之下，瘦素在外周具有合成代谢作用[57-59]。事实上，瘦素对骨骼的作用是多效性的，有证据表明，中枢和外周通路都能调节骨量。在临床研究中，人体循环瘦素和骨密度之间的关系是复杂的。一些研究者报告了瘦素与骨骼之间存在正相关关系，另一些研究者认为两者没有相关性，少数研究者则认为瘦素有不利作用（参见参考文献[60]）。总之，瘦素和骨量之间的关系是复杂的，并且依赖于环境（参见参考文献[61]）；值得庆幸的是，其他因素经常会随着肥胖的变化而改变，这可能解释了为何不同报道中瘦素对骨骼的作用不一。

脂联素是另一种由WAT分泌的脂肪因子。成骨细胞和破骨细胞均表达脂联素受体（AdipoR1、AdipoR2）。脂联素基因敲除小鼠在12~14周龄时骨

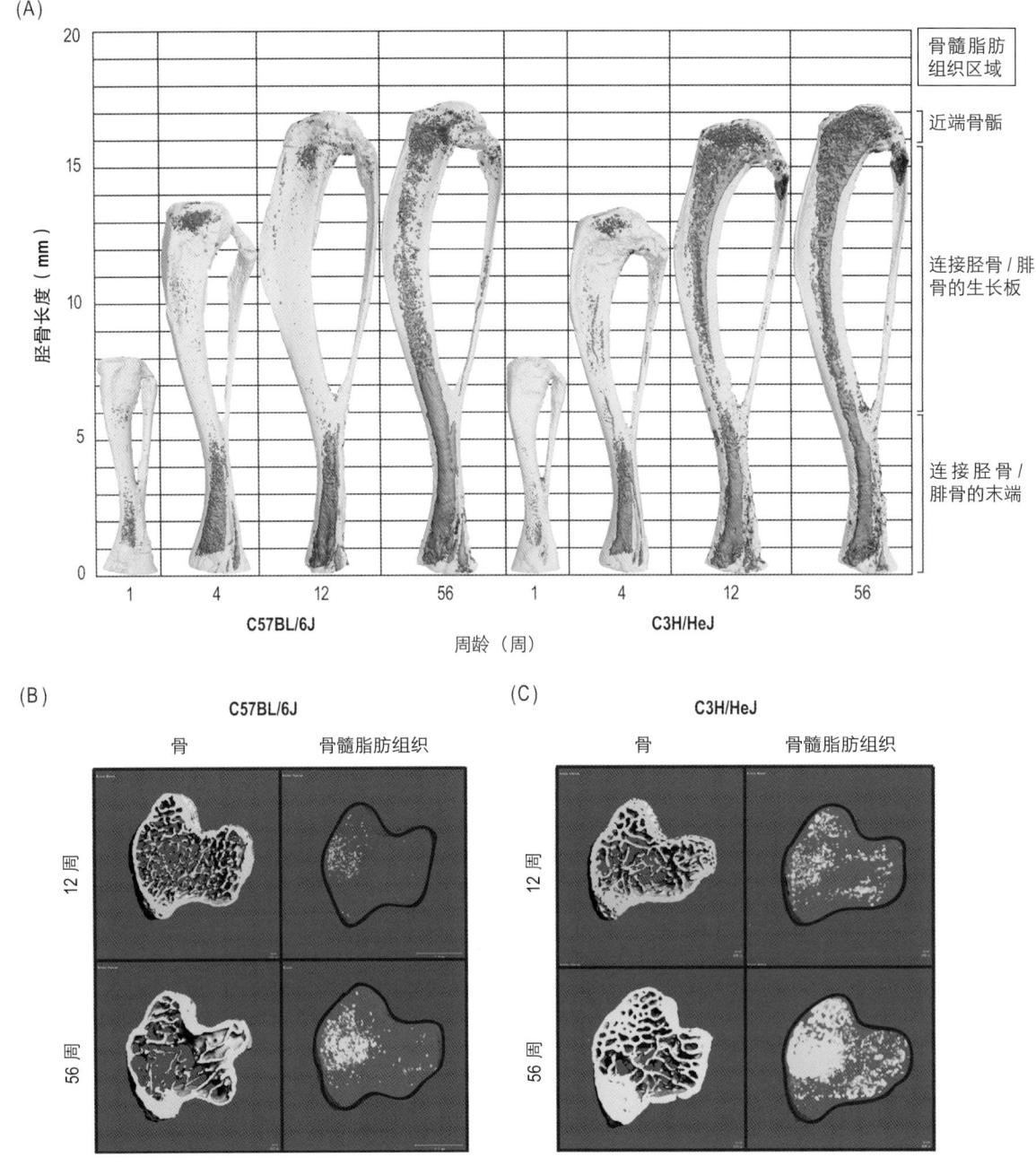

图 126.4 （也见彩图）C3H/HeJ 和 C57BLK/6J 小鼠骨髓脂肪组织和骨小梁。（A）采用微计算机断层扫描（micro-computed tomography, Micro-CT）锇染色的胫骨，脱钙骨覆盖骨重塑。骨髓脂肪呈深灰色，骨呈浅灰色。在 C57BL/6J 和 C3H/HEJ 小鼠中，胫骨远端 MAT 早在 1 周龄时发生。然而，不同品系间胫骨近端 MAT 的扩张率有显著差异。（B 和 C）胫骨近端干骺端脱钙前和锇染色后的典型图像。骨髓脂肪组织呈白色。C3H/HeJ 小鼠比 C57BL/6J 小鼠有更多的骨髓脂肪细胞和更多的骨。该数据的量化数据参见参考文献 [10]（ Source: Scheller, https://www.nature.com/articles/ncomms8808?WT.ec_id＝NCOMMS-20150812&spMailingID＝49302896&spUserID＝MzcwNDE0MDAxODM1&spJobID＝741904452&spReportId＝NzQxOTA0NDUyS0, licensed under: CC BY 4.0.）

量表型较高，表明脂联素通过增加成骨细胞 RANKL 表达对骨骼有不利作用[62-63]。然而，脂联素对骨骼的作用是高度动态的，并随着年龄的增长而改变：年龄较大的动物（6~9 个月大）被观察到具有低骨量表型[63]。通过 FOXO1 的中枢信号、交感神经系统和直接的外周通路都参与了骨骼表型的形成。

骨髓脂肪作为一种脂肪组织

组织学上，MAT 脂肪细胞类似于单房细胞，与 WAT 脂肪细胞相似。然而，与看似可以无限制地增加的 WAT 不同，MAT 在空间上受到骨架的约束。最近的证据支持这样一种观点，即 MAT 的起源和功能虽然相关，但与周围脂肪组织的起源和功能不同[1]。在进化上，除了软骨鱼外，大多数脊椎动物物种都存在类似 WAT 的结构[64-66]。相比之下，棕色脂肪组织（brown adipose tissue, BAT）仅仅存在于哺乳动物中。尽管进行了大量研究，但尚未在鸟类、爬行动物类或鱼类中发现 BAT[66]。在进化时间轴上，MAT 代表了硬骨鱼类、爬行动物类、鸟类和哺乳动物类中存在的一种脂肪细胞群，它们可能与 WAT 同时出现或稍晚于 WAT 出现，远早于哺乳动物的产热从肌肉转变为 BAT[28]。最近也有证据表明，与 WAT 和 BAT 相比，MAT 有一个独特的祖先（参见参考文献[1]）。这并不排除 MAT 与其他脂肪组织之间的功能重叠，这很可能存在，而是促使人们考虑 MAT 作为脂肪组织库，具有独特功能特征的潜力，特别是那些与骨转换和造血有关的特征。

骨髓脂肪组织成像和分析的现行标准

MAT 的成像工具包括 PET、MRI 和 CT。在人类中，用水-脂肪 MRI 评估骨髓脂肪含量与组织学高度相关[67]。MRI 全身评估显示，人体内 MAT 总量约为 1.35 kg，范围为 0.5～3.0 kg[38,68]。基于 PET/CT 的骨髓体积计算也可以得出类似的估值（平均 MAT 含量为 1.03±0.37 kg）[1]。这意味着在一个中等体型的人身上，大约 8% 的脂肪都包含在骨骼中。然而，根据外周身体成分的不同，这一比例可以从 1% 到 30% 不等。除了 MAT 的总体积外，MRI 还可以根据碳-碳双键的存在来估计骨髓脂肪的饱和度。这可能与骨骼特别相关，因为最近的一项研究显示，MAT 饱和度是绝经后糖尿病女性骨折风险的独立危险因素[69]。在啮齿类动物中，MAT 的体积通常是使用四氧化锇染色和微计算机断层扫描（Micro-CT）来量化的（图 126.2 和图 126.4）[10,70]。锇技术突出了 MAT 在啮齿类动物骨骼中的不对称分布，如果试图用序列组织学来代替基于 CT 的技术进行量化，这一点必须仔细考虑。

小结

MAT 的命名在过去的一个世纪中经历了持续的演变[2]。然而，因为"脂肪"这个词可以用来指非脂肪细胞中的脂质积累，所以骨髓脂肪细胞、髓系脂肪组织和骨髓脂肪组织（代替骨髓脂肪或黄骨髓）这三个目前使用的术语是最准确的。在哺乳动物物种中，MAT 的发育模式是固定的，在出生后不久就以明确的向心模式发生。在一些骨骼区域，MAT 会随着疾病或药物治疗而调节和扩充。在其他情况下，MAT 仍然顽固地存在，可能表明其在骨骼或代谢稳态中起着必要作用。目前，我们认识到 MAT 具有潜在的生理适应性，可能有助于身体分配能量，调节骨转换，或促进造血。相比之下，MAT 的扩充也可能是病理性的，在某些情况下会导致骨丢失。显然，需要更多的研究来确定这种情况何时以及如何发生，以及它是否与 MAT 脂肪细胞本身的表型有关。

致谢

这项工作得到了美国国立卫生研究院 R00-DE024178 基金的支持。感谢 Deb Novack 和 Hero Robles 为人类骨髓图像提供的帮助。

参考文献

扫描书末二维码获取。

第 127 章
血管系统与骨骼

Marie Hélène Lafage-Proust 和 Bernard Roche

陈 凡 陈柏龄 译

引言

骨的所有功能,包括运动、造血、钙/磷酸盐代谢和内分泌腺的分泌,都依赖于共同的血液供应[1]。骨血管不仅输送氧气、营养物质和调节因子,还移除代谢废物,它们还运输或承载骨前体细胞。在整个生命过程中,这些功能关系是由一个相互转导信号的复杂网络支持的。在这个网络中,血管细胞刺激骨细胞,而骨细胞反过来又发出信号来调节血管。

骨血管解剖

在长骨中,主要的滋养动脉通过骨干孔进入骨髓腔,并早期分成两个分支,通向干骺端。直小动脉从这些动脉中长出,为骨髓提供营养,并促进骨皮质和骨小梁的血管化。另外的血液供应由骨骺动脉、干骺动脉和骨膜动脉提供,它们分别为软骨下骨、生长板、骨小梁和骨皮质外侧部分提供血液供应(图 127.1)[2]。动脉毛细血管通过 Volkmann 通道进入骨皮质,与哈弗管的血管垂直连接,从而连接骨内膜和骨外膜。因此,骨皮质存在双重血液供应,内部的 2/3 依赖于髓动脉,外部的 1/3 依赖于骨膜血管。这两套血液供应网各自的供应随年龄不同而不同,年轻人的骨骼以离心灌注为主,而老年人的骨骼以骨膜向心性灌注为主[3]。同样,双静脉网将血液从骨髓腔中排出。骨皮质毛细血管在骨膜或髓静脉网中流出,而骨髓血窦则汇入大的中心静脉窦(图 127.1),后者又流入主要的滋养静脉。

骨微血管的异质性组织学

供血动脉很小(直径 30~70 μm),直到小动脉分支处仅有一层平滑肌细胞(smooth muscle cell, SMC)。SMC 构成毛细血管前括约肌,能够通过与毛细血管后微静脉建立分流,绕过下游毛细血管网,确保区域血液再分布。血管调节发生在直小动脉和前毛细血管,它们是骨血管阻力的主要来源。骨髓微血管分布是异质的。动脉毛细血管(10 μm)小于静脉窦(20~30 μm)。在骨干中,毛细血管与骨长轴平行,而血窦与骨长轴垂直(图 127.1 和图 127.2)。动脉毛细血管由分布在连续基底层的单层内皮细胞组成,并高度表达黏附和连接分子[4]。血窦基底层是不连续的并形成孔道,大多数细胞都是通过这些孔道进出骨髓的[3,5]。值得注意的是,淋巴管与骨外膜伴行,偶尔见于骨皮质,但几乎从未在骨髓中发现[6]。

血管周细胞和周细胞

内皮细胞和周围的周细胞共用同一基底层。周细胞在动脉网上的覆盖更密集[7],有助于血管壁的稳定。血管周围细胞可以表达神经/胶质抗原(neural/glial antigen, NG)-2、α-平滑肌肌动蛋白(alpha smooth muscle actin, α-SMA)、PDGFRβ、肌间线蛋白、高水平的 CXCL12[C-X-C 基序趋化因子 12(C-X-C motif chemokine 12)]丰富的网状细胞的、瘦素受体[8]、巢蛋白[9]、转胶蛋白[10]或 CD146(人体内)[11]。这些标志物不是相互排斥的,说明了这个细胞群的异质

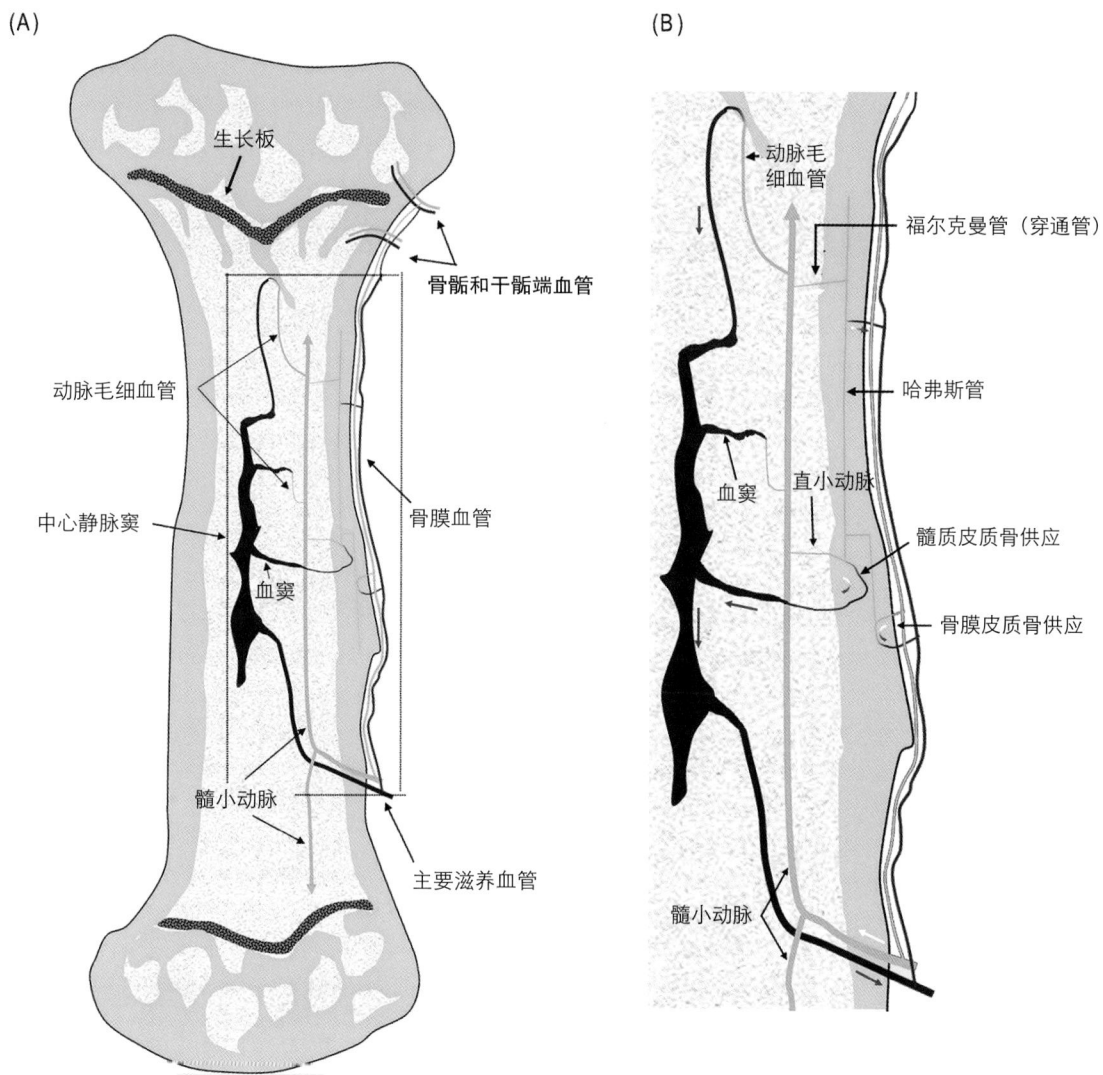

图 127.1 （也见彩图）（A）长骨血管化示意图。（B）所述（A）区域的放大图

性。周细胞亚群高度调节造血干细胞生态位[12]。例如，体内移植实验显示，CD146+人骨髓周细胞致力于骨（除了软骨）和造血支持基质（包括脂肪细胞）的形成[11]。

骨髓氧分压与骨灌注压

氧分压取决于骨灌注压，是骨中的一个关键调节因素。成骨细胞中缺氧诱导因子-1α（hypoxia inducible factor 1 alpha, HIF-1α）的过表达导致血管生成和成骨增加[13]。模拟氧分布的研究[14]和体内实验得出结论：骨髓含氧量是相当低的。然而，对骨髓区域的氧分压模式仍然存在争议。Levesque 等人使用组织缺氧标志物得出的结论是，骨皮质内区域比骨髓中心更缺氧[15]。相比之下，Spencer 等人在小鼠骨髓中直接进行了体内氧分压测量，他们报告说，中央窦周区域的氧分压最低，而骨皮质内区域的缺氧程度较轻[16]。

骨灌注评估可以通过注射荧光剂填充小动脉来实现[17]，它可以测量一次的瞬时血流量。激光多普勒可以对小鼠胫骨的骨灌注进行更长时间和多次的测量[18]。值得注意的是，结构参数（血管密度）和功能参数（灌注压）的相关性通常很差[19]。因此，更多的血管数量并不一定意味着更好的骨灌注[19]。

骨血管评估（参见参考文献[20]）

骨血管可以通过使用对比剂（印度墨水、铅或含钡化合物）填充血管床或标记血管壁实现可视化。然后，可以在组织学切片上或基于 X 射线的 2D 或 3D 图像上量化血管密度和大小[21]。血管壁标记可以通过静脉注射内皮细胞内化的分子来完成，例如荧光乙酰化低密度脂蛋白（Dil-Ac-LDL, DIL）或异凝素结合、免疫组化（immunohistochemistry, IHC），或使用内皮特异性启动子 Tie2[22]或血管内皮细胞钙黏素（cadherin）启动子。有趣的是，骨髓血管的双重免疫组化染色可以将仅表达 CD31 的动脉毛细血管与同时表达 CD31 和内皮粘连蛋白的静脉窦区分开[23]（图 127.2）。同样，Sca-1 和 Tie2 仅在动脉毛细血管中表达，而只有血窦能够内化 DIL[22]。此外，通过活体多光子共聚焦显微镜（intravital multi-photon confocal microscopy, IVM）可以透过颅骨观察小鼠骨血管和循环细胞[24-25]。Ishii 等人使用 IVM，通过插入小鼠股骨的玻璃窗观察到绿色荧光蛋白（green fluorescent protein, GFP）标记的破骨细胞前体进出血管[26]。对于皮质骨，微计算机断层扫描（0）评估孔隙度是评估小鼠[27]和人类[28]骨皮质血管网的替代方法。

血管在骨化、骨重塑和骨生长过程中的作用

无论是在软骨内骨化[29]、骨生长过程中[30]，还是在骨折修复过程中[31-32]，血管都沿着增生性软骨细胞合成的信号梯度生长，穿透软骨，携带成骨细胞前体，并分别促进它们各自向骨板、生长板或损伤部位迁移。血管生长由神经[33]和包括血管内皮生长因子（vascular endothelial growth factor, VEGF）[34]、胎盘生长因子（placental growth factor, PlGF）、FGF、PDGF 和 BMP 在内的血管生成因子诱导。总的来说，在初级骨化和骨重塑的情况下，新生成骨和血管生成是紧密耦合的。因此，为了改善骨组织工程[35]和骨折修复[36]，在骨结构中刺激足够的血管生成已成为一项技术挑战。

血管在骨重塑中的作用

骨重塑的基本多细胞单元（basic multicellular unit, BMU）在功能上与微血管相连[37]。骨血管将破骨细胞前体带到 BMU 的前部，而骨祖细胞则是从后方的循环细胞中募集来的[38]或是从周细胞中分化出来的[39]（图 127.3）。在骨小梁中，BMU 与骨髓之间由一层薄薄的细胞层隔开[40]，这层细胞层塑造了骨重塑间隔（bone remodeling compartment, BRC）（图 127.3 和 127.4）。Kristensen 等人观察到，BRC 附近血管的存在和空间方向取决于骨表面的骨重塑活动[41]。在皮质骨中，构成哈弗管的次级骨重塑单位也以血管为中心。值得注意的是，长骨皮质骨的血管化在不同物种之间是不同的，在小鼠[42]和人类[43]之间有很大的差异。控制骨重塑/血管耦联的机制尚不清楚。骨细胞通过血管壁往返于骨重塑表面的交通主要涉及鞘氨醇-磷酸-1（sphingosine-phosphate 1）[44]或 CXCR4/CXCL12 信号通路[45-46]。Kusumbe 等人[23]进行的研究表明，骨祖细胞存在于一种骨血管亚型（即"H 型血管"）的壁上，该亚型同时表达高水平的

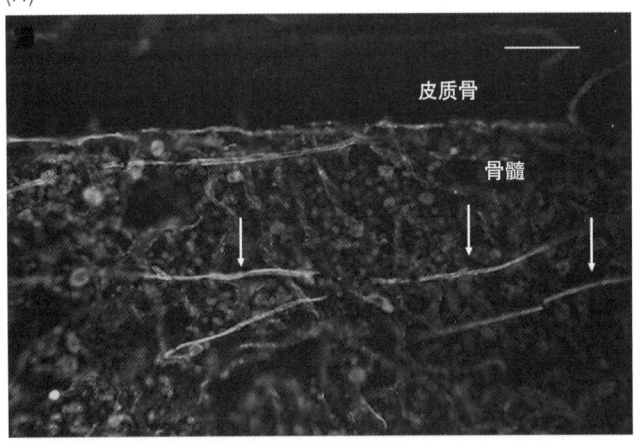

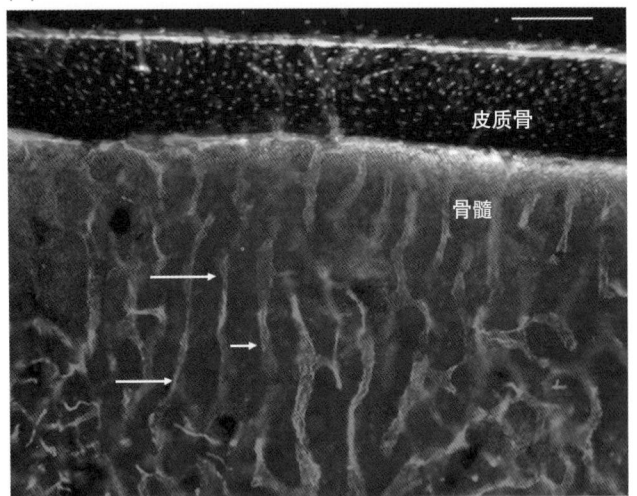

图 127.2 （也见彩图）小鼠胫骨血管在 70 μm 厚的冰冻切片上的免疫组织化学染色（个人资料）。（A）动脉毛细血管网的 CD31 免疫染色。Bar：100 μm。骨髓内部分细胞表达 CD31。（B）静脉窦内膜黏蛋白免疫染色。细胞核用 4,6-二脒基-2-苯基吲哚（4,6-diamidino-2-phenylindole, DAPI）染色。Bar：100 μm

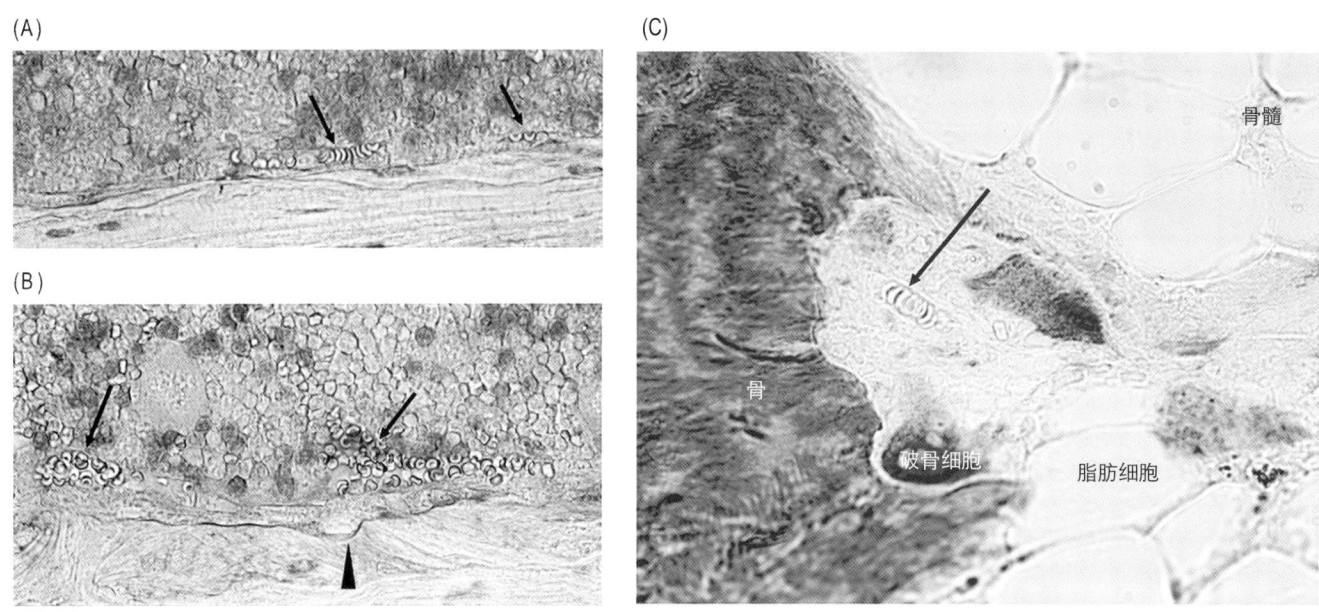

图 127.3 （也见彩图）（A 和 B）小鼠胫骨骨皮质内区。（A）毛细血管与非骨重塑表面垂直（箭头所示）。（B）毛细血管靠在骨重塑间隔（箭头所示）上，面对骨吸收陷窝（三角箭头所示）。Bar：50 μm。（C）人小梁骨包埋在甲基丙烯酸甲酯中，苯胺蓝染色，抗酒石酸酸性磷酸酶（TRAP）阳性破骨细胞（Oc）。箭头表示一个充满红细胞的血管

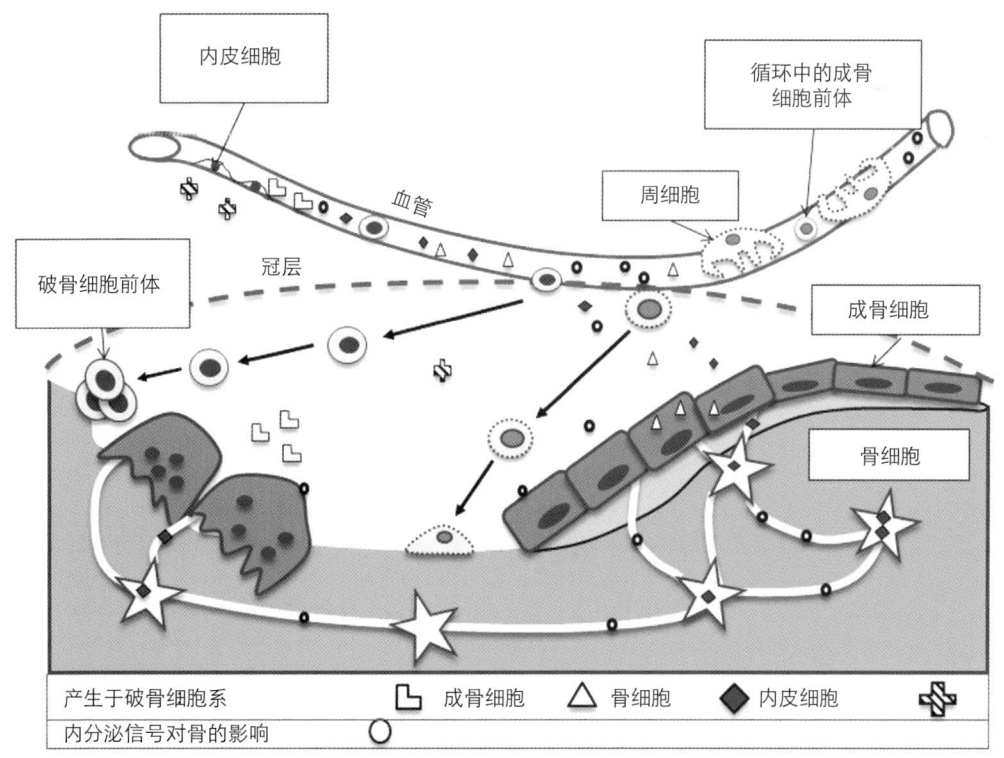

图 127.4 骨和血管细胞之间相互作用示意图

CD31 和内膜黏蛋白（endomucin）。他们证明，仅在内皮细胞中激活 HIF-1α 信号通路，既可以增加 H 型血管的数量，又可以增加骨形成。此外，破骨前体细胞释放的 PDGF-BB 可诱导去卵巢小鼠的 H 型血管生长并刺激骨形成[47]。因此，血管对于骨重塑是不可或缺的。然而，在 BMU 的整个生命周期中，允许毛细血管充分生长和退化的严格的空间和时间规则还没有完全理解。例如，在成年小鼠的软骨 - 成骨细胞谱系中，VEGF（血管内皮生长因子）的过表达可以促进血管生成，增加骨小梁骨量，但也会诱导骨髓纤维化并增加骨皮质孔隙度[48]。骨和血管细胞之间的相互作用涉及许多其他线索（参见 Chim 等人的综述[49]），表 127.1 和图 127.4 简要说明了这一点。

人骨病中的骨血管

骨原发性肿瘤、转移瘤和颌骨坏死在此不予论述。

局部和区域病理

血管阻塞（图 127.5）

至于其他器官，骨内血管阻塞会引起缺血，随后往往是下游血管区域坏死。然而，临床结果因其血管血栓形成的部位而异。

干骺端骨坏死（osteonecrosis，ON）可能导致随后的软骨下骨塌陷，关节面变平，随后关节破坏，需要在可能的情况下进行假体置换术。ON 发生在侧支血管供应不足的骨骺：肱骨和股骨头、股骨内侧髁和胫骨平台、距骨、月骨等。Garden Ⅳ 型髋部骨折引起的血管损伤可引起股骨头 ON，说明血流灌注受损实际上是其根源所在。然而，ON 可能是由许多其他危险因素引起，例如糖皮质激素治疗、饮酒、高脂血症、镰状细胞病、减压病和高黏滞综合征。在这些病例中，病理生理学更为复杂，包括脂肪细胞增加、脂肪毒性和骨髓水肿导致骨髓压升高，所有这些都会促

表 127.1 骨和血管细胞之间的分子相互作用（+表示"由表达"）					
	破骨细胞	骨细胞	成骨细胞	内皮细胞	周细胞与平滑肌细胞
一氧化氮		+	+	+	血管舒张
	←对骨的影响依赖于剂量→				
VEGF	+	+	+	血管生成	血管舒张
	↑重吸收		迁移		
BMP7	+	+	+骨生成	血管生成	
内皮素 -1			+	+ 血管生成	血管收缩
RANKL	↑重吸收	+	+	+ 血管生成	
FGF-2	↑重吸收		+ 骨生成	+ 血管生成	血管舒张
PTHrP	↑重吸收		+	血管生成	血管舒张
PDGF-BB	+			血管生成	血管舒张
	←对骨骼的影响依赖于剂量→				
PEDF	↓重吸收		+	抗血管生成	
PGE₂	↓重吸收		+ ↑结构		血管舒张
骨膜蛋白			+ ↑结构	血管生成	迁移

VEGF：血管内皮生长因子；BMP7：骨形态发生蛋白 7；RANKL：破骨细胞分化因子；FGF-2：成纤维细胞生长因子 -2；PTHrP：甲状旁腺激素相关肽；PDGF-BB：血小板衍生生长因子 -BB；PEDF：色素上皮衍生因子；PGE₂：前列腺素 E_2。

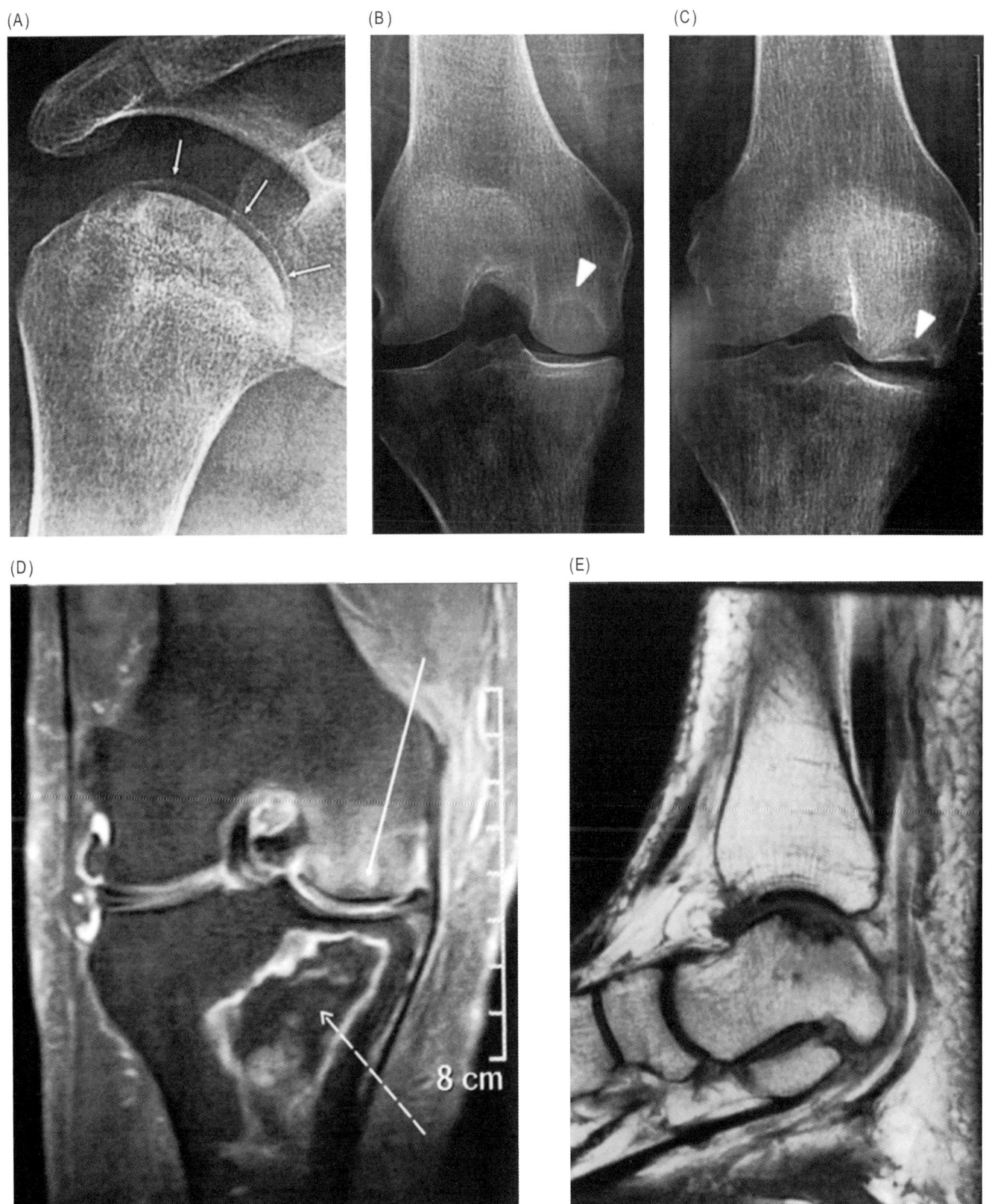

图 127.5 （A）肱骨头血管性骨坏死的 X 线片。箭头表示"蛋壳征"，表明软骨下骨折。（B 和 C）股骨内侧髁骨坏死 X 线随访（间隔 1 个月）（箭头所示）。（D）1 例糖尿病患者合并严重缺血性下肢动脉病变，合并股骨内侧髁骨坏死（箭头所示）和胫骨干骺端内侧区梗死（虚线箭头所示）的 T2 MRI 图像。（E）距骨骨坏死的 T1 MR 图像

使血管阻塞。

骨梗死发生在长骨骨干或干骺端的中心。当骨梗死很小且孤立时，它不一定会引起疼痛。在最后阶段，病灶呈钙化，在 X 线平片上表现为边缘不规则和硬化，中心密度正常。除了使用类固醇外，骨梗死在戈谢（Gaucher）病和镰状细胞性贫血中也很常见。

与骨灌注改变相关的疾病

一些非恶性骨病涉及通过灌注增加骨血管化改变。Paget 病和早期"区域性疼痛综合征"均表现为骨血流量显著增加和骨吸收加速[50]。然而，前者会导致骨骼变大，而后者则会导致骨丢失。在 Paget 病中，血流灌注的增加显然与高转换率有关，因为抗破骨细胞治疗显著减少了受影响骨的灌注。

骨质疏松症、血管疾病和衰老

衰老与骨质疏松症和血管钙化（动脉粥样硬化的并发症）有关。这是一种共同的病理生理机制（所谓的骨-血管轴[51]）的结果，还是与衰老相关的独立过程的结果，目前仍存在争议。例如，Hyder 等人进行的研究表明，在大量老年受试者中，较低的骨密度与男性动脉粥样硬化的结构和功能指标独立相关，并且与男女两性更严重和钙化的颈动脉斑块独立相关[52]。许多分子研究支持骨丢失和血管疾病之间存在机制联系的观点。血管 SMC 可以通过参与"炎症"过程的炎症信号或与衰老相关的性激素丢失，分化为成骨细胞样细胞。例如，雌激素缺乏诱导内皮细胞 RANKL 表达，进而增加 BMP2（骨形态发生蛋白-2，一种强有力的成骨刺激因子）的生成，并降低基质 Gla 蛋白（一种血管介质矿化的抑制剂）的表达[53]。此外，基于 MRI 的研究显示，与年龄匹配的健康对照组相比，绝经后骨质疏松症女性的骨灌注减少[54]，这表明骨丢失可能部分归因于骨血管功能障碍。

小结

调控骨-血管相互作用的确切机制仍不清楚。然而，越来越多的数据使骨血管化成为一个潜在的治疗靶点。

参考文献

扫描书末二维码获取。

第 128 章
免疫生物学与骨骼

Roberto Pacifici 和 M. Neale Weitzmann

陈柏龄　陈　凡 译

与骨相关的免疫细胞

T 细胞

对骨骼至关重要的淋巴细胞是那些驻留在骨髓中的淋巴细胞。T 细胞是高度移动的细胞，约占骨髓细胞的 5%[1]。骨髓也是记忆 CD8$^+$T 细胞的生态位，这些细胞比外周血 CD8$^+$T 细胞具有更高的激活状态，可分泌更高水平的效应细胞因子。疾病状态可进一步改变骨髓 T 细胞的数量和表型。例如，与年龄匹配的对照组女性相比，有绝经后骨质疏松性骨折的女性拥有的生成 INF（肿瘤坏死因子）的 CD8$^+$T 细胞的比例更高[2]。一些 T 细胞系细胞（例如 Th17 细胞）刺激骨吸收，而另一些（例如调节性 T 细胞）抑制破骨细胞生成。此外，越来越多的研究表明，T 细胞可能通过分泌激活成骨细胞中 Wnt 信号通路的 Wnt 配体来刺激骨形成[3-4]。T 细胞对骨重塑的作用也取决于它们的激活状态。活化的 CD4$^+$ 和 CD8$^+$ 双阳性 T 细胞趋于促进骨丢失，而静止的 CD4$^+$T 细胞可能抑制体内骨吸收。因此，与对照组相比，T 细胞缺失小鼠的骨吸收显著增加，骨密度显著降低。相反，通过 CD28 共刺激阻断而失能的 T 细胞分泌 Wnt10b，促进骨形成[4]。

T 细胞中最具破骨性的亚群是辅助性 Th17 细胞，Th17 细胞被定义为 CD4$^+$T 细胞，具有生成白介素（IL）-17 的能力。Th17 细胞在肠道和骨髓中大量存在。骨髓是 Th17 细胞分化所必需的 TGF-β 和 IL-6 的大储存库。Th17 细胞通过分泌 IL-17、RANKL、TNF、IL-1 和 IL-6 以及低水平的 IFNγ 来诱导破骨细胞生成。IL-17 也通过上调 RANK 增强 RANKL 的破骨细胞活性。Th17 细胞与绝经后骨质疏松症有关，因为卵巢切除（ovariectomy, OVX）可诱导 Th17 细胞分化[5]，而 OVX 诱导的骨丢失可通过沉默 IL-17 受体[6]和使用抗 IL-17 抗体治疗[7]来预防。重要的是，在绝经后骨质疏松症女性中发现 IL-17 水平升高[8]。

最能保护骨骼的 T 细胞群是调节性 T 细胞（regulatory T cell, Treg），这是一种主要由 CD4$^+$T 细胞组成的抑制性细胞群，由转录因子 FoxP3 的表达和阻断常规 T 细胞增殖和生成效应细胞因子的能力决定。Treg 位于骨内膜骨面和破骨细胞附近，可防止 OVX 诱导的骨丢失[9]；雌激素可以增加 Treg 的相对数量[10]。

Treg 通过分泌 IL-4、IL-10 和 TGF-β 下调破骨细胞形成和阻碍骨吸收。IL-4 是一种有效的破骨细胞生成抑制剂[11]。除了分泌促炎和抗炎因子外，T 细胞还具有表面共刺激分子，例如 RANKL 和 CD40L，它们分别激活破骨细胞前体和成骨细胞中的同源受体 RANK 和 CD40[12]。CD40L 与出生后骨骼成熟有关，因为受 X 连锁高 IgM 综合征（X-linked hyper-IgM syndrome）影响的儿童骨密度低[13]。X 连锁高 IgM 综合征是一种由于 CD40L 基因突变而导致 CD40L 生成受损的疾病。目前已确定了 CD40L/CD40 与骨连接的两种机制。首先，T 细胞表达的 CD40L 激活 B 细胞中的 CD40 信号转导，促进 B 细胞生成抗破骨细胞因子骨保护素（osteoprotegerin, OPG）[14]，从而减少骨吸收。此外，T 细胞表达的 CD40L 激活基质细胞（stromal cell, SC）中的 CD40 信号转导，为体外和体内的基质细胞的增殖和存活提供了依据[15]。CD40L 还增加了基质细胞对成骨细胞系的承诺，成骨细胞中的 CD40 信号的激活增加了它们的破骨活性[15]。CD40L 信号通路的相关性证实，CD40 是 OVX 和持续甲状旁腺激素（PTH）诱导的骨丢失中基质细胞的扩充和增强其破骨活性所必需的[15-16]。

B 细胞

B 细胞通过分泌 OPG 来调节骨吸收，OPG 是 RANKL 的可溶性诱饵受体。OPG 的主要来源最初被认为是成骨细胞及其基质细胞前体。然而，对 B 细胞基因敲除小鼠骨骼表型的分析表明，B 细胞及其前体和浆细胞是小鼠体内骨微环境中 OPG 的主要生成细胞[14]。

人扁桃体 B 细胞已被进一步证实可分泌 OPG，而 OPG 可通过 CD40 受体的激活而显著上调[17]。CD40 是一种共刺激分子，由专业抗原呈递细胞（antigen-presenting cell, APC）（诸如巨噬细胞、树突状细胞和 B 细胞）组成性表达，并与活化 T 细胞表面的受体一起短暂上调。小鼠脾 B 细胞在重组可溶性 CD40 配体（SCD40L）的作用下同样生成了浓度升高的 OPG。与这些数据一致的是，CD40 和 CD40L 基因敲除小鼠都表现出骨质疏松表型和骨髓 OPG 浓度的显著不足。这种总 OPG 的缺乏进一步与 B 细胞特异性 OPG 生成的缺乏相关[18]。因此，新出现的数据表明，B 细胞系可能是骨微环境中 OPG 的主要来源，T 细胞到 B 细胞的信号转导通过共刺激分子 CD40L 和 CD40，在调节基础破骨细胞形成和骨稳态中起重要作用。

由于 OVX 不能增加破骨细胞数量和骨吸收，B 淋巴细胞缺乏 RANKL 的小鼠部分免受 OVX 引起的骨丢失[19]。相比之下，从 B 细胞中删除 RANKL 对雌激素充足的小鼠的骨量没有影响。

这些发现可能在一定程度上为 B 细胞和（或）T 细胞免疫功能改变或免疫缺陷导致的多种疾病情况下发生骨量减少和骨质疏松的倾向提供了一个新的解释。这些情况包括：实体器官移植和骨髓移植，接受免疫抑制剂治疗，以及与人类免疫缺陷病毒（immunodeficiency virus, HIV）感染相关的获得性免疫缺陷综合征（acquired immune deficiency syndrome, AIDS）。

单核细胞 / 巨噬细胞

单核细胞和巨噬细胞在先天性免疫和获得性免疫中都起着关键作用。20 世纪 70 年代进行的异种共生研究发现，单核细胞可能是破骨细胞的前体；然而，直到 1997 年和 1998 年，破骨细胞形成的关键下游调控因子才被发现。第一个被发现的是 OPG，它被发现可以抑制破骨细胞的分化[20]。第二年，一种强效的破骨细胞形成诱导剂被发现，并被命名为骨保护素配体（osteoprotegerin ligand, OPGL）[21]，现在被称为 RANKL。目前认为，破骨细胞前体是一种单核细胞来源的细胞，表达 RANK 受体（RANKL）的。当允许浓度的巨噬细胞集落刺激因子（M-CSF）存在时，破骨细胞前体上的 RANKL 与 RANK 结合可催化其分化为破骨细胞前体，并将破骨细胞前体融合为成熟的骨吸收破骨细胞。OPG 作为 RANKL 的有效诱饵受体，对破骨细胞分化起到负调控作用[21]。巨噬细胞在骨中发挥着复杂的作用。巨噬细胞前体的消耗导致骨量减少和免疫反应性甲状腺旁腺素合成代谢活性减弱。相比之下，成熟吞噬巨噬细胞的消耗通过激活胞吐作用来增强免疫反应性甲状旁腺激素的合成代谢，这是一个刺激其他骨髓细胞分泌 Wnt-10b、Wnt-3a 和 TGF-β 的过程。

骨病中的免疫细胞

性激素缺乏继发性骨丢失

雌激素缺乏导致骨丢失的核心机制是 RANKL 和 TNF 的生成增加导致破骨细胞形成和破骨细胞寿命延长[22-23]。因此，雌激素依赖性骨丢失被认为是一种炎症性骨丢失[22-23]。在人类中，雌激素缺乏与表达 RANKL 和 TNF 的 T 细胞和 B 细胞的增殖有关[2,24]。更年期会增加 IL-1 和 TNF 的水平[22]，而 TNF 和 IL-1 抑制剂的治疗可以防止雌激素缺乏引起的骨吸收增加[25]。事实上，TNF 在 OVX 诱导的小鼠骨丢失中的因果作用已经在多种模型中得到证实。从机制上讲，TNF 通过增强 RANKL 活性和诱导 Th17 细胞促进骨吸收。的确，绝经后骨质疏松女性的血清 IL-17 水平升高[26]。在小鼠中，OVX 通过雌激素缺乏诱导的 TGF-β、IL-6 和 IL-1β 和 TNF 过度生成来扩增 Th17 细胞[27]，而雌激素通过雌激素受体 α（estrogen receptor alpha, Erα）直接作用于 CD4[+] T 细胞来抑制 Th17 细胞的分化[28]。IL-17 在骨丢失中的重要性通过 IL-17R 的沉默[6]或使用抗 IL-17 抗体[7]治疗可以预防 OVX 引起的骨丢失这一事实得到了强调。

现在有证据表明，T 细胞生成的 TNF 在 OVX 诱导的骨丢失机制中起着关键作用，因为在 T 细胞缺失或 T 细胞耗尽的小鼠中既没有发生骨丢失，也没有检测到 TNF 生成的增加[29]。此外，缺乏 T 细胞 TNF 生成的小鼠[30]，或缺乏共刺激分子 CD40L 的小鼠[16]，以及接受 CTLA4-Ig（细胞毒性 T 淋巴细胞相关抗原

4-免疫球蛋白,是一种向 T 细胞传递抑制信号的药物)治疗的小鼠,均没有发生骨丢失[31]。这些发现已经被其他实验室证实[32-33]。然而,T 细胞在 OVX 诱导的骨丢失中的作用仍然存在争议,因为并不是所有的研究都证实了 T 细胞的关键作用[34-35]。近年来,人体研究中出现了更多的证据,支持 T 细胞生成的 TNF 在绝经后骨丢失[2]以及 T 细胞和 B 细胞生成的 RANKL[24]中的作用。有趣的是,OVX 通过抗原依赖过程诱导 T 细胞增殖,从而增加骨髓中 CD4⁺ T 细胞和 CD8⁺ T 细胞的数量,并促进它们生成 TNF[30]。这一过程是由巨噬细胞和树突状细胞增强的抗原呈递所驱动的,尽管所涉及的抗原的性质尚不清楚[31,36]。由于 OVX 小鼠的 T 细胞与暴露在细菌中的 T 细胞具有相似的特征,我们假设,暴露于微生物的增加提供了 T 细胞激活所需的抗原,并随后提供了性激素缺乏引起的骨丢失所需的全身免疫反应。

对无菌(germ free, GF)小鼠的研究表明,缺乏微生物群可以完全防止性激素耗竭引起的骨小梁骨丢失[37]。相比之下,在无菌小鼠和常规饲养的小鼠中,性激素缺乏会导致类似的骨皮质骨丢失,这表明性激素缺乏通过一种与微生物群无关的机制诱导骨皮质骨丢失[37]。这项研究揭示了微生物群是性激素剥夺诱导骨丢失所需的,因为它驱动常规 T 细胞和 Th17 细胞的扩增,从而增强它们生成 TNF、RANKL 和 IL-17 的能力。目前尚不清楚是,骨丢失是由到达骨髓的肠道细胞因子引起的,还是由肠道中被激活的骨髓来源的免疫细胞引起的,或是由被来自肠道的外来抗原激活的骨髓细胞引起的。

肠上皮形成一道紧密的生理屏障,将全身组织区室与肠道内的常驻菌群分开。屏障完整性的破坏会导致细菌移位增加,通常会导致慢性免疫原性疾病状态。作为对性激素剥夺的反应,我们检测到肠道通透性增加。我们提出的模型是,通透性的增加允许更大范围的分子和潜在的抗原负荷进入肠上皮黏膜下层,引发异常的肠道反应和全身免疫反应。性激素在全身组织区室和肠道内常驻菌群之间维持着一个紧密的生理屏障。性激素水平的减少会导致肠道通透性增加,并在肠道屏障减弱和骨质疏松症相关的标志性破骨细胞因子特征之间存在正向联系。

重要的是,包括我们实验室[37]在内的几个实验室[38-39]已经证明,益生菌是一种活菌,当给予足够数量的益生菌时,益生菌可以带来健康益处,可通过减少肠道和骨髓中的炎性细胞因子生成来预防 OVX 引起的骨丢失。图 128.1 总结了微生物群和肠道通透

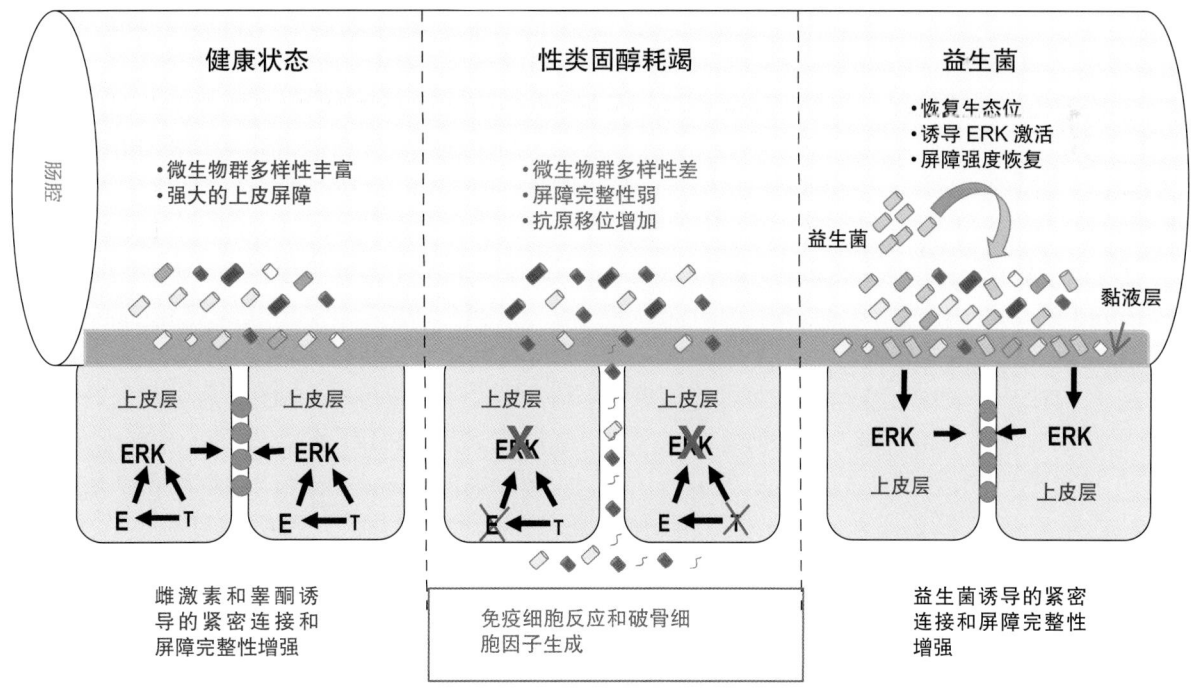

图 128.1 (也见彩图)有关肠道微生物群、肠道通透性和益生菌在性激素导致骨丢失的机制中的作用概述。雌激素(E)或睾酮(T)缺乏通过 ERK(细胞外信号调节激酶)依赖机制减弱紧密连接蛋白的表达,从而削弱屏障的完整性。由此导致的细菌移位增加以及微生物群多样性减少,引起局部和全身免疫反应,导致破骨细胞因子的生成增加。益生菌可以增加微生物群的多样性,降低肠道通透性,从而减少肠道周围的炎症(Reproduced with permission.)

性在性激素缺乏引起的骨丢失中的作用以及益生菌的作用机制。

T细胞在原发性甲状旁腺功能亢进症中的作用

原发性甲状旁腺功能亢进症（primary hyperparathyroidism, PHPT）是通过持续甲状旁腺激素（continuous PTH, cPTH）输注来模拟的。PHPT和cPTH治疗通过增强骨内吸收引起骨皮质骨丢失，严重的慢性PTH水平升高也可能导致骨小梁骨丢失[40]，尽管PHPT和cPTH治疗通常会导致松质骨的轻度增加[41]。cPTH诱导的骨效应是由于它与PTH/PTH相关蛋白（PTH-related protein, PTHrP）受体（PPR或PTHR1）结合所致，PPR或PTHR1在骨髓基质细胞、成骨细胞和骨细胞上表达，但也在T细胞和巨噬细胞上表达。基质细胞和成骨细胞是最早发现的PTH的第一个靶点，早期的共识认为，cPTH诱导的分解代谢作用主要是通过增加基质细胞和成骨细胞生成RANKL和减少OPG来介导的[42]。最近对骨细胞中PPR和RANKL缺失和（或）过表达的小鼠进行的研究[43-45]使人们认识到，骨细胞是骨中PTH的重要靶点，骨细胞生成RANKL的增加在cPTH诱导的骨丢失中起重要作用[44-45]。

发现T淋巴细胞表达功能性PPR[3]并对PTH有反应，促使人们研究T细胞作为骨内PTH作用介质的作用。早期的研究表明，PHPT中常见的PTH水平需要T细胞的存在才能诱导骨丢失，而导致PTH水平极端升高的情况是通过不依赖T细胞的机制诱导骨丢失的。T细胞中的PPR信号刺激TNF的释放[46]，从而驱动骨吸收。因此，删除T细胞或T细胞生成TNF[15,46]可以像删除骨细胞中的PPR信号一样有效地阻断cPTH的作用。由于这些报道，T细胞现在被认为是骨中PTH的第二个关键靶点。

T细胞中PTH受体PPR的条件沉默可通过阻断TNF释放来减弱对骨吸收的刺激，从而防止骨皮质骨丢失，并将cPTH在骨小梁中的作用从分解代谢转变为合成代谢[46]。cPTH刺激骨细胞和免疫细胞释放生长因子和细胞因子。TGF-β和IL-6可诱导原始CD4[+]T细胞向Th17细胞分化。IL-17在T细胞和骨细胞之间提供了重要的联系，因为IL-17调节骨细胞RANKL的生成[47]，这是PTH对骨细胞的一个关键作用。cPTH治疗增加了Th17[+]细胞的相对和绝对频次，以及外周血、脾脏和骨髓中IL-17的水平[47]。

PTH受体信号激活Gα$_s$，通过Ca^{2+}内流进一步促进Th17细胞分化[47]。CD4[+]T细胞中Gα$_s$信号与Th17细胞生成的相关性已被证实，在Gα$_s^{\Delta CD4,8}$小鼠中发现，cPTH诱导不能扩增骨髓和脾脏Th17细胞，也不能发挥其骨分解代谢活性，这表明，T细胞中的Gα$_s$的沉默可以阻止Th17细胞的扩增和cPTH诱导的骨丢失[47]。与此模型一致的是，L型钙通道阻滞剂地尔硫䓬可阻断cPTH诱导的Th17细胞扩增、骨吸收增加以及骨皮质和骨小梁的骨丢失[47]。这一发现可能提示，L型钙通道阻滞剂在治疗甲状旁腺功能亢进症（hyperparathyroidism, HPT）中具有潜在的治疗作用。

为了证明IL-17的相关性，我们用cPTH和IL-17抗体治疗小鼠。这些研究表明，IL-17抗体通过减少骨吸收而完全阻止cPTH诱导引起的骨皮质和骨小梁的骨丢失[47]。

事实上，T细胞和骨细胞中PPR信号的沉默诱导了相似的骨保留效应，这与"串联回路"调节模型保持一致，其中一个群体的信号影响另一个群体对cPTH的反应。IL-17A是一种可能的候选者，因为它是一种有效的RANKL诱导剂。为了支持这一假设，通过IL-17抗体治疗和IL-17RA的缺失，IL-17的中和可以阻断cPTH增加骨细胞和成骨细胞生成RANKL的能力[47]和cPTH诱导的骨分解代谢活性。因此，IL-17是通过上调骨细胞和成骨细胞RANKL的生成来介导cPTH诱导的骨分解代谢活性（图128.2）。

尽管许多研究在动物模型中探讨了免疫细胞和细胞因子在PTH作用机制中的作用，但在人体中却很少有相关的研究。

为了研究PHPT对细胞因子生成的影响，从健康对照组和受PHPT影响的相似受试者中采集了普通肝素化的外周血有核细胞。在PHPT患者于手术前和甲状旁腺切除术成功解决PHPT后1个月采集血样。这些研究表明，PHPT患者外周血有核细胞中IL-17A的mRNA水平大约是健康对照组的3倍[47]。此外，手术恢复正常甲状旁腺功能与IL-17A水平正常化有关。此外，在PHPT患者中，IL-17诱导转录因子RORC的mRNA水平在手术前比健康对照组高出约3倍，而在甲状旁腺切除术后，RORC的mRNA水平下降。PTH水平与IL-17A水平呈正相关。这些发现表明，PHPT患者IL-17A基因表达升高是由循环PTH水平升高引起的。

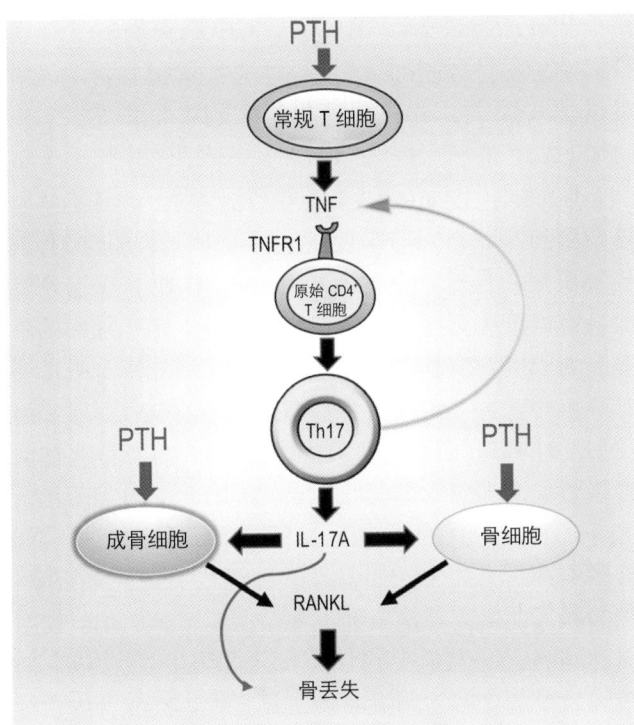

图 128.2 （也见彩图）IL-17 在 cPTH 治疗诱导的骨丢失中的作用概述。PTH 与常规 CD4+ 和 CD8+ T 细胞中表达的 PPR 结合，诱导 TNF 分泌。该细胞因子通过 TNF 受体 -1 信号转导促进原始 CD4+ T 细胞向 Th17 细胞分化。Th17 细胞释放额外的 TNF，进一步刺激 Th17 细胞分化。Th17 细胞分泌 IL-17，靶向骨细胞和成骨细胞，从而增加它们对 TNF 的敏感性。在 IL-17 存在的情况下，骨细胞和成骨细胞中的 PPR 激活刺激这些细胞释放破骨细胞分化因子（RANKL），从而刺激骨吸收，导致骨丢失。IL-17 或 IL-17RA 信号的沉默可阻断 cPTH 刺激骨细胞和成骨细胞生成 RANKL 的能力（Reproduced with permission.）

T 细胞在间歇性 PTH（iPTH）治疗中合成代谢活性的作用

缺乏 T 细胞的小鼠对间歇性 PTH（intermittent PTH, iPTH）的反应表现为骨形成和骨小梁体积的钝化增加[3]。关于 T 细胞增强 iPTH 骨合成代谢活性的机制，目前已清楚的是，在 T 细胞缺乏的情况下，iPTH 不能增加干细胞诱导成骨细胞增殖和分化，也不能减轻成骨细胞凋亡。研究发现，上述 iPTH 的所有这些作用都取决于 T 细胞激活成骨细胞中 Wnt 信号的能力[3]。骨髓 CD8+ T 细胞生成大量的成骨 Wnt 配体 Wnt10b[3]。在整体和 T 细胞特异性 wnt10b 缺失小鼠中，iPTH 对骨体积的抑制作用揭示了 T 细胞生成的 wnt10b 的关键作用[3,48]。这些数据表明，CD8+ T 细胞通过提供 Wnt10b 来增强 PTH 的合成代谢活性，Wnt10b 是激活成骨细胞中 Wnt 信号通路所必需的关键 Wnt 配体。重要的是，最近的一项有关人类的报道显示，使用特立帕肽（iPTH 治疗的一种形式）可以提高骨髓 Wnt10b 水平[49]。这项研究还表明，T 细胞是使用特立帕肽治疗的人体内 Wnt10b 的主要来源[49]。相比之下，受 PHPT 影响的患者并未表现出 Wnt10b 表达升高[49]。

T 细胞和基质细胞之间的其他外相互作用可能有助于 iPTH 的合成代谢活性。T 细胞 - 基质细胞相互作用的一个重要介质是 T 细胞共刺激配体 CD40L[50]。与此相关的是，CD40L 的沉默阻断了 iPTH 对基质细胞增殖、分化和寿命的影响，导致 iPTH 在骨小梁的合成代谢活性减弱。总之，这些数据表明，T 细胞和基质细胞之间需要双重调控。根据这一模型，沉默 WNT10b 或 CD40L 足以减弱基质细胞及其成骨细胞后代对 iPTH 的反应性。

在 T 细胞缺陷小鼠中观察到的 PTH 的残留骨合成代谢活性可能是硬化蛋白生成受到抑制的结果[51]。事实上，用抗硬化蛋白抗体治疗的小鼠对 iPTH 保持部分合成代谢反应。iPTH 不依赖于硬化蛋白的活性已被证明完全是由 T 细胞增加 WNT10b 的生成引起的[52]。

总之，现有的数据与 iPTH 的复杂作用方式是一致的，包括抑制硬化蛋白的生成和增加由 T 细胞生成的 WNT10b。在正常的基础骨转换、正常骨量和部分硬化蛋白阻断（模拟激素抑制硬化蛋白生成）的条件下，iPTH 通过 Wnt10b 介导的不依赖于硬化蛋白的机制来刺激成骨细胞生成、增加骨密度和骨小梁体积。

成骨细胞、骨细胞和 T 细胞均是甲状旁腺激素（PTH）的关键靶点

强有力的证据表明，成骨细胞、骨细胞或 T 细胞中的沉默 PPR 信号可以部分或完全阻断 PTH 的骨合成代谢和分解代谢作用。如果假设 PTH 以"并联电路"的调节模式发挥作用，这些发现可能听起来令人惊讶，甚至可能自相矛盾。在该模型中，PTH 独立靶向成骨细胞、骨细胞和 T 细胞，免疫细胞和骨细胞之间的相互作用不起主要作用。该种模型促使研究者将重点放在 PTH 对一个细胞系的影响上，例如 PTH 刺激骨细胞生成 RANKL 的能力，而低估了 PTH 对另一个细胞系的影响，例如诱导 T 细胞生成 TNF 的能力。然而，一个细胞系（例如 T 细胞）中 PPR 信号的沉默诱导了与另一个细胞系（例如骨细胞）中 PPR 信号

沉默相同的效果，这一事实符合"串联电路"调节模式（图 128.3）。在该模型中，骨髓 T 细胞提供细胞表面信号并分泌细胞因子来驱动基质细胞向对 PTH 高度敏感的成骨细胞分化。相反，在缺乏 T 细胞的微环境中分化的基质细胞获得一种对 PTH 低敏感性的永久性表型。由于成骨细胞分化为骨细胞，这些 PTH 低敏感性的成骨细胞将产生也对 PTH 反应减弱的骨细胞群。因此，通过作用于基质细胞和早期成骨细胞前体，T 细胞有能力设置所有成骨细胞系细胞（包括骨细胞）对 PTH 的反应性。此外，T 细胞分泌的细胞因子，例如 TNF 和 IL-17，靶向成熟的成骨细胞和骨细胞，调控它们 RANKL 的生成[47]。因此，我们提出在 T 细胞、成骨细胞和骨细胞之间存在一种串联而不是并联的双向交互调节关系。T 细胞是 PTH 的"上游靶点"，而成骨细胞和骨细胞是"下游靶点"。因此，T 细胞、成骨细胞和骨细胞都是 PTH 的重要靶点。

免疫细胞在与 HIV 感染和抗逆转录病毒治疗相关的骨丢失中的作用

鉴于免疫细胞通过 OPG 介导的骨吸收控制在调节基础骨稳态中的重要作用[14]，免疫系统损伤可导致 RANKL/OPG 失衡，从而在免疫缺陷的情况下导致骨丢失。事实上，临床研究报道，骨丢失、骨量减少和骨质疏松症在 HIV 感染者中很常见[53]，导致骨折发生率总体增加了 2%～4%[54]。髋部骨折的风险可增加 9 倍[55]，并伴有显著的发病率和骨折一年内 24%～32% 的死亡率。

然而，由于 HIV 感染会导致 AIDS，后者是一种复杂的疾病状态，与高发病率的低 BMI、肌肉萎缩、肾脏疾病、性腺功能减退、维生素 D 缺乏症以及其他通常与骨病直接的疾病有关，因此，HIV 导致的骨丢失的因素一直难以确定。此外，高吸烟率、吸毒和酗酒也很普遍，可能会进一步导致骨丢失[56]。然而，我们小组最近的工作表明，尽管 HIV 感染具有这些复杂性，免疫 - 骨骼界面（immuno-skeletal interface, ISI）的基本缺陷可能在 HIV 感染导致骨转换失调和骨丢失[53,57]。为了控制与人类种群相关的混杂因素，我们和其他研究者使用了一种动物模型——HIV 转基因（transgenic, Tg）大鼠。与人体研究一致，HIV 转基因大鼠的骨密度明显下降，且其骨小梁和骨皮质结构也明显受损[58]。从机制上讲，我们发现，B 细胞缺陷导致 B 细胞 OPG 表达下降和 B 细胞 RANKL 表达增加。这种 RANKL/OPG 失衡与破骨细胞和骨吸收显著增加是一致的[59]。

重要的是，我们最近在一项包含 58 例 HIV 阴性对照和 62 例 HIV 感染受试者的转化临床试验中证实，

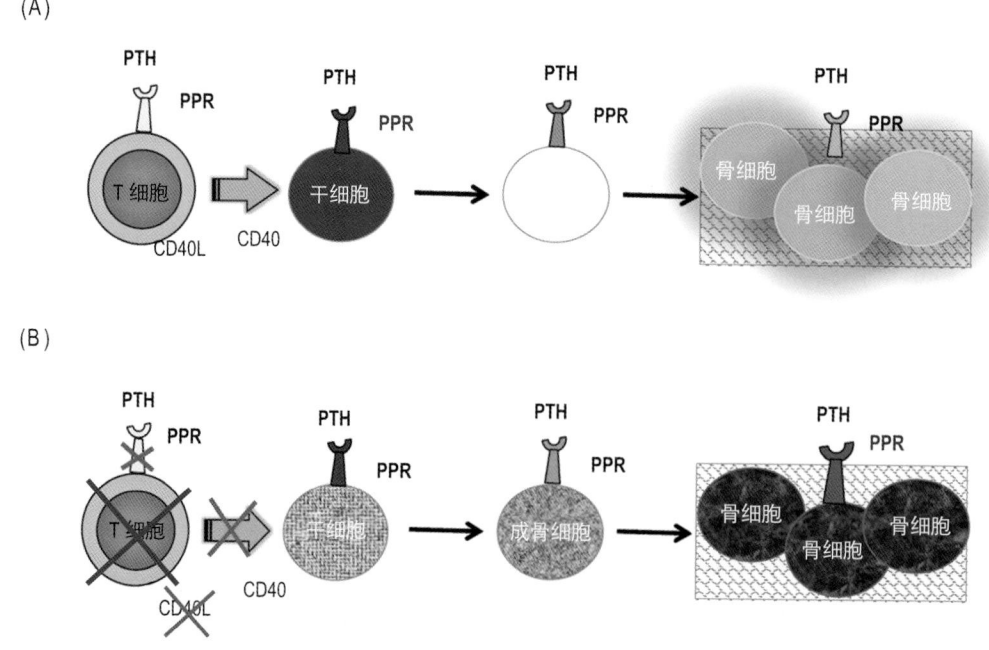

图 128.3 （也见彩图）在 T 细胞、成骨细胞（OB）或骨细胞（OCY）中，PTH/PTH 相关蛋白（PTHrP）受体（PPR）信号的沉默导致对持续性 PTH（cPTH）和间歇性 PTH（iPTH）的反应减弱或缺失。这种类型的反应符合串联电路调节机制。SC：干细胞（Reproduced with permission.）

在人类 HIV 感染中存在这种 B 细胞 RANKL/OPG 比例的倒置[57]。重要的是，在对已知对骨骼有影响的多个协变量（包括年龄、性别、种族、BMI、吸烟、饮酒和骨折史）进行调整的多变量分析后，B 细胞 RANKL/OPG 比例仍然与 HIV 状态显著相关。B 细胞 RANKL/OPG 比值还与胸椎（TH）、股骨颈（FN）的骨密度（以及 T- 分数和 Z- 分数）显著相关，但与腰椎（LS）的骨密度无相关[57]。虽然血清细胞因子水平并不总是能预测骨转换情况，但之前的报道称，血清 OPG（而不是 RANKL）与 HIV 感染个体的 LS、TH 和 FN 的 Z- 分数显著相关[60]。总的来说，这些研究已经揭示了 ISI 的潜在缺陷，可能会显著导致 HIV 感染个体的骨丢失和骨折风险升高。

抗逆转录病毒治疗引起的炎症反应会加剧 HIV 引起的骨丢失

HIV 骨丢失的另一个混杂因素是用于对抗 HIV 的抗逆转录病毒药物似乎能进一步导致骨骼退化，大多数研究表明，在开始抗逆转录病毒治疗（antiretroviral therapy，ART）的头 2 年内，骨密度损失在 2%～6% 之间[61]。令人惊讶的是，骨丢失似乎发生在所有药物类别中，尽管骨丢失的程度各有不同，现在人们认识到，由 ART 导致的骨丢失的一个重要组成部分与 ART 方案无关[62-63]，这表明骨细胞受到间接机制的调控。长期以来，慢性炎症一直与骨丢失有关，包括类风湿关节炎、牙周感染和雌激素缺乏[53]。由于接受 ART 的患者经常出现炎症[64]，我最近假设了 ART 诱导的骨丢失的一种常见机制，包括与 ART 抑制病毒后 T 细胞的稳态重建以及获得性免疫的再激活相关的炎症。这一假设与我最近的一项临床研究进一步一致，在该研究中，我们观察到一些受试者在开始接受 ART 后血浆中促破骨细胞生成 / 炎性细胞因子 RANKL 和 TNF 水平升高[65]。骨吸收标志物和 CD4+ T 细胞的恢复程度进一步与 ART 显著相关，并且在 ART 开始时 CD4+ T 细胞计数最低的患者被观察到骨丢失更严重。后一项观察结果与之前的一项报道一致，并为 ART 前 CD4 基线最低点较低的受试者骨丢失更严重提供了机制上的解释[66]。总的来说，这些观察结果支持了 ART 启动后炎症性骨丢失与 T 细胞再生相关的观点[65]。

最近我们开发了一个鼠模型来进一步探究这一假设，使用 T 细胞缺陷小鼠在同基因过继转移中用 T 细胞重组[65]。正如预测的那样，T 细胞的稳态重建导致骨吸收指数增加，骨密度急剧减少，以及骨小梁和骨皮质丢失严重，同时激活的免疫细胞（包括 T 细胞、B 细胞和巨噬细胞）生成 RANKL 和 TNF。总的来说，这些数据支持这一观点，即除了 ART 对骨转换的直接影响外，骨丢失的一种强力的间接方式——所有 ART 共有的——可能是通过 T 细胞重建和获得性免疫再激活引起的炎症状态来驱动骨吸收，以响应 ART 的病毒抑制[65]。

预防与 HIV/ART 相关的骨丢失以及骨折的治疗和干预措施仍然是保守的，尽管已发表的研究表明骨量减少和骨质疏松受试者使用标准的抗骨质疏松药物（例如双膦酸盐阿仑膦酸钠），加或不加维生素 D 和钙补充剂[67]，并加唑来膦酸[68]是有效的。然而，尽管修订了指南[69]，大多数受试者在开始 ART 时没有进行骨骼状况筛查和（或）没有接受干预以防止在骨吸收强烈的时候发生骨丢失。

我们最近提出了一个策略，建议所有开始 ART 的受试者将自动接受单剂量长效双膦酸盐（例如唑来膦酸盐）作为一项保护措施，无论骨骼状态如何，并且我们在一项双盲安慰剂对照 Ⅱ b 期临床试验中对这种方法进行了试验。从基线到 48 周的初始数据显示，这一方法对腰椎、髋部和股骨颈的骨丢失有完全的保护作用[70]。尽管 ART 开始前进行双膦酸盐注射的时间点还有待评估，但这一结果说明，ART 相关的骨丢失确实可以通过早期药物干预加以控制。

慢性炎症状态下的骨丢失

几十年来，临床医生已经认识到慢性炎症与骨丢失和骨折有关（图 128.4）。类风湿关节炎（rheumatoid arthritis, RA）是一种炎症性自身免疫性疾病，在约 2% 的成年人会导致关节破坏和致残性残疾。在 RA 中，受影响关节的滑膜炎症会导致慢性疼痛和疲劳，最终导致永久性残疾和死亡率升高。此外，骨重塑的全身性破坏会导致骨丢失和全身性骨质疏松症的发展[71]。RA 是研究得最好的疾病状态之一，涉及免疫 - 骨骼界面（ISI）的破坏以及慢性 T 细胞和 B 细胞激活驱动局部和全身骨吸收。虽然 RANKL 是关键的促破骨细胞形成的细胞因子，激活 T 细胞生成 RANKL 已被证实在 RA 动物模型中发挥重要作用[72]，但其他炎性细胞因子可能对炎症和骨吸收都有重要作用，包括 IL-1、IL-6、IL-7 和 TNF。与雌激素缺乏一样，RA 中炎症和骨丢失的一个主要因素是 TNF。事实上，小鼠中 TNF 过表达被认为是人类 RA 最精确的动物模

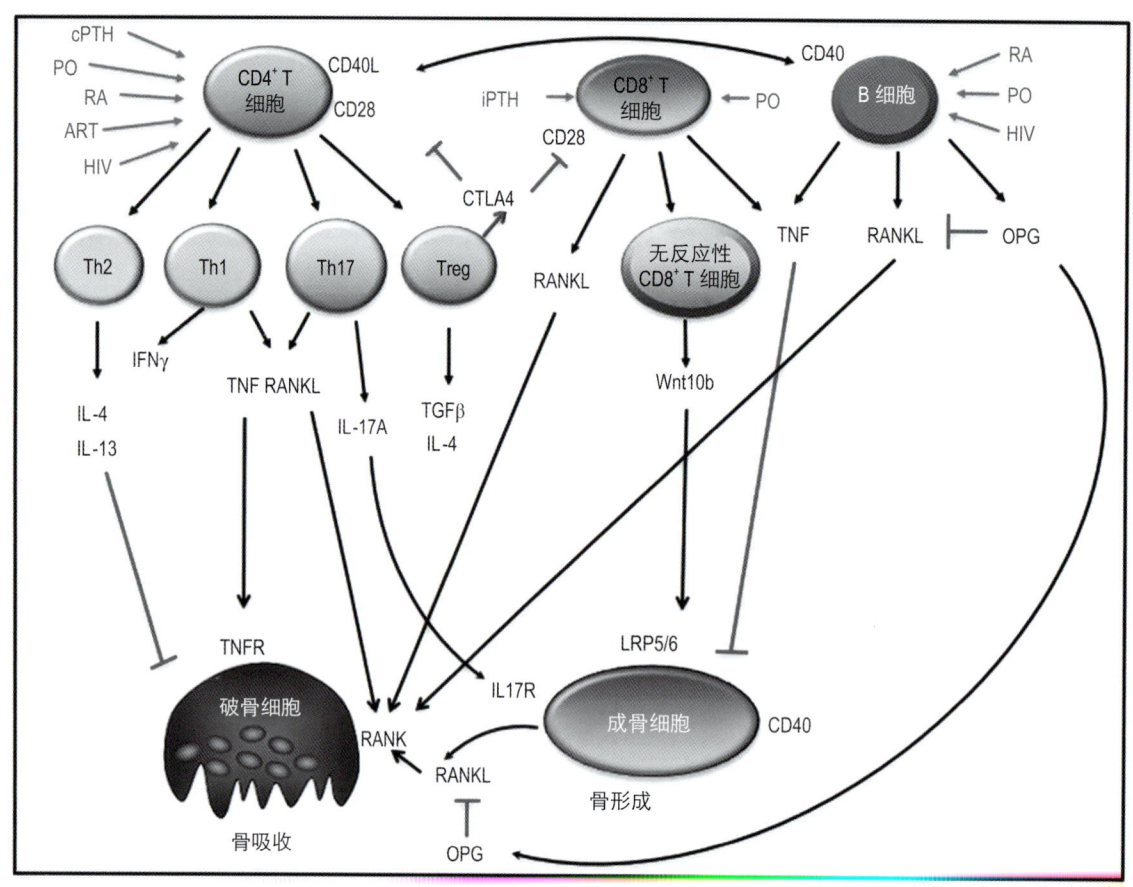

图 128.4 （也见彩图）不同炎症状态下骨的免疫调节示意图。多种病理事件通过聚集在适应性免疫反应上导致骨丢失。类风湿关节炎（RA）、绝经后骨质疏松症（PO）相关的雌激素缺乏、甲状旁腺功能亢进症引起的骨丢失［以持续性甲状旁腺激素（cPTH）治疗为模型］和抗逆转录病毒治疗（ART）都会启动炎症状态，导致 T 细胞和（或）B 细胞生成炎症介质，从而直接或间接地提高关键的破骨细胞因子 RANKL 的浓度。此外，淋巴细胞是强效炎性细胞因子 TNF 的关键来源，TNF 可促进成骨细胞系细胞生成 RANKL，抑制 RANKL 诱饵受体骨保护素（OPG），并与 RANKL 协同上调骨吸收和抑制骨形成。CD4+ 细胞的功能破坏和人类免疫缺陷病毒（HIV）感染的共刺激进一步破坏了 T 细胞与 B 细胞之间的通信，导致 B 细胞 OPG 的减少和 RANKL 的生成。这些作用的净效应是增加破骨细胞性骨吸收和骨丢失。除了适应性免疫系统的这些前吸收作用外，间歇性 PTH（iPTH）和 CTLA4 诱导的无反应性 CD8+ T 细胞还促进 Wnt10b 的生成，推动成骨细胞分化和骨形成

型之一[73]，TNF 拮抗剂通常用于人类 RA 的临床治疗。虽然现有的治疗方法侧重于减轻炎症级联反应，但相同的细胞因子是导致骨丢失的关键因素，因此治疗可能会有双重收益。

炎症性肠病，尤其是克罗恩病，是另一种典型的与骨丢失相关的炎症性疾病。有趣的是，克罗恩病患者过去被认为有骨质疏松症的风险是因为其间歇性使用类固醇和改变微量营养的吸收。现在清楚的是，其机制要复杂得多，并且涉及肠道和全身性激活的免疫细胞增加炎性细胞因子（RANKL、TNF、IL-17、IL-6）生成。肠道菌群的改变以及肠道渗透性的提高是克罗恩病的特征，并且是激活肠壁免疫系统的原因。激活的细胞和细胞因子从肠壁向基底膜的迁移在炎症性肠病相关的全身性骨丢失中起关键作用。

牙周病也存在相似的情况，口腔微生物群的改变也会引发和加重牙周病，导致局部和全身性炎症，伴 LPS、RANKL 和 TNF 等导致局部和全身性骨丢失的因子的异常生成[74]。

T 细胞和 B 细胞在骨中的作用以及免疫细胞和免疫细胞因子的作用分别总结于表 128.1 和表 128.2。

参考文献

扫描书末二维码获取。

表 128.1 T 细胞和 B 细胞在骨中的作用

细胞系	活性 / 分泌因子	OVX 的影响	cPTH 的影响	iPTH 的影响	HIV 感染的影响	ART 的影响
B 细胞	OPG、RANKL、TNF	B 细胞系扩大 增加 OPG 生成	?	?	数量减少 OPG 生成减少 RANKL 生成增加	RANKL 和 TNF 生成增加
$CD4^+$（Th1）	TNF、RANKL、干扰素 γ、IL-1、IL-6 促进骨吸收	增加数量、激活状态和细胞因子分泌	增加 TNF 生成	无	严重的数量耗减	部分 Th1 恢复 增加 RANKL 和 TNF 的生成
$CD4^+$（Th2）	IL-4、IL-13 减少骨吸收	无	无	无	严重的数量耗减 IL-4 减少	部分 Th2 和 IL-4 恢复
$CD4^+ IL-17^+$（Th17 细胞）	TNF、RANKL、干扰素 γ、IL-1、IL-6、IL-17 促进骨吸收	增加数量、激活状态和细胞因子分泌	扩展 Th17 细胞容量	无	严重的数量耗减	部分 Th17 细胞恢复
$CD4^+ FoxP3^+$（Treg）	IL-10、IL-35、TNFβ 阻断破骨细胞形成 减少骨吸收	减少数量和激活状态	无	增加数量 刺激骨形成	严重的数量耗减	部分恢复 Treg
$CD8^+$	TNF、RANKL、WNT10b 促进骨吸收和（或）骨形成	增加数量、激活状态和 TNF 生成	增加 TNF 产量	增加 WNT10b 生成	数量耗减	部分 CD8 恢复 RANKL 和 TNF 生成

OVX：卵巢切除；cPTH/iPTH：持续性甲状旁腺激素 / 间歇性甲状旁腺激素；HIV：人类免疫缺陷病毒；ART：抗逆转录病毒治疗；OPG：骨保护素；TNF：肿瘤坏死因子；Treg：调节性 T 细胞。

表 128.2 免疫细胞和免疫细胞因子调节对骨的影响

小鼠品系	基线表型	OVX 的影响	cPTH 的影响	iPTH 的影响
WT 小鼠	正常	骨丢失	骨丢失	骨生长
T 细胞$^{-/-}$小鼠（裸鼠）	低骨量 增加骨吸收	无骨丢失	无骨丢失（在一些研究中保护仅限于皮质骨）	弱 / 无骨合成代谢
αβ 缺失小鼠（TCRβ$^{-/-}$小鼠）	低骨量 增加骨吸收	无骨丢失	无骨丢失	弱骨合成代谢
μMT/μMT 小鼠（成熟 B 细胞$^{-/-}$）	低骨量 增加骨吸收	骨丢失	?	?
CD40L$^{-/-}$小鼠	低骨量 增加骨吸收 减少成骨细胞数量和寿命	无骨丢失	无骨丢失	弱骨合成代谢
WNT10b$^{-/-}$小鼠	超低骨量 骨形成减少	骨形成没有代偿性增加	?	无骨合成代谢
IL-17R$^{-/-}$小鼠	低骨量 增加骨吸收	无骨丢失	无骨丢失	?
Treg 转基因小鼠	高骨量 降低骨吸收	无骨丢失	?	无骨合成代谢

OVX：卵巢切除；c/iPTH：持续性 / 间歇性甲状旁腺激素。

第 129 章
骨的细胞生物能量学

Wen-Chih Lee 和 Fanxin Long

陈柏龄　莫小毅　译

引言

骨重塑在整个骨骼的不同解剖部位异步发生，成人每年大约有 10% 的骨骼被替换[1]。骨重塑周期始于破骨细胞泵出大量的盐酸来溶解骨矿物质，这一过程需要通过液泡 H$^+$（V）-ATP 酶进行三磷酸腺苷（adenosine triphosphate, ATP）水解[2]。另一方面，成骨细胞通过合成和分泌骨基质蛋白来构建骨量[3]。因此，破骨细胞和成骨细胞都需要消耗大量的能量来维持它们的正常功能。阐明骨细胞中的生物能量机制不仅对基础骨生物学至关重要，而且可能为开发新的骨治疗疗法开辟新的途径。

成骨细胞的糖代谢

葡萄糖是哺乳动物细胞中能量产生和生物量（biomass）合成的主要营养物质。在大多数细胞类型中，葡萄糖跨质膜的运输是由 Glut 家族（葡萄糖转运体家族）的促转运蛋白介导的，Glut 家族包括 14 种异构体（也称为溶质转运体家族 2A）[4]。Glut 蛋白是沿着浓度梯度运输葡萄糖，不需要能量。一旦进入细胞，葡萄糖可以被己糖激酶家族的成员磷酸化为葡萄糖-6-磷酸（glucose-6-phosphate, G6P），然后转化为糖原储存或进一步代谢，以释放能量并生成用于生物合成的基础材料。大多数细胞类型中的大部分 G6P 进入核心糖酵解途径生成丙酮酸，然后通过三羧酸（tricarboxylic acid, TCA）循环或乳酸生成进一步代谢。丙酮酸通过 TCA 循环与氧化磷酸化（oxidative phosphorylation, OXPHOS）完全氧化，从葡萄糖中提取的能量比转化为乳酸的能量要多得多（>30∶2 ATP/葡萄糖分子）。另一方面，乳酸途径以更快的速度消耗葡萄糖，在不需要氧气的情况下产生能量。除了核心的糖酵解途径外，许多糖酵解中间产物可以通过其他机制进行进一步的代谢，而不直接生成 ATP。这些途径包括通过磷酸戊糖途径（pentose phosphate pathway, PPP）分流 G6P——这对于核苷酸和脂质合成至关重要，以及通过己糖胺生物合成途径（hexosamine biosynthetic pathway, HBP）将果糖-6-磷酸转化为用于蛋白质糖基化的物质[5]。此外，3-磷酸-甘油酸可用于丝氨酸和甘氨酸的从头合成过程，而甘油醛-3-磷酸是甘油的前体，甘油是构成甘油三酯和磷脂的骨架（图 129.1）。葡萄糖在各种代谢产物之间的分布取决于每个细胞的特定能量和生物合成需求。

葡萄糖是成骨细胞的主要营养物质。20 世纪 60 年代初的一系列研究表明，培养中的骨片消耗葡萄糖的速度很快[6-7]。在颅骨成骨细胞的原代培养中也观察到了类似的情况[8]。最近，对放射性标记的葡萄糖类似物的直接测量和 PET/CT 成像都证实了小鼠骨对葡萄糖的显著摄取[9-10]。成骨细胞系的葡萄糖摄取主要由 Glut 转运蛋白家族介导。在啮齿动物成骨细胞（PyMS）或骨肉瘤细胞系 UMR 106-01 中检测到了 Glut1 和 Glut3 的表达[11-13]。最近的研究显示，在原代成骨细胞培养中，Glut1 mRNA 的表达水平远高于 Glut3，而在成骨细胞前体中选择性删除 Glut1 可抑制成骨细胞的分化[9]。此外，尽管正常情况下在新生儿颅骨成骨细胞中检测到的 Glut4 mRNA 水平非常低，但在 β-甘油磷酸盐和维生素 C 或胰岛素培养后，Glut4 mRNA 水平升高[14]。

成骨细胞对葡萄糖的快速消耗伴随着乳酸的快速生成。这一点从早期的研究中可以明显看出，无论是骨片还是在充足的氧气条件下培养的初代颅骨成骨细胞[6-8]。葡萄糖在有氧条件下生成乳酸的现象类似于在某些癌细胞中观察到的，通常被称为有氧糖酵解或 Warburg 效应[15]。最近的研究证实，有氧糖酵解是初

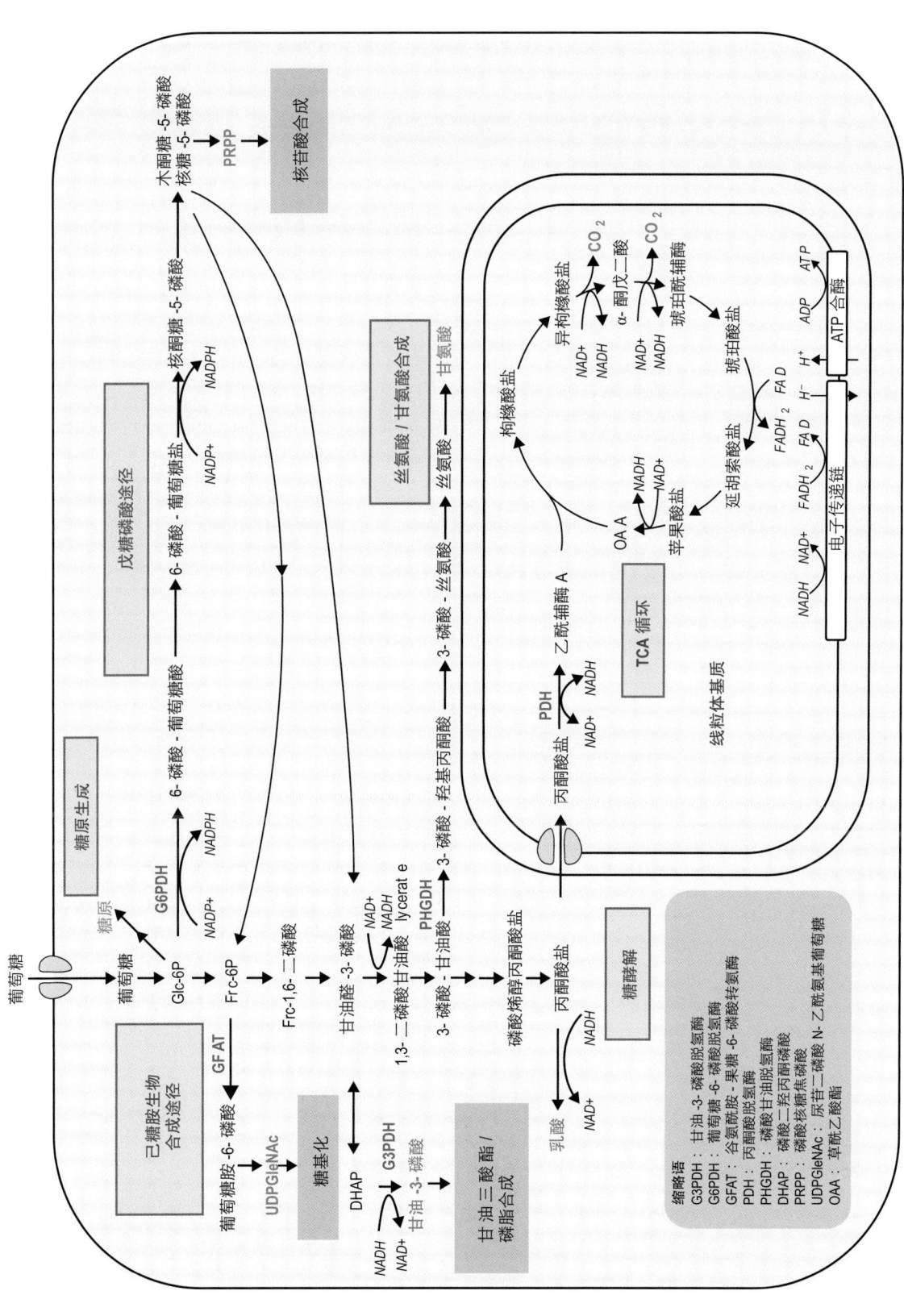

图 129.1 （也见彩图）哺乳动物细胞中葡萄糖的代谢转归。红色方框表示主要的代谢途径。葡萄糖的主要代谢途径用蓝色字表示，某些关键酶用红色字表示。注意，三羧酸（TCA）循环中的许多反应是可逆的，但为了简单起见，这里将其描述为单向的

级颅骨成骨细胞葡萄糖代谢的主要方式，尽管氧化磷酸化（OXPHOS）随着细胞进一步分化形成矿化结节而增加，以响应维生素 C 和 β-甘油磷酸盐[16-17]。功能上，通过稳定成骨前体细胞中的缺氧诱导因子-1α（Hif-1α）信号来模拟有氧糖酵解可以不依赖于血管生成的增加而促进体内的骨形成[18]。总的来说，有氧糖酵解是成骨细胞的一个重要代谢特征，刺激有氧糖酵解可促进成骨细胞的表型[19]。

有氧糖酵解对成骨细胞有益的机制目前还不完全清楚。从能量的角度来看，有氧糖酵解在每个分子的基础上从葡萄糖中提取 ATP 的效率低于通过 TCA 循环和氧化磷酸化代谢的效率。在癌细胞中，有氧糖酵解有多种益处，包括快速生成 ATP，提供支持细胞增殖的生物合成中间体，建立有利于肿瘤的微环境，以及通过活性氧和染色质修饰调节信号转导[20-21]。虽然成熟的成骨细胞在体内通常很少增殖，但它们会生成和分泌大量的细胞外基质蛋白[3,22]。因此，有氧糖酵解对于提供代谢中间体作为基质蛋白的构建可能是必要的。这一观点与早期的一项研究一致，该研究显示，葡萄糖碳对胶原蛋白中的氨基酸有重要贡献[23]。此外，最近的研究表明，有氧糖酵解的增强可以降低核乙酰辅酶 A 水平并抑制组蛋白乙酰化，因此有利于从双潜能祖细胞群分化成成骨细胞[24]。需要进一步的研究来阐明有氧糖酵解促进成骨细胞分化和功能的完整机制。

成骨细胞的谷氨酰胺代谢

谷氨酰胺是血浆中含量最丰富的氨基酸，人体内的浓度通常为 500 ~ 750 μmol/L[25]。谷氨酰胺除了是蛋白质的直接合成成分外，还是合成氨基酸、核苷酸、谷胱甘肽和氨基己糖的重要能量来源和必需的碳、氮供体[26-28]（图 129.2）。此外，谷氨酰胺外排通过反转运体以换取必需氨基酸的进口，刺激蛋白质合成的主要调节因子 mTORC1[29]。虽然谷氨酰胺可以在哺乳动物细胞中合成，但谷氨酰胺被归类为条件必需氨基

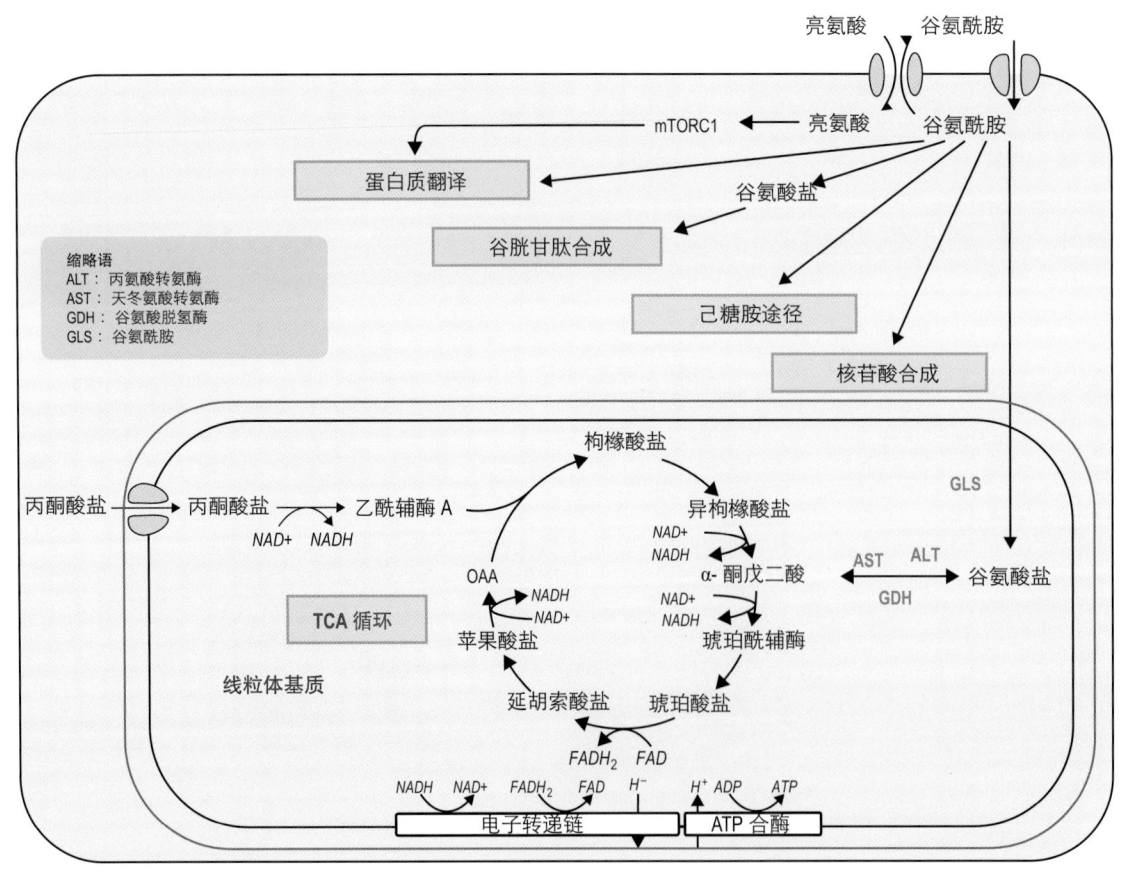

图 129.2 （也见彩图）谷氨酰胺在哺乳动物细胞中的多重作用。红色方框表示主要代谢途径。某些关键酶用红色的字表示

酸，因为其需求量可能超过其合成量。人们早就认识到，癌细胞中的谷氨酰胺代谢超过了其他非必需氨基酸的消耗[30-31]。与有氧糖酵解一样，谷氨酰胺代谢作为支持癌细胞生长的重要机制已被广泛研究[32-33]。

虽然研究数量有限，一些研究已经开始揭示谷氨酰胺代谢在成骨细胞中的重要作用。颅骨和长骨的外植体对谷氨酰胺表现出主动的吸收和代谢[34]。最近，谷氨酰胺被证明是颅骨成骨细胞培养中基质矿化所必需的[35]。此外，骨髓基质细胞对谷氨酰胺的消耗随着年龄的增加而减少，似乎与成骨细胞分化受损有关[36]。重要的是，在骨髓基质细胞系中的稳定同位素示踪实验表明，谷氨酰胺在TCA循环中通过氧化转化为柠檬酸盐，这为谷氨酰胺有助于成骨细胞前体线粒体的能量产生提供了证据[37]。最后，有人建议通过增加谷氨酰胺对缺氧诱导因子-1α稳定的反应来增加谷胱甘肽的生成，以提高植入的成骨细胞的存活率，促进小鼠的骨再生[38]。因此，谷氨酰胺代谢有助于成骨细胞系细胞的能量产生和氧化还原稳态。

成骨细胞的脂肪酸代谢

脂肪酸是哺乳动物细胞中另一种重要的碳和能量来源。脂肪酸可以从头合成，也可以通过膜转运体从细胞外获得[39]。为了产生能量，脂肪酸首先通过肉毒碱棕榈酰转移酶（carnitine palmitoyltransferase, CPT）1和CPT2的连续作用，以脂酰辅酶A的形式转运到线粒体基质中。在线粒体基质内，脂酰辅酶A随后经历β氧化，随后分离出两个碳，作为乙酰辅酶A进入TCA循环（图129.3）。长链脂肪酸通过β-氧化完全氧化，每个分子比葡萄糖或氨基酸产生更多的ATP。

大量研究已经证实了体外成骨细胞可进行脂肪酸代谢。大鼠颅骨外植体或分离的成骨细胞在培养中显示可以氧化棕榈酸盐[40]。在原代培养的猪成骨细胞中，补充肉毒碱增加了棕榈酸盐氧化和成骨细胞标志物[41]。同样，在人成骨细胞培养中，肉毒碱可刺激

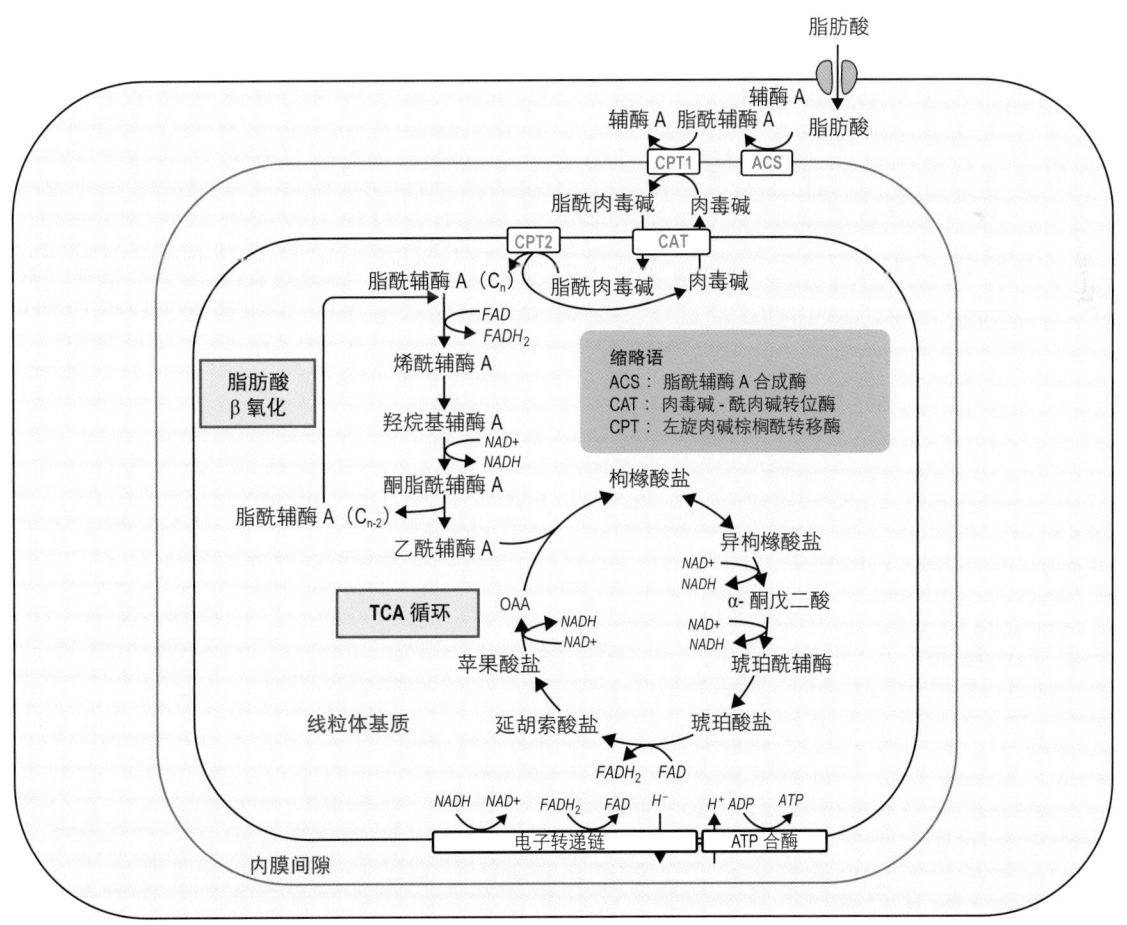

图129.3 （也见彩图）哺乳动物细胞中脂肪酸氧化的示意图。红色方框表示主要代谢途径。某些关键酶用红色的字表示

成骨细胞的增殖和活性[42]。此外，无血清培养基的脂质补充被发现支持颅骨成骨细胞的增殖，尽管这种增殖效应的机制尚未进行探讨[43]。最近，在β-甘油磷酸盐和维生素C存在的小鼠颅骨成骨细胞进一步分化过程中观察到，棕榈酸氧化增加[44]。然而，需要进行遗传学研究来确定脂肪酸氧化在体内成骨细胞分化和功能中的生理重要性。

骨合成代谢信号对成骨细胞代谢的调控

Wnt信号转导是刺激小鼠和人类骨骼形成的主要机制，已被证明在成骨细胞分化过程中促进有氧糖酵解[45]。尤其是已知促进成骨细胞分化的Wnt3a、Wnt7b和Wnt10b，它们都能刺激骨髓基质细胞系ST2细胞的葡萄糖消耗和乳酸生成。然而，Wnt5a在这些细胞中既不能诱导成骨细胞发生，也不能诱导糖酵解。从机制上讲，Wnt3a通过mTORC2和Akt发出信号，提高包括己糖激酶（Hk2）、磷酸果糖激酶1（Pfk1）、磷酸果糖激酶b3（Pfkfb3）和Ldha在内的多种代谢酶的蛋白水平，而不改变它们的mRNA丰度。此外，Wnt3a提高了重组人丙酮酸脱氢酶激酶同工酶（Pdk1，是丙酮酸脱氢酶活性的负调节因子）的蛋白质水平，因此减少了葡萄糖衍生的丙酮酸进入TCA循环的通量[24]。与体外观察结果一致，与正常对照相比，缺乏Wnt辅助受体Lrp5或表达过度活跃突变Lrp5等位基因的小鼠骨蛋白提取物分别表现出更低或更高水平的糖酵解酶[45]。因此，骨合成代谢的Wnt信号转导直接刺激有氧糖酵解，但还需要进一步的实验来阐明代谢重编程对体内Wnt诱导的骨积累的贡献。

Wnt信号转导也促进成骨细胞分化过程中的谷氨酰胺代谢。在ST2细胞中，Wnt3a通过迅速提高谷氨酰胺酶水平和mTORC1下游的活性来增加TCA循环中的谷氨酰胺氧化[37]。引人注目的是，谷氨酰胺分解代谢的增加通过降低细胞内谷氨酰胺水平导致GCN2的激活。这反过来会诱导Atf4，激活负责氨基酸摄取或合成的基因转录，促进蛋白质合成。重要的是，BPTES对谷氨酰胺的药理学抑制可以改善表达突变Lrp5等位基因的小鼠中由Wnt信号转导过度活跃引起的过度骨形成[46]。尽管在这些实验中，BPTES在基础条件下没有影响骨量，但未来的遗传学研究有必要确定谷氨酰胺分解代谢对体内正常骨形成的潜在贡献。

此外，Wnt已被证明可以刺激成骨细胞脂肪酸代谢。缺乏Lrp5的小鼠颅骨成骨细胞在体外表达较低水平的脂肪酸代谢基因，油酸氧化较少[44]。相反，通过表达一个过度活跃的突变Lrp5等位基因或用Wnt10b刺激，在颅骨成骨细胞中激活Wnt会增加脂肪酸代谢基因的表达以及油酸氧化。此外，氯化锂（LiCl）或β-连环蛋白过表达抑制Gsk3β也表现出类似的效应，提示β-连环蛋白可能是促进脂肪酸氧化的Wnt信号转导的介导物。然而，有趣的是，尽管Lrp6已被证明比Lrp5能更有效地激活β-连环蛋白信号转导，但在该研究中，成骨细胞中Lrp6的缺失并没有对脂肪酸代谢产生同样的影响[47]。脂肪酸氧化在骨形成中的生理作用还有待于在体内证明。尽管如此，迄今为止的证据支持这样一种观点，即骨合成代谢Wnt信号转导通过刺激线粒体中脂肪酸和谷氨酰胺的能量产生直接重编程细胞代谢，同时促进有氧糖酵解，这可能是提供生物合成中间体所必需的。

众所周知，间歇性使用甲状旁腺激素可以刺激骨形成，是治疗骨质疏松症的有效合成代谢疗法[48]。有趣的是，早在甲状旁腺激素用于骨合成代谢之前，甲状旁腺激素就被证明能刺激长骨或颅骨外植体以及分离的颅骨成骨细胞的有氧糖酵解[49-52]。同样，甲状旁腺激素诱导PyMS的葡萄糖摄取[13]。最近，对MC3T3-E1的研究揭示了甲状旁腺激素刺激有氧糖酵解的主要机制[53]。具体地说，甲状旁腺激素诱导胰岛素样生长因子（IGF）信号转导，进而激活PI3K-mTORC2级联反应，导致己糖激酶、乳酸脱氢酶A和重组人丙酮酸脱氢酶激酶同工酶等代谢酶表达上调。有趣的是，尽管甲状旁腺激素降低了葡萄糖衍生的丙酮酸进入TCA循环的通量，但海马实验中它增加了氧气消耗速率，这表明在甲状旁腺激素的作用下，替代底物的使用增加了线粒体氧化磷酸化的燃料。然而，替代底物来源仍有待确定。无论如何，重组人丙酮酸脱氢酶激酶抑制剂二氯乙酸酯（dichloroaceteae，DCA）对糖酵解的药理学抑制会减弱间歇性甲状旁腺激素对小鼠骨合成代谢的作用。因此，甲状旁腺激素刺激骨形成部分是通过激活IGF信号下游的有氧糖酵解。

破骨细胞的生物能量学

在骨吸收过程中，破骨细胞分泌大量的质子和蛋白水解酶来去除矿物质和基质蛋白。由于已知破骨细胞含有丰富的线粒体，因此强大的氧化磷酸化可能能满足高能量需求。组织蛋白酶 K-Cre 缺失小鼠线粒体转录因子 A（Tfam）导致破骨细胞内 ATP 水平降低并加速其凋亡[54]。此外，通过删除 Ndufs4 破坏线粒体复合体Ⅰ会损害破骨细胞的分化和功能，导致小鼠骨硬化病[55]。在破骨细胞分化过程中，RANKL 已被证明通过上调 Ppargc1b 来刺激线粒体生物发生[56]。然而，破骨细胞生成过程中线粒体生物发生的机制可能很复杂，因为在 RANK1 下游需要通过 RelB 和 NIK 替代 NF-κB 信号转导，但这一要求不能通过 Ppargc1b 过表达来消除[57]。抑制 mTOR 或激活 AMPK 都可以模拟能量缺乏，抑制破骨细胞的形成，证实了破骨细胞分化的能量需求[58]。相反，AMPKa1 或 AMPKa2 的缺失可能反映了能量充足的状态，增加了破骨细胞分化[59]。

破骨细胞中产生能量的营养来源仍有待充分阐明。对鸡破骨细胞进行的研究表明，骨吸收的主要能量来源是葡萄糖而不是脂肪酸或酮体[60]。在这些研究中，骨吸收率随着葡萄糖浓度的增加而增加，但在 7~25 mM 时达到稳定。同样，在鸡破骨细胞中，葡萄糖被证明可以刺激 V-ATP 酶的蛋白质水平和 mRNA 水平，可能是通过涉及 p38 MAPK 的转录调节[61]。与对鸡进行的研究一致，RANKL 诱导的 RAW264.7 细胞或小鼠骨髓巨噬细胞的破骨细胞分化伴随着糖酵解的增加，破骨细胞分化在葡萄糖浓度为 5 mM 时最大，但在 20 mM 时显著下降[62]。此外，在 RANKL 作用下，在破骨细胞形成过程中，Glut1 和糖酵解酶增加，剥夺了葡萄糖，抑制了破骨细胞的分化[58]。这里的糖酵解可能是由乳酸生成驱动的，因为乳酸脱氢酶 b（Ldhb）在 RANKL 诱导的破骨细胞分化过程中增加了，而乳酸脱氢酶 a（Ldha）或 Ldhb 的缺失会抑制破骨细胞的生成[63]。此外，谷氨酰胺转运体 Slc1a5 和谷氨酰胺酶 1 在破骨细胞分化过程中增加，药物对谷氨酰胺代谢的抑制可减少破骨细胞的生成[58]。因此，葡萄糖和谷氨酰胺似乎都有助于破骨细胞的能量产生。

小结

能量是所有细胞的共同需求，但不同细胞类型所采用的生物能量途径可能因其生物功能的不同而有所不同。虽然成骨细胞和破骨细胞都需要消耗大量的能量，但成骨细胞的主要功能是合成胶原蛋白，而破骨细胞则专门向细胞外泵送酸。目前，我们对骨细胞如何整合能量生产及其特定功能的了解还很初步。到目前为止的数据表明，成骨细胞主要通过有氧糖酵解代谢葡萄糖，这是一种效率较低但比氧化磷酸化更快的葡萄糖能量产生机制。在面对高能量需求的情况下，有氧糖酵解的优势为成骨细胞创造了一个明显的"能量悖论"。葡萄糖的快速消耗可能为胶原蛋白的生成提供了充足的能量。另外，脂肪酸和氨基酸（例如谷氨酰胺）也可以通过氧化磷酸化提供额外的能量。除了产生能量外，有氧糖酵解可能是从葡萄糖生成代谢中间产物以支持骨基质蛋白合成所必需的。与成骨细胞相似，破骨细胞也以葡萄糖作为主要能量来源。然而，与成骨细胞不同的是，破骨细胞似乎主要通过氧化磷酸化获得能量，尽管一些乳酸的生成可能仍然是维持适当的糖酵解通量进入 TCA 循环所必需的。还需要进一步的研究来阐明糖酵解和氧化磷酸化对成骨细胞和破骨细胞生物能量学的确切贡献。

骨细胞生物能量学的其他方面也值得进一步关注。与葡萄糖相比，脂肪酸和氨基酸作为能量来源的研究还不够充分，部分原因是它们更复杂。对骨细胞如何在分化过程中获得其独特的代谢特征的探索也才刚刚开始。此外，成像技术和原位代谢组学的进步对于实现体内骨细胞代谢研究的最佳分辨率和灵敏度是必要的[64]。最后，阐明生物能量失调与衰老或糖尿病之间的关系可能会为对抗与这些疾病相关的骨骼脆性提供新的机会。

参考文献

扫描书末二维码获取。

第 130 章
骨的内分泌生物能量学

Patricia F. Ducy 和 Gerard Karsenty

徐亮亮 刘 峰 译

引言

从能量角度讲，骨生理学是一个昂贵的过程。在骨骼生长和重塑过程中，骨骼不仅每天都要合成大量的蛋白质，而且骨骼在不断的破坏和形成过程中需要为骨细胞提供大量的能量。骨骼是人体最大的器官之一，这一事实只会放大这种需求的程度。尽管骨骼赋予脊椎动物的生存优势，即行走功能，证明了这种代谢消耗是合理的，但它也表明能量代谢和骨骼代谢可能相互调节。例如，当食物供应不足和能量储备耗尽时，就会有减缓骨骼生长的机制。相反，骨细胞应该有办法调节能量摄入和（或）储存，以满足它们的需求。鉴于骨骼是运动的内在参与者，在运动过程中更是如此，骨骼和肌肉活动之间存在协同调节事后看来似乎合乎逻辑。

我们在 15 年前提出了一个假说，认为骨骼生长 / 重塑和能量代谢应该有一个共同的内分泌调节机制。这一假说暗示，骨骼应该从与其生理无关的器官（例如脂肪或胰腺）接收信号，但也许更具探索性的是，这也暗示了骨骼可能是一个完全成熟的调节能量代谢的内分泌器官。证明这一假说的第一个原则的存在为我们开辟了影响骨生物学的新的调控机制领域，包括骨量的中枢控制。验证它的第二个原则为我们确定了骨钙素是一种由成骨细胞分泌的循环肽，是一种多功能的激素。

骨钙素，一种促进能量稳态的激素

骨钙素基因的全面失活和成骨细胞特异性失活导致正常饮食的小鼠出现高血糖、低 β 细胞数量、胰岛素分泌减少和敏感性降低、脂肪量增加和能量消耗减少[1]。相反，*Esp* 基因（编码成骨细胞中存在的磷酸酶活性的基因，负性调节骨钙素的功能，见本章下文）的失活会导致小鼠变得瘦弱、低血糖、高胰岛素，并且能量消耗增加、葡萄糖耐量升高和胰岛素敏感性增强[1]。这些突变小鼠模型都没有表现出食物摄入量的变化。

与 *Esp* 缺陷小鼠的表型一致，骨钙素输注或注射野生型小鼠可改善其葡萄糖耐量，增加其 β 细胞数量和胰岛素分泌，降低其脂肪量、血清甘油三酯水平以及脂肪分解诱导基因（*Tgl* 和 *Perilipin*）的表达，并增加棕色脂肪组织中参与产热有关的基因（*Pgc1α* 和 *Ucp1*）的表达[2-3]。在正常饮食的小鼠中，或者在通过高脂肪饮食喂养或金 - 硫代葡萄糖（一种破坏控制饱腹感的神经元的化学物质）治疗引起葡萄糖耐受不良和胰岛素抵抗的小鼠中，可以观察到这种代谢改善[2-4]。

现有的大多数临床研究表明，骨钙素对能量和葡萄糖代谢的作用在人和小鼠之间是保守的；有人甚至提出，血清骨钙素水平可能对血糖、胰岛素抵抗或糖尿病的发展具有预测价值。这些研究已经被广泛回顾过[5-7]，因此这里只引用几个说明特殊特征的例子。血清骨钙素水平与空腹血糖和血红蛋白 1c（hemoglobin 1c, HbA$_1$c）呈负相关[8-10]。通过胰岛素抵抗 HOMA-IR 模型评估，成年男性和女性（无论是否患有糖尿病）的空腹胰岛素水平和胰岛素抵抗的改善都与骨钙素水平升高有相关[11-14]。循环中的骨钙素水平与 BMI、脂肪量和一些脂质异常呈负相关[11-12,15-18]。最后，从基因组的角度来看，人类*骨钙素基因*中的非同义 SNP rs34702397（R94Q）似乎与非洲裔美国人的 2 型糖尿病相关，非罕见的 rs1800247 SNP 与 HOMA-IR 相关，由 3 个 SNP（rs2758605-rs1543294-rs2241106）组成的 G-C-G 单倍体与年龄和性别调整后的较低 BMI 显著相关[19-21]。

骨钙素对胰腺发育和生理的调节作用

骨钙素对胰腺的作用模式已经通过分析细胞特异性基因缺失小鼠模型以及使用啮齿动物和人类胰岛进行的基于细胞的测定来确定（图 130.1）。骨钙素缺乏小鼠的胰岛素分泌、β 细胞增殖和 β 细胞数量降低，而骨钙素功能增强模型 Esp$^{-/-}$ 小鼠或重组骨钙素治疗小鼠的情况则相反[1-2]。这些对 β 细胞生物学的影响至少部分是直接的，因为骨钙素增强了人工培养的胰岛或 β 细胞系中 *Ins1* 和 *Ins2* 胰岛素基因以及细胞周期蛋白依赖性激酶 4（cyclin-dependent kinase 4）、细胞周期蛋白 D1（*cyclinD1*）和细胞周期蛋白 D2（*cyclinD2*）的表达[1-2,22]。在小鼠离体胰岛上进行的灌注实验表明，骨钙素也可以通过提高细胞内 Ca^{2+} 水平来触发胰岛素分泌[22]。同样，与未处理的胰岛相比，暴露于高糖的大鼠胰岛的骨钙素增加了葡萄糖刺激的胰岛素分泌和胰岛素含量[23]。骨钙素信号转导在调节人类 β 细胞增殖和功能中的直接作用也有文献记载。体外用重组骨钙素处理人胰岛可显著增加葡萄糖刺激的胰岛素含量，并上调 SUR1 [一个 ATP 敏感性钾通道（KATP）的亚单位] 的表达，在葡萄糖稳态和胰岛素分泌中起关键作用[24]。同样，成骨细胞条件培养基可以增加人胰岛中胰岛素含量和与生存相关的基因表达，但当向培养基中加入抗骨钙素抗体时，这些变化就会消失[25]。在体内，在非糖尿病免疫缺陷（nondiabetic immunodeficient, NOD-scid）小鼠的肾包膜下移植的人胰岛，给予重组骨钙素 1 个月后，增殖 β 细胞的数量增加了 3 倍；当进行葡萄糖刺激实验时，这些小鼠的血浆中胰岛素和 C 肽的水平比用赋形剂处理的小鼠高[24]。这些结果再现了血清骨钙素水平与血糖控制前后正常或糖尿病患者体内稳态模型评估 β 细胞功能（HOMA-%B）之间的正相关[14,18,26-27]。

骨钙素对体内 β 细胞有直接作用的证据来自外周组织中的骨钙素受体失活，这是一种被称为 Gprc6a 的 G 蛋白耦联受体[28-29]。事实上，β 细胞谱系中 *Gprc6a* 的特异性失活会导致葡萄糖耐受不良、胰岛素分泌减少以及胰岛素敏感性正常的情况下 β 细胞数量减少[29-31]。Gprc6a 的存在对于骨钙素在胰岛上的作用是必需的，因为重组骨钙素可以在野生型中诱导胰岛分泌胰岛素以及 *Ins2* 和 *CyclinD1* 的表达，但在 Gprc6a 缺失的胰岛中则不能实现[30]。同样，重组骨钙素可以在对照组中增加溴脱氧尿苷（BrdU）的摄入，但在 Gprc6a 缺乏的 β 细胞中则不能[30]。在小鼠和人类之间，Gprc6a 作为骨钙素受体介导其代谢功能的功能很可能是保守的，因为最近有研究表明，两名在 *Gprc6a* 中携带 F464Y 显性负突变的患者显示胰岛素分泌改变和葡萄糖耐受不良，并且该基因的非罕见多态性 rs2274911 与胰岛素抵抗的特征有关[32-33]。

β 细胞系中 *Gprc6a* 的失活揭示了骨钙素信号转导在胰腺形态发生中的一个意想不到的作用。在发育后期（即胚胎中骨钙素水平迅速上升的阶段），β 细胞经历一个短暂的增殖高峰，这明显有助于在新生儿期观察到的 β 细胞数量的迅速增加[30,34]。在 β 细胞中缺乏骨钙素或 Gprc6a 的情况下，这一过程会受到损害，在突变小鼠胚胎 17.5 天时，已经导致 β 细胞面积比例减少 20% 以上[30]。骨钙素信号转导在 β 细胞系中的发育功能，包括细胞周期蛋白 D1，但不影响

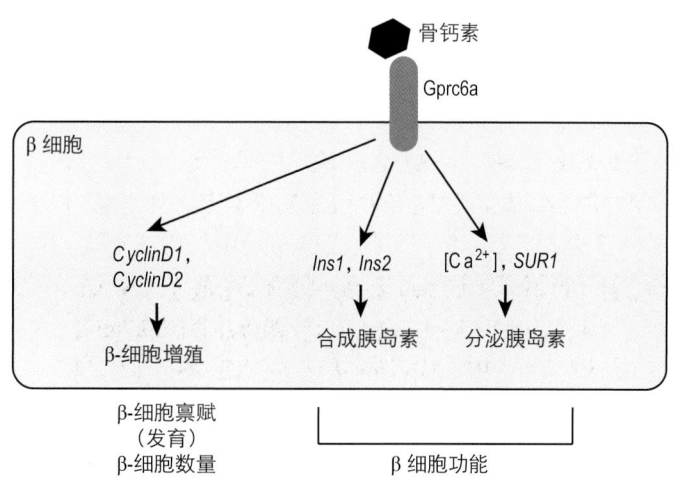

图 130.1　骨钙素 /Gprc6a 信号转导在胰腺 β 细胞中的作用

β细胞的分化，确定了这一内分泌通路是β细胞先天发育的决定因素。

骨钙素对肌肉生物能量学的调节

值得注意的是，小鼠和人类在运动过程中的血清骨钙素水平显著升高[35-37]。这种升高对于促进肌纤维的主要营养物质葡萄糖和脂肪酸的吸收和利用是必要的[35]（图130.2）。骨钙素通过触发葡萄糖转运体Glut4向质膜的易位，直接促进成肌细胞的葡萄糖的摄取，并通过三羧酸（TCA）循环促进ATP的产生。与此同时，部分通过增强激素敏感脂肪酶（hormone-sensitive lipase, HSL）的磷酸化，骨钙素促进细胞内甘油三酯转化为游离脂肪酸，同时通过促进细胞能量传感器单磷酸腺苷活化蛋白激酶（adenosine monophosphate-activated protein kinase, AMPK）的磷酸化，从而增加脂肪酸转运体的积累，从而增加它们的利用。除了引起这些细胞代谢变化外，骨钙素还在肌纤维中发出信号，增加IL-6的表达和分泌。IL-6是一种肌细胞因子，通过促进肝脏的糖异生和白色脂肪组织中的脂肪分解来增强运动时营养物质的生成[35,38]。因此，身体对运动的适应涉及能量代谢的综合调节，其中骨钙素通过诱导肌肉分泌IL-6来动员储存在脂肪和肝中的营养物质，促进它们在肌纤维中的吸收和利用（图130.2）。肌纤维中的骨钙素信号转导对于维持成年小鼠的肌肉量也是必要的[39]。绝经前女性血清中总骨钙素水平与去脂体重呈正相关，年轻女性运动时血清骨钙素和IL-6水平均升高表明，骨钙素对人体肌肉生理功能有正向调节作用[35,40]。

骨和肌肉之间的这种相互作用已经在体内通过对突变小鼠的分析得到了验证，这些突变小鼠要么在整体上缺乏骨钙素，要么只在出生后的成骨细胞中缺乏骨钙素，要么是缺乏骨钙素受体Gprc6a，特别是在肌纤维中。到3个月大时，这些突变小鼠的跑步时间和距离比对照组小鼠少20%~30%[35]。骨钙素和 *Gprc6a* 失活的条件模型排除了这种表型是由非肌肉相关的代谢异常或发育缺陷引起的。此外，在运动前立即给予骨钙素时，使3个月大的野生型小鼠在跑步机上跑步的时间和距离增加了20%以上。然而，当Gprc6a在肌纤维中失活时，这种干预没有任何有益作用，这证实了这种受体介导骨钙素在肌肉细胞中的

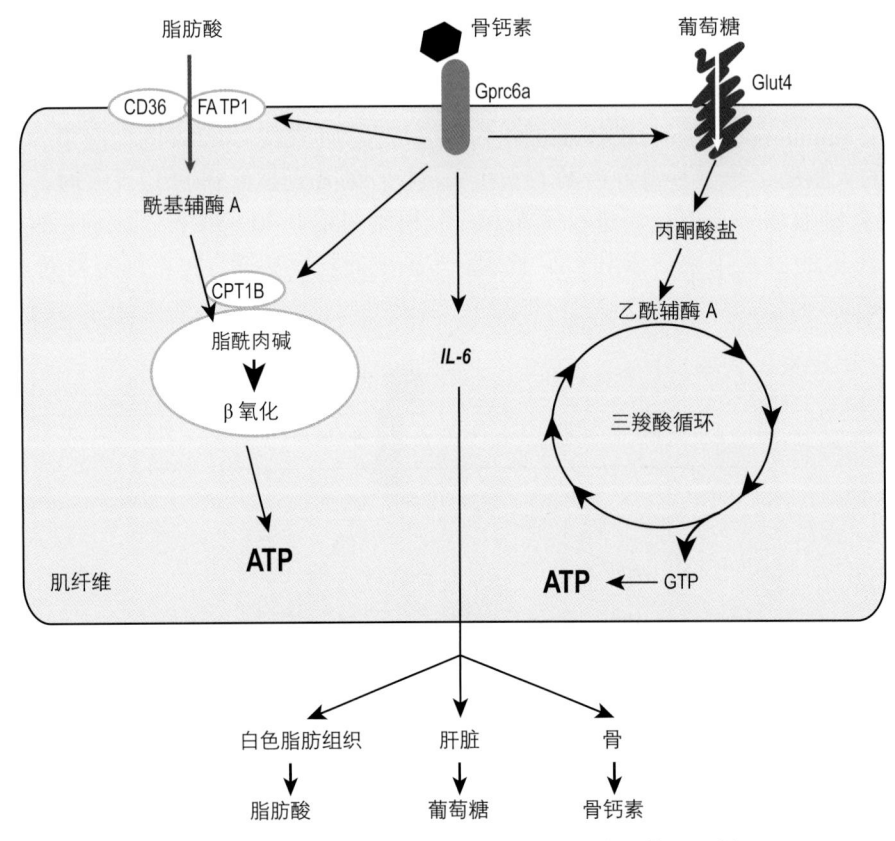

图130.2 运动中骨钙素/Gprc6a在肌纤维中的作用机制

所有作用[35]。

在小鼠、恒河猴和人类中，血清总骨钙素和生物活性骨钙素水平在中年前后（即运动能力开始下降时）下降[35,41]，老年小鼠在运动期间骨钙素和IL-6水平的增加程度与3个月大的小鼠不同。此外，在12个月大的小鼠注射重组骨钙素能使它们获得了只有3个月大的小鼠才有的运动能力[35]。这种改善是由于氧化肌肉中营养摄取增加了，同时循环中的IL-6水平也上升了。这一观察结果表明，骨钙素可以提高小鼠随着年龄增长的肌肉功能。

基于细胞的证据表明，IL-6可能通过刺激骨吸收来上调骨中骨钙素的生成[42]，这部分解释了运动期间血清中生物活性骨钙素水平升高的原因。支持这一观点的是，IL-6缺乏小鼠在运动期间的骨吸收和血清活性骨钙素水平不会像野生型小鼠那样增加[35]。需要进一步的研究来了解这种调节的细胞基础。

骨钙素分泌和生物活性的调节

骨钙素的分泌和活性受到严格的正、负调控，遵循内分泌学的基本原则，即一种激素既要根据身体的需要迅速生成，又要受到严格的控制。一些已知调节能量代谢和（或）骨稳态的激素、分泌分子、营养物质、神经介质已被证实在不同水平上控制骨钙素的生成和（或）活性（图130.3）。

胰岛素和骨吸收对骨钙素活化的调节

像大多数肽激素一样，骨钙素是作为一种分子前体生成的，它在成骨细胞中被依次裂解，因此只分泌成熟的蛋白质。此外，骨钙素被翻译后修饰3个谷氨酸（GLU）残基，这些残基被维生素K依赖性γ-羧化酶羧化，形成3个γ-羧谷氨酸（GLA）残基[43]。这种修饰赋予骨钙素对矿物离子的亲和力，因此解释了为什么大量的羧化骨钙素储存在骨基质中。与羧化骨钙素一起，一种在小鼠13位残基上和人类17位残基上脱羧的骨钙素（即一种低羧化骨钙素）在血液中循环。遗传学证据、细胞学研究和相关研究已经证实，正是这种血源性的低羧化骨钙素负责其代谢功能[1-3,22,44]，人们需要将这种低羧化形式的骨钙素与成骨细胞少量产生的完全不羧化形式的骨钙素分离开来。后一种形式，由于缺乏γ-羧化，在正常情况下产生的水平非常低（低于小鼠血清中总骨钙素的5%[45]；在人骨提取物中含量不到7%[46]）。值得注意的是，尽管这种未羧化的骨钙素是有活性的（它实际上相当于重组骨钙素，即细菌产生的未羧化的骨钙素），但与低羧化的骨钙素相比，它的浓度非常低（在小鼠血清

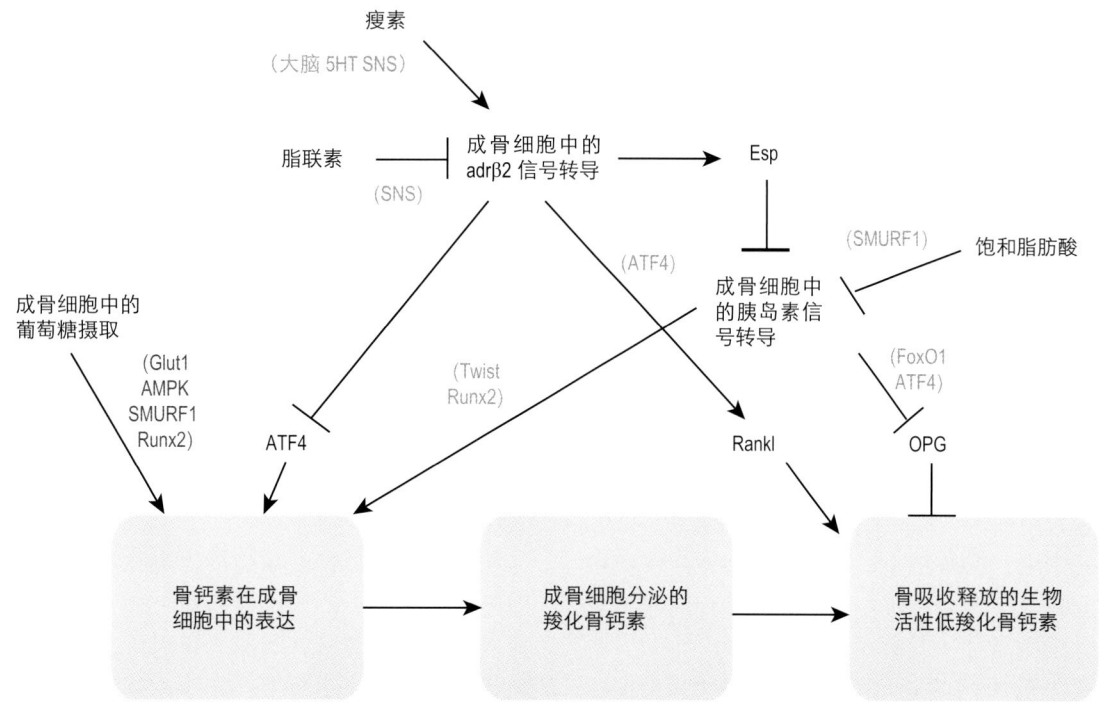

图130.3　骨钙素生成和激活的调节

中不到 1/10，在人骨中不到 1/5[45-46]），因此通过补充维生素 K 来降低它的浓度不会产生代谢作用[47]。

一旦羧化的骨钙素由成骨细胞分泌并与矿化的骨基质结合，它就可以在破骨吸收过程中释放出来，由于吸收陷窝中存在低 pH 值，这也会通过导致其第一个 GLA 残基脱羧来激活这种激素[48-49]。成骨细胞中的胰岛素信号转导可以增强这一过程，从而以 FoxO1 依赖性的方式降低骨保护素（osteoprotegerin，OPG）的表达，从而增强破骨细胞的功能[48,50-51]。相反，*Esp* 基因的产物，一种蛋白酪氨酸磷酸酶，能使胰岛素受体去磷酸化和失活，最终抑制骨钙素的脱羧。这就解释了为什么 *Esp* 缺陷小鼠表现出骨钙素功能增强的表型[1,48]。成骨细胞中的胰岛素信号转导也可能通过抑制 Twist 对骨钙素转录因子的负面作用来刺激 Runx2 介导的*骨钙素表达调节*[50]。

人体中低羧化骨钙素是骨钙素的生物活性形式，这一点由于难以量化其在血液中的具体水平而难以证实。虽然完全未羧化骨钙素的水平可以定量测定，但 20 世纪 80 年代发展起来的羟基磷灰石亲和测定[52]无法准确测量低羧化形式，因为它缺乏区分具有两个或三个 GLA 残基的形式的特异性。更重要的是，目前还没有商业上可用的免疫检测方法可以以一种公认的方式定量羧化骨钙素浓度。除了非羧化酶联免疫吸附试验（ELISA）检测试剂盒（Takara），一种主要与完全脱羧的骨钙素（M. Ferron，个人交流）发生反应的试剂盒，以及专门开发用于分析小鼠血清的特异性 ELISA 检测试剂盒外，大多数检测方法都可以识别总骨钙素，但不能区分其羧化状态[45]。后一种 ELISA 最近被用于证明在运动过程中低羧化骨钙素水平升高，并与骨吸收增加有关，这是通过骨吸收标志物 CTx 循环水平来测量的[35]。相比之下，大鼠后肢制动导致血液中与肌肉丢失和肌肉无力相关的低羧化骨钙素水平降低 30%[53]。

脂肪因子和交感神经系统对骨钙素脱羧的调节

成骨细胞中的胰岛素信号对骨钙素生物活性的正向调节，以及骨钙素增加胰岛素生成的能力，需要存在其他机制来中断这一前馈循环。虽然其他分子可能也有同样的作用，但瘦素（一种脂肪细胞特异性类固醇，通过抑制中枢 5-羟色胺合成上调交感神经输出来负向控制骨量的增加）发挥了这样的作用[22,54-57]。瘦素通过成骨细胞表达的 β2-肾上腺素能受体（β2AR）增加交感神经信号转导，间接增加 *Rankl* 的表达，从而刺激骨吸收[56,58]。交感神经信号转导也强烈促进 *Esp* 表达，从而促进骨保护素的分泌[22,48]以及 ATF4 介导的*骨钙素表达上调*[51,59]。成骨细胞中瘦素 / 交感神经信号转导的所有这些作用的总和是生物活性骨钙素的降低，这可以通过 Adrβ2 缺陷小鼠血清中低羧化骨钙素和胰岛素水平升高来推断[22]。

脂联素是另一种脂肪细胞衍生的激素，影响骨重塑和骨钙素的生成。脂联素通过中枢传递直接作用于成骨细胞[60]。在幼龄动物中，当骨钙素产量较高时，成骨细胞中的脂联素信号转导似乎占主导地位，并通过限制成骨细胞的增殖和促进成骨细胞的凋亡来抑制总骨钙素和低羧化骨钙素的生成。后来，第二种机制盛行，即脂联素穿过血脑屏障，与蓝斑神经元结合，抑制交感神经输出，即对抗瘦素中枢作用[60]。在这个年龄段（6 个月及以上），脂联素缺乏的小鼠变得葡萄糖不耐受，胰岛素分泌不良，但交感神经张力正常化可以挽救这种表型[60]。因此，脂肪细胞对骨钙素生物学既有正反馈，也有负反馈，在脂肪（能量储存和体内平衡的经典参与者）和骨之间建立了功能联系。

营养物质对骨钙素生成的调节

成骨细胞的葡萄糖摄取也调节骨钙素的表达。GLIT1 介导的葡萄糖摄取可使 Runx2（是骨钙素表达的有效调节因子）稳定，部分是通过抑制 AMPK 对泛素酶 SMURF1 的激活[61-62]。由于 Runx2 也增加 Glut1 的表达，因此成骨细胞对葡萄糖的摄取进一步增强[62]。这种前馈循环允许分泌大量羧化的、随时可以被激活的骨钙素，这些骨钙素可以储存在骨基质中。

游离饱和脂肪酸也是骨钙素生成的有效调节剂，其水平在高脂肪饮食时会升高。成骨细胞中脂肪酸水平升高通过 SMURF1 触发胰岛素受体泛素化及其降解；这阻碍了骨吸收和低羧化骨钙素的生成[63]。这种生物活性骨钙素生成的减少有助于整个机体的胰岛素抵抗。

小结和见解

关于骨和骨钙素在能量代谢调节中的作用的全过程仍在研究中。例如，骨钙素有利于脂肪细胞表达脂联素，影响脂肪量并增加能量消耗，但这些活动的细胞和分子机制仍不清楚。此外，在肝脏或肠道等特定组织中有条件地删除其受体，可以确定该激素的新靶组织和代谢相关功能。也许更重要的是,有证据表明,骨骼在调节能量代谢中的作用尚未被完全了解,很可能涉及骨细胞分泌的未知激素。这一假设的最好例证是,小鼠成骨细胞消融对食欲产生影响不依赖于骨钙素[64]。因此,成骨细胞至少有一种其他激素控制着这一特定方面。

参考文献

扫描书末二维码获取。

第131章
中枢神经对骨重塑的调控

Hiroki Ochi、Paul Baldock 和 Takeda

陈柏龄　陈志鹏 译

引言

包括骨组织在内的所有体内自身平衡功能都是由大脑控制的。实际上，临床证据显示，创伤性脑损伤（traumatic brain injury, TBI）会加速骨折愈合，这表明中枢神经系统与骨重塑之间存在某种联系[1]。中枢神经系统通过瘦素调节骨形成的发现开启了一个新的研究领域：骨重塑的神经元控制[2]。从那时起，其他神经肽和神经递质，例如，神经肽Y（neuropeptide Y, NPY）[3]，可卡因-苯丙胺调节转录肽（cocaine-and amphetamine-regulated transcript, CART）[4]，神经介素U[5]，最近发现的5-羟色胺[6-7]，以及骨的感觉神经支配均已被证实具有骨调节活性（图131.1）。

瘦素和交感神经系统（SNS）

瘦素是一种由脂肪细胞合成的分子量为16 kDa的肽激素[8]。瘦素通过前阿片黑素细胞皮质激素（pro-opiomelanocortin, POMC）途径影响食欲和能量代谢（增加食物摄入和能量消耗[8]）；而通过刺鼠色蛋白相关蛋白（agouti-related peptide, AgRP）/NPY途径减少食物摄入和能量消耗；这两种途径都在弓状核起

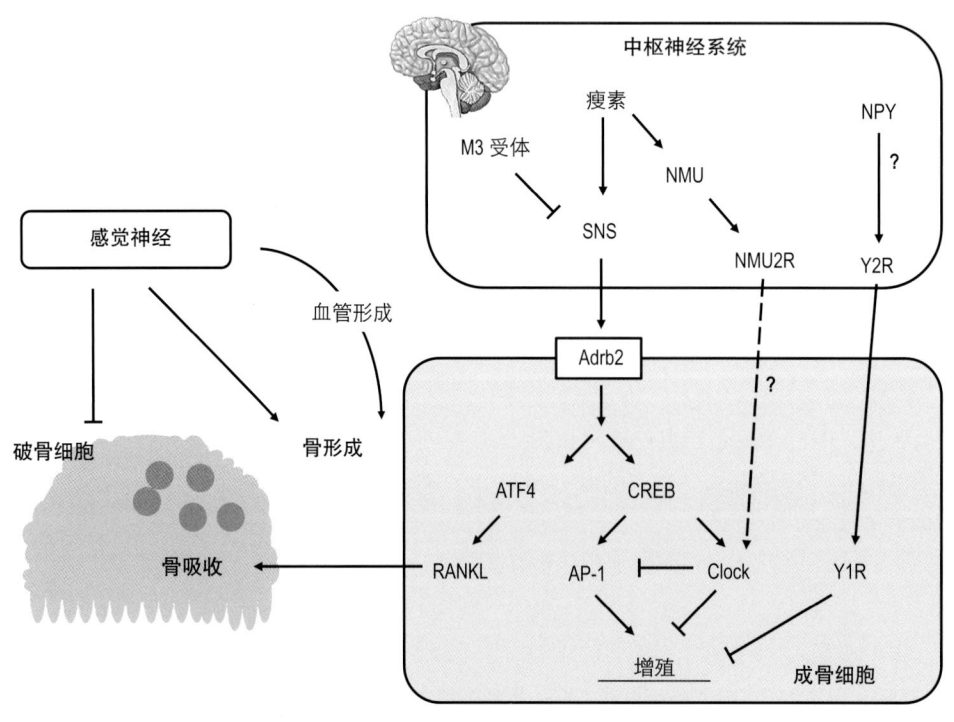

图131.1　中枢神经系统控制骨重塑的示意图

作用。缺乏功能性瘦素的 ob/ob 小鼠会出现肥胖和不育 [8]。尽管它们存在性腺功能减退（骨质疏松的最常见原因），缺乏功能性瘦素受体的 ob/ob 小鼠和 db/db 小鼠表现出高骨量 [9]。在 ob/ob 小鼠或野生型小鼠中，以最小剂量在其脑室内（intracerebroventricular, ICV）注入瘦素，并确保没有任何可检测到的渗漏到体循环中，导致骨量减少 [9]。这一观察结果在随后对大鼠和绵羊的研究中得到了验证 [10-11]。此外，中枢神经系统缺乏瘦素受体的小鼠与全身缺乏瘦素受体的小鼠（ob/ob 小鼠）表现出相同的骨表型，而仅在成骨细胞中缺乏瘦素受体的小鼠具有正常的骨代谢 [12]。因此，瘦素是通过中枢神经系统调节骨量的。

瘦素刺激交感神经系统的活动主要是通过肾上腺能 2 受体（adrenergic 2 receptor, adrb2）导致骨量降低，这是成骨细胞中表达最强烈的肾上腺能受体 [13]。使用非选择性 β 受体激动剂异丙肾上腺素或 adrb2 选择性激动剂克仑特罗或沙丁胺醇治疗野生型小鼠，可降低骨量 [13-14]。相反，交感神经活动受抑制的小鼠（多巴胺-β 羟化酶 -/- 小鼠 [13]、adrb2 -/- 小鼠 [4] 以及使用非选择性 β-受体阻滞剂治疗的小鼠 [13]），由于骨形成增加和骨吸收减少而表现出较高的骨量增加。此外，这些小鼠对瘦素降低骨量的作用有抵抗力，说明瘦素在骨代谢中的主要下游通路是交感神经系统。此外，成骨细胞特异性 adrb2 -/- 小鼠再现了 adrb2 -/- 小鼠的骨异常 [15]，表明 adrb2 在成骨细胞中，而不是在其他组织中，负责交感神经系统对骨的影响。

成骨细胞中的交感神经信号转导是通过两种不同的通路来控制骨形成和骨吸收。前者是通过环磷酸腺苷（cAMP）反应元件结合蛋白（cAMP response element-binding protein, CREB）和 c-myc 转录因子表达 [15-16]。在成骨细胞中，当刺激 SNS-adrb2 通路时，CREB 磷酸化被一种不明机制所抑制 [15]，进而抑制下游效应物（即生物钟分子，例如 Per、Cry 和 AP-1 转录因子 [16]）。分子实验显示，Per1 和 Per2 基因负性调节 c-myc 和 G1 细胞周期蛋白的表达，从而导致成骨细胞的增殖，因此，Per1 和 Per2 或 Cry1 和 Cry2 的缺乏有利于骨量的增加 [16]。相反，AP-1 刺激 c-myc 和 G1 细胞周期蛋白的表达 [16]。作为这些拮抗蛋白的联合作用，交感神经系统（sympathetic nervous system, SNS）可减少骨形成 [16]。后一通路调节骨吸收，也通过成骨细胞介导 [4]。在 SNS-adrb2 通路的刺激下，成骨细胞的 ATF4 被磷酸化，诱导 Rankl 表达 [4]。由于 adrb2 -/- 小鼠的骨吸收异常不能通过脑室内注入瘦素纠正，瘦素信号转导被认为依赖于 SNS 来调节骨吸收；然而，鉴于 adrb2 -/- 小鼠体内实存在破骨细胞，SNS 信号转导对于破骨细胞分化并不是必需的。

多种骨质疏松小鼠模型，例如卵巢切除诱导的 [13]、卸荷诱导的 [17] 或抑郁诱导的骨丢失 [18]，都可以通过使用 β 受体阻滞剂联合治疗得到改善，尽管有一些相互矛盾的报道。这些差异可能与研究中使用的 β 受体阻滞剂的剂量有关：不影响任何心血管功能的小剂量普萘洛尔足以增加骨形成参数，而增加普萘洛尔的剂量会逐渐降低其对骨形成的有益作用 [19]。

最近，研究发现，通过大麻素受体 1 信号转导，脑创伤（TBI）导致骨中去甲肾上腺素水平降低，并且 TBI 诱导的成骨刺激受到 β 受体激动剂的抑制 [20]。许多流行病学研究也证实了 β 受体阻滞剂对骨量或骨折的作用 [21-22]。尽管 β 受体阻滞剂在预防骨质疏松性骨折中表现出矛盾的有效和无效的结果，但一个对 8 项研究进行的 meta 分析显示，使用 β 受体阻滞剂与髋部骨折风险的降低和任何骨折的风险降低有关 [22]。鉴于 β 受体阻滞剂在临床中的广泛应用，β 受体阻滞剂也可以很容易地应用于治疗骨质疏松症。然而，由于目前关于 β 受体阻滞剂与骨质疏松性骨折之间关系的研究大部分是观察性研究，未来迫切需要进行随机临床试验研究。

其他肾上腺能受体和毒蕈碱受体也参与骨重塑。M3 毒蕈碱受体 -/- 小鼠和神经元特异性 M3 毒蕈碱受体 -/- 小鼠均表现出交感神经活动增加，由于其骨形成减少和骨吸收增加，表现出低骨量表型 [23]，而成骨细胞特异性 M3 毒蕈碱受体 -/- 小鼠则没有表现出骨代谢异常 [23]。这些结果表明,副交感神经系统（PSNS）也通过靶向神经元影响骨量，而自主神经系统之间的平衡决定了骨量。此外，虽然 SNS 活动增强，但 α2A/α2C 肾上腺能受体 -/- 小鼠仍表现出高骨量，选择性 α2 受体激动剂促进破骨细胞的形成 [24]，表明 α 肾上腺素能受体也参与骨重塑。然而，这些观察结果是否适用于人类还不得而知。

5-羟色胺

5-羟色胺是一种在中枢神经系统仅由色氨酸羟化酶 2（tryptophan hydroxylase 2, Tph2）作用产生的单胺化合物 [25]。由于 SNS 活性增强，Tph2 -/- 小鼠出现骨质疏松表型，而 ob/ob 小鼠表现出脑内 5-羟色胺浓度增加 [6]。在脑干 5-羟色胺能神经元中缺乏瘦素受体的小鼠中，瘦素的抗成骨和厌食作用受到抑制[6]，而在下丘脑弓状核或腹内侧核（ventromedial nucleus of the hypothalamus, VMH，已知是瘦素的厌氧性作用不可或缺的[8]）中缺乏瘦素受体的小鼠，骨量正常，这表明 5-羟色胺在瘦素的作用中起着关键作用。因此，脑干源性 5-羟色胺是通过与 5-HT2c 受体结合促进骨量的增加[6]。然而，使用相同的小鼠模型的研究也报道了矛盾的观察结果[26]：5-羟色胺能神经元不表达瘦素受体，因此 5-羟色胺能神经元特异性瘦素受体 -/- 小鼠具有正常的骨量和体重。目前，这种差异的原因还不得而知，尽管 Yadav 等人报道的 5-羟色胺能神经元特异性瘦素受体 -/- 小鼠可能是全身瘦素受体 -/- 小鼠。此外，选择性 5-羟色胺再摄取抑制剂（selective serotonin reuptake inhibitor, SSRI）可以抑制 5-羟色胺摄取，并被认为可以刺激 5-羟色胺信号转导通路，从而增加骨折的风险[27]。最近的一项研究报道，氟西汀，处方最多的 SSRI 之一，通过两种不同的机制影响骨重塑。在外周，氟西汀通过降低细胞内 Ca^{2+} 水平和 Nfatc1 转录抑制破骨细胞分化。该机制不依赖于 5-羟色胺再吸收机制。然而，氟西汀也可诱导交感神经张力的脑 5-羟色胺依赖性升高，从而增加骨吸收，这取决于氟西汀的给药时间。这种机制足以抵消氟西汀的局部效应，表明长期使用 SSRI 通过中枢 5-羟色胺 - 交感神经张力激活促进骨丢失[28]。

在外周，5-羟色胺主要由胃肠道肠嗜铬细胞的色氨酸羟化酶 1（tryptophan hydroxylase 2, Tph1）作用产生[25]。血清 5-羟色胺浓度明显降低的 $Tph1^{-/-}$ 小鼠呈现高骨量[7]。外周 5-羟色胺作用于 HTr1b，抑制环磷酸腺苷反应元件结合蛋白（CREB）磷酸化和成骨细胞增殖[7]。出乎意料的是，肠源性 5-羟色胺被证明是低密度脂蛋白受体 5（LRP5）骨骼效应的下游介质：LRP5 的肠道特异性失活或信号的激活仅在肠道中完全再现了 $LRP5^{-/-}$ 小鼠的低骨量或携带 LRP5-激活突变的小鼠的高骨量[7]。此外，低色氨酸饮食可以使 $LRP5^{-/-}$ 小鼠的血清 5-羟色胺浓度升高和骨量降低正常化[7]。

在人类中也有称骨密度和血清 5-羟色胺水平呈负相关的报道[29]，重要的是，一种不影响 Tph2 的 Tph1 抑制剂在啮齿类动物中促进骨量增加的程度与甲状旁腺激素（PTH）注射相似[30]。因此，5-羟色胺和 Tph1 形成了一种新的促骨生成治疗骨质疏松症的有吸引力的靶点。然而，使用相同小鼠模型的矛盾观察结果已被报道[31]：骨细胞特异性 $LRP5^{-/-}$ 小鼠显示骨量下降，这与全身 $LRP5^{-/-}$ 小鼠的观察结果相同，而肠特异性 $LRP5^{-/-}$ 小鼠和 $Tph1^{-/-}$ 小鼠的骨量正常。此外，LRP5 不影响小鼠的 $Tph1$ 表达或 5-羟色胺浓度，而用不同的 Tph1 抑制剂治疗不影响小鼠的骨量，因此得出 LRP5 对骨代谢的调节仅作用于骨组织。目前，这种差异的原因尚不清楚，还需进一步的研究。

神经介素 U

神经介素 U（neuromedin U, NMU）是一种在胃肠道和大脑中生成的神经肽，NMU 通过一种不依赖瘦素的机制抑制食物摄入[31]。$Nmu^{-/-}$ 小鼠表现出高骨量表型，骨形成孤立增加[5]，与 ob/ob 小鼠相似。这种表型不是细胞自主的，因为 $Nmu^{-/-}$ 成骨细胞在体外与野生型成骨细胞无法区分[5]。相反，在 $Nmu^{-/-}$ 小鼠和野生型小鼠的脑室内注入 NMU 可降低其骨形成和骨量[5]。重要的是，瘦素脑室输注或异丙肾上腺素治疗不会降低 $Nmu^{-/-}$ 小鼠的骨质量，这表明 NMU 介导瘦素和 SNS 在骨形成调节中的作用[5]。进一步的分析显示，下丘脑的 NMU 仅影响成骨细胞增殖的负调节因子，即生物钟分子[5,16]。

感觉神经与骨骼代谢

去感觉神经支配对骨代谢的影响已经在用辣椒素进行处理的动物中研究过了。先前的研究表明，去感觉神经支配通过增加破骨细胞的数量和活性来降低骨密度和骨量[33-34]。这些结果提示骨的感觉神经支配维持骨代谢。

降钙素基因相关肽（calcitonin gene-related peptide, CGRP）是感觉神经的一种传出神经递质，在体外抑制破骨细胞分化[35-37]，αCGRP 敲除小鼠通过骨形成减少导致低骨量[38]。通过富镁髓内植入物持续给予镁离子可增加腰背根神经节（dorsal root ganglion, DRG）中 CGRP 蛋白的表达，骨和骨膜的 CGRP 阳性感觉神经支配随后加速皮质骨的形成[39]。这些结果表明，源自感觉神经末梢的 CGRP 促进了在体内骨形成。

最近的一项研究报道，神经元衍生的信号蛋白 3A（semaphorin 3A, Sema3A）调节骨的感觉神经支配。神经元特异性 Sema3A 基因敲除小鼠通过抑制成骨细胞活性降低骨量。有趣的是，在这种条件性敲除小鼠中，全身感觉功能和骨神经支配显著降低。

骨中感觉神经纤维的类型在以往的研究有报道[41-42]，支配骨的感觉神经纤维中有80%以上为TrkA阳性。TrkA是神经生长因子（nerve growth factor, NGF）的受体。Tomlinson等人报道，NGF在靠近长骨初级骨化中心的软骨膜细胞中表达，并且在该区域观察到TrkA阳性的感觉神经[43]。TrkA-NGF信号转导被干扰的小鼠在胚胎发生过程中表现出感觉神经支配受损和骨发育异常。此外，TrkA-NGF信号转导的抑制也延迟了初级骨化中心的血管侵入，这表明TrkA-NGF信号转导协调调节感觉神经支配、血管化和骨化[43]。

神经肽 Y 系统

神经肽 Y 系统（neuropeptide Y system, NPY）由NPY、肽 YY（peptide YY, PYY）和胰多肽（pancreatic polypeptide, PP）三个配体组成，通过 5 种 Y 受体亚型——NPY1R、NPY2R、NPY4R、NPY5R 和 NPY6R——介导它们的活动[44-45]。NPY 主要是神经源性的，由中枢和周围神经元产生，常与去甲肾上腺素共同分泌[46]。NPY 能神经元在大脑中丰富，在多个丘脑核 [弓状核和下丘脑腹内侧核（VMH）] 中含量也较高[47-49]。早期研究发现，NPY 免疫反应性纤维存在于与血管相关的骨中[50-53]，也存在于骨膜细胞和骨衬细胞中[50-51]。中枢 NPY 治疗与骨量减少有关[9]。此外，NPY 在成骨细胞系中的治疗抑制了 cAMP 对甲状旁腺激素和去甲肾上腺素的反应[54-55]，这表明功能性 Y 受体的存在以及 NPY 在骨形成细胞中的可能调节作用。

最近发表的一篇文章证实了 NPY 在骨骼代谢中的作用。NPY 基因缺失小鼠表现出普遍的骨合成代谢表型[56]，而体重没有显著变化。尽管早期报道称没有影响[57]，但下丘脑 NPY 和骨形成之间的负相关与之前报道的野生型小鼠下丘脑神经元[58]或脑脊液[9]中 NPY 过表达后骨形成减少以及 NPY 受体丢失后骨量增加（下文有讨论）一致。有趣的是，中枢 NPY 过表达代表了一种强迫性中枢饥饿模型，类似于瘦素缺乏的 ob/ob 小鼠[59]。重要的是，中枢 NPY 的升高（模拟饥饿期间下丘脑的情况[60]）减少了骨量，尽管体重明显增加了，这在 ob/ob 小鼠中很明显[59]。通过这种方式，体重可能与骨量相匹配；限制热量可降低体重并增加中枢 NPY[61]，进而导致骨形成抑制，这些反应可作为全身能量守恒反应的一个组成部分；相反，过多热量摄取会增加体重，但会降低 NPY 的表达，而 NPY 会刺激骨形成，从而将骨量增加与体重增加联系起来。因此，对体重的中枢感知，如中枢 NPY 的改变所表明的那样，可能将骨量与体重变化联系起来[56]——除了对体重改变的机械反应之外，这一过程还发生。有趣的是，NPY 也在成骨细胞和骨细胞中表达，并且在体外通过机械负荷降低表达[56,62]。因此，NPY 信号转导可能作为协调骨骼和能量稳态系统的一部分调节多个过程。

下丘脑 NPY2 受体对骨的影响

两种 NPY 受体神经肽 Y1 受体（neuropeptide Y1 receptor, NPY1R）和神经肽 Y2 受体（neuropeptide Y2 receptor, NPY2R）与骨骼稳态相关。这两种受体都在下丘脑和周围神经中表达[63-65]。对 $NPY2r^{-/-}$ 小鼠种系的远端股骨的分析发现，由于其成骨细胞活性增强，其松质骨量的增加与其骨形成率增高有关，而其矿化表面没有增加[3,66]。骨吸收的各项参数均未改变。关键的是，$NPY2r^{-/-}$ 小鼠种系的骨表型在选择性删除下丘脑 NPY2 受体的成年小鼠中重现，表明中枢 NPY2 受体在这一途径中发挥作用。此外，在 $NPY2r^{-/-}$ 小鼠种系中观察到的骨骼变化发生于骨活性内分泌因子没有可测量的变化情况下。因此，这些研究结果表明，NPY2 受体缺失所产生的合成代谢是通过源自下丘脑的神经机制介导的。

重要的是，一项研究表明，特异性从下丘脑 NPY 能神经元中切除下丘脑 NPY2 受体只会适度增加松质骨量，而对皮质骨量没有影响[67]。这一结果表明，在下丘脑中，NPY2 受体介导的骨量调节是通过 NPY 神经元以外的神经元群介导的。初步迹象表明，来自室旁核的交感神经元（弓形 NPY 的靶区）可能负责传出神经通路（未发表的观察结果）。

成骨细胞 NPY1 受体对骨的影响

NPY1 受体最近被证实是为第二个在骨调节中活跃的 Y 受体。与在 NPY2 受体缺陷小鼠中观察到的情况类似，NPY1 受体表达缺失导致普遍的合成代谢表型，骨量和骨形成增加[68]，尽管伴有额外的骨吸收增加。然而，骨表型在几个关键方面与 $NPY2r^{-/-}$ 小鼠不同。首要的一点是，下丘脑 NPY1 受体的条件缺失对骨稳态没有影响，表明 NPY1 受体在骨中的作用是一种非中枢机制。在体内鉴定成骨细胞中 NPY1 受体的表达后，发现 NPY1 受体直接介导了合成代谢[68]。

在体外，成骨细胞中缺失 NPY1 受体重现了 *NPY1r*$^{-/-}$ 小鼠种系骨合成代谢的明显变化，尽管骨吸收与野生型没有什么不同[69]。此外，用 NPY 处理野生型成骨样培养物导致细胞数量减少，而在 *NPY1r*$^{-/-}$ 的成骨细胞培养物完全没有这种反应，表明了成骨细胞 NPY1 受体的功能。

此外，成骨细胞 NPY1 受体的表达可能直接参与 *NPY2r*$^{-/-}$ 表型。*NPY1r*$^{-/-}$*NPY2r*$^{-/-}$ 小鼠不会表现出另一种骨表型，NPY1 受体的表达在 *NPY2r*$^{-/-}$ 小鼠的成骨细胞样培养物中显著降低。这些研究已经表明，尽管 NPY1 受体信号转导在骨稳态控制中的作用尚未完全阐明，但它可能是骨量神经调节的关键下游组成部分。

大麻素受体

内源性大麻素系统通过两个大麻素受体 CB1-R 和 CB2-R 介导其作用，并且这两种受体与抑制性 G 蛋白耦联[58]。CB1-R 主要存在于中枢神经系统内[70]，而 CB2-R 主要在外周组织中表达[71]。大麻素受体也在成骨细胞和破骨细胞中表达，并通过中枢介导的直接机制在骨稳态控制中发挥作用。

CB1 受体在骨密度调节中起重要作用[72]。CB1-R 失活的小鼠的骨密度已被证明可以增加，并且还可以防止卵巢切除引发的骨丢失[72]。此外，合成大麻素受体拮抗剂在体外可抑制破骨细胞形成和骨吸收，并在体内可防止卵巢切除引起的骨丢失[72]。

关于 CB2-R 对人类骨量作用的证据有限。Karsak 等人提供的证据表明，编码 CB2-R 的 *CNR2* 基因表现出与低骨密度的人 1p36 染色体上包含的 *CNR2* 基因的单一多态性和单倍型有显著的关联[73]。

CB2-R 缺乏小鼠表现出与年龄相关的松质骨丢失加速和皮质骨扩张加速，虽然皮质骨厚度没有改变[74]。尽管 *CB2r*$^{-/-}$ 小鼠的骨量减少，但其矿化沉积速率和骨形成率是增加的。这种与骨高转换相关的低骨量是与绝经后骨质疏松症相似的另一种表型[74]。在成骨细胞和破骨细胞谱系中已证实都存在功能性 CB2-R[74]。总之，这些研究表明，CB2-R 信号转导通过两种机制促进骨量的维持：①直接刺激基质细胞/成骨细胞；②直接或通过抑制成骨细胞/基质细胞 RANKL 表达来抑制单核细胞/破骨细胞。总的来说，这些数据表明，大麻素系统通过 CB1-R 和 CB2-R 的信号转导在骨量的调节和维持中发挥重要作用。

黑素皮质素系统

黑素皮质激素是一个复杂的家族，包含由同一个前体——前阿片黑素细胞皮质激素（pro-opiomelanocortin, POMC）衍生出来的数个内源性激动剂，其中黑素细胞刺激激素（melanocyte-stimulating hormone, MSH）中的 α-MSH、β-MSH 和 γ-MSH 以及促肾上腺皮质激素（adrenocorticotropic hormone, ACTH）的活性是通过与五种黑素皮质素受体（melanocortin receptor, MCR）的相互作用，形成 G-蛋白耦联受体 MCR1～MCR5[75-76]。除了黑素皮质素激动剂以外，刺鼠色蛋白相关蛋白（AgRP）已被确定为一种高亲和力拮抗剂[77]。

该系统对骨稳态的调节主要围绕下丘脑神经元中表达的黑素皮质素 4 受体（melanocortin 4 receptor, MC4R）的作用。已知缺乏 MC4R 的患者由于骨吸收减少而表现出高骨密度[78]。重要的是，在纠正了 MC4R 缺陷症导致的肥胖后，骨密度仍明显增高[78]。在小鼠中进行的机制研究已经能够解剖这条通往骨骼的通路，有趣的是，还涉及另一种下丘脑神经肽 CART（可卡因-苯丙胺转录调节肽）。*MC4R*$^{-/-}$ 小鼠下丘脑 CART 表达增强，这是由于破骨细胞的数量和功能降低而导致的高骨量表型[4,79]，这在人类研究中也得到了证明。此外，缺乏一个或两个 CART 片段的 MC4R- 突变小鼠表现出显著的低骨量[4,79]，这表明 CART 信号转导的增加对于在 MC4R 缺乏小鼠中观察到的低骨吸收/高骨量表型至关重要。

参考文献

扫描书末二维码获取。

第 132 章
周围神经对骨重塑的调控

Katherine J. Motyl 和 Mary F. Barbe

莫小毅　陈柏龄 译

引言

很早之前人们就已经发现骨中存在神经支配，在骨膜、髓腔和皮质骨中都观察到了明显的神经支配。自主运动神经元和感觉神经元都支配骨骼。这种神经支配模式在骨折修复和病理状态下可发生变化，例如在骨肿瘤状态下[1]，提示骨骼和神经系统之间存在功能联系[2]。此外，在复杂区域性疼痛综合征等神经系统疾病患者中也发现了散在的骨缺损，并且越来越多的证据表明，中枢神经系统（central nervous system, CNS）在调节骨转换中起着重要作用。尽管这一领域在过去的 20 年里取得了很大的进步，但人们对骨细胞和周围神经之间的基本相互作用以及这种神经支配如何敏锐和特异性地调节骨转换还知之甚少。我们将回顾现有的骨神经支配的解剖学证据，探讨神经支配在生理和病理状况是如何被调节的，并结合最新的文献，这些文献扩展了我们对骨细胞如何接受局部神经信号影响的理解。需要指出的是，神经系统也通过内分泌途径间接地与骨相互作用；然而，我们将主要关注周围神经直接与骨相互作用以调节骨重塑的证据。

骨内的周围神经

自主神经系统包括交感神经和副交感神经，一般来说，它们在传入感觉输入后将中枢神经系统或脊髓的反应发送到目标组织。突触后交感神经元和感觉神经元的细胞体分别位于交感神经节和背根神经节（dorsal root ganglia, DRG）中，沿脊柱分段分布。例如，支配小鼠后肢的感觉神经元起源于 L4 和 L5 DRG。相反，突触后副交感神经元通常起源于目标组织附近的小副交感神经节。感觉神经元并不局限于传入功能；一些分泌神经肽，例如降钙素基因相关肽（calcitonin gene-related peptide, CGRP）或 P 物质，在靶组织中发挥诱导作用。神经系统和骨之间的相互作用表明，在中轴骨及四肢骨中，神经终止于骨髓（bone marrow, BM）、皮质骨和骨膜[3-4]。有髓鞘神经末梢和无髓鞘神经末梢也与骨中或靠近成骨细胞和破骨细胞的血管有关。此外，在大鼠和小鼠的发育研究中表明，早在胚胎 14.5 天时，长骨就出现了自主神经和感觉神经支配，其时间与组织血管化相似[6]。在动物模型和人类中进行的各种研究都表明，神经支配在骨骼发育和维持体内平衡方面具有普遍的积极作用。例如，通过外科手术或化学处理（使用辣椒素破坏对辣椒素敏感的感觉神经元）对大鼠和小鼠进行去神经支配，都会减少骨骼生长、体积和骨折愈合[7-8]。脑信号蛋白 3A（Semaphorin 3A，一种轴突化学驱避剂）整体缺失和神经元特异性缺失的小鼠表现出骨发育受损和骨感觉神经支配减少。最近，有研究证明，神经生长因子（nerve growth factor, NGF）通过神经营养性酪氨酸激酶受体 1 型（neurotrophic tyrosine kinase receptor type 1, TrKA）信号转导是股骨神经支配和血管形成以及原发性和继发性骨化诱导所必需的[6]。

骨神经支配的动态性

像骨组织一样，骨组织和骨髓的神经支配是高度动态的；然而，神经支配的改变并不一定与骨重塑的改变相对应。骨折与愈合过程中交感和感觉神经元神经支配的急剧增加有关[10]。有趣的是，通过抗 NGF 或抗 TrkA 治疗抑制 NGF/TrKA 信号转导可以减轻骨折疼痛，但似乎不会像完全失神经那样延迟愈合[11-12]。癌症骨转移与骨丢失有关，但也与神经支配和骨疼痛增加有关（在动物模型中也可以通过抗 NGF 治疗缓解）[13]。

也有报道称，在某些疾病和骨丢失的情况下，神经纤维密度会降低。例如，在大鼠卵巢切除术（ovariectomy, OVX）后14天，胫骨神经纤维密度显著降低，与骨丢失有关[14]。此外，神经病变是1型和2型糖尿病（type 1 and type 2 diabetes mellitus, T1DM, T2DM）的常见副作用。这些疾病的小鼠模型（链脲佐菌素和 ob/ob 小鼠）与骨髓内交感神经支配减少有关，这损害了骨髓生态位的造血干细胞动员[15-16]。目前尚不清楚感觉神经或交感神经病变对于降低T1DM患者的骨形成是否是必需的，或者是否其他并发症（例如微血管功能障碍和高血糖）是否是更直接的原因。有趣的是，在一项对老龄大鼠进行的研究中，尽管骨小梁和骨皮质体积急剧减少，但在4个月、13个月和36个月月龄的大鼠骨膜中降钙素基因相关肽（calcitonin gene-related peptide, CGRP）或神经丝200阳性感觉神经纤维密度或骨折疼痛反应方面没有差异[17]。目前尚不清楚衰老是如何改变骨髓间室的交感和感觉神经支配的。

越来越多的证据支持周围神经系统在骨组织对机械负荷的反应中发挥强大的调节作用，无论是在骨折后愈合过程中还是在周期性负荷过程中。在骨膜、骨髓和干骺端松质骨中存在CGRP、P物质、神经肽Y（neuropeptide Y, NPY）、血管活性肠肽（vasoactive intestinal peptide, VIP）和（或）谷氨酸免疫阳性的密集神经末梢网络，尽管在前两种结构中更为丰富[3-4,18]。该网络具有机械感应反应，显示骨折后特定部位的活动。例如，在骨负荷和骨形成最大的骨痂部位（即成角骨折的凹侧骨痂），与负荷较少的直骨折的凸侧或凹侧骨痂相比，CGRP和P物质免疫活性神经末梢在愈合阶段均有所增加。例如，降钙素基因相关肽和P物质更多[19]。NPY在成角骨折愈合过程中表现出时间和侧面特异性变化[20]。它在早期（炎症期间）在凹侧增加，在后期（重塑期间）在凸侧增加，与骨吸收和骨痂减少平行[20]。神经递质在骨中的其他功能将在下一节进一步讨论。

周围神经调节骨稳态的方式是环境依赖性的，骨神经支配负责骨痛、维持造血生态位和对机械负荷的反应。同样值得注意的是，神经支配在调节血管张力方面也起着重要作用，这反过来可能影响骨细胞所处的微环境。临床前研究已经描述了特定神经递质在日常骨稳态中的重要作用，以及对先前描述的一些范式（即负荷、老化、OVX）的响应。神经递质在骨中的环境依赖功能在以下章节和表132.1中进行了概述。

骨内神经递质的功能

乙酰胆碱

虽然SNS介导的骨调节作用的证据明确（见本章下文），但副交感神经系统（parasympathetic nervous system, PSNS）在骨中发挥调节作用的程度仍有待研究。乙酰胆碱（acetylcholine, Ach）是与PSNS相关的神经递质，与烟碱ACh受体（nicotinic ACh receptor, nAChR）和毒蕈碱受体结合。毒蕈碱的5种亚型和烟碱受体的12种亚基中的几种在成骨细胞、破骨细胞和骨细胞中表达[21-24]。α2nAChR缺失导致股骨和脊柱骨小梁骨量低，骨吸收增加[21]。Ach不改变或抑制破骨细胞分化[25-26]，但抑制成骨细胞增殖和碱性磷酸酶活性[23]。然而，骨的PSNS神经支配尚不清楚，与骨折、卵巢切除、衰老等的变化关系尚不清楚。

降钙素基因相关肽

降钙素基因相关肽（calcitonin gene-related peptide, CGRP）在感觉神经元中大量存在，在疼痛传递和血管舒张中起作用[3]。CGRP在骨中的作用已得到广泛研究，因为它存在于骨膜和骨髓的神经末梢[3,18]，对成骨细胞具有分化作用[27]，对骨形态发生蛋白2（bone morphogenetic protein 2, BMP2）等成骨分子具有诱导作用[27]。CGRP是通过NF-κB配体/骨保护素受体激活因子（RANKL/OPG）通路激活成骨细胞诱导的骨形成，抑制破骨细胞的吸收活性[27]，其方式类似于振荡流体流动（oscillatory fluid flow, OFF）诱导的剪切应力的机械转导[28]。在尺骨末端负荷模型中，骨中的CGRP水平升高，同时负荷骨中骨膜和总骨面积增加[29]。在该模型中，在远端骨（对侧无负荷尺骨）中还观察到适应性建模反应，这表明四肢骨之间存在神经信号相互作用[30]。当周围神经信号暂时被臂丛麻醉阻断时，这些反应得到改善。在CGRP-α敲除小鼠中，负荷诱导的骨形成也减少，但在CGRP-β敲除小鼠中没有，甚至在臂丛麻醉的作用下都不会减少[29]。因此，骨内神经纤维释放CGRP-α与成骨细胞诱导骨形成和破骨细胞骨吸收活性的抑制有关。

多巴胺

多巴胺（dopamine, DA）是肾上腺素和去甲肾上腺素的前体，也是一种重要的神经递质，参与多种生

表 132.1　骨中的神经化学信号转导系统

神经递质	骨内阳性神经	骨细胞上受体和转运蛋白的表达	功能
乙酰胆碱（ACh）	骨中潜在的 ACh 转运体囊泡	在成骨细胞、破骨细胞和骨细胞中发现的毒蕈碱和烟碱受体	破骨细胞分化减少/不变，成骨细胞增殖减少，MLO-Y4 骨细胞活性增加
降钙素基因相关肽（CGRP）	骨膜和骨髓中的 CGRP 阳性神经末梢	成骨细胞、成骨前细胞、破骨细胞、骨细胞和骨衬细胞中的降钙素受体（CTR）和降钙素受体样受体（CRLR）	通过 RANKL/OPG 途径激活成骨细胞诱导的骨形成并抑制破骨细胞的吸收活性
多巴胺（DA）	骨髓和骨膜中 TH 阳性神经末梢。DA 本身在骨髓中被发现	巢式 PCR 检测 MC3T3-E1 细胞中 D1、D2、D3、D4 和 D5 mRNA 的表达，流式细胞术检测人破骨细胞前体表面的蛋白质表达	DA 抑制 MSC 迁移，但适度改善成骨细胞矿化。DA 通过 D2 样信号转导抑制破骨细胞生成
谷氨酸	无	离子型谷氨酸受体（例如 NMDA）存在于成骨细胞和骨衬细胞上；代谢受体（例如 GluR8）存在于破骨细胞上	机械负荷降低破骨细胞和骨衬细胞中 GluR2/3、GluR4、GluR5、GluR6、GluR7 和 NMDAR2a，以响应 4 天的周期性压缩负荷
神经肽 Y（NPY）	在出生后早期和成人长骨和颅骨中发现含有 NPY 的周围神经	在体内成骨细胞中检测到 Y1 受体，但未检测到 Y2 受体	Y1$^{-/-}$ 小鼠通过非下丘脑通路有更多的骨形成，而成骨细胞/骨细胞过表达 NPY 可减少骨形成
去甲肾上腺素（NE）	骨髓和骨膜中发现交感神经、酪氨酸羟化酶阳性神经末梢	成骨细胞上显示 α1AR、所有 α2AR、β2AR 的表达，以及较小程度的 β1AR 和 β3AR 的表达。破骨细胞表达 βAR 和 αAR	在 RAW 264.7 细胞和人破骨细胞样细胞中，激活 βAR 直接抑制成骨细胞活性并促进破骨细胞生成
嘌呤和嘧啶	由成骨细胞从剪切应力中释放，从神经元中释放，但尚未在骨本身中表现出来	成骨细胞表达 P2X2R、P2X5R 和 P2Y2R 亚型；破骨细胞表达 P2X2R、P2X4R 和 P2X7R 亚型	ATP 和 ADP 可通过 P2Y$_1$ 受体刺激破骨细胞生成和骨吸收。ATP 可通过 P2X$_2$ 受体刺激骨吸收。ATP 和 UTP 通过 P2Y$_2$ 受体抑制骨形成
5 羟色胺（5-HT）	仅通过 Tph1 mRNA 在 DRG 中鉴定，尚未在骨本身中鉴定	5-HT$_{2A, 2B, 2C}$ mRNA 在 MC3T3-E1 细胞以及胎鸡原代成骨细胞、骨细胞和骨膜成纤维细胞表达	5-HT 受体激动剂 α-甲基-5-HT 能刺激原代鸡骨膜细胞增殖，但不刺激成骨细胞增殖
		MLO-Y4 骨细胞和 MC3T3-E1 成骨细胞表达 5-HTT、5-HT$_{1A}$ 和 5-HT$_{2A}$，通过蛋白质印记法、IHC 和 mRNA 检测	5-HT 增加了 PBMC 破骨细胞分化和 RAW264.7 细胞增殖，并增加了正常人成骨细胞和 MC3T3-E1 细胞的增殖[70]。5-HT 刺激 OPG 并抑制 MC3T3-E1 细胞的 RANKL 表达
		用 RANKL 和 M-CSF 诱导分化的人外周血单个核细胞中的 5-HT$_{2A,2B,2C}$ 和 5-HTT mRNA	
P 物质	P 物质神经存在于骨膜（尤其是骨折后）以及骨髓和骨小梁	破骨细胞上的神经激肽-1 受体（NK-1）大于对成骨细胞和骨细胞上的	刺激后期成骨细胞骨形成和骨折后骨形成，但可能参与抑制骨痂重塑期间的骨吸收
血管活性肠肽（VIP）/垂体腺苷酸环化酶激活肽（PACAP）	骨膜内可见阳性神经（VIP/PACAP）、滑液关节膜（VIP）和骨髓（PACAP）	成骨细胞和骨生成细胞（osteogenic cell）表达 VPAC1 和（或）PAC1，这取决于细胞系；破骨细胞表达 VPAC1 和 PAC1 受体	根据成骨细胞类型/系，VIP/PACAP 可以增加或抑制骨生成标志物，并差异性地改变 RANKL/OPG 通路成分的表达（从而增强或抑制破骨细胞的发生）
			VIP/PACAP 抑制破骨细胞形成和骨吸收活性

ADP：二磷酸腺苷；ATP：三磷酸腺苷；DRG：背根神经节；IHC：免疫组织化学；M-CSF：巨噬细胞集落刺激因子；MSC：间充质干细胞；NMDA：N-甲基-d-天冬氨酸；OPG：骨保护素；UTP：三磷酸尿苷。

理功能，包括激素分泌、反馈、情绪和运动[31-32]。酪氨酸羟化酶（tyrosine hydroxylase，TH）是一种负责将酪氨酸转化为左旋多巴的酶，位于 DA 和去甲肾上腺素（norepinephrine，NE）的上游，被用作中枢神经系统多巴胺能神经元的标志物和周围交感神经的标志物。DA 的作用是由一系列 G 蛋白耦联受体家族（D1~D5）引起的，它们通过不同的通路发出信号，D1 样受体（D1 和 D5）刺激腺苷酸环化酶（adenylate cyclase，AC）产生环磷酸腺苷（cAMP），D2 样受体（D2、D3、d4）抑制 AC[33]。DA 存在于骨髓中，受体表达已在成骨细胞和破骨细胞中得到证实[34-35]。与突触中相似的 DA 浓度对小鼠骨髓间充质干细胞（BM-MSC）肌动蛋白的聚合和迁移产生负调控作用，以响应血管内皮生长因子（VEGF）[36-37]。然而，另一项研究发现，高浓度（50 μmol/L）DA 可一定程度改善 MC3T3-E1 细胞的矿化[38]。DA 和 D2R 激动剂抑制人外周血单核细胞 CD14+ 细胞的破骨细胞分化[35]。同样，抗精神病药物利培酮（主要是一种 D2R 拮抗剂）增加了原代小鼠骨髓间充质干细胞的破骨细胞分化[39]。有趣的是，DA 转运体（DA transporter，DAT）基因缺失的小鼠的骨小梁骨量低[40]。DAT 基因负责 DA 再摄取到突触前终末。这些发现是否是由骨形成或骨吸收的变化引起的尚不清楚，也没有研究确定 DAT 缺失对骨的影响是通过骨本身还是通过中枢神经系统介导的。

谷氨酸

谷氨酸被认为是大脑中主要的兴奋性递质。在骨中，谷氨酸能信号转导机制响应非常快的刺激信号，涉及多种谷氨酸能受体亚型和转运体[41]。对成骨细胞释放谷氨酸的初始刺激尚不清楚[41]。Mason 在 2004 年提出，机械负荷可能会打开骨细胞中的拉伸敏感钙通道，触发骨细胞释放谷氨酸，然后激活成骨细胞受体，例如 N-甲基-D-天冬氨酸（N-methyl-d-aspartate，NMDA，一种离子型谷氨酸受体）[42]。成骨细胞 NMDA 受体表现出典型的电压敏感型 Mg^{2+} 阻断作用，并可能同步作为受体激活和膜去极化的检测器[43]。在成骨细胞和破骨细胞中检测到代谢性谷氨酸受体（例如 *mGluR1b*、*mGluR4* 和 *mGluR8*）的转录本，在破骨细胞中检测到 mGluR8 蛋白。骨的机械负荷调节谷氨酸受体的表达，在 4 天的周期性压缩负荷下，成骨细胞和骨衬里细胞中 GluR2/3、GluR4、GluR5、GluR6、GluR7 和 NMDAR2a 的免疫表达降低[44]。另一方面，失用性诱导的骨丢失也与 NMDA 受体的下调有关[45]。因此，骨量的变化与骨细胞中谷氨酸信号成分的变化有关，尽管有研究也发现了骨膜中含有谷氨酸能神经[4]。

去甲肾上腺素（NE）

交感神经纤维通常与心率加快、血管收缩和呼吸加快有关。NE 是一种神经递质，负责将交感神经信号从酪氨酸羟化酶免疫阳性的交感神经末梢释放后传递到靶组织。NE 与 α-和β-肾上腺素能受体（adrenergic receptor，AR）结合，其反应依赖于存在的特异性受体。成骨细胞表达 β2AR，并轻度表达 β1AR 和 β3AR，它们都与 Ga_s 相互作用，刺激 AC 和 cAMP 的产生[46]。选择性和非选择性 β-激动剂的下游作用通常是下调骨形成和增加 *Rankl* 生成，而用拮抗剂或基因缺失抑制 βAR 可保护因衰老或交感神经活性高的其他情况（例如瘦素治疗、应激以及非典型抗精神病药物利培酮）导致的骨丢失[47-50]。成骨细胞表达 α1AR，其调节 clock 基因表达，调控 *Bmp4* 和骨保护素的周期性表达[34,51]。此外，$α_{2A, 2B\&2C}$AR 也在成骨细胞上表达，特别是 $α_{2c}$AR 缺失对骨重塑具有位点特异性影响[52]。破骨细胞也表达肾上腺素能受体，刺激可直接增加破骨细胞的生成[53-54]。尽管 SNS 似乎可以调节卸载诱导的骨丢失[55]，早期的研究并不支持 SNS 对骨机械负荷的功能适应的主要影响[55-56]。最近，β1AR 的缺失，而不是 β2AR 的缺失，已被证明会损害胫骨轴向压缩载荷后的骨形成[57]。NE 转运体（norepinephrine transporter，NET）负责神经元对 NE 的再摄取，并已经在几种成骨细胞模型中证实[58]。NET 的缺失和拮抗剂治疗都会通过减少骨形成和增加骨吸收导致骨丢失。

一些临床研究支持 SNS 在骨转换中的作用。一项研究发现，尽管所研究的所有截瘫患者的骨卸载情况相似，但高水平（T4 至 T7）脊髓损伤（spinal cord injury，SCI）患者的瘫痪时间与应力应变指数呈显著的负相关。与胸椎下段脊髓损伤（T8~T12）的患者不同，这些患者易发生自主神经反射障碍，这可能导致 SNS 向骨的输出增加[59]。同样，嗜铬细胞瘤是一种罕见的产生儿茶酚胺的肿瘤，患者的 C-末端交联肽水平较高，而 I 型原胶原 N 端前肽（P1NP）不高，在肿瘤切除后恢复正常水平[60]。复杂的 I 型局部疼痛综合征也与骨吸收增加有关[61]，较高的静息心率也是骨折风险的独立预测因子[62]。此外，一些但不是全部的研究发现，服用β-肾上腺素能受体拮抗剂的患者骨质疏松性骨折的风险降低[63-64]。

神经肽Y

神经肽Y（neuropeptide Y, NPY）具有多种功能，包括控制摄食行为、记忆形成、诱导血管收缩和能量代谢。NPY在中枢和外周的几个部位生成，包括下丘脑、肾上腺髓质、胰腺细胞、交感神经（例如支配骨骼的神经，NPY与NE共同储存和释放）和成骨细胞。NPY通过G蛋白连接的Y受体发出信号。Y2受体负责NPY的神经抑制作用，它们在下丘脑的激活抑制全身骨的形成，而Y2受体的整体或下丘脑缺失导致骨体积、矿物质沉积率以及骨祖细胞的普遍增加[65]。Y1受体是一种存在于骨细胞和成骨细胞上的受体，其整体缺失也会增加骨小梁和皮质骨以及成骨细胞的活性[66]。它在成骨细胞或骨髓间充质干细胞中的缺失阻止了NPY的所有作用，并导致成骨细胞活性和骨量的增加[5,66]。骨神经中释放NPY通过作用于Y1受体抑制cAMP和ERK通路，直接局部抑制骨形成，导致成骨细胞基因表达和活性下调[5,67]。最值得注意的是，在应激过程中，NPY的外周来源向成骨细胞上的Y1受体发出信号，降低了它们对机械负荷诱导的骨形成的反应，这一发现表明NPY的中枢作用与局部骨活性相结合。综上所述，成骨细胞对NPY的反应是抑制的，其作用对抗CGRP、P物质和VIP，其主要作用是增加骨形成和减少骨吸收。

5-羟色胺

5-羟色胺是一种单胺类神经递质，分别由肠道神经元和肠嗜铬细胞通过色氨酸羟化酶2和1产生。临床研究表明，选择性5-羟色胺再摄取抑制剂（selective serotonin reuptake inhibitor, SSRI）与骨密度降低和骨折风险增加相关。关于5-羟色胺在调节骨重塑中的作用，大多数证据表明：①5-羟色胺在大脑中作为一种神经递质抑制SNS向骨输出信号；②表达色氨酸羟化酶1（tryptophan hydroxylase 1, Tph1）的肠嗜铬细胞在肠道内产生的5-羟色胺通过内分泌途径负性调节骨的累积[69]。然而，一些人认为，骨细胞本身产生5-羟色胺，因为破骨细胞和成骨细胞都被证明表达Tph1[2,70-71]。5-羟色胺转运体（serotonin transporter, 5-HTT）、5-HT$_{1A,1B}$和5-HT$_{2A,2B,2C}$ mRNA表达（在某些情况下是蛋白质表达）已在多种成骨细胞系模型中被证实，包括MC3T3-E1细胞、胎鸡原代成骨细胞、骨细胞和骨膜成纤维细胞，以及MLO-Y4骨细胞[71-72]。在一些模型中，5-羟色胺直接治疗可增加细胞增殖和骨保护素表达，同时抑制RANKL表达[70]。在体内，5-HT$_{1B}$敲除小鼠（全身和成骨细胞特异性）具有高骨量，导致高骨形成，而5-HT$_{2A}$的整体缺失和5-HT$_{2B}$的成骨细胞特异性缺失却没有影响[69,73]。5-HT$_{2A,2B,2C}$和5-HTT mRNA也在RANKL和巨噬细胞集落刺激因子（macrophage colony-stimulating factor, M-CSF）诱导的人外周血单个核细胞（peripheral blood mononuclear cell, PBMC）中表达，5-羟色胺直接促进PBMC破骨细胞分化和RAW264.7细胞增殖[70]。然而，外周来源的5-羟色胺是否在骨中具有直接的神经传递能力尚不清楚。有证据表明，神经元特异性色氨酸羟化酶Tph2存在于L4至L5背根神经节内，其中包含负责腿部感觉神经支配的神经元细胞体[74]。因此，5-羟色胺影响骨骼的另一个未被探索的通路可能是通过5-羟色胺能神经元对骨骼的直接神经支配。

P物质

P物质是一种十一氨基多肽（undecapeptide）和速激肽。除了作为一种神经递质参与感觉神经的疼痛传递外，它还在肠道运动、中枢和周围组织（例如皮肤、胃肠道和肺）炎症的加剧、内皮细胞收缩和血管平滑肌扩张的激活等方面发挥重要作用。在骨中，其首选受体神经激肽-1受体（ncurokinin-1 receptor, NK-1R）由成骨细胞、骨细胞和破骨细胞表达，P-NK-1物质结合可刺激晚期成骨细胞骨形成[75]。辣椒素处理成年大鼠坐骨神经后，神经和胫骨中的P物质[降钙素基因相关肽（CGRP）]水平降低[8]，由于骨形成减少和骨吸收增加，胫骨骨密度和强度也降低[8]。周围神经损伤导致的失神经支配骨也会出现明显的骨丢失，且骨折风险增加[76]。有趣的是，在一项大鼠骨折研究中，P物质免疫阳性神经的密度在骨形成区和骨吸收区以不同的时间方式发生变化[19]。在骨折后第3天，在骨折血肿中共表达GAP-43（一种神经生长标志物）的P物质表达阳性神经增生增加（可能是炎症的结果）。骨膜内P物质阳性/GAP-43$^+$神经的密度保持高水平，直到成角骨折凹侧出现皮质桥接（骨折后第21天）。相比之下，不共表达GAP-43的P物质阳性神经在第35天在凸侧增加，并保持增加，直到骨痂的吸收重塑完成。综上所述，这表明P物质在骨形成过程中具有刺激作用[8,75]，在骨重塑过程中具有吸收作用[19]。

嘌呤和嘧啶

细胞外核苷酸，例如 5′-三磷酸腺苷（adenosine 5′-triphosphate, ATP）和三磷酸尿苷（uridine triphosphate, UTP），是可溶性因子，是骨机械转导系统的关键组成部分。神经元和骨细胞在受到流体剪切力等机械刺激时释放 ATP 和 UTP[77-78]，并与已知的成骨细胞功能调节剂嘌呤受体（purinoreceptor, P2R）结合。P2 受体可分为多个亚家族，其中已鉴定出 7 个代谢性 P2X 受体和 8 个离子性 P2Y 受体。成骨细胞表达 P2X2R、P2X5R 和 P2Y2R，破骨细胞表达 P2X2R、P2X4R 和 P2X7R[79]。过去的研究表明，ATP 通过 P2Y1R 刺激破骨细胞生成和骨吸收，通过 P2X2R 促进骨吸收[77]。ATP 和 UTP 通过破骨细胞 P2X 受体介导成骨细胞骨矿化抑制，然后激活细胞外信号调节激酶 1/2（ERK1/2）信号通路[77,80]。最近的一项研究表明，PX7R 和胰蛋白酶 1（pannexin 1, PANX1）（一种机械敏感通道）形成一种功能性复合物，可能为 OFF-诱导的 ATP 从骨细胞释放提供了一条途径[78]。有趣的是，1 型糖尿病患者通常暴露于高糖环境中，与负荷诱导的 ATP 信号转导减弱相关（P2R 和 PANX1 表达降低，血流诱导的钙信号转导和骨细胞 ATP 释放降低）[78]。

血管活性肠肽（VIP）和垂体环化酶激活肽（PACAP）

血管活性肽（vasoactive intestinal peptide, VIP）和垂体环化酶激活肽（pituitary cyclase activating polypeptide, PACAP）同属于 VIP-分泌素-生长激素-释放激素（GHRH）-胰高血糖素超家族，功能同源性达 68%。两者都存在于骨膜的骨骼神经上[20]。它们的生物学作用由三种 G 蛋白耦联跨膜受体介导：PACAP 1 型受体（PACAP type 1 receptor, PAC1）和 VIP 受体 1 和 2（VPAC1 和 VPAC2）。VIP 和 PACAP 均与 VIP 受体结合，但 PACAP 与 PAC1 结合的亲和力更高。成骨细胞、成骨细胞系和破骨细胞表达这些受体的不同功能亚型。小鼠颅骨成骨细胞表达 VPAC2 受体，在 VIP 刺激下，VPAC2 受体升高细胞内 cAMP 并导致骨生成标志物表达增加（碱性磷酸酶增加和矿化增强）[81]。同样，刺激 UMR-106 成骨肿瘤样细胞（仅表达 PAC1[82]）可增加碱性磷酸酶和其他成骨蛋白，尽管是通过非经典 PACAP 信号通路（BMP/Smad1 和 Hedgehog 信号通路）[82]。相比之下，MC3T3-E1 细胞仅表达 VPAC2 受体，当被 VIP 或 PACAP 激活时，VPAC2 受体会导致 cAMP 积累，抑制碱性磷酸酶 RNA 表达（因此，抑制而不是增强成骨细胞分化），并增加破骨细胞吸收活性刺激剂 IL-6 的释放[83]。

VIP 和 PACAP 在成骨细胞中诱导破骨因子的方式也存在不同细胞类型和研究差异。在一项研究中[84]，VIP 通过 cAMP 和 ERK 途径增加了小鼠颅骨成骨细胞中 *Rankl* 的表达，降低了 *Opg* mRNA 的表达，这些变化会增强破骨细胞的活性[84]。VIP 处理后，MC3T3-E1 细胞表现出相似的 *Rankl* 和 *Opg* 表达变化，而骨髓基质细胞和 UMR-106 细胞在 VIP 处理后这些因子没有变化[84]。然而，在另一项研究中，VIP 或降钙素基因相关肽（CGRP）处理后，MC3T3-E1 细胞的 RANKL 水平降低，骨保护素水平升高（这些变化会抑制骨吸收），这与它们对 OFF 诱导的剪切应力的反应相匹配[28]。VIP/PACAP 还能结合破骨细胞（缺乏 VPAC2）上的 VPAC1 和 PAC1 受体。这种结合通过增加 AC 和 cAMP 信号转导抑制破骨细胞的形成和吸收活性、胆碱能激动剂卡巴胆碱诱导的细胞凋亡以及组织蛋白酶 K 活性。总之，虽然 VIP 和 PACAP 在骨中的作用还需要更多的研究来充分了解，但它们显然参与调节成骨细胞和破骨细胞的活性，因此在骨重塑中起着至关重要的作用。

小结

骨的神经支配是正常发育和骨折愈合所必需的。在临床和动物模型中，SNS（通过 NE 和 NPY）在引起骨丢失中都有明确的作用，也有一些证据表明，PSNS 在骨中的作用相反。感觉神经递质［例如降钙素基因相关肽（CGRP）、P 物质和 VIP］以及细胞外核苷酸对正常骨量的负荷和维持的反应非常重要。然而，支持 DA、谷氨酸和 5-羟色胺等神经递质在周围神经元中的直接作用的数据才刚刚开始出现。尽管这一领域的研究范围很广，但由于各种原因，我们对周围神经如何直接与骨细胞相互作用的理解能力仍然有限。神经元特异性缺失不是骨神经特异性的，任何神经元特异性缺失都可能通过中枢神经系统或其他外周组织间接影响骨骼。另一个局限性是，尽管有组织学证据表明骨神经支配，但与成骨细胞、骨细胞或破骨细胞的突触尚未确定。然而，一些研究者发现，培养的神经元与成骨细胞和破骨细胞之间存在直接的相互作用，这可能是识别细胞和分子机制的有用工具[6,85-86]。此外，其他神经递质，例如内源性阿片样物质，在骨中的基本作用尚未确定。此外，一些神经递质（例如VIP或PACAP）的作用因研究而异，细胞模型、动物模型和实验设计都可能导致差异。尽管存在这些限制，但越来越多的文献支持周围骨神经支配在调节骨重塑中的稳态和病理生理作用，进一步研究这些相互作用可能会提供新的治疗和治疗策略。

参考文献

扫描书末二维码获取。

第133章
垂体-骨骼轴在健康和疾病中的变化

Mone Zaidi、Tony Yuen、Wahid Abu-Amer、Peng Liu、Terry F. Davies、Maria I. New、Harry C. Blair、Alberta Zallone、Clifford J. Rosen 和 Li Sun

陈柏龄　陈　凡 译

引言

从传统上来说，每一种垂体前叶和垂体后叶激素都具有特定的、局限的功能。然而，最近对小鼠遗传学的研究使人们认识到，这些激素及其受体在整合生理学中具有更普遍的功能。它们在骨骼等器官中的含量特别丰富，这些器官受到与中枢代谢和生殖有关的局部因素和系统信号的调节和响应。值得注意的是，尽管骨骼表达的类固醇家族受体在调节中起主要作用，但主要的垂体激素在骨骼稳态中也有关键的直接作用。

骨骼垂体糖蛋白受体的表达进一步体现了其在内分泌控制的功能在进化上较晚[1]。因此，生长激素（growth hormone, GH）、卵泡刺激素（follicle-stimulating hormone, FSH）、促甲状腺激素（thyroid-stimulating hormone, TSH）、促肾上腺皮质激素（adrenocorticotrophic hormone, ACTH）和催乳素（prolactin, PRL）、催产素（oxytocin, OXT）和加压素（vasopressin, AVP）都影响骨骼，并且在小鼠研究中，配体和（或）受体的单倍不足常产生一种骨骼表型，但主要靶器官保持不受干扰。对每一种垂体激素的作用机制的认识和深入分析都提高了我们对骨病理生理学的认识，并为治疗开辟了新的途径。在本章中我们主要讨论每种垂体激素与骨的相互作用，以及它们在理解和治疗骨质疏松症方面的潜力。

骨中的垂体激素受体和配体

促肾上腺皮质激素（ACTH）作为广泛分布的G-蛋白耦联受体（G-protein coupled receptor, GPCR）系统的一部分，是垂体激素最明显的例子，已知GPCR系统在几种情况下参与局部细胞的分化。然而，这种分布的功能被其垂体-肾上腺信号转导功能所掩盖。有5种黑素皮质素受体，包括ACTH受体（ACTH receptor, MC2R），它们调节细胞功能，包括色素产生、食欲和性功能。所有这些都是从一种大的激素原——阿黑皮素原（proopiomelanocortin, POMC）——处理的配体控制的。激素的产生是通过组织特异性调节的蛋白水解发生的，其中，ACTH是垂体前叶的主要产物。在其他位点，POMC、3种促黑素和β-内啡肽是由相同的前体合成。有报道称，人巨噬细胞/单核细胞生成ACTH[2]，这使得骨中的MC2R可能被局部ACTH激活，而不是垂体源性ACTH激活。这种分散的控制也体现在促肾上腺皮质激素释放因子（corticotropin-releasing factor, CRF）上，在成人体内，CRF刺激垂体ACTH的产生[3]。而在胎儿体内，CRF直接刺激皮质醇的合成[3]。这一胎儿系统表明，ACTH作为CRF第二信使的集中化进化尚未完全取代原始的调节系统。

促甲状腺激素（TSH）和卵泡刺激素（FSH）是同一组激素中的两种不同激素，这组激素还有绒毛膜促性腺激素（chorionic gonadotropin, hCG）和黄体生成素（luteinizing hormone, LH），它们都是具有共同α-链的异二聚体蛋白质。然而，它们的特异性取决于它们不同的β-链，这些激素特别有趣，因为它们在更简单的物种中也有分散的功能。在具有原始神经系统但无内分泌腺体的腔肠动物体中，TSH受体（thyroid stimulating hormone receptor, TSHR）家族基因很容易被识别并广泛表达，并显示出哺乳动物中发现的内含子-外显子结构[4]。在低等脊椎动物中，例如硬骨鱼中，TSHR在甲状腺中含量丰富，但在卵巢、心脏、肌肉和大脑中也可检测到[5]。在鱼类中，LH受体（LH receptor, LHR）和FSH受体（FSH receptor, FSHR）这两种受体的性腺表达是确定的，所有更高等级的生物都保留这一特征。事实上，鱼类体内存在多种不同加工形式的 FSHR[6]；这可能体现了不同功能的亚型（参见本章下文内容）。此外，在鱼类中，FSHR 结合 FSH 和 LH，而 LHR 只识别 LH[7]。尽管 FSHR 的高水平表达仅限于性腺，但在脾脏中也可以看见 FSHR 的低水平表达[8]，这与在人类细胞中的发现非常相似（参见本章下文内容）。

骨髓细胞生成低水平的 TSH 也有报道[9]。一种新发现的剪接变异体激活了小鼠和人骨骼中 TSHR，并在一定程度上发挥局部骨保护作用[10]。局部产生的 TSHβv 受体受甲状腺激素的正向调节[10]，与垂体对 TSH 分泌的负反馈调节不同[10]。淋巴细胞也表达 TSH，但这种生产不太可能影响循环水平。然而，尽管在小鼠甲状腺的 CD11β 细胞中发现了 TSHβ 和 FSH 的共同产生[11]，但没有证据表明骨或骨髓细胞会产生 FSH。总的来说，G-蛋白耦联受体（GPCR）在传统内分泌靶点（例如骨骼）以外的组织中的存在，以及在某些情况下，它们的配体共存，并不令人惊讶。令人惊讶的是，至少在小鼠遗传和有限的人类研究中，骨骼似乎比主要靶器官对 GPCR 刺激更敏感。

生长激素

生长激素（GH）是一种单链多肽，在骨骼稳态中起着重要作用。它通过 GPCR 直接影响到骨骼，但其主要作用是通过释放胰岛素样生长因子（insulin-like growth factor, IGF）发生的。IGF-1（主要的 IGF）主要在肝脏合成，大约 80% 的循环中 IGF 与 IGF 结合蛋白 3（IGF binding protein-3, IGFBP3）和酸不稳定亚单位（acid-labile subunit, ALS）结合。IGF-1 在骨骼稳态中的重要性得到了证实，GH 受体缺陷小鼠的生长迟缓和骨质疏松症均被 IGF-1 的过度表达所抑制[12]。此外，重要的是，尽管 GH 水平升高，缺乏肝脏 IGF-1（liver IGF-1, LID）和 ALS 的小鼠，血清 IGF-1 耗尽，表现出骨骼生长迟缓和骨强度降低[13]。这些结果表明，GH 对骨骼的作用需要 IGF-1 参与。事实上，GH 诱导破骨细胞的活性也需要骨髓基质细胞生成的 IGF-1，然后 IGF-1 通过作用于破骨细胞受体以及改变核因子κB 受体活化因子配体（RANKL）的表达来激活骨吸收[14]。

也有证据表明 GH 可以独立于 IGF 起作用。例如，GH 替代疗法可以逆转垂体切除大鼠的肥胖增加，而 IGF-1 替代治疗则不能[18]。此外，在去卵巢的 LID 小鼠中，GH 可以逆转骨量减少[15]。尽管这些发现表明 GH 对骨骼和其他组织的直接作用，但在成骨细胞和其他细胞中选择性删除这种 GPCR 将提供进一步证据。

卵泡刺激素（FSH）

我们发现 FSH 作用于破骨细胞中的 FSHR 并直接刺激骨吸收[16]。FSHβ 单倍体不足的小鼠在卵巢功能正常的情况下骨量增加，这表明 FSH/FSHR 的相互作用在骨生理中起着根本作用[16]。几项研究已经证实了 FSH 对啮齿动物和人类骨骼的直接影响[16]。值得注意的是，在雌激素水平接近相等的情况下，平均血清 FSH 水平较高（约 35 IU/L）的闭经女性比 FSH 水平较低（约 8IU/L）的闭经女性表现出更多的骨丢失[16]。同样，功能性下丘脑性闭经的患者，FSH 和雌激素水平均较低，表现为轻度至中度骨骼缺损[17]。重要的是，携带激活 FSHR 多态性 rs6166 的女性骨量较低，骨吸收标志物较高[18]。事实上，CYP19A1 基因的 3'UTR 标记的野生型基因型、同一基因的 IVS4 标志物与 BMP15 和 FSHR 基因之间的双基因组合已被描述具有骨保护作用[19]。这些研究证实了 FSHR 在人类绝经后骨质疏松症的病理生理中的作用[19]。与这些对人类的研究一致，外源性给予大鼠 FSH 可以增加其卵巢切除引起的骨丢失，而给予 FSH 拮抗剂可以减少卵巢切除或 FSH 注射所引起的骨丢失[20]。

骨丢失和血清 FSH 水平之间的临床相关性也与遗传学研究一致。最令人印象深刻的是国家女性健康研究（Study of Women's Health Across the Nation, SWAN），其对 2 375 名围绝经期女性进行了纵向队列研究。该研究表明，血清 FSH 水平与骨吸收标志物之间不仅存在很强的相关性，而且 FSH 水平在 4 年的变化预示着骨量的减少[21]。对中国女性的数据分析也显示了相似的趋势：骨丢失和高血清 FSH 之间存在显著的关联。在一组年龄在 45～55 岁之间的中国南方女性中，血清中 FSH 水平最高的 1/4 人群的骨丢失率是最低 1/4 人群的 1.3～2.3 倍。最近对中国 45～50 岁围绝经期女性进行的一项分析显示，血清 C-端肽和 FSH 水平之间存在很强的相关性[22]。重要的是，当血清 FSH 水平大于 40 mIU/ml 时，C-端肽水平更高[22]。

同样，一项对 42～60 岁的女性进行的国家健康与营养评估调查Ⅲ（National Health and Nutrition Evaluation Survey Ⅲ，NHANES Ⅲ）队列研究显示，血清FSH与股骨颈骨密度（bone mineral density，BMD）之间存在很强的相关性[23]。最近一项对92名绝经后女性进行的横断面分析发现，血清骨钙素和C-末端交联肽（C-telopeptide cross-linked，CTx）均与FSH呈正相关，而与雌二醇无关[24]。骨转换指标正态范围（Bone Turnover Range of Normality，BONTURNO）研究组同样表明，即使有正常的月经，血清FSH水平大于30 IU/ml的女性的血清骨转换指标水平仍然显著高于同龄女性[25]。与此一致的是，在某些阶段但不是所有的更年期过渡阶段，较低的血清FSH水平和较高的血清雌激素水平与较低的腰椎骨丢失相关。

相比之下，Gourlay等人进行的研究未能证实骨量与FSH或雌激素之间存在密切关系的结论[26]。然而，有趣的是，同样的作者记录了FSH和瘦体重之间的独立相关性。后一种关联具有生物学意义，因为FSHR存在于间充质干细胞上，而间充质干细胞具有脂肪分化和（或）肌细胞分化的倾向[16]。然而，研究还没有确定FSH是否抑制脂肪形成。尽管如此，证据的重要性促使人们至少将FSH作为一种血清标志物，用于识别绝经过渡早期阶段的"快速骨量流失"[27]。

从机制上讲，FSH通过不同的FSHR亚型来增加破骨细胞形成、功能和存活[16,28]。Wu等人进一步研究发现，在缺乏免疫受体酪氨酸激活基序（immunoreceptor tyrosine-based activation motif，ITAM）适配信号分子的小鼠中，FSH对破骨细胞形成的作用被抑制[28]。这表明FSH和免疫受体复合物之间存在相互作用，虽然这个作用的意义仍不明确。在另一项研究中，FSHR激活被证实可以增加RANKL受体的表达[29]。此外，FSH还通过释放破骨细胞因子，即IL-1β、TNF-α（TNF-α）和IL-6，与FSHR的表面表达成比例[30]，间接刺激破骨细胞的形成[30]。一项对36名20~50岁之间的女性进行的研究显示，血清FSH浓度与循环中细胞因子的浓度相关[30]。

然而，一个团队在破骨细胞中并未发现FSHR，可能是因为他们使用了针对卵巢亚型的引物[31]。我们在人类CD14⁺细胞和破骨细胞中非常一致地发现了FSHR，使用的是巢式引物和测序来验证反应的特异性，并扩增含有内含子的区域以避免基因组DNA污染的陷阱[32]。此外，细胞对FSH的反应性似乎也取决于FSH糖基化水平[33]，据预测，完全糖基化的异构体对骨受体更活跃。

在体内很难将FSH的作用和雌激素的作用区分开来，因为FSH释放雌激素，而FSH与雌激素对破骨细胞的作用是相反的。将FSH注射到卵巢完好的小鼠体内或其转基因过表达[31]，即使是在hpg小鼠中也不太可能显示FSH的促骨吸收作用结果。这是因为FSH对破骨细胞的直接作用总是被FSH释放的卵巢雌激素的抗骨吸收和促骨形成作用所掩盖。

如前所述，有证据表明FSH水平低的女性骨丢失较少，雌激素治疗的有效性与FSH抑制程度有关[17,34]。也就是说，脑垂体性腺功能减退症患者会失去骨质。亮丙瑞林治疗（降低FSH）并没有被证明可以防止性腺功能低下的高骨吸收[35]。虽然这证明了低雌激素是急性性腺功能低下骨丢失的原因之一，但这并不排除FSH在人体骨骼稳态中的作用[35]。

快速而大量的骨丢开始于最后一次月经前3年，此时血清雌激素是相对正常时[36]。这是骨丢失率最大的时期，因此不能归因于血清雌激素的变化[21,36]。Lukefahr及其同事使用了一种独特的大鼠骨质疏松模型，研究了这一围绝经期过渡时期FSH升高的重要性[37]。在这一围绝经期啮齿动物当量实验中，将卵毒素4-乙烯基二氧二环己烯给大鼠注射，其特点是血清FSH水平升高时雌激素充足期延长。纵向测量显示，在FSH升高和抑制素降低期间，骨密度显著降低（5%~13%）[37]。

为了利用围绝经期早期FSH的选择性增加，在FSH β亚单位的受体结合域内产生了一种针对13-氨基酸长肽序列的抗体[38]。FSH抗体特异性结合FSH，阻断其体外破骨细胞形成的作用。当注射到卵巢切除小鼠内时，FSH抗体不仅通过抑制骨吸收，而且通过刺激骨形成来减少骨丢失，这是FSH的一种尚未定性的作用）[38]。值得注意的是，与从$Fshr^{-/-}$小鼠中分离的基质细胞相似，从FSH抗体处理的小鼠中分离出基质细胞显示出更高的成骨细胞前体集落计数。这表明FSH通过存在于间充质干细胞上信号高效FSHR负向调节成骨细胞的分化。最近有直接证据表明FSH作用于成骨细胞前体，尽管方向相反[39]。总的来说，这些数据提示未来开发一种新的FSH抑制剂，作为解耦联骨形成和骨吸收的手段，在人类中具有治疗意义。一个有趣的替代策略是使用FSHβ疫苗，这是一项可获得原理证明研究。研究表明，用GST-FSHβ抗原免疫切除卵巢的大鼠可以显著防止骨小梁骨丢失并增加骨强度[40]。

促甲状腺激素（TSH）

TSH 是破骨细胞的直接抑制剂[41]。在甲状腺激素水平不变的情况下，杂合的 $Tshr^{-/-}$ 小鼠的 TSHR 的单倍体不足导致骨质疏松症[41]。此外，$Tshr^{-/-}$ 小鼠的骨质疏松表型不能用已知的甲状腺激素的破骨作用来解释，特别是当 $Tshr^{-/-}$ 小鼠甲状腺功能减退时。此外，通过甲状腺激素替代治疗使 $Tshr^{-/-}$ 小鼠甲状腺功能恢复后，骨骼退化而非骨质疏松表型发生逆转[41]。因此，TSH 对骨骼的作用是独立于甲状腺激素，甲状腺功能亢进引起的骨质疏松症的部分原因可能是低 TSH 所致[42]。

TSHR 缺乏所致骨质疏松症是一种高转换型骨质疏松症。$Tshr^{-/-}$ 小鼠显示破骨细胞活性增加的证据，类似于 TSHR 信号缺陷的 hyt/hyt 小鼠[43]。研究表明，重组 TSH 在体外可以减弱骨髓[44]和小鼠胚胎干细胞培养物中破骨细胞的发生、功能和存活[45]。相反，在破骨细胞前体[46]或转基因小鼠前体细胞[43]中，组成性激活的 TSHR 过表达会抑制破骨细胞的发生。在绝经后女性中，单次皮下注射 TSH 可在 2 天内显著降低血清 C-末端肽至绝经前水平，并在第 7 天恢复[47]。在所有使用 TSH 替代的研究中，甲状腺激素都没有增加，这再次证明了垂体-骨轴比垂体-甲状腺轴更原始。此外，激活 TSHR 抗体在体外被证明可以抑制破骨细胞的发生[48]。

TSH 的这种抗破骨细胞生成作用是通过减少 NF-κB 和 Janus N-末端激酶（Janus N-terminus kinase，JNK）信号转导以及 TNF-α 的产生介导的[41,46]。TSH 对 TNF-α 合成的影响是通过两种高迁移率的群盒蛋白 HMGB1 和 HMGB2 与 TNF-α 基因启动子的结合转录介导的。在骨质疏松型 $Tshr^{-/-}$ 小鼠中，TNF-α 的产生预计会上调[41]，并且这些小鼠中 TNF-α 的基因缺失逆转了骨质疏松症，这表明 $Tshr^{-/-}$ 小鼠表型至少部分是由 TNF-α 介导的[49]。

TSH 在成骨细胞调节中的作用尚不明确，尽管越来越多证据表明其具有合成代谢作用。TSH 会抑制骨髓来源细胞培养中的成骨细胞形成[41]，但通过依赖 Wnt5a 的机制刺激小鼠细胞培养中的分化和矿化[50]。同样，在体内，给予大鼠和小鼠间歇性 TSH 都会促合成代谢[43]。在大鼠中，每 2 周注射一次 TSH，可以抑制卵巢切除术后 28 周卵巢切除引起的骨丢失[43]。钙黄绿素标记研究结果与间歇性 TSH 的直接合成代谢作用一致。此外，在人类中，Martini 等人[51]发现，I 型原胶原 N 末端前肽（N-terminal propeptide of human procollagen type I, P1NP）（一种骨形成标志物）增加，证实了大剂量 TSH 确实是促合成代谢的结论。同样，最近有研究表明，抗体激活的 TSH 信号转导有助于高骨形成，而与甲状腺激素的作用无关。

从流行病学上来说，TSH 水平低于 0.1 IU/L 时，椎体骨折和非椎体骨折的风险分别增加 4.5 倍和 3.2 倍[52]。低血清 TSH 与高 C-末端肽水平之间也存在很强的负相关，与甲状腺激素无关[53]。在接受 L-甲状腺素治疗的患者中，抑制 TSH 的患者骨丢失明显大于未抑制 TSH 的患者[54]。Tromso 的研究支持这一观点：血清 TSH 低于 2 个标准差（SD）的受试者骨密度显著降低，而血清 TSH 高于 2 SD 的受试者骨密度显著升高；而在正常 TSH 水平范围内，TSH 与骨密度之间没有关联[55]。在服用抑制剂量甲状腺素治疗甲状腺癌的患者中，血清组织蛋白酶 K（一种替代但尚未证实的骨吸收标志物）水平升高[56]，HUNT 2 研究发现，TSH 与前臂远端骨密度呈正相关[57]。事实上，现在很明显，在 TSH 升高的患者中，髋部骨折和其他骨质疏松性骨折的长期风险与低 TSH 期的累积持续时间有关，这可能是由于过量的甲状腺激素替代所致[58]。在 OPENTHYRO 研究中，髋部骨折和主要骨质疏松相关的骨折风险被证明是甲状腺功能亢进的持续时间有关[59]。同样，TSH 抑制增加了低危和中危甲状腺癌患者术后骨质疏松的风险[60]。还有证据表明，在接受甲状腺激素治疗的甲状腺功能减退患者中，骨密度降低和（或）骨吸收增加与低 TSH 水平相关[61]。

NHANES 数据分析表明，TSH 与骨量相关的比值在 2～3.4 之间[44]。越来越多的新证据表明，在甲状腺功能正常范围内，TSH 水平较低的老年女性骨密度较低，在某些情况下，股骨结构较弱[62]。这类女性椎体骨折的发生率也较高，但与年龄、骨密度和甲状腺激素无关[63]。在一项对绝经后骨质疏松女性的回顾性研究中，血清 TSH 与骨密度呈正相关；此外，在回归模型中，血清 TSH 水平与保护作用相关[64]。另一项研究发现，正常范围内血清 TSH 水平与腰椎骨密度呈正相关[65]。这在一组围绝经期女性中并不明显[66]。在老年男性中，正常范围内较低的 TSH 水平与髋部骨折风险增加约 30% 相关[67]。

在遗传学研究中，携带 *TSHR-D727E* 多态性的患者骨量较高[68]，鹿特丹研究也报道了有等位基因关联[69]。在韩国人群中发现的另一种多态性基因 *T+140974TC*，也与患者骨密度增加有关，尤其是在 TSH 水平升高的患者中，这再次证实了 TSH 在防止骨丢失中的作用[69]。

因此，从生理上来说，TSH 通过抑制破骨细胞骨吸收和刺激成骨细胞骨形成，来解除骨重塑，特别是当间断性给予时。此外，缺乏 TSH 信号转导直接刺激骨重塑，并通过 TNF-α 的产生导致净骨丢失。因此，低 TSH 水平可能有助于甲状腺功能亢进骨质疏松症的病理生理，而以往认为甲状腺激素水平高是唯一的原因。后一种假设在野生型和 *Tshr*-/- 小鼠中进行了研究，这些小鼠植入 T4 微球后甲状腺功能正常或甲状腺功能亢进[70]。毫不奇怪，甲状腺功能亢进的 *Tshr*-/- 型小鼠比同样甲状腺功能亢进的野生型小鼠遭受更大的骨丢失[70]。这表明，*Tshr*-/- 小鼠中缺乏 TSH 信号转导会导致甲状腺功能亢进性骨丢失，而甲状腺功能亢进一直被认为仅仅是由甲状腺激素升高引起的。

促肾上腺皮质激素（ACTH）

糖皮质激素在 ACTH 的自然调节下是血管张力、中枢性代谢和免疫反应等许多过程的重要协同调节剂。在更高的药理学水平上，糖皮质激素成为抗炎和免疫抑制药物，并伴有并发症，包括糖尿病、骨质疏松症和骨坏死。骨坏死是一种痛苦的、使人衰弱的疾病，影响代谢活跃性的骨骼，通常累及股骨头[71]，往往需要手术治疗。糖皮质激素诱发的股骨头坏死的潜在机制尚不清楚，尽管有一个很关键的发现是，骨坏死发生之前可肉眼观察到血管变化[72]。

Isales 等人[73]发现，骨形成单位强烈表达黑素皮质素受体 2（melanocortin receptor 2, MC2R）。我们发现，与肾上腺皮质一样，ACTH 通过对 MC2R 的作用诱导成骨细胞产生血管内皮生长因子（vascular endothelial growth factor, VEGF）[74]。这可能转化为 ACTH 对兔模型中糖皮质激素诱发的骨坏死的保护作用[74]。我们推测，在长期糖皮质激素治疗中，继发于 ACTH 抑制的 VEGF 抑制可能导致骨损伤。考虑到 ACTH 衍生物已经被批准用于人体，还需要进行更多的工作去验证 ACTH 的治疗优势。

催乳素（PRL）

PRL 是一种由垂体前叶分泌的肽激素，主要作用是通过抑制卵泡生成和性欲来诱导和维持乳汁分泌，防止再次怀孕。在怀孕期间，它通过促进肠道钙吸收和骨骼动员来增加产乳和胎儿骨骼形成所需的钙的生物利用度。在高催乳素血症成人中发现骨转换和骨丢失加快[75]。溴隐亭（一种多巴胺激动剂）对 PRL 的拮抗作用可以逆转骨丢失。

PRL 的破骨作用传统上被认为是由伴随的低雌激素血症引起的。然而，有研究表明，成骨细胞表达 PRL 受体（PRL receptor, PRLR）[76]，提示 PRL 和成骨细胞之间存在直接相互作用。事实上，在 PRL 暴露和去卵巢的大鼠中，骨丢失的模式是不同的[77]。

在体外，PRL 降低成骨细胞分化标志物[77]，部分通过 PI3K 信号转导通路[78]。在体内，PRL 通过间接作用于破骨细胞加速成年小鼠的骨吸收，特别是通过增加 RANK/OPG（骨保护素）比率[77]。破骨细胞本身不具备 PRLR[76]。相反，在幼鼠中，PRL 导致净骨增重和骨钙素表达增加。同样，在人胎儿成骨细胞中，PRL 降低 RANKL/OPG 比率[78]。因此，PRL 对骨骼的净效应似乎取决于机体的生物成熟度。在胎儿阶段，它促进骨骼生长和矿化，同时加速母体的骨吸收，使母体的营养物质可被利用。需要进一步研究以明确 PRL 在骨代谢中的作用并确定其细胞通路。

催产素（OXT）

OXT 是一种在下丘脑合成的九肽，经垂体后叶释放进入血循环。它的主要功能是调节哺乳动物哺乳期的泌乳反射。它还能在分娩时刺激子宫收缩；然而，OXT 并不是该功能所必需的。因此，*OXT* 基因敲除小鼠可以正常分娩但不能哺乳。皮下注射 OXT 完全挽救了泌乳表型，表明这是一种外周作用，而不是中枢作用[79]。OXT 的中枢作用包括对调节社会行为，例如，性行为和母性行为，隶属关系和社会记忆，以及阴茎勃起和射精。OXT 还中枢性控制食物的摄入，特别是碳水化合物的摄入。因此，在 *Oxt*-/- 和 *Oxtr*-/- 小鼠中观察到的社会健忘症、攻击行为以及过度进食在小鼠脑室内注射 OXT 后得到逆转。

OXT 作用于 G 蛋白耦联受体（GPCR），大量存在于成骨细胞[80]、破骨细胞及它们的前体中[81]。与 OXT 受体（OXT receptor, OXTR）的普遍分布一致，骨髓细胞也能合成 OXT，表明存在自分泌和旁分泌相互作用[81]。在体外，OXT 刺激成骨细胞分化和骨形成[81]。因此，$Oxt^{-/-}$ 和 $Oxtr^{-/-}$ 小鼠，包括哺乳期正常的单倍体不足的杂合子，表现出由骨形成缺陷引起的严重的骨质疏松症[81]。这不仅表明成骨细胞是 OXT 的作用靶点，而且表明骨对 OXT 的敏感性高于乳房，后者一直被认为是 OXT 的主要靶点。这一发现再次凸显了相对原始的垂体 - 骨骼轴。OXT 对体内骨吸收的作用似乎很小：OXT 刺激破骨细胞生成，但抑制成熟破骨细胞的活性，对骨吸收的净影响为零[81]。

体内功能增益的研究证明了 OXT 对骨的直接作用。腹腔注射 OXT 可增加骨密度和体外成骨细胞生成[81]。相比之下，短期脑室内 OXT 注射不影响骨转换标志物。在野生型大鼠中注射 OXT 会改变 RANKL/OPG 比率，有利于骨形成，这再次证明了 OXT 具有骨合成代谢作用[82]。

虽然未经证实，OXT 可能在妊娠和哺乳期骨合成代谢起关键作用。两者的主要特征都是骨吸收过度，有利于胎儿和产妇产后的骨生长[83]。然而，这些骨丢失在断奶后会完全扭转，但机制还不明确。OXT 在妊娠晚期和哺乳期血液中达到峰值，虽然它的促破骨细胞作用可能有助于代际钙转移，但它的合成代谢作用可以使母体骨量得到恢复。$Oxt^{-/-}$ 狗幼崽表现出低矿化骨骼，而 $Oxt^{-/-}$ 产后狗妈妈表现出骨形成标志物降低。雌激素正向调节成骨细胞中 OXT 的产生以及 OXTR 的表达，因此可以通过局部前馈环路来协同这一作用[84]。有证据表明，这些成骨作用在一定程度上是通过 OXTR 被配体激活后的核定位介导的[85]。

在绝经后女性中，有证据表明血清 OXT 水平与骨密度密切相关，特别是在髋部，在一项长达 6 年的前瞻性 OPUS 研究中[86]。此外，血清 OXT 水平低与严重骨质疏松症相关，与雌激素无关[87]。在另外的研究中发现，闭经运动员夜间 OXT 分泌低与部位依赖性微结构损伤有关。

OXT 的骨合成代谢作用也可能成为一种治疗优势。例如，已证明在卵巢切除大鼠中全身应用 OXT 可以增强钛植入物的骨整合[88]。同样，在小鼠和兔子中，OXT 可以逆转卵巢切除后的骨丢失[89]，但不能逆转睾丸切除后的骨丢失[89]。后一项发现强调了雌激素对 OXT 作用的调节可能引起的性别差异[85]。MINSO 研究显示，男性血清 OXT 与骨密度、骨转换率或骨折患病率无关[90]。

加压素（AVP）

AVP 是一种调节矿物质排泄的垂体后叶激素。然而，两种受体，AVPR1α 和 AVPR2，与 ERK 耦联激活，已被证明存在于成骨细胞和破骨细胞中[91]。与上述 OXT 的骨合成代谢作用相反[81]，研究发现，将 AVP 注射到野生型小鼠体内可减少成骨细胞的形成，同时促进破骨细胞的发生[91]。相反，将成骨细胞前体暴露在 AVPR1α 或 AVPR2 拮抗剂（即 SR49059 或 ADAM）中培养，会导致成骨细胞生成增加[81,91]。这些抑制剂的效果在缺乏 AVPR1α 的小鼠中表现出来。相比之下，在 $Avpr1α^{-/-}$ 培养中，破骨细胞形成和骨吸收都减少了[91]。在 $Avpr1α^{-/-}$ 小鼠和野生型小鼠中注射 SR49059，骨形成的增加和骨吸收的减少导致骨量显著增加[91]。它还可以在复合 $Avpr1α^{-/-}$：$Otxr^{-/-}$ 小鼠中逆转骨丢失[92]。这些数据不仅确立了 AVP 信号转导在骨量调节中的主要作用，还提出了进一步研究低钠血症患者常用的 AVP 受体抑制剂对骨骼的作用的需求。

一个长期存在的理念是研究骨质疏松伴低钠血症的机制。这是很可能的，在 1 例病例报告中，记录的一名抗利尿激素分泌失调综合征（syndrome of inappropriate antidiuretic hormone, SIADH）患者的骨丢失是由血清 AVP 升高 30 倍引起的，尽管伴随的高醛固酮可能是另一个罪魁祸首。在啮齿类动物中，高醛固酮增多症与骨丢失有关[93]，对心力衰竭引起的继发性高醛固酮增多症患者使用螺内酯可降低骨折风险[94]。尽管如此，先前提到的以细胞为基础的、药理学和小鼠遗传学研究数据表明，AVP 在引起低钠血症诱导的骨丢失中起作用。因此，对慢性低钠血症患者的骨骼健康进行常规评估以及进行骨保护治疗的潜力具有很强的理论基础。

然而，由于 AVPR2 是由成骨细胞和破骨细胞表达的，并且在调节骨量方面具有活性[91]，因此高选择性 AVPR2 抑制剂，例如托伐普坦[95]，当用作治疗慢性低钠血症的药物时，实际上本身可能就具有骨保护作用。但事实并非如此，这表明 AVPR1α 是 AVP 的主要功能性骨骼受体[92]。有趣的是，尽管 AVPR1α 和 OXTR 对骨量有相反的影响，但它们在一定程度上共享受体[92]。然而，在 $Avpr1α^{-/-}$ 细胞中，OXTR 并不是 AVP 抑制成骨细胞生成所必需的，当 OXTR

被删除时，AVP 刺激的基因表达被抑制。相反，在体内高水平 OXT 的哺乳期骨丢失模型中，OXT 不与 AVP 受体相互作用[92]。

垂体激素与身体组成

在女性中，FSH 分泌在围绝经期过渡期开始增加，在雄激素下降前 2~3 年[21]。在此期间，在骨密度急剧下降的同时，内脏和骨髓脂肪开始增多，瘦体重下降。这种临床表型与能量代谢紊乱和体力活动减少有关。考虑到 FSHR 存在于骨骼和脂肪组织中[16,96-98]，一个问题就产生了：是否可以使用单一的药物同时治疗两种与衰老相关的疾病，即骨质疏松症与肥胖症。

一种抗 FSHβ 的多克隆抗体被用来检测 FSH 阻断对高脂肪饮食小鼠、切除卵巢小鼠和假手术小鼠以及正常饮食但允许随意进食的小鼠的影响[98]。在所有情况下，FSH 抗体阻止内脏和皮下脂肪的发展，并诱导产生能量的"米黄色"脂肪细胞。这种米黄色表型可通过解耦联蛋白 1（uncoupling protein 1, UCP1）免疫标记，即检测 Ucp1 和其他褐色脂肪组织（brown adipose tissue, BAT）基因在白色脂肪中表达，以及检测 UCP1 在活体 UCP1 报告基因（Thermo 小鼠体内）中的体内表达[98]。此外，FSH 抗体增加了光激活线粒体（PhAM）小鼠的线粒体密度，增加了基础能量消耗和氧消耗，而与增强活性无关。一种针对人 FSH 的单克隆抗体的研究概括了这些数据，小鼠 $Fshr$ 单倍体不足也是如此。重要的是，FSH 抗体在 $Fshr^{-/-}$ 小鼠中不能预防肥胖，证明了其在体内通过 FSH 轴起作用。最后，在使用 FSH 抗体治疗的所有组中，瘦体重都有一个重要的但无法解释的增加。这种表型与绝经后女性瘦体重减少和高 FSH 水平之间的强烈关联是一致的。

小结

糖蛋白激素对骨骼的直接调节作用的发现有助于解释旧模型的一些不一致之处，这些模型假设垂体信号转导完全通过内分泌器官通过激素类信号介导。重要的直接反应包括骨中的 TSH、FSH、ACTH、PRL、OXT 的作用。重要的是，在评估这些新的信号机制的时候，要考虑到骨骼对它们的反应可能与传统内分泌靶点的反应相同或不同，并且这些信号的重要性由于次级内分泌和旁分泌的控制可能有所不同。然而，垂体激素对骨骼的直接作用，以及最近对脂肪的特异性反应的发现，仍然为我们提供了一套新的治疗机会。正如在 OXT 所指出的[87]，垂体激素的作用也可能延伸到骨骼以外，通过在其他重要组织（例如肌肉）中表达的 GPCR 来发挥作用。

致谢

Mone Zaidi、Li Sun、Terry F. Davies 和 Harry C. Blair 得到了美国国立卫生研究院的资助。Alberta Zallone 得到了意大利教育部的资助。

声明

Mone Zaidi 是 Merck、Roche 和 Shire 的顾问，也是由西奈山伊坎医学院（ISMMS）提交的一项与破骨细胞骨吸收相关的美国专利的指定发明者。如果已颁发的专利获得许可，他将有权分享 ISMMS 从被许可方获得的任何收益。所有其他作者都没有什么需要声明的。

参考文献

扫描书末二维码获取。

第 134 章
神经精神疾病与骨骼系统

Madhusmita Misra 和 Anne Klibanski

陈志鹏　陈柏龄 译

引言

研究表明，骨代谢是由中枢神经系统（central nervous system, CNS）和自分泌/旁分泌机制通过骨细胞与其微环境释放的神经递质控制的。骨骼受自主神经纤维和感觉神经纤维密集支配[1]。骨细胞，主要是成骨细胞，表达神经递质和神经肽类的受体，包括乙酰胆碱[2]、去甲肾上腺素（norepinephrine, NE）[3]、内源性大麻素（endocannabinoid, EC）[4]、神经肽Y[5]、降钙素基因相关肽和P物质[1]。中枢白介素-1（IL-1）信号转导也参与骨代谢的调节[6]。迄今为止，实验表征最好的脑-骨骼通路是交感神经系统（sympathetic nervous system, SNS），它通过下丘脑5-羟色胺能接力介导瘦素和5-羟色胺对骨骼的影响[7]。交感神经末梢与成骨细胞形成突触样连接，表达β2-肾上腺素能受体（β2-adrenergic receptor, β2AR）。这些受体被交感神经末梢释放的NE激活，抑制骨形成[8]。成骨细胞中β2AR的激活刺激破骨细胞分化因子（RANKL）的表达，从而增加破骨细胞的数量和活性[9]。脑干源性5-羟色胺和M3乙酰胆碱毒蕈碱受体在大脑中表达可下调骨骼交感神经张力[7,10]。骨骼交感神经末梢的NE放电可被成骨细胞释放到交感神经-成骨细胞连接处的内源性大麻素2-花生四烯酸甘油（2-arachidonoylglycerole, 2-AG）减弱，并激活突触前膜的CB1大麻素受体[3]。

神经精神性疾病可归因于器质性神经系统病变，主要是大脑病变。现在已经确定，神经性厌食症（anorexia nervosa, AN）和重度抑郁症（major depressive disorder, MDD）等疾病与低骨密度（bone mineral density, BMD）有关。精神分裂症和阿尔茨海默病（Alzheimer disease, AD）也与低BMD有关。

饮食失调

神经性厌食症（AN）

AN的特征是严重的低体重和身体形象扭曲，与改变身体自我感知的认知偏见有关[11]。虽然根据《精神疾病诊断与统计手册》（Diagnostic and Statistical Manual of Mental Disorders, DSM-5），闭经不再是诊断所必需的，但它仍然是一个常见的特征。AN患者表现出一系列高发的并发症，例如焦虑和抑郁，AN的死亡率在所有精神疾病中最高。AN通常开始于青春期和青年期，影响该年龄段0.2%~4%的个体[12]。虽然这种情况在女性中更为常见，但据报道，所有患者中有5%~15%是男性[13]。

AN是一类伴有多种基因多态性的高度遗传性疾病，有超过40个基因参与其中，涉及饮食行为、动机和奖励、个性特征和情绪。其中一些与骨重塑相关的基因多态性已被发现，例如脑源性神经营养因子和NE转运体。此外，大脑对雌激素的厌食作用和5-羟色胺失调的异常反应也有报道[14-15]。黑素皮质素是一种神经肽，与饮食失调和骨量控制相关的人格特征有关，其自身抗体也已在AN得到证实[16]。然而，这些发现与AN之间的因果关系尚未确定。

对骨的影响

在AN患者中，低BMD是一种常见发现[17]。一项针对患有AN的成年女性患者的研究报告显示，92%和38%的患者的一个或多个部位的T-分数分别为<-1或<-2[18]。一项研究报告了52%的AN青少年的一个或多个部位的Z-分数<-1，11%的AN青少年在一个或多个部位的Z-分数<-2[19]。与健康的青少年相比，AN患者骨量累积率显著下降，这引起

了人们对最佳峰值骨量获取不理想和晚年骨折风险增加的担忧。骨小梁和骨皮质都受到影响,使用QCT技术发现,与对照组相比,成人和青少年AN患者的骨小梁和骨皮质体积BMD较低,皮质孔隙度增加,皮质骨和小梁骨厚度减少,小梁数量减少,在非负重桡骨处骨小梁间距较大(参见参考文献[20])。骨转换生化指标的评估表明,青少年AN患者的骨转换减少,而成人AN患者的骨吸收增加[21-22]。重要的是,骨折风险增加,有报道称,青少年患者和年轻AN患者骨折患病率为31%,而对照组中为19%[23],成人AN患者的骨折风险比对照组增加了2倍,40岁时的累积风险为57%[24-25]。

低骨密度的病理生理学

低BMD是肌肉量减少、性腺功能减退、胰岛素样生长因子(insulin-like growth factor-1, IGF-1)水平低、相对高皮质醇血症和能量代谢发生深刻改变导致的YY肽(peptide YY, PYY)水平高的结果[26]。随着体重反弹,低BMD只能部分逆转[26]。此外,低BMD与AN女性患者较高的褐色脂肪活性和骨髓脂肪有关[20]。具体来说,患有AN的女性患者的脊柱和股骨骨髓脂肪比脊柱和髋部BMD较低的对照组的高。此外,活动性AN患者的骨髓脂肪和前脂肪细胞因子-1(成骨细胞和脂肪细胞分化的调节因子)水平高于AN康复患者和对照组[27]。AN患者常用的某些药物也与骨代谢受损有关。特别是,更长的选择性5-羟色胺再吸收抑制剂(selective serotonin reuptake inhibitor, SSRI)使用时间与较低的BMD相关,即使在控制了年龄和诊断后的持续时间之后[28]。

骨状态评估

AN的诊断应及时使用DXA评估BMD。在一项研究中,50%以上的Z-分数<-2的AN患者被诊断出患这种疾病的时间不到6个月[29],这表明AN对骨骼的影响可能是迅速的。值得注意的是,亚临床或显性AN的发病可以早于其诊断数月至数年。对患有AN的青少年应该进行脊柱和全身的BMD评估,而对患有AN的成年人应该进行脊柱和髋部的BMD评估[30]。连续的BMD评估对于发现青少年和成年人来说都是非常重要的,因为他们的BMD会随着时间的推移而降低。此外,体重增加可以导致骨丢失的稳定或骨量的增加,DXA评估可能有助于确定治疗干预的需要。当AN的早期发病阻碍了身高的生长时,必须根据身高进行调整,因为DXA测量的面积BMD在身材较矮的人群中可能偏低。

低骨密度的管理策略

改善AN患者低BMD的最佳策略是增加体重和恢复月经。体重的增加与瘦体重的增加和许多导致低BMD的激素变化的改善有关。体重增加会导致髋部BMD增加,而月经恢复会导致脊柱BMD增加;体重增加且月经恢复的女性在两个部位的BMD都有所改善[31]。然而,BMD增加的幅度很小,并且通常在患者之间不一致。在青少年中,随着月经恢复,BMI在一年内至少增加10%,这与脊柱和全身的BMD的改善有关,但未达到在对照组观察到的程度[32]。因此,至少在短期内,骨丢失的缺口可能会持续存在。这在青少年中尤其令人担忧,因为优化骨累积的时间窗口很窄。

改善AN患者的BMD的一个策略是解决导致低BMD的有害激素变化。多项研究表明,口服雌激素-孕酮联合药物替代雌激素对增加青少年或成人AN患者的BMD无效,这可能与口服雌激素抑制IGF-1的作用以及在大多数联合用药使用非生理形式的雌激素有关[33-34]。在12~18岁的青少年中,一项随机对照试验(randomized controlled trial, RCT)显示,使用17-β雌二醇贴片(100 μg)替代雌激素,每月给予2.5 mg醋酸甲羟孕酮,每月10天,导致骨积累率在18个月内增加了(在调整基线年龄和体重变化后,与安慰剂相比,脊柱为3.5%,髋部为2.9%),并接近于在正常体重对照组观察到的骨积累率,尽管BMD仍未达到健康对照者的值[35]。相比之下,生理性睾酮替代治疗对增加成年AN女性患者的BMD无效[36]。在另一项研究中,与安慰剂相比,每天口服50 mg脱氢表雄酮(dehydroepiandrosterone, DHEA)和低剂量雌激素-孕酮组合药片可维持13~27岁女性的BMD Z-分数[37]。此外,低IGF-1水平有助于AN患者的骨形成减少,而重组人(recombinant human, rh)IGF-1的生理替代剂量可以增加青少年和成人的骨形成标志物[21,38]。当生理剂量的rhIGF-1与口服雌激素-孕酮组合药片一起服用时,与没有治疗的成年患者相比,成年AN患者的脊柱BMD增加了2.8%,但单独使用没有效果[39]。

最后,一些研究评估了特立帕肽和双膦酸盐对AN患者的骨的影响。一项为期6个月的针对老年AN女性进行的小型研究报道,与安慰剂相比,使用特立帕肽（每天 20 mg）后，脊柱的前后位和侧位 BMD 增加了 6%～10%[40]。另一项对成年 AN 女性患者进行的 RCT 显示，使用利塞膦酸盐（每周 35 mg）后，脊柱和髋部 BMD 分别显著增加了 4% 和 2%[36]。然而，一项研究显示，使用阿仑膦酸钠（每天 10mg）与安慰剂相比，对青少年 AN 患者的脊柱 BMD 没有改善，但在股骨颈处确实显示了 BMD 有小幅度增加[41]。

当前治疗 AN 低 BMD 的建议侧重于体重恢复和月经恢复。在恢复月经之前，可能需要 6～12 个月的"正常"体重（大于 90% 的年龄中位数 BMI）。在一项研究中，参与者月经恢复时的体重比月经消失时的体重增加了约 2 kg[42]。在骨质疏松症患者中，治疗策略包括生理性雌激素替代（和循环孕酮）。我们使用 100 μg 17-β 雌二醇贴片，每周应用 1～2 次，每月给药 12 天，同时给药 100～200 mg 的微粉化孕酮。在连续 DXA 评估中显示 BMD Z-分数下降的 AN 青春期女孩中也应考虑这种策略，因为优化骨积累的窗口很窄。其他策略包括口服脱氢表雄酮（每日 50 mg），同时口服雌激素-孕酮联合药物，或在患有 AN 和骨质疏松症的成人中使用双膦酸盐。鉴于双膦酸盐的半衰期很长，以及对致畸性的担忧，后者在育龄女性中应非常谨慎地使用（尽管到目前为止的数据大多令人放心）。使用双膦酸盐应保留给那些有骨质疏松症和骨折史的人，其他策略，例如努力恢复体重，对他们是无效的。目前仍缺乏对男性 AN 患者低 BMD 的治疗研究，现在推荐的策略是恢复体重。

其他饮食失调

有少数研究也调查了其他饮食失调对骨骼的影响；然而，一项荟萃分析报道，神经性贪食症也与低 BMD 相关[17]。另一项研究报道，神经性贪食症患者骨折风险较高[24]。目前尚不清楚月经过多且从未体重过轻的女性是否也有此种风险。

重度抑郁症

重度抑郁症（MDD）的特征是情绪低落，并伴有对正常非常愉快的活动丧失兴趣或乐趣，以及食欲、体重、睡眠模式、精神运动活动、疲劳、无价值和自尊低下、认知障碍和自杀倾向的改变。超过一半的自杀者患有 MDD 或其他情绪障碍。几种中枢系统和神经病变与抑郁症有关，包括 5-羟色胺和肾上腺素能传递的改变，激素失调，神经营养因子和神经生成的减少，以及神经炎性因子和 IL-1 的分泌[43-44]。MDD 是导致多年残疾生活的第二大主要原因[45]。

对骨的影响

一些 meta 分析（参见参考文献综述 [46]）已经证实了 MDD 和低 BMD 之间的关联。其中一个比较全面的 meta 分析包括 23 项研究，比较了 2327 名抑郁症患者和 21141 名非抑郁受试者与[47]。结果显示，与非抑郁症患者相比，MDD 患者的脊柱、股骨颈和桡骨远端 BMD 较低，骨吸收标志物较高。然而，整个人群（成年男性和女性）的总体效应量很小[47]。女性明显更容易出现与抑郁相关的低 BMD[47-48]，这种可能与抑郁的女性对各种压力源的反应性更强有关[19]。另一个 meta 分析报告了性别特异性影响，MDD 女性患者的脊柱 BMD 较低，MDD 男性患者的股骨 BMD 较低[49]。值得注意的是，与绝经后受试者相比，绝经前女性表现出更大的与 MDD 相关的 BMD 下降[47]，这与患有 MDD 的女性青少年的骨积累率下降一致[50]，导致峰值骨量降低。然而，一项针对 12～18 岁 MDD 青少年的研究发现，该疾病对患有该疾病的女性患者的骨骼没有影响，但确实报道了对男性的有害影响[51]。一项针对年龄较大的青少年和年轻人（平均年龄 19 岁）的研究报道，脊柱和全身的 BMD 较低[52]，但没有研究性别特异性变化。在绝经后女性中，MDD 与低 BMD 的关联可能被多种导致骨丢失的因素所掩盖，包括雌激素消耗、体力活动减少和营养失调（参见参考文献综述 [10]）。Williams 等人还报道了抑郁症女性发生骨折的风险增加 68%，尽管在调整了精神药物的使用后这种关联减弱了[53]。在一个 meta 分析中，抑郁症与骨折风险增加 17%（报告为风险比）和 52%（报告为风险比）有关[54]。

低骨密度的病理生理学

体重、既往抑郁发作次数、总病程、雌激素治疗史和种族似乎不会调节 MDD 和 BMD 之间的关系（参见参考文献综述 [47]）。此外，血清 25-羟维生素 D、PTH、游离 T3、IGF-1 和 TSH 水平在抑郁症受试者和非抑郁症受试者之间没有差异（参见参考文献综述 [47]）。使用抗抑郁治疗作为协变量的研究未发现这些药物对 MDD 患者的 BMD 有影响的证据，尽管 Geelong 骨质疏松症研究报道，较低体重的男性

（<75～110 kg）与 BMD 较低（取决于骨骼部位）有关[55]。（参见"神经精神药物"，了解这些药物对骨骼的影响。）

值得注意的是，在 MDD 中，内源性皮质醇和 NE 的产生明显增加，这可以减少骨形成，并可能导致低 BMD。慢性轻度应激（chronic mild stress, CMS）是一种已建立的抑郁症啮齿动物模型[56]。这些小鼠表现出骨形成减少和广泛性骨小梁丢失，而丙米嗪可预防这些骨骼缺损和抑郁症状[56]。抑郁样状态与骨中 NE 水平升高和血清皮质酮升高有关。此外，β-肾上腺素能拮抗剂（普萘洛尔）可防止 CMS 诱导的骨丢失，而不是抑郁样状态，这表明骨骼交感神经支配允许将抑郁信号传递到骨骼。

与 MDD 和低 BMD 相关的其他系统包括内源性大麻素系统和炎性细胞因子，例如 IL-1、IL-6 和 TNF-α（参见参考文献综述[46]）。另一个可能的影响因素是吸烟，在男性和女性的横断面研究中，吸烟一再被证明对骨量有负面影响。同样，抑郁症和过度饮酒是常见的合并症，酗酒是骨质疏松症公认的危险因素。最后，MDD 会引起运动活动和食物摄入的变化，据报道，MDD 患者缺乏的某些营养素是最佳骨骼健康所必需的[46,57]。对成年 MDD 患者可以考虑进行 BMD 评估。优化营养、身体活动和维生素 D 状况以及治疗潜在的 MDD 非常重要。

精神分裂症

精神分裂症的特征是思维和情绪反应异常，通常表现为幻听、偏执或妄想和/或言语和思维紊乱。其症状一般发生于青春期或成年早期，全球终身发病率约为 0.5%。研究报道，精神分裂症、低 BMD[58-59] 和骨质疏松性骨折[60-61] 之间的正相关关系归因于精神分裂症相关因素，例如营养不良、运动不足、吸烟、饮酒和使用抗精神病药物[62-63]。特别是，抗精神药物引起的高催乳素血症和由此导致的性腺功能减退已受广泛关注[58-59]。值得注意的是，一项比较了同一地区的 965 名成年精神分裂症患者和 405 名非精神分裂症社区成员的研究显示，年轻男性和女性精神分裂症患者在 20 岁时的 BMD 低于非精神分裂症社区成员，这表明精神分裂症患者在 20 岁之前骨量就已经受损。然而，精神分裂症患者没有出现与年龄相关的骨丢失，女性患者甚至表现出一些增加，例如 60 岁以上的精神分裂症患者的 BMD 高于对照组[64]。有意思的是，这种与年龄相关骨丢失相反的"保护"可能来自与精神分裂症中 22q11.2 微缺失有关的 *Dgcr8* 基因突变，因为 *Dgcr8* 的沉默减少了破骨细胞的发生，并导致 BMD 轻度增加[65-66]。精神分裂症患者的骨变化可能与其合并症和行为模式以及精神分裂症引起的大脑-骨骼通信损伤有关。

阿尔茨海默病

65 岁及 65 岁以上的人口中有 10% 患有痴呆综合征。阿尔茨海默病（Alzheimer disease, AD）是痴呆的最常见原因，占痴呆病例的 65%，无论是单独的还是合并血管性痴呆。虽然骨质疏松症在 50 岁的时候就已经被观察到，但其后果在 70 岁以后才变得明显。意料之中的是，这种间接关系导致了这两种疾病之间的显著相关性。这种相关性又被这两种疾病共有的共同危险因素加强了，例如，低体重，体力活动和阳光照射时间减少，以及缺乏营养。这种关系可能不仅仅是偶然的，这可以从以下三个方面证明：① AD 患者的骨质疏松症发生率高于同龄无记忆障碍的人口（参见参考文献综述[67]）；② AD 女性和男性的骨质疏松性骨折发生率相似，但在普通人群中女性的骨质疏松性骨折的发生率高出几倍[68]；③在小鼠进行的研究表明两者之间存在因果关系[69-70]。重要的是，AD 患者骨折后的治疗和康复比非 AD 患者更困难，只有不到一半的 AD 患者恢复到骨折前的功能状态。此外，痴呆患者跌倒的频率更高，因此股骨颈骨折的发生率也更高。

神经精神药物

选择性 5-羟色胺再吸收抑制剂（SSRI）

成骨细胞、骨细胞和破骨细胞表达功能性 5-羟色胺（5-hydroxytryptamine, 5-HT）受体和 5-HT 转运体（serotonin transporter, 5-HTT）[71]。在成骨细胞，5-HT 受体激动剂影响细胞增殖，增强甲状旁腺激素（PTH）诱导的 AP-1 活性，并调节细胞对机械刺激的反应。在骨细胞中，5-HT 增加全细胞环磷酸腺苷（cAMP）和前列腺素 E_2（PGE_2），参与机械刺激的转导[72]。在破骨细胞中，5-HT 和 5-HTT 已被证明影响其分化，但不影响其活性[71]。

中枢神经系统似乎不是骨骼可利用的 5-HT 的可能来源，因为 5-HT 不能透过血脑屏障，并且在骨骼中尚未证实 5-HT 能神经支配。5-HT 可以由骨细胞合成和释放，并以自分泌和旁分泌的方式起作用。事实上，在成骨细胞和骨细胞系中已经检测到色氨酸羟化酶-1（tryptophanhydroxylase-1,Tph1）的 mRNA 转录本，Tph1 是 5-HT 合成中的限速酶[73]。大多数 5-HT 在胃肠道中产生，并以致密颗粒形式储存在血小板中。由于来源于此的 5-HT 仅在血小板激活的情况下释放，它不太可能是骨细胞 5-HT 受体的激活剂。然而，一小部分来源于胃肠道的 5-HT 仍存在于血液循环中，而血清中的 5-HT 被认为是成骨细胞增殖和骨形成的负调节因子[74]。5-HTT 基因的破坏或 SSRI 对 5-HTT 的药理学抑制导致了生长期小鼠的低骨量表型[71]。SSRI 对成年小鼠的小梁骨和皮质骨也有有害影响[75]。许多研究报道，抗抑郁药（主要为 SSRI）通常与低 BMD 以及儿童骨折的剂量依赖性风险增加和低骨量有关（参见参考文献综述[76]）。这可能与骨骼、胃肠道和中枢 5-HT 能系统之间的平衡失调有关，特别是在长期治疗之后[77]。

抗精神病药物

许多典型和非典型抗精神病药物可引起剂量依赖性高催乳素血症，并可能导致性腺功能减退，从而导致骨丢失。催乳素（PRL）的产生受多巴胺能和 5-HT 能系统控制。其中最主要的调节因子是多巴胺，它通过作用于泌乳细胞上的 D_2 受体而抑制 PRL 的产生。相反，5-HT 通过激活 $5-HT_{1A}R$、$5-HT_2R$ 刺激 PRL 分泌[78]。抗精神病药物拮抗大脑多巴胺通路中的受体，包括对 D_2 受体和 5-HT 受体的差异抑制，导致血清 PRL 的剂量依赖性增加（参见参考文献[41]）。此外，PRL 可能通过在成骨细胞及其前体细胞中表达的 PRL 受体直接影响骨骼。对分化成熟的成骨细胞的体外研究表明，成骨过程受到高催乳素血症水平的影响。通常哺乳期间记录的 PRL 浓度（100 ng/ml）抑制成骨细胞前体的增殖、成骨细胞的数量和细胞外矿化基质的产生。该浓度刺激 Rux2 和碱性磷酸酶（alkaline phosphatase, ALP）在早期成骨细胞分化中的表达，并在成骨细胞分化晚期抑制相同基因的表达[79]。较高浓度（高达 500 ng/ml）可增加破骨细胞相关因子的表达，例如 RANKL、MCP-1、Cox-2、TNF-α、白细胞介素-1 和 ephrin-B1[80]。然而，在临床上，高催乳素血症除非导致闭经，否则不会引起骨量减少。

总的来说，高催乳素血症发生率最高和最一致的是抗精神病药物（例如阿米舒必利、利培酮和帕潘立酮），而喹硫平和阿立哌唑在这方面是最有利的，前者没有引起变化，后者由于部分多巴胺激动剂的作用，导致 PRL 水平降低。新批准的抗精神病药物的作用在这方面类似于氯氮平（阿塞那平和伊潘立酮），齐拉西酮和奥氮平（鲁拉西酮）[81]。

小结

神经精神性疾病和骨骼疾病之间的联系正在成为骨和精神病理生理学的一个重要主题。这两个学科共有的合并症影响了数百万各个年龄段的男性和女性患者，并有大量的基础机制性问题和临床问题尚未解决。也许这些问题中最紧迫的问题是抗精神病药物的有益作用（特别是在情绪障碍和精神分裂症方面）和它们对骨骼系统的有害影响之间的矛盾。

参考文献

扫描书末二维码获取。

第 135 章
肌肉和骨骼的相互作用

Marco Brotto

魏秋实 邓伟民 译

引言：可见的机械耦合

骨骼和骨骼肌之间的机械耦合是通过肌肉骨骼（musculoskeletal, MSK）系统中有时被遗忘或很少被研究的组成部分——肌腱——发生的，而且是可见的。骨骼肌收缩对骨骼施加负荷，骨骼会调整其质量和结构以适应机械负荷的变化，因为骨骼肌的收缩是运动所必需的。这一显见的力学现象自然会引起对其进行观察并予以直接解释，随着肌肉功能的下降，骨骼负荷将减少，导致骨量减少[1]。然而，仅机械因素本身并不能解释 MSK 系统在发育、衰老和病理条件下的全部变化[2]。正如 Novotny 所回顾的那样，无论是男性还是女性，随着他们的年龄的增长，他们的骨矿物质量都显著下降，使得他们的肌肉宽度和骨矿物质量之间存在明显的不匹配（图 135.1）。此外，在女性中，这种不匹配现象更为明显。

事实上，骨骼肌的力量在衰老过程中下降，通常被称为肌肉减少症，也不能仅仅用肌肉量的减少来解释，这表明即使在器官层面上，也存在着不仅仅是物理作用上的相互作用（图 135.2）[3-5]。这些观察结果均表明，骨骼和骨骼肌之间除了机械耦合外，还存在着生化耦联。

我们在本章的目的之一是阐释肌肉和骨骼符合内分泌器官的经典定义。此外，需要提醒读者的是 MSK 系统的特殊复杂性。与单纯认为只有肌肉和骨骼是 MSK 系统组成部分的观点相反，MSK 系统其实是由骨、血管、软骨、关节、韧带、神经、骨骼肌、肌腱和其他结缔组织组成。本章特别感兴趣的是，我们将提请注意结缔组织中很少被提及的成员，即 Sharpey 纤维，或称为穿孔纤维，它们可能为骨骼和肌肉之间的因子运输提供了转运通道。我们将尝试回答一个常见的问题，即如果生物体内的分子运输存

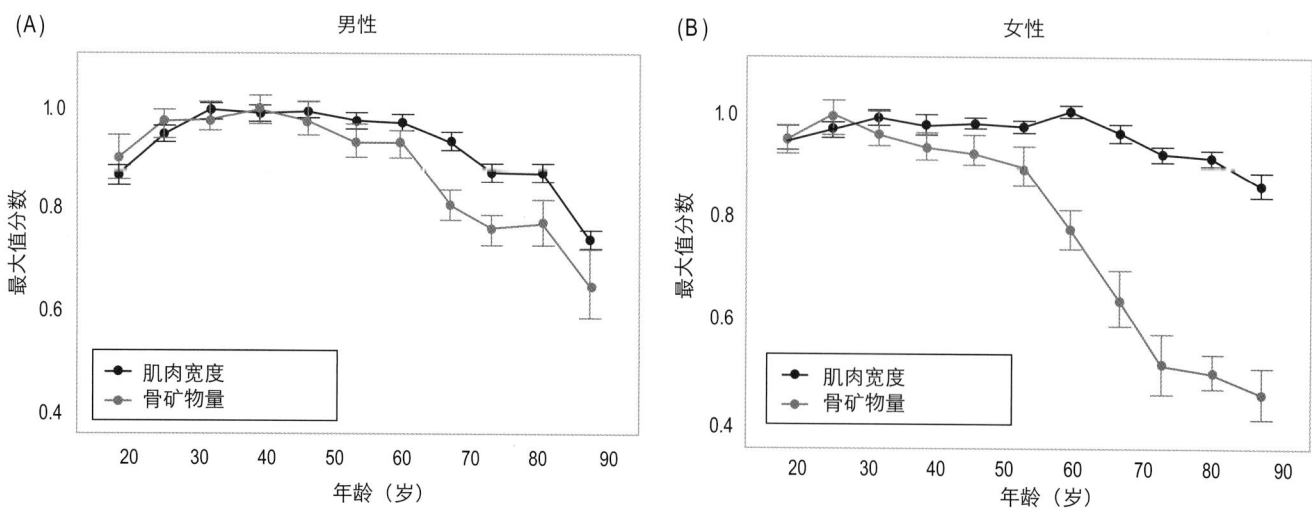

图 135.1 衰老过程中肌肉宽度和骨矿物量的不匹配。成年男性（A）和女性（B）在衰老过程中桡骨骨矿物量与前臂肌肉宽度之间的关系（Reproduced from [2].）

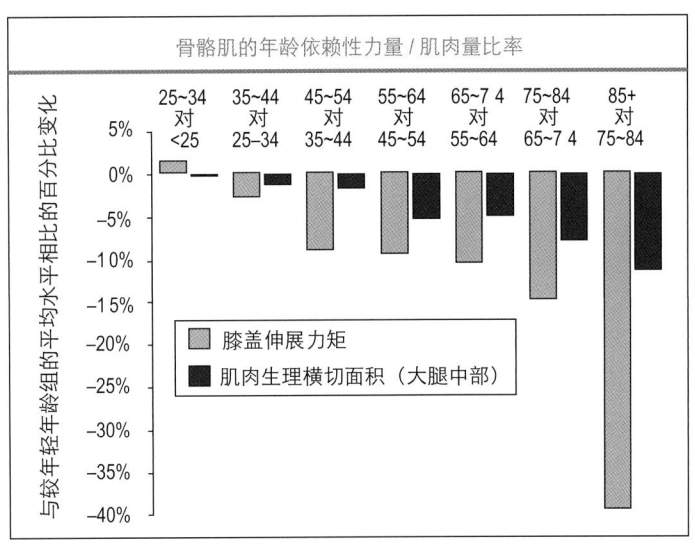

图 135.2 骨骼肌的力量与肌肉量不匹配。生命中每 10 年的肌肉量损失和力量损失之间的关系表明，肌肉量和力量之间存在明显的不耦合，这表明了机械之外还有其他机制（Reproduced from [5] with permission from John Wiley & Sons.）

在不可渗透的屏障，那么来自一个组织的因子是如何到达另一个组织的。我们将从体外细胞和体内骨-肌肉相互作用的动物模型以及临床人体情况中得出例证骨-肌肉相互作用的适用性。

不可见的生化耦合：骨骼和肌肉作为内分泌器官

MSK 在运动和机械支持中的生理作用以及其主要成分的紧密联系在很大程度上定义了骨骼和肌肉之间的关联。力学恒定器模型认为，骨强度和密度在很大程度上是施加的机械力的函数[6]，该模型来源于大量支持骨骼和肌肉之间存在生物力学关系的证据。有趣的是，即使是该模型最坚定的支持者也承认，有存在其他局部或系统影响骨骼结构的可能性[6]。

经过多年的研究才确定骨骼肌在维持体内葡萄糖稳态中的重要作用[7-8]，事实也证明，拥有更大的肌肉量和(或)更积极的身体有助于预防 2 型糖尿病[9-11]。然而，一系列有趣的研究也显示了骨骼在调节血糖和身体代谢中的作用，这进一步将这些组织联系在一起，并说明了它们之间存在密切的生化耦合。这些发现对糖尿病、肥胖和心血管疾病的影响甚至还没有开展研究。例如，同时刺激骨骼和肌肉细胞对葡萄糖的摄取的干预措施（例如，新的锻炼习惯，特定的饮食结构，新的靶向药物等）可能对糖尿病和预防肥胖更有效。

骨作为内分泌器官：骨骼到肌肉的信号转导

在 20 世纪 90 年代，随着 Marotti 等人[12]和 Urist[13] 的工作，骨形态发生蛋白（bone morphogenetic protein, BMP）的鉴定和命名对骨细胞内分泌功能的支持开始得到加强。Klein-Nulend 等人利用流体流动剪切应力实验证实了骨细胞分泌大量前列腺素[14]。此外，骨细胞似乎通过分泌骨硬化蛋白（一种抑制骨形成的蛋白质）发挥自我调节作用[15]。这一发现促使了一类新型抗骨硬化蛋白抗体用于治疗骨质疏松症[16]。另一种主要由骨细胞产生的蛋白质是 FGF23，它调节维生素 D 代谢和全身磷酸盐水平[17]。骨细胞中 FGF23 的表达似乎受到 DMP1、PHEX 和 MEPE 的调节[18]。

我们最近报道了在 *DMP1* 敲除小鼠中（一种血清中 FGF23 水平升高的佝偻病和骨软化动物模型），骨骼肌功能严重受损[19]。此外，我们发现小鼠肌肉量下降了；肌肉量的改变本身并不能解释这些小鼠肌肉表现的下降[19]。这些结果表明，骨骼疾病可影响甚至很大程度上决定肌肉表型。这些和其他观察结果使我们提出，骨骼-肌肉信号转导对于最佳肌肉功能至关重要[20]。

骨钙素主要由成骨细胞合成，已被证明有助于钙离子稳态、能量代谢和男性生育能力[21]。骨钙素的激活需要依赖维生素 K 依赖的翻译后羧化[22]。自从血清低羧化骨钙素被确定为老年女性髋部骨折的高风险生物标志物以来，骨钙素已引起临床的重视[23-24]。有趣的是，成骨细胞表达抑制骨钙素的 *Esp*〔骨睾丸磷酸酶基因（osteo-testicular phosphatase gene）〕[25]，而 *Esp* 敲除小鼠的肌肉量增加，这表明成骨细胞来源的因子可以直接调节骨量。此外，补充骨钙素可以恢复 Esp 敲除小鼠降低的运动能力。

如上所述，前列腺素（prostaglandin，PG）是另一类主要的骨细胞分泌因子，在骨代谢中起着重要作用，因为它们能够刺激骨吸收和骨形成。PG 也可能有助于骨折愈合和异位骨化[26]。显然，这些数据只表明，PGE_2 在骨本身的自分泌 / 旁分泌作用。然而，我们小组使用骨细胞和肌肉细胞系进行的实验显示，骨细胞分泌的 PGE_2 比肌肉细胞分泌的 PGE_2 多 100 倍。来自骨细胞的过量 PGE_2 可以与受伤的肌肉相互作用，并有助于肌肉的再生和修复。有趣的是，我们最近的体外研究支持骨细胞分泌的 PGE_2 在调节肌肉生成过程中的作用[27-28]。我们认为，PG 和脂质介质在骨 - 肌肉相互作用中的作用的研究才刚刚起步。近年来，几种从膜磷脂中提取的特异性脂质被确定为骨骼和肌肉生理中的重要介质[29-30]，并且在不久的将来，这类分子的数量将会增加。破译这些脂质介质作用的分子机制，以及它们如何相互作用以促进骨骼和肌肉的最佳功能，可能会导致骨 - 肌肉健康 / 疾病的新生物标志物和 MSK 单元的新治疗方法。

一个有趣且可行的假设是，对因子释放重要的结构成分可能影响骨 - 肌肉的生化相互作用。Bonewald 及其同事已经证明，连接蛋白 43 是骨间隙连接中不可或缺的膜蛋白，在骨细胞响应负载释放 PGE_2 中起着重要作用[31]。Shen 等人对成骨细胞 / 骨细胞中连接蛋白 43 的敲低进行了研究，观察到预期的骨表型（即皮质骨厚度减少），但在通过骨在肌肉中作用的分泌因子明确证实骨到肌肉的信号转导时，在快速收缩的趾长伸肌（extensor digitorum longus，EDL）肌肉中也观察到肌肉表型存在缺陷[32]。

我们小组最近也报道了一项研究，在该研究中，骨细胞中膜结合转录因子肽酶位点 1（membrane-bound transcription factor peptidase-site 1，*MBTPS1*）的条件缺失不会导致骨结构或骨密度的主要表型变化。然而，骨中 *MBTPS1* 缺失导致比目鱼肌收缩力增加 30% 和肌肉量增加 12%；比目鱼肌是一种慢肌纤维，而 EDL 肌是一种快肌纤维，这表明骨细胞对肌肉细胞具有高度复杂的信号作用，能够影响或调节一种肌纤维类型而不能影响另一种纤维类型[33]。这些新数据可能对肌肉萎缩 / 无力（包括肌肉减少症）的治疗具有深远的意义。

其他值得一提的因素是 WNT 及其激活的特定信号通路，即 Wnt/β-连环蛋白信号通路[34]。Johnson 实验室的研究对于证明 Wnt/β-连环蛋白信号通路在人类和小鼠中的作用至关重要。他的实验室发现了导致骨量改变的低密度脂蛋白受体相关蛋白 5（low-density lipoprotein receptor-related protein 5，*LRP5*）基因的因果突变，这开启了骨骼研究的新时代[35]。我们的研究小组最近发现，与 C2C12 肌管相比，MLO-Y4 骨细胞分泌的 WNT3a 水平高 10 倍。此外，将 WNT3a 加入成肌细胞可显著加速成肌分化（图 135.3）（Huang & Brotto，未发表的观察，2017）。WNT3a 存在于不同细胞类型的细胞外基质中[36]，在 C2C12 细胞和 2T3 成骨细胞中表达[37-38]，在人类（16.9±2.4 ng/ml）和小鼠（0.225～3.74 ng/ml）的血清中均检测到相对较高的水平，提示 WNT3a 可能在骨 - 肌肉交互中发挥作用。我们的研究小组目前正在进行肌肉和骨骼靶向和定时特异性的 β-连环蛋白缺失的研究，以研究该通路在体内骨 - 肌肉交互中的作用。

最后一个值得提及的因素是 TFG-β，由于其在肌肉具有分解代谢作用而不是合成代谢作用而引起了人们的注意。Guise 及其同事进行的研究表明，骨源性 TGF-β 在骨溶骨性癌发生过程中是导致骨骼肌无力的一种新作用[39-40]。从这些研究中产生的一个有趣问题是，从骨骼信号转导到肌肉的合成代谢和分解代谢刺激物之间是否存在平衡，这种平衡是否会随着疾病状态和衰老而改变。随着这些问题找到答案，肌肉骨骼疾病的新疗法可能会出现。

在本节中，我们无法对数量不断增加的骨分泌因子〔三磷酸腺苷（ATP）、钙、DKK1、DMP1、FGF23、基质细胞外磷酸糖蛋白（atrix extracellular phosphoglycoprotein，MEPE）、一氧化氮、骨保护素、骨钙素、前列腺素（特别是 PGE_2）、RANKL、骨硬化蛋白（sclerostin，SOST）、TFG-β、WNT 等〕都进行细致的讨论。这些因子例证了多种生物化学结构，从简单的有机分子，到脂质介质，再到复杂的蛋白质，所有这些都有助于说明骨骼作为一种内分泌器官的多样性和深远影响。

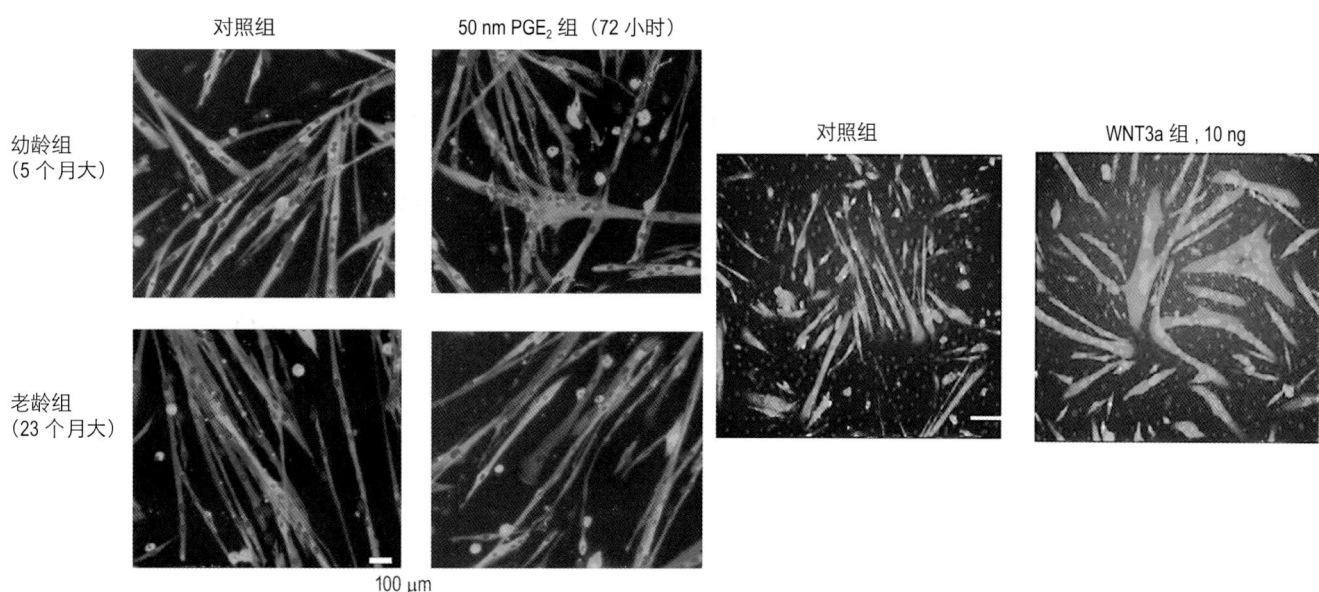

图 135.3 （也见彩图）骨分泌因子对肌生成的影响。骨细胞分泌的 PGE_2 水平是肌肉细胞分泌的 PGE_2 水平的 100～1000 倍，PGE_2 能加速幼龄小鼠的成肌细胞的肌肉生成，但对老龄小鼠不能。与肌细胞相比，骨细胞分泌的 WNT3a 水平高出 10 倍，显著增加了 C2C12 成肌细胞的肌肉生成（来自 the Brotto 研究实验室未发表的结果）

肌肉作为内分泌器官：肌肉到骨骼的信号转导

骨骼肌是人体最大的器官系统，占人体的 40% 到 50%。骨骼肌是由肌源性前体细胞（通常被称为卫星细胞或成肌细胞）发育而来的。肌细胞的增殖和分化（即肌发生）发生在胚胎和早期发育阶段，并在整个生命周期持续。当肌肉在损伤后再生时，骨骼肌细胞会反复发生肌生成[41-42]。肌肉营养不良等疾病表明，在肌肉因失去可塑性而开始出现退化迹象（其特征是肌肉逐渐被纤维化和坏死组织取代）之前，肌肉发生肌生成的周期似乎是有限的。

骨骼肌在运动和支撑身体的功能作用早已得到承认；大约在十年前，Pedersen 等人的开创性的和真正的创新工作使骨骼肌的内分泌样功能得到重视。

近年来，不同研究小组的研究结果支持肌肉作为内分泌器官的概念。尽管如此，Pedersen 及其同事的开创性工作首次强调了肌肉的新作用[43]。他们创造了"肌细胞因子"这个词，并提到肌肉如何通过释放这些分泌因子来调节全身代谢，这些分泌因子与其他组织或器官相互作用，包括大脑、肝脏、脂肪、骨骼和肌肉本身。发现的肌细胞因子包括肌生长抑制素、白血病抑制因子（leukemia inhibitory factor, LIF）、IL-6、IL-7、脑源性神经营养因子（brain-derived neurotrophic factor, BDNF）、IGF-1、FGF2 和卵泡抑素样蛋白1（follistatin-like protein 1, FSTL-1），其中一些已被证明对骨骼发育很重要，例如 IGF-1 和 FGF2[43]。我们有理由假设许多肌细胞因子可以通过与特定受体结合直接影响骨骼。也有可能是肌细胞因子为骨细胞或其他组织释放的局部因子的作用激活骨细胞。此外，间接影响也可能涉及骨-肌肉的相互作用，因为肌细胞因子可以影响胰腺、脂肪和其他组织，这些组织在先前的研究中已被证明与骨骼的生化作用是相互作用的。例如，鸢尾素（irisin），一种新发现的肌细胞因子，可以诱导白色脂肪向棕色脂肪样组织转变，从而对骨骼产生影响[44]。此外，最近的数据也表明，鸢尾素可以直接调节成骨细胞和骨髓基质细胞培养的成骨作用[45-46]。

此外，一些肌细胞因子，包括 PG、IL-6 和 LIF，已被证明可增强损伤后成肌细胞/肌管的分化[47-50]，从而影响骨功能。损伤骨骼肌分泌的其他因子还有 TGF-α 和 TGF-β1[47,51]。有趣的是，这些肌细胞因子抑制肌细胞的分化和增殖。再一次，似乎是一种内在的稳态平衡。正如在"骨作为内分泌器官"题目下提到的，在溶骨性病变/癌症情况下，骨中释放的 TGF-β 似乎在骨骼肌中发挥分解代谢作用，这表明了骨-肌肉相互作用的复杂性。

外周组织的胰岛素抵抗是肥胖和 2 型糖尿病的特

征。高热量摄入加上久坐不动的生活方式是导致这些疾病的主要原因，这些疾病已成为全球流行病。由于肌细胞因子似乎在身体大多数组织（包括骨骼）中发挥代谢作用，并受到身体活动/锻炼的刺激[52]，久坐的生活方式可能有利于肌肉和骨骼细胞都无法控制血糖的疾病。

与骨分泌因子一样，我们在另一篇综述文章中将其称为"骨kines（osteokynes）"，随着不断有新方法和新模型质疑其存在，肌细胞因子也在不断扩大。IL-5是一种合成代谢肌细胞因子，在肌肉-脂肪相互作用中具有潜在作用；IL-7似乎在肌生成过程中调节卫星细胞功能的作用[53]；IL-8可以促进血管生成[54]。血管生成对骨的生存和维持至关重要，值得注意的是，肌细胞因子分泌可能影响骨血管生成。

最近发现的肌细胞因子及其作用机制已有综述[55]。它们是：①鸢尾素，调节白色脂肪向棕色脂肪的转化（或脂肪组织褐变）；② meteorin-like 1，与鸢尾素具有相似的功能，但似乎是由受伤的肌肉释放的；③肌连素（myonectin），促进肝脏对脂肪酸的吸收；④肌肉素（musclin），促进线粒体生物发生；⑤ SPARC，对结肠癌有有益作用。

就像对骨骼到肌肉的信号转导的研究一样，动物模型可以提供重要的见解。Zimmers 等人及其同事使用肌生长抑制素缺失的小鼠模型来研究肌肉量增加对骨矿物质含量和密度的影响。尽管在这个模型中肌肉大量增长[56]，但在骨骼系统的所有区域中并没有发现一致的相关性；作者报道了股骨远端骨皮质骨密度增加和肱骨周围骨膜周长增加[57]。这有力地表明，仅仅增加肌肉量和力量不足以增加整个身体的骨量，而是增加骨骼系统的特定区域的骨量。可以说，他们报道的骨量/功能增加的两个区域是一些与肌肉活动有关的较高代谢活跃区域。是什么导致了这种骨表型——是这些区域更持续的收缩，还是由于具有更高的活性，肌细胞因子的释放速度更快？很可能是两种作用的结合导致的。

随着与肌细胞因子相关的知识体系不断扩展，研究人员正在调查某些肌细胞因子的作用，或者由于久坐不动的生活方式、标准美国饮食（Standard American Diet, SAD）而缺乏肌细胞因子，以及与这些慢性疾病的联系[52]。

随着对骨骼肌肌细胞因子及其在骨-肌肉相互作用中的特定作用的深入理解，更具体地说，在肌肉到骨骼的信号转导中，随之而来的是对预防和治疗肌肉骨骼疾病以及其他全身疾病的创新方法的希望。

来自临床实例的骨-肌肉相互作用的额外证据

当我们审视疾病时，会有更多的证据被发现，例如，内侧胫骨应激综合征，这是军人和跑步者中最常见的综合征之一[58-59]。在这种综合征中，胫骨后肌以及骨膜和受影响的肌肉区域下的骨骼都有炎症。尽管有许多研究，但这个问题仍然没有答案：是肌肉引起骨膜炎症还是骨膜引起肌肉炎症[58-59]？可以肯定的是，这种机制在两种组织是共同的。非常有趣的是，到目前为止，对这种疾病的治疗还不够充分，可能是因为同时治疗两种组织的有效方法还没有到位。

同样有趣的是，目前的治疗方法是利用肌肉皮瓣来加速复合骨折的愈合和治疗慢性骨髓炎，但缺乏对分子机制的理解[60]。我们最近的研究可能会对肌肉对骨骼功能的保护作用提供见解。我们报道了肌肉分泌因子保护骨细胞免受地塞米松诱导的细胞死亡[61]。因此，肌瓣可能作为肌细胞因子和机械刺激的储存库，从而改善骨愈合和功能。

"Kines"如何跨越组织屏障？

一个常见的问题是一种组织分泌的因子如何到达另一种组织。虽然这很有趣，但总的来说，我们对于接受腺体释放的激素进入身体的所有细胞甚至在核受体中起作用没有疑问，但在这个领域中似乎存在一种无法解释的阻力，即因子可以到达肌肉，肌肉因子可以到达骨骼。

解剖学上的接近，以及这种接近的复杂性，为骨骼和肌肉以旁分泌的方式相互影响这一概念提供了信心。Schnitzler 的实验室进行了细致的研究，首次揭示了 Sharpey 或穿孔纤维起源于深入骨膜并超越骨膜的肌纤维[62]。这些纤维富含胶原蛋白和细胞外基质物质，因此，人们可以假设它们在骨-肌肉信号转导（包括机械和生化信号）中的潜在功能，但这种可能性仍有待探索。

Beno 及其同事[63]进行的实验表明，在小鼠尾静脉注射的高达 70 kDa 的小染料和分子可以在短短几分钟内渗透骨细胞-腔隙-骨管网络；这比 WNT3a（大约 40 kDa）的大小要大，事实上大部分 WNT 都是如此大小。这表明，骨管液可以随时进入血液循环，并表明骨细胞分泌的因子可以进入血液并对远处的靶细胞（包括肌肉）产生影响，反之亦然。

Lai 等人[64]在一项非常创新的研究中，通过在共聚焦显微镜下追踪和模拟荧光示踪剂（模拟肌细胞因子）研究了完整小鼠胫骨骨膜的通透性。他们发现，骨膜是半透性的，其截断分子量（a cut-off MW）约为 40 kDa。因此，基于简单的骨膜扩散方程，许多已知的肌细胞因子应该能够跨越这个屏障到达骨细胞。

骨骼和肌肉都是高度血管化的，释放到循环中的因子可以系统地到达其他组织。此外，这两种组织都释放外泌体和大囊泡，它们可以携带大量分子到其他组织进行信息交换。有趣的是，在耐力运动中，循环细胞外囊泡含量以强度依赖的方式增加，术语"运动因子"被用来指代这一现象[65]。

结束语：对骨-肌肉相互作用的研究的展望

骨-肌肉相互作用所揭示的内分泌交流似乎更为深远，因为来自这些组织的分子也与脂肪组织、大脑、肠道和免疫系统相互作用。组织相互作用领域的研究还处于起步阶段。关于健康、疾病和运动方面的"因子"的详细描述尚不存在。目前我们还不知道衰老是如何影响这些分子的产生、分泌和相互作用的。根据美国疾病控制和预防中心的数据，在美国 65 岁及以上的成年人中，肥胖的患病率接近 35%[66]。据美国糖尿病协会报道，美国 60 岁及以上的成年人中有近 25%~30% 患有糖尿病，并且代谢综合征的患病率随着年龄的增长而增加[67]。毫无疑问，更健康的骨骼肌肉系统有利于人类的健康。

因此，我们应该迎接基础、转化和临床研究的新时代，这些研究旨在解决本章中的一些问题，以及骨和肌肉之间的生化相互作用所引发的许多其他问题。这些答案将带来创新的治疗方法，并在对抗慢性疾病方面取得前所未有的进展，例如骨质疏松症、肌肉减少症、糖尿病、肥胖症和许多折磨人类的肌肉骨骼疾病。

参考文献

扫描书末二维码获取。

彩 图

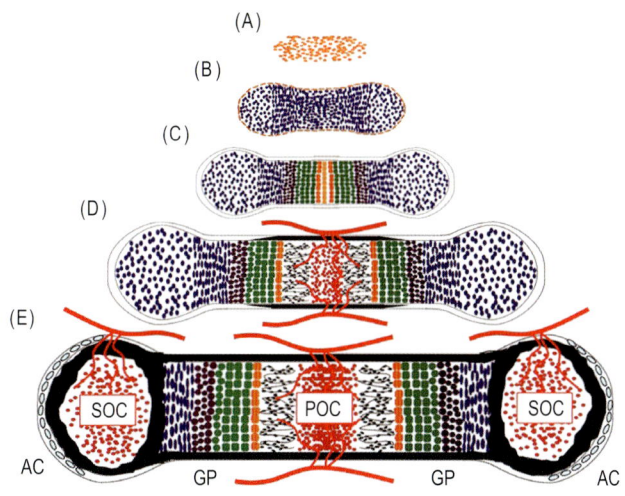

图 2.1 软骨内骨化阶段。(A)间充质聚集(橙色细胞为间充质祖细胞)。(B)软骨形成(蓝色细胞为软骨细胞;橙色细胞为软骨膜祖细胞)。(C)软骨细胞肥大(蓝色细胞为骨骺处圆形软骨细胞和扁平柱状软骨细胞;紫色细胞为肥大前软骨细胞;绿色细胞为肥大软骨细胞;橙色细胞为晚期肥大软骨细胞)。(D)初级骨化中心(POC)的形成(所有细胞的颜色如上所述;血管和骨髓细胞用红色显示;成骨细胞和骨基质用黑色显示)。(E)次级骨化中心(SOC)的形成将关节软骨细胞(AC)与生长板(GP)软骨细胞分离(浅蓝色细胞为关节软骨细胞;其他所有细胞/组织的显示颜色如上所述)

彩 图

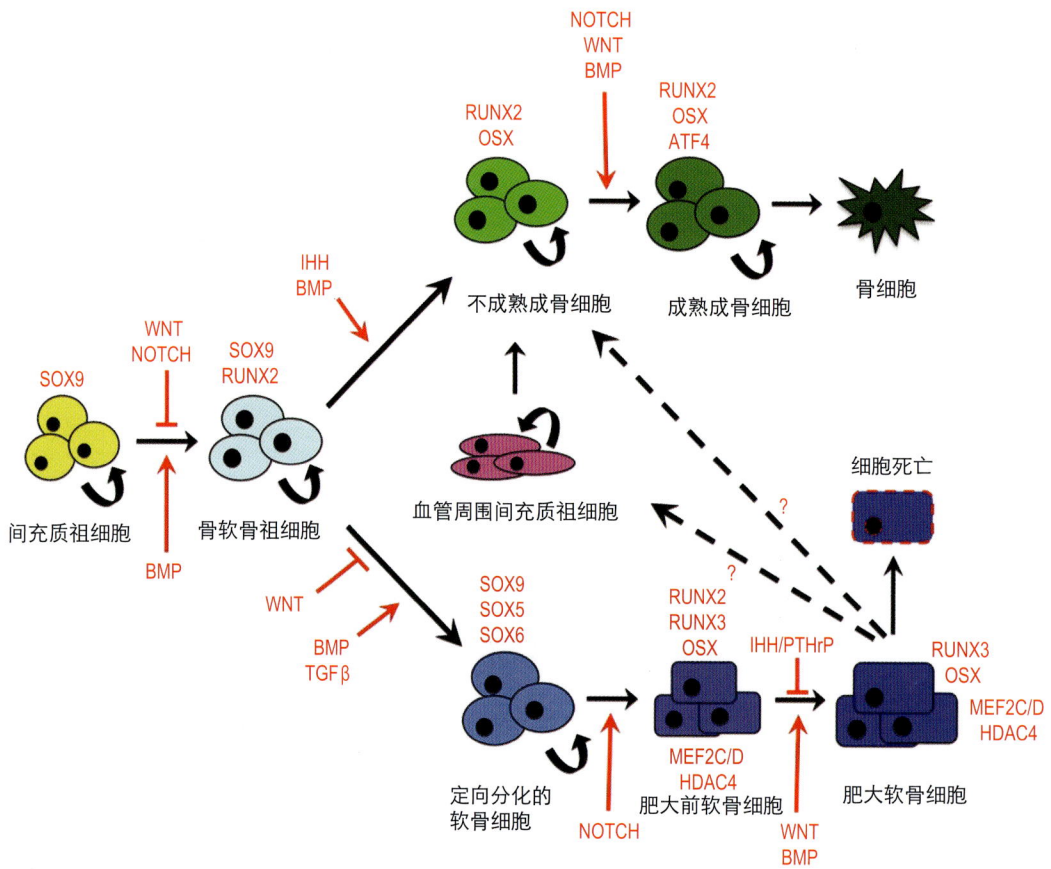

图 2.2 软骨内骨化的细胞分化和信号调节。间充质祖细胞（黄色）分化为骨软骨祖细胞（浅蓝色），然后分化为成骨细胞（绿色；成骨细胞生成）或软骨细胞谱系（蓝色阴影；软骨生成）。成骨细胞分化是从不成熟成骨细胞到成熟成骨细胞，直至成骨细胞。在细胞死亡或转分化为成骨细胞谱系（粉红色细胞为血管周围间充质祖细胞）之前，软骨细胞分化始于定向分化的软骨细胞，向肥大前软骨细胞和肥大软骨细胞分化。Notch、BMP、TGFβ、Ihh 和 Wnt 通路在软骨内骨化过程中在调节软骨发生、软骨细胞肥大和成骨细胞分化中发挥重要作用。问号表示未知的分子机制

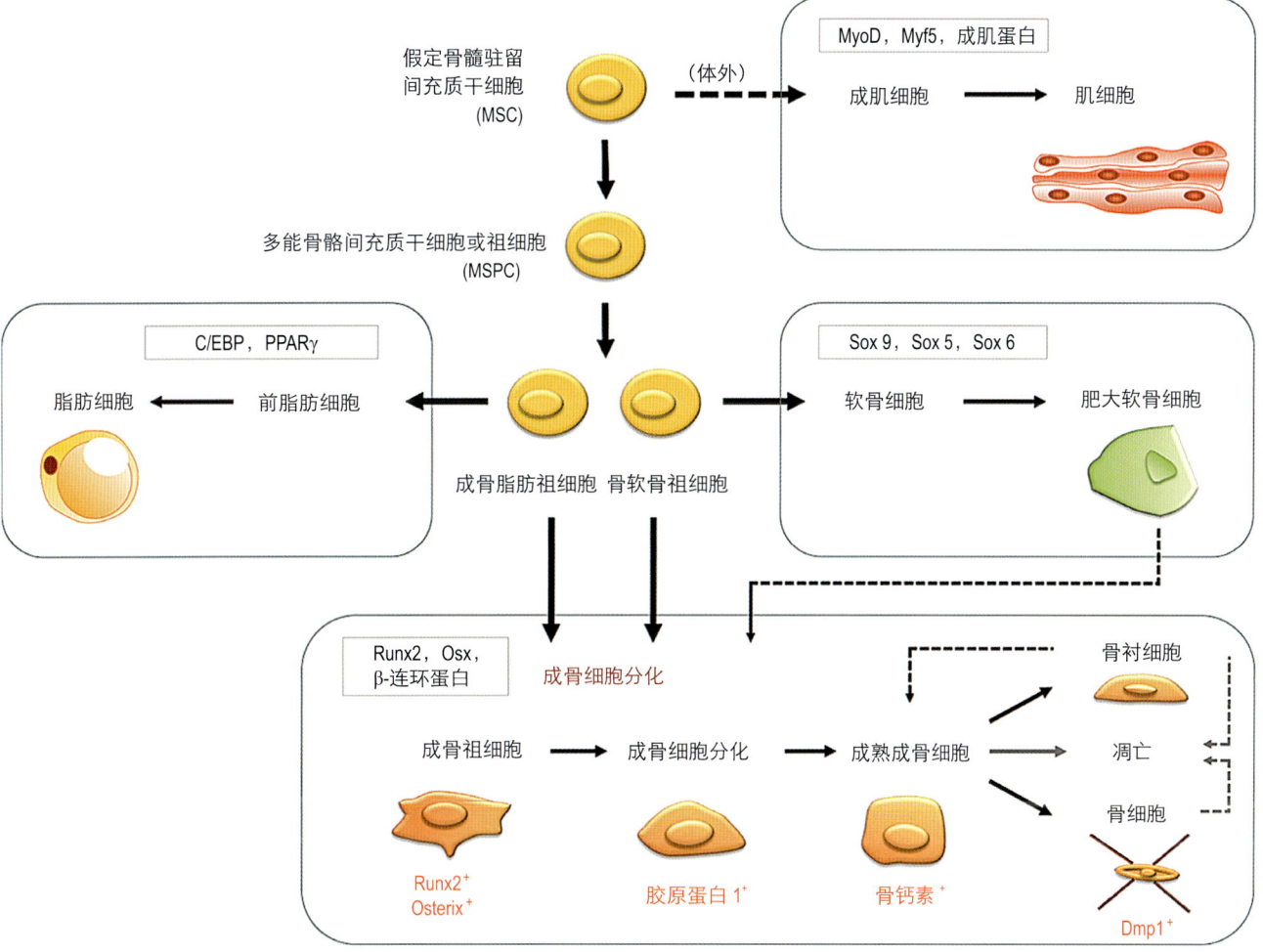

图3.1 骨祖细胞及其谱系的分化。骨髓中含有间充质干细胞（MSC），可以衍生为成骨细胞、脂肪细胞、软骨细胞，在体外可以产生肌细胞。这三种骨骼谱系起源于多能骨骼间充质干细胞或祖细胞（MSPC），也常被称为骨髓基质细胞（bone marrow stromal cell, BMSC）。这些前体的谱系分化由相应的转录因子控制；Runx2、Osx 和 β- 连环蛋白介导成骨细胞的分化和功能。至少在小鼠体内，骨祖细胞可以从骨软骨祖细胞中间体（特别是在胎儿发育阶段）或成骨脂肪的双能祖细胞（在出生后的骨中发现）衍生出来。进行性成骨细胞分化的特征是基因表达改变——可区分成骨细胞谱系的特定阶段或亚群。成熟成骨细胞最终发生凋亡、变平而在骨表面形成一层骨衬细胞（BLC）或作为骨细胞嵌入骨内。最近的研究表明，除了经典的、谱系性骨细胞外，肥大软骨细胞也可能可以构成发育和生长过程中成骨细胞的来源。此外，在诱导活性骨形成情况下，静止的 BLC 可以在出生后的骨中转化为成熟成骨细胞

彩 图

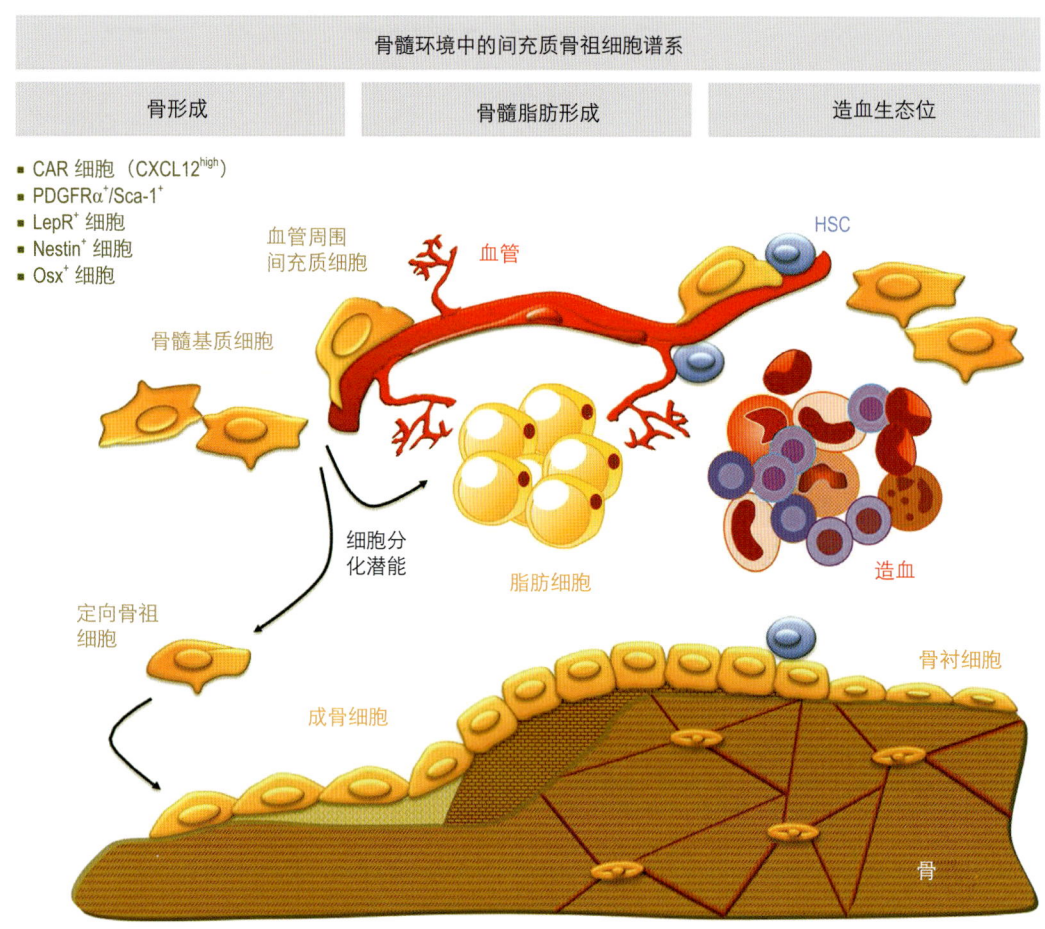

图 3.2　骨髓环境中的间充质骨祖细胞谱系。最近利用转基因小鼠模型进行的研究表明，以表达一些特定标志物基因［对应于骨骼间充质干细胞或祖细胞（MSPC）（亚群）］为特征的细胞群（见图左上角），通常驻留于血管周围的位置和（或）BMSC。除了成骨潜能，即分化为功能性成骨细胞的能力（图左侧和图底部分），这些细胞群中有些是多潜能或双潜能的，也能产生骨髓脂肪细胞（图中部分）。此外，这些细胞群中许多还能支持造血，例如，通过构成造血干细胞（HSC）的功能生态位——这些功能生态位被认为存在于骨和骨髓环境中的成骨细胞、血管和血管周围生态位（图右侧部分）

彩　图

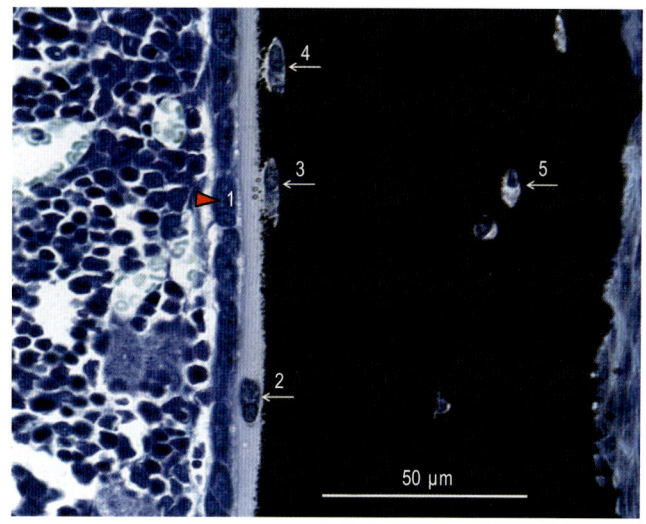

图 5.1　四色染色显示的小鼠骨皮质的骨组织切片，显示了成骨细胞向骨细胞的分化。1：产生成骨细胞的基质；2：类骨细胞；3：嵌入骨细胞；4：新嵌入骨细胞；5：成熟骨细胞。从这个组织切片人们可能会推测骨内只有骨陷窝有孔隙。然而，如图 5.2 和 5.3 所示，在矿化骨基质内，骨细胞小管提供了广泛的孔隙。骨细胞小管陷窝表面广阔，是钙和其他因子的来源

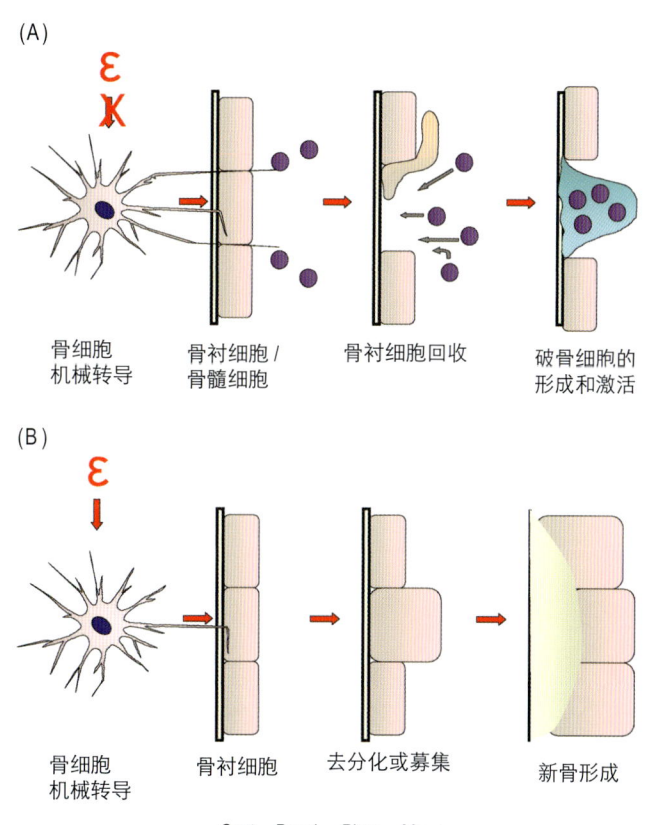

图 5.4　骨细胞是骨重塑（骨建模）的协调者。骨细胞通过在骨细胞中高度表达 Dmp1 和 Phex 以及 Sost/ 骨硬化蛋白和 MEPE/OF45 等矿化和骨形成的抑制因子，在骨形成和矿化中起作用（A）。负重时，骨细胞可以分泌大量的前列腺素，后者也在骨形成中起作用。这些骨形成和矿化的促进因子和抑制因子很可能可以保持平衡以维持骨量。骨细胞通过抑制和激活破骨细胞的吸收在破骨细胞的调节中起重要作用。近来的研究表明，负重时，骨细胞可以发送信号抑制破骨细胞的激活（B）[15]。与此相反，骨细胞受损、缺氧、凋亡或濒临凋亡时，尤其是卸载负重时，似乎会向骨表面的破骨细胞/前破骨细胞发送 RANKL 等信号以启动骨吸收。因此，骨内骨细胞可以调节骨的形成和矿化以及抑制破骨细胞的吸收，在特定的条件下也有发送激活破骨细胞的信号的能力

809

彩 图

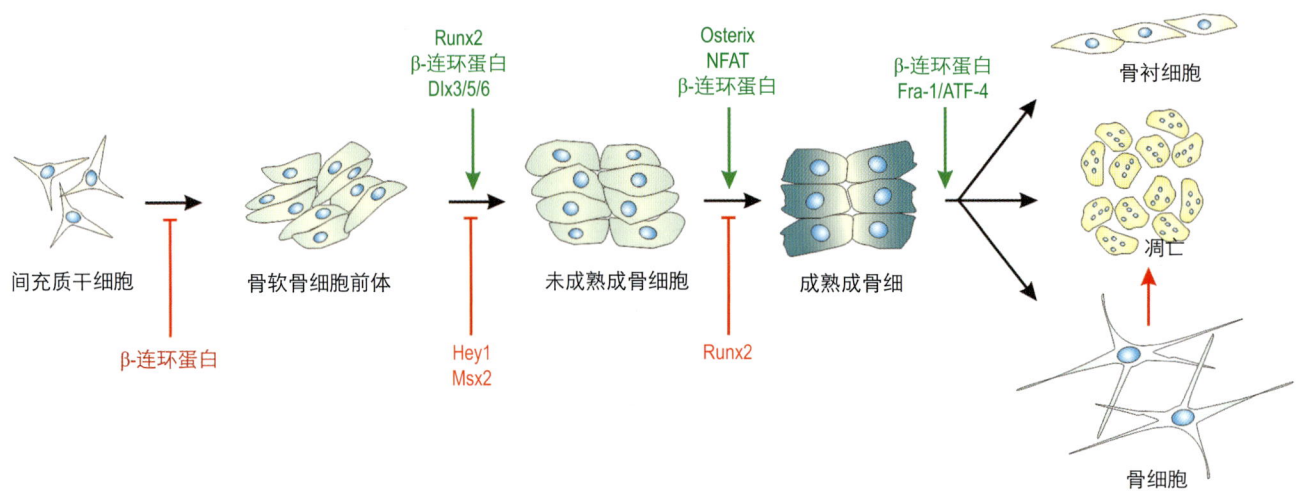

图 7.1　MSC 向成骨细胞谱系分化示意图和转录调节因子在这一过程中的影响

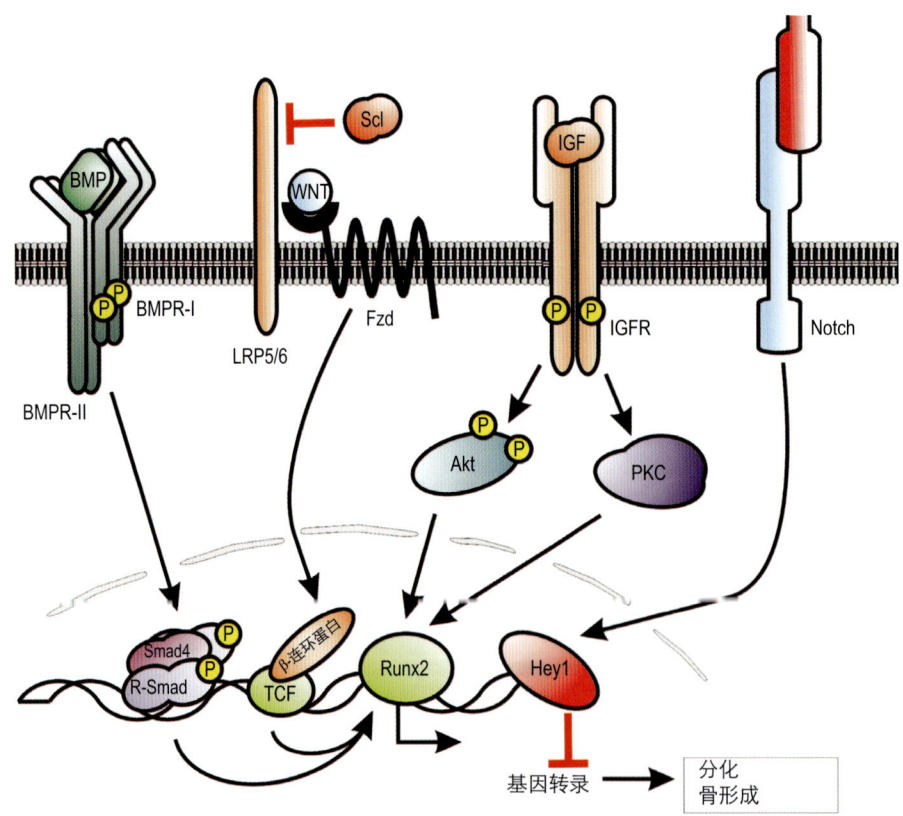

图 7.2　控制 Runx2 介导的成骨细胞分化的信号通路示意图 [5,15]

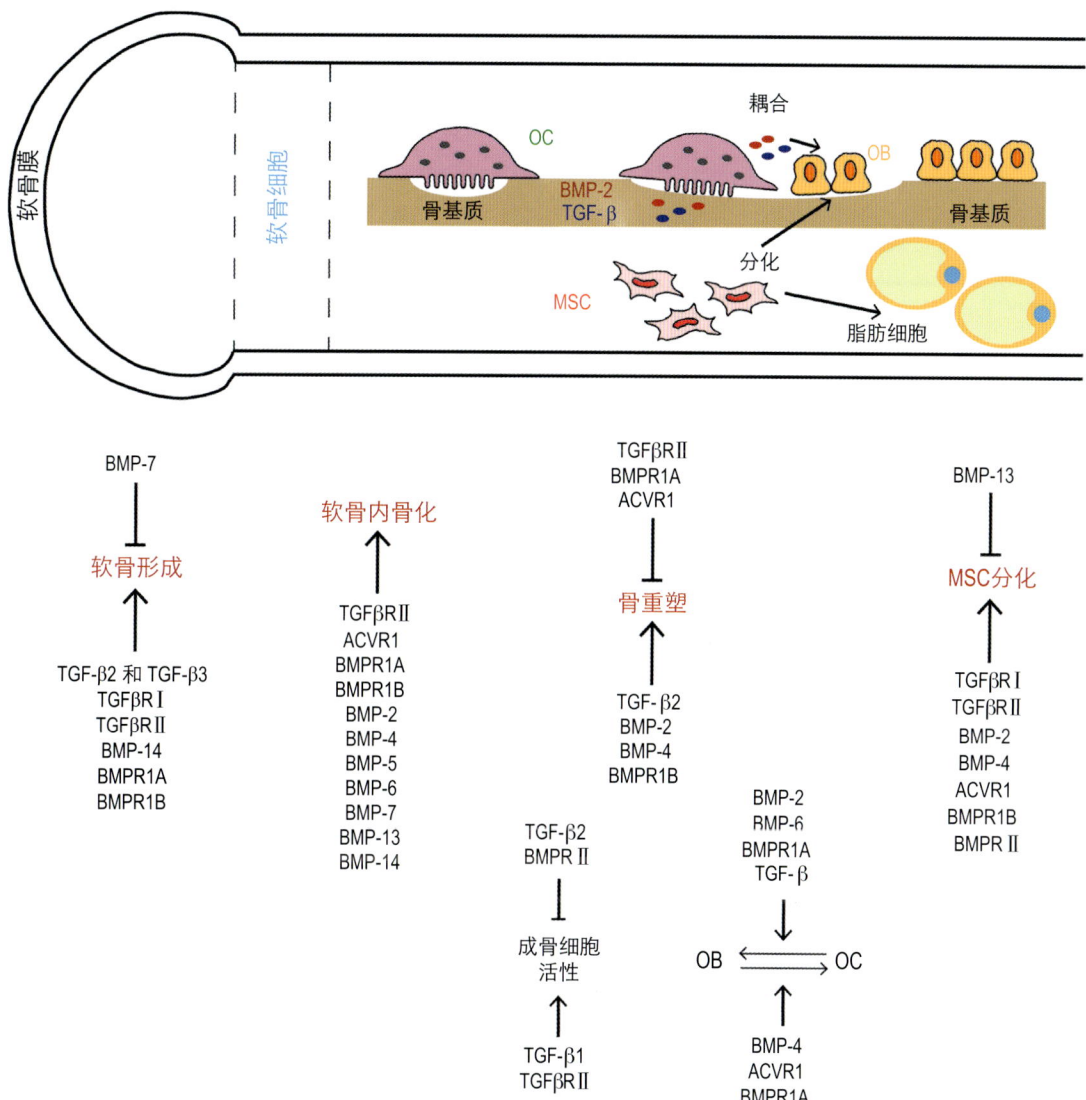

图 8.1 TGF-β/BMP 配体和受体在骨形成的不同过程中起着多种作用，包括间充质干细胞（MSC）分化、软骨形成、软骨内骨化和骨重塑。在早期软骨形成过程中，MSC 凝聚形成软骨原基。在进行软骨内骨化的骨骼中，TGF-β/BMP 成员部分是通过 FGF（成纤维细胞生长因子）、IHh（印度刺猬蛋白）和 PTHrP（甲状旁腺激素相关肽）信号转导直接和间接地调节这一过程。骨重塑是成骨细胞骨形成活性和破骨细胞骨吸收活性之间平衡的结果。在骨重塑过程中，成骨细胞（OB）和破骨细胞（OC）之间的相互作用需要很好地进行协调。MSC 是骨髓中成骨细胞的主要来源。此外，MSC 可以分化为脂肪细胞。箭头（↑）表示正调节，平端线（⊥）表示负调节

彩 图

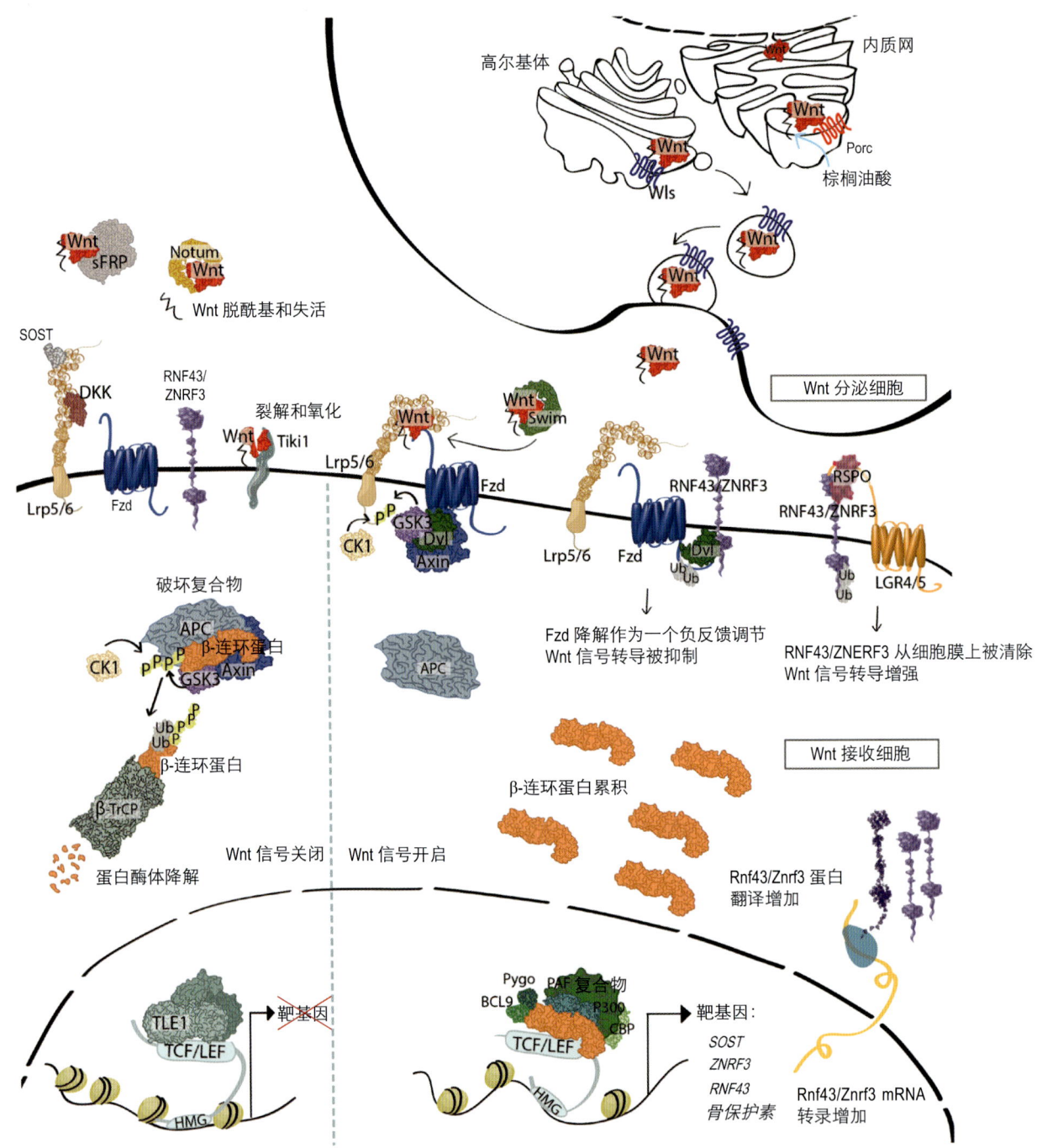

图 9.1 Wnt/β-连环蛋白信号通路概述。在"Wnt 分泌细胞"中的 Wnt 配体的生物合成过程中，内质网 (ER) 定位的 Porcupine 将棕榈油酸添加到 Wnt 家族成员中卷曲蛋白。这种修饰是内质网驻留蛋白 Wnless (Wls) 识别从而促进 Wnt 转运到质膜上进行分泌所必需的。此外，这种脂质修饰是 Wnt 与卷曲蛋白 (Fzd) 相互作用所必需的。在"Wnt 接收细胞"中，当 Wnt 信号在缺乏 Wnt 配体结合受体的情况下"关闭"时，会形成包括 GSK3、Axin 和 APC 在内的多蛋白复合物（"破坏复合物"），以促进 CK1 引物和 GSK3 依赖性 β-连环蛋白磷酸化，进而通过 E3-泛素连接酶 β-TrCP 靶向 β-连环蛋白进行蛋白水解酶降解。在"破坏复合物"没有与 β-连环蛋白结合的情况下，转录因子 TCF 通过将其靶 DNA 与其高迁移率基团（high mobility group, HMG）结构域结合并与染色质抑制因子 TLE1（或果蝇中的 Groucho）络合来抑制靶基因。Wnt 信号通路也可以通过配体的翻译后调控（通过抑制因子，包括 sFRP、Notum 和 Tiki1）或受体的活性或水平（例如骨硬化蛋白、DKK、RNF43/ZNRF3 等）来抑制。当 Wnt 蛋白与包括 Lrp5 或 Lrp6 以及 Fzd 家族成员在内的受体复合物结合时，Wnt 信号通路呈"开启"状态。Wnt 受体复合物的激活会导致 Dvl 的激活和 Lrp5/6 胞质结构域的磷酸化，导致将 Axin 募集到质膜。这会抑制 β-连环蛋白的降解，因此，β-连环蛋白可以在细胞质中积累并进入细胞核，在细胞核中与 LEF/TCF 家族的成员结合，并通过募集 BCL9、Pygo、CBP、P300 和 Parafibromin（PAF 复合物的一种成分）等因子来激活靶基因转录。在 Wnt 靶基因中，最近证实，RNF43 和 ZNRF3 是通过泛素化清除细胞膜上的 Fzd 受体在负反馈通路中发挥关键作用的。作为一种有效的 Wnt 激动因子，RSPO 可以形成由 RNF43/ZNRF3/LGR/RSPO 组成的复合物，从细胞膜上去除 RNF43/ZNRF3，并通过增加细胞膜上 Fzd 的活性来增强 Wnt 信号转导（Source: [1,25]. Reproduced with permission of Elsevier.）

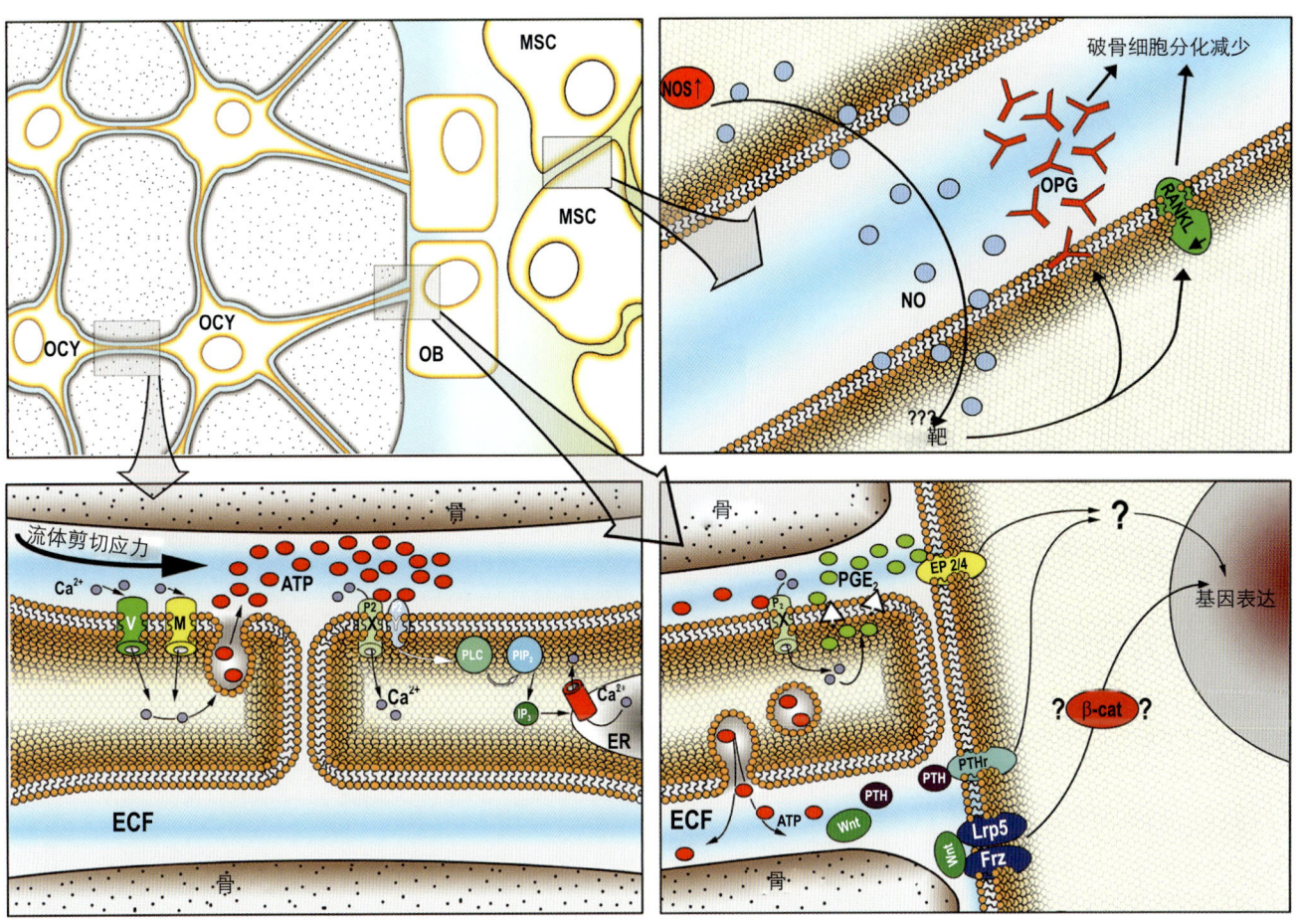

图 10.1 骨中流体剪切应力诱导的信号转导。ATP：三磷酸腺苷；ECF：细胞外液；ER：内质网；MSC：间充质干细胞；NO：一氧化氮；NOS：一氧化氮合酶；OB：成骨细胞；OCY：骨细胞；OPG：骨保护素；PGE$_2$：前列腺素 E$_2$；RANKL：核因子 κB 受体活化因子配体

彩 图

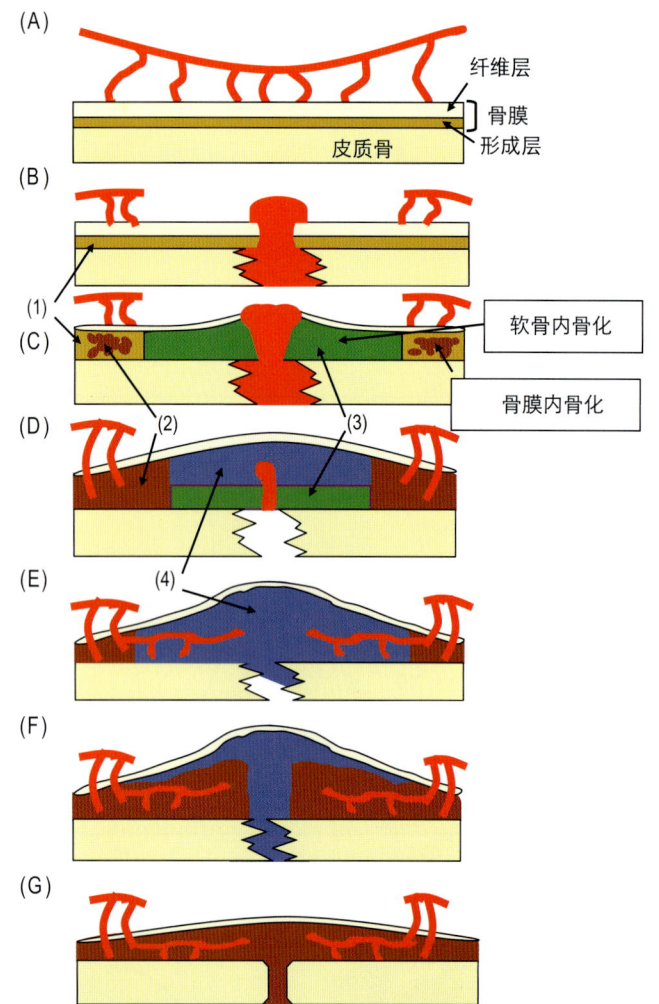

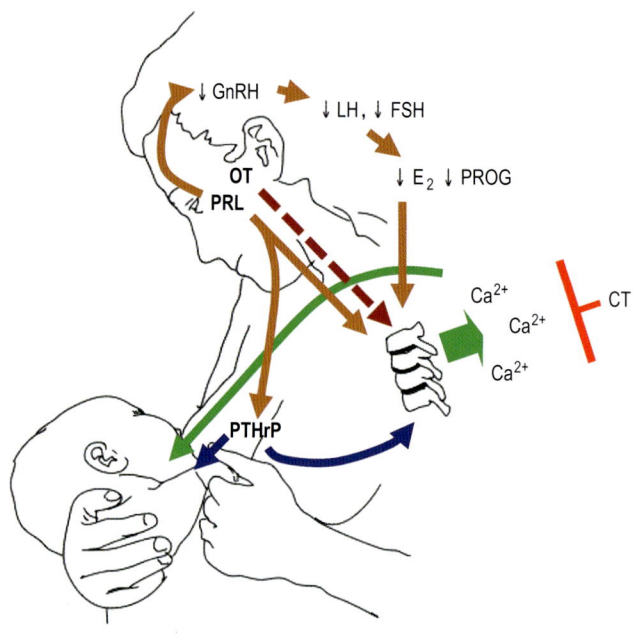

图 13.1 骨修复过程中的组织形态发生。(A) 骨膜是一种微血管化良好的组织（红色的血管），由外层纤维层和内层形成层组成。骨膜的形成层含有丰富的干细胞/祖细胞，可以分化为骨和软骨。(B) 骨折或截骨后，断裂处血液供应中断且其附近形成血块（血肿）。(C) 位于骨膜中的祖细胞被招募并分化为成骨细胞，以促进膜内骨化，其中完整的血液供应得以保存；软骨细胞则促进骨折附近缺氧组织的软骨内骨化。在此图中，成骨组织标记为（1），新矿化组织标记为（2），支持软骨形成的组织标记为（3）。(D) 膜内骨化伴随着稳健的基质矿化（2），其中血液供应存在于骨折部位远端。软骨内骨化与软骨生成组织同时进行，这些组织支持不断增长的软骨细胞群，后者组成了软骨增生带（4）。(E) 软骨组织继续成熟，最终包围骨折部位附近的骨痂组织。骨痂组织的血运重建也随之发生。(F) 增生性软骨中的软骨细胞发生终末分化，基质逐渐矿化，扩大了由编织骨组成的部分骨痂组织（棕色）。(G) 重塑过程中，破骨细胞和成骨细胞促进编织骨转化为板层骨，最终支持适当解剖形状的重建

图 20.2 控制泌乳的乳腺-大脑-骨骼回路。哺乳和催乳素（PRL）都会抑制下丘脑促性腺激素释放激素（GnRH）中心，从而抑制促性腺激素[促黄体生成素（LH）和促卵泡激素（FSH）]的分泌，导致卵巢性类固醇[雌二醇（estradiol, E_2）]和孕酮（PROG）水平降低。催乳素也可能对其在骨细胞中的受体有直接影响。哺乳、催乳素、低雌二醇和钙受体可以刺激乳腺的 PTHrP 的产生和释放。PTHrP 进入血液并与循环中的低水平雌二醇结合，可以显著上调骨吸收和骨细胞骨溶解。骨吸收的增加会使钙和磷酸盐释放到血液中，这些钙和磷酸盐到达乳腺导管后可以被积极地输送至母乳中。高浓度的 PTHrP 也会进入母乳中，但尚不确定随哺乳摄入的 PTHrP 是否在调节新生儿钙生理方面起作用。除了刺激泌乳外，催产素（oxytocin, OT）还可能直接影响成骨细胞和破骨细胞的功能（虚线）。降钙素（calcitonin, CT）可能会抑制骨骼对 PTHrP 和低雌二醇的反应（Source: adapted from [48]. Reproduced with permission of Springer Science and Business Media B.V.）

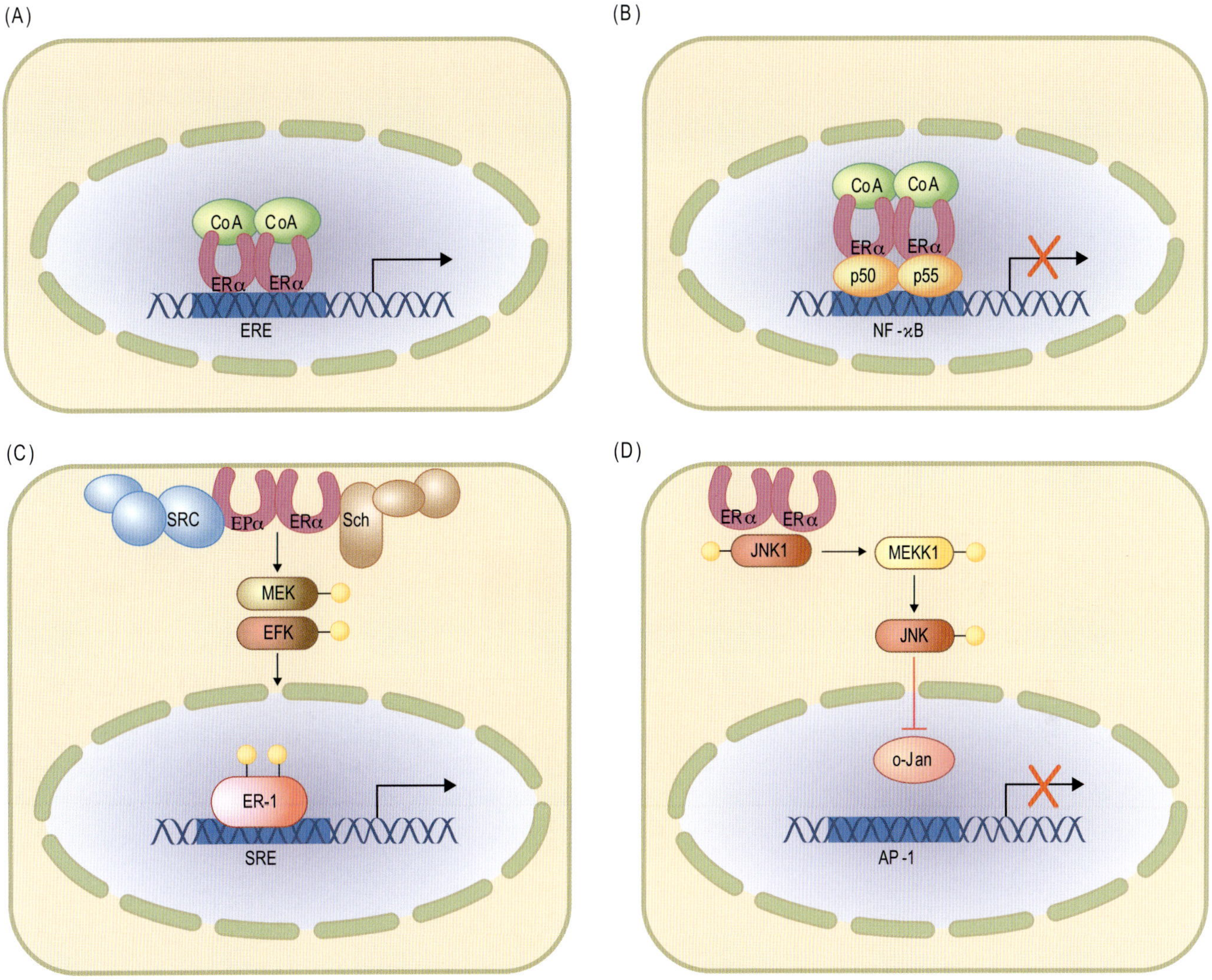

彩 图

(A)

(B)

图 26.2 雌激素受体作用机制。(A)经典的基因组信号转导,其中配体激活的受体二聚体附着在 DNA 上的雌激素反应元件(ERE)上,并激活或抑制转录。(B)不依赖 ERE 的基因组信号转导通路,其中配体激活的受体与其他转录因子(例如 NF-κB 的 p50 亚基和 p65 亚基)结合并阻止它们与其反应元件结合。(C 和 D)配体激活的受体非基因性作用模式,(在质膜上)激活细胞质激酶,继而引起底物蛋白和转录因子(例如 Elk-1 和 c-jun)的磷酸化,从而正向(C)或负向(D)调节转录

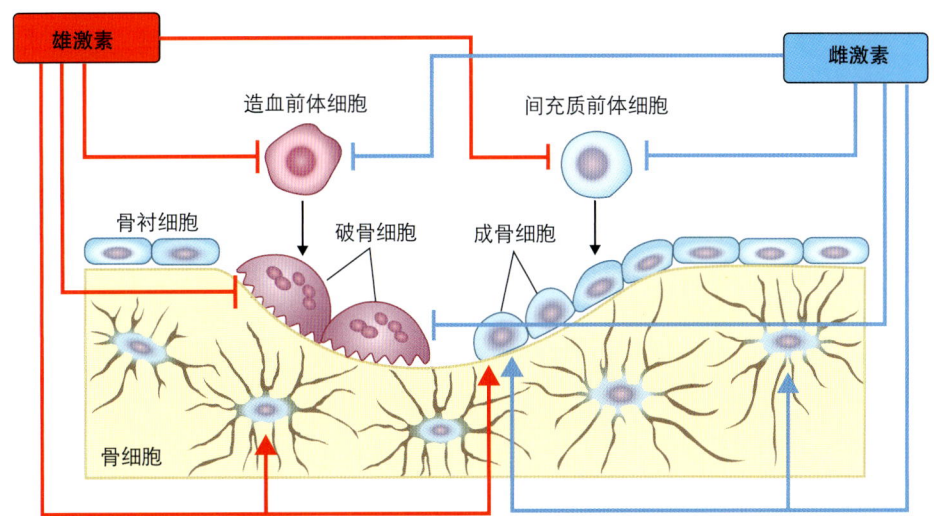

图 26.4 骨重塑过程的示意图以及雌激素和雄激素的作用。破骨细胞和成骨细胞分别来源于造血前体细胞和间充质前体细胞。在骨重塑过程中,破骨细胞挖掘的骨基质被成骨细胞生成的新基质所取代。雌激素和雄激素都影响破骨细胞和成骨细胞的生成和寿命以及骨细胞的寿命。性激素对细胞的生成和存活的负面和正面影响用书夹和箭头表示

彩 图

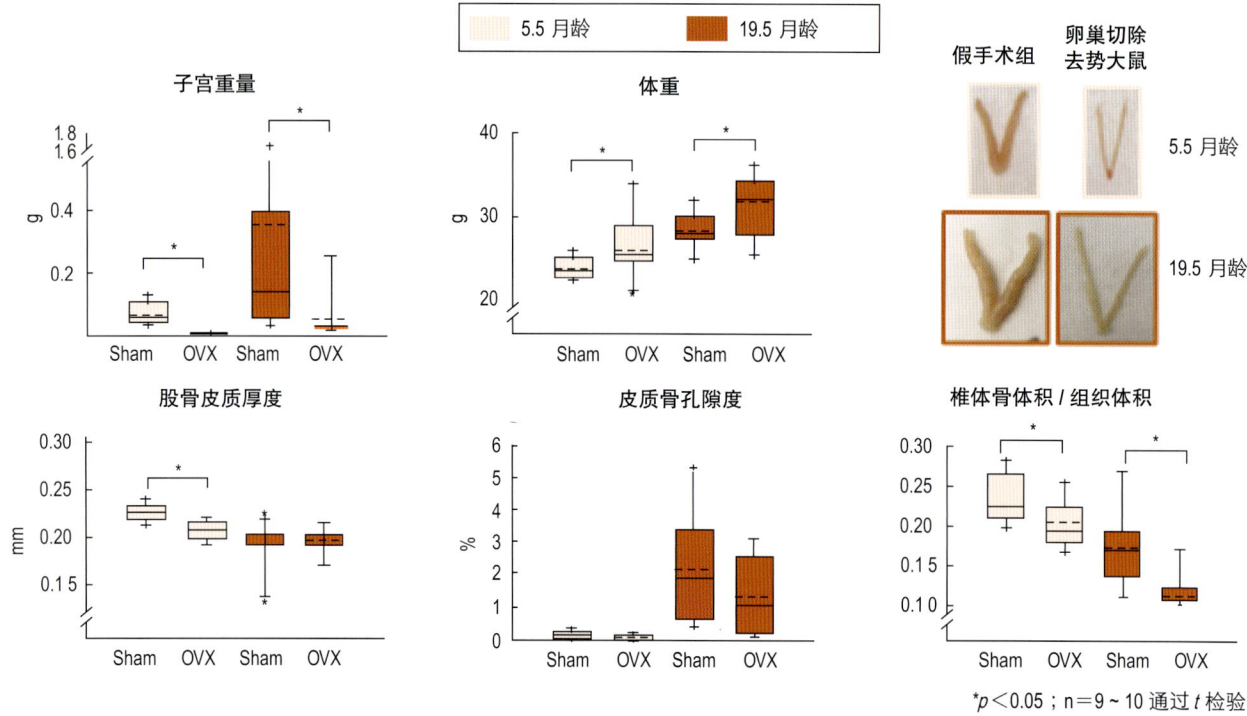

图 26.5 衰老对皮质骨的影响与雌激素水平无关。小鼠要么经历假手术（Sham，n=10），要么经历卵巢切除（OVX，5.5月龄，n=10；19.5月龄，n=9），6 周后。方框表示从第 25 到第 75 四分位数的值，中线表示平均值，与竖线垂直的横线表示第10 个和第 90 个百分位数；超出此范围的值以点表示。股骨干中段的骨皮质厚度由 MicroCT 测量，皮质骨孔隙度在远端干骺端测量。测量第 5 腰椎松质骨（骨体积/组织体积，BV/TV）。通过双向方差分析，$^*p<0.05$

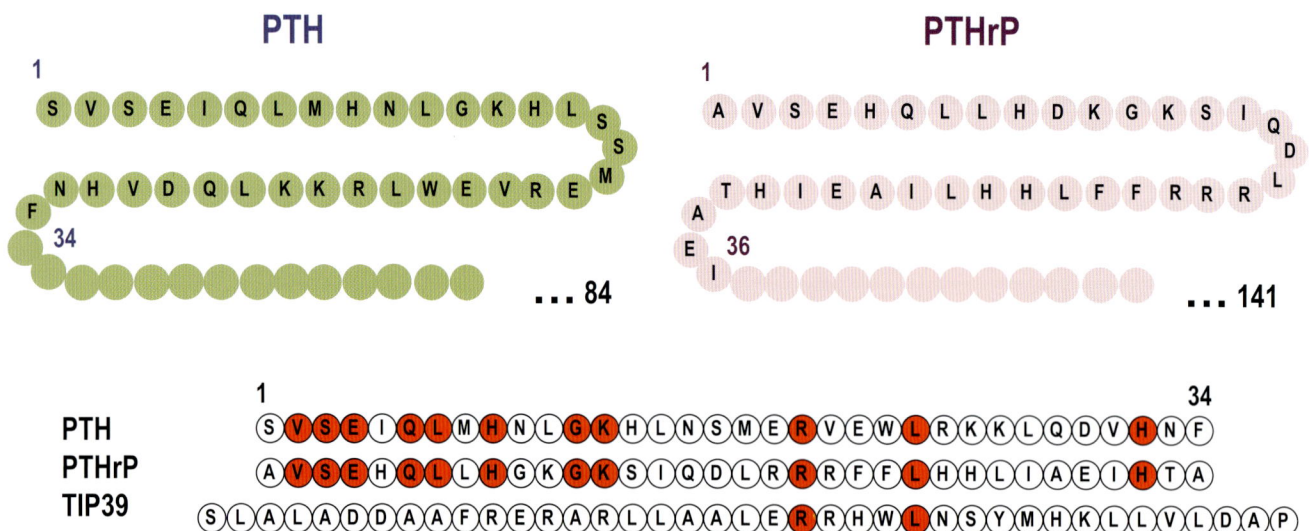

图 27.1 PTH、PTHrP 和完整 TIP39 的氨基末端氨基酸序列；通过选择性剪接可以生成两种额外的 PTHrP 变构体，即 PTHrP（1~139）和 PTHrP（1~173）

彩　图

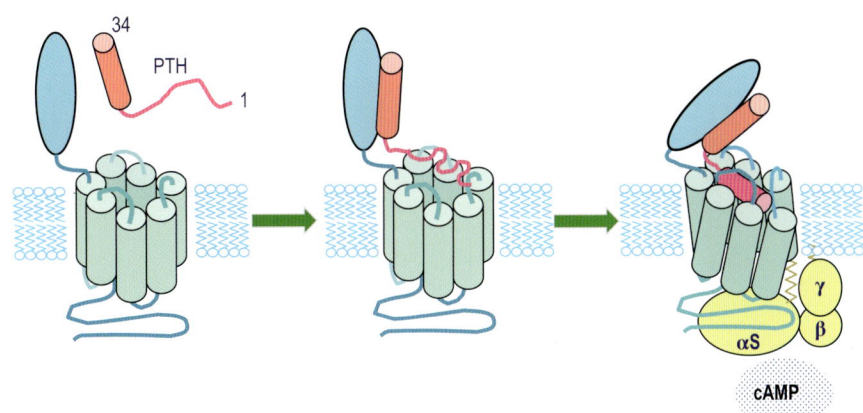

图 27.3　PTH1R 使用的配体相互作用的双位点模型。PTH（1～34）通过配体的 15～34 螺旋结构域和受体的大（约 160 个氨基酸）氨基末端胞外结构域（椭圆形）之间的初始对接相互作用与 PTH1R 结合（椭圆形），这种对接使配体的氨基末端（1～14）部分与受体的七螺旋跨膜结构域（TMD）的细胞外暴露表面之间发生后续的信号相互作用。TMD 相互作用诱导受体的构象变化，这是受体激活以及与异源三聚体 G 蛋白耦联的基础。PTH1R 通常与含有 Gs-α 亚基的 G 蛋白三聚体耦联，该亚基通过 cAMP 介导信号转导

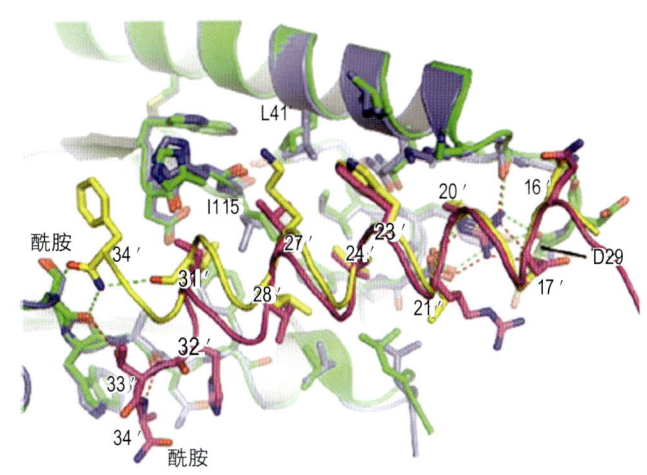

图 28.2　PTHrP（紫红色）或 PTH（黄色）与 1 型 PTH / PTHrP 受体（PTH1R）的胞外结构域（ECD）结合的三维模型。数字代表每个肽的相应氨基酸。选定的侧链显示为棒状，PTHrP 和 ECD 之间的氢键显示为红色虚线，而 PTH 和 ECD 之间的氢键显示为绿色虚线。注意，结合区中的两种肽的螺旋结构在 16～28 位氨基酸上都是相同的，但在那之后它们会发散，并且 PTH 中较长的螺旋更紧密地融入结合区中（Source: [27]. Reproduced with permission.）

817

彩 图

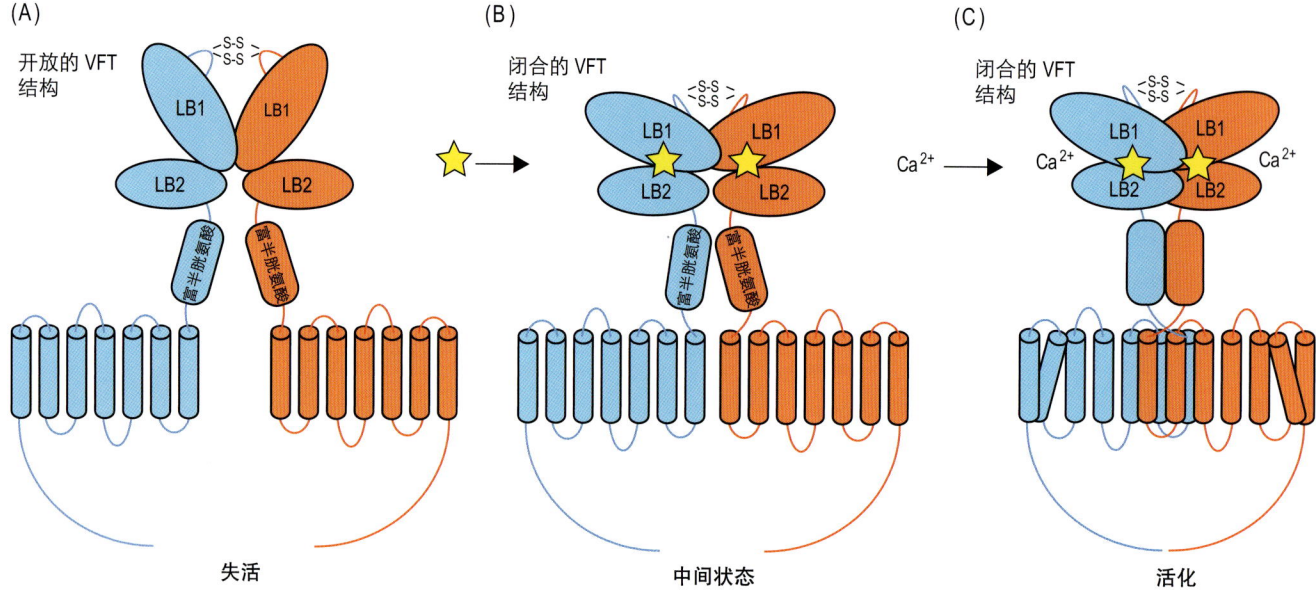

图 29.2 CaSR 二聚体在细胞表面的配体激活模型。(A) 分子间二硫键连接每个原聚体（单体）的捕蝇草（VFT）结构域的第 1 叶（link lobes 1，LB1），并在没有任何配体的情况下维持由 LB1 和 LB2 形成的 VFT 在开放的（非活性）构象。(B) 一种芳香族氨基酸（例如 L-色氨酸或其衍生物）结合在 LB1 和 LB2 之间的裂隙内，导致 VFT 闭合和围绕二聚体界面旋转。(C) Ca^{2+} 结合在 VFT 内，导致形成一个扩展的同源二聚体界面，这个界面不仅涉及 LB1，还涉及 LB2 和每个原聚体的富半胱氨酸结构域（cys-rich）。据预测，这将导致一些跨膜 α-螺旋的重新配置，从而使细胞内环和部分 C-尾部可以有效地接触 G 蛋白，触发细胞信号转导

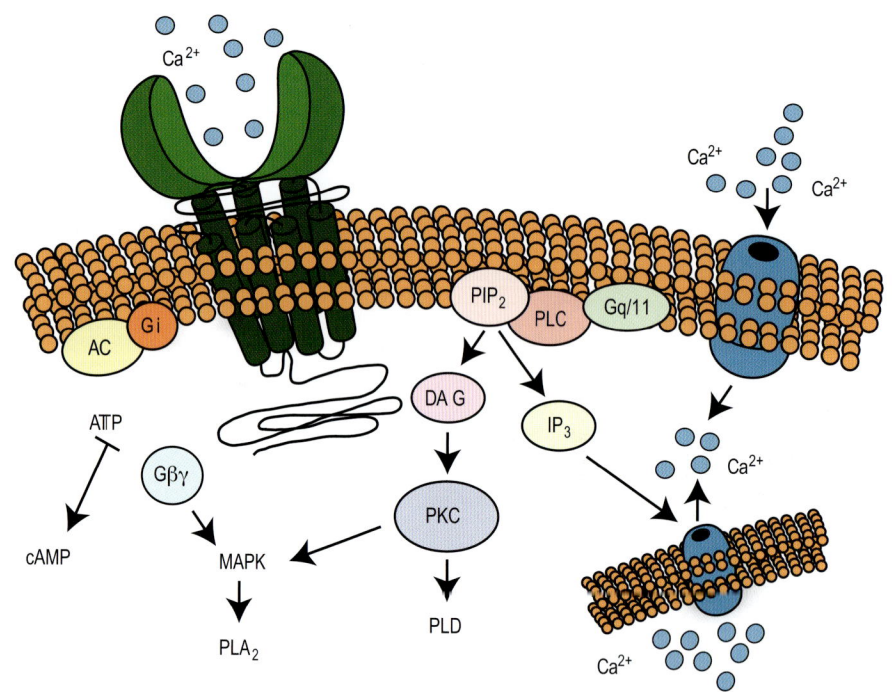

图 29.3. CaSR 激活的信号转导通路。该受体与 $G_{q/11}$ 和 G_i 的相互作用是被证实得最多的（如图所示），但其也与 $G_{12/13}$ 耦联。G_o 和 G_s 出现在一些细胞类型中（未显示）。受刺激的 CaSR 与 $G_{q/11}$ 耦联，引起磷脂酶 C（PLC）介导的磷脂酰肌醇 -4,5- 二磷酸（phosphatidylinositol-4,5-bisphosphate, PIP_2）裂解生成 1,2-二酰基甘油（diacylglycerol, DAG）和肌醇 1,4,5-三磷酸肌醇（inositol 1,4,5-trisphosphate IP_3），伴内质网储存的细胞内 Ca^{2+} 动员，随后细胞外 Ca^{2+} 通过质膜 Ca^{2+} 通道流入。激活的 CaSR 也与 G_i 耦联，从而抑制环磷酸腺苷（cAMP）的形成。通过增加细胞内 Ca^{2+} 浓度和磷脂代谢物（例如 DAG），受刺激的 CaSR 激活丝氨酸/苏氨酸激酶蛋白激酶 C（PKC）。PKC 的常规亚型和非典型亚型均可参与。通过 PLC 和 PKC 激活，激活的 CaSR 也会刺激磷脂酶 A_2（phospholipase A_2, PLA_2）生成花生四烯酸，以及磷脂酶 D（phospholipase D, PLD）生成磷脂酸。丝裂原活化蛋白激酶（mitogen-activated protein kinase, MAPK）家族包括细胞外调节蛋白激酶 $ERK_{1/2}$（p44/p42）、p38 和 c-Jun N 末端激酶（JNK）。$G_{i/o}$ 和 $G_{q/11}$ 耦联都与 $ERK_{1/2}$ 磷酸化有关，受刺激的 CaSR 也可以激活 p38 和 JNK

彩　图

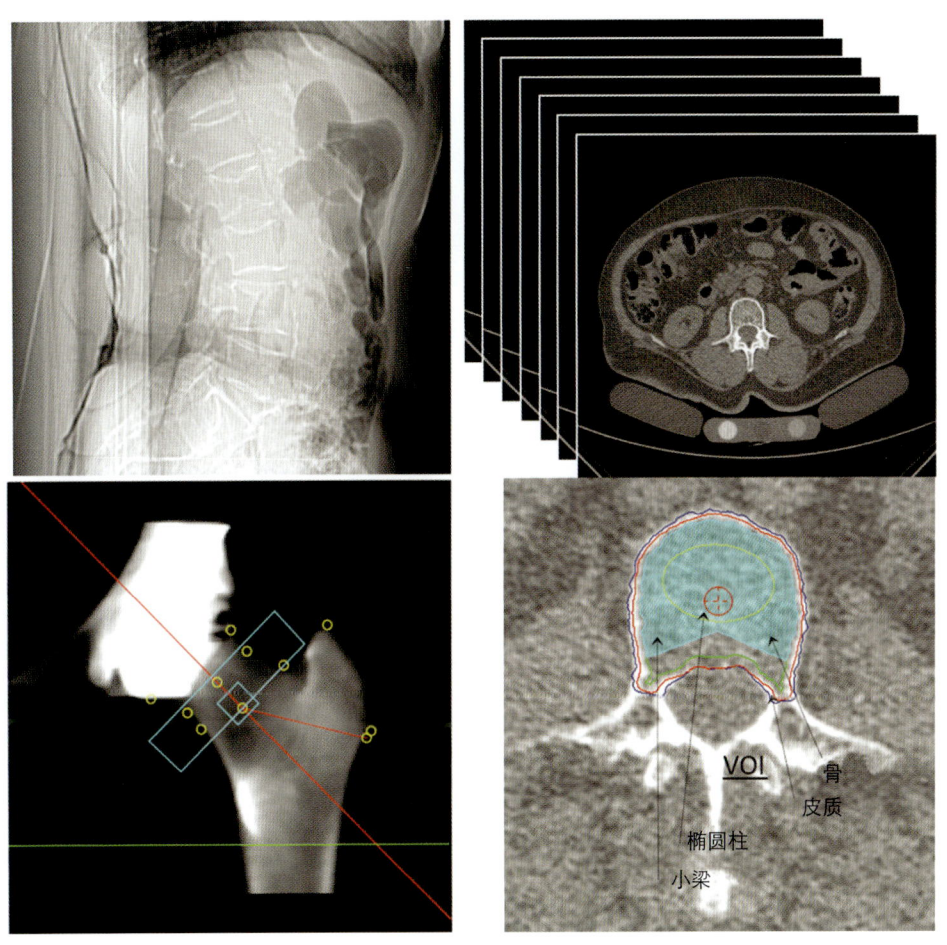

图 33.1　QCT：腰椎侧位视图（左上）；重建的腰椎 CT 图像堆栈，校准体模放置在患者下方（右上）；髋部的 CTXA（左下）；分段椎体的轴向多平面重建，基于检测体积（VOI）分析（右下）

彩 图

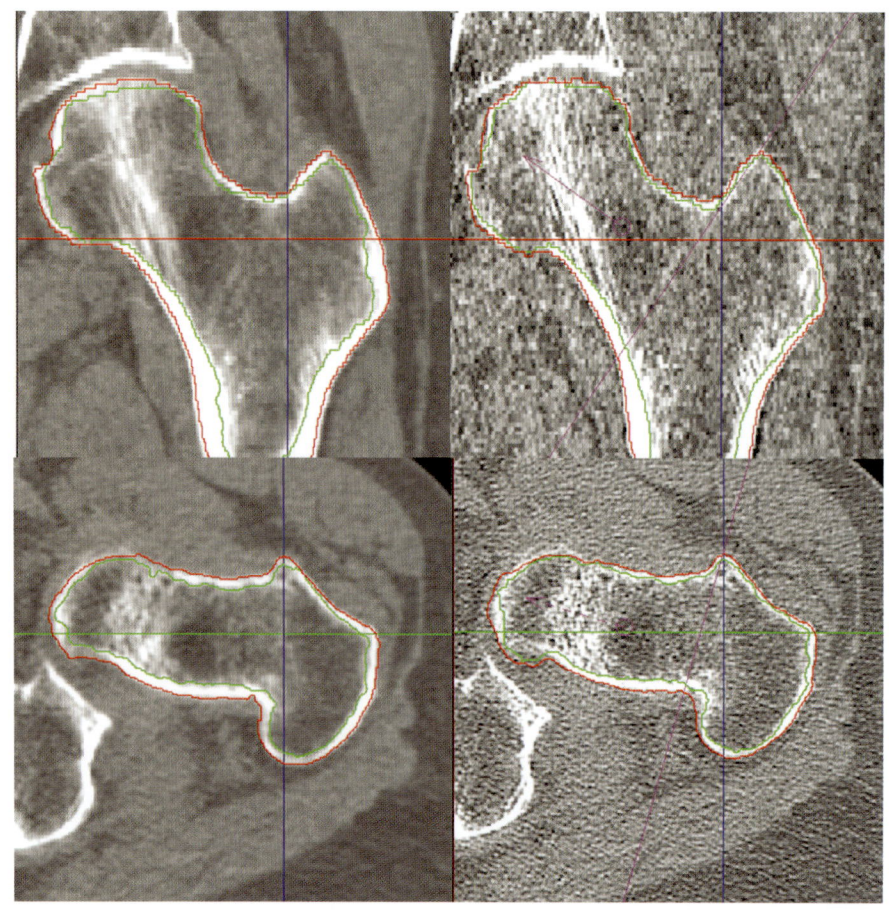

图 33.2 髋部的 QCT。在同一扫描的冠状面（上）和轴向面（下）多平面重构中，使用平滑的核（左）显示两次重建的骨皮质分割，得到了更低的噪声和清晰的核（右），提供了更高的空间分辨率。在清晰的核重建中，使用相同的分割算法，但平均皮质厚度降低了 20%，平均骨皮质 BMD 提高了 15%（Adapted from Engelke 2008 and Engelke 2015.）

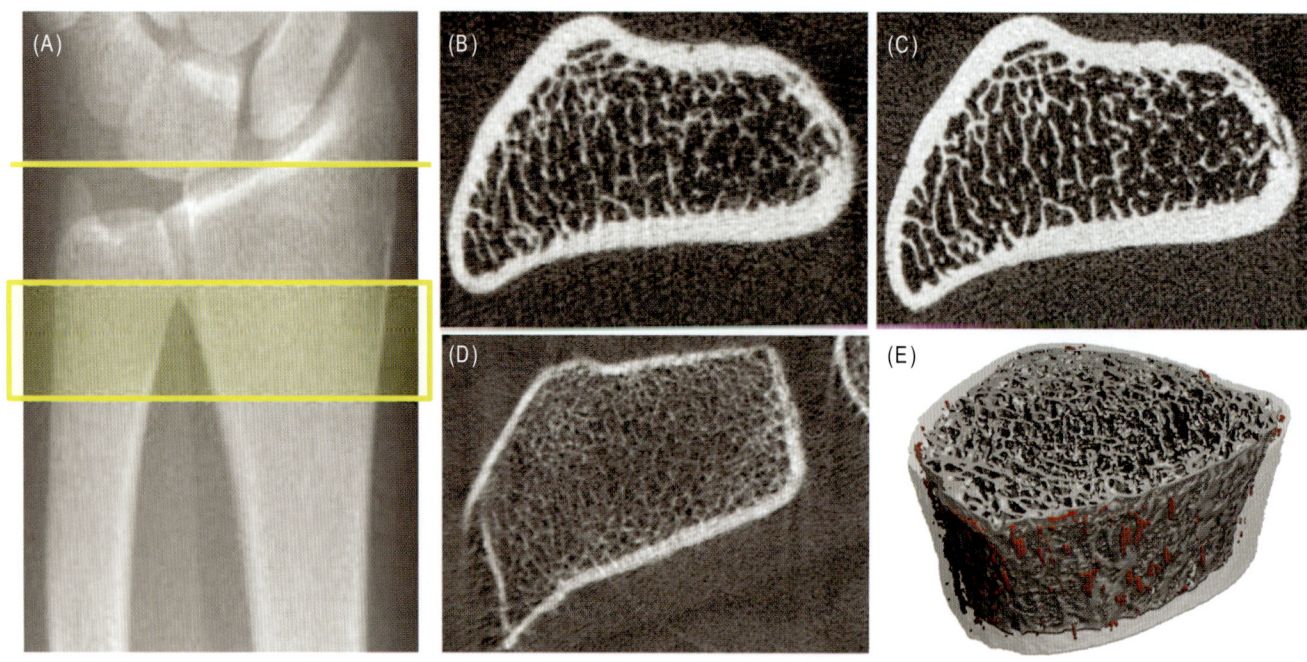

图 33.3 桡骨的 HRpQCT。（A）正位，带有参考线和待扫描区域的侦查视图。用第一代（B）和第二代（C）扫描仪扫描的同一个人的桡骨的一个切片。（D）因移动出现环状伪影的图像。（E）胫骨远端 3D 图，透明灰色为皮质，红色为孔隙

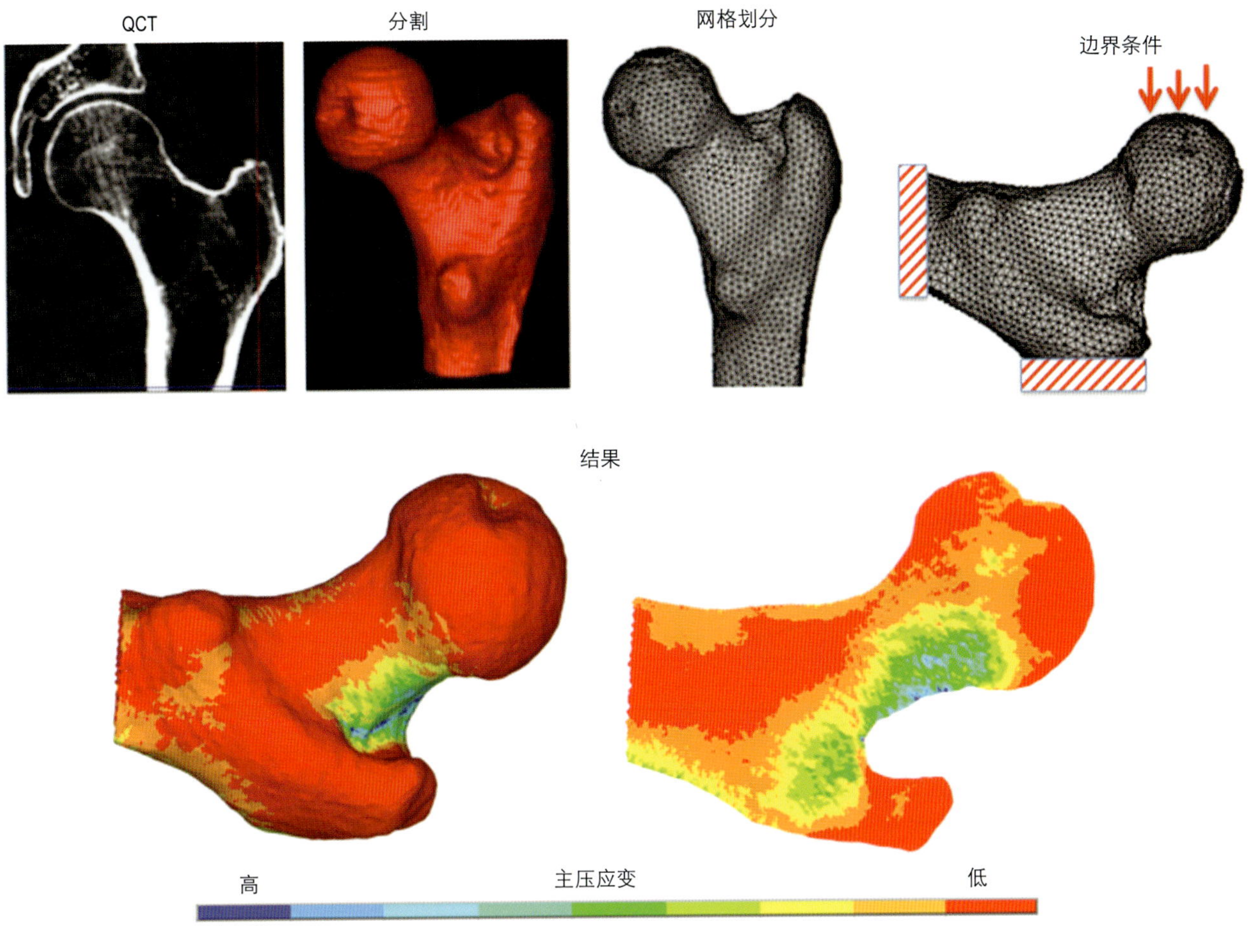

彩　图

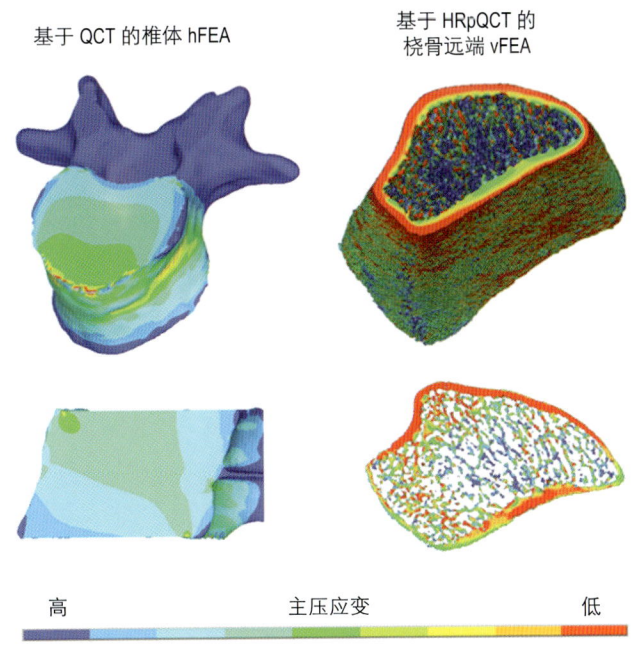

图33.4　基于QCT的股骨近端有限元分析（FEA）的工作流程示例，从QCT图像开始，然后分割以提取骨膜骨表面，通过与四面体的网格划分，赋予材料属性（未显示）和边界条件来模拟跌倒大转子。结果的彩色图代表3D模型（左下）和正面（右下）的局部主压应变的分布（Images kindly provided by M. Qasim, INSIGNEO Institute for In Silico Medicine, University of Sheffield.）

图33.5　基于QCT的椎体hFEA（左）和基于HRpQCT的桡骨远端切面的vFEA（右）。在两种有限元分析（FEA）情况下都模拟了轴向压缩。主压应变的分布如3D模型（上）、椎体的矢状切面（左下）和桡骨远端横切面（右下）的彩色图所示（Images kindly provided by A.M. Campos Marin and M.C. Costa, INSIGNEO Institute for In Silico Medicine, University of Sheffield.）

821

彩 图

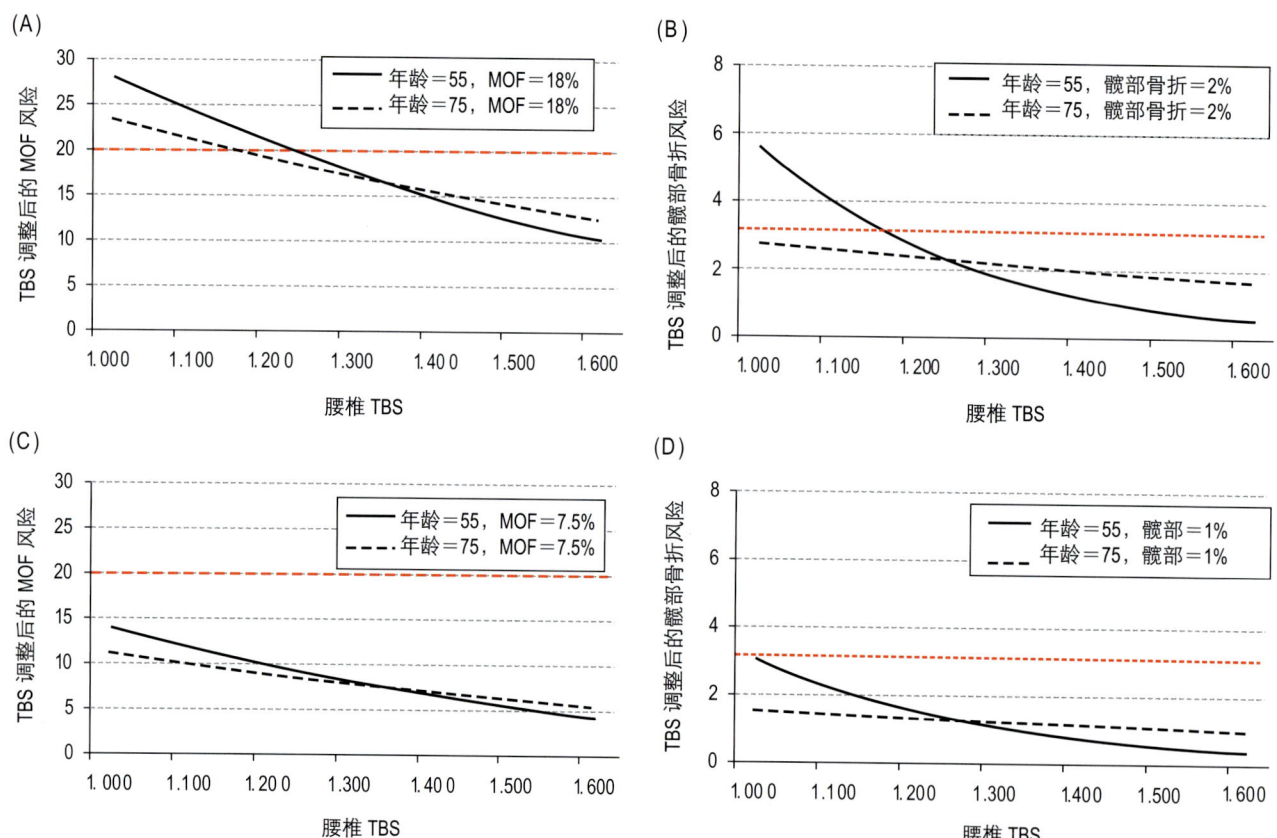

图 35.1 根据基线风险、年龄和 TBS 调整的 FRAX 评分的变化幅度。红色虚线代表国家骨质疏松症基金会（NOF）的治疗阈值。黑线代表根据不同的 TBS 值，TBS 调整后的 55 岁女性（实线）或 75 岁女性（虚线）的 FRAX 风险。值得注意的是，TBS 在年龄较小的女性（55 岁）比在年龄较大的女性（75 岁）有更大的作用，后者有较大的未调整骨折概率（图 A 和 B），前者有较小的未调整骨折概率。TBS：小梁骨分数；MOF：主要骨质疏松性骨折

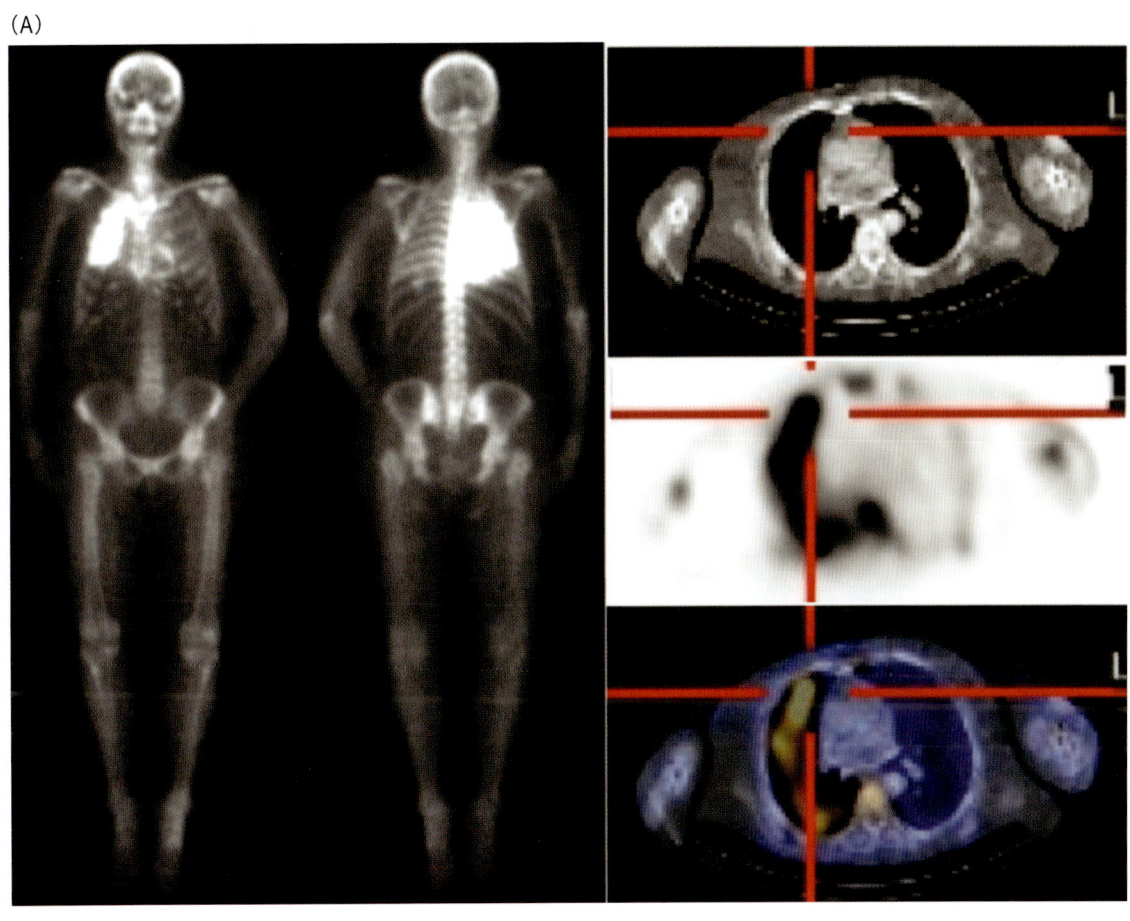

图 38.3 （A）严重甲状旁腺功能亢进症（HPT）患者，骨骼中放射性示踪剂摄取全身性增加，特别是在股骨中，伴有右肺弥漫性摄取。肾脏有微弱摄取，与"超级扫描"一致（courtesy of R. Flavell, MD）

彩 图

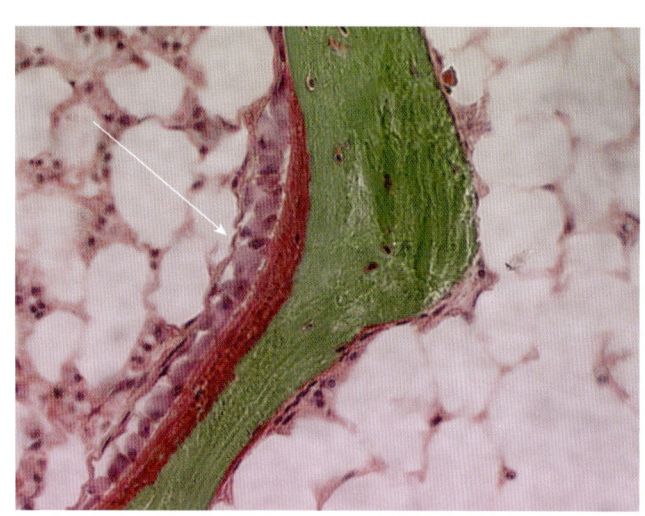

图 39.1 正常的骨形成表面。如箭头所示，未矿化的类骨质覆盖着丰满的成骨细胞

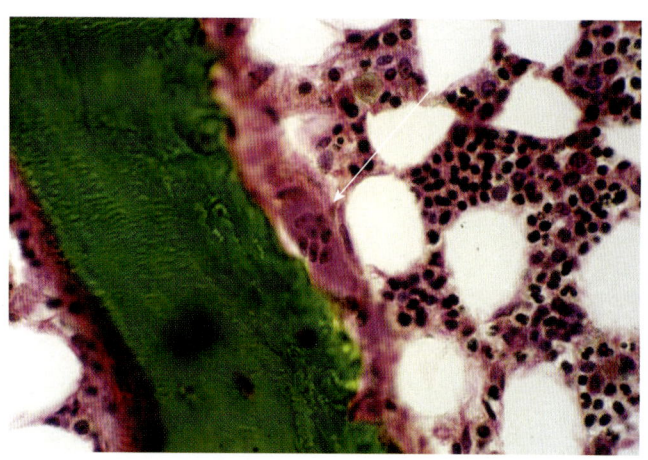

图 39.2 正常的骨吸收表面。箭头所示为 Howship 陷窝中的一个多核破骨细胞

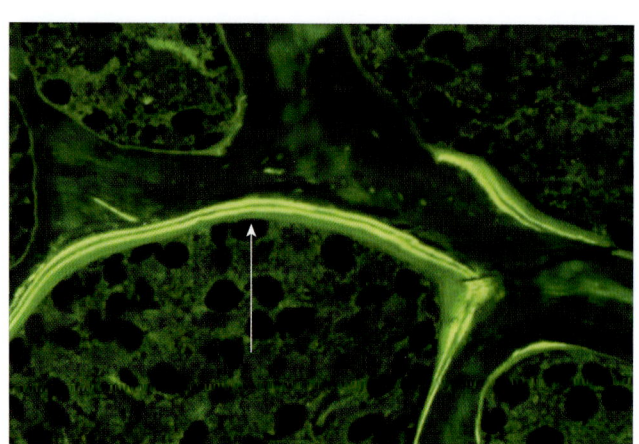

图 39.3 箭头所示为含有荧光双标记的矿化表面

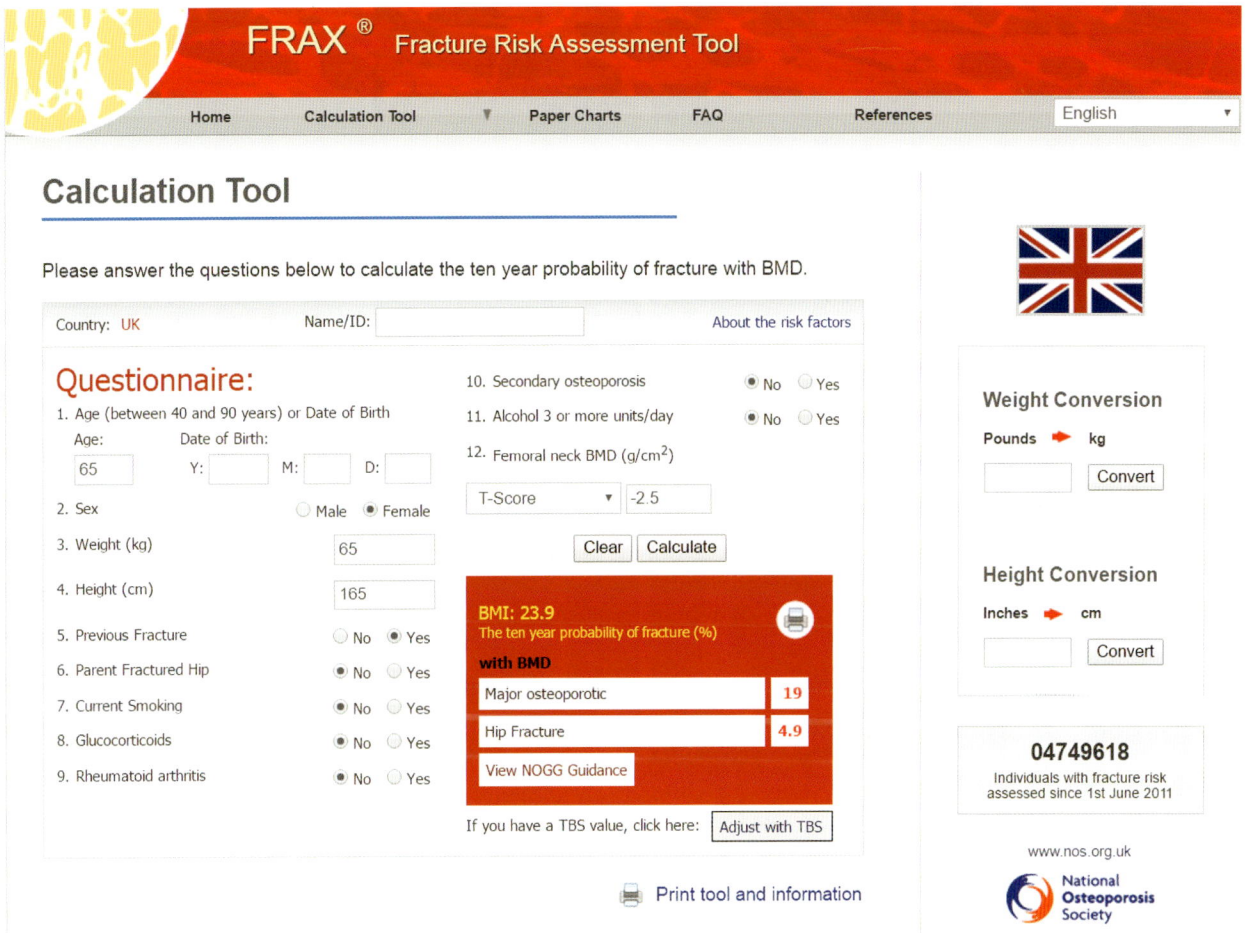

图 41.1　在英国版本的 FRAX 中有输入数据和结果格式的屏幕页面（UK model, version 3.10. http:// www.shef.ac.uk/FRAX）
（Reproduced with permission of the Centre for Metabolic Bone Diseases, University of Sheffield Medical School, UK.）

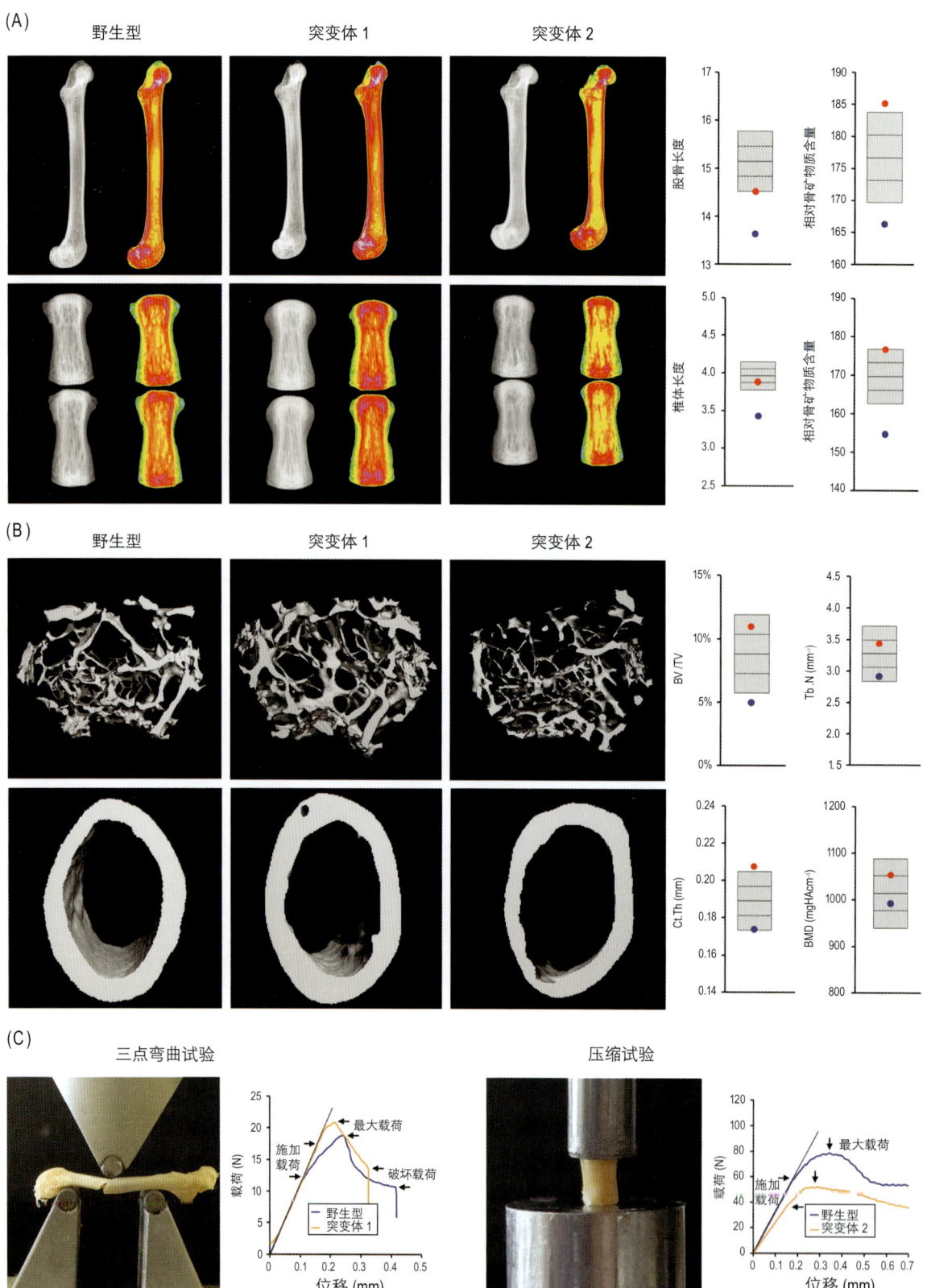

图 44.1 由骨软骨起源疾病起源（the Origin of Bone Cartilage Disease, OBCD）联盟进行的快速通量骨骼表型分析。（A）来自野生型（WT）和高骨量（突变体 1）或低骨量（突变体 2）的基因突变小鼠的股骨和第 5 至第 6 尾椎的 X 线显微造影图像。在伪彩色显微造影图像中，低骨矿物质含量的图像用绿色/黄色表示，高骨矿物质含量的图像用红色/粉红色表示，与 16 周龄时具有相同 C57BL/6 遗传学背景的 >250 只雌性野生型小鼠的参考数据相比，显示了平均股骨和椎体长度以及骨矿物质含量。图中显示突变体 1（红点）和突变体 2（蓝点）的平均值与参考均值 ±2 个标准差（灰色框）的比较。（B）野生型和突变型小鼠的骨小梁和骨皮质的显微 CT（μCT）图像。显示了平均骨小梁体积/总体积（BV/TV）和皮质骨厚度参数。（C）股骨三点弯曲和椎体压缩分析，用载荷-位移曲线说明生物力学参数［（A）Reproduced with permission of Freudenthal 2016, http://joe.endocrinology-journals.org/content/231/1/R31/F4.expansion.html, licensed under CC BY 3.0.（B, C）Reproduced with permission of Logan 2016, https://www.ncbi.nlm.nih.gov/pmc/articles/PMC5064764/figure/fig4/, Licensed under CC BY 3.0.］

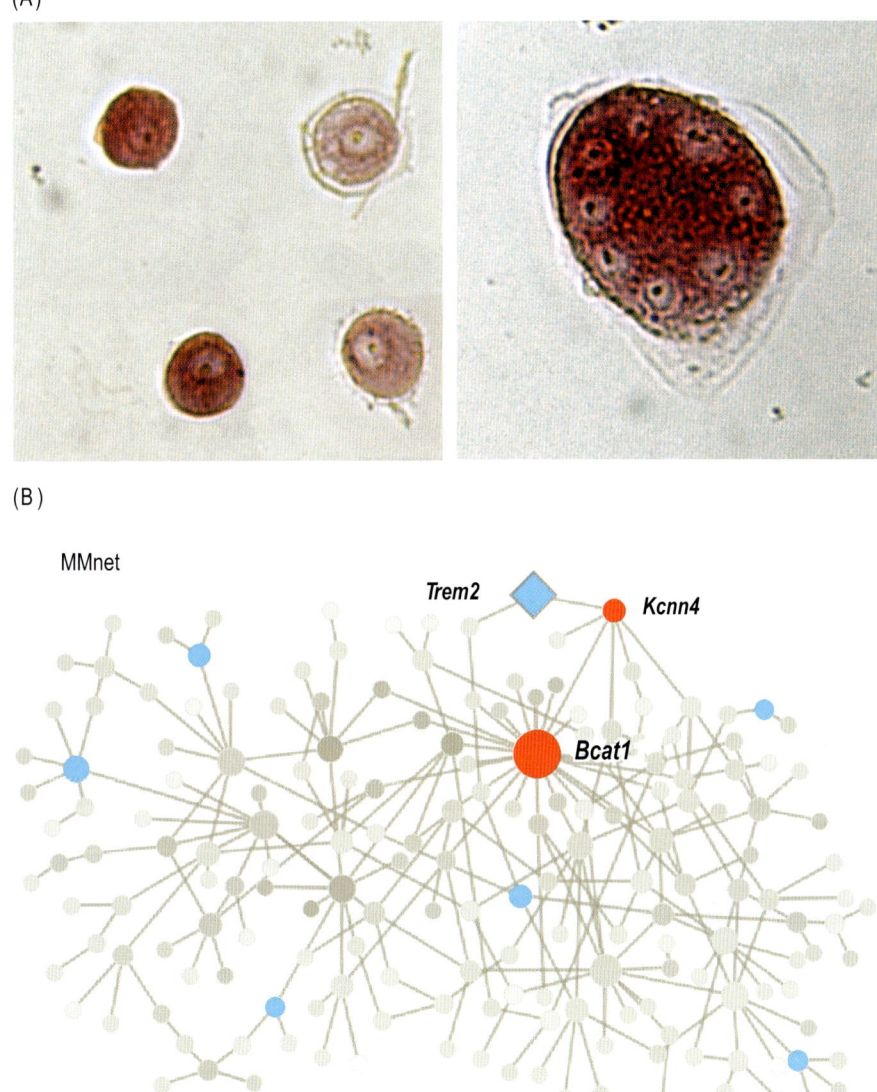

图 44.2 调节巨噬细胞多核和破骨细胞形成的基因网络的鉴定。(A) 人外周血单核细胞(左)分化为抗酒石酸酸性磷酸酶染色的多核破骨细胞(右)。(B) 巨噬细胞多核基因网络(macrophage multinucleation gene network,MMnet)显示了控制 MMnet 和调节破骨细胞形成的主基因和关键基因(Source: [42]. Reproduced with permission of Elsevier.)

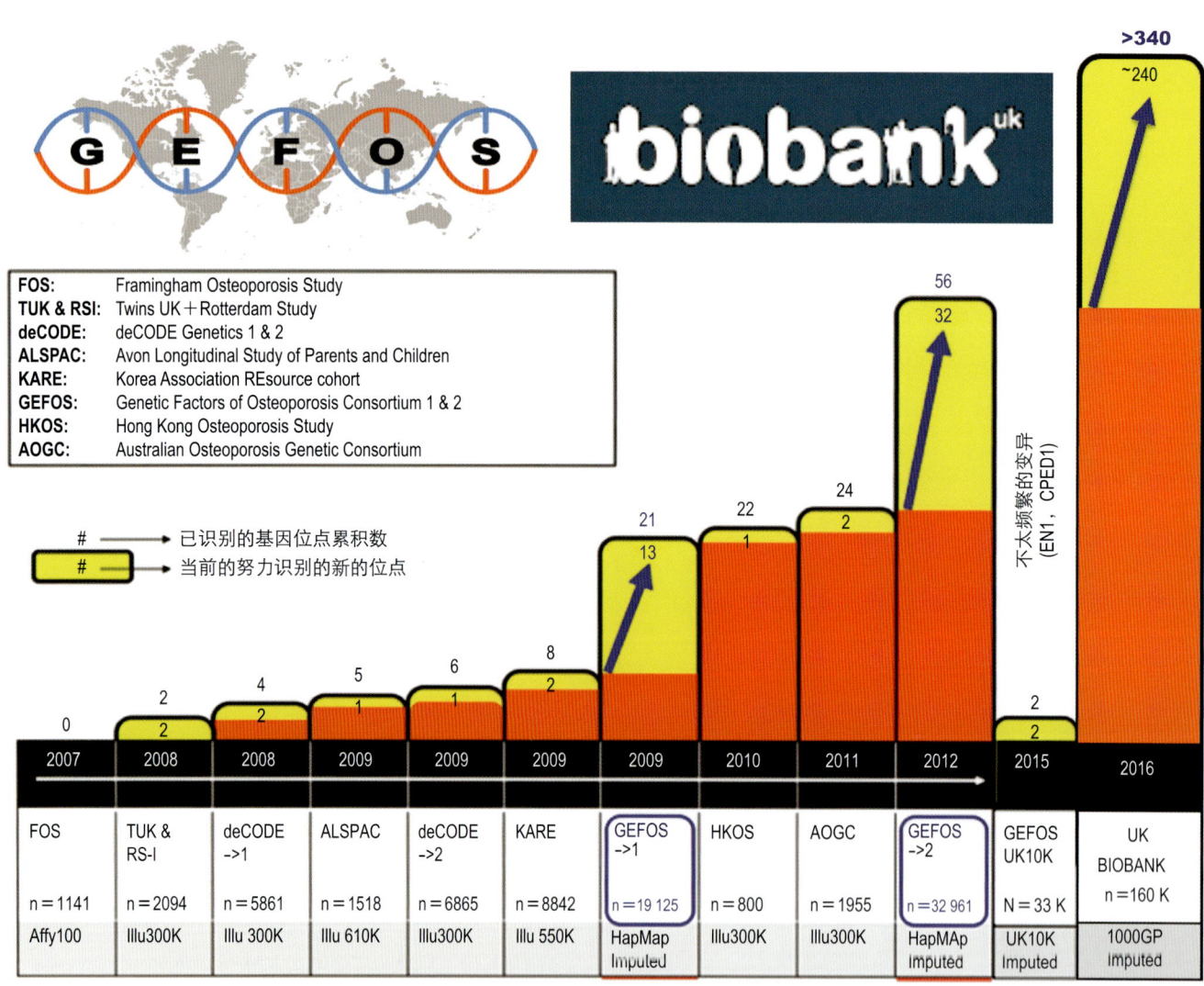

图 47.1 说明了多年来 GWAS 样本量的增加是如何导致了更多的全基因组与 BMD 的显著关联

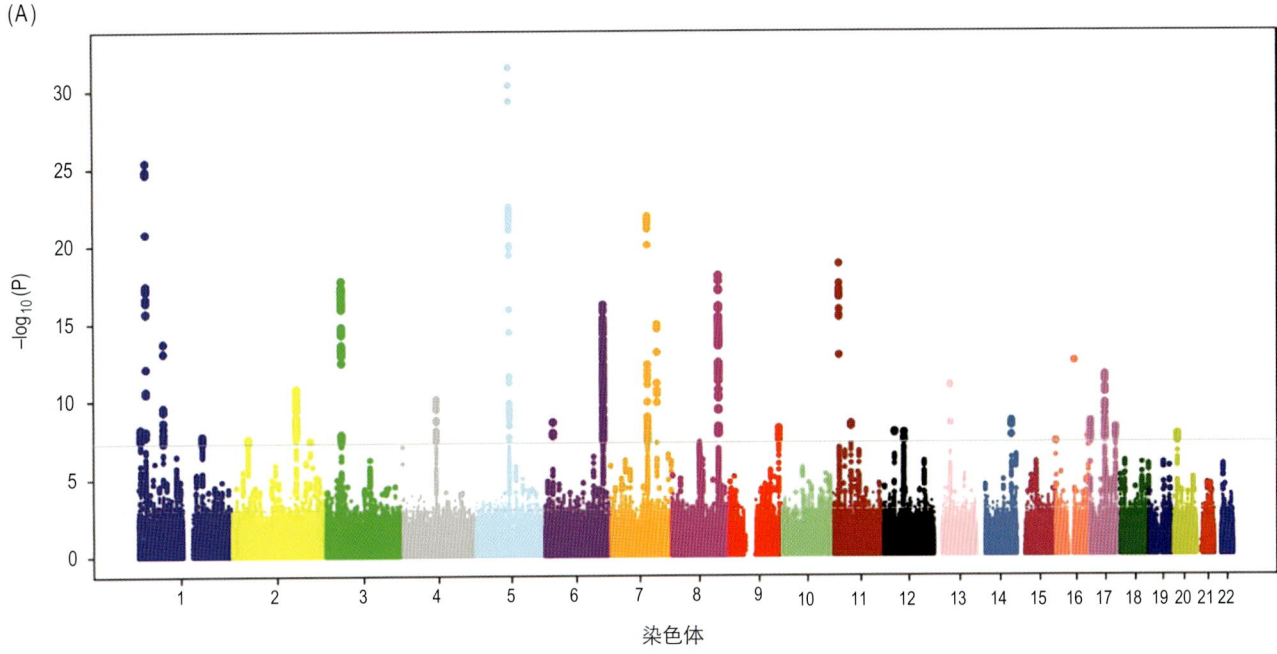

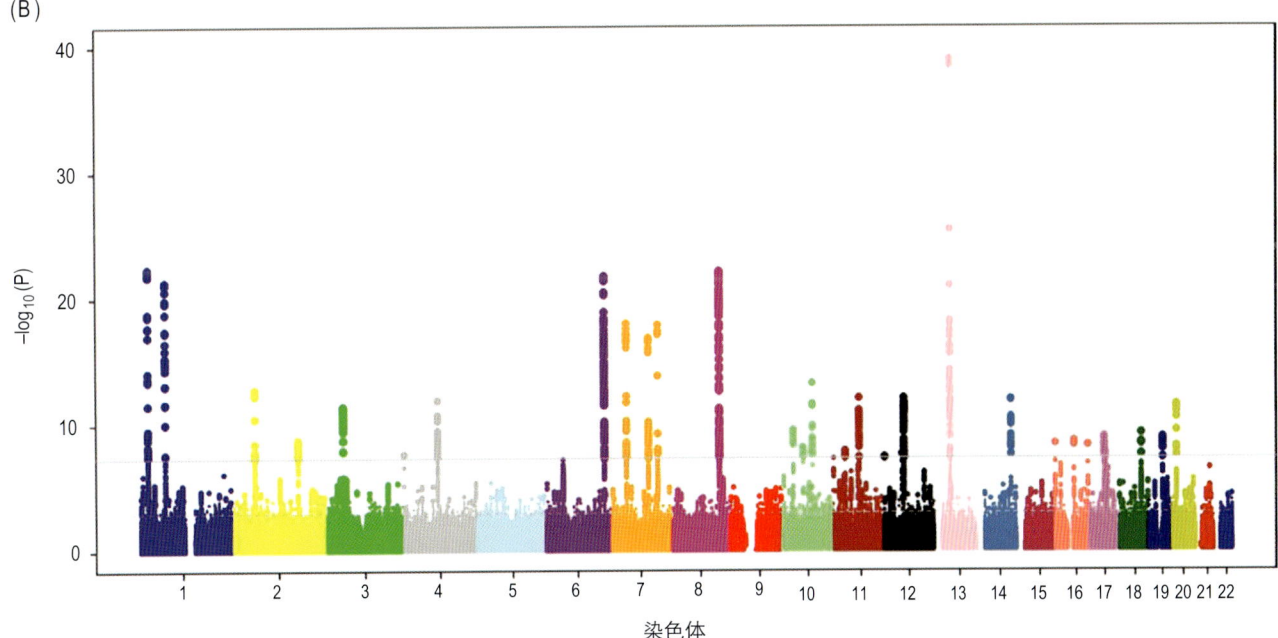

图 47.2 最近一次 GWAS meta 分析的曼哈顿图（A）来自 GEFOS 联合体的腰椎和股骨颈 BMD[22]。该图显示了使用"HapMap2"数据估算的所有 SNP 之间的全基因组显著关联。图上的每个点代表使用固定效应模型进行 meta 分析得出的与腰椎和股骨颈 BMD 相关的 p 值。每个骨骼部位的显著位点并不完全重叠

彩 图

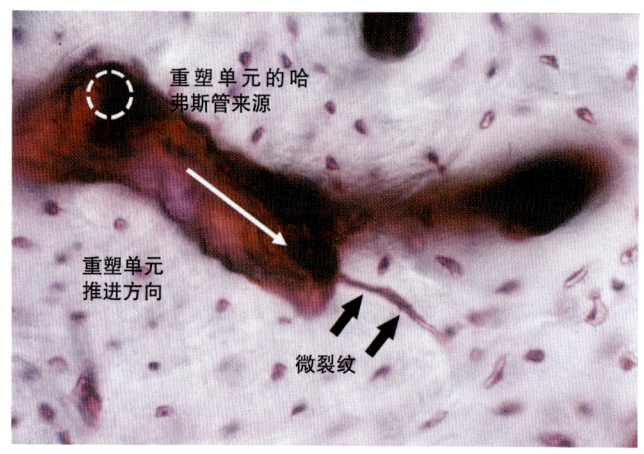

图57.2 骨的微损伤和靶向重塑。在皮质骨的基础碱性品红染色组织学切片上可见微裂纹。一个刺激（可能是骨细胞凋亡）触发了一个重塑单元的靶向重塑，该单元从附近的哈弗斯管向损伤方向推进（Source: [50]. Reproduced with permission of Elsevier.）

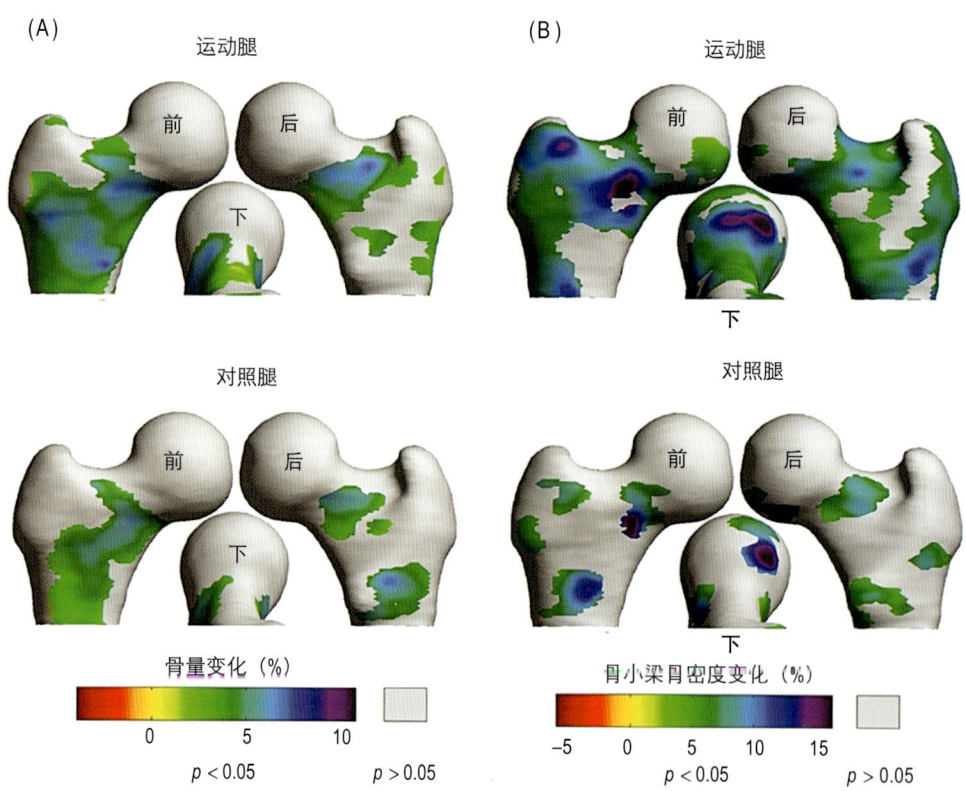

图67.1 在完成12个月的单侧运动计划（进行50次多向跳跃）后，健康老年男性的运动腿和对照腿的变化：（A）皮质骨表面BMD（单位皮质骨面积皮质骨量）；（B）皮质内骨小梁BMD的变化。数据以干预前数值的百分比变化来表示。三维彩图显示平均右股骨近端的前、后和下解剖视图。统计学上没有显著差异的区域以灰色显示（Source: [32]. Reproduced with permission of John Wiley & Sons.）

彩　图

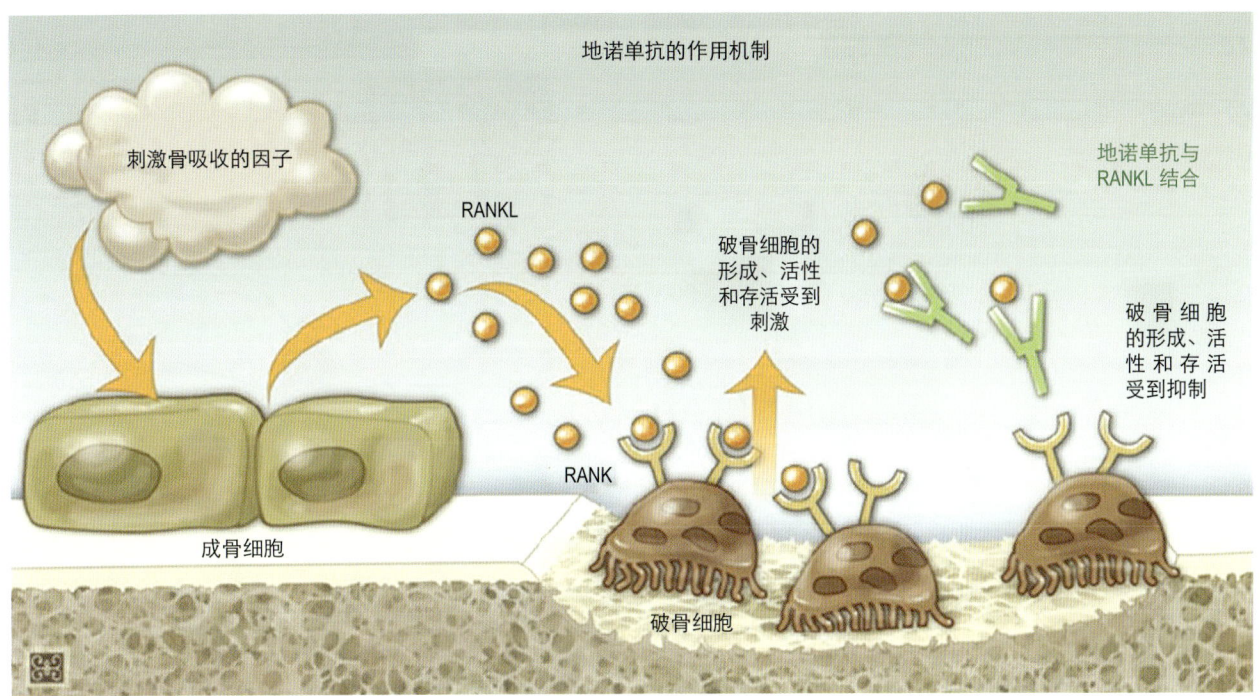

图 72.1　地诺单抗是 RANKL 的抑制剂，RANKL 是破骨细胞骨吸收的主要调节因子（Source: [49]. Reproduced with permission of John Wiley & Sons.）

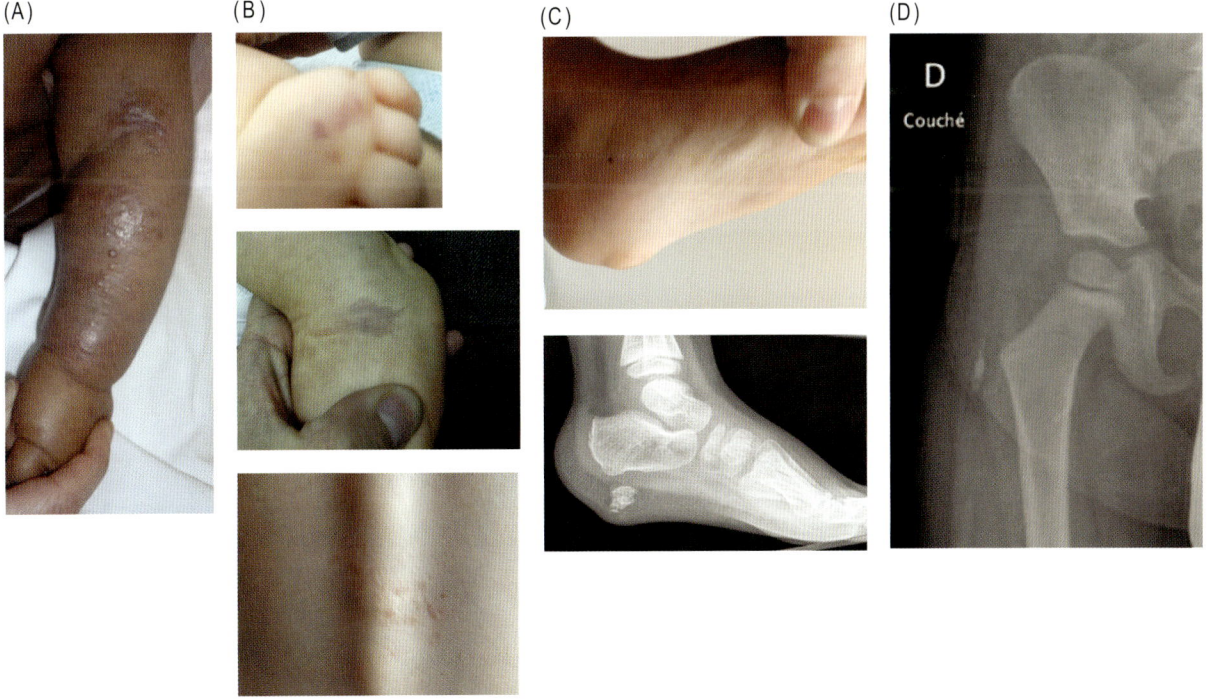

图 87.2　*GNAS* 功能缺失突变患者的皮下骨化。（A）患有 PHP1A 的新生儿的手臂的广泛骨化。（B）PHP1A 患者的小结节性骨化的模式和演变。（C）结节性疼痛的跟骨骨化，可以通过手术切除。（D）皮下骨化的影像学表现

831

彩 图

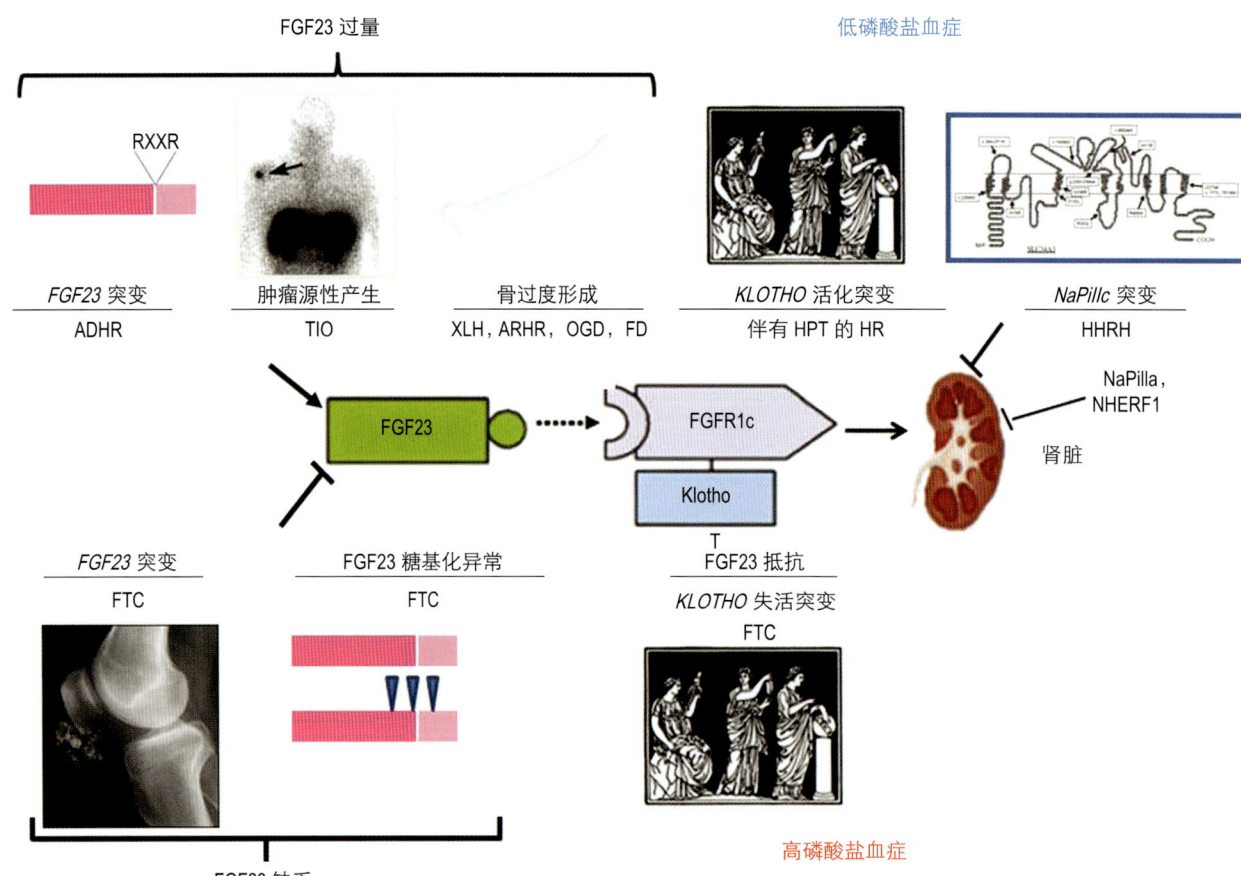

图 88.1 磷酸盐稳态失调的分子机制。低磷酸盐血症的三大机制是 FGF23 过量：由于异位生成，如在肿瘤诱发性骨软化症（TIO）中；骨过度形成，见于 X 连锁低磷酸盐血症性佝偻病（XLH）、常染色体隐性低磷酸盐血症性佝偻病（ARHR）、常染色体显性低磷酸盐血症性佝偻病（ADHR）、纤维性结构不良（FD）和颅面骨发育不良（OGD）；以及 *FGF23* 基因发生突变，使 FGF23 具有抗失活能力。低磷酸盐血症也可能继发于 KLOTHO 过量，后者是 FGF23 信号转导必需的辅助因子，在 1 例低磷酸盐血症性佝偻病伴甲状旁腺功能亢进症患者中发现。最后，编码 *NaPiIIc* 的 *SLC34A3* 的纯合失活突变，或编码 *NaPiIIa* 的 *SLC34A2* 的显性失活突变，都会导致由于钠-磷酸盐共转运蛋白缺乏导致的磷酸盐消耗。高磷酸盐血症是由 FGF23 缺乏导致，要么是因为 *FGF23* 的失活突变，要么是因为 FGF23 糖基化异常，要么是因为 *KLOTHO* 的失活突变导致的 FGF23 抵抗。FTC：家族性肿瘤样钙沉着症

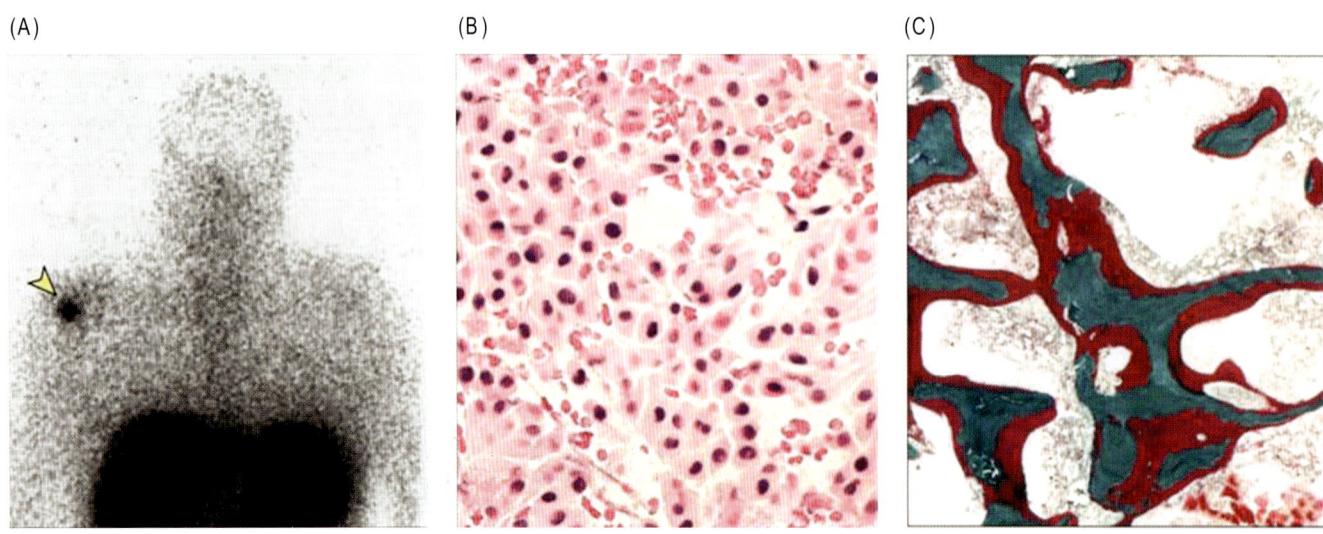

图 88.2 TIO 的影像学和组织学特征。(A) 奥曲肽扫描显示肱骨头部的小间质瘤。(B) 伴有大量外周细胞和血管通道的血管外皮细胞瘤（HE 染色）。(C) 骨活检 Goldner 染色。过多的类骨质或未矿化的骨基质主要由胶原蛋白组成，染为粉红色。矿化骨质染为蓝色。骨活检显示严重的骨软化症

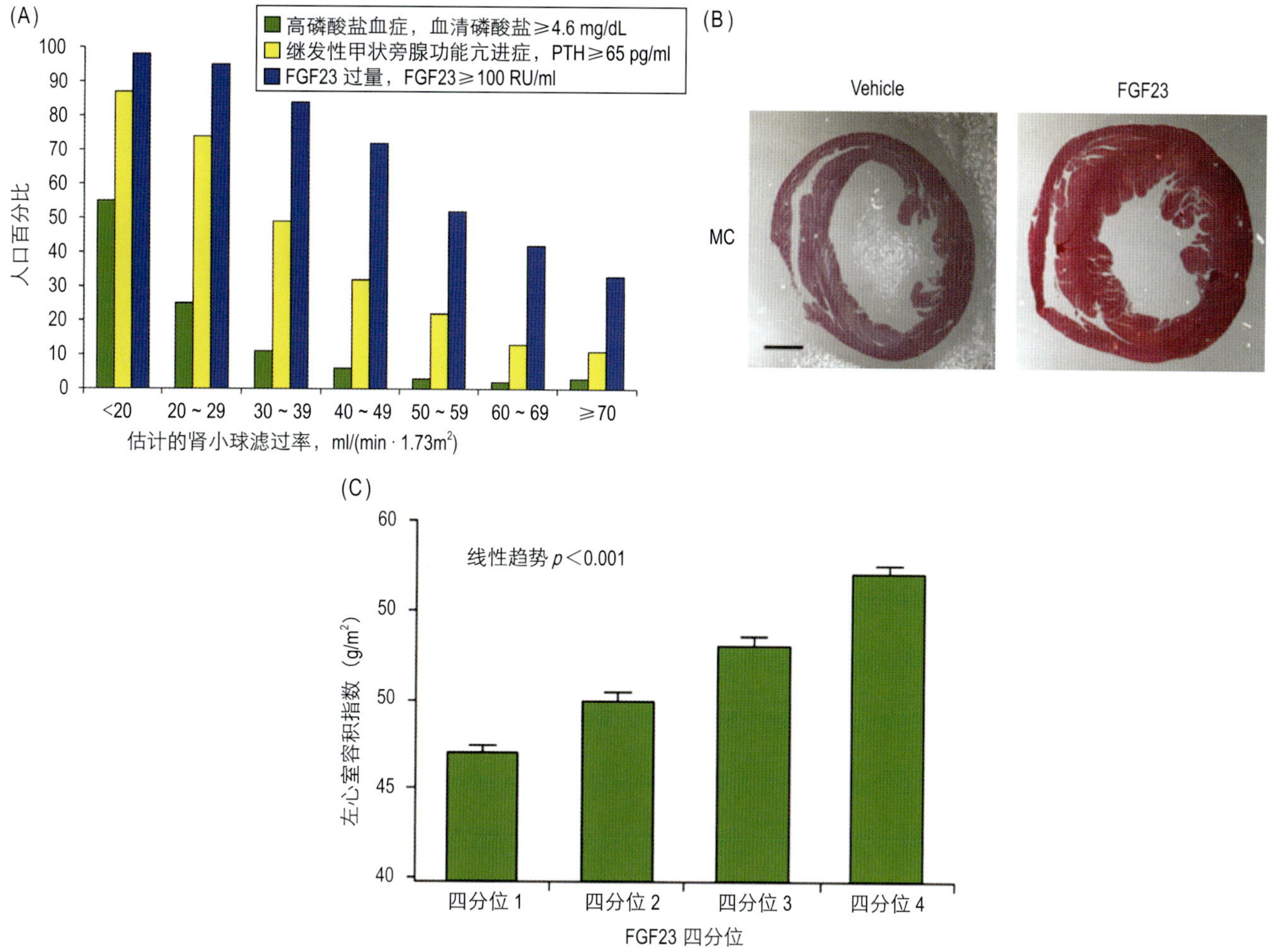

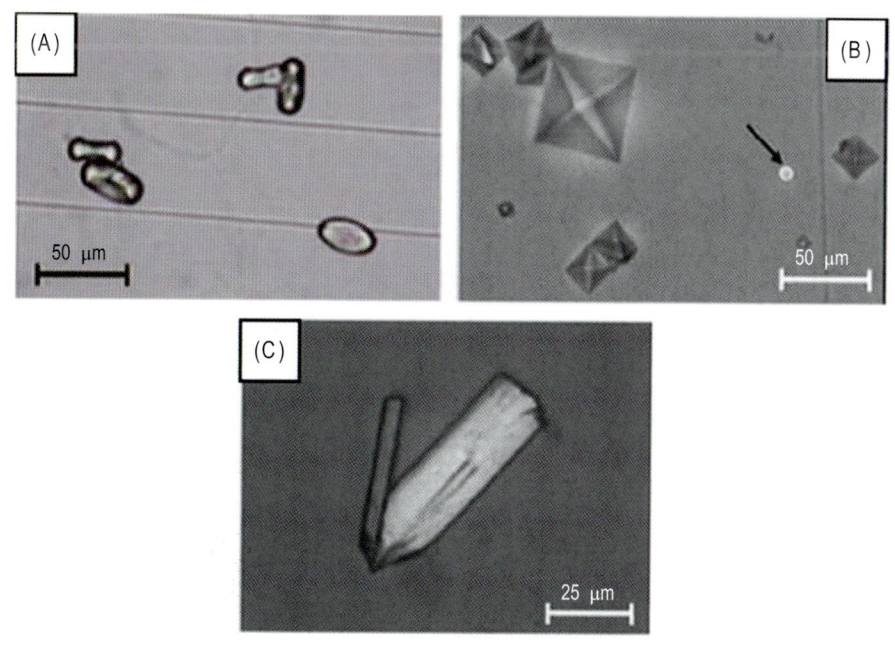

图 90.2 （A）在观察到其他矿物质代谢参数改变之前，FGF23 水平在 CKD 病程早期升高[13]。（B）注射 FGF23 的小鼠出现左心室肥厚[22]。（C）在一个大型成人 CKD 患者队列中，较高的 FGF23 水平与左心室质量指数增加相关[22]

图 93.3 草酸钙和磷酸钙晶体。（A）一水草酸钙晶体，呈典型的卵形。含钙肾结石的主要晶体是由 $Ca(C_2O_4) \cdot H_2O$ 组成的。（B）典型的由 $Ca(C_2O_4) \cdot 2H_2O$ 组成的二水草酸钙的八面体（双锥体）晶体。（C）化学式为 $CaHPO_4 \cdot 2H_2O$ 的二水磷酸钙（电刷石）的棒状淡黄色晶体（资料来源：参考文献 [24]）

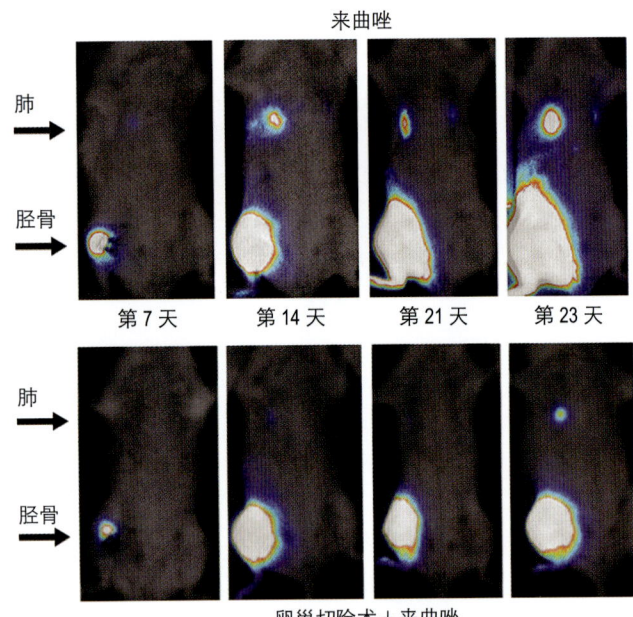

图 96.2 生物荧光成像显示的 BALB/c 小鼠中 4T1 乳腺癌细胞的转移进展。首先给 BALB/c 小鼠右胫骨注射了 4T1 小鼠乳腺癌细胞，然后对它们进行了不同处理，并进行一系列的生物发光成像检测。每一组的 1 只动物的代表性图像如图所示，显示肿瘤呈进行性生长。OVX：卵巢切除术（Source: [37]. Reproduced with permission of Springer.）

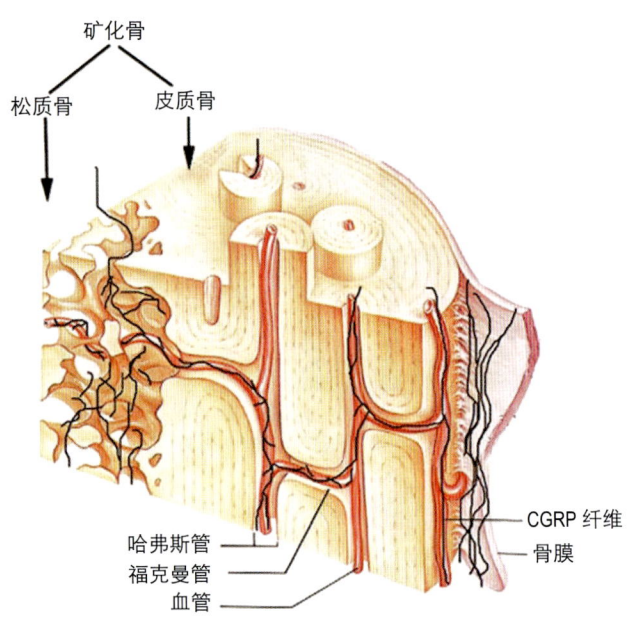

图 101.1 骨膜、矿化骨和骨髓中的神经分布的示意图。在骨癌疼痛的不同阶段，这三种组织都可能被致敏。CGRP：降钙素基因相关肽（Source: [6]. Reproduced with permission of Elsevier.）

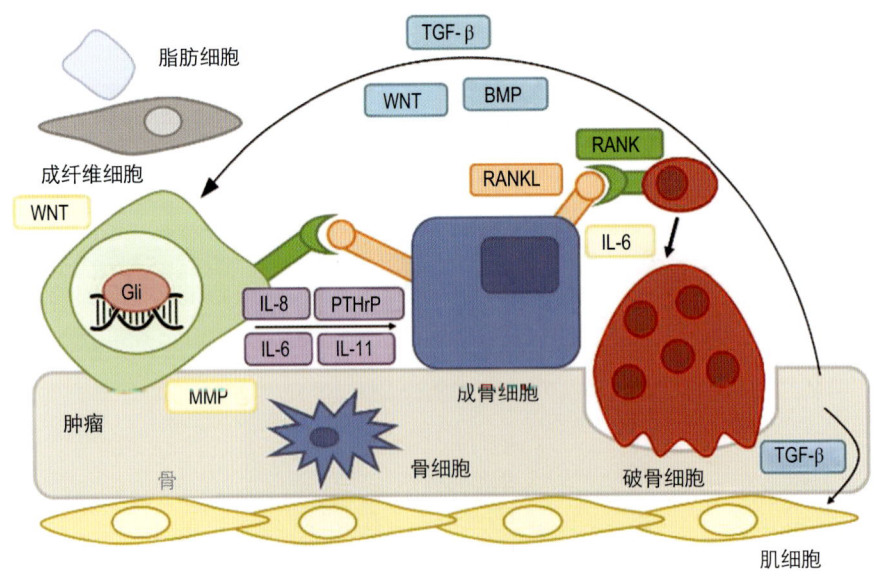

图 97.1 肿瘤诱导的骨病的最新概念。肿瘤细胞扩散到骨髓，在骨髓中表达/分泌信号分子（例如 PTHrP、IL-8、IL-6 和 IL-11），改变骨微环境，包括成骨细胞和骨细胞。成骨微环境中骨细胞系细胞、肌细胞、成纤维细胞和脂肪细胞之间的信号使肿瘤细胞能够在骨上定植并诱导肿瘤诱导的骨破坏，从骨基质中释放生长因子，例如 TGFβ、Wnt 和 BMP，进而直接或间接（例如通过脂肪细胞、成纤维细胞和肌原细胞）作用于肿瘤细胞。所有分泌的分子——蓝色：骨源性；紫色：肿瘤来源；黄色：间充质细胞系来源

彩　图

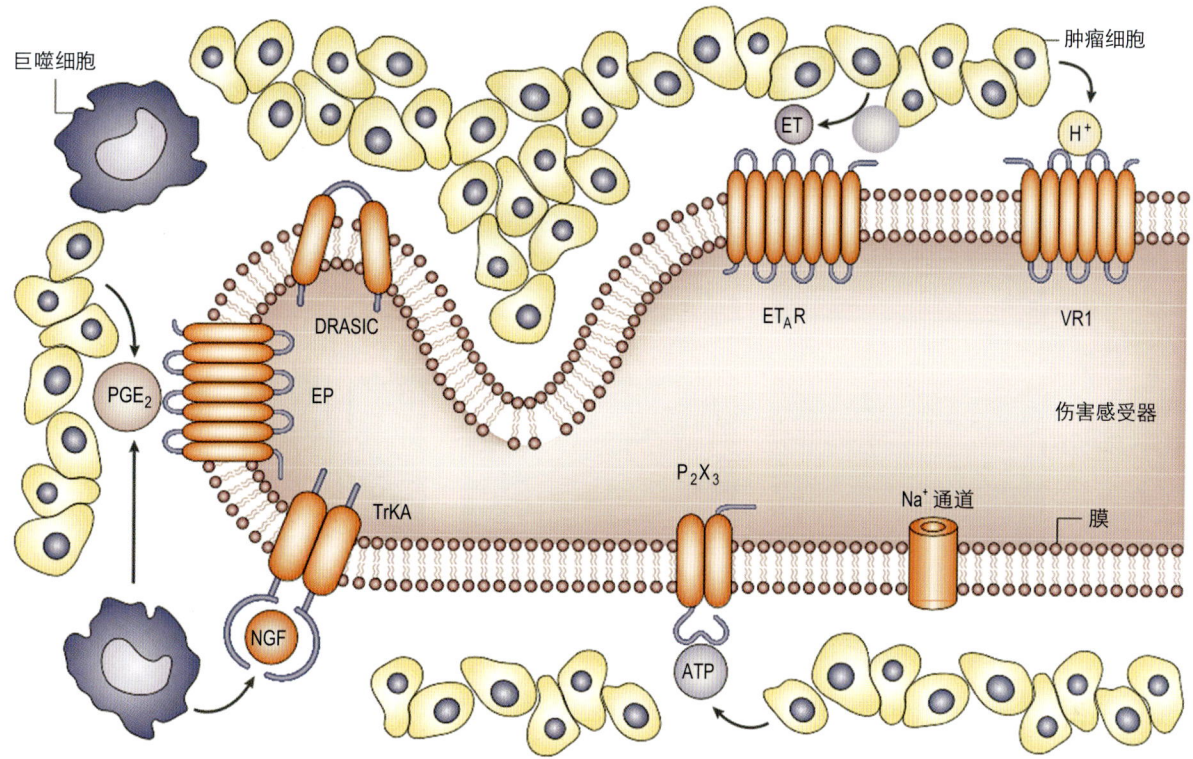

图 101.3　外周疼痛纤维表达受体与离子通道的示意图。神经递质和化学介质及其同源受体之间的相互作用导致疼痛的转导和信号传递。ATP：三磷酸腺苷；DRASIC：背根酸敏感离子通道；EP：前列腺素 E 受体；ET：内皮素；ET_AR：内皮素 A 受体；H^+：氢离子；Na^+：钠离子；NGF：神经生长因子；PGE_2：前列腺素 E_2；P_2X_3：嘌呤能离子门控受体；TrKA：高亲和神经生长因子酪氨酸激酶受体 A；VR1：香草酸受体 -1（Source: [51]. Reproduced with permission.）

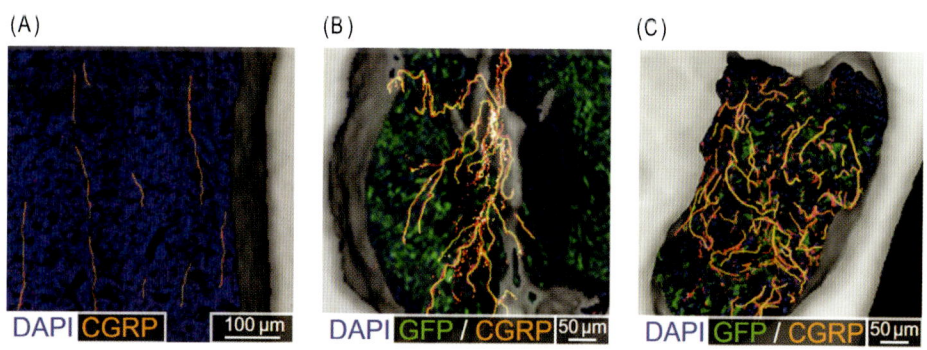

图 101.4　高功率 CT 扫描显示，前列腺癌细胞引起骨中感觉神经纤维生长，这是由共聚焦图像覆盖的骨骼横截面。4,6- 二脒基 -2- 苯基吲哚（DAPI）染色的细胞核呈蓝色，表达前列腺癌细胞的绿色荧光蛋白（GFP）呈绿色，降钙素相关基因肽阳性（$CGRP^+$）的感觉神经纤维呈黄色或红色。（A）假股骨在特征性线性形态上显示的神经生长控制水平。（B）转移性疾病早期死亡小鼠的前列腺肿瘤荷瘤股骨显示的肿瘤克隆和明显高度分支的感觉神经生长。（C）显示高密度感觉神经纤维的转移性疾病晚期死亡小鼠携带前列腺肿瘤的股骨（Source: [9].）

835

彩　图

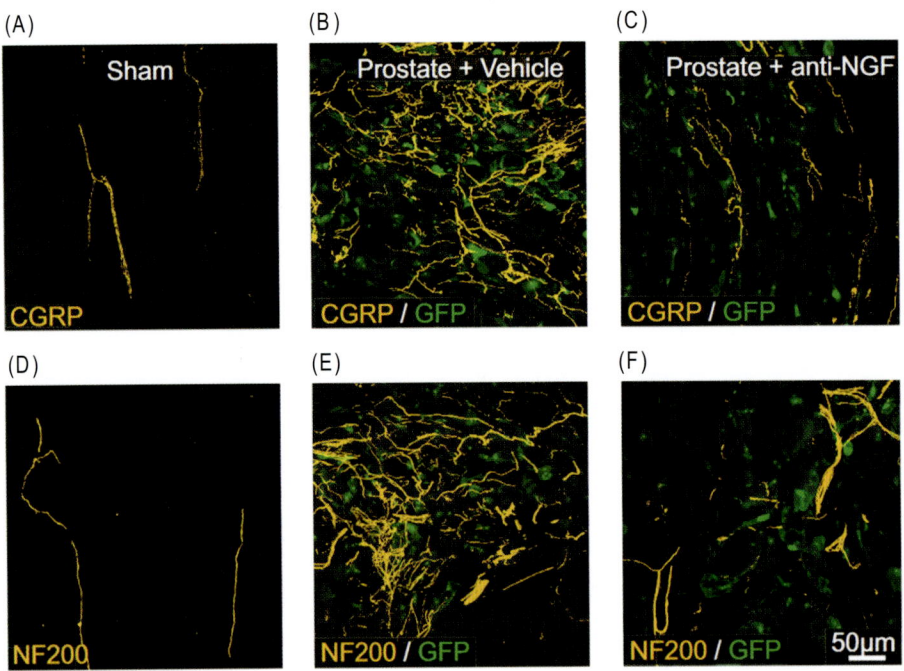

图101.5　高功率计算机断层扫描的骨在共聚焦图像覆盖的横截面显示，抗神经生长因子抗体（抗NGF抗体）治疗可以抑制前列腺癌中痛觉神经的网络生长。降钙素基因相关肽阳性（CGRP$^+$）和神经元纤维（NF200$^+$）神经纤维分别呈橙色和黄色，表达前列腺癌细胞的绿色荧光蛋白（GFP）呈绿色。（A和D）假手术小鼠显示出两种类型的神经纤维对骨骼有正常的神经分布：（A）CGRP$^+$和（D）NF200$^+$。（B和E）GFP转染的前列腺癌细胞26天后在骨内生长，具有CGRP$^+$和NF200$^+$神经纤维。（C和F）抗NGF抗体治疗对CGRP$^+$和NF200$^+$神经纤维生长的预防作用（Source: [9].）

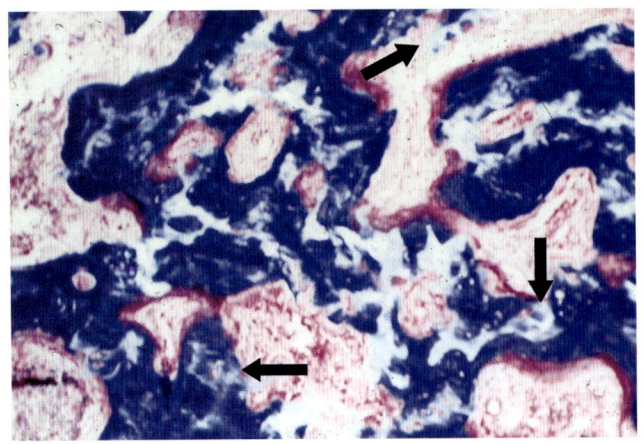

图107.2　骨硬化病。在深染的矿化骨内可见浅染钙化的特征性初级骨松质（箭头所示）

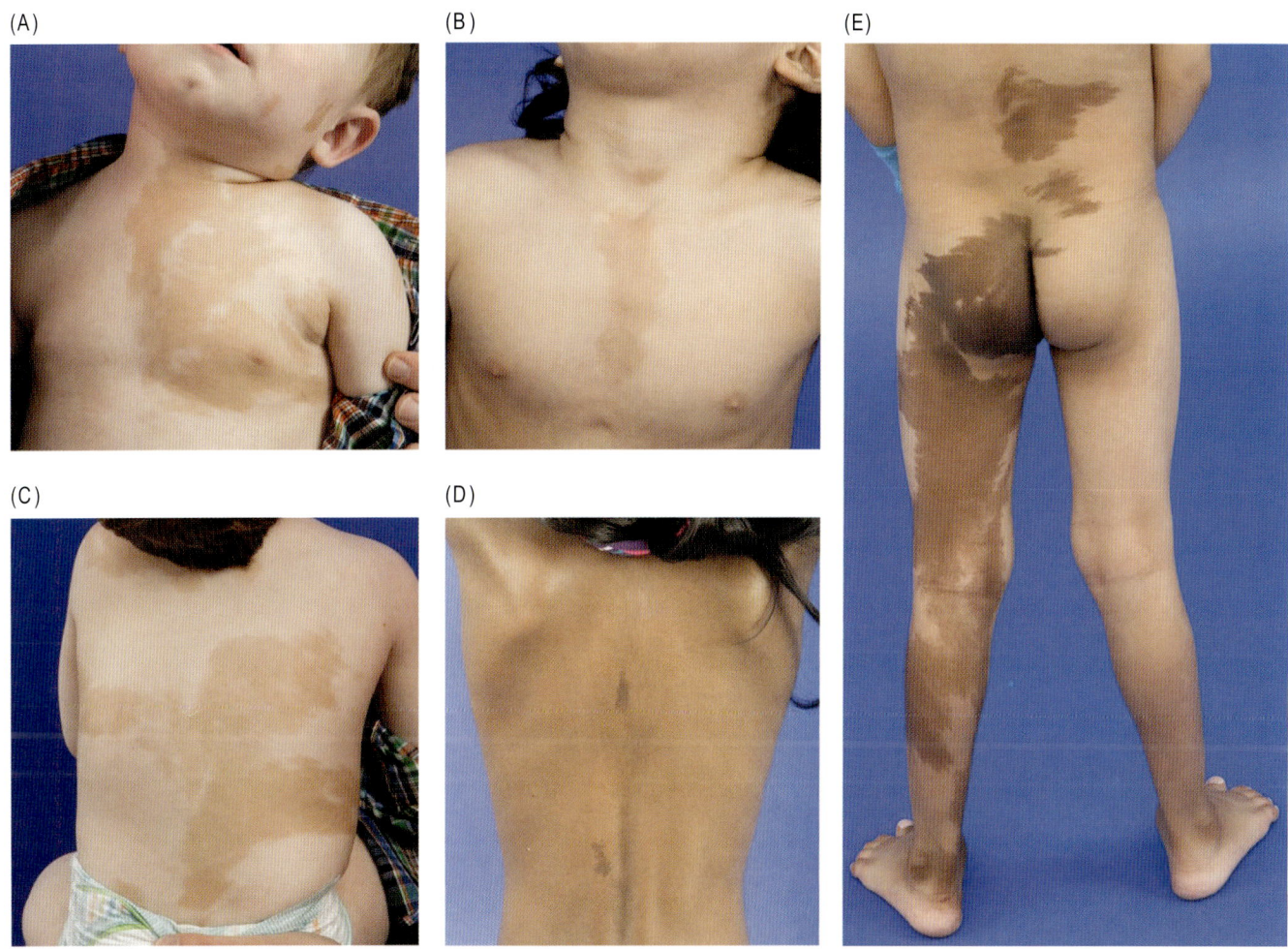

图 108.1 咖啡斑皮肤色素沉着。(A) 面部、颈部和胸部的典型大色斑，呈锯齿状的"缅因州海岸"边界，并倾向于在身体的中线。(B) 位于胸部中线的较小病变也显示有不规则边界。注意与 MAS 甲状腺疾病有关的甲状腺肿。(C) 背部沿着布拉什科发育线的大病变。注意，病变横穿中线。(D) 沿脊柱中线分布的小但典型的病变。(E) 累及背部、臀部和左下肢的广泛色素沉着，可见病变倾向于起源于中部并向远处延伸

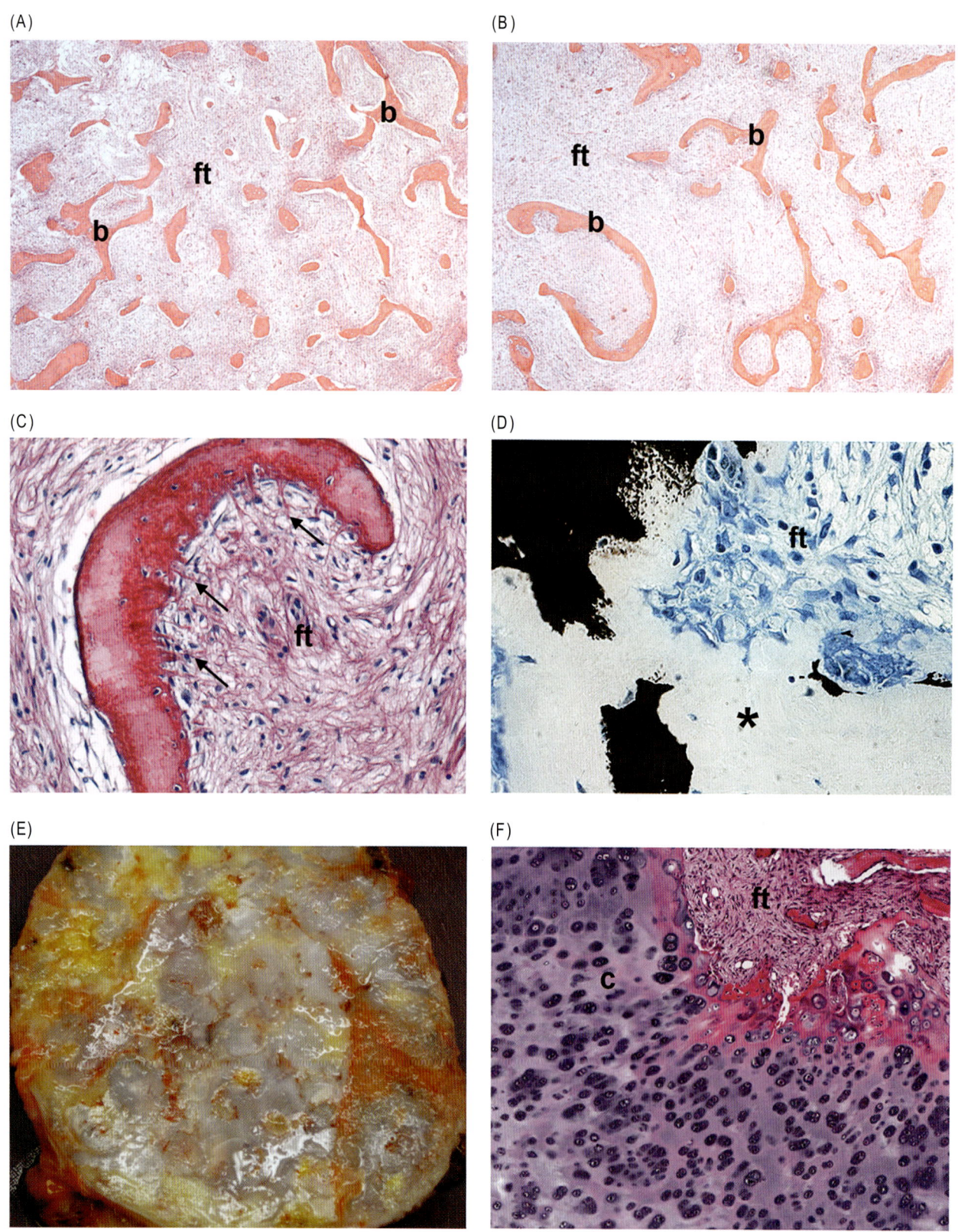

图 108.2 纤维结构不良（FD）的组织病理学。（A 和 B）FD 典型的"汉字书写"组织学模式。（C）FD 骨小梁表面排列异常的胶原蛋白纤维［夏皮氏纤维（sharpey fiber），箭头所示］。（D）FD 骨中过量的未矿化类骨质（星号所示）。（E 和 F）FD 软骨变异体的宏观和微观特征。A、B 和 F：苏木素 - 伊红染色；C：天狼猩红染色；D：冯库萨染色；b：骨；ft：纤维组织；c：软骨

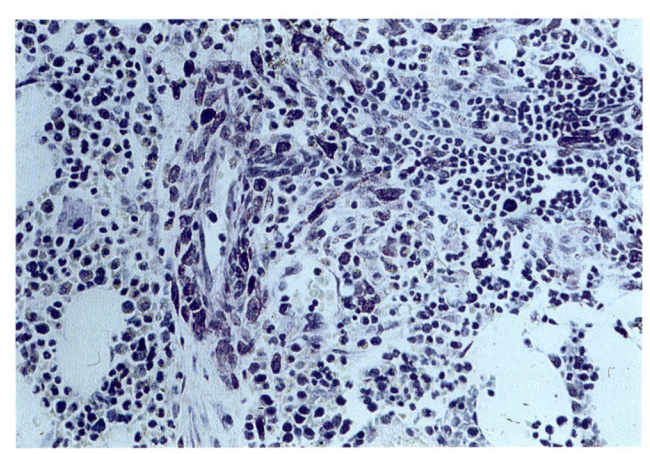

图 110.6 肥大细胞肉芽肿。未脱钙、异染染色的髂嵴切片显示出特征性的肥大细胞肉芽肿,包含大量梭形肥大细胞(吉姆萨染色;×250)

彩 图

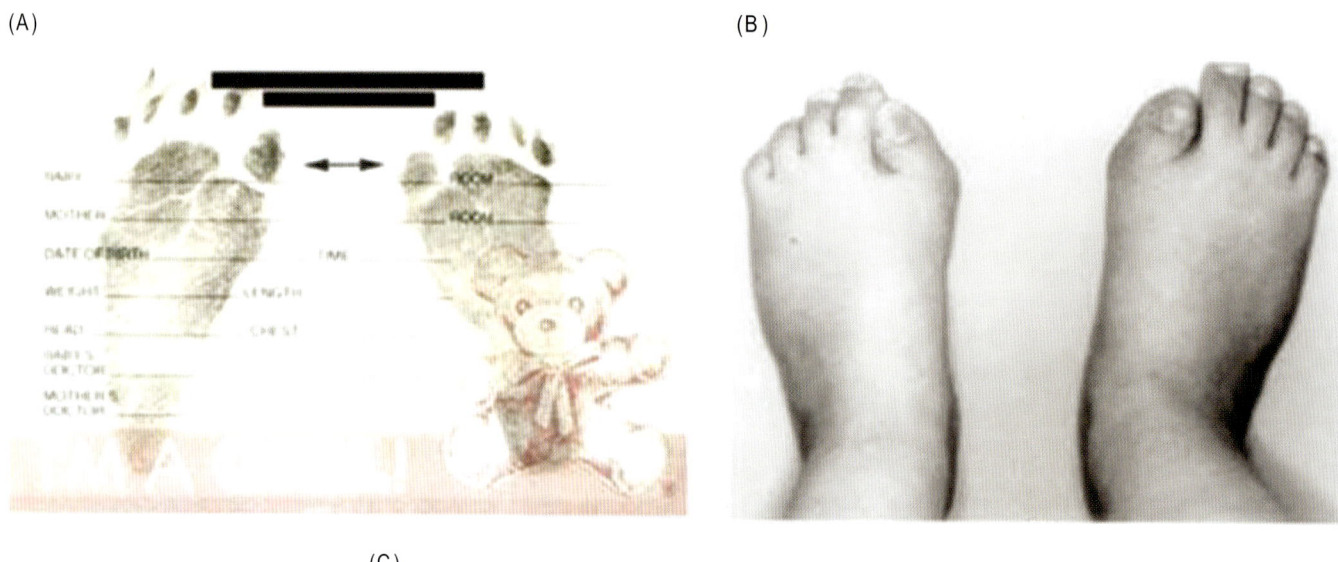

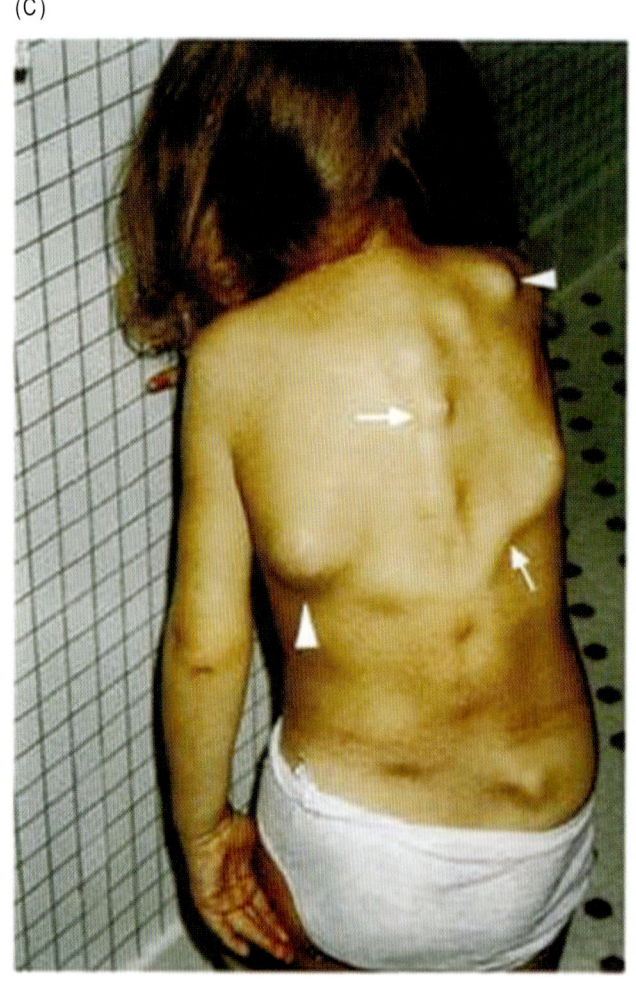

图 112.1 进行性骨化性纤维发育不良（FOP）。FOP 的特征出现在儿童早期。（A）出生时短而畸形的大脚趾（箭头所示）预示着（B）后来颈部和背部的骨前软组织病变（箭头）的自发出现，甚至在它们转变为异位骨（箭头所示）之前就应该引起 FOP。（C）检查脚趾是否有姆外翻和（或）进行 *ACVR1* 的 DNA 序列分析可确认诊断，避免可能加剧病情的病理活检（创伤）（Source: Kaplan FS, Smith RM. Clinical vignette – fibrodysplasia ossificans progressiva (FOP). J Bone Miner Res. 1997; 12: 855. Reproduced with permission of John Wiley & Sons.）

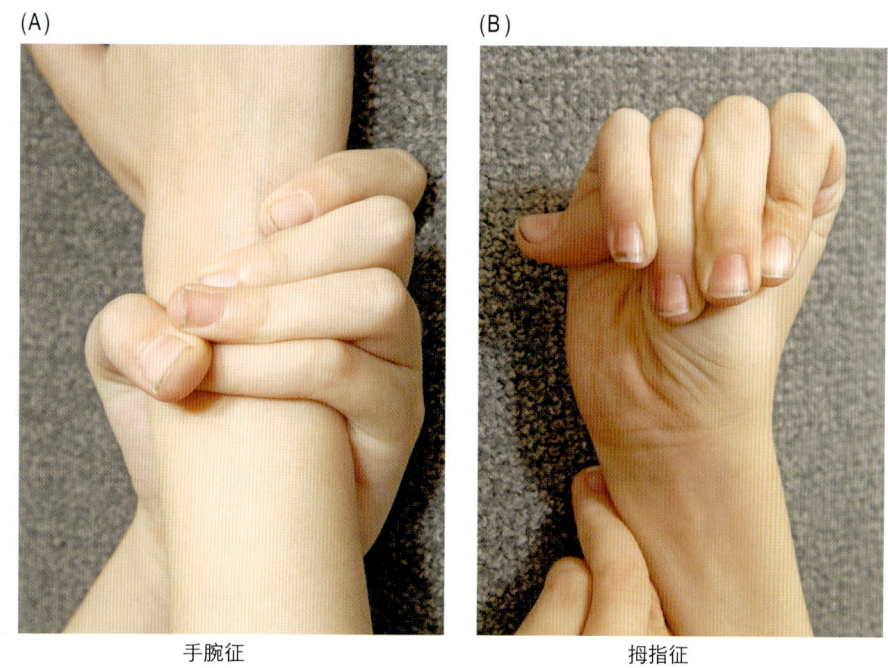

图 114.1 马方综合征的特征性骨骼特征包括（A）手腕征（1 分）和（B）拇指征（1 分）

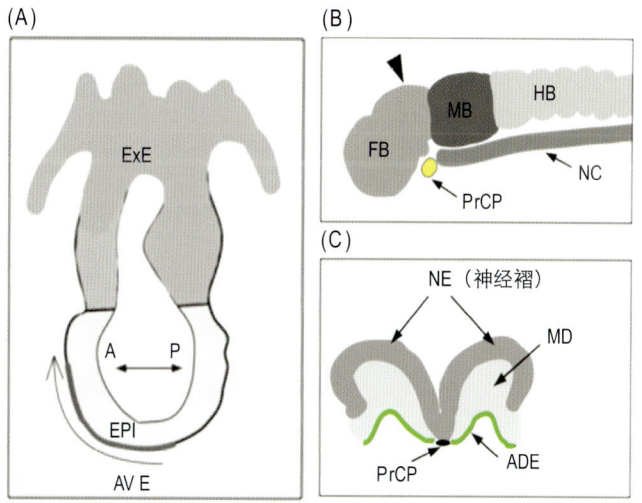

图 116.1 头部组织者。（A）小鼠胚胎在前条纹期（pre-streak stage）时的前体内胚层（AVE）。ExE：外囊胚胎外胚层（extra-embryonic ectoderm）；A：前侧；P：后侧；EPI：外胚层。曲线箭头表示 AVE 向预期的前部区域迁移，在那里它作为一个头部组织者发挥作用。（B）在小鼠胚胎的神经形成期的前脊索板（prechordal plat, ePrCP）。FB：前脑；MB：中脑；HB：后脑；NC：脊索；黑色箭头表示图 C 中所示横截面水平。（C）在小鼠胚胎的神经形成期的前最终内胚层（anterior definitive endoderm, ADE）（绿色线条所示）。NE：神经外胚层；MD：中胚层（Source: [11]. Reproduced with permission of John Wiley & Sons.）

彩　图

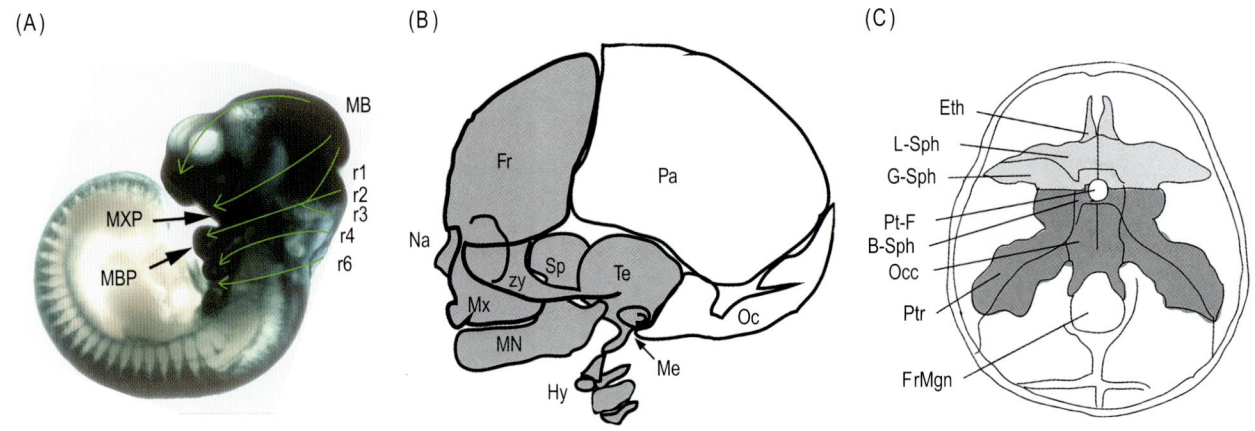

图 116.2　（A）在胚胎第 10 天，小鼠胚胎的颅神经嵴细胞（cranial neural crest cell, CNCC）迁移到预期的颅、面部和颈部区域（使用 R26 报告基因试验进行谱系追踪）。蓝色染色为神经嵴细胞，用 lacZ 染色可见。MB：中脑；r：菱脑原节；MXP：第一咽弓的上颌突；MBP：第一咽弓的下颌突。绿色箭头表示颅神经嵴（CNC）的迁移模式。（B）新生儿（人类）颅面骨示意图。灰色代表来自 CNC 的骨骼。Fr：额骨；Na：鼻关节；Mx：上颌骨；Mn：下颌骨；Zy：颧弓；Sp：蝶骨；Te：颞骨；Pa：顶骨；Oc：枕骨；Me：中耳；Hy：舌骨。（C）颅骨基底部示意图。浅灰色代表来自 CNC 的骨骼，深灰色代表来自近轴中胚层的骨骼。Eth：筛骨；L-Sph：蝶骨小翼；G-Sph：蝶骨大翼；Pt-F：垂体窝；B-Sph：蝶骨体；Occ：枕骨基底；Ptr：颞骨岩部；FrMgn：枕骨大孔

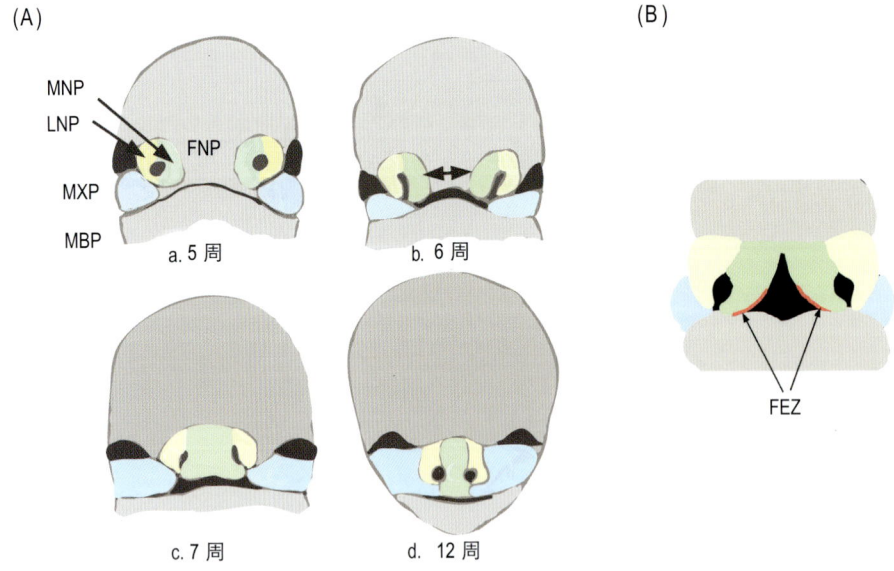

图 116.3　面部融合。（A）妊娠 5、6、7 和 12 周时人类面部融合示意图。FNP：额鼻突；MNP：鼻内侧突（绿色所示）；LNP：鼻外侧突（黄色所示）；MXP：第一咽弓的上颌突（蓝色所示）；MBP：第一咽弓的下颌突（灰色所示）。（B）额鼻外胚层区（frontonasal ectodermal zone, FEZ）（红色所示）

彩 图

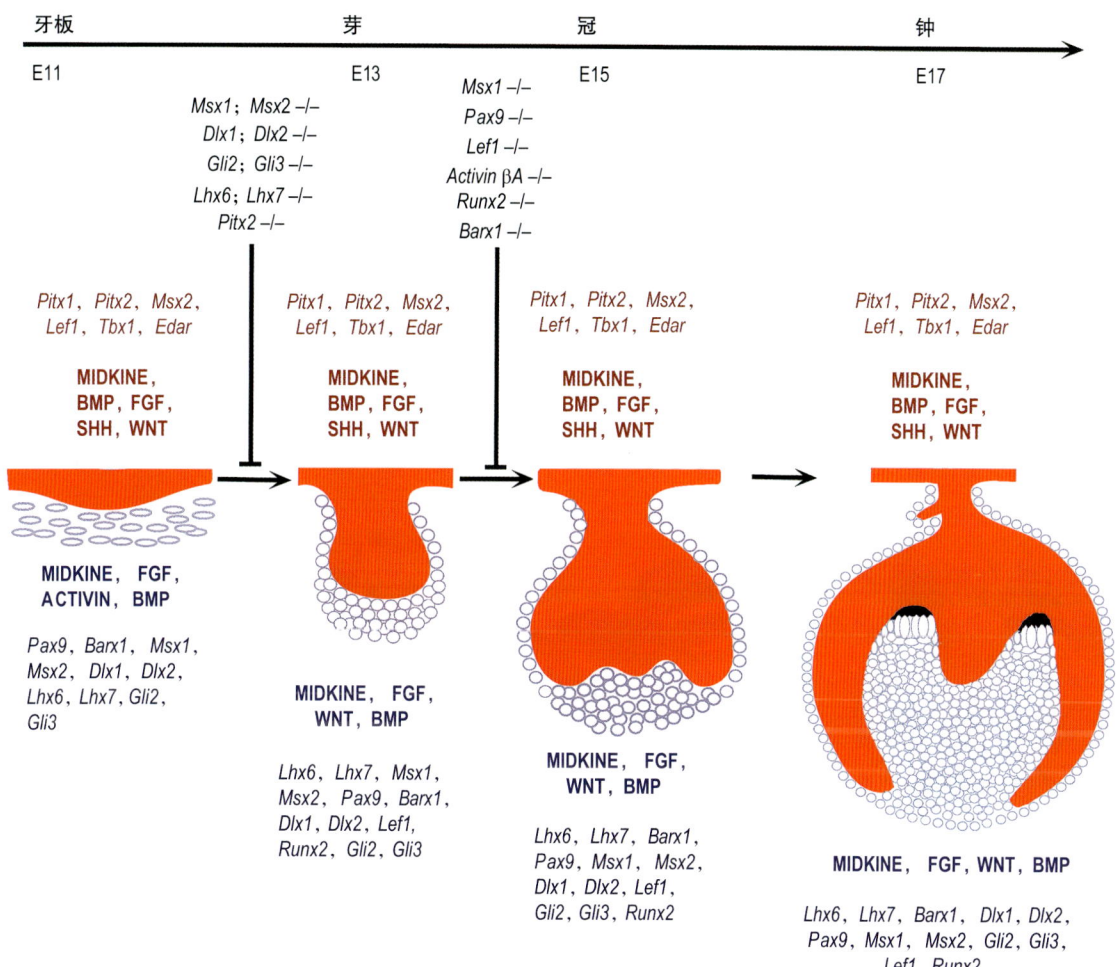

图 117.1 小鼠胚胎磨牙发育的各个阶段的示意图。图中显示了牙齿上皮细胞（红色所示）和间充质细胞（蓝色所示）中表达的最重要的信号分子（粗体大写字母）和转录因子（斜体）

彩 图

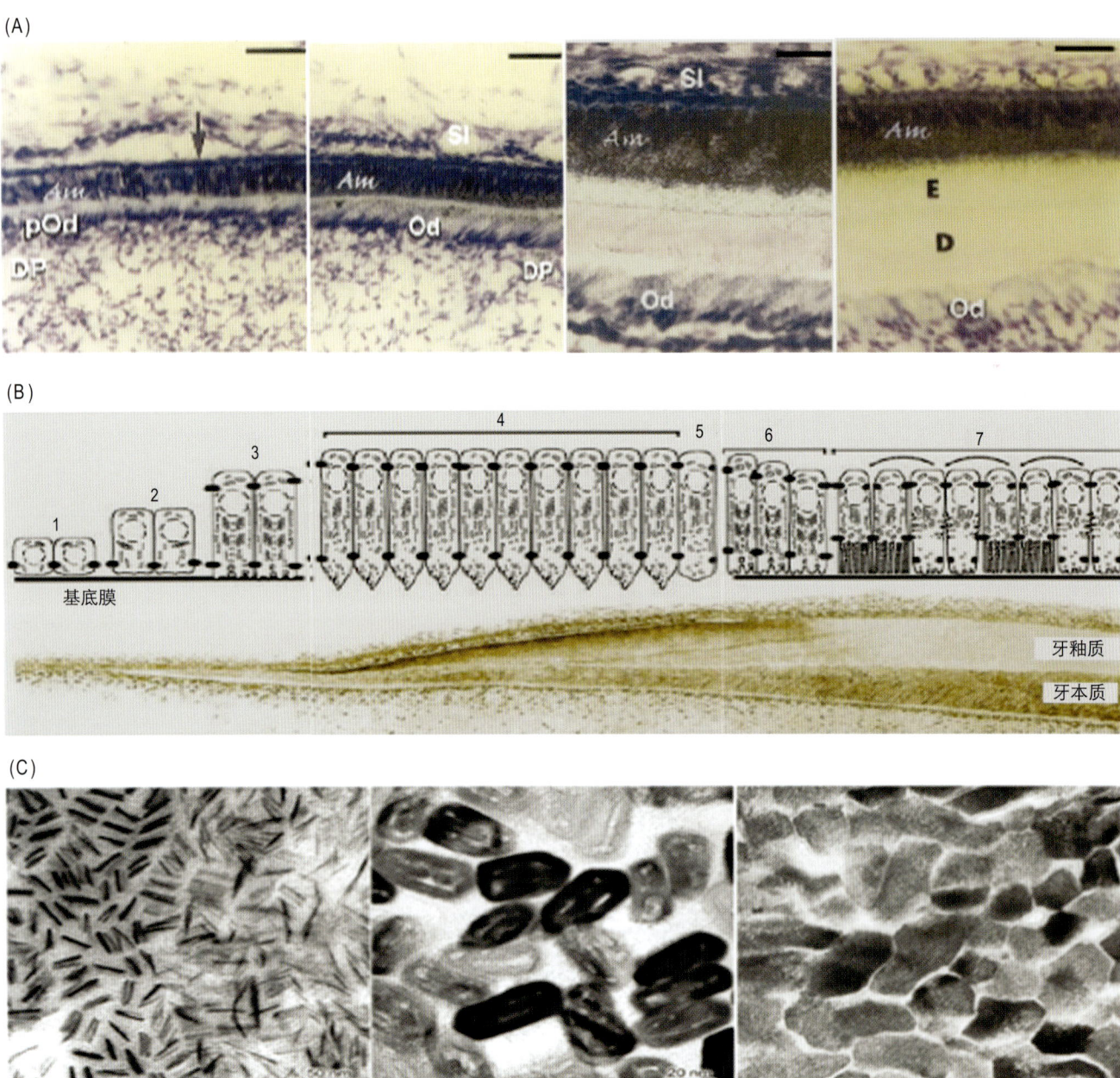

图 117.3 （A）各其特异性基因表达是成釉细胞发育的一个特征。例如，成釉原蛋白 mRNA 在前成釉细胞和成釉细胞成熟期显示低表达。相比之下，原位杂交显示分泌期成釉细胞强表达成釉原蛋白 mRNA（黑点所示）。Am：成釉细胞；D：牙质；DP：牙髓；E：成釉质；Od：成牙本质细胞；pOd：前成牙本质细胞；SI：中间层。（B）成釉细胞在牙釉质形成过程中的变化。内牙釉质上皮（1）的上皮细胞位于基底膜上。当成釉细胞在牙本质前基质上分化时，这些细胞的长度会增加（2）；当分泌前成釉细胞启动在牙本质表面釉质蛋白分泌时，它们的突起穿过退化的基底膜（3）；在牙尖 - 牙釉质交界处（DEJ）建立和一层薄薄的棱柱状牙釉质矿化后，分泌性成釉细胞形成分泌特化，即 Tomes 突。沿着 Tomes 突的分泌面，成釉细胞在牙釉质晶体生长的矿化前沿分泌蛋白质，以取代缺失的基底膜（4）。在分泌期结束时，成釉细胞失去其 Tomes 突并产生一层薄薄的牙釉质（5）。此时，牙釉质已达到其最终厚度。在牙釉质形成的过渡阶段，成釉细胞经历了一次主要的重组过程，其分泌活性降低，分泌的蛋白质类型也发生了变化（6）。蛋白酶在基质中被分泌，以降解累积的牙釉质蛋白质，并形成新的基底膜。在成熟期，成釉细胞在皱褶面和平滑面之间进行调节（7）。成釉细胞通过促进分泌期形成的牙釉质晶体两侧矿物质的沉积，使牙釉质层继续变硬。（C）牙釉质晶体在分泌期较薄（左图），在成熟期变厚（中间和右侧图）（Source: [54]. Reproduced with permission of Elsevier.）

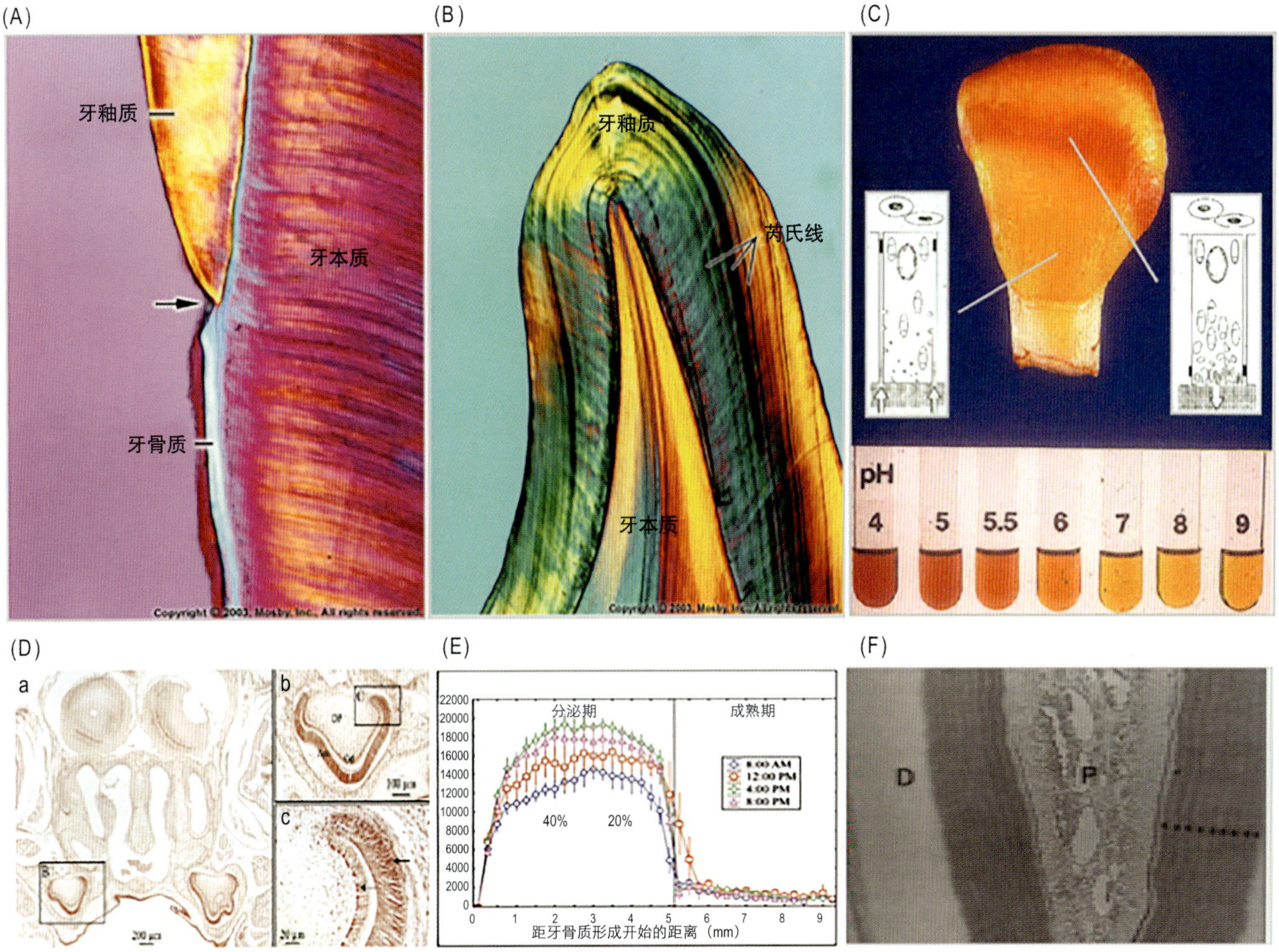

图 117.4 （A）牙釉质、牙本质和牙骨质是构成牙齿的三种矿化组织。这三种组织都受生理节律控制。（B）牙釉质中可见芮氏线（striae of retzius, SR）（又称为长周期增量生长线）。在 SR 之间的纵向上可以观察到大约有 7 条横纹。（C）成熟成釉细胞在皱褶端和光滑端之间交互。在皱褶端的成釉细胞下面，晶体迅速矿化，pH 值降至 6.0 以下（红色所示）。在光滑端的成釉细胞下面，牙釉质被中和，pH 值上升至 7.0 以上（橙色所示）。（D）出生后 4 天龄的小鼠生物钟蛋白的免疫组织化学。（a）在发育中的第一磨牙中检测到生物钟蛋白的表达。（b 和 c）高倍镜显示成釉细胞（Am）和成牙本质细胞（Od）的细胞核（箭头所示）相对于牙髓（DP）细胞具有很强的生物钟蛋白的表达。（E）成釉细胞中含蛋氨酸蛋白质分泌的每日变化。在整个分泌期，与清晨（早上 8：00，蓝色所示）相比，下午晚些时候（下午 4：00，绿色所示）牙釉质蛋白的分泌活性显著增加。内牙釉质形成（0.5～3.0 mm）的差异（高达 40%）明显大于外牙釉质形成的差异（20%）。（F）与牙釉质类似，牙本质（D）也含有短周期和长周期生长线的痕迹。欧文线（Lines of Owen），相当于 SR，可以追踪到相当远的距离，并且在不同的个体中相隔 6～10 天。牙本质横切面的 X 线片显示在注入标记的脯氨酸 10 天后，牙髓周围有 9 条密集标记的带。P：纸浆（Reproduced with permission of Elsevier.）

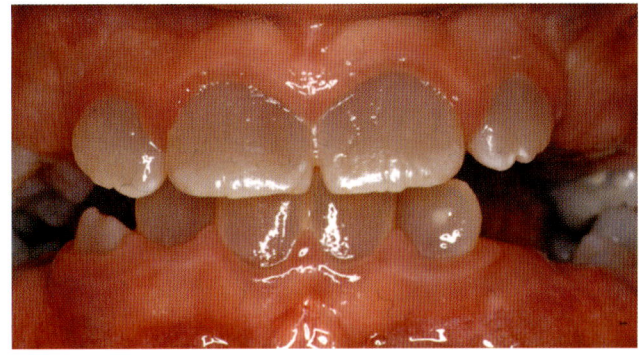

图 118.1 牙本质发育不全（DGI）的牙齿特征。该患者的这些恒牙表现出与牙本质发育不全相关是典型的蓝灰色或乳白色外观（Courtesy of Dr. Jan C-C. Hu.）

彩 图

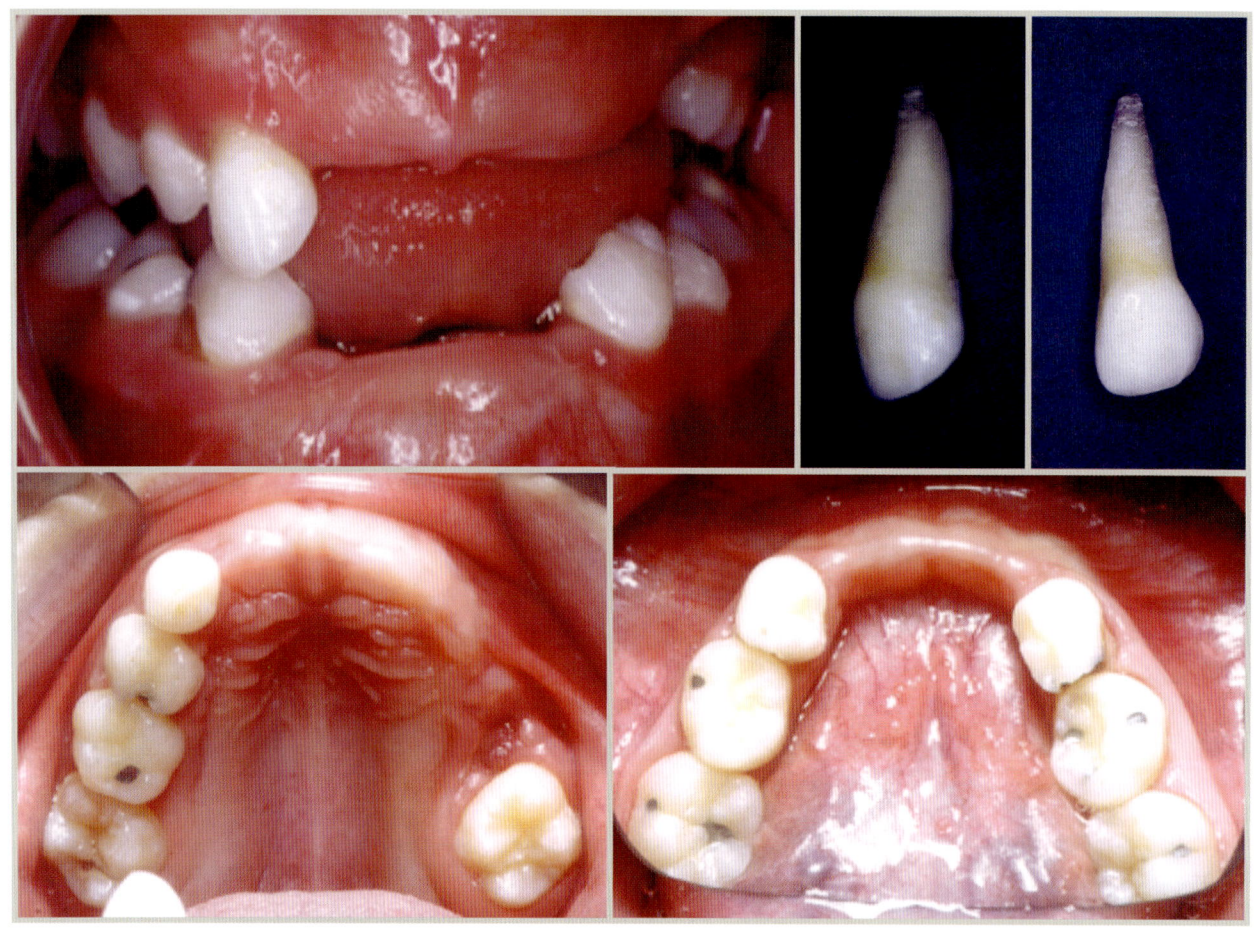

图 118.3 一名 6 岁儿童低磷酸酯酶症（HPP）患者的全根乳牙脱落情况。其父母带来的其上颌尖牙和门牙（右上）是在 2 年前无外伤性脱落的。该患者的乳牙后牙活动，牙周附着也有问题。一些儿童期 HPP 患者还伴有牙釉质发育不良表现。这些牙科检查结果往往是儿童 HPP 诊断的第一个征兆（Courtesy of Dr. Jan C-C. Hu.）

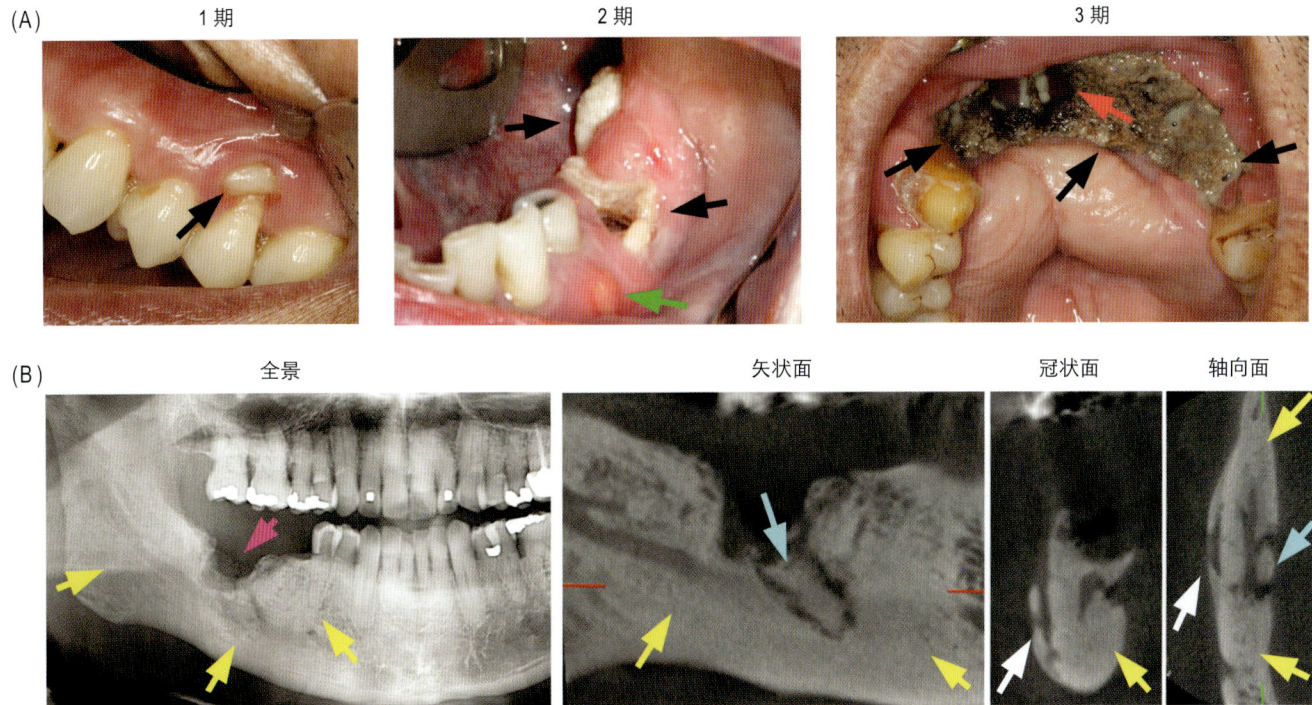

图 120.1 （A）ONJ 各个阶段的典型例子。在 1 期 ONJ 患者的第一幅图中，可看到第二前磨牙颊面有一小块骨外露区域（黑色箭头所示），没有感染迹象。在 2 期 ONJ 患者的第二幅图中，可看到较大面积的骨外露区域（黑色箭头所示），周围软组织水肿，瘘管形成（绿色箭头所示）。在 3 期 ONJ 患者的最后一幅图中，可看到广泛外露的骨，包括左右上颌牙槽嵴（黑色箭头所示），并延伸到鼻腔中，伴有一个鼻-口通道（红色箭头所示），并暴露出鼻中隔。（B）ONJ 患者的典型影像学表现。第一幅图是全景 X 线片的一部分，显示了右后牙槽嵴和下颌骨体的骨硬化（黄色箭头所示）和未愈合的拔牙窝（洋红色箭头所示）。同一患者的锥形束 CT 扫描矢状面、冠状面和轴向面更详细地显示了骨硬化的变化（黄色箭头所示），也显示了骨痂形成（青色箭头所示）和骨膜形成（白色箭头所示）

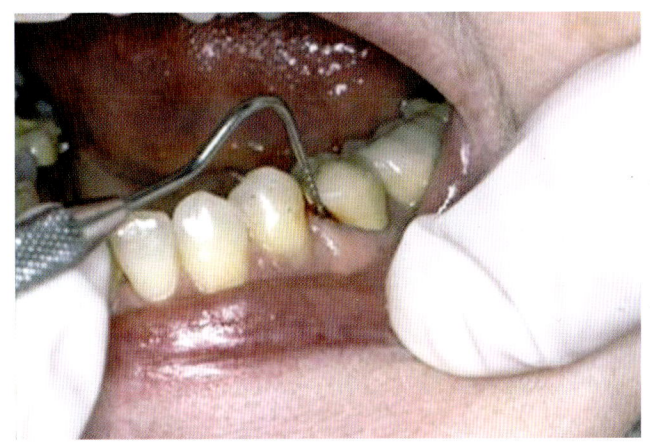

图 122.1 附着体损失的临床测量。将牙周探头（带毫米标记）插入到牙龈沟中，直到它遇到来自牙龈沟底部的坚固阻力，从牙龈沟底部到牙釉质-牙骨质接合处（cementoenamel junction，CEJ）的距离被测量为附着体损失（AL）。探测深度是指从牙龈沟深度到牙龈嵴的距离

彩 图

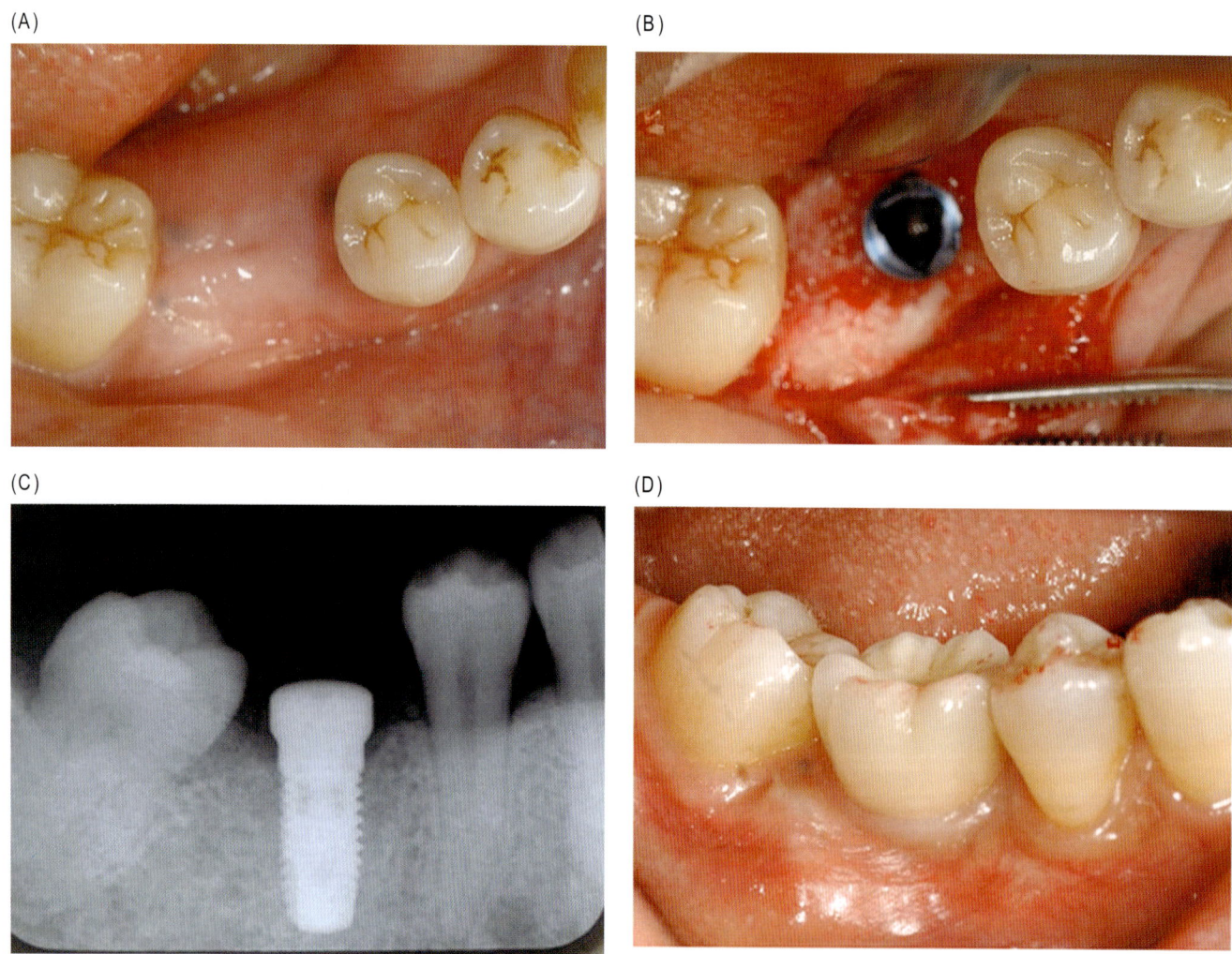

图 123.1 种植牙治疗取代下颌第一磨牙。(A)下颌第一磨牙缺失。(B)行截骨术，在牙槽骨内植入牙种植体。(C)牙种植体植入 3 个月时的 X 线片。实现了骨整合。(D)在牙种植体上放置一个瓷冠。骨整合得到了良好的维持，种植体支持的牙冠功能良好

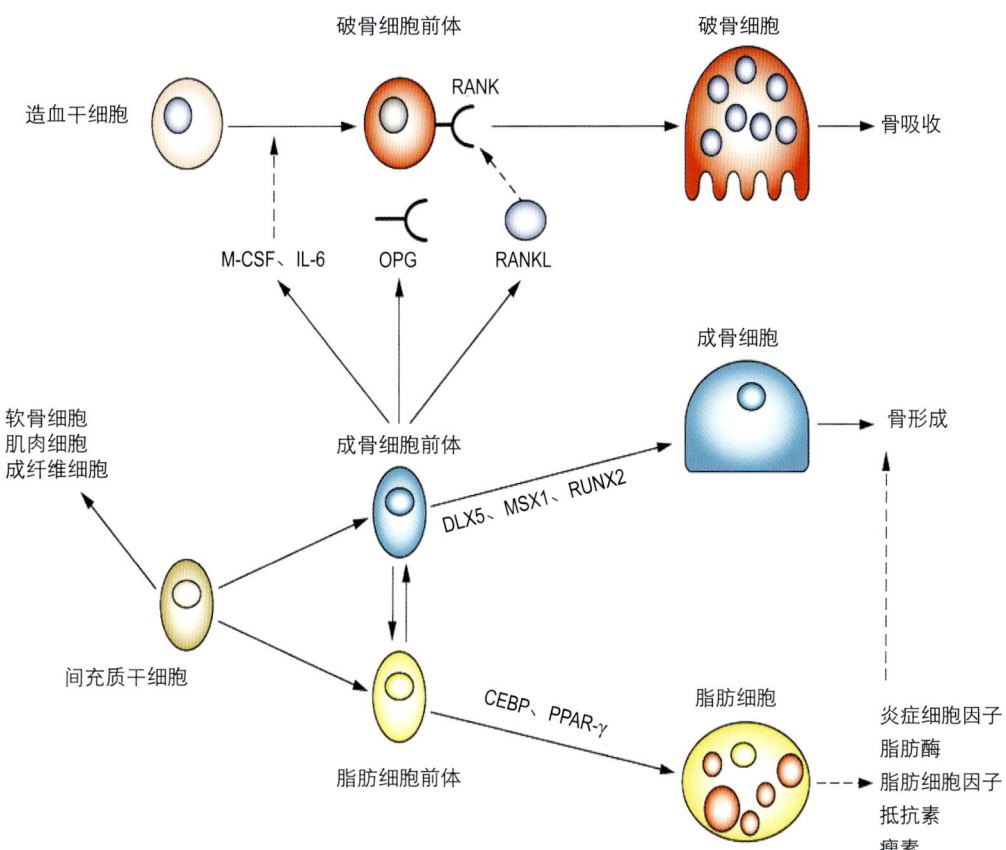

图 124.1 骨和脂肪细胞的间充质来源

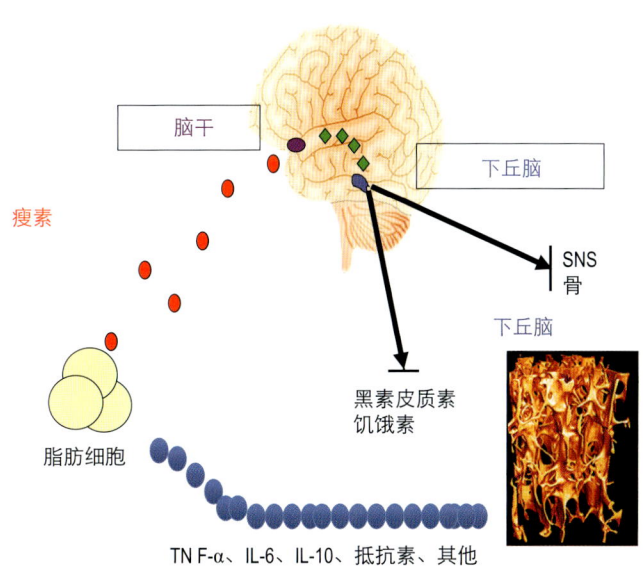

图 124.2 传入信号 I 期：瘦素通过抑制 5-羟色胺合成和增加交感神经系统（SNS）活性来控制骨量和能量代谢。TNF-α：肿瘤坏死因子-α

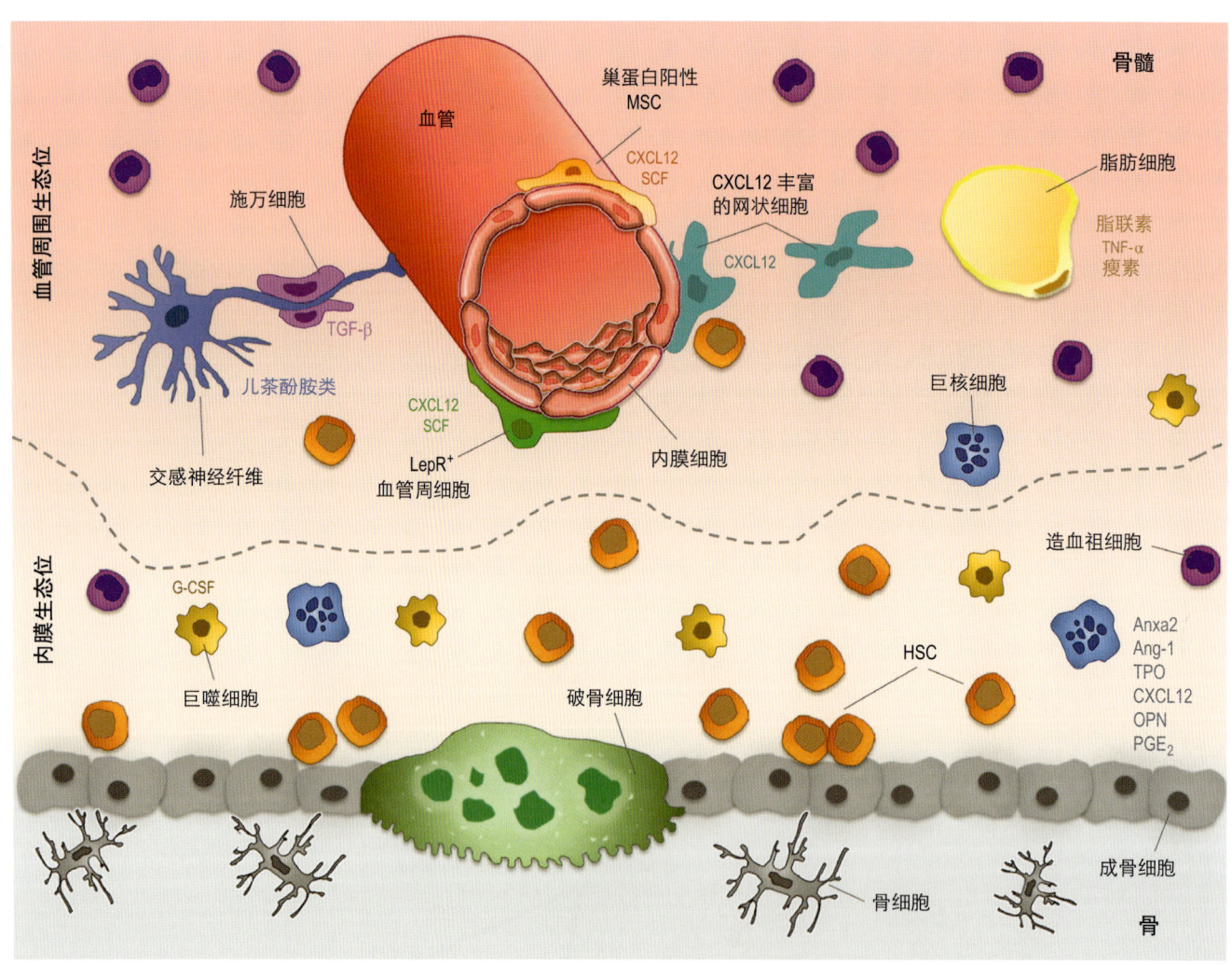

图125.1 骨髓生态位。参与骨髓微环境控制的主要细胞类型和骨骼信号在这里沿着两个主要的生态位（内膜和血管周围生态位）呈现。生长因子、细胞因子和其他短寿命的分泌信号在它们的来源附近被描述。TGF-β：转化生长因子β；G-CSF：粒细胞集落刺激因子；CXCL12：CXC 趋化因子配体 12；SCF：干细胞因子；LepR⁺：表达血管周围细胞瘦素受体；MSC：巢蛋白+间充质干细胞；TNF-α：肿瘤坏死因子 -α；Anxa2：膜联蛋白 2；Ang-1：血管生成素 -1；TPO：血小板生成素；OPN：骨桥蛋白；PGE₂：前列腺素 E₂

彩 图

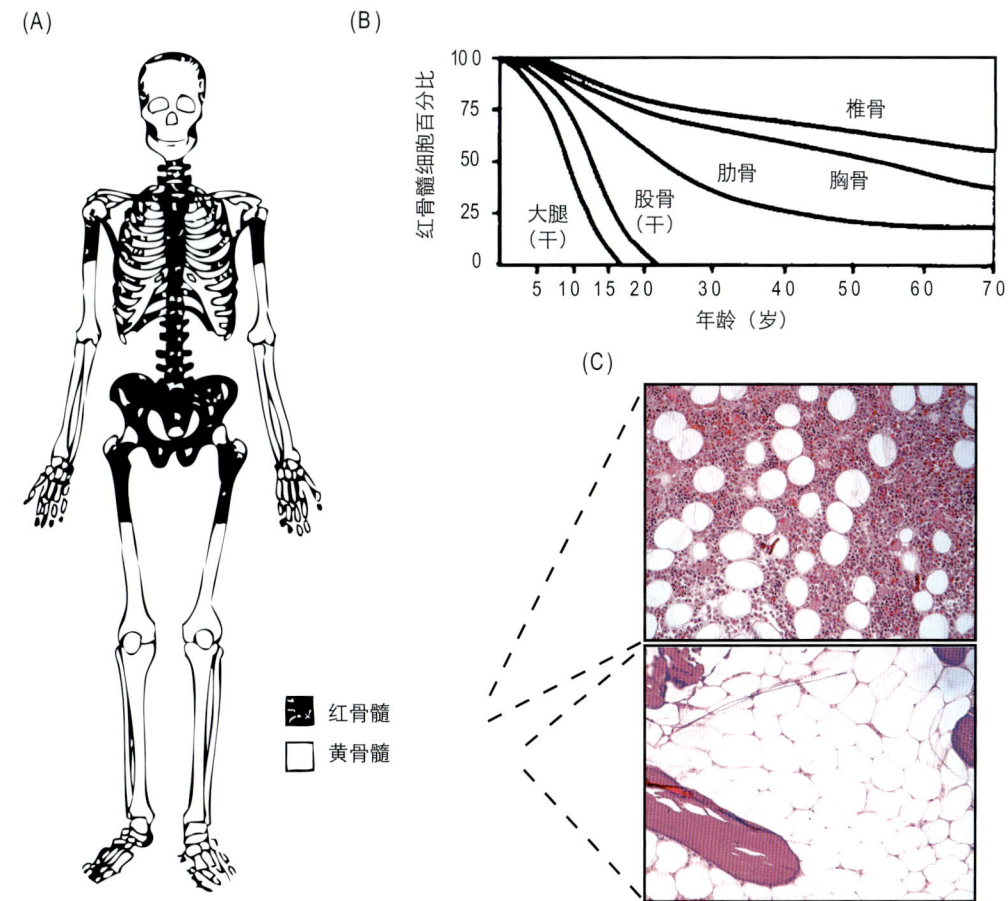

图 126.1 人体的骨髓脂肪组织。（A）成人骨骼中红骨髓和黄骨髓的分布（reprinted from [8] with permission from Springer）。（B）随着时间的推移，五个骨骼部位的红色造血细胞骨髓向黄色脂肪骨髓的转变。红骨髓细胞比例越高，说明造血细胞越多（reprinted from [8] with permission from Springer）。较低的细胞百分比表明造血细胞已被脂肪细胞所取代。（C）人体的红骨髓和黄骨髓的代表性组织学，HE 染色

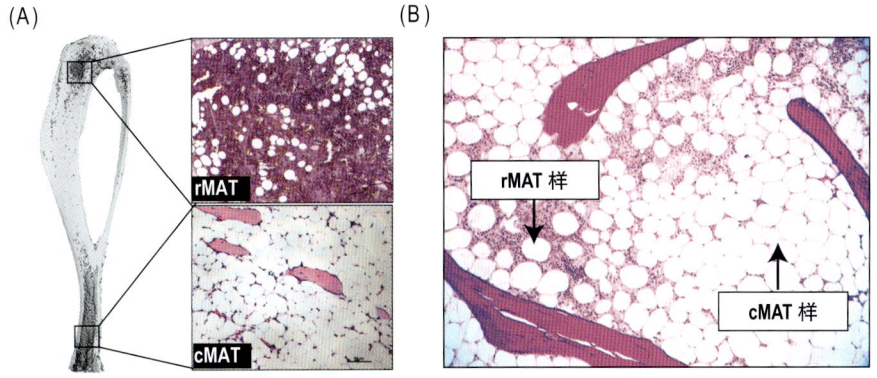

图 126.2 调节性骨髓脂肪细胞和组成性骨髓脂肪细胞。（A）锇染色小鼠胫骨，其骨髓脂肪呈深灰色，骨呈浅灰色，具有相应的典型组织学特征。胫骨近端的调节性骨髓脂肪组织（rMAT）脂肪细胞被定义为散布在红骨髓中造血活跃部位的单个脂肪细胞。相比之下，组成性骨髓脂肪组织（cMAT）脂肪细胞融合成片，位于骨骼的较远部分。（B）在较大的物种中，这些表型可以同时存在（人体活检标本，苏木素伊红染色）

彩 图

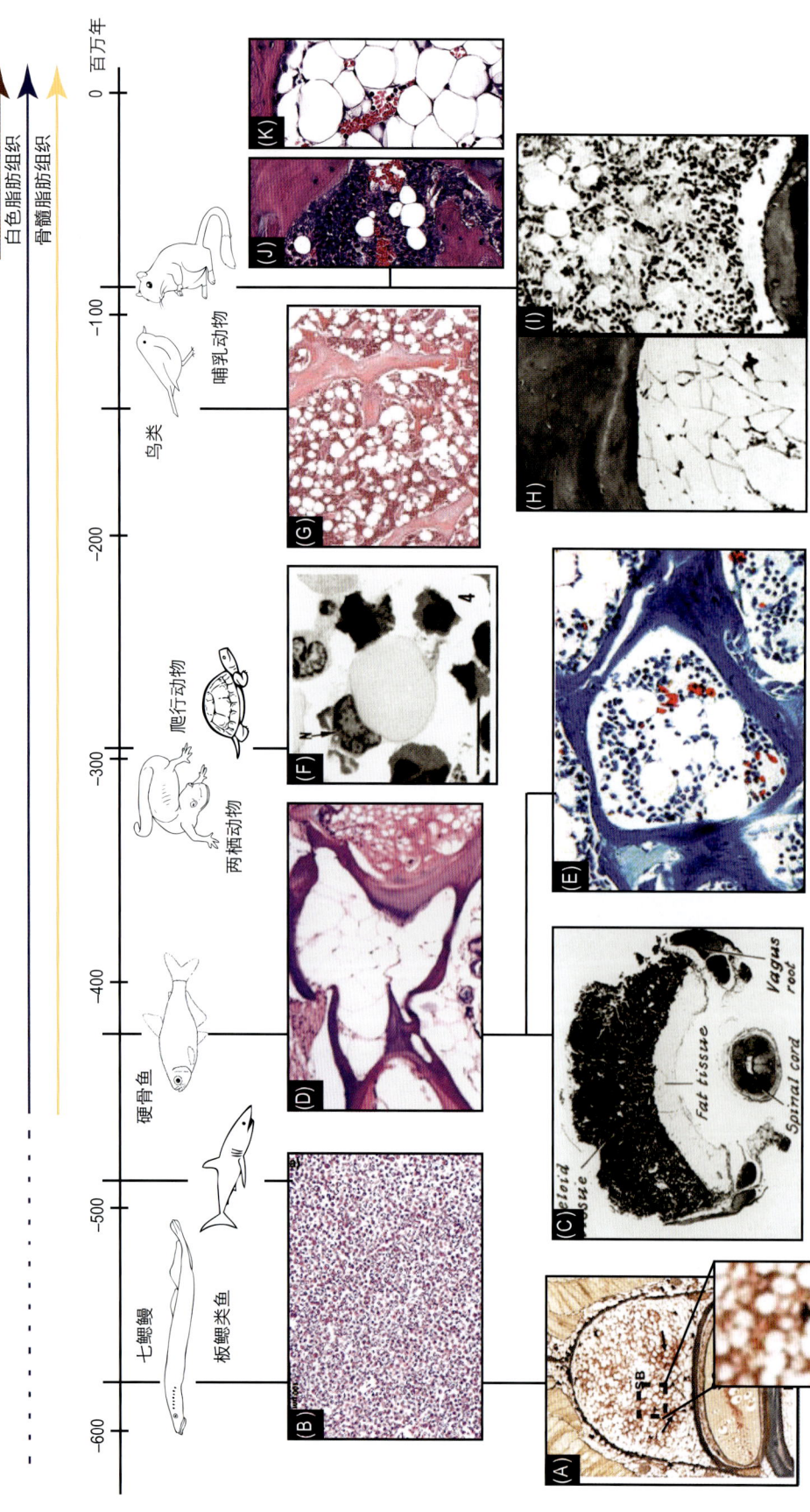

图 126.3 脊椎动物骨髓脂肪组织相对于骨髓和外周脂肪组织的进化。脊椎动物中白色脂肪组织（WAT）的第一个证据出现在七鳃鳗中，在骨化骨骼进化之前。板鳃类鱼是一类软骨鱼，其骨骼部分骨化，但没有骨髓。骨髓脂肪组织（MAT）或白色脂肪组织（WAT）。无论有无造血骨髓，MAT 首先在硬骨鱼中变得明显，在骨吸收进化之后。棕色脂肪组织只存在于哺乳动物中。（A）变态后的七鳃鳗神经上体脂肪组织中的造血细胞群。（B）正常的壁囊器（epigonal organ）——由相对均匀的成熟和发育中的粒细胞组成，没有脂肪细胞。（C）阿米亚硬骨鱼的骨髓脂肪细胞。（D）斑马鱼骨骼与邻近脂肪组织的横断面。显示骨骼间隙（中）和邻近软骨（右）的脂肪填充。（E）在硬骨鱼刚果墨头鱼下颌骨的松质骨，有大量的骨髓脂肪细胞（Image credit: Franck Genten）。（F）黏鲨的鳃目动物白斑蝾螈，骨髓中脂肪细胞的半薄塑料切片。浓染的细胞核（N）位于细胞内偏心处，胞质内充满浅染的脂肪物质。（G）一只雌性来亨鸡的骨髓，显示骨小梁、造血骨髓和丰富的脂肪细胞。（H）12 月份抗染的真皮板状小鼠骨髓。有少量造血细胞存在，但脂肪细胞丰富。（I）10 月份的真皮板状抗染骨髓。活跃型的真皮板状骨髓，含典型的造血细胞夹杂着脂肪细胞。（J）一只 C3H/HeJ 小鼠股骨的红色造血骨髓。（K）一只 C3H/HeJ 小鼠尾椎的黄色脂肪骨髓，含有组成性骨髓脂肪组织脂肪细胞（Source: [28]. Reprinted with permission from Springer.）

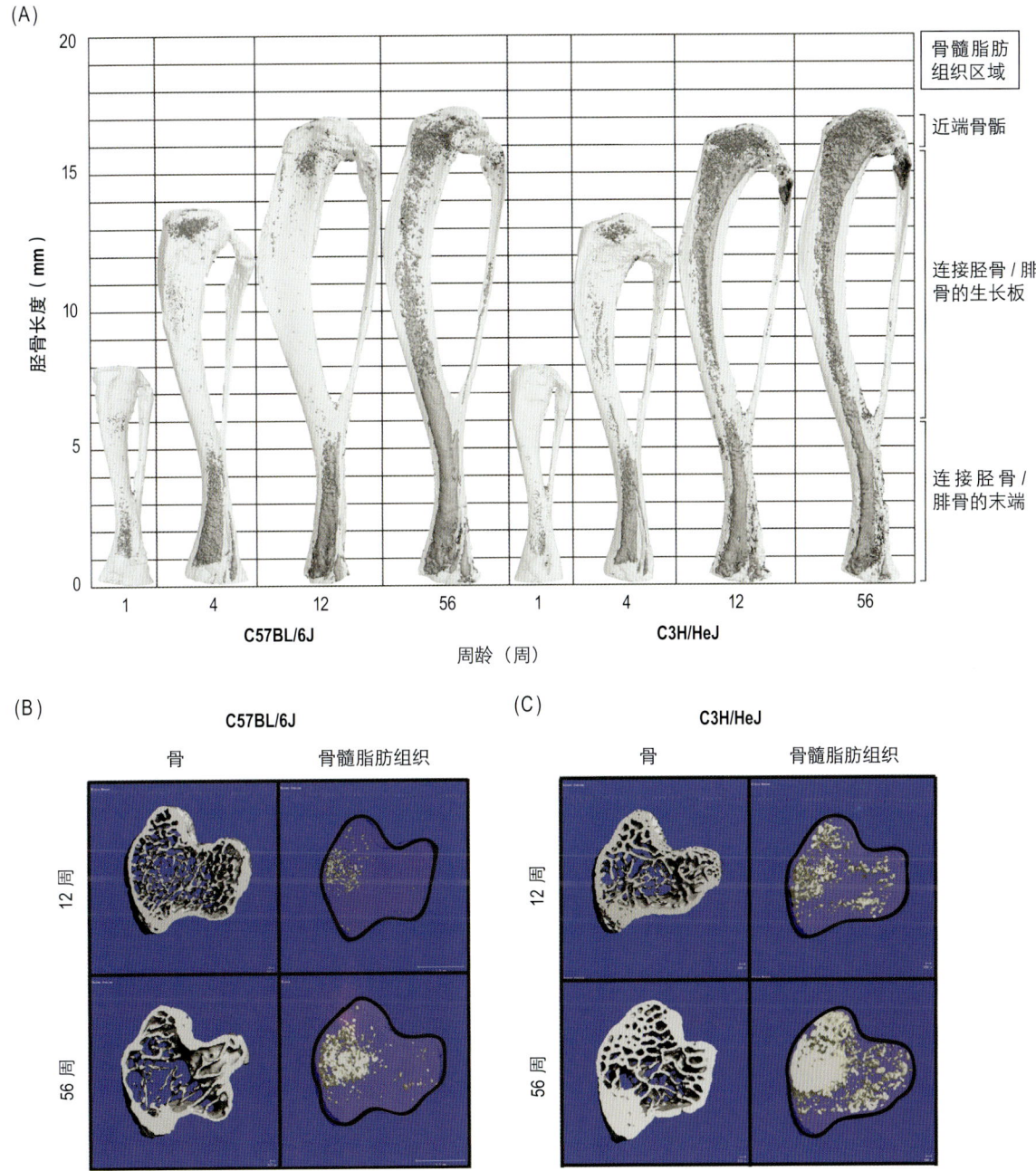

图 126.4　C3H/HeJ 和 C57BLK/6J 小鼠骨髓脂肪组织和骨小梁。（A）采用微计算机断层扫描（micro-computed tomography, Micro-CT）锇染色的胫骨，脱钙骨覆盖骨重塑。骨髓脂肪呈深灰色，骨呈浅灰色。在 C57BL/6J 和 C3H/HEJ 小鼠中，胫骨远端 MAT 早在 1 周龄时发生。然而，不同品系间胫骨近端 MAT 的扩张率有显著差异。（B 和 C）胫骨近端干骺端脱钙前和锇染色后的典型图像。骨髓脂肪组织呈白色。C3H/HeJ 小鼠比 C57BL/6J 小鼠有更多的骨髓脂肪细胞和更多的骨。该数据的量化数据参见参考文献 [10]（Source: Scheller, https://www.nature.com/articles/ncomms8808?WT.ec_id=NCOMMS-20150812&spMailingID=49302896&spUserID=MzcwNDE0MDAxODMS1&spJobID=741904452&spReportId=NzQxOTA0NDUyS0, licensed under: CC BY 4.0.）

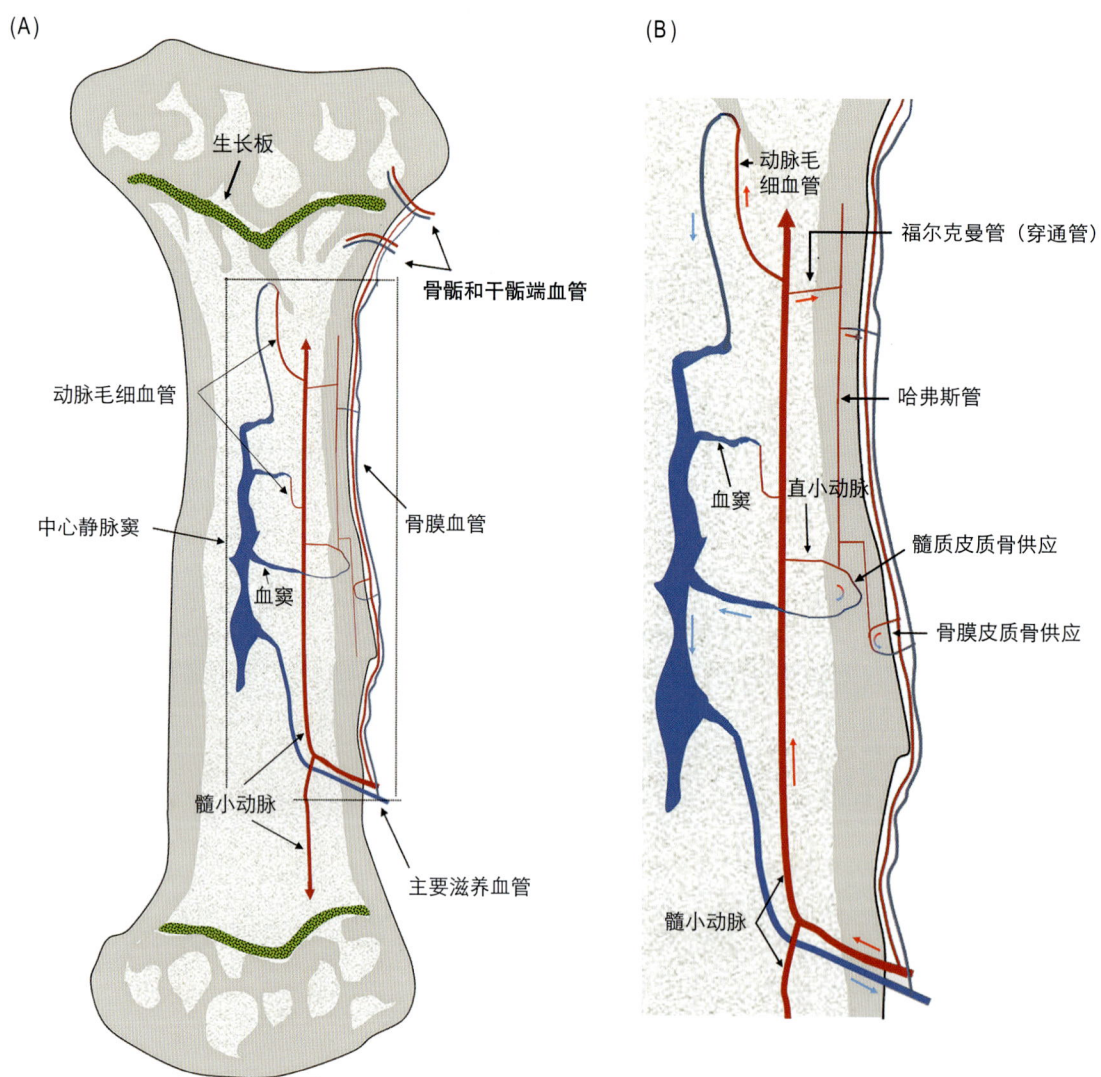

图 127.1 （A）长骨血管化示意图。（B）所述（A）区域的放大图

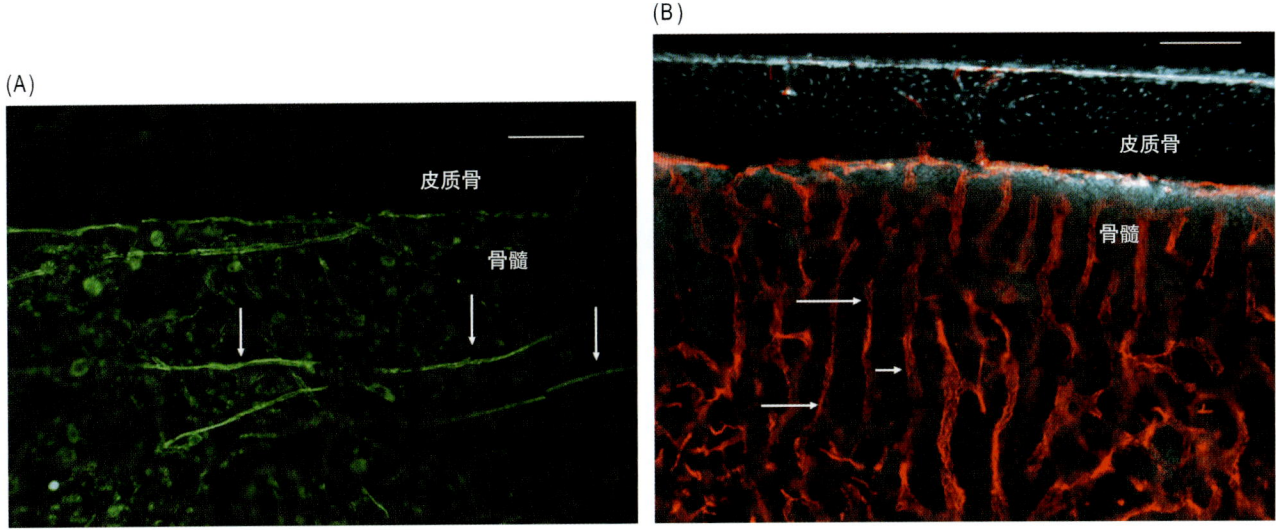

图 127.2　小鼠胫骨血管在 70 μm 厚的冰冻切片上的免疫组织化学染色（个人资料）。（A）动脉毛细血管网的 CD31 免疫染色。Bar：100 μm。骨髓内部分细胞表达 CD31。（B）静脉窦内膜黏蛋白免疫染色。细胞核用 4,6- 二脒基 -2- 苯基吲哚（4,6-diamidino-2-phenylindole，DAPI）染色。Bar：100 μm

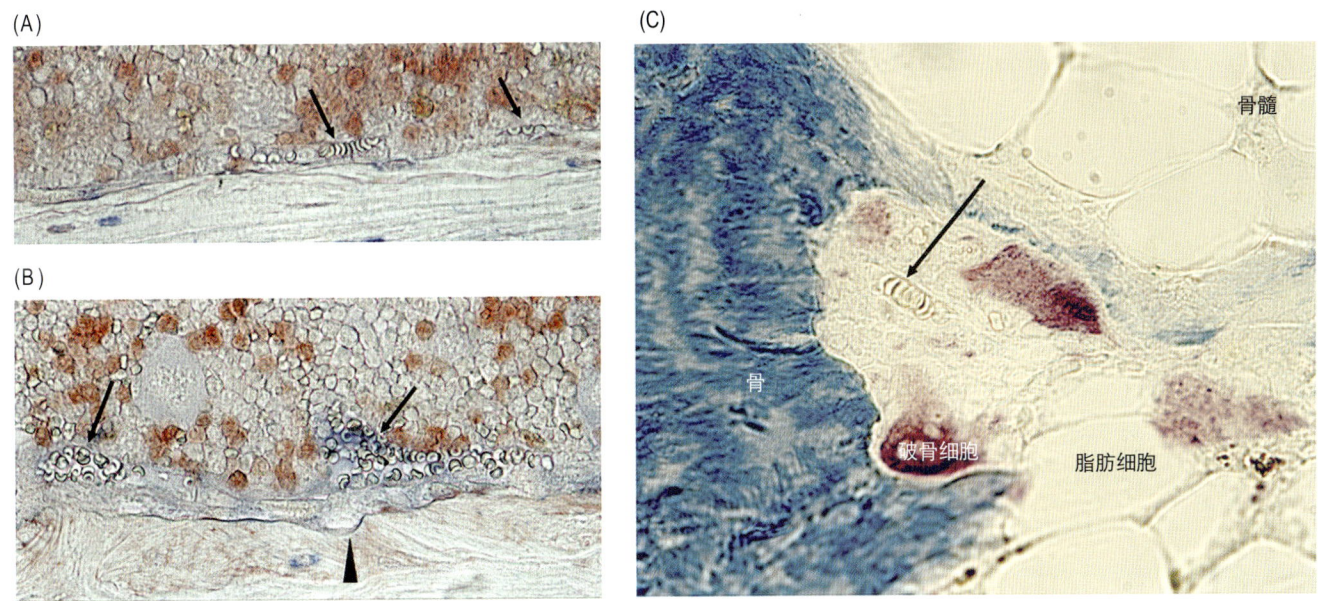

图 127.3　（A 和 B）小鼠胫骨骨皮质内区。（A）毛细血管与非骨重塑表面垂直（箭头所示）。（B）毛细血管靠在骨重塑间隔（箭头所示）上，面对骨吸收陷窝（三角箭头所示）。Bar：50 μm。（C）人小梁骨包埋在甲基丙烯酸甲酯中，苯胺蓝染色，抗酒石酸酸性磷酸酶（TRAP）阳性破骨细胞（Oc）。箭头表示一个充满红细胞的血管

彩　图

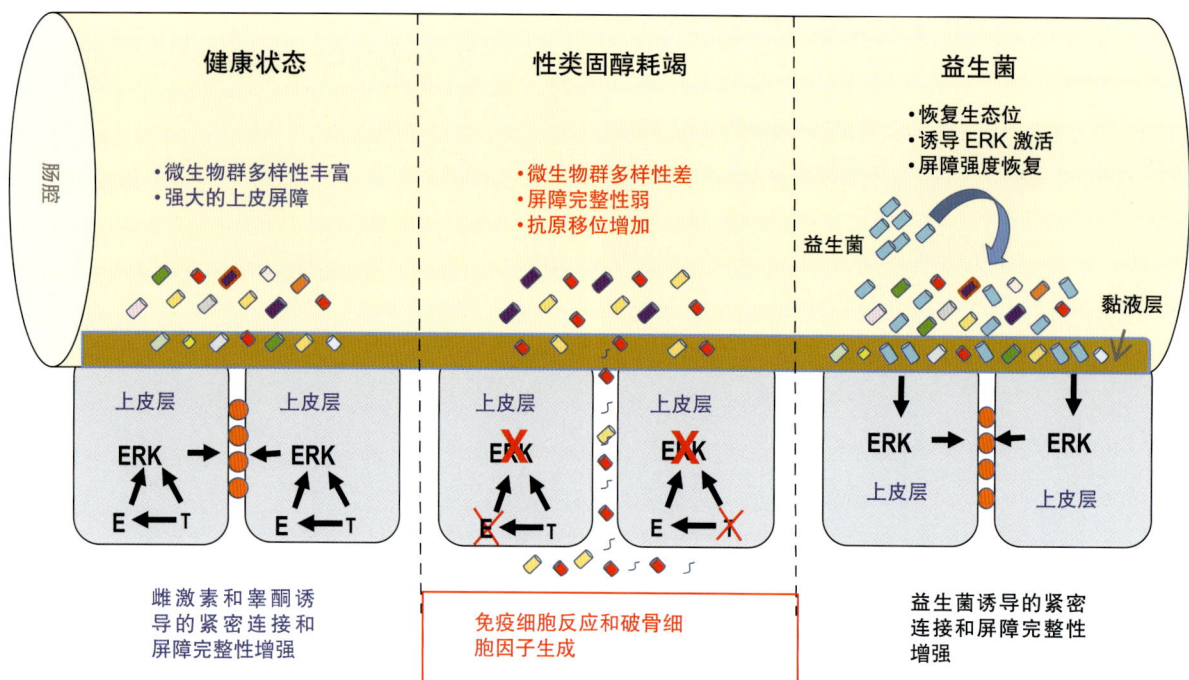

图 128.1　有关肠道微生物群、肠道通透性和益生菌在性激素导致骨丢失的机制中的作用概述。雌激素（E）或睾酮（T）缺乏通过 ERK（细胞外信号调节激酶）依赖机制减弱紧密连接蛋白的表达，从而削弱屏障的完整性。由此导致的细菌移位增加以及微生物群多样性减少，引起局部和全身免疫反应，导致破骨细胞因子的生成增加。益生菌可以增加微生物群的多样性，降低肠道通透性，从而减少肠道周围的炎症（Reproduced with permission.）

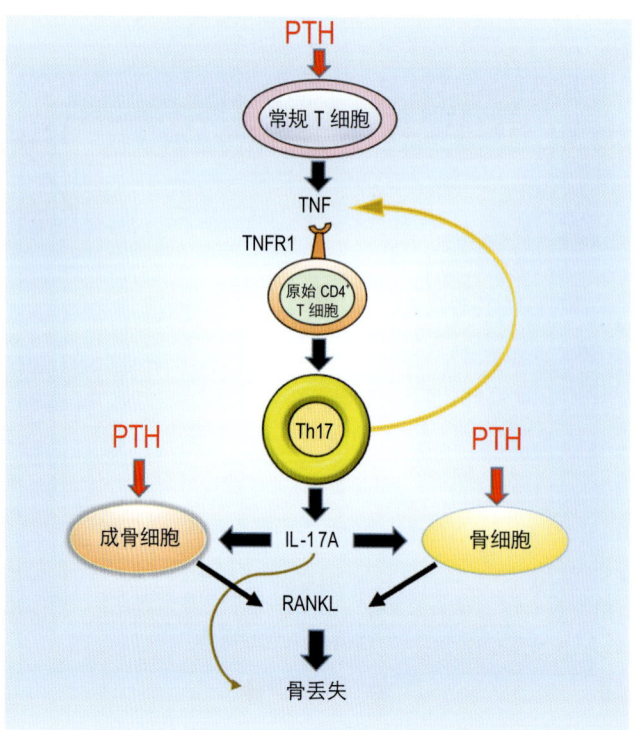

图 128.2　IL-17 在 cPTH 治疗诱导的骨丢失中的作用概述。PTH 与常规 CD4+ 和 CD8+ T 细胞中表达的 PPR 结合，诱导 TNF 分泌。该细胞因子通过 TNF 受体 -1 信号转导促进原始 CD4+ T 细胞向 Th17 细胞分化。Th17 细胞释放额外的 TNF，进一步刺激 Th17 细胞分化。Th17 细胞分泌 IL-17，靶向骨细胞和成骨细胞，从而增加它们对 TNF 的敏感性。在 IL-17 存在的情况下，骨细胞和成骨细胞中的 PPR 激活刺激这些细胞释放破骨细胞分化因子（RANKL），从而刺激骨吸收，导致骨丢失。IL-17 或 IL-17RA 信号的沉默可阻断 cPTH 刺激骨细胞和成骨细胞生成 RANKL 的能力（Reproduced with permission.）

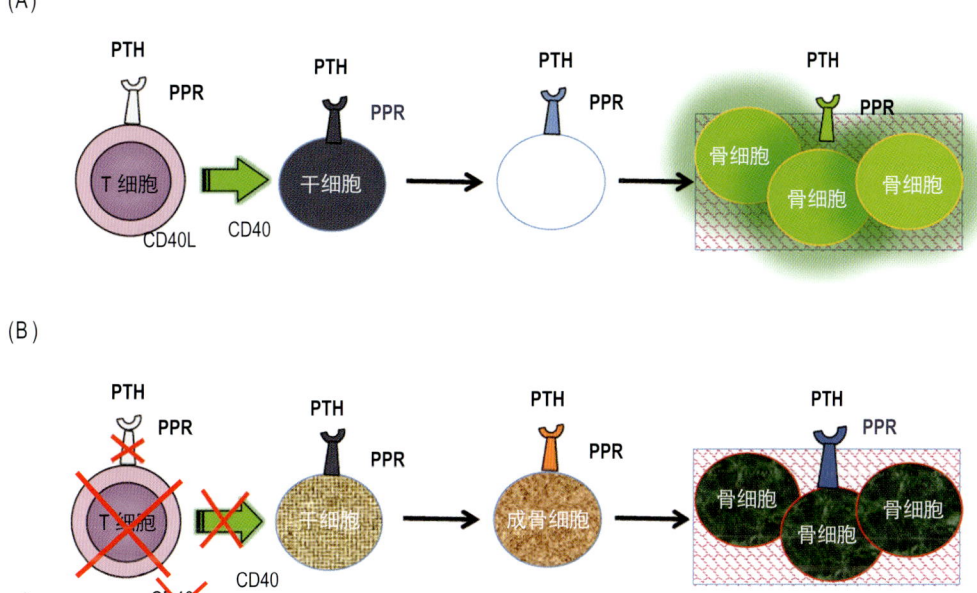

图 128.3 在 T 细胞、成骨细胞（OB）或骨细胞（OCY）中，PTH/PTH 相关蛋白（PTHrP）受体（PPR）信号的沉默导致对持续性 PTH（cPTH）和间歇性 PTH（iPTH）的反应减弱或缺失。这种类型的反应符合串联电路调节机制。SC：干细胞（Reproduced with permission.）

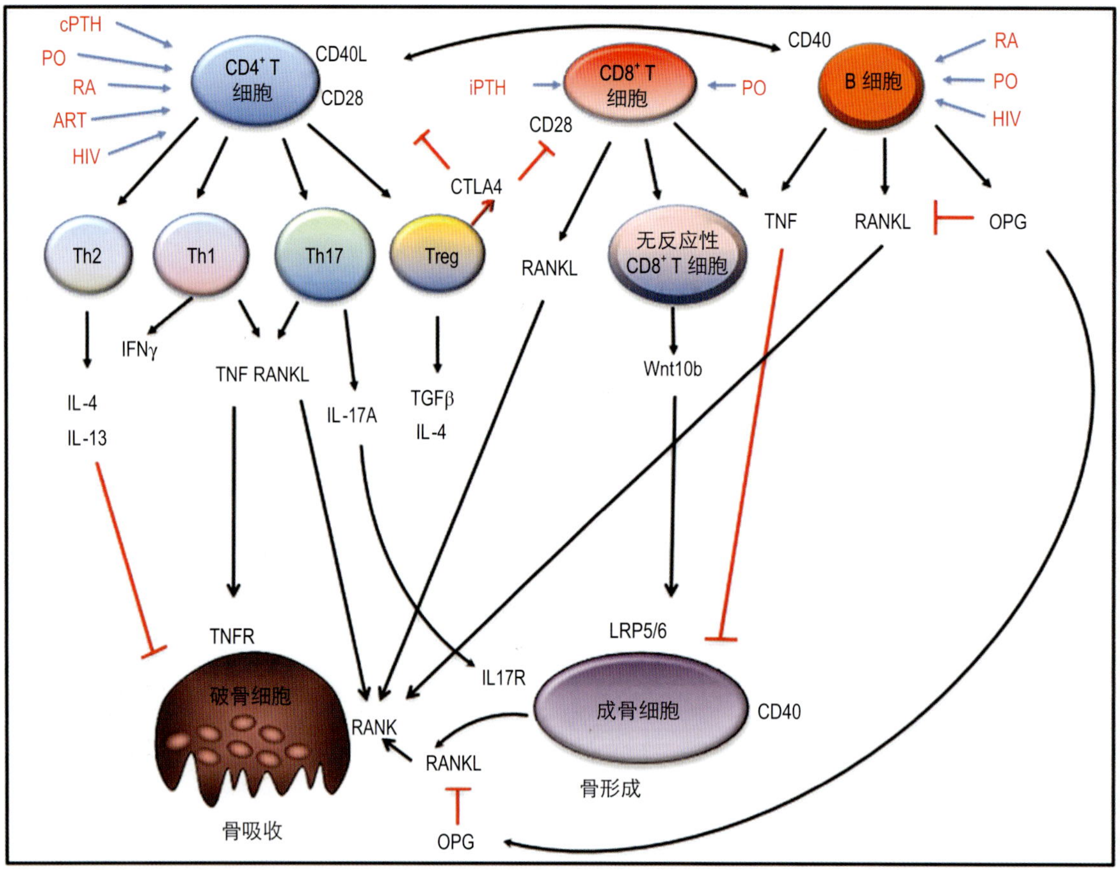

彩 图

图 128.4 不同炎症状态下骨的免疫调节示意图。多种病理事件通过聚集在适应性免疫反应上导致骨丢失。类风湿关节炎（RA）、绝经后骨质疏松症（PO）相关的雌激素缺乏、甲状旁腺功能亢进症引起的骨丢失［以持续性甲状旁腺激素（cPTH）治疗为模型］和抗逆转录病毒治疗（ART）都会启动炎症状态，导致 T 细胞和（或）B 细胞生成炎症介质，从而直接或间接地提高关键的破骨细胞因子 RANKL 的浓度。此外，淋巴细胞是强效炎性细胞因子 TNF 的关键来源，TNF 可促进成骨细胞系细胞生成 RANKL，抑制 RANKL 诱饵受体骨保护素（OPG），并与 RANKL 协同上调骨吸收和抑制骨形成。CD4+ T 细胞的功能破坏和人类免疫缺陷病毒（HIV）感染的共刺激进一步破坏了 T 细胞与 B 细胞之间的通讯，导致 B 细胞 OPG 的减少和 RANKL 的生成。这些作用的净效应是增加破骨细胞性骨吸收和骨丢失。除了适应性免疫系统的这些前吸收作用外，间歇性 PTH（iPTH）和 CTLA4 诱导的无反应性 CD8+ T 细胞还促进 Wnt10b 的生成，推动成骨细胞分化和骨形成

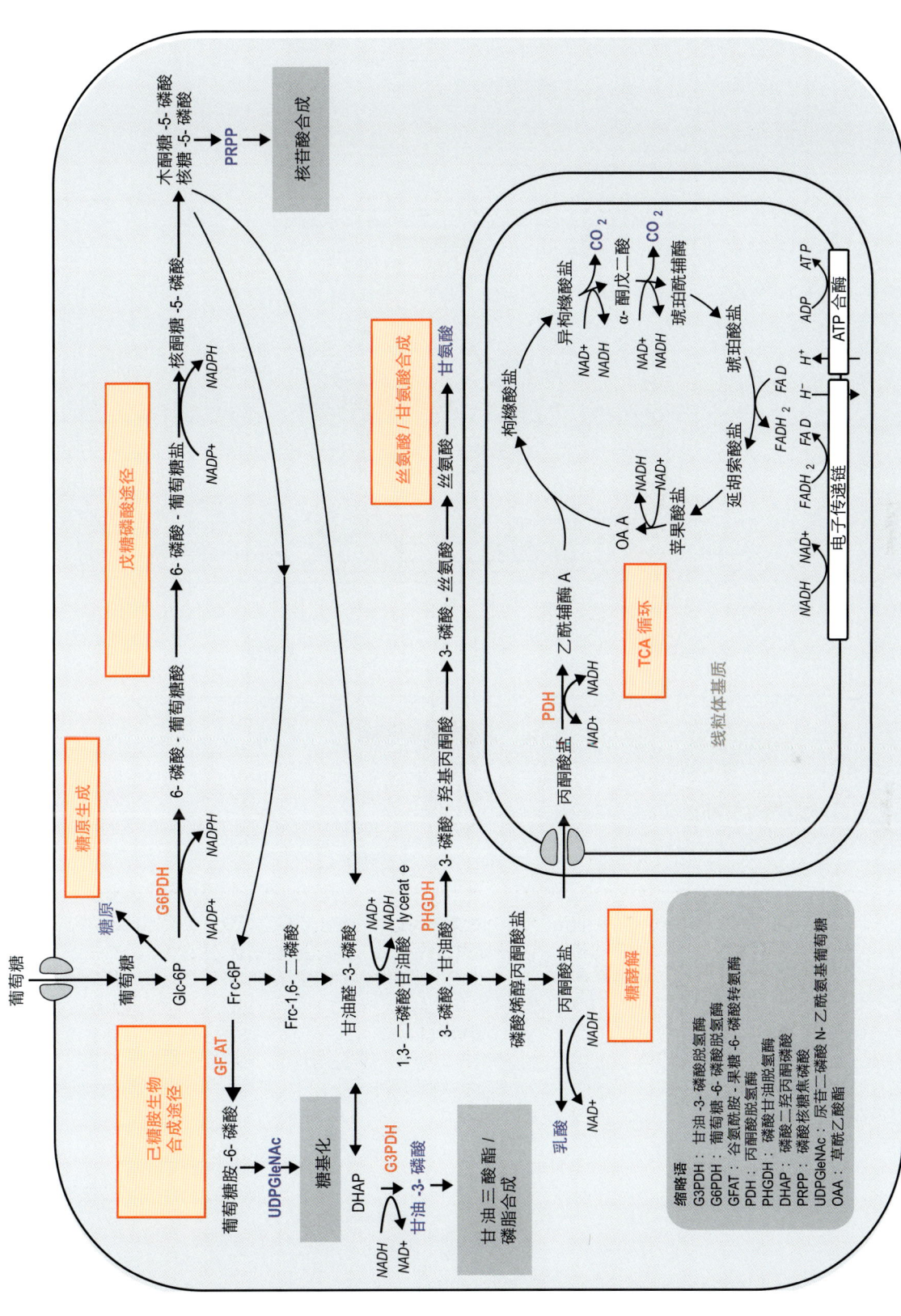

图 129.1 哺乳动物细胞中葡萄糖的代谢转归。红色方框表示主要的代谢途径。葡萄糖的主要代谢物用蓝色字表示，某些关键酶用红色字表示。注意，三羧酸（TCA）循环中的许多反应是可逆的，但为了简单起见，这里将其描述为单向的

彩　图

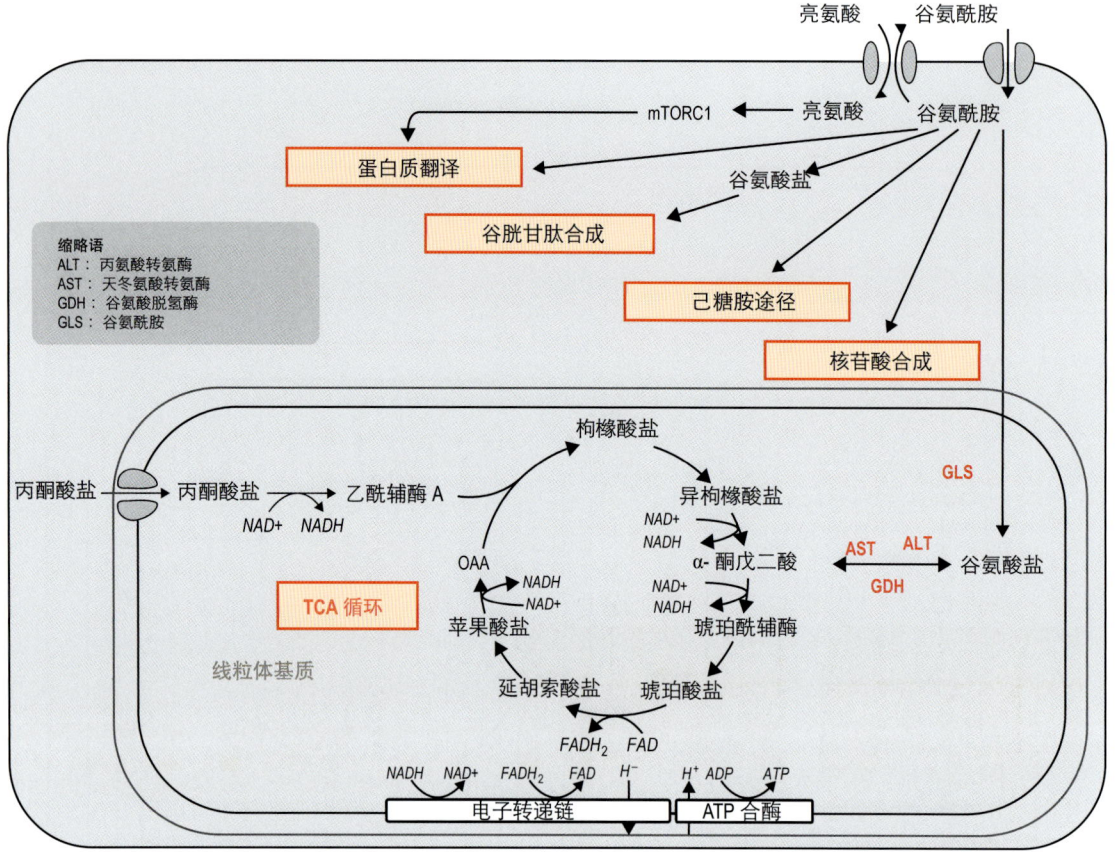

图 129.2　谷氨酰胺在哺乳动物细胞中的多重作用。红色方框表示主要代谢途径。某些关键酶用红色的字表示

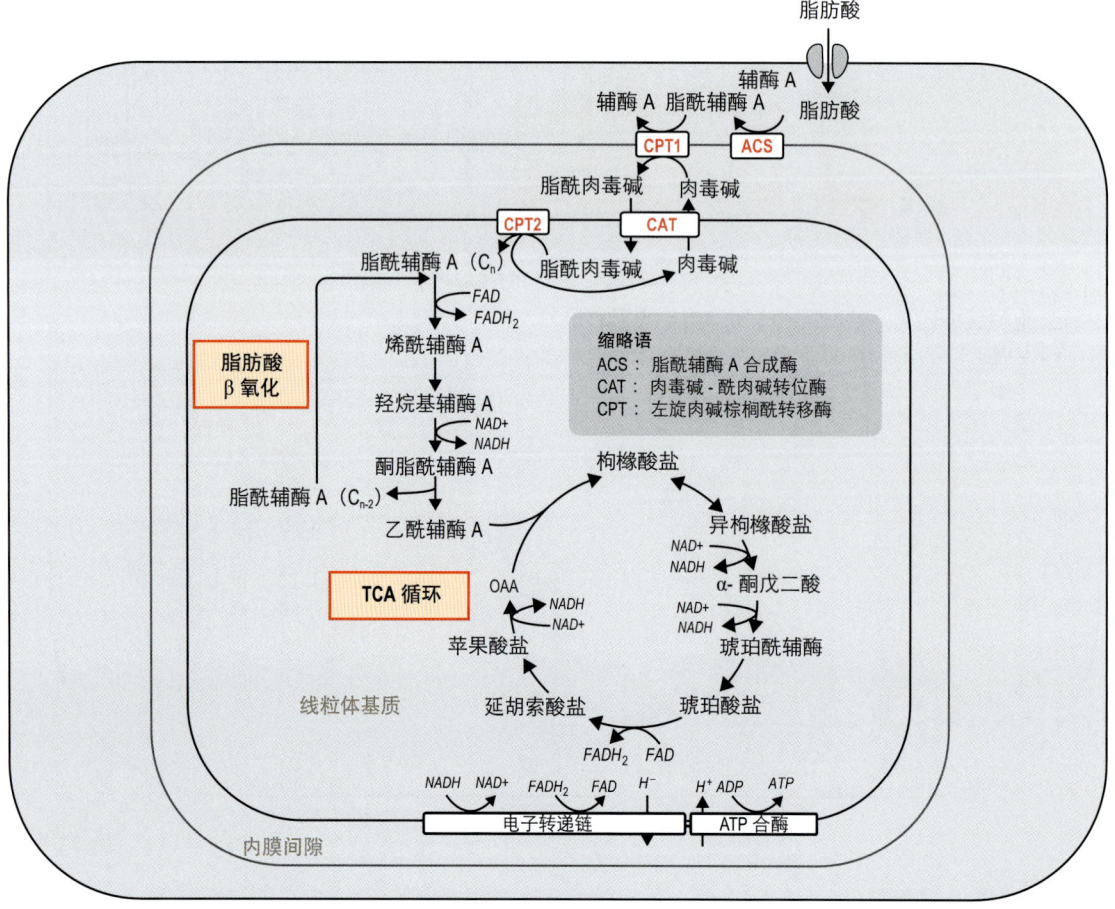

图 129.3　哺乳动物细胞中脂肪酸氧化的示意图。红色方框表示主要代谢途径。某些关键酶用红色的字表示

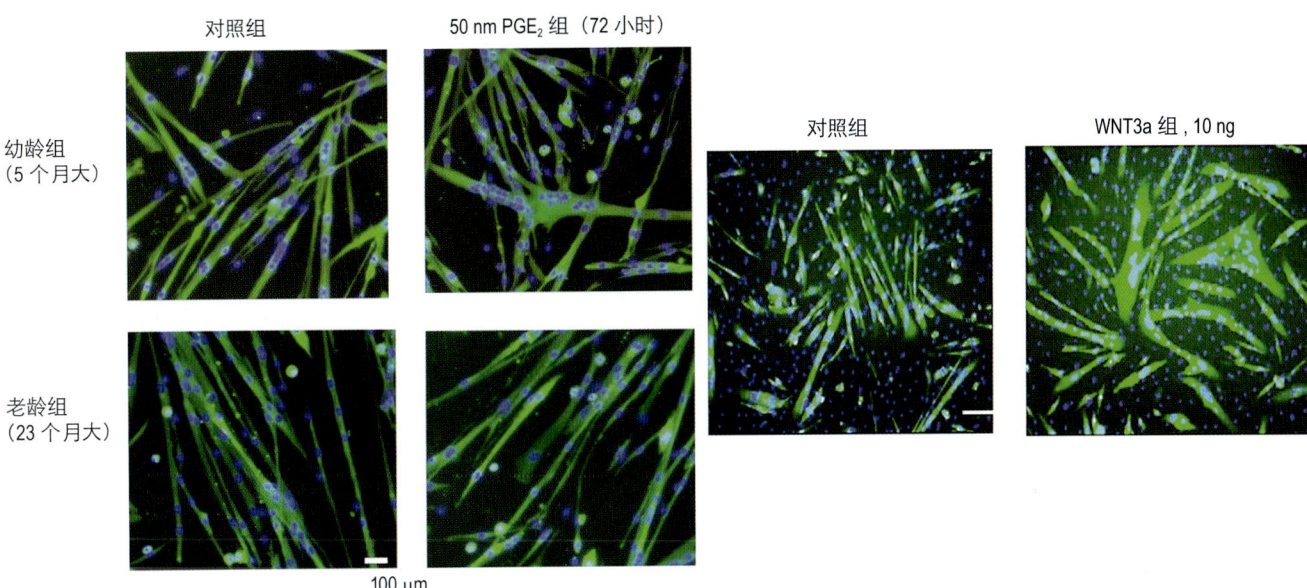

图 135.3 骨分泌因子对肌生成的影响。骨细胞分泌的 PGE_2 水平是肌肉细胞分泌的 PGE_2 水平的 100~1000 倍,PGE_2 能加速幼龄小鼠的成肌细胞的肌肉生成,但对老龄小鼠不能。与肌细胞相比,骨细胞分泌的 WNT3a 水平高出 10 倍,显著增加了 C2C12 成肌细胞的肌肉生成(来自 the Brotto 研究实验室未发表的结果)

参考文献